# Inhaltsverzeichnis

# Vorwort

Die Virologie entwickelte sich in den letzten zwei Jahrzehnten dank der intensiven Arbeit zahlreicher Laboratorien rasch zu einer selbständigen mikrobiologischen Disziplin. Die Einführung neuer Methoden führte zur Entdeckung vieler vorher unbekannter Virusarten. Die Anwendung exakter naturwissenschaftlicher Verfahren ließ sehr schnell in den Viren eine Welt von Mikroben mit eigenen Gesetzlichkeiten sichtbar werden. In vielen Fällen lieferten sie nicht nur genaue Informationen über den Aufbau der Virusteilchen, sondern darüber hinaus auch tiefe Einsichten in die molekularen Mechanismen ihrer intrazellulären Vermehrung und in ihre Interdependenz mit den Strukturen und Funktionen ihrer Wirtszellen. Die bisher vorwiegend an Bakterien gewonnenen Erkenntnisse über die Vermehrungsgesetzmäßigkeiten mikrobieller Gebilde mußten bei den Viren durch völlig neuartige Vorstellungen ergänzt werden. Von den Resultaten, die bei der Bearbeitung der Viren als Objekten naturwissenschaftlicher Forschung erzielt wurden, profitierte ihr Studium als Erreger von Krankheiten in hohem Maße. Pathogenetische Vorgänge wurden vor dem Hintergrund der naturwissenschaftlichen Virologie einem wesentlich besseren Verständnis zugänglich als es bei rein deskriptiver Behandlung möglich war. Gleichen Nutzen zog daraus auch die Entwicklung diagnostischer und prophylaktischer Methoden.

Das vorliegende Buch behandelt die Viren als Erreger menschlicher Krankheiten. Es versucht dies auf der Basis ihrer biologischen, biochemischen und biophysikalischen Eigenschaften. Zwischen dem Bedürfnis nach möglichst genauer detaillierter Darstellung und der zwingenden Notwendigkeit, das Volumen zu begrenzen, mußte ein tragbarer Kompromiß gesucht werden. Der Gesichtspunkt größtmöglicher Kompetenz ließ Verlag und Herausgeber ein Mehr-Autoren-Buch als einzige Lösung der gegebenen Aufgabe erscheinen. Einer allgemein üblichen Handhabung folgend nahmen wir die Rickettsien und die Erreger der sogenannten Psittakose-Lymphogranuloma inguinale-Trachomgruppe in das Buch auf, obwohl es sich bei ihnen nicht um Viren im engeren Sinne handelt. Die Gründe, die für ihre Einbeziehung sprachen, schienen uns gewichtiger zu sein als die Gegenargumente.

Wir danken allen Autoren für ihre Beiträge, Herrn Dr. SCHUMACHER — Kinderklinik der Universität Freiburg i. Br. — für die Hilfe bei der Anfertigung des Sachverzeichnisses und dem Verleger Herrn OTTO SPATZ für sein verständnisvolles Eingehen auf die Wünsche der Herausgeber.

# Virus- und Rickettsieninfektionen des Menschen

# Allgemeines über Viren und Rickettsien

## Von R. Rott

Als Löffler und Frosch [33] im Jahre 1898 mitteilten, daß der Erreger der Maul- und Klauenseuche bakteriendichte Filter passiert und sich nicht auf künstlichen Nährböden züchten läßt, gaben sie gleichzeitig der Überzeugung Ausdruck, daß auch „die Erreger zahlreicher anderer Infektionskrankheiten der Menschen und der Tiere, welche bis dahin vergeblich gesucht worden sind, so der Pocken, der Kuhpocken, des Scharlachs, der Masern, des Flecktyphus, der Rinderpest usw., zur gleichen Gruppe dieser allerkleinsten Organismen gehören" könnten. Ihre Auffassung wurde in der Zwischenzeit in hohem Maße bestätigt [47a]. Es besteht heute kein Zweifel mehr darüber, daß sich die Erreger von Infektionskrankheiten zumindest in zwei Gruppen unterteilen lassen, nämlich in die der Mikroben, die die Bakterien, Algen, Pilze und Protozoen einschließen, und in die Gruppe der Viren.

Das Wort „Virus" bedeutete ursprünglich ein Gift, und zwar ein Gift tierischer Provenienz, z. B. Schlangengift, Geifer eines tollwütigen Hundes usw. Mit der Erkenntnis des prinzipiellen Unterschiedes zwischen Giften und Infektionsstoffen gewann das Wort immer mehr die Bedeutung von Contagium, d. h. einer hypothetischen Substanz, welche bei der Infektion vom Kranken auf den Gesunden übertragen wird. Nach der Entdeckung von morphologisch und biologisch bestimmbaren pathogenen Mikroorganismen blieb der Begriff jeweils für das nicht oder nicht genau definierbare Contagium reserviert, das sich offensichtlich in seinen physikalischen und biologischen Eigenschaften von den bisher bekannten Mikroorganismen unterscheidet.

Der Schleier über dem Geheimnis der Viren ließ sich erst heben, als geeignete Untersuchungsmethoden zur Verfügung gestellt werden konnten. Die Zusammenarbeit von Vertretern der verschiedensten naturwissenschaftlichen Disziplinen hat dazu geführt, daß uns heute nicht nur der Aufbau der Viren weitgehend bekannt ist, sondern daß wir auch schon einiges über die Funktion ihrer Strukturelemente aussagen können. Schließlich hat die medizinische Virusforschung wichtige Befunde über Pathogenese und Epidemiologie dieser im makromolekularen Bereich vorliegenden Erreger geliefert.

Die sogenannten Viren der Psittakose-Lymphogranuloma-venereum-Gruppe sowie die Rickettsien, die im allgemeinen zumindest als nahe Verwandte der

Viren angesehen werden, besitzen trotz ihrer geringen Größe und ihrer obligaten intrazellulären Vermehrung Eigenschaften, die schon an die der Bakterien erinnern. Sie sollen daher im folgenden gesondert besprochen werden.

### 1. Struktur der Viren

Die infektiösen Viruspartikel oder Viria (Singular: Virion) sind auf Grund ihrer physikalisch-chemischen Eigenschaften Komplexe aus Makromolekülen. Ihr Durchmesser reicht bei den kugelförmigen Virusarten von etwa 250 bis 2500 Å. Die Viria sind im Prinzip gleichartig aufgebaut (vergl. Abb. 1). In ihrem Innern enthalten sie Nukleinsäure, die von einer Proteinhülle oder Capsid

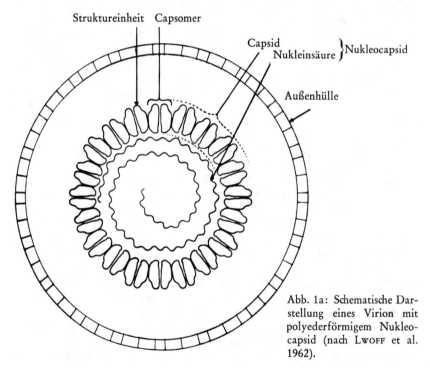

Abb. 1a: Schematische Darstellung eines Virion mit polyederförmigem Nukleocapsid (nach Lwoff et al. 1962).

umgeben ist. Das Capsid ist aus identischen Untereinheiten (Struktureinheiten) zusammengesetzt, die sich zu Partikeln höherer Ordnung, den sogenannten Capsomeren, vereinigen können. Die aus Nukleinsäure und Capsid bestehende Einheit wird als Nukleocapsid bezeichnet. Es ist bei den komplexer aufgebauten Viria von einer Außenhülle umgeben, die neben Protein noch Lipide und Kohlenhydrate enthalten kann.

## a) Struktur der Nukleinsäure

Die Nukleinsäuren sind fadenförmige Moleküle, die viele aneinander-
gereihte Bausteine enthalten, die man als Nukleotide bezeichnet. Jedes Nukleotid besteht aus einem Zucker, Phosphorsäure und einer Base aus der Gruppe
der Purine oder Pyrimidine. Nach der Art des Zuckerrestes unterscheidet man
zwischen Desoxyribo-Nukleinsäure (DNS) und Ribo-Nukleinsäure (RNS). Im

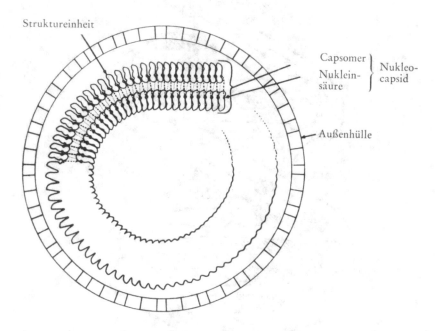

Abb. 1b: Schematische Darstellung eines Virion mit helikalem Nukleocapsid (nach
LWOFF et al. 1962).

allgemeinen kommen vier verschiedene Basen in einem Nukleinsäuremolekül
vor, nämlich Adenin, Guanin, Cytosin und Thymin (DNS) bzw. das thymin-
ähnliche Uracil (RNS). In Einzelfällen kann das Cytosin teilweise durch
5-Methylcytosin oder 5-Hydroxymethylcytosin bzw. 5-Methyluracil oder
5-Hydroxymethyluracil ersetzt sein.
Die Viren enthalten entweder DNS oder RNS, die in einem Einzel- oder
Doppelstrang vorliegen können. Die Desoxyribonukleinsäure besteht, mit Ausnahme der DNS einiger kleinerer Bakteriophagen, aus zwei Polynukleotidsträngen, die spiralförmig umeinander gewunden sind. Diese Struktur ist im

Watson-Crick-Modell veranschaulicht (s. Abb. 2). Die Basen des einen Stranges sind mit den Basen des anderen, dem komplementären Strang, durch Wasserstoffbrücken verbunden, und zwar zwischen Adenin und Thymin bzw. zwischen

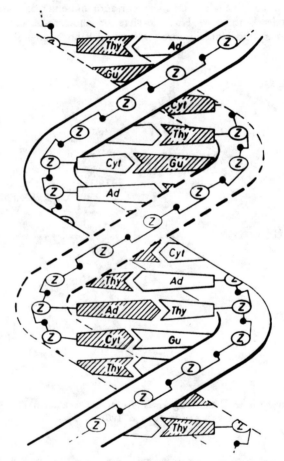

Abb. 2: Struktur der Desoxyribonukleinsäure. Z = Zucker (Desoxyribose), • = Phosphorsäure (nach KARLSON 1961).

Guanin und Cytosin. Die lineare Aufeinanderfolge der Nukleotide in einem Strang legt daher vollständig die Nukleotidsequenz im anderen Strang fest und bestimmt damit die Struktur des ganzen Moleküls. In selteneren Fällen (Reo-Viren) kann auch die RNS als vollständiger Doppelstrang vorliegen. Die Struktur ist dann ähnlich wie bei einem DNS-Doppelstrang, nur paart das

Adenin nicht mit Thymin, sondern mit Uracil. Die übrigen bisher untersuchten RNS-Viren enthalten einen einzigen RNS-Strang, dessen Nukleotide also in einer einzigen linearen Folge angeordnet sind. Die Moleküle sind in Lösung geknäult und weisen zahlreiche intramolekulare Wasserstoffbrücken auf. Das Molekulargewicht der Virusnukleinsäuren liegt zwischen $5 \times 10^5$ (kleine RNS-Phagen) und $15 \times 10^7$ (Pockenviren). Die RNS der meisten bisher untersuchten animalen Viren besitzt ein Molekulargewicht von etwa $2 \times 10^6$.

### b) Struktur des Viruscapsids

Durch Anwendung geeigneter Verfahren, wie der Röntgen-Beugungsspektren oder der negativen Färbemethode mit Phosphorwolframsäure konnte bei einer Reihe von Virusarten die Theorie von CRICK und WATSON [9] bestätigt werden, daß das Viruscapsid aus identischen, symmetrisch angeordneten Proteinuntereinheiten aufgebaut ist (vgl. [7]). Anzahl und Anordnung der Untereinheiten bestimmen die Größe und Form der Viria. Sind die Untereinheiten in linearer, gesetzmäßig wiederkehrender Folge angeordnet, so spricht man von einer Translationssymmetrie. Rotationssymmetrie liegt vor, wenn das Partikel um eine oder mehrere Achsen gedreht werden kann, ohne daß die Symmetrieverhältnisse geändert werden. Hinzu kommen Virusarten, die eine komplexe Symmetrie besitzen. Es ist durchaus möglich, daß sich zumindest bei einigen der komplex-strukturierten Virusarten ebenfalls ein symmetrischer Aufbau ergibt, wenn bei ihrer Strukturanalyse feinere Methoden angewendet werden. So mußten z. B. die Myxoviren zunächst zu den komplex-symmetrisch aufgebauten Viren gezählt werden. Erst als es gelang, sie in ihre Komponenten zu zerlegen und diese auf ihre strukturellen und biologischen Eigenschaften zu untersuchen, ergab sich, daß das symmetrisch strukturierte Nukleocapsid von einer asymmetrischen Außenhülle umgeben ist. Eine ähnliche, gleichsam akzessorische Außenhülle wurde inzwischen auch bei den Herpes- und Arborviren nachgewiesen.

### c) Translationssymmetrie

Zu den Viren, deren asymmetrisch aufgebaute Struktureinheiten im Capsid in einer Translationssymmetrie angeordnet sind, gehören, neben den eingehender untersuchten stäbchenförmigen Pflanzenviren und Bakteriophagen, die mit einer Außenhülle ausgestatteten Viren der Myxo- und Maserngruppe, die Leukoseviren der Hühner, das Respiratory-Syncytial-Virus und wahrscheinlich auch das Virus der vesikulären Stomatitis. Soweit es sich bis jetzt übersehen läßt, scheint bei der Translationssymmetrie die helikale Anordnung der Struktureinheiten bevorzugt zu sein, d. h. die Einheiten winden sich derart schraubenförmig um eine Zentralachse, daß nach einer für jede Virusart bestimmten Anzahl von Windungen die Struktureinheiten eine gleiche Position im Capsid einnehmen.

Von den helikal aufgebauten Virusarten ist das Tabakmosaikvirus (TMV) am eingehendsten untersucht worden. Eine Vorstellung von seiner Struktur gibt das von FRANKLIN [16] entwickelte Modell (Abb. 3). Das Virion ist ein Hohlzylinder mit einer Länge von 3000 Å und einem Durchmesser von 170 Å. Das Capsid ist aus etwa 2200 chemisch identischen, asymmetrischen Struktureinheiten aufgebaut, die schraubenförmig angeordnet sind. Die Ganghöhe der Schraube beträgt 23 Å. Der zentrale Hohlkanal hat eine lichte Weite von etwa 40 Å. Die 23 Å dicken und 70 Å langen Struktureinheiten (Polypeptide) bestehen aus 158 Aminosäuren, deren Sequenz von ANDERER et al. [2] sowie TSUGITA et al. [55] aufgeklärt werden konnte. Ihr Molekulargewicht beträgt etwa 17 500. Die Struktur wiederholt sich im Hohlzylinder nach 69 Å in

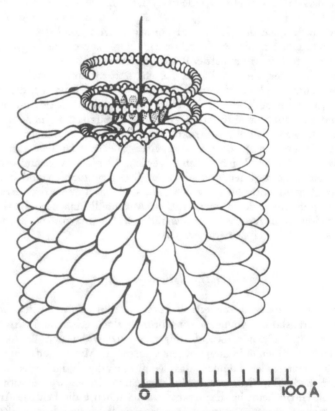

Abb. 3: Schematische Darstellung der Struktur des Tabakmosaikvirus
(nach FRANKLIN 1955).

axialer Richtung oder nach drei Windungen, auf denen 49 Struktureinheiten lokalisiert sind.

Ein ähnlich strukturiertes Capsid besitzen die Parainfluenzaviren und die Viren der Maserngruppe (Abb. 4). Nach Untersuchungen mit der negativen Färbemethode ist ihr etwa 30 000 Å langes und 170 Å dickes Nukleocapsid ebenfalls ein Hohlzylinder, dessen Zentralkanal einen Durchmesser von etwa 50 Å besitzt. Die Ganghöhe der Helix wird mit 90 Å angegeben (vergl. *[44]*).

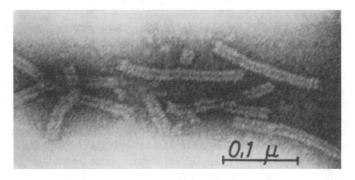

Abb. 4: Nukleocapsid des Newcastle-disease-Virus. Negativ gefärbt mit Phosphorwolframsäure (ROTT und SCHÄFER 1961).

Die wenigen bei den Influenzaviren vorliegenden Untersuchungen über den Feinbau ihres Nukleocapsids lassen vermuten, daß die Struktureinheiten in Form einer Doppelhelix angeordnet sind, deren Ganghöhe etwa 60 Å beträgt *[27, 57]*. Über die Feinstruktur anderer animaler Virusarten mit helikalstrukturiertem Nukleocapsid besteht noch keine Klarheit.

### d) Rotationssymmetrie

Die Capsomeren einer Reihe der kleinen, früher als kugelförmig bezeichneten Virusarten sind dicht gepackt und symmetrisch so angeordnet, daß die Viria die Form eines kleinen Polyeders erhalten. Die Strukturanalysen dieser Viren sind erst in einem Anfangsstadium begriffen, so daß noch keine zufriedenstellenden Ergebnisse vorliegen. So erlauben die Daten aus den Röntgenstrukturanalysen und den elektronenoptischen Befunden keine gesicherten Vergleiche. Es läßt sich aber vielleicht schon soviel sagen, daß die asymmetrischen Struktureinheiten, die sich voneinander unterscheiden können, sich zu gleichartig aufgebauten Capsomeren zusammenschließen. Die Capsomeren können die Form von Sphäroiden (z. B. Adenovirus) oder von langgestreckten Prismen (z. B. Herpesvirus) besitzen. Obwohl Strukturen mit anderer kubischer Symmetrie noch nicht mit Sicherheit auszuschließen sind, sind die Capsomeren, soweit es sich bis jetzt übersehen läßt, in Form eines Ikosaeders angeordnet. Die Zahl der Capsomeren im Capsid läßt sich nach der von HORNE und WILDY *[24]* angegebenen Formel: $10(n-1)^2 + 2$ errechnen, wobei n die Zahl der an einer Kante liegenden Capsomeren bedeutet.

### e) Komplexe Symmetrie

Zu den Viren, deren Symmetrie als komplex bezeichnet wird, gehören die großen Bakteriophagen, wie z. B. die T-Phagen und die Vertreter der Pockengruppe. Der T 2-Phage besteht z. B. aus einem Kopfstück, das in seinem Innern die Virus-DNS beherbergt und einem Fortsatz, der als Schwanz bezeichnet wird. Beide sind in ihrer antigenen Struktur unterschiedlich. Der Phagenschwanz besitzt einen kontraktilen Schaft, der schraubenförmig einen zentralen Kanal umgibt. Der Schaft soll aus 200 helikal angeordneten Struktureinheiten zusammengesetzt sein, deren Molekulargewicht etwa 50 000 beträgt. Am distalen Ende des Phagenschwanzes ist eine hexagonale Grundplatte lokalisiert, an deren Ecken sechs schlanke Schwanzfasern herausragen. Jede Faser ist etwa 1300 Å lang und besitzt einen Durchmesser von 10 Å. Sie enthält danach etwa 1000 Aminosäuren (vgl. *[29]*).
Die Pockenviren erinnern in ihrem Aufbau schon an den einer Zelle. Aufschlüsse über ihre Struktur wurden gewonnen, als es gelang, die verschiedenen Bestandteile mit Hilfe von Enzymen abzubauen. Das Vakzine-Virion enthält einen Innenkörper, der aus drei, in eine Matrix eingebetteten Triplettelementen besteht. Diese nukleoproteidhaltige Innenstruktur ist von einer Proteinhülle um-

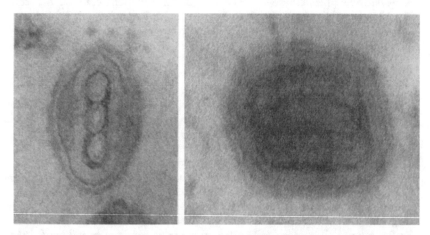

Abb. 5: Pockenvirus, negativ gefärbt mit Phosphorwolframsäure (Elektronenmikroskopische Aufnahme: D. PETERS, Hamburg).

geben, auf die sich zentral oben und unten noch ein weiteres Strukturelement auflagert, das ebenfalls Proteincharakter besitzt. Umschlossen ist das Ganze von einer doppelschichtigen Membran. In elektronenoptischen Aufnahmen läßt sich manchmal eine filamentöse Struktur zwischen der zentralen Region und der Außenmembran erkennen *[42]*. Diese filamentösen Strukturen sind beim Erreger der pustulösen Dermatitis der Schafe (Orf-Virus) spiralig formiert (Abb. 5).

Das Virus der vesikulären Stomatitis hat die Form einer winzigen Gewehrkugel. Der Durchmesser des Virion beträgt 800 Å und seine Länge 1750 Å.

Einen Überblick über die verschiedenen bei den Virusarten vorkommenden Strukturen bringt die Abb. 6.

### f) Anordnung der Nukleinsäure im Nukleocapsid

Es kann als gesichert angenommen werden, daß die Nukleinsäure bei den verschiedenen Virusarten entweder als offener Strang oder geschlossener Ring im Nukleocapsid vorliegt. Eine Ringstruktur wurde bisher eindeutig bei dem Einzelstrang-DNS-Phagen øX und fd und wohl auch bei einigen Tumorviren mit DNS-Doppelstrang (Polyoma und Shopeschem Kaninchen-Papillom) nachgewiesen. Weniger begründet sind die Aussagen über das Vorliegen eines offenen Nukleinsäurestranges. Beweisend sind hierfür lediglich die physikalischen Daten beim TMV. Röntgenstrukturanalysen haben hier gezeigt, daß der Basenabstand 5 Å beträgt. Eine Ringstruktur ist daher aus räumlichen Gründen ausgeschlossen.

Über die Anordnung der Nukleinsäuren im Virion liegen derzeit nur beim TMV befriedigende Ergebnisse vor. Es konnte gezeigt werden, daß die Nukleinsäure in das Capsid so eingebettet ist, daß sie sich den durch die Proteineinheiten gegebenen Windungen anpaßt. Auf eine Struktureinheit entfallen drei Nukleotide. Bei den polyederartig strukturierten Viria kann die flexible RNS wie ein Knäuel im Innern des Capsids aufgerollt sein, doch weisen die Befunde einiger Röntgenstrukturanalysen darauf hin, daß die Art der RNS-Faltung in einer bestimmten Beziehung zur Struktur des Capsids steht. Die relativ starren DNS-Doppelstränge können auf der anderen Seite nicht so leicht geknäuelt werden. Von Caspar und Klug *[7]* wird angenommen, daß sie an bestimmten Krümmungspunkten, die durch die Nukleotidsequenz determiniert werden, scharf geknickt sind.

Verschiedene Befunde ergaben, daß das komplette Virion gegenüber physikalisch-chemischen Einflüssen stabiler ist als das nukleinsäurefreie Capsid. Das deutet darauf hin, daß zwischen der Nukleinsäure und den Proteinuntereinheiten definierte Bindungskräfte vorliegen. Beim TMV spricht einiges dafür, daß überwiegend heteropolare Bindungen zwischen den Phosphorsäurediestergruppen der Nukleinsäure und den stark basischen Seitenketten der Arginyl- und Lysinreste in den Polypeptidketten die Struktur des Virion stabilisieren.

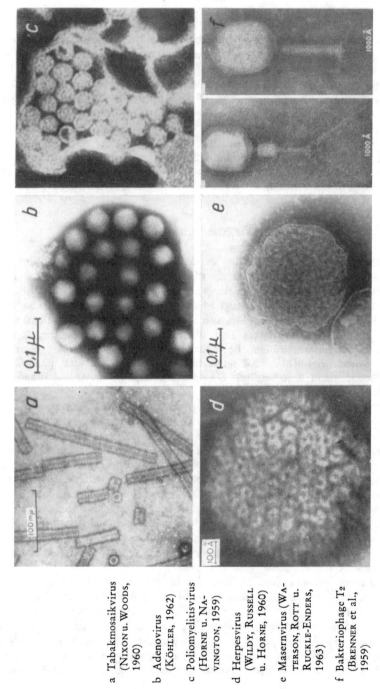

a Tabakmosaikvirus
(Nixon u. Woods,
1960)

b Adenovirus
(Köhler, 1962)

c Poliomyelitisvirus
(Horne u. Na-
vington, 1959)

d Herpesvirus
(Wildy, Russell
u. Horne, 1960)

e Masernvirus (Wa-
terson, Rott u.
Ruckle-Enders,
1963)

f Bakteriophage T₂
(Brenner et al,
1959)

Abb. 6: Elektronenmikroskopische Aufnahmen verschiedener Viria, negativ gefärbt mit Phosphor-Wolframsäure.

## 2. Funktionelle Bedeutung der Viruskomponenten

Aufschlüsse über die funktionelle Bedeutung der verschiedenen Strukturelemente ließen sich gewinnen, als es gelang, die Viria in ihre Komponenten zu zerlegen und daraufhin diese auf ihre biologischen Eigenschaften zu untersuchen.

### a) Die Nukleinsäure

Wichtige und in ihrem Ausmaß noch nicht zu überschauende Aussagen wurden erhalten, als es gelang, die Virusnukleinsäure von ihrer Proteinhülle zu trennen und zu zeigen, daß sie allein in der Lage ist, in der Zelle die Bildung neuer Viruspartikel zu induzieren. Bei den Bakteriophagen konnten HERSHEY und CHASE durch unterschiedliche radioaktive Markierung der Nukleinsäure ($P^{32}$) und der Bestandteile der Proteinhülle ($S^{35}$) zeigen, daß beim Infektionsvorgang nur die im Innern der Phagen befindliche DNS in die Wirtszellen injiziert wird, während die leere Proteinhülle nicht in das Bakterium eindringt. Die Auffassung, daß die DNS Träger einer biologischen Spezifität sei, war nicht neu und wurde bereits durch experimentelle Ergebnisse gestützt, wobei gezeigt wurde, daß das typenverändernde Prinzip bei Pneumokokken die DNS ist [5]. Die Versuche mit Pneumokokken ergaben, daß gewisse Erbanlagen eines Pneumokokkentyps unter dem Einfluß von DNS, die aus einem anderen Typ extrahiert worden war, verändert werden können (Transformation). Aus den Versuchen von HERSHEY und CHASE ging darüber hinaus jedoch hervor, daß die DNS die gesamte genetische Information enthält, die für den Aufbau der folgenden Virusgeneration notwendig ist. Auf direktem Wege konnten GIERER und SCHRAMM [19] sowie FRAENKEL-CONRAT et al. [15] zeigen, daß auch reine, künstlich isolierte TMV-RNS infektiös sein kann. Später konnte auch bei einer Reihe animaler Virusarten infektiöse Nukleinsäure gewonnen werden (vgl. [59]). Durch Extraktion mit Phenol oder durch Behandlung mit Netzmitteln läßt sich das Protein vollständig von der Nukleinsäure abtrennen. Die biologischen Eigenschaften der isolierten Virus-RNS entsprechen grundsätzlich denjenigen intakter Viria. Aus diesen Befunden ergibt sich, daß die RNS ebenso wie die DNS das genetische Material der Viren repräsentieren kann. Die Tumorviren haben uns weiterhin gezeigt, daß die Nukleinsäure nicht nur die Bildung neuer Viruspartikel induziert, sondern auch in der Lage ist, eine Zelle zu unbegrenztem Wachstum zu stimulieren.

Voraussetzung für die infektiöse Aktivität der Nukleinsäure ist die vollständige, unversehrte Sequenz der Nukleotide. Dies ergab sich aus Versuchen an der TMV-RNS, bei denen gezeigt werden konnte, daß bereits ein einziger Bruch am Nukleinsäurestrang genügt, um die Infektiosität zu zerstören [17]. Daß die biologische Wirksamkeit allein auf der Nukleotidsequenz und nicht auf der physikalischen Überstruktur der Nukleinsäuremoleküle beruht, geht aus Untersuchungen hervor, bei denen das RNS-Molekül zwar chemisch intakt belassen, die physikalische Struktur hingegen verändert wurde. So werden z. B. bei kurzem Erhitzen der RNS die internen Wasserstoffbrücken gebrochen und die Moleküle stark gestreckt. Diese Vorgänge sind reversibel, und die biologische Aktivität wird nicht zerstört.

Die überraschend große Leistung des genetischen Materials der Viren kommt besonders bei den komplex-strukturierten Viren zum Ausdruck. So besitzt z. B. die Nukleinsäure des Virus der Klassischen Geflügelpest (KP) die Information zur Reduplikation der Nukleinsäure sowie zur Bildung der Virusinnenkomponente, der Virusneuraminidase und der hämagglutinierenden Oberflächenstruktur. Es wurde versucht, die Frage experimentell zu klären, ob die Nukleinsäure des KP-Virus ähnlich den Genen der Chromosomen unterschiedliche Abschnitte aufweist, die für die verschiedenen Syntheseschritte verantwortlich sind. Isoliertes Virus wurde zu diesem Zwecke mit einem Äthyleniminochinon, einer Substanz, die nur die Nukleinsäure angreift, verschieden lange Zeit behandelt. Es zeigt sich, daß parallel mit der Einwirkungszeit des Präparates die Potenz der so partiell inaktivierten Virusteilchen abnimmt, infektiöse Viruspartikel, Virushämagglutinin, Neuraminidase und Innenkomponente (NP-Antigen) zu synthetisieren (Abb. 7). Die Auswertung der Versuchsergebnisse weist darauf hin, daß die Informationen zur Bildung der genannten verschiedenen Viruseinheiten in einer bestimmten Reihenfolge angeordnet sind, die derjenigen ihrer zeitlichen Bildung innerhalb der Zellen entspricht [50, 51].

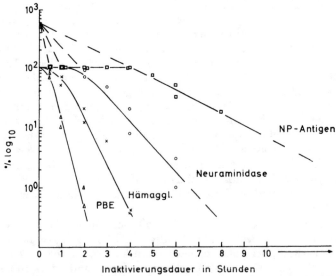

Abb. 7: Bildung verschiedener virusspezifischer Aktivitäten durch partiell inaktiviertes Virus der Klassischen Geflügelpest (SCHOLTISSEK und ROTT 1964)

Wenn nicht alles trügt, scheint damit bei animalen Virusarten die Möglichkeit zur Aufstellung einer Art Genkarte gegeben zu sein, welche die Lagebeziehungen und Größen der einzelnen Genorte wiedergeben kann.

### b) Chemische Mutationsauslösung

Sind die Erbanlagen durch die lineare Aufeinanderfolge der Nukleotide in der Nukleinsäure determiniert, so ist zu erwarten, daß eine Veränderung oder Substitution einzelner Nukleotide zu veränderten Erbeigenschaften führt. Die Änderung von Erbanlagen als Folge chemischer Veränderung der Nukleinsäure ist zuerst im TMV und später auch bei einigen animalen Viren durchgeführt worden [18]. SCHUSTER konnte zeigen, daß durch Behandlung der Viria oder isolierter Nukleinsäure mit salpetriger Säure Cytosin in Uracil bzw. Adenin in Hypoxanthin umgewandelt und damit der Informationsinhalt der Nukleinsäure verändert wird. Es wurde gefunden, daß so behandelte Viruspräparate, soweit sie nicht inaktiviert wurden, gegenüber unbehandelten Viren andere biologische Eigenschaften aufweisen. Da die Virus-RNS die Funktion einer Boten-RNS besitzt bzw. die Virus-DNS eine spezifische Boten-RNS bildet, wird eine derartige Mutation in der Nukleinsäure zu veränderten Aminosäuresequenzen in den Polypeptidketten führen. Durch eine gezielte Veränderung eines Nukleotides kann daher dessen Rolle bei der Informationsübertragung studiert werden [62].

Mit Hilfe dieser Methoden wird man aller Wahrscheinlichkeit nach vermehrungsfähige Virusmutanten darstellen können, die keine oder nur geringfügige Krankheitserscheinungen, wohl aber eine ausreichende Immunität erzeugen.

### c) Funktion des Capsids

Die Untersuchungen an isolierter Nukleinsäure ergaben, daß ihre Infektionswahrscheinlichkeit geringer ist als diejenige intakter Viria. Dies beruht offensichtlich darauf, daß die Nukleinsäure nicht in alle Zellen eindringt oder daß ein Teil der Nukleinsäure durch Enzyme zerstört wird, bevor sie an ihren eigentlichen Wirkungsort in der Zelle gelangt. In anderer Hinsicht ist aber die freie Nukleinsäure dem intakten Virus überlegen. So gelang es, mit der isolierten Nukleinsäure, z. B. beim Poliomyelitisvirus, auch solche Zellen zu infizieren, die keine für das Viruscapsid geeigneten Rezeptoren besitzen oder nicht in der Lage sind, die Virus-NS freizusetzen und daher mit den intakten Viria nicht zu infizieren sind [37]. Erst kürzlich wurde von ABEL [1] mitgeteilt, daß die DNS-Fraktion des Vakzine-Virus im Bacterium subtilis die Bildung von virusspezifischen Einheiten induzieren kann. Daraus ergibt sich, daß das Viruscapsid die Aufgabe hat, die Nukleinsäure zu schützen und ihr das Eindringen in die Wirtszelle zu erleichtern. Weiterhin determiniert das Capsid die Wirtsspezifität der Viria. Schließlich bestimmt die aus Protein bzw. komplexeren Strukturen aufgebaute Hülle das antigene Verhalten der Viria. Beim TMV gelang es ANDERER [2] nachzuweisen, daß die an der Oberflächenstruktur des Virion beteiligten Aminosäuresequenzen in einer bestimmten räumlichen Anordnung die antigendeterminante Struktur repräsentieren. Nach Koppelung an ein hochmolekulares Trägerprotein konnte mit der sterisch am meisten exponierten Aminosäuresequenz (C-terminales Hexapeptid) der Struktureinheit in Kaninchen die Bildung von Antikörpern induziert werden, die TMV neutralisieren.

### d) Funktion der Außenhülle

Die funktionelle Bedeutung der Außenhülle konnte bei den Myxoviren weitgehend aufgeklärt werden [47, 10, 44]. Bei ihnen ist die Außenhülle Träger der immunogenen, hämagglutinierenden und Neuraminidase-Aktivität des Virion. Daneben enthält sie als integrierenden Bestandteil lipid-haltige Verbindungen, die in ihrer Hauptmasse von der Wirtszelle abstammen. Diese sogenannte „Normale Komponente" macht ungefähr 40% der Virusmasse aus [40]. Sie läßt sich durch Behandeln mit Äther oder anderen Fettlösungsmitteln vom virusspezifischen Hämagglutinin abtrennen. Das so erhaltene rosettenförmige Hämagglutinin (Durchmesser etwa 350 Å) ist Träger der an der Oberfläche der Viria lokalisierten virusspezifischen Aktivitäten. Eine ähnliche hämagglutinierende Komponente ließ sich auch bei einem Arbor-Virus isolieren [41].
Aus dem Hämagglutinin der Myxoviren läßt sich mit geeigneten Methoden eine nicht-hämagglutinierende Komponente gewinnen, die neben der Neuraminidase-Aktivität noch gewisse virusspezifische antigene Eigenschaften der Virusoberfläche besitzt [36, 12]. Da diese Oberflächen-Komponenten weitgehend frei von wirtsspezifischen Bestandteilen sind, liegt es nahe, an Stelle inaktivierter kompletter Virusteilchen lediglich die immunogene Hüllsubstanz als Impfstoff zu verwenden. Toxische oder allergische Begleitreaktionen sind bei einer derartigen Vakzine nicht zu erwarten.

### 3. Systematik der Viren

In den biologischen Disziplinen liefert allgemein die Morphologie die Grundlage für die systematische Einordnung der Organismen. Nachdem es nunmehr möglich ist, die Viren zu isolieren und ihre Struktur aufzuklären, kann sie auch für deren Klassifizierung als wichtigstes Kriterium herangezogen werden. Es besteht wohl kaum ein Zweifel darüber, daß eine auf strukturellen Merkmalen aufgebaute Klassifizierung derjenigen überlegen ist, die lediglich die durch die Viren erzeugten Krankheitsbilder bzw. ihre Zellspezifität (Tropismus) berücksichtigt. Auf Grund der strukturellen Unterschiede der Viren wurde von Lwoff et al. *[34]* eine Systematik vorgeschlagen, die hier weitgehend übernommen werden soll. Die Hauptkriterien dieses Systems sind die chemische Zusammensetzung und die funktionelle Einheit des genetischen Materials der Viria, die Art der symmetrischen Anordnung der Capsomeren im Capsid und schließlich das Vorhandensein oder Fehlen einer zusätzlichen Außenhülle. Das Gerüst einer solchen Systematik der menschen- und tierpathogenen Viren, um mehr kann es sich nach den bisher vorliegenden Untersuchungsergebnissen nicht handeln, ist in Tabelle 1 wiedergegeben. Die Be-

| Genetisches Material | | | | |
|---|---|---|---|---|
| Nuklein-säure | Funktionelle Einheit | Symmetrie des Capsids | Außen-hülle | Virusgruppe |
| | | | − | Stäbchenförmige Pflanzen-viren |
| RNS | Einzel-strang | Translations-Symmetrie | + | Myxoviren (Influenza-Parainfluenzaviren); Leukose der Hühner; Respiratory Syncytial Virus; Tollwut; Masern-Staupe |
| | | Rotations-Symmetrie | − | Picorna-Viren (Entero- und Rhinoviren) |
| | | | + | Arbor-Viren |
| | Doppel-strang | Rotations-Symmetrie | − | Reoviren |
| DNS | Doppel-strang | Rotations-Symmetrie | − | Adeno-Viren Papova-Viren |
| | | | + | Herpes-Viren |
| | | Komplexe Symmetrie | | Pocken-Viren versch. Bakteriophagen |

Tab. 1: Systematik der Viren.

zeichnungen der Virusgruppen wurden im wesentlichen einem Vorschlag von Andrewes et al. *[4]* entnommen. Die einzelnen Gruppen lassen sich auf Grund feinerer morphologischer Unterschiede weiter aufgliedern. Auf diese Unterteilung wird bei der Besprechung der einzelnen Virusarten in den folgenden Kapiteln näher eingegangen werden.

## 4. Vermehrung der Viren

Trotz des unterschiedlichen Verhaltens der verschiedenen animalen Viren lassen sich bei ihrer Vermehrung einige allgemeingültige Phasen erfassen, die jedoch fließend ineinander übergehen. Gibt man den Viria Gelegenheit, mit geeigneten Zellen in Kontakt zu treten, so heften sie sich zunächst an deren Oberfläche an. Auf diese als *Adsorption* bezeichnete Phase werden die Viren in die Zelle eingeschleust. Man bezeichnet diesen Vorgang als *Penetration*. Anschließend tritt das Virion in die sogenannte *Eklipse,* in der seine infektiöse Eigenschaft mit den üblichen virologischen Methoden nicht mehr nachweisbar ist. Alle Hinweise, über die wir in dieser Richtung verfügen, deuten darauf hin, daß das Capsid der Virusteilchen zerfällt und dabei die Nukleinsäure freigegeben wird. Anschließend werden die neuen Viruspartikel in der Zelle getrennt synthetisiert. Die einzelnen Komponenten werden schließlich in einem als *Reifung* bezeichneten Schritt zu den neuen, infektiösen Viruspartikeln zusammengebaut und während der *Ausschleusungsphase* von der Zelle freigegeben.

### a) Adsorption und Penetration

Die verschiedenen Vorgänge der *Adsorption* sind noch sehr wenig aufgeklärt, doch scheint zumindest in ihren frühen Stadien elektrostatischen Kräften eine entscheidende Bedeutung zuzukommen. So kann z. B. an die Zelloberfläche adsorbiertes Poliomyelitisvirus kurz nach der Infektion durch Erhöhung der Salzkonzentration bzw. durch Ansäuern des die Zellen umgebenden Mediums wieder freigesetzt werden. Daneben deuten aber die von HOLLAND und HOYER *[23]* mitgeteilten Untersuchungsergebnisse darauf hin, daß die Adsorption des Poliomyelitisvirus auch von der Anwesenheit spezifischer Zellrezeptoren bestimmt wird. Derartige Zellrezeptoren konnten bei einigen Enteroviren bereits isoliert werden. Bei der Anheftung der Myxoviren an die Zellmembran spielt offenbar die Neuraminidase eine wichtige Rolle, indem sie mit den glykoproteidhaltigen Rezeptoren der Zellmembran eine Enzym-Substrat-Bindung eingeht. Eine Vorbehandlung empfänglicher Zellen mit rezeptorzerstörendem Enzym verhindert eine Infektion mit Influenzaviren *[13, 53]*. Während bei der Adsorption die Viria noch durch spezifische Antiseren neutralisiert werden können, ist das in der nun folgenden *Penetrationsphase* nicht mehr der Fall. Wie elektronenoptische Untersuchungen bei einigen animalen Viren zeigten, wird bei der Einschleusung das adsorbierte Virusteilchen in toto von den Wirtszellen aufgenommen. Dieser Vorgang erinnert an die Phagozytose und wird als Pinozytose bezeichnet. Die virustragenden Teile der Zell-membran werden dabei eingestülpt und von der übrigen Membran abgeschnürt. In Ultradünnschnitten lassen sich dann Vakuolen feststellen, die mehrere Virus-partikel beherbergen können. Eine erfolgreiche Penetration läßt sich nur bei Temperaturen über 22° C erreichen und ist durch Änderung der Wasserstoff-ionenkonzentration nicht mehr rückgängig zu machen. In dieser Phase können jedoch noch infektiöse Viruspartikel nachgewiesen werden, wenn man die Membranen der Wirtszellen mit Hilfe oberflächenaktiver Substanzen auf-löst [35].

### b) Eklipse

Die beim Übergang in die Eklipse an den Virusteilchen vor sich gehenden Veränderungen konnten bei den Influenzaviren weitgehend aufgeklärt werden. Hier wird, wie Untersuchungen mit radioaktiv markierten Virusteilchen der Klassischen Geflügelpest ergaben, die nukleinsäurehaltige Innenkomponente (g-Antigen) in Freiheit gesetzt. Infiziert man Zellen mit $P^{32}$-markierten Viria, so findet man schon kurz nach der Infektion eine $P^{32}$-haltige Fraktion, die im Schwerefeld langsamer sedimentiert als die Viruspartikel und durch spezi-fisches Antiserum gegen das g-Antigen präzipitiert wird. Dieses Antiserum enthält aber keine Antikörper gegen die stachelbewehrte Außenhülle des Virions. Neben dieser Innenkomponente findet man noch freie radioaktive Nuklein-säure, die vom g-Antigen abgelöst wurde [60]. Die Zerlegung des Virions scheint durch eine Wechselwirkung der Lipoproteine der Virusaußenhülle und der der Zelloberfläche ermöglicht zu werden.
Bei den Pockenviren wurde ein Enzym erfaßt, das das genetische Material des Virions freisetzt und als „uncoating enzyme" bezeichnet wird [1]. Die Anwesenheit eines derartigen Enzyms macht auch das bei den Pockenviren nachgewiesene sogenannte Berry-Dedrick-Phänomen verständlich. Bei anderen Virusarten scheinen für die Dissoziation der Viria bereits physiologische Be-dingungen auszureichen. Hält man nämlich ein Columbia-SK-Virus (ME-Virus) bei einem pH von 6,5 bei 37° C, so geben die Virusteilchen unter Zerfall ihres Capsids ihre Nukleinsäure frei (SCHÄFER und HAUSEN, unveröffentlicht).
Über die Funktion der Nukleinsäure während der Anfangsprozesse der Virus-vermehrung wissen wir nur wenig Bescheid. Die Virusnukleinsäure muß aber offensichtlich eine Doppelfunktion erfüllen. Sie muß sich erstens selbst repro-duzieren und zweitens die Synthese von virusspezifischem Protein anregen. Es ist zumindest bei einigen animalen Viren sicher, daß diese Funktionen nicht vom genetischen Material der Zellen mit übernommen werden. Wie man an einigen Beispielen zeigen konnte, hat bei RNS-Viren weder die Aus-schaltung der Zell-DNS-Synthese noch die Hemmung der DNS-abhängigen RNS-Synthese der Zellen einen Einfluß auf die Virusvermehrung. Nach SCHÄFER [48] läßt sich vielleicht soviel sagen, daß die „DNS-Viren unabhängig

vom Vermehrungsapparat der Zellen bei ihrer Vermehrung das Vorgehen der Zellen kopieren, indem sie sich zur Speicherung ihrer Information der Virus-DNS bedienen und zur Realisierung der Information RNS verwenden. Die RNS-Viren wirken nicht etwa, wie man vermuten könnte, auf dem Umweg der Zell-DNS. Ihre Nukleinsäure scheint vielmehr die Aufgabe der Zell-DNS mit zu übernehmen." Bei DNS-haltigem Polyoma und Adeno-Virus-infizierten Zellen konnte eine virusspezifische Boten-RNS erfaßt werden, die eine zur Virus-DNS komplementäre Basenzusammensetzung besitzt [31]. Diese RNS entspricht in ihren Eigenschaften weitgehend der Boten-RNS der Zelle, die ja die in den Chromosomen des Zellkerns gespeicherte Information auf die proteinsynthetisierenden Ribosomen des Zytoplasmas überträgt. Die bei Newcastle-disease-, KP- und Poliomyelitis-Viren durchgeführten Untersuchungen ergaben, daß neben der Zell- und Virus-RNS keine zusätzliche RNS in signifikanter Menge auftritt [49, 50, 11]. Das bedeutet, daß bei der Vermehrung der RNS-Viren die Synthese einer spezifischen Boten-RNS nicht notwendig ist. Wie aus den Befunden von LEDINKO und HIRST hervorgeht, übernimmt vielmehr die Virus-RNS die Aufgabe der Boten-RNS. Die genannten Autoren zeigten, daß Zellen, die mit zwei genotypisch verschiedenen Poliomyelitisviren infiziert sind, serologisch unterschiedliche Proteine bilden, deren Anteil vom Mengenverhältnis der beiden zur Infektion benutzten Virusvarianten abhängt. Darüber hinaus gelang der direkte Nachweis, daß Poliovirus-RNS mit den Ribosomen der Wirtszellen Polysomen bildet und somit Boten-RNS-Funktion übernimmt.

Im Gegensatz zur Zell-RNS besitzt die RNS einer Reihe animaler Viren die Fähigkeit, sich ohne Mitwirkung der Zell-DNS zu reduplizieren. Es ist noch nicht geklärt, worauf diese Überlegenheit beruht. Von Bedeutung könnten in diesem Zusammenhang Beobachtungen sein, die bei einigen animalen Viren gemacht wurden. Es wurde festgestellt, daß nach dem Eindringen der Virus-RNS in die Zelle zunächst Protein synthetisiert werden muß, ehe die übrigen mit der Virusvermehrung in Zusammenhang stehenden Prozesse anlaufen können [52]. Dieses als Frühprotein bezeichnete Eiweiß läßt sich durch Verwendung geeigneter Inhibitoren der Proteinsynthese erfassen und ist in normalen Zellen nicht nachzuweisen. Bei den Columbia-SK-Viren lassen sich möglicherweise drei verschiedene Frühproteine unterscheiden. Eines, das die Synthese der normalen RNS im Zellkern hemmt, ein zweites, das davon unabhängig in die Synthese des normalen Zellproteins eingreift, und schließlich ein drittes Frühprotein, bei dem es sich aller Wahrscheinlichkeit nach um eine RNS-abhängige RNS-Polymerase handelt, die die Verknüpfung der Nukleosid-Triphosphate zur Virus-RNS steuert [56]. Bei den Influenza- und Arbor-Viren wird diskutiert, daß ein Frühprotein die Aufgabe hat, die für die Produktion neuer Virus-RNS benötigte Information zu stabilisieren.

Ist die Induktion zum virusbildenden System einmal erfolgt, so werden von den Zellen nicht unmittelbar neue Viria synthetisiert. Bei allen bis jetzt näher untersuchten Virusarten werden vielmehr die einzelnen Virusbestandteile im

Überschuß produziert und können nach Abschluß der Virusvermehrung in relativ großer Menge aus den Zellen isoliert werden.

### c) Reifung und Ausschleusung

Die einzelnen Virusbestandteile werden wahrscheinlich in einer Art Kristallisationsprozeß zum Virion zusammengebaut. Das Virion ist jedoch insofern von einem echten Kristall verschieden, als es eine definierte Größe besitzt und aus mindestens zwei sehr verschiedenen Komponenten besteht. Daß für den Zusammenbau keine zusätzliche Energie erforderlich ist, zeigen Untersuchungen von FRAENKEL-CONRAT und WILLIAMS [14], nach denen sich die Nukleinsäure und die Proteinuntereinheiten in vitro ohne energielieferndes System zum intakten TMV formieren lassen. Bei den komplexer aufgebauten Viren scheinen bei der Virusreifung Teile der Zellmembran mitzuwirken, die dabei in die Außenhülle der Viruspartikel inkorporiert werden.

Wie bei der Bildung der Virusbestandteile können auch bei ihrem Zusammenbau zum Virion Störungen auftreten, und zwar in der Weise, daß wohl das Capsid bzw. die Außenhülle annähernd normal gebildet, das genetische Material bzw. Nukleocapsid aber nicht eingebaut wird.

Die Freisetzung der fertigen Viria erfolgt schließlich entweder unter Zerstörung der Zellen spontan oder, wie bei den Influenzaviren [26], kontinuierlich über eine längere Zeit unter Verwendung eines normalen Ausschleusungsmechanismus der Zelle, bei dem feinste Ausstülpungen der Zellmembran mitwirken.

### d) Änderung des Gesamtstoffwechsels der Wirtszellen

Die beschriebenen, bei der Virusvermehrung ablaufenden Prozesse bleiben nicht ohne Rückwirkung auf den Gesamtstoffwechsel der Wirtszellen. Betrachtet man die bis jetzt vorliegenden Ergebnisse, so scheinen dabei kontinuierliche Übergänge von den rein destruktiven zu den tumorerzeugenden Viren zu bestehen. So führt z. B. die Infektion mit den Viren der Columbia-SK-Gruppe zu sehr drastischen Veränderungen im Stoffwechsel der Wirtszellen [20]. Wie autoradiographische Untersuchungen mit tritiummarkiertem Uridin zeigen, erfolgt hier von der zweiten Stunde nach der Infektion an eine nahezu vollständige Hemmung der RNS-Synthese im Zellkern. Dafür tritt im Zytoplasma eine immer stärkere Markierung auf, die in Kernnähe intensiver ist als in den peripheren Teilen der Zellen (Abb. 8). Die Funktion dieser im Zytoplasma gebildeten neuen RNS ist noch nicht geklärt. Sie wird aber in irgendeiner Form an der Bildung des Virusproteins beteiligt sein, da gleichzeitig mit ihrem Auftreten die Bildung von virusspezifischem Antigen mit fluoreszierenden Antikörpern nachgewiesen werden kann. Parallel mit der Hemmung der RNS

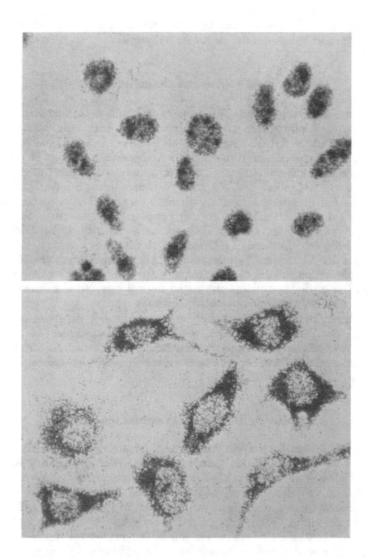

Abb. 8: Autoradiographische Markierung der RNS in ME-virusinfizierten L-Zellen.
a) nicht infizierte Zellen; b) infizierte Zellen, 5 Std. p. i.
Markierung mit H³-Uridin: 5 Min. (H. HAUSEN 1962).

im Zellkern erfolgt ein erheblicher Rückgang der Gesamtprotein- und -DNS-
Synthese. Bedeutend weniger wird dagegen der Gesamtstoffwechsel von Zellen

verändert, die mit Influenzaviren infiziert sind *[52]*. Hier wird die Virus-RNS zunächst zusätzlich zur normalen Zell-RNS gebildet. Der Gesamt-RNS- und -Protein-Stoffwechsel wird erst gestört, wenn die Hauptmenge des Nukleocapsids im Zellkern synthetisiert ist. Obwohl von Zellen, die mit Tumorviren infiziert waren, noch keine zufriedenstellenden Stoffwechseluntersuchungen vorliegen, ist doch anzunehmen, daß die tumorerzeugenden Viren den Gesamtstoffwechsel ihrer Wirtszellen in noch geringerem Grade alterieren als die Influenzaviren.

Über das transformierende Prinzip der Tumorviren wissen wir praktisch noch nichts. Ergebnisse der letzten Zeit legen die Vermutung nahe, daß auch eine Reihe der klassischen destruktiven Virusarten die Potenz zur Tumorgenese besitzen. Vielleicht entscheidet überhaupt die Reaktionslage der Zelle darüber, ob sie nach einer Virusinfektion transformiert wird oder aber in großer Menge Virus produziert und dabei zugrunde geht.

## 5. Struktur und Vermehrung der „Viren" der Psittakose-Lymphogranuloma-Gruppe und der Rickettsien

### a) Viren der Psittakose-Lymphogranuloma-Gruppe

Einige Besonderheiten unterscheiden die „Viren" der Psittakose-Lymphogranuloma-Gruppe von den übrigen Virusarten *[38]*. Die Durchmesser der Viruspartikel liegen zwischen 250 und 450 mμ, so daß man sie nach geeigneter

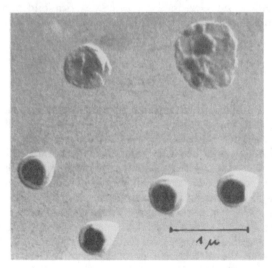

Abb. 9: Psittakose-Virus (Roots und Rott 1958).

Färbung gut im Lichtmikroskop erkennen kann. In gereinigten Viruspräparaten lassen sich elektronenoptisch meist zwei morphologisch unterschiedliche Partikel nachweisen (Abb. 9). Die eine Art, das Elementarkörperchen, hat einen Durchmesser von etwa 300 m$\mu$ und besitzt einen wenig durchstrahlbaren, dichten Kern, der von einer Membran umgeben ist. Der Durchmesser der anderen Art kann bis zu 1500 m$\mu$ betragen. Diese Formen ähneln morphologisch den Mikrosomen normaler Zellen. Es wird angenommen, daß es sich bei den zwei Formen um verschiedene Entwicklungsstufen des Erregers handelt. In den Elementarpartikeln wurde im Gegensatz zu den „echten" Viren sowohl RNS (2—7%) als auch DNS (ungefähr 3,5%) nachgewiesen. In ihrer Membran enthalten sie, wie die Bakterien, Muraminsäure., Es überrascht daher nicht, daß ihre Vermehrung durch Penicillin inhibiert wird. Aus den Hemmversuchen mit Folinsäure-Analogen geht weiterhin hervor, daß die Erreger der Psittakose-Lymphogranuloma-Gruppe einen Folinsäure-Stoffwechsel besitzen. Colón [8] lieferte Hinweise dafür, daß Vertreter der Gruppe folinsäuresynthetisierende Enzyme bilden. Im Gegensatz zu den Bakterien enthalten sie aber kein eigenes energielieferndes System. Es ist daher sehr wahrscheinlich, daß die Organismen der Psittakose-Gruppe energiereiche Stoffwechselprodukte von ihren Wirtszellen übernehmen.

Ihre *Vermehrung* beginnt mit dem frühzeitigen Auftreten einer im Zytoplasma liegenden DNS, die in eine RNS-Matrix eingebettet ist. Nach komplizierten Zwischenstufen, die im einzelnen noch nicht genauer analysiert sind, kommt es zum Auftreten der DNS-haltigen reifen Elementarteilchen. Licht- und elektronenmikroskopisch konnte während der Vermehrungsphase Zweiteilung beobachtet werden. Im Gegensatz zu den Bakterien bilden die Psittakose-Teilchen jedoch keine Membranen zwischen den beiden sich trennenden Tochterzellen.


### b) Rickettsien

Erinnerten die Psittakose-Viren in ihrer Struktur und ihrer Vermehrung schon stark an die Bakterien, so müssen die Rickettsien bereits als bakterienähnliche Organismen bezeichnet werden [38]. Wie die Bakterien lassen sie sich leicht mit basischen Farbstoffen anfärben. Die vorherrschende Form ist die eines kurzen Stäbchens von 0,3—1,0 $\mu$ Größe. Daneben kommen aber auch kokken- und tonnenähnliche Formen vor sowie Filamente, die eine Länge bis zu 5 $\mu$ besitzen können. Gereinigte Präparate enthalten RNS und DNS im Verhältnis 3,5 : 1. Wie bei den Psittakose-Viren erkennt man im Elektronenmikroskop, daß die Rickettsien einen elektronenoptisch dichten Kern enthalten, der von einer Membran umgeben ist. In ähnlicher Weise wie die Bakterienzellwände werden die Membranen durch Lysozym abgebaut. Sie enthalten wie die Bakterienzellwände Muraminsäure, deren Synthese durch Penicillin inhibiert wird. Ihre Vermehrung wird nicht durch Sulfonamide, jedoch durch p-Aminobenzoesäure (pAB) gehemmt. Da die rickettsiostatische Wirkung von pAB durch p-Hydroxybenzoesäure aufgehoben werden kann, ist anzunehmen, daß diese Verbindung essentiell für die Vermehrung der Rickettsien ist und daß ihre normale Funktion durch pAB blockiert wird.

Im Gegensatz zu den Viren enthalten die Rickettsien für den Stoffwechsel erforderliche Enzyme. So oxydieren sie intermediäre Stoffwechselprodukte wie Brenztraubensäure, Bernsteinsäure und Glutaminsäure und können Glutaminsäure in Asparaginsäure umwandeln. Es ist jedoch auffallend, daß Enzyme des Zitronensäurezyklus fehlen. Die Glutaminsäure scheint ihre hauptsächlichste Energiequelle zu sein. Rickettsien verlieren ihre biologischen Aktivitäten bei Lagerung in Salzlösungen bei 0° C. Diese Fragilität scheint grundsätzlich zwei Gründe zu haben: Ein nahezu vollkommenes Fehlen von endogenen Energiequellen und das Unvermögen, essentielle Co-Faktoren vor dem Austreten in das umgebende Medium zu bewahren. Daß die Diphosphopyridinnukleotid-(DPN-) und Coenzym-A-(CoA-)Werte der Rickettsien während der in-vitro-Inkubation abnehmen, wurde zuerst von BOVARNICK und ALLEN [6] gezeigt. Der dabei auftretende Verlust der biologischen Aktivitäten kann durch Zugabe von DPN, CoA oder Adenosintriphosphat rückgängig gemacht werden. Die Membran der Rickettsien muß daher zumindest für diese drei phosphorylierten Verbindungen durchlässig sein. Diese Eigenschaft befähigt sie, sich ohne endogene Energiequellen intrazellulär durch Zweiteilung zu vermehren.

## 6. Pathogenese der Virusinfektionen

Es erscheint plausibel, daß die bei der Virusvermehrung auftretenden Veränderungen im Gesamtstoffwechsel der Wirtszellen, die schließlich deren Nekrose hervorrufen können, die Ursache für die Entwicklung einer Viruskrankheit darstellen. Der Erfolg einer Virusinfektion wird daher immer von der Empfänglichkeit der verschiedenen Körperzellen für und dem Grad ihrer Zerstörbarkeit durch ein bestimmtes Virus beeinflußt. In erster Linie wird die Entstehung einer Erkrankung von den genetischen Faktoren der Wirtszellen oder des Virus bestimmt. Sie wird aber weiterhin noch davon abhängen, wie das Virus bei seiner „Wanderung" von der Eintrittspforte zum Erfolgsorgan die zumeist individuell verschiedenen Barrieren überwindet, die u. a. bedingt sind durch die unterschiedliche natürliche Resistenz des Wirtes, seine Immunitätslage, sein Alter und seine Hormonbilanz. So können z. B. normalerweise resistente erwachsene Mäuse mit Coxsackie-Virus infiziert werden, wenn den Tieren gleichzeitig Cortison verabreicht wird [30].

Unsere Erkenntnisse über die Pathogenese von Virusinfektionen basieren in der Hauptsache auf klinischen und pathologischen Beobachtungen natürlicher Erkrankungen. Sehr selten können Erfahrungen, die bei Tierversuchen gewonnen werden, auf menschliche Infektionen übertragen werden. Es überrascht daher nicht, wenn unser Wissen über die Entwicklung von Viruserkrankungen noch sehr lückenhaft ist. Es läßt sich aber zusammenfassend vielleicht soviel sagen, daß ein Virus nur durch seinen direkten destruktiven Effekt dem Wirtsorganismus einen Schaden zufügen kann. Dieser Effekt kann einmal auf einem kompletten oder abortiven Vermehrungszyklus des Virus in der Wirtszelle oder auf einer toxischen Wirkung des Virus auf bestimmte Organsysteme beruhen. Werden dabei Zellen befallen, die funktionell wichtig sind, ist die klinische Manifestation direkt abhängig vom Grad der Zellzerstörung. Entsprechende Erkrankungen werden fast ausschließlich von Viren hervorgerufen, die das Zentralnervensystem befallen. Das bekannteste Beispiel stellt die Infektion mit dem Poliomyelitisvirus dar, bei der die konstitutionellen Symptome im Vergleich zu den beobachteten Krankheitsbildern, die kausal durch die Zerstörung der Zellen des Zentralnervensystems bedingt werden, unbedeutend sind. Selbst bei solchen generalisierten Virusinfektionen, bei denen stark wahrnehmbare Krankheitserscheinungen allgemein-physiologischen Störungen zugeschrieben werden müssen, kann die Zellzerstörung den Ausfall eines lebenswichtigen Organes bedingen, so daß dieser das klinische Bild beherrscht. Als Beispiel sind hier die Leberveränderungen zu nennen, die nach Infektionen mit dem Virus des Gelbfiebers und der infektiösen Hepatitis auftreten.

WESTWOOD *[61]* vermutet, daß das Schocksyndrom der „gewöhnliche Endkanal" einer Reihe von Viruserkrankungen darstellt. Der Schock soll dabei eine direkte toxische Schädigung des kardiovaskulären Systems induzieren, ähnlich wie es bei Rickettsien-Infektionen wahrscheinlich gemacht werden konnte.

Modelluntersuchungen an Myxoviren haben ergeben, daß das Krankheitsgeschehen auch durch eine Stressreaktion beeinflußt werden kann *[39, 45]*. Werden nämlich Mäuse mit infektiösen oder inaktivierten Myxoviren intrazerebral infiziert, so sterben die Tiere in der Regel zwischen 12 und 24 Stunden p. i., ohne daß in den Organen eine Virusvermehrung nachgewiesen werden kann. Die pathologischen Untersuchungen ergaben Lymphokaryoklasien an den follikulären Strukturen des lymphatischen Systems. Die karyoklastische Krise blieb an infizierten Tieren aus, wenn 12 Stunden vor der Infektion die Nebennieren exstirpiert worden waren. Die Stressreaktion scheint durch ein Toxin hervorgerufen zu werden, das an der Virusoberfläche lokalisiert ist.

Eine Virusinfektion kann aber auch symptomlos verlaufen. Sie wird dann als inapparente oder subklinische Infektion bezeichnet. Im Verlauf einer solchen Infektion entwickelt sich eine Immunität, und das Virus wird schließlich aus dem Organismus eliminiert. Es kann sich auch eine Art Gleichgewicht zwischen Virus und Wirt einstellen, so daß das Virus nicht aus dem Organismus verschwindet und die Infektion gewissermaßen chronisch wird. Bei derartigen sogenannten latenten Infektionen scheinen Vorgänge verwirklicht werden zu können, die an die Infektion einer Bakterienzelle mit einem temperierten Phagen erinnern. Bei ihnen führt die Infektion nicht sofort zum Einsetzen der Synthese von infektiösen Phagenpartikeln. Nach Durchlaufen eines

Zwischenstadiums besetzt die injizierte DNS auf dem „Chromosom" der bakteriellen Wirtszelle einen ganz bestimmten Ort und wird vor jeder Zellteilung synchron mit der genetischen Substanz des Wirtsbakteriums identisch dupliziert. Ein solcher „reduzierter" Phage heißt Prophage. Spontan oder durch äußere Einflüsse induziert, vermag er die Zelle zur Synthese infektiöser Phagen zu veranlassen. Ähnliche Zustände werden bei virusinduzierten Tumoren, beim Herpes-simplex-Virus und bei den Erregern der Psittakose diskutiert. Bei den letzteren konnte nachgewiesen werden, daß unter anderem auch die den Zellen zur Verfügung stehenden Nährstoffe von Einfluß darauf sind, ob eine Virusinfektion im Zustand der Latenz verharrt oder zur Virusvermehrung und damit zum Zelluntergang führt.

Bei der lymphozytären Choriomeningitis der Mäuse, bei der sich ebenfalls ein Gleichgewicht zwischen Virus und Wirt einstellen kann [54], scheint dagegen eine immunologische Reaktion die primäre Ursache der Krankheitserscheinungen zu sein [25].

## 7. Zusammenfassende Betrachtung

Wie eingangs erwähnt, enthalten die Viren, wie alle selbstvermehrungsfähigen Zellelemente, etwa die Gene, Nukleinsäure. Wie die Nukleinsäure der Gene besitzt die Virusnukleinsäure die Fähigkeit, Informationen zu speichern und sie bei ihrer Reduplikation über ein Negativ auf ein gleichartiges Molekül zu übertragen. Die Viren können wie die Gene Mutationen erleiden, die als willkürliche Veränderung der Information, im einfachsten Fall durch den Austausch eines Nukleotides, anzusehen sind. Wie die Gene, stellen die Viren keine vollständigen Organismen dar, besitzen keinen eigenen Energiestoffwechsel und sind deshalb zu ihrer Vermehrung zumindest auf gewisse Stoffwechselsysteme der Zellen angewiesen. Ihre Vermehrung ist aber im Gegensatz zu der der Gene nicht kontrolliert. Weiterhin sind die Viren in der Lage, den Ort ihrer Wirksamkeit zu verlassen und andere Zellen zu infizieren. Um ihnen das zu ermöglichen, ist das für ihre Erhaltung wichtige genetische Material durch eine Hülle verpackt.

Diese Gegenüberstellung von Virus und Gen zeigte, daß beide in ihren wesentlichen Eigenschaften übereinstimmen. Das Virus wurde daher, schon lange bevor man noch Näheres über seine Struktur und Funktion wußte, zu Recht als vagabundierendes Gen bezeichnet.

Ganz anders verhalten sich dagegen die sogenannten „Viren" der Psittakose-Lymphogranuloma-Gruppe und die Rickettsien. Sie haben mit den „echten" Viren nur das Unvermögen gemeinsam, sich außerhalb einer lebenden Zelle zu vermehren. Daß dieser Unterschied nicht gravierend ist, wird deutlich, wenn man sich daran erinnert, daß selbst so hoch entwickelte Organismen wie die Malarien, einen obligaten intrazellulären Vermehrungszyklus besitzen.

Betrachtet man die vorliegenden biologischen und biochemischen Untersuchungsergebnisse, so drängt sich einem zwangsläufig der Gedanke an einen Evolutionsprozeß vom Virus über die Erreger der Psittakose und Rickettsiosen zu den Mikroorganismen auf. Da die Viren und Rickettsien bei ihrer Vermehrung auf eine lebende Zelle angewiesen sind, ist es naheliegend, bei der Frage nach ihrem Ursprung auch den umgekehrten Weg zu diskutieren, nämlich, ob sie parasitäre Formen darstellen, die sich mehr oder weniger optimal an ein intrazelluläres Milieu anpaßten.

## Schrifttum

1 ABEL, P. a. T. A. TRAUTNER: Formation of an animal virus within a bacterium. Z. Vererbungsl. *95*, 66 (1964)

2 ANDERER, F. A.: Preparation and properties of an artificial antigen immunologically related to tobaco mosaic virus. *Biochim. biophys. Acta 71*, 246 (1963)

3 ANDERER, F. A., H. UHLIG, E. WEBER a. G. SCHRAMM: Primary structure of the protein of TMV. Nature 186, 4729 (1960)

4 ANDREWES, C. H., F. M. BURNET, J. F. ENDERS, S. GARD, G. K. HIRST, M. M. KAPLAN a. V. M. ZHDANOV: Taxomony of viruses: present knowledge and ignorance. Virology *15*, 52 (1961)

5 AVERY, O. T., C. M. McLOED a M. McCARTY: Studies on the chemical nature of the substance inducing transformation of pneumococcal types. Induction of transformation by a desoxyribonucleic acid fraction isolated from pneumococcus typ III. J. exptl. Med. *79*, 137 (1944)

6 BOVARNICK, M. R. a. E. G. ALLEN: Reversible inactivation of typhus rickettsiae. I. Inactivation by freezing. J. gen. Physiol. *38*, 169 (1954)

7 CASPAR, D. L. D. a. A. KLUG: Physical principles in the construction of regular viruses. Cold Spr. Harb. Symp. quant. Biol. 27, 1 (1962)

8 COLÓN, J. I.: Enzymes for formation of citrovorum factor in members of the Psittacosis group of microorganisms. J. Bact. *79*, 741 (1960)

9 CRICK, F. H. C. a. J. D. WATSON: Virus structure: general principles. In: Ciba Foundation Symposium „Nature of Viruses". Herausgegeb. von G. E. W. WOLSTENHOLM u. E. C. P. MILLAR. J. & A. Churchill Ltd., London 1957

10 DAVENPORT, F. M., R. ROTT a. W. SCHÄFER: Physical and biological properties of Influenza virus components obtained after ether treatment. J. exp. Med. *112*, 765 (1960)

11 DARNELL jr., J. D.: Early events in Poliovirus infection. Cold Spr. Harb. Symp. quant. Biol. 27, 149 (1962)

12 DRZENIEK, R. u. R. ROTT: Abspaltung einer Neuraminidase-haltigen Komponente aus Newcastle-disease-Virus (NDV). Z. Naturforsch. *18b*, 1127 (1963)

13 FAZEKAS DE ST. GROTH, S.: Destruction of influenza virus receptors in the mouse lung by an enzyme from V. cholerae. Aust. J. exp. Biol. med. Sci. *26*, 29 (1948)

14 FRAENKEL-CONRAT, H. a. R. C. WILLIAMS: Reconstitution of active tobacco mosaic virus from its inactive protein and nucleic acid components. Proc. nat. Acad. Sci. (Wash). *41*, 690 (1955)

15 FRAENKEL-CONRAT, H., B. SINGER a. R. C. WILLIAMS: Infectivity of viral nucleic acid. Biochim. biophys. Acta *25*, 87 (1957)

16 FRANKLIN, R. E.: Location of the ribonucleic acid in the tobacco mosaic virus particle. Nature *177*, 929 (1956)

17 GIERER, A.: Die Größe der biologisch aktiven Einheit der Ribonukleinsäure des Tabakmosaikvirus. Z. Naturforsch. *13b*, 485 (1958)

18 GIERER, A. a. K. W. MUNDRY: Production of mutants of tobacco mosaik virus by chemical alteration of its ribonucleic acid in vitre. Nature *182*, 1457 (1958)

19 GIERER, A. u. G. SCHRAMM: Die Infektiosität der Ribonukleinsäure des Tabakmosaikvirus. Z. Naturforsch. *11b*, 138 (1956)

20 HAUSEN, P., H. HAUSEN, R. ROTT, C. SCHOLTISSEK a. W. SCHÄFER: Early events in the reproduction cycle of animal viruses. In: Viruses, nucleic acids and cancer. 7. Animal Symp. on fundamental cancer research. The Williams and Wilkins Comp., Baltimore 1963

21 HAUSEN, H.: Zytologische Studien über die Vermehrung des ME-Virus in L-Zellen. Z. Naturforsch. *17b*, 158 (1962)

22 HERSHEY, A. D. a. M. CHASE: Independent functions of viral protein and nucleic acid in growth of bacteriophage. J. gen. Physiol. *32*, 221 (1952)

23 HOLLAND, J. J. a. B. H. HOYER: Early stages of Enterovirus infection. Cold Spr. Harb. Symp. quant. Biol. 27, 101 (1962)

24 HORNE, R. W. a. F. WILDY: Symmetry in virus architecture. Virology *15*, 348 (1961)

25 HOTCHIN, J.: The biology of lymphocytic choriomeningitis infection: Virusinduced immune disease. Cold Spr. Harb. Symp. quant. Biol. 27, 479 (1962)

26 HOYLE, L.: The release of influenza virus from the infected cell. J. Hyg. *52*, 180 (1954)

27 HOYLE, L., R. W. HORNE a. A. P. WATERSON: The structure and composition of the myxovirus: II. Components released from the influenza particle by ether. Virology *15*, 448 (1961)

28 KARLSON, P.: Kurzes Lehrbuch der Biochemie. Georg Thieme Verlag, Stuttgart 1961

29 KAY, D.: A comparative study of the structures of a variety of bacteriophage particles with some observations on the mechanism of nucleic acid injection. In: Viruses, nucleic acids and cancer. The Williams and Wilkins Comp., Baltimore 1963

30 KILBOURNE, E. D. a. F. L. HORSFALL: Lethal infection with Coxsackie virus of adult mice given cortisone. Proc. Soc. exp. Biol. (N. Y.) *77*, 135 (1951)

31 KÖHLER, K. u. T. ODAKA: Zeitpunkt der Synthese und Zusammensetzung der messenger-RNS bei KB-Zellen nach Adenovirus-Infektion. Z. Naturforsch. *19b*, 331 (1951)

32 LEDINKO, N. a. G. K. HIRST: Mixed infection of Hela cells with poliovirus types 1 and 2. Virology *14*, 207 (1961)

33 LÖFFLER, F. u. P. FROSCH: Berichte der Kommission zur Erforschung der Maul- und Klauenseuche bei dem Institut für Infektionskrankheiten in Berlin. Zbl. Bakter. I. Orig. *28*, 371 (1898)

34 LWOFF, A., R. HORNE a. P. TOURNIER: A system of viruses. Cold Spr. Harb. Symp. quant. Biol. 27, 51 (1962)

35 MANDEL, B.: Early stages of virus-cell interaction as studied by using antibody. Cold Spr. Harb. Symp. quant. Biol. 27, 123 (1962)

36 MAYRON, L. W., R. B. WINZLER a. M. E. RAFELSON: Studies on the Neuraminidase of Influenza virus. I. Separation and some properties of the enzyme from Asian and PR 8 strains. Arch. Biochem. *92*, 475 (1961)

37 McLaren, L. C., J. J. Holland a. J. T. Syverton: The mammalian cell-virus relationship. I. Attachment of poliovirus to cultivated cells of primate and non-primate origin. J. exp. Med. *109*, 475 (1959)

38 Moulder, J. W.: In: „The Biochemistry of intracellular Parasitism." The University of Chicago 1962

39 Müller, G.: Der plötzliche Kindstod. Georg Thieme Verlag, Stuttgart 1963

40 Munk, K. u. W. Schäfer: Eigenschaften tierischer Virusarten untersucht an den Geflügelpestviren als Modell. II. Serologische Untersuchungen über die Geflügelpest-viren und über ihre Beziehungen zu einem normalen Wirtsprotein. Z. Naturforsch. *6b*, 372 (1951)

41 Mussgay, M. a. R. Rott: Studies on the structure of a hemagglutinating component of a group A Arbor virus (Sindbis). Virology *23*, 573 (1964)

42 Peters, D. a. G. Müller: The fine structure of the DNA-containing core of Vaccine virus. Virology *21*, 266 (1963)

43 Roots, E. u. R. Rott: Herstellung eines hochwertigen komplementbindenden Antigens aus gereinigtem Psittakose-Virus. Zbl. Bakt., I. Abt. Orig. *172*, 29 (1958)

44 Rott, R.: Antigenicity of Newcastle disease virus. In: „Newcastle disease virus as an evolving pathogen." Wisconsin University Press 1964

45 Rott, R. u. G. Müller: Untersuchungen über die Toxizität des Newcastle disease virus. Arch. ges. Virusforsch. Im Druck

46 Rott, R. a. W. Schäfer: Fine structure of subunits isolated from Newcastle disease virus (NDV). Virology *14*, 298 (1961)

47 Schäfer, W.: Units isolated after splitting fowl plague virus. In: Ciba Foundation Symposium „Nature of Viruses". J. & A. Churchill Ltd., London 1957

47a Schäfer, W.: Aufbau, Wirkung und Vermehrung tierpathogener Viren. Nova Acta Leopoldina *19*, 38 (1957)

48 Schäfer, W.: Virus, Struktur und Synthese. Mitteilungen der Max-Planck-Gesell-schaft 1962

49 Scholtissek, C. u. R. Rott: Zusammenhänge zwischen der Synthese von Ribo-nukleinsäure und Protein bei der Vermehrung eines Virus der Influenza-Gruppe. Z. Naturforsch. *16b*, 663 (1961)

50 Scholtissek, C. a. R. Rott: Behavior of virus-specific activities in tissue cultures infected with Myxoviruses after chemical changes of the viral ribonucleic acid. Virology *22*, 169 (1964)

51 Scholtissek, C. a. R. Rott: Metabolic changes in chick fibroblasts after infection with Newcastle disease virus. Nature. Im Druck

52 Scholtissek, C., R. Rott, P. Hausen, H. Hausen a. W. Schäfer: Comparative studies of RNA and protein synthesis with a Myxovirus and a small polyhedral virus. Cold Spr. Harb. Symp. quant. Biol. *27*, 245 (1962)

53 Stone, J. D.: Prevention of virus infection with an enzyme of V. cholerae. J. exp. med. Sci. *26*, 49 (1948)

54 Traub, E.: Über die immunologische Toleranz bei der lymphozytären Chorio-meningitis der Mäuse. Zbl. Bakt., I. Abt. Orig. *177*, 472 (1960)

55 Tsugita, A. a. H. Fraenkel-Conrat: The complete amino acid sequence of the protein. Proc. nat. Acad. Sci. *46*, 636 (1960)

56 Verwoerd, D. M. a. P. Hausen: Studies on the multiplication of a member of the Columbia SK group (M virus) in L-cells. IV. Role of „early proteins" in the virus induced metabolic changes. Virology *21*, 628 (1963)

57 WATERSON, A. P., R. ROTT a. W. SCHÄFER: The structure of fowl plague virus and virus N. Z. Naturforsch. *16b*, 154 (1961)

58 WATSON, J. D. a. F. H. C. CRICK: Molecular structure of nucleic acids. A structure for Desoxyribo nucleic acid. Nature *171*, 737 (1953)

59 WECKER, E.: Virus und Nukleinsäure. Ergebn. Mikrobiol. *35*, 1 (1962)

60 WECKER, E. u. W. SCHÄFER: Studien mit $P^{32}$-markiertem Virus der Klassischen Geflügelpest. Z. Naturforsch. *12b*, 483 (1957)

61 WESTWOOD, J. C. N.: In: Mechanisms of Virus Infection. Academic Press, London and New York 1963

62 WITTMANN, H. G.: Tobacco mosaic virus mutants and the genetic coding problem. Naturwissenschaften *50*, 76 (1963)

# Züchtung von Viren und Rickettsien

Von F. Lehmann-Grube

## Einleitung

Wenn die Lehre von den tierischen und menschlichen Viren noch vor zwanzig Jahren wenig beachtet wurde und heute von größter Bedeutung für die naturwissenschaftliche Forschung ist, dann hat das insbesondere zwei Gründe: 1. Die erfolgreiche Therapie der Mehrzahl aller bakteriellen Infektionen durch Antibiotika hat die Viruserkrankungen in den Vordergrund des klinischen Interesses gerückt. 2. Durch die bahnbrechenden Erfolge mit Bakteriophagen wurden Viren als unentbehrliche Modelle für die Bearbeitung biologischer, biochemischer und genetischer Fragen erkannt.

Um mit Viren arbeiten zu können, muß man sie aber, meist in großen Mengen und möglichst rein, zur Verfügung haben, und wenig hätte man erreicht, wären nicht die Methoden zu ihrer Züchtung geschaffen worden.

Zwar werden Viren experimentell zur Vermehrung gebracht, seit man um ihre Existenz weiß; jedoch standen nur Versuchstiere zur Verfügung und eine gezielte Kontrolle des Vermehrungsvorgangs war praktisch ausgeschlossen. Auch war die Zahl der Viren, die so gezüchtet werden konnten, begrenzt. Eine Verbesserung stellte das bebrütete Hühnerei dar. Die Vermehrung in den Zellen der Eimembranen ließ sich leichter überschauen, insbesondere dann, wenn die fertigen Virusteilchen in die flüssigkeitsgefüllten Räume abgeschieden wurden.

Ein entscheidender Fortschritt kündigte sich 1949 mit den Berichten von ENDERS und seinen Mitarbeitern *[47, 127]* über die *Vermehrung mit zytopathischen Effekt* von Polioviren in Gewebekulturen an. Ein Sturzbach von Mitteilungen über technische Verbesserungen und neue Anwendungsgebiete war die Folge, und die animale Virologie trat in ein neues Stadium. Viele neue Viren wurden isoliert und charakterisiert und andere, die bisher nur mit Mühe gezüchtet werden konnten, standen in praktisch unbegrenzten Mengen zur Verfügung. Der unkontrollierbare Einfluß der Wirtsorganismen konnte weitgehend ausgeschaltet und die chemischen und physikalischen Bedingungen bei der Virusvermehrung konnten definiert werden. Experimente an einzelnen Zellen wurden möglich und genaue Titrierungsmethoden wurden verfügbar.

Trotz aller Erfolge mit Zellkulturen lassen sich aber nicht alle Viren auf diese Weise zur Vermehrung bringen. Auch ist es häufig wünschenswert, Viren in Zellen von sehr verschiedener Herkunft zu züchten, sei es für die Bearbeitung immunologischer Probleme, sei es für die Beantwortung der Frage nach wirtsspezifischen Komponenten des Virusteilchens. Ein Bericht über die Technik der Vermehrung von Viren und Rickettsien kann sich also nicht auf die Herstellung und den Gebrauch von Zellkulturen beschränken. Andererseits ist es unmöglich, alle Methoden der Züchtung in vivo und in vitro auf engem Raum erschöpfend zu behandeln, selbst wenn man sie als Einzelner noch übersehen könnte. Es mußte also eine Auswahl erfolgen, und so sollen die drei wichtigsten Wirtssysteme beschrieben werden: das bebrütete Hühnerei, die Maus und die Zellkulturen.

Die *Klassifizierung der Rickettsien* ist umstritten; einmal werden sie als kleine Bakterien, dann wieder als große Viren abgehandelt. Da auch sie größtenteils obligate intrazelluläre Parasiten sind, gleicht ihre Züchtung der von Viren, und so ist in diesem Zusammenhang darauf verzichtet worden, die Rickettsien gesondert abzuhandeln.

Das Kapitel über die Züchtung von Viren und Rickettsien bliebe unbefriedigend und wohl auch unverständlich, beschränkte es sich auf die Darstellung der Methoden. Es sei deshalb mit einer Schilderung der Vorgänge, die die intrazelluläre Vermehrung eines Virus charakterisieren, eingeleitet.

## 1. Vermehrung von Viren

Viren sind komplexe, chemisch strukturierte, infektiöse Einheiten, die nur intrazellulär von ihrem genetischen Material reproduziert werden [101]. Sie enthalten Nukleinsäuren als Träger der genetischen Information, eingebettet in schützende Hüllen, die vorwiegend aus Eiweißen bestehen. Es ist vorgeschlagen worden, die Eiweißhülle als Capsid — bestehend aus Capsomeren — dem Nukleinsäurekern morphologisch gegenüberzustellen. Zusammen ergeben sie das Nukleocapsid, das von einer Hülle („envelope") umgeben sein kann. Das schließliche Produkt der Entwicklung, das reife Virus, soll nach diesen Vorschlägen Virion heißen [16].

Die Vorgänge, die das *Wesen der Virusvermehrung* ausmachen, lassen sich wie folgt skizzieren. Dem Haften des Virus auf der Zelloberfläche (Adsorption) schließt sich die Penetration an, die Aufnahme in das Zellinnere. Die nächste Phase ist charakterisiert durch den Verlust der morphologischen und funktionellen Nachweisbarkeit des eingedrungenen Virus, meist als Eklipse bezeichnet, und ist gleichzusetzen mit Freiwerden des virusgenetischen Materials durch Desintegration der Eiweißhülle („decoating"). Die Produktion von Virusuntereinheiten wird gefolgt von der Reifung, d. h. dem Zusammenbau zum kompletten Virion. Das Freiwerden der so entstandenen Nachkommenschaft schließt den Vermehrungszyklus ab.

## Vermehrung von Poliovirus

Im folgenden soll diese grob vereinfachende Beschreibung eines sehr komplizierten Geschehens an Hand eines Beispieles erläutert werden. Die Wahl fiel auf das Poliovirus, wobei zwei Gründe ausschlaggebend waren: einmal ist es ein verhältnismäßig einfach gebautes Virus, über das seit Jahren intensiv geforscht worden ist und dessen innere und äußere Struktur weitgehend bekannt sind. Zum anderen ist anzunehmen, daß die Behandlung gerade dieses Virus bei einem medizinisch orientierten Leserkreis besonderes Interesse finden wird.

Das Poliovirus, ein typischer Vertreter der Gruppe der Enteroviren [22], ist verhältnismäßig klein, ätherresistent und enthält Ribonukleinsäure (RNS), Eigenschaften, deretwegen es vor kurzem als Picornavirus klassifiziert worden ist [111]. Der Nukleinsäureanteil liegt als „Kern" im Zentrum und wird eingehüllt von einem Capsid, welches aus Protein-Untereinheiten besteht [57, 77], deren es 60 geben soll [57]. Die Form ist rund, von ikosaedraler Kubiksymmetrie. Die Angaben über den Durchmesser variieren, offenbar in Abhängigkeit von der Bestimmungsmethode. Werte zwischen 26 und 31 m$\mu$ sind gemessen worden [143, 57, 77]. Drei verschiedene Antigentypen können unterschieden werden [23], die nativ, wenn überhaupt, nur wenig immunologisch kreuzen. Durch Erhitzen jedoch geht der native („N") Charakter verloren und ein neues Antigen („H") tritt in Erscheinung, welches Beziehungen der drei Typen untereinander erkennen läßt. Nur N-Antikörper neutralisieren die Infektivität [83]. — Gereinigte Viruspräparationen bilden im Dichtegradienten und in der analytischen Ultrazentrifuge bis zu 4 Banden, von denen 2, nämlich „C" (80—90 S) und „D" (ca. 160 S) unser besonderes Interesse beanspruchen [106, 132, 40]. Beide werden während der Virusvermehrung in Zellkulturen [131] und vermutlich auch in vivo geformt. Immunologisch verhalten sie sich verschieden [98, 132]. Die Ähnlichkeit zwischen „N" und „D" einerseits, „H" und „C" andererseits ist offenbar und wird bestätigt durch die Beobachtung, daß durch Erhitzen D- in C-Antigen umgewandelt wird [97, 133]. Im Zusammenhang mit der intrazellulären Virusvermehrung wird mehr hierüber zu sagen sein.

Adaptation an und Vermehrung in Nagern [2, 3, 100] und Hühnerembryonen [130, 12] sind Ausnahmen von der Regel, daß Polioviren sich nur in Primatenzellen vermehren. Eine systematische Studie an in vitro gewachsenen Zellen verdanken wir McLaren u. Mitarb. [107]. Die Vermehrung von Polioviren in Zellkulturen, die nicht von Menschen oder Affen abstammen, ist immer auf Verunreinigung und Überwachsen durch Primatenzellen verdächtig. Zellkulturen von der Chorioallantoismembran des Hühnerembryos scheinen hier die einzige Ausnahme zu sein [41].

Die Eigenschaft der meisten tierischen Zellen, durch Poliovirus nicht infizierbar zu sein, liegt nicht an ihrer Unfähigkeit, das Virus zu vermehren. Wenn mit infektiöser („nackter") RNS [21, 1] infiziert wird, sind normalerweise resistente Zellen in vivo und in vitro durchaus in der Lage, komplettes Virus neu zu bilden *[75, 113]*. Die Eigenschaft der Resistenz tierischer Zellen ist auf das Fehlen besonderer *Rezeptorsubstanzen* auf der Zelloberfläche zurückzuführen, die Lipoproteincharakter haben — zumindest mit solchen Substanzen auf das engste verbunden sind — und die in noch unbekannter Weise das Haften der Virushülle an der Zellmembran ermöglichen *[72, 73]*. Das scheinbare Paradoxon, daß Zellen wohl in vitro, nicht aber in vivo infiziert werden können *[48, 87]*, ließ sich durch den Befund erklären, daß die Herauslösung in vivo resistenter Zellen aus ihrem natürlichen Gewebeverband und die Kultivierung in vitro die Bildung spezifischer Rezeptorsubstanzen auf der Zelloberfläche anregt *[70]*. Wenn aus dem eben Gesagten geschlossen werden kann, daß spezifische Rezeptoren der Zelloberfläche eine conditio sine qua non für die Infizierbarkeit mit (kompletten) Polioviren sind, so muß hinzugefügt werden, daß das Vorhandensein solcher Rezeptoren mit Infizierbarkeit nicht gleichzusetzen ist. HeLa-Zellklone können sehr unterschiedlich sein in ihrer Empfindlichkeit für Polioviren, trotz gleicher Adsorptionskapazität *[37]*. Da die Infizierbarkeit durch infektiöse RNS gleichfalls keine Unterschiede erkennen ließ, wurde geschlossen, die Resistenz der Zellen beruhe auf ihrer Unfähigkeit, die Virus-RNS freizusetzen *[38]*. HOLLAND *[71]* fand allerdings, daß eine durch Selektion gewonnene HeLa-Zellvariante die Fähigkeit verloren hatte, nach Adsorption das Virus aufzunehmen. Man sieht, daß die Verhältnisse kompliziert sind, und eine befriedigende Erklärung für die großen Unterschiede der Empfindlichkeit verschiedener Zellkulturen von Primaten *[88, 148, 80]* ist noch nicht möglich.

Selbst bei Verwendung empfindlichster Zellen wird nur ein verhältnismäßig kleiner Teil der adsorbierten Virusteilchen als infektiös in dem Sinne registriert, daß es unter den Erscheinungen des zytopathogenen Effektes zur Neubildung von Viren kommt. Günstigstenfalls ist das Verhältnis von zählbaren Virusteilchen zu infektiösen Einheiten noch über 20 *[148, 153]*. Es kann z. Zt. nicht entschieden werden, ob dies darauf zurückzuführen ist, daß nur ein Teil der sichtbaren Teilchen infektiös, der Rest aber inaktiv ist, oder aber ob ein „Versagen" der Zelle vorliegt. Immerhin ist es im Laufe der Jahre gelungen, die Relation („ratio") von 21 000 *[5]* auf 22 *[148]* zu bringen, und Verbesserungen der Methoden mögen die Zahl weiter reduzieren. Ähnliche Bemühungen bei den Pockenviren haben schließlich zum optimalen Verhältnis von etwas über 1 geführt *[117]*. Daß das Virus seine Zytopathogenität für Primatenzellen in vitro einbüßen kann, sei am Rande erwähnt *[139]*.

Nach diesen einleitenden Worten, die der Charakterisierung von Virus und Zelle dienen sollten, seien — soweit bekannt — die Vorgänge beschrieben, die von der Adsorption zur Produktion neuer infektiöser Teilchen führen. Die *Adsorption*, das reversible Haften des Virus auf der Zelloberfläche, wird von der Temperatur nur wenig beeinflußt *[6]*. Gegenteilige Beobachtungen *[73]* können auf die angewandte Methode zurückgeführt werden und sind immer dann zu erwarten, wenn Adsorption und Penetration experimentell nicht getrennt werden. Daß das Adsorptionsvolumen eine Rolle spielt, ist mehrfach bestätigt worden *[155, 107, 153].* Die von Joklik und Darnell beobachtete Elution, verbunden mit Strukturänderungen von mehr als 50% der an S-3-HeLa adsorbierten Virusteilchen *[85],* wurde bei anderen HeLa-Zellen und bei Affennierenzellen nicht gefunden *[69, 153]* und darf deshalb nicht verallgemeinert werden. Über den Mechanismus der Adsorption kann nur wenig ausgesagt werden. Der Einfluß des Volumens zeigt an, daß der Prozeß diffusionsabhängig ist. Daß Polioviren nur bei optimaler Konzentration zweiwertiger Kationen an Affennierenzellen haften *[6],* an HeLa-Zellen jedoch auch in Gegenwart von $Na^+$ und sogar im salzlosen Milieu *[73],* ist als Hinweis dafür, daß elektrostatische Kräfte verantwortlich sind *[33],* nicht zu verwerten.

Der nächste Schritt, die *Penetration,* wird in der Regel experimentell gleichgesetzt mit Verlust der Neutralisierbarkeit durch spezifische Antiseren. Dieses ist eine grobe Vereinfachung der tatsächlichen Verhältnisse, und wir ziehen es vor, die Penetration dynamisch zu erläutern. Schon im Jahre 1948 berichtete Fazekas de St. Groth *[51]* über Experimente mit Influenzaviren in der Allantoishöhle des bebrüteten Hühnereies, die allein durch die Annahme einer aktiven Teilnahme der Zelle bei der Virusaufnahme gedeutet werden konnten. Danach wird das Virus, in Analogie zum Vorgang bei der Kolloidopexis, von der Zelle quasi verschlungen. Er nannte den Vorgang *Viropexis.* In den Jahren danach haben elektronenoptische Untersuchungen für eine Reihe von Viren (einschließlich Influenza) diesen Mechanismus bestätigt *[30, 28, 29, 114, 116, 149],* und es erscheint gerechtfertigt, Viropexis als den Mechanismus anzusehen, durch den tierische Viren in das Innere lebender Zellen gelangen. So gesehen ist Verlust der Neutralisierbarkeit nicht ein Kriterium für das völlige Eindringen des Virus in die Zelle, sondern zeigt an, daß sich der „Wettstreit" zwischen Antikörper(n) und Zelle zugunsten der letzteren entschieden hat. Nichts aber ist ausgesagt darüber, wieweit zu diesem Zeitpunkt das Virus von der Zelle aufgenommen worden ist, und es ist eher wahrscheinlich, daß es sich noch teilweise extrazellulär befindet *[52].* Mandel *[103]* hat kürzlich versucht, diese Vorgänge beim Poliovirus experimentell zu erhellen und kommt zu ähnlichen Schlüssen. Es mag hinzugefügt werden, daß die Analyse dieser Vorgänge von Wichtigkeit ist für das Verständnis der Antikörperneutralisation tierischer Viren *[52].* — Zum Unterschied zur Adsorption ist Penetration temperaturabhängig *[73, 103].*

Es ist seit vielen Jahren bekannt, daß sehr bald nach Adsorption an die Zelle ein Teil der Infektiosität des Virus mit den üblichen Methoden nicht mehr nachgewiesen werden kann, ein Phänomen, welches meist *Eklipse* genannt wird. Erklärlicherweise hängt die Nachweisbarkeit der Infektiosität eines Virus von der Methode ab. Bei Verwendung radioaktiver Isotopen wurde die unerwartete Entdeckung gemacht, daß auch Polioviren eluieren. Bei 37° — nicht bei 4° — werden mehr als 50% der adsorbierten Teilchen von der Zelloberfläche abgestoßen *[85].* Im Gegensatz zum analogen Geschehen bei den Myxoviren jedoch ist hier nicht die Zelle verändert, sondern das Virus. Es scheint oberflächlich geschädigt zu sein und wird nicht erneut adsorbiert. Da diese eluierten

Teilchen nicht mehr als infektiös nachgewiesen werden können, sind sie, entsprechend der üblichen Definition, in Eklipse. Doch es gibt weitere Gründe dafür, diesen Begriff vorsichtig zu handhaben. Um Viren intrazellulär nachweisen zu können, müssen die Zellen aufgebrochen werden. Dieses geschieht in der Regel durch wiederholtes Frieren und Tauen, durch Ultraschall oder durch Schütteln der Zellen mit Glasperlen. In jedem Fall bleiben die Zelltrümmer in Kontakt mit den Viren. Nun haben HOLLAND und McLAREN [73, 74] nachweisen können, daß Zellhomogenate poliovirusempfindlicher Zellen Rezeptorsubstanzen enthalten, die das Virus zu inaktivieren vermögen. Was lag näher als die Vermutung, daß nach mechanischer Zertrümmerung der Zellen, Viren in Kontakt mit Rezeptorsubstanzen kommen (oder bleiben) und sich so dem Nachweis entziehen. Dies ist in der Tat der Fall. Während früher der Anteil der bald nach Adsorption noch als infektiös nachweisbaren Polioviren (zellassoziiert) zwischen 1—6% angegeben wurde [31, 107], fand kürzlich MANDEL [103], daß, wenn die Zellen chemisch aufgebrochen wurden, 2 Stunden nach der Infektion noch 20% der adsorbierten Infektiosität nachgewiesen werden konnten. Mit der üblichen Methode des wiederholten Frierens und Tauens war die Restinfektiosität, wie üblich, weniger als 2%. Da die Kombination beider Methoden der nur-chemischen entsprach, konnte er schließen, daß nicht die Temperaturschwankungen das Virus inaktiviert hatten, sondern daß die chemische Behandlung der Zellen reversibel gebundenes und dadurch inaktiv gewordenes Virus freigesetzt hatte.

Nach all dem ist zu fragen, was von dem Begriff Eklipse noch übrig bleibt. Sicher ist, daß ein Teil der in den Zellen aufgenommenen Viren die Eigenschaft verliert, andere Zellen zu infizieren. Ob es aber ratsam ist, eine echte oder irreversible Eklipse der scheinbaren oder reversiblen gegenüberzustellen [71], erscheint fraglich. Wir ziehen es vor, Eklipse als die virionfreie Phase einer infizierten Zelle zu definieren. Latenz oder Latenzphase ist die Zeit zwischen Adsorption und Wiedererscheinen kompletter Virusteilchen.

Das Wissen um die Vorgänge, die sich in den ca. 3 Stunden nach der Penetration und vor dem Nachweis neuer infektiöser Teilchen abspielen, ist bei den Polioviren, genau wie bei allen anderen tierischen Viren, gering. Aus der Tatsache, daß die Länge der Latenzphase abhängt von der Multiplizität der Infektion [31], konnte bereits geschlossen werden, daß das von CAIRNS [13] erstmalig bei Influenzaviren erkannte und später mit Vakzineviren [14] vorbildlich analysierte Phänomen des „starting delay" auch bei Polioviren eine Rolle spielt. (Unter Multiplizität versteht man in diesem Zusammenhang das Verhältnis der Anzahl adsorbierter infektiöser Teilchen zur Zahl der verfügbaren Zellen.) Diese Vermutung ist experimentell von HOWES auf direktem Wege bestätigt worden [79]. Indem er die Virusproduktion einzelner isolierter HeLa-Zellen nach Infektion mit mehr als einem infektiösen Teilchen verfolgte, konnte er zeigen, daß der Zeitpunkt des Reifungsbeginns von Zelle zu Zelle erhebliche Unterschiede aufwies. — Sehr bald nach Aufnahme in das Zellinnere wird die Eiweißhülle in niedermolekulare Substanzen zerlegt [85]. Da nach der Adsorption selbst an isolierte Zellmembranen die Infektiosität schnell verlorengeht [71] und da eluierte Viren permanent geschädigt sein können [85], ist daran zu denken, daß ähnlich wie bei Vakzinia [84] bereits vorhandene proteolytische Zellenzyme unmittelbar wirksam werden. Wie auch immer der Mechanismus sein mag, die Virus-RNS muß freigesetzt („decoated") werden, bevor die in ihr enthaltene genetische Information verfügbar werden kann. Die Hypothese, daß dann die Poliovirus-RNS als Boten-RNS („messenger-RNA") direkt wirksam wird [4, 32, 158], berücksichtigt nur einen Teil des Problems. Die brennende Frage, wie die Virus-RNS ihre doppelte Funktion, die Kontrolle der *Synthese neuer Proteine* und die der *Selbstvermehrung,* ausübt, bleibt unbeantwortet. RNS-Moleküle, komplementär in ihrer Basenzusammensetzung zur Virus-RNS, konnten bisher weder nach Infektion mit Polio- [163] noch mit anderen tierischen RNS-Viren nachgewiesen werden. DARNELL [32] vertritt die Meinung, daß während der Latenzperiode eine neue RNS-Polymerase unter Kontrolle der eingedrungenen Virus-RNS gebildet wird, die dann neue RNS-Moleküle aufbaut. Diese könnten ihrerseits als Boten-RNS für die Synthese der Proteinuntereinheiten tätig sein [4]. Es ist wahrscheinlich, daß für die ersten Stadien der Virusneubildung, bevor Virusproteine nachweisbar werden, Proteinsynthese Voraussetzung ist [99]. Kürzlich ist es darüber hinaus gelungen, RNS-Polymeraseaktivität in polioinfizierten HeLa-Zellen nachzuweisen [7]. Da auf Grund theoretischer Erwägungen Poliovirus-RNS etwa 3mal mehr Information enthält, als zur Synthese der Proteinuntereinheiten des Virus benötigt wird, ist eine solche genetische Doppelfunktion durchaus möglich. Das Wie aber muß offenbleiben.

Die nächste Phase, charakterisiert durch das Auftreten und die Vermehrung virus-spezifischer Substanzen, ist in den letzten Jahren eingehend studiert worden. Etwa um die 3. Stunde nach der Infektion werden Virus-RNS und Virusproteine intrazellulär nachweisbar [35, 36, 144]. Gleichzeitig sistiert die Synthese zelleigener RNS [72]. Die chemischen Bausteine (Aminosäuren und Nukleotide) entstammen dem intrazellulären niedermolekularen „Pool" und werden in nennenswertem Maße weder vom Medium noch von höhermolekularen Zellstrukturen beigesteuert [34, 35, 141]. Als Ort der Synthese sind die Ribosomen erkannt worden [4].

Bemühungen, die Synthese von virusspezifischem Eiweiß und infektiöser Ribonukleinsäure experimentell zu trennen, sind bisher ergebnislos verlaufen, und es muß geschlossen werden, daß beide Vorgänge auf das engste miteinander verbunden sind, möglicherweise voneinander abhängen. Durch geringe Konzentrationen von p-Fluorophenylalanin (FPA) war zwar der Ertrag kompletter Partikel reduziert, während die infektiöse RNS nur wenig betroffen erschien [99]. Detaillierte Untersuchungen der Beziehungen zwischen Dosis und Wirkung jedoch haben gezeigt, daß diese Trennung nur eine scheinbare war [159, 144]. Die Erklärung ist wohl in der Tatsache zu suchen, daß FPA nicht eine die Eiweißsynthese hemmende Substanz, sondern eine von der Norm abweichende Aminosäure ist, welche an Stelle der natürlichen Verbindung in das Proteinmolekül eingebaut wird. Ob diese „Fehlkonstruktion" dann zu einer Funktionsuntüchtigkeit führt, hängt naturgemäß ab von der Position des FPA im Eiweiß in Relation zu dessen Funktion sowie von der Anzahl der „falschen" Moleküle. Es ist also denkbar, daß verschiedene Funktionen in verschiedenem Ausmaß von der Anwesenheit von FPA betroffen werden und das ist wahrscheinlich hier der Fall [159]. Puromyzin, ein echter Inhibitor, hemmt die Synthese beider Vorgänge in gleichem Maße [99]. Ein erfolgversprechender Weg, hier weiterzukommen, ist die Verwendung der von EGGERS und TAMM [45] untersuchten Verbindung 2-(α-Hydroxybenzyl)-Benzimidazol (HBB). Über den Umweg der Hemmung virus-spezifischer RNS-Polymerase wird die Virus-RNS-Synthese infizierter Zellen unterdrückt [46, 7]. Ob diese Hemmung allerdings selektiv ist, d. h. die Synthese von Capsid-Eiweiß nicht betrifft, ist noch ungeklärt.

Der nun folgende *Zusammenbau der Untereinheiten* zum fertigen Virusteilchen ist die Reifung. Diese wird gefolgt von der Abgabe des Virus in das die Zelle umgebende Milieu. Auch der Vorgang der Reifung ist als das Ergebnis eines funktionellen Wechselspieles der vorgeformten Untereinheiten anzusehen. Während nur eine Art Ribonukleinsäure neu geformt wird, die mit allen chemischen und funktionellen Attributen der Polio-RNS ausgestattet ist [36, 4, 32, 162], werden — zeitlich weder voneinander noch von der Ribonukleinsäure zu trennen [159, 144] — zwei immunologisch verschieden reagierende Teilchen „D" (= „N") und „C" (= „H"), nachweisbar. Die mit D-Charakter enthalten RNS und entsprechen den infektiösen kompletten Virusteilchen; die mit C-Charakter haben keinen Nukleinsäurekern, sie sind „leer" [147, 82]. Da durch Erhitzen D zu C wird [97, 133], ist kaum anzunehmen, daß es sich um zwei grundsätzlich verschiedene Proteine bzw. Proteinkomplexe handelt. Es ist wahrscheinlicher, daß die Antigenitätsunterschiede auf Unterschieden der räumlichen Konfiguration beruhen und auf den Einbau bzw. das Fehlen der RNS zurückzuführen sind.

Eine Beobachtung besonderer Art verdanken wir LEVINTOW u. Mitarb. [99]. Außer dem bereits erwähnten Befund, daß geringe Mengen von FPA nicht die Produktion infektiöser RNS, wohl aber deren Einbau in reife Viruspartikel hemmt, stellten sie fest, daß bei der leicht zu bewirkenden Aufhebung des FPA-Effektes durch Phenylalanin nicht etwa die bereits vorhandene Virus-RNS, mit einer normalen Eiweißhülle versehen, als reifes Virus in Erscheinung tritt, sondern daß trotz erheblich verkürzter Latenz ein völlig neuer Satz von Ribonukleinsäuremolekülen gemacht und eingebaut wird; auch dies ist ein Hinweis auf die — möglicherweise gegenseitige — Abhängigkeit von Eiweiß- und RNS-Synthese.

Im Gegensatz zu anderen Viren, z. B. denen der Myxogruppe, wo fertige Virusteilchen ohne Verzögerung kontinuierlich von der Zelle abgegeben werden, durchlaufen Polioviren eine Phase der intrazellulären Retention, die von wenigen Minuten bis zu Stunden andauern kann [79]. Sobald aber die Virusabgabe begonnen hat, ist sie im Verlaufe einer Stunde meist abgeschlossen

*[102, 79].* Die ersten Anfänge zytopathischer Veränderungen werden etwa eine Stunde vor Beginn der Virusabgabe deutlich *[102].*
Die Angaben über die Zahl der pro Zelle geformten infektiösen Teilchen schwanken erheblich und liegen zwischen weniger als 100 und mehr als 1000. Überraschend sind diese großen Unterschiede nicht. Zu viele Faktoren beeinflussen die Ergebnisse solcher Experimente. Selbst von der Zellgröße ist der Virusertrag abhängig *[42].* Daß die Zahl der im ganzen produzierten physikalisch meßbaren Partikel um ein Vielfaches höher ist als die eben für infektiöse Einheiten angegebenen Werte, ist oben bereits besprochen worden.
Über die chemischen und physikalischen Vorgänge, die mit der Virusabgabe und dem zytopathischen Effekt in Verbindung gebracht werden können, ist nur wenig bekannt.

## 2. Wirtssysteme

### a) Das bebrütete Hühnerei

Der Gebrauch des bebrüteten Hühnereies für den Nachweis und die Vermehrung von Viren und Rickettsien geht auf die Arbeiten von GOODPASTURE und seinen Mitarbeitern zurück. Unter Verwendung embryologischer Techniken beimpften sie die Chorioallantoismembran mit Vakzine- und anderen Viren und beobachteten die Entwicklung von charakteristischen Pocken *[161, 62].* BURNET beschrieb die Verlagerung der Luftkammer *[11],* wodurch die Chorioallantoismembran allen Manipulationen leichter zugänglich wurde. Daß der Wert des bebrüteten Hühnereies für die Bearbeitung praktischer und theoretischer Probleme der Virologie nach wie vor groß ist, liegt vorwiegend an der Tatsache, daß die Erreger der Influenza, die vielleicht interessantesten Vertreter aller tierischen Viren, sich nach allantoischer Verimpfung in den Zellen der Allantois — und nur in diesen *[60]* — maximal vermehren und in die flüssigkeitsgefüllte Allantoishöhle abgeschieden werden. — Der Dottersack hat auch heute noch nicht seine Bedeutung für die Vermehrung der Rickettsien verloren *[26].*
*Bebrütung.* Selbst bei Verwendung großer Mengen von Eiern wird kaum ein Laboratorium in der Lage sein, eine eigene Zucht aufzubauen. Das ist glücklicherweise kaum jemals notwendig, denn einheitliche Eier guter Qualität, d. h. frisch und befruchtet, lassen sich überall ohne Schwierigkeiten erwerben. Um das Brutgeschäft jedoch wird man nicht herumkommen. Apparate, wie sie in Brutanstalten benutzt werden, sind auch für das Viruslaboratorium geeignet. Die Temperaturregelung sollte so empfindlich sein, daß Schwankungen von mehr als ± 0,5° vermieden werden, eine Forderung, die meist erfüllt ist. Wichtig ist ein gutes Luftzirkulationssystem, um Temperaturgradienten innerhalb des Gerätes zu vermeiden. Die relative Luftfeuchtigkeit von 50—70% wird durch eine offene Schale mit Wasser am Boden des Brutapparates aufrechterhalten. Wünschenswert ist ein Mechanismus zum automatischen oder

halbautomatischen Wenden der Eier. Die optimale Temperatur zum Anbrüten liegt zwischen 37° und 38°. Zwar ist die Zucht auch bei Temperaturen unter 37° möglich, doch ist die Entwicklung erheblich verlangsamt, und ein Ei, 11 Tage bei 35° bebrütet, mag einem Ei entsprechen, welches 9 Tage bei 38° gehalten wurde. Angaben über die Bebrütungsdauer sind also nur im Hinblick auf die Bebrütungstemperatur zu verwerten. — Die optimale Temperatur nach dem Beimpfen hängt von der Art des Erregers ab, und liegt meist unter 37°. Im Falle von Influenzavirus z. B. beträgt sie 35°.

*Das 11-Tage-Ei.* Für die praktische Arbeit werden meist Eier verwendet, die 11—13 Tage bei 37—38° bebrütet worden sind. Um diese Zeit ist die Allantois, die um den dritten Tag als Divertikulum dem primitiven Darm entsprossen war, voll ausgewachsen und liegt dem Chorion von innen, dem Amnion und der Dottersackmembran von außen fest an. Der Dottersack ist zu einem ernährenden Anhangsorgan geworden, und die Amnionhöhle beherbergt den Embryo, der in der Amnionflüssigkeit schwimmt (Abb. 1). Die wichtigste quan-

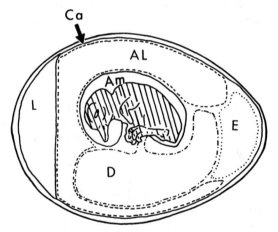

Abb. 1: Hühnerembryo, 11 Tage alt.
AL: Allantoishöhle
Am: Amnionhöhle;
Ca: Chorioallantois;
D: Dotter;
E: Eiweiß;
L: Luftblase.

titative Angabe über das bebrütete Hühnerei betrifft die Zahl der Allantoiszellen. Trotz großer methodologischer Schwierigkeiten sind diese Zellen mehrfach direkt und indirekt gezählt worden und nach anfänglich erheblichen Differenzen der Angaben verschiedener Autoren stimmen die Werte in den letzten Arbeiten zu diesem Thema gut überein, obwohl in dem einen Fall histologisch *[15]*, in dem anderen aber chemisch *[86]* vorgegangen wurde. Nach CAIRNS und FAZEKAS DE ST. GROTH *[15]* enthält die Allantois zwischen 2,3 und 6,1 mal $10^7$ Zellen, entsprechend einem Bebrütungsalter von 8—14 Tagen. Für den 11. Tag wurden $3,8 \times 10^7$ Oberflächenzellen ermittelt.

*Impfmethoden.* Die Verimpfung des Virus in das Innere des bebrüteten Hühnereies kann auf sehr verschiedene Weise erfolgen: auf die Chorioallantoismembran, in die Amnionhöhle, in die Allantois, in den Dottersack und schließlich in den Embryo selbst. Die Beimpfung der Amnionhöhle ist die Methode der Wahl, wenn es gilt, Myxoviren frisch zu isolieren. Schon nach wenigen Passagen jedoch ist eine maximale Virusausbeute nach Verimpfung in die Allantoishöhle zu erzielen. Auch die Adaptation an die Chorioallantois-membran ist möglich und die Erreger vermehren sich dann in den ektodermalen Chorionzellen. Man sieht an diesem einen Beispiel, daß die Wahl des Organs von der Art des zu verimpfenden Virus und insbesondere auch von seiner Vorgeschichte abhängt. — Eine Beschreibung der Verimpfungstechniken kann aus Platzmangel hier nicht erfolgen. Der Leser sei auf die einschlägigen Lehrbücher, vornehmlich die Monographie von BEVERIDGE und BURNET ver-wiesen [9].

*Viren im bebrüteten Hühnerei.* Die ursprüngliche Annahme, Hühnerembryonen seien frei von latenten Viren, weshalb ihnen für die virologische Arbeit ein besonderer Wert zugesprochen wurde [9], hat sich später nicht bestätigt [25]. Besonders erwähnt sei der von RUBIN [138] entdeckte und beschriebene Rous inhibiting factor (RIF), ein Mitglied der Leukosegruppe, der einerseits von großem theoretischem Interesse ist, andererseits zum Ärgernis für den Viro-logen werden kann.

## b) Die Maus

Seit Einführung von Zellkulturen hat der Wert der Maus als Versuchstier für das Viruslaboratorium ständig abgenommen. Jedoch gibt es Viren von medizinischer und wissenschaftlicher Bedeutung, für deren Nachweis und Ver-mehrung die Maus unersetzlich geblieben ist. Ferner ist die in vitro gewachsene Zelle nicht in der Lage, zur Aufhellung der Wechselwirkungen zwischen Virus und Wirt auf der Ebene des Organismus beizutragen. So ist auch heute noch eine Mäusekolonie notwendiger Bestandteil des Viruslaboratoriums.

*Züchtung.* Die Eigenversorgung mit ausgewachsenen Mäusen wird durch leistungsstarke Mäusezuchtfarmen unrentabel gemacht. Die Gefahr der Ver-seuchung durch Viren oder Bakterien ist in der eigenen Kolonie genauso groß wie in kommerziell betriebenen Zuchten.

Trotz des eben Gesagten läßt sich die eigene Zucht dann nicht vermeiden, wenn saugende Mäuse, insbesondere für die Arbeit mit Coxsackie-Viren, benötigt werden. Die Voraussetzungen sind einfach und lassen sich in wenigen Stich-worten zusammenfassen: Sauberkeit, konstante Temperatur, Freisein von Lärm und Unruhe. Werden diese Bedingungen eingehalten, sind Schwierigkeiten kaum zu erwarten. Unter den Zuchtmethoden werden die besten Ergebnisse mit der permanent polygamen erzielt [61]. Ist das Wissen um das Alter der Maus wesentlich, dann ist die intermittierend polygame Methode vorzuziehen. — Als Käfige seien solche aus Makrolon empfohlen [150].

*Impftechniken.* Die Infektion der Maus kann auf sehr verschiedenartige Weise erfolgen. Die intrazerebrale, intraperitoneale, intranasale, intravenöse und subkutane Applikationsart stehen zur Verfügung, wobei nur die wichtigsten genannt wurden. Die Wahl hängt vom Virus und seiner Vorgeschichte ab, gleichermaßen von der Maus, ihrer genetischen Zugehörigkeit und ihrem Alter.

Als Beispiel einer Viruszüchtung in der Maus ist in Abbildung 2 die intrazerebrale Vermehrung zweier Stämme des Virus der lymphozytären Choriomeningitis dargestellt [95].

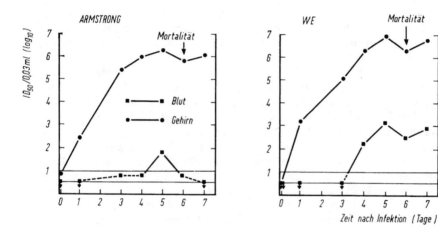

Abb. 2: Vermehrung des Virus der Lymphozytären Choriomeningitis (Prototypen Armstrong und WE) im Gehirn der Maus nach intrazerebraler Infektion.

*Viruserkrankungen der Maus.* Seuchen in der Kolonie sind nicht selten. Bei bakterieller Ursache ist mit konsequenten hygienischen Maßnahmen zusammen mit antibiotischer Therapie häufig Abhilfe zu schaffen. Einer durch Viren verursachten infektiösen Krankheit jedoch steht man meist machtlos gegenüber. Gewiß, es ist theoretisch möglich, durch sorgfältige Zuchtmethoden die wichtigsten Erkrankungen, z. B. Theilers Enzephalomyelitis [154], lymphozytäre Choriomeningitis [156], Ektromelie [104], Polyomainfektion [151], Virushepatitis [115, 137], Infektion mit Virus K [89] auszumerzen. Für die Praxis jedoch gilt, daß keine Zucht frei von Viren ist und der Virologe muß bei seiner Arbeit den möglichen Einfluß wirtseigener Viren stets berücksichtigen.

### c) Zellkulturen

Virologie, wie wir sie heute kennen, und viele ihrer Nachbardisziplinen verdanken ihre Fortschritte weitgehend den Methoden der Zell- und Gewebekultur. Dabei überrascht es, wie wenig Denken, Mühe, Zeit und Geld für die

Einrichtung und Erhaltung eines Zellkulturlaboratoriums meist aufgewendet werden. Daß der prinzipielle Vorteil in vitro gewachsener Zellen darin liegt, optimal unter chemisch und physikalisch exakt definierten Bedingungen zu gedeihen, wird ebenso häufig übersehen, wie daß es sich bei jeder Zellkultur um einen Verband lebender Zellen handelt, die ein Minimum an Sorgfalt und Pflege erfordern. Dabei sind die anzuwendenden Methoden seit langem standardisiert und die Ergebnisse reproduzierbar, so daß es auch für den biologisch ungeschulten Forscher möglich geworden ist, morphologisch und funktionell einwandfreie Zellen in eigener Regie zu produzieren. Es soll im folgenden versucht werden, einen Überblick der dafür als wesentlich erkannten Bedingungen zu geben.

*Ausrüstung.* Allgemein gültige Angaben über Lage und Größe der Arbeitsräume können nicht gemacht werden. Einige Gesichtspunkte seien jedoch herausgestellt. Jede Arbeitseinheit sollte aus zwei Räumen bestehen, wovon der größere für vorbereitende Arbeiten einzurichten ist. Ein kleiner daran blind anschließender Raum ist für Arbeiten, bei denen die Vermeidung jeder Kontamination besonders wichtig ist, auszustatten. Ob hierzu ultraviolettes Licht unbedingt notwendig ist, erscheint fraglich. Wichtiger ist zweifellos die Ausschaltung von Zugluft. Läßt sich diese nicht ganz vermeiden, dann ist es von großer Hilfe, alle Oberflächen regelmäßig mit einem paraffingetränkten Lappen abzuwischen, wodurch ein staubfangender Film von Paraffinöl geschaffen wird. Eine größere Anzahl kleiner Räume sind wenigen großen vorzuziehen.

Bei der Wahl der Braträume gelten ähnliche Erwägungen. Mehrere kleine Einheiten sind besser als ein großer Warmraum. Zwar hat sich zum Anzüchten der Kulturen eine durchschnittliche Temperatur von 37° durchaus bewährt, wobei Schwankungen von ± 1,5° bedenkenlos in Kauf genommen werden können. Die optimale Vermehrung verschiedener Viren erfolgt aber zwischen 33 und 37°. Gelegentlich ist die Vermehrungsfähigkeit bei höheren Temperaturen als differenzierendes Kriterium zu testen. Hieraus läßt sich die Forderung ableiten, daß zur Erzielung reproduzierbarer Ergebnisse virusinfizierte Kulturen bei konstanten Temperaturen gehalten werden müssen. Die Mehrausgabe für Wassermantelbrutschränke bester Qualität ist deshalb kaum zu umgehen.

Über Methoden zur Sterilisierung von Instrumenten und Medien existiert eine umfangreiche Literatur. Nur kurz sei auf die wichtigsten Forderungen hingewiesen. Wo immer möglich, sollte durch trockene Hitze bei 180° sterilisiert werden Bei Verwendung eines Autoklaven ist peinlich darauf zu achten, daß der Dampf frei von Fetten und toxischen Verunreinigungen ist. Ein Gerät mit eigener Dampferzeugung ist leichter zu kontrollieren und deshalb vorzuziehen. Bei uns werden alle zu sterilisierenden Instrumente 45 Minuten einem Druck von 2 Atmosphären, entsprechend einer Temperatur von 133°, ausgesetzt. Salzlösungen und Medien werden 15 Minuten bei 1 Atü (120°) erhitzt.

Zum Filtrieren von Seren und Medien steht eine große Zahl sehr verschiedenartiger Geräte zur Verfügung. Alle haben ihre Vor- und Nachteile und keines ist ideal. Der in Europa weitverbreitete Seitz-Filter mit Asbestfilterscheiben erscheint am ungeeignetsten. Die Adsorptionskapazität ist hoch und die Abgabe toxischer Substanzen in das Filtrat nicht zu vermeiden. Wir verwenden seit Jahren Selaskerzen 02 (Selas Flotronics, Spring House, Pennsylvania, USA) für Mengen über 100 ml (Abb. 3), Glasfilternutschen 5 m (Schott, Mainz) für 5—100 ml und Milliporefilter HA mit Swinny Hypodermic Adapter (Millipore Filter Co., Bedford, Mass., USA) für kleinste Mengen. Grundsätzlich wird filtriertes Material auf Blutagarplatten und in Thioglykolatmedium und Traubenzuckerbouillon bei 37 und 25° auf Keimfreiheit geprüft.

Die Wahl der Kulturgefäße hängt von der geplanten Arbeit ab. Um Reinigung und Lagerung ökonomisch gestalten zu können, ist es von Vorteil, sich auf wenige Typen zu beschränken. Für Röhrchenkulturen sind Gläser mit Schraubverschlüssen vorzuziehen (z. B. Kimble Nr. 45006 oder Corning Nr. 9825, 16 × 125 mm). In Deutschland finden meist „Rollrandröhrchen" Verwendung. Sie werden mit Gummistopfen verschlossen. Für größere Kulturen sind vierkantige „Tablet bottles" (Mold AW 274, flint glass, Owens-Illinois, Toledo, Ohio, USA) besonders zu empfehlen. Etwa doppelt so groß sind die „Vierkant-Flaschen" von Schott (Nr. 4174). Diese Flaschen eignen sich auch zum Einfrieren von Seren und Medien. Für die Massenproduktion von Zellen sollten wenn möglich „Spinner-Kulturen" angelegt werden. Andernfalls sind Roux-Schalen (Schott Nr. 4120), Blake-Flaschen (Kimble Nr. 14800, Corning Nr. 1285) und Povitzky-Flaschen (Kimble Nr. 14975, Corning Nr. 1295) geeignet. Wie diese Aufstellung zeigt, stehen vorwiegend sogenannte harte Gläser (z.B. „G 20" von Schott, „Kimax" von Kimble und „Pyrex" von Corning) zur Verfügung, obwohl es sich gezeigt hat, daß einige (nicht alle) der sehr viel billigeren „weichen" Glassorten zu erheblich besseren Resultaten führen. Bei einer kaum mehr übersehbaren Literatur über Wuchs- und Erhaltungsmedien ist der chemischen Zusammensetzung und der Behandlung der für die Kulturgefäße verwendeten Glassorten bemerkenswert wenig Aufmerksamkeit geschenkt worden. Die eminente Bedeutung dieser Faktoren geht aus der ausgezeichneten Studie von Frau RAPPAPORT und ihren Kollegen [125, 123, 124] hervor.

Plastikgefäße sind nur mit Vorbehalt zu empfehlen. Einige der gebräuchlichen Zellarten wachsen in ihnen zwar zufriedenstellend; andere dagegen kümmern, und ein sorgfältiger Test für jede Zellart ist notwendig. Voraussetzung ist eine konstante Qualität des verwendeten Materials.

Besondere Aufmerksamkeit ist den zum Verschluß der Gefäße verwendeten Gummistopfen zu widmen [118]. Für Röhrchenkulturen beziehen wir Stopfen S-43 aus Nr. 124 stock pink rubber von The West Company, Phoenixville, Pa., USA. Alle übrigen Gefäße werden mit Gummistopfen von sog. Lebensmittelqualität verschlossen. — Von der großen Zahl kommerziell erhältlicher Ständer für Röhrchenkulturen sind die von Seelye Craftsmen Co., Minneapolis, Minn., USA, allen anderen vorzuziehen (Abb. 3).

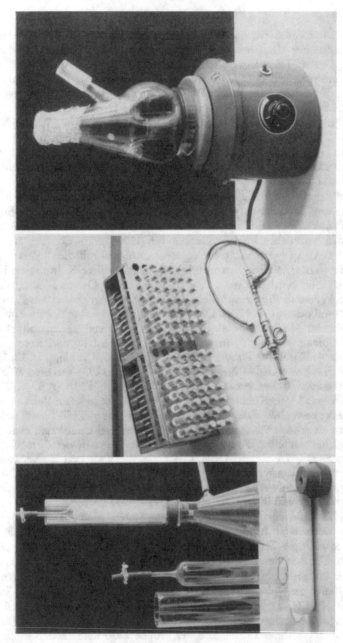

Abb. 3: Selas-Filter, Seelye-Röhrchenständer, Automatische Pipette (Cornwall), Rappaports Trypsinierungskolben.

Trypsinierungskolben zum Aufschließen der Gewebe sind ein unentbehrlicher Artikel (Abb. 3). Die von RAPPAPORT [122] entworfenen Modelle für die „manuelle" und die „automatische" Methode sind häufig modifiziert, doch kaum jemals entscheidend verbessert worden. Auch komplexe Apparate mit eingebauter Zentrifuge finden Verwendung [8].

Über die Reinigung von Glasgefäßen ist viel gesagt und geschrieben worden. (Die in den USA verbreitete Praxis, Gefäße nach einmaliger Benutzung zu verwerfen, hat sich bei uns noch nicht durchsetzen können.) Meist wird dabei übersehen, daß optimale Bedingungen für das Zellwachstum nicht per se optimale Bedingungen für die Vermehrung und Titrierung von Viren darstellen. Bei Versuchen mit Influenzaviren z. B. wurden reproduzierbare Ergebnisse erst erzielt, nachdem eine Methode ausgearbeitet worden war, die Zellen und Viren gleichermaßen gerecht wurde [93]. Sofort nach Gebrauch werden alle Gefäße für wenigstens 24 Stunden in Natriumhypochlorit (Merck Nr. 5614), das in Wasser 1 : 100 verdünnt ist, übertragen, gefolgt von mechanischer Reinigung unter Verwendung von Seife (Natrium-Kaliumoleate) oder Natrium-Laurylsulfonat. Gründliches Spülen mit wenigstens 6fachem Wechsel des Wassers schließt den Reinigungsvorgang ab. Ausdrücklich gewarnt sei vor der Verwendung von Chromschwefelsäure. Wenn organische Verschmutzungen beseitigt werden müssen, dann leistet eine konzentrierte Lösung von Kaliumhydroxyd in Alkohol mit etwas Wasserzusatz ausgezeichnete Dienste.

*Lösungen und Medien.* Im Laufe der Jahre ist eine kaum mehr überschaubare Vielfalt von Zellkulturmedien für die Zwecke der Virologie und Zytologie beschrieben worden. Praktisch kann man sich jedoch auf eine kleine Zahl beschränken. Das Prinzip ist immer das gleiche. Eine physiologisch ausgewogene und gepufferte Salzlösung wird entsprechend ihrer Ernährungsfunktion supplementiert. Dies geschieht entweder durch unvollständig oder gar nicht definierte komplexe Zusätze, wie Hefeextrakt oder Eiweißhydrolysate, oder durch eine begrenzte Zahl von als wesentlich erkannten chemischen Substanzen.

In der Regel wird so vorgegangen, daß sterile und möglichst konzentrierte Stammlösungen erst kurz vor Gebrauch zum komplexen Medium gemischt werden. Die Vorteile dieses Vorgehens liegen auf der Hand.

1. Die Mehrzahl der Lösungen kann im Autoklaven sterilisiert und dann bei Zimmertemperatur gelagert werden.

2. Die zu filtrierenden Anteile nehmen wenig Raum ein und können eingefroren werden.

3. Aus wenigen Stammlösungen können Medien den Erfordernissen einzelner Zellarten entsprechend zusammengestellt werden.

Wasser: Das reinste Wasser ist gerade gut genug. Schwermetalle sind die gefährlichsten Verunreinigungen. Entionisiertes und doppelt quarz-destilliertes Wasser ist die Voraussetzung für erfolgreiches Arbeiten.

BSL: Die physiologisch balancierte Salzlösung von HANKS [65] hat sich heute allgemein durchgesetzt. Bei uns wird eine 10fach konzentrierte Stammlösung unter

Verwendung von pro analysi Chemikalien nach Filtration durch eine Selaskerze in Mengen von 1 l ohne Chloroformzusatz bei 4° gelagert. Zur Herstellung der Gebrauchslösung wird 10fach mit Wasser verdünnt, das pH durch Zusatz einiger Tropfen von 1n HCL auf unter 7 reduziert und wie oben beschrieben autoklaviert. (Bei einem pH über 7 kommt es während des Erhitzens leicht zur Bildung unlöslicher Kalziumsalze.) BSL, so wie hier definiert, enthält kein NaHCO3.

GKN-Puffer: Gelegentlich wird eine gepufferte Salzlösung frei von 2wertigen Kationen gefordert. Hierfür hat sich Hanks Lösung, hergestellt ohne CaCL2 und MgSO4, bewährt.

NaHCO3: Zum Puffern wird eine isotonische (1,4%) Lösung von Natriumbikarbonat in Wasser hergestellt und im Autoklaven sterilisiert.

HE: Hefeextrakt (Yeastolate oder Yeast Extract von Difco) wird als 1%ige wässerige Lösung [128] im Autoklaven sterilisiert und bei Zimmertemperatur gelagert.

LaH: Eine 5%ige Lösung von Laktalbuminhydrolysat (Difco, Detroit, Mi., USA, oder Nutritional Biochemicals Co., Cleveland, Ohio, USA) in Wasser wird im Autoklaven sterilisiert [110, 91] und hält sich — genau wie Hefeextrakt — bei Zimmertemperatur praktisch unbegrenzt.

EBM, 10×: Eagles Basal-Medium [44] wird als 10fach konzentrierte Stammlösung ohne NaHCO3 durch Filtrieren sterilisiert und in Mengen von 100 ml eingefroren.

199, 10×: Das Zellkulturmedium 199 von MORGAN, MORTON und PARKER [112] wird entsprechend den Anweisungen von SALK u. Mitarb. [140] 10fach konzentriert hergestellt und nach Selas-Filtration in 100-ml-Mengen eingefroren.

Seren: Obwohl es unter gewissen Bedingungen möglich ist, funktionell und morphologisch einwandfreie Zellen in serumfreiem Milieu zu züchten, so gilt doch als Regel für die Praxis, daß Serum ein unentbehrlicher Bestandteil aller Wuchsmedien ist. Auf den Einfluß verschiedener Seren auf die Morphologie der Zellen und ihre Haftfähigkeit am Glas kann hier nicht eingegangen werden. Mit Nachdruck sei aber darauf hingewiesen, daß die Qualitäten der verwendeten Seren für Erfolge und Mißerfolge eines Zellkulturlaboratoriums entscheidend verantwortlich sind. Sogenannte toxische Seren werden gelegentlich bei Pferden, selten beim Menschen und fast niemals bei Kälbern gefunden. In der Regel ist „Toxizität" das Resultat unsachgemäßer Gewinnungsverfahren. Menschliches Serum (HuS): Blut von nüchternen Spendern wird unter sterilen Bedingungen aus einer Vene entnommen, sofort in peinlich saubere und sterile Zentrifugengläser gefüllt und 2 Stunden bei 37° gehalten. Nach Lösen des Blutkuchens vom Glas werden die Behälter in den Kühlschrank übertragen. Am nächsten Tag wird das Serum ohne Rücksicht auf Blutbeimengungen entnommen und zentrifugiert. Es ist sorgfältig darauf zu achten, daß der Überstand jetzt frei von Erythrozyten ist. Andernfalls muß erneut zentrifugiert werden. Das Serum wird nach Filtration in Mengen von 100 ml eingefroren. Pferdeserum, Kälberserum (KaS), Kaninchenserum werden ähnlich gewonnen. Das Aufarbeiten von Schlachtblut kann nur als Notlösung angesehen werden. Wenn es unvermeidbar ist, dann muß das Blut auf schnellstem Wege in den Kühlschrank kommen. Die 2stündige Bebrütung muß in diesem Fall unterbleiben, um die Vermehrung von Bakterien und Pilzen nicht zu begünstigen.

P-S: 10⁶ Einheiten Penicillin und 1 g Streptomycin werden in 100 ml Wasser gelöst und in Mengen zu 5 ml eingefroren.

Man unterscheidet Wuchsmedien von Erhaltungsmedien. Absolute Kriterien ihrer Beurteilung gibt es nicht. Doch muß das Folgende bedacht werden: quantitatives Arbeiten hängt von der Reproduzierbarkeit der Versuchsbedingungen ab. Weil es erfahrungsgemäß einfacher ist, optimale Bedingungen zu reproduzieren, ist es in der Regel wünschenswert, mit „gesunden" Zellen zu arbeiten. Es genügt nun aber nicht, Wuchs- und Erhaltungsmedien dann als optimal anzusehen, wenn sie eine maximale Vermehrungsrate morphologisch einwandfreier Zellen bzw. ein langes Überleben eines funktionell und morphologisch ungestörten Zellverbandes gewährleisten. Wichtig ist allein ihre Empfindlichkeit für die Infektion mit Viren und diese muß von Fall zu Fall, insbesondere bei Veränderung der experimentellen Bedingungen, erneut geprüft werden.

In Tabelle 1 sind die Wuchsmedien für die gebräuchlichsten Zellarten aufgeführt. Diese Angaben erheben keinen Anspruch auf Allgemeingültigkeit. Sie sollen zeigen, daß man mit einer kleinen Zahl von Stammlösungen auskommt. Während Wuchsmedien schon durch ihren Gehalt an Serum notgedrungen von sehr komplexer Zusammensetzung sind, ist von Erhaltungsmedien zu fordern, daß sie chemisch und physikalisch definiert sind. Bei Kulturen primärer Zellen besteht meist keine Schwierigkeit. Eagles Medium oder Medium 199 ohne weitere Zusätze erhalten die Zellen in der Regel ausgezeichnet. Permanente Zellen sind anspruchsvoller und erfordern meist den Zusatz geringer Serummengen für langfristige Experimente.

Als ganz besonders kritisch für die Züchtung von Zellen in vitro muß die pH-Kontrolle angesehen werden. Die Wasserstoffionenkonzentration ist nur in einem sehr engen Bereich, nämlich zwischen pH 7,2 und 7,6, optimal. Bei der vorwiegend anaerob verlaufenden Glykolyse in vitro wachsender Zellen werden aber erhebliche Mengen organischer Säuren, insbesondere Milchsäure, freigesetzt. Dem Puffersystem im Medium ist deshalb die größte Aufmerksamkeit zu schenken. Die Kapazität des Phosphatpuffers, sowie die der Aminosäuren (evtl. Proteine) des Mediums, ist in der Regel nicht ausreichend. Ein weiteres System ist deshalb notwendig und wird meist in Form von Bikarbonatpuffer hinzugesetzt, dessen eine Komponente Kohlensäure ist. Voraussetzung ist also ein $CO_2$-Druck in der Gasphase, dessen Höhe vom gewünschten pH, der Bikarbonatkonzentration, der Temperatur und der Zusammensetzung des Mediums abhängt, in jedem Fall aber konstant gehalten werden muß. Ideal ist dieses durch einen kontinuierlich begasten Brutschrank zu erreichen. Meist reicht es aus, den verschlossenen Kulturgefäßen $CO_2$ zuzusetzen. Dies geschieht entweder durch individuelles Begasen jeder Kultur oder aber — einfacher, wenn auch ungenauer — durch Begasen des Mediums vor dem Gebrauch. Uns hat sich diese zweite Methode bewährt. Praktisch wird so vorgegangen, daß das Medium (vor Serumzugabe, um Schäumen zu verhindern) in Abhängigkeit von der Menge $1/2$—2 Minuten mit reinem $CO_2$ durchgast wird. Das resultierende niedrige pH steigt im Brutraum innerhalb weniger Minuten und sinkt dann langsam, im Laufe von Tagen oder Wochen, wieder ab. Nur selten wird eine weitere pH-Regelung erforderlich, die durch Zusatz von $NaHCO_3$ leicht erreicht wird.

Die laufende Kontrolle des pH erfolgt durch Phenolrot, welches allen Medien zugesetzt wird. Die ursprünglich empfohlene Konzentration von 0,002% muß

| Stammlösungen[1] | Zellkulturen | | | | | | | | | | | |
| | Primär | | | | | | | | Permanent | | | |
| | Hühnerembryo | | Affenniere | | Kalb-, Schweine-, Kaninchenniere | | Menschliches Amnion | | "HeLa", "KB", "FL" | | "L" | |
| | a | b | a | b | a | b | a | b | a | b | a | b |
|---|---|---|---|---|---|---|---|---|---|---|---|---|
| LaH, 5% | 10,0 | — | 10,0 | — | 10,0 | — | 10,0 | — | — | — | 10,0 | — |
| HE, 1% | — | — | — | — | — | — | — | — | 10,0 | — | — | — |
| EBM, 10× | — | — | — | — | 9,0 | — | 9,0 | — | — | 10,0 | 9,0 | — |
| 199, 10× | — | 10,0 | — | 10,0 | — | 10,0 | — | 10,0 | — | — | — | 10,0 |
| NaHCO$_3$, 1,4% | 10,0[2] | 10,0 | 10,0 | 10,0 | 10,0 | 10,0 | 10,0 | 10,0 | 10,0 | 10,0 | 10,0 | 10,0 |
| P-S | 1,0 | 1,0 | 1,0 | 1,0 | 1,0 | 1,0 | 1,0 | 1,0 | 1,0 | 1,0 | 1,0 | 1,0 |
| BSL | 79,0 | — | 79,0 | — | — | — | — | — | 79,0 | — | — | — |
| Wasser | — | 79,0 | — | 79,0 | 70,0 | 79,0 | 70,0 | 79,0 | — | 79,0 | 70,0 | 79,0 |
| KaS | 10,0 | 10,0 | 5,0 | 10,0 | 10,0 | 10,0 | 10,0 | — | — | 10,0 | 10,0 | 10,0 |
| HuS | — | — | — | — | — | — | 10,0 | 10,0 | 20,0 | — | — | — |

[1] Stammlösungen wie auf S. 45 bis S. 46 beschrieben.

[2] NaHCO$_3$-Konzentrationen entspr. einem pH von 7,2—7,4 in geschlossenem System mit 5% CO$_2$.

Tab. 1: Medien für die Kultivierung der im Viruslaboratorium gebräuchlichen Zellarten (Wuchsmedien).

als unnötig hoch angesehen werden. Ein Fünftel hiervon, also 0,0004⁰/o, reicht aus, und das Risiko einer toxischen Zellschädigung wird vermindert.

Bevor wir uns der eigentlichen Technik der Züchtung von Zellen zuwenden können, sind einige Substanzen zu erwähnen, die für die Aufschließung der Gewebe und Freisetzung der Zellen von Wichtigkeit sind. Es sind dieses Trypsin und Versene.

Trypsin (Difco „1 : 250" oder Nutritional Biochemicals Co. „1 : 300") kommt als getrocknetes Pulver in den Handel und muß vor Gebrauch gelöst und sterilisiert werden. Da die Substanz nur teilweise tryptisch aktiv und mit Beimengungen verschiedenster Art verunreinigt ist, verwundert es nicht, daß die Präparationen meist mehr oder minder stark zellschädigend sind. Das Verfahren von WALLIS u. Mitarb. [157], wobei die tryptisch aktiven Anteile selektiv gelöst und 10⁰/oig bei — 20° gelagert werden, ist die Methode der Wahl.

Andere Enzyme, z. B. Pankreatin oder Kollagenase, sind gelegentlich zwar von Wert [66, 93], haben aber keine Verbreitung gefunden.

Versene (Äthylendiamin-tetraessigsäure Dinatriumsalz) wird als 0,2⁰/oige Lösung in GKN-Puffer hergestellt und im Autoklaven sterilisiert. Es eignet sich zum Lösen und Vereinzeln von Zellen auf Glasflächen und ist hierfür dem Trypsin häufig überlegen. Versene kann nicht verwendet werden, um Zellen aus dem Geweberverband zu lösen.

*Zellkulturtechniken.* Bei der Besprechung der Herstellung von Zellkulturen für das virologische Laboratorium sollen ältere Techniken, die nur vereinzelt noch angewendet werden, nicht berücksichtigt werden. Die Maitlandkulturen gehören in diese Kategorie und auch die sog. Plasma-Clot-Kulturen. Doch selbst alle modernen Verfahren lassen sich auf so engem Raum nicht abhandeln. Allgemein gültige Regeln und Gesichtspunkte seien deshalb an wenigen Beispielen erläutert, wobei einschichtige (monolayer) Zellkulturen und Suspensionskulturen Berücksichtigung finden sollen.

„Primär" werden Zellkulturen genannt, welche direkt vom Gewebe abstammen; „sekundär", wenn sie einmal in vitro passagiert worden sind. Da, wie meist üblich, Zellen ganzer Gewebe nach mechanischer und enzymatischer Freisetzung kultiviert werden, bestehen primäre — und auch sekundäre — Kulturen aus morphologisch und funktionell sehr verschiedenartigen Zellen. Ihre quantitative Verteilung in der gebrauchsfertigen Kultur hängt ab von ihrer Verteilung im Gewebe, ihrer Empfindlichkeit gegenüber den präparativen Manipulationen und ihrer Vermehrungsrate in vitro. Für die praktische Arbeit ist das Wissen um die heterogene Zellzusammensetzung primärer Kulturen von größter Wichtigkeit. Verschiedene Zelltypen des gleichen Organes verhalten sich meist verschieden in ihrer Empfindlichkeit gegenüber Viren, und so ist es verständlich, daß reproduzierbare Ergebnisse nur dann zu erwarten sind, wenn die relative Verteilung verschiedener Zellelemente konstant gehalten wird. Nur wenig ist bisher mit Versuchen erreicht worden, selektive bzw. differenzierende Wuchsmedien zu entwickeln. So sollen z. B. bei Zusatz von Hühnerembryoextrakt Fibroblasten bevorzugt wachsen [120], während Zusatz von Kollagenase ihre Vermehrung in Zellkulturen von Knochenmark hemmen soll [50]. Nach eigener

Erfahrung werden Fibroblasten anderer Herkunft durch Kollagenase nicht selektiv beeinflußt. In der Praxis haben solche Verfahren bisher nur wenig Bedeutung gewonnen, und Standardisierung der Technik, wozu insbesondere auch gleiches Alter der Tiere gehört, gibt die beste Gewähr reproduzierbarer Ergebnisse. — Nach dem eben Gesagten verwundert es nicht, daß schon eine Passage der Zellen die Verhältnisse grundlegend zu ändern vermag, und daß Gewebe, die als primäre Zellkultur für gewisse Viren empfindlich sind, mehr oder weniger resistent werden können. Ein Beispiel dieser Art bieten Zellkulturen von Kälbernieren. Schon nach einer Passage ist ihre ursprüngliche Empfindlichkeit für Influenzaviren so gut wie verschwunden [94].

Wenngleich Zellen verschiedenster Herkunft über Monate in vitro gezüchtet werden können [120, 121, 56, 68, 54], so ist es doch die Regel, daß selbst unter optimalen Bedingungen die Vermehrungsfähigkeit langsam nachläßt und daß die Zellen schließlich in einem Stadium spindeliger Degeneration absterben. Gelegentlich jedoch kommt es zu einem Ereignis, welches meist — nicht ganz glücklich — „Transformation" genannt wird. Im aufgelockerten Zellverband einer absterbenden Kultur erscheint ein morphologisch und funktionell neuer Zelltyp, der schnell wachsend den verfügbaren Raum ausfüllt und dann meist ohne Schwierigkeiten weitergezüchtet werden kann. Dieser Vorgang ist häufig beobachtet worden und ist mit gewissen Zellen, z. B. mit denen vom menschlichen Amnion [58, 164, 55, 108, 67], leicht zu reproduzieren. Die auf solche Weise entstandenen, nun als „permanent" zu bezeichnenden Zellstämme, haben Eigenschaften, die typisch sind für Krebszellen; sie lassen sich morphologisch und funktionell kaum von solchen Zellen unterscheiden, die, wie z. B. HeLa und KB, ihren Ursprung direkt von Krebszellen genommen haben.

Für die Arbeit im virologischen Laboratorium haben alle diese permanenten Zellen gegenüber den primären entscheidende Vorteile. Sie vermehren sich schnell und können mit Hilfe technischer Kniffe in praktisch jeder beliebigen Menge zur Verfügung gestellt werden. Einzelzellen wachsen zu Klonen aus, so daß es möglich ist, mit genetisch einheitlichem Material zu arbeiten; die vorher erwähnten Schwierigkeiten durch unkontrollierbare Variationen bei den primären Zellkulturen werden dadurch ausgeschaltet. Schließlich können sie kontinuierlich gehalten werden, wodurch Unabhängigkeit von der Versorgung mit frischen Organen erreicht wird. Von theoretischem und praktischem Interesse ist die Beobachtung, daß die morphologischen und funktionellen Veränderungen bei der „Transformation" auch ihren Niederschlag in einem veränderten Spektrum der Empfindlichkeit gegenüber Viren finden können. Ein typisches Beispiel sind die Amnionzellen, die als primäre Kulturen leicht mit Coxsackie A9 infiziert werden können, als permanente Zellen jedoch das gleiche Virus nicht mehr zu adsorbieren vermögen [108]. Ein Wort der Warnung ist hier angebracht. Die Eigenschaft des schnellen, „krebsartigen" Wachstums dieser Zellen erfordert die größte Vorsicht, um Übertragungen in Kulturen anderer Herkunft zu vermeiden, ein Ereignis, welches häufiger vorkommt, als im allgemeinen angenommen wird. Es kann heute nicht mehr geleugnet werden, daß ein Teil der verfügbaren permanenten Zellstämme seine Existenz Verunreinigungen durch bereits im Labor gezüchtete Stämme verdankt. „Transformationen", bei denen Zellen, die nicht von Affe oder Mensch stammten, im Laufe ihrer Kultivierung poliovirusempfindlich wurden, sind vermutlich so zu erklären. Dadurch, daß gelegentlich permanente Zellstämme auch untereinander vertauscht oder mit anderen Stämmen kontaminiert werden, hat sich das Durcheinander noch vergrößert. Die Herkunft solcher Zellen ist aus diesen Gründen häufig ungewiß [135, 10, 39, 24, 18, 59].

Da eine Korrelation zwischen Virusvermehrung in vivo und in vitro nicht besteht, müssen die für uns wichtigen Kriterien, nämlich Kultivierbarkeit und Vermehrung von Viren von Fall zu Fall empirisch ermittelt werden. Daß Polioviren — in der Regel — sich nur in Zellkulturen von Affe oder Mensch vermehren, war nicht vorherzusehen, ebenso wie die Tatsache, daß Influenzaviren in Kulturen von Affen-, Kälber- und Schweinenieren [63, 64, 96, 162], nicht jedoch in solchen von Kaninchennieren wachsen.

Als Beispiele primärer einschichtig wachsender Zellkulturen sei die Verarbeitung von Affennieren und von menschlichem Amnion erläutert.

Der Affe — meist Macaca mulatta oder Macaca cynomolgus — wird mit Äther betäubt und durch Entbluten getötet. Nach Eröffnung der Bauchhöhle wird die Niere samt Kapsel entnommen und so ins Laboratorium gebracht. Nach Entfernung der Kapsel wird das ganze Organ [157] in einer Petrischale mit Hilfe scherenartig gekreuzter Skalpelle (Abb. 4) in kleine Würfel von

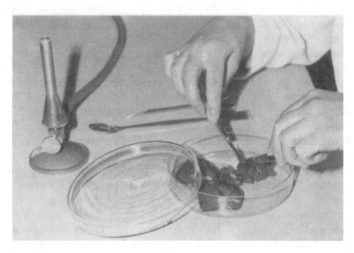

Abb. 4: Zerstückelung von Affennieren mit Hilfe scherenartig gekreuzter Skalpelle.

3—5 mm Kantenlänge zerstückelt und in einen bereitstehenden Trypsinierungskolben übertragen [122]. Auf 37° vorgewärmte Trypsinlösung wird dann hinzu-

4*

gefügt, so daß die Gewebestückchen locker in der Lösung schwimmen. Mit
Hilfe eines magnetischen Rührwerkes wird der Vorgang der enzymatischen
Gewebezerkleinerung 10 Minuten lang mechanisch unterstützt (Abb. 3), worauf
die Suspension freigesetzter Zellen durch einen Gazefilter in in einem Eisbad
stehende Zentrifugengläser übertragen wird. Dieser Vorgang wird mehrfach
wiederholt, bis nur noch wenige Zellen freigesetzt werden. (Wird durchgehend
bei 37° gerührt, dann sollten die freigesetzten Zellen in Abständen von nicht
mehr als 7 Minuten gegen frisches Trypsin ausgewechselt werden.) Die anfänglich kantigen Gewebestückchen sind dann zu kleinen bindegewebigen Frag-
menten reduziert. Die gesammelte Zellsuspension wird nun, wenn möglich
bei 4°, 10 Minuten lang bei einer Umdrehungsgeschwindigkeit von entsprechend 20 g geschleudert. Das Sediment wird in einer kleinen Menge vorge-
wärmten Wuchsmediums aufgenommen und nach Färbung mit Kristallviolett
[122] in einer Leukozytenzählkammer gezählt. Die endgültige Zellkonzentration hängt von der Art des Wuchsmediums, sowie von Form und Größe
der verwendeten Glasgefäße ab und muß in einem orientierenden Versuch
bestimmt werden. Ein Waschen des Sedimentes erübrigt sich. Allenfalls zurück-
bleibendes Trypsin wird vom Serum des Wuchsmediums gehemmt und selbst
eine verhältnismäßig große Beimengung von Erythrozyten stört nicht beim
Haften und Auswachsen der Zellen. Nach 2 Tagen wird das Medium gewechselt,
nach 4—5 Tagen sollten die Kulturen gebrauchsfertig sein, d. h. einen lückenlosen Zellrasen aufweisen. Diese Kürze der Anzuchtzeit ist gerade bei Affennieren von Wichtigkeit, denn Zellzerstörungen durch affeneigene Viren treten
meist nicht vor dem 7. Tag störend in Erscheinung und auch stärker, wenn
die Zellen sich langsam vermehren.

Affennierenzellen eignen sich für die Isolierung und Vermehrung einer großen
Zahl von Viren und sind, trotz des hohen Preises, insbesondere für diagnostische Zwecke nicht zu entbehren. Ihre Verwendung kann aber dadurch öko-
nomisiert werden, daß sie sich, wie die meisten primären Zellkulturen,
wochenlang bei 4° lagern lassen, ohne ihre Empfindlichkeit für Viren ein-
zubüßen [27].

Der Gebrauch von Affennieren läßt sich durch die Verwendung von Kulturen
menschlicher Amnionzellen [165] einschränken. Diese eignen sich vorzüglich
für die Isolierung und Vermehrung der verschiedensten Viren, wobei das
Spektrum der Empfindlichkeit das der Affennieren ergänzt und erweitert [92].
Dabei haben sie den Vorteil, daß das Ausgangsmaterial meist leicht und
kostenlos zu beschaffen ist. Daß diese Kulturen nicht eine weite Verbreitung
gefunden und die teuren Affennieren nicht in stärkerem Maße verdrängt
haben, ist wohl auf technische Schwierigkeiten bei ihrer Herstellung zurückzuführen [91]:

1. Der Ertrag variiert zwischen $20 \times 10^6$ und $500 \times 10^6$ Zellen pro Membran.
2. Die Zahl der am Glas haftenden Zellen ist ebenfalls großen Schwankungen unterworfen und liegt zwischen 0% und mehr als 70%.

3. Da die Amnionzellen sich nur wenig vermehren, ist die Zahl der eingesäten Zellen kritisch; Lücken im Zellrasen werden — wenn überhaupt — durch Wachsen und nicht durch Vermehren geschlossen.

4. Nur menschliche Seren verbürgen optimale Kulturbedingungen.

Bei Berücksichtigung dieser Fakten bereitete es keine Schwierigkeiten, die Herstellung zu standardisieren und Amnionzellen in jeder gewünschten Menge zur Verfügung zu stellen. Es wird dabei folgendermaßen vorgegangen [91]: Unmittelbar nach der Geburt wird die Plazenta samt Häuten in ein ca. 5 Liter fassendes Glasgefäß übertragen, welches mit Antibiotika enthaltender BSL halb gefüllt ist. Zur Aufarbeitung wird die Amnionmembran vorsichtig abpräpariert, in Stücke geschnitten und 3mal mit BSL gewaschen. 200 ml Trypsinlösung wird hinzugesetzt und nach 15 Minuten bei Zimmertemperatur erneuert. Nach 4 Stunden bei 32° werden die Zellen durch Schütteln 4mal „extrahiert" und durch Zentrifugieren von der Enzymlösung getrennt. Sie werden in das Wuchsmedium aufgenommen und gezählt, wobei die Anfärbbarkeit durch Trypanblau als Kriterium gestörter Vitalfunktionen angesehen wird. $5 \times 10^7$ nichtfärbbare Zellen in 100 ml Wuchsmedium werden in Roux-Flaschen oder ähnlichen Gefäßen bei 37° gezüchtet. Am 3. Tag erfolgt ein Mediumwechsel. Danach wird nur die Hälfte der Nährflüssigkeit in 3tägigen Intervallen ausgetauscht.

Nach Bedarf werden aus diesen „primären" Kulturen „sekundäre" Gebrauchskulturen hergestellt. Nach einmaligem Waschen mit GKN-Puffer werden 15 ml Versene und 15 ml Trypsin zu den Kulturen gefügt. Nach 3—10 Minuten Bebrütung bei 37° lösen sich die Zellen vom Glas. Sie werden einmal zentrifugiert, in Wuchsmedium aufgenommen, gezählt und nach Wunsch verdünnt. Nach weiteren 1—3 Tagen sind die Kulturen gebrauchsfertig.

Unter den permanenten Zellstämmen haben „HeLa" [146], „KB" [43], „FL" [58], Changs Leber und Konjunktiva [17] sowie „L" [142] die größte Verbreitung erlangt. Darüber hinaus existiert eine kaum mehr übersehbare Anzahl weiterer Zellen mit ähnlichen Eigenschaften, deren Herkunft jedoch, wie oben ausgeführt, nicht immer eindeutig ist. In der Kultur verhalten sich alle diese Zellen sehr einförmig. Es ist deshalb möglich, die Herstellung einschichtig wachsender permanenter Zellkulturen en bloc abzuhandeln.

Wir gehen von der Annahme aus, daß eine Roux-Flasche mit einem kompletten Rasen morphologisch einwandfreier, d. h. nichtgranulierter, einförmiger Zellen zur Verfügung steht. Nach einmaligem Waschen mit GKN-Puffer werden 15 ml 0,05prozentiges Trypsin hinzugesetzt. Bebrüten bei 37°, gefolgt von mehrfachem Auf-und-Ab-Pipettieren der Suspension, trennt die Zellen vom Glas und voneinander, was mit etwas Erfahrung optisch kontrolliert werden kann. Ein Zentrifugieren der Zellen ist danach nicht nötig [105]. Die tryptische Aktivität wird durch das Serum im Wuchsmedium gehemmt. Das gleiche gilt, wenn man statt Trypsin Versene verwendet.

Ob die Zellen vor der endgültigen Verdünnung gezählt werden müssen, hängt von ihrer weiteren Verwendung ab. Handelt es sich um eine routinemäßige Subkultivierung, dann genügt es, die vorhandenen Zellen auf neue Flaschen

zu verteilen, nach 3 Tagen erstmalig zu „füttern" und dann im Abstand von 3—5 Tagen das Wuchsmedium erneut zu wechseln. Für die Herstellung von Röhrchenkulturen ist die Zählung zu empfehlen. Bei sorgfältigem Vorgehen haften die meisten Zellen am Glas und mit geeigneter Zellkonzentration und bei konstanten Kulturbedingungen kann der günstigste Zeitpunkt für den Gebrauch der Kulturen — der dann anzunehmen ist, wenn die Zellen gerade zu einem lückenlosen Rasen ausgewachsen sind — genau vorhergeplant werden. Ein Mediumwechsel sollte hier niemals notwendig sein. — Auch Kulturen permanenter Zellen können im Kühlschrank wochenlang gelagert werden [152].
Insbesondere für chemische Untersuchungen werden gelegentlich so große Virus- und damit Zellmengen benötigt, wie sie sich mit Hilfe der bisher beschriebenen Techniken nur schwer oder gar nicht gewinnen lassen. In solchen Fällen ist die Verwendung von Suspensionskulturen von entscheidendem Vorteil. Am besten bewährt hat sich das Prinzip der „Spinnerkultur" von McLIMANS u. Mitarb [109]. Das Haften der Zellen am Glas wird durch kontinuierliches Rühren des Mediums verhindert. Das ursprüngliche Modell wird auch heute noch weitgehend unverändert benutzt. Ein an einem Kugelgelenk hängender, in das Medium eintauchender Magnet wird durch ein magnetisches Rührwerk, welches sich unter dem Kulturgefäß befindet, in Rotation gehalten. Medium und Zellen werden so dauernd bewegt, ohne in ihrer Vermehrungsfähigkeit gestört zu sein. In 2—3tägigen Intervallen kann Zellsuspension gegen Wuchs- Medium zu gleichen Teilen ausgetauscht werden. Da das Gefäß beliebig groß gewählt werden kann und da mehrere solcher Stammkulturen meist ohne Schwierigkeiten untergebracht werden können, lassen sich große Mengen von Zellen produzieren. Für den Dauerbetrieb stehen darüber hinaus vollauto- matische Apparate zur Verfügung [19], die allerdings technisch aufwendig sind. — Für die Züchtung von Viren infiziert man in der Regel die ent- nommenen Zellen direkt in Suspension; gelegentlich wird es notwendig sein, vor Infektion einen Rasen auswachsen zu lassen. — Nur permanente Zellen vermehren sich auf diese Weise kontinuierlich. Mit primären Zellen hat man meist Schwierigkeiten; allerdings kann es gelegentlich von Wert sein, die durch Trypsinieren gewonnenen Zellen in Suspension zu infizieren. Die Zahl der Zellen pro Volumeneinheit läßt sich so erhöhen und damit auch die Virus- ausbeute. — Als Wuchsmedium für permanente Zellen in Spinnerkulturen wird meist Eagles Medium [44] verwendet. Da $Ca^{++}$ bei der Verbindung zwischen Zellen und Glas eine Rolle spielt, wird durch Fortlassen von $CaCl_2$ aus dem Medium die mechanische Behinderung des Haftens unterstützt.
Auf den praktischen Nutzen der wochenlangen Haltbarkeit primärer und permanenter Kulturen im Kühlschrank ist bereits hingewiesen worden. Bei — 70° bleiben Zellen jahrelang lebensfähig. Die erstmalig von SCHERER und HOOGASIAN [145] beschriebene Methode ist mehrfach modifiziert, aber im Prinzip nicht abgeändert worden. Durch Zusatz von Glyzerin werden die Zellen vor Eiskristallen geschützt. Die Temperatur flüssigen Stickstoffs — also — 196° — soll weitere Vorteile haben [49].

Das Kapitel über Zellkulturentechniken kann nicht abgeschlossen werden, ohne Berücksichtigung einiger Schwierigkeiten, die bei der Arbeit gelegentlich recht störend sein können. Viele, wenn nicht alle primären Kulturen, sind mit vom Spendertier herstammenden Viren infiziert; permanente Kulturen können Träger von pleuropneumonieähnlichen Organismen (PPLO) sein [129, 20, 134, 76, 119].

Die gewebeeigenen Viren, von denen allein in Affennierenkulturen über 20 verschiedene Typen identifiziert worden sind [81], können durch Zerstörung des Zellrasens und durch Hämadsorption nichtbeimpfter Kulturen [160] mitunter sehr störend sein. Viele Vorschläge sind gemacht worden, um diesem Übel zu begegnen, doch sind die Ergebnisse meist unbefriedigend. Zwei Maßnahmen haben sich noch am besten bewährt:

1. Optimale Wuchsbedingungen, d. h. schnelles Wachsen und frühzeitiger Gebrauch der Zellen.

2. Individuelles Aufarbeiten der Nieren eines Affen.

Die Herkunft der PPLO ist umstritten. Der Annahme, es handle sich um „L-Formen" [134, 76] ist widersprochen worden [90]. Ihre Wirkung ist meist nicht so offenkundig wie die der endogenen Viren, doch im Effekt nicht weniger unerfreulich. Da sie einen eigenen Stoffwechsel haben [126], sind Stoffwechseluntersuchungen an Zellen in vitro nur in PPLO-freien Kulturen von Wert. Auch dem Virologen bereiten sie gelegentlich Schwierigkeiten [136]. Glücklicherweise ist es verhältnismäßig leicht, durch Behandlung mit Kanamycin Zellen von PPLO zu befreien [119]. — Endogene Viren sind in permanenten Zellen bisher nicht gefunden worden.

Wenn das Kapitel über die Vermehrung von Viren mit der Beschreibung zweier Vermehrungskurven abgeschlossen wird, so nicht nur, um dem Thema gerecht zu werden. Kein Wissen ist unseres Erachtens wichtiger für die praktische Arbeit — sei es bei der Diagnostik virologischer Erkrankungen, sei es bei der Planung wissenschaftlicher Experimente — als das der Kinetik der Virusvermehrung. Sie muß für jede neue Virus-Zellkombination unter sorgfältiger Beachtung aller Bedingungen bestimmt werden, und nichts vermag die Empirie des Experiments zu ersetzen.

Für Polioviren sind Vermehrungskurven mehrfach beschrieben worden, und trotz erheblicher Unterschiede der Versuchsbedingungen sind sie einander bemerkenswert ähnlich. Als pars pro toto sei — ganz willkürlich — die von Howes untersuchte Vermehrung von Poliovirus Typ I (Brunhilde) in suspendierten Affennierenzellen [78] wiedergegeben. Zur Technik das Folgende: 30 Minuten nach Infektion des kompletten Zellrasens mit Multiplizitäten zwischen 5 und 10, gefolgt von mehrfachem Waschen, wurden die Zellen mit Hilfe von Versene und/oder Trypsin vereinzelt. Diese Suspension infizierter Zellen wurde dann in einem Erlenmeyer-Kolben unter ständigem Rühren bei 37° bebrütet und in Intervallen auf ihren Virusgehalt untersucht. Freies Virus wurde nach Zentrifugieren im Medium, zellgebundenes nach mechanischem Aufschließen des Sediments titriert. Die Resultate können wie folgt zusammen-

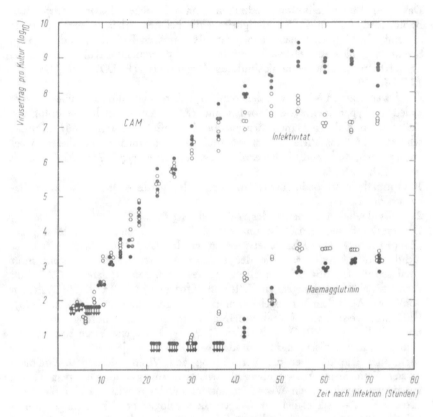

Abb. 5: Vermehrung von Influenzavirus, Stamm CAM, in Zellkulturen von Kälbernieren.

gefaßt werden: Die Phase der Reifung beginnt etwa 4 Stunden nach Infektion und dauert 6—8 Stunden. Während dieser Zeit akkumuliert das intrazelluläre Virus linear mit konstanter Rate. Das intrazelluläre Maximum ist also nach 10—12 Stunden erreicht. Im Medium erscheint das Virus mit einer Verzögerung von 30—60 Minuten. Der Anstieg erfolgt dann sehr viel langsamer als beim intrazellulären Virus, so daß das Maximum erst Stunden später erreicht wird.

Als weiteres Beispiel sei die Vermehrungskinetik des Influenzastammes „CAM" in Zellkulturen von Kälbernieren beschrieben. Flaschenkulturen, mehrfach mit BSL gewaschen, wurden mit 100 ID$_{50}$ (Multiplizität etwa $10^{-5}$) infiziert. Nach einstündiger Adsorption bei 35°, gefolgt von erneutem Waschen, wurde serumfreie Erhaltungslösung hinzugefügt und die Bebrütung bei 35° fortgesetzt. In zeitlichen Abständen wurden Medium und Zellen von vier Kulturen auf

ihren Virusgehalt titriert *[53]*. Die Ergebnisse sind in Abbildung 5 wiedergegeben. Neugeformtes Virus wurde im Medium nach 10 Stunden nachweisbar.
Über etwa 30 Stunden erfolgte die Vermehrung logarithmisch mit einer Ver-
doppelungszeit von 124 Minuten. Danach flachte die Kurve ab und erreichte
ein Maximum nach 50 Stunden. Ganz im Gegensatz zum vorherbeschrie-
benen Verhalten von Poliovirus war eine Retentionsphase nicht zu beobachten.
Es kann vielmehr geschlossen werden, daß das Virus unmittelbar nach seiner
intrazellulären Reifung — vielleicht während dieser — ins Medium abgegeben
wurde. Daß, wie oben beschrieben, die Vermehrung des Poliovirus linear, die
des Influenzavirus aber logarithmisch verlief, ist vermutlich ein scheinbarer
Unterschied und läßt sich mit der Verschiedenheit der Infektions-Multiplizi-
täten erklären. — Die gleichzeitige Bestimmung des Hämagglutinins ließ erkennen, daß mehr als $10^6$ infektiöse Einheiten auf eine hämagglutinierende
kamen. Das von Kälbernierenzellen produzierte Influenzavirus, Stamm CAM,
ist somit als „vollinfektiös" anzusehen. Grundsätzlich ähnliche Verhältnisse
wurden bei der Vermehrung 6 weiterer Influenzastämme in Zellkulturen von
Kälbernieren beobachtet *[96]*.

### Schrifttum

1 ALEXANDER, H. E., G. KOCH, I. M. MOUNTAIN a. O. VAN DAMME: Infectivity of
ribonucleic acid from poliovirus in human cell monolayers. J. Exper. Med. *108*,
493—506 (1958)
2 ARMSTRONG, C.: The experimental transmission of poliomyelitis to the eastern cotton
rat, Sigmidon hispidus hispidus. Publ. Health Rep. Wash. *54*, 1719—1721 (1939)
3 ARMSTRONG, C.: Successful transfer of the Lansing strain of poliomyelitis virus from
the cotton rat to the white mouse. Publ. Health Rep., Wash. *54*, 2302—2305 (1939)
4 Attardi, G. a. J. SMITH: Virus specific protein and a ribonucleic acid associated
with ribosomes in poliovirus infected HeLa cells. In: Basic Mechanisms in Animal
Virus Biology, Cold Spring Harbor Symposium on Quantitative Biology 1962.
The Biological Laboratory, Cold Spring Harbor, N. Y. 1963
5 BACHRACH, H. L. a. C. E. SCHWERDT: Purification studies on Lansing poliomyelitis
virus. II. Analytical electron microscopic identification of the infectious particle
in preparations of high specific infectivity. J. Immunol., Baltimore *72*, 30—38 (1954)
6 BACHTOLD, J. G., H. C. BUBEL a. L. P. GEGFAHRDT: The primary interaction of poliomyelitis virus with host cells of tissue culture origin. Virology *4*, 582—589 (1957)
7 BALTIMORE, D., H. J. EGGERS, R. M. FRANKLIN a. I. TAMM: Poliovirus-induced
RNA polymerase and the effects of virus-specific inhibitors on its production.
Proc. Nat. Acad. Sc. *49*, 843—849 (1963)
8 BERGOLD, G. H. a. H. HERBURGER: An apparatus to facilitate the preparation
of primary culture cells. Arch. Virusforsch., Wien *12*, 672—677 (1963)
9 BEVERIDGE, W. I. B. a. F. M. BURNET: The cultivation of viruses and rickettsiae
in the chick embryo. Medical Research Council, Special Report Series No. 256.
His Majesty's Stationary Office, London 1946
10 BRAND, K. G. a. J. T. SYVERTON: Immunology of cultivated mammalian cells.
I. Species specificity determined by hemagglutination. J. Nat. Cancer Inst.,
Wash. *24*, 1007—1019 (1960)

11 BURNET, F. M.: A virus disease of the canary of the fowl-pox group. J. Path. Bact., London *37*, 107—122 (1933)

12 CABASSO, V. J., M. R. STEBBINS, R. M. DUTCHER, A. W. MOYER a. H. R. COX: Poliomyelitis. III. Propagation of MEF 1 strain of poliomyelitis virus in developing chick embryo by allantoic cavity inoculation. Proc. Soc. Exper. Biol. Med., N. Y. *81*, 525—529 (1952)

13 CAIRNS, H. J. F.: The asynchrony of infection by influenza virus. Virology *3*, 1—14 (1957)

14 CAIRNS, J.: The initiation of vaccinia infection. Virology *11*, 603—623 (1960)

15 CAIRNS, H. J. F. a. S. FAZEKAS DE ST. GROTH: The number of allantoic cells in the chick embryo. J. Immunol., Baltimore *78*, 191—200 (1957)

16 CASPAR, D. L. D., R. DULBECCO, A. KLUG, A. LWOFF, M. G. P. STOKER, P. TOURNIER a. P. WILDY: Proposals. In: Basic Mechanisms in Animal Virus Biology, Cold Spring Harbor Symposium on Quantitative Biology 1962. The Biological Laboratory, Cold Spring Harbor, N. Y. 1963

17 Chang, R. S.: Continuous subcultivation of epithelial-like cells from normal human tissues. Proc. Soc. Exper. Biol. Med., N. Y. *87*, 440—443 (1954)

18 CLAUSEN, J. J. a. J. T. SYVERTON: Comparative chromosomal study of 31 cultured mammalian cell lines. J. Nat. Cancer Inst., Wash. *28*, 117—145 (1962)

19 COHEN, E. P. a. H. EAGLE: A simplified chemostat for the growth of mammalian cells: Characteristics of cell growth in continuous culture. J. Exper. Med. *113*, 467—474 (1961)

20 COLLIER, L. H.: Contamination of stock lines of human carcinoma cells by pleuropneumonia-like organisms. Nature *180*, 757—758 (1957)

21 COLTER, J. S., H. H. BIRD, A. W. MOYER a. R. A. BROWN: Infectivity of ribonucleic acid isolated from virus-infected tissues. Virology *4*, 522—532 (1957)

22 Committee on the Enteroviruses, National Foundation for Infantile Paralysis: The Enteroviruses. Amer. J. Publ. Health, N. Y. *47*, 1556—1566 (1957)

23 Committee on Typing of the National Foundation for Infantile Paralysis: Immunologic classification of poliomyelitis viruses. V. Discussion of results and general summary. Amer. J. Hyg. *54*, 268—274 (1951)

24 COOMBS, R. R. A., M. R. DANIEL, B. W. GURNER a. A. KELUS: Species-characterizing antigens of „L" and „ERK" cells. Nature *189*, 503—504 (1961)

25 COTTRAL, G. E.: Endogenous viruses in the egg. Ann. N. Y. Acad. Sc. *55*, 221—235 (1952)

26 Cox, H. R.: Use of yolk sac of developing chick embryo as medium for growing rickettsiae of Rocky Mountain spotted fever and typhus groups. Publ. Health Rep., Wash. *53*, 2241—2247 (1938)

27 CRAWFORD, J. G.: Viability of monkey kidney tissue cultures stored at 5° C. Proc. Soc. Exper. Biol. Med., N. Y. *97*, 341—344 (1958)

28 DALES, S.: An electron microscope study of the early association between two mammalian viruses and their hosts. J. Cell Biol. 13, 303—322 (1962)

29 DALES, S. a. P. W. CHOPPIN: Attachment and penetration of influenza virus. Virology *18*, 489—493 (1962)

30 DALES, S. a. L. SIMINOWITCH: The development of vaccinia virus in Eearle's L strain cells as examined by electron microscopy. J. Biophys. Biochem. Cytology *10*, 475—503 (1961)

31 DARNELL, J. E.: Adsorption and maturation of poliovirus in singly and multiply infected HeLa cells. J. Exper. Med. *107*, 633—641 (1958)

32 DARNELL, J. E.: Early events in poliovirus infection. In: Basic Mechanisms in Animal Virus Biology, Cold Spring Harbor Symposium on Quantitative Biology 1962. The Biological Laboratory, Cold Spring Harbor, N. Y. 1963

33 DARNELL, J. E. a. H. EAGLE: The biosynthesis of poliovirus in cell cultures. Advances Virus Res. 7, 1—26 (1960)

34 DARNELL, J. E., H. EAGLE a. T. K. SAWYER: The effect of cell population density on the amino acid requirements for poliovirus synthesis in HeLa cells. J. Exper. Med. 110, 445—450 (1959)

35 DARNELL, J. E. a. L. LEVINTOW: Poliovirus protein: Source of amino acids and time course of synthesis. J. Biol. Chem., Baltimore 235, 74—77 (1960)

36 DARNELL, J. E., L. LEVINTOW, M. M. THORÉN a. J. L. HOOPER: The time course of synthesis of poliovirus RNA. Virology 13, 271—279 (1961)

37 DARNELL, J. E. a. T. K. SAWYER: Variation in plaque-forming ability among parental and clonal strains of HeLa cells. Virology 8, 223—229 (1959)

38 DARNELL, J. E. a. T. K. SAWYER: The basis for variation in susceptibility to poliovirus in HeLa cells. Virology 11, 665—675 (1960)

39 DEFENDI, V., R. E. BILLINGHAM, W. K. SILVERS a. P. MOORHEAD: Immunological and karyological criteria for identification of cell lines. J. Nat. Cancer Inst., Wash. 25, 359—385 (1960)

40 DREES, O. u. E. STUBB: Über die Infektiosität der Ultrazentrifugenkomponenten in partiell gereinigten Poliomyelitisvirus-Präparaten. Arch. Virusforsch., Wien 9, 272—281 (1960)

41 DUNHAM, W. B. a. F. M. EWING: Propagation of poliovirus in chick embryo cell cultures. I. Cultivation of 3 virus types. Proc. Soc. Exper. Biol. Med., N. Y. 95, 637—639 (1957)

42 DUNNEBACKE, T. H. a. M. B. REAUME: Correlation of the yield of poliovirus with the size of isolated tissue cultured cells. Virology 6, 8—13 (1958)

43 EAGLE, H.: Propagation in a fluid medium of a human epidermoid carcinoma, strain KB. Proc. Soc. Exper. Biol. Med., N. Y. 89, 362—364 (1955)

44 EAGLE, H.: Amino acid metabolism in mammalian cell cultures. Science 130, 432—437 (1959)

45 EGGERS, H. J. a. I. TAMM: Spectrum and characteristics of the virus inhibitory action of 2-(α-hydroxybenzyl)-benzimidazole. J. Exper. Med. 113, 657—682 (1961)

46 EGGERS, H. J. a. I. TAMM: Inhibition of enterovirus ribonucleic acid synthesis by 2-(α-hydroxybenzyl)-benzimidazole. Nature 197, 1327—1328 (1963)

47 ENDERS, J. F., T. H. WELLER a. F. C. ROBBINS: Cultivation of the Lansing strain of poliomyelitis virus in cultures of various human embryonic tissues. Science 109, 85—87 (1949)

48 EVANS, C. A., P. H. BYATT, V. C. CHAMBERS a. W. M. SMITH: Growth of neurotropic viruses in extraneural tissues. VI. Absence of in vivo multiplication of poliomyelitis virus, types I and II, after intratesticular inoculation of monkeys and other laboratory animals. J. Immunol., Baltimore 72, 348—352 (1954)

49 EVANS, V. J., H. MONTES DE OCA, J. C. BRYANT, E. L. SCHILLING a. J. E. SHANNON: Recovery from liquid-nitrogen temperature of established cell lines frozen in chemically defined medium. J. Nat. Cancer Inst., Wash. 29, 749—757 (1962)

50 FARNES, P. a. F. E. TROBAUGH: The inhibitory effect of collagenase on bone marrow fibroblasts in vitro. Exper. Cell Res. 24, 612—614 (1961)

51 FAZEKAS DE ST. GROTH, S.: Viropexis, the mechanism of influenza virus infection. Nature 162, 294 (1948)

52 FAZEKAS DE ST. GROTH, S.: The neutralisation of viruses. Advances Virus Res.
   9, 1—125 (1962)
53 FAZEKAS DE ST. GROTH, S. a. D. O. WHITE: An improved assay for the infectivity of influenza viruses. J. Hyg. 56, 151—162 (1958)
54 FERGUSON, J. a. A. WANSBROUGH: Isolation and long-term culture of diploid
   mammalian cell lines. Cancer Res. 22, 556—562 (1962)
55 FERNANDES, M. V.: The development of a human amnion strain of cells. Texas
   Rep. Biol. Med. 16, 48—58 (1958)
56 FERRIS, R. D. a. W. PLOWRIGHT: The serial cultivation of calf kidney cells for
   use in virus research. Res. Vet. Sc. 2, 387—395 (1961)
57 FINCH, J. T. a. A. KLUG: Structure of poliomyelitis virus. Nature 183, 1709—1714
   (1959)
58 FOGH, J. a. R. O. LUND: Continuous cultivation of epithelial cell strain (FL)
   from human amniotic membrane. Proc. Soc. Exper. Biol. Med., N. Y. 94,
   532—537 (1957)
59 FRANKS, D., R. R. A. COOMBS, T. S. L. BESWICK a. M. M. WINTER: Recognition
   of the species of origin of cells in culture by mixed agglutination. III. Identification of the cells of different primates. Immunology 6, 64—72 (1963)
60 FULTON, F. a. A. ISAACS: Influenza virus multiplication in the chick chorioallantoic membrane. J. Gen. Microbiol., London 9, 119—131 (1953)
61 GEHRING, K.: Zur Zucht und Haltung der weißen Maus. II. Paarungsmethoden
   und Produktivität. Zbl. Vet.med. 5, 889—908 (1958)
62 GOODPASTURE, E. W., A. M. WOODRUFF a. G. J. BUDDINGH: The cultivation of
   vaccine and other viruses in the chorio-allantoic membrane of chick embryos.
   Science 74, 371—372 (1931)
63 GREEN, I. J., M. LIEBERMAN a. W. J. MOGABGAB: The behavior of influenza
   viruses in various tissue culture systems. J. Immunol., Baltimore 78, 233—239
   1957
64 HAAS, R. u. H. WULFF: Die Vermehrung des Influenzavirus in Gewebekulturen
   von Kälberniere. Zschr. Hyg., Berlin 143, 568—577 (1957)
65 HANKS, J. H. a. R. E. WALLACE: Relation of oxygen and temperature in the
   preservation of tissues by refrigeration. Proc. Soc. Exper. Biol. Med., N. Y. 71,
   196—200 (1949)
66 HAYASHI, H. a. G. A. LOGRIPPO: Preparation of primary human amnion cells
   by pancreatin procedure and their susceptibility to enteroviruses. J. Immunol.,
   Baltimore 90, 956—959 (1963)
67 HAYFLICK, L.: The establishment of a line (WISH) of human amnion cells in
   continuous cultivation. Exper. Cell Res. 23, 14—20 (1961)
68 HAYFLICK, L. a. P. S. MOORHEAD: The serial cultivation of human diploid cell
   strains. Exper. Cell Res. 25, 585—621 (1961)
69 HENRY, C. a. J. S. YOUNGNER: Studies on the structure and replication of the
   nucleic acid of poliovirus. Virology 21, 162—173 (1963)
70 HOLLAND, J. J.: Receptor affinities as major determinants of enterovirus tissue
   tropisms in humans. Virology 15, 312—326 (1961)
71 HOLLAND, J. J.: Irreversible eclipse of poliovirus by HeLa cells. Virology 16,
   163—176 (1962)
72 HOLLAND, J. J.: Depression of host-controlled RNA synthesis in human cells
   during poliovirus infection. Proc. Nat. Acad. Sc. 49, 23—28 (1963)
73 HOLLAND, J. J. a. L. C. McLAREN: The mammalian cell-virus relationship. II. Ad-

sorption, reception, and eclipse of poliovirus by HeLa cells. J. Exper. Med. *109*, 487—504 (1959)

74 HOLLAND, J. J. a. L. C. McLAREN: The location and nature of enterovirus receptors in susceptible cells. J. Exper. Med. *114*, 161—171 (1961)

75 HOLLAND, J. J., L. C. McLAREN a. J. T. SYVERTON: The mammalian cell virus relationship. IV. Infection of naturally insusceptible cells with enterovirus ribonucleic acid. J. Exper Med. *110*, 65—80 (1959)

76 HOLMGREN, N. B. a. W. E. CAMPBELL: Tissue cell culture contamination in relation to bacterial pleuropneumonia-like organisms-L form conversion. J. Bact., Baltimore *79*, 869—874 (1960)

77 HORNE, R. W. a. J. NAGINGTON: Electron microscope studies of the development and structure of poliomyelitis virus. J. Molec. Biol. *1*, 333—338 (1959)

78 HOWES, D. W.: The growth cycle of poliovirus in cultured cells. II. Maturation and release of virus in suspended cell populations. Virology *9*, 96—109 (1959)

79 HOWES, D. W.: The growth cycle of poliovirus in cultured cells. III. The asynchronous response of HeLa cells multiply infected with type 1 poliovirus. Virology *9*, 110—126 (1959)

80 HSIUNG, G. D. a. J. L. MELNICK: Adsorption, multiplication, and cytopathogenicity of enteroviruses (poliomyelitis, Coxsackie, and ECHO groups) in susceptible and resistant monkey kidney cells. J. Immunol., Baltimore *80*, 45—52 (1958)

81 HULL, R. N., J. R. MINNER a. C. C. MASCOLI: New viral agents recovered from tissue cultures of monkey kidney cells. III. Recovery of additional agents both from cultures of monkey tissues and directly from tissues and excreta. Amer. J. Hyg. *66*, 31—44 (1958)

82 HUMMELER, K., T. F. ANDERSON a. R. A. BROWN: Identification of poliovirus particles of different antigenicity by specific agglutination as seen in the electron microscope. Virology *16*, 84—90 (1962)

83 HUMMELER, K. a. V. V. HAMPARIAN: Studies on the complement fixing antigens of poliomyelitis. I. Demonstration of type and group specific antigens in native and heated viral preparations. J. Immunol., Baltimore *81*, 499—505 (1958)

84 JOKLIK, W. K.: The multiplication of poxvirus DNA. In: Basic Mechanisms in Animal Virus Biology, Cold Spring Harbor Symposium on Quantitative Biology 1962. The Biological Laboratory, Cold Spring Harbor, N. Y. 1963

85 JOKLIK, W. K. a. J. E. DARNELL: The adsorption and early fate of purified poliovirus in HeLa cells. Virology *13*, 439—447 (1961)

86 KAMAHORA, J., K. INAMORI, E. FURUSAWA, Y. SATO a. E. BABA: A new count of allantoic cells of chick embryo by chemical method. Med. J. Osaka Univ., *6*, 995—1001 (1956)

87 KAPLAN, A. S.: The susceptibility of monkey kidney cells to poliovirus in vivo and in vitro. Virology *1*, 377—392 (1955)

88 KAPLAN, A. S. a. J. L. MELNICK: Multiplication of virulent poliovirus in capuchin monkey kidney cultures without microscopically observed cytopathogenicity. Proc. Soc. Exper. Biol. Med., N. Y. *90*, 562—565 (1955)

89 KILHAM, L: Isolation in suckling mice of a virus from C₃H mice harboring Bittner milk agent. Science *116*, 391—392 (1952)

90 KLIENEBERGER-NOBEL, E.: Pleuropneumonia-like Organisms (PPLO) Mycoplasmataceae, Academic Press, London 1962

91 LEHMANN-GRUBE, F.: Preparation of cell cultures from human amniotic membranes. Arch. Virusforsch., Wien *11*, 258—275 (1962)

92 LEHMANN-GRUBE, F.: Comparative susceptibility of mammalian cells in culture to prototype enteroviruses. Arch. Virusforsch., Wien *11*, 276—283 (1962)

93 LEHMANN-GRUBE, F.: Influenza viruses in cell cultures. I. Preparation and use of fetal pig lung cells for quantal assay. Arch. Virusforsch., Wien *14*, 1—14 (1963)

94 LEHMANN-GRUBE, F.: Influenza viruses in cell cultures. II. Use of calf kidney cells for quantal assay. Arch. Virusforsch., Wien *14*, 177—188 (1964)

95 LEHMANN-GRUBE, F.: Lymphocytic choriomeningitis in the mouse. I. Growth in the brain. Arch. Virusforsch., Wien *14*, 344—350 (1964)

96 LEHMANN-GRUBE, F. a. S. FAZEKAS DE ST. GROTH: Influenza viruses in cell cultures. III. Growth in calf kidney cells. Arch. Virusforsch., Wien, im Druck

97 LE BOUVIER, G. L.: The D→C change in poliovirus particles. Brit. J. Exper. Path. *40*, 605—620 (1959)

98 LE BOUVIER, G. L., C. E. SCHWERDT a. F. L. SCHAFFER: Specific precipitates in agar with purified poliovirus. Virology *4*, 590—593 (1957)

99 LEVINTOW, L., M. M. THORÉN, J. E. DARNELL a. J. L. HOOPER: Effect of p-fluoro-phenylalanine and puromycin on the replication of poliovirus. Virology *16*, 220—229 (1962)

100 LI, C. P. a. K. HABEL: Adaptation of Leon strain of poliomyelitis to mice. Proc. Soc. Exper. Biol. Med., N. Y. *78*, 233—238 (1951)

101 LWOFF, A.: Factors influencing the evolution of viral diseases at the cellular level and in the organism. Bact. Rev., Baltimore *23*, 109—124 (1959)

102 LWOFF, A., R. DULBECCO, M. VOGT a. M. LWOFF: Kinetics of the release of polio-myelitis virus from single cells. Virology *1*, 128—139 (1955)

103 MANDEL, B.: Early stages of virus-cell interaction as studied by using antibody. In: Basic Mechanisms in Animal Virus Biology, Cold Spring Harbor Symposium on Quantitative Biology 1962. The Biological Laboratory, Cold Spring Harbor, N. Y. 1963

104 MARCHAL, J.: Infectious ectromelia. A hitherto undescribed virus disease of mice. J. Path. Bact., London *33*, 713—728 (1930)

105 MARCUS, P. I., S. J. CIECIURA a. T. T. PUCK: Clonal growth in vitro of epithelial cells from normal human tissues. J. Exper. Med. *104*, 615—628 (1956)

106 MAYER, M. M., H. J. RAPP, B. ROIZMAN, S. W. KLEIN, K. M. COWAN, D. LUKENS, C. E. SCHWERDT, F. L. SCHAFFER a. J. CHARNEY: The purification of poliomyelitis virus as studied by complement fixation. J. Immunol., Baltimore *78*, 435—455 (1957)

107 McLAREN, L. C., J. J. HOLLAND a. J. T. SYVETRON: The mammalian cell-virus relationship. I. Attachment of poliovirus to cultivated cells of primate and non-primate origin. J. Exper. Med. *109*, 475—485 (1959)

108 McLAREN, L. C., J. J. HOLLAND a. J. T. SYVERTON: The mammalian cell-virus relationship. V. Susceptibility and resistance of cells in vitro to infection by Coxsackie A 9 virus. J. Exper. Med. *112*, 581—594 (1960)

109 McLIMANS, W. F., E. V. DAVIS, F. L. GLOVER a. G. W. RAKE: The submerged culture of mammalian cells: The spinner culture. J. Immunol., Baltimore *79*, 428—433 (1957)

110 MELNICK, J. L.: Tissue culture methods for the cultivation of poliomyelitis and other viruses. In: Diagnostic Procedures for Virus and Rickettsial Diseases. 2. Aufl., Publication Office American Public Health Association, New York 1956

111 MELNICK, J. L., W. C. COCKBURN, G. DALLDORF, S. GARD, J. H. S. GEAR, W. McD. HAMMON, M. M. KAPLAN, F. P. NAGLER, N. OKER-BLOM, A. J. RHODES,

A. B. Sabin, J. D. Verlinde a. H. von Magnus: Picornavirus group. Virology *19*, 114—116 (1963)

112 Morgan, J. F., H. J. Morton a. R. C.: Parker: Nutrition of animal cells in tissue culture. I. Initial studies on a synthetic medium. Proc. Soc. Exper. Biol. Med., N. Y. *73*, 1—8 (1950)

113 Mountain, I. M. a. H. E. Alexander: Infectivity of ribonucleic acid (RNA) from type I poliovirus in embryonated egg. Proc. Soc. Exper. Biol. Med., N. Y. *101*, 527—532 (1959)

114 Mussgay, M. a. J. Weibel: Early stages of infection with Newcastle disease virus as revealed by electron microscopy. Virology *16*, 506—509 (1962)

115 Nelson, J. B.: Acute hepatitis associated with mouse leukemia. I. Pathological features and transmission of the disease. J. Exper. Med. *96*, 293—302 (1952)

116 Nielsen, G. u. D. Peters: Elektronenmikroskopische Untersuchungen über die Initialstadium der Vaccine-Virusinfektion von HeLa-Zellen. Arch. Virusforsch., Wien *12*, 496—513 (1962)

117 Overman, J. R. a. I. Tamm: Equivalence between vaccinia particles counted by electron microscopy and infectious units of the virus. Proc. Soc. Exper. Biol. Med., N. Y. *92*, 806—810 (1956)

118 Parker, R. C., J. F. Morgan a. H. J. Morton: Toxicity of rubber stoppers for tissue cultures. Proc. Soc. Exper. Biol. Med., N. Y. *76*, 444—445 (1951)

119 Pollock, M. E., G. E. Kenny a. J. T. Syverton: Isolation and elimination of pleuropneumonia-like organisms from mammalian cell cultures. Proc. Soc. Exper. Biol. Med., N. Y. *105*, 10—15 (1960)

120 Puck, T. T., S. J. Cieciura a. H. W. Fisher: Clonal growth in vitro of human cells with fibroblastic morphology. Comparison of growth and genetic characteristics of single epithelioid and fibroblast-like cells from a variety of human organs. J. Exper. Med. *106*, 145—158 (1957)

121 Puck, T. T., S. J. Cieciura a. A. Robinson: Genetics of somatic mammalian cells. III. Long-term cultivation of euploid cells from human and animal subjects. J. Exper. Med. *108*, 945—956 (1958)

122 Rappaport, C.: Trypsinization of monkey-kidney tissue: An automatic method for the preparation of cell suspensions. Bull. World Health Organizat., N. Y. *14*, 147—166 (1956)

123 Rappaport, C.: Studies on properties of surfaces required for growth of mammalian cells in synthetic medium. II. The monkey kidney cell. Exper. Cell Res. *20*, 479—494 (1960)

124 Rappaport, C.: Studies on properties of surfaces required for growth of mammalian cells in synthetic medium. III. The L cell, strain 929. Exper. Cell Res. *20*, 495—510 (1960)

125 Rappaport, C., J. P. Poole a. H. P. Rappaport: Studies on properties of surfaces required for growth of mammalian cells in synthetic medium. I. The HeLa cell. Exper. Cell Res. *20*, 465—479 (1960)

126 Razin, S.: Nutrition and metabolism of pleuropneumonia-like organisms. In: Klieneberger-Nobel, E.: Pleuropneumonia-like Organisms (PPLO) Microplasmataceae, Academic Press, London 1962

127 Robbins, F. C., J. F. Enders a. T. H. Weller: Cytopathogenetic effect of poliomyelitis viruses in vitro on human embryonic tissues. Proc. Soc. Exper. Biol. Med., N. Y. *75*, 370—374 (1950)

128 Robertson, H. E., K. T. Brunner a. J. T. Syverton: Propagation in vitro of

poliomyelitis viruses. VII. pH change of HeLa cell cultures for assay. Proc. Soc. Exper. Biol. Med., N. Y. *88*, 119—122 (1955)

129 ROBINSON, L. B., R. H. WICHELHAUSEN a. B. ROIZMAN: Contamination of human cell cultures by pleuropneumonialike organisms. Science *124*, 1147—1148 (1956)

130 ROCA-GARCIA, M., A. W. MOYER a. H. R. COX: Poliomyelitis. II. Propagation of MEF 1 strain of poliomyelitis virus in developing chick embryo by yolk sac inoculation. Proc. Soc. Exper. Biol. Med., N.Y. *81*, 519—525 (1952)

131 ROIZMAN, B., W. HÖPKEN a. M. M. Mayer: Immunochemical studies of polio-virus. II. Kinetics of the formation of infectious and noninfectious type 1 poliovirus in three cell strains of human derivation. J. Immunol., Baltimore *80*, 386—395 (1958)

132 ROIZMAN, B., M. M. MAYER a. H. J. RAPP: Immunochemical studies of polio-virus. III. Further studies on the immunologic and physical properties of polio-virus particles produced in tissue culture. J. Immunol., Baltimore *81*, 419—425 (1958)

133 ROIZMAN, B., M. M. MAYER a. P. R. ROANE: Immunochemical studies of poliovirus. IV. Alteration of the immunologic specificity of purified poliomyelitis virus by heat and ultraviolet light. J. Immunol., Baltimore *82*, 19—25 (1959)

134 ROTHBLATT, G. H. a. H. E. MORTON: Detection and possible source of conta-minating pleuropneumonialike organisms (PPLO) in cultures of tissue cells. Proc. Soc. Exper. Biol. Med., N. Y. *100*, 87—90 (1959)

135 ROTHFELS, K. H., A. A. AXELRAD, L. Siminovitch, E. A. McCULLOCH a. R. C. PARKER: The origin of altered cell lines from mouse, monkey, and man, as indi-cated by chromosome and transplantation studies. In: Proceedings of the Third Canadian Cancer Conference, Academic Press, New York 1959

136 ROUSE, H. C., V. H. BONIFAS a. R. W. SCHLESINGER: Dependence of adenovirus replication on arginine and inhibition of plaque formation by pleuropneumonia-like organisms. Virology *20*, 357—365 (1963)

137 ROWE, W. P., J. W. HARTLEY a. W. I. CAPPS: Mouse hepatitis virus infection as a highly contagious, prevalent, enteric infection of mice. Proc. Soc. Exper. Biol. Med. N. Y. *112*, 161—165 (1963)

138 RUBIN, H.: A virus in chick embryos which induces resistance in vitro to infection with Rous sarcoma virus. Proc. Nat. Acad. Sc. *46*, 1105—1119 (1960)

139 SABIN, A. B.: Noncytopathogenic variants of poliomyelitis viruses and resistance to superinfection in tissue culture. Science *120*, 357 (1954)

140 SALK, J. E., J. S. YOUNGNER a. E. N. WARD: Use of color change of phenol red as the indicator in titrating poliomyelitis virus or its antibody in a tissue-culture system. Amer. J. Hyg. *60*, 214—230 (1954)

141 SALZMAN, N. P. a. E. D. SEBRING: The source of poliovirus ribonucleic acid. Virology *13*, 258—260 (1961)

142 SANFORD, K. K., W. R. EARLE a. G. D. LIKELY: The growth in vitro of single isolated tissue cells. J. Nat. Cancer Inst., Wash. *9*, 229—246 (1948)

143 SCHAFFER, F. L. a. C. E. SCHWERDT: Purification and properties of poliovirus. Advances Virus Res. *6*, 159—204 (1959)

144 SCHARFF, M. D. a. L. LEVINTOW: Quantitative study of the formation of polio-virus antigens in infected HeLa cells. Virology *19*, 491—500 (1963)

145 SCHERER W. F. a. A. C. HOOGASIAN: Preservation at subzero temperatures of mouse fibroblasts (strain L) and human epithelial cells (strain HeLa). Proc. Soc. Exper. Biol. Med., N. Y. *87*, 480—487 (1954)

146 Scherer, W. F., J. T. Syverton a. G. O. Gey: Studies on the propagation in vitro of poliomyelitis viruses. IV. Viral multiplication in a stable strain of human malignant epithelial cells (strain HeLa) derived from an epidermoid carcinoma of the cervix. J. Exper. Med. 97, 695—710 (1953)

147 Schwerdt, C. E.: Physical and chemical characteristics of purified poliomyelitis virus. In: Cellular Biology Nucleic Acids and Viruses. Spec. Publication N. Y. Acad. Sc. No. 5 (1957)

148 Schwerdt, C. A. a. J. Fogh: The ratio of physical particles per infectious unit observed for poliomyelitis viruses. Virology 4, 41—52 (1957)

149 Siegert, R. u. D. Falke: Weitere elektronenmikroskopische Befunde zur Entwicklung des Herpesvirus in Kulturzellen. Arch. Virusforsch., Wien, im Druck

150 Spiegel, A. u. R. Gönnert: Neue Käfige für Mäuse und Ratten. Zschr. Versuchstierk. 1, 38—46 (1961)

151 Stewart, S. E.: Neoplasmas in mice inoculated with cell-free extracts or filtrates of leukemic mouse tissues. I. Neoplasms of the parotid and adrenal glands. J. Nat. Cancer Inst., Wash. 15, 1391—1415 (1955)

152 Swim, H. E. a. R. F. Parker: Preservation of cell cultures at 4° C. Proc. Soc. Exper. Biol. Med., N. Y. 89, 549—553 (1955)

153 Taylor, J. a. A. F. Graham: Analysis of a plaque assay method for purified poliovirus MEF-1. Virology 13, 427—438 (1961)

154 Theiler, M.: Spontaneous encephalomyelitis of mice — a new virus disease. Science 80, 122 (1934)

155 Thomssen, R., R. Haas, V. Dostal u. E. Ruschmann: Über den Einfluß des Beimpfungsvolumens auf die Adsorption von Poliomyelitisvirus an Gewebekulturen. Zschr. Hyg., Berlin 146, 114—122 (1959)

156 Traub, E.: A filtrable virus recovered from white mice. Science 81, 298—299 (1935)

157 Wallis, C., R. T. Lewis a. J. L. Melnick: Preparation of kidney cell cultures. Texas Rep. Biol. Med. 19, 194—197 (1961)

158 Warner, J., M. J. Madden a. J. E. Darnell: The interaction of poliovirus RNA with Escherichia coli ribosomes. Virology 19, 393—399 (1963)

159 Wecker, E., K. Hummeler a. O. Goetz: Relationship between viral RNA and viral protein synthesis. Virology 17, 110—117 (1962)

160 White, D. O.: Haemadsorption by uninoculated cultures of monkey kidney epithelium. Austral. J. Exper. Biol. 40, 523—526 (1962)

161 Woodruff, A. M. a. E. W. Goodpasture: The susceptibility of the chorioallantoic membrane of chick embryos to infection with the fowl-pox virus. Amer. J. Path. 7, 209—222 (1931)

162 Wulff, H. u. R. Haas: Über Versuche zur Interferenz von Influenzaviren in Kulturen von Schweinenieren und über die Beeinflussung des Infektionsablaufes durch RDE. Behringwerk-Mitt., Marburg 33, 64—84 (1957)

163 Zimmerman, E. F., M. Heeter a. J. E. Darnell: RNA synthesis in poliovirus-infected cells. Virology 19, 400—408 (1963)

164 Zitcer, E. M. a. T. H. Dunnebacke: Transformation of cells from the normal human amnion into established strains. Cancer Res. 17, 1047—1053 (1957)

165 Zitcer, E. M., J. Fogh a. T. H. Dunnebacke: Human amnion cells for large-scale production of polio virus. Science 122, 30 (1955)

# Serologische Reaktionen bei Virus- und Rickettsieninfektionen

Von R. Wigand

## 1. Allgemeines

Serologische Reaktionen sind sowohl bei der Diagnostik von Virus- und Rickettsienerkrankungen des Menschen wie auch beim Studium der Eigenschaften der Erreger selbst von großer Bedeutung. Die angewendeten Methoden leiten sich aus den in der allgemeinen Serologie gebräuchlichen ab. Sie können im Rahmen dieses Kapitels nur in ihren Grundzügen behandelt werden. Für Einzelheiten sei bezüglich der allgemeinen Serologie auf einschlägige Lehrbücher [126, 75] verwiesen, Fragen der Virusserologie werden von Schmidt und Lennette [130] ausführlicher behandelt; technische Einzelheiten der bis 1956 bekannten Verfahren finden sich bei [2].

Menschen und Tiere bilden als Folge einer Infektion mit Rickettsien oder Viren Proteine mit charakteristischen Eigenschaften, die Antikörper. Diese lassen sich im Serum mit Hilfe geeigneter in vitro durchzuführender Antigen-Antikörper-Reaktionen nachweisen. Während Rickettsien und große Viren eine komplexe Antigenstruktur haben, sind die kleineren Viren einfacher aufgebaut. Wahrscheinlich haben jedoch alle Viren mehrere Antigene. Es kommt daher zur Bildung einer Mehrzahl von Antikörpern, zumal unter Umständen sogar ein einziges Antigen die Bildung mehrerer Antikörper hervorrufen kann. Ein bestimmter Antikörper läßt sich oft mit mehreren der später aufgeführten serologischen Untersuchungsmethoden nachweisen; andererseits können Unterschiede im Titerverlauf während einer Infektion (z. B. von komplementbindenden und neutralisierenden Antikörpern) für deren qualitative Verschiedenheit sprechen. Die Bedeutung zirkulierender Antikörper für den Schutz des Menschen gegen Reinfektion, also für seine Immunität, ist umstritten. Spezifische Antikörper zu diagnostischen Zwecken lassen sich künstlich durch Immunisierung von Tieren gewinnen, wobei am häufigsten Kaninchen, Meerschweinchen oder Affen verwendet werden.

Mit physikalisch-chemischen Methoden kann man weitere Unterschiede in den Eigenschaften der Antikörper nachweisen. So finden sie sich bei Elektrophorese des Serums zwar überwiegend im $\gamma$-Globulin, jedoch auch in den $\alpha$- und $\beta$-Globulin-Fraktionen. Mit Hilfe der Ultrazentrifuge kann man Antikörper von zwei verschiedenen Molekülgrößen ($s_{20} = 7$, $s_{20} = 19 =$ Makroglobulin) abtrennen. Der physikalisch-chemische Zustand der Antikörper hängt nicht nur von der Art des Antigens, sondern auch von der Art und Zeitdauer der Immunisierung ab. Über die Beziehungen dieser Heterogenität zu den serologischen Spezifitäten ist noch recht wenig bekannt [134].

Antikörper treten nicht nur im Verlauf einer Viruskrankheit auf, sondern auch als Folge einer inapparenten Infektion sowie nach Schutzimpfungen. Nach diesen ist die Skala der gebildeten Antikörper allerdings oft kleiner als nach natürlicher Infektion.

Eine große Zahl von Antikörpern wird während der Schwangerschaft diaplazentar von der Mutter auf den Fötus übertragen. Diese passiv übertragenen Antikörper schützen den Säugling in den ersten Lebensmonaten vor einer Reihe von Virusinfektionen. Sie werden jedoch als Fremdproteine mit einer Halbwertszeit von etwa 30 bis 35 Tagen abgebaut und sind damit in der Regel 3 bis 6 Monate nach Geburt im Serum nicht mehr nachweisbar. Die Antikörperbildung ist beim Säugling im ersten Vierteljahr noch unvollkommen, wahrscheinlich infolge des Mangels an antikörperbildenden Plasmazellen beim Neugeborenen [146]. Doch gibt es Fälle, in denen auch Neugeborene Antikörper in normaler Stärke produzieren.

Über den zeitlichen Verlauf der Antikörperbildung bei Virus- und Rickettsieninfektionen sowie über die Dauer ihrer Persistenz im Serum lassen sich keine allgemeinen Regeln aufstellen. Da jedoch meist mit einem längeren Persistieren gerechnet werden muß, kann man aus der serologischen Untersuchung eines Einzelserums vom Patienten gewöhnlich keine sicheren Schlüsse auf die Art der vorliegenden Infektion ziehen. Zu diesem Zweck ist daher stets die Untersuchung von (mindestens) zwei Patientenseren notwendig, von denen das erste möglichst frühzeitig, das zweite etwa 14 Tage später (Rekonvaleszentenserum) entnommen werden soll. Ein Titeranstieg der Antikörper von der ersten zur zweiten Serumprobe um mindestens das 4fache gilt als diagnostisch beweisend für eine Infektion mit dem betreffenden Agens, vorausgesetzt, daß die Spezifität der betreffenden Reaktion feststeht.

Allgemein können serologische Reaktionen verwendet werden entweder zum Antikörpernachweis gegen bekannte Antigene oder zur Identifikation unbekannter Erreger bzw. ihrer Antigene mit Hilfe bekannter Antikörper (Immunseren). Im einzelnen sind folgende Anwendungsbereiche zu nennen:

1. Antikörpernachweis zur serologischen Diagnostik (zwei Seren erforderlich, Titeranstieg, s. o.),
2. Antikörpernachweis zu epidemiologischen Untersuchungen (z. B. Vorkommen und Durchseuchung der Bevölkerung mit bestimmten Viren),
3. Antikörpernachweis zur Bestimmung der Wirksamkeit von Schutzimpfungen,
4. Identifikation von Viren und Rickettsien mit bekannten Immunseren,

5. Antigen-Feinanalyse zur Unterscheidung von Virusstämmen innerhalb des gleichen Typs,
6. zum Studium der Eigenschaften des Erregers selbst und seiner Vermehrung unter gleichzeitiger Verwendung anderer Methoden (z. B. Infektiosität, biochemische Untersuchungen).

Zur Beurteilung serologischer Reaktionen ist eine genaue Kenntnis der Spezifität der in Frage kommenden Antigen-Antikörper-Reaktionen erforderlich. Diese hängt nicht nur von der Art des Virus bzw. Antigens und von der Untersuchungsmethode ab, sondern oft auch von der Qualität und der Tierspezies der betreffenden Antikörper sowie möglicherweise auch von deren physikalisch-chemischen Eigenschaften.

## 2. Neutralisation

Die Neutralisation ist die am längsten bekannte [141] und zugleich die spezifischste aller serologischen Reaktionen. Sie wird bei Rickettsien relativ wenig, bei Viren weit häufiger angewendet. Im Prinzip geht es darum, daß ein Virus, wenn es mit einem Serum zusammengebracht wird, das spezifische Antikörper enthält, seine Infektiosität verliert. Der von GARD [45] in etwas eingeschränktem Sinne gebrauchte Begriff „Immuno-Inaktivierung" gibt das Geschehen bei der Virusneutralisation sinnvoll wieder. Da zum Nachweis der Infektiosität lebende Zellen verwendet werden müssen, ist der Neutralisationstest in der Regel zeitraubender und aufwendiger als andere serologische Verfahren und führt zudem erst im Lauf einiger Tage zu einem Ergebnis. Dennoch ist er wegen seiner Spezifität und seiner universellen Anwendbarkeit in vielen Fällen unentbehrlich.

Neutralisierende Antikörper treten fast regelmäßig nach einer natürlichen Virusinfektion auf und bleiben meist viele Jahre nachweisbar. Ihre Bedeutung für die Überwindung der akuten Krankheit ist zweifelhaft [89] und ist selbst für die Immunität bei Reinfektion mit dem betreffenden Virus nicht unbestritten. Dennoch wertet man das Auftreten neutralisierender Antikörper als Anzeichen für eine erfolgreiche Impfung mit Virusvakzinen, während andersartige Antikörper nach Impfung oft nicht nachweisbar sind. Zu epidemiologischen Untersuchungen über die Durchseuchung der Bevölkerung mit bestimmten Viren ist der Neutralisationstest (in manchen Fällen neben der Hämagglutinationshemmung) die Methode der Wahl, da die Antikörper lang persistieren. Schließlich eignet sich die Neutralisation wegen ihrer hohen Spezifität besonders zur Identifikation unbekannter Viren mit bekannten Immunseren sowie in besonderen Fällen auch zur Analyse von Antigen-Unterschieden verschiedener Stämme innerhalb des gleichen Virustyps. In der serologischen Diagnostik von Virusinfektionen wird der Neutralisationstest dagegen weniger häufig angewendet als die Komplementbindungsreaktion. Dies liegt einerseits an dem größeren methodischen Aufwand, der ins Untragbare wächst, wenn

Serumpaare gegen eine Reihe verschiedener Viren getestet werden sollen, andererseits daran, daß neutralisierende Antikörper oft früher im Verlauf der Infektion ansteigen als komplementbindende und daher ein Titeranstieg seltener festzustellen ist.

Je nach dem Virus und nach dem erstrebten Zweck sind eine Reihe verschiedener Methoden zum Nachweis der Neutralisation von Viren in Gebrauch. Voraussetzung ist stets, daß man mit Virusvorräten von bekanntem Titer arbeitet (Titrationsmethoden s. voriges Kapitel). Handelt es sich um die Identifikation eines unbekannten, neu isolierten Virus, wird man allerdings oft zur Zeitersparnis auf eine vorhergehende Titration verzichten. In diesem Fall bringt man das Virus in einer aus der Erfahrung geschätzten Verdünnung mit den in Frage kommenden Immunseren zusammen und titriert es zur gleichen Zeit, um bei Wiederholungs- und Ergänzungsuntersuchungen mit definierten Virusmengen arbeiten zu können.

Die gebräuchlichsten *Methoden der Virusneutralisation* sind in Tabelle 1 zusammengestellt. Alle biologischen Systeme, in denen eine Virusvermehrung auf direktem Wege nachgewiesen werden kann, lassen sich auch zur Neutralisation verwenden. In der Regel werden Serum und Virus in geeigneter Verdünnung gemischt, das Gemisch eine Zeitlang in Kontakt gehalten und dann entweder auf das betreffende System verimpft oder suspendierte Zellen zu

| Indikator-system | Kriterien für die Neutralisation | Quantitative Bestimmung |
|---|---|---|
| Tier | Ausbleiben des Todes oder der Krankheit | N-Index |
| | Verlängerung der Inkubationszeit* | N-Index |
| Hühnerembryo | Ausbleiben des Absterbens | N-Index oder |
| | Verhinderung des Auftretens von Hämagglutinin** | N-Titer |
| | Verminderung der Pockenzahl auf der Chorioallantoismembran | N-Titer |
| Zellkultur (Einschicht-) | Ausbleiben des zytopathogenen Effektes | N-Titer |
| | Ausbleiben der Hämadsorption | N-Titer |
| | Hemmung der Plaquebildung | N-Titer, N-Kinetik, Hemmhofgröße |
| Zellkultur (suspendierte Zellen) | Veränderungen im pH des Mediums („Colortest") | N-Titer |

\* In bestimmten Fällen auch beim Hühnerembryo und in Gewebekultur anwendbar.
\*\* Auch an Kulturen mit Stücken überlebender Chorioallantoismembranen durchführbar [40].

Tab. 1: Möglichkeiten der Virusneutralisation

dem Gemisch hinzugegeben. Die Kriterien, an denen der Neutralisationseffekt erkannt werden kann, sind je nach Testsystem und Virus sehr unterschiedlich. In jedem Fall wird der typische virusspezifische Effekt durch den Einfluß des Immunserums verhindert (Tab. 1). Bei Gewebekulturen ist die Neutralisation am Ausbleiben des zytopathogenen Effektes oder Fehlen einer Hämadsorption (s. nächster Abschnitt) erkennbar. Auch die genaueren Viruszählverfahren (Pocken auf der Chorioallantoismembran, Plaquemethode in der Gewebekultur) können mit Vorteil für die Neutralisation verwendet werden, wobei man von Pocken- oder Plaque-Reduktionsmethode spricht. Die Verminderung der Pocken- oder Plaquezahl auf 50% oder weniger gegenüber den Kontrollen gilt als Kriterium für die Neutralisation. Mit suspendierten Zellen kann man einen technisch besonders einfachen „kolorimetrischen" Neutralisationstest durchführen [124], der auf folgendem Prinzip beruht: Die Zellen verändern den pH-Wert der Nährlösung durch ihren Stoffwechsel zum Sauren hin; Zellen, die durch Virus zerstört werden, produzieren keine Säure, wohl aber dann, wenn das Virus durch Antikörper neutralisiert ist. Bei Zusatz von Phenolrot zum Medium wird dies als Farbänderung erkennbar (Zellen allein: gelb, Zellen + Virus: rot, Zellen + neutralisiertes Virus: gelb). Dieser „Colortest" kann in Röhrchen oder in nur einmal verwendbaren Plastiktafeln mit Vertiefungen angesetzt werden und läßt sich einfacher und schneller durchführen als andere Neutralisationsversuche, zumal die mikroskopische Ablesung wegfällt, die bei anderen Gewebekulturverfahren nötig ist. Eine Abart dieses Colortests wurde für Adenoviren beschrieben [73], bei denen virusinfizierte HeLa-Zellen — im Gegensatz zu dem oben geschilderten Verhalten — eine intensivere Säurebildung und damit eine raschere Gelbfärbung zeigen als Normalkulturen oder solche mit neutralisiertem Virus. Colorteste sind allerdings etwas anfälliger gegen Störungen als Versuche mit mikroskopischer Ablesung.

Bei bestimmten Virus-Zellsystemen besteht eine starke Abhängigkeit der Inkubationszeit, d. h. der Zeit von der Beimpfung bis zum Auftreten virusspezifischer Effekte, von der Virusmenge, was man zur Virustitration benutzen kann [54]. In entsprechender Weise — auf Grund der Verlängerung der Inkubationszeit — läßt sich auch eine Neutralisation nachweisen [44].

Zum Identifizieren unbekannter Viren kann man sich in vielen Fällen mit einer *qualitativen Neutralisation* begnügen, bei der eine Virus-Testdosis von etwa 100 $ID_{50}$ mit einer einzigen Serumverdünnung (20—100 Antikörper-Einheiten, d. h. die 20- bis 100fache Konzentration des homologen Serumneutralisationstiters) der in Frage kommenden Immunseren gemischt wird. Dies setzt eine Kenntnis der Spezifität und Wirksamkeit der verwendeten Immunseren voraus, wie sie in vorbildlicher Weise für die amerikanischen Echovirus-Standardimmunseren erarbeitet wurde [76]. Wenn zugleich mit einer großen Anzahl verschiedener Serumtypen neutralisiert werden muß, wie bei den Enteroviren, läßt sich durch Verwendung von Serumpools an Stelle von Einzelseren Arbeit und Material ersparen. Werden diese Pools in bestimmten sich überschneidenden Kombinationen gemischt *[84, 128]*, so gelingt die Identifikation des Virustyps schon in einem Arbeitsgang, während sonst eine Wiederholung mit den Einzelseren des neutralisierenden Pools notwendig wäre. Auch bei epidemiologischen Untersuchungen über die Verbreitung von Virusinfektionen in der Bevölkerung genügt die Untersuchung einer einzigen Serumverdünnung. In anderen Fällen ist aber eine *quantitative Bestimmung* der neutralisierenden Antikörper erforderlich. Hierfür sind mehrere Methoden in Gebrauch:

1. Serummenge konstant, fallende Virusverdünnungen. Hierbei verdünnt man das Virus in Potenzen von 10 in dem zu testenden Serum und zum Vergleich in Normalserum und verimpft die Gemische. Bei vorliegender Neutralisation ist der Virustiter in dem zu testenden Serum geringer als im Normalserum, z. B. $10^4$ bzw. $10^{6,7}$ $ID_{50}$/ml. Den Quotienten beider Titer ($10^{2,7} = 500$) bezeichnet man als Neutralisationsindex des betreffenden Serums. In der gleichen Weise können auch zwei Seren eines Patienten miteinander verglichen werden. Neutralisationsindizes unter 10 sind negativ, von 10 bis 49 gelten sie als zweifelhaft, von 50 ab als positiv. Diese Methode wird häufig im Tierversuch sowie beim Hühnerembryo angewendet.

2. Virusmenge konstant, fallende Serumverdünnungen. Eine bekannte konstante Virus-Testdosis (100 $ID_{50}$) wird mit geometrischen Reihenverdünnungen der betreffenden Seren zusammengebracht und die Gemische werden verimpft. Es ergibt sich ein Serum-Neutralisationstiter, der z. B. nach REED und MUENCH *[112]* als 50%iger Endpunkt berechnet wird, d. h. als die Serumverdünnung, die bei 50% der beimpften Testsysteme das Auftreten des virusspezifischen Effektes verhindert. Dies Verfahren wird namentlich in Gewebekultur häufig angewendet. Die Serumtiter sind beim Colortest in der Regel gleich hoch, wie wenn man die Hemmung des zytopathogenen Effektes als Kriterium benutzt *[104]*. Auch die Pocken- bzw. Plaque-Reduktionsmethode wird gewöhnlich als Serumtitration durchgeführt und die Serumverdünnung bestimmt, welche die Plaquezahl noch um 50% vermindert. Jedoch lassen sich mit dem Plaqueverfahren auch

3. sehr genaue quantitative Angaben über die Neutralisation eines Serums mit Hilfe der kinetischen Methode nach DULBECCO u. a. *[34]* erhalten, mit denen man beispielsweise bei Poliovirus antigendifferente Stämme des gleichen Virustyps unterscheiden kann *[92]*. Hierbei wird die Verminderung der Plaquezahl in Abhängigkeit von der Zeit, welche Virus und Serum miteinander in Kontakt stehen, bestimmt und die Neutralisation als Velozitätskonstante K angegeben.

4. Bei einem weiteren Plaqueverfahren [140] wird Virus in relativ hoher Dosis, die zu konfluierenden Plaques führt, auf eine Einschicht-Zellkultur gebracht und mit Serum getränkte Filterpapier-Plättchen auf die Agaroberfläche gelegt. Die Antikörper diffundieren in den Agar und führen — vergleichbar den bakteriologischen Resistenzbestimmungen mit der Plättchenmethode — zu Hemmhöfen aus intakten Zellen, deren Größe dem Antikörpergehalt im

Serum proportional sein soll. Diese Methode wurde bisher besonders bei Arborviren angewendet *[108]*. Bei einem ähnlichen Verfahren wird Serum in Stanzlöcher im Agar eingebracht *[15]*. Ein einfaches Plaqueverfahren zur Unterscheidung von Poliovirusstämmen verschiedener Antigenstruktur besteht darin,
daß dem Überschichtungsmedium Immunserum in geeigneter Verdünnung zugesetzt wird *[150]*. Die Plaquebildung des homologen Virusstammes wird
vollständig unterdrückt, während antigenverschiedene Stämme des gleichen
Typs Plaques in verminderter Größe bilden.

*Schwierigkeiten* können bei Neutralisationsversuchen in zweierlei Richtungen
auftreten:

a) Die „Neutralisation" eines Virus kann auch durch andere Faktoren außer
   Antikörpern erfolgen.

b) Eine Neutralisation kann bei Anwesenheit von Antikörpern ausbleiben
   oder schwächer ausfallen als erwartet.

Das Vorkommen sog. *unspezifischer Inhibitoren* in Seren ist schon länger bekannt *[50]*. Ein Teil von ihnen ist thermolabil und läßt sich durch Erhitzung
der Seren (Inaktivieren, 30 Min. 56° C) zerstören. Diese thermolabilen Hemmstoffe, die besonders bei der Myxovirusgruppe von Bedeutung sind, scheinen
zum Teil mit dem Properdinsystem identisch zu sein *[151]*. Gelegentlich werden
auch thermolabile Hemmstoffe beobachtet, die sich durch ihre chemische Natur
von Antikörpern unterscheiden lassen *[49]*. In Gewebekultur kann ein weiterer
Effekt eine Neutralisation vortäuschen; Immunseren, die durch Immunisierung
mit Antigenen aus Zellkulturen hergestellt worden sind, können antizelluläre
Antikörper enthalten, die einerseits toxisch auf die Zellkultur wirken, andererseits in unspezifischer Weise die Virusvermehrung in dem entsprechenden Zellsystem hemmen können, wahrscheinlich durch Blockierung der Virusrezeptoren
der Zelloberfläche *[58, 109]*. Einige Viren sind wenig oder nicht empfindlich gegenüber den erstgenannten
unspezifischen Inhibitoren im Serum, z. B. Enteroviren und Adenoviren. Bei
ihnen ist es gleichgültig, ob man die Seren zur Neutralisation inaktiviert, d. h.
30 Min. auf 56° C erhitzt, oder nicht *[34]*, während bei Myxoviren alle Seren
erhitzt werden müssen, um thermolabile Inhibitoren zu zerstören. Es gibt
jedoch Fälle, z. B. bei manchen Myxoviren und Arborviren, bei denen thermolabile Faktoren für die Virusneutralisation notwendig sind. Dabei kann Inaktivierung des Serums oder längere Aufbewahrung zum Verlust seiner Neu-
tralisationsfähigkeit führen, die aber durch Zusatz von Normalserum wieder-
hergestellt werden kann *[122]*. Dies ist bereits ein Beispiel für ein Ausbleiben
der Neutralisation trotz Vorhandensein spezifischer Antikörper. Aber auch
andersartige Faktoren können z. B. in der Enterovirusgruppe sowohl bei
Identifikation unbekannter Viren wie auch beim Nachweis neutralisierender
Antikörper beim Patienten Schwierigkeiten bereiten *[155]*. Sie lassen sich zum
Teil nach Kenntnis der theoretischen Aspekte der Neutralisation (Übersicht
bei *[38]*) verstehen, wie es im folgenden erläutert wird.

Untersuchungen über die *quantitativen Verhältnisse* und den zeitlichen Verlauf der Virusneutralisation, insbesondere mit Hilfe des Plaqueverfahrens, haben eine Reihe bemerkenswerter Gesetzmäßigkeiten erbracht. Wie erstmalig HORSFALL *[67]* fand und wie es in vielen anderen Untersuchungen bestätigt wurde, besteht zwischen dem Logarithmus der Serumkonzentration und dem der neutralisierten Virusmenge in einem weiten Bereich eine lineare Abhängigkeit. Die Neigung dieser Regressionslinie (log Serumkonz. in der Abszisse, log Viruskonz. in der Ordinate) ist entweder gleich 1 oder höher. Dies bedeutet, daß beispielsweise bei Erhöhung der Virusdosis um das 10fache der Serumtiter höchstens auf den 10. Teil absinkt. Die Größe dieses Neigungswinkels ist charakteristisch für bestimmte Virustypen *[48]*, kann aber darüber hinaus stark von dem verwendeten Testsystem und sogar von der Inokulationsweise bei Tier oder Hühnerembryo abhängen *[147]*. Oft, aber nicht immer, sind dabei in dem Testsystem von höherer Virusempfänglichkeit die Neutralisationstiter niedriger und die Neigungswinkel größer.

Der *zeitliche Verlauf* der Neutralisation nach Zusammenbringen von Virus und Antikörpern entspricht in seinem Ablauf über eine gewisse Strecke einer Reaktion erster Ordnung, wie es erstmals am Virus der westlichen Pferdeenzephalomyelitis und am Poliovirus nachgewiesen *[34]* und später an anderen Viren bestätigt wurde. Danach hat es den Anschein, als ob in der Art eines Eintreffer-Geschehens ein Antikörpermolekül zur Neutralisation eines Viruspartikels genügen würde. Mit dieser Vorstellung stehen allerdings nicht alle Beobachtungen im Einklang, z. B. nicht die genannte Abhängigkeit des Neutralisationseffektes vom Testsystem.

Zur Erhaltung maximaler Serumtiter ist ein längerer Kontakt zwischen Virus und Serum notwendig, z. B. 3 Stunden 37° bei Poliovirus *[104]*, wobei jedoch berücksichtigt werden muß, daß manche Viren nach solch einer Zeit bereits durch Thermoinaktivierung an Infektiosität verlieren. Selbst nach 3 Stunden geht die Neutralisation von Poliovirus durch schwache Antikörper noch weiter und erreicht erst nach 6 bis 9 Stunden 37° ein Gleichgewicht *[45]*. Auf dieser Beobachtung basiert die Methode der „Immuno-Inaktivierung", die durch starke Verlängerung der Kontaktzeit zwischen Antikörper und Virus unter gleichzeitiger Verminderung der Virustestdosis etwa 100fach empfindlicher zum Nachweis schwacher Antikörper als die konventionelle Methode sein soll. Die Spezifität dieses Verfahrens bedarf jedoch noch der Überprüfung.

Antikörper und Virus bilden einen Antigen-Antikörper-Komplex, der sich durch Verdünnung des Gemisches nicht oder nur in geringem Grade dissoziieren läßt. Dennoch ist das Virus nicht völlig „tot". So konnte z. B. Poliovirus durch bestimmte Manipulationen, wie Behandlung mit Fluorkohlenwasserstoffen *[78]* oder pH-Verschiebung auf pH 2,5 *[90]* in infektiösem Zustand wiedergewonnen werden. Bemerkenswert ist weiterhin, daß es durch Zugabe von inaktiviertem Virus ebenfalls gelingt, vorher neutralisiertes aktives Virus vom Antigen-Antikörper-Komplex abzusprengen oder, bei vorherigem Mischen von Antikörpern mit inaktivem Virus und nachträglicher Zugabe des aktiven

Virus, die Neutralisation des letzteren zu verhindern, ein Verfahren, das zur Wertbemessung inaktiver Virusimpfstoffe geeignet erscheint [10]. Bei Maul- und Klauenseuchevirus konnte eine nichtinfektiöse Viruskomponente, welche die Neutralisation blockiert, vom Virus abgetrennt und teilweise physikalisch charakterisiert werden [12].

Bei verschiedenen Viren ist fast stets ein nicht neutralisierbarer Virusanteil gefunden worden, der auch durch Antikörperüberschuß nicht inaktiviert wird. Dieser Virusanteil erwies sich bei weiterer Züchtung nicht als genetisch resistent gegenüber Antikörpern [34]. Er hat vermutlich auch mit den Antikörpern reagiert, jedoch ist noch keine Erklärung möglich, warum er seine Infektiosität nicht verliert. Eine Hypothese, wonach es sich um Virusaggregate handeln soll [57], bedarf erst der experimentellen Bestätigung. FAZEKAS DE ST. GROTH u. a. [39] deuten die Neutralisation als Einstellung eines Gleichgewichtes zwischen Bildung und Dissoziation des Virus-Antikörper-Komplexes, worin auch eine Erklärungsmöglichkeit für den nicht neutralisierbaren Anteil des Virus liegt.

Die oben erwähnten Schwierigkeiten bei der Neutralisation von Viren können danach auf folgenden Ursachen beruhen:

1. Das überlebende Restvirus kann, besonders bei empfindlichen Testsystemen, die Neutralisation nicht in Erscheinung treten lassen oder, bei längerer Beobachtung des Versuches, zum „Durchbruch" kommen.

2. Da der Ausfall der Neutralisation vom Testsystem abhängig ist, kann diese gering sein oder fehlen, wenn ein ungeeignetes System verwendet wird.

3. Die Anwesenheit von inaktivem Virus kann die Neutralisation stören.

4. Ein Virusstamm kann in einen „schlecht neutralisierbaren" Zustand vorliegen, der sich manchmal durch wiederholte Passagen in einen gut neutralisierbaren überführen läßt [77]. Dieser Effekt konnte bei einem Coxsackie-B 4-Stamm auf das Vorliegen zweier in ihrer Antikörper-Empfindlichkeit sowie in der Plaquegröße unterschiedlichen Viruspopulationen zurückgeführt werden [20]. Weiterhin können

5. Antigen-Unterschiede innerhalb des gleichen Virustyps die Neutralisation beeinträchtigen, wenn ein Virus durch ein mit einem anderen Stamm hergestelltes Immunserum neutralisiert werden soll.

6. Wie bereits erwähnt, sind in besonderen Fällen thermolabile Faktoren für die Neutralisation notwendig, deren Fehlen ein Ausbleiben der Neutralisation zur Folge haben kann.

### 3. Hämagglutinationshemmung

Die Hämagglutinationshemmung (HA-Hemmung) als Antikörpernachweis beruht auf dem Vermögen vieler Viren, Blutkörperchen bestimmter Tierspezies zu agglutinieren. Dieses 1941 bei Influenzavirus entdeckte Phänomen [66, 93] wurde in der Folgezeit bei einer großen Anzahl weiterer Viren beobachtet.

| Virus | | Blut-körperchen von | Häm-agglutinin vom Virus abtrennbar? | Besonder-heiten der HA | Häm-adsorption nach-weisbar? | Hemmung durch unspezifische Inhibitoren | Spezifität der HA-Hemmung gültig für |
|---|---|---|---|---|---|---|---|
| Gruppe | Typen | | | | | | |
| Psittakose | Psittakose Tierviren | Maus | ja | | | | Gruppe |
| Pockenviren | Variola Vakzine Ektromelie | Huhn Huhn Huhn, Maus | ja | nicht alle Hühner geeignet | ja | nein | Gruppe |
| Myxoviren | Influenza A, B, C Parainfluenza 1—4 | Huhn Meerschwein-chen Mensch | nein teilweise | Rezeptor-zerstörung ebenfalls zusätzlich Hämolyse | ja ja | ja* ja | Typ oder Subtyp Typ |
| | Mumps Newcastle Masern | Rhesusaffe | teilweise | — | | | |
| Adenoviren | I: 3, 7, 11, 14, 21, 25, 28 | Rhesusaffe | teilweise | 3 verschie-dene Häm-agglutinine** | nein | nein | Typ |
| | II: 8, 9, 10, 13, 15, 17, 19, 22, 23, 24, 26, 27 | Ratte (voll-ständig) | | | | | |
| | III: 1, 2, 4, 5, 6 | Ratte (unvoll-ständig) | ja | | | | |

| Virus | | Blut-körperchen von | Häm-agglutinin vom Virus abtrennbar? | Besonder-heiten der HA | Häm-adsorption nach-weisbar? | Hemmung durch unspezifische Inhibitoren | Spezifität der HA-Hemmung gültig für |
|---|---|---|---|---|---|---|---|
| Gruppe | Typen | | | | | | |
| Reoviren | 1, 2 / 3 | Mensch / Rind, Mensch | nein | | nein | | Typ |
| Enteroviren | ECHO 3, 6, 7, 11, 12, 13, 19, 20, 21 Coxsackie B 1, B 3, B 5, A 21 | Mensch | nein | ** | nein | ja | Typ |
| Enzephalo-myokarditis | 1 Typ | Schaf | nein | | | ja | Typ |
| Arborviren | Ein großer Teil der bekannten Typen | Gans | nein | *** | ja | ja* | Unter-gruppe |

* Mukoproteide bei Myxoviren, Lipoproteide bei Arborviren.
** Nicht alle Passagen, vielleicht auch nicht alle Stämme hämagglutininhaltig.
*** Enger pH-Bereich für Herstellung und Anwendung der Hämagglutinine.

Tab. 2: Übersicht über Virushämagglutinine.

Wie aus Tabelle 2 ersichtlich, gehören diese Viren ganz verschiedenen Gruppen an. Ebenso unterschiedlich ist auch die Art der zur Agglutination befähigten Blutzellen und der Mechanismus der HA. Selbst innerhalb einer Virusgruppe findet man teilweise nicht agglutinierende Typen oder Stämme neben solchen, die Hämagglutinin bilden, und auch die Eigenschaften der Hämagglutinine können grundlegende Unterschiede zeigen [6]. Trotz dieser Verschiedenheiten ist jedoch allen Virusagglutininen gemeinsam, daß die HA durch spezifisches Immunserum gehemmt wird und damit für serologische Teste nutzbar gemacht werden kann. Die Schwierigkeiten, mit der man geeignete Hämagglutinine gewinnen kann, sind unterschiedlich. Bei Myxoviren ist es ohne weiteres möglich, wirksame Hämagglutinine zu erhalten, ebenso bei Pockenviren und bei der zweiten Gruppe der Adenoviren. Relativ leicht gelingt es bei einem Teil der Arborviren, dagegen schwierig bei der dritten Gruppe der Adenoviren sowie teilweise bei Echo-, Coxsackie- und Reoviren. Die Hämagglutinine sind entweder Bestandteile des Viruspartikels oder vom Virus abtrennbare virusspezifische Substanzen. Bei den kleineren Viren ist diese Frage noch nicht geklärt; die meisten vorliegenden Beobachtungen sprechen zwar dafür, daß bei ihnen Viruspartikel und Hämagglutinin identisch sind, jedoch ist die Möglichkeit einer Abtrennung mit verfeinerten Methoden (z. B. Dichtegradienten-Zentrifugierung) noch nicht voll ausgeschöpft [79].

Am besten bekannt sind die Eigenschaften der Hämagglutinine der Influenzaviren. Das Virus selbst wird bei der HA an die Blutzellen adsorbiert; es agglutiniert also die Blutkörperchen durch Brückenbildung zwischen ihnen. Werden Virus + Blutkörperchen bei 37° gehalten, so löst sich das Virus wieder von der Erythrozytenmembran ab („Elution"), ein Vorgang, der auf das Vorhandensein eines Virusenzyms, und zwar einer Neuraminidase, zurückgeführt werden konnte [55, 82]. Nach Elution ist das Virus unverändert, während die mukoproteidhaltigen Rezeptoren der Blutkörperchen durch das Enzym zerstört worden sind und daher nicht mehr durch das gleiche Virus agglutiniert werden. Dies gilt auch für die Parainfluenzagruppe mit Ausnahme von Masernvirus.

Die HA von Myxoviren kann durch *unspezifische Inhibitoren* von Mukoproteidcharakter, die ihrerseits mit dem Virusenzym reagieren, gehemmt werden. Ein Teil dieser auch im Serum vorkommenden Stoffe läßt sich durch Inaktivieren, andere durch Behandlung der Seren mit einem neuraminasehaltigen Choleravibrionenfiltrat (RDE = receptor-destroying enzyme) oder auch durch Trypsin, Perjodat bzw. $CO_2$ inaktivieren. Nur ein Teil dieser Inhibitoren ist auch zur Neutralisation befähigt (Übersicht bei [1]).

Die HA durch Pocken- und Adenoviren ist anscheinend nicht durch im Serum vorkommende unspezifische Inhibitoren zu beeinflussen, wohl aber die durch Entero- und Arborviren. Will man spezifische HA-hemmende Antikörper nachweisen, müssen in diesen Fällen die Seren einer geeigneten Vorbehandlung unterzogen werden. In den meisten Fällen empfiehlt es sich, die Seren vor Gebrauch zu inaktivieren. Weiterhin ist Absorption mit Kaolin (Arborviren), Behandlung mit RDE vor Inaktivierung (Myxoviren) bzw. mit Bentonit (Echoviren) angebracht. Schließlich muß damit gerechnet werden, daß in vielen Seren heterospezifische Agglutinine gegen fremde Blutzellen vorhanden sind. Diese lassen sich durch vorherige Absorption der Seren mit den betreffenden Blutkörperchen entfernen.

Weitere Angaben über die Eigenschaften der Virushämagglutinine finden sich in den Kapiteln über die einzelnen Viren sowie in einer Übersicht [3].

Zur Hämagglutination wird das Virus in Potenzen von 2 in physiologischer Kochsalzlösung verdünnt, die Blutkörperchen zugesetzt und die HA auf Grund des Bildes der abgesetzten Blutkörperchen (sog. Patterntest) beurteilt (Abb. 1).

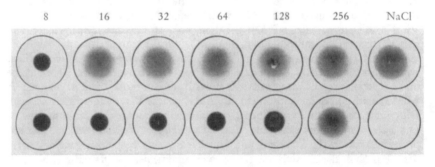

Abb. 1: Hämagglutination durch Influenzavirus Typ A 2 in Plexiglasplatten; Hämagglutinationshemmung durch ein Patientenserumpaar (Titeranstieg)

Objektträgermethoden etwa wie bei Blutgruppenbestimmungen sind wegen der sehr feinen Agglutinate bei der Virus-HA nicht möglich. Temperatur und evtl. auch pH-Wert der Reaktion müssen je nach Virus verschieden gewählt werden.

Für die *HA-Hemmung* werden in einem zweiten Arbeitsgang Serumverdünnungsreihen nach entsprechender Vorbehandlung (s. o.) mit Virus in einer Konzentration, die gewöhnlich vier HA-Einheiten enthält (also die vierfache noch agglutinierende Virusdosis), gemischt. Nach 15 bis 30 Min. Kontaktzeit von

Antigen und Antikörper fügt man die Blutzellen hinzu und beurteilt nach ihrem Absetzen das Hämagglutinationsbild. Untersucht man verschiedene Virus- und Serumkonzentrationen gleichzeitig, so verhalten sich Hämagglutininmenge und Serumtiter umgekehrt proportional [123].

Mittels eines photometrischen Verfahrens, das die Sedimentation der Blutzellaggregate auswertet, kann man besonders exakte, reproduzierbare Hämagglutininbestimmungen durchführen [32]. Das Verfahren eignet sich auch zu Antikörpergehaltsbestimmung gegen Myxoviren und ermöglicht auf Grund der mit Hilfe der Freundlichschen Adsorptions-Isotherme auswertbaren quantitativen Beziehungen zwischen Virus und Antikörper eine Abgrenzung spezifischer hämagglutinationshemmender Antikörper von unspezifischen Inhibitoren [33]. Die theoretischen Voraussetzungen dieser Methode sind allerdings nicht unbestritten geblieben [145].

Die Frage des *Spezifitätsgrades* der HA-Hemmung ist für ihre Anwendungsmöglichkeit und Beurteilung von großer Bedeutung. Voraussetzung ist natürlich, daß es sich wirklich um Antikörper und nicht um unspezifische Inhibitoren handelt. Bei den Myxoviren kommt der HA-Hemmungstest der Neutralisation an Spezifität nah, was auch für Masernvirus zu gelten scheint [29]. Bei diesen Viren läßt sich die HA-Hemmung daher sowohl zur Bestimmung der Virustypen (bei Influenza-A-Virus: der Subtypen) unbekannter Viren sowie auch als spezifischer Antikörpertest (sog. Hirsttest) verwenden, wobei jedoch die unspezifischen Inhibitoren nachteilig sind. Die diagnostische Verwertbarkeit der HA-Hemmung ist auch bei der Pockengruppe praktisch erprobt worden [23]. Bei ihr wie bei der Psittakosegruppe ist die HA-Hemmung eine gruppenspezifische Reaktion [63]. Bei Adeno- und Enteroviren wird die Verwendung zur Typisierung von Viren dadurch erschwert, daß nicht alle Virustypen und teilweise auch nicht alle Passagen agglutinierender Typen Hämagglutinin zeigen. Die HA-Hemmung mit Immunseren vom Tier ist bei diesen Viren weitgehend typenspezifisch. Auch beim Menschen scheinen überwiegend homotypische Antikörperanstiege bei Adenoviren [117] und Enteroviren [118, 127] aufzutreten. Eine Antikörperbestimmung mit Patientenseren ist aber wegen der großen Zahl verschiedener Typen nur innerhalb von Epidemien sinnvoll. Selbstverständlich ist nur ein Antikörperanstieg diagnostisch beweisend, zumal die HA-hemmenden Antikörper nach Infektion im Serum lange persistieren. Bei der Gruppe der Arborviren ist die HA-Hemmung eine untergruppenspezifische Reaktion, die sich gut zur Einordnung von Viren in eine der Untergruppen eignet [17], jedoch nicht zur Typisierung von Viren oder zum Antikörpernachweis gegen ein bestimmtes Virus. Für diesen Zweck müssen Neutralisation bzw. Komplementbindung herangezogen werden [17].

Weitere serologische Möglichkeiten ergeben sich aus dem 1957 entdeckten Phänomen der *Hämadsorption* [148]. Bringt man geeignete Blutkörperchen auf virusinfizierte Gewebekulturzellen, so werden diese fest an die Zelloberfläche adsorbiert, offenbar an den Stellen des Austritts von Hämagglutinin aus der Zelle. Die Hämadsorption läßt sich allerdings nicht bei allen hämagglutinierenden Viren nachweisen (soweit untersucht, s. Tab. 2). Sie wird durch Zugabe von Immunserum zur Kultur vor dem Aufbringen der Blutkörperchen spezifisch gehemmt. Diese Hämadsorptionshemmung kann zur Virusidentifikation benutzt werden. Bei Viren mit geringfügigem oder fehlendem zytopathogenem Effekt dient die Hämadsorption als Indikator für eine Virusvermehrung und kann in entsprechender Weise auch bei der Virusneutralisation verwendet werden [74].

Bei den Viren der Parainfluenzagruppe, die hämagglutinierende Eigenschaften haben (Mumps-, Newcastle-, Masernvirus, Parainfluenzavirus Typ 1—3) hat man gefunden [95], daß sie die gleichen Blutkörperchen auch zu *hämolysieren* vermögen. Influenzaviren haben diese Fähigkeit nicht. Die Hämolyse ist stets nur partiell; das Hämolysin ist vom Viruspartikel nicht abtrennbar und kann gleich dem Hämagglutinin an Blutkörperchen absorbiert und von ihnen eluiert werden. Es ist jedoch thermolabiler als das Hämagglutinin und wirkt in einem enger begrenzten pH-Bereich [95]. Die virusbedingte Hämolyse läßt sich durch Immunserum spezifisch hemmen; doch hat dieser Vorgang keine praktische Bedeutung in der Virusserologie gewonnen. Das gleiche gilt für hämolytische Faktoren, wie sie bei einigen Rickettsien nachgewiesen wurden [21]. Diese Hämolysine haben möglicherweise Beziehungen zu den toxischen Faktoren von Rickettsien und Viren (s. u.).

## 4. Komplementbindungsreaktion

Die Komplementbindungsreaktion (KBR) wird in der Virologie in ausgedehntem Maße angewendet und hat auch ihren Platz in der Diagnostik von Rickettsien-Infektionen einschließlich Q-Fieber. In vielen Fällen ist sie die Methode der Wahl zum *Antikörpernachweis* beim Patienten. Zur Diagnose von Viruskrankheiten, bei denen sich das Virus in der Haut vermehrt, gelingt es aber auch gelegentlich, *Virusantigen* im Bläscheninhalt nachzuweisen (Pockengruppe, Varizellen). Die KBR kann in einigen Fällen auch an Stelle der Neutralisation zur Identifikation unbekannter Viren herangezogen werden. Sie ist schließlich geeignet zu Untersuchungen über die Antigenstruktur und die Eigenschaften der Viren selbst.

Die KBR wird nach dem aus der allgemeinen Serologie bekannten Prinzip durchgeführt; die quantitativen Verhältnisse sind bei Virusantigenen die gleichen wie bei andersartigen Antigenen [68, 113]. In der ersten Phase wird Antigen mit dem zu untersuchenden (vorher inaktivierten) Serum und Komplement zusammengebracht und nach einer Bindungszeit (überwiegend 14 bis 20 Stunden bei 4—8° C) in der zweiten Phase (30 Min. 37°) hämolytisches System (Gemisch von Schafblutkörperchen und hämolytischem Ambozeptor) zugegeben. Ein Ausbleiben der Hämolyse zeigt die Bindung des Komplements an den Antigen-Antikörper-Komplex in der ersten Phase an. Vorversuche sind zur Einstellung des hämolytischen Ambozeptors, des Komplementes und zur Prüfung der Wirksamkeit der Antigene erforderlich. Eine Übersicht über die Funktion des Komplements und die Theorie der KBR findet sich bei [81], eine solche über quantitative KBR bei Viren bei [41].

Die KBR erfordert weniger konzentrierte Antigene als die Präzipitation (s. u.). Sie ist schneller durchführbar und auswertbar als die Neutralisation und hat ein weiteres Anwendungsgebiet als die HA-Hemmung; ihre Technik ist durch die Wassermannsche Reaktion überall eingeführt. Gleichwohl ist ihre Verwendung begrenzt einerseits durch Schwierigkeiten bei der Herstellung wirksamer und spezifischer Antigene, andererseits durch die in einigen Fällen begrenzte Spezifität der Reaktion, deren Kenntnis zur Beurteilung der Resultate unerläßlich ist.

*Virusantigene* zur KBR, von denen eine ganze Anzahl heute im Handel erhältlich ist, sollen eine gute Wirksamkeit aufweisen und frei sein von störenden Komponenten. Sie lassen sich aus verschiedenen virusinfizierten Geweben gewinnen, wobei die Antigenwirksamkeit in der Regel der Menge des Virus etwa parallel geht. Rohe Gewebsextrakte und Gewebekulturflüssigkeiten zeigen oft antikomplementäre Aktivität oder reagieren in unspezifischer Weise mit Normalseren. Diese Effekte lassen sich manchmal durch hochtouriges Zentrifugieren und Verwendung des Überstandes als Antigen, in anderen Fällen durch Erhitzen ausschalten. Bei Viren, die sich im Zentralnervensystem der Maus vermehren, können aus Mäusehirn nach der Methode von CASALS [16] — Extraktion mit Azeton-Äther, wodurch die genannten unspezifischen Komponenten entfernt werden — brauchbare Antigene gewonnen werden. Bei anderen Viren werden Antigene aus Eihäuten oder infizierter Allantoisflüssigkeit hergestellt. Virusantigen der Influenzaviren läßt sich hieraus durch Adsorption und Elution an bzw. von Erythrozyten reinigen. Als Ausgangsmaterial zur Herstellung von Rickettsien-Antigenen wird meist der Dottersack vom Hühnerembryo verwendet [8]. Nach einer häufig benutzten Methode [105, 106] wird das Dottermaterial mit Formalin geschüttelt, wobei die Rickettsien abgetötet werden, mit Äther extrahiert und zentrifugiert. Weiterhin können Antigene aus infizierten Gewebekulturzellen oder aus Kulturflüssigkeit gewonnen werden. Bei Viren, die sich in der Zellkultur und im Tier vermehren, erwiesen sich allerdings die Antigene von Tierorganen öfters überlegen. Zur Reinigung von Antigenen aus Gewebekultur hat sich die Extraktion mit Fluorkohlenwasserstoffen zur Entfernung unspezifischer Anteile [46, 71] bewährt, eine Methode, die aber nicht in allen Fällen verwendet werden kann, da manche Virusantigene durch diese Behandlung zerstört werden. Die Wirksamkeit von Gewebekultur-Antigenen läßt sich verbessern, wenn Kulturen mit vermehrter Zellzahl und verringertem Flüssigkeitsvolumen zur Viruszüchtung benutzt werden.

Eine Konzentrierung von Antigenen für die KBR ist in den meisten Fällen unnötig. Wenn erwünscht, kann sie meist durch Ultrazentrifugieren erfolgen. Es ist bisher noch nicht möglich, in der KBR ausschließlich nichtinfektiöse Antigene zu verwenden, da die Stabilität der Antigene gegen virusinaktivierende Einflüsse noch ungenügend bekannt ist. Die Antigene unterscheiden sich stark in ihrer Thermostabilität, so daß eine Inaktivierung des Virus durch einfaches Erhitzen nur in Einzelfällen möglich ist. In anderen ändert sich bei

Erhitzen die Spezifität der Antigene. In chemischer Hinsicht sind die Antigene sehr unterschiedlich aufgebaut, doch sind unsere Kenntnisse in dieser Hinsicht noch recht lückenhaft.

Auch die Frage, wieweit bei den Viren eine Mehrzahl komplementbindender *Antigene mit unterschiedlichen serologischen Eigenschaften* vorliegt, ist bisher nur unvollkommen beantwortet. Jedoch sind bei den meisten größeren Viren (Psittakose-, Pockengruppe, Herpesvirus, Influenzaviren) und bei den Rickettsien jeweils mindestens zwei komplementbindende Antigene nachgewiesen worden, die sich hinsichtlich der Spezifität der KBR, im Verhältnis zu den Viruspartikeln und auch im Verlauf der Antikörperbildung beim Menschen unterscheiden. Die Rickettsien haben ein typenspezifisches, an den Erregern lokalisiertes und ein gruppenspezifisches, von diesen abtrennbares Antigen [105]. Bei den Viren der Psittakosegruppe kann man ebenfalls ein gruppenspezifisch und ein typenspezifisch reagierendes Antigen von unterschiedlichen chemischen Eigenschaften nachweisen, die sich beide aus gereinigten Viruspartikeln extrahieren lassen [120]. Bei Pockenviren, Herpesvirus und Influenzaviren unterscheidet man ein V- (virusgebundenes) und ein S- (soluble, lösliches) Antigen, das sich leicht (z. B. durch Zentrifugieren) von den Viruspartikeln abtrennen läßt. Die Spezifität und der Antikörperverlauf gegen V- und S-Antigen zeigen bei den Myxoviren so ausgeprägte Unterschiede, daß die Verwendung gereinigter V- und S-Antigene bei Influenza-A-Virus in der Diagnostik lohnend erscheint [83]. Die S-Antigene sind bei Influenzavirus typenspezifisch, während V-Antigene überwiegend subtypenspezifisch reagieren und daher, ähnlich wie die HA-Hemmung, eine Unterscheidung der Subtypen von Influenza-A-Virus ermöglichen. Durch chemische Behandlung der Viruspartikel lassen sich aus ihnen serologisch wirksame Substanzen gewinnen, die bei Influenzavirus dem S-Antigen gleich sind [69], bei Vakzinevirus dagegen eine unterschiedliche Spezifität aufweisen („Nukleoproteidantigen" [137]). Das gruppenspezifische Antigen der Adenovirusgruppe ist vom Viruspartikel abtrennbar, ebenfalls das Antigen des Varizellen-Zoster-Virus [143]. Eine virusgebundene Komponente wurde bei diesen Viren bisher nicht nachgewiesen. Umgekehrt scheinen bei den kleineren Viren die Antigene überwiegend an den Viruspartikeln selbst lokalisiert zu sein. Jedoch sind bei ihnen die technischen Schwierigkeiten, abtrennbare Antigene nachzuweisen, wesentlich größer als bei größeren Viren, so daß unsere Kenntnisse hier noch unvollständig sind. Immerhin lassen sich z. B. bei Poliovirus zwei qualitativ unterschiedliche Komponenten voneinander trennen [116, 132]. Bei dem Virus der Maul- und Klauenseuche, das dem Poliovirus an Größe gleicht, ist eine Abtrennung zweier komplementbindender Antigene verschiedener Teilchengröße gelungen [111].

Die KBR ist fast immer *quantitativ* auszuführen, da eine Aussage über den Antikörpergehalt in den zu prüfenden Seren — oder in anderen Fällen eine solche über die Stärke der Antigene — erstrebt wird. Für die Routineuntersuchungen sind zwei Methoden in Gebrauch: die Serumverdünnungs- und die Komplementverdünnungsmethode. Bei beiden Verfahren wird in der ersten Phase der Reaktion heute fast durchweg mit der sog. Kolmer-Technik (verlängerte Bindungszeit, ca. 16 Stunden 4—8°) gearbeitet, da die früher verwendete kurze Bindungszeit (ca. 1 Stunde 37°) weniger empfindlich ist. Bei der ersten Methode wird eine Serumverdünnungsreihe mit dem Faktor 2 mit konstanter Antigen- und Komplementmenge (meist zwei volle hämolytische Dosen, die in einem Vorversuch bestimmt werden) zusammengebracht; als Serumtiter resultiert die Verdünnung des Serums, bei der gerade noch eine Komplementbindung nachweisbar ist. Bei der Komplementverdünnungsmenge wird dagegen eine konstante Serumverdünnung (meist 1 : 5) mit konstantem Antigen, aber abgestuften Komplementmengen zusammengebracht. Bestimmt wird dabei der Komplementverbrauch, d. h. die Komplementverdünnung, bis zu der noch eine Hämolysehemmung eintritt, im Vergleich zu einer Kontrollreihe mit dem gleichen Serum ohne Antigen. Aus praktischen Gründen wird die erste Methode meist als Makrotest in Röhrchen, die zweite dagegen als Halbmikromethode auf Plexiglasplatten oder ähnlichem [43] durchgeführt, wobei die einzelnen Reagenzien mittels Kapillare zueinander getropft werden. Beide Methoden haben ihre Vor- und Nachteile [154]. Die Tropfmethode erspart Arbeit und Material; mit geringen Serummengen lassen sich eine Reihe verschiedener Reaktionen durchführen. Andererseits ist die Bewertung der Resultate — Logarithmus der gebundenen Komplementeinheiten, wobei gegebenenfalls der Komplementverbrauch der Antigene berücksichtigt werden kann [43, 154] — für den Nichtfachmann schwerer verständlich als bei der Serumverdünnungsmethode. Wenn es darum geht, quantitative Untersuchungen von erhöhter Genauigkeit durchzuführen, so kann entweder bei Verwendung der Tropfmethode ein Verfahren mit abgestuften Serum- und Komplementmengen und vorgetesteten Antigenen [42] oder, als Makroverfahren, die Technik von MAYER und OSLER [101] angewendet werden. Bei dieser wird mit Komplementüberschuß gearbeitet und der Komplementverbrauch durch Komplementtitration mit photometrischer Ablesung des Hämolysegrades exakt bestimmt.

Die *Zeit des Auftretens* und Rückgangs *komplementbindender Antikörper* im Verlauf von Virus- und Rickettsieninfektionen ist recht unterschiedlich. In vielen Fällen sind sie bereits in der zweiten Krankheitswoche, in anderen dagegen erst in der 3. oder 4. Woche nachweisbar, was nicht nur vom Erreger, sondern auch vom Individuum abhängt. So ist es erklärlich, daß Antikörperanstiege bei Untersuchung von nur zwei Seren nicht immer erfaßt werden. Die Antikörperbildung kann jedoch nach gesicherter Infektion auch einmal ganz ausbleiben. Antikörper gegen S-Antigene erscheinen in der Regel etwas früher als V-Antikörper und gehen auch früher zurück, jedoch können alle komplementbindenden Antikörper Monate und manchmal Jahre persistieren. Aus diesem Grunde kann ein hoher Antikörpertiter in einem untersuchten Einzelserum nur selten als beweisend für eine frische Infektion mit dem betreffenden Virus angesehen werden. Antikörperanstiege und, weniger eindeutig, auch Antikörperabfälle (besonders bei S-Antigenen) zeigen dagegen eine frische Infektion an. Die KBR eignet sich kaum zu Untersuchungen über die Verbreitung von Virusinfektionen in der Bevölkerung, da die entsprechenden Antikörper — im Gegensatz zu den neutralisierenden — nicht genügend lang bestehenbleiben. Nach Virusimpfungen kommt es oft nicht zur Bildung komplementbindender Antikörper.

Eine Interpretation mit der KBR erhaltener Antikörperbefunde ist nur möglich unter Berücksichtigung der *Spezifität* der Reaktion. Die Komplementbindung kann die Spezifität der Virusgruppe, Untergruppe, des Typs oder Subtyps haben. In der Gruppe der Enteroviren findet sich allerdings bei Menschenseren keine der genannten Spezifitäten, vielmehr hat man eine große Zahl völlig regelloser Kreuzreaktionen mit anderen Viren dieser Gruppe beobachtet *[72]*. Die Komplementbindung eignet sich daher nach unseren heutigen Kenntnissen nicht zu einer spezifischen Diagnose von Infektionen mit Enteroviren. Hiervon scheinen aber die Polioviren eine Ausnahme zu machen, bei denen man bei Verwendung geeigneter Antigene in hohem Prozentsatz typenspezifische Resultate erhalten kann *[133]*. Es sei hinzugefügt, daß die Spezifität der KBR je nach Art der antikörperhaltigen Seren verschieden sein kann. So reagieren z. B. Affen- oder Meerschweinchenseren bei der KBR mit Echoviren in der KBR so typenspezifisch wie in der Neutralisation *[4, 59]*, ganz im Gegensatz zu den genannten Kreuzreaktionen bei Menschenseren.

Beim Menschen sind ferner sog. anamnestische Reaktionen möglich, indem bei einer Virusinfektion bereits von früher vorhandene Antikörper gegen ein anderes (meist verwandtes) Virus gleichzeitig ansteigen. Dies kann eine subtypspezifische Diagnose von Influenza-A-Infektionen oder auch eine typenspezifische bei Infektionen der Parainfluenzagruppe erschweren *[62]*.

In seltenen Fällen reagieren Menschenseren mit Extrakten aus normalen (nicht infizierten) Geweben. Die Natur dieser Reaktion, die man am häufigsten bei Wassermannpositiven Seren findet, ist nicht geklärt *[100]*, doch kann man sie durch Mitführung virusfreier Kontrollantigene, die aus den gleichen Geweben hergestellt werden wie die Virusantigene, erkennen.

Schwierigkeiten bei der KBR ergeben sich bei der Untersuchung von *Vogelseren* auf Antikörper gegen Viren und Rickettsien, die auch für Erkrankungen des Menschen von epidemiologischem Interesse sind. Bei Untersuchung unerhitzter Seren läßt sich zwar auch bei ihnen eine KBR nachweisen *[14]*, bei Verwendung inaktivierter Seren fällt die KBR jedoch negativ aus, da diese Antikörper sich wohl mit Antigen verbinden, jedoch nicht mit Komplement. Man arbeitet daher gewöhnlich mit der „indirekten Komplementbindung" oder „KBR-Hemmung" *[63]*. Hierzu wird Virusantigen mit dem zu untersuchenden Vogelserum und Komplement zusammengebracht, in einer zweiten Phase ein homologer komplementbindender Antikörper (also ein Säugetierserum) zugefügt, in der dritten das hämolytische System. Antikörper in dem zu untersuchenden Serum zeigen sich am Auftreten der Hämolyse: Diese Antikörper binden das Antigen, das dann für den zweiten zugefügten Antikörper nicht mehr zur Verfügung steht, so daß dieser kein Komplement bilden kann. Sind im Vogelserum keine Antikörper vorhanden, bleibt Antigen frei, und der zweite Antikörper reagiert mit ihm unter Komplementbindung; die Hämolyse bleibt aus. KBR-hemmende Antikörper können auch in Säugetier- und Menschenseren vorkommen *[129]* und möglicherweise zu Störungen bei der KBR oder zu Prozonenbildung Anlaß geben.

Eine weitere Abart der Komplementbindung ist die konglutinierende Komplement-Absorption, die bei verschiedenen Virus- und Rickettsiensystemen verwendet worden ist [63, 142], jedoch wegen ihrer Umständlichkeit und der Häufigkeit unspezifischer Reaktionen keine Verbreitung gefunden hat.

## 5. Präzipitation und Agglutination

Diese beiden Vorgänge unterscheiden sich in ihrem Wesen nicht voneinander. Bei beiden kommt es zu einer sichtbaren Ausflockung des Antigen-Antikörper-Komplexes. Verschieden ist lediglich die Teilchengröße des Antigens: bei der Agglutination sind Antigene oder antigentragende Teilchen relativ groß (z. B. Zellen oder Bakterien), bei der Präzipitation handelt es sich dagegen um molekulardisperse Antigene. Daraus ergibt sich, daß im Agglutinat mengenmäßig das Antigen bzw. der Antigenträger überwiegt, während im Präzipitat die Antikörper überwiegen können. Wegen der Teilchengröße der Antigene sind Agglutinationsreaktionen in der Regel leichter anzustellen als Präzipitationsreaktionen. In der Praxis sind beide Vorgänge nicht streng voneinander zu trennen. In der Virologie (Übersicht bei 138) wird im allgemeinen von Präzipitation gesprochen, wobei sowohl eine Agglutination der Viruspartikel durch Antikörper wie auch eine Präzipitation „löslicher" Antigene mit Antikörpern vorliegen kann. In der Tat ist z. B. die „Präzipitation" mit Poliovirusantigen elektronenoptisch als Agglutination der Viruspartikel erkannt worden [70]. In Fällen, wo beide Vorgänge nebeneinander ablaufen, spricht man besser allgemein von Flockungsreaktionen. Unter den Viren hat man bisher nur beim Vakzinevirus exakt zwischen beiden Vorgängen (Agglutination der Viruspartikel bzw. Präzipitation mit LS-Antigen) unterschieden [26]. Bei Rickettsien lassen sich dagegen beide Vorgänge ohne Schwierigkeit voneinander trennen.

Die gleichen Antigen-Antikörper-Systeme, die mit Hilfe der Präzipitation bzw. Agglutination nachgewiesen werden, können grundsätzlich auch Komplement binden. Dennoch scheinen z. B. nach Infektionen mit Poliovirus präzipitierende und komplementbindende Antikörper nicht immer in parallelen Titern nachweisbar zu sein [131]. Dies könnte jedoch dadurch vorgetäuscht sein, daß man derartige Vergleiche bisher nur mit ungereinigten Antigenen durchgeführt hat.

*Virusantigene* zur Präzipitation werden vom gleichen Ausgangsmaterial gewonnen wie solche für die KBR; jedoch sind Präzipitationsreaktionen in der Regel etwa 10mal weniger empfindlich, weil — im Gegensatz zur KBR — ein sichtbarer Niederschlag erzielt werden muß. In vielen Fällen ist daher eine Anreicherung der Antigene erforderlich. Weiterhin kommt es vor, daß im Ausgangsmaterial flockungshemmende Substanzen enthalten sind und die Flockung so erst nach Reinigung der Antigene in Erscheinung tritt [7]. Wegen dieser Schwierigkeiten ist die Präzipitation in der Virologie erst in den letzten Jahren in weiterem Maße benutzt worden und zwar besonders in der Enterovirusgruppe, bei der durch Ultrazentrifugieren angereicherte Antigene zu befriedigenden Resultaten geführt haben.

Bei der Präzipitation unterscheidet man drei *Methoden:* Flockungsmethode, Agardiffusionsmethode und indirekte Methode, bei der die Antigene an größere Partikel adsorbiert werden. Bei der Flockungsmethode werden Antigen und Serum miteinander gemischt, und nach einer Wartezeit (meist mehrere Stunden bei erhöhter Temperatur) entsteht ein sichtbares Präzipitat. Man kann diese Reaktion entweder in Röhrchen durchführen und makroskopisch ablesen oder mittels Tropfen in feuchter Kammer unter Ablesung mit Phasenkontrastmikroskop *[36]*, wofür wesentlich weniger Antigen benötigt wird. Eine Abart ist der Ringtest, bei dem Antigen und Antikörper in Kapillarröhrchen übereinandergeschichtet werden; in der Grenzschicht entsteht eine ringförmige Trübung. Genauer noch als bei der KBR muß auf die Einstellung der Antigenkonzentration geachtet werden, da die Präzipitation einerseits bei schwachen Antigenen ausbleibt, andererseits bei Antigen-Überschuß auf Grund der Gesetzmäßigkeiten der allgemeinen Serologie gleichfalls negativ ausfallen kann.

Ein in der Immunchemie häufig angewendetes Verfahren ist die quantitative Präzipitation nach HEIDELBERGER und KENDALL *[60]*. Das Präzipitat wird dabei abzentrifugiert, gewaschen und im Mikro-Kjeldahl analysiert. Die gefundene Stickstoffmenge gestattet Rückschlüsse auf die Menge der Antikörper, unter besonderen Voraussetzungen auch auf die des Antigens. Diese Methode ist zwar in der Virologie benutzt worden *[99]*, sie hat sich jedoch bislang nicht eingebürgert, da sie nur bei hochgereinigten Virusantigenen sinnvoll erscheint.

Die Agar-Diffusionsmethode, auch Doppeldiffusionsmethode nach OUDIN-OUCHTERLONY genannt, hat gegenüber den bisher genannten Verfahren, auch gegenüber der KBR, den Vorzug, daß verschiedene Antigen-Antikörper-Komplexe nebeneinander erkannt werden können. Sie hat gegenüber der direkten Flockungsmethode allerdings den Nachteil, daß die Diffusion meist mehrere Tage dauert. Man füllt hierzu Antigen und Serum in Stanzlöcher in einer mit Agar beschickten Petrischale. Beide Substanzen breiten sich durch Diffusion im Agar aus und an den Äquivalenzzonen, an denen Antigen und Antikörper in optimalen Proportionen vorliegen, bilden sich feine weiße, oft bogenförmige Präzipitatlinien aus. Eine Mehrzahl von Linien, wie man sie häufig findet (Abb. 2), deutet auf das Vorliegen mehrerer Antigen-Antikörper-Komplexe hin, die sich hinsichtlich Diffusionsgeschwindigkeit oder Präzipitationsoptimum ihrer Reaktionspartner unterscheiden. Dieser Schluß ist allerdings nicht zwingend, da es sich auch um Antigene bzw. Antikörper mit gleichen serologischen Qualitäten, aber unterschiedlicher Molekülgröße handeln könnte *[52]*. Mit Hilfe dieser Methode lassen sich in Mehrlochversuchen die Antikörper verschiedener Immunseren qualitativ miteinander vergleichen und auch unter Verwendung mehrerer Antigene und Antikörper serologische Kreuzreaktionen analysieren. Dabei ergeben die gleichen Antigen-Antikörper-Komplexe kontinuierliche, miteinander verschmelzende Präzipitationslinien (Abb. 2). Eine Abwandlung der

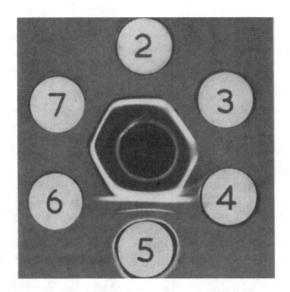

Abb. 2: Präzipitation mit Agardiffusionsmethode.
Antiserum gegen Adenovirus Typ 5; außen Adenovirusantigen Typ 2 bis 7.
Eine gruppenspezifische und zwei typenspezifische Präzipitationslinien erkennbar.
(Aufnahme: Dr. H. G. PEREIRA, London.)

Agardiffusionsmethode wird als Semimikromethode auf Objektträgern an Stelle von Petrischalen ausgeführt [56]; bei ihr wird nicht nur Material erspart, sondern die Ergebnisse lassen sich auch schneller, nämlich bereits nach 24 Stunden ablesen. Eine ausführliche Darstellung der Technik, Anwendung sowie Interpretation der Agarpräzipitation findet sich bei CROWLE [27, 28].
Unter den indirekten Präzipitationsverfahren steht die passive Hämagglutination an erster Stelle. Mit Tannin behandelte Schafblutkörperchen haben die Eigenschaft, verschiedene hochmolekulare Stoffe, so auch Antigene, zu adsorbieren. Solche tanninbehandelte, mit Antigen beladene Blutkörperchen werden durch ein entsprechendes antikörperhaltiges Serum agglutiniert. Die Blutkörperchen haben dabei lediglich die Bedeutung einer künstlichen Vergrößerung des Antigenträgers (daher „passive" Hämagglutination). Die virusbedingte Hämagglutination nicht vorbehandelter Blutkörperchen (s. o.) ist davon streng zu trennen.

An Stelle von tanninbehandelten Blutkörperchen können auch Polystyrol-Latexteilchen zur Adsorption von Antigenen verwendet werden, ein Verfahren, das bei den Viren bisher wenig benutzt wurde [5]. Eine weitere Möglichkeit scheint sich mit der Verwendung von Aktivkohle als Adsorbens zu bieten [80].

Aus Rickettsien kann man durch Erhitzen in alkalischer Lösung ein Antigen extrahieren [18], das Menschen- oder Schafblutzellen ohne deren Vorbehandlung mit Tannin so verändert, daß sie durch Antikörper agglutiniert werden. Dies als ESS (erythrocyte sensitizing substance) bezeichnete Antigen ist gruppenspezifisch und scheint in direkter Präzipitation oder KBR nicht zu reagieren. Die entsprechenden Antikörper lassen sich von anderen Rickettsien-Antikörpern unterscheiden [19].

In der *Virusdiagnostik* kann die Präzipitation, ähnlich der KBR, in seltenen Fällen zum Antigennachweis beim Patienten verwendet werden, nämlich bei Pocken und Varizellen [35, 144]. Zum Antikörpernachweis ist die Präzipitation namentlich bei Poliomyelitis- und Coxsackie-Virusinfektionen benutzt worden. Bei diesen treten in hohem Prozentsatz spezifische Präzipitine im Serum auf, die bei der Poliomyelitis später in Erscheinung treten und rascher verschwinden als neutralisierende Antikörper [37]. Immerhin können auch die Präzipitine bis zu 9 Monate lang persistieren [131], so daß es nicht ohne weiteres möglich ist, einen Präzipitinnachweis in einer einzelnen Serumprobe (ohne Titeranstieg) als beweisend für eine frische Infektion anzusehen. Über die Typenspezifität der Präzipitation in der Diagnostik lassen sich noch keine sicheren Angaben machen. In der Adenovirusgruppe ergaben sich bei Anwendung der passiven Hämagglutination mit Menschenseren keine sicher typenspezifischen Titeranstiege [119]. Ein Ausbleiben der Präzipitation bei Poliomyelitis kann auf das Vorliegen blockierender (inkompletter?) Antikörper, welche die Präzipitation in spezifischer Weise hemmen, zurückgeführt werden [139].

Für Agglutinationsreaktionen in der *Rickettsien-Diagnostik* werden nichtinfektiöse Antigene aus infizierten Dottersäcken benutzt [106]. Die Reaktion wird zwecks Materialersparnis meist entweder als Mikrotest auf Objektträgern [51] oder als Kapillarröhrchentest [88] durchgeführt. Wenn gewaschene Rickettsiensuspensionen als Antigene verwendet werden, verläuft die Agglutination weitgehend typenspezifisch und ist daher sowohl zur Serodiagnostik als auch zur Identifikation neuisolierter Rickettsien geeignet.

## 6. Immunofluoreszenz

Der Nachweis von Antigenen mit Hilfe von fluoresceinmarkierten Antikörpern wie er durch Coons u. Mitarb. [24] erstmalig beschrieben wurde, stellt eine von den bisher geschilderten Reaktionen völlig abweichende Methode dar, die neue Möglichkeiten für die Virusforschung eröffnet hat. Ihre Bedeutung in der Virusdiagnostik beginnt sich erst abzuzeichnen. Über ihre Anwendung in der Virologie sind in den letzten Jahren mehrere zusammenfassende Arbeiten erschienen [87, 107]. Methodische Einzelheiten finden sich bei Coons [25]. Es ist dem Prinzip nach eine immunozytologische Methode, bei der es darum geht, Virusantigene in situ, also innerhalb der Zelle, fluoreszenzoptisch sichtbar zu machen, indem man fluoreszierende Antikörper an sie binden läßt (Abb. 3). Die Herstellung dieser markierten Antikörper erfolgt durch Kopplung an

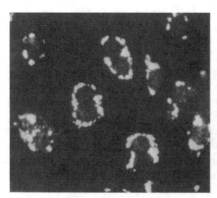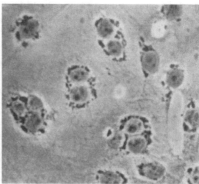

Abb. 3: KB-Zellen infiziert mit Newcastle-Disease-Virus, 8 Stunden nach Infektion.
Links: Immunofluoreszenz, gefärbt mit Antiserum gegen Innenkomponente des Virus:
perinukleäre Lagerung des Antigens, rechts: Phasenkontrastbild.
(Aufnahme: Dr. I. M. REDA und Prof. Dr. W. SCHÄFER, Tübingen.)

Fluorescein-isothiocyanat oder andere geeignete fluoreszierende Farbstoffe.
Virusantigen kann in Gefrierschnitten, Zellausstrichen oder Einschicht-Gewebe-
kulturen nachgewiesen werden; Die Zellen werden meist mit Azeton fixiert.
Die Reaktion selbst kann in *drei Abwandlungen* durchgeführt werden:
1. *Direkte Methode:* Das Antigen wird mit dem markierten homologen Antikörper gefärbt.
2. *Indirekte Methode [152]:* Das Antigen wird zunächst mit einem homologen nicht markierten Immunserum behandelt. Im zweiten Schritt wird ein
fluoresceinmarkiertes Antigammaglobulin der entsprechenden Spezies (z. B.
Anti-Menschen-Gammaglobulin, wenn das homologe Immunserum vom Menschen stammt) angewendet. Dabei fungieren die im Immunserum vorhandenen
Antikörper (Gammaglobuline!) ihrerseits als Antigen und reagieren mit dem
fluoreszierenden Anti-Gammaglobulin.
3. *Komplementmethode [53]:* Im ersten Schritt wird das Antigen außer mit
homologem Immunserum zugleich auch mit Komplement behandelt; es kommt
zu einer Komplementbindung in situ, die im zweiten Schritt durch Anwendung
von markiertem Antikörper gegen Komplement (Antikomplement) sichtbar
gemacht wird.
Die erste Methode ist zwar die einfachste, erfordert aber die Markierung jedes
einzelnen Immunserums, mit dem man arbeiten will. Aus diesem Grunde wird
sie selten angewendet, zumal sie an Empfindlichkeit den beiden anderen Methoden nachsteht. Bei diesen braucht man zum Nachweis verschiedener Antigen-
Antikörper-Reaktionen nur *einen* markierten Antikörper (Anti-Gammaglobulin
gegen die gewünschte Tierspezies bzw. Antikomplement). Bei der indirekten
Methode müssen Tierspezies der Zellen, in denen Virusantigen nachgewiesen

werden soll, und des anzuwendenden Antikörpers verschieden sein, da es sonst durch das markierte Anti-Gammaglobulin zu unspezifischer Fluoreszenz kommt. Diese Einschränkung besteht für die Komplementmethode nicht, die daher in zunehmendem Maße Verwendung findet. Sie scheint empfindlicher zu sein als die indirekte Methode [64], in gewissen Fällen auch im Vergleich mit der in-vitro-KBR [98]. Eine weitere Modifikation davon („indirekte Komplementmethode") wurde von MÜLLER [97] angegeben, deren praktische Anwendung noch aussteht.

Die verschiedenen indirekten Verfahren haben gegenüber dem direkten den Nachteil, daß es leichter zu unspezifischer Fluoreszenz kommen kann. Eine exakte Kontrolle der Spezifität der Reaktion (Kontrollen mit nicht infizierten Zellen, heterologen Immunseren, Blockierung der Fluoreszenz durch Vorbehandlung mit nicht markiertem Antikörper) ist in jedem Fall notwendig.

Die Immunofluoreszenz hat wesentliche Beiträge zu unserer Kenntnis der Virusvermehrung geleistet (vgl. S. 88) [25]. Mit ihrer Hilfe kann man das Auftreten und die Lokalisation von Virusantigen in der Zelle in Abhängigkeit von der Zeit nach Infektion auf direktem mikroskopischem Wege untersuchen [149]. Auch die Synthese verschiedener Virusantigene an verschiedenen Zellorten hat man z. B. bei Influenzavirus durch markierte spezifische Antiseren gegen die Einzelantigene nachweisen können [13]. Durch Paralleluntersuchungen mit anderen Methoden wurden Spezifität und Zuverlässigkeit der Immunofluoreszenz immer wieder bestätigt. Weiterhin läßt sich mit fluoreszierenden Antikörpern die Anzahl infizierter Zellen in Gewebekulturen auszählen [31] und als Titrationsverfahren verwenden, bei dem sich gleiche Titer wie mit Plaquetechnik ergeben [153]. Untersuchungen über die Pathogenese von Viruskrankheiten [85] und über die zelluläre Abwehr des Makroorganismus sind gleichfalls auf eine völlig neue Grundlage gestellt worden.

In der *Virusdiagnostik* ergibt sich mit Hilfe der Immunofluoreszenz in bisher einmaliger Weise die Möglichkeit einer Schnelldiagnose und zwar in den Fällen, in denen im Patientenmaterial genügend Virusantigen vorliegt, so daß eine spezifische Fluoreszenz zweifelsfrei erkennbar wird. Bei Influenzainfektionen des Menschen hat man auf diese Weise in 40 bis 70% der Fälle im Nasenspülwasser Virusantigen nachweisen können [86]. Auch bei anderen Virusinfektionen (Herpes simplex [11], Coxsackie B [65]) ist über günstige Ergebnisse berichtet worden. Mit Hilfe markierter Immunseren kann im positiven Fall eine solche Diagnose innerhalb von Stunden gestellt werden. Freilich ist damit zu rechnen, daß auf diese Art nicht alle Infektionen erfaßt werden können, da eine Mindestmenge von Virusantigen zu dessen mikroskopischem Nachweis notwendig ist. Damit dürfte dieses Verfahren in seiner Empfindlichkeit den konventionellen Methoden der Virusdiagnostik nachstehen, während es ihnen an Schnelligkeit weit überlegen ist. Weiterhin kann die Immunofluoreszenz bei der Identifikation vom Patienten isolierter Viren gute Dienste leisten und damit ebenfalls die Virusdiagnostik beschleunigen [135]; jedoch sind die methodischen Schwierigkeiten dabei vorerst noch größer als bei der Neutralisation.

Ein Antikörpernachweis beim Patienten mit Hilfe der Immunofluoreszenz ist möglich, jedoch relativ umständlich.
Diaplazentar übertragene Antikörper scheinen mit Hilfe der indirekten Fluoreszenzmethode nicht nachweisbar zu sein *[114]*. Wenn sich diese interessante Beobachtung bestätigt, stünde damit eine Methode zur Unterscheidung passiv übertragener und aktiv erworbener Antikörper zur Verfügung.

In letzter Zeit ist es möglich geworden, immunozytologische Verfahren auch im submikroskopischen Bereich anzuwenden. Hierbei werden Antikörper nicht mit fluoreszierenden Farbstoffen, sondern mit Ferritin konjugiert *[136]*. Werden Gewebsschnitte mit diesen Antikörpern behandelt, so lagern sich elektronenoptisch sichtbare Eisengranula an die Antigene an *[94]*, ein Verfahren, von dem noch manche interessanten Ergebnisse zu erhoffen sind.

## 7. Toxine von Rickettsien und Viren

Klinische Beobachtungen bei Patienten mit bestimmten Viruserkrankungen und besonders mit Rickettsiosen deuten darauf hin, daß toxische Stoffe bei der Pathogenese dieser Krankheiten eine Rolle spielen. In der Tat wurden sowohl bei Rickettsien wie auch bei Viren toxische Substanzen gefunden (Übersicht s. *[22]*). Als Kriterium für den Nachweis eines solchen Toxins gilt dabei, daß empfängliche Versuchstiere, die mit hohen Dosen des betreffenden Erregers inokuliert werden, Krankheitserscheinungen zeigen bzw. sterben, ohne daß der Erreger sich vermehrt oder noch bevor eine Vermehrung eingesetzt hat. Intraperitoneal mit großen Rickettsienmengen inokulierte Mäuse sterben innerhalb von 24 Stunden unter den Zeichen einer akuten toxischen Kapillarschädigung mit Kreislaufkollaps *[47]*. Bei Kaninchen kommt es dagegen zu einer in-vivo-Hämolyse und Hypotonie ohne Kapillarschädigung, wobei wahrscheinlich das auch in vitro nachweisbare Hämolysin eine Rolle spielt *[21]*. Unter den Viren wurden Toxine zuerst bei der Psittakosegruppe aufgefunden *[110]*; Mäuse können nach intravenöser oder intraperitonealer Gabe dieser Viren in kurzer Zeit sterben. Überlebt ein Teil der Tiere, so erhält man einen zweiten Gipfel der Letalität einige Tage später, der nunmehr auf die Virusvermehrung zurückzuführen ist. Konzentriertes Influenzavirus kann Mäuse bei intrazerebraler Inokulation innerhalb von 24 Stunden töten *[61]*. Bei „toxischen" Wirkungen von Influenzavirus findet allerdings teilweise eine Neubildung von Hämagglutinin und komplementbindendem Antigen statt *[125]*, jedoch keine Vermehrung von infektiösem Virus. Influenzavirus hat weiterhin bei intravenöser Inokulation von Kaninchen einen pyrogenen Effekt, der bereits zwei Stunden nach Injektion in Erscheinung tritt. Auch bei anderen Myxoviren sind toxische Effekte nachgewiesen worden. In allen genannten Fällen ist es bisher nicht gelungen, das Toxin von den Erregern abzutrennen oder rein darzustellen. Indessen kommt ein vom Virus abtrennbarer toxischer Faktor von Proteincharakter bei Adenoviren vor *[103]*, der Gewebekulturen

bereits einige Stunden nach Inokulation verändert, lang vor Beginn der Virusvermehrung. Zytologisch lassen sich diese Veränderungen von dem durch die
Virusvermehrung bedingten zytopathogenen Effekt unterscheiden.

Bei Rickettsien und bei Psittakosevirus ist eine Umwandlung von Toxin in
Toxoid durch Formalineinwirkung gelungen [9], in Analogie zu bakteriellen
Ektotoxinen. Verabreicht man solche Präparate an Mensch und Tier, so bilden
diese Antikörper gegen das Toxin, welche allgemein sowohl bei Rickettsien
wie bei Viren typenspezifisch reagieren. In einigen Fällen lassen sich mit ihrer
Hilfe verschiedene Virusstämme des gleichen Typs in der immunologischen
Spezifität ihrer Toxine unterscheiden, was man bei Psittakosevirus zu einer
Einteilung in Subtypen verwendet hat [91].

Der Ausdruck „Antitoxin" für toxinneutralisierende Antikörper wird bei Viren
und Rickettsien bisher im allgemeinen vermieden. Dies erscheint richtig, solange
weder eine Abtrennung von andersartigen Antikörpern noch auch eine Rein-
darstellung der Toxine möglich ist. Eine Anwendung in der praktischen
Diagnostik haben die genannten Toxine und ihre Antikörper bisher nicht
gefunden.

## 8. Unspezifische und heterospezifische Seroreaktionen

Hierbei handelt es sich um eine heterogene Gruppe von Reaktionen, die entweder nicht im strengen Sinne Antigen-Antikörper-Reaktionen sind oder bei
denen das angewendete Antigen nicht identisch mit dem Krankheitserreger ist.

Eine solche unspezifische Reaktion ist die heterophile Agglutination von Schafblutkörperchen durch Menschenseren (Paul-Bunnell-Test [102] oder Hanganutziu-Deicher-Reaktion genannt), die zur Diagnose der infektiösen Mononukleose benutzt wird. Agglutinine gegen Schafblutkörperchen finden sich zwar
auch gelegentlich bei anderen Krankheiten, in Seren von Gesunden und besonders in Seren von Patienten mit Serumkrankheit; doch lassen sich diese in
den meisten Fällen mit Hilfe der Differentialabsorption nach DAVIDSOHN
[30] von Mononukleose-Antikörpern abgrenzen. Die letzteren werden von
gekochten Rinderblutkörperchen absorbiert, nicht oder unvollständig von
Meerschweinchenniere, die Agglutinine aus Normalseren verhalten sich gerade
umgekehrt, die Agglutinine bei Serumkrankheit werden durch beides absorbiert.
(Weitere Reaktionen zur serologischen Diagnose der infektiösen Mononukleose
s. dort.)

Von verschiedenen Seiten [96, 121] wurde eine Hämagglutination von Rhesus-
affenblutkörperchen durch Seren von Patienten mit Virushepatitis nachgewiesen,
die im akuten Krankheitsstadium oft positiv ausfällt, bei Normalseren, auch
Seren von Patienten mit Verschlußikterus dagegen meist fehlt. Ob es sich bei
dieser Reaktion um eine Hämagglutination durch das im Blut kreisende Virus
handelt, um virusbedingte Antikörper, um Autoantikörper oder um „unspezifische" Faktoren, ist bislang unbekannt.

Ein in der Praxis viel benutzter heterospezifischer Test ist die Weil-Felix-Reaktion, die Agglutination bestimmter Proteus-OX-Stämme durch Seren von Patienten mit Rickettsiosen. Bei den verschiedenen Fleckfieberarten bilden sich meist im Lauf der zweiten Krankheitswoche in hohem Prozentsatz Proteus-Agglutinine gegen die Stämme OX 19, OX 2 bzw. OXK. Einzeltiter über 1 : 160 oder besser Titeranstiege sprechen für das Vorliegen einer Rickettsiose. Eine Unterscheidung der Art der infizierenden Rickettsien auf Grund des Ansprechens eines oder mehrerer Proteus-Stämme gelingt nicht immer. Patienten mit Rickettsienpocken, Wolhynischem Fieber und Q-Fieber zeigen keine Weil-Felix-Reaktion.

### Schrifttum

1 ALLEN, R., R. A. FINKELSTEIN a. S. E. SULKIN: Viral inhibitors in normal animal sera. Texas Rep. Biol. Med. *16*, 391 (1958)
2 Amer. Public Health Association: Diagnostic procedures for virus and rickettsial diseases, 2nd ed., p. 25 a. 530. New York 1956
3 ANDERSON, S. G.: Hemagglutination by animal viruses. The viruses, Vol. 3, p. 22, Burnet & Stanley, New York and London 1959
4 ARCHETTI, I., J. WESTON a. H. A. WENNER: Adaptation of ECHO viruses in HeLa cells; their use in complement fixation. Proc. Soc. Exper. Biol. *95*, 265 (1957)
5 AUBERT, E., V. PAVILANIS a. D. H. STARKEY: Virus antibody titrations using latex suspensions. Canad. J. Publ. Health *53*, 206 (1962)
6 BAUER, H. a. R. WIGAND: Heterogeneity of adenovirus hemagglutinins. Arch. Virusforsch. 12, 148 (1962)
7 BELYAVIN, G.: The direct flocculation of influenza virus. Lancet *268*, 698 (1955)
8 BENGTSON, I. A.: Complement fixation in Q fever. Proc. Soc Exper. Biol. *46*, 665 (1941)
9 BENGTSON, I. A., N. H. TOPPING a. R. G. HENDERSON: Epidemic typhus. Demonstration of a substance lethal for mice in the yolk sac of eggs infected with Rickettsia prowazeki. Nat. Inst. Health Bull. *183*, 25 (1945)
10 BENYESH-MELNICK, M. a. J. L. MELNICK: Neutralizing-antibody-combining (NAC) test for measuring antigenic potency of poliomyelitis vaccine. Bull. W. H. O. *20*, 1057 (1959)
11 BIEGELEISEN, J. Z. Jr., L. V. SCOTT a. V. LEWIS Jr.: Rapid diagnosis of herpes simplex virus infections with fluorescent antibody. Science *129*, 640 (1959)
12 BRADISH, C. J., J. O. FARLEY a. H. E. N. FERRIER: Studies on the nature of the neutralization reaction and the competition for neutralizing antibody between components of the virus system of foot-and-mouth disease. Virology *18*, 378 (1962)
13 BREITENFELD, P. M. a. W. SCHÄFER: The formation of fowl plaque virus antigens in infected cells, as studied with fluoreszent antibodies. Virology *4*, 328 (1957)
14 BRUMFIELD, H. P. a. B. S. POMEROY: Direct complement fixation by turkey and chicken serum in viral systems. Proc. Soc. Exper. Biol. *94*, 146 (1957)
15 BURT, A. M. a. P. D. COOPER: A sensitive and accurate plate assay for poliovirus neutralizing antibody. J. Immunol. *86*, 646 (1961)
16 CASALS, J.: Acetone-ether extracted antigens for complement fixation with certain neurotropic viruses. Proc. Soc. Exper. Biol. *70*, 339 (1949)

17 Casals, J.: Procedures for identifications of arthropod-borne viruses. Bull. W. H. O. *24*, 723 (1961)

18 Chang, S.-M.: A serologically active erythrocyte-sensitizing substance from typhus rickettsiae. I. Isolation and titration. J. Immunol. *70*, 212 (1953)

18 Chang, S.-M., J. C. Snyder a. E. S. Murray: II. Serological properties. J. Immunol. *70*, 215 (1953)

20 Choppin, P. W. a. H. J. Eggers: Heterogeneity of Coxsackie B 4 virus: two kinds of particles which differ in antibody sensitivity, growth rate, and plaque size. Virology *18*, 470 (1962)

21 Clarke, D. H. a. J. P. Fox: The phenomenon of in vitro hemolysis produced by the rickettsiae of typhus fever, with a note on the mechanism of rickettsial toxicity in mice. J. Exper. Med. *88*, 25 (1948)

22 Cocke, P. M.: Rickettsial and viral toxins. Amer. J. Med. Sci. *241*, 383 (1961)

23 Collier, W. A., A. M. Smit a. A. F. van Heerde: Der Nachweis von Antihämagglutininen bei Variolapatienten als diagnostisches Hilfsmittel. Z. Hyg. *131*, 555 (1950)

24 Coons, A. H., H. J. Creech a. R. N. Jones: Immunological properties of an antibody containing a fluorescent group. Proc. Soc. Exper. Biol. *47*, 200 (1941)

25 Coons, A. H.: Fluorescent antibody methods. General Cytochemical Methods Vol. *1*, p. 399. Academic Press Inc., New York 1958

26 Craigie, J.: The nature of the vaccinia flocculation reaction and observations on the elementary bodies of vaccinia. Brit. J. Exper. Path. *13*, 259 (1932)

27 Crowle, A. J.: Interpretation of immunodiffusion tests. Ann. Revs. Microbiol. *14*, 161 (1960)

28 Crowle, A. J.: Immunodiffusion. Academic Press Inc., New York 1961

29 Cutchins, E. C.: A comparison of the hemagglutination-inhibition, neutralization and complement fixation tests in the assay of antibody to measles. J. Immunol. *88*, 788 (1962)

30 Davidsohn, I.: Serologic diagnosis of infectious mononucleosis. J. Amer. Med. Ass. *108*, 289 (1957)

31 Deibel, R. a. J. E. Hotchin: Quantitative applications of fluorescent antibody technique to influenza-virus-infected cell cultures. Virology *8*, 367 (1959)

32 Drescher, J.: Über Hämagglutinin- und Antikörpergehaltsbestimmungen. I. Mitteilung: Beschreibung eines photometrischen Verfahrens zur Virusgehaltsbestimmung. Zbl. Bakt. I. Orig. *169*, 314 (1957)

33 Drescher, J. u. F. C. Lange: IV. Mitteilung: Beschreibung eines photometrischen Verfahrens zur Bestimmung von spezifisch und von unspezifisch die Hämagglutination hemmenden Antikörpern. Zbl. Bakt. I. Orig. *173*, 185 (1958)

34 Dulbecco, R., M. Vogt a. G. R. Strickland: A study of the basic aspects of neutralization of two animal viruses, western equine encephalitis virus and poliomyelitis virus. Virology *2*, 162 (1956)

35 Dumbell, K. R. a. Md. Nizamuddin: An agar-gel precipitation test for the laboratory diagnosis of smallpox. Lancet *I*, 916 (1959)

36 Eggers, H. J. a. A. B. Sabin: A phase contrast microprecipitin test with poliovirus antigens. I. Arch. Virusforsch. *11*, 120 (1961)

37 Eggers, H. J. a. A. B. Sabin: A phase contrast microprecipitin test with poliovirus antigens. II. Arch. Virusforsch. *11*, 152 (1961)

38 Fazekas de St. Groth: The neutralization of viruses. Adv. Virus. Res. *9*, 1 (1962)

39 FAZEKAS DE ST. GROTH, S., G. S. WATSON a. A. F. REID: The neutralization of animal viruses. J. Immunol. *80*, 215 (1958)

40 FULTON, F.: The titration of influenza virus-neutralizing antibodies. J. Hyg. *50*, 265 (1952)

41 FULTON, F.: The measurement of complement fixation by viruses. Adv. Virus Res. *5*, 247 (1958)

42 FULTON, F. a. J. O. Almeida: Linear relationships in complement fixation. J. Hyg. *60*, 95 (1962)

43 FULTON, F. a. K. R. DUMBELL: The serological comparison of strains of influenza virus. J. Gen. Microbiol. *3*, 97 (1949)

44 GARD, S.: Neutralization of Theiler's virus. Acta path. microbiol. Scand. *37*, 21 (1955)

45 GARD, S.: Immuno-inactivation of poliovirus. Arch. Virusforsch. *7*, 449 (1957)

46 GESSLER, A. E., C. E. BENDER a. M. C. PARKINSON: A new and rapid method for isolating viruses by selective fluorocarbon deproteinization. Trans. N. Y. Acad. Sci. *18*, Ser. 2, 701 (1955/56)

47 GILDEMEISTER, E. u. E. HAAGEN: Fleckfieberstudien. I. Mitteilung: Nachweis eines Toxins in Rickettsien-Eikulturen (Rickettsia mooseri). Dtsch. med. Wschr. *66*, 878 (1940)

48 GINSBERG, H. S.: Characteristics of the new respiratory viruses (adenoviruses). I. Qualitative and quantitative aspects of the neutralization reaction. J. Immunol. *77*, 271 (1956)

49 GINSBERG, H. S.: Serum and tissue inhibitors of virus. Bact. Revs. *24*, 141 (1960)

50 GINSBERG, H. S. a. F. L. HORSFALL Jr.: A labile component of normal serum which combines with various viruses. Neutralization of infectivity and inhibition of hemagglutination by the component. J. Exper. Med. *90*, 475 (1949)

51 GIROUD, P. et M. L. GIROUD: Agglutination des rickettsies, test de séroprotection et réaction d'hypersensibilité cutanée. Bull. Soc. Path. exot. *37*, 84 (1944)

52 GISPEN, R.: Analysis of pox-virus antigens by means of double diffusion. A method for direct serological differentiation of cowpox. J. Immunol. *74*, 134 (1955)

53 GOLDWASSER, R. A. a. C. C. SHEPARD: Staining of complement and modification of fluorescent antibody procedures. J. Immunol *80*, 122 (1958)

54 GOLUB, O. J.: A single-dilution method for the estimation of LD 50 titers of the psittacosis-LGV-group of viruses in chick embryos. J. Immunol. *59*, 71 (1948)

55 GOTTSCHALK, A. a. P. E. LIND: Product of interaction between influenza virus enzyme and ovomucine. Nature *164*, 232 (1949)

56 GRASSET, E., V. BONIFAS a. E. PONGRATZ: Rapid slide precipitin microreaction of poliomyelitis antigens and antisera in agar. Proc. Soc. Exper. Biol. *97*, 72 (1958)

57 GÜNTHER, O. u. H. FINGER: Serumavidität und Virusaggregate im Poliovirus-Neutralisationsversuch. Arbeiten aus dem Paul-Ehrlich-Institut *56*, 40 (1961)

58 HABEL, K., J. W. HORNIBROOK, N. C. GREGG, R. J. SILVERBERG a. K. K. TAKEMOTO: The effect of anticellular sera on virus multiplication in tissue culture. Virology *5*, 7 (1958)

59 HALONEN, P., R. J. HUEBNER a. H. C. TURNER: Preparation of ECHO complement-fixing antigens in monkey kidney tissue culture and their purification by fluorocarbon. Proc. Soc. Exper. Biol. *97*, 530 (1958)

60 HEIDELBERGER, M. a. F. E. KENDALL: Quantitative studies on the precipitin reaction. The determination of small amounts of a specific polysaccharide. J. Exper. Med. *55*, 555 (1932)

61 HENLE, G. a. W. HENLE: Neurological signs in mice following intracerebral inoculation of influenza viruses. Science *100*, 410 (1944)

62 HENLE, W., G. HENLE, K. HUMMELER a. F. S. LIEF: The changing aspects of the serodiagnosis of viral infections. J. Pediatrics *59*, 827 (1961)

63 HILLEMAN, M. R., D. A. HAIG a. R. J. HELMOLD: The indirect complement fixation, hemagglutination and conglutinating complement absorption tests for viruses of the psittacosis-lymphogranuloma venereum group. J. Immunol. *66*, 115 (1951)

64 HINUMA, Y. a. K. HUMMELER: Studies on the complement-fixing antigens of poliomyelitis. III. Intracellular development of antigen. J. Immunol. *87*, 367 (1961)

65 HINUMA, Y, T. MIYAMOTO, Y. MURAI a. N. ISHIDA: Detection of Coxsackie virus antigen in urinary cells by immunofluorescence. Lancet *II*, 179 (1962)

66 HIRST, K. G.: The agglutination of red cells by allantoic fluid of chick embryos infected with influenza virus. Science *94*, 22 (1941)

67 HORSFALL, F. L. Jr.: Neutralisation of epidemic influenza virus. The linear relationship between the quantity of serum and the quantity of virus neutralised. J. Exper. Med. *70*, 209 (1939)

68 HOYLE, L.: An analysis of complement-fixation reaction in influenza. J. Hyg. *44*, 170 (1945/46)

69 HOYLE, L.: The structure of influenza virus. The relation between biological activity and chemical structure of virus fractions. J. Hyg. *50*, 229 (1952)

70 HUMMELER, K., T. F. ANDERSON a. R. A. BROWN: Identification of poliovirus particles of different antigenicity by specific agglutination as seen in the electron microscope. Virology *16*, 84 (1962)

71 HUMMELER, K.: a. V. HAMPARIAN: Removal of anticomplementary activity and host antigens from viral preparations by fluorocarbon. Science *125*, 547 (1957)

72 JOHNSSON, T., E. LYCKE, B. WICTORIN a. B. JÖNSSON: Studies of an epidemic of aseptic meningitis in association with Coxsackie and ECHO viruses. II. Serological and clinical observations. Arch. Virusforsch. *8*, 285 (1958)

73 JOHNSTON, P. B., J. T. GRAYSTON a. C. G. LOOSLI: Adenovirus neutralizing antibody determination by colorimetric assay. Proc. Soc. Exper. Biol. *94*, 338 (1957)

74 JOHNSTON, P. B. a. J. T GRAYSTON: Titration of Asian influenza neutralizing antibody by using of hemadsorption inhibition in tissue cultures. J. Inf. Dis. *108*, 19 (1961)

75 KABAT, E. A. a. M. M. MAYER: Experimental immunochemistry. 2nd ed. C. C. Thomas, Springfield, Ill., 1961

76 KAMITSUKA, P. S., M. E. SOERGEL a. H. A. WENNER: Production and standardisation of ECHO reference antisera. I. For 25 protoypic ECHO viruses. Amer. J. Hyg. *74*, 7 (1961)

77 KARZON, D. T., B. F. POLLOCK a. A. L. BARRON: Phase variation in ECHO virus type 6. Virology *9*, 564 (1959)

78 KETLER, A., Y. HINUMA a. K. HUMMELER: Dissociation of infective poliomyelitis virus from neutralizing antibody by fluorocarbon. J. Immunol. *86*, 22 (1961)

79 KITAOKA, M. a. C. NISHIMURA: Noninfectious hemagglutinin and complement-fixing antigen of Japanese B encephalitis. Virology *19*, 238 (1963)

80 KLEIN, M.: A rapid agglutination test for adenovirus antibodies. Feder. Proc. *22*, 675 (1963)

81 KLEIN, P.: Das Komplement und seine Reaktion mit Antigen-Antikörper-Aggregaten. Zbl. Bakt. I. Orig. *184*, 344 (1962)

82 KLENK, E., H. FAILLARD u. H. LEMPFRID: Über die enzymatische Wirkung von Influenzavirus. Z. physiol. Chem. *301*, 235 (1955)

83 LIEF, F. S. a. W. HENLE: Methods and procedures for use of complement-fixation technique in type- and strain-specific diagnosis of influenza. Bull. W. H. O. *20*, 411 (1959)

84 LIM, K. A. a. M. BENYESH-MELNICK: Typing of viruses by combinations of antiserum pools. Application to typing of enteroviruses (Coxsackie and ECHO). J. Immunol. *84*, 309 (1960)

85 LIU, C.: Studies of influenza infections in ferrets by means of fluorescein-labeled antibody. I. The pathogenesis and diagnosis of the disease. J. Exper. Med. *101*, 665 (1955)

86 LIU, C.: Rapid diagnosis in human influenza infection from nasal smears by means of fluorescein-labeled antibody. Proc. Soc. Exper. Biol. *92*, 883 (1956)

87 LIU, C.: The use of fluorescent antibody in the diagnosis and study of viral and rickettsial infections. Erg. Mikrobiol. *33*, 292 (1960)

88 LUOTO, L.: A capillary agglutination test for bovine Q fever. J. Immunol. *71*, 226 (1953)

89 LWOFF, A.: Factors influencing the evolution of viral diseases at the cellular level and in the organism. Bact. Revs. *23*, 109 (1959)

90 MANDEL, B.: Neutralization of viral infectivity: characterization of the virus-antibody complex, including association, dissociation, and host-cell interaction. Ann. N. Y. Acad. Sci. *83*, 515 (1960)

91 MANIRE, G. P. a. K. F. MEYER: The toxins of psittacosis-lymphogranuloma venereum group of agents. III. Differentiation of strains by the toxin neutralization test. J. Infect. Dis. *86*, 241 (1950)

92 McBRIDE, W. D.: Antigenic analysis of polioviruses by kinetic studies of serum neutralization. Virology *7*, 45 (1959)

93 McCLELLAND, L. a. R. HARE: The adsorption of influenza virus by red cells and a new in vitro method of measuring antibodies for influenza virus. Canad. Publ. Health J. *32*, 530 (1941)

94 MORGAN, C., R. A. RIFKIND, K. C. HSU, M. HOLDEN, B. C. SEEGAL a. H. M. Rose: Electron microscopic localization of intracellular viral antigen by the use of ferritin-conjugated antibody. Virology *14*, 292 (1961)

95 MORGAN, H. R., J. F. ENDERS a. P. F. WAGLEY: A hemolysin associated with the mumps virus. J. Exper. Med. *88*, 503 (1948)

96 MORRISON, L. M. a. R. E. HOYT: Hemagglutination reactions noted in viral hepatitis. J. Lab. Clin. Med. *49*, 774 (1957)

97 MÜLLER, F.: Quantitative Untersuchungen über den direkten und indirekten fluoreszenz-serologischen Nachweis der Komplementbindung an Enterovirus-Antikörper-Komplexe. Arch. Virusforsch. *11*, 400 (1961)

98 MÜLLER, F. u. P. KLEIN: Fluoreszenz-serologische Darstellung der Komplementbindung an Virus-Antikörper-Komplexe in der Gewebekultur. Dtsch. med. Wschr. *83*, 2195 (1959)

99 MUNK, K. u. W. SCHÄFER: Eigenschaften tierischer Virusarten, untersucht an den Geflügelpestviren als Modell. II. Mitteilung: Serologische Untersuchungen über die Geflügelpestviren und über ihre Beziehungen zu einem normalen Wirtsprotein. Z. Naturforsch. *6b*, 372 (1951)

100 MUSCHEL, L. H., L. A. SIMONTON, P. A. WELLS a. E. H. FIFE Jr.: Occurence of complement-fixing antibodies reactive with normal tissue constituents in normal and disease states. J. Clin. Invest. *40*, 517 (1961)

101 OSLER, A. G.: Quantitative studies of complement fixation. Bact. Revs. 22, 246 (1958)

102 PAUL, J. R. a. W. W. BUNNELL: The presence of heterophile antibodies in infectious mononucleosis. Amer. J. Med. Sci. 183, 90 (1932)

103 PEREIRA, H. G. a. B. KELLY: Dose-response curves of toxic and infective actions of adenovirus in HeLa cell cultures. J. Gen. Microbiol. 17, 517 (1957)

104 PERKINS, F. T., C. A. PLACIDO SOUSA a. J. O'H. TOBIN: The titration of poliomyelitis neutralizing antibodies. Brit. J. Exper. Path. 39, 171 (1958)

105 PLOTZ, H., R. W. REAGAN a. K. WERTMAN: Differentiation between fièvre boutonneuse and Rocky Mountain spotted fever by means of complement fixation. Proc. Soc. Exper. Biol. 55, 173 (1944)

106 PLOTZ, H., B. L. BENNETT, K. WERTMAN, M. J. SNYDER a. R. L. GAULD: The serological pattern in typhus fever. I. Epidemic. Amer. J. Hyg. 47, 150 (1948)

107 POETSCHKE, G.: Der Nachweis von Viren und Virusantigenen mit Hilfe fluoreszenz-markierter Antikörper. Progr. Med. Virol. 3, 79 (1961)

108 PORTERFIELD, J. S.: A simple plaque-inhibition test for the study of arthropodborne viruses. Bull. W. H. O. 22, 373 (1960)

109 QUERSIN-THIRY, L.: Action of anticellular sera on virus infections. I. Influence on homologous tissue cultures infected with various viruses. J. Immunol. 81, 253 (1958)

110 RAKE, J. a. H. P. JONES: A toxic factor associated with the agent of lymphogranuloma venereum. Proc. Soc. Exper. Biol. 53, 86 (1943)

111 RANDRUP, A.: Ultracentrifugation of the virus of foot-and-mouth-disease; verification of the existence of two particles of different size carrying the complement fixing antigen. Acta path. microb. Scand. 34, 355 (1954)

112 REED, L. J. a. H. MUENCH: A simple method of estimating fifty per cent endpoints. Amer. J. Hyg. 27, 493 (1938)

113 RICE, C. E.: Studies of the complement fixation reaction in virus systems. I. Activities of vaccinia virus antigens and antisera. J. Immunol. 53, 225 (1946)

114 RIGGS, J. L. a. G. C. BROWN: Differentation of active and passive poliomyelitis antibodies in human sera by indirect immunofluorescence. J. Immunol. 89, 868 (1962)

115 RIVERS, T. M. a. F. L. HORSFALL Jr.: Viral and rickettsial infections of man. 3rd ed., J. B. Lippincott Co., Philadelphia 1959

116 ROIZMAN, B., W. HÖPKEN a. M. M. MAYER: Immunochemical studies of poliovirus. II. Kinetics of the formation of infectious and noninfectious type 1 poliovirus in three cell strains of human derivation. J. Immunol. 80, 386 (1958)

117 ROSEN, L.: Hemagglutination-inhibition antibody responses in human adenovirus infections. Proc. Soc. Exper. Biol. 108, 474 (1961)

118 ROSEN, L. a. J. KERN: Hemagglutination and hemagglutination-inhibition with Coxsackie B viruses. Proc. Soc. Exper. Biol. 107, 626 (1961)

119 ROSS, E. a. H. S. GINSBERG: Hemagglutination with adenoviruses. Nature of viral antigen. Proc. Soc. Exper. Biol. 98, 501 (1958)

120 ROSS, M. R. a. F. M. GOGOLAK: The antigenic structure of psittacosis and feline pneumonitis virus. I. Isolation of complement-fixing antigens with group and species specificity. Virology 3, 343 (1957)

121 RUBIN, B. A., H. A. KEMP a. H. D. BENNETT: Mechanism of agglutination of Macaca rhesus erythrocytes by human hepatitis serum. Science 126, 1117 (1957)

122 SABIN, A. B.: The dengue group of viruses and its family relationships. Bact. Revs. 14, 225 (1950)

123 SALK, J. E.: A simplified procedure for titration hemagglutinating capacity of influenza-virus and the corresponding antibody. J. Immunol. *49*, 87 (1944)

124 SALK, J. E., J. S. YOUNGNER a. E. N. WARD: Use of color change of phenol red as the indicator in titrating poliomyelitis virus or its antibody in a tissue culture system. Amer. J. Hyg. *60*, 214 (1954)

125 SCHLESINGER, R. W.: Incomplete growth cycle of influenza virus in mouse brain. Proc. Soc. Exper. Biol. *74*, 541 (1950)

126 SCHMIDT, H.: Fortschritte der Serologie, 2. Auflage. Dr. Dietrich Steinkopff, Darmstadt 1955

127 SCHMIDT, N. J., J. DENNIS, S. J. HAGENS a. E. H. LENNETTE: Studies on the antibody responses of patients infected with ECHO viruses. Amer. J. Hyg. *75*, 168 (1962)

128 SCHMIDT, N. J., R. W. GUENTHER a. E. H. LENNETTE: Typing of ECHO virus isolates by immune serum pools. The "intersecting serum scheme". J. Immunol. *87*, 623 (1961)

129 SCHMIDT, N. J., a. H. B. HARDING: The demonstration of substances in human sera with inhibit complement fixation in antigen-antibody systems of lymphogranuloma venereum, psittacosis, mumps, Q fever, and lymphocytic choriomeningitis. J. Bact. *71*, 217 (1956)

130 SCHMIDT, N. J. a. E. H LENNETTE: Recent advances in the serodiagnosis of virus infections. Progr. Med. Virol. *3*, 1 (1958)

131 SCHMIDT, N. J. a. E. H. LENNETTE: A microflocculation test for poliomyelitis with observations on the flocculating antibody response in human poliomyelitis. Amer. J. Hyg. *70*, 51 (1959)

132 SCHMIDT, W. A. K.: Untersuchungen zur Komplementbindungs-Reaktion der Poliomyelitis. II. Die serologische Beschaffenheit verschiedener Typ-III-Antigene. Arch. Virusforsch. *12*, 17 (1962)

133 SCHMIDT, W. A. K., W. HÖPKEN u. R. WOHLRAB: Untersuchungen zur Komplementbindungs-Reaktion der Poliomyelitis. I. Verwendung konzentrierter und fraktionierter Antigene. Arch. Virusforsch. *10*, 617 (1961)

134 SCHULTZE, H. E. u. K. HEIDE: Der neueste Stand der Plasmaproteinforschung. Med. Grundlagenforschung *3*, 353 (1960)

135 SHAW, E. D., A. NEWTON, A. W. POWELL a. C. FRIDAY: Fluorescent antigen-antibody reactions in Coxsackie and ECHO enteroviruses. Virology *15*, 208 (1961)

136 SINGER, S. J.: Preparation of electron-dense antibody conjugate. Nature *183*, 1523 (1959)

137 SMADEL, J. E., T. M. RIVERS a. C. L. HOAGLAND: Nucleoprotein antigen of vaccinia virus. I. A new antigen from elementary bodies of vaccinia. Arch. Path. (Am.) *34*, 275 (1942)

138 SMITH, W.: Direct virus antibody flocculation reactions. Progr. Med. Virol. *1*, 280 (1958)

139 SMITH, W.: The immunological response to poliomyelitis viruses. Production of virus flocculating and flocculation-blocking antibodies. Virology *13*, 280 (1961)

140 DE SOMER, P. a. A. PRINZIE: Poliomyelitis virus neutralizing antibodies determination by filter paper discs on solidified bottle cultures. Virology *4*, 387 (1957)

141 STERNBERG, G. M.: Practical results of bacteriologic researches. Trans. Ass. Amer. Physicians *7*, 68 (1892)

142 STOKER, M. G. P., R. R. A. COOMBS a. S. P. BEDSON: The application of the conglutinating complement absorption test to virus systems. Brit. J. Exper. Path. *31*, 217 (1955)

143 Taylor-Robinson, D. a. A. W. Downie: Chickenpox and herpes zoster. I. Complement fixation studies. Brit. J. Exper. Path. *40*, 398 (1959)

144 Taylor-Robinson, D. a. C. J. M. Rondle: Chickenpox and herpes zoster. II. Ouchterlony precipitation studies. Brit. J. Exper. Path. *40*, 517 (1959)

145 Thomssen, R., R. Haas u. H. Bunge: Ein kritischer Beitrag zu der photometrischen Hämagglutinintiterbestimmung nach Drescher. Z. Hyg. *146*, 142 (1959)

146 Thorbecke, G. J. a. F. J. Keuning: Antibody and gamma globulin formation in vitro in hemopoetic organs. J. Infect. Dis. *98*, 157 (1956)

147 Tyrrell, D. A. J. a. F. L. Horsfall Jr.: Neutralization of viruses by homologous immune serum. I. Quantitative studies on factors which affect the neutralization reaction with Newcastle disease, influenza A, and bacterial virus T 3. J. Exper. Med. *97*, 845 (1953)

148 Vogel, J. a. A. Shelokov: Adsorption-hemagglutination test for influenza virus in monkey kidney tissue culture. Science *126*, 358 (1957)

149 Watson, B. K. a. A. H. Coons: Studies of influenza virus infection in the chick embryo using fluorescent antibody. J. Exper. Med. *99*, 419 (1954)

150 Wecker, E.: A simple test for serodifferentiation of poliovirus strains within the same type. Virology *10*, 376 (1960)

151 Wedgwood, R. J., H. S. Ginsberg a. L. Pillemer: The properdin system and immunity. VI. The inactivation of Newcastle disease virus by the properdin system. J. Exper. Med. *104*, 707 (1956)

152 Weller, T. H. a. A. H. Coons: Fluorescent antibody studies with agents of varicella and herpes zoster propagated in vitro. Proc. Soc. Exper. Biol. *86*, 789 (1954)

153 Whelock, E. F. a. I. Tamm: Enumeration of cell-infecting particles of Newcastle disease virus by the fluorescent antibody technique. J. Exper. Med. *113*, 301 (1061)

154 Wigand, R.: Erfahrungen mit der Mikromethode der Komplementbindungsreaktion. Z. Hyg. *143*, 188 (1956)

155 Wigand, R.: Schwierigkeiten bei der Neutralisation von Enteroviren. Zbl. Bakt. I. Orig. *177* 504 (1960)

# Die Charakterisierung von Viren mit physikalischen und chemischen Methoden

Von H. D. Schlumberger

### Einleitung

Wie in allen naturwissenschaftlichen Disziplinen sind auch in der Virus-forschung Ergebnisse und Erkenntnisse von den zur Verfügung stehenden Methoden abhängig. Seit Ende des vorigen Jahrhunderts infektiöse Agentien (Iwanowski 1892; Löffler und Frosch 1897; Beijerinck 1898) entdeckt wurden, die bakteriendichte Filter zu passieren vermögen, hat die Virusforschung lange Jahre stagniert, da für weitergehende Untersuchungen keine geeigneten Methoden zur Verfügung standen.

Erst als mit der Entwicklung der makromolekularen Chemie neue physikalisch-chemische Methoden gefunden wurden, konnten auch in der Virusforschung Fortschritte erzielt werden. Als Meilensteine seien hier vor allem die Ent-wicklung der Ultrazentrifuge, die eine Bestimmung der Partikelgewichte er-laubte, und die Elektronenmikroskopie, die eine morphologische Charakteri-sierung und Klassifizierung ermöglichte, genannt.

Ein großer Teil der modernen physikalisch-chemischen Methoden sind nicht nur für analytische Zwecke verwendbar, sondern können auch der Rein-darstellung von Viruspräparaten dienen. Es sei hier auf die präparative Ultra-zentrifuge, die Elektrophorese und die verschiedensten chromatographischen Verfahren hingewiesen.

Die Charakterisierung von Viren setzt insbesondere bei der chemischen Ana-lyse hochgereinigte Präparate voraus. Die Verfahren der Immunchemie ge-statten sowohl Einblicke in Verwandtschaftsverhältnisse zwischen Viren, als auch in Vermehrungsvorgänge von Viren in der Wirtszelle und haben neben anderen Methoden für strukturanalytische Untersuchungen an Viren zu wert-vollen Erkenntnissen geführt.

Der folgende Beitrag soll einen kurzen Abriß über die in der Virusforschung gebräuchlichsten physikalischen und chemischen Verfahren geben, wobei auch Methoden besprochen werden sollen, die sich für die Charakterisierung von Virusbestandteilen als wertvoll erwiesen haben.

## A. Physikalische Charakterisierung

### 1. Morphologische Charakterisierung mit Hilfe des Elektronenmikroskops

Die Entwicklung der elektronenoptischen Technik erbrachte eine Fülle von Einblicken in submikroskopische Strukturen. Insbesondere in der Virologie kommt dieser Technik eine große Bedeutung zu, da sie unmittelbare und anschauliche Bilder von Viren vermittelt, die der morphologischen Charakterisierung der Viren dienen. Während beim Lichtmikroskop das Auflösungsvermögen durch die Wellenlänge des sichtbaren Lichtes begrenzt ist und unter optimalen Bedingungen (UV-Licht) durch die Größenordnung von etwa 2000 Å begrenzt ist, kann durch Verwendung der wesentlich kurzwelligeren Elektronenstrahlen ein Auflösungsvermögen bis in die Größenordnung von 10 Å erreicht werden, das heißt man bewegt sich hier bereits in den Dimensionen von Molekülen.

Durch geeignete Verfahren lassen sich Virusproben für elektronenmikroskopische Aufnahmen präparieren, so daß die Viruspartikel anschließend auf der photographischen Aufnahme vermessen werden können. Auch die verschiedenen Stufen bei der Reinigung von Viruspräparaten können allein mit dem Elektronenmikroskop oder in Verbindung mit anderen Methoden (Ultrazentrifuge, biologischer Test) verfolgt und kontrolliert werden. Substrukturen lassen sich mit speziellen Färbeverfahren sichtbar machen. Durch Anwendung der Ultramikrotomie und Präparation der anfallenden Gewebeschnitte lassen sich Einblicke in die Vermehrungsvorgänge von Viren in den Wirtszellen gewinnen.

Die elektronenoptische Charakterisierung kleinster Partikel erfordert jedoch spezielle Techniken und Apparaturen, die im folgenden kurz besprochen werden sollen.

Die Abbildung kleinster Objekte mit Hilfe von Elektronenstrahlen beruht darauf, daß sich Elektronenstrahlen ähnlich wie Lichtstrahlen verhalten, jedoch wesentlich kurzwelliger sind. Die Wellenlänge der Elektronenstrahlen hängt von der Beschleunigung der Elektronen ab (Kathodenspannung).

Als „Linsen" dienen elektrostatische oder elektromagnetische Felder, durch die die Elektronenstrahlen abgelenkt werden. Durch Änderung der Feldstärke wird eine Änderung des Ablenkwinkels bewirkt und damit eine Steuerung des Vergrößerungsfaktors ermöglicht.

Das Elektronenmikroskop setzt sich im wesentlichen aus folgenden Teilen zusammen:

Der Strahlenquelle (Kathodenstrahlröhre), der Kondensorlinse, der Objektkammer, der Objektivlinse, der Projektionslinse und dem Beobachtungsschirm bzw. der photographischen Platte.

Wegen der geringen Durchdringungsfähigkeit von Elektronenstrahlen ist der Betrieb eines Elektronenmikroskops nur im Hochvakuum möglich, was leistungsfähige Hochvakuumpumpen erfordert.

Auf die Bilderzeugung, den technischen Aufbau der verschiedenen Elektronen-
mikroskope und auf mögliche Bildfehler (Astigmatismus, Farb-, Beugungs- und
Öffnungsfehler) kann an dieser Stelle nicht eingegangen werden. Es sei auf die
umfangreiche Fachliteratur verwiesen *[49, 82, 84, 92, 116, 120]*.

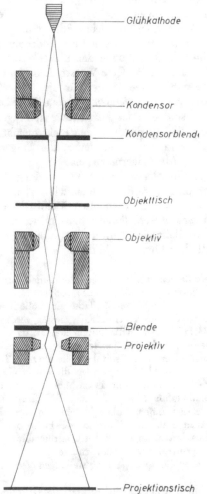

Glühkathode

Kondensor

Kondensorblende

Objekttisch

Objektiv

Blende

Projektiv

Projektionstisch

Abb. 1: Schematische Darstellung
des Strahlengangs im Elektronenmikroskop.

Das *Durchstrahlmikroskop* hat wegen seines hohen Auflösungsvermögens die
größte Verbreitung gefunden. Es hat aber den Nachteil, daß nur verhältnismäßig
dünne Präparate durchstrahlt werden können. Die Abbildung von Oberflächen
erfordert entweder spezielle Präparationstechniken (Oberflächenabdruck) oder

die Verwendung geeigneter Mikroskope *(Reflexionsmikroskop)*. Weitere technische Varianten des Elektronenmikroskops sind das *Emissions-* und das *Auflichtmikroskop,* die vor allem der Untersuchung von Oberflächenstrukturen dienen. Eine stereoskopische elektronenoptische Abbildung von Untersuchungsobjekten ist durch Anwendung geeigneter Apparaturen möglich.

Die *Präparation* von Virusproben für elektronenoptische Untersuchungen erfordert umsichtiges Arbeiten. Die Objekte müssen auf gleichmäßig dünne Träger aufgebracht werden, die sich unter dem Elektronenbeschuß nicht oder nur langsam verändern dürfen, um Bildfehler durch Streuung der Elektronenstrahlen zu vermeiden. Da mit solchen Folien nur kleine freie Wegstrecken überbrückt werden können, sind entsprechende stabile Metallträger für die Trägerfolien entwickelt worden. Als Träger kommen *Objektblenden* — Metallblättchen, in die ein oder mehrere Löcher gebohrt sind — oder *Trägernetze* in Frage. Der Vorteil der Objektblenden liegt darin, daß sie die durch den Elektronenbeschuß auftretende Wärme gut ableiten, sie sind jedoch sehr teuer; die Trägernetze haben eine größere ausnutzbare Fläche. Als Trägernetze gelangen ausgestanzte, geflochtene oder elektrolytisch hergestellte Netzfolien zur Verwendung.

Für Objekte, die nicht freitragend präpariert werden können, wie Viren, müssen geeignete Trägerfolien hergestellt und auf die erwähnten Metallträger aufgebracht werden. Die am häufigsten verwendeten Trägerfolien sind Kollodium-, Formvar-, SiO- oder Kohlefilme. Als Beispiel für die Präparationstechnik sei hier kurz die Präparation von Kollodiumfilmen geschildert:

Die Trägernetze werden am Boden einer flachen, mit Wasser gefüllten Schale ausgelegt. Nun wird ein Tropfen einer Kollodiumlösung in Butyl- oder Amylacetat auf die Wasseroberfläche gebracht. Es bildet sich an der Wasseroberfläche ein Kollodiumfilm, nachdem das Lösungsmittel verdampft ist. Es muß dabei darauf geachtet werden, daß der ausgebreitete Film nicht mit den Gefäßwänden in Berührung kommt, da dadurch die Membran zerreißen kann. Der Wasserspiegel wird nun langsam gesenkt oder die Trägernetze an die Wasseroberfläche angehoben, so daß sich die Folie über die Trägernetze legt. Zur Herstellung von SiO- oder Kohlefilmen werden die mit Kollodiummembranen beschichteten Metallträger im Hochvakuum mit diesen Substanzen senkrecht bedampft. Durch Herauslösen des Kollodiumfilmes lassen sich reine SiO- bzw. Kohlefilme herstellen. Die Vorteile dieser letztgenannten Folien bestehen in ihrer hohen mechanischen, thermischen und chemischen Stabilität. Während SiO-Filme bei hohen Vergrößerungen Eigenstrukturen erkennen lassen, zeigen sich bei Kohlemembranen auch bei höchsten Vergrößerungen keine Eigenstrukturen. Auch andere Substanzen wie Aluminiumoxyd, Beryllium und Glas haben für spezielle Fragestellungen Verwendung gefunden.

Da ein großer Teil der zu untersuchenden Strukturen im Elektronenmikroskop sehr kontrastarm sind, ist es notwendig, den Bildkontrast zur geeigneten Behandlung der Untersuchungsobjekte zu erhöhen. Kleine Objekte wie Viruspartikel werden in Suspension auf die Trägerfolien aufgebracht. Eine Fixierung der Präparate mit Osmiumsäure, Phosphorwolframsäure oder mit Uransalzen bewirkt neben der Stabilisierung der Proteinanteile auch eine Erhöhung des Kontrastes durch den Einbau schwerer Atome in das Untersuchungsobjekt. Ein weiteres Verfahren zur Erhöhung des Kontrastes ist das

Aufdampfen von Metallschichten auf das zu untersuchende Objekt. Das Aufdampfen der Metallschicht erfolgt im Hochvakuum von einer punktförmigen Verdampfungsquelle aus in einem bestimmten Winkel. Dabei werden die Teile des Objektes, die der Verdampfungsquelle zugewandt sind, mit einer Metallschicht überzogen, die weniger elektronendurchlässig ist, während die der Verdampfungsquelle abgewandten Teile elektronendurchlässig sind. Aus der Länge der entstandenen Schlagschatten läßt sich bei bekanntem Bedampfungswinkel die Objekthöhe berechnen.

Neben der Kontrastierung mit aufgedampften Metallschichten ist heute die Kontrastierung mit elektronenoptisch dichten Lösungen die Methode der Wahl. Bei diesem Verfahren (negative staining) heben sich die zu untersuchenden Objekte auf dem dunklen Untergrund scharf ab und lassen Feinstrukturen gut erkennen. Das für diese Art der Kontrastierung am häufigsten verwendete Kontrastmittel ist die Phosphorwolframsäure [14]. Diese Methode ist der in der Bakteriologie gebräuchlichen Tuschekontrastierung vergleichbar. Mit diesem Färbeverfahren gelingt es, sogar Einzelheiten der Oberflächenstruktur von Untereinheiten und die Anordnung von Untereinheiten auf der Virusoberfläche darzustellen.

In vielen Fällen ist eine Oberflächenstruktur von Interesse. Dazu ist es nötig, Oberflächenabdrücke herzustellen und diese zu untersuchen wie z. B. Viruskristalle. Im wesentlichen sind zwei Abdruckverfahren gebräuchlich, ein- und zweistufige Verfahren. Bei den einstufigen Verfahren wird auf die zu untersuchende Oberfläche eine dünne Kunststoff- oder Metallschicht aufgebracht. Nach der Ablösung vom Objekt wird dieser Oberflächenabdruck im Durchstrahlmikroskop untersucht.

Durch Oberflächenkräfte können bei vielen organischen Untersuchungsobjekten Verzerrungen und Deformierungen auftreten. Durch Überführung der Präparate in flüssige Kohlensäure, die über dem kritischen Druck verdampft wird, lassen sich derartige Deformierungen vermeiden, da sich dabei keine Grenzschicht zwischen flüssiger und gasförmiger Phase ausbildet. Voraussetzung für eine solche Behandlung ist es jedoch, daß die Präparate durch Behandlung mit Alkohol oder anderen organischen Lösungsmitteln entwässert werden, wobei wiederum strukturelle Veränderungen auftreten können. Diese Fehlermöglichkeiten sind durch Gefriertrocknung der Präparate vermeidbar.

Um die im Elektronenmikroskop erhaltenen Bilder quantitativ auswerten zu können, muß der Vergrößerungsfaktor genau bestimmt werden. Es ist jedoch schwierig, geeignete Objekte zu finden, die eine Vermessung im Elektronenmikroskop zulassen und mit denen mit hinreichender Genauigkeit gearbeitet werden kann. Neben der Vermessung von Blenden, die jedoch nur für schwache Vergrößerungen brauchbar ist, wurden interferometrische Messungen an kleinen Objekten durchgeführt, nach denen dann im Elektronenmikroskop geeicht werden kann. Ein sehr genaues Testobjekt stellen Abdrücke von optischen Beugungsgittern dar, da die Strichabstände exakt interferometrisch vermessen werden können. In neuerer Zeit wurden auch Latexpartikel, die dem Untersuchungsobjekt zugemischt werden, zur Größenbestimmung verwendet. Die Ergebnisse von Vermessungen im Elektronenmikroskop müssen statistisch ausgewertet werden, da oft erhebliche Größenschwankungen zu beobachten sind. Ob solche Größenvariationen real sind, d. h. im Untersuchungsobjekt begründet liegen, oder ob sie durch die Präparationstechnik verursacht sind, ist oft schwer zu entscheiden. Wie beim Tabakmosaikvirus gezeigt wurde, spielt die Präparationstechnik, vor allem die Salzkonzentration, auf die Längenvariationen der Viruspartikel eine große Rolle *[91]*. Werden derartige Fehler vermieden, ergibt sich eine gute Übereinstimmung der elektronenoptischen Vermessung mit den Ergebnissen anderer physikalischer Untersuchungsmethoden.

## 2. Die Bestimmung der Größe und Form von Virusteilchen in Lösung

Eine der wichtigsten Größen zur Charakterisierung von Virusteilchen ist die Bestimmung des Partikelgewichtes. Die in der niedermolekularen Chemie gebräuchlichen Methoden der Siedepunktserhöhung und der Schmelzpunkterniedrigung sind für die Charakterisierung von Makromolekülen und Viren nicht brauchbar, da die Teilchen relativ groß und meist zu instabil sind, um genaue meßbare Effekte zu liefern. Ebenso sind exakte Messungen des osmotischen Druckes bei Virussuspensionen nicht möglich, da diese Messungen nur bis zu einem Molekulargewicht von 500 000 ausreichende Genauigkeit zulassen und Viruspartikel wesentlich größere Partikelgewichte haben. Die von SVEDBERG *[109]* entwickelte Ultrazentrifuge bietet die besten Möglichkeiten, Molekulargewichtsbestimmungen an Makromolekülen und Viren vorzunehmen. Durch das in der Zentrifuge erzeugte hohe Schwerefeld werden Makromoleküle und Viren in Richtung des Schwerefeldes in Bewegung gesetzt. Aus der Sedimentationsgeschwindigkeit der Teilchen kann eine für die Teilchen charakteristische Größe, die Sedimentationskonstante, errechnet werden, die ein wichtiger Parameter für die Bestimmung des Teilchengewichtes ist.

### a) Die Bestimmung der Sedimentationskonstanten mit der Ultrazentrifuge [52, 109]

Der Name Ultrazentrifuge wurde von SVEDBERG u. Mitarb. *[109]* für hochtourige Zentrifugen, die eine Beobachtung des Sedimentationsvorganges zulassen, eingeführt. Heute ist dieser Name auch für hochtourige Zentrifugen, die präparativen Zwecken dienen, gebräuchlich. Die in diesen Zentrifugen erzeugten Schwerefelder bewegen sich in Größen von 250 000 bis 500 000 g, was an die Zerreißfestigkeit der Rotoren, die diesen Kräften ausgesetzt sind, entsprechende Anforderungen stellt. Die maximalen Umdrehungszahlen moderner Ultrazentrifugen bewegen sich zwischen 40 000 bis 70 000 U/Min.

Der *Rotor* einer analytischen Ultrazentrifuge besteht aus einem an den Rändern abgeflachten Duraluminiumblock, der mit zwei Bohrungen versehen ist, die der Aufnahme der Meßzelle und des Gegengewichtes dienen. Der wirksame Radius dieser analytischen Rotoren beträgt 65 mm, da hierbei das erzeugte Schwerefeld weitgehend homogen ist. Um Erhitzungen des Rotors während des Laufes zu verhindern, läuft der Rotor in einer evakuierten Kammer, die mit Hilfe eines

Thermostaten auf konstanter Temperatur gehalten wird. Bei modernen Ultrazentrifugen erfolgt der Antrieb der Rotoren durch Elektromotoren. Es sind
jedoch auch noch Geräte in Gebrauch, die über eine Turbine mit Preßluft an-
getrieben werden, wobei die Turbine zur Herabsetzung der Reibung auf einem
Luftkissen ruht. Um eine störungsfreie Sedimentation zu gewährleisten, müssen
die Rotoren erschütterungs- und vibrationsfrei laufen. Zusammen mit den Hochvakuumpumpen, Kühleinrichtungen und der elektronischen Steuerung zur
Konstanthaltung von Drehzahl, Temperatur und Vakuum und den notwendigen Schutzvorrichtungen sind leistungsfähige Ultrazentrifugen aufwendig
und teuer.

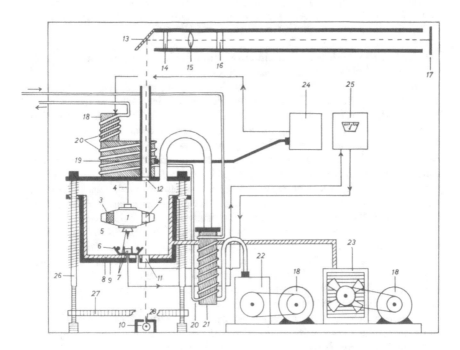

| 1 = Rotor | 11 = Schlierenlinse I | 21 = Öldiffusionspumpe |
|---|---|---|
| 2 = Meßzelle | 12 = Schlierenlinse II | 22 = Vakuumpumpe |
| 3 = Gegengewicht | 13 = Spiegel | 23 = Kühlaggregat |
| 4 = Rotorachse | 14 = Phasenkante | 24 = Drehzahl-Vorwahl |
| 5 = Rotorkammer | 15 = Kameralinse | 25 = Temperatur-Meßeinrichtung |
| 6 = Heizung | 16 = Zylinderlinse | 26 = Drehspindel |
| 7 = Temperaturtaster | 17 = Photogr. Platte | zur Kammeröffnung |
| 8 = Kühlmantel | 18 = Elektromotor | 27 = Kette für Synchronlauf |
| 9 = Schutzmantel | 19 = Getriebe | der Öffnungsspindeln |
| 10 = Lichtquelle | 20 = Wasserkühlung | 28 = Querspalt |

Abb. 2a: Schematischer Aufbau einer analytischen Ultrazentrifuge
(Spinco Modell E. Beckman Instruments, München).

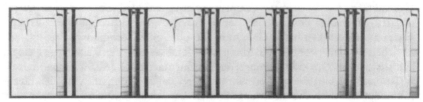

Sedimentationsrichtung →

Abb. 2b: Sedimentationsdiagramm einer 0,2%igen Lösung von Tabakmosaikvirus (Philpot-Svensson-Optik; Aufnahmenabstand 4 Minuten). Neben dem mit einer $s_{20}$ von 178 S sedimentierten Monomeren findet sich noch das mit einer $s_{20}$ von 220 S rascher sedimentierende Dimere.

Die *Meßzellen* bestehen im Prinzip aus einem mit einem sektorförmigen, durchgehenden Schlitz versehenen Metallzylinder, der an den Grundflächen durch Quarzglasfenster verschlossen ist. Eine Beobachtung der Sedimentation wird dadurch ermöglicht, daß die Zelle von unten her beleuchtet und das Bild der während des Laufes eintretenden Konzentrationsverschiebungen, die sich in einer Änderung der Brechungsindizes zeigen, dem Beobachter über ein entsprechendes optisches System sichtbar gemacht wird.

Um den zeitlichen Verlauf der Sedimentation beobachten zu können, sind verschiedene Methoden entwickelt worden. Die älteste Methode ist die der Lichtabsorption, bei der Licht einer Wellenlänge verwendet wird, das von der zu untersuchenden Substanz absorbiert wird. Die im Schwerefeld der Zentrifuge stattfindende Wanderung der Untersuchungssubstanz zum Zellenboden gibt sich in einer zunehmenden Aufhellung des Überstandes zu erkennen. Durch Verwendung einer für ultraviolettes Licht durchlässigen Optik (Quarzoptik) können Sedimentationsmessungen an Proteinen und Nukleinsäuren bei ihrem Absorptionsmaximum im UV-Licht durchgeführt werden. Diese Methode ist sehr empfindlich, da sich geringe Konzentrationen der UV-absorbierenden Substanzen noch gut nachweisen lassen.

Eine weitere sehr genaue Methode ist die von LAMM *[8, 66]* ausgearbeitete Skalenmethode. Dabei wird in zeitlichen Abständen eine Skala mit gleichen Strichabständen durch die Meßzelle hindurch photographiert. An der Grenzschicht zwischen Lösungsmittel und Gelöstem wird der Lichtstrahl gebrochen, wobei eine Verschiebung der Skalenstriche zu beobachten ist. Werden die im Vergleich zu einer Normalskala gemessenen Verschiebungen in ein Diagramm eingetragen, so erhält man eine Gaußsche Verteilungskurve. Aus der Wanderungsgeschwindigkeit des Kurvengipfels kann die Sedimentationskonstante ermittelt, durch Integration der Kurvenfläche die Konzentration der Untersuchungssubstanz bestimmt werden.

Bei der *Schlierenmethode* nach TOEPLER erscheint die Grenzschicht zwischen Lösungsmittel und gelöster Substanz als dunkler Streifen auf hellem Hintergrund. Durch Ausmessung mehrerer in verschiedenen Zeitabständen aufgenommener photographischer Bilder kann der Sedimentationsweg gemessen und damit die Sedimentationskonstante errechnet werden. Eine Modifikation der Toeplerschen Schlierenmethode stellt die heute wohl gebräuchlichste Methode von PHILPOT und SVENSSON *[81, 110]* dar, bei der mit Hilfe von gekreuzten Spalten und Zylinderlinsen der Konzentrationsgradient als Kurvenverlauf abgebildet wird. Auch hierbei wird durch zeitliche Verfolgung des Kurvengipfels der Sedimentationsweg gemessen und daraus die Sedimentationskonstante berechnet. Die Methode bietet die Möglichkeit, in Gemischen mehrere Substanzen, die sich durch ihre Sedimentationskonstanten unterscheiden, nebeneinander zu untersuchen. Eine Bestimmung der Konzentration ist durch Integration der Kurvenflächen möglich.

Durch Erzeugung eines starken Schwerefeldes gelingt es, Makromoleküle und Viren in Richtung des Schwerefeldes in Bewegung zu setzen. Mit den oben erwähnten optischen Beobachtungsmethoden kann die Wanderung der Untersuchungssubstanz im Schwerefeld verfolgt werden. Die Sedimentationsgeschwindigkeit s wird nach der folgenden Beziehung errechnet:

$$s = \frac{\Delta x}{\Delta t \, \omega^2 x} \qquad [1]$$

Dabei ist $\Delta x$ die in der Zeit $\Delta t$ zurückgelegte Wegstrecke, $\omega$ die Winkelgeschwindigkeit und x der Abstand vom Drehzentrum. Die Sedimentationskonstante $s_{20}$ drückt die pro Schwerefeldeinheit erreichte Sedimentationsgeschwindigkeit der untersuchten Teilchen in Wasser von 20° als Lösungsmittel aus. Die Angabe der Sedimentationskonstanten erfolgt in Svedberg-Einheiten, wobei ein Svedberg (S) = $10^{-13}$ sec$^{-1}$ entspricht. Die $s_{20}$ einer Substanz stellt selbst keinen Wert für Größe, Form oder Dichte eines Stoffes dar, ist aber unter gegebenen Bedingungen eine Größe, die der Charakterisierung von unbekannten Substanzen dienen kann. Das Molekulargewicht läßt sich aus der $s_{20}$ nur berechnen, wenn man gewisse Annahmen über Form und Dichte der sedimentierenden Teilchen macht oder diese mit anderen Methoden bestimmt. Die höchste Sedimentationsgeschwindigkeit wird erreicht, wenn das Teilchen eine kompakte Kugel ist. Eine Abweichung von der Kugelform führt zur Erhöhung des Reibungswiderstandes und dadurch zu einer Verminderung der Sedimentationsgeschwindigkeit. Im gleichen Sinne wirkt eine Vergrößerung des Radius durch Hydratation.

Bezeichnet man den Reibungswiderstand einer Kugel mit $f_0$ und den Reibungswiderstand der zu messenden Substanz mit f, so ist der Reibungskoeffizient $f/f_0$ ein Maß für die Abweichung von der Kugelform.

Untersuchungen von Makromolekülen und Viren in der Ultrazentrifuge müssen in salzhaltigen Lösungen durchgeführt werden, da durch die gegenseitige Abstoßung der gleichsinnig geladenen Partikel Störungen auftreten. Die meist zu beobachtende Konzentrationsabhängigkeit der $s_{20}$ beruht ebenfalls darauf, daß sich die gelösten Teilchen gegenseitig beeinflussen. Falls die Teilchen sich gegenseitig berühren, wird der freie Fall behindert. Diese gegenseitige Hinderung tritt wiederum um so stärker in Erscheinung, je sperriger die Moleküle sind. Um vergleichbare Werte zu erhalten, muß auf eine Konzentration von c = 0 extrapoliert werden.

Die $s_{20}$ stellt unter gegebenen Bedingungen eine charakteristische Größe für Viren dar. Formänderungen, Aggregationen und Zerfall der Teilchen lassen sich in einer Änderung der Sedimentationskonstanten erkennen. Für die eindeutige Unterscheidung dieser Möglichkeiten ist jedoch eine Molekulargewichtsbestimmung notwendig.

### b) Die Bestimmung der Diffusionskonstanten [52, 60]

Die Diffusionskonstante drückt die Diffusionsgeschwindigkeit von Teilchen aus, die unter dem Einfluß der Brownschen Wärmebewegung stehen und denen ein Reibungswiderstand entgegensteht. Es wird der Stoffstrom pro Flächeneinheit in der Zeiteinheit gemessen, die Diffusionskonstante hat somit die Dimensionen $cm^2sec^{-1}$. Die Diffusionskonstante zeigt ebenfalls eine Abhängigkeit von der Konzentration der untersuchten Teilchen; die Konzentrationsabhängigkeit ist jedoch meist nicht so stark ausgeprägt wie bei der Sedimentationskonstanten. Um vergleichbare Ergebnisse zu erhalten, wird die Diffusionskonstante $D_{20}$ auf Wasser von 20° C als Lösungsmittel bezogen und auf eine Konzentration von c = 0 extrapoliert.

Die Messung der Diffusionskonstanten wird so durchgeführt, daß die Versuchslösung vorsichtig mit dem Lösungsmittel überschichtet wird und der Konzentrationsausgleich in der Lösung zeitlich verfolgt wird. Von vielen anderen Möglichkeiten sei hier nur auf die Schieberzellen [8, 66] hingewiesen, mit denen eine erschütterungsfreie Überschichtung möglich ist. Bei einheitlichen Substanzen erscheint der Konzentrationsgradient als Gaußsche Funktion; es besteht somit die Möglichkeit, die Einheitlichkeit einer Substanz zu prüfen, wobei allerdings die Prüfung nicht so streng ist wie die mit der Ultrazentrifuge vorgenommene. Die Bedeutung der Diffusionsmessungen liegt vor allem darin, daß aus $D_{20}$, $s_{20}$ und $v_0$ das Molekulargewicht exakt berechnet werden kann. Die Beobachtung der Diffusion kann mit den gleichen optischen Anordnungen wie bei der Bestimmung der Sedimentationskonstanten vorgenommen werden.

### c) Die Bestimmung des partiellen spezifischen Volumens [52, 92]

Das partielle spezifische Volumen ($v_0$) stellt den reziproken Wert der spezifischen Dichte unter den Versuchsbedingungen dar. Dieser Wert ist für die Berechnung des Molekulargewichts aus Sedimentations- und Diffusionskonstanten notwendig. Die Bestimmung des partiellen spezifischen Volumens erfolgt meist durch pyknometrische Messungen, wobei das Volumen, das durch eine bekannte Menge der Untersuchungssubstanz verdrängt wird, gemessen wird.

Die Konzentration der Lösung wird durch Auswiegen der trockenen Substanz bestimmt, wobei insofern Unsicherheiten auftreten können, als in manchen Fällen ein Teil des Lösungsmittels im Molekül festgehalten wird und somit die exakte Bestimmung des Trockengewichts einer Substanz erschwert sein kann.

Ein anderer Weg zur Bestimmung von $v_0$ ist die Schwebemethode. Man mißt hierbei die Sedimentation in Lösungsmitteln verschiedener Dichte und ermittelt durch Extrapolation diejenige Dichte, bei der s = 0 wird. Wenn nämlich die Dichte des Teilchens gleich der Dichte des Lösungsmittels ist, so kann das gelöste Teilchen weder sinken noch steigen, es bleibt an einer bestimmten Stelle in der Schwebe. Die Einstellung der Lösungsmitteldichte erfolgt durch Rohrzucker oder Rinderserumalbumin.

Das partielle spezifische Volumen beträgt bei Proteinen um 0,74—0,75 cm³/g. Die bei manchen Viren gefundenen höheren Werte beruhen wahrscheinlich auf ihrem Lipoidgehalt.

### d) Die Berechnung des Teilchengewichtes aus Sedimentations- und Diffusionskonstante und die Abschätzung der Teilchendimensionen

Die Bestimmung des Teilchengewichtes mit Hilfe der Ultrazentrifuge kann mit zwei voneinander unabhängigen Methoden vorgenommen werden und zwar durch Bestimmung des Sedimentationsgleichgewichtes und durch die Berechnung aus Sedimentations- und Diffusionskonstanten nach SVEDBERG [109].

Bei niedertouriger Zentrifugation stellt sich nach einiger Zeit ein Gleichgewicht zwischen Sedimentation und der der Sedimentation entgegen wirkenden Diffusion ein (Sedimentationsgleichgewicht). Durch Bestimmung der Konzentrationen $c_1$ und $c_2$ zweier Proben, die in den Abständen $x_1$ und $x_2$ vom Rotationszentrum entnommen werden, kann das Teilchengewicht nach folgender Formel errechnet werden.

$$M = \frac{2\,R\,T \quad \ln \frac{c_2}{c_1}}{(1 - V_0\rho)\ \omega^2(x_2^2 - x_1^2)} \qquad [2]$$

wobei M das Teilchengewicht, R die Gaskonstante, T die absolute Temperatur, $\omega$ die Winkelgeschwindigkeit, $V_0$ das partielle spezifische Volumen und $\rho$ die Dichte der Lösung darstellt. Da bei hochmolekularen Stoffen, insbesondere aber bei Viren die Diffusionsgeschwindigkeiten sehr klein sind, stellt sich das Gleichgewicht nur sehr langsam bzw. nur in einer kleinen Zone ein, wodurch die Genauigkeit der Methode erheblich eingeschränkt wird. Man kann daher auch so verfahren, daß man die Einstellung des Gleichgewichts nicht abwartet, sondern nur die Geschwindigkeit der Gleichgewichtseinstellung bestimmt (Methode nach ARCHIBALD [6]).

Der gebräuchlichste Weg ist die Bestimmung des Molekulargewichtes aus $s_{20}$ und $D_{20}$ nach der bekannten SVEDBERG-Formel:

$$M \quad \frac{s_{20}}{D_{20}} \quad \frac{RT}{(1-V_0 \rho)} \qquad [3]$$

Hiernach läßt sich das Molekulargewicht unabhängig von der Hydratation und der Partikelform berechnen.

Bei bekanntem Molekulargewicht und bekannter Sedimentationskonstante kann der molare Reibungskoeffizient $f/f_0$ berechnet werden. Bei kompakten, nichthydratisierten Kugeln ist $f/f_0 = 1$. Unter der Annahme, daß das Molekül eine längliche oder abgeflachte Form im Sinne eines Rotationsellipsoides hat, kann das Reibungsverhältnis direkt auf das Achsenverhältnis der untersuchten Teilchen bezogen werden. Dabei bleibt jedoch die Hydratation der Teilchen unberücksichtigt, die einen erheblichen Einfluß auf den Radius des Teilchens und damit auf die Größe der Reibungskonstanten hat. Eine Abschätzung der Achsenverhältnisse ist daher nur unter Vernachlässigung der Hydratation möglich.

Von HERZOG, ILLIG und KUDAR [53] sind für gestreckte und abgeplattete Rotationsellipsoide Gleichungen aufgestellt worden, die die Berechnung der Moleküldimensionen gestatten. Eine tabellarische Zuordnung von Reibungsverhältnissen zu den entsprechenden Achsenverhältnissen ist bei SVEDBERG und PEDERSEN [109] angegeben. Eine exakte Bestimmung der Teilchenform ist daher nur unter Benutzung anderer Daten möglich, die mit Hilfe von Röntgenstrukturuntersuchungen oder durch elektronenmikroskopische Untersuchungen gewonnen werden können.

### e) Die Viskosität

Die Messung der Zähigkeit (*Viskosität*) von Lösungen hat in der makromolekularen Chemie große Bedeutung, da sie in Verbindung mit der Sedimentationsoder Diffusionskonstanten Rückschlüsse auf Molekulargewicht und -form gestattet. Unter bestimmten Voraussetzungen stellt die Viskosität eine Konstante dar, die es gestattet, eine Molekülart zu charakterisieren. Dazu müssen die Lösungen soweit verdünnt sein, daß eine gegenseitige Beeinflussung der gelösten Moleküle ausgeschlossen wird, da sich bei höheren Konzentrationen neben unspezifischen Adsorptionseffekten auch spezifische Wechselwirkungen, wie z. B. zwischen ladungstragenden Gruppen, störend bemerkbar machen. Vergleichbare Ergebnisse sind nur bei konstanter Temperatur zu gewinnen, da die Viskosität stark von der Temperatur abhängt. Weiter gelten die für Viskositätsmessungen aufgestellten Gesetzmäßigkeiten nur für genügend langsame Fließgeschwindigkeiten, bei denen eine laminare Strömung gewährleistet ist. Bei asymmetrischen Makromolekülen kann eine Orientierung der Moleküle nach dem geringsten Drehmoment erfolgen, das in Strömungsrichtung liegt. Diese Orientierung zeigt sich in einem Viskositätsabfall. Weiterhin kann es mit zunehmender

Fließgeschwindigkeit zudem zu einer Deformierung oder Streckung der Moleküle kommen und damit eine Änderung der Viskosität verursachen (Strukturviskosität). In solchen Fällen muß dann auf eine unendlich kleine Fließgeschwindigkeit extrapoliert werden.

Die Durchführung von Viskositätsmessungen ist relativ einfach. Die gebräuchlichste Methode ist die Messung von Durchflußgeschwindigkeiten in Kapillaren (Ostwaldsches Kapillarviskosimeter). Eine umfangreiche Darstellung weiterer Methoden und Apparaturen zur Messung der Viskosität ist bei PHILIPPOFF *[80]* gegeben.

Als relative Viskosität wird das Verhältnis der Viskositäten von Lösung und Lösungsmittel bezeichnet.

$$\eta_{rel.} = \frac{\eta \, \text{Lös.}}{\eta \, \text{Lösm.}} \qquad [4]$$

Die spezifische Viskosität ist durch den folgenden Ausdruck gekennzeichnet, wenn die bereits genannten Vorbedingungen erfüllt sind.

$$\eta_{spez.} = \eta_{rel.} - 1 \qquad [5]$$

Das auf eine Konzentration c = 0 extrapolierte Verhältnis von spezifischer Viskosität zur Konzentration des Gelösten (in gr/100 ml) wird als Eigenviskosität bezeichnet (intrinsic viscosity).

$$[\eta] = \frac{1}{c} \, (\eta_{rel.} - 1) \qquad [6]$$

Viskositätsmessungen lassen keine Aussagen über die Homogenität der untersuchten Substanzen zu. Durch geringe Verunreinigungen können die Meßergebnisse bereits erhebliche Fehler enthalten.

Für die Berechnung von Achsenverhältnissen aus der Viskosität sind mathematische Gleichungen aufgestellt worden. Die Interpretation der Ergebnisse von Viskositätsmessungen ist schwierig und die mathematischen Theorien noch umstritten. Tabellarische Zuordnungen der Achsenverhältnisse zu den entsprechenden Viskositäten finden sich bei EDSALL *[29]*.

Viskositätsmessungen bei Viren sind durchgeführt worden, doch ist die Bedeutung derartiger Messungen gering, da sich mit Hilfe der Ultrazentrifuge bessere und eindeutigere Ergebnisse gewinnen lassen und diese zudem eine Kontrolle der Homogenität erlaubt. Viskositätsmessungen haben hauptsächlich bei der Charakterisierung von fadenförmigen Molekülen Bedeutung, wie z.B. die in den Viren enthaltene Nukleinsäure. Bei relativ geringem methodischem Aufwand kann ein rascher Überblick über die Form des Moleküls gewonnen werden. Besonders wertvoll sind Viskositätsmessungen um Abbauvorgänge langgestreckter Moleküle zu verfolgen, da die Länge eines Moleküls sich sehr stark auf die Viskosität auswirkt.

## f) Die Lichtstreuung [27, 105]

Werden Moleküle in Lösung von Licht getroffen, kommt es zu einer seitlichen Abstreuung des einfallenden Lichtes, da die Elektronen der Moleküle zu Eigenschwingungen angeregt werden. Die Intensität der Streustrahlung steht in einem bestimmten Zusammenhang mit der Molekülgröße. Bei Makromolekülen kann sie so stark sein, daß sie mit bloßem Auge als Trübung beobachtet werden kann. Bei Molekülen, die im Vergleich zur Lichtwellenlänge klein sind, werden alle Elektronen in gleicher Phase erregt, so daß die Intensität der Streustrahlung unter allen Beobachtungswinkeln gleich ist. Sind die Moleküle im Vergleich zur Lichtwellenlänge wesentlich größer, so werden die Elektronen der Moleküle in Abhängigkeit von der räumlichen Form der Moleküle in verschiedenen Phasen erregt. Durch innermolekulare Interferenzen kommt es zu einer asymmetrischen Verteilung des Streulichtes. Dabei ist die Streustrahlung in Richtung des Primärstrahles größer als die Rückwärtsstreuung. Wird die Streustrahlung in zwei zu 90° zum einfallenden Lichtstrahl symmetrisch gelegenen Winkeln gemessen, so lassen sich aus der Intensitätsverteilung der Streustrahlung unter verschiedenen Beobachtungswinkeln Rückschlüsse auf das Molekulargewicht und die Molekülform ziehen, da die Asymmetrie der Streulichtintensität mit zunehmendem Molekulargewicht zunimmt. Die Asymmetrie der Streustrahlung wird durch den Unsymmetriekoeffizienten — dem Verhältnis der Streulichtintensitäten unter zwei zu 90° symmetrisch gelegenen Winkeln — ausgedrückt. Da die Meßergebnisse stark von der Konzentration der in Lösung befindlichen Moleküle abhängen, sind mathematische Beziehungen nur für unendlich verdünnte Lösungen gültig. Um vergleichbare Ergebnisse zu erhalten, müssen alle Meßergebnisse auf eine Konzentration von c = 0 extrapoliert werden. Der auf c = 0 extrapolierte Unsymmetriekoeffizient wird als Unsymmetriezahl bezeichnet, die Rückschlüsse auf die Molekülform zuläßt. Aus der *Gesamtintensität* der Streustrahlung, d. h. der Trübung der Lösungen, läßt sich somit das Molekulargewicht, aus der *Verteilung* der Streulichtintensität die Molekülform ermitteln. Eine Prüfung der Einheitlichkeit der gelösten Substanz ist mit dieser Methode nicht möglich.

Zur Vermeidung von fehlerhaften Ergebnissen muß streng auf die optische Reinheit der zu untersuchenden Lösungen geachtet werden, da schon geringe Mengen gröberer Partikel eine Messung unmöglich machen können. Ebenso können kolloidale Verunreinigungen oder Aggregationen von Makromolekülen zu falschen Ergebnissen führen. Fehler, die durch falsches Streulicht, das z. B. von den Wänden der Meßzellen herrührt, verursacht werden, sind durch geeignete Zellenkonstruktionen weitgehend auszuschalten.

## g) Die Röntgen-Kleinwinkelstreuung [63, 64]

Werden Lösungen von kolloidal gelösten Substanzen von Röntgenlicht durchstrahlt, so kann man in Nähe des Primärstrahles eine diffuse Streuung des

Röntgenlichtes beobachten. Aus der Verteilung dieser Streustrahlung kann, ähnlich wie bei der Lichtstreuung, auf Größe und Form kolloidal gelöster Substanzen geschlossen werden. Da der Streuwinkelbereich den Teilchendimensionen umgekehrt proportional ist, gelten die Gesetzmäßigkeiten nur für den in unmittelbarer Nähe des Primärstrahles liegenden Bereich.

### h) Die künstliche Doppelbrechung [28, 79]

Werden nichtsphärische Teilchen einem starken Strömungsfeld mit linearem Geschwindigkeitsgradienten ausgesetzt, so kommt es zu einer Orientierung dieser Teilchen im Raum, die u. a. auch von der Molekülform bestimmt wird. Auf Moleküle, die mit ihrer Längsachse senkrecht zur Strömungsrichtung liegen, ist das einwirkende Drehmoment am größten, so daß sich diese Moleküle in eine Parallele zur Strömungsrichtung drehen, in der das Drehmoment am geringsten ist. Die Drehgeschwindigkeit der in Lösung befindlichen Teilchen ändert sich somit periodisch. Die von den Teilchen unter dem Einfluß des Strömungsfeldes bevorzugt eingenommene Richtung ist abhängig vom Geschwindigkeitsgefälle der Strömung, der Rotationsdiffusionskonstanten und der Molekülform. Im ungestörten Zustand sind alle Teilchen in Bezug auf ihre Raumorientierung gleichwertig. Im polarisierten Licht verhalten sich solche Lösungen isotrop, sofern nicht die gelösten Teilchen oder das Lösungsmittel bereits Anisotropie zeigen. Werden die gelösten Teilchen aber in dem Strömungsfeld zu einer bestimmten Orientierung gezwungen, so zeigt die Lösung in polasisiertem Licht Anisotropie *(Strömungsdoppelbrechung)*. Aus der Größe des dabei zu messenden Auslöschwinkels lassen sich in Verbindung mit dem Achsenverhältnis die Teilchendimensionen errechnen. Auch hier sind die gemessenen Effekte konzentrationsabhängig und zudem mit wechselndem Geschwindigkeitsgefälle nicht linear. Es muß daher, um vergleichbare Ergebnisse zu erhalten, auf eine Konzentration von $c = 0$ und ein Geschwindigkeitsgefälle von $q = 0$ extrapoliert werden (Grenzorientierungszahl).

Für Fadenmoleküle sind die Verhältnisse bei der Strömungsdoppelbrechung wesentlich unübersichtlicher, da die Meßergebnisse infolge Formänderungen der Moleküle im Strömungsfeld erheblich beeinflußt werden.

Für die erzwungene Orientierung von Molekülen im Raum durch elektrische, magnetische oder durch Schallfelder gelten im wesentlichen ähnliche Beziehungen wie bei der Strömungsdoppelbrechung.

### i) Die dielektrische Dispersion [106]

Natürliche Dipole in Lösung zeigen in einem elektrischen Wechselfeld in Abhängigkeit von der Frequenz des Wechselfeldes eine Erhöhung der Dielektrizitätskonstanten, da die Teilchen infolge ihrer Trägheit eine gewisse

Zeit benötigen (Relaxationszeit), um der Umkehr des Wechselfeldes zu folgen. Aus der Dispersion lassen sich Rückschlüsse auf die Molekülform ziehen. Ellipsoide sind durch verschiedene Relaxationszeiten entsprechend ihren Halbachsen gekennzeichnet. In diesem Falle können aus den Relaxationszeiten die Achsenverhältnisse und das Molvolumen des untersuchten Teilchens errechnet werden. Aussagen über die Hydratation lassen sich dann machen, wenn das Molekulargewicht und die Dichte der trockenen Substanz bekannt sind. Kugelförmige Teilchen sind durch eine Relaxationszeit charakterisiert. Ellipsoide, bei denen das elektrische Dipolmoment mit einer Halbachse zusammenfällt, weisen auch nur eine Relaxationszeit auf, die aber von der bei sphärischen Teilchen erheblich differiert. Die Achsenverhältnisse derartiger Partikel lassen sich nur dann errechnen, wenn das Molekulargewicht, die Dichte und der Hydratationsgrad bekannt sind.

### 3. Die Zentrifugation im Dichtegradienten [10, 72, 113]

Die Methode der Dichtegradientenzentrifugation bietet neue Möglichkeiten der Trennung und Charakterisierung biologischer Substanzen auf Grund ihrer unterschiedlichen Dichte. Es handelt sich hierbei um die Anwendung der bereits auf S. 110 erwähnten Schwebemethode.

Wird eine konzentrierte Lösung eines Salzes (z. B. CsCl, RbCl, KBr) für eine gewisse Zeit einem Schwerefeld ausgesetzt, so bildet sich nach Einstellung eines Gleichgewichtes zwischen zentrifugalen Kräften und der Rückdiffusion ein stabiler ansteigender Dichtegradient aus, d. h. daß die Dichte vom Meniskus zum Boden des Zentrifugenröhrchens zunimmt. Die Einstellung des Dichtegradienten ist gut reproduzierbar und hängt von der Drehgeschwindigkeit, der Länge der Flüssigkeitssäule, der Temperatur und den Parametern der Lösung und des Gelösten ab. Da fast alle thermodynamischen Untersuchungen an Salzlösungen bei 25° C durchgeführt wurden, wird auf diese Temperatur in der Regel bezogen.

Setzt man einer solchen Salzlösung kleine Mengen von Makromolekülen, Viren oder anderen kolloidalen Substanzen zu und zentrifugiert, so finden sich diese Substanzen nach Einstellung eines Gleichgewichtes an der Stelle der Flüssigkeitssäule, die in ihrer Dichte mit derjenigen der untersuchten Substanz korrespondiert. So stehen Proteine mit einer Dichte von 1,3 g/ml, DNS mit einer Dichte von 1,7 g/ml und RNS mit einer Dichte von 1,9 g/ml im Gleichgewicht.

Infolge der Wärmebewegung der gelösten Teilchen kommt es zu einer Diffusion sowohl in zentrifugaler wie zentripetaler Richtung, so daß die Untersuchungssubstanz in Form einer Gaußschen Kurve verteilt ist. Die Breite der Kurven ist dem Molekulargewicht der untersuchten Substanz umgekehrt proportional, d. h. je höher das Molekulargewicht ist, desto enger ist die Verteilungskurve.

Mit dieser Methode ist die Prüfung der Einheitlichkeit einer Substanz möglich. Ist die Untersuchungssubstanz in Dichte und Molekulargewicht homogen, so zeigt sich dies in einer symmetrischen Verteilungskurve, während Asymmetrien der Verteilungskurve auf Heterogenität schließen lassen.

Die Dichtegradienten können auch durch Überschichten verschieden dichter Lösungen mit nicht salzartigen Substanzen hergestellt werden. Am gebräuchlichsten ist die Zentrifugation in einem Rohrzuckergradienten. Es lassen sich hierbei jedoch nicht so hohe Dichten erreichen, daß Proteine oder Viren zum Schweben kommen. Es tritt nur eine dem Gradienten entsprechende Verlangsamung der Sedimentation ein. Man erhält ein sehr übersichtliches Diagramm, in dem die einzelnen Komponenten nach ihrer Sedimentationskonstanten, nicht nach ihrer Dichte geordnet sind.

Dichtegradientenzentrifugationen lassen sich sowohl in der analytischen als auch in der präparativen Ultrazentrifuge durchführen. Die Auswertung der Versuche ist in der analytischen Ultrazentrifuge bei Verwendung der erwähnten optischen Systeme einfacher. Dagegen bietet die Zentrifugation in der präparativen Zentrifuge den Vorteil, daß einzelne Schichten abgetrennt und gesondert untersucht werden können.

## 4. Elektrochemische Charakterisierung

Substanzen, die sich in ihrer elektrischen Ladung unterscheiden, können in einem elektrischen Feld voneinander getrennt werden. Die Auftrennung von Substanzgemischen im elektrischen Feld *(Elektrophorese)* ist heute eine weit verbreitete Methode, die mit relativ geringem Aufwand eine rasche Trennung von Gemischen gestattet und für spezielle Fragestellungen viele Variationsmöglichkeiten bietet. Die Anwendung der Elektrophorese gestattet weiterhin Aussagen über die Einheitlichkeit der zu untersuchenden Präparate und ist vor allem bei der Charakterisierung von Proteinen und Nukleotiden von großer Bedeutung. Als präparative Methode kann sie der Reindarstellung biogener Substanzen dienen.

Der Ladungszustand eines Polyelektrolyten hängt vom Dissoziationsgrad der im Molekül vorliegenden dissoziierbaren Gruppen ab. Die ladungstragenden Gruppen sind in der Struktur des Moleküls festgelegt. Im alkalischen Bereich ist die Dissoziation der alkalischen Gruppen (vorwiegend $NH_2$-Gruppen) weitgehend zurückgedrängt, während die sauren Gruppen (vorwiegend COOH-Gruppen) dissoziiert sind. Das Molekül zeigt deshalb einen negativen Ladungsüberschuß und wandert im elektrischen Feld anodisch. Im sauren Bereich ist die Dissoziation der sauren Gruppen gering, die der basischen jedoch groß, so daß ein positiver Ladungsüberschuß resultiert und das Molekül zur Kathode wandert. Am *isoelektrischen Punkt* ist die Zahl der dissoziierten Gruppen am größten, die Ladungen stehen jedoch miteinander im Gleichgewicht, so daß das Molekül nach außen elektrisch neutral reagiert und im elektrischen Feld demzufolge nicht mehr wandert. Hier zeigen Proteine auch ein Löslichkeitsminimum und können leicht gefällt werden. Aus der pH-Abhängigkeit der elektrischen Ladungen eines Moleküls lassen sich Rückschlüsse auf die Art und die Anzahl der dissoziierbaren Gruppen ziehen.

Die Anzahl der elektrischen Ladungen läßt sich auch noch mit anderen Methoden bestimmen. So kann das Basen- bzw. das Säurebindungsvermögen eines Moleküls durch elektrometrische Titration gemessen und damit die Anzahl der sauren und basischen Gruppen festgelegt werden. Ein weiteres Verfahren ist die Messung des Membranpotentials nach Einstellung eines Gleichgewichtes zwischen Elektrolyt- und Proteinlösung, die durch eine für das Protein undurchlässige Membran voneinander getrennt sind *(Donnan-Gleichgewicht)*. Beide Verfahren haben jedoch den Nachteil, daß sie keine Beurteilung der Einheitlichkeit einer Untersuchungssubstanz zulassen und demzufolge nur bei reinen Substanzen sinnvoll angewandt werden können.

Die *Wanderungsgeschwindigkeit* eines Polyelektrolyten im elektrischen Feld stellt unter vergleichbaren Bedingungen ein gutes Charakteristikum für eine Molekülart dar. Sie wird durch Begleitstoffe nicht beeinflußt und gestattet somit die Charakterisierung mehrerer Substanzen in einem Gemisch. Die Wanderungsgeschwindigkeit ist vom Dissoziationsgrad des Polyelektrolyten und damit vom pH-Wert des Milieus abhängig. Ferner zeigt sie eine Abhängigkeit vom molekularen Reibungskoeffizienten im elektrischen Feld. Die Bestimmung der Wanderungsgeschwindigkeit wird im allgemeinen mit der von TISELIUS [48] entwickelten „freien" Elektrophorese durchgeführt, wobei zur optischen Beobachtung des Versuches im allgemeinen die bereits erwähnte Modifikation der *Toeplerschen Schlierenmethode (Philpot-Svensson-Optik)* verwendet wird. Auch interferometrische Methoden haben sich bei der Beobachtung der elektrophoretischen Fraktionierung bewährt (ANTWEILER [5]). Die von ANTWEILER entwickelte Apparatur gestattet es außerdem, sehr kleine Substanzmengen zu analysieren.

Neben den bereits erwähnten „freien" Elektrophoresemethoden (TISELIUS, ANTWEILER), bei denen die zu untersuchende Substanz in einer Meßzelle in wäßrigem Milieu aufgetrennt wird, haben insbesondere die Methoden große Bedeutung erlangt, bei denen die elektrophoretische Wanderung der Untersuchungssubstanzen auf *Trägern* erfolgt. Weite Verbreitung hat besonders die Elektrophorese auf Filterpapier *(Papierelektrophorese)* gefunden [25, 47, 65], da sie im Gegensatz zu den freien Elektrophoresen einen relativ geringen apparativen Aufwand erfordert und es gestattet, auch kleinste Substanzmengen zu analysieren. Andere Träger wie Agar- oder Stärkegele (46, 101) sind für spezielle Fragestellungen erfolgreich verwendet worden. Die genannten Verfahren haben sich auch als präparative Verfahren bewährt.

Die Papierelektrophorese mit hohem Spannungsgefälle (Hochspannungselektrophorese) hat insbesondere bei der analytischen und präparativen Auftrennung von Aminosäuren, Peptiden, Nukleotid- und Nukleosidgemischen große Bedeutung erlangt. Die bei diesem Verfahren auftretende Joulesche Wärme muß durch intensive Kühlung abgeführt werden, was entweder so geschieht, daß der Papierstreifen in ein Gefäß, das mit einem gekühlten inerten organischen Lösungsmittel gefüllt ist, gehängt wird (MICHL [73]), oder daß die Unterlage, auf der der Papierstreifen aufliegt, gekühlt wird.

An präparativen Elektrophoresemethoden seien noch die von PORATH [39] angegebene Trennung an einer gekühlten, mit einem inerten Träger gefüllten Säule und die Vorhangelektrophorese [24], bei der ein senkrecht zur elektrophoretischen Wanderungsrichtung verlaufender Pufferstrom eine kontinuierliche Elution der elektrophoretischen Fraktionen erlaubt, erwähnt.

Durch Kombination mit anderen Methoden können die elektrophoretischen Verfahren weiter ausgebaut und verfeinert werden. Als Beispiele seien hier die Kombination von Hochspannungselektrophorese und Papierchromatographie (finger-print-Verfahren, INGRAM [58]) und die Kombination von Elektrophorese mit immunologischen Verfahren (Immunoelektrophorese, GRABAR [45, 46]) genannt.

## 5. Weitere physikalische Methoden

Die älteste Methode zur Isolierung und Charakterisierung von Viren ist die Filtration von virushaltigen Lösungen durch engporige Filter (Ultrafiltration). Durch Verwendung von Filtern verschiedener Porenweite kann die Porenweite bestimmt werden, durch die das Virus gerade noch hindurchfiltriert wird. Die Bestimmung dieser Grenzporenweite geschieht durch biologische Austestung der Filtrate. Die Beziehungen zwischen Grenzporenweite und Durchmesser der Virusteilchen sind jedoch verwickelt und haben zu widersprüchlichen Ergebnissen geführt [92]. Da diese Methode ohne komplizierte Reinigungs- und Konzentrierungsschritte Aufschlüsse über die Größenordnung eines unbekannten Viruspräparates geben kann, ist sie auch heute noch für entsprechende Fragestellungen von Bedeutung. Proteine und Viren lassen sich an Grenzflächen zu monomolekularen Schichten spreiten [112]. Durch interferometrische Vermessung der monomolekularen Schicht kann die Schichtdicke bestimmt und somit auf die Dimensionen der untersuchten Teilchen rückgeschlossen werden.

Aus der Dosisabhängigkeit der biologischen Inaktivierung von Viren nach Beschuß mit ionisierenden Strahlen, insbesondere mit α-Strahlen, können aus der Trefferhäufigkeit Schlußfolgerungen auf die Größe des strahlenempfindlichen Bereichs gezogen werden (Ultramikrometrie [92]). Die Trefferhäufigkeit läßt Aussagen über die Größe des Viruspartikels zu. Die Interpretation der Ergebnisse ist jedoch schwierig, da durch die Bestrahlung nicht nur Veränderungen am Virus hervorgerufen werden, sondern auch Veränderungen der Umgebung des Viruspartikels, insbesondere des Lösungsmittels, die sekundär zu einer Inaktivierung des Virusteilchens führen können.

Bei kristallisierten Viren kann die Größe und die Lage der Untereinheiten mit Hilfe der Röntgenstrukturanalyse [20, 34, 62] bestimmt werden. Trifft ein Röntgenstrahl auf das geordnete System eines Kristalles, so erfolgt durch die die Kristallstruktur aufbauenden, sich wiederholenden Einheiten eine Ablenkung des einfallenden Röntgenstrahles. Die photographische Aufnahme zeigt hierbei eine Reihe von Reflexen, deren Lage und Intensität mit der Kristallstruktur in engem Zusammenhang steht. Die Auswertung derartiger Diagramme ist schwierig, da u. a. das zweidimensionale Diagramm in die dreidimensionale Raumstruktur des Kristalls übersetzt werden muß. Außerdem ist für die Auswertung solcher Diagramme eine erhebliche Rechenarbeit notwendig, die nur von Rechenmaschinen bewältigt werden kann.

## B. Chemische Charakterisierung

Als Voraussetzung für eine chemische Analyse eines Viruspartikels muß dessen Reinheit und Einheitlichkeit gefordert werden. In erster Linie sind dabei Größe und Zahl der das Virus aufbauenden Struktureinheiten von Interesse. Die Hauptkomponenten des Virusteilchens — Nukleinsäure und Protein — stehen in enger struktureller Beziehung zueinander und bilden zusammen eine Struktureinheit, das sog. *Nukleocapsid*. Die Virusnukleinsäure ist hierbei in eine Kapsel eingeschlossen, die aus Proteinmolekülen aufgebaut ist. Diese Kapseln sind entweder annähernd kugelförmig und haben dann die Form eines Ikosaeders oder sie sind stäbchenförmig. In diesem Fall hat das Virus eine Translationssymmetrie.

Bei den Ikosaedern finden sich morphologische Untereinheiten, die als *Capsomeren* bezeichnet werden (Cold Spring Harbor Symposion 1962 *[17]*). Die Aufspaltung eines Viruspartikels in Untereinheiten kann mit verschiedenen Methoden durchgeführt werden. Die Größe und die Art der Untereinheiten ist jedoch von den verwendeten Spaltungsmitteln stark abhängig.

Als Beispiel für die Spaltung von Viren mit Äther *[68]* sei hier das Virus der Klassischen Geflügelpest genannt. Nach Behandlung des Virusteilchens mit Äther erhält man zwei Spaltprodukte, die sich in ihren physikalisch-chemischen und immunologischen Eigenschaften unterscheiden. Das *gebundene* Antigen (g-Antigen) ist ein Nukleoprotein mit einem RNS-Gehalt von 15%. Bei Untersuchungen mit der Ultrazentrifuge zeigen sich mehrere Gradienten mit unterschiedlicher Sedimentationsgeschwindigkeit. Die andere Struktureinheit ist ein kohlenhydratartiges Protein mit einem Molekulargewicht von etwa $11 \times 10^6$, das morphologisch weitgehend einheitlich ist. Diese Untereinheit hat die Eigenschaft, Erythrozyten zu agglutinieren und wird deshalb als *Hämagglutinin* bezeichnet *[87]*.

Das *Tabakmosaikvirus* (TMV), das im Gegensatz zu den Ikosaedern des Virus der Klassischen Geflügelpest Translationssymmetrie besitzt, kann leicht durch Behandlung mit Alkali gespalten werden, wobei die Nukleinsäure freigesetzt wird und Proteineinheiten mit einem Molekulargewicht von 90—100 000 gefunden werden (A-Protein) *[93]*. Im Gegensatz zu dieser partiellen Dissoziation mit Alkali erhält man mit starken Desaggregationsmitteln eine totale Dissoziation zu den kleinsten Proteinuntereinheiten, deren Molekulargewicht bei 17 400 liegt.

Diese kleinste Struktureinheit enthält nur noch eine einzige Peptidkette, die aus 158 Aminosäuren besteht. Die Aufspaltung kann durch Auflösung des Proteins in 30% Pyridin *[117]*, 0,1—1 n NaOH *[3]*, Eisessig *[33]*, Dodecylsulfat *[35]* oder 6 M Harnstoff *[16]* erfolgen.

Auf physikalischem Weg kann die Größe des Viruspartikels und seiner Struktureinheiten mit Hilfe der Röntgenstrukturanalyse bestimmt werden *[34, 62]*.

## 1. Nukleinsäurekomponenten [59, 97]

Die in den Viruspartikeln enthaltene Nukleinsäure trägt die genetische Information für die Reduplikation des Viruspartikels und stellt damit das infektiöse Prinzip eines Virus dar, wie dies erstmalig von GIERER und SCHRAMM [40] gezeigt wurde. Man kann je nach der in den Viren enthaltenen Art der Nukleinsäure Desoxyribonukleinsäure-(DNS)-haltige (Viren der Pockengruppe, Adenoviren, eine Reihe von Insektenviren und einige Bakteriophagen) und Ribonukleinsäure-(RNS)-haltige Viren (Enteroviren, Viren der Influenza- und Parainfluenzagruppe, der Enzephalitisgruppe sowie die meisten Pflanzenviren) unterscheiden.

Von WATSON und CRICK [114] wurde für Desoxyribonukleinsäuren ein Strukturmodell entwickelt, das eine befriedigende Erklärung der physikalischen und chemischen Eigenschaften der DNS zu geben vermag. Nach diesem Modell sind bei DNS zwei Nukleinsäuremoleküle in Form einer Doppelhelix umeinander verschraubt, wobei die Basen im Innern der Helix, die Phosphorsäurereste außen liegen. Diese Struktur wird durch Wasserstoffbindungen, die sich zwischen Adenin und Thymin bzw. zwischen Guanin und Cytosin ausbilden, fixiert. Damit ist die Reihenfolge der Basen in einem der Stränge festgelegt, er ist also in seiner Basensequenz dem anderen DNS-Strang komplementär. In derartigen Molekülkomplexen stehen die Basen Adenin und Thymin, Guanin und Cytosin in äquimolarem Verhältnis zueinander. Die Trennung der beiden Stränge durch Lösen der Wasserstoffbindungen erfolgt bei höheren Temperaturen. Es zeigt sich bei dem für Nukleinsäuren spezifischen Absorptionsmaximum von 260 m$\mu$ ein Anstieg der Extinktion mit zunehmender Temperatur (Schmelzkurve).

Die DNS liegt auch bei Viren meist in einem Doppelstrang vor, doch sind auch Viren bekannt, die eine Einstrang-DNS besitzen [100].
Die bisher bekannten RNS-Viren haben eine einsträngige RNS, doch scheint bei Viren auch Doppelstrang-RNS vorzukommen [43].

### a) Bestimmung der Nukleinsäure

Nukleinsäuren können durch ein charakteristisches Absorptionsmaximum bei 260 m$\mu$ nachgewiesen werden. Kommen sie in Mischung mit Proteinen vor, so können aus dem Verhältnis der Absorptionen bei 260 m$\mu$ und 280 m$\mu$, dem für Proteine charakteristischen Absorptionsmaximum, Schlüsse auf den Nukleinsäuregehalt gezogen werden. Die Absorptionsmessung bei 260 m$\mu$ ist bei Degradationsversuchen isolierter Nukleinsäuren zu kleineren Bruchstücken von Wert. Die in kleinere Bruchstücke zerlegte Nukleinsäure weist dabei eine höhere Gesamtextinktion auf als das Makromolekül (Hyperchromie).
Unter Umständen kann schon durch die Bestimmung des in einer Viruspräparation enthaltenen Phosphors der Nukleinsäureanteil quantitativ festgelegt werden. Diese Methode kann jedoch bei komplexer gebauten Viren dann fehlerhafte Ergebnisse erbringen, wenn noch andere phosphorhaltige Substanzen,

wie Phospholipide, in den Viren enthalten sind. Eine Unterscheidung von DNS und RNS ist mit den beiden genannten Methoden nicht möglich.

Eine Unterscheidung von DNS und RNS ist durch eine qualitative Basenanalyse nach Hydrolyse und chromatographischer oder hochspannungselektrophoretischer Auftrennung des Hydrolysates möglich. Wird die Base Thymin nachgewiesen, so kann auf DNS geschlossen werden. Bei RNS findet man an Stelle von Thymin Uracil. Eine Unterscheidung von DNS und RNS ist an isolierten Nukleinsäuren auch mit Hilfe von spezifischen Enzymen möglich (DNase, RNase).

Der Abbau von Nukleinsäuren mit spezifischen Enzymen ist deshalb von besonderem Wert, da er auch bei ungereinigten Präparaten Aussagen über die Nukleinsäureart gestattet.

*b) Spezifische Methoden zur Unterscheidung von DNS und RNS*

Liegen DNS und RNS in einer Präparation nebeneinander vor, so müssen entweder aufwendige Trennungsverfahren, die auf unterschiedlichem Löslichkeitsverhalten von DNS und RNS beruhen, zur Anwendung gelangen oder die DNS muß mit Hilfe von Farbreaktionen bestimmt werden, die auf einem spezifischen Nachweis der 2-Desoxyribose basieren. Der RNS-Gehalt einer Probe kann aus der Differenz von Gesamtnukleinsäuregehalt und DNS-Gehalt errechnet werden.

In 1 n Alkali wird RNS innerhalb von 16—20 Stunden bei 37° C zu säurelöslichen Nukleotiden gespalten, während die DNS weniger degradiert und im Sauren präzipitiert (SCHMIDT und TANNHAUSER [90]). Hierbei wird ein Teil der Nukleotide zerstört, was bei genauen Analysen berücksichtigt werden muß [37]. Eine andere Trennungsmethode geht von der Beobachtung aus, daß RNS durch Behandlung von 1 n Perchlorsäure bei 4° C in 18 Stunden löslich wird, während DNS erst nach Behandlung mit 0,5 n Perchlorsäure nach 20 Stunden bei 70° C in Lösung geht (OGUR und ROSEN [74]). Die quantitative Bestimmung der Nukleinsäure nach der Fraktionierung kann durch Bestimmung des Phosphor- und Pentosengehaltes oder mittels UV-Absorption vorgenommen werden.

Von den spezifischen Farbreaktionen, die eine vorausgehende Trennung von DNS und RNS nicht erfordern, ist wohl die Feulgen-Reaktion am bekanntesten, die besonders bei histochemischen DNS-Nachweisen Bedeutung erlangt hat. Daneben sind spezifische Reaktionen der Desoxyribose mit Diphenylamin (DISCHE [21], BURTON [15]) und mit p-Nitrophenylhydrazin [115] zur quantitativen Bestimmung herangezogen worden. Eine sehr empfindliche Reaktion ist die von CERIOTTI [18] angegebene Farbreaktion mit Indol in Salzsäure.

Die Bestimmung der RNS mit Hilfe von Farbreaktionen ist wesentlich schwieriger, da für Ribose keine spezifischen Farbreaktionen zur Verfügung stehen. Die gebräuchlichsten Methoden sind der Orcintest [22], die Reaktion mit p-Bromphenylhydrazin [115] und die Reaktion mit Anilin in HCl [22]. Fehler sind bei diesen Nachweisen durch interferierende Substanzen, meist andere Zucker, nicht auszuschließen. Eine spezfifischere Methode beruht auf der quantitativen Bestimmung von aus der RNS gebildetem Furfurol, das aus der Untersuchungslösung mit Chloroform ausgeschüttelt wird [9].

### c) Basenanalyse

Die quantitative Basenzusammensetzung einer Virusnukleinsäure stellt ein wichtiges Merkmal eines Viruspartikels dar. Die durch saure Hydrolyse oder nach Hydrolyse mit spezifischen Enzymen aus dem Polynukleotid freigesetzten Nukleotide, Nukleoside oder Basen lassen sich durch papierchromatographische Verfahren auf Grund ihrer unterschiedlichen $R_f$-Werte oder mittels Hochspannungselektrophorese auf Grund ihrer unterschiedlichen Wanderungsgeschwindigkeit charakterisieren. Die Auftrennung von Nukleotid- und Nukleosidgemischen an Ionenaustauschersäulen ist mit Erfolg durchgeführt worden [95]. Da die Basen UV-Licht absorbieren, können die getrennten Fraktionen auf dem Papier leicht lokalisiert werden. Nach Elution der aufgetrennten und qualitativ charakterisierten Basen ist die quantitative Bestimmung durch Messung von UV-Absorption bei 260 m$\mu$, bei Nukleosiden und Nukleotiden auch durch die quantitative Pentosenbestimmung möglich. Die Messung von Absorptionsspektren bei verschiedenen pH-Werten kann zur weiteren Charakterisierung der einzelnen Basen herangezogen werden.

### 2. Proteinkomponenten

Die virusspezifischen Proteine sind die Träger der antigenen Eigenschaften des Viruspartikels. Die Funktion des Proteinanteils dürfte in erster Linie im Schutz der sehr empfindlichen Nukleinsäure zu suchen sein. Außerdem scheint das Virusprotein nach neueren Untersuchungen für die Wirtsspezifität und für den Eindringungsmechanismus von großer Bedeutung zu sein [56, 85].

Der Proteingehalt einer Viruslösung kann durch Stickstoffbestimmung (KJEL-DAHL) errechnet werden, wobei allerdings der auf die Nukleinsäure entfallende Stickstoffanteil in Abzug gebracht werden muß. Ebenso kann die Biuretreaktion und die Folinreaktion [69] zur Abschätzung des Proteingehaltes herangezogen werden. Die exakte Analyse des Virusproteins kann aber nur über die qualitative und quantitative Bestimmung der Aminosäuren nach Reindarstellung des Proteins führen, wobei chemische Methoden wie Endgruppenbestimmungen Kriterien für die Einheitlichkeit des Proteins zu liefern vermögen.

### a) Quantitative Aminosäureanalyse

Für die chemische Charakterisierung von Viren und deren Struktureinheiten ist die Kenntnis der quantitativen Aminosäurezusammensetzung von Bedeutung, da sie u. U. eine chemische Differenzierung verschiedener Virusstämme erlaubt. Die gereinigten Proteine werden dazu einer Säurehydrolyse unterworfen und die dadurch freigesetzten Aminosäuren qualitativ und quantitativ bestimmt. Bei quantitativen Untersuchungen ist es notwendig, die Hydrolysenbedingungen sorgfältig zu standardisieren, da beispielsweise durch kurze Hydrolysenzeiten die Aufspaltung unvollständig ist, durch längere aber bereits eine Zerstörung der Aminosäuren eintritt, die bei den einzelnen Aminosäuren unterschiedlich groß ist. Um Fehler bei der Bestimmung der quantitativen Aminosäurenzusammensetzung zu vermeiden, müssen die Fehler, die durch die Hydrolysenbedingungen auftreten können, korrigiert werden. Sie werden eliminiert, indem die Ergebnisse der Aminosäureanalyse auf eine Hydrolysezeit von Null extrapoliert werden. Nach Auftrennung des Proteinhydrolysates mittels Papierchromatographie, Hochspannungselektrophorese oder Ionenaustauschersäulen lassen sich die einzelnen Aminosäuren qualitativ und quantitativ bestimmen. Ganzzahlige Verhältnisse der Aminosäuren eines Hydrolysates können als Kriterium für die Einheitlichkeit des untersuchten Präparates gelten. Auf diese Weise ist eine näherungsweise Bestimmung des Molekulargewichts eines Proteins möglich.

Nach LEVY [67] können die Aminosäuren des Hydrolysates in ihre gelbgefärbten Dinitrophenylderivate überführt und nach zweidimensionaler papierchromatographischer Auftrennung photometrisch bestimmt werden. Von SPACKMAN, STEIN und MOORE [103] wurde zuerst ein automatischer Analysator für die quantitative Bestimmung von Aminosäuren entwickelt. Nach Auftrennung eines Proteinhydrolysates mit Hilfe von Ionenaustauschersäulen werden die Aminosäuren mit Ninhydrin umgesetzt und der entstandene Farbstoff photometrisch ausgewertet. Mit dieser automatischen Apparatur lassen sich Aminosäurebestimmungen am exaktesten in kurzer Zeit durchführen.

### b) Endgruppenbestimmung

Die Bestimmung der N- oder C-terminalen Aminosäure in der Peptidkette eines Proteins ist von großer Bedeutung, da sie nicht nur der Charakterisierung eines Proteins dient, sondern auch ein Kriterium für die chemische Einheitlichkeit des untersuchten Präparates darstellt. Die quantitative Bestimmung der Endgruppe stellt die wichtigste chemische Methode dar, die eine Molekulargewichtsbestimmung eines Proteins erlaubt. So konnten HARRIS und KNIGHT [51] mit Carboxypeptidase beim TMV ein Mol Threonin pro 17 300 gr Virus abspalten und damit das Molekulargewicht der Proteinuntereinheit erhalten. Für die Bestimmung der Endgruppen sind verschiedene Methoden verfügbar, von denen die wichtigsten im folgenden kurz besprochen werden sollen.

Nach SANGER [86] wird die N-terminale Aminosäure mit 2,4-Dinitrofluorbenzol (DNP) substituiert. Nach Hydrolyse des DNP-Peptides wird die abgespaltene DNP-Aminosäure chromatographisch charakterisiert.

Ein Abbau um ein Kettenglied vom N-terminalen Ende her ist bei Peptiden mit der von EDMAN [26] angegebenen Methode möglich. Das zu untersuchende Peptid wird

mit Phenylsenföl umgesetzt, wobei mit der N-terminalen Aminosäure ein Thioharn-
stoffderivat entsteht. Nach Zyklisierung des Thioharnstoffderivates im Sauren kann
das entstandene Thiohydantoin als solches oder nach Rückspaltung als freie Aminosäure bestimmt werden.
Eine Methode, die die Charakterisierung der C-terminalen Aminosäure erlaubt, wurde
von AKABORI [12] angegeben. Das Peptid wird mit wasserfreiem Hydrazin umgesetzt.
Es findet dabei eine Umamidierung der Peptidbindungen statt, wobei alle Aminosäuren
mit Ausnahme der C-terminalen in ihre Hydrazide überführt werden. Die Hydrazide
werden mit Benzaldehyd zu den schwerlöslichen Schiffschen Basen verwandelt und abgetrennt. Die freie C-terminale Aminosäure kann dann chromatographisch identifiziert
werden.

Ein sehr schonender Abbau von Peptidketten gelingt durch Enzyme. Vom
C-terminalen Ende her spalten Carboxypeptidasen [32]. Die Abspaltung der
N-terminalen Aminosäure gelingt mit Aminopeptidasen [102].

## c) Sequenzanalyse

Die Eigenschaften eines Proteins hängen von seiner Sekundär- und Tertiärstruktur, d. h. dem räumlichen Aufbau seiner Peptidkette, ab. Diese Strukturen sind aber wiederum weitgehend von der Reihenfolge der Aminosäuren
in der Peptidkette (Primärstruktur) abhängig, die mit chemischen Methoden
bestimmt wird. Um die Tertiärstruktur festzulegen, ist die Röntgenstrukturanalyse der sicherste Weg [20]. Es ist daher insbesondere bei biologisch aktiven
Proteinen von großem Interesse, die Reihenfolge der Aminosäuren in der
Peptidkette eines Proteins festzustellen und die gefundenen Sequenzen mit der
biologischen Aktivität in Beziehung zu setzen. Der methodische Aufwand einer
solchen Sequenzanalyse ist sehr umfangreich und erfordert große Erfahrung.
Ein schrittweiser Abbau vom N-terminalen Ende gelingt mit der bereits erwähnten Methode nach EDMAN. Ferner sind Sequenzanalysen vom C- bzw.
N-terminalen Ende der Peptidkette mit spezifischen Enzymen, die einen sehr
schonenden schrittweisen Abbau gestatten, möglich.
Bei Proteinmolekülen, die aus Hunderten von Aminosäuren bestehen, sind die
beschriebenen Methoden für den schrittweisen Abbau des ganzen Moleküls nicht
geeignet. Das Protein muß deshalb durch enzymatischen Abbau in kleinere
Bruchstücke zerlegt werden. Der Abbau beispielsweise mit Trypsin und Pepsin
führt zu kleineren Peptiden, die sich wegen der verschiedenen Spezifität der
Enzyme gegenseitig überlappen und so eine Rekonstruktion des ganzen Protein-
moleküls aus den Bruchstücken erlauben. Die kleineren Peptide sind einem
weiteren schrittweisen Abbau bis zu den Aminosäuren wesentlich besser zugänglich [11].
Sequenzanalysen von Virusproteinen sind bisher nur beim Tabakmosaikvirus
durchgeführt worden [2, 111]. Beim TMV beträgt das Molekulargewicht der
Protein-Untereinheit 17 530. Die durch Nitritbehandlung der Virusnuklein-

säure *[96]* verursachte Änderung des genetischen Codes *[41]* findet in der Aminosäuresequenz des mutierten Viruspartikels seinen Niederschlag, indem bestimmte Aminosäuren in der Peptidkette gegen andere ausgetauscht werden, wie durch Sequenzanalysen solcher mutierter Viren gefunden wurde *[119]*. Ein Überblick über Strukturfragen beim Tabakmosaikvirus ist neulich von ANDERER *[4]* gegeben worden. Da die Sequenzanalyse von Proteinen eine größere Menge des gereinigten Proteins erfordert, das insbesondere bei tier- und menschenpathogenen Viren in diesem Ausmaß nur schwer zu gewinnen ist, sind Sequenzanalysen bei diesen Viren bis jetzt noch nicht durchgeführt worden.

### 3. Andere Virusbestandteile

Neben den beschriebenen Hauptkomponenten — Nukleinsäure und Protein — enthalten eine Reihe von Viren noch andere Bestandteile, wie Kohlenhydrate und Lipide. Die Entscheidung darüber, ob die bei Viren gefundenen Enzyme strukturgebunden sind, ist nicht in allen Fällen möglich, da oft Komponenten der Wirtszelle an das Virus adsorbiert sind und mit ihm isoliert werden. Sie können oft durch chemische und physikalische Methoden vom Virus nicht abgetrennt werden.

#### a) Kohlenhydrate

Beim Influenzavirus wurden neben den auf die RNS entfallenden Kohlenhydrate noch 5—8% Hexosen gefunden, die sich auf Galaktose, Mannose, Fucose und Hexosamine verteilen *[1]*. Der Kohlenhydratanteil des Geflügelpestvirus liegt mit 17% höher als der des Influenzavirus *[121]*. Beim Newcastle Disease Virus beläuft sich der Kohlenhydratanteil auf etwa 7% Glukoseäquivalente [7]. Der Kohlenhydratanteil der Myxoviren liegt in einem Glykoprotein vor, das dem Hämagglutinin dieser Viren entspricht *[88]*.

Die qualitative Analyse des Kohlenhydratanteils geschieht nach Hydrolyse des Glykoproteins auf papierchromatischem Wege. Zur quantitativen Bestimmung der Kohlenhydrate *[23a]* werden meist Farbreaktionen herangezogen, die auf der Umsetzung von Oxymethylfurfurol, das durch Erhitzen von Hexosen mit starken Mineralsäuren entsteht, mit Phenolen unter Bildung von Farbstoffen beruhen. Da die Extinktion vergleichbarer Zuckermengen von der Zuckerart abhängt, wird auf eine Eichkurve eines Standards, meist Glukose, bezogen.

#### b) Lipide

Eine Reihe von Viren enthalten regelmäßig z. T. beträchtliche Mengen von Lipiden, die mit organischen Lösungsmitteln wie Äther *[68]* extrahiert werden können. Der Lipidanteil ist bei solchen Viren meist ein struktureller Bestandteil, da die biologische Aktivität des Virusteilchens nach Extraktion des Lipids verlorengeht und die Viruspartikel in Untereinheiten zerfallen [57]. Es wird angenommen, daß bei den Myxoviren Lipide zusammen mit dem Hämagglutinin an der Virusoberfläche gelegen sind [57, 88]. Der Lipidgehalt des Influenza- und des Geflügelpestvirus beträgt 23—27% [7, 121]. Beim Newcastle Disease Virus entfallen auf den Lipidanteil etwa 27% [36], beim Pferde-Enzephalomyelitisvirus sogar 54% [89, 108], der bei diesen Viren ein essentieller Bestandteil ist, da nach Ätherspaltung die biologische Aktivität verlorengeht [88, 89]. Die bei Viren nachgewiesenen Lipide sind vorwiegend Phospholipide, Cholesterin und in geringen Mengen auch Neutralfette.

Die Bestimmung des Lipidgehaltes wird durch Auswiegen der getrockneten, ätherlöslichen Fraktion vorgenommen. Für die qualitative Analyse werden chromatographische Verfahren angewandt [104].

### c) Verschiedenes

Als weitere Virusbestandteile sind Enzyme nachgewiesen worden, deren strukturelle Zugehörigkeit zum Virus teilweise jedoch umstritten ist. Als Strukturbestandteil wurde bei Myxoviren Neuraminidase [44] nachgewiesen, die im Hämagglutinin lokalisiert ist und die für die Spontanelution der Viren von der Erythrozytenoberfläche bei der Hämagglutination verantwortlich ist.

Glukose-6-phosphatase wurde bei Präparationen von zellgebundenem nicht-infektiösem Hämagglutinin der Influenzaviren gefunden [83]. Adenosintriphosphatase (ATPase) fand sich beim Virus der Geflügelmyeloblastose [89]. Bei Herpesviren wurde ebenfalls ATPase gefunden, jedoch nur bei solchen Viren, die durch ATPase-haltige Zellmembranen der Wirtszellen ausgeschleust wurden [30]. Beim Vakzinevirus wurde ein Riboflavin festgestellt, jedoch keine Dehydrogenaseaktivität nachgewiesen. Das beim Vakzinevirus gefundene Kupfer scheint ein essentieller Virusbestandteil zu sein, da es sich durch physikalisch-chemische Methoden nicht aus dem Virus entfernen läßt [89].

## C. Immunchemische Charakterisierung

### 1. Einleitung

Die immunchemische Analyse von Viren und Virusbestandteilen bietet große Vorteile, da immunologische Reaktionen es neben ihrer hohen Spezifität gestatten, kleinste Substanzmengen zu untersuchen. Sie können insbesondere für den Nachweis antigener Substanzen auf der Virusoberfläche wertvoll sein und somit der Strukturanalyse von Viren dienen. Immunologische Verfahren haben auch als diagnostische Hilfsmittel weite Verbreitung gefunden

Die immunologische Spezifität beruht auf einer definierten Gruppierung eines Antigenteils, der relativ klein ist und als *determinante* Gruppe bezeichnet wird. Die determinante Gruppe kommt in einem Antigenmolekül meist mehrfach vor (multivalentes Antigen), so daß zusammen mit dem bivalenten spezifischen Antikörper ein Netzwerk aus Antigen- und Antikörpermolekülen gebildet werden kann, das wasserunlöslich ist *(Präzipitat)*. Bei an Zelloberflächen strukturell gebundenen antigenen Strukturen tritt nach Zugabe von homologem Antiserum eine Verklumpung *(Agglutination)* der Zellpartikel ein. Auch am Verbrauch von Komplement durch Antigen-Antikörper-Komplexe lassen sich quantitative immunchemische Verfahren ableiten *(Komplementbindungsreaktion)*. Gleiche determinante Strukturen verschiedener Antigene können mit Hilfe der serologischen *Kreuzreaktion* nachgewiesen werden. In manchen Fällen kann die determinante Gruppierung des Antigens isoliert untersucht werden. Diese kleinen Moleküle *(Haptene)* sind selbst nicht imstande, eine Antikörperbildung hervorzurufen, verhindern aber spezifisch die Antigen-Antikörper-Reaktion mit dem Vollantigen *(spezifische immunologische Hemmung)*. Die spezifische Hemmungsreaktion kann der Untersuchung chemospezifischer determinanter Strukturen dienen. Der Nachweis kann sowohl mit der Präzipitationsreaktion als auch mit der Agglutinations- und der Komplementbindungsreaktion geführt werden.

Durch spezifische Immunseren können biologische Aktivitäten, wie z. B. die Infektiosität von Viren, gehemmt werden. Bei dem auf diese Beobachtung aufgebauten *Neutralisationstest* wird die Antiserummenge bestimmt, die imstande ist, die Infektion bei Tieren, Pflanzen oder Gewebekulturen durch das entsprechende Virus zu verhindern. Der Virus-Antikörper-Komplex kann zum Teil wieder dissoziiert und das nun wieder aktive Virus zurückgewonnen werden.

Die bei Viren, insbesondere bei Myxoviren, gefundene Agglutination von Erythrozyten *(Virushämagglutination)* beruht nicht auf einer spezifischen immunologischen Reaktion, sondern auf einer Reaktion des sog. Virushämagglutinins mit einem Rezeptor der Erythrozytenoberfläche.

## 2. Die Präzipitationsreaktion

Die Präzipitationsreaktion hat bei der Untersuchung und Aufarbeitung von Viren große Bedeutung. Insbesondere bei Untersuchungen von Verwandtschaftsverhältnissen zwischen Viren, bei Aufarbeitungen von Viren und Virusbestandteilen kann sie wertvolle Informationen liefern, da sie eine relativ exakte quantitative Aussage gestattet.

Werden wasserlösliches Antigen und spezifischer Antikörper gemischt, so beobachtet man nach einiger Zeit den Ausfall eines Präzipitates. Die quantitative Auswertung des Präzipitates kann durch Stickstoffbestimmung im Niederschlag *[61]* oder durch Bestimmung des Eiweißgehaltes mit Hilfe der Folinreaktion *[69]* erfolgen. Bei diesen Versuchen wird die Menge des gebildeten Präzipitates in Abhängigkeit von der Antigenmenge gemessen. Dabei ergeben sich charakteristische Kurvenbilder. Die Präzipitationskurven zeigen zunächst mit zunehmender Antigenkonzentration einen Anstieg der Präzipitatmenge. Nach Erreichen eines Maximums (Äquivalenzzone) nimmt die Menge des Niederschlages mit zunehmendem Antigenüberschuß wieder ab, da ein Teil der

Antigen-Antikörper-Aggregate wieder löslich wird. Quantitative Messungen können daher nur im Bereich des ansteigenden Kurvenastes durchgeführt werden. Auch die Hemmung der Präzipitationsreaktion durch Haptene kann mit dieser Versuchsanordnung quantitativ beschrieben werden. Präzipitationsreaktionen können auch in Agargelen durchgeführt werden. Indem man Antigen und Antikörper gegeneinander diffundieren läßt, bilden sich Präzipitationszonen aus, die sich bei nicht-einheitlichen Antigenen in mehreren Präzipitationsbanden darstellen.

Die hier zur Verfügung stehenden Methoden bieten den Vorteil, daß sie verhältnismäßig einfach durchzuführen sind und über immunologische Reaktionen, wie Kreuz- und Hemmungsreaktionen, rasche Orientierung erlauben. Mit ihrer Hilfe lassen sich insbesondere Reinigungsverfahren einzelner antigener Substanzen verfolgen und kontrollieren. Die gebräuchlichsten Diffusionsverfahren im Agargel sind die Techniken nach Oudin [78] und Ouchterlony [77] sowie die Immunelektrophorese nach Grabar [45, 46].

Bei der von Oudin angegebenen Methode werden kleine Röhrchen mit antikörperhaltigem Agar beschickt. Nach Überschichten mit der Antigenlösung werden nach einiger Zeit entlang dem Röhrchen Präzipitationsbanden beobachtet. Damit können Antigene, die sich in ihrer Diffusionsgeschwindigkeit im Agargel unterscheiden, charakterisiert werden.

Bei der Ouchterlony-Technik, die eine weite Verbreitung gefunden hat, diffundieren Antigen und Antikörper gegeneinander. Bei heterogenen Antigenen können dabei mehrere Präzipitationsbanden unterschieden werden. In auf Petrischalen oder Objektträger ausgegossenen, erstarrten Agar werden mehrere Löcher gestanzt, die der Aufnahme von Antigen und Antikörper dienen, so daß mehrere Antigen- oder Antikörperchargen nebeneinander geprüft werden können.

Die Kombination von Elektrophorese und Immunpräzipitation läßt eine weitergehende Analyse heterogener Antigene zu. Nach elektrophoretischer Auftrennung des Antigens im Agargel läßt man den homologen Antikörper in der zur elektrophoretischen Wanderungsrichtung Senkrechten diffundieren. Es erscheinen halbmondförmige Präzipitationsbanden, die sich entsprechend der elektrophoretischen Wanderungsgeschwindigkeit der Antigene im Agargel unterscheiden.

Viren oder virusspezifische Antigene können in der Wirtszelle mit immunchemischen Methoden nachgewiesen werden, indem der homologe virusspezifische Antikörper mit Fluoreszein markiert wird [19]. Im Fluoreszenzmikroskop lassen sich dann die fluoreszierenden Antikörper im histologischen Präparat lokalisieren und somit die Lage der antigenen Strukturen festlegen. Mit dieser Methode kann die Entwicklung von Viren in ihren Wirtszellen direkt beobachtet und verfolgt werden [13, 94].

Ähnliche „Färbeverfahren" sind auch für histochemische Untersuchungen mit dem Elektronenmikroskop entwickelt worden. Der spezifische Antikörper wird hierbei mit Ferritin markiert [99], das infolge seines hohen Eisengehaltes Elektronenstrahlen absorbiert und so die Lokalisation des Antikörpers und damit der antigenen Strukturen erlaubt.

### 3. Die Agglutinationsreaktion

Liegen die determinanten Strukturen an der Oberfläche von Zellen, so tritt nach Zugabe des homologen Antiserums eine Verklumpung der Zellen ein. Wegen der Größe der Partikel genügen schon kleinste Antikörpermengen, um die Reaktion sichtbar zu machen. Die Agglutinationsreaktion ist daher eine wesentlich empfindlichere Nachweismethode für Antikörper, als es die Präzipitationsreaktion ist. Diese Reaktion, die ursprünglich auf strukturell gebundene Antigene der Zelloberfläche beschränkt war, konnte durch die Beobachtung, daß tanninbehandelte Erythrozyten Proteine an ihrer Oberfläche zu binden vermögen [107], auf eine große Anzahl nicht strukturgebundener Antigene erweitert werden. In neuerer Zeit sind auch Latexpartikel [98], die mit Antigenen beladen wurden, als Indikatoren für immunologische Agglutinationsreaktionen herangezogen worden.

Die wichtigsten methodischen Verfahren zur quantitativen Auswertung von Agglutinationsreaktionen sind der Verdünnungstest und die spezifische Agglutinationshemmung. Beim Verdünnungstest werden Verdünnungsreihen des zu untersuchenden Antiserums angelegt und nach Zugabe einer bestimmten Menge antigenbeladener Erythrozyten oder Latexteilchen *der* Verdünnungsgrad bestimmt, bei dem eben noch eine Agglutination auftritt. Wird der spezifische Antikörper durch das homologe Antigen oder Hapten ganz oder teilweise abgesättigt, so kann dies in der folgenden Testreaktion durch die Hemmung der Agglutination nachgewiesen werden (spezifische Agglutinationshemmung).

### 4. Die Komplementbindungsreaktion

Bei der Immunzytolyse von Bakterien und Erythrozyten ist neben dem spezifischen Antikörper noch die Mitwirkung eines hitzelabilen Serumfaktors (Komplement) notwendig. Dieser die immunologische Reaktion zwischen Antigen und Antikörper ergänzende Faktor besteht aus mehreren Komponenten und wird beispielsweise bei der Hämolyse von sensibilisierten Erythrozyten in definierter Reihenfolge an die Oberfläche der Blutzellen gebunden und verursacht deren Auflösung [70, 71]. Aus der Beobachtung, daß das Komplement nicht nur durch solche zytolysierenden Systeme, sondern generell durch Antigen-Antikörper-Reaktionen verbraucht wird [54, 75, 76], lassen sich Methoden für den Nachweis von Antigen-Antikörper-Reaktionen ableiten (Komplementbindungsreaktionen). Wird in der Testreaktion durch eine Antigen-Antikörper-Reaktion Komplement verbraucht, so ist in der nachfolgenden Reaktion mit einem Indikatorsystem, das aus mit Antigen beladenen Erythrozyten besteht, eine Hämolyse der Erythrozyten nicht mehr möglich. Wird in der Testreaktion kein Komplement verbraucht, so zeigt sich dies in der Hämolyse der Erythrozyten im Indikatorsystem. Eine quantitative Auswertung der Reaktion ist möglich, wenn der Komplementverbrauch in Abhängigkeit von der Antigen- oder Antikörpermenge gemessen wird.

Die Anwendung von quantitativen Mikromethoden *[38]* der Komplementbindung ist da angezeigt, wo wenig Material zur Verfügung steht, wie dies bei
der Untersuchung von Viren oft der Fall ist.

## D. Die Hämagglutination von Viren *[50]*

Hühnererythrozyten oder Erythrozyten anderer Tierarten zeigen nach Kontakt
mit Lösungen einer Reihe von Viren Agglutination. Diese Eigenschaften zeigen
u. a. alle Myxoviren sowie eine Reihe von ECHO- und Coxsackieviren *[42]*.
Der Grad der Hämagglutination geht der Viruskonzentration parallel, so daß
aus der Größe der Hämagglutination auf die Konzentration einer unbekannten
Virussuspension geschlossen werden kann. Zwischen Hämagglutinationstiter und
Infektiosität bestehen ebenfalls Beziehungen.
Im Verlauf der Virushämagglutination der Myxoviren lassen sich zwei Phasen
unterscheiden — die Adsorption und die Elution. Nach der Elution zeigt sich
das Virus unverändert, während die Erythrozyten des Systems nicht mehr
imstande sind, nach Zugabe von neuem Virusmaterial zu agglutinieren. Dieses
Phänomen der Hämagglutination und der Spontanelution kann zur Reinigung
von Myxoviren herangezogen werden. Sie werden dabei in der Kälte an Erythrozyten adsorbiert und eluieren mit Hilfe ihrer Neuraminidase bei 37° C.
Nach Hirst *[55]* findet sich auf der Oberfläche der Erythrozyten ein als Rezeptor
fungierendes Glykoprotein. Der Rezeptor verliert sowohl nach Perjodat- und Trypsinbehandlung wie auch nach Behandlung mit dem „receptor destroying enzyme" (RDE)
aus Vibrio cholerae *[44]* seine Fähigkeit, Viren zu binden. Es kann als gesichert gelten,
daß die Adsorption der Viren an die Erythrozytenoberfläche an diesen Rezeptor erfolgt und die Spontanelution, die bei den einzelnen Arten der Myxoviren unterschiedlich groß ist, durch ein Enzym erfolgt, das bei diesen Viren als struktureller Bestandteil vorkommt. Dieses Enzym wurde als Neuraminidase identifiziert *[44]*.
Die Hämagglutinationsfähigkeit der Myxoviren ist an einen definierten Virusbestandteil, das Hämagglutinin, gebunden, das sich durch seine antigenen Eigenschaften von
anderen Virusbestandteilen unterscheidet *[87]*. Es ist ein Glykoprotein, das an
der Virusoberfläche lokalisiert ist und nach Spaltung des Viruspartikels mit Äther
freigesetzt werden kann. Durch Butanolspaltung konnte aus Newcastle-Disease-
Virus eine nicht-hämagglutinierende neuraminidasehaltige Fraktion gewonnen werden *[23b]*.

Inhibitoren der Hämagglutination finden sich in den Mukoproteinen verschiedener Organe, im Serum und im Harn. In infizierten Organismen sind diese
Substanzen nicht mehr nachweisbar. Das Verschwinden eines Hämagglutinations-
inhibitors aus dem Nasenschleim kann zur Frühdiagnose der Influenza Verwendung finden *[31]*.
Durch homologe Antikörper kann die Virushämagglutination spezifisch inhibiert
werden. Diese Reaktion wird bei der Diagnose verwendet, indem die spezifische
Hemmung der Hämagglutination durch die im Serum infizierter Organismen

auftretenden Antikörper quantitativ ausgemessen wird. Die spezifische Häm-agglutinationshemmung erlaubt unter bestimmten Voraussetzungen auch eine Stammdiagnose des Virus.

*Schrifttum*

1 ADA, G. L. a. A. GOTTSCHALK: The component sugars of the influenza-virus par-ticle. Biochem. J. *62*, 686 (1956)

2 ANDERER, F. A. u. D. HANDSCHUH: Die Reihenfolge der Aminosäuren im Protein des Tabakmosaikvirus. IV. Die Spaltung des Tabakmosaikvirusproteins mit Tryp-sin. Z. Naturforsch. *17 b*, 536 (1962)

3 ANDERER, F. A.: Das Molekulargewicht der Peptideinheit im Protein des Tabak-mosaikvirus. Z. Naturforsch. *14 b*, 24 (1959)

4 ANDERER, F. A.: Recent studies of the structure of tobacco mosaic virus. Adv. Prot. Chem. *VII* (1963)

5 ANTWEILER, H. J.: Die quantitative Elektrophorese in der Medizin. 2. Auflage, Springer, Berlin-Göttingen-Heidelberg 1957

6 ARCHIBALD, W. J.: J. Phys. Colloid Chem. *51*, 1204 (1947), zit. nach H. G. ELIAS: Ultrazentrifugen-Methoden, Beckman Instruments G. m. b. H., München 1961

7 BEARD, J. W.: Review: Purified animal viruses. J. Immunol. *58*, 49 (1948)

8 BERGOLD, G.: Diffusions- und Sedimentationsmessungen zur Bestimmung des Mo-lekulargewichtes von Proteinen und hochpolymeren Kunststoffen. Z. Naturforsch. *1*, 100 (1946)

9 BERGOLD, G. u. L. PISTER: Zur quantitativen Mikrobestimmung von Desoxy- und Ribonukleinsäuren. Z. Naturforsch. *3 b*, 406 (1948)

10 BRAKKE, M. K.: Density gradient centrifugation and its application to plant viruses. Adv. Vir. Res. *7*, 193 (1960)

11 BRAUNITZER, G.: Die Ermittlung der Konstitution einer klassischen Peptidkette. Z. analyt. Chem. *181*, 514 (1961)

12 BRAUNITZER, G.: Bestimmung der Reihenfolge der Aminosäuren am Carboxylende des Tabakmosaikvirus durch Hydrazinspaltung. Chem. Ber. *88*, 2025 (1955)

13 BREITENFELD, P. M. u. W. SCHÄFER: The formation of Fowl Plaque virus antigens in infected cells, as studied with fluorescent antibodies. Virology *4*, 328 (1957)

14 BRENNER, S. a. R. W. HORNE: A negative staining method for high resolution electron microscopy of viruses. Biochim. biophys. Acta *34*, 103 (1959)

15 BURTON, K.: A study of the conditions and mechanism of the diphenylamine re-action for the colorimetric estimation of desoxyribonucleic acid. Biochem. J. *62*, 315 (1956)

16 BUZZELL, A.: Action of urea on tobacco mosaic virus. J. Amer. Chem. Soc. *82*, 1636 (1960)

17 CASPAR, D. L. D., R. DULBECCO, A. KLUG, A. A. LWOFF, M. G. P. STOHER, P. TOURNIER a. P. WILDY: Proposals: Cold Spring Harbour Symposia on quantitative Biology. *XXVII*, 49 (1962)

18 CERIOTTI, G.: A microchemical determination of desoxyribonucleic acid. J. biol. Chem. *198*, 297 (1952)

19 COONS, A. H. a. M. H. KAPLAN: Localisation of antigen in tissue cells. II. Im-provements in a method for the detection of antigen by means of fluorescent anti-body. J. exper. Med. *91*, 1 (1950)

20 Crick, F. H. C. a. J. C. Kendrew: X-Ray analysis and protein structure. Adv. Prot. Chem. *12*, 133 (1957)

21 Dische, Z.: Color reactions of 2-deoxysugars. In: Whistler, L. a. M. L. Wolfrom: Methods in carbohydrate chemistry. Vol. I: Analysis and preparation of sugars. 503, Academic Press, New York a. London 1962.

22 Dische, Z.: Color reactions of pentoses. In: Whistler, L. a. M. L. Wolfrom: Methods of carbohydrate chemistry. Vol. I: Analysis and preparation of sugars. 484, Academic Press, New York a. London 1962

23a Dische, Z.: Color reactions of hexoses. In: Whistler, L. a. M. L. Wolfrom: Methods in carbohydrate chemistry. Vol. I: Analysis and preparation of sugars. 488, Academic Press, New York a. London 1962

23b Drzeniek, R. u. R. Rott: Abspaltung einer neuraminidasehaltigen Komponente aus Newcastle-disease-Virus (NDV). Z. Naturforsch. *18b*, 1127 (1963)

24 Durrum, E. L.: Continuous electrophoresis and ionophoresis on filter paper. J. Amer. chem. Soc. *73*, 4875 (1951)

25 Durrum, E. L.: A microelectrophoretic and microionophoretic technique. J. Amer. chem. Soc. *72*, 2943 (1950)

26 Edman, P.: Acta chem. Scand. *7*, 700 (1953)
Modification:
Ericksson, S. a. J. Sjöquist: Quantitative determination of N-terminal amino acids in some serum proteins. Biochim. biophys. Acta *45*, 290 (1960)

27 Edsall, J. T. a. W. B. Dandliker: Light scattering in solutions of proteins and other large molecules. Its relation to molecular size and shape and molecular interactions. Fortschr. Chem. Forsch. *2*, 1 (1951)

28 Edsall, J. T.: The size and shape of protein molecules. Fortschr. chem. Forsch. *1*, 119 (1949)

29 Edsall, J. T.: Rotary Brownian movement. The shape of protein molecules as determined from viscosity and double refraction of flow. In: Cohn, E. J. a. J. T. Edsall: Proteins, amino acids and peptides. 506, Reinhold Publ. Corp. New York 1943

30 Epstein, M. A. a. S. J. Holt: Adenosine triphosphatase activity at the surface of mature extracellular herpes virus. Nature *198*, 509 (1963)

31 Fazekas de St. Groth, S.: Quick test for the early diagnosis of influenza. Nature *167*, 43 (1951)

32 Fraenkel-Conrat, H., I. J. Harris a. A. L. Levy: Recent developments in techniques for terminal and sequence studies in peptides and proteins. In: D. Glick: Methods of biochemical analysis. 2, 359, Interscience Publ. Inc. New York 1955

33 Fraenkel-Conrat, H. a. B. Singer: Virus reconstitution. II. Combination of protein and nucleic acid from different strains. Biochim. biophys. Acta *24*, 540 (1957)

34 Finch, J. T. a. A. Klug: Structure of poliomyelitis virus. Nature *183*, 1708 (1959)

35 Fraenkel-Conrat, H., B. Singer a. R. C. Williams: Infectivity of viral nucleic acid. Biochim. biophys. Acta *25*, 87 (1957)

36 Franklin, R. M., H. Rubin a. C. A. Davis: The production, purification, and properties of Newcastle Disease Virus labeled with radiophosphorous. Virology *3*, 96 (1957)

37 Fritz, H.-G. u. B. Röttger: Die Ermittlung von Ribonukleinsäure in Pflanzenmaterial. Z. Naturforsch. *18 b*, 124 (1963)

38 Fulton, F. a. K. R. Dumbell: The serological comparison of strains of influenza virus. J. Gen. Microbiol. *3*, 97 (1948)

39 Gedin, H. I. a. J. Porath: Studies of zone electrophoresis in vertical columns. Biochim. biophys. Acta *26*, 159 (1957)

40 Gierer, A. u. G. Schramm: Die Infektiosität der Nukleinsäure am TMV. Z. Naturforsch. *11 b*, 138 (1956)

41 Gierer, A. a. K. W. Mundry: Production of mutants of tobacco mosaic virus by chemical alteration of its ribonucleic acid in vitro. Nature *182*, 1457 (1958)

42 Goldfield, M., S. Srihongse a. J. P. Fox: Hemagglutinins associated with certain human enteric viruses. Proc. Soc. Exper. Biol. Med. *96*, 788 (1957)

43 Gomatos, P. J. a. J. Tamm: The secondary structure of reovirus RNA. Proc. Nat. Acad. Sci. *49*, 707 (1963)

44 Gottschalk, A.: Neuraminidase: The specific enzyme of influenza virus and Vibrio cholerae. Biochim. biophys. Acta *23*, 645 (1957)

45 Grabar, P. et C. A. Jr. Williams: Méthode permettant l'étude conjugée des propriétés électrophorétiques et immunochimiques d'un mélange de protéines. Application au sérum sanguin. Biochim. biophys. Acta *10*, 193 (1953)

46 Grabar, P.: The use of immunochemical methods in studies on proteins. Adv. Prot. Chem. *13*, 1 (1958)

47 Grassmann, W., K. Hannig u. M. Knedel: Über ein Verfahren zur elektrophoretischen Bestimmung der Serumproteine auf Filtrierpapier. Dtsch. med. Wschr. *76*, 333 (1951)

48 Hahn, L. u. A. Tiselius: Eine einfache Apparatur für präparative Elektrophorese. Biochem. Z. *314*, 336 (1943)

49 Hall, C. E.: Introduction to electron microscopy. McGraw-Hill Book Company, Inc., New York-Toronto-London 1953

50 Hallauer, C.: Die Hämagglutination durch Virusarten. In: Doerr, R. u. C. Hallauer: Handbuch der Virusforschung, 2. Erg.-Bd., Seite 141, Springer-Verlag, Wien 1952

51 Harris, J. I. a. C. A. Knight: Action of carboxypeptidase on tobacco mosaic virus. Nature *170*, 613 (1952)

52 Hengstenberg, J.: Sedimentation und Diffusion von Makromolekülen. In: H. A. Stuart: Das Makromolekül in Lösungen. Springer-Verlag, Berlin-Göttingen-Heidelberg 1953

53 Herzog, R. O., R. Illig u. H. Kudar: Über die Diffusion in molekulardispersen Lösungen. Z. phys. Chem. A *167*, 329 (1934)

54 Hill, B. M. u. A. G. Osler: Kinetic studies on complement fixation. II. The role of the aggregating capacity of antibody and its heterogeneity. J. Immunol. *75*, 146 (1955)

55 Hirst, G. K.: The agglutination of red cells by allantoic fluids of chick embryos infected with influenza virus. Science *94*, 22 (1941)

56 Holland, J. J., L. C. McLaren a. L. T. Syverton: The mammalian cell virus relationship. IV. Infection of naturally insusceptible cells with entero-virus ribonucleic acid. J. Exper. Med. *110*, 65 (1959)

57 Hoyle, L.: The multiplication of influenza viruses in the fertile egg. J. Hyg. *48*, 277 (1950)

58 Ingram, V. M.: A specific chemical difference between the globins of normal human and sickle-cell anaemia haemoglobin. Nature *178*, 792 (1956)

59 Jordan, D. O.: The chemistry of nucleic acids. Butterworths, London 1960

60 Jost, W.: Diffusion, Methoden der Messung und Auswertung. Fortschr. physik. Chem. *1* (1957)

61 Kabat, E. A. a. M. M. Mayer: Experimental immunochemistry, 2nd Edition, Charles Thomas Publ., Springfield-Illinois, USA 1961

62 Klug, A. a. D. L. D. Caspar: The structure of small viruses. Adv. Virus Research *7*, 225 (1960)

63 Kratky, O. u. A. Sekora: Bestimmung von Form und Größe gelöster Teilchen aus den unter kleinsten Winkeln diffus abgebeugten Röntgenstrahlen. Naturwiss. *31*, 46 (1943)

64 Kratky, O. u. G. Porod: Röntgenkleinwinkelstreuung von makromolekularen Lösungen. In: H. A. Stuart: Das Makromolekül in Lösungen. Springer-Verlag, Berlin-Göttingen-Heidelberg 1953

65 Kunkel, H. G.: Zone electrophoresis. Methods of Biochemical Analysis *1*, 140 (1954)

66 Lamm, O.: Ultrazentrifugierung und Diffusion als Methode zur Untersuchung des Molekularzustandes in Lösung. In: E. Bamann und K. Myrbäck: Die Methoden der Fermentforschung I, Seite 659. Georg Thieme Verlag, Leipzig 1941

67 Levy, A. L.: A paper chromatographic method for the quantitative estimation of amino acids. Nature *174*, 126 (1954)

68 Lief, F. S. a. W. Henle: Studies on the soluble antigen of Influenza virus. II. A comparison of the effects of sonic vibration and ether treatment of elementary body. Virology *2*, 772 (1956)

69 Lowry, O. H., N. J. Rosebrough, A. L. Farr a. R. J. Randall: Protein measurement with the Folin Phenol reagens. J. Biol. Chem. *193*, 265 (1951)

70 Mayer, M. M. a. L. Levine: Kinetic studies on immune hemolysis. Rate determination of the Mg·· and terminal reaction steps. J. Immunol. *72*, 516 (1954)

71 Mayer, M. M., L. Levine, H. J. Rapp a. A. A. Marucci: Kinetic studies on immune hemolysis. Decay of EAC'1.4.2, fixation of C'3 and other factors influencing the hemolytic action of complement. J. Immunol. *73*, 443 (1954)

72 Medson, M., F. W. Stahl a. J. Vinograd: Equilibrium sedimentation of macromolecules in density gradients. Proc. nat. Acad. Sci. *43*, 581 (1957)

73 Michl, H.: Über Papierelektrophorese bei Spannungsgefällen von 50 V/cm. Wiener M.hefte Chem. *82*, 489 (1951)

74 Ogur, M. a. G. Rosen: The nucleic acids of plant tissue. I. Extraction and estimation of desoxypentose nucleic acid and pentose nucleic acid. Arch. Biochem. Biophys. *25*, 262 (1950)

75 Osler, A. G., M. Mayer a. M. Heidelberger: Fixation of complement in the reaction between type III pneumococcus specific polysaccharide and homologous antibody. J. Immunol. *60*, 205 (1948)

76 Osler, A. G. a. B. M. Hill: Kinetic studies of complement fixation. I. A method. J. Immunol. *75*, 137 (1955)

77 Ouchterlony, Ö.: Diffusion-in-gel methods for immunological analysis. Progress in Allergy *5*, 1 (1958)

78 Oudin, J.: Specific precipitation in gels and its application to immunological analysis. Methods in Medical Research *5*, 335 (1952)

79 Peterlin, A. u. H. A. Stuart: Künstliche Doppelbrechung. In: H. A. Stuart: Das Makromolekül in Lösungen. Springer-Verlag, Berlin-Göttingen-Heidelberg 1953

80 Philippoff, W.: Viskosität der Kolloide. Handbuch der Kolloidwissenschaften in Einzeldarstellungen, Bd. IX., Th. Steinkopff-Verlag, Dresden-Leipzig 1942

81 PHILPOT, J. S. L.: Direct photography of ultrazentrifuge sedimentation curves.
   Nature *141*, 283 (1938)
82 REIMER, L.: Elektronenmikroskopische Untersuchungs- und Präparationsmethoden.
   Springer-Verlag, Berlin-Göttingen-Heidelberg 1959
83 ROTT, R. u. W. SCHÄFER: Untersuchungen über die hämagglutinierenden — nicht —
   infektiösen Teilchen der Influenza-Viren. II. Mitt.: Vergleichende Untersuchungen
   über die physikalisch-chemischen und biologischen Eigenschaften der Teilchen. Z.
   Naturforsch. *16b*, 310 (1961)
84 RUSKA, H.: Die Elektronenmikroskopie in der Virusforschung. In: R. DOERR u.
   C. HALLAUER, Handbuch der Virusforschung, II. Erg.-Bd.: Viren. Springer-Verlag,
   Wien 1950
85 SANDER, E. u. G. SCHRAMM: Die Bedeutung der Proteinhülle für die Wirtsspezifität
   von Pflanzenviren. Z. Naturforsch. *18b*, 199 (1963)
86 SANGER, F.: The arrangement of amino acids in proteins. Adv. Prot. Chem. *VII*,
   2 (1952)
87 SCHÄFER, W. u. W. ZILLIG: Über den Aufbau des Virus-Elementarteilchens der
   klassischen Geflügelpest. I. Mitt.: Gewinnung, physikalisch-chemische und biologische Eigenschaften einiger Spaltprodukte. Z. Naturforsch. *9b*, 779 (1954)
88 SCHÄFER, W.: Allgemeine Morphologie menschen- und tierpathogener Virusarten.
   Erg. Mikrobiol. *31*, 1 (1958)
89 SCHÄFER, W.: The comparative chemistry of infective virus particles and of
   other virus-specific products: Animal viruses. In: F. M. BURNET a. W. M. STANLEY:
   The viruses, biochemical, biological and biophysical properties. Vol. I, General
   Virology, p. 405, Academic Press, New York—London 1959
90 SCHMIDT, G. a. S. J. TANNHAUSER: A method for the determination of desoxyribonucleic acid, ribonucleic acid, and phosphoproteins in animal tissues. J. Biol.
   Chem. *161*, 83 (1945)
91 SCHRAMM, G. u. M. WIEDEMANN: Größenverteilung des Tabakmosaikvirus in der
   Ultrazentrifuge und im Elektronenmikroskop. Z. Naturforsch. *6b*, 379 (1951)
92 SCHRAMM, G.: Die Biochemie der Viren. Springer-Verlag, Berlin-Göttingen-Heidelberg 1954
93 SCHRAMM, G., G. SCHUMACHER u. W. ZILLIG: Über die Struktur des Tabakmosaikvirus. III. Mitt.: Der Zerfall in alkalischer Lösung. Z. Naturforsch. *10b*, 481 (1955)
94 SCHRAMM, G. u. B. RÖTTGER: Untersuchungen über das Tabakmosaikvirus mit
   fluoreszierenden Antikörpern. Z. Naturforsch. *14b*, 510 (1959)
95 SCHOLTISSEK, Chr. u. R. ROTT: Über die Vermehrung des Virus der klassischen
   Geflügelpest. Die Synthese der virusspezifischen Ribonukleinsäure (RNS) in infizierten Gewebekulturen embryonaler Hühnerzellen. Z. Naturforsch. *16b*, 109 (1961)
96 SCHUSTER, H. u. G. SCHRAMM: Bestimmung der biologisch wirksamen Einheit in
   der Ribonukleinsäure des Tabakmosaikvirus auf chemischem Wege. Z. Naturforsch.
   *13b*, 697 (1958)
97 SCHUSTER, H.: The ribonucleic acids of viruses. In: E. CHARGAFF a. J. N. DAVIDSON:
   The nucleic acids, Vol. III, p. 245. Academic Press Inc., New York—London 1960
98 SINGER, J. M. a. C. M. PLOTZ: The latex fixation test. I. Application to the serological diagnosis of rheumatoid arthritis. Amer. J. Med. *21*, 888 (1956)
99 SINGER, S. J.: Preparation of an electron-dense antibody conjugate. Nature *183*,
   1523 (1959)
100 SINSHEIMER, R. L.: A single-stranded deoxynucleic acid from bacteriophage ØX 174.
   J. Mol. Biol. *1*, 43 (1959)

101 SMITHIES, O.: Zone electrophoresis in starch gels and its application of serum protein. Adv. Prot. Chem. *14*, 65 (1959)
102 SPACKMAN, D. H., E. L. SMITH a. D. M. BROWN: Leucin amino peptidase. IV. Isolation and properties of enzyme from swine kidney. J. Biol. Chem. *212*, 255 (1955)
103 SPACKMAN, D. H., W. H. STEIN a. S. MOORE: Automatic recording apparatus for use in the chromatography of amino acids. Anal. Chem. *30*, 1190 (1958)
104 SPERRY, M. W.: Lipid analysis. Methods of Biochemical Analysis *II*, 83 (1955)
105 STUART, H. A.: Lichtstreuung an Lösungen mit Kornmolekülen und Kolloidteilchen. In: H. A. STUART: Das Makromolekül in Lösungen. Springer-Verlag, Berlin-Göttingen-Heidelberg 1953
106 STUART, H. A. u. J. JUILFS: Dielektrische Dispersion und Relaxation bei Lösungen mit Makromolekülen. In: H. A. STUART: Das Makromolekül in Lösungen. Springer-Verlag, Berlin-Göttingen-Heidelberg 1953
107 STAVITSKY, A. B.: Micromethods for the study of proteins and antibodies. I. Procedure and general application of hämagglutination and hämagglutination-inhibition reactions with tannic acid and protein-treated red blood cells. J. Immunol. *72*, 360 (1954)
108 SULKIN, S. E. a. C. ZARAFONETIS: Influence of anesthesia on experimental neurotropic virus infection. II. In vitro studies with the viruses of Western and Eastern Equine Encephalomyelitis, St. Louis Encephalitis, Poliomyelitis (Lansing) and Rabies. J. exper. Med. *85*, 559 (1947)
109 SVEDBERG, T. u. K. O. PEDERSEN: Die Ultrazentrifuge. Th. Steinkopff-Verlag, Dresden-Leipzig 1940
110 SVENSSON, H.: Ark. Kemi *22*, 1 (1946), zit. nach J. HENGSTENBERG: Sedimentation und Diffusion von Makromolekülen. In: H. A. STUART: Das Makromolekül in Lösungen. Springer-Verlag, Berlin-Göttingen-Heidelberg 1953
111 TSUGITA, A., D. T. GISH, J. YOUNG, H. FRAENKEL-CONRAT, C. A. KNIGHT a. W. M. STANLEY: The complete amino acid sequence of the protein of tobacco mosaic virus. Proc. Nat. Acad. Sci. *46*, 1463 (1960)
112 TURNIT, H. J.: Über monomolekulare Filme an Wassergrenzflächen und über Schichtfilme. Fortschr. Chem. org. Naturstoffe *IV*, 347 (1945)
113 VINOGRAD, J. a. J. E. HEARST: Equilibrium sedimentation of macromolecules and viruses in a density gradient. Fortschr. Chem. org. Naturstoffe *XX*, 372 (1962)
114 WATSON, J. D. a. F. H. C. CRICK: Molecular structure of nucleic acids. A structure of deoxyribose nucleic acid. Nature *171*, 737 (1953)
115 WEBB, J. M. a. B. L. LEVY: New developments in the chemical determination of nucleic acids. Methods of Biochemical Analysis *VI*, 1 (1958)
116 WILLIAMS, R. C.: Electron microscopy of viruses. Adv. Virus Research *II*, 59 (1959)
117 WITTMANN, H. G.: Darstellung und physikochemische Charakterisierung der Peptidketten des Tabakmosaikvirus. Experientia *15*, 174 (1959)
118 WITTMANN, H. G.: Ansätze zur Entschlüsselung des genetischen Codes. Naturwissenschaften *48*, 729 (1961)
119 WITTMANN, H. G.: Proteinuntersuchungen an Mutanten des Tabakmosaikvirus als Beitrag zum Problem des genetischen Codes. Z. Vererbungsl. *93*, 491 (1962)
120 WYCKOFF, R. W. G.: Electronmicroscopy — Technique and Applications. Interscience Publ., New York 1949
121 ZILLIG, W., W. SCHÄFER u. S. ULLMANN: Über den Aufbau des Viruselementarteilchens der klassischen Geflügelpest. II. Mitt.: Chemische Eigenschaften des Elementarteilchens und seiner Spaltprodukte. Z. Naturforsch. *10b*, 199 (1955)

# Infektiöse Virusnukleinsäuren

Von E. Wecker

Als „infektiös" wird ein Agens gewöhnlich dann bezeichnet, wenn es sich in einem Organismus verbreiten und dabei irgendwelche pathologischen Veränderungen hervorrufen kann. Häufig wird mit diesem Begriff auch derjenige der „Ansteckung" verbunden, was bedeutet, daß das betreffende Agens unter natürlichen und nicht absichtlich geschaffenen Bedingungen von einem Organismus auf einen anderen übertragbar ist.

Biologisch gesehen muß von einem infektiösen Agens verlangt werden, daß es sich in einem entsprechenden Wirtsorganismus vermehren kann, wobei die Nachkommenschaft, zumindest über viele Generationen hinweg, dieselben Eigenschaften behalten sollte wie das ursprüngliche „Eltern"-Agens. Damit wird aber gefordert, daß ein infektiöses Agens die grundlegende biologische Fähigkeit zur *identischen Replikation* besitzt.

Um ansteckend zu sein, muß das Agens auf dem Wege von einem Organismus zum anderen seine infektiösen Eigenschaften behalten, damit es sich nach erfolgter Übertragung erneut vermehren kann.

Alle diese Forderungen werden von Viren erfüllt, und der Begriff der „Infektiosität" umfaßt tatsächlich auch die hervorstechendsten Eigenschaften dieser besonderen Klasse biologischer Einheiten, wenn man hinzufügt, daß Viren, im Gegensatz zu Organismen, über keinen eigenen Stoffwechsel verfügen und deshalb auf denjenigen ihrer Wirte, nämlich der lebenden Zellen, angewiesen sind.

Die seit wenigen Jahren erwiesene Tatsache, daß die isolierte Nukleinsäure von verschiedenen Virusarten unter günstigen Bedingungen die Vermehrung von korrespondierenden Viren in Zellen anzuregen vermag, hat nun dazu geführt, von „infektiösen Virusnukleinsäuren" zu reden. Wenn man freilich die oben gegebene Definition eines infektiösen Agens streng anwenden will, gerät man bei den Virusnukleinsäuren in gewisse Schwierigkeiten. Zwar werden sie zweifellos „identisch repliziert", wenn sie in eine geeignete Zelle gelangen. Aber darüber hinaus veranlassen sie in der Zelle auch noch die Synthese korrespondierender Virusproteine und in der Tat die Bildung von vollständigen Virusteilchen. In der überwiegenden Mehrzahl aller Fälle sind es aber die intakten Virusteilchen, welche die Infektion von Zelle zu Zelle, von Organismus zu Organismus tragen und nicht etwa die freien Virusnukleinsäuremoleküle, also die ursprünglich infektiösen Agentien, die dazu viel zu labil sind. Daraus lassen sich zwei wichtige Schlüsse ziehen: 1. Intakte Viren bestehen minimal aus Nukleinsäure und Protein. 2. Der Nukleinsäureanteil eines Virus ist die chemische Substanz seiner Erbfaktoren, weil er nicht nur das Phänomen der „identischen Replikation" auszulösen vermag, sondern außerdem auch noch die Synthese von entsprechenden spezifischen Proteinen kontrolliert. Dies sind aber ganz generell die beiden Voraussetzungen für das Zustandekommen eines artspezifischen Phänotyps und dessen Erhaltung in der Nachkommenschaft. Am Beispiel von Virusnukleinsäuren konnte damit eine biologische Erkenntnis von größter Tragweite experimentell bewiesen werden, die sich außerordentlich fruchtbar auf unser Verständnis der biologischen Rolle von Nukleinsäuren ganz allgemein ausgewirkt hat. Dementsprechend wurden auch in den vergangenen Jahren verschiedene Übersichtsartikel über Virusnukleinsäuren veröffentlicht [42, 101, 30, 22, 117, 126]. Sie alle haben eine Entwicklung zum Thema, die uns jetzt prinzipiell in die Lage versetzt, chemische Struktur und biologische Funktion miteinander in Beziehung zu bringen und damit das Geheimnis der Erbübertragung vom Molekül her allmählich zu begreifen. Wie diese Moleküle beschaffen sind, ist im nachfolgenden Kapitel dargestellt.

## A. Die chemischen und physikalischen Eigenschaften von Nukleinsäuren

### 1. Allgemeines

Nukleinsäuren sind eine Klasse von chemischen Stoffen, die 1868 von Friedrich MIESCHER erstmalig isoliert und beschrieben wurden. Auf Grund ihres säureartigen Charakters und ihrem reichen Vorkommen in Zellkernen gab ihnen R. ALTMANN 1889 den noch heute gültigen Namen „Nukleinsäuren".
Es gibt zwei Arten von Nukleinsäuren:
1. Eine ursprünglich aus Hefe isolierte „Hefe-Nukleinsäure". Sie enthält den Zucker „Ribose" und wird deshalb jetzt allgemein Ribose-Nukleinsäure oder Ribonukleinsäure genannt. Die vielbenützte Abkürzung dafür ist RNS (im Englischen RNA).
2. Eine ursprünglich aus Thymuszellen isolierte „Thymo-Nukleinsäure". Sie enthält den Zucker „Desoxy-Ribose" und wird jetzt allgemein Desoxyribo-Nukleinsäure genannt. Die Abkürzung dafür ist DNS (im Englischen DNA).
Beide Arten von Nukleinsäuren haben prinzipiell den gleichen chemischen Aufbau, nämlich im Verhältnis 1 : 1 : 1 die Bausteine
    a) Zucker (Ribose oder Desoxyribose)
    b) Phosphorsäure
    c) Organische Basen (Derivate von Pyrimidin und Purin).
Die Kombination von je einer dieser drei Grundkomponenten wird Nukleotid (Mono-Nukleotid) genannt. Die Verknüpfung vieler Mononukleotide untereinander ergibt ein Poly-Nukleotid, nämlich eine Nukleinsäure. Nuklein-

säuren sind also hochpolymere Kettenmoleküle, deren einzelne Glieder aus Mononukleotiden bestehen. Die Verknüpfung der Kettenglieder untereinander erfolgt durch Esterbindung zwischen der Phosphorsäure des einen Nukleotids und einer alkoholischen OH-Gruppe im Zucker des nächsten Nukleotids, ganz in der Art, wie auch Zucker und Phosphorsäure innerhalb eines Mononukleotids verbunden sind. Die eigentliche Kette besteht demnach aus einer langen Reihe

Adenin — Symbol →

Guanin — Symbol →

Uracil — Symbol →   ← Symbol — Thymin

Cytosin — Symbol →

Desoxyribose — Symbol →   ← Symbol — Ribose

Phosphorsäure — Symbol → ◯

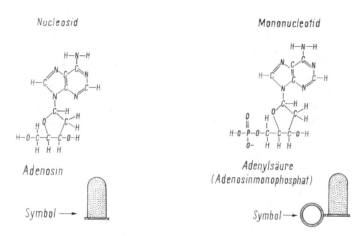

Abb. 1: Bausteine von Nukleinsäuren.

von Zucker- und Phosphorsäuremolekülen in sich ständig wiederholender Folge. Die Individualität eines Nukleinsäuremoleküls kann deshalb nur in den organischen Basen begründet liegen, die, als Seitengruppen mit den Zuckermolekülen verbunden, den einzelnen Kettengliedern quasi aufgesetzt sind. Sowohl RNS wie DNS besitzen vier verschiedene Basen: Die Purinbasen Adenin und Guanin; die Pyrimidinbasen Cytosin und Uracil im Falle der RNS, anstelle von Uracil die Base Thymin (5-Methyluracil) im Falle der DNS. Größenordnungsmäßig besitzen alle natürlich vorkommenden Nukleinsäuren etwa gleiche relative Mengen der einzelnen Basen, nämlich von jeder etwa 25%. Zwei RNS-Moleküle gleicher Kettenlänge und identischer Basenkomposition können aber z. B. trotzdem gänzlich verschieden sein, da ihr individueller Charakter von der Reihenfolge (Sequenz) abhängt, in welcher die Basen angeordnet sind. Eine einfache Überlegung zeigt, daß die vier verschiedenen Nukleotide in $4^4 = 256$ verschiedenen Sequenzen zu einem Tetranukleotid verknüpft werden können. Natürliche Nukleinsäuren können aber aus Hunderten bis Tausenden von Nukleotiden bestehen und deren Sequenz über die ganze Kettenlänge hinweg bestimmt die Individualität des Moleküls. Dies verdeutlicht die praktisch nahezu unbegrenzte Variabilität von Nukleinsäuren, eine Eigenschaft, welche sich in einer ebenso unüberschaubar großen Mannigfaltigkeit lebender Formen widerspiegelt.

Das Vorkommen von Desoxyribose anstelle von Ribose und Thymin anstelle von Uracil in DNS sind nicht die einzigen Unterschiede zur RNS. RNS liegt vorwiegend als Einzelstrang vor, während DNS im allgemeinen ein Doppelstrang ist. Die beiden sog. antiparallelen Einzelstränge einer DNS sind schraubenförmig umeinander gewunden und werden durch Paarung zwischen einander gegenüberliegenden, komplementären Basen zusammengehalten. Eine solche

Basenpaarung erfolgt durch Bildung sog. Wasserstoffbrücken und ist möglich zwischen den komplementären Basen Adenin-Thymin (bzw. Uracil) und Guanin-Cytosin. Die Basensequenz Ad-Gu-Cy in einem Strang setzt also z. B. die komplementäre Sequenz Thy-Cy-Gu im anderen Strang voraus, wenn eine perfekte Basenpaarung stattfinden soll. Diese strukturellen Eigenschaften von DNS wurden im sog. Watson-Crick-Modell erstmals beschrieben und veranschaulicht *[115]*. Eine ausführliche Beschreibung der chemischen und physikalischen Eigenschaften von Nukleinsäuren findet sich bei CHARGAFF and DAVIDSON *[17]*.

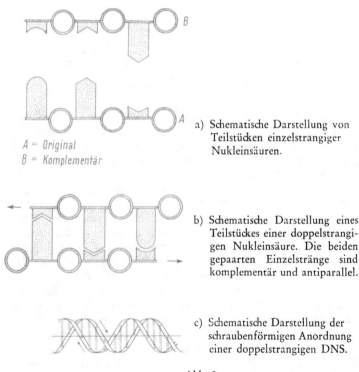

A = Original
B = Komplementär

a) Schematische Darstellung von Teilstücken einzelstrangiger Nukleinsäuren.

b) Schematische Darstellung eines Teilstückes einer doppelstrangigen Nukleinsäure. Die beiden gepaarten Einzelstränge sind komplementär und antiparallel.

c) Schematische Darstellung der schraubenförmigen Anordnung einer doppelstrangigen DNS.

Abb. 2

## 2. Virusnukleinsäuren

Was vorhergehend über Nukleinsäuren ganz allgemein ausgeführt wurde, trifft genau so auf Virusnukleinsäuren zu. Chemisch gesehen sind Virusnukleinsäuren aus denselben Nukleotiden aufgebaut wie diejenigen von Organismen. Nur bei der DNS von sog. geradzahligen T-Bakteriophagen tritt anstelle des Cytosins die Base Oxymethyl-Cytosin. In der überwiegenden Mehrzahl aller bekannten Fälle besteht auch Virus-DNS aus einem doppelstrangigen Molekül und Virus-RNS aus einem Einzelstrang. Ausnahmen davon sind bis jetzt die einzelstrangige DNS des Bakteriophagen Ø X 174 [105] und die doppelstrangige RNS von Wound Tumor Virus und Reovirus [10, 47]. Während jedoch alle Organismen immer beide Arten von Nukleinsäuren enthalten, besitzen Viren entweder nur RNS oder nur DNS.

Hinsichtlich der Größe scheinen Virus-DNS-Moleküle große Unterschiede zu besitzen. Für die DNS des Bakteriophagen T₂ wurde ein Molekulargewicht von zwischen 130—160 Millionen bestimmt [93]. Demnach läge die gesamte DNS eines dieser Bakterienviren in einem einzelnen Riesenmolekül vor. Ein Wert von 20 Millionen wurde vom DULBECCO [33] für die infektiöse DNS von Polyoma-Virus angegeben; JOKLIK [64] bestimmte das Molekulargewicht von Pockenvirus-DNS mit etwa 80 Millionen. Es kann aber sehr wohl möglich sein, daß der richtige Wert bei 160 Millionen liegt, da dies dem Gesamtgehalt an DNS eines Virusteilchens entspricht und in vielen Fällen gefunden wurde, daß Viren nur ein einziges Molekül Nukleinsäure enthalten. In diesem Fall müßte man dann annehmen, daß bei der Präparation derartig lange Moleküle in zwei gleichgroße Hälften brechen. Die relativ kleinen Adenoviren (Typ 2) haben nach GREEN [49] eine DNS mit dem Molekulargewicht von 10 Millionen. Zum Vergleich soll angeführt werden, daß dasjenige von Bakterien-DNS mindestens in der Größenordnung von 1000 Millionen zu suchen ist [15]. Die Molekulargewichte von Virus-RNS scheinen dagegen viel einheitlicher zu sein. So wurde z. B. bei den allermeisten pflanzen- und tierpathogenen RNS-Viren gefunden, daß sie ein einziges RNS-Molekül mit einer Masse von etwa 2 Millionen enthalten. Dieses Molekulargewicht entspricht einem RNS-Strang, der aus etwa 6500 Nukleotiden zusammengesetzt ist. Die Hälfte dieser Länge scheint nach ZINDER [128] die RNS des sehr kleinen Bakteriophagen F 2 zu besitzen, für welche ein Molekulargewicht von etwa 1 Million angegeben wird. Auch hier handelt es sich um ein RNS-Molekül pro Virusteilchen. Dies ist bei gewissen Geflügeltumor-Viren noch nicht sicher, deren gesamter RNS-Gehalt pro Virusteilchen einem Massenäquivalent von 9 bis 10 Millionen entspricht. Eine ausführliche Darstellung der physikalischen und chemischen Eigenschaften von Virus-RNS findet sich in einem Artikel von SCHAFFER [97].

## B. Der Nachweis infektiöser Virusnukleinsäuren

Anhaltspunkte über die Bedeutung des Nukleinsäureanteils eines Virus für seine Infektiosität sind schon seit Jahren bekannt. Erst im Jahre 1956 wurde aber der experimentelle Beweis dafür erbracht, daß eine isolierte Virusnukleinsäure der alleinige Träger all jener biologischen Eigenschaften sein kann, welche eine Zelle zur Vermehrung eines Virus anzuregen vermögen. Eine eingehendere Schilderung dieser Entwicklung wurde in einem vorhergehenden Übersichtsartikel gegeben [117].

Mit Hilfe der Phenolextraktionsmethode (s. Anhang) gelang es GIERER und SCHRAMM 1956 [45] aus dem Tabakmosaikvirus ein RNS-Präparat zu gewinnen, welches auf einer Wirtspflanze eine typische Virusinfektion hervorrief. Nahezu gleichzeitig berichteten FRAENKEL-CONRAT et al. 1957 [39] ebenfalls über die erfolgreiche Isolierung biologisch aktiver RNS aus Tabakmosaikvirus mittels der sog. Dodecylsulfat-Methode (s. Anhang). Kurz danach extrahierten COLTER u. Mitarb. [20], ebenfalls mittels der Phenolmethode, eine infektiöse RNS aus dem tierpathogenen Mengovirus. In allen diesen Fällen handelte es sich um relativ einfache reine Nukleoproteinviren. Daß auch aus komplizierter organisierten Viren infektiöse RNS gewonnen werden kann, wurde 1957 von WECKER und SCHÄFER [121] am Beispiel des lipidhaltigen Pferdeenzephalitisvirus beschrieben. Seither wurden aus einer sich ständig vergrößernden Vielfalt tier-, pflanzen- und bakterienpathogener Viren infektiöse RNS-Präparate mit verschiedenen Methoden isoliert und schließlich auch über infektiöse DNS aus Tumorviren berichtet [117].

Für alle diese Präparate wurden Kriterien angewendet, die in ihrer Gesamtheit die Verunreinigung mit restlichen intakten Viren weitgehend ausschlossen und darüber hinaus sehr wahrscheinlich machten, daß es sich bei dem infektiösen Prinzip wirklich um den freien Nukleinsäureanteil des betreffenden Virus handelte. Dazu gehören vor allem die Empfindlichkeit der biologischen Aktivität gegenüber Ribonuklease (RNase) im Falle der RNS und Desoxyribonuklease (DNase) im Falle der DNS; weiterhin der Ausschluß von Verunreinigungen mit Proteinen durch chemische und serologische Nachweisverfahren und in einigen Fällen auch eine eingehendere physikalische Charakterisierung des infektiösen Prinzips solcher Präparate, das in allen Fällen mit großer Wahrscheinlichkeit als freies Nukleinsäuremolekül erkannt wurde.

Diese ausgedehnten Kontrollen waren und sind vor allem deshalb nötig, weil die Infektiosität aller bisher beschriebenen Nukleinsäurepräparate nur einen Bruchteil derjenigen des virushaltigen Ausgangsmaterials beträgt (2%—0,001%). Dies gab anfänglich Anlaß, an der Stichhaltigkeit der gewonnenen Ergebnisse überhaupt zu zweifeln. Wenn man sich jedoch klar macht, wieviel weniger wahrscheinlich es ist, daß ein intaktes Nukleinsäuremolekül von so beachtlicher Größe in eine Zelle gelangt, wenn es seiner Proteinhülle beraubt ist, wird die relativ geringe Infektiosität der entsprechenden Präparate ohne weiteres verständlich. Zunächst einmal ist freie Nukleinsäure sehr viel labiler als intaktes Virus. Dies wurde von FRAENKEL-CONRAT [36] u. a. auch dadurch demonstriert, daß die relative Infektiosität eines RNS-Präparates aus Tabakmosaikvirus von ursprünglich etwa 0,5% auf 80% anstieg, wenn aus dieser RNS und isolierten Virusproteinen wieder intaktes Virus rekonstituiert wurde. Dieser Befund war deshalb besonders interessant, da im Falle von Tabakmosaik das Virus oder die RNS durch künstlich erzeugte Öffnungen in die Blattzelle gelangen, also nicht einmal ein spezieller Penetrationsmechanismus vorhanden sein muß. Das ist bei einer tierischen Zelle selbstverständlich nicht der Fall, und man weiß z. B. sehr gut, daß der erste Schritt im Infektionszyklus eines tierpathogenen Virus seine feste Adsorption an die Zellmembran ist. Diese Adsorption muß aber als ein ziemlich spezifischer Mechanismus betrachtet werden, bei welchem sowohl die Zell- wie auch die Virusoberfläche gleiche Bedeutung besitzen. Im Falle einer infektiösen Nukleinsäure aus tierpathogenen Viren wird also das Ergebnis zu einem großen Teil von der angewandten Testmethode abhängen. So zeigt z. B. das Virus der Maul- und Klauenseuche bei intraperitonealer Applikation eine relativ höhere Infektiosität als bei intramuskulärer. Umgekehrt aber ist die Infektiosität eines RNS-Präparates von diesem Virus nur durch intramuskuläre oder intrazerebrale Injektion nachzuweisen [13, 55]. HOLLAND et al. [58] konnten sogar zeigen, daß Zellen, die gegenüber bestimmten Virusarten resistent sind, durch korrespondierende RNS-Präparate infiziert werden können. Zumindest ein Teil der Wirtsspezifität eines Virus ist also auf seine Hülle zurückzuführen. In seltenen Fällen kann ihr Fehlen, das normalerweise einen erheblichen Nachteil bedeutet, auch einmal ein Vorteil für den Transport des Virusgenoms in das Zellinnere bedeuten.

Die Infektion von Gewebekulturzellen mit isolierten Virusnukleinsäuren war ursprünglich schwierig und lieferte nur schlecht reproduzierbare Ergebnisse. ALEXANDER u. Mitarb. [2, 3] und später HOLLAND [55] berichteten dann über ein Verfahren, durch welches die Infizierbarkeit von Gewebekulturzellen mit Virusnukleinsäuren erheblich gesteigert werden kann. Die Zellen werden dabei einem hypertonischen Milieu ausgesetzt und die Nukleinsäure selbst wird in hypertonischen Lösungen, meistens 1 molare Kochsalzlösung, auf die Zellen gebracht. ELLEM und COLTER [34] gaben in einer nachfolgenden Arbeit einen ersten Hinweis auf den möglichen Wirkungsmechanismus dieses Verfahrens. Sie fanden nämlich, daß der entscheidende Faktor der osmotische Druck der Lösung ist, gleichgültig, ob er durch irgendeine Salzlösung oder z. B. durch Zuckerlösung erreicht wird. Dies legte die Vermutung nahe, daß der Effekt an der Zelle und nicht an den Nukleinsäuremolekülen selbst zu suchen ist. Durch einen relativ großen osmotischen extrazellulären Druck wird durch Wasserabgabe die intrazelluläre Ionenkonzentration erhöht. Dies könnte einmal die intrazelluläre Ribonuklease oder Desoxyribonuklease hemmen, wie dies ja in vitro durchaus der Fall ist, und dadurch das eingedrungene Nukleinsäuremolekül vor Zerstörung schützen. Andererseits wird aber vielleicht ein zweiter Mechanismus verhindert, bei welchem infektiöse RNS-Moleküle durch die Kombination mit irgendwelchen Proteinen inaktiviert werden können. Auch dieser Vorgang kann in Lösungen relativ hoher Ionenstärke nicht stattfinden bzw. er ist sogar teilweise reversibel. In jedem Fall wird sich also die Steigerung der intrazellulären Ionenkonzentration vorteilhaft auf die Erhaltung der Infektiosität des in die Zelle aufgenommenen Nukleinsäuremoleküls auswirken. So interessant und wichtig auch die quantitativen Aspekte der Infektiosität von freien Virusnukleinsäuren sind, die übergeordnete Bedeutung hat das

Phänomen als solches, wodurch Nukleinsäuren als die Erbsubstanz von Viren erkannt wurden und Erbsubstanz damit direkten Experimenten zugänglich gemacht wurde. Wie Erbfaktoren in der Zelle wirksam werden können, ist im nachfolgenden Abschnitt eingehender dargestellt.

## C. Die biologische Rolle von Nukleinsäuren

### 1. Allgemeines

Die Feststellung, daß Nukleinsäuren die chemische Substanz der Erbfaktoren eines Virus sein können, ist nicht isoliert zu bewerten. Diese Befunde sind lediglich die ersten direkten experimentellen Beweise für ein generelles Prinzip, das als solches schon längere Zeit formuliert worden war. Und es ist in diesem größeren biologischen Rahmen, daß die Bedeutung des Modellfalles „Virusnukleinsäuren" deutlich wird. Bevor Einzelheiten über deren Funktion aufgezeigt werden, scheint deshalb ein vergleichender Hinweis auf die biologische Rolle von Nukleinsäuren schlechthin angezeigt.

Die beiden wesentlichsten Funktionen von Erbfaktoren, das heißt also jetzt im Lichte neuerer Erkenntnis von Nukleinsäuren, sind:

a) Den Genotyp in einen entsprechenden Phänotyp zu übertragen. Die damit verbundenen Vorgänge sind entscheidend für die Entstehung und Erhaltung einer Einzelzelle, sei es ein einzelliger Mikroorganismus oder eine im Organverband lebende Zelle. Diese Funktion der Nukleinsäuren ist „heterokatalytisch" und kann auch als „die Realisation der genetischen Information" bezeichnet werden.

b) Den Genotyp identisch auf die Nachkommenschaft zu übertragen. Diese Funktion ist entscheidend für die Erhaltung der Arten sowie für die Entwicklung eines mehrzelligen Organismus. Sie ist „autokatalytisch" und beruht auf der „identischen Replikation" des genetischen Materials selbst.

Die heutige Vorstellung über die molekularen Vorgänge bei diesen beiden fundamentalen Prozessen ist kurz folgende:

Der eigentliche Träger der Erbfaktoren in der gesamten belebten Natur ist mit großer Wahrscheinlichkeit die DNS. Von wenigen Ausnahmen abgesehen, liegt DNS natürlicherweise als doppelstrangiges Molekül vor. In dieser molekularen Anordnung ist auch der Schlüssel zu den Mechanismen zu suchen, welche die identische Replikation der DNS ermöglichen. Es wird angenommen, daß es sich um das Prinzip des Abdruckes von einem Druckstock handelt. Jeder der beiden komplementären Einzelstränge des Doppelmoleküls kann dabei als Druckstock dienen. Hierzu ist nur notwendig, daß die durch Basenpaarung verbundenen beiden Ketten getrennt und dadurch die organischen Basen der einzelnen Kettenglieder für einen neuen Paarungsvorgang verfügbar gemacht werden. Jetzt können sich freie Mononukleotide entlang der Einzelketten anlagern, und zwar in einer spezifischen Sequenz, die in jedem Fall durch die Komplementarität der beteiligten Basen bestimmt wird. Wenn die auf diese Weise aufgereihten Mononukleotide enzymatisch und unter Energieverbrauch miteinander zu einem Polynukleotid verknüpft sind, ist wieder ein vollkommenes, doppelstrangiges DNS-Molekül entstanden. Nennen wir den einen Strang des ursprünglichen Elternmoleküls A und den andern B, so kann also A ein neues B und umgekehrt B ein neues A produzieren und im Endeffekt sind zwei doppelstrangige und völlig identische AB-Moleküle entstanden, von denen jedes aus einem Eltern- und einem Tochterstrang besteht. Dieser sog. semikonservative Vermehrungsmechanismus ist jedenfalls nach den Ergebnissen mit Bakterien-DNS [109] und menschlichen Zellen [29] am wahrscheinlichsten. Die offensichtlich außerordentlich große Spezifität der Basenpaarung garantiert dabei die identische Replikation von DNS und damit die Erhaltung eines bestimmten Genotyps in den folgenden Generationen. Dieser kann nur durch ein Mutationsereignis verändert werden, bei welchem im Prinzip eines oder mehrere der Nukleotide eines DNS-Moleküles so verändert werden, daß sie beim Vorgang der Replikation andere als die ursprünglichen Basenpartner anlagern. In diesem Fall wird dann durch die Veränderung des Druckstocks (Eltern-DNS) der Abdruck (Tochter-DNS) verändert.

Wenn beim Vorgang der identischen Replikation des genetischen Materials das Beispiel von Druckstock und Abdruck benützt werden konnte, so trifft dieses auch in ganz ähnlicher Weise auf die Mechanismen zu, wodurch das genetische Material seine „Information realisieren", d. h. in einem betreffenden Phänotyp ausdrücken kann. Es ist dazu nur notwendig, daß die DNS-Schrift letzten Endes in eine Protein-Schrift übertragen wird, wenn die Verallgemeinerung zulässig ist, daß alle Formen in der belebten Natur entweder direkt (strukturelle Proteine) oder indirekt (Enzyme) auf spezielle Eiweißkörper zurückzuführen sind. Da die Anzahl und Reihenfolge von Aminosäuren die Spezifität eines Proteins bestimmen, muß also die Anzahl und Reihenfolge der Nukleotide in einer DNS einen bestimmenden Einfluß auf die Aminosäuren in dem resultierenden Peptid ausüben können. Dies geschieht jedoch nicht direkt, sondern mit Hilfe einer Überträgersubstanz, und heute weiß man, daß RNS die Rolle des Überträgers oder Botschafters (englisch „messenger") zwischen DNS und Protein spielt. Genau so, wie bei der identischen Replikation eines doppelstrangigen DNS-Moleküles seine beiden einzelnen Stränge die Matrize für einen komplementären Tochterstrang abgeben, können sie offenbar auch als Matrize für die Synthese eines komplementären RNS-Stranges dienen. Die genetische Information des betreffenden DNS-Stranges wird somit auf eine Messenger-RNS (m-RNS) übertragen. Die m-RNS kann dann offenbar die strukturellen Zentren der Proteinsynthese zu Gruppen zusammenfassen. Aus diesen einzelnen sog. Ribosomen, 10—20 m$\mu$ großen Partikeln, die zu 40—60⁰/o aus RNS und basischen Proteinen bestehen, werden dadurch die sog. Polyribosomen, und nur diese sind aktiv bezüglich der Proteinsynthese [114, 43].

Wie aber können jetzt die Aminosäuren die „Botschaft", welche die m-RNS enthält, lesen? Dies ist wiederum durch das Prinzip der Basenkomplementarität in Nukleinsäuren möglich. Die einzelnen Aminosäuren werden nämlich mit Hilfe sog. „aktivierender Enzyme" in einer energiereichen Bindung an eine Klasse relativ kurzstreckiger RNS-Moleküle gekoppelt, die als Transfer-RNS (auch Aminosäureakzeptor oder lösliche RNS, englisch soluble- oder kurz s-RNS) bezeichnet werden. Jede der 20 verschiedenen Aminosäuren hat ihr spezifisches aktivierendes Enzym und ebenso mindestens eine, nur für sie zutreffende Art von Transfer-RNS. Es sind nun die mit je einer spezifischen Aminosäure beladenen Transfer-RNS-Ketten, welche eine bestimmte Nukleotidsequenz in der m-RNS dadurch erkennen können, daß sie komplementär zu ihrer eigenen Struktur ist. Vermöge dieser RNS-RNS-Komplementarität und der dadurch möglichen Basenpaarung können die Transfer-RNS-Moleküle in einer bestimmten Sequenz an der längeren m-RNS aufgereiht werden. Zwangsläufig werden aber dadurch auch die mitgebrachten Aminosäuren in eine korrespondierende Sequenz gebracht. Wenn sie enzymatisch untereinander verknüpft werden, entsteht ein Peptid, dessen Länge und Aminosäuresequenz genau der Information entspricht, die ursprünglich in dem DNS-Strang enthalten war, von welchem die m-RNS abgedruckt wurde. Dies ist aber das Prinzip der „Realisation der genetischen Information".

Bei der bisherigen Darstellung blieb ein Problem noch ganz unerwähnt. Es handelt sich um die Frage, wie die Nukleinsäureschrift, welche nur aus 4 Buchstaben, nämlich den entsprechenden Pyrimidin- oder Purinbasen besteht, in eine Proteinschrift übersetzt werden kann, welche über 20 Buchstaben, Aminosäuren, verfügt. Ganz offensichtlich kann dies nur dadurch geschehen, daß mehr als ein Nukleotid als Buchstabe in der Nukleinsäureschrift fungiert. Damit ergibt sich nämlich eine zusätzliche Variationsmöglichkeit. Rein rechnerisch können je 4 Basen in $4^2 = 16$ verschiedenen Zweiergruppen arrangiert werden. Dies reicht jedoch immer noch nicht für die 20 verschiedenen Aminosäuren aus. Die nächsthöhere Gruppe von Nukleotiden, nämlich 3 pro „Buchstabe", erlaubt bereits $4^3 = 64$ Variationsmöglichkeiten, also mehr als genug. Aus diesem Grunde wurde auch theoretisch gefordert, daß mindestens 3 Nukleotide in einer DNS letzten Endes die Position einer Aminosäure in einem Protein bestimmen. Das Verhältnis zwischen Zahl von Nukleotiden pro Aminosäure wird allgemein als „Coding Ratio" bezeichnet und die minimale Coding Ratio ist aus den oben ausgeführten Gründen 3 [26, 127]. Diese theoretische Annahme scheint zunehmend durch Experimente bestätigt zu werden. Eine ausgezeichnete Darstellung des genetischen Codes wurde von CRICK [25] 1962 veröffentlicht.

## 2. Virusnukleinsäuren

Selbstverständlich muß eine Virusnukleinsäure prinzipiell dieselben Funktionen ausüben können wie die zellulären Nukleinsäuren. Auch sie muß die Fähigkeit zur identischen Replikation besitzen, damit eine bestimmte Virusart erhalten bleiben kann. Da reife Virusteilchen, wie eingangs erwähnt, mindestens aber aus Nukleinsäure und einem virusspezifischen Protein bestehen, ist eine Virusnukleinsäure offensichtlich auch in der Lage, ihre genetische Information diesbezüglich zu realisieren. In diesem Zusammenhang spielt die bekannte Tatsache, daß Viren in Ermangelung eines eigenen Stoffwechselapparates zum Vorgang der Vermehrung auf denjenigen einer lebenden Zelle angewiesen sind, keine Rolle. Dasselbe könnte man auch etwa von den Chromosomen einer Zelle behaupten. Während nun aber jede Zelle, wie wir gesehen haben, sowohl DNS wie RNS enthält, findet sich bei Viren immer und ausschließlich nur eine Art, entweder DNS oder RNS. Neuerdings wird sogar die Art der Nukleinsäure, die eine bestimmte Virusart enthält, als eines der wesentlichsten Charakteristika zur Klassifizierung herangezogen [16]. Aus diesem Grunde sollen auch diese beiden Klassen von Viren und die Funktion ihrer Nukleinsäuren getrennt behandelt werden.

### a) Virus-DNS

*Die doppelstrangige Bakteriophagen-DNS.* Die bekanntesten und bestuntersuchten Viren mit doppelstrangiger DNS sind die sog. Bakteriophagen. Die Erkenntnisse, die mit ihrer Hilfe gewonnen wurden, müssen in Wahrheit als richtungweisend anerkannt werden, da sie unsere heutigen Vorstellungen über die Auseinandersetzung zwischen Virus und Wirtszelle begründet haben und bis zum heutigen Tage wesentlich beeinflussen. Da jedoch den Bakteriophagen, bis auf wenige abortive Versuche, durch sie bakterielle Erkrankungen zu beherrschen, keine klinische Bedeutung zukommt, sollen nur einige der wichtigsten Resultate erwähnt und im übrigen auf entsprechende Übersichtsartikel verwiesen werden [1, 18, 19].

Die DNS der sogenannten geradzahligen T-Phagen ($T_2$, $T_4$, $T_6$) besitzt ein besonderes chemisches Merkmal, nämlich die Pyrimidinbase Oxymethyl-Cytosin anstelle des sonst üblichen Cytosins. Dank dieser Besonderheit konnte die Vermehrung der Phagen-DNS in einer infizierten Bakterienzelle relativ leicht verfolgt und untersucht werden.

Die Phagen-DNS gelangt vermöge eines besonderen Injektionsmechanismus in die Wirtszelle. HERSHEY und CHASE [53] zeigten 1952, daß vom ganzen Phagenteilchen mit Ausnahme von etwa 4% Protein nur die gesamte DNS in die Zelle gelangt. Dies war, historisch gesehen, der erste experimentelle Anhalt dafür, daß in diesem Falle die DNS wahrscheinlich die gesamte reproduktive Kapazität des Bakteriophagen enthält.

Die in die Zelle gelangte Phagen-DNS verursacht nur eine Folge von Prozessen, die letzten Endes in der Neusynthese von reifen Bakteriophagen gipfelt.

Kurz nach der Infektion wird eine neue RNS synthetisiert, welche durch eine hohe Auf- und Abbaurate charakterisiert ist. Diese RNS wurde als Messenger-

RNS bezeichnet, da nachgewiesen werden konnte, daß sie in ihrer Basensequenz komplementär zu gewissen Strecken der Phagen-DNS ist und die Synthese von spezifischen Proteinen kontrolliert [63]. Diese neusynthetisierten, sog. „early proteins" sind Enzyme, welche die Bakterienzelle für die Replikation der Phagen-DNS vorbereiten. Das geschieht einmal durch den Abbau zelleigener DNS und zum andern durch die Synthese phagenspezifischer DNS-Bausteine, nämlich Oxymethyl-Cytosin, welches ja in normalen Bakterien nicht vorkommt [18]. Keines dieser „early proteins" wird später ein Teil der eigentlichen Phagenstruktur. Dafür müssen noch weitere *strukturelle* Proteine gemacht werden, was wiederum via messenger-RNS geschieht, die diesmal von einem anderen Teil der infizierenden Phagen-DNS abgedruckt sein muß. Eine Hemmung der Synthese von „early proteins" drückt sich selbstverständlich in einer entsprechenden Inhibition der Synthese von Phagen-DNS aus. Wenn der Prozeß aber einmal begonnen hat, kann er durch Inhibitoren der Proteinsynthese nicht mehr gehemmt werden, da die bereits vorhandenen neuen Enzyme ausreichen. Natürlich kann in einem solchen Fall trotzdem kein reifes Phagenteilchen entstehen, da hierzu strukturelle Proteine benötigt werden, deren Synthese später erfolgt.

Wenn, wie vorne beschrieben, die identische Replikation zellulärer DNS durch einfache Trennung des Doppelmoleküls und Neubildung komplementärer Tochterstränge erfolgt, so scheint die DNS zumindest im Falle des $T_4$-Bakteriophagen nicht diesen einfachen semikonservativen Vermehrungsmechanismus zu besitzen. Vielmehr treten hier Brüche und Wiedervereinigungen in den einzelnen Strängen auf, so daß am Ende alle DNS-Moleküle, die überhaupt ein Teil der ursprünglichen Eltern-DNS enthalten, nur etwa 5—10% davon besitzen [73, 74].

*Die einstrangige DNS des Ø X 174-Bakteriophagen.* Das natürliche Vorkommen einer einstrangigen DNS war bis zur Entdeckung des Bakteriophagen Ø X 174 unbekannt [105]. Der Vermehrungsmechanismus dieser einstrangigen und offenbar zyklischen DNS ist von besonderem Interesse. SINSHEIMER beobachtete, daß sich das infizierende DNS-Molekül in eine replikative Form umwandelte, welche die physikalischen Eigenschaften einer doppelstrangigen DNS besitzt [107]. Darüber hinaus konnte gezeigt werden, daß die mit der einstrangigen Phagen-DNS infizierten Bakterienzellen doppelstrangige DNS synthetisieren, und es wurde vermutet, daß es sich dabei tatsächlich um die phagenspezifische Nukleinsäure handelt. Daraus wurde abgeleitet, daß auch in diesem Fall die DNS-Vermehrung in der Form eines Doppelstrang-Moleküles erfolgt, wobei nur einer der beiden Stränge später in das Virus eingebaut wird. Der andere, komplementäre Strang scheint interessanterweise als Matrize für den Abdruck einer m-RNS zu dienen, welche ihrerseits wieder die Synthese des virusspezifischen Proteins kontrolliert [52]. Dieses Vermehrungsschema setzt voraus, daß irgendwann nach der Replikation das Doppelmolekül in seine zwei Einzelstränge getrennt wird. Möglicherweise geschieht dies mit Hilfe eines sog. „Schmelzproteins". (Der Vorgang der Trennung von DNS in zwei

Einzelstränge durch Erhitzen wird als „Schmelzen" der DNS bezeichnet.) HOF-SCHNEIDER *[54]* konnte 1963 die Infektiosität von isolierter einzelsträngiger Phagen-DNS für Sphäroblasten nachweisen. Dies sind ihrer äußeren Polysaccharidhülle beraubte Bakterien. Die Infektiosität von Nukleinsäureextrakten, die von infizierten Bakterien gewonnen wurden, nahm während des Vermehrungszyklus des Bakteriophagen zu. Dieser Infektiositätsanstieg konnte jedoch durch Hemmung der Proteinsynthese verhindert oder sogar unterbrochen werden. Dies stand im scheinbaren Gegensatz zu den Befunden bei doppelstrangigen DNS-Phagen (s. oben). Wenn aber solche nicht-infektiösen Nukleinsäureextrakte erhitzt wurden, um etwaige doppelstrangige DNS zu „schmelzen", trat eine Infektiosität in Erscheinung, welche fast ebenso groß war wie diejenige von Präparaten, die von nicht-gehemmten Zellen gewonnen worden waren. Folglich scheint nur der Einzelstrang in diesem Falle über infektiöse Eigenschaften zu verfügen. Für die Trennung des Doppelstranges, und nur dafür, scheint ein Protein notwendig zu sein, während die eigentliche Vermehrung der DNS, welche in Form des doppelstrangigen Moleküls geschieht, davon unabhängig ist *[106]*. MATSUBARA et al. *[80]* schlagen allerdings einen anderen Mechanismus vor. Auf alle Fälle ist es wertvoll, sich klar zu machen, daß selbst bei diesem außergewöhnlichen Bakterienvirus die autokatalytische DNS-Replikation ganz nach dem üblichen Prinzip des Abdruckes mittels Basenpaarung vonstatten zu gehen scheint.

*Die doppelstrangige DNS von animalen Viren.* Ganz allgemein sind die Vorgänge, welche bei der Vermehrung von animalen Viren mit doppelstrangiger DNS ablaufen, denen bei Bakteriophagen sehr ähnlich. Unterschiede finden sich weniger bei der eigentlichen Replikation der DNS und bei der Realisation der genetischen Information, als vielmehr bei den Prozessen, bei welchen die verschiedenen Strukturen von Bakteriophagen und animalen Viren einerseits, und diejenigen von Bakterienzelle und animaler Zelle andererseits, beteiligt sind. So z. B. scheint der Penetrationsmechanismus bei Viren der Pockengruppe gänzlich anders zu sein als bei Bakteriophagen. JOKLIK *[64]* beschrieb die Vorgänge folgendermaßen: Die Degradierung der äußeren Virushülle beginnt unmittelbar nach der Adsorption durch normale zelluläre Enzyme. Innerhalb von 5 Stunden werden dabei etwa 60% der Virushüllproteine und etwa 85% der Hüllphosphorlipoide abgebaut. Die Virus-DNS wird dadurch aber noch nicht freigesetzt. Hierzu bedarf es eines neuen Enzyms (uncoating enzyme), dessen Synthese vom Virus selbst irgendwie induziert wird. Ganz offensichtlich handelt es sich tatsächlich um eine Neusynthese des Enzymproteins, da der Vorgang durch Inhibitoren der Proteinsynthese, in diesem Fall das aminosäureanaloge Fluor-Phenylalanin, gehemmt werden kann. Ebenso offensichtlich kann aber die Virus-DNS nicht selbst via m-RNS die Synthese dieses Enzymes kontrollieren, da sie ja durch das Enzym selbst erst freigesetzt und damit zugänglich gemacht wird. Dieses Phänomen verdient besondere Beachtung, bedeutet es doch, daß durch ein Virus die Synthese eines neuen und scheinbar virusspezifischen Enzymes *induziert* werden kann, obwohl es sich in Wahrheit um ein zelluläres Enzym handelt. Die Synthese des induzierten Enzymes beginnt etwa 1—2 Std. p. i. und ist 4—6 Std. nach der Infektion abgeschlossen.

Diese Ergebnisse erklären gleichzeitig ein anderes Phänomen, das besonders für Pockenviren charakteristisch zu sein scheint. Pockenviren, welche durch milde Denaturierung ihrer Hüllproteine in eine nicht-infektiöse Form übergeführt wurden, können nämlich durch ein anderes Pockenvirus reaktiviert werden [66, 67]. Auch das reaktivierende Virus kann seiner Infektiosität beraubt sein, etwa durch Veränderung seiner DNS. Wichtig ist nur, daß seine Hüllproteine noch intakt sind. Diese scheinen es nämlich zu sein, welche den Vorgang der Induktion auslösen, der zur Synthese des „uncoating enzyme" führt. Wenn also ein Virus mit intakter DNS, aber denaturierter Proteinhülle, (reaktivierbares Virus) in eine Zelle gelangt, unterbleibt die Freisetzung und damit die eigentliche Funktion seiner DNS. Ein Virus mit intakter Proteinhülle, aber letal veränderter DNS (reaktivierendes Virus) kann in derselben Zelle die Synthese des erforderten Enzyms induzieren, welches nun die intakte DNS des reaktivierbaren Virus in Freiheit setzt und damit alle ihre folgenden auto- und heterokatalytischen Funktionen ermöglicht. Selbstverständlich ist die Nachkommenschaft der dann produzierten Viren mit dem reaktivierbaren Virus identisch, da ja von ihm das genetische Virusmaterial, nämlich die DNS, herstammte.

Außer der Induktion des „uncoating enzyme" scheint noch ein weiterer Prozeß in der Zelle unabhängig von der intakten Virus-DNS in Gang gesetzt werden zu können. Die Hemmung der zellulären DNS-Synthese kann nämlich nach HANAFUSA [51] nicht nur von infektiösen, sondern genauso von hitze- oder UV-inaktivierten Pockenviren ausgelöst werden. Es scheint sich dabei jedoch nicht um einen einfachen Prozeß zu handeln, da die an der DNS-Synthese beteiligten Enzyme ihre volle Aktivität behalten. Es ist auch noch unbekannt, ob die Reduktion der zellulären DNS-Synthese eine Voraussetzung für die folgende Virusvermehrung ist. Dagegen sprechen aber Befunde von SALZMANN [94] und MAGEE und MILLER [79], wonach die Synthese der Virus-DNS de novo und unabhängig von derjenigen der zellulären DNS zu erfolgen scheint. Diese Vermutung wird weiterhin dadurch unterstützt, daß Vakzinia-DNS im Zytoplasma der Zelle reproduziert wird, während die Vermehrung der zellulären DNS im Zellkern stattfindet [95]. Eine Unabhängigkeit von Wirts- und Virus-DNS wurde auch von DEFENDI und KRITCHEVSKY [28] im Falle des RPL-12-Lymphomatose-Virus gefunden, obwohl hier die Virus-DNS im Zellkern synthetisiert wird. Versuche mit Inhibitoren [95] lassen die Vermutung zu, daß, wie bei den Bakteriophagen, so auch bei den animalen Viren der Pockengruppe neue Enzyme an der Synthese der Virus-DNS beteiligt sind. Ähnliche Befunde wurden auch für andere animale DNS-haltige Viren erhoben, zumindest aber wurde eine Aktivitätssteigerung von Enzymen bebeobachtet, die bei der DNS-Synthese eine Rolle spielen [50, 78, 76, 86]. Im Gegensatz zu dem vorher beschriebenen „uncoating enzyme" sind diese

Enzyme aber mit großer Wahrscheinlichkeit unter der Kontrolle des Virusgenoms hergestellt und damit wirklich virusspezifische Proteine. Ein sicher
virusspezifisches Enzym, die sog. Thymidinmonophosphatkinase wurde von
NOHARA und KAPLAN *[87]* 1963 in Zellen nachgewiesen, welche mit Pseudo-
rabies-Virus infiziert waren. Bei völlig gleicher Funktion unterscheidet sich
das virusspezifische vom zelleigenen Enzym durch eine erheblich gesteigerte
Thermostabilität.

Eine Kontrolle auf die Synthese spezifischer Enzyme und Proteine ganz allgemein kann die Virus-DNS wahrscheinlich aber nur dadurch ausüben, daß
sie ihre genetische Information zunächst auf eine m-RNS überträgt. Experimentelle Anhaltspunkte für einen solchen Mechanismus wurden von WILCOX
und GINSBERG *[124]*, FLANAGAN und GINSBERG *[35]* sowie von GREEN *[49]*
mit DNS-haltigen Adenoviren gewonnen. Demnach beginnt die Synthese virusspezifischer m-RNS etwa 6—8 Std. nach der Infektion und endigt etwa weitere
6 Std. später. GINSBERG *[46]* berichtete, daß die gezielte Hemmung der RNS-
Synthese in infizierten Zellen verständlicherweise nicht nur das Auftreten
von neuen Virusteilchen verhindert, sondern auch die Produktion einer besonderen DNS, die höchst wahrscheinlich die eigentliche Virus-DNS ist. Es
kann aus diesen Beobachtungen geschlossen werden, daß die Virus-DNS nicht
nur die Synthese der strukturellen Virusproteine via m-RNS auslöst, sondern
auch diejenige von Enzymen, die für ihre eigene Replikation nötig sind.

Natürlich konnten dieselben Hemmungswirkungen auch dann erzielt werden,
wenn die Proteinsynthese durch entsprechende Inhibitoren direkt verhindert
wurde. Interessanterweise wurde aber dann auch keine m-RNS mehr gebildet.
Dies ist nicht so ohne weiteres zu verstehen, wenn man das Dogma: DNS
macht RNS, RNS macht Protein als absolut gültig annimmt. Vielmehr scheint
sich hier eine gegenseitige Abhängigkeit zwischen der Synthese von RNS
und Protein anzudeuten, ein Phänomen, welches bei der Besprechung der
Vermehrung von RNS-haltigen Viren nochmals anklingen wird.

GINSBERG *[46]* vertritt jedenfalls die Ansicht, daß zwei Phasen von Proteinsynthese für die Herstellung der verschiedenen Bausteine von Adenovirus
ablaufen müssen. Die erste findet wahrscheinlich zwischen 8 und 12 Std. p. i.
statt und liefert die Enzyme, die für die Synthese von Virus-DNS und virusspezifischer m-RNS notwendig sind. Die zweite erfolgt zwischen 14 und
18 Std. p. i. und repräsentiert die Synthese von drei virusspezifischen Antigenen, die alle wahrscheinlich als strukturelle Proteine in das Viruspartikel
(Virion) eingebaut werden.

Zusammenfassend können alle aufgeführten Befunde mit folgendem Schema
der Reproduktion eines DNS-haltigen Virus in Einklang gebracht werden:
Am Anfang steht die Virus-DNS, die z. B. durch induzierte zelleigene Enzyme
freigesetzt wurde. Die Virus-DNS muß zunächst einen Teil ihrer genetischen
Information auf gewisse m-RNS-Moleküle abdrucken, die nun ihrerseits wieder
die Synthese von Enzymen steuern, welche für die identische Replikation der
Virus-DNS notwendig sind. Eine Hemmung dieser Vorgänge, entweder durch

Inhibition der RNS-Synthese oder der Proteinsynthese selbst, wird natürlich alle folgenden Prozesse verhindern. Andernfalls wird aber die Virus-DNS vermehrt. Anschließend müssen dann aber andere Teile der Virus-DNS auf zusätzliche m-RNS-Moleküle übertragen werden, welche für die Herstellung der strukturellen Virusproteine verantwortlich sind. Aus der identisch replizierten Virus-DNS und den neusynthetisierten Virusproteinen kann dann schließlich ein neues reifes Virusteilchen aufgebaut werden.

Diese Vorgänge reflektieren ziemlich genau diejenigen, die bei den Arbeiten mit Bakteriophagen ermittelt wurden und bestärken damit die heute allgemein vertretene Ansicht, daß ihnen ein generelles und auf die gesamte belebte Natur anwendbares Schema der Funktionen von DNS und RNS zugrunde liegt.

### b) Virus-RNS

Das kompliziert Erscheinende ist oft bei näherem Zusehen das Einfachere. Wenn eine Virusnukleinsäure offensichtlich zwei Funktionen zu erfüllen hat, nämlich ihre eigene Replikation und die Synthese von korrespondierenden Proteinen, dann ist es einfacher, eine dieser beiden Funktionen auf eine zweite Art von Nukleinsäure zu übertragen. Wie wir gesehen haben, trifft das auch im Falle der Virus-DNS zu. Zweifellos kontrolliert sie direkt ihre eigene Replikation, aber die Proteinsynthese wird einer RNS übertragen, m-RNS, die als der Botschafter der DNS funktioniert.

Wenn dagegen ein Virus bereits RNS und nur RNS enthält, kann man das oben skizzierte allgemeine Schema über die autokatalytischen und heterokatalytischen Funktionen des genetischen Materials nicht so ohne weiteres anwenden. Wie DULBECCO [31] es 1962 ausdrückte: „Tatsächlich müssen die Forschungen, die sich mit RNS-Viren beschäftigen, eine Pionierarbeit leisten, während bei der Arbeit mit DNS-Viren großer Nutzen von den Erfahrungen mit anderen Systemen gezogen werden kann."

Das Problem ist nicht, wie eine RNS die Synthese von speziellen Proteinen steuern kann, sondern vor allem, wie und weshalb eine RNS auf einmal auch die Fähigkeit zur identischen Replikation besitzen soll, eine Eigenschaft, die doch eigentlich nur der DNS zukommt. Und dieses Problem wird nicht einfacher, wenn man hinzufügt, daß, von ganz wenigen Ausnahmen abgesehen, auch die Virus-RNS als Einzelstrangmolekül vorliegt. Eine naheliegende Vermutung war, daß möglicherweise die RNS von Viren sich zunächst unter Umkehrung des sonst üblichen Ablaufes auf eine DNS abdruckt und daß danach alles wieder seinen geordneten und üblichen Verlauf nimmt. Leider konnte diese Anschauung aber durch keinerlei Experimente erhärtet werden und muß deshalb als höchst unwahrscheinlich gelten. Nicht nur ist nämlich keine Neusynthese von DNS für die Vermehrung RNS-haltiger Viren nötig [95], sondern auch die Funktion der bereits vorhandenen zellulären DNS kann ohne Nachteil für die meisten RNS-Viren gehemmt werden. Diese letztere außerordentlich wichtige Feststellung gründet sich auf Versuche mit dem Antibiotikum Actinomycin D *[90, 91]*.

Es ist also kaum mehr daran zu zweifeln, daß die Nukleinsäure von vielen RNS-haltigen Virusarten, die in einer großen Zahl von Fällen als solche „infektiöse" Eigenschaften besitzt, ein in mancherlei Richtung viel raffinierteres Molekül darstellt, als das eigentliche genetische Material in der belebten Natur, die DNS.

Wie bei den DNS-haltigen Viren, muß auch die Virus-RNS zunächst aus den sie umgebenden Virushüllen entlassen werden, um ihre Funktion in der Zelle ausüben zu können. Die dazu notwendigen Mechanismen hängen natürlich zu einem großen Teil von der Struktur des betreffenden Virus ab. Für die Viren der Influenzagruppe schlug HOYLE *[60]* vor, daß sich ihre Lipidhülle mit der Zellmembran wieder integriert, von der sie bei der Virusreifung ursprünglich auch abstammte. Dies würde dann zur Freisetzung des inneren Nukleoproteins des Virus führen. WECKER und SCHÄFER *[122]* zeigten, daß dieses sog. s-Antigen innerhalb einer halben Stunde nach der Virusadsorption tatsächlich im Zellinneren frei vorliegt. Letzten Endes scheint dann aber in einem zweiten Zerlegungsprozeß die RNS aus diesem Nukleoprotein entlassen zu werden. Ob für diese Vorgänge induzierte Enzyme notwendig sind, ist nicht bekannt.

Bei den einfacheren Viren, die von vornherein Nukleoproteine sind, findet die Trennung von RNS und Protein schon an der Zelloberfläche statt. So z. B. beim Poliovirus *[56]*, bei dem dieser Prozeß etwa 30 Minuten bei Inkubationstemperatur benötigt *[65]*. Daß diese Mechanismen nur der Freisetzung des genetischen Virusmaterials dienen und nicht noch zusätzliche Bedeutung für die anschließende Virusvermehrung besitzen, geht daraus hervor, daß man Zellen direkt mit freier Virusnukleinsäure infizieren kann.

Die Frage ist aber, wie ein einziges Virus-RNS-Molekül in einer Zelle, die selbst über Tausende von aktiven RNS-Molekülen verfügt, einen entscheidenden Einfluß auf die künftige RNS- und Proteinsynthese in dieser Zelle ausüben soll.

Ein erster Anhalt, wie das möglich sein sollte, wurde von FRANKLIN und BALTIMORE *[40]* 1962 gefunden. Kurz nach der Infektion von Zellen mit dem der Enterogruppe angehörenden Mengovirus wird die zelluläre RNS-Synthese irreversibel gehemmt. Dadurch könnte die Zelle an den zeitlich begrenzt funktionstüchtigen eigenen m-RNS-Molekülen verarmen, was sich darüber hinaus in einer Hemmung der zellulären Proteinsynthese äußern muß. Wie jedoch die Virus-RNS diesen Hemmungsmechanismus auslöst, ist noch unklar. HOLLAND *[57]* führte aus, daß ein RNS-Abbau, der den Aufbau überwiegt, nicht wahrscheinlich ist. FRANKLIN und BALTIMORE *[40]* berichteten, daß weder eine Steigerung lytischer Enzyme für RNS oder DNS noch ein Abbau der als Druckstock für zelluläre RNS notwendigen DNS stattfinden.

Es scheint jedoch, daß die Aktivität der sog. DNS-RNS-Polymerase, welche den Vorgang des RNS-Abdruckes von einer DNS-Template durchführt, nach einer Virusinfektion ziemlich rasch zurückgeht. Wie immer die Hemmung im einzelnen erfolgen mag, jedenfalls scheint dazu Proteinsynthese notwendig zu sein, da der Vorgang durch Inhibitoren der Proteinsynthese gehemmt werden kann. Wenn das Produkt dieser Proteinsynthese von der Virus-RNS selbst gesteuert werden sollte, wäre es mit Recht als ein typisches „early protein" zu bezeichnen, da es ja erst die Voraussetzung für die nachfolgende RNS-Replikation schaffen würde.

SCHOLTISSEK und ROTT [99] waren 1961 bei ihren Untersuchungen am Virus der Klassischen Geflügelpest zu dem Schluß gekommen, daß vor Beginn der Virus-RNS-Synthese eine Phase durchlaufen werden muß, in welcher Proteinsynthese stattfindet. Wenn diese Interpretationen korrekt sind, dann müßte allerdings das fragliche Protein sehr bald nach der Infektion hergestellt werden. WECKER [118] fand nämlich, daß die Synthese der RNS von Western Equine Encephalitis und Poliovirus ohne meßbare Verzögerung beginnt, wenn die Hemmung der Proteinsynthese nach einer Periode wieder aufgehoben wurde, welche von 1 Std. p. i. bis nach Überschreitung der normalen Latenzperiode dauerte. Mit anderen Worten, wenn die Blockierung der normalen zellulären RNS-Synthese überhaupt eine Voraussetzung für die nachfolgende Synthese der Virus-RNS ist, dann müssen die Proteine, die diesen Vorgang bewirken, innerhalb von etwa 1 Std. p. i. fertig vorliegen. Obwohl dies durchaus mit anderen experimentellen Daten übereinzustimmen scheint, ist ein Wort der Vorsicht über die Bedeutung dieser Vorgänge doch angebracht. Wenn es sich nämlich nur darum handelte, quasi das Feld für die Virus-RNS dadurch freizumachen, daß die zelluläre RNS-Synthese gehemmt wird, dann sollte eine Zelle, die diese Bedingung bereits erfüllt hat, geradezu ideal für ein RNS-Virus sein. Zellen, deren eigene RNS-Synthese durch Actinomycin vollkommen gehemmt ist, vermögen jedoch ein Virus keineswegs rascher, das heißt nach einer kürzeren Latenzperiode, zu vermehren. Dagegen scheint aber die vom Virus ausgelöste Hemmung der zelleigenen RNS-Synthese von größter Bedeutung für die betroffene Zelle zu sein, insofern sie das Absterben der Zelle, den sog. zytopathogenen Effekt von gewissen Viren, zu erklären vermag. HOLLAND [57] fand nämlich, daß die eigentliche Synthese von Virus-RNS und Protein durchaus und spezifisch gehemmt werden kann, wenn einmal die initiale Blockierung der zellulären RNS-Synthese durch das Virus vollzogen ist, und daß eine solche Zelle dann trotzdem ganz so degeneriert und stirbt, als ob sie eine reguläre Virusinfektion durchgemacht hätte. Wenn diese Ursache für den zytopathogenen Effekt von Viren auch keineswegs verallgemeinert werden kann, so scheint doch bei einigen RNS-Viren festzustehen, daß der Effekt nicht dadurch zustandekommt, daß die Virusvermehrung zuviele wichtige Synthesebausteine der Zelle verbraucht hat. Es lassen sich interessante Spekulationen daranknüpfen, ob das Fehlen eines zytopathogenen Effekts bei gewissen abgeschwächten Impfvirusstämmen oder bei gewissen RNS-haltigen Tumorviren nicht vielleicht hauptsächlich darauf zurückgeht, daß diese Viren die zelleigene RNS-Synthese nur geringgradig oder gar nicht zu beeinflussen vermögen. Befunde darüber liegen aber noch nicht vor. Es ist auch noch unbekannt, ob die isolierte RNS eines zytopathogenen Virus, wenn sie anstelle des intakten Virus eine Zelle infiziert, das übliche Absterben der Zelle hervorrufen kann.

Wenn, wie durch die Versuche mit Inhibitoren klargemacht wurde, bei vielen RNS-haltigen Viren ihre Nukleinsäure gänzlich ohne Beteiligung einer DNS reproduziert werden kann, dann muß es sich wohl um eine RNS-kontrollierte RNS-Synthese handeln. Da so etwas in der normalen Zelle nicht abzulaufen scheint, muß man wohl ein neues Enzym fordern, welches in der virusinfizierten Zelle hergestellt wird und diesen ungewöhnlichen Vorgang ermöglicht. Weiterhin wird dieses Postulat dadurch nahegelegt, daß die Syntheseorte von zelleigener und Virus-RNS ganz unterschiedlich sein können. Autoradiographische Untersuchungen haben gezeigt, daß sehr wahrscheinlich die gesamte zelluläre RNS-Synthese, die ja von DNS abhängig ist, im Zellkern abläuft. Dagegen scheint die RNS von verschiedenen Viren ausschließlich im Zytoplasma hergestellt zu werden [40, 120]. Trotz gewisser Widersprüche [70] wird dies heute in zunehmendem Maße als gewiß angesehen, wenn natürlich auch die Synthese der RNS anderer Viren, z. B. der Influenzagruppe, mit Sicherheit im Zellkern stattfindet [ref. 100]. Immer handelt es sich aber um eine RNS-Autoreplikation, die eine neue Enzymfunktion voraussetzt. Kandidaten für eine solche neue Enzymfunktion scheinen sogar in normalen Zellen vorzukommen, obwohl ihre Funktion erst unter bestimmten Bedingungen in vitro nachzuweisen ist [88].

Jedenfalls können solche Enzyme genau das machen, was man von einer RNS-RNS-Polymerase erwarten muß, die eine Virus-RNS replizieren soll: Wenn in das Reaktionsgemisch eine fertige RNS zugegeben wird, entsteht ein neues Polyribonukleotid, welches dem „Primer" komplementär ist. Für die außerordentlich wichtige Frage, ob eines dieser zellulären Enzyme oder tatsächlich eine unter der Kontrolle von Virus-RNS selbst hergestellte Polymerase die Virus-RNS vermehrt, ist aber trotz erheblicher Bemühungen noch keine endgültige Antwort gefunden worden. Nur soviel scheint sicher zu sein, daß während der Virus-RNS-Synthese eine ständige Proteinsynthese obligatorisch ist [120, 40, 75]. Diese Befunde wurden jedoch in verschiedener Weise interpretiert. Die Tatsache, daß die bereits laufende Synthese von Virus-RNS durch Hemmung der Proteinsynthese immer noch unterbrochen werden kann, wurde von WECKER und SCHONNE [123] so gedeutet, daß es sich bei dem offensichtlich notwendigen Protein wahrscheinlich nicht um ein Enzym handelt. Wie bei Bakteriophagen gezeigt wurde (siehe vorne), sollten nämlich nach Beginn der Nukleinsäuresynthese alle dazu erforderlichen Enzyme schon da und auch wahrscheinlich weiter wirksam sein. Andere Autoren zeigten dagegen, daß ein Enzym, welches die Forderungen für eine RNS-RNS-Synthese erfüllt, tatsächlich fortlaufend während der Replikation der Virus-RNS gebildet wird [9]. Und das ist auch notwendig, da dieses Enzym offenbar eine ganz ungewöhnlich kurze Lebensdauer zu besitzen scheint. Wenn deshalb der Nachschub an Enzym ausbleibt, kommt die RNS-Synthese relativ bald zum Stillstand. Auf keinen Fall ist es bis jetzt gelungen, Virus-RNS- und Virus-Protein-synthese voneinander zu dissoziieren, und es ist deshalb möglich, daß die strukturellen Virusproteine selbst eine Rolle für die Akkumulation von infektiöser Virus-RNS in der infizierten Zelle spielen [117]. Die meisten Gruppen sind sich darüber einig, daß ein enger zeitlicher Zusammenhang zwischen dem Auftreten neuer Virus-RNS und demjenigen von neuem Virusprotein besteht. Dies wurde bei Poliovirus [27, 120], bei einem Mäuseenzephalitis-Virus und einem Vertreter der Influenzagruppe nachgewiesen [100]. KERR et al. [70] beschrieben allerdings, daß bei dem Mengovirus die RNS-Synthese bereits 1 Std. vor der Proteinsynthese beginnt.

Vollkommene Einmütigkeit besteht dagegen darüber, daß die Synthese der Proteine von kleinen, einfachen Nukleoproteinviren, wie z. B. Poliovirus, an den sog. Ribosomen im Zytoplasma der Zelle stattfindet, also am selben Ort, wo auch die Hauptmenge der zellulären Proteine gebildet wird. Daß dabei die Virus-RNS die Funktion einer m-RNS ausübt, war eine naheliegende Vermutung und wurde auch experimentell bestätigt [27, 70, 7]. Wie normale m-RNS, so scheint auch die als m-RNS funktionierende Virus-RNS die Ribosomen zu Gruppen, sog. Polyribosomen oder Polysomen zusammenzufassen, nur daß diese Gruppen dank der größeren Länge der Virus-RNS anstelle von etwa 5 [114, 43] nun bis zu 70 Ribosomen einschließen können [89].

Der Vollständigkeit halber sei angefügt, daß eine Virus-RNS nicht immer die Synthese von Virusproteinen bewirkt. Bei gewissen pflanzenpathogenen Viren wurde jedenfalls gefunden, daß die infizierte Zelle keine reifen Virusteilchen, sondern nur infektiöse RNS herstellt [96, 14]. Möglicherweise trifft diese Erklärung auch auf den Fall des DNS-haltigen Shope-Papilloma-Virus zu. Nach ITO [62] kann aus virusinduzierten Papillomen zwar infektiöse DNS, aber praktisch kein infektiöses Virus isoliert werden.

Die beachtliche Menge an experimentellen Ergebnissen und Erkenntnissen über die Vermehrung der Virus-RNS darf aber nicht darüber hinwegtäuschen, daß der eigentliche Vermehrungsmechanismus noch gänzlich unbekannt ist. Nach allem, was man über die Replikation von Nukleinsäuren ganz allgemein weiß, sollte man z. B. annehmen, daß sich auch Virus-RNS mittels eines Basenpaarungsvorganges vermehrt. Ein beliebtes hypothetisches Schema ist, daß das in die Zelle gelangte einzelstrangige Virus-RNS-Molekül einen komplementären neuen Strang abdruckt und dadurch, jedenfalls vorübergehend, zu einem zweistrangigen Molekül wird, so etwa, wie es bei der Einstrang-DNS des Bakteriophagen Ø X 174 der Fall zu sein scheint. Die zweistrangig gewordene RNS könnte dann gemäß eines semikonservativen Vermehrungsmechanismus in der Art von DNS weitervermehrt werden. Die dabei in äquimolarer Menge anfallenden komplementären RNS-Moleküle könnten z. B. als m-RNS die Synthese virusspezifischer Proteine kontrollieren, wodurch eine gewisse Verteilung der Rollen erzielt wäre. Gegen eine solche vereinfachte Anschauung sprechen aber folgende experimentellen Befunde:

1. Die aus reifen Virusteilchen isolierte infektiöse RNS selbst ist in der Lage, in zellfreien in-vitro-Systemen als messenger-RNS die Synthese von serologisch nachweisbarem virusspezifischem Protein zu steuern [27, 7]. 2. Die überwiegende Menge aller neusynthetisierten Virus-RNS ist identisch mit der später in Virusteilchen eingebauten RNS. Man findet also keine äquimolare Menge komplementärer RNS in virusinfizierten Zellen [100]. 3. In Zellen, welche sich gerade im Prozesse der Replikation von Virus-RNS befinden, kann man, mit Ausnahme von etwa 5% einer sich anders verhaltenden RNS nur eine Art von virusspezifischer Nukleinsäure extrahieren, die infektiös ist und genau dieselben physikalischen Eigenschaften besitzt wie RNS, die aus reifen Viren gewonnen ist. Die Hauptmenge der neusynthetisierten Virus-RNS liegt also zu jedem Zeitpunkt während der Vermehrung als Einzelstrang vor. Der andere Anteil von etwa 5% besitzt allerdings gewisse Eigenschaften, die möglicherweise ein Doppelmolekül anzeigen [77] und wurde sogar in einem Fall bereits als solche beschrieben [82]. Andere Autoren fanden jedoch, daß auch RNS-Präparate, die aus gereinigtem Virus gewonnen wurden, eine geringe Menge von RNS-Molekülen enthalten, die sich anders als die Hauptmenge verhalten und deshalb als Bruchstücke regulärer Virus-RNS angesehen wurden [59].

Aus diesen Gründen muß derzeit angenommen werden, daß, wenn überhaupt, nur eine relativ verschwindende Anzahl von RNS-Molekülen während des Vermehrungsprozesses synthetisiert wird, welche der eigentlichen Virus-RNS komplementär sind, oder aber, daß die komplementären RNS-Moleküle sehr rasch und fortlaufend wieder abgebaut werden. Eine andere Interpretation dieser negativen Ergebnisse könnte auch gemäß der Theorie der sog. „linearen Verlängerung" (linear extension) nach COMMONER stattfinden [23, 24]. Danach würde sich einzelstrangige RNS durch die endständige Anheftung von Nukleotiden verlängern, wobei die Reihenfolge dieser Nukleotide durch komplementäre Sequenzen in Teilstücken der bereits vorhandenen RNS bestimmt wird.

In jedem Fall wird ganz allgemein angenommen, daß die identische Replikation der Virus-RNS ebenfalls auf einem Mechanismus der Basenpaarung beruht, ob dieser nun zwischen zwei individuellen Einzelsträngen oder zwischen Teilstücken desselben Moleküles stattfindet.

Ein sehr wirksames Argument zur Unterstützung dieser Anschauung wurde bei Untersuchungen gewonnen, die sich mit der chemisch induzierten Mutation von Virusnukleinsäuren beschäftigten und die Gegenstand des nachfolgenden Abschnittes sind.

## D. Die in-vitro-Mutation von Virusnukleinsäuren durch Chemikalien

Wenn Nukleinsäuren das chemische Äquivalent für das Phänomen der Vererbung darstellen, dann sollte eine entsprechende chemische Veränderung dieser Substanzen eine Veränderung des Erbgutes, d. h. eine Mutation, hervorrufen.

Nachdem es möglich geworden war, Wirtszellen mit isolierten Virusnukleinsäuren zu infizieren, so daß sie wiederum vollständige und identische Virusteilchen erzeugten, hatte man ein System, mit welchem sich dieses Postulat
experimentell untersuchen ließ. Voraussetzung dafür war, daß die behandelte
Nukleinsäure ihre biologische Aktivität nicht gänzlich verliert, sei es durch
letale Mutation oder durch anderweitige nachteilige Veränderung der Molekül-
struktur.

Schuster und Schramm [103] zeigten 1958, daß die Behandlung von Pyrimi-
dinen und Purinen mit salpetriger Säure zur oxydativen Desaminierung führt,
d. h. dem Ersatz einer Aminogruppe (—NH₂) durch eine Hydroxylgruppe
(—OH). Die Pyrimidinbase Cytosin wird dadurch in ein Uracil verwandelt,
die beiden Purinbasen Adenin und Guanin in Hypoxanthin bzw. Xanthin.
Wenn infektiöse RNS von Tabakmosaikvirus auf diese Weise behandelt wurde,
ging zwar die biologische Aktivität der meisten Moleküle verloren, aber nicht
von allen. Neben letalen Veränderungen konnten somit möglicherweise auch
mutagene Veränderungen stattgefunden haben. Diese wurden dann auch wirklich von Mundry und Gierer nachgewiesen [84, 44]. Biologisch äußerte sich
die erfolgte Mutation in einer deutlichen Veränderung der Symptome, welche
die mit Nitrit behandelten Viren auf verschiedenen Wirtspflanzen hervorriefen.
Der veränderte genetische Charakter wurde vollkommen auf die Nachkommenschaft der in vitro mutierten Viren übertragen. Damit waren alle die Bedingungen erfüllt, welche eine echte genetische Mutation kennzeichnen.

Die quantitative Auswertung der Resultate ergab, daß die Erzeugung von
Mutanten durch die Behandlung einer Virus-RNS mit salpetriger Säure einer
Eintrefferkinetik folgt. Die oxydative Desaminierung eines einzigen geeigneten
Nukleotids von den etwa 6500 Nukleotiden der gesamten Virus-RNS kann
also ein Mutationsereignis darstellen. Die Frage ist nun, welche der 4 Basen
die „geeignete" ist, d. h. kritisch bezüglich eines Mutationserfolges. Eine
davon, nämlich Uracil, scheidet von vornherein aus, da es in Ermangelung
einer Aminogruppe nicht reaktionsfähig ist. Auf Grund seiner Versuche wies
Schuster [102] nach, daß die Desaminierungsraten von Adenin und Cytosin
ähnlich sind, Guanin dagegen wesentlich langsamer reagiert. Vielmetter und
Schuster [113] verglichen dann die Desaminierungsraten mit der Mutationsrate. Es fand sich, daß die Mutationsrate mit der Desaminierungsrate von
Cytosin und Adenin übereinstimmte, nicht aber mit derjenigen von Guanin.
Die Veränderung von Cytosin zu Uracil und diejenige von Adenin zu Hypoxanthin können also mutagen sein, die Umwandlung von Guanin in Xanthin
dagegen nicht. Für diesen Befund gibt es eine sehr einleuchtende Erklärung,
wenn man bei der Vermehrung der Virus-RNS einen Basenpaarungsmechanismus annimmt. Eine Paarung der Nukleotide von RNS kann zwischen folgenden Partnern stattfinden: Uracil mit Adenin, Cytosin mit Guanin (s. Abschnitt A). Wenn also ein Cytosin durch Desaminierung in ein Uracil verwandelt wird, dann muß sich bei der Formierung eines Komplementärstranges
an dieser Stelle nicht mehr Guanin, sondern Adenin als Partner anlagern. Wird

jetzt von diesem Komplementärstrang ein Abdruck gemacht, dann paart sich dieses Adenin wieder mit einem Uracil. In der damit neu entstandenen Tochter-RNS befindet sich also an der Stelle wieder ein Uracil, wo in der mutierten Eltern-RNS ein durch Desaminierung von Cytosin entstandenes Uracil vorhanden war. Wenn der Ersatz von Cytosin durch Uracil an dieser Stelle mutagen war, dann wird durch diesen Mechanismus die Mutation identisch auf die Tochtergeneration übertragen. Genau dasselbe Schema trifft auch auf Adenin zu, welches sich normalerweise mit Uracil paart. Wird es zu Hypoxanthin desaminiert, ist sein Partner jetzt aber Cytosin. Die komplementäre RNS würde also an der Stelle ein Cytosin enthalten, wo eigentlich ein Uracil sein sollte. In der davon abgedruckten Tochter-RNS käme aber jetzt ein Guanin an die Stelle des Hypoxanthins, da beide Basen ähnliche Paarungseigenschaften, nämlich nur mit Cytosin, besitzen. Auch in diesem Falle würde sich also das Mutationsereignis, welches ursprünglich an einem Adenin stattfand, dadurch auf die Nachkommenschaft übertragen, daß das erzeugte Hypoxanthin in den Tochter-RNS-Molekülen durch ein Guanin ersetzt wird.
Anders liegen die Verhältnisse aber beim Guanin. Dieses wird ja zu Xanthin desaminiert. Xanthin, wie auch Hypoxanthin, hat jedoch die Paarungseigenschaften von Guanin. Folglich erhält die Komplementär-RNS an der Stelle, wo der Druckstock ein Xanthin enthielt, ein Cytosin und die Tochter-RNS deshalb wieder ein Guanin. Mit anderen Worten, die Veränderung von Guanin zu Xanthin durch Behandlung mit Nitrit wird beim ersten Vermehrungszyklus „geheilt" und tritt deshalb nicht in Erscheinung. Selbstverständlich kann sie dann auch nicht mutagen sein. Die auffällige Übereinstimmung zwischen experimentellen Fakten und theoretischer Vorhersage macht es wahrscheinlich, daß die ihr zugrundeliegende Annahme eines Basenpaarungsmechanismus korrekt ist.
Bisher war nur von dem Effekt einer chemisch induzierten Mutation auf die Replikation der betroffenen Nukleinsäure die Rede. Wie wirkt sich ein solches Mutationsereignis nun auf die zweite Funktion einer Nukleinsäure, nämlich die Realisation der genetischen Information während der Synthese von spezifischen Proteinen, aus?
Wenn alle 6500 Nukleotide einer Virus-RNS nur für die Synthese einer einzigen Art von Protein, nämlich des strukturellen Virusproteins, verantwortlich wären, dann sollte man annehmen, daß eine Veränderung der Basensequenz im Sinne einer Mutation sich in der Aminosäuresequenz des betreffenden Proteins widerspiegelt. ANDERER u. Mitarb. [5] und TSUGITA et al. [112] hatten das Protein von Tabakmosaikvirus hinsichtlich seiner Aminosäuresequenz analysiert. WITTMAN [125] und TSUGITA und FRAENKEL-CONRAT [111] verglichen nun die Sequenz der 158 Aminosäuren in den Proteinen von verschiedenen, durch in-vitro-Behandlung mit Chemikalien erzeugten Virusmutanten mit der Aminosäuresequenz des Ausgangsstammes. Tatsächlich zeigten die Proteine von einigen Mutantenstämmen bis zu drei Differenzen zum Wildstamm, vor allem die Stämme, deren RNS wahrscheinlich in mehr

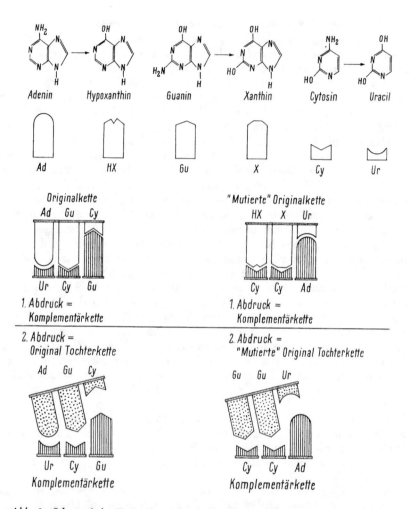

Abb. 3: Schematische Darstellung der Replikation von Nukleinsäuren mit ihren Reaktionsprodukten nach Behandlung mit salpetriger Säure.

als einem Nukleotid chemisch verändert worden war. Diese Experimente lieferten einen sehr schönen experimentellen Beweis für die Kontrolle der Proteinsynthese durch die Virus-RNS und öffneten darüber hinaus noch den Zugang zu einer feineren Analyse des genetischen Codes [125]. Ein ebenso wichtiges Resultat war aber, daß nur etwa 10% aller untersuchten Mutantenstämme eine veränderte Aminosäuresequenz aufwiesen. Diejenige der überwiegenden Mehrzahl war dagegen unverändert, obwohl die biologischen Eigenschaften der Mutantenstämme sie doch deutlich vom Originalstamm unterschieden. Eine Erklärung dafür wäre, daß eine Virus-RNS mehrere, voneinander unabhängige messenger-Funktionen besitzt, von denen nur eine die Synthese des strukturellen Virusproteins kontrolliert. Nur wenn das Mutationsereignis innerhalb dieses Stückes eintritt, kann es sich im Virusprotein ausdrücken. Die anderen Teilstücke der RNS könnten für die Synthese anderer virusspezifischer Proteine verantwortlich sein, z. B. die Synthese ganz neuer Enzyme, wie einer RNS-RNS-Polymerase usw.

Nimmt man an, daß jede Aminosäure in einem Protein durch eine bestimmte Sequenz von 3 Nukleotiden in der messenger-RNS hinsichtlich Art und Platz bestimmt wird (Coding ratio = 3, s. S. 148), dann bestände die Strecke auf der RNS von Tabakmosaikvirus, die als messenger für die Synthese von Strukturproteinen dient, aus etwa 500 Nukleotiden (3mal 158). Da jedoch das gesamte RNS-Molekül etwa 6500 Nukleotide besitzt, könnten etwa 12—13 solcher Teilstrecken, jede mit einer verschiedenen messenger-Funktion, auf einem Molekül untergebracht werden. Wenn in einer Virus-RNS ein einziges Mutationsereignis stattgefunden hat, ist die Wahrscheinlichkeit, daß dies gerade in dem Stück stattfand, welches für die Synthese des strukturellen Virusproteins verantwortlich ist, in der Größenordnung von 10%. Dies gilt natürlich nur, wenn ein Mutationsereignis für jedes Teilstück gleich wahrscheinlich ist. Immerhin ist die Übereinstimmung zwischen Theorie und Experiment auch in diesem Fall beachtenswert.

Die Erzeugung von Mutanten durch in-vitro-Behandlung mit salpetriger Säure, Hydroxylamin und anderen Chemikalien wurde inzwischen bei verschiedenen animalen Viren [11, 48], bei Bakteriophagen [41, 113], Tabakmosaikvirus [37] und Bakterien [69] nachgewiesen.

# E. Abschließende Betrachtungen

Die Akkumulation von Einzelfakten innerhalb der Naturwissenschaften ist kein Selbstzweck. Sie sollen dazu dienen, Gesetzmäßigkeiten aufzudecken, die eine möglichst generelle Gültigkeit besitzen. Dadurch wird gleichzeitig eine oft verwirrende Vielzahl von Befunden in wenige, oder gar in ein einziges System eingeordnet, welches ein allgemeines Prinzip widerspiegelt. Die Notwendigkeit und die Möglichkeit zu einem solchen Vorgehen zeichnet sich bereits klar auf dem Gebiet ab, das im vorliegenden Beitrag behandelt wurde. In der letzten Vereinfachung hat es die Beziehung zwischen chemischer Struktur und biologischer Funktion derjenigen Substanzen zum Thema, welche heute mit Sicherheit als die Träger des Phänomens der Vererbung erkannt wurden: Den Nukleinsäuren.

Die Beschäftigung mit sog. infektiösen Virusnukleinsäuren hat bereits bei der Aufklärung dieser Zusammenhänge eine bedeutende Rolle gespielt, keineswegs aber deshalb, weil sie auf Grund besagter infektiöser Eigenschaften eine

Sonderstellung in der Natur einnehmen. Diese leicht nachweisbare biologische Aktivität hat lediglich dazu verholfen, die beiden wesentlichsten Funktionen aller Nukleinsäuren besonders eindrucksvoll zu dokumentieren: Ihre identische Replikation, welche die Grundlage für die Erhaltung der Arten darstellt und die Realisation ihrer genetischen Information, die sich in der Entstehung spezifischer Phänotypen ausdrückt.

Beide Funktionen beruhen auf der besonderen molekularen Struktur von Nukleinsäuren als Kettenmolekülen, deren Individualität durch ihre Basensequenz bestimmt wird und darauf, daß diese Basen die Möglichkeit zur komplementären Paarung besitzen.

Wenn eine bestimmte Nukleinsäure eine Basensequenz besitzt, die die genetische Information zur Entstehung eines infektiösen Agens, z. B. eines Virus, enthält, kann sie unter gewissen Umständen selbst „infektiöse" Eigenschaften besitzen. In den allermeisten Fällen ist dies aber nur unter künstlichen Laborbedingungen nachzuweisen. Es stellt also in gewisser Hinsicht ein Artefakt dar, welchem in der Natur möglicherweise gar keine große Bedeutung zukommt. Außerdem kann sich die volle biologische Funktion einer „infektiösen" Virusnukleinsäure nur innerhalb einer lebenden Zelle auswirken, die ja selbst über eine ungleich größere Vielzahl genetischer Informationen verfügt. Könnten wir aber die im Augenblick noch unvorstellbar anspruchsvollen Bedingungen für die volle Ausprägung der Funktion eines gesamten Zellgenoms künstlich erzeugen, müßte eine lebende Zelle entstehen. Für die Erkenntnis des allgemeinen Prinzips der Vererbung, für die generelle Einsicht in die Funktion genetischen Materials könnte aber ein so raffiniertes System nicht viel mehr beitragen, als was uns die dank ihrer Einfachheit so zugänglichen „infektiösen" Virusnukleinsäuren bereits gelehrt haben.

## F. Methodischer Anhang

### Extraktionsverfahren zur Gewinnung infektiöser Virusnukleinsäuren

#### 1. Mit Phenol.

Die Virussuspension oder eine etwa 10⁰/oige Zellsuspension bzw. Homogenat in 0,02 M Phosphatpuffer pH 7,2 wird zu gleichen Teilen mit wassergesättigtem Phenol (80⁰/o Phenol) für 5—10 Minuten bei 4° C kräftig geschüttelt. Die entstandene Emulsion wird durch Zentrifugieren (mindestens 10 Min. bei 3000 g) in eine untere Phenol- und eine obere wäßrige Phase getrennt. Abhängig vom Ausgangsmaterial, bildet sich auch häufig eine weißliche, relativ feste Zwischenschicht aus. Um verbliebene Proteine aus der wäßrigen Phase zu entfernen, wird diese abgehoben und noch weitere 2—3mal mit jeweils gleichen Volumina 80⁰/oigen Phenols, wie oben beschrieben, extrahiert. Das im Wasser gelöste Phenol wird dann in mehrfachen Zyklen mit Äther ausgeschüttelt (Ätherphase ist oben) und der restliche Äther schließlich im Stickstoffstrom ausgetrieben. Alternativ können die in der Wasserphase gelösten Nukleinsäuren auch direkt durch Zugabe von 2,5 Volumina reinen Äthylalkohols gefällt werden, wobei das restliche

Phenol in Lösung bleibt. Die gefällten Nukleinsäuren lassen sich leicht in verschiedenen Puffern oder in destilliertem Wasser lösen *[83, 104, 45]*.

2. Modifikationen der Phenolmethode.

a) Mit heißem Phenol.

Diese Methode ist geeignet für die Extraktion von RNS aus Viren, deren Lipidhüllen durch Phenol bei niedrigen Temperaturen nicht ausreichend gelöst werden. Temperaturen bis zu 50° C während der Extraktion sind ohne Nachteil für die Infektiosität der RNS *[116]*. Auch lipidfreie Viren, deren RNS nur schwer extrahierbar ist, können auf diese Weise behandelt werden *[81]*.

b) Extraktion von RNS allein.

Nach COLTER et al. *[21]* wird aus einem Ausgangsmaterial, welches beide Arten von Nukleinsäuren enthält, ausschließlich RNS extrahiert, wenn die wäßrige Phase aus physiologischer Kochsalzlösung besteht. Desoxyribonukleoproteide sind darin nicht löslich und deshalb findet keine Trennung von Protein und DNS statt. Die DNS verbleibt zusammen mit dem Protein in der Phenolphase.

c) Extraktion von DNS allein.

Durch Zusaz gewisser Salze zur wäßrigen Phase nach KIRBY *[71]*. Eine einfachere und bessere Methode scheint jedoch zu sein, daß man das Ausgangsmaterial einfach in gepufferter 1 M NaCl-Lösung als wäßriger Phase suspendiert *[21]*. Die DNS-Proteide sind darin optimal löslich, die RNS aber nicht.

d) Optimale Extraktion von RNS und DNS zusammen.

Wenn zu einem 0,02 M Phosphatpuffer als wäßriger Phase Natrium-Dodecylsulfat in einer Endkonzentration von 0,5—2,0⁰/o zugefügt wird, werden beide Nukleinsäure-arten in sehr guten Ausbeuten extrahiert (WECKER, unveröffentlicht). Diese Methode wird auch dann angewendet, wenn die gesuchte Nukleinsäure nur RNS ist *[98]*.

e) Andere Zusätze.

Desoxycholat in der Konzentration von 0,5⁰/o erleichtert die Extraktion von Nukleinsäuren aus Zellen, indem es eine vollkommene Zytolyse bewirkt *[21]*. Außerdem macht es die Extraktion von Nukleinsäuren aus Viren möglich, welche auf Grund ihrer Lipidhüllen gegenüber Phenol bei niederen Temperaturen resistent sind.

3. Mit Natrium-Dodecylsulfat (NDS).

Durch Behandlung einer Suspension von Tabakmosaikvirus mit einer 1⁰/oigen NDS-Lösung werden Proteine und Nukleinsäure voneinander getrennt. Die Proteine können anschließend mittels Ammoniumsulfat ausgefällt werden *[38]*.

4. Mit Kochsalz.

1 Volumen einer Virus- oder Zellsuspension in 0,02 M Phosphatpuffer wird in 2 Volumina 1,2 M gepufferte NaCl-Lösung gegeben, welche auf 95—100° C erhitzt ist. Nach 35 Sekunden wird die Mischung im Eisbad rasch gekühlt. Denaturierte Proteine fallen aus und werden abgeschleudert. Die gelöste Nukleinsäure kann anschließend durch Zugabe von 2 Volumina reinen Äthylalkohols gefällt werden *[68]*.

5. Einfache Zerlegung von Virusteilchen unter Freisetzung infektiöser RNS.

Wenn Viruspräparate hochgradig gereinigt sind und vor allem keine Ribonuklease mehr enthalten, kann die Virus-RNS durch Zerlegung bestimmter Viren in infektiöser Form freigesetzt und nachgewiesen werden.

Bei lipidhaltigen Viren geschieht das durch Zugabe von 0,2—0,5% Desoxycholat *[6, 92]*. Das Virus der Maul- und Klauenseuche kann durch einfache Erniedrigung des pH-Wertes der Lösung auf pH 5 in RNS und Protein zerlegt werden *[85, 12]*. Dasselbe erfolgt durch mildes Erhitzen. Auch Poliovirus kann durch Erhitzen auf 56° C offenbar in dieser Weise degradiert werden *[72]*.

Mit allen angeführten Methoden sind in wenigstens einem Fall infektiöse Nukleinsäurepräparate gewonnen worden. Für technische Einzelheiten über die verschiedenen Nachweismethoden von infektiösen Virusnukleinsäuren wird auf den Artikel von SCHAFFER *[97]* verwiesen.

### Schrifttum

1 ADAMS, H. M.: In: Bacteriophages. Interscience Publishers, New York—London 1959.

2 ALEXANDER, H. E., G. KOCH, I. M. MOUNTAIN, K. SPRUNT a. O. VAN DAMME: Infectivity of ribonucleic acid of polio virus in HeLa cell monolayer, Virology *5*, 172—173 (1958)

3 ALEXANDER, H. E., G. KOCH, I. M. MOUNTAIN a. O. VAN DAMME: Infectivity of RNA from poliovirus in human cell monolayers, J. Exper. Med. *108*, 493—506 (1958)

4 ALLFREY, V. G. a. A. E. MIRSKY: How cells make molecules, Scientific American *205*, 74—82 (1961)

5 ANDERER, F. A., H. UHLIG, E. WEBER a. G. SCHRAMM: Primary structure of the protein of tobacco mosaic virus, Nature *186*, 922—925 (1960)

6 ANDERSON, S. G. a. G. L. ADA: Some aspects of the reaction between crude Murray Valley Encephalitis (MVE) virus and deoxycholate, Virology *8*, 270—271 (1959)

7 ATTARDI, G. a. J. SMITH: Virus specific protein and a ribonucleic acid associated with ribosomes in poliovirus infected HeLa cells, Cold Spring Harbor Symp. Quant. Biol. *27*, 271—292 (1962)

8 BACHRACH, H. L.: Thermal degradation of foot-and-mouth disease virus into infectious ribonucleic acid, Proc. Soc Exp. Biol. Med. *107*, 610—613 (1961)

9 BALTIMORE, D., H. J. EGGERS, R. M. FRANKLIN a. I. TAMM: Poliovirus-induced RNA polymerase and the effects of virus-specific inhibitors on its production, Proc. nat. Acad. Sci. *49*, 843—849 (1963)

10 BILS, R. F. a. C. E. HALL: Electron microscopy of wound-tumor virus, Virology *17*, 123—130 (1962)

11 BOEYÉ, A.: Induction of a mutation in poliovirus by nitrous acid, Virology *9*, 691—700 (1959)

12 BROWN, F. a. B. CARTWRIGHT: Dissociation of foot-and-mouth disease virus into its nucleic acid and protein components, Nature *192*, 1163—1164 (1961)

13 BROWN, F. R., F. SELLERS a. D. L. STEWART: Infectivity of ribonucleic acid from mice and tissue culture infected with the virus of foot-and-mouth disease, *Nature* *182*, 535—536 (1958)

14 CADMAN, C. H.: Evidence for association of tobacco rattle virus nucleic acid with a cell component, Nature *193*, 49—52 (1962)

15 CAIRNS, J.: The application of autoradiography to the study of DNA viruses, Cold Spring Harbor Symp. Quant. Biol. *27*, 311—318 (1962)

16 Caspar, D. L. D., R. Dulbecco, A. Klug, A. Lwoff, M. S. Stoker, P. Torunier a. P. Wildy: Proposals and a system of viruses, Cold Spring Harbor Symp. Quant. Biol. 27, 49—56 (1962)

17 Chargaff, E. a. J. N. Davidson: In: The Nucleic Acids Vol. I—III, Academic Press, New York 1955

18 Cohen, S. S.: Virus induced acquisition of metabolic function, Fed. Proc. 20, 641—649 (1961)

19 Cohen, S. S.: Biochemistry of viruses, Ann. Review Biochem. 32, 83 (1963)

20 Colter, J. S., H. H. Bird a. R. A. Brown: Infectivity of ribonucleic acid from Ehrlich Ascites Tumour cells infected with Mengo encephalitis, Nature 179, 859—860 (1957)

21 Colter, J. S., R. A. Brown a. K. A. O. Ellem: Observations on the use of phenol for the isolation of deoxyribonucleic acid, Biochim. Biophys. Acta 55, 31—39 (1962)

22 Colter, J. S. a. K. A. O. Ellem: Structure of viruses, Amer. Rev. Microbiol. 15, 219—244 (1961)

23 Commoner, B.: A re-examination of theories, Nature 184, 1998—2001 (1959)

24 Commoner, B., J. A. Lippincott a. J. Symington: Kinetics of virus protein and ribonucleic acid biosynthesis, Nature 184, 1992—1998 (1959)

25 Crick, F. H. C.: The genetic code, Scientific American 207, 66—74 (1962)

26 Crick, F. H., J. S. Griffith a. L. E. Orgel: Codes without commas, Proc. nat. Acad. Sci. 43, 416—421 (1957)

27 Darnell, J. E.: Early events in poliovirus infection, Cold Spring Harbor Symp. Quant. Biol. 27, 149—158 (1962)

28 Defendi, V. a. D. Krichevsky: A histoautographic study of DNA synthesis in tissue cultures of chicken embryo liver cells infected with RPL-12, lymphomatosis virus, J. Biophys. biochem. Cytology 7, 201—204 (1960)

29 Djovdjevic, B. a. W. Szybalski: Genetics of human cell lines. III. Incorporation of 5-bromo- and 5-jodo-deoxyuridine into deoxyribonucleic acid of human cells and its effect in radiation sensitivity, J. Exper. Med. 112, 509—531 (1960)

30 Drysdale, R. B. a. A. R. Peacoke: The molecular basis of heredity, Biol. Rev. 36, 537—598 (1961)

31 Dulbecco, R.: Basic mechanisms in the biology of animal viruses, Cold Spring Harbor Symp. Quant. Biol. 27, 519—525 (1962)

33 Dulbecco, R.: Structural and biological properties of the DNA of polyoma virus, 17th Annual Symp. on Fund. Cancer Research, p. 21 (1963)

34 Ellem, K. A. O. a. J. S. Colter: The interaction of infectious ribonucleic acid with a mammalian cell line. I. Relationship between the osmotic pressure of the medium and the production of infectious centers, Virology 11, 434—443 (1960)

35 Flanagan, J. F. a. H. S. Ginsberg: Role of RNA synthesis in adenovirus multiplication, Fed. Proc. 21, 463 (1962)

36 Fraenkel-Conrat, H.: In: The Viruses (F. M. Burnet and W. Stanley, Edit.) Vol. I, p. 429, Academic Press, New York 1959

37 Fraenkel-Conrat, H.: Chemical modification of viral RNA. I. Alkylating agents, Biochim. Biophys. Acta 49, 169—180 (1961)

38 Fraenkel-Conrat, H. a. B. Singer: Virus reconstitution: Combination of protein and nucleic acid from different strains, Biochim. Biophys. Acta 24, 541 (1957)

39 Fraenkel-Conrat, H., B. Singer a. R. C. Williams: Infectivity of viral nucleic acid, Biochim. Biophys. Acta 25, 87 (1957)

40 FRANKLIN, R. M. a. D. BALTIMORE: Patterns of macro-molecular synthesis in normal and virus-infected mammalian cells, Cold Spring Harbor Symp. Quant. Biol. 27, 175—196 (1962)

41 FREESE, E., E. BAUTZ-FREESE a. E. BAUTZ: Hydroxylamine as a mutagenic and inactivating agent, J. Mol. Biol. 3, 133—143 (1961)

42 GIERER, A.: Recent investigation on tobacco mosaic virus. In: Progress in Biophysics 10, 229—342 (1960)

43 GIERER, A.: Function of aggregated reticulocyte ribosomes in protein synthesis, J. Mol. Biol. 6, 148—157 (1963)

44 GIERER, A. a. K. W. MUNDRY: Production of mutants of tobacco-mosaic virus by chemical alteration of its ribonucleic acid in vitro, Nature 182, 1457—1458 (1958)

45 GIERER, A. a. G. SCHRAMM: Die Infektiosität der Ribonukleinsäure des Tabakmosaikvirus, Z. Naturforsch. 11b, 138 (1956)

46 GINSBERG, H. S.: Discussion, Cold Spring Harbor Symp. Quant. Biol. 27, 233—234 (1962)

47 GOMATOS, R. T. a. I. TAMM: The secondary structure of Reovirus RNA, Proc. nat. Acad. Sci. 49, 707—714 (1963)

48 GRANOFF, A.: Induction of Newcastle disease virus mutants with nitrous acid, Virology 13, 402—408 (1961)

49 GREEN, M.: Studies on the biosynthesis of viral DNA, Cold Spring Harbor Symp. Quant. Biol. 27, 219—235 (1962)

50 GREEN, M. a. M. PINA: Stimulation of the DNA-synthesizing enzymes of cultured human cells by vaccinia virus infection, Virology 17, 603—604 (1962)

51 HANAFUSA, H.: Factors involved in the initiation of multiplication of vaccinia virus, Cold Spring Harbor Symp. Quant. Biol. 27, 209—217 (1962)

52 HAYASHI, M., M. N. HAYASHI a. S. SPIEGELMAN: Restriction of in vivo genetic transcription to one of the complementary strands of DNA, Proc. nat. Acad. Sci. 50, 664—672 (1963)

53 HERSHEY, A. D. a. M. CHASE: Independent functions of viral protein and nucleic acid in growth of bacteriophage, J. Gen. Physiol. 36, 39—56 (1952)

54 HOFSCHNEIDER, P. H.: Biological structure and function at the molecular level; Discussion. In: Proc. V. International Congress Biochem., Moscow 1961, Vol. 1, 115—117 (1963)

55 HOLLAND, J. J.: Mammalian cell-virus relationship, III. Poliovirus production by non-primate cells exposed to poliovirus R.N.A., Proc. Soc. Exper. Biol. Med. 100, 843—845 (1959)

56 HOLLAND, J. J.: Irreversible eclipse of poliovirus by HeLa cells, Virology 16, 163—176 (1962)

57 HOLLAND, J. J.: Depression of host controlled RNA synthesis in human cells during poliovirus infection, Proc. nat. Acad. Sci. 49, 23—28 (1963)

58 HOLLAND, J. J., L. C. McLAREN a. J. T. SYLVESTER: The mammalian cell virus relationship, J. Exper. Med. 110, 65—80 (1959)

59 HOMMA, M. a. A. F. GRAHAM: Synthesis of RNA in L-cells infected with Mengo virus, J. Comp. Cell. Physiol. 62, 179—192 (1963)

60 HOYLE, L.: The entry of myxoviruses into the cell, Cold Spring Harbor Symp. Quant. Biol. 27, 113—121 (1962)

61 HURWITZ, J. a. J. J. FURTH: Messenger RNA, Scientific American 206, 41—49 (1962)

62 Ito, Y.: Tumorigenesis with phenolic extracts of wild and domestic rabbit papilloma tissue and of partially purified Shope papilloma virus, Fed. Proc. 20, 438 (1961)

63 Jakob, F. a. J. Monod: Genetic regulatory mechanisms in the synthesis of proteins, J. Mol. Biol. 3, 318—356 (1961)

64 Joklik, W. K.: The multiplication of poxvirus DNA, Cold Spring Harbor Symp. Quant. Biol. 27, 199—208 (1962)

65 Joklik, W. K. a. J. E. Darnell: The adsorption and early fate of purified poliovirus in HeLa cells, Virology 13, 439—447 (1961)

66 Joklik, W. K., I. H. Holmes a. M. J. Briggs: The reactivation of poxviruses. III. Properties of reactivable particles, Virology 11, 202—218 (1960)

67 Joklik, W. K., G. M. Woodroofe, I. H. Holmes a. F. Fenner: The reactivation of poxviruses. I. Demonstration of the phenomenon and techniques of assay, Virology 11, 168—184 (1960)

68 Kaper, J. M. a. R. L. Steere: Infectivity of tobacco mosaic virus nucleic acid preparations, Virology 7, 127—139 (1959)

69 Kaudewitz, F.: Production of bacterial mutants with nitrous acid, Nature 183, 1829—1830 (1959)

70 Kerr, I. M., E. M. Martin, M. G. Hammilton a. T. S. Work: The initiation of virus protein synthesis in Krebs-Ascites Tumor cells infected with EMC Virus, Cold Spring Harbor Symp. Quant. Biol. 27, 259—269 (1962)

71 Kirby, K. S.: A new method for the isolation of deoxyribonucleic acids: Evidence on the nature of bonds between deoxyribonucleic acid and protein, Biochem. J. 66, 495—504 (1957)

72 Koch, G.: Influence of assay conditions on infectivity of heated poliovirus, Virology 12, 601—603 (1960)

73 Kozinski, A. W.: Fragmentary transfer of P³²-labeled parental DNA to the progeny phage, Virology 13, 124—134 (1961)

74 Kozinski, A. W. a. P. B. Kozinski: Fragmentary transfer of P³²-labeled parental DNA to the progeny phage. II. The average size of the transferred parental fragment. Two-cycle transfer. Repair of the polynucleotide chain after fragmentation. Virology 20, 213—229 (1963)

75 Levintow, L. M., M. Thoren, J. E. Darnell a. J. L. Hooper: The effect of 5-fluoro-phenylalanine and puromycin on the replication of poliovirus, Virology 16, 220—229 (1962)

76 McAuslan, B. R. a. W. K. Joklik: Stimulation of the thymidine phosphorylating system in HeLa cells on infection with poxvirus, Biochem. Biophys. Res. Comm. 8, 486—491 (1962)

77 Maes, R. a. E. Wecker: Fractionation of nucleic acids from polio-infected HeLa cells, Z. Naturforsch. 19b, 43 (1964)

78 Magee, W. E.: DNA polymerase and deoxyribonucleotide kinase activities in cells infected with vaccinia virus, Virology 17, 604—607 (1962)

79 Magee, W. E. a. O. V. Miller: Dissociation of the synthesis of host and viral deoxyribonucleic acid, Biochim. Biophys. Acta 55, 818—826 (1962)

80 Matsubara, K., M. Takai a. Y. Tagaki: The replication process of single stranded DNA from bacteriophage ØX174. II. The non-intermediation of the double stranded DNA as a material precursor, Biochem. Biophys. Res. Comm. 5, 372—377 (1963)

81  MATTERN, C. F. T.: Some physical and chemical properties of Coxsackie Viruses
    A 9 and A 10, Virology *17*, 520—532 (1962)
82  MONTAGNER, L. a. F. K. SANDERS: Replicative form of encephalomyocarditis
    virus ribonucleic acid, Nature *199*, 664—667 (1963)
83  MORGAN, W. T. J. a. S. M. PARTRIDGE: Studies in immunochemistry. 6. The use
    of phenol and of alkali in the degradation of antigenic material isolated from
    Bact. Dysenteriae (Shiga), Biochem. J. *35*, 1140—1163 (1941)
84  MUNDRY, K. W. u. A. GIERER: Die Erzeugung von Mutanten des Tabakmosaik-
    virus durch chemische Behandlung der Nukleinsäure in vitro, Z. Vererbungslehre
    *89*, 614 (1958)
85  MUSSGAY, M.: Über den Mechanismus der pH-Inaktivierung des Virus der Maul-
    und Klauenseuche, Mh. Tierheilk. *11*, 185—190 (1959)
86  NOHARA H. a. A. S. KAPLAN: DNA-synthesizing enzymes in pseudo-rabies (Pr)
    virus-infected rabbit kidney (RK) cells, Fed. Proc. *22*, 615 (1963a)
87  NOHARA, H. a. A. S. KAPLAN: Induction of a new enzyme in rabbit kidney cells
    by pseudorabies virus, Biochem. Biophys. Res. Comm. *12*, 189—193 (1963b)
88  NAKAMOTO, T. a. S. B. WEISS: The biosynthesis of RNA; priming by polyribo-
    nucleotides, Proc. nat. Acad. Sci. *48*, 880—887 (1962)
89  PENMAN, S., K. SCHERRER, Y. BECKER a. J. E. DARNELL: Polyribosomes in
    normal and poliovirus infected HeLa cells and their relationship to messenger-
    RNA, Proc. nat. Acad. Sci. *49*, 654 (1963)
90  REICH, E. a. R. M. FRANKLIN: Effect of mitomycin C on the growth of some
    animal viruses, Proc. nat. Acad. Sci. *47*, 1212—1217 (1961)
91  REICH, E., R. M. FRANKLIN, A. J. SHATKIN a. E. L. TATUM: Effect of actino-
    mycin D on cellular nucleic acid synthesis and virus production, Science *134*,
    556—557 (1961)
92  RICHTER, A. a. E. WECKER: The reaction of EEE virus preparations with sodium
    deoxycholate, Virology *20*, 263—268 (1963)
93  RUBINSTEIN, I., C. A. THOMAS a. A. D. HERSHEY: The molecular weights of T 2
    bacteriophage DNA and its first and second breakage products, Proc. nat. Acad.
    Sci. *47*, 1113—1122 (1961)
94  SALZMAN, N. P.: In: Sylvester Memorial Symp. on Analytic Cell Culture, p. 205,
    Detroit, Michigan, 1961
95  SALZMAN, N. P., A. J. SHATKIN, E. D. SEBRING a. W. MUNYON: On the replication
    of vaccinia virus, Cold Spring Harbor Symp. Quant. Biol. *27*, 237—244 (1962)
96  SÄNGER, H. L. u. E. BRANDERBURG: Über die Gewinnung von infektiösem Preß-
    saft aus „Wintertyp"-Pflanzen des Tabak Rattle Virus durch Phenolextraktion,
    Naturwissenschaften *48*, 391—394 (1961)
97  SCHAFFER, F. L.: Physical and chemical properties and infectivity of RNA from
    animal viruses, Cold Spring Harbor Symp. Quant. Biol. *27*, 89—99 (1962)
98  SCHERRER, K. a. J. E. DARNELL: Sedimentation characteristics of rapidly labelled
    RNA from HeLa cells, Biochem. Biophys. Res. Comm. *7*, 486—490 (1962)
99  SCHOLTISSEK, C. u. R. ROTT: Zusammenhänge zwischen der Synthese von Ribo-
    nukleinsäure und Protein bei der Vermehrung eines Virus der Influenza-Gruppe
    (Virus der klassischen Geflügelpest), Z. Naturforsch. *16b*, 663—673 (1961)
100 SCHOLTISSEK, C., R. ROTT, P. HAUSEN, H. HAUSEN a. W. SCHÄFER: Comparative
    studies of RNA and protein synthesis with a myxovirus and a small polyhedral
    virus, Cold Spring Harbor Symp. Quant. Biol. *27*, 245—258 (1962)

101 SCHUSTER, H.: The ribonucleic acids of viruses. In: The Nucleic Acids, *III*, p. 245—301, Academic Press, New York 1960a

102 SCHUSTER, H.: The reaction of nitrous acid with DNA, Biochem. Biophys. Res. Comm. 2, 320—323 (1960b)

103 SCHUSTER, H. u. G. SCHRAMM: Bestimmung der biologisch wichtigen Einheit der Ribonukleinsäure des TMV auf chemischem Wege, Z. Naturforsch. *13b*, 697 (1958)

104 SCHUSTER, H., G. SCHRAMM u. W. ZILLIG: Die Struktur der Ribosenukleinsäure des Tabakmosaikvirus, Z. Naturforsch. *11b*, 339 (1956)

105 SINSHEIMER, R. L.: A single-stranded deoxyribonucleic acid from bacteriophage ØX174, J. Mol. Biol. *1*, 43—53 (1959)

106 SINSHEIMER, R. L.: The replication of bacteriophage nucleic acids, 17th Annual Symposium Fundamental Cancer Res. p. 18 (1963)

107 SINSHEIMER, R. L., B. STARMAN, C. NAGLER a. S. GUTHRIE: The process of infection with bacteriophage ØX174, J. Mol. Biol. *4*, 142—160 (1962)

108 SREENIVASAYA, M. a. N. W. PIRIE: The disintegration of tobacco mosaic virus preparations with sodium dodecyl sulphate, Biochem. J. 32, 1707—1710 (1938)

109 TAYLOR, J. H., P. S. WOODS a. W. L. HUGHES: The organization and duplication of chromosomes as revealed by autoradiographic studies using tritium labeled thymidine, Proc. nat. Acad. Sci. *43*, 122—128 (1957)

110 THIRY, L.: Chemical mutagenesis of Newcastle Disease Virus, Virology *19*, 225—236 (1963)

111 TSUGITA, A. a. H. FRAENKEL-CONRAT: Biological and protein structural effects of chemical mutagenesis of TMV-RNA. In: Proc. V. International Congress Biochem. *III* 242—244 (1961)

112 TSUGITA, A., D. T. GISH, J. YOUNG, H. FRAENKEL-CONRAT, C. A. KNIGHT a. W. M. STANLEY: The complete amino acid sequence of the protein of tobacco mosaic virus, Proc. nat. Acad. Sci. *46*, 1463—1469 (1960)

113 VIELMETTER, W. u. H. SCHUSTER: Die Basenspezifität bei der Induktion von Mutationen durch salpetrige Säure in Phagen T 2, Z. Naturforsch. *15b*, 304—311 (1960)

114 WARNER, J. R., P. M. KNOPF a. A. RICH: A multiple ribosomal structure in protein synthesis, Proc. nat. Acad. Sci. *49*, 122—129 (1963)

115 WATSON, J. D. a. F. H. C. CRICK: The structure of DNA, Cold Spring Harbor Symp. Quant. Biol. *18*, 123—133 (1953)

116 WECKER, E.: The extraction of infectious virus nucleic acid with hot phenol, Virology 7, 241—243 (1959)

117 WECKER, E.: Virus und Nukleinsäure. In: Ergebn. d. Mikrobiol. *35*, 1—38 (1962)

118 WECKER, E.: Effect of puromycin on the replication of Western Equine Encephalitis, and Poliomyelitis viruses, Nature *197*, 1277—1279 (1963)

119 WECKER, E., K. HUMMELER a. O. GOETZ: Relationship between viral RNA and viral protein synthesis, Virology *17*, 110—117 (1962)

120 WECKER, E. a. A. RICHTER: Conditions for the replication of infectious viral RNA, Cold Spring Harbor Symp. Quant. Biol. 27, 137—148 (1962)

121 WECKER, E. u. W. SCHÄFER: Eine infektiöse Komponente von Ribonukleinsäure-Charakter aus dem Virus der amerikanischen Pferde-Enzephalomyelitis (Typ Ost), Z. Naturforsch. *12b*, 414—417 (1957a)

122 WECKER, E. u. W. SCHÄFER: Studien mit P$^{32}$-markiertem Virus der klassischen Geflügelpest, Z. Naturforsch. *12b*, 483—492 (1957b)

123 WECKER, E. u. E. SCHONNE: Inhibition of viral RNA synthesis by parafluorophenylalanine, Proc. nat. Acad. Sci. *47*, 278—282 (1961)

124 Wilcox, W. C. a. H. F. Ginsberg: Protein synthesis in adenovirus infected cells, Bacteriol. Proc. 5, 130 (1962)

125 Wittmann, H. G.: Ansätze zur Entschlüsselung des genetischen Codes, Naturwissenschaften 48, 729—734 (1961)

126 Wittmann, H. G.: Übertragung der genetischen Information, Naturwissenschaften 50, 76—88 (1963)

127 Woese, C. R.: Coding ratio for the ribonucleic acid viruses, Nature 190, 697—698 (1961)

128 Zinder, N. D.: The kinetics of the RNA of the bacteriophage F 2. In: 17th Annual Symp. of Fund. Cancer Research, p. 12 (1963)

# Bakteriophagen

Von Th. A. Trautner

Die Entdeckung der Bakterienviren oder Bakteriophagen durch Twort (1915) und d'Herelle (1917) führte sofort zur Veröffentlichung einer großen Zahl von Arbeiten über dieses Phänomen. Speziell stand im Vordergrund der Diskussion die Möglichkeit der Anwendung von Bakteriophagen in der Therapie von Infektionskrankheiten. Dieses Interesse an Phagen nahm jedoch bald wieder ab, indem sich herausstellte, daß sich die Hoffnungen, die man an eine solche Phagentherapie geknüpft hatte, nicht erfüllten. Mit den 30er und 40er Jahren trat ein neuer Aspekt der Phagenforschung in den Vordergrund: Forscher wie Burnet, Schlesinger und besonders Delbrück erkannten die Möglichkeit, mit Hilfe des Systems Bakteriophage—Bakterium allgemein biologische und virologische Probleme zu studieren. Wegen der im Vergleich zu anderen Viren leichten Handhabung dieses Systems wurden die Bakteriophagen zu „Modellviren": die Erforschung ihrer Biologie lieferte Beiträge zum Verständnis des allgemeinen Virusproblems. Darüber hinausgehend sind die Bakteriophagen in den letzten Jahrzehnten zu einem der interessantesten Untersuchungsobjekte einer modernen „Molekularbiologie" geworden. Grundsätzliche genetische und biologische Fragen wie die Organisation und Replikation genetischen Materials, die Mutation, die Rekombination genetischer Merkmale, der Zusammenhang zwischen genetischer Information und der durch sie gesteuerten Proteinsynthese wurden durch Experimente mit Bakteriophagen angegangen. Diese Gesichtspunkte der Phagenforschung sollen im folgenden besonders diskutiert werden. Zahlreiche zusammenfassende Artikel über das Gesamtgebiet und über Teilgebiete der Phagenforschung sind in den letzten Jahren erschienen [1, 5, 9, 10, 24, 46, 47, 48].

## A. Der extrazelluläre Phage

### 1. Verbreitung

Bakteriophagen wurden gegen die verschiedensten Gruppen von Bakterien sowie gegen Aktinomyzeten gefunden. Eine Aufstellung bekannter Phagen-

Wirtssysteme findet sich in dem Buch von RAETTIG (1958). Die meisten Untersuchungen, über die hier berichtet wird, wurden mit Bakteriophagen der gram-
negativen Enterobakterien durchgeführt, speziell mit den als T-Phagen bezeichneten Stämmen T 1, T 2, T 3, T 4, T 5, T 6, T 7 (Wirt: Escherichia coli B)
und λ (Wirt: E. coli K 12).

## 2. Chemische Zusammensetzung

Etwa 40—60⁰/o der Masse eines Phagenpartikels besteht aus Protein, der Rest
hauptsächlich aus Nukleinsäure. Weiterhin haben sich in einigen Phagen kleiner-
molekulare Bestandteile, wie z. B. Polyamine, ATP usw., nachweisen lassen,
die insgesamt jedoch nicht mehr als wenige Prozent der Masse eines Partikels ausmachen. Als Nukleinsäure wird bei den meisten Phagen DNS* gefunden, es wurden auch einige RNS-haltige Phagen beschrieben. In den meisten Fällen der DNS-
Phagen ist die DNS vom Watson-Crick-Typ: das Molekül besteht aus *zwei*
umeinandergewundenen Polynukleotidsträngen mit komplementärer Basenzusammensetzung. Eine Ausnahme hiervon bildet die DNS des Phagen ØX 174
und einiger anderer kleiner Phagen: Diese DNS ist einsträngig mit nicht-
komplementärer Basenzusammensetzung. Bakteriophagen enthalten *ein* Molekül
von Nukleinsäure. Die Größen dieser Moleküle sind bei den einzelnen Phagen-
stämmen sehr verschieden, so hat z. B. ØX 174-DNS ein Molekulargewicht
von 1,7 × 10⁶, T 2-DNS von 135 × 10⁶.

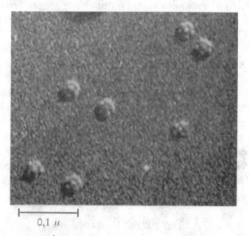

0,1 μ

Abb. 1.: Elektronenmikroskopische Aufnahme von ØX 174-Phagen.
Vergrößerung 180 000×. (Aus MACLEAN und HALL 1962)

* *Abkürzungen:* A = Adenin; BU = Bromuracil; C = Cytosin; CAP = Chloramphenicol; DNS = Desoxyribonukleinsäure; G = Guanin; HMC = Hydroxymethylcytosin; RNS = Ribonukleinsäure; T = Thymin;
U = Uracil.

## 3. Morphologie

Im Hinblick auf ihre Größe und morphologische Struktur sind individuelle Phagen eines gegebenen Stammes außerordentlich homogen. Einzelne Partikel sind mit Durchmessern, je nach Stamm zwischen 100 und 1000 Å, lichtmikroskopisch nicht sichtbar, jedoch elektronenmikroskopischer Untersuchung zugänglich. In ihrer Struktur zeigen Phagen erhebliche Unterschiede. Bei der Beschreibung ihrer Morphologie sollen die Phagen entsprechend einer bei tier- und pflanzenpathogenen Viren gemachten Gruppierung in drei Klassen eingeteilt werden:

Zu den *kugelförmigen* Viren mit einem Durchmesser von etwa 200—300 Å gehört der Phage ØX 174, der damit morphologisch den kleinen RNS-Viren, wie z. B. Turnip-Yellow-Mosaic- oder Polio-Virus, ähnelt. Elektronenmikroskopische Untersuchungen von ØX 174 zeigten einen regelmäßigen Aufbau der Oberfläche des Partikels aus 12 Proteinkugeln, die zu einem Ikosaeder zusammengesetzt sind (Abb. 1). Diese Proteine haben ein Molekulargewicht von 75 000, sie bestehen wiederum aus 5 Untereinheiten mit einem Molekulargewicht von je 15 000. Die DNS des Phagen dürfte sich — wahrscheinlich mit Protein assoziiert — im Innern des Ikosaeders befinden.

Ein *stabförmiger* Bakteriophage ist erst durch Untersuchungen von Hoffmann-Berling et al. (1963) bekanntgeworden. Dieser als *fd* bezeichnete Coli-Phage ist ein zylinderförmiges Gebilde, ca. 7500 Å lang, mit einem Durchmesser von 50 Å. Röntgenstrukturanalyse ließ erkennen, daß hier — ähnlich wie beim Tabakmosaikvirus — identische Proteinuntereinheiten spiralig zu einem Hohlzylinder angeordnet sind, in dem sich die DNS befindet (Marvin und Hoffmann-Berling 1963).

Zur der Gruppe der *komplex aufgebauten* Viren gehören unter anderem die Coliphagen der T-Serie und λ. Besonders gut wurde der Phage T 2 untersucht (Brenner et al. 1962), wo die Strukturproteine zu den verschiedensten Organellen ausgebildet sind. Man unterscheidet grob den Phagenkopf und den Phagenschwanz (Abb. 2).

Der prismatische *Kopf* enthält die gesamte DNS des Phagen, die mit einer Moleküllänge von ca 70 μ stark kondensiert sein muß, um in dem kleinen Kopfvolumen Platz zu finden. Es dürfte die wesentliche Funktion der Kopfmembran sein, die DNS in dieser Konfiguration zusammenzuhalten. Wird die Membran zerstört, so tritt die DNS aus dem Kopf als langes fadenförmiges Gebilde aus. Durch eine besondere Präparationstechnik ist es Kleinschmidt et al. (1962) gelungen, diese Verhältnisse elektronenmikroskopisch darzustellen (Abb. 3). Die chemische Analyse der Kopfmembran macht es wahrscheinlich, daß sie aus gleichartigen Untereinheiten mit einem Molekulargewicht von ca. 80 000 besteht. Nach Entfernung der DNS behält der Phagenkopf seine prismatische Form bei, dabei läßt sich erkennen, daß die Membran eine Stärke von 60 Å hat. Der *Schwanz* eines Phagen ist in mehrere Organellen differenziert. Es ist gelungen, einzelne dieser Organellen voneinander zu trennen und chemisch

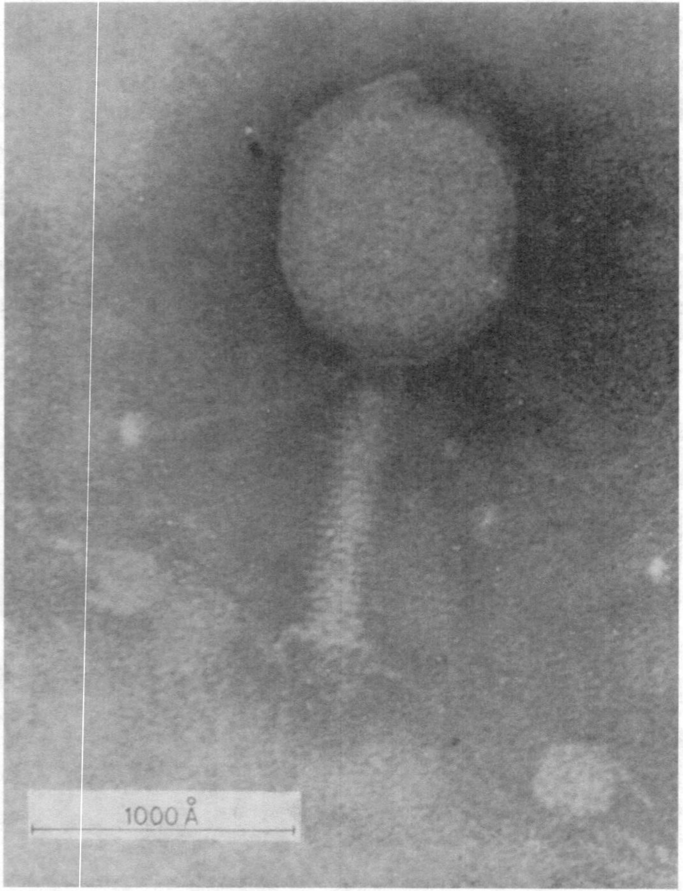

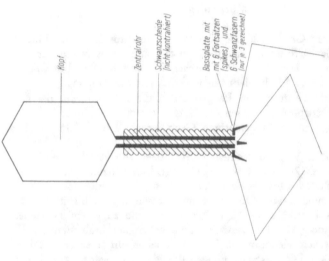

Kopf

Zentralrohr

Schwanzscheide
(nicht kontrahiert)

Basisplatte mit
mit 6 Fortsätzen
(spikes) und
6 Schwanzfasern
(nur je 3 gezeichnet)

Abb. 2b: Schematisiertes Bild eines T2-Phagen.
(Nach BELLENBERGER 1961, verändert.)

← Abb. 2a: Elektronenmikroskopische Aufnahme eines
T 2-Phagen. Vergrößerung 400 000×.
(Aus BRENNER et al. 1959.)

1000 Å

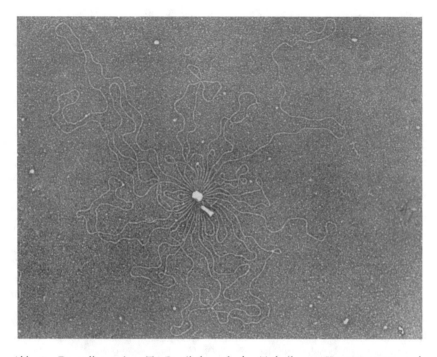

Abb. 3: Darstellung eines T 2-Partikels nach der Technik von KLEINSCHMIDT et al. (1962). Der Phagenschwanz ist am Kopf abgebrochen; die DNS des Phagen ist als langer, durchgehender Faden ausgetreten. Für die Überlassung dieser Abbildung sei Herrn Dr. KLEINSCHMIDT (Frankfurt/Main) gedankt.

und morphologisch zu charakterisieren. Die Grundstruktur des Schwanzes, verbunden mit der Kopfmembran, ist das *Zentralrohr* (core) (Länge 800 Å, Durchmesser 70 Å, Durchmesser des inneren Zylinders ca. 25 Å). Konzentrisch um die Gesamtlänge des Zentralrohrs liegt die *Schwanzscheide* (sheath), ein aus spiralig angeordneten Untereinheiten aufgebauter Proteinhohlzylinder mit einem Durchmesser von 165 Å. $H_2O_2$-Behandlung von T 2-Phagen bedingt eine Kontraktion der Scheide um mehr als die Hälfte, wobei sich der Durchmesser auf 250 Å vergrößert. Bei dieser Kontraktion wird die an der Spitze des Zentralrohrs gelegene hexagonale *Basisplatte* erkennbar, an der 6 Schwanz-*fasern* (20 × 1300 Å) und 6 kurze *Fortsätze* (spikes) befestigt sind. Die beschriebenen Organellen haben verschiedene Funktionen bei der Infektion eines Bakteriums. Mit den Schwanzfasern heftet sich ein infizierender Phage an bestimmte Rezeptorstellen in der Oberfläche der Zelle an. Sind die Schwanzfasern inaktiv, z. B. durch Behandlung einer Phagensuspension mit Antiserum gegen Schwanzfaserprotein, erfolgt keine Infektion. Wenn Basisplatte und Schwanzspitze des Phagen mit der Bakterienoberfläche in Kontakt gekommen sind, erfolgt eine Kontraktion der Schwanzscheide (analog der $H_2O_2$-Behandlung), und der vordere Teil des Schwanzrohres dringt in das Innere des Bakteriums ein. Wie durch eine Injektionskanüle wird sodann die Phagen-DNS wahrscheinlich durch den Hohlraum des Zentralrohrs in das Bakterium getrieben. Die leere Proteinhülle verbleibt an der Oberfläche der Zelle.

## B. Vermehrung von Bakteriophagen

Entsprechend ihrer Reaktionsweise mit Bakterien teilt man Bakteriophagen in zwei Gruppen auf:
1. Die *virulenten* Phagen zerstören stets die Bakterienzelle unter Freisetzung einer großen Zahl von Nachkommenphagen. Dieses ist die „lytische" Reaktion.
2. Im Falle der Infektion mit *temperenten* Phagen gibt es alternative Möglichkeiten: entweder es erfolgt die lytische Reaktion, oder das Bakterium überlebt die Infektion (Lysogenisierung): Hierbei wird der infizierende Phage in die Zelle integriert und er vermehrt sich synchron mit ihr. Nur durch besondere Behandlung lysogener Zellen, wie etwa Bestrahlung mit ultraviolettem Licht usw., kann auch hier die lytische Reaktion „induziert" werden.
Für die Vermehrung der Phagen gelten sowohl bei lytischer Infektion wie nach Induktion lysogener Zellen ähnliche Gesetzmäßigkeiten. Spezielle Fragen der Lysogenität werden in Abschnitt E (S. 191) besprochen.

### 1. Der Vermehrungszyklus von Phagen

Werden sensible Bakterien und virulente Phagen in einem geeigneten Flüssigkeitsmedium gemischt, so kommt es zur Lyse der Bakterienzellen unter Freisetzung einer großen Zahl neugebildeter Phagen.
Man kann die *Anzahl* der Phagen in einem solchen „Lysat" bestimmen durch Verdünnung des Lysates und Ausplattierung auf Petrischalen, auf denen ein Rasen von Bakterien ausgesät wurde. Ein Phage, der auf eine solche Platte gebracht wird, infiziert und lysiert zunächst eine Zelle des Rasens. Die von dieser Zelle freigesetzten Phagen werden ihrerseits neue Zellen infizieren usw., und es entsteht bei hinreichend langer Inkubation im Bakterienrasen um die Stelle des ursprünglich auf die Platte gebrachten Phagen eine makroskopisch sichtbare klare Zone lysierter Zellen (engl. „plaque"). Die Anzahl der Plaques auf einer Platte ist der Verdünnung proportional, d. h. ein Partikel reicht aus, um die Infektion einer Zelle zu veranlassen. Der Phagentiter des Lysates ergibt sich damit aus der Multiplikation der Plaquezahl/Platte mit der benutzten Verdünnung. Dieser errechnete Titer stimmt bei Phagen im Gegensatz zu anderen Viren recht gut überein mit der Anzahl von Phagenpartikeln, die sich

aus dem Auszählen elektronenmikroskopischer Präparate des betreffenden Lysats ergibt.

Eine quantitative Erfassung der Vorgänge in einer phageninfizierten Kultur basiert auf einem grundsätzlichen Versuch der Phagenbiologie, dem sogenannten „Einstufenversuch" *[15]*. Phagen und Bakterien werden in hoher Konzentration in einem geeigneten Medium zusammengebracht. Hierbei adsorbiert der größte Teil der Phagen an die Oberfläche der Bakterien. Die Adsorption wird nach einer bestimmten Zeit durch Verdünnung der Suspension beendet. Die verdünnte Adsorptionsmischung wird weiter inkubiert und ihr Plaque-Titer laufend bestimmt.

Das Resultat eines solchen Versuches ist in Abb. 4 dargestellt. Die stufenförmige Kurve setzt sich aus drei Abschnitten zusammen: 1. eine Periode mit konstantem Titer, 2. eine Anstiegsperiode, 3. ein Plateau. Aus diesem Versuch und aus mikroskopischer Beobachtung infizierter Bakterien ergibt sich folgendes Bild der Phagenvermehrung: Nach der Adsorption bleibt die äußer-

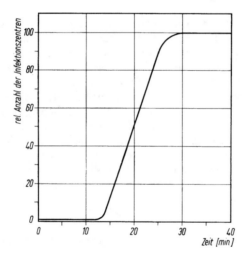

Abb. 4: Einstufenkurve von T1; die Latenzperiode beträgt etwa 13 Minuten, die mittlere Wurfgröße (vollständige Adsorption vorausgesetzt) etwa 100.

liche Form der infizierten Zellen für einen definierten Zeitraum (Latenzperiode) erhalten, ohne daß irgendwelche Phagen im Medium auftreten. Die während dieser Zeit entstehenden Plaques gehen also auf ausplattierte infizierte Zellen zurück. Dann erfolgt eine plötzliche Lyse der infizierten Zellen unter Freisetzung einer großen Zahl neuer infektiöser Partikel. Sind alle infizierten Bakterien lysiert, bleibt der Phagentiter konstant.

Die Anzahl der pro Bakterium freigesetzten Phagen wird als mittlere „Wurfgröße" (burst size) bezeichnet. Dieser Wert beträgt z. B. bei ØX 174: ca. 250;

T 1: ca. 100; T 4: ca. 200; dem RNS-haltigen Phagen $f_2$: 1000—10 000. Die mittlere Wurfgröße und auch die Dauer der Latenzperiode sind unabhängig von der Anzahl der ein Bakterium infizierenden Phagen und sind für eine bestimmte Phagen-Bakterienkonzentration unter definierten Bedingungen konstante Größen.

Die Phagenkonzentration in einer infizierten Bakterienkultur nimmt also entgegen den Verhältnissen bei den meisten tierpathogenen Viren mit der Zeit stufenförmig und nicht kontinuierlich zu.

Die Allgemeingültigkeit dieses Befundes wurde allerdings eingeschränkt. HOFFMANN-BERLING und MAZÉ (1964) beschrieben zwei Phagen, die nach Infektion von E. coli kontinuierliche Freisetzung von Phagennachkommen veranlassen, wobei die Vermehrungsfähigkeit der infizierten Zellen unbeeinflußt bleibt.

## 2. Der vegetative Phage

Mit der Erkenntnis, daß ein infizierender Phage in der Lage ist, innerhalb einiger Minuten die Bildung von etwa hundert Nachkommenphagen zu veranlassen, erhob sich die Frage nach den Geschehnissen während der Latenzperiode. Experimentell wurde dieses Problem von DOERMANN (1953) angegangen: Phageninfizierte Zellen wurden zu verschiedenen Zeitpunkten vor dem Ende der normalen Latenzperiode künstlich durch Zyanid- oder Chloroformbehandlung aufgebrochen. Unter diesen Bedingungen waren infektiöse Partikel erst etwa von der Mitte der Latenzperiode an nachzuweisen. Auf Grund dieser Beobachtung postulierte man damals einen nichtinfektiösen Vorläufer des Phagenpartikels, den „vegetativen" Phagen. Nur in dieser Form sollten sich Phagen vermehren. Mit einem als „Reifung" bezeichneten Prozeß, der etwa in der Mitte der Latenzperiode einsetzt, würden vegetative Phagen in infektiöse überführt.

## 3. Die Rolle der Phagennukleinsäure bei der Infektion

Vegetative Phagen sind identisch mit Phagen-Nukleinsäure. Dieses fundamentale Ergebnis folgte aus dem klassischen Versuch von HERSHEY und CHASE (1952): durch differentielle Markierung des Phagenproteins mit $S^{35}$ und der Phagen-DNS mit $P^{32}$ konnte festgestellt werden, daß diese beiden Komponenten verschiedene Funktionen haben. Bei der Infektion eines Bakteriums dringt die gesamte DNS des Phagen in die Zelle ein, während die Mehrheit ($> 97\%$) des Phagenproteins an der Außenwand der Zelle verbleibt. Durch diese Auftrennung ist der Phage als infektiöses Partikel nicht mehr nachzuweisen. Nach vollständigem Transfer der DNS in die Zelle kann man das Phagenprotein von den infizierten Bakterien mechanisch abscheren ohne dadurch den Infektionsablauf zu beeinflussen. Dieses wesentliche Ergebnis über die

Funktion der Nukleinsäure bei der Virusinfektion wurde später weiter untermauert. So zeigten zuerst GIERER und SCHRAMM (1956), daß isolierte Tabak-
mosaik-Virus-RNS ausreicht, um Tabakpflanzen zu infizieren. Die Infektiosität isolierter Phagen-DNS wurde bei λ *[35]*, ØX 174 *[22]* und B. subtilis
Phagen *[56, 19]* nachgewiesen.
Allein die Phagennukleinsäure löst in einer infizierten Zelle die komplizierten Reaktionen aus, die in ihrer Gesamtheit zur Neusynthese von Phagenpartikeln führen. Sie allein enthält die „Information", die zu identischer
Replikation dieser Nukleinsäure und zur Synthese phagenspezifischer Proteine
in einer Zelle führt. In dieser Funktion als „Bauplan" für spezifische Synthesen
entspricht die Phagen-Nukleinsäure der in den Chromosomen vorkommenden
DNS. Sie repräsentiert in der Terminologie der Genetik das Phagen-„genom",
das die Phagen-„gene" als Determinanten einzelner Eigenschaften des Phagen
enthält.

#### 4. Replikationsweise von Bakteriophagen

Die ersten Versuche zur Frage der Vermehrungsweise von Phagen stammen
von LURIA (1951). Basierend auf dem Befund, daß Phagen spontan im Laufe

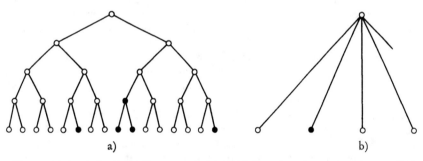

a)                                   b)

Abb. 5: Schematische Darstellungen von Möglichkeiten der Phagenvermehrung (nach
LURIA 1956) (ausgefüllte Kreise == Mutanten):
a) *Exponentielle Replikation* durch wiederholte Verdopplungen. Die Mutationswahrscheinlichkeit steigt mit zunehmender Generationszahl.
b) *Lineare Replikation*, indem *allein* der infizierende Phage wiederholt als Muster für
die Bildung der Nachkommen dient. Die Mutationswahrscheinlichkeit ist bei jeder
Replikation gleich.

ihrer Vermehrung mutieren können (III, B) analysierte er die Verteilung von
Mutantenhäufigkeiten in der Nachkommenschaft einzelner infizierter Zellen.
Für diese Verteilung lassen sich auf Grund spezifizierter Vorstellungen über
den Vermehrungsmechanismus unterscheidbare Erwartungen angeben. Unter

der Annahme einer *exponentiellen* Vermehrung (Abb. 5a) — z. B. durch Zweiteilung — und konstanter Mutationswahrscheinlichkeit für ein Phagengen/Zeit,
sollte auch die Wahrscheinlichkeit für das Auftreten einer Mutation exponentiell mit der Zeit zunehmen, d. h. die meisten Mutanten sollten erst spät in
der Entwicklung einer phageninfizierten Zelle entstehen, was zum Überwiegen
von Würfen mit kleinen Mutantenzahlen führen würde. Die Resultate solcher
Analysen mit T 2 [LURIA (1951)] und λ [KELLENBERGER (1961)] stimmen ausgezeichnet mit der für exponentielles Wachstum errechneten Erwartung überein.
Die alternative Vorstellung eines *linearen* Wachstums, etwa dadurch, daß ausschließlich die eingedrungene DNS des Phagen als Matrize dient für den
„Neudruck" von vegetativen Phagen (Abb. 5 b), hätte auch ein Überwiegen
von Würfen mit kleiner Mutantenzahl, jedoch mit einer anderen Häufigkeitsverteilung zur Folge gehabt. Diese Replikationsweise konnte mit den beschriebenen Versuchen ausgeschlossen werden.
Zusammenfassend ergibt sich auf Grund der geschilderten und anderer Versuche das folgende Bild vom Mechanismus der Phagenproduktion: Das Eindringen der gesamten DNS eines virulenten Phagen führt zu einem sofortigen
Halt der Synthese von Bakterienbestandteilen. Wenige Minuten danach
setzt die Replikation von Phagennukleinsäure ein. Diese Vermehrung erfolgt
exponentiell durch Verdopplung der Moleküle und führt zur Bildung eines
„pools" von Phagen-DNS. Etwa von der Mitte der Latenzperiode ab wird die
Synthese von Phagenprotein meßbar. Durch Kombination mit Phagenprotein
werden einzelne DNS-Moleküle dem Replikationspool entzogen und zu neuen
infektiösen Partikeln gereift. Nach einer definierten Zeit lysieren die Zellen
unter Freisetzung einer Phagennachkommenschaft vom Typ des infizierenden
Partikels. Unter diesen Nachkommen können einzelne Partikel Fragmente
der infizierenden DNS enthalten. Im Gegensatz hierzu beobachtet man niemals
einen Transfer von Phagenprotein von einer Generation auf die andere.
Eine ausführliche Diskussion der Ergebnisse, die zu dieser Vorstellung geführt
haben, findet sich in der Zusammenfassung von KELLENBERGER (1961). Ob
dieses Bild der Phagenreplikation, das durch Experimente mit den T-Phagen
und mit λ gewonnen wurde, für *alle* Phagen gilt, bleibt abzuwarten.


## C. Nukleinsäure als genetisches Material

### 1. Struktur des genetischen Materials

Im Molekülbau der Nukleinsäuren sind ihre beiden wesentlichen Eigenschaften
begründet:

    1. sie enthalten genetische Information;
    2. sie besitzen die Fähigkeit zur identischen Replikation.

Der Aufbau der Nukleinsäuren wird auf S. 138 ff. beschrieben.

## 2. Stabilität des genetischen Materials

Obwohl die überwiegende Anzahl von Phagen in einem Lysat identisch sind und auch bei Infektion identische Nachkommen hervorbringen, finden sich mit einer Häufigkeit von $10^{-8}$ bis $10^{-4}$ Partikel, die sich von der Mehrheit in bestimmten Eigenschaften, wie z. B. Morphologie der Plaques, Adsorptionsvermögen usw., unterscheiden. Impft man ein solches verändertes Plaque ab und legt davon ein neues Lysat an, so zeigt sich, daß die beobachtete Veränderung auch auf Nachkommen weitergegeben wird, also *erblich* ist. Solche genetisch stabilen Veränderungen entstehen sprunghaft. Phagen sind damit Viren, die das aus der Genetik höherer Organismen bekannte Phänomen der *Mutation* zeigen. Durch das Mutationsereignis sind die Determinanten der betroffenen Eigenschaften (Phagengene) gegenüber dem Ausgangstyp stabil verändert worden.

Dem genetischen Ereignis der Mutation muß nach dem vorher Gesagten eine chemische Veränderung der informationstragenden Substanz, also der Nukleinsäure zugrunde liegen. Daß tatsächlich der primäre Ort der Mutationsauslösung die Nukleinsäure ist, konnte gezeigt werden durch künstliche Induktion von Phagenmutationen durch Mutagene, von denen bekannt ist, daß sie die Phagennukleinsäuren verändern [20].

Es ist eine ganze Reihe solcher Mutagene bekannt geworden, die man in zwei Gruppen einteilen kann: *Basenanaloga* sind Purine oder Pyrimidine, die in ihrer Struktur den natürlichen Bausteinen der Nukleinsäuren ähneln, die im Laufe der Virusvermehrung in Nukleinsäuren eingebaut werden können, aber bei diesem Einbau oder bei folgenden Replikationen Fehlpaarungen induzieren können und dadurch eine Veränderung der Nukleotidsequenz veranlassen. Als bekanntestes Beispiel dieser Gruppe sei das 5-Bromuracil (BU) erwähnt, ein T-Analog, das leicht an Stelle von T in DNS inkorporiert wird und nach mehreren Replikationsschritten Substitutionen eines Basenpaares A : T und G : C und G : C durch A : T veranlaßt.

Im Gegensatz zu Basenanaloga, deren mutagene Wirkung an die *Replikation* von DNS gebunden ist, fallen in die zweite Gruppe *chemische Agentien,* die auch an nicht replizierenden Nukleinsäuren mutagene chemische Veränderungen erzeugen. Hierzu gehören z. B. $HNO_2$, alkylierende Agentien und viele andere.

Allen Mutagenen gemeinsam ist ihre Fähigkeit, in Nukleinsäuren Störungen zu verursachen, die — wenn sich ein solches Molekül überhaupt noch repliziert — zu Molekülen führen, die eine dem Ausgangsmolekül gegenüber veränderte Basenanordnung zeigen.

## 3. Genetische Rekombination

Die simultane Infektion einer Bakterienzelle mit zwei oder mehr Phagen, die sich in mindestens zwei Genen voneinander unterscheiden, wird als

„Phagenkreuzung" bezeichnet. In der Nachkommenschaft solcher Zellen treten neben Phagen der Ausgangstypen („Eltern") Rekombinanten auf: genetisch stabile Partikel, die Eigenschaften beider Eltern in sich vereinigen [11]. Der Anteil von Rekombinanten in einer Kreuzung variiert mit der jeweils benutzten Genkombination. Man nimmt an, daß der Rekombinantenprozentsatz dem Abstand zweier Gene im Phagengenom proportional ist. Mit dieser Annahme ließen sich — wie es bei höheren Organismen bereits durchgeführt wurde — aus einer Reihe von verschiedenen Phagenkreuzungen Genkarten aufstellen. Es ist möglich gewesen, in allen Fällen eine eindimensionale Anordnung der Phagengene nachzuweisen, wobei als Abstandsmaß die Rekombinantenprozentsätze benutzt werden. Diese genetisch ermittelte eindimensionale Anordnung der Phagengene entspricht der eindimensionalen Anordnung der Nukleotide im Nukleinsäuremolekül.

Der Mechanismus der genetischen Rekombination ist eine der aktuellen Fragen der Phagengenetik [8]. Die Rekombination spielt sich im Pool der vegetativen Phagen, also auf dem Niveau der Phagen-DNS ab. Beim Phagen λ konnte durch verschiedene Markierung der DNS der Elternphagen nachgewiesen werden, daß genetisch rekombinante Partikel der Nachkommenschaft auch DNS vom Typ *beider* Eltern enthielten [53]. Allerdings sind weder in diesem Fall noch bei anderen Phagen die molekularen Einzelheiten bekannt, die zur Rekombination von DNS der Typen beider Eltern führen.

### 4. Ausschlußphänomene

Nur Mischinfektionen mit Phagen, die sehr nahe miteinander verwandt sind, sich z. B. durch Mutationen von einem gemeinsamen Ausgangstyp herleiten, führen zu Nachkommen *beider* infizierenden Typen. In allen Fällen, in denen unverwandte Phagen ein sensitives Bakterium infizieren, kommt nur *ein* Typ zur Vermehrung, obwohl sich *jeder* Phage in Abwesenheit des anderen replizieren kann. Die physiologischen Grundlagen dieses Ausschlußphänomens (mutual exclusion) sind nicht geklärt.

## D. Physiologie phageninfizierter Zellen

Die Infektion einer Colizelle mit z. B. einem der virulenten T-Phagen hat erhebliche Konsequenzen für die Physiologie einer solchen Zelle. Bei normalem Weiterlauf der energieliefernden Reaktionen kommt es sofort zu einem Stillstand der Synthese von Bakterienprotein, -RNS und -DNS, die sogar als Folge der Infektion zu kleinmolekularen Stücken abgebaut werden. Bereits 4 Minuten nach Infektion einer Zelle mit T2 oder T7 beobachtet man eine neu gebildete RNS mit hohem „turnover", die etwa 2% der Gesamt-RNS des Bakteriums ausmacht. Sodann wird das Auftreten von phageninduzierten

Enzymen meßbar, die für die Synthese der Phagen-DNS benötigt werden, es erfolgt die Synthese der Phagen-DNS, der Proteinkomponenten der Phagenhülle, es kommt zum Zusammenbau von Phagen-DNS und -Protein zu infektiösen Partikeln und schließlich zur Lyse der Zellen. Einzelne Phasen der physiologischen Vorgänge zwischen Infektion und Lyse, die im wesentlichen an den T-Phagen aufgeklärt wurden, sollen im folgenden diskutiert werden.

### 1. Die Bildung phagenspezifischer RNS

VOLKIN und ASTRACHAN (1956) konnten in T 2- oder T 7-infizierten Zellen eine stark stoffwechselaktive RNS nachweisen, die kurz nach der Infektion entsteht. Diese RNS wird offenbar nach der Vorlage der Phagen-DNS gebildet. Sie hat eine der infizierenden DNS entsprechende Basenzusammensetzung und unterscheidet sich damit von der übrigen Bakterien-RNS. Nach den heutigen Vorstellungen über die genetische Kontrolle der Proteinsynthese handelt es sich bei dieser neugebildeten RNS um „messenger"- (m) - RNS, die mit ihrer Synthese die Basensequenz, damit die genetische Information der DNS kopiert. Die m-RNS löst sich von der DNS und dient an den „Ribosomen" — den für die Proteinsynthese verantwortlichen Zellstrukturen — als „Bauplan" für die Synthese phagenspezifischer *Proteine*. Dieser Informationstransfer von DNS ( = Gen) zum genkontrollierten Protein ( = Merkmal) über eine m-RNS ist generell in der Natur realisiert. Die ersten experimentellen Grundlagen zur Formulierung dieses Bildes der Genwirkung lieferten die geschilderten Experimente von VOLKIN und ASTRACHAN mit phageninfizierten Colizellen.

### 2. Die Notwendigkeit der Proteinsynthese für die Phagenvermehrung

Das Antibiotikum Chloramphenicol (CAP) hemmt selektiv die Proteinsynthese und läßt sowohl DNS- wie RNS-Synthese unbeeinflußt. Durch Experimente mit diesem Antibiotikum konnte nachgewiesen werden, daß die unmittelbar nach der Infektion durch Bildung von Phagen-m-RNS eingeleitete Proteinsynthese *Voraussetzung* für die Replikation der Phagen-DNS ist: Werden nämlich Colizellen in Gegenwart von CAP mit Phagen infiziert, so erfolgt keine Vermehrung von Phagen-DNS. Setzt man das Antibiotikum jedoch erst etwa 6 Minuten nach Infektion zu, bleibt die Synthese von DNS dadurch unbeeinflußt. Auch in diesem Fall entstehen keine aktiven Phagennachkommen, da jetzt die offenbar später einsetzenden Synthesen der Phagenstrukturproteine gehemmt sind *[26]*.
Für die Ausbildung von aktiven Phagen in einer infizierten Zelle scheint eine zeitliche Abfolge verschiedener Proteinsynthesen nötig zu sein: *frühe Funktionen*, die die DNS-Synthese einleiten und *späte Funktionen*, die die Reifung der Phagen-DNS zu neuen Partikeln und die Lyse der Zellen betreffen.

### 3. Phageninduzierte Enzyme (frühe Funktionen)

Nach der Schilderung der Experimente mit CAP erhebt sich die Frage nach der Identität der früh synthetisierten Proteine. Die Arbeiten verschiedener Gruppen [Zusammenfassung: (KORNBERG 1961)] ergaben, daß es sich hierbei um Enzyme handelt, die eine Rolle bei der Bildung der Phagen-DNS spielen. Einige Beispiele seien diskutiert: Die DNS der geradzahligen T-Phagen enthält an Stelle des normalerweise in DNS vorkommenden C das Pyrimidin HMC. Der ausschließliche Einbau dieser Base und nicht des C in die Phagen-DNS wird durch mehrere Enzyme bewirkt, die in uninfizierten Zellen abwesend sind: 1. FLAKS und COHEN (1959) beobachteten in T 6-infiziertem Coli ein Enzym, das C-Nukleotide in HMC-Nukleotide überführt (*„Desoxycytidylat-Hydroxymethylase"*). 2. Um als Substrate für die DNS-Synthese dienen zu können, werden alle Nukleotide durch nukleotid-spezifische „Kinasen" zu Triphosphaten phosphoryliert. Zusätzlich zu den bereits in uninfizierten Zellen vorhandenen Kinasen wird als weiteres phageninduziertes Enzym eine *„HMC-Kinase"* gefunden, die das als Folge der Phageninfektion entstandene HMC-Nukleotid phosphoryliert. 3. Der Einbau von C in die Phagen-DNS wird durch neu entstehende hydrolytische Enzyme (*„dCTPase"* und *„dCDPase"*) verhindert, die bestehendes C-Nukleosid*tri*phosphat zum C-Nukleotid abbauen. Die Polymerisation der Nukleosidtriphosphate zu makromolekularer Phagen-DNS wird ebenfalls durch eine phageninduzierte „Polymerase" bewirkt.

Bei den neu auftretenden Enzymaktivitäten handelt es sich um die *Neu*synthese von Enzymen und nicht um eine Aktivierung von bereits im uninfizierten Zustand vorhandenen Enzymen als Folge der Phageninfektion. Dies gilt auch für die Fälle, in denen durch die Infektion eine bereits vorher vorhandene Enzymaktivität erhöht ist, wie z. B. bei der DNS-Polymerase und bei verschiedenen Kinasen. Bei den hochgereinigten DNS-Polymerasen konnte der Unterschied zwischen Wirts- und phageninduziertem Enzym in überzeugender Weise durch immunologische Versuche demonstriert werden. Antiserum gegen z. B. die E.-coli-Polymerase inaktiviert deren Enzymaktivität vollkommen, läßt jedoch die phageninduzierte Polymerase unbeeinflußt. Die analoge Beobachtung wird mit Antiserum gegen die phageninduzierte Polymerase beobachtet [3]. Dieses Fehlen serologischer Kreuzreaktionen läßt auf verschiedene Proteinanteile beider Enzyme schließen.

### 4. DNS-Synthese in T 2-infizierten Zellen

Sobald nach Infektion die Bildung aller phageninduzierten Enzyme in Gang gekommen ist, setzt die Synthese der Phagen-DNS ein. Sie erreicht nach einer kurzen Anlaufphase eine konstante Rate von ca. 6 Phagenäquivalenten DNS/min. Es entsteht so ein Pool von rund 50 Phagenäquivalenten DNS. Etwa ab 15 Minuten nach Infektion werden aus dem DNS-Pool mit einer der

DNS-Synthese vergleichbaren Rate infektiöse Partikel reif. Da die DNS-Synthese durch den Reifungsprozeß unbeeinflußt fortläuft, findet sich in infizierten Zellen während der zweiten Hälfte der Latenzperiode neben den neugebildeten infektiösen Partikeln ein konstanter Pool von Phagen-DNS. Wird infizierten Zellen nach dem Beginn der DNS-Replikation CAP zugesetzt, so wird die Reifung der Phagen unterbunden, und es kommt zur Ausbildung von DNS-Pools, die bei maximaler Synthese Größen von 300—400 Phagenäquivalenten ausmachen können.

### 5. Physiologie der Reifung („späte Funktionen")

In dem zuletzt geschilderten Experiment wurden durch die CAP-Gaben, die zur *Reifung* erforderlichen Proteinsynthesen, vorher als „späte Funktionen" bezeichnet, verhindert. Wesentliche Beiträge zum Verständnis der Physiologie der Reifung und zur Morphogenese von Phagen wurden von KELLENBERGER (1961) u. Mitarb. durch elektronenmikroskopische Untersuchungen phageninfizierter Zellen geleistet.

Wird eine Colizelle mit einem der geradzahligen T-Phagen oder mit T 5 infiziert, so wird als morphologische Konsequenz bereits nach einer Minute ein Abbau der Zellkerne feststellbar. Die DNS des infizierten Phagen ist zunächst nicht zu erkennen. Offenbar macht sie bei der Infektion eine erhebliche strukturelle Veränderung durch. Im Gegensatz zum Zustand im Phagenkopf, wo das Molekül als sehr elektronenundurchlässiges Knäuel vorliegt, ist es bei der Injektion fadenförmig und stark hydratisiert geworden. In dieser Form scheint sich die DNS zu replizieren. Beim weiteren Ablauf der Infektion werden sich vergrößernde „Vakuolen" sichtbar, die bei elektronenmikroskopischer Analyse eine fibrilläre Textur zeigen. Ultradünnschnitte durch solche Vakuolen sind vergleichbar mit Schnitten durch fixierte DNS-Lösungen. Es kann geschlossen werden, daß die Vakuolen den Pool vegetativer Phagen darstellen.

Etwa von der Mitte der Latenzperiode an wird die Synthese von Phagenstrukturprotein meßbar. Zu dieser Zeit treten auch innerhalb der DNS-Pools elektronenundurchlässige Strukturen auf, die etwa die Ausmaße eines Phagenkopfes haben. KELLENBERGER (1961) hält diese Strukturen für „Kondensate" von fibrillärer DNS (Vorläufer I). Mit der Kondensation der DNS wird die Reifung eingeleitet. Die Ausbildung der Kondensate konnte durch CAP-Behandlung unterbunden werden, hieraus folgte die Annahme, daß die Kondensation von der Gegenwart eines neusynthetisierten Proteins oder Polypeptids abhängig ist. Die Kondensate scheinen extrem labile Gebilde zu sein: es ist nie gelungen, sie in Lysaten künstlich aufgebrochener Zellen nachzuweisen.

In einem folgenden Schritt umgibt sich das Kondensat mit der Phagenkopfmembran (Vorläufer II). Auch diese Strukturen sind labil und können bei Lyse der Zellen ihre DNS verlieren. Die so entstehenden „leeren" Phagenköpfe waren schon früher als „doughnuts" beschrieben worden, und man hatte sie für Vorläufer vollständiger Phagen gehalten. An die gefüllten Phagenköpfe werden schließlich die Bestandteile des Phagenschwanzes angebaut (Vorläufer III).

Die Dauer des hier geschilderten Reifungsprozesses beträgt nach Versuchen von Koch und Hershey (1959) etwa 5 Minuten. Die Synthese der Strukturproteine des Phagen und deren Zusammenbau stehen unter genetischer Kontrolle. Versuche hierzu werden im nächsten Abschnitt diskutiert.

## 6. Genetische Kontrolle früher und später Funktionen

Sowohl die Synthese der frühen „Phagen"-Enzyme als auch der späten Strukturproteine sind spezifische phageninduzierte Reaktionen. Die genetische Information für diese Synthesen wird durch die Phageninfektion neu in die Zelle eingeführt. Man sollte also im Phagengenom Gene erwarten, die
1. die Bildung von Enzymen kontrollieren, die in der Zelle für die Synthese der in einem Bakteriophagen vorhandenen DNS und anderer Bestandteile verantwortlich sind;
2. die genetische Information zur Synthese der Strukturproteine eines Phagen enthalten;
3. die eine zeitlich und räumlich geordnete Abfolge der Aktivität der Gene der Gruppen 1 und 2 zur Ausbildung neuer Phagen gewährleisten (Regulationsgene).
Der Nachweis von Genen, die Reaktionen der normalen Phagenvermehrung kontrollieren, ist kompliziert; denn jede Mutation zum Verlust oder zur Veränderung der Funktion eines Gene muß für den Phagen letal sein. Nur durch besondere Techniken ist es gelungen, auch solche Mutanten und damit die betreffenden Gene aufzufinden.
Edgar et al. (1961, 1962) isolierten bei T 4 eine große Zahl von *temperatursensitiven (ts-)* Mutanten, die sich im Gegensatz zum Normaltyp nicht bei 42° C vermehren können, während sie bei 25° C normales Wachstum zeigen. Bei diesen Phagen sind offenbar bestimmte Reaktionen, die für die Phagenreplikation erforderlich sind, temperatursensitiv geworden. Durch Kreuzungen ergab sich, daß die durch *ts*-Mutanten betroffenen Gene über das ganze Genom des Phagen T 4 verteilt sind (Abb. 6). In einigen Fällen konnten die veränderten Funktionen charakterisiert werden: man hat *ts*-Mutanten gefunden, die nach Infektion bei 42° C keine aktiven phagenspezifischen Enzyme produzieren oder die für die Bildung bestimmter Phagenstrukturproteine defekt sind.
Ein anderer Weg zum Auffinden der essentiellen Phagengene wurde von Epstein et al. (1963) mit den *„amber" (am-)* Mutanten von T 4 begangen. Hierbei handelt es sich um Mutanten, die die Fähigkeit verloren haben, sich auf ihrem originalen Wirtsstamm B zu vermehren, während sie auf einem anderen E. coli-Stamm K 12-CR 63 normales Wachstum zeigen. Die Gründe für das verschiedene Verhalten dieser Bakterienstämme sind nicht klar. Man nimmt an,

daß sie sich auf dem Niveau der proteinsynthetisierenden Maschinerie unterscheiden, indem im Gegensatz zu B in CR 63 eine zu *am* mutierte Information noch sinnvoll abgelesen werden kann.

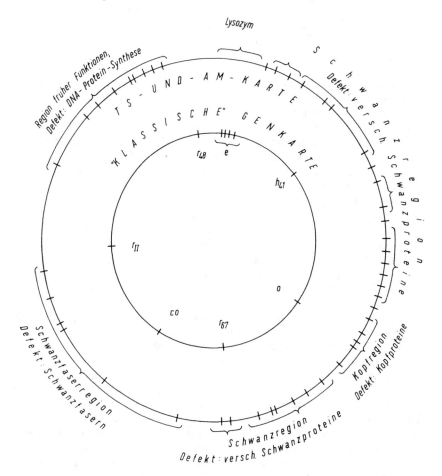

Abb. 6: Das Genom des Phagen T 4 (auf Grund von Versuchen von STREISINGER et al. (1963) als Kreis gezeichnet): Der innere Kreis stellt die Genkarte mit den „konventionellen" Genen (Plaque-Morphologie: $r_{48}$, $r_{67}$, $r_{II}$; Adsorptionseigenschaften: $h_{41}$, co; Lysozymbildung: e) dar. Der äußere Kreis ist die funktionelle Karte, in die einzelne *ts*- oder *am*-Mutanten als Querstriche eingetragen sind. Weiterhin enthält die Karte Angaben über die Funktionen, die von verschiedenen Genomregionen kontrolliert werden und die elektronenmikroskopisch oder biochemisch nachzuweisenden Defekte, die beim Auftreten von *ts*- oder *am*-Mutanten in den betreffenden Regionen zu beobachten sind. (Nach EDGAR 1962; LURIA 1962a; EPSTEIN et al. 1963.)

Als Ursache für die Letalität der *am*-Mutanten bei Wachstum auf B konnte in vielen Fällen der Ausfall der Fähigkeit zur Bildung eines oder mehrerer der vorher beschriebenen phageninduzierten Enzyme demonstriert werden *[65]*. So gibt es *am*-Mutanten, die nach Infektion von B keine Desoxycytidylathydroxymethylase, HMC-Kinase, dCTPase oder Polymerase induzieren können.

Auch die Kinetik der Bildung der durch die Mutation *nicht* betroffenen phageninduzierten Enzyme ist bei einer Infektion mit solchen Mutanten verändert. Für die Synthese von Phagen-DNS ist die Gesamtheit der frühen Funktionen erforderlich. Fällt durch Mutation nur eine dieser Funktionen aus, erfolgt keine Vermehrung von Phagen-DNS. Es ist in solchen Zellen auch keine Bildung von Phagen-Strukturproteinen nachzuweisen, woraus geschlossen wurde, daß die DNS-Synthese ihrerseits die „späten" Funktionen auslöst.

Bei anderen *am*-Mutanten werden keine Defekte bei der Enzymbildung beobachtet, und es kommt zu normaler DNS-Synthese. Infektiöse Partikel werden hier auf B deswegen nicht gebildet, weil bestimmte Phagen-Strukturproteine nicht oder nur fehlerhaft synthetisiert werden können. KELLENBERGER hat durch elektronenmikroskopische Analyse von B-Zellen, die mit *am*-Mutanten dieser Gruppe infiziert waren, eine ganze Reihe derartiger Defekte analysieren können. Es sollte möglich sein, durch genaue Charakterisierung dieser morphogenetischen Defektmutanten ein vollständiges Bild von den einzelnen Reifungsschritten bei der Bildung des infektiösen Phagen zu erhalten.

Wie die *ts*- sind auch die *am*-Mutanten über das Gesamtgenom des Phagen T 4 verteilt. Für bestimmte Funktionen hat man beide Arten von Mutationen beobachtet.

Kreuzungen ergaben in T 4 etwa 50 verschiedene Funktionen, damit etwa 50 Gene, die von *ts*- oder *am*-Mutanten betroffen sein können. Weiterhin ist die auf Grund von physiologischen Experimenten gemachte Einteilung in frühe und späte Funktionen parallelisiert in der Anordnung der Phagengene im Phagengenom. Alle Gene für frühe Funktionen einerseits und späte Funktionen andererseits liegen in Blocks zusammen. Diese Blocks nehmen getrennte Regionen des Phagengenoms ein. Innerhalb der Gruppe der Gene für späte Funktionen liegen wiederum solche Gene zusammen, deren Funktionen identische Phagenbestandteile betreffen: so gibt es z. B. eine Region mit mehreren Genen für die Ausbildung der Kopfmembran, eine andere, in der die „Schwanzfasergene" zu lokalisieren sind (Abb. 6). Möglicherweise stellen die Gruppen Regulationseinheiten dar, die unter der Kontrolle der einzelnen Regulatorgene ihre Aktivität in zeitlich geordneter Weise ausüben können.

### 7. Lyse der Zellen

Die Lyse einer phageninfizierten Zelle wird durch ein Lysozym verursacht, das sich nach der Infektion ausbildet und das auch in freien Phagen nachweisbar ist *[38]*.

Sobald die energieliefernden Reaktionen in einer solchen Zelle aussetzen (bei T 4 nach 22 Minuten), wird die Zellwand gegen den Angriff des Lysozyms empfindlich und es kommt zur Lyse. Künstliche Lyse kann durch Behandlung infizierter Zellen mit KCN, das den Energiestoffwechsel blockiert, induziert werden.

Auch die Lysozymbildung steht unter genetischer Kontrolle. Von STREISINGER et al. (1961) wurde eine Reihe von Lysozym-Defektmutanten beschrieben, die wie die anderen physiologischen Mutanten von T 4 ebenfalls in einer Gruppe des Phagengenoms zusammenliegen (Abb. 6).

## E. Lysogenität

### 1. Das Phänomen der Lysogenität

Wird eine Bakterienkultur mit temperenten Phagen gemischt, so kommt es zur Adsorption der Phagen an die Zellen und Injektion der Phagen-DNS. Jedoch führt die Infektion nicht unbedingt zu einer autonomen Replikation der injizierten Phagen-DNS unter Freisetzung eines Wurfes neugebildeter Phagen. Bakterien können die Infektion überleben und vermehren sich — sofern man eine wachsende Kultur infizierte — nach einer kurzen Verzögerung mit unverminderter Teilungsrate weiter. Man kann jedoch zeigen, daß sich diese überlebenden Zellen und deren Nachkommen („lysogenisierte Zellen") in zwei wesentlichen Eigenschaften von nicht-lysogenen Zellen unterscheiden:
1. Es kann in *jeder* Zelle einer lysogenen Kultur mit einer bestimmten Wahrscheinlichkeit ($10^{-5}$ bis ca. $10^{-3}$) zur autonomen Replikation von Phagen-DNS, Ausbildung infektiöser Phagen und Lyse der Zellen kommen;
2. Eine erneute Überinfektion dieser Zellen mit Partikeln vom Typ des ursprünglichen lysogenisierenden Phagen bleibt ohne Konsequenz für das Bakterium. Die Zellen haben mit der Lysogenisierung eine spezifische „Immunität" gegen Überinfektion mit dem „homologen" Phagen erworben. Diese Verhältnisse zeigen sich u. a. darin, daß Plaques temperenter Phagen als Folge von Lysogenisierung eines Teils der Plattierungsbakterien trüb sind. Keine Plaques entstehen, wenn lysogene Bakterien zur Plattierung des homologen Lysats benutzt werden.

Die meisten Untersuchungen zur Lysogenität wurden an dem Coli-Phagen λ, dem S.-typhi-murium-Phagen P 22 und den Shigella-Phagen P 1 und P 2 durchgeführt. Zur weiteren Lektüre sei auf eine Reihe von Sammelreferaten *[4, 32, 64]* verwiesen.

### 2. Der Prophage

Wodurch wird die Vererbbarkeit des lysogenen Zustandes sowie dessen Spezifität, gegeben durch die Natur des latent vorhandenen Phagen, gewährleistet?

Es konnte nachgewiesen werden, daß bei der Lysogenisierung das Genom des infizierenden Phagen mit dem Genom des Bakteriums integriert wird. Dieser integrierte Phage („Prophage") wird im Gegensatz zum vegetativen Phagen, der sich autonom vermehrt, zu jeder Zellteilung synchron mit dem Bakteriengenom verdoppelt; er verhält sich also formal wie ein Bakteriengen. Der Prophage ist identisch mit der Phagen-DNS. Prophagen sind zusätzliche genetische Komponenten lysogener Bakterien, die an bestimmte Orte des Bakteriengenoms addiert sind. Die Lokalisation verschiedener Prophagen in Beziehung zu bekannten Bakteriengenen konnte mit Bakterienkreuzungen und Transduktionsversuchen ermittelt werden.

Prophagen unterscheiden sich nach diesen Versuchen durch eine mehr oder weniger starke Lokalisationsspezifität. So zeigt der Prophage λ eine absolute Spezifität für *einen* bestimmten Ort in der Nähe der Gene von E. coli, die Enzyme des Galaktosestoffwechsels kontrollieren *[41]*. Gleich starke Spezifitäten für andere Regionen des Bakteriengenoms werden für einige λ-verwandte Phagen beobachtet.

Für P 2 wurden drei alternative, wenn auch nicht äquivalente Anheftungsorte im Genom von Sh. dysenteriae nachgewiesen. Bei Infektion etabliert sich der Prophage bevorzugt an einer Stelle I, die in einer anderen Genomregion liegt wie Stellen II und III *[5]*. Dagegen hat der Phage P 1 beim Übergang in den Prophagenzustand keinen präferentiellen Ort der Verbindung mit dem Bakteriengenom.

Prophagen können sich vom Bakteriengenom lösen und in den Zustand des vegetativen Phagen übergehen.

### 3. Physiologische und genetische Bedingungen für die Lysogenisierung

Die Entscheidung, ob die DNS eines temperenten Phagen nach der Injektion zum Prophagen integriert wird, oder sich autonom als vegetativer Phage vermehrt, fällt erst ziemlich spät nach der Infektion. Diese Alternative kann zugunsten der Lysogenisierung beeinflußt werden durch Behandlung infizierter Zellen mit Agentien wie CAP oder Aminosäureanaloga. Offenbar ist Proteinsynthese, die am Anfang der autonomen Replikation von Phagen-DNS benötigt wird, keine Voraussetzung für ihre Integration als Prophage.

Zum Verständnis der Lysogenität haben wiederum genetische Experimente wesentliche Beiträge geliefert. Es zeigte sich, daß auch die spezifischen Reaktionen im Zusammenhang mit der Lysogenisierung unter genetischer Kontrolle stehen. So wurden z. B. beim Phagen λ Mutanten beobachtet (KAISER 1957), die die Fähigkeit zur Lysogenisierung verloren haben. Diese Mutanten werden als „c"- (für clear) Mutanten bezeichnet, weil sie bei der Plattierung klare Phagenlöcher hervorrufen im Gegensatz zu den Plaques der lysogenisierenden Phagen, die trüb sind als Folge des Wachstums lysogenisierter Zellen in ihnen. Phagenkreuzungen mit einer Reihe von unabhängig entstandenen c-Mutanten ergaben, daß alle diese Mutanten in ein kurzes Segment des Phagengenoms fallen. Diese „c-Region" ist verantwortlich für das *Lysogenisierungsvermögen* eines Phagen. Weiterhin bestimmt die c-Region die *Lokalisation des Prophagen* im Bakteriengenom und die *Spezifität der Immunität.* Dieser Befund ergab sich aus Kreuzungen zwischen den Phagen λ und 434, die sich in ihrer Immunitätsspezifität unterscheiden. Phagenrekombinanten, in denen die c-Region vom Phagen 434, alle anderen Gene von λ stammen, zeigen Lokalisations- und Immunitätsspezifität von 434 und nicht von λ *[34].* Es wird im nächsten Abschnitt diskutiert, durch welchen Mechanismus sich die Funktion der c-Region in den drei geschilderten — auf den ersten Blick verschiedenen — Aspekten der Lysogenisierung manifestiert.

## 4. Physiologie lysogener Zellen (Immunität)

Mit der Lysogenisierung kann ein Bakterium verschiedene physiologische Unterschiede gegenüber uninfizierten Zellen erwerben. Als Beispiel aus einer großen Zahl solcher Phänomene seien erwähnt:
1. Toxin wird von Corynebacterium diphtheriae nur nach Lysogenisierung gebildet *[23].*
2. Lysogenisierung von Salmonella-Zellen durch den Phagen $\varepsilon^{15}$ führt zur Ausbildung von neuen Zellwandantigenen *[60].*
3. Die Fähigkeit verschiedener Zellen zur Vermehrung von Phagen, die einem lysogenisierenden Phagen unverwandt sind, wird verändert:
So können sich z. B. die $r_{II}$-Mutanten des Phagen T 4 auf E. coli K, nicht aber auf dem mit λ lysogenisierten Bakterium K (λ) vermehren *[6]*; Phagen T 1 wachsen auf P 1- oder P 2-lysogenen Shigella-Zellen nur mit einer Wahrscheinlichkeit von $10^{-4}$, verglichen mit den nichtlysogenen *[43].*
4. Die physiologische Konsequenz, die jedoch bei allen Lysogenisierungen auftritt, ist die Immunität, d. h. die Tatsache, daß sich in lysogenen Zellen ein dem Prophagen homologer Phage nicht vermehrt. Bei einer solchen Infektion dringt zwar die DNS des überinfizierenden Phagen in die Zelle ein, sie wird jedoch meistens bei nachfolgenden Zellteilungen auf die Nachkommenschaft ausverdünnt. In seltenen Fällen kann die infizierende DNS den originalen Prophagen verdrängen und sich an seine Stelle am Bakteriengenom anheften (Prophagensubstitution), oder es kann Doppellysogenisierung für einen und denselben Phagentyp erreicht werden, wie z. B. bei P 2.
Wodurch werden nun ein überinfizierender homologer Phage und auch der Prophage selbst an der Replikation gehindert? Unsere heutigen Vorstellungen hierüber wurden aus Kreuzungen zwischen λ-lysogenen und nicht-lysogenen Colizellen abgeleitet; wie weit dieses Bild auf andere Systeme zu extrapolieren ist, bleibt abzuwarten. LEDERBERG und TATUM entdeckten 1946 die Kreuzbarkeit von E. coli K 12. Bei einem Kontakt zwischen fertilen Zellen wird eine Plasmabrücke ausgebildet, durch die eine polarisierte Übertragung von

genetischem Material der „Donor"-Zelle in eine „Rezeptor"-Zelle erfolgt, ohne daß meßbare Plasmamengen übertreten. Die übertragenen Gene können in das Genom der Rezeptorzelle einrekombiniert werden. Benutzt man als Donor λ-lysogene, als Rezeptor Zellen, die nicht für λ lysogen sind, so wird als integrierter Teil des Bakteriengenoms auch der Prophage transferiert. Sobald aber das prophagentragende Genomstück der Donorzelle in die Rezeptorzelle eingedrungen ist, geht der Prophage in den vegetativen Zustand über: es kommt zur Replikation von Phagen-DNS, Bildung infektiöser Phagen und zur Lyse der Rezeptorzelle. Dieses Phänomen wird als „zygotische Induktion" *[66]* bezeichnet. Führt man die reziproke Kreuzung durch (Donor nichtlysogen, Rezeptor lysogen), so erfolgt keine zygotische Induktion. Da in den beiden Fällen nach der Konjugation die gleiche Genkonfiguration vorlag, können die verschiedenen Reaktionen nicht durch die Übertragung des genetischen Materials bedingt sein. Zur Deutung dieses Unterschiedes hat man die Existenz eines zytoplasmatischen „Repressors" *[30]* angenommen, der bei der Infektion einer Zelle mit einem lysogenisierenden Phagen gebildet wird. Dieser Repressor verhindert spezifisch die autonome Replikation des Prophagen und evtl. superinfizierender DNS vom Prophagentyp. Wird nun bei der Konjugation ein Prophage in eine *nichtlysogene* Zelle transferiert, so befindet sich dort kein zytoplasmatischer Repressor, und es kommt zur beschriebenen Vermehrung der Phagen-DNS. Das Eindringen eines Bakteriengenoms in eine *lysogene* Rezeptorzelle dagegen beeinflußt nicht die Repression des Prophagen und führt nicht zu zygotischer Induktion (Abb. 7). Die Anwesenheit des Repressors im Plasma gewährleistet danach 1. die Aufrechterhaltung des lysogenen Zustandes; 2. die Immunität der lysogenen Zelle.

Über die chemische Natur und den Wirkungsmechanismus des Repressors, d. h. auf welche Weise die für die autonome Replikation verantwortlichen Phagengene in ihrer Funktion gehindert sind, gibt es vorläufig nur Annahmen und keine experimentellen Resultate.

Nach dem Repressormodell übt die c-Region die genetische Kontrolle über die Bildung und Spezifität des Repressors aus. Die beschriebenen c-Mutanten wären danach nicht in der Lage, aktiven Repressor zu bilden. Eine Infektion nichtlysogener Zellen muß also stets zur Lyse der infizierten Zellen führen. Die c-Mutanten haben jedoch nicht ihre Repressorempfindlichkeit eingebüßt: bei Überinfektion λ-lysogener Zellen können sie sich nicht vermehren. Andere offenbar polygene λ-Mutanten, die als „vir" (für virulent) bezeichnet werden, können auch die Immunitätsschranke lysogener Zellen durchbrechen. Infektion von lysogenen und nichtlysogenen Zellen resultiert stets in Replikation der vir-Phagen.

Die Entscheidung über Lysogenisierung oder lytische Reaktion nach Infektion mit einem temperenten Phagen kann nach dem Repressormodell als ein Wettlauf zwischen zwei Prozessen aufgefaßt werden. Wird in kurzer Zeit genug Repressor in der Zelle gebildet, so werden die Funktionen, die zur vegetativen Replikation führen, ausgeschaltet und es erfolgt Lysogenisierung. Manifestieren sich die Gene, die die vegetative Replikation determinieren, schneller, so wird es zur lytischen Reaktion kommen. Physiologische Eingriffe zugunsten der einen oder anderen Alternative dürften sich auf diesem Niveau auswirken.

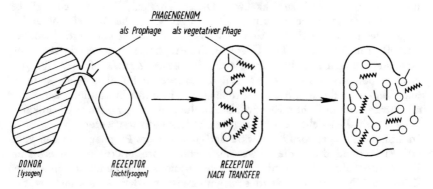

Abb. 7: Zygotische Induktion:

a) Donor lysogen, Rezeptor nichtlysogen: vegetative Phagenvermehrung und Lyse der Rezeptorzelle.

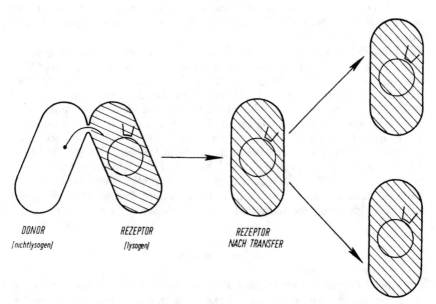

b) Donor nichtlysogen, Rezeptor lysogen: nach Transfer abnormale Weitervermehrung der Rezeptorzelle.

Lysogene Zellen (= Zellen mit Repressor) schraffiert. Genome der Rezeptorzellen als Kreis gezeichnet. Transferierte Genome nicht eingetragen.

## 5. Stabilität des lysogenen Zustandes (Induktion)

Lysogene Zellen können durch einfachen Verlust ihres Prophagen wieder zum uninfizierten Zustand zurückkehren. Dieser Vorgang, der als „curing" bezeichnet wird, tritt allerdings nur mit geringer Wahrscheinlichkeit auf und ist wegen der ständigen Reinfektion in Flüssigkeitskulturen nur durch besondere Techniken nachzuweisen. Der Übergang des Prophagen zum vegetativen, replizierenden Phagen beendet ebenfalls den lysogenen Zustand. Dieser Übergang erfolgt spontan immer in einem Teil der lysogenen Population. Er kann bei manchen — „induzierbaren" — Prophagen z. B. durch Bestrahlung der Zellen mit ultraviolettem Licht oder durch Behandlung mit verschiedenen Chemikalien in praktisch allen Zellen einer lysogenen Kultur induziert werden.

Im Sinne der Repressortheorie wäre der Übertritt des Prophagen in den vegetativen Zustand durch die Abwesenheit von Repressoraktivität zu erklären. Es ist vorstellbar, daß durch bestimmte physiologische Umstände in einigen Zellen die Synthese des Repressors gestört ist, so daß seine Konzentration unter einen für die Aufrechterhaltung der Lysogenität erforderlichen Wert sinkt. Dieses würde die spontane Lyse lysogener Zellen erklären.

Die Induktion wäre hiernach zu verstehen als ein direkter Effekt des induzierenden Agens auf entweder die Synthese des Repressors oder auf den Repressor selbst, der bei UV- oder temperaturinduzierbaren Prophagen UV- oder temperatursensibel wäre.

Die Induzierbarkeit eines Phagen hängt also auch vom Repressor ab, der ja unter der Kontrolle der c-Region gebildet wurde. Zur Bestätigung dieser Vorstellung kann wiederum eine genetische Entdeckung beim Phagen λ erwähnt werden. JACOB und CAMPBELL (1959) haben das Auftreten einer Mutante beobachtet, die durch UV-Bestrahlung nicht mehr induzierbar ist, obwohl damit noch zygotische Induktion möglich ist. Diese Mutation liegt in der c-Region des Phagen. Offenbar ist durch die Mutation der Repressor quantitativ oder qualitativ so verändert, daß seine Aktivität durch UV-Bestrahlung nicht beeinträchtigt wird. Ob dieses Bild der Induktion und des Repressormodells überhaupt allgemeine Gültigkeit hat, bleibt im Augenblick zweifelhaft. Ein im Rahmen dieser einfachen Theorie nicht zu deutender Befund ist die Beobachtung, daß sich zygotische Induktion nur bei UV-induzierbaren Phagen findet.

## 6. Transduktion

Temperente Phagen können bei ihrer Replikation — höchstwahrscheinlich durch genetische Rekombination zwischen Phagen- und Bakterien-DNS — genetisches Material des Bakteriums aufnehmen und in nachfolgender Infektion an andere Bakterien übertragen. Dieser Transfer von Bakteriengenen durch temperente Phagen wird als „Transduktion" bezeichnet. Z. B. kann durch Infektion von tryptophanbedürftigen (try-) Salmonella-Zellen mit transduzierenden P 22-

Phagen, die auf tryptophanprototrophem (try$^+$) Salmonella vermehrt worden waren, ein bestimmter Anteil der Mangelmutanten zur Tryptophanprototrophie gebracht werden. Man kann zeigen, daß die transduzierten Zellen das übertragene try$^+$-Gen in ihr Genom inkorporiert haben.

Man unterscheidet *unspezifische Transduktion* durch die Phagen P 1 und P 22 *[44, 67]*, bei der *jedes* Gen des Bakteriums mit etwa gleicher Wahrscheinlichkeit in einen transduzierenden Phagen inkorporiert wird, und *spezifische Transduktion* bei λ *[54]*. λ-Phagen sind nur in der Lage, die eng benachbarten Gene, die die Enzyme des Galaktosestoffwechsels von Coli kontrollieren (gal-Region), zu transduzieren. Beim Übergang zum transduzierenden Partikel haben die λ-Phagen $^1/_4$ bis $^1/_3$ ihres Genoms verloren und dafür ein die gal-Gene tragendes Stück der Bakterien-DNS in ihr DNS-Molekül inkorporiert *[63]*. Wegen dieses Verlustes werden die gal-transduzierenden λ als „defekte" Phagen „λdg" bezeichnet. Der Defekt zeigt sich physiologisch darin, daß vegetative Vermehrung oder nennenswerte Lysogenisierung von λdg nur in Gegenwart von intaktem λ erfolgen kann *[2]*. Eine ähnliche Situation von spezifischer Transduktion wurde von MATSUSHIRO (1961) für das Tryptophangen von E. coli durch den Phagen Ø 80 beobachtet.

Das Auftreten der Transduktion ist ein weiterer Hinweis für die enge Assoziation zwischen Bakteriengenom und dem Genom eines Prophagen. Unspezifische Transduktion erfolgt nur durch solche Phagen, die sich wie P 1 oder P 22 an jeder Stelle des Phagengenoms als Prophagen etablieren können. Hierdurch wird die Möglichkeit gegeben, daß in der Gesamtpopulation der transduzierenden Phagen jedes Bakteriengen enthalten ist. Die spezifische Transduktion bei λ und Ø 80 wird durch die absolute Lokalisationsspezifität des λ- bzw. Ø 80-Prophagen verständlich. Die gal-Gene bzw. das Tryptophangen von E. coli liegen in unmittelbarer Nähe der Genorte, an denen diese Prophagen zu lokalisieren sind, so daß allein sie eine Chance haben, sich durch Rekombination zwischen Prophagen- und Bakterien-DNS mit einem Teil des Phagengenoms zum transduzierenden λ bzw. Ø 80 zu vereinigen.

# F. Zusammenfassung

Im Vordergrund des vorliegenden Beitrages stehen die genetischen Aspekte der Phagenvermehrung. Diese Betrachtungsweise ist erforderlich aus unserem heutigen Verständnis der Virusinfektion. Danach handelt es sich hierbei um eine komplizierte Reaktion, die sich primär auf der Stufe des genetischen Materials abspielt. LURIA (1956) bezeichnete generalisierend die Virus-Zell-Interaktion als einen „Parasitismus auf genetischem Niveau". Bei jeder Virusinfektion wird der infizierten Zelle *zusätzliche* genetische Information in der Form der Virus-Nukleinsäure zugeführt. Die Konsequenz dieser Addition von Information ist der wesentliche Aspekt einer Virus-Wirts-Interaktion: die Information kann zerstört werden (Interferenzphänomene bei Mehrfachinfektion) oder aus anderen Gründen nicht zur Geltung kommen (Überinfektion lysogener Zellen mit homologen Phagen); sie kann mit dem genetischen Material des Wirts integriert werden und dadurch Funktionen des — überlebenden — Wirts verändern (Lysogenisierung), oder sie kann eine Sequenz von Reaktionen bestimmen, die zur Ausschaltung der zelleigenen Information und ausschließlicher Vermehrung des Virus unter Zerstörung der Zelle führen. Die Reaktionsweise zwischen Virus und Wirt ergibt sich aus dem Zusammenspiel der im Virus enthaltenen Information und des genetischen und physiologischen Milieus der infizierten Zelle. Diese Verhältnisse sind bei der Infektion von Bakterien mit Phagen vergleichsweise einfach zu kontrollieren.

Die Frage nach den Mechanismen der Replikation, Mutation und Manifestation genetischen Materials ist über die Virologie hinausgehend von größtem biologischem Interesse. Eine Phageninfektion stellt eine günstige Situation zum Studium dieser Vorgänge dar: Es wird hierbei in ein im Vergleich zur Tier- oder Pflanzenzelle sehr stoffwechselaktives Zellgefüge ein Nukleinsäuremolekül eingeführt, das — im Fall einer lytischen Reaktion — die bakterienspezifischen Synthesen schlagartig ausschaltet und die Bildung phagenspezifischer Komponenten auslöst (phageninduzierte Enzyme, Phagen-Nukleinsäuren, Strukturproteine). Die Erforschung der Physiologie phageninfizierter Zellen ergab, daß diese verschiedenen Synthesen koordiniert sind und in einer geordneten Reihenfolge ablaufen. Damit bietet sich hier die Möglichkeit, neben dem Mechanismus der Informationsübertragung vom Phagengen zum Phagenprotein die z. B. für die Differenzierung bedeutungsvolle *Regulation* der Genaktivität und Proteinsynthese zu untersuchen. Es ist zu hoffen, das uns gerade das Studium der in einer Zelle waltenden Regulationsmechanismen dem Verständnis malignen Zellwachstums näherbringt.

Die leichte Zugänglichkeit ihrer Nukleinsäuren — damit die Möglichkeit, durch chemisch definierte Behandlung die Information in dieser Nukleinsäure zu verändern — machen Phagen auch zu hervorragenden Untersuchungsobjekten der Mutationsforschung.

Nach Fertigstellung des Manuskripts (Juli 1963) sind noch eine Reihe von wichtigen zusammenfassenden Arbeiten erschienen: Allgemein [68, 69]; Biochemie der Bakteriophagen [70]; Phagen-DNS [71]; Vermehrung von Phagen [72]; Lysogenität (spez. Integration des Prophagen in das Bakteriengenom) [73].

### Schrifttum

1 ADAMS, M. H.: Bacteriophages. Interscience Publishers, Inc., New York 1959
2 ARBER, W.: Transduction des caractères gal par le bactériophage λ. Arch. Sci. (Geneva) *11*, 259—338 (1958)
3 APOSHIAN, H. V. a. A. KORNBERG: Enzymatic synthesis of deoxyribonucleic acid. IX. The polymerase formed after T 2 bacteriophage infection of Escherichia coli: A new Enzyme. J. Biol. Chem. *237*, 519—525 (1962)
4 BERTANI, G.: Lysogeny. Adv. Vir. Res. *5*, 151—193 (1958)

5 BERTANI, G. a. E. SIX: Inheritance of prophage P 2 in bacterial crosses. Virology 6, 357—381 (1958)

6 BENZER, S.: Fine structure of a genetic region in bacteriophage. Proc. Nat. Acad. Sci. U.S. 41, 344—354 (1955)

7 BRENNER, S., G. STREISINGER, R. W. HORNE, S. P. CHAMPE, L. BARNETT, S. BENZER a. M. W. REES: Structural components of bacteriophage. J. Mol .Biol. 1, 281—292 (1959)

8 BRESCH, C.: Replication and recombination in bacteriophage. Z. Vererb. 93, 476—490 (1962)

9 BRESCH, C.: Klassische und molekulare Genetik. Springer-Verlag, Berlin-Göttingen-Heidelberg 1964

10 BURNET, F. M. a. W. M. STANLEY (Herausgeber): The viruses, II. Academic Press, Inc., New York 1959 .

11 DELBRÜCK, M. a. W. T. BAILEY: Induced mutations in bacterial viruses. Cold Spring Harbor Symp. Quant. Biol. 11, 33—37 (1946)

12 DELBRÜCK, M. a. G. S. STENT: On the Mechanism of DNA-replication. In: The chemical basis of heredity, W. D. McELROY and B. GLASS (Herausgeber). The Johns Hopkins Press, Baltimore, Md. 1957

13 DOERMAN, A. H.: The vegetative state in the life cycle of bacteriophage: Evidence for its occurence and its genetic characterization. Cold Spring Harbor Symp. Quant. Biol. 18, 3—11 (1953)

14 EDGAR, R. S.: Persönliche Mitteilung. Ann. Rept. California Inst. Technol. (1961, 1962) (siehe auch 16)

15 ELLIS, E. L. a. M. DELBRÜCK: The growth of bacteriophage. J. Gen. Physiol. 22, 365—384 (1939)

16 EPSTEIN, R. H., A. BOLLE, C. M. STEINBERG, E. KELLENBERGER, E. BOY DE LA TOUR, A. CHEVALLEY; R. S. EDGAR, M. SUSMAN, G. H. DENHART, A. LIELAUSIS: Cold Spring Harbor Symp. Quant. Biol. 28, 375—392 (1963)

17 EPSTEIN, R. H., A. BOLLE, E. BOY DE LA TOUR, J. SÉCHAUD u. E. KELLENBERGER: Die Morphogenese des Bakteriophagen T 4 und dessen genetische Determinanten. Nova Acta Leopoldina, im Druck (1963)

18 FLAKS, J. G. a. S. COHEN: Virus-induced acquisition of metabolic function. J. Biol. Chem. 234, 1501—1506 (1959)

19 FÖLDES, J. a. T. A. TRAUTNER: Infectious DNA from newly isolated B. subtilis phage. Z. Vererb. 95, 57—56 (1964)

20 FREESE, E.: Molecular mechanism of mutations. In: Molecular genetics, J. H. TAYLOR (Herausgeber). Academic Press, New York, N. Y. 1963

21 GIERER, A. u. G. SCHRAMM: Die Infektiosität der Nukleinsäure aus Tabakmosaikvirus. Z. Naturf. 11b, 138—142 (1956)

22 GUTHRIE, G. D. a. R. L. SINSHEIMER: Infection of protoplasts of Escherichia coli by subviral particles of bacteriophage ØX 174. J. Mol. Biol. 2, 297—305 (1960)

23 GROMAN, N. B.: Evidence for the active role of bacteriophage in the conversion of nontoxigenic corynebacterium diphtheriae in toxin production. J. Bacteriol. 69, 9—15 (1955)

24 HARM, W.: Bakteriophagen. Fortschr. Botanik 23, 249—259 (1961); 24, 275—285 (1962); 25, 329—340 (1963)

25 HERSHEY, A. H. a. M. CHASE: Independent functions of viral protein and nucleic acid in growth of bacteriophage. J. Gen. Physiol. 36, 39—56 (1952)

26 HERSHEY, A. a. N. E. MELECHEN: Synthesis of phage precursor nucleic acid in the presence of chloramphenicol. Virology 3, 207—236 (1957)
27 HOFFMANN-BERLING, H., H. DÜRWALD a. I. BEULKE: Ein fädiger DNS-Phage (fd) und ein sphärischer RNS-Phage (f) spezifisch für männliche Coli-Zellen. 3. Biologisches Verhalten. Z. Naturforsch, 18b, 893—898 (1963)
28 HOFFMANN-BERLING, H., D. A. MARVIN u. H. DÜRWALD: Ein fädiger DNS-Phage (fd) und ein sphärischer RNS-Phage (f) spezifisch für männliche Coli-Zellen. 1. Präparation und chemische Eigenschaften. Z. Naturforsch. 18b, 876—883 (1963)
29 HOFFMANN-BERLING, H. a. R. MAZÉ: Release of male — specific bacteriophages from surviving host bacteria. Virology 22, 305—313 (1964)
30 JACOB, F.: Genetic control of viral functions. Harvey Lect. 54, 1—39 (1960)
31 JACOB, F. et A. CAMPBELL: Sur le système de répression assurant l'immunité chez les bactéries lysogènes. Compt. Rend. Acad. Sci. 248, 3219—3221 (1959)
32 JACOB, F. a. E. L. WOLLMAN: Sexuality and the genetics of bacteria. Academic Press, New York 1961
33 KAISER, A. D.: Mutations in a temperate bacteriophage affecting its ability to lysogenize E. coli. Virology 3, 42—61 (1957)
34 KAISER a. D. a. F. JACOB: Recombination between related temperate bacteriophages and the genetic control of immunity and prophage localization. Virology 4, 509—521 (1957)
35 KAISER, A. D. a. D. S. HOGNESS: The transformation of Escherichia coli with deoxyribonucleic acid isolated from bacteriophage λ dg. J. Mol. Biol. 2, 392—415 (1960)
36 KELLENBERGER, E.: Vegetative bacteriophage and the maturation of the virus particles. Adv. Virus Res. 8, 1—61 (1961)
37 KLEINSCHMIDT, A. K., D. LANG, D. JACHERTS u. R. K. ZAHN: Darstellung und Längenmessung des gesamten Desoxyribonukleinsäure-Inhaltes von T2-Bakteriophagen. Biophys. Biochem. Acta 61, 857—864 (1962)
38 KOCH, G. a. W. J. DREYER: Characterization of an enzyme of T2 as a lysozyme. Virology 6, 291—293 (1958)
39 KOCH, G. a. A. D. HERSHEY: Synthesis of phage-precursor protein in bacteria infected with T2. J. Mol. Biol. 1, 260—276 (1959)
40 KORNBERG, A.: Enzymatic synthesis of DNA. John Wiley and Sons, Inc., New York —London 1961
41 LEDERBERG, E. M. a. J. LEDERBERG: Genetic studies of lysogenicity in E. coli. Genetics 38, 51—64 (1953)
42 LEDERBERG, J. a. E. L. TATUM: Novel genotypes in mixed cultures of biochemical mutants of bacteria. Cold Spring Harbor Symp. Quant. Biol. 11, 113—114 (1946)
43 LEDERBERG, S.: Suppression of the multiplication of heterologous bacteriophages in lysogenic bacteria. Virology 3, 496—513 (1957)
44 LENNOX, E.: Transduction of linked genetic characters of the host by bacteriophage P 1. Virology 1, 190—206 (1955)
45 LURIA, S. E.: The frequency distribution of spontaneous bacteriophage mutants as evidence for the exponential rate of phage reproduction. Cold Spring Harbor Symp. Quant. Biol. 16, 463—470 (1951)
46 LURIA, S. E.: General Virology, John Wiley and Sons, Inc., New York 1956
47 LURIA, S. E.: Genetics of bacteriophage. Ann. Rev. Microbiol. 16, 205—240 (1962a)
48 LURIA, S. E.: Bacteriophage genes and bacterial functions. Science 136, 685—692 (1962b)

49 Maclean, E. C. a. C. E. Hall: Studies on bacteriophage ØX 174 and its DNA by electron microscopy. J. Mol. Biol. *4*, 173—178 (1962)

50 Marvin, D. A. a. H. Hoffmann-Berling: A filamentous DNA-containing bacteriophage (fd) and a spherical RNA-containing bacteriophage, specific for male E. coli cells. 2. Physical properties. Z. Naturforsch., *18b*, 884—893 (1963)

51 Matsushiro, A.: Specialized transduction of the tryp gene by the temperate phage Ø 80. Biken's J. *4*, 141—144 (1961)

52 Meselson, M. a. F. Stahl: The replication of DNA in Escherichia coli. Proc. Nat. Acad. Sci. U.S. *44*, 671—682 (1958)

53 Meselson, M. a. J. J. Weigle: Chromosome breakage accompanying genetic recombination in bacteriophage. Proc. Nat. Acad. Sci. U.S. *47*, 857—868 (1961)

54 Morse, M. L., E. M. Lederberg a. J. Lederberg: Transductional heterogenotes in Escherichia coli. Genetics *41*, 758—779 (1956)

55 Raettig, H.: Bakteriophagie 1917 bis 1956. Gustav Fischer Verlag, Stuttgart 1958

56 Romig, W. R.: Infection of Bacillus subtilis with phenol-extracted bacteriophages. Virology *16*, 452—459 (1962)

57 Sinsheimer, R. L., B. Starman, C. Nagler a. S. Guthrie: The process of infection with bacteriophage ØX 174. I. Evidence for a "replicative form". J. Mol. Biol. *4*, 142—160 (1962)

58 Streisinger, G., R. S. Edgar a. G. Harrer: The gross structure of the genome of phage T 4; I. The circularity of the linkage map. Proc. Nat. Acad. Sci. U.S., *51*, 775—779 (1964)

59 Streisinger, G., F. Mukai, W. J. Dreyer, B. Miller a. S. Horiuchi: Cold Spring Harbor Symp. Quant. Biol. *26*, 25—30 (1961)

60 Uetake, H., S. E. Luria a. J. W. Burrous: Conversion of somatic antigen in salmonella by phage infection leading to lysis or lysogeny. Virology *5*, 68—91 (1958)

61 Volkin, E. a. L. Astrachan: Phosphorous incorporation in Escherichia coli ribonucleic acid after infection with bacteriophage T 2. Virology *2*, 149—161 (1956a)

62 Watson, J. a. F. H. C. Crick: Molecular structure of nucleic acids. Nature *171*, 737—738 (1953)

63 Weigle, J., M. Meselson a. K. Paigen: Density alterations associated with transducing ability in the bacteriophage λ. J. Mol. Biol. *1*, 379—386 (1959)

64 Whitfeld, J. F.: Lysogeny. Brit. Med. Bull. *18*, 56—63 (1962)

65 Wiberg, J. S., M. L. Dirksen, R. Epstein, S. E. Luria a. J. M. Buchanan: Early enzyme synthesis and its control in E. coli infected with some amber mutants of bacteriophage T 4. Proc. Nat. Acad. Sci. U.S. *48*, 293—302 (1962)

66 Wollman, E. a. F. Jacob: Sur les processus de conjugaison et de recombinaison chez Escherichia coli. Ann. Inst. Pasteur *93*, 323—339 (1958)

67 Zinder, N. D. a. J. Lederberg: Genetic exchange in salmonella. J. Bacteriol. *64*, 679—699 (1952)

68 Stent, G. S.: Molecular biology of bacterial viruses. W. H. Freemann and Co., San Francisco und London 1963

69 Hayes, W.: The genetics of bacteria and their viruses. B. Blackwell & Mott, Oxford 1964

70 Cohen, S. S.: The biochemistry of viruses. Ann. Rev. Biochem. *32*, 83—154 (1963)

71 Thomas, C. A.: The organization of DNA in bacteriophage and bacteria. In: Molecular Biology, Academic Press, New York—London 1963

72 Champe, S. P.: Bacteriophage reproduction. Ann. Rev. Microbiol. *17*, 87—114 (1963)

73 Campbell, A. M.: Episomes. Adv. Genetics *11*, 101—145 (1962)

# Interferenz und Interferon

Von J. Lindenmann

Unter Interferenz versteht man die Unterdrückung des Wachstums eines Virus durch ein anderes. Erscheinungen dieser Art sind im Laboratorium seit etwa 30 Jahren eingehend untersucht worden. Sie sind für den Virologen deshalb interessant, weil sie Einblicke in den Mechanismus der Virusvermehrung versprechen. Die Entdeckung des Interferons, einer Substanz, die in vielen Fällen von Interferenz eine wichtige Rolle zu spielen scheint, hat die Forschung in den letzten Jahren stark angeregt. Die Zahl der neueren Veröffentlichungen ist bereits schwer zu überblicken, und manche Arbeit läßt sich noch nicht abschließend beurteilen. Eine gewisse Subjektivität war bei der Materialauswahl für dieses Kapitel daher unvermeidlich. Die Originalliteratur ist im Lauf der Jahre mehrmals eingehend in Sammelreferaten gewürdigt worden. Die unentbehrlichsten dieser Referate sind am Anfang des Literaturverzeichnisses angeführt. Originalarbeiten werden im folgenden nur dann ziert, wenn sie wenig bekannt, wenn ihre Ergebnisse noch umstritten, oder wenn sie historisch wichtig sind. Am Zitieren oder Weglassen einzelner Arbeiten soll kein Werturteil abgelesen werden.

## 1. Interferenzerscheinungen außerhalb des Laboratoriums

Man beobachtet selten, daß ein Mensch gleichzeitig erkennbar an zwei Viruskrankheiten leidet. Diese Seltenheit wird manchmal als Ausdruck natürlicher Interferenzvorgänge gedeutet. Nun macht man sich vielleicht nicht immer eine genaue Vorstellung von der geringen Häufigkeit, mit der aus rein statistischen Gründen Doppelinfektionen zu erwarten sind. Ein erkennbares Zusammentreffen wird noch am ehesten dann stattfinden, wenn beide Krankheiten häufig sind und sich leicht diagnostizieren lassen. Das Paar Masern — Varizellen ist für eine quantitative Betrachtung gut geeignet. Im Staat Massachusetts wurden im Jahr 1961 22 635 Fälle von Masern und 14 892 Fälle von Varizellen gemeldet. Die Gesamtbevölkerung der Kinder bis 12 Jahren betrug 1 201 853. Nimmt man an, daß beide Krankheiten 10 Tage dauern, somit für eine Doppelinfektion beide Krankheiten innerhalb eines Zeitraumes von

10 Tagen beginnen müssen, so hätte man bei gegenseitiger Unabhängigkeit der beiden Krankheiten 15 Fälle von Doppelinfektion erwarten dürfen, also auf tausend Fälle von Varizellen nur einen Fall von Varizellen und Masern kombiniert [2]. Kürzlich wurde eine solche Doppelinfektion beschrieben: Vom Masernexanthem, das eine Woche nach Beginn der Varizellen auftrat, blieb die Haut im Umkreis von einigen Millimetern um jede einzelne Varizellenpustel verschont [20 a].

Interferenzeffekte könnten epidemiologische Auswirkungen haben. Das Fehlen des üblichen spätsommerlichen Gipfels der Poliomyelitis bei gleichzeitiger Häufung der Bornholmschen Krankheit, die Seltenheit von Adenovirus-Isolierungen während einer Grippe-Epidemie, die negative Korrelation zwischen dem Vorkommen von Influenza-Virus A und B, wurden auf Interferenzvorgänge zurückgeführt. Bei Arbor-Viren könnte Interferenz im gemeinsamen Vektor die Verbreitung gewisser Krankheiten beeinflussen. So ist es z. B. auffällig, daß sich die geographischen Ausbreitungsräume von Dengue und Gelbfieber kaum überschneiden. Wir verstehen aber noch so außerordentlich wenig von epidemiologischen Mechanismen, daß die genannten Deutungen nicht als bewiesen gelten können.

Das Vorkommen und die Bedeutung von Interferenzen unter natürlichen Verhältnissen sind also noch reichlich unklar. Verschiedene Viren, z. B. Adeno- und Herpes-Viren, persistieren im menschlichen Organismus jahrelang und haben somit häufig Gelegenheit, in Beziehung zu anderen Viren zu treten. Doch wissen wir über den Ablauf und die Bedeutung solcher Begegnungen überhaupt nichts.

Günstigere Verhältnisse für die Beobachtung von Interferenzen liefern Impfungen mit lebenden Viren. Mindestens einer der interferierenden Partner ist dabei bekannt und wird in kontrollierter Weise größeren Bevölkerungsgruppen zugeführt. Bei Impfungen mit Poliomyelitis-Lebendvakzine hat man erfahren müssen, daß der Ausgang nicht der gleiche ist, je nachdem man im Winter in einer gemäßigten oder im Sommer in einer subtropischen Zone impft. Ist die zu impfende Bevölkerung stark mit Entero-Viren infiziert, wird oft das zur Impfung verwendete Virus durch Interferenz ausgeschlossen und die erstrebte Antikörperbildung bleibt aus. Ein ähnliches Phänomen wird bei simultaner Verabreichung mehrerer Impf-Viren beobachtet, etwa der drei Poliomyelitis-Typen oder von Gelbfieber- und Dengue-Virus.

Das interferierende Vermögen der einzelnen Poliomyelitis-Virustypen gegeneinander ist schon absichtlich zur Bekämpfung von Epidemien eingesetzt worden. Bei einer beginnenden Epidemie mit Typ 1 kann eine rasche Durchimpfung der gesamten Bevölkerung mit Lebendvakzine des Typs 2 angeordnet werden. Obgleich damit kein serologischer Schutz gegen Typ 1 erreicht wird, erlischt die Epidemie durch Interferenz. Es ist nicht ausgeschlossen, daß in Zukunft andere Entero-Viren die Poliomyelitis-Viren als medizinisch bedeutsame Erreger ablösen werden. Ein unspezifischer Interferenzschutz wäre vielleicht auch gegen solche „neuen" Krankheitserreger wirksam. Wollte man dieses

Prinzip anwenden, so müßte man zur Impfung ein harmloses Entero-Virus bereithalten, gegen das nicht große Bevölkerungskreise bereits immun sind, also bestimmt nicht einen der Poliomyelitis-Typen.

## 2. Ablaufmöglichkeiten bei Mehrfachinfektionen

Wenn eine Zellkultur, ein Gewebe oder ein Versuchstier innerhalb einer gewissen Zeitspanne mit zwei Viren konfrontiert wird, so kann eines der folgenden Ereignisse eintreten:

1. Beide Viren verhalten sich in gleicher Weise, wie wenn jedes allein wäre.
2. Die Anwesenheit des einen Virus befähigt das andere zu Leistungen, zu denen es allein außerstande wäre.
   a) Gewisse Manifestationen des einen Virus, etwa Plaque-Größe oder Virulenz, können bei Anwesenheit des zweiten Virus gesteigert sein (Virus-Exaltation).
   b) Das eine Virus kann an sich defizient sein und erst bei Anwesenheit eines Helfer-Virus zur infektiösen Form heranreifen (z. B. Rous-Sarkom und Hühnerleukose-Virus).
   c) Das eine Virus kann so verändert sein, daß zwar sein genetisches Material intakt ist, es aber einen frühen Schritt im primären Infektionsvorgang nicht auszulösen vermag; das zweite Virus löst diesen Schritt aus, wobei es selbst genetisch nicht intakt zu sein braucht (nicht-genetische Reaktivierung der Pocken-Viren, Phänomen von Berry und Dedrick).
3. Die Doppelinfektion führt zum Austausch von genetischem Material.
   a) Zwischen beiden Viren werden genetische Marker ausgetauscht, so daß in der Nachkommenschaft neben Viren der parentalen Typen Rekombinanten auftreten.
   b) Nukleinsäure des einen Genotyps kann in äußere Hüllen des andern Phänotyps eingebaut werden (phenotypic mixing).
   c) Das eine Virus kann in seinem genetischen Material derart geschädigt sein, daß es für sich allein vermehrungsunfähig ist; das andere Virus liefert intakte genetische Bestandteile, die das beschädigte Virus vervollständigen (marker rescue).
   d) Ein Virus kann in seinem genetischen Apparat derart geschädigt sein, daß ein einzelnes Partikel nicht zur Virusvermehrung führen kann; dagegen ist es möglich, daß bei Mehrfachinfektion einer Zelle ein vermehrungsfähiger genetischer Satz zustande kommt (multiplicity reactivation).
4. Zwischen beiden Partnern kommt es zur Interferenz.
   a) Das eine Virus vermehrt sich ungehindert, das andere wird gehemmt.
   b) Beide Viren sind in ihrer Vermehrung gehemmt.
   c) Einer der Partner ist im gewählten Wirtssystem vermehrungsunfähig, hemmt aber die Vermehrung des andern Virus.

d) Eines der Viren liegt in nicht-infektiöser Form vor und hemmt die Vermehrung des andern Virus.

e) Einer der Partner verhindert die Bildung von Interferon durch den andern (inverse Interferenz).

Die angeführten Fälle erschöpfen sicher nicht alle Möglichkeiten gegenseitiger Beeinflussung; so ist z. B. das von Magnus-Phänomen, die Bildung von inkomplettem Virus, im obigen Schema nicht enthalten. Die Grenzen zwischen den einzelnen Reaktionstypen dürften in Wirklichkeit nicht scharf sein. Dennoch sollen die Interferenzvorgänge gesondert betrachtet werden.

## 3. Historischer Überblick

Die ersten eindeutigen Beispiele von Interferenz wurden 1935 etwa gleichzeitig von HOSKINS [15] und MAGRASSI [27] mitgeteilt. Bei HOSKINS' Versuchen wurden Affen mit zwei Stämmen von Gelbfieber-Virus, einem viszerotropen und einem neurotropen, inokuliert. Affen, denen nur das viszerotrope Virus injiziert wurde, starben an Gelbfieber; Tiere, die entweder nur das neurotrope Virus oder neurotropes *und* viszerotropes Virus erhielten, überlebten. MAGRASSI beobachtete, daß zwei Stämme von Herpes-Virus, in kritischem zeitlichem Abstand und auf geeigneten Wegen einem Kaninchen zugeführt, ein Überleben des Versuchstiers gestatteten, während jeder Stamm *allein* zum Tode führte. Spätere Versuche lehnten sich mehr an HOSKINS' Anordnung an, indem meist einer der Partner ein avirulenter, der andere ein virulenter Stamm des gleichen Virus war. Die Interferenz drückte sich darin aus, daß die Versuchstiere nicht am virulenten Virus eingingen.

Die antigene Verwandtschaft der beiden Virusstämme bildete bei diesen Versuchen eine grundsätzliche Schwierigkeit, da die Möglichkeit einer frühen Antikörperbildung schwer auszuschließen war. Darum bedeutete die Entdeckung von FINDLAY und MacCALLUM [9], daß Interferenz auch zwischen serologisch nicht verwandten Viren stattfand, einen wichtigen Fortschritt; diese Autoren prägten den Ausdruck Interferenz. Einer ihrer Versuche soll kurz geschildert werden: Mäuse, die intraperitoneal mit Rifttalfieber-Virus allein inokuliert wurden, starben ausnahmslos innert 2—4 Tagen. Wurden sie dagegen $^1/_2$—96 Stunden vorher mit neurotropem Gelbfieber-Virus intraperitoneal vorbehandelt, so trat der Tod später ein und einige Tiere überlebten $10^6$ bis $10^7$ letale Dosen des Rifttal-Virus. Ein gekreuzter serologischer Schutz zwischen den beiden Viren bestand nicht.

ANDREWES [1] zeigte 1942, daß Interferenz auch in der Gewebekultur vor sich geht. W. und G. HENLE [12] beobachteten 1943, daß Influenza-Virus, das durch physikalische Einwirkung nicht-infektiös gemacht worden war, immer noch die Vermehrung von homologem oder heterologem Virus im bebrüteten Hühnerei zu hemmen vermochte. Die Möglichkeit, nicht-infektiöses Virus als den einen Partner zu wählen, vereinfachte die Analyse der Versuche beträchtlich, und zahlreiche spätere Versuche bedienten sich dieses Kunstgriffs. Intaktes Virus, welches in ein Gewebe hineingebracht wird, das einen vollständigen Vermehrungszyklus nicht gestattet, kann ebenfalls die Vermehrung eines zweiten, an dieses Gewebe adaptierten Virus hemmen *[36]*.

Das interferierende Virus braucht keine wahrnehmbare Schädigung des Gewebes zu hinterlassen noch sonstwie direkt nachweisbar zu sein. In solchen Fällen lassen sich gewisse Viren, deren Anwesenheit sonst kaum festzustellen ist, indirekt an der Interferenz erkennen.

Mit den oben skizzierten Beobachtungen lag das Rüstzeug für eine quantitative Untersuchung der Interferenz bereit. Die Kenntnisse, wie sie um 1956 aus einer Reihe präziser Untersuchungen hervorgingen, lassen sich ungefähr folgendermaßen zusammenfassen: Zur Auslösung der Interferenz ist ein Kontakt von entweder vermehrungsfähigen oder auf geeignete Art inaktivierten Viruspartikeln mit den Wirtszellen nötig. Die Interferenz ist nicht spezifisch, sie erstreckt sich auf zahlreiche serologisch nicht verwandte Viren. Sie läßt sich in den meisten Fällen nicht als Blockade der Zellrezeptoren erklären. Ein inaktiviertes interferierendes Virus verhält sich nicht passiv; es dringt in die Wirtszelle ein und verschwindet dort. Der refraktäre Zustand stellt sich nicht augenblicklich ein, sondern erst nach einer gewissen Zeit und vorausgesetzt, daß die Zellen nicht bei tiefer Temperatur gehalten werden. Gewisse Stoffe, die das Wachstum des intakten interferierenden Virus hemmen, hemmen auch die Ausbildung der Interferenz durch das gleiche inaktivierte Virus. Die Interferenz ist nicht immer lokal auf Zellen begrenzt, die in Kontakt mit dem interferierenden Virus gekommen sind, sondern kann auf fernliegende Gewebe übergreifen.

Alle diese Befunde, die hier absichtlich aus zahlreichen andern, zum Teil widersprüchlichen Beobachtungen ausgewählt und hervorgehoben worden sind, deuten darauf hin, daß im Verlauf der Interferenz durch ein inaktiviertes Virus irgendwelche Zwischensubstanzen entstehen müssen, die den refraktären Zustand der Zelle herbeiführen.

Solche Zwischensubstanzen waren tatsächlich schon gesucht und zum Teil auch gefunden worden. So hatte GARD 1944 *[10]* bei Interferenzversuchen mit Mäuse-Enzephalitis-Viren im Ultrazentrifugat infizierter Gehirne eine Fraktion gefunden, die virusarm war, aber deutlich interferierte. LENNETTE und KOPROWSKI *[22]* hatten 1946 virusfreie Überstände infizierter Gewebekulturen geprüft und darin eine schwache antivirale Aktivität gefunden, diese Beobachtung aber nicht weiterverfolgt.


## 4. Die Entdeckung des Interferons

Der Nachweis einer Zwischensubstanz bei der Interferenz durch inaktiviertes Influenza-Virus gelang 1956 ISAACS und LINDENMANN *[18]* mit einer einfachen Technik. Überlebende Fragmente der Hühner-Chorioallantois wurden zunächst zwei Stunden lang mit inaktiviertem Influenza-Virus in Kontakt gebracht, dann gründlich gewaschen und in frischer Nährlösung bei 37° einen Tag lang bebrütet. Solche Membranen erwiesen sich erwartungsgemäß als refraktär, wenn sie mit einem andern Virus superinfiziert wurden (klassische Interferenz). Wurden nun die Membranen aus ihrer Nährlösung entfernt und durch frische, unbehandelte Membranen ersetzt, so erwiesen sich diese neuen Membranen nach 24 Stunden Bebrütung ebenfalls als refraktär. Die virusbehandelten ersten Membranen hatten also an die Nährflüssigkeit einen Stoff abgegeben, der frische Membranen vor Virusinfektion zu schützen vermochte. Dieser Stoff wurde Interferon genannt.

Interferon ließ sich leicht von dem zu seiner Erzeugung verwendeten Virus unterscheiden: Es hämagglutinierte nicht, sedimentierte nicht in der Ultrazentrifuge, wurde nicht durch Antiseren, die gegen das Virus gerichtet waren, inaktiviert. Die physikalisch-chemischen Eigenschaften von Interferon deuteten auf ein von den Zellen neu gebildetes, in das Nährmedium sezerniertes Protein [19, 25]. Unabhängig von diesen Arbeiten wurden etwas später ähnliche Faktoren [29, 7, 14] beschrieben. Der Name Interferon ist heute allgemein gebräuchlich.

## 5. Die Entwicklung seit 1957

Nachdem einige Eigenschaften von Interferon bekannt waren, konnte seine Erforschung systematisch aufgenommen werden. Im folgenden seien nur die wichtigsten Beiträge angedeutet: Interferon entsteht nicht nur nach Einwirkung von inaktivierten Viren, sondern auch im Verlauf der Infektion mit lebendem Virus [35, 14, 37]. Es hemmt die Bildung von Plaques durch zytopathogene Viren [31, 37]. Es ist gewebsspezifisch, indem es in homologem Gewebe stärker wirkt als in heterologem [35]. Es wird auch in vivo bei Virusinfektionen gebildet [17, 37]. Zellen, die mit Interferon behandelt wurden, bleiben solange geschützt, wie sie sich nicht teilen [20]. Die Bildung von Interferon durch ein inaktiviertes Virus kann durch infektiöses Virus blockiert werden [23]. Interferon schützt Zellen vor der Infektion nicht nur mit intaktem Virus, sondern auch mit infektiöser Nukleinsäure [13, 28, 8], und es hemmt in infizierten Zellen die Bildung infektiöser Nukleinsäure [8]. Lokale Applikation von Interferon hemmt beim Menschen die Entwicklung der Läsion nach Pockenschutzimpfung [33]. Hochgereinigte Präparate von Interferon sind in vitro außerordentlich wirksam, indem 0,005 $\mu$g/ml die Entwicklung von Enzephalitis-Virus blockieren [21].

## 6. Bildung von Interferon

Sowohl desoxyribonukleinsäure- wie ribonukleinsäure-haltige Viren können die Interferonbildung anregen. Bei gewissen Virus-Zell-Kombinationen scheint nur das voll aktive Virus wirksam zu sein. Die Bildung von Interferon kann durch Vorbehandlung der Zellen mit Actinomycin D unterdrückt werden *[11 a]*. Die Information für die Synthese von Interferon dürfte somit im Genbestand der Wirtszelle enthalten sein. Diese Vorstellung stimmt gut zur Tatsache, daß so verschiedenartige Dinge wie DNS- oder RNS-Viren, infektiöse, inkomplette und inaktivierte Viren, ja auch Bakterien und Rickettsien zur Bildung von Interferon führen. Der Gedanke liegt nahe, der Stimulus zur Interferonproduktion gehe von einem unspezifischen, allen diesen Auslösern gemeinsamen Faktor aus. Dieser Faktor ist in der Nukleinsäure, genauer in der Fremdheit der Nukleinsäure in Bezug auf das Wirtsgewebe erblickt worden. Tatsächlich konnte gezeigt werden, daß Nukleinsäure aus Hühnergewebe kaum zur Virushemmung in Hühnerzellen führte, wohl aber in Mauszellen; umgekehrt hemmte die Nukleinsäure aus Mausgewebe das Testvirus in Hühnerzellen, aber nicht in Mauszellen *[32]*. Diese Virushemmung beruhte wahrscheinlich auf Interferonproduktion. Neuerdings werden auch Oligonukleotide und gewisse Virushemmstoffe als mögliche Interferon-Induktoren diskutiert.

Die Beziehungen zwischen „lebendem" und „abgetötetem" Virus in Bezug auf Interferonproduktion sind verwickelt, wobei noch zu bedenken ist, daß selbst hochinfektiöse Viruspräparate stets eine Mehrzahl vermehrungsunfähiger Teilchen enthalten. In einzelnen Fällen wird eine gute Interferonausbeute nur dann erreicht, wenn Zellen zunächst mit einem inaktivierten und anschließend mit infektiösem Virus behandelt werden. In anderen Fällen kann ein infektiöses Virus die Interferonbildung durch ein anderes, inaktiviertes oder lebendes Virus hemmen; dieses Phänomen wurde „inverse Interferenz" genannt *[23]*.

Auch der zeitliche Ablauf der Interferonproduktion ist unterschiedlich. Inaktiviertes Virus führt zur Interferonbildung innert 2—8 Stunden *[18]*. Gewisse „lebende" Viren regen nach intravenöser Verabreichung die Bildung von zirkulierendem Interferon ebenfalls innerhalb von Stunden an; eine Virusvermehrung findet dabei wahrscheinlich nicht statt *[3]*. In der Allantoishöhle des Hühnerembryos kommt es nach Infektion mit lebendem Influenzavirus zunächst zu einer starken Virusvermehrung ohne nachweisbare Interferonsekretion; später geht die Virusneubildung zurück und Interferon tritt auf. Das komplexe Verhältnis zwischen Virus und Wirtsgewebe, gewöhnlich im Ausdruck Virulenz zusammengefaßt, spiegelt sich also auf der Ebene der Interferonbildung; welche Faktoren primär und welche abgeleitet sind, muß im Augenblick noch offenbleiben.

Als Auslösungsstoffe der Interferonbildung scheinen Nukleinsäuren sehr viel weniger wirksam zu sein als Viruspräparate. Nun sind aber Viren hochspezialisiert auf die Einführung einer fremden Nukleinsäure in eine Zelle eingerichtet, was vielleicht ihren hohen Wirkungsgrad erklärt. Unser Verständnis ist hier noch sehr lückenhaft, besonders wenn man die Umstände der inversen Interferenz bedenkt: Infektiöses Virus führt seine Nukleinsäure mindestens ebenso rasch und ebenso wirkungsvoll in die Wirtszelle ein wie inaktiviertes, und doch führt das letztere rascher und manchmal ausschließlich zur Interferonbildung. Man kann sich nur schwer vorstellen, daß ein Virus durch die Inaktivierung etwas gewinnt; viel eher dürfte es dabei etwas verlieren. Gewisse Virusinfektionen bewirken eine frühzeitige Lahmlegung der zelleigenen Eiweiß-Synthese; diese Hemmung kann mit Interferon nicht verhindert werden [22 a]. Möglicherweise beruht die inverse Interferenz auf einem solchen Mechanismus: Das infektiöse, virulente Virus könnte durch Blockierung der Proteinsynthese die zelluläre Interferonabwehr ausschalten.

## 7. Nachweis von Interferon

Im Prinzip besteht jede Anordnung zum Nachweis und zur Titration von Interferon darin, daß man ein interferonhaltiges Präparat auf Zellen einwirken läßt und diese Zellen mit einem Testvirus infiziert, sei es in vitro oder in vivo. Nach einer gewissen Zeitspanne wird das Ausmaß der Virusvermehrung im Vergleich zu Kontrollen bestimmt. Zur Messung kann irgendein mit der Virusvermehrung gekoppelter Parameter dienen, wie folgende Beispiele zeigen: In vitro: Titer an infektiösem Virus, Hämagglutinintiter, Menge an Virusantigenen, Zahl der Virusteilchen, Ausmaß und zeitlicher Ablauf zytopathischer Effekte, Zahl und Größe der Virus-Plaques. In vivo: Letalität für das Versuchstier, Ausmaß der Läsionen, Infektiositätstiter, Antigentiter usw.

Da die Zahl der publizierten Verfahren groß, die der möglichen Varianten noch größer ist, sollen lediglich vier Verfahren, die prinzipielle Punkte beleuchten, kurz erwähnt werden.

1. Nachweis in Chorioallantoismembran-Fragmenten. Es ist dies die älteste publizierte Methode [19]. Fragmente der Hühner-Chorioallantois werden 24 Stunden bei 37° in Kontakt mit Interferon belassen, dann mit Influenza-Virus infiziert. Nach weiteren 24 bis 48 Stunden wird der Hämagglutinintiter gemessen. Der Logarithmus des Hämagglutinintiters ist innerhalb eines gewissen Bereichs umgekehrt proportional dem Logarithmus der Interferonmenge. Das System hat offensichtliche Beschränkungen: Als Testviren kommen nur Stämme in Frage, die in überlebenden Membranfragmenten viel Hämagglutinin bilden; nur Interferon aus Hühnergewebe wird mit genügender Empfindlichkeit registriert. In den Händen einzelner Forscher erwies sich die Methode als wenig reproduzierbar.

2. Nachweis durch Hemmung der Zellschädigung in Gewebekulturröhrchen. Die Methode erlaubt zahlreiche Varianten. Es sei kurz das Verfahren von SELLERS und FITZPATRICK [34] gestreift. Affennieren-Gewebekulturröhrchen werden mit gestuften Interferonverdünnungen 24 Stunden lang vorbehandelt und mit 50 Gewebekulturdosen eines bovinen Entero-Virus (M 6) infiziert. Die Röhrchen werden zweimal täglich mikroskopiert. Der Titer wird abgelesen, sobald die Zellen in den Kontrollen zu ³/₄ bis ⁴/₄ degeneriert sind. Empfindlichkeit und Reproduzierbarkeit sollen gut sein. Die Ablesung verlangt einen großen Arbeitsaufwand.

3. Interferonnachweis im Zylindertest. Die Methode ähnelt einem Zylindertest für Antibiotika [31]. Auf eine agarüberschichtete Gewebekultur, die mit soviel plaquebildenden Einheiten des Testvirus infiziert ist, daß nach Bebrütung ein knapp kon-

fluierender Plaque-Rasen entsteht, wird das Interferonpräparat in geeignete Zylinder oder Perlen verbracht. Nach Bebrütung und Entwicklung der Plaques erweisen sich die Zellen in einer Zone von wechselndem Durchmesser um den Zylinder als geschützt. Die Methode ist wenig empfindlich, vielleicht wegen der starken Adsorption von Interferon an Agar und nicht immer reproduzierbar. Dagegen erlaubt sie die anschaulichste Demonstration der Interferonwirkung.

4. Interferonnachweis im Plaque-Hemmungstest. Der Hauptnachteil der Methoden dieser Art ist ihre Kompliziertheit. Ein einfaches Verfahren, das ohne Agar auskommt, sei hier erwähnt [26]. Hühnerfibroblasten-Kulturen in Vierkantflaschen werden gleichzeitig mit Interferon und 100 bis 200 plaquebildenden Einheiten von Vakzinia-Virus beschickt. Die Zellrasen, die mit flüssigem Nährmedium überschichtet sind, werden nach 44 Stunden Bebrütung mit Kristallviolett gefärbt. Die Virusplaques erscheinen als kleine Löcher; das Interferon bewirkt eine Reduktion der Zahl und der Größe dieser Löcher. Die Dosis-Wirkungskurve kann mit Hilfe der Probit-Analyse ausgewertet werden. Die Methode läßt sich an andere Gewebe und an andere Virusinhibitoren, wie Antiseren und Antimetaboliten, ohne große Änderungen adaptieren. Als Test-Viren kommen nur solche in Frage, die ohne Agar Plaques bilden.

Es kann keine allgemeingültige Regel angegeben werden, welche Methode im Einzelfall am geeignetsten ist. Häufig wird die Entscheidung von der Fragestellung abhängen. Eine Vorbehandlung des Gewebes mit Interferon 8 bis 24 Stunden vor der Infektion mit dem Test-Virus führt wahrscheinlich immer zu einer größeren Empfindlichkeit. In einzelnen Fällen, z. B. bei der Membranfragment-Methode, ist eine solche Vorbehandlung unentbehrlich. Bei Plaque-Hemmungstesten bringt die gleichzeitige Applikation von Interferon und Test-Virus oft einen nur geringen Verlust an Empfindlichkeit, der durch die Vereinfachung der Manipulationen aufgewogen wird.

## 8. Beispiel eines einfachen Interferon-Präparats

Vielleicht ist es für den Leser von Nutzen, wenn wir hier die Herstellung eines Interferon-Präparats aus Hühnergewebe etwas eingehender beschreiben.

Zehntägige Hühnerembryonen werden in die Allantoishöhle mit einem geeigneten Stamm von Influenza-Virus infiziert. Nach 3 Tagen Bebrütung werden die Allantoisflüssigkeiten gesammelt, die nun hohe Titer an Influenza-Virus und Interferon enthalten. Ein wichtiger Schritt ist die Beseitigung störender Einflüsse von seiten des Virus, das sowohl von seinen infektiösen wie interferierenden Eigenschaften befreit werden muß. Im gewählten Beispiel geschieht dies durch Dialyse gegen ein mehrfaches Volumen eines auf pH 2 eingestellten Puffers. Diese Methode darf aber nicht blindlings auf jeden Fall angewendet werden. Vielmehr ist bei jeder neuen Versuchsanordnung zu prüfen, ob die beobachteten Effekte nicht durch Reste von infektiösem oder inaktiviertem Virus beeinflußt werden.

Nach erneuter Dialyse gegen einen neutralen Puffer wird das entstandene Präzipitat abzentrifugiert; der Überstand enthält das Interferon. Ein solches Präparat erweist sich als frei von infektiösem Virus und von virusgebundener interferierender Aktivität. Geprüft mit der Membranfragment-Methode drückt es bei einer Verdünnung von 1 : 10

den Hämagglutinintiter von Influenza-Virus auf ca. 10% der Kontrollen. Geprüft in einem Röhrchen- oder Plaque-Test stellt sich die Verdünnung, bei der die Zellschädigung verzögert oder die Zahl der Plaques auf 50% reduziert wird, je nach Verfahren auf 1 : 80 bis 1 : 250.

## 9. Physikalisch-chemische Eigenschaften von Interferon

Schon frühzeitig stand fest, daß Interferon ein relativ niedermolekulares Protein oder Polypeptid ist, das in einem weiten pH- und Temperaturbereich stabil bleibt [25]. Einer hochgradigen Reinigung und Konzentration von Interferon stehen gewisse Schwierigkeiten im Weg. Selbst die besten interferierenden Präparate enthalten im Nativzustand nur geringste Mengen an Interferon-Reinsubstanz. Betrachtet man das von LAMPSON u. Mitarb. [21] erreichte Endprodukt als weitgehend rein, so läßt sich bei Annahme einer zehnprozentigen Gesamtausbeute berechnen, daß aus einer Million infizierter Hühnerembryonen nicht mehr als 0,5 Gramm Reinsubstanz gewonnen werden könnten. Dieses halbe Gramm allerdings hätte eine hohe Aktivität, und ein Hundertmillionstel davon würde ein Gewebekulturröhrchen vor der Zerstörung durch ein Enzephalitis-Virus schützen. Eine weitere Schwierigkeit besteht darin, daß mit fortschreitender Reinigung eine zunehmende Tendenz zu starker Adsorption an Glas, Zellulose und andere Substrate auftritt. Die Untersuchungen von BURKE [4] über den Chemismus von Interferon scheinen unter diesem Umstand gelitten zu haben. Interessanterweise war die starke Adsorptionstendenz von Interferon an Zellulose schon früh erkannt worden: Interferon wurde von grobmaschigen Gradocolfiltern zurückgehalten [25]; Zugabe von bakteriologischer Nährbouillon verhinderte diese Adsorption [5].

---

Ungefähres Molekulargewicht 20 000—34 000
UV-Absorptionsspektrum charakteristisch für Protein
Isoelektrischer Punkt um 8,0
Aminosäuren:  Tyrosin (berechnet) 2,3%
            Tryptophan (berechnet) 2,6%
            Arginin 7,2%
            Lysin 11,1%
Inaktiviert durch: Trypsin, Chymotrypsin, Pepsin, Papain
Nicht inaktiviert durch: Peptidasen, α-Amylase, Lipase, DRNase
Stabil bei pH 2—10
Inaktiviert durch Erwärmen auf 76° 60 Minuten
Frei von Nukleinsäuren
Spuren von Kohlehydrat vorhanden

*Tab. 1: Physikalisch-chemische Eigenschaften von Interferon\*)*

---

\*) Nach LAMPSON u. Mitarb. (1963).

Die vorstehende Tabelle orientiert über die Eigenschaften von Hühner-
gewebe-Interferon, soweit sie aus den Angaben von LAMPSON u. Mitarb. *[21]*
hervorgehen.

Das von LAMPSON u. Mitarb. beschriebene Interferonpräparat ist wahrscheinlich
noch immer stark verunreinigt. Die Molekulargewichtsbestimmungen mehrerer
voneinander unabhängiger Arbeitsgruppen ergaben Werte, die mit denen von
Tabelle 1 gut übereinstimmen. Dagegen bestehen noch Meinungsverschiedenheiten über den isoelektrischen Punkt.

Mehrere Versuche, Antiseren gegen Interferon herzustellen, schlugen fehl.
Eine Schwierigkeit dieser Versuche liegt darin, daß in wenig gereinigten Präparaten viel mehr Begleitproteine als Interferon enthalten sind. Antikörper
gegen normale Gewebsbestandteile können aber die Infektion durch das Test-
Virus hemmen und dadurch die Interpretation der Versuche erschweren *[23]*.
Immerhin liegt eine kurze Mitteilung vor, aus der eine schwache Anti-
genität eines Interferonpräparats hervorgeht *[30]*. Mit einigen Milligramm
von hochgereinigtem Interferon ließe sich die Frage endgültig entscheiden.
An sich sollte ein Protein mit den Eigenschaften von Interferon eine gewisse
Antigenität aufweisen.

## 10. Intrazelluläres Interferon

Bevor das Interferon wirken kann, muß es an die Zelle herankommen. Die
Adsorption, selbst aus einem relativ kleinen Volumen, erfolgt nicht sehr rasch.
Ist das Interferon aber einmal von Zellen aufgenommen, so läßt es sich in
keiner Weise mehr daraus herausholen. Offenbar wird an oder in der Zelle
das Interferon derart gebunden oder transformiert, daß es nicht mehr auf
andere Zellen übertragen werden kann, es sei denn bei der Zellteilung. In
einem ruhenden Gewebe bleibt der Interferonschutz über lange Zeit erhalten.
In einem sich teilenden Gewebe geht der Schutz allmählich verloren, doch
kann die Virusfestigkeit nach ein bis zwei Teilungsschritten immer noch beträchtlich sein.

Mit dem Interferon muß etwas geschehen, ehe die Virusinhibition eintritt:
Nach erfolgter Adsorption des Interferons an das Gewebe verstreicht eine
gewisse Zeitspanne, ehe das Gewebe virusfest wird. Während dieser Zeitspanne müssen die Zellen bei 37° gehalten werden; bei 4° bildet sich der
refraktäre Zustand nicht aus *[25]*. Actinomycin D hemmt die Ausbildung
des refraktären Zustands *[34 a]*. Es ist durchaus denkbar, daß in einem latent
mit Virus infizierten Gewebe stets so wenig Interferon produziert wird, daß
es gerade ausreicht, die Zellen vor der Zerstörung zu schützen, aber nicht genug,
um an die Kulturflüssigkeit abgegeben zu werden. Tatsächlich ist in solchen
Situationen entweder kein oder sehr wenig Interferon gefunden worden. Das
heißt aber noch nicht, daß Interferon bei der Aufrechterhaltung chronischer
Zellinfektionen keine Rolle spielt.

## 11. Wirkungsbreite des Interferons

Verschiedene Viren weisen Unterschiede in ihrer Empfindlichkeit gegenüber Interferon auf, doch scheint kaum eines sich seiner Wirkung völlig entziehen zu können. Die Rangordnung in der Empfindlichkeit hängt auch vom Gewebe ab, in dem die Prüfung vor sich geht. In Hühnerembryonalgewebe gelten die Arborviren und Vakzinia als hochempfindlich, Influenza und Parainfluenza als mäßig empfindlich, Herpes als wenig empfindlich. Avirulente Stämme sind allgemein interferonempfindlicher als virulente Stämme des gleichen Virus.

Im Gewebe einer bestimmten Spezies erzeugtes Interferon wirkt besser, wenn es in homologem, als wenn es in heterologem Gewebe geprüft wird. Die Wirksamkeit in verschiedenen Geweben läßt sich nicht zuverlässig voraussagen. So können sich einerseits verschiedene Gewebe der gleichen Spezies unterschiedlich verhalten, während anderseits Interferon den Abstand zwischen recht fernliegenden Spezies, wie Huhn und Affe, überbrücken kann. Die Unterschiede scheinen mehr quantitativer als qualitativer Art zu sein. Gewisse kontinuierliche Zellinien sind zwar gute Interferonproduzenten, reagieren aber sehr wenig auf die Zugabe selbst von homologem Interferon. An diese Beobachtung sind Hypothesen über einen prinzipiellen Unterschied zwischen malignen und normalen Zellen geknüpft worden. Es gibt aber maligne Zellinien, die durchaus interferonempfindlich sind. Weitreichende Spekulationen scheinen darum vorläufig nicht gerechtfertigt.

Bei gleichem Virusbefall können verschiedene Zellstämme sehr unterschiedliche Ausbeuten an Interferon liefern. GRESSER und ENDERS [11] haben folgende Beobachtung mitgeteilt: Ein permanenter Zellstamm WS bildet, wenn er mit Sindbis-Virus infiziert wird, viel Interferon, und die Zellen überstehen die Virusinfektion. Amnionzellen dagegen werden vom gleichen Virus rasch zerstört. Mischt man nun viele Amnionzellen mit relativ wenigen WS-Zellen, so erweist sich bei einer Sindbis-Infektion der ganze Zellrasen als geschützt. Die WS-Zellen bilden genügend Interferon, um auch die empfindlichen Amnionzellen zu schützen.

## 12. Angriffspunkt des Interferons

Interferon ist sowohl für Versuchstiere wie für Zellen sehr wenig toxisch. Die Interferonwirkung läßt sich nicht damit erklären, daß die Zellen in unspezifischer Weise derart geschädigt würden, daß sie zur Virusvermehrung nicht mehr taugten. Man kann die Virusinfektion in folgende Phasen auflösen: Extrazelluläres Virus — Adsorption an Zellrezeptoren — Penetration — Auflösung der Viruspartikel — Induktion enzymatischer und anderer Hilfsproteine — Synthese der Virusnukleinsäure und der Virusproteine — Virusreifung — Ausschleusung — extrazelluläres Virus. Wo greift nun das Interferon ein? Sicher nicht am extrazellulären Virus, ebenfalls nicht während der Adsorptionsphase und vermutlich nicht während der Penetration, da infektiöse Nukleinsäuren, die einen vom nativen Virus verschiedenen Penetrationsmodus haben dürften, von Interferon ebenfalls blockiert werden. Interferon hemmt auch nicht die Ausschleusung fertiger Virusteilchen. Dagegen mag der Angriffspunkt irgendwo vom Beginn der Eklipse bis zur Virusreifung liegen. Daß er noch vor der Entstehung der Virus-Nukleinsäure liegt, wird durch Versuche von De Somer u. Mitarb. [8] wahrscheinlich gemacht. In gewissen Grenzfällen haben aber Cantell u. Mitarb. [6] die Bildung intrazellulärer Virusantigene ohne einen entsprechenden Anstieg der Infektiosität beobachtet, was eher eine Störung der Virusreifung andeutet. Eine wichtige Unterscheidung, die nicht immer mit wünschbarer Schärfe vollzogen werden kann, ist die, ob man es mit einem vollständigen Vermehrungszyklus oder mit einer abortiven Virusinfektion zu tun hat; im letzten Fall dürfte Interferon anders wirken.

Die leicht basische Natur des Interferons rückt es in die Nähe anderer basischer Proteine. Histone sollen eine bedeutende Rolle in der Steuerung und Unterdrückung bestimmter Segmente der Zell-Nukleinsäure spielen. Jede einzelne Zelle eines Makroorganismus macht ja immer nur von einem kleinen Bruchteil der Gesamtinformation Gebrauch, die in ihrem genetischen Apparat enthalten ist. Es muß also ein sinnvoller Regelungsmechanismus vorhanden sein, der den größten Teil der mitgeführten Information einfriert. Daß ein ähnlicher Mechanismus auch fremde, durch ein Virus zugeführte genetische Information blockieren könnte, klingt nicht unwahrscheinlich. Betrachten wir umgekehrt die Situation vom Standpunkt des Virus aus, so ist es für eine erfolgreiche Infektion wichtig, daß die zugeführte Virusnukleinsäure nicht im zelleigenen Regelungsfeld stecken bleibt. Wenn wir uns eine Skala vorstellen, an deren einem Ende ein vollvirulentes Virus steht, das erfolgreich die Interferonabwehr umgeht oder überspielt, während am andern ein avirulentes, rasch unterdrücktes Virus figuriert, so läßt sich eine mittlere Lage denken, in der die genetische Information des Virus weitgehend maskiert, aber dennoch reproduziert wird, eine der Lysogenie ähnliche Situation. Die Rolle solcher Gleichgewichte bei der Entstehung virusbedingter Tumoren ist im Augenblick erst zu erahnen.

Der erstaunliche Mangel an Spezifität der Interferonwirkung, die ganz verschiedene Viren betrifft, Viren mit Ribonukleinsäure oder Desoxyribonukleinsäure, Viren, die sich im Zellkern und solche, die sich im Zytoplasma vermehren, Viren mit und ohne äußere Membranen, Viren mit fadenförmiger oder mit kubisch-symmetrischer Capside, läßt sofort daran denken, daß das Interferon gar nicht spezifisch gegen die Virussynthese gerichtet sein kann, sondern ganz allgemein eine Rolle bei der Regulierung des Zellstoffwechsels spielt. Tatsächlich wurden Änderungen im oxydativen Kohlehydratstoffwechsel bei Anwesenheit großer Interferonmengen in diesem Sinn gedeutet [16]. Doch muß die Frage, ob es sich dabei um echte Interferonwirkungen handelte, heute noch offen gelassen werden. So konnten Žemla und Schramek [38] den Befund nicht bestätigen, und das hochgereinigte Präparat von Lampson u. Mitarb. *[21]* war in dieser Hinsicht ohne Wirkung auf den Zellstoffwechsel. Der gleiche Kommentar gilt für andere Effekte, die vereinzelt beschrieben worden sind, wie Verlangsamung der Zellteilung, Veränderung der Zellmorphologie usw. Die Vorstellung drängt sich allmählich auf, daß im Gefolge von Virusinfektionen nicht nur infektiöses Virus, inkomplettes Virus, lösliche Antigene, Hämagglutinine, toxische Produkte, Lysozym, Zellzerfallsprodukte und Interferon entstehen, sondern noch eine Vielzahl bis heute wenig erforschter Stoffe, deren Untersuchung  sich lohnen würde. Aber auch Normalgewebe enthält wenig bekannte Faktoren, deren engere Beziehungen zu Interferon noch abzuklären sind. So hat Gifford (persönliche Mitteilung) aus normalen Hühnerembryonen einen Virushemmstoff extrahiert, der gewisse Ähnlichkeiten mit Interferon aufweist.

### 13. Zusammenhang zwischen Interferenz und Interferon

Es besteht kein Zweifel, daß in vielen Fällen von Interferenz die Bildung von Interferon nachgewiesen werden kann. Daß Interferon auch tatsächlich ein Mediator der Interferenz sei, läßt sich vielleicht nicht restlos beweisen, ist aber plausibel. Dagegen ist es möglich, daß unter dem Titel Interferenz einzelne Phänomene beschrieben worden sind, die auf einem grundsätzlich andern Mechanismus beruhen. Wie schwierig hier die Deutung sein kann, erhellt folgendes Beispiel: Zwei Stämme von Influenza-Virus, WS und PR 8, üben eine ungefähr gleich starke interferierende Wirkung gegenüber einem Enzephalitis-Virus im Hühnerembryo aus. Beim WS-Virus entsteht reichlich Interferon, bei PR 8 nur wenig. In Hühnerembryo-Gewebekulturen erzeugen beide Viren überhaupt kein nachweisbares Interferon, dennoch interferieren sie. Daraus ist der Schluß gezogen worden, daß es zwei Arten der Interferenz gibt, eine Infektionsinterferenz, bei der das sich vermehrende Virus selbst der interferierende Faktor ist, und eine durch Interferon vermittelte Interferenz. Das mag sein, doch sollte man bedenken, daß man bei einer Interferontitration immer nur das von den Zellen abgegebene, also überzählige, bei der Interferenz selbst irrelevante Interferon mißt. Solange wir das intrazelluläre, aktive Interferon in keiner Weise erfassen können, wird das angedeutete Problem unlösbar bleiben. Ein wohldokumentiertes Beispiel für einen Interferenzvorgang, bei dem Interferon wahrscheinlich keine Rolle spielt, haben Cords und Holland *[7 a]* publiziert.

### 14. Bedeutung des Interferons beim natürlichen Infektionsgeschehen

Es ist verlockend, dem Interferon eine Rolle bei der natürlichen Abwehr gegen Virusinfekte zuzuschreiben. Vom Heilungsprozeß aus gesehen entsteht

Interferon am rechten Ort und zur rechten Zeit, nämlich am Ort der Virusvermehrung und vor dem Auftreten spezifischer Antikörper. Es ist bekannt,
daß Patienten mit Hypogammaglobulinämie Virusinfekte meistens ebenso-
leicht überstehen wie immunologisch Gesunde. Im Tierversuch beeinflußt die
Unterdrückung der Antikörperbildung beim Meerschweinchen den Heilungsverlauf einer Vakzinia-Läsion nicht. Man hat aus diesen Beobachtungen abgeleitet, daß bei der erstmaligen Auseinandersetzung mit einem Virusinfekt
nicht die Antikörper, die ohnehin etwas spät auftreten, sondern Interferon-
mechanismen die Heilung einleiten.
Sehr junge embryonale Gewebe sind schlechte Interferonbildner. Wie es eine
serologische Reifung gibt, gibt es also auch eine Interferonreifung. Die ver-
heerende Wirkung gewisser Virusinfekte auf den Fötus oder das Neugeborene
steht damit vielleicht in Zusammenhang. Cortison hemmt die Interferonbildung,
und es ist bekannt, daß Cortison bei Herpes simplex und Varizellen den
klinischen Verlauf ungünstig beeinflußt.
Man sollte aber nicht vergessen, daß gerade schwerste, letale Formen sonst
harmloser Viruskrankheiten, wie bei der Pockenschutzimpfung, nur bei extremer
Agammaglobulinämie vorkommen. Es mag sein, daß die meisten Hypogamma-
globulinämiker eben doch ein wenig Antikörper bilden, die für die Abwehr
genügen. Man kann sich aber auch fragen, ob von der Agammaglobulinämie,
bei der eine tiefgreifende Störung ganzer Zellpopulationen besteht, nicht auch
Zellen betroffen sind, die im gesunden Organismus auf die Bildung von Interferon spezialisiert sind [24]. Die antikörperbildenden Zellen selbst müssen
ja irgendwie vor dem Angriff durch das Virus geschützt sein, sonst würden
sie nie dazu kommen, Antikörper zu bilden. Reizvoll an dieser Überlegung
ist der sinnreiche Zusammenhang, der das ganze Abwehrgeschehen zu beherrschen scheint. Die experimentellen Belege für eine solche Auffassung sind
leider noch spärlich.
In Affenzellen hergestelltes Interferon schützt, lokal-prophylaktisch beim
Menschen angewendet, vor der experimentellen Vakzinia-Infektion. In Gewebekulturen können menschliche Zellen reichlich Interferon erzeugen; menschliche
Leukozyten bilden Interferon in vitro. Rachenspülflüssigkeit und Liquor cerebrospinalis erkrankter Menschen enthalten interferonähnliche Faktoren. Dagegen ließ sich in den Lungen an asiatischer Grippe Gestorbener kein Interferon
nachweisen. Heißt das vielleicht, daß nur jene starben, deren Interferonbildung
mangelhaft war?


## 15. Ausblick


Die Entdeckung des Interferons hat vorläufig mehr Fragen aufgeworfen, als
sie beantwortet hat. Die dadurch ausgelöste Flut von Arbeiten wird nicht so
bald abebben, wofür einleuchtende quantitative Gründe bestehen. Ein einfacher Interferonversuch ist immer ein „Vierkörperproblem“: Virus und Ge-

webe, mit denen Interferon erzeugt wird, Gewebe und Virus, an denen die Interferonwirkung gemessen wird. Es existieren viele Viren und viele Gewebe; das erste Virus kann infektiös oder auf verschiedene Weise inaktiviert sein; am zweiten Virus können die verschiedensten Parameter gemessen werden; die Gewebe können fortlaufend gezüchtete Zellinien, diploide Zellstämme, embryonale Zellen, Zellen von erwachsenen Tieren, überlebende Organkulturen, intakte Embryonen oder intakte Tiere sein. Die Variationsmöglichkeiten sind fast unabsehbar. Viele Versuchsanordnungen werden sich nicht im Prinzipiellen unterscheiden, und so erklärt sich die Publikation von Arbeiten, die nichts Neues enthalten und lediglich bereits Bekanntes an einem neuen Beispiel illustrieren. Doch läßt sich vielleicht nur auf diese Art ein ausgewogenes Bild gewinnen, das sowohl Breite wie Relief besitzt.

Die Interferonforschung wird eine Vertiefung unseres Verständnisses der Virusinfektionen ermöglichen. Je tiefer dieses Verständnis, desto eher können wir einmal in die Lage kommen, die Viruskrankheiten therapeutisch zu beeinflussen. Zunächst kann das Interferon selbst, das wenig toxisch und wenig antigen ist, als ein mögliches antivirales Breitband-Chemotherapeutikum angesehen werden. Zwei Schwierigkeiten bleiben hier noch zu überwinden: Die hohen Herstellungskosten einigermaßen konzentrierter, am Menschen wirksamer Präparate und der Umstand, daß bis jetzt in vivo nur in prophylaktischen, nicht aber in therapeutischen Versuchen eindeutige Wirkungen gesehen worden sind. Der zweite Punkt braucht im Augenblick noch nicht zu ernst genommen zu werden, da entweder mit winzigsten Mengen von Interferon gearbeitet wurde oder die Versuchsanordnung an sich eine therapeutische Wirkung von vornherein ausschloß.

Vielleicht läßt sich die Interferonwirkung mit einem synthetischen Produkt nachahmen. Dazu wäre nicht unbedingt nötig, daß die genaue Struktur des Interferons reproduziert würde. Bei Wahrung entscheidender Gruppen bleibt dem Chemiker oft ein gewisser Spielraum, innerhalb dessen die biologische Wirkung nicht verlorengeht. Eine systematische Erprobung dieses Wegs setzt eine genauere Kenntnis vom chemischen Aufbau eines natürlichen Interferons voraus.

So, wie man passiv oder aktiv immunisieren kann, so könnte man auch, statt das Interferon passiv zuzuführen, seine aktive Produktion anregen. Eine avirulente Lebendvakzine oder ein inaktiviertes Virus könnten das vielleicht bewirken; wir haben eingangs die Verwendung heterotypischer Lebendvakzinen bei enteralen Virusinfekten erwähnt. Wenn wirklich Nukleinsäuren die Interferonsynthese anregen, so ließen sich vielleicht synthetische Polynukleotide oder andere Stoffe in gleicher Weise verwenden. Also auch hier ein weiter Spielraum für Versuche und Fortschritte.

Völlig unklar ist die Rolle des Interferons bei der Induktion maligner Transformationen durch ein Virus. Sollte es sich herausstellen, daß beim Menschen Malignome als Folge in früher Kindheit durchgemachter Virusinfekte entstehen, so würde es sich lohnen, diese gefährdete Periode durch Interferon zu schützen. Im Tierversuch jedenfalls schützt Interferon vor Polyom- und Rous-Tumoren. Anderseits ist auch schon diskutiert worden, ob nicht Interferon selbst zur Selektion maligner Zellen beitragen könnte. Man wird sich also bis zur Abklärung dieser Frage einige Zurückhaltung auferlegen müssen.

*Schrifttum*

a) Übersichtsreferate (in chronologischer Reihenfolge)

HENLE, W.: Interference phenomena between animal viruses. J. Immunol. *64*, 203—236 (1950)

SCHLESINGER, R. W.: Interference between animal viruses. In: „The Viruses" Vol. 3 (F. M. BURNET und W. W. STANLEY Ed.), p. 157—194, Academic Press, New York 1959

ISAACS, A.: Viral interference. In: „Virus Growth and Variation", 9th Symposium Soc. gen. Microbiol., p. 102—121, Cambridge University Press, Cambridge 1959

LINDENMANN, J.: Neuere Aspekte der Virus-Interferenz. Erg. Mikrobiol. *33*, 369—397 (1960)

HO, M.: Interferons. New Engl. J. Med. *266*, 1258—1264, 1313—1318, 1367—1371 (1962)

ISAACS, A.: Interferon. Adv. Virus Res. *10*, 1—38 (1963)

b) Originalarbeiten (in alphabetischer Reihenfolge)

1 ANDREWES, C. H.: Interference by one virus with growth of another in tissue culture. Brit. J. Exper. Path. *23*, 214—220 (1942)

2 ARTENSTEIN, M. S. a. L. WEINSTEIN: Simultaneous infection with the viruses of chickenpox and measles. J. Pediat. *62*, 156—158 (1963)

3 BARON, S. a. C. E. BUCKLER: Circulating interferon in mice after intravenous injection of virus. Science *141*, 1061—1063 (1963)

4 BURKE, D. C.: The purification of interferon. Biochem. J. *78*, 556—563 (1961)

5 BURKE, D. C. a. A. ISAACS: Further studies on interferon. Brit. J. Exper. Path. *39*, 78—84 (1958)

6 CANTELL, K., Z. SKURSKA, K. PAUCKER a. W. HENLE: Quantitative studies on viral interference in suspended L cells. II. Factors affecting interference by UV-irradiated Newcastle disease virus against vesicular stomatitis virus. Virology *17*, 312—323 (1962)

7 COOPER, P. D. a. A. J. D. BELLETT: A transmissible interfering component of vesicular stomatitis virus preparations. J. Gen. Microbiol. *21*, 485—497 (1959)

7 a CORDS, C. E. a. J. J. HOLLAND: Interference between enteroviruses and conditions effecting its reversal. Virology *22*, 226—234 (1964)

8 DE SOMER, P., A. PRINZIE, P. DENYS Jr. a. E. SCHONNE: Mechanism of action of interferon. I. Relationship with viral ribonucleic acid. Virology *16*, 63—70 (1962)

9 FINDLAY, G. M. a. F. O. MACCALLUM: An interference phenomenon in relation to yellow fever and other viruses. J. Path. Bact. *44*, 405—424 (1937)

10 GARD, S.: Tissue immunity in mouse poliomyelitis. Acta med. Scand. *119*, 27—46 (1944)

11 Gresser, I. a. J. F. Enders: Alteration of cellular resistance to Sindbis virus in mixed cultures of human cells attributable to interferon. Virology 16, 428—435 (1962)

11 a Heller, E.: Enhancement of Chikungunya virus replication and inhibition of interferon production by Actinomycin D. Virology 21, 652—656 (1963)

12 Henle, W. a. G. Henle: Interference of inactive virus with the propagation of virus of influenza. Science 98, 87—89 (1943)

13 Ho, M.: Inhibition of the infectivity of poliovirus ribonucleic acid by an interferon. Proc. Soc. Exper. Biol. Med. 107, 639—644 (1961)

14 Ho, M. a. J. F. Enders: Inhibitor of viral activity appearing in infected cell cultures. Proc. Nat. Acad. Sci. 45, 385—389 (1959)

15 Hoskins, M.: A protective action of neurotropic against viscerotropic yellow fever virus in macacus rhesus. Amer. J. Trop. Med. 15, 675—680 (1935)

16 Isaacs, A.: Metabolic effects of interferon on chick fibroblasts. Virology 10, 144—146 (1960)

17 Isaacs, A. a. G. Hitchcock: Role of interferon in recovery from virus infections. Lancet II, 69—71 (1960)

18 Isaacs, A. a. J. Lindenmann: Virus interference. I. The interferon. Proc. Roy. Soc. B 147, 258—267 (1957)

19 Isaacs, A., J. Lindenmann a. R. C. Valentine: Virus interference. II. Some properties of interferon. Proc. Roy. Soc. B 147, 268—273 (1957)

20 Isaacs, A. a. M. A. Westwood: Duration of protective action of interferon against infection with West Nile virus. Nature 184, 1232—1233 (1959)

20 a Knight, V., W. F. Fleet a. D. J. Lang: Inhibition of measles rash by chickenpox. J. Amer. Med. Ass. 188, 690—691 (1964)

21 Lampson, G. P., A. A. Tytell, M. M. Nemes a. M. R. Hilleman: Purification and characterization of chick embryo interferon. Proc. Soc. Exper. Biol. Med. 112, 468—478 (1963)

22 Lennette, E. H. a. H. Koprowski: Interference between viruses in tissue culture. J. Exper. Med. 83, 195—219 (1946)

22 a Levy, H. B.: Studies on the mechanism of interferon action. II. The effect of interferon on some early events in Mengo virus infection in L cells. Virology 22, 575—579 (1964)

23 Lindenmann, J.: Interferon und inverse Interferenz. Z. Hyg. 146, 287—309 (1960)

24 Lindenmann, J.: Relations entre virus et hôte au niveau cellulaire. Arch. Virusforsch. 13, 35—40 (1963)

25 Lindenmann, J., D. C. Burke a. A. Isaacs: Studies on the production, mode of action and properties of interferon. Brit. J. Exper. Path. 38, 551—562 (1957)

26 Lindenmann, J. a. G. Gifford: Studies on vaccinia virus plaque formation and its inhibition by interferon. III. A simplified plaque inhibition assay of interferon. Virology 19, 302—309 (1963)

27 Magrassi, F.: Studii sull'infezione e sull'immunità da virus erpetico; rapporti tra infezione e superinfezione di fronte ai processi immunitari: sulla possibilità di profondamente modificare il decorso e gli esiti del processo infettivo già in atto. Z. Hyg. 117, 573—620 (1935)

28 Mayer, V., F. Sokol a. J. Vilček: Effect of interferon on the infection with eastern equine encephalomyelitis (EEE) virus and its ribonucleic acid (RNA). Acta Virol. 5, 264—270 (1961)

29 Nagano, Y. et Y. Kojima: Inhibition de l'infection vaccinale par un facteur liquide dans le tissu infecté par le virus homologue. C. R. Soc. Biol. 152, 1627—1629 (1958)

30 Paucker, K. a. K. Cantell: Neutralization of interferon by specific antibody. Virology *18*, 145—147 (1962)

31 Porterfield, J. S.: Simple plaque inhibition test for antiviral agents: application to assay of interferon. Lancet *II*, 326—327 (1959)

32 Rotem, Z., R. A. Cox a. A. Isaacs: Inhibition of virus multiplication by foreign nucleic acid. Nature *197*, 564—566 (1963)

33 Scientific Committee on Interferon: Effect of interferon on vaccination in volunteers. Lancet *I*, 873—875 (1962)

34 Sellers, R. F. a. M. Fitzpatrick: An assay of interferon produced in rhesus monkey and calf kidney tissue cultures using bovine enterovirus M 6 as challenge. Brit. J. Exper. Path. *43*, 674—683 (1962)

34 a Taylor, J.: Biochem. Biophys. Research Comm. *14*, 447—449 (1963)

35 Tyrrell, D. A. J.: Interferon produced by cultures of calf kidney cells. Nature *184*, 452—453 (1959)

36 Vilches, A. a. G. K. Hirst: Interference between neurotropic and other unrelated viruses. J. Immunol. *57*, 125—140 (1947)

37 Wagner, R. R.: Viral interference. Some considerations of basic mechanisms and their potential relationship to host resistance. Bact. Rev. *24*, 151—166 (1960)

38 Žemla, J. a. S. Schramek: Notes on the effect of interferon on the metabolism of chick embryo cells. Acta Virol. *6*, 275—277 (1962)

# Chemotherapie und Hemmstoffe der Virusvermehrung

Von M. STAEHELIN und R. WYLER

## 1. Allgemeine Möglichkeiten einer Chemotherapie von Viruskrankheiten

Definitionsgemäß besteht die Chemotherapie darin, Infektionskrankheiten mit relativ niedermolekularen Stoffen zu behandeln. Diese Substanzen greifen direkt und selektiv den Erreger im infizierten Organismus an, ohne dabei die Körperzellen des Wirts zu schädigen. Die Definition kann außer auf Bakterien und Protozoen — sinngemäß auch auf Virusinfektionen — angewandt werden. Es hat sich in der Praxis gezeigt, daß die meisten gegen Protozoen und Bakterien wirksamen Stoffe auch in vitro eine antimikrobielle Wirkung entfalten. Bei den Virusinfektionen sind die Verhältnisse etwas anders. Nachdem vereinfachte Zellkulturen oder überlebend gehaltene Gewebe in Reagensgläsern als in vitro Systeme zur Vermehrung von Viren herangezogen wurden, fand sich sehr bald, daß eine große Zahl von Substanzen die Virusentwicklung in vitro hemmten, ohne daß sich an den Zellen, mit zwar beschränkten Nachweismethoden, toxische Veränderungen nachweisen ließen. Dieselben Substanzen vermochten aber Virusinfektionen am Tier in untoxischer Dosis nicht zu beeinflussen. In unseren Laboratorien konnte an der Influenza-Virusinfektion festgestellt werden, daß die Übereinstimmung von in vitro und in vivo Aktivität sehr gering war. Wenn man die Literatur durchgeht, kommt man zum Schluß, daß auch andere Bearbeiter dieses Problems die gleichen Erfahrungen machten [10].

War eine Substanz aber einmal bei einer gegebenen Virusinfektion wirksam, dann meist nur, wenn sie den Versuchstieren prophylaktisch oder sehr kurze Zeit (1—6 Stunden) nach der Infektion verabfolgt wurde. Dies erschwert eine Anwendung in der Klinik; denn die Prodromalstadien bei nicht epidemisch auftretenden Viruserkrankungen sind klinisch oft nicht typisch, und die Diagnose aus dem diagnostisch-virologischen Laboratorium erreicht den behandelnden Arzt viel später als z. B. das Resultat einer bakteriologischen Untersuchung. Daraus erhellt, daß ein Stoff noch wirksam sein sollte, wenn schon die ersten Symptome aufgetreten sind. Zu diesem Zeitpunkt hat die

Virusentwicklung in der Zelle aber meist schon den Höhepunkt erreicht. Nach den bisherigen Erfahrungen ist nicht damit zu rechnen, daß ein Chemotherapeutikum gefunden wird, welches generell gegen alle Virusarten gebraucht werden kann. Sogar das, wenigstens im Reinheitsgrad, in dieser Beziehung beste Präparat, das bisher zur Verfügung stand, das Interferon, zeigt graduelle Unterschiede in der Wirkung gegen diverse Viren. TAMM [46] hat mit einer Mindestzahl von 10—12 spezifisch gegen verschiedene Virusarten wirksamen Präparaten gerechnet. Unter solchen Umständen wäre aber eine präzise ätiologische Diagnose Vorbedingung der Therapie, vergleichbar etwa mit der Resistenzprüfung in der Bakteriologie.

Es stellt sich auch prinzipiell die Frage, ob bei der Bekämpfung von Virusinfektionen die chemotherapeutische Behandlung neben der Anwendung von Vakzinen noch Aussicht auf Erfolg habe. Ohne hier einen Entscheid zu fällen, können doch zwei für eine medikamentöse Therapie sprechende Gründe angeführt werden, die allein schon, abgesehen von einem noch fehlenden Immunschutz gegen verschiedene Infektionen, die Suche nach weiteren Substanzen rechtfertigen. Der Vorteil eines Chemotherapeutikums bestünde darin, daß nicht wie bei einer prophylaktischen Vakzinierung ganze Bevölkerungsteile behandelt werden müßten, sondern nur die von der Krankheit befallenen, und daß damit unliebsame Nebenerscheinungen, wie z. B. die der postvakzinalen Enzephalitis bei der Pockenschutzimpfung umgangen werden könnten. Ein weiterer Vorteil eines spezifischen Chemotherapeutikums gegenüber der Vakzination wäre die Unabhängigkeit von der Typenvariabilität, welche oft als ein Haupthindernis für die Vakzinierung auftritt (Grippe).

Zusammenfassend müssen die folgenden Anforderungen an ein gutes Antivirus-Chemotherapeutikum gestellt werden:

1. Die Wirkung sollte entweder spezifisch gegen das aktive Virus oder dann gegen die virusbedingte Zellschädigung gerichtet sein.
2. Es sollte möglichst ein breites Anwendungsspektrum bei verschiedenen Viruserkrankungen haben.
3. Es sollte nicht toxisch sein.
4. Der Effekt sollte auch nach dem Auftreten von Symptomen noch vorhanden sein.
5. Es sollte im Verlaufe der Behandlung keine Resistenz des Erregers gegenüber dem Chemotherapeutikum auftreten, wie sie von MELNICK et al. [33] für das Guanidin beschrieben wurde.

Bis jetzt fand sich noch kein Präparat, welches diese Anforderungen erfüllt hat. In den letzten Jahren wurde aber die Ansicht vertreten, daß diese Postulate eigentlich viel zu streng seien, und besonders MELANDER [32] legte im Falle des Biguanids Wert darauf, daß schon ein regelmäßig reproduzierbarer marginaler Effekt ein Fortschritt sei. Dies trifft sicher zu bei experimentellen Virusinfektionen, aber man kann sich leicht vorstellen, wie schwierig sich bei einem geringen Effekt die klinische Evaluierung gestaltet. Es war deshalb nicht verwunderlich, daß bei der Biguanidprophylaxe der Grippe in englischen Fachzeitschriften sich diametral entgegengesetzte Berichte über die Wirksamkeit dieses Präparates fanden.

Obwohl noch kein ideales Chemotherapeutikum gegen die virusbedingten Krankheiten vorliegt, sind doch die Fortschritte in den letzten Jahren, zum großen Teil bedingt durch die Strukturaufklärung und die chemisch wie biologisch gewonnenen Erkenntnisse bei der Vermehrung der verschiedenen Viren, nicht zu verkennen.

Es kann sich im Rahmen dieser Übersicht nicht darum handeln, über alle die Arbeiten, welche chemotherapeutische Erfolge, sei es beim Menschen oder bei experimentell infizierten Labortieren, beschreiben, zu berichten, weshalb auf die umfassenden Arbeiten von Horsfall [16], Matthews [31], Sadler [40a], Staehelin [43], Tamm [45], Welch [55] u. a. verwiesen sei. Im folgenden soll kurz dargestellt werden, in welcher Richtung wir uns nach den heutigen Kenntnissen eine chemotherapeutische Beeinflussung des Viruswachstums überhaupt vorstellen können und welche hauptsächlichen Stoffklassen bei der experimentellen Therapie im Vordergrund stehen.

## 2. Einzelne Schritte bei der Virusvermehrung

Um die Schwierigkeiten zu erkennen, die sich einer möglichen Chemotherapie von Viruskrankheiten entgegenstellen, müssen wir eine Eigenschaft der Viren ganz besonders hervorheben:

Viren sind keine Organismen. Diese Erkenntnis, die schon von Beijerinck gewonnen wurde, ist in letzter Zeit von Lwoff [28] wieder in den Vordergrund gestellt worden. Lwoff hat dabei auf zwei besonders charakteristische Merkmale hingewiesen, nämlich darauf, daß ein Virus weder wächst, noch einen Stoffwechsel besitzt.

Bei einem Virus können wir im Prinzip zwei verschiedene Phasen eines Lebenszyklus unterscheiden, wobei das Virus sich jeweils nur in der einen oder der andern Phase befinden kann, in der Zelle aber alle Übergangsphasen der Entwicklung angetroffen werden können. Im fertigen, infektionsbereiten Zustand befindet sich das Virusteilchen in der Ruhephase und entspricht als solches einer chemischen Verbindung. Es ist ein mehr oder weniger komplexes Nukleoprotein, das sich vollkommen inert verhält. Es hat keinen Stoffwechsel, es wächst nicht, und es teilt sich nicht. Dieser Zustand ändert sich in der infizierten Zelle. Dort geht das Virus in die vegetative Phase über. In dieser zeigen sich die genetischen Eigenschaften der Virusnukleinsäure, denn die vegetative Phase ist charakterisiert durch die Selbstverdoppelung der Nukleinsäure einerseits und durch die Bildung der virusspezifischen Proteine, die durch den eiweißbildenden Apparat der Zelle unter dem Einfluß der Virusnukleinsäure gebildet werden, andererseits. Nukleinsäure und Protein werden separat in der Zelle gebildet und vereinigen sich dann zum fertigen Virus, wobei wieder die Ruhephase erreicht ist.

Es ist dieser Mangel an Wachstum und an eigenem Stoffwechsel überhaupt, der eine spezifische Beeinflussung des Viruswachstums so schwierig macht. Bei der antibakteriellen Chemotherapie liegen die verschiedensten Stoffwechselprozesse der Bakterien als Angriffspunkt einer Chemotherapie vor. Viele dieser Stoffwechselprozesse, wie zum Beispiel der ganze Vorgang der Bildung der Bakterienwand, gehen nur in den Bakterien vor sich, weshalb ihre Blokkierung durch irgend einen Hemmstoff in spezifischer Weise das Wachstum des Bakteriums verhindert, ohne den Wirtsorganismus zu beeinflussen. Demgegenüber werden sämtliche Bestandteile des Virus durch die Enzyme der Zelle gebildet. Eine Hemmung der Virusbildung erscheint daher a priori nur durch eine Blockierung der zelleigenen Enzyme möglich. Immerhin lassen sich in dem ganzen Lebenszyklus eines Virus doch eine ganze Anzahl von Schritten unterscheiden, die zum Teil derartig charakteristisch für eine Virusinfektion sind, daß ihre spezifische Hemmung auf chemotherapeutischem Wege durchaus als möglich erscheint. Am besten ist dieser Infektionsablauf bei den Bakteriophagen erforscht (Abb. 1).

Unter den Prozessen, die im Verlaufe der Virusmultiplikation aufeinander folgen, können wir folgende Schritte unterscheiden.

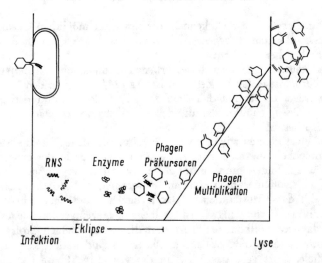

Abb. 1: Schematisierte Darstellung der Vorgänge bei der Infektion eines Bakteriums durch Phagen.

### a) Eindringen des Virus in die Zelle

Über den Mechanismus dieses Prozesses sind wir im Moment recht spärlich unterrichtet. Wir wissen von Bakteriophagen, daß der Prozeß hier ein aktiver ist, indem sich das Virus zuerst an das Bakterium anhaftet und dann mit Hilfe von Enzymen, die im Schwanz lokalisiert sind, ein Loch in die Bakterienwand bohrt. Andererseits ist es von Pflanzenviren her bekannt, daß eine Infektion nur nach Läsion einer Blattzelle entstehen kann, daß also ein selbständiges Eindringen des Virus nicht möglich ist.

Was nun das Eindringen von mensch- oder tierpathogenen Viren betrifft, so ist hier einerseits beim Influenzavirus bekannt, daß es an der Oberfläche eine Neuraminidase besitzt, daß diese Neuraminidase die Sialinsäure von der Erythrozytenwand abspalten kann, und daß nach dieser Abspaltung das Virus nicht mehr von den gleichen Erythrozyten absorbiert wird [14]. Dies alles spricht dafür, daß hier die Anlagerung des Virus an die Zelloberfläche mit einer enzymatischen Aktivität des Virus gekoppelt ist, und daß das Virus imstande ist, einen Teil der Zellmembran aufzulösen. Dieser Prozeß dürfte im Prinzip einer chemotherapeutischen Beeinflussung zugänglich sein, indem es durchaus möglich erscheint, das Virus durch Stoffe abzufangen, deren Aufbau dem Rezeptor in der Zelle ähnlich ist.

Für andere Viren, wie das Poliomyelitis-Virus, die Adeno-Viren, usw., ist über derartige Adsorptionsprozesse nichts bekannt. Beim kleinen Poliomyelitis-Virus scheint es sogar sehr unwahrscheinlich, daß das wenige einheitliche Eiweiß außer seiner Eigenschaft als Strukturprotein noch enzymatische Aktivität besitzen sollte. Bei diesen sehr kleinen Viren muß man vielmehr annehmen, daß sie von der Zelle durch Phagozytose und Pinozytose aufgenommen werden. Eine derartige Aufnahme von intakten Nukleoproteinen ist auch bei gewissen künstlichen Nukleoproteinen in Zellkulturen nachgewiesen worden [4].

## b) Freisetzung der Nukleinsäure

Damit das Virus von der Ruhephase in die vegetative Phase übergehen kann, muß die Nukleinsäure, die sich im Innern des Virus befindet, freigesetzt werden. Über den Mechanismus dieser Freisetzung ist ebenfalls noch recht wenig bekannt. Bakteriophagen besitzen einen Mechanismus, der es ermöglicht, die freie Desoxyribonukleinsäure allein in die Zelle zu injizieren [11]. Bei den meisten kleineren tierischen und pflanzlichen Viren dürfte die Freisetzung jedoch sehr wahrscheinlich erst in der infizierten Zelle erfolgen.

## c) Reduplikation der Nukleinsäure des infizierten Virus

Sobald die Nukleinsäure in freier Form in der Zelle vorhanden ist, kann sie ihre genetische Funktion ausüben, d. h. sie kann 1. sich selbst verdoppeln und 2. ihre Information an die Zelle weitergeben, die dann die entsprechenden Eiweißstoffe bildet. Bei den desoxyribonukleinsäurehaltigen Viren handelt es sich um einen ähnlichen Vorgang, wie wir ihn vor jeder Zellteilung, d. h. bei

jeder Vermehrung der zelleigenen Desoxyribonukleinsäure kennen. Anders
verhält es sich bei einem ribonukleinsäurehaltigen Virus, denn es wird heute
angenommen, daß im normalen Zellgeschehen nur die Desoxyribonukleinsäure
genetische Eigenschaften besitzt und die Ribonukleinsäure (als „messenger-
RNS", als aminosäureübertragende Ribonukleinsäure oder Ribosomennuklein-
säure) in die Übertragung der genetischen Information von Desoxyribonukleinsäure und in den Mechanismus des Eiweißaufbaus eingeschaltet ist. In dieser
Auffassung enthält die Ribonukleinsäure erst eine genetische Information,
wenn ihr diese von der Desoxyribonukleinsäure gegeben wird.
Es erhebt sich daher hier die Frage, ob die Selbstverdoppelung der Virusnukleinsäure einen Prozeß darstellt, der weder mit der Selbstverdoppelung
der zelleigenen Gene, noch mit der normalen zelleigenen Eiweißsynthese in
Zusammenhang steht. Gewisse Beobachtungen über die Wirkung von Antibiotika auf die Virussynthese weisen darauf hin, daß bei der Virusvermehrung
eine Selbstverdoppelung von Ribonukleinsäure stattfindet und daß es möglich
ist, die Bildung der Virusnukleinsäure von derjenigen der zelleigenen Ribonukleinsäure zu trennen. Actinomycin D ist ein Antibiotikum, das in spezifischer Weise mit den Desoxyguanosinresten der Desoxyribonukleinsäure
reagiert und das daher den Mechanismus einer DNS-abhängigen RNS-Synthese
hemmt [38]. Dementsprechend hemmt es auch die Eiweißsynthese der Zelle.
Actinomycin D unterdrückt auch die Multiplikation des Vakzinia-Virus, eines
DNS-haltigen Virus. Es hemmt aber nicht die Vermehrung der RNS-haltigen
Viren, wie z. B. des Poliomyelitis-Virus [41]. Andererseits ist ein Enzym
bekannt geworden, das scheinbar am Aufbau der Ribonukleinsäure beteiligt ist
und nur in virusinfizierten Zellen vorkommt [7]. Dies könnte bedeuten, daß
die Neusynthese der Virusnukleinsäure ein unabhängiger Prozeß ist, der mit
den Ribonukleinsäuren der Zelle nicht im Zusammenhang steht.

### d) Bildung der übrigen Virusbestandteile

Der größte Teil unserer neueren Erkenntnisse über die genetische Bestimmung
der Bildung spezifischer Eiweißmoleküle stammt aus dem Studium der Vorgänge
bei der Virusinfektion. Insbesondere gilt dies für die sog. „messenger"-Ribo-
nukleinsäure, die in ihrem Aufbau eine Kopie der Desoxyribonukleinsäure darstellt. Ihre Funktion scheint darin zu bestehen, daß sie die genetische Information vom Gen, d. h. der Desoxyribonukleinsäure zu den Ribosomen, den Zentren
der Eiweißsynthese, tragen soll. Versuche zur Erzeugung von Mutanten durch
Veränderung der Nukleinsäure des Tabakmosaik-Virus [57] deuten darauf hin,
daß sich die Nukleinsäure dieses Virus so verhält, wie dies für eine „messenger-
Ribonukleinsäure" zu erwarten wäre. Falls eine Virusnukleinsäure in ihrer
Funktion tatsächlich einer „messenger"-Nukleinsäure entspricht, so dürfte man
annehmen, daß vom Moment an, in dem die Virusnukleinsäure in der Zelle
wirken kann, die Bildung der übrigen Virusbestandteile in der genau gleichen

Weise vor sich geht wie die Bildung der zelleigenen Proteine. Daß dies sehr wahrscheinlich der Fall ist, geht aus den vielen Versuchen hervor, die unternommen wurden, um durch die Hemmung der Eiweißsynthese die Virusvermehrung in der Zelle zu hemmen. Denn bei all diesen Versuchen zeigte es sich, daß jegliche Hemmung der Eiweißsynthese, sei es durch Aminosäureanaloge, sei es durch toxische Antibiotika, gleichzeitig auch zu einer Hemmung der Virusbildung führt.

*e) Aufbau des Virus aus seinen Bestandteilen*

Der Aufbau des Virus aus seinen getrennt gebildeten Bausteinen wird als Maturation bezeichnet. Bei einfachen Viren, wie z. B. beim Tabakmosaik-Virus kann dieser Prozeß in vitro beobachtet werden. In einer Lösung, die Tabakmosaik-Virusnukleinsäure und Virusprotein enthält, bilden sich mit der Zeit typische Virusstäbchen, die vom natürlichen Virus nicht zu unterscheiden sind. Der Aufbau eines Virus aus seinen Bestandteilen ist also ein Prozeß, der spontan verlaufen kann. Ob er in der Zelle in gleicher Weise verläuft oder ob hier der Aufbau des Virus aus seinen Bestandteilen durch ein Enzym katalysiert wird, ließ sich bisher nicht abklären. Bei derartig komplizierten Gebilden, wie z. B. den T-Bakteriophagen, scheint ja ein spontaner Aufbau fast ausgeschlossen zu sein. Eine Hemmung der Virusmaturation könnte therapeutisch von Bedeutung sein. Denn falls kein intaktes Virus gebildet wird, hat dies zur Folge, daß entweder gar keine infiziösen Teile aus der Zelle austreten oder daß nur die Ribonukleinsäure austritt, die viel weniger stabil und daher auch weniger infiziös ist als das intakte Virus. Obwohl dieser Angriffspunkt für virushemmende Substanzen bisher noch nie bewiesen wurde, erscheint es durchaus möglich, daß gewisse Stoffe, wie z. B. saure Polymere und basische Eiweißstoffe (vielleicht sogar das Interferon), ihre Wirksamkeit dadurch entfalten, daß sie das Zusammenfügen von Nukleinsäure und Proteinen zum Viruspartikel hemmen.

*f) Freisetzung des neugebildeten Virus aus der infizierten Zelle*

Auch über diesen letzten Schritt, in dem das Virus bereits wieder in die Ruhephase übergegangen ist und der ganz von der Zelle ausgeführt wird, wissen wir noch äußerst wenig. Prinzipiell stellt sich die Frage, ob die Zelle zuerst zugrunde gehen muß, damit überhaupt das neugebildete Virus die Zelle verlassen kann. Von Bakterien her ist bekannt, daß die Bakteriophagen nur nach der Lyse des infizierten Bakteriums in das Medium freigesetzt werden. Bei tierischen Viren scheint dies nicht der Fall zu sein. Obwohl das Viruswachstum meistens mit einem zytopathischen Effekt einhergeht, so daß die Zellschädigung direkt als Maß der Virusvermehrung betrachtet werden kann, gibt es doch Fälle, in denen beide Prozesse nicht parallel verlaufen. Eines der interessantesten Beispiele ist der schützende Effekt gewisser Antihistaminika auf die infizierte Leberzelle. VAINIO et al. *[50]* haben gefunden, daß die Leberzellen vor der zytopathogenen Wirkung einer Hepatitisinfektion durch gewisse Antihistaminika und verwandte Substanzen geschützt werden konnten, ohne daß dabei die Virusbildung wesentlich beeinflußt wurde. Es erscheint daher als wahrscheinlich, daß das Virus durch einen aktiven Exkretionsprozeß der Zelle ausgeschieden wird, denn in Dünnschnitten kann neugebildetes Virus an der Zellmembran nachgewiesen werden, ohne daß die Zelle in Auflösung begriffen ist. In diesem Fall dürfte es jedoch ebenso schwierig sein, den Exkretionsprozeß in spezifischer Weise zu beeinflussen, wie zum Beispiel die Abgabe der Bluteiweißkörper ins Blut oder der Verdauungsfermente in die Drüsengänge.

### 3. Chemotherapeutisch wirksame Stoffe

#### a) Synthetische Chemotherapeutika

In letzter Zeit standen besonders Biguanide und Glyoxalanaloge im Vordergrund. Die Biguanide wurden von MELANDER *[32]* in die Therapie eingeführt. Dieser Autor konnte im Laboratorium an mit Influenza-Virus infizierten Mäusen feststellen, daß durch eine Behandlung mit Biguanid die Schwere der Lungenläsionen und die Zahl der ad exitum gekommenen Tiere herabgesetzt wurde. Der Behandlungserfolg war nie 100%ig, jedoch stets im gleichen Rahmen reproduzierbar. Dieser reproduzierbare marginale Effekt stellt wirklich einen Fortschritt dar; denn nach unseren Erfahrungen war es mit einigen Substanzen sehr schwierig, mehrmals festgestellte Wirkungen regelmäßig zu wiederholen. Im Gegensatz zu der üblichen Infektionsmethode mit Influenza-Virus an der Maus, bei welcher dem Versuchstier in leichter Äthernarkose das Virus i/nasal verabreicht wurde, setzte MELANDER *[32]* seine Mäuse einem Influenza-Virus enthaltenden Spray aus. Mit diesem Infektionsmodus wurde eine mehr den natürlichen Verhältnissen angepaßte Erkrankung erzielt, die zwar nicht so regelmäßig anging, aber wie es schien, besser auf die Behandlung mit Biguanid ansprach. (Das Präparat wurde verfüttert.) Auf Grund dieser Versuche wurden dann bei Betriebsbelegschaften und im schwedischen Heere Versuche der Grippeprophylaxe an einer großen Zahl von Versuchspersonen durchgeführt. Diese sind nach MELANDERS und anderer Autoren (WHEATLEY *[56]*) Angaben erfolgreich verlaufen, indem 40 bis 94% der Durchschnittsbevölkerung vor einer Flu-Attacke geschützt wurden und in Fabrikbetrieben die Zahl der wegen Krankheit abwesenden Personen um 50% sank. KLEINSCHMIDT *[21]* hingegen fand mit dem Biguanid als Prophylaktikum und Therapeutikum in einem Kinderheim keinen leichteren Krankheitsverlauf bei Masern und Varizellen. Die gleichen Erfahrungen machten HOPKIN et al. *[15]*. Auch bei 4358 Personen der amerikanischen Armee konnten keinerlei schützende Effekte nachgewiesen werden *[31b]*.

Watson [53] konnte mit den vom Hersteller empfohlenen Dosen keinen Effekt gegen eine Adeno-Virus- und eine Influenza-Virusinfektion feststellen. Obschon diesen Präparaten bei der experimentellen Infektion eine gewisse Wirkung nicht abzustreiten ist, scheint doch ihr Effekt bei klinischer Anwendung umstritten.

Das gleiche gilt für die von Cavallini und Magrassi [30] besonders intensiv bearbeiteten Glyoxalanalogen. Magrassi fand diese Substanzen gegen Influenza-Virus, Herpes-simplex- und Hepatitis-Virus bei Mensch und Maus wirksam, und verschiedene italienische Autoren bestätigten zum großen Teil diese Befunde, sei es experimentell oder klinisch.

Liu [26, 27, 9] hat sich wie Cavallini bemüht, den Wirkungsmechanismus dieser Substanzen abzuklären, und er konnte feststellen, daß im Gegensatz zu den Biguaniden die Glyoxalanalogen viruzid wirkten. Daß der viruzide Effekt bei der Beeinflussung der Virusinfektion am Tier keine Rolle spielte, wies er dadurch nach, daß bei Zugabe von Serum wohl die viruzide, nicht aber die virustatische Wirkung aufgehoben wurde. Außerdem verglich er die Wirkung von Caprochloron mit dem Biguanid, den Glyoxalanalogen und einem Diphenylsulfonharnstoffderivat an der experimentellen Influenza-Virusinfektion der Maus. Dabei kam er zum Schluß, daß alle diese Präparate virustatisch wirken, indem sie die Entwicklung des Virus im Organismus hemmend beeinflussen, aber außer einem Glyoxalderivat war keine Substanz viruzid. Caprochloron zeigte in diesem Vergleichsversuch den besten Effekt, war jedoch auch am stärksten toxisch. Es kann geschlossen werden, daß Biguanide und Glyoxalderivate wohl wenig toxisch sind, daß aber doch ihre spezifische Wirkung gegen Virusinfektionen ausgeprägter sein sollte.

Einen ganz anderen Weg hat die Arbeitsgruppe von Sadler und Bauer [40] eingeschlagen. Nachdem im Tierexperiment die Wirksamkeit von Isatin-$\beta$-thiosemikarbazon (ITS) (Formel 1) gegen die Viren der Pockengruppe wie

Isatin-$\beta$-thiosemikarbazon

Neurovakzinia, Kaninchen- und Kuhpocken, Alastrim und Ektromelie erwiesen war, widmeten sich die Autoren der Abklärung des Wirkungsmechanismus. Es zeigte sich an Dünnschnitten, daß in den behandelten Zellen die Zahl der Viruspartikel erniedrigt war und daß in diesen Zellen Virusteilchen nachweisbar waren, die wohl den üblichen Proteinmantel, im Innern des Teilchens aber keine Struktur aufwiesen. Der Effekt des Präparates richtet sich also in der Zelle gegen die Virussynthese.

Auch Easterbrook [8] hat festgestellt, daß in mit ITS behandelten Zellen die am Aufbau des Virus beteiligten Komponenten sich nicht finden.

BACH und MAGEE [1] untersuchten ebenfalls den Wirkungsmechanismus von
ITS näher. Dabei fanden sie, daß die Beeinflussung der Virusvermehrung in
einem Stadium nach der Biosynthese der DNS erfolgt. Außerdem wiesen sie
auf die Labilität der Virusbestandteile hin, welche unter dem Einfluß von ITS
in der Zelle gebildet wurden. Direkt zum Virus gegeben, übt ITS keinen inaktivierenden Einfluß auf die Pocken-Viren aus.
Zur Abklärung der Wirkung des ITS haben SADLER, O'SULLIVAN und BAUER
[40] eine größere Anzahl analoger Verbindungen geprüft. Dabei konnten durch
Substitution am Ring wirksamere Verbindungen gewonnen werden, wobei N-
Methyl- und N-Hydroxy-methyl-ITS bei der Vakzinia-Infektion doppelt so
wirksam und N-Aethyl-ITS dreimal so wirksam waren wie die Grundsubstanz.
Diese Verbindungen erwiesen sich als wenig wirksam gegen RNS-haltige
Entero-Viren. Dagegen erwiesen sich Dialkyl-substituierte Isatin-Thiosemikar-
bazone als wirksam gegen RNS-Viren (z. B. Polio-Virus in Zellkultur). Da
die wirksamen Isatin-Thiosemikarbazonderivate sowie auch die wirksamen
Benzimidazolderivate intramolekulare Wasserstoffbindungen enthalten, liegt
die Vermutung nahe, daß die virushemmende Wirkung an diese Eigenschaft
zu Chelatbildung (möglicherweise direkt mit der Virusnukleinsäure) gekoppelt ist [1a].
Es ist vorgesehen, ITS an Pockenkranken klinisch zu prüfen, nachdem an Einzelfällen (Variola gangraenosa) allerdings in Kombination mit Immun γ-Globulin
ermutigende Heilerfolge erzielt wurden [6, 14a]. Bisherige Resultate bei prophylaktischer Anwendung gegen Pocken erschienen sehr ermutigend [1b].
Die Kombination eines Chemotherapeutikums mit γ-Globulin ist schon bei
früheren Versuchen mit Erfolg angewandt worden, und es wurde auch versucht,
durch direkte chemische Kupplung von Chemotherapeutikum + Antikörper
das erstere in die Nähe des Antigens, also des Virus, zu bringen. LIU [25] hat
bei der Influenza-Virusinfektion an der Maus mit der kombinierten Gabe von
γ-Globulin und Caprochloron einen besseren Effekt erhalten, als wenn jede
Komponente allein verabfolgt wurde. Den gleichen synergistischen Effekt konnten YORIO HINUMA u. Mitarb. [60] bei der Behandlung derselben Infektionen
mit Immunserum und Myxoviromycin feststellen. In diesem Zusammenhang
kann man sich auch fragen, ob ein Präparat, welches die Antikörperbildung und
vielleicht auch die Interferonproduktion unterdrückt, wie z. B. Kortikosteroide,
als Chemotherapeutikum gegen Viren überhaupt in Betracht käme; denn Antikörper spielen bei der Überwindung einer Virusaffektion durch den Organismus eine große Rolle. In dieser Beziehung ist Thiosemikarbazon gut brauchbar,
da EASTERBROOK [8] nachweisen konnte, daß das durch die Behandlung entstandene inkomplette Virus gleichwohl noch weitgehend seine antigenen Eigenschaften beibehält und die Zellen vor einer Neuinfektion schützt. Eine solche
Wirkung wäre als ideal zu betrachten; denn wenn an die Behandlung von
Viruskrankheiten im Kindesalter gedacht wird, wäre es sicher kein Vorteil,
durch eine Therapie die normalerweise lebenslängliche Immunität zu stören.
Schon seit langem versuchte man durch Analoge der Nukleinsäurebasen die

Synthese der Virusnukleinsäure zu beeinflussen und so den normalen Aufbau eines Viruspartikels zu hemmen. 5-Fluorouracil fanden LEVY und HAAS [23] bei der langsam verlaufenden lymphozytären Choriomeningitis der Maus wirksam. COCHRAN [3] konnte mit Diazouracil die Mortalität bei Mäusen nach einer Infektion mit Polio-Virus herabsetzen. Erwähnenswert sind auch die Befunde von O'DELL [35], der mit MM-Virus infizierten Mäusen Ribonukleinsäure verabreichte und dadurch eine Herabsetzung der Mortalität beobachtete, was auf einer Stimulierung der Interferonproduktion beruhen könnte [17a]. Ebenfalls Helenin, dessen Wirkstoff ein Nukleoprotein sein soll [24], ist gegen Influenza-Virus und Semlikiforest-Virus der Maus wirksam [42]. Auch Hefenukleinsäure soll beim Rind eine Verzögerung der Maul- und Klauenseuche nach experimenteller Infektion erzeugt haben [47].

Die Basenanalogen können ihre Wirkungen in vielfältiger Weise entfalten. Sie können als kompetitive Hemmstoffe alle aufbauenden Reaktionen hemmen, in denen Nukleinsäurevorstufen umgesetzt werden. Sie können ferner alle energieliefernden Reaktionen hemmen, an denen Nukleotide beteiligt sind. Diese Hemmung kommt z. T. dadurch zustande, daß die Basenanalogen in Nukleotide der Zelle eingebaut werden. Als Nukleotide können sie aber auch in die Nukleinsäuren des Virus eingebaut werden [44, 34]. Dieser Einbau kann sich in einer veränderten biologischen Aktivität des Virus, d. h. einer verminderten Infektiosität äußern [13].

Obwohl diese Nukleinsäureanalogen auch die Wirtszellen schädigen, sind sie therapeutisch doch unter gewissen Umständen verwertbar. Dies ist z. B. dann möglich, wenn man erstens den chemotherapeutischen Prozeß so wählt, daß er das Virus möglichst stark trifft, und indem man ferner die Anwendung des Chemotherapeutikums tunlichst auf das infizierte Gebiet beschränkt. Auf diese Weise ist es beispielsweise möglich geworden, Desoxynukleoside als wirksame Chemotherapeutika gegen die herpetische Keratitis der Kornea zu verwenden. Diese Stoffe hemmen die DNS-Synthese und wurden daher gewählt, weil die Nukleinsäure des Herpes-Virus eine DNS ist. Dadurch, daß es möglich ist, sie direkt ins Auge zu bringen, fallen eine große Zahl der toxischen Wirkungen dieser Stoffe auf andere Organe dahin.

Solche Versuche mit Nukleinsäurebasen-Analogen wurden in letzter Zeit von KAUFMAN [19, 5] mit 5-Jod-desoxyuridin (JUDR) (Formel 2) und von UNDERWOOD [49] mit Arabino-furanosyl-cytosin (AFC) aufgenommen. Beide Substanzen zeigten eine etwa gleiche Wirksamkeit gegen die Herpes-Keratitis bei lokaler Anwendung in 1%iger Lösung oder in Salbenform. Bei der Therapie wurden insofern neue Wege beschritten, als eine Applikation lokal alle Stunden vorgenommen wurde. Blieb während der Nacht die Behandlung unterbrochen, war der Effekt nicht so ausgeprägt. Was aber diese Ergebnisse von andern unterscheidet, ist die Tatsache, daß mit der Therapie erst nach dem Auftreten der Symptome begonnen wurde. Einschränkungen sind aber auch hier zu machen, indem nicht alle Herpes-simplex-Virusstämme gleich empfindlich auf die Behandlung reagierten, und indem nach Absetzen der Behandlung

Rezidive auftraten, deren Verlauf aber viel milder war als derjenige der Primärerkrankung. JUDR vermag in der Gewebekultur, wenn schon ein zytopathischer Effekt durch das Herpes- oder Vakzinia-Virus vorhanden ist, die sonst auftretende totale Zelldestruktion zu verhindern [20], was die Möglichkeit eröffnet, solche Substanzen in vitro zu prüfen. Auch ist dieses Präparat schon mit Erfolg bei menschlichen Herpeskeratitiden angewandt worden [39, 12a, 14b, 31a].

$$
\begin{array}{c}
O \\
\parallel \\
C \\
HN \qquad C-J \\
\mid \qquad \parallel \\
O=C \qquad CH \\
N \\
\end{array}
$$

CH$_2$OH

Joduracildesoxyribosid = Jod-desoxyuridin

Auch bei der Vakzinia-Virus-Infektion ist eine lokale Behandlung mit Analogen der Nukleinsäurebasen beschrieben worden (Fluordesoxyuridin, Joddesoxyuridin) [2]. Diese Versuche zeigen, daß trotz der relativ unspezifischen Wirkung der chemotherapeutisch verwendeten Stoffe und der eigentlich hohen Toxizität ihre Anwendung unter speziellen Bedingungen möglich ist. Es ist zu hoffen, daß auf diese Weise, d. h. durch neue Wege, die zu einer möglichst lokalen Applikation führen, in nächster Zeit noch weitere Krankheiten einer chemotherapeutischen Beeinflussung zugänglich gemacht werden können. Diese Befunde haben daher den Chemotherapieversuchen bei Viruserkrankungen neuen Aufschwung gegeben, und der nächste Schritt wäre, diese wirksamen Substanzen durch eine geeignete galenische Form auch an andere Vermehrungsstätten des Virus im Organismus heranzubringen.

Eine Verbesserung der Wirkung von JUDR erzielten THIEL und WACKER [48]. Bakterien und Phagen, welche in ihrer Desoxyribonukleinsäure JUDR enthalten, sind gegenüber UV-Licht sensibilisiert, und zwar wie WACKER u. Mitarb. feststellten, durch Dehalogenierung und Entstehung von Uracil. Durch die Bestrahlung wird auch die Behandlung der Herpeskeratitis beim Menschen mit JUDR wirksamer. Das Prinzip der photoaktivierbaren Antiviruswirkung, wie es schon an andern Systemen festgestellt wurde [22], scheint sich auch in diesem Falle zu bewahrheiten. Leider ist die Behandlung auf von außen zugängliche lokale Infektionen beschränkt. Trotzdem bleibt die Gruppe der Nukleinsäurebasen-Analogen doch für die nähere Zukunft die aussichtsreichste Substanzengruppe, aus der nach weiterer Bearbeitung das lang gesuchte Chemotherapeutikum gegen Virusinfektionen hervorgehen könnte.

## b) Antibiotika

Zahlreich waren die Versuche, ein gegen Viruskrankheiten wirksames Antibiotikum zu finden. Ein durchschlagender Erfolg blieb auf diesem Gebiet aus, doch konnten einige Wirkstoffe näher chemisch definiert werden. Das aus Penicillium-funicolosum-Kulturfiltrat isolierte Helenin war gegen experimentelle Influenza, Columbia SK und Semlikiforest-Virusinfektionen an der Maus wirksam [42], wobei ein Effekt nur noch erzielt wurde, wenn nicht später als drei Stunden post infectionem behandelt wurde. Lewis [24] hat dann den Wirkstoff im Helenin als ein Nukleoprotein beschrieben. Von ganz anderer Natur ist das aus Penicillium stoloniferum isolierte Statolon. Chemisch handelt es sich um ein Polysaccharid (Polyanion aus Galacturonsäure, Galactose, Galactosamin, Glukose, Arabinose, Xylose, Rhamnose), und es hat, wie dies von den Polysacchariden bekannt ist [12, 59], nur eine prophylaktische Wirkung, die aber gegen eine große Zahl von Virusinfektionen gerichtet ist. Powell et al. [36] geben als Spektrum an: Semlikiforest- und MM-Virus bei der Maus, Polio-Virus bei Maus und Affe. Außerdem hat das Präparat auch noch eine Antitumoraktivität.

Intensiv hat sich auch eine Arbeitsgruppe um Ishida [18] mit der Auffindung von Antivirusstoffen aus Streptomyces-Kulturfiltraten beschäftigt. Dabei wurde das Myxoviromycin (= Amidinomycin) isoliert, welches an der Maus gegen die Influenza-Virusinfektion wirksam ist; in Kombination mit Immunserum fand sich sogar ein deutlicher synergistischer Effekt. Ein zweites Antibiotikum (Quinomycin = Echinomycin), ein zyklisches Polypeptid mit Chinoxalinanteilen, war prophylaktisch wirksam gegen die Polio-Virusinfektion an der Maus.

Allen diesen Stoffen haftet aber der Nachteil an, daß sie nur prophylaktisch verabfolgt einen Effekt haben, was ihre Anwendung in der Klinik, wenn nicht verunmöglicht, so doch stark einschränkt.

## c) Unspezifische Hemmung

Da die im Verlaufe der Virusvermehrung auftretende Zellschädigung eigentlich der Vorgang ist, an dem wir klinisch eine Viruskrankheit erkennen, kann auch versucht werden, statt die Virussynthese zu hemmen, die Zelle vor dem durch die Virusinvasion entstehenden schädigenden Einfluß zu schützen. Dies um so mehr als bekannt ist, daß sich Viren in verschiedenen Geweben vermehren können, ohne daß die Zellen sichtbar Schaden erleiden. Umgekehrt kann sich ein zytopathischer Effekt (ZPE) auch finden, ohne daß eine Vermehrung des Virusmaterials nachzuweisen ist. Es sei hier vor allem auf die zytotoxische Wirkung einiger Virusarten (Influenza, NCD-Virus) hingewiesen. Der zytopathische Effekt von Viren äußert sich in einer morphologischen Veränderung der Zellen, dieser wiederum liegt sicher eine biochemische Ursache zugrunde, wie ein alterierter Stoffwechsel oder die Hemmung der Zellteilung; jedoch können über den Mechanismus des ZPE noch keine genauen Angaben gemacht werden. Bei der Adeno-Virusinfektion findet sich in der Gewebekultur ein früher zytopathischer Effekt, der durch ein Protein verursacht wird (cell detachment factor, CPE inducing factor, early cytopathic factor [36]), welches sich vom infektiösen Virus trennen läßt. Alle diese Indizien lassen die Hoffnung zu, eine Zelle schützen zu können, wenn einmal der Ablauf des ZPE näher bekannt ist.

In der Blütezeit der Hibernation wurden zahlreiche Versuche an Labortieren unternommen, mit dem Ziele, schon angegangene Virusinfektionen durch die Hibernation zu sistieren. Dies gelang meist, aber wenn die Tiere wieder in den normalen Zustand versetzt wurden, nahm der Ablauf der Virusinfektion dort seinen Fortgang, wo er aufgehalten worden war. Wir dürfen dabei jedoch eines nicht vergessen: es ist nicht notwendig, daß durch die chemotherapeutische Maßnahme das Viruswachstum vollkommen unterdrückt wird. Bereits eine relativ geringfügige Beeinflussung wird sich sehr stark bemerkbar machen, da ja die Zelle selbst auch über Abwehrmechanismen verfügt. Sie besitzt hydrolytische Enzyme, die die Virusbausteine abbauen können, und ganz besonders scheint dem Interferon eine übergeordnete Rolle für die Infektabwehr des Körpers zuzukommen. Daneben hat LWOFF [29] zeigen können, daß auch ganz unspezifische Maßnahmen, die man sicher nicht unter eine eigentliche Chemotherapie einreihen kann, Zellen vor einer Virusinfektion schützen können. Ein derartiger Effekt ist die Temperatur. WALKER und BORING [51] injizierten Mäusen eine Dosis von Coxsackie-Virus, die bei gewöhnlicher Temperatur von den meisten Tieren ertragen wurde. Bei Veränderungen der Temperatur beobachteten sie folgendes: Wurden die Tiere bei 4° gehalten, so gingen alle an der Virusinfektion zugrunde. Hielt man sie statt dessen in einem Brutraum, so zeigten sie überhaupt keine Erscheinungen der Virusinfektion, auch verschwand das Virus viel schneller aus dem Körper als bei 25°. LWOFF [29] hat diesen Effekt der Temperatur bei der Poliomyelitisinfektion bestätigen können.

In ähnlicher Weise wie die Temperatur wirkt das pH bei infizierten Zellkulturen. Hält man die Zellen nach der Infektion bei pH 7,3, so werden sie durch den zytopathogenen Effekt des Virus zerstört. Bereits eine geringfügige Senkung des pH von 7,3 auf 6,5 genügt, um die Zellen vor der Infektion mit Poliomyelitis-Viren zu schützen. Da in entzündeten Geweben das pH absinkt und Virusinfektionen meist mit einer Temperatursteigerung einhergehen, können wir möglicherweise auch diese beiden unspezifischen Faktoren als natürliche Abwehrmechanismen ansprechen.

Kortikosteroide fanden schon früh Verwendung bei der Behandlung von Viruskrankheiten, sehr oft wurden aber schlechte Erfahrungen gemacht, indem eine Aggravation eintrat. Die Wirkung von Kortikosteroiden ist abhängig erstens von der Dosis, zweitens vom Zeitpunkt der Applikation und drittens von der Stärke der Infektion. In vitro ließ sich die Ausbildung virusbedingter Läsionen

unterdrücken, aber es wurde meist mehr Virus produziert, was zum Teil auf
die Aufhebung der Interferenz (Interferonwirkung) und zum Teil darauf zurückzuführen war, daß die Zelle unter der Einwirkung der Droge länger funk-
tionstüchtig blieb. In vivo kommen dann noch zwei weitere Faktoren dazu,
welche bei der Behandlung mit Kortikosteroiden zu beachten sind: die Unterdrückung der Antikörperbildung [52] und das Fehlen einer Ausbildung von
entzündlichen Barrieren.
Der antiphlogistische Effekt von Cortison hat sich in der Klinik günstig ausgewirkt bei der Virushepatitis, der infektiösen Mononukleose und bei schweren
Verlaufsformen der Grippe. Auch lassen sich durch Kortikoidgaben Komplikationen bei Masern und Mumps vermeiden, besonders die schmerzhafte Mumps-
orchitis wurde günstig beeinflußt. Wöhler [58] konnte gute Heilerfolge mit
einer Kombination von Cortison und Butazolidin bei Meningoenzephalitis erzielen, während bei der Poliomyelitis unbeeinflußbare Krankheitsverläufe
neben guten Einzelresultaten standen. Thiel und Wacker [48] fanden bei der
metaherpetischen Keratitis disciformis orale Gaben von Prednisolon wirkungsvoll. Allgemein ist bei der Verwendung von Kortikosteroiden zur Behandlung
von Virusinfektionen stets noch größte Vorsicht am Platz, und Weinstein
kommt nach eingehendem Studium der Literatur zur Ansicht, daß die hormo-
nale Therapie eigentlich nur bei komatösen Hepatitispatienten indiziert sei [54].
Vainio und Judah [50] untersuchten die Wirkung von Antihistaminika auf
die experimentelle Maushepatitis (MHV-3-Virus). Dabei kamen sie zum
Schluß, daß die Zellschädigung auf einen sekundären Mechanismus zurückzuführen ist und nicht direkt auf die Virusvermehrung, da sich das Virus in
den durch Antihistaminika geschützten Zellen stets noch weiter vermehrte.
Mit Diphenhydramin z. B. ließen sich neben den durch Maushepatitis-Virus bedingten Zellschäden auch chemisch bedingte und durch Ernährungsschäden verursachte Leberzellnoxen verhindern. Es wurde deshalb ein gemeinsamer Faktor
dieser Schädigung postuliert und diese selbst als unspezifisch angesehen, da sie
durch eine große Zahl von Noxen verursacht sein kann. Nach den Untersuchungen dieser Autoren vermochten Antihistaminika und andere Präparate die
Wasseraufnahme von Mitochondrien stark zu drosseln, Leberschnitte gegen die
schädigende Wirkung von Thioacetamid zu schützen und, wie oben erwähnt,
die Leberzellen vor dem zytopathischen Effekt bei der MHV-3-Virusinfektion
zu bewahren. Es lag deshalb nahe, die durch diese Agentien bewirkte Schädigung als identisch anzunehmen, und zwar sollte es sich um eine Beeinträchtigung
der Funktion der Ionenpumpe handeln. Dabei wäre der durch Antihistaminika
erzielte Schutz darauf zurückzuführen, daß die Verschiebung von Wasser und
Ionen verhindert würde. Falls diese Untersuchung bestätigt würde, wäre es von
größter Bedeutung, daß der ZPE auf einer Reaktion in der Zelle beruht, die
scheinbar gut beeinflußbar wäre.

*Schrifttum*

1 BACH, M. K. a. W. E. MAGEE: Biochemical effects of isatin-β-thiosemicarbazone on development on vaccinia virus. Proc. Soc. Exper. Biol. Med. *110*, 565—567 (1962)

1a BAUER, D. J.: The chemotherapy of ectromelia infection with isatin-β-dialkyl-thiosemicarbazones. Brit. J. Exper. Path. *44*, 233—242 (1963)

1b BAUER, D. J., L. St. VINCENT, L. H. KEMPE a. A. W. DOWNIE: Prophylactic treatment of smallpox contacts with N-Methylisatin-β-thiosemicarbazone. Lancet *II*, 494—496 (1963)

2 CALABRESI, P., R. W. McCOLLUM a. A. D. WELCH: Suppression of infections resulting from a DNA (vaccinia) virus by systemic administration of 5-Iodo-2'-deoxy-uridine. Nature *197*, 767—769 (1963)

3 COCHRAN, K. W.: Chemoprophylaxis with diazouracil of poliomyelitis in mice. Science *126*, 1115 (1957)

4 COCITO, C., A. PRINZIE a. P. DE SOMER: Uptake by mammalian cells of nucleic acids combined with a basic protein. Experientia *18*, 218—220 (1962)

5 CORRIGAN, M. J., M. J. GILKES a. D. St. CLAIR ROBERTS: Treatment of dendritic corneal ulceration. Brit. Med. J. 304—305 (1962/II)

6 DALY, J. J. a. E. JACKSON: Vaccinia gangrenosa treated with N-Methylisatin-β-thiosemicarbazone. Brit. Med. J. *5315*, 1300 (1962/II)

7 EASON, R., M. J. CLINE a. R. M. S. SMELLIE: Ribonucleic acid-primed synthesis of RNA following viral infection. Nature *198*, 479—480 (1963)

8 EASTERBROOK, K. B.: Interference with the maturation of vaccinia virus by isatin-β-thiosemicarbazone. Virology *17*, 245—251 (1962)

9 ENGLE, C. G. a. O. C. LIU: Studies on the chemotherapy of viral infections. IV. Anti-influenza activities of glyoxal analogs in vitro and in chick embryo systems. J. Immunol. *89*, 531—538 (1962)

9a Editorial: Antiviral chemotherapy in prevention of smallpox. J. Amer. Med. Ass. *187*, 145—146 (1964)

10 FURUSAWA, E., W. CUTTING a. A. FURST: Inhibitory effect of antiviral compounds on viruses in vivo and in mouse ascites cells in vitro. Proc. Soc. Exper. Biol. Med. *112*, 617—622 (1963)

11 GAREN, A. a. L. M. KOZLOFF: The initiative bacteriophage infection, in: The Viruses, Vol. 2 (F. M. BURNET and W. M. STANLEY, Eds.), p. 203—236, Academic Press, New York 1959

12 GINSBERG, H. S. a. F. L. HORSFALL: Therapy of infection with pneumonia virus of mice (PVM). Effect of a polysaccharide on the multiplication cycle of the virus and on the course of viral pneumonia. J. Exper. Med. *93*, 161—171 (1951)

12a GORDON, D. M. a. D. A. KARNOFSKY: Chemotherapy of herpes simplex keratitis. Amer. J. Ophthal. *55*, 229—234 (1963)

13 GORDON, M. P. a. M. STAEHELIN: Studies on the incorporation of 5-Fluorouracil into a virus nucleic acid. Biochem. Biophys. Acta *36*, 351—361 (1959)

14 GOTTSCHALK, A.: Neuramidase. Its substrate and mode of action. Adv. Enzym. *20*, 135—146 (1958)

14a HANSSON, O., B. VAHLQUIST: Vaccinia grangrenosa and compound 33 T 57. Lancet *II*, 687 (1963)

14b HAVENER, W. H. a. J. WACHTEL: IDU therapy of herpetic keratitis. Amer. J. Ophthal. *55*, 234—237 (1963)

15 HOPKIN, E. J., A. M. PYE, M. SOLOMON a. S. SOLOMON: Controlled trial of Virugon in treatment of measles. Brit. Med. J. 5262, 1263—1264 (1961/II)

16 HORSFALL, F. L.: Inhibition of multiplication, in: The Viruses, Vol. 3, (F. M. BURNET and W. M. STANLEY, Eds.), p. 195—224. Academic Press, New York 1959

17 HORSFALL, F. L. a. I. TAMM: Chemotherapy of viral and rickettsial diseases. Ann. Rev. Microbiol. 11, 339—370 (1957)

17a ISAACS, A., R. A. COX a. Z. ROTEM: Foreign nucleic acids as the stimulus to make interferon. Lancet II, 113—116 (1963)

18 ISHIDA, N.: One decade of antiviral studies. Dpt. of Bacteriology, School of Medicine, Tohoku University, Sendai (Japan) 1962

19 KAUFMAN, H. E. a. E. D. MALONEY: IDU and hydrocortisone in experimental herpes simplex keratitis. Arch. Ophthal. 68, 396—398 (1962)

20 KAUFMAN, H. E. a. E. D. MALONEY: Therapeutic anti-viral activity in tissue culture. Proc. Soc. Exper. Biol. Med. 112, 4—7 (1963)

21 KLEINSCHMIDT, H.: Versuche mit ABOB zur Prophylaxe und Therapie bei Masern und Varizellen. Münch. med. Wschr. 104, 2294—2296 (1962)

22 KRADOLFER, F. u. R. WYLER: Photoaktivierbare Antiviruswirkung von Porphyrinen. Z. Hyg. Infekt.-Kr. 143, 416—428 (1957)

23 LEVY, H. D. a. V. H. HAAS: Alteration of the course of lymphocytic choriomeningitis in mice by certain antimetabolites. Virology 5, 401—407 (1958)

24 LEWIS, U. J., E. L. RICKES, D. E. WILLIAMS, L. MCCLELLAND a. N. G. BRINK: Studies on the antiviral agent Helenine. Purification and evidence for ribonucleoprotein nature. J. Amer. Chem. Assoc. 82, 5178—5182 (1960)

25 LIU, O. C., J. E. CARTER, R. G. MALSBERGER, A. N. DE SANCTIS a. B. HAMPIL: Studies on the chemotherapy of viral infections. II. The effect of caprochlorone on influenza virus infection in mice. J. Immunol. 82, 222—227 (1957)

26 LIU, O. a. C. G. ENGLE: Effect of Xenaldial on herpes simplex virus. Antibiot. et Chemother. 11, 76—87 (1963)

27 LIU, O. C. a. R. J. FERLANDO: Comparison of anti-influenza effects of four synthetic compounds. Antibiot. et Chemother. 11, 308—317 (1963)

28 LWOFF, A.: Bacteriophage as a model of host-virus relationship. In: The Viruses, Vol. 2 (F. M. BURNET and W. M. STANLEY, Eds.), p. 187—201, Academic Press, New York 1959

29 LWOFF, A. et M. LWOFF: Sur les facteurs du développement viral et leur rôle dans l'évolution de l'infection. Ann. Inst. Pasteur 98, 173—203 (1960); Les événements cycliques du cycle viral. III. Discussion. Ann. Inst. Pasteur 101, 490—504 (1961)

29a LWOFF, A.: Factors influencing the evolution of viral diseases at the cellular level and in the organism. Bact. Rev. 23, 109—124 (1959)

30 MAGRASSI, F.: Studies on new synthetic antiviral drugs: ketoaldehydic derivates of biphenyl: aspects in experimental and clinical fields. Antibiot. et Chemother. 11, 50—75 (1963)

31 MATTHEWS, R. E. F. a. J. D. SMITH: The chemotherapy of viruses. Adv. Virus Res. 3, 49—148 (1955)

31a MAXWELL, R.: Treatment of corneal disease with 5-iodo-2'deoxyuridine (IDU). A clinical evaluation of 500 cases. Amer. J. Ophthal. 55, 237—238 (1936)

31b MEIKLEJOHN, G., W. P. MCCANN a. S. SHKOLNIK: Field trial with ABOB (SK 8898-A) as a prophylactic agent against influenza A₂ and adenovirus infection. Military Medicine 890—894 (1963)

32 Melander, B.: Correlation between antiviral activity in experimental animals and man. Antibiot. et Chemother. *11*, 130—133, 372—385 (1963)

33 Melnick, J. L., D. Gowther a. J. Barrera-Oro: Rapid development of drug resistant mutants of poliovirus. Science *134*, 557—558 (1961)

34 Munyon, W. a. N. P. Salzmann: The incorporation of 5-fluoro-uracil into polio virus RNA. Fed. Proc. *21*, 462 (1962); Virology *18*, 95—101 (1962)

35 O'Dell, Th., H. N. Wright a. R. N. Bieter: Chemotherapeutic activity of nucleic acids and high protein diets against the infection caused by the MM virus in mice. J. Pharmacol. Exper. Ther. *107*, 232—240 (1953)

36 Pereira, H. G.: The cytopathic effect of animal viruses. Advanc. Virus Res. *8*, 245—285 (1961)

37 Powell, H. M., D. N. Walcher a. C. Mast: Antiviral action of statolon against Coxsackie A 21 (Coe) virus. Antibiot. and Chemother. *12*, 337—341 (1962)

38 Reich, E., R. M. Franklin, A. J. Shatkin a. E. L. Tatum: Effect of actinomycin D on cellular nucleic acid synthesis and virus production. Science *134*, 556—557 (1961); Action of actinomycin D on animal cells and viruses. Proc. Nat. Acad. Sci., U.S., *48*, 1238—1245 (1962)

39 Rolly, H.: Gezielte Chemotherapie bei Virusinfektionen. Erfahrungen bei der Behandlung des Herpes corneae mit 5-Joddesoxyuridin. Münch. med. Wschr. *105*, 149—151 (1963)

40 Sadler, P. W., D. G. O'Sullivan a. D. J. Bauer: A study of substances of potential value in the treatment of Pox virus and Entero virus infections. Antibiot. et Chemother. *11*, 403—412 (1963)

40a Sadler, P. W.: Chemotherapy of viral diseases. Pharm. Rev. *15*, 407—447 (1963)

41 Shatkin, A. J.: Actinomycin inhibition of ribonucleic acid synthesis and poliovirus infection of HeLa cells. Biochem. Biophys. Acta *61*, 310—313 (1962)

42 Shope, R. E.: An antiviral substance from penicillium funiculosum. 1. Effect upon infection in mice with Swine influenza virus and Col SK virus. J. Exper. Med. *97*, 601—626 (1953)

43 Staehelin, M.: Experimental and biochemical basis for a chemoprophylaxis and chemotherapy of virus infections. Progr. med. Virol. *2*, 1—42 (1959)

44 Staehelin, M.: Chemical modifications of virus infectivity: Reactions of Tobacco Mosaic Virus and its nucleic acid. Experientia *60*, 473—483 (1960)

45 Tamm, I.: Chemotherapy and virus infection. Viral and Rickettsial Infections of Man, pp. 156—171, 3rd ed.. J. B. Lippincott Comp., Philadelphia 1959

46 Tamm, I.: Principles of antivirus chemotherapy. Antibiot. and Chemother. *12*, 423—439 (1962)

47 Thely, M., J. Choay, L. Dhennin et L. Dhennin: Virologie-Virostase induite in vivo par des acides ribonucléiques non-infectieux. Compt. rend. Acad. Sci. *256*, 1048—1050 (1963)

48 Thiel, R. u. A. Wacker: Behandlung der Keratitis herpetica mit thyminanalogen Verbindungen. Klin. Mbl. Augenheilk. *141*, 94—108 (1962)

49 Underwood, G. E.: Activity of 1-β-D-arabinofuranosylcytosine hydrochloride against Herpes simplex keratitis. Proc. Soc. Exper. Biol. (N.Y.) *111*, 660—664 (1962)

50 Vainio, T., J. D. Judah a. G. Bjotvedt: Mechanism of cellular damage by virus: a study of antihistaminic drugs. I. Murine hepatitis virus and liver explant cultures. Exper. & Mol. Pathol. *1*, 15—26 (1962); II. Murine hepatitis virus and mouse macrophages. Exper. & Mol. Pathol. *1*, 27—36 (1962)

51 WALKER, D. L. a. W. D. BORING: Factors influencing host-virus interactions. III. Further studies on the alterations of Coxsackie virus infection in adult mice by environmental temperature. J. Immunol. *80*, 39—44 (1958)

52 WARD, P. A. a. A. G. JOHNSON: Studies on the adjuvant action of bacterial endotoxin on antibody formation. II. Antibody formation in Cortisone treated rabbits. J. Immunol. *85*, 428—434 (1959)

53 WATSON, G. I.: Virugon (Flumidin) no benefit in two respiratory diseases. Brit. Med. J. *5215*, 1785—1786 (1960/II)

54 WEINSTEIN, L.: Corticotropin and corticosteroids in human viral infections. Med. Clin. N. Amer. *46*, 1141—1161 (1962)

55 WELSCH, M.: Le problème de la chimiothérapie des infections à virus. Chemotherapia *1*, 1—18 (1960)

56 WHEATLY, D.: A trial of flumidin (Virugon) in common virus infections seen in general practice. Antibiot. et Chemother. *11*, 386—393 (1963)

57 WITTMANN, H. O.: Proteinuntersuchungen an Mutanten des Tabakmosaikvirus als Beitrag zum Problem des genetischen Codes. Z. Vererbungsl. *93*, 491—530 (1962)

58 WÖHLER, F.: Behandlung der Poliomyelitis und Virusmeningoenzephalitis mit Cortison and Butazolidin. Med. et Hyg. *18*, 708—709 (1960)

59 WYLER, R. u. F. KRADOLFER: Ausdruck unspezifischer Resistenzverschiebung im Virustiter infizierter Mäuseorgane. Schweiz. Z. Path. *21*, 1018—1023 (1958)

60 YORIO HINUMA, Y. SATOS, M. CHIBA, Y. KOSAKA a. M. KUROYA: Studies on antiviral antibiotics from streptomyces. X. Effect of myxoviromycin upon infection with influenza virus in mice. Jap. J. Microbiol. *2*, 117—125 (1958)

# Virusinaktivierung und Virusdesinfektion

Von O. Drees

Schon in der frühesten Epoche der systematischen Virusforschung sind zahlreiche, zum Teil ausgedehnte Versuche unternommen worden, die biologische Aktivität, d. h. die Infektiosität und Vermehrungsfähigkeit, der verschiedenen Virusarten durch bestimmte physikalische und chemische Eingriffe in vitro aufzuheben oder, wie man sich auszudrücken pflegt, die Virusteilchen zu *inaktivieren*. Dabei wurden sehr bald zwei Arbeitsrichtungen deutlich: Die *theoretisch-naturwissenschaftliche Richtung*, die sich von einer Bestimmung der Resistenzgrenzen und von einer Aufklärung der den Inaktivierungsvorgängen zugrunde liegenden Gesetzmäßigkeiten und Mechanismen gewisse Aufschlüsse über die Natur der Viren versprach, und die auf eine Prophylaxe der Viruskrankheiten hinzielende *angewandt-medizinische Richtung*, die zur Entwicklung von Virus-Impfstoffen und viruzider Desinfektionsmittel drängte.

Was die theoretisch-naturwissenschaftliche Arbeitsrichtung anlangt, so hat sich bereits in den Anfängen der experimentellen Virusforschung herausgestellt, daß die biologische Aktivität bei manchen Virusarten äußerst labil, bei anderen jedoch in hohem Grade stabil ist, daß überdies kein durchgängiger Parallelismus der Resistenz gegenüber verschiedenen inaktivierenden Einflüssen (Hitze, Bestrahlung, Austrocknung, Formaldehyd, Alkohol, $H^+$-Konzentration des Suspensionsmediums usw.) besteht und daß selbst solche Virusarten, die sich in ihrem Wirtsspektrum, in der Art der pathogenen Auswirkungen und in ihren morphologischen Eigenschaften einander sehr ähneln, hinsichtlich der Widerstandsfähigkeit ihrer biologischen Aktivität erheblich differieren können. Gleichzeitig offenbarte sich nicht minder deutlich, daß es in bezug auf die in-vitro-Resistenz bzw. den Resistenzgrad kein Kriterium und noch weniger eine Summe von Kriterien gibt, die bei sämtlichen Virusarten und nur bei den als solche bezeichneten infektiösen Agenzien anzutreffen sind. Alles in einem war damit erwiesen, daß sich aus dem Verhalten der Viren gegenüber bestimmten Einflüssen physikalischer und chemischer Art entgegen den ursprünglichen Erwartungen weder eine Sonderstellung der Viren innerhalb der pathogenen Mikroben noch eine Gleichartigkeit der verschiedenen Virusarten untereinander ableiten lassen und daß — von einigen später zu erwähnenden Ausnahmefällen abgesehen — der Resistenzgrad der biologischen

Aktivität nicht zum klassifikatorischen Prinzip erhoben werden kann. Fast ebenso schnell schwanden, wie DOERR [1, 2] und STANLEY [3] bereits vor vielen Jahren an Hand eines umfangreichen Schrifttums im Handbuch der Virusforschung ausführlich dargelegt haben, die anfänglich gehegten Hoffnungen, aus der Kenntnis der Gesetzmäßigkeiten und Mechanismen von Inaktivierungsprozessen sonstige Rückschlüsse größerer Tragweite auf die Natur der Viren, insbesondere auf die chemischen Grundlagen der biologischen Aktivität, ziehen zu können, eine Feststellung, die bei dem aktuellen Stand der Virusforschung mehr Gültigkeit besitzt als je zuvor. Dennoch ist die Virusinaktivierung bis in die jüngste Vergangenheit immer wieder Gegenstand theoretisch ausgerichteter Untersuchungen gewesen, bietet sie doch eine Fülle reizvoller Einzelprobleme, deren Lösung nicht zuletzt für die Abklärung zahlreicher Fragenkomplexe aus den Bereichen der Virusfeinstruktur, der Virusvermehrung, der Virusgenetik sowie der Molekularbiologie schlechthin von großem Wert ist.

Innerhalb der angewandt-medizinischen Arbeitsrichtung konzentrierte sich das Interesse aus verständlichen Gründen von jeher darauf, Inaktivierungsbedingungen ausfindig zu machen, unter denen sich Virussuspensionen in konstanter und reproduzierbarer Weise vollkommen inaktivieren lassen, ohne daß dabei die Fähigkeit der Virusteilchen verlorengeht, nach parenteraler Einverleibung in den Wirtsorganismus oder in geeignete Laboratoriumtiere die Bildung virusneutralisierender Antikörper hervorzurufen. Einen besonderen Aufschwung nahm diese der Entwicklung von inaktivierten Virus-Impfstoffen dienende Forschungsrichtung während der vergangenen 15 Jahre, in denen — angeregt durch den von ENDERS u. Mitarb. [4] geführten Nachweis der Züchtbarkeit von Polioviren in Gewebekulturen von menschlichen Zellen extraneuraler Herkunft — die Methoden der Viruszüchtung in Gewebekulturen in einer geradezu stürmischen Weise weiterentwickelt und damit für zahlreiche Virusarten erst eine der wichtigsten Voraussetzungen des Versuchs jeder Impfstoffherstellung geschaffen wurden, nämlich die Möglichkeit, ausreichende Mengen von verhältnismäßig reinem und konzentriertem Virusantigen zu gewinnen. So konnte denn auf der Grundlage einer oft jahre- oder sogar jahrzehntelang währenden Laboratoriumsarbeit, in deren Mittelpunkt Inaktivierungsstudien standen, eine Reihe brauchbarer Virus-Impfstoffe entwickelt werden, unter denen die aus formalininaktiviertem Poliovirus bestehende Salk-Vakzine neben Grippe-, Tollwut- und Masernimpfstoffen u. a. m. zweifelsohne den hervorragendsten Platz einnimmt.

Erheblich weniger Interesse wurde — gemessen an dem experimentellen Aufwand — bislang dem Problem der Virusdesinfektion gewidmet. Immerhin sind, wie am Schluß dieses Kapitels eingehender beschrieben werden soll, vor allem in den letzten 10 Jahren einige erfolgversprechende Ansätze unternommen worden, viruzide Desinfektionsmittel zu entwickeln und sinnvolle Methoden zur Prüfung und Wertbemessung solcher Präparate auszuarbeiten.

Es würde den Rahmen des vorliegenden Gesamtwerkes sprengen, wollte man das in den zahlreichen Originalarbeiten niedergelegte experimentelle und theoretische Material zum Fragenkomplex der Virusinaktivierung in allen seinen Einzelheiten wiedergeben und besprechen. Entsprechend der Zielsetzung und den Tendenzen dieses Buches erscheint es aber angebracht, wenigstens einen orientierenden Überblick über das umfangreiche Tatsachenmaterial und den gegenwärtigen Stand der Forschung auf dem Sektor der Virusinaktivierung zu geben.

Innerhalb des so abgesteckten Rahmens sollen im folgenden die wichtigsten Ergebnisse der im Schrifttum niedergelegten Inaktivierungs- bzw. Resistenzversuche von gemeinsamen Gesichtspunkten aus geordnet und kurz besprochen werden, wobei — was die Aufgliederung des Stoffes anlangt — zwischen dem Verhalten der Virusaktivität gegenüber physikalischen, physikalisch-chemischen und chemischen Einflüssen unterschieden wird. Abschließend soll dann noch kurz auf das Problem der Virusdesinfektion eingegangen werden.

Die Literaturangaben beschränken sich — von wenigen Ausnahmen abgesehen — auf Übersichtsreferate und Handbucharikel, die ein tieferes Eindringen in das Wissensgebiet ermöglichen. Darin findet man auch die umfangreiche Spezialliteratur.

## 1. Das Verhalten der Virusaktivität gegenüber physikalischen Einflüssen

### a) Ultraschallwellen

Die Behandlung von Virussuspensionen mit Ultraschallwellen zählt neben der hier nicht näher zu erörternden „Spreitung" von Virusteilchen auf Grenzschichten mit hoher Oberflächenspannung [5, 6] zu den wenigen Möglichkeiten, die biologische Aktivität von Virusteilchen auf mechanischem Wege zu zerstören.

Eingehende Studien über die virusinaktivierende Wirkung von Ultraschallwellen wurden bislang nur mit Tabakmosaikvirus und verschiedenen Bakteriophagenstämmen durchgeführt. Die Ergebnisse dieser vor allem theoretisch interessanten Untersuchungen lassen sich kurz dahin zusammenfassen, daß die biologische Aktivität von Suspensionen der genannten Virusarten bei intensiver Beschallung nach Art einer Reaktion I. Ordnung (siehe weiter unten) abnimmt, wobei diese im übrigen irreversible Inaktivierung im Falle des Tabakmosaikvirus mit einem Zerbrechen der Stäbchen, im Falle der Bakteriophagen mit einer Freisetzung der Nukleinsäure verknüpft ist.

Über die inaktivierende Wirkung von Ultraschallwellen auf tier- und menschenpathogene Virusarten sind dem einschlägigen Schrifttum nur spärliche und überdies wenig aufschlußreiche Angaben zu entnehmen. Außerdem führten die bislang durchgeführten Untersuchungen zu außerordentlich widersprechenden Ergebnissen, was vermutlich auf den unterschiedlichen Gehalt der verwendeten Virussuspensionen an „virusschützenden" Ballaststoffen zurückzuführen ist.

Immerhin liegen einige experimentelle Anhaltspunkte dafür vor, daß auch tier- und menschenpathogene Virusarten, z. B. Vakzine-, Influenza- und Polioviren, durch Schallwellen von hoher Frequenz inaktiviert werden können. Eine ausführliche Übersicht über die experimentellen Erfahrungen und theoretischen Aspekte zur Frage der Virusinaktivierung durch Ultraschall findet sich in dem von GARD und MAALØE *[7]* im Rahmen des Werkes „The Viruses" verfaßten Beitrag „Inactivation of Viruses"; die älteren Arbeiten auf diesem Gebiet wurden eingehend und kritisch von DOERR *[2]* referiert.

#### b) Ionisierende Strahlen

Es ist seit langem bekannt, daß α-, γ- und Röntgenstrahlen auf Grund ihrer ionisierenden Wirkung, d. h. ihrer Fähigkeit, aus einzelnen Atomen Elektronen hinauszuschießen, Virusteilchen zu inaktivieren vermögen. Eine besondere Bedeutung speziell für die theoretisch ausgerichtete Virusforschung erfuhr dieses im Jahre 1904 von GREEN *[8]* bei der Röntgenbestrahlung von Vakzinevirus-Suspensionen erstmalig aufgedeckte Phänomen durch die Pionierarbeiten von LEA und SALAMAN *[9]*, die vor nunmehr 2 Jahrzehnten zeigen konnten, daß zwischen der Größe und bestimmten Strukturmerkmalen von Virusteilchen einerseits und der zur Inaktivierung erforderlichen Dosis ionisierender Strahlungen andererseits eine Beziehung existiert, die zur Ermittlung der Dimensionen und struktureller Eigenschaften herangezogen werden kann.
Einer kurzen Besprechung dieser und weiterer Untersuchungen zum Fragenkomplex der Virusinaktivierung durch ionisierende Strahlen sei vorausgeschickt, daß die individuellen Elementarteilchen einer Virussuspension, wenn sie schädigenden Einflüssen physikalischer, physikalisch-chemischer oder chemischer Art ausgesetzt werden, zumeist nicht gleichzeitig, sondern in einer gesetzmäßigen, den sogenannten „Absterbeordnungen" ein oder mehrzelliger Organismen vergleichbaren Aufeinanderfolge inaktiviert werden. Häufig entspricht der Verlauf der Inaktivierung den Gesetzmäßigkeiten einer Reaktion I. Ordnung, wie sie durch die Gleichung

$$C = C_0 \cdot e^{-kt}$$

dargestellt werden kann. Diese Beziehung sagt aus, daß die Konzentration (C) des Ausgangsstoffes zu jeder Zeit t gleich dem Produkt aus der Anfangskonzentration (C$_0$) zur Zeit t = 0 und dem Exponentialfaktor e$^{-kt}$ ist. Dabei bedeuten e die Basis der natürlichen Logarithmen und k die Reaktionsgeschwindigkeitskonstante. Entspricht der Verlauf der Inaktivierung dem einer Reaktion I. Ordnung, was — wie gesagt — häufig der Fall ist, so besteht analog den logarithmischen Absterbeordnungen der Bakterien eine lineare Beziehung zwischen der Inaktivierungsdauer und den Logarithmen der Zahl der noch aktiven Virusteilchen. Neben solchen linearen Inaktivierungskurven findet man nicht selten andersartige, z. B. gekrümmte, geknickte oder auch asymptotisch auslaufende Kurven, die sich durch eine einfache Exponentialgleichung zumeist nicht formulieren lassen.

Was die Interpretation der verschiedenen Inaktivierungskurven anlangt, so gilt es heute allgemein als erwiesen, daß das Zustandekommen linearer Inaktivierungskurven nicht, wie früher vielfach angenommen wurde, auf einer unterschiedlichen Widerstandsfähigkeit der in einer Suspension enthaltenen Virusteilchen, sondern auf mikrophysikalischen oder mikrochemischen Vorgängen beruht, die sich in einem kleinen, die biologische Aktivität steuernden Wirkungszentrum des einzelnen Virusteilchens abspielen und als solche den Wahrscheinlichkeitsgesetzen des von TIMAFÉEFF-RESOWSKY und ZIMMER [10] aufgezeigten Trefferprinzips in der Biologie unterworfen sind. Die Inaktivierungskurven sind also statistischer Ausdruck jener Gesetze, denen die Trefferwahrscheinlichkeiten im Massengeschehen unterliegen. Daß es sich bei dem die biologische Aktivität steuernden Wirkungszentrum um die Virusnukleinsäure handelt, ist an anderer Stelle dieses Buches bereits ausführlich dargelegt worden. Weniger einfach ist eine Deutung jener Inaktivierungskurven, deren Verlauf von dem einer Geraden abweicht. Als häufigste Ursache für diese Abweichungen kommen u. a. eine Variabilität der Widerstandsfähigkeit in einer scheinbar homogenen Schar von Virusteilchen, ferner das Vorhandensein von Virusaggregaten und schließlich die zusätzliche Wirkung viruzider Substanzen oder Radikale, die während der Inaktivierung in Virussuspensionen entstehen können, in Betracht, wobei im einzelnen oft schwerlich zu entscheiden ist, welcher dieser Faktoren im Spiele ist.

Wenden wir uns nach diesen allgemeinen Betrachtungen, die für das Verständnis des Folgenden bedeutsam sind, nunmehr wieder dem speziellen Thema der Virusinaktivierung durch ionisierende Strahlen zu, so sei zunächst einmal hervorgehoben, daß die bis jetzt vorliegenden Bestrahlungsexperimente in erster Linie mit Tabakmosaikvirus und Bakteriophagen und nur vereinzelt mit tier- und menschenpathogenen Virusarten, z. B. mit Vakzine-, Polio- und verschiedenen Myxoviren, durchgeführt wurden. Dabei hat sich gezeigt, daß sich die genannten sowie eine Reihe anderer pflanzenpathogener Virusarten durch Beschuß mit ionisierenden Strahlen durchweg ohne Beeinträchtigung ihrer antigenen Eigenschaften inaktivieren lassen und daß — sofern keine sekundäre Inaktivierung (siehe hierzu weiter unten) im Spiele ist — die Abnahme der biologischen Aktivität in den Virussuspensionen während des Bestrahlungsvorganges sowohl bei den kleinen als auch bei den großen Virusarten wie eine Reaktion I. Ordnung verläuft. Die zuletzt genannte Tatsache wird neben anderen Argumenten im allgemeinen als Beweis dafür gewertet, daß die Inaktivierung eines einzelnen Virusteilchens auf einem einzigen Ionisationsvorgang beruht.

Das Hauptziel der bisher durchgeführten Untersuchungen über die Einwirkung von $\alpha$-, $\gamma$- und Röntgenstrahlen auf Virusteilchen bestand jedoch darin, die Dosisabhängigkeit der Inaktivierung zu bestimmen und aus den Dosis-Effekt-Kurven Rückschlüsse auf das Volumen und die Fläche des sogenannten Treffbereiches zu ziehen. Zu den vielfältigen und nicht nur für die Virusforschung, sondern für die gesamte Biologie interessanten Ergebnissen dieser Arbeiten, die von POLLARD [11, 12] nahezu erschöpfend referiert und eingehend diskutiert worden sind, sei hier ein wenig verallgemeinernd nur so viel gesagt, daß die Größe des Treffbereiches bei den kleinen Viren größenordnungsmäßig mit der Dimension der Teilchen übereinsimmt, während sie bei den größeren Viren erheblich kleiner ist als das Teilchen selbst. Im übrigen sei betont, daß die Interpretation von Dosis-Effekt-Kurven häufig auf Schwierigkeiten stößt und zudem mit einigen Unzulänglichkeiten behaftet ist. Die Unzulänglichkeiten bestehen vor allem darin, daß der Treffbereich als Durchmesser eines Kreises ermittelt wird, obgleich er eine ganz andere Gestalt haben kann. Zu den Schwierigkeiten, die bei der Deutung von Dosis-Effekt-Kurven auftreten, zählt in erster Linie der Umstand, daß während der Bestrahlung im Suspensionsmittel energiereiche Produkte (H-Atome, Wasserstoffsuperoxyd u. a. m.) entstehen können, die eine sekundäre Inaktivierung hervorrufen. Es bedarf keiner weiteren Erläuterungen, daß solche sekundären Inaktivierungen, die vor allem bei Bestrahlungsversuchen mit den schwach ionisierenden $\gamma$- und Röntgenstrahlen stark ins Gewicht fallen, jegliche Aussagen über die Größe des Treffbereiches unmöglich machen.

Abschließend sei noch erwähnt, daß es nicht an laboratoriumsmäßigen und praktischen Versuchen gefehlt hat, die virusinaktivierende Wirkung ionisierender Strahlen für die Herstellung von Virus-Impfstoffen (JORDAN und KEMPE [13]) sowie für die Sterilisation vermutlich virushaltiger Nahrungsstoffe (NICKERSON, PROCTOR und GOLDBLITH [14]) nutzbar zu machen.

### c) Nichtionisierende Strahlen

Unter den nichtionisierenden Strahlen ist es vor allem das *ultraviolette (UV) Licht* aus dem Wellenlängenbereich zwischen 2000 und 3000 Å, das mehr oder weniger stark virusinaktivierend wirkt. Eine umfassende Zusammenstellung der zahlreichen hierüber vorliegenden Untersuchungen einschließlich der sich daraus ergebenden theoretischen Aspekte hat vor einiger Zeit KLECZKOWSKI [15] gegeben.

Der Mechanismus der Virusinaktivierung durch UV-Strahlen besteht im Prinzip darin, daß die Lichtquanten von besonderen chemischen Gruppen oder Bindungen im Viruspartikel absorbiert werden und dort durch Energieübertragung bestimmte Veränderungen hervorrufen, die dann den Verlust der biologischen Aktivität des Teilchens zur Folge haben. Dabei ist bemerkenswert, daß die inaktivierende Wirkung des UV-Lichtes in hohem Grade von der Wellenlänge abhängt. Bei den meisten Virusarten liegt das Maximum der Empfindlichkeitskurve im Bereich um 2600 Å, d. h. im Gebiet der Nukleinsäure-Absorption. Ausnahmen bilden das Tabakmosaikvirus und das Virus des Rous-Sarkom, bei denen ein weiteres Maximum im Gebiet der kurzwelligen Eiweiß-Absorption oder, genauer gesagt, der Absorption durch Peptidbindungen und aliphatische Aminosäuren vorhanden ist.

Die Tatsache, daß das Aktionsspektrum des UV-Lichtes sein Maximum zumeist in der Nähe von 2600 Å besitzt, wird neben anderen Argumenten mit Recht zugunsten der Annahme geltend gemacht, daß der Inaktivierungseffekt in erster Linie auf einer strahleninduzierten Schädigung der Virusnukleinsäure beruht. Das schließt allerdings nicht aus, daß die Inaktivierung zusätzlich und in besonderen Fällen sogar vorwiegend durch photochemische Prozesse an bestimmten Gruppen und Bindungen des Virusproteins bedingt sein kann. Inaktivierungsmechanismen dieser Art scheinen entsprechend den oben erwähnten Aktionsspektren des UV-Lichtes beispielsweise beim Tabakmosaikvirus und beim Virus des Rous-Sarkom vorzuliegen oder zumindest eine gewisse Rolle mitzuspielen.

Was die Kinetik der Virusinaktivierung durch UV-Licht anlangt, so unterliegt es nach den Ergebnissen der zahlreichen bis jetzt durchgeführten Untersuchungen keinem Zweifel, daß die Abnahme der biologischen Aktivität von Virussuspensionen während der Bestrahlung unter optimalen Versuchsbedingungen grundsätzlich wie eine Reaktion I. Ordnung verläuft, wobei die Reaktionsgeschwindigkeitskonstante nicht nur von Virusart zu Virusart, sondern auch bei verschiedenen Stämmen und Mutanten ein und derselben Virusart innerhalb weiter Grenzen schwanken kann. Mehr oder weniger starke Abweichungen von einer Reaktion I. Ordnung treten, wie die Erfahrung lehrt, dann auf, wenn die Bestrahlung in Gegenwart stark UV-absorbierender Begleitsubstanzen und virusschützender Ballaststoffe von korpuskulärer Natur erfolgt, wenn Virusaggregate vorliegen und wenn die Viruskonzentration sowie die Schichtdicke der zu inaktivierenden Suspension einen bestimmten Schwellenwert überschreiten. Das gleiche gilt für den Fall, daß innerhalb der zu inaktivierenden Schar von Virusteilchen eine genetisch fixierte Variabilität der Resistenz gegenüber UV-Licht vorliegt.

In diesem Zusammenhang sei erwähnt, daß nach neueren Untersuchungen von McLaren und Takahashi [16] die isolierte infektiöse Ribonukleinsäure des Tabakmosaikvirus gegenüber der Einwirkung von UV-Licht wesentlich labiler ist als das intakte Virus-Nukleoproteid. Zu im Prinzip gleichen Ergebnissen gelangte Norman [17] bei UV-Inaktivierungsversuchen mit Poliovirus und daraus isolierter infektiöser Nukleinsäure.

Von Interesse für die angewandte Virusforschung ist die Tatsache, daß sich manche Virusarten, z. B. Tollwut-, Influenza- und Polioviren, durch UV-Licht inaktivieren lassen, ohne daß dabei die Antigenstruktur und die serologische Spezifität der Virusteilchen nennenswert beeinträchtigt werden. Darauf aufbauend sind einige Hersteller von Poliomyelitis- und Tollwutvakzinen dazu übergegangen, die UV-Bestrahlung als zusätzliches Inaktivierungsverfahren in den Produktionsgang dieser Impfstoffe einzubeziehen.

Als wichtige Ergänzung zu dem vorliegenden Abschnitt wäre noch hervorzuheben, daß viele Bakteriophagen durch UV-Licht in der Weise geschädigt werden können, daß sie zwar ihre Fähigkeit zur Selbstvermehrung, nicht aber ihre Fähigkeit, in die Wirtszellen einzudringen, verlieren. Werden die mit derart geschädigten Phagen infizierten Bakterien anschließend mit sichtbarem Licht bestrahlt, so erlangen die Phagen ihre Fähigkeit zur Selbstvermehrung interessanterweise wieder, ein Phänomen das im internationalen Schrifttum als *multiplicity reactivation* bezeichnet wird. Ähnliche Beobachtungen wurden an zahlreichen pflanzenpathogenen Virusarten gemacht, z. B. am Bushy stunt-, am Kartoffel-X- und am Tabaknekrosevirus. Was die tier- und menschenpathogenen Virusarten anlangt, so konnte BARRY *[18]* kürzlich eine multiplicity reactivation von UV-inaktiviertem Influenzavirus nachweisen, nachdem experimentelle Anhaltspunkte in dieser Richtung bereits vor vielen Jahren von HENLE und LIU *[19]* gefunden worden waren. Über den Mechanismus der Photoreaktivierung ist so gut wie nichts bekannt.

## 2. Das Verhalten der Virusaktivität gegenüber physikalisch-chemischen Einflüssen

Eine genaue Kenntnis des Verhaltens der Viren oder, genauer gesagt, der biologischen Aktivität von Virusteilchen gegenüber Einflüssen physikalisch-chemischer Art ist nicht nur für die Lösung der eingangs umrissenen Probleme, sondern auch deshalb von großer Bedeutung, weil sie eine der wichtigsten Voraussetzungen für den Umgang mit Viren darstellt und darüber hinaus das Verständnis epidemiologischer Zusammenhänge erleichtert. So ist es zu verstehen, daß auf diesem Sektor des Resistenz- bzw. Inaktivierungsproblems seit jeher besonders viel gearbeitet worden ist. Eine ausführliche Besprechung des umfangreichen Schrifttums findet sich in den bereits erwähnten Übersichten von STANLEY *[3]*, POLLARD *[11]* und GARD und MAALØE *[7]*.

### a) Niedere und hohe Temperaturen

In der Kälte, d. h. bei Temperaturen in der Nähe des Gefrierpunktes und darunter, sind nahezu alle Virusarten sehr beständig. Gewisse, zumeist äußerst langsam verlaufende Aktivitätseinbußen von Virussuspensionen in diesem Temperaturbereich beruhen vermutlich auf Salzeffekten und enzymatischen Aktivitäten, die aus dem zur Viruszüchtung verwendeten Zellsubstrat stammen. Da ein Einfrieren der Virussuspensionen bis hinab zu etwa — 40° C die Enzymaktivität zwar sehr stark vermindert, jedoch nicht völlig hemmt, empfehlen sich für eine langzeitige Konservierung von virushaltigem Material durch Tiefkühlung Temperaturen unterhalb dieses Grenzwertes. Wiederholtes Einfrieren und Auftauen wird von vielen Virusarten ohne Schädigung vertragen, während andere, wie z. B. Vakzine-, Herpes- und Influenzaviren, dadurch mehr oder weniger stark inaktiviert werden, wobei das Ausmaß der Aktivitätseinbußen u. a. von der Zusammensetzung des Suspensionsmediums und von der Geschwindigkeit des Einfrier- und Auftauprozesses abhängt. Eine ausführliche Darstellung der theoretischen und praktischen Aspekte zur Frage der Viruskonservierung durch Tiefkühlung wurde vor geraumer Zeit von HARRIS [20] gegeben.

Gegenüber der Einwirkung höherer Temperaturen zeigen die verschiedenen Virusarten ein recht unterschiedliches Verhalten. So wird, um nur einige Extreme zu nennen, das Tabakmosaikvirus erst bei 94° C in 5 Minuten inaktiviert, während andere Virusarten, wie z. B. das Virus des Rous-Sarkoms und die Viren der Pferdeenzephalitiden, der St.-Louis-Enzephalitis und der japanischen B-Enzephalitis, ihre biologische Aktivität bereits nach einigen Stunden bei Zimmertemperatur einbüßen. Im übrigen hat sich herausgestellt, daß die meisten Virusarten bei einer Temperatur von 60° C und darüber rasch inaktiviert werden. Sofern diese Temperatur mindestens 30 Minuten lang einwirkt, kann man annehmen, daß unter den üblichen Bedingungen die biologische Aktivität aller Virusteilchen eines virushaltigen Materials beseitigt ist. Für Fragen der Sterilisation ist es jedoch wichtig zu wissen, daß es im Falle gewisser Nahrungsmittel und stark verschmutzter Gegenstände bzw. schmutzhaltiger Flüssigkeiten (Abwasser usw.) höherer Temperaturen oder längerer Expositionszeiten bedarf, um eine sichere Virusinaktivierung zu erzielen. Das gleiche gilt für die Inaktivierung des Virus der Serumhepatitis.

Als Maß der Hitzeempfindlichkeit einer Virusart diente früher der sogenannte „thermal death point", d. h. der tiefste Temperaturgrad, der bei einer gegebenen Einwirkungsdauer die biologische Aktivität einer Virussuspension völlig aufhebt. Im Lichte der neueren Erkenntnisse muten die zahlreichen Berichte über Versuche dieser Art, deren Ergebnisse zur Charakterisierung und Klassifizierung der verschiedenen Virusarten herangezogen worden sind, merkwürdig an, ist doch bekannt, daß der „thermal death point" in hohem Grade vom Infektionstiter und der Zusammensetzung der zu inaktivierenden Virussuspension abhängt und daß es praktisch unmöglich ist, diese beiden Variablen bei vergleichenden Untersuchungen mit verschiedenen Virusarten auch nur annähernd konstant zu halten.

In der modernen Virusforschung dienen als Maß der Hitzesensitivität einer Virusart bzw. eines Virusstammes ausschließlich reaktionskinetische Daten, die zugleich gewisse Aufschlüsse über den Mechanismus der thermischen Inaktivierung erwarten lassen. Überblickt man das entsprechende Schrifttum, so fällt auf, daß die Hitzeinaktivierung bei den meisten der bislang untersuchten Virusarten entweder wie eine Reaktion I. Ordnung verläuft oder aber das Bild einer Zwei-Komponenten-Kinetik zeigt, und zwar in dem Sinne, daß die Inaktivierung beider Komponenten unter Kontrolle verschieden hoher Reaktionsgeschwindigkeitskonstanten den Gesetzmäßigkeiten einer Reaktion I. Ordnung folgt, was sich in geknickten Inaktivierungskurven dokumentiert. Auffälligerweise verläuft die Inaktivierung häufig, wie z. B. beim Tabakmosaikvirus, beim Maul- und Klauenseuche-Virus, bei Polioviren und beim Virus der atypischen Geflügelpest u. a., unterhalb einer bestimmten Temperaturgrenze, die zumeist zwischen 35 und 40° C liegt, wie eine Reaktion I. Ordnung, während sie oberhalb dieser Grenze das Bild einer Zwei-Komponenten-Kinetik zeigt. Die ursächlichen Zusammenhänge dieses Phänomens sind noch weitgehend ungeklärt. Ein viel diskutierter Deutungsversuch wurde kürzlich von WOESE [21] unterbreitet. Davon ausgehend, daß sich der Inaktivierungseffekt primär an der Virusnukleinsäure abspielt, kommt WOESE auf Grund einer mathematischen Analyse von Inaktivierungskurven zu dem Schluß, daß die Virusnukleinsäure bei erhöhten Temperaturen infolge dabei einsetzender, durch eine Reaktionsgeschwindigkeitskonstante kontrollierter Umwandlungsprozesse in zwei Strukturen vorliegt, von denen eine hitzestabiler ist als die andere, und daß dadurch das Vorkommen einer hitzeresistenten Virusfraktion bedingt ist. Als experimentellen Beweis für die Gültigkeit seiner Hypothese macht WOESE Untersuchungen von YOUNGNER [22] geltend, die ergeben haben, daß isolierte Poliovirus-Varianten, die sich in ihrer jeweiligen Hitzestabilität unterscheiden, zum Teil gleichfalls nach Art einer Zwei-Komponenten-Kinetik inaktiviert werden.

Die soeben erwähnte Hypothese verliert nicht zuletzt dadurch an Wert, daß es im einzelnen noch ungeklärt ist, ob sich der Inaktivierungseffekt an der Virusnukleinsäure, an dem Virusprotein oder aber an beiden Strukturelementen abspielt. Der zumindest denkbare und gelegentlich auch unternommene Versuch, dieses Grundproblem durch einen Vergleich der vielfach bekannten Aktivierungsenergie und Aktivierungsentropie der thermischen Inaktivierung einerseits und der Hitzedenaturierung von Eiweißen und Ribo- bzw. Desoxyribonukleinsäuren andererseits einer Lösung näherzubringen, verspricht a priori wenig Aussichten auf Erfolg, weil es zur Inaktivierung eines Virusteilchens sicherlich nicht einer umfassenden Denaturierung der Nukleinsäure oder des Proteinanteils, sondern nur der Schädigung begrenzter Regionen bzw. Untereinheiten oder, mit anderen Worten, nur einer partiellen Denaturierung bedarf. Vermutlich kann sich der Inaktivierungseffekt sowohl an der Nukleinsäure als auch an dem Protein oder aber an beiden Strukturelementen zugleich abspielen. Dafür sprechen z. B. neuere Untersuchungen von KOCH [23, 24], der mit Hilfe eines hier nicht näher zu erläuternden Versuchssystems nachweisen konnte, daß bei der nach Art einer Zwei-Komponenten-Kinetik verlaufenden Hitzeinaktivierung von Poliovirussuspensionen der anfänglich steile Abfall der Infektiosität vornehmlich auf einer Denaturierung der Proteinhülle beruht, während der dann folgende schwach geneigte Abschnitt der Inaktivierungskurve eine Schädigung der Nukleinsäure widerspiegelt. Im übrigen kann es, was den Mechanismus der Hitzeinaktivierung anlangt, als in hohem Grade wahrscheinlich angesehen werden, daß der Inaktivierungeffekt im Falle einer Denaturierung des Proteins oder der Desoxyribonukleinsäure auf einem Aufbrechen von H-Brücken-Bindungen und im Falle einer Schädigung der Ribonukleinsäure auf einer Bildung von Triphosphorsäureester-Bindungen beruht. Reaktionen der zuerst genannten Art verändern vorwiegend die sekundäre Struktur eines Makromoleküls, ohne daß es dabei zu einer Spaltung in Untereinheiten kommt, während die Bildung von Triphosphorsäureester-Bindungen zu einem Zerfall der Ribonukleinsäure-Kette in kürzere Glieder führt.

In diesem Zusammenhang wäre noch hervorzuheben, daß nahezu alle Virusarten unter der Einwirkung hoher Temperaturen neben der Infektiosität und Vermehrungsfähigkeit zugleich ihre Antigenität einbüßen, während bei weniger hohen Temperaturen (d. h. solchen unterhalb 40° C) häufig, z. B. bei Tollwut- und Polioviren, die antigenen Eigenschaften erheblich langsamer und in geringerem Ausmaß zerstört werden als die Infektiosität und Vermehrungsfähigkeit. Eine genaue Kenntnis der von Virusart zu Virusart recht unterschiedlichen Zusammenhänge zwischen der Inaktivierungstemperatur einerseits und dem Verhalten der Infektiosität und Antigenität andererseits ist vor allem für die Herstellung inaktivierter Virus-Impfstoffe wichtig, hat sich doch herausgestellt, daß es im Interesse der Sicherheit solcher Impfstoffe oft nützlich ist, chemische und thermische Inaktivierungsverfahren miteinander zu kombinieren.

Abschließend sei noch kurz auf einige neuere Arbeiten [25—28 u. a.] hingewiesen, aus denen hervorgeht, daß die isolierte infektiöse Ribonukleinsäure von Tabakmosaik- und Polioviren wesentlich hitzestabiler ist als die intakten Virusteilchen. Nicht minder interessant ist der von PAPAEVANGELOU und YOUNGNER [26] erhobene Befund, daß zwei aus einem Poliovirusstamm vom Typ I isolierte Varianten, die sich hinsichtlich ihrer Hitzestabilität bei 50° C unterscheiden, die gleichen Differenzen in ihrer Nukleinsäure tragen. Alles in allem können die Ergebnisse der soeben erwähnten Arbeiten als ein weiterer Hinweis dafür angesehen werden, daß die Hitzeresistenz bzw. -sensitivität, wie sie sich in Gestalt der Inaktivierungskurven dokumentiert, zumindest bei manchen Virusarten sowohl aus dem physikalisch-chemischen Verhalten des Proteins als auch aus dem der Nukleinsäure gegenüber Hitze resultiert.

### b) Wasserstoffionenkonzentration des Milieus

Es ist eine allgemeine Erfahrungstatsache, daß die biologische Aktivität einer Virussuspension in hohem Maße von der Reaktion des Suspensionsmittels abhängt und daß es bei bestimmten, namentlich bei extrem hohen und niedrigen pH-Werten zu mehr oder weniger rasch verlaufenden Inaktivierungsvorgängen kommt. Dabei läßt sich im einzelnen oft schwer entscheiden, ob diese Inaktivierung auf einer direkten, zur Denaturierung führenden Einwirkung der H- bzw. OH-Ionen oder aber auf einer Wechselwirkung zwischen dem pH und sonstigen inaktivierenden Einflüssen (Temperatur, Enzymaktivitäten usw.) beruht.

Die Ermittlung der pH-Stabilität einer Virusart erfolgt gewöhnlich in der Weise, daß man Virussuspensionen mit verschiedenem pH für unterschiedliche Zeitspannen bei einer festgelegten Temperatur stehen läßt und hernach die

Aktivität der verschiedenen Ansätze bestimmt. Man erhält so im Aktivitäts-pH-Diagramm charakteristische Kurven, deren Scheitelpunkte als Optimum der pH-Stabilität bezeichnet werden. Bei der Interpretation solcher Kurven ist zu beachten, daß der Kurvenverlauf in hohem Grade von der Art des jeweils gewählten Puffers sowie von der sonstigen Zusammensetzung der Virussuspension abhängen kann. Hinzu kommen die oben bereits erwähnten Wechselwirkungen zwischen dem pH und sonstigen inaktivierenden Einflüssen und der Umstand, daß eine herabgesetzte Aktivität innerhalb eines bestimmten pH-Bereiches auf einer verminderten Löslichkeit des Virus beruhen kann. Obgleich diese Fehlerquellen nicht immer in genügendem Maße beachtet worden sind und deshalb zu manchen Mißdeutungen geführt haben, läßt sich aus den bisherigen Untersuchungen herauslesen, daß sich die verschiedenen Virusarten sowohl hinsichtlich des Grades der pH-Stabilität als auch hinsichtlich der Lage des pH-Optimums und des übrigen Verlaufs der Stabilitäts-pH-Kurven erheblich unterscheiden. Grob verallgemeinernd kann jedoch gesagt werden, daß die meisten Virusarten in den gebräuchlichen Puffer- und Salzlösungen bei Temperaturen, die zu keiner thermischen Inaktivierung führen, in dem pH-Bereich von 5—8 relativ stabil sind. Eine der wenigen und zugleich interessantesten Ausnahmen ist das Maul- und Klauenseuche-Virus, das seine Infektiosität und Vermehrungsfähigkeit in dem pH-Bereich von 6—6,5 selbst bei Temperaturen in der Nähe des Gefrierpunktes unter gleichzeitigem Zerfall in Untereinheiten rasch einbüßt.

### c) Salzgehalt und Ionenzusammensetzung des Milieus

Sieht man einmal davon ab, daß die virusinaktivierende Wirkung verschiedenster Einflüsse physikalischer und chemischer Art in hohem Grade von dem Salzgehalt und der Ionenzusammensetzung einer Virussuspension beeinflußt wird, so kann es als eine vielfältig gesicherte Tatsache angesehen werden, daß die meisten Virusarten in den gebräuchlichen Salz- und Pufferlösungen bei annähernd neutralem pH relativ stabil sind. Es gibt jedoch eine Reihe auffälliger Ausnahmen, zu denen, um nur ein Beispiel zu nennen, die Viren der amerikanischen Pferdeenzephalitis zählen. Diese Viren verlieren ihre biologische Aktivität rasch in physiologischer Kochsalzlösung und zwar selbst in Gegenwart von Serum, während sie in Ringer-Lösung oder 0,1 M Phosphatpuffer für mehrere Wochen stabil sind.

Nicht zu verwechseln mit echten Inaktivierungsvorgängen sind jene Infektionstiterverminderungen von Virussuspensionen, die dann auftreten oder auftreten können, wenn der Salzgehalt des Mediums stark erhöht oder herabgesetzt wird. Derartige Phänomene beruhen im allgemeinen darauf, daß die Viren auf Grund hier nicht näher zu erörternder Wechselwirkungen zwischen den Virusteilchen und den Wassermolekülen sowie den Kationen und den Anionen der vorhandenen Salze bei einer bestimmten, von Virusart zu Virusart unterschiedlichen Ionenstärke ein ausgesprochenes Löslichkeitsoptimum aufweisen, und daß Abweichungen von dieser optimalen Ionenstärke infolge einer dadurch bedingten Löslichkeitsverminderung zu reversiblen Aggregatbildungen und Fällungen führen.

In diesem Zusammenhang wäre noch zu erwähnen, daß die geradzahligen T-Phagen durch *osmotischen Schock* inaktiviert werden können. Der osmotische Schock wird dadurch hervorgerufen, daß man die Phagen zunächst in einer hypertonischen Kochsalzlösung suspendiert und dann die Suspension schnell mit sterilisiertem Wasser verdünnt. Die Inaktivierung ist mit einem Zerfall der Virusteilchen verbunden. So zeigen die elektronenmikroskopischen Bilder von Phagensuspensionen nach der Inaktivierung durch osmotischen Schock an Stelle der ursprünglich intakten Virusteilchen freie Nukleinsäure und leere Kopfmembranen, an denen noch die Schwänze hängen.

### d) Austrocknung

Gegenüber Austrocknung an der Luft, im Exsikkator oder im Vakuum bei Temperaturen oberhalb des Gefrierpunktes sind die verschiedenen Virusarten durchgängig sehr empfindlich. So zeigen selbst hochtitrige Virussuspensionen und virushaltige Gewebe nach Überführung in den lufttrockenen Zustand entweder überhaupt keine Aktivität mehr oder nur noch gewisse Restaktivitäten, deren Höhe sich im allgemeinen durch Beimischen von Proteinen und Peptonen (Fleischextrakten) zu den zu trocknenden Virussuspensionen mehr oder weniger stark steigern läßt. Solche Restaktivitäten können für lange Zeit erhalten bleiben. So hat sich beispielsweise gezeigt, daß ein hoher Prozentsatz getrockneter Tabakblätter, die im Jahre 1882 als Muster für die Erntequalität aufbewahrt wurden, im Jahre 1935 Extrakte lieferten, die in gesunden Pflanzen die Mosaikkrankheit hervorzurufen vermochten.

Wesentlich geringer als beim Übergang vom flüssigen in den trockenen Zustand sind die Aktivitätsverluste von Virussuspensionen bei der sogenannten *lyophilen Trocknung*, d. h. dem Wasserentzug bei tiefer Temperatur und vermindertem Druck im gefrorenen Zustand. Mit Hilfe dieses von FLOSDORF und MUDD *[29]* inaugurierten Verfahrens lassen sich trockene Viruspräparate gewinnen, die, hermetisch abgeschlossen, für lange Zeit — oft für viele Jahre — bei gewöhnlicher Temperatur aufbewahrt werden können, ohne daß während der Lagerung nennenswerte Aktivitätseinbußen erfolgen.

### 3. Das Verhalten der Virusaktivität
### gegenüber der Einwirkung chemischer Stoffe

Das Verhalten der biologischen Aktivität der Viren gegenüber der Einwirkung chemischer Stoffe zeichnet sich insgesamt betrachtet durch zwei bemerkenswerte

Fakten aus. Es sind dies einmal die seit langem bekannte Tatsache, daß die Zahl der Stoffe, mit denen Viren chemisch inaktiviert werden können, außerordentlich groß ist, und zum anderen der Umstand, daß gewisse Virusarten erstaunlichen chemischen Eingriffen ohne Beeinträchtigung ihrer Infektiosität und Vermehrungsfähigkeit unterworfen werden können. Im übrigen lassen sich nur wenige allgemeingültige Aussagen über das Verhalten der Virusaktivität gegenüber der Einwirkung chemischer Stoffe machen. Die Ursachen hierfür sind in erster Linie darin zu suchen, daß die biologische Aktivität bei manchen Virusarten äußerst labil, bei anderen jedoch in hohem Grade stabil ist und daß darüber hinaus kein durchgängiger Parallelismus der Resistenz gegenüber verschiedenen inaktivierenden Agenzien besteht. Hinzu kommt, daß die bis jetzt vorliegenden Resistenz- bzw. Inaktivierungsversuche zumeist mit unreinen Virussuspensionen von unterschiedlichem Gehalt an virusschützenden bzw. inaktvierungshemmenden Ballaststoffen durchgeführt worden sind und deshalb nicht selten zu unregelmäßigen und sich widersprechenden Resultaten geführt haben. Hierzu sei bemerkt, daß die inaktivierungshemmende Wirkung von Ballaststoffen auf einer Reduktion, einer chemischen Bindung oder einer Adsorption der inaktivierenden Agenzien beruhen kann.

Die nachfolgenden Betrachtungen beschränken sich im wesentlichen darauf, einige wichtige Aspekte und Phänomene auf dem Gebiete der chemischen Inaktivierung von Viren aufzuzeigen. Weitere Einzelheiten sowie Angaben über das umfangreiche Spezialschrifttum finden sich bei GARD und MAALØE *[7]*, bei SCHRAMM *[30]* und bei ROOYEN und RHODES *[31]*.

### a) Formaldehyd

Der Formaldehyd (in Form einer etwa 40prozentigen wäßrigen Lösung als „Formalin" in den Handel gebracht) zählt zu den wenigen chemischen Verbindungen, die nahezu alle Virusarten zu inaktivieren vermögen. Besonders wichtig, namentlich für das Problem der Herstellung von Virus-Impfstoffen, ist die bereits in den Anfängen der Virusforschung erkannte Tatsache, daß viele Virusarten durch Formaldehyd ohne Beeinträchtigung ihrer antigenen Eigenschaften inaktiviert werden können. So ist denn die Formalininaktivierung der Viren bis in die jüngste Vergangenheit immer wieder Gegenstand ausgedehnter Untersuchungen gewesen, in deren Mittelpunkt die Aufklärung der Inaktivierungskinetik und die Suche nach optimalen Bedingungen, unter denen die biologische Aktivität von Virussuspensionen ohne nennenswerte Beeinträchtigung der antigenen Kraft und der serologischen Spezifität aufgehoben werden kann, gestanden haben.

Was die Inaktivierungskinetik anlangt, so wurden bei den meisten der bisher untersuchten Virusarten von jeweils verschiedenen Autoren sowohl geradlinige als auch andersartige Inaktivierungskurven gefunden. Eines der bekanntesten Beispiele hierfür ist die im Zuge der Entwicklung inaktivierter

Poliomyelitisvakzinen eingehend untersuchte Formalininaktivierung des Poliovirus, für die in verschiedenen Laboratorien unter vergleichbaren Versuchsbedingungen entweder geradlinige oder gekrümmte und flach auslaufende oder
aber geknickte Kurven im Sinne einer Zwei-Komponenten-Kinetik gefunden
wurden. Versuche, die Ursachen dieser Widersprüche zu ergründen, haben
zwar zu der Erkenntnis geführt, daß Abweichungen von dem bei Vorliegen
einer Reaktion I. Ordnung zu erwartenden Inaktivierungsverlauf durch Virusaggregate sowie durch die Anwesenheit virusschützender Ballaststoffe, ferner
durch eine hohe formaldehydbindende Kapazität der Virussuspension und
nicht zuletzt durch eine Variabilität der Resistenz innerhalb der zu inaktivierenden Schar von Virusteilchen bedingt sein können, vermochten aber nicht
die grundsätzliche Frage zu klären, ob die Inaktivierung bei dieser oder jener
Virusart unter idealen Bedingungen (d. h. nach Ausschaltung des Einflusses der
oben genannten Faktoren) wie eine Reaktion I. Ordnung verläuft oder aber
anderen reaktionskinetischen Gesetzmäßigkeiten gehorcht. Eine ausführliche
Diskussion dieses Fragenkomplexes unter Berücksichtigung theoretischer, experimenteller und praktischer Gesichtspunkte findet sich in zwei neueren Berichten von GARD [32] und SALK und GORI [33].
Weitgehend ungeklärt ist auch der Inaktivierungsmechanismus. Für das Tabakmosaikvirus und die kleinen, aus zentralgelagerter Nukleinsäure und einem
Proteinmantel bestehenden Virusarten kann es als in hohem Grade wahrscheinlich angesehen werden, daß sich der Inaktivierungseffekt an der Nukleinsäure abspielt. Es muß aber offen bleiben, welcher Art die zur Inaktivierung
führenden chemischen Umsetzungen sind. Erste Anhaltspunkte hierüber verdanken wir STAEHELIN [34], der durch Untersuchungen mit isolierter infektiöser Nukleinsäure von Tabakmosaikvirus zumindest wahrscheinlich machen
konnte, daß die Inaktivierung biologisch aktiver Ribonukleinsäuren nicht auf
einem Aufbrechen bestimmter Wasserstoff-Brücken-Bindungen, sondern auf einer
Reaktion des Formaldehyds mit den freien Aminogruppen der Basen beruht.
Was die Reaktion zwischen dem Formaldehyd und den Proteinhüllen anlangt,
so ist zwar aus Untersuchungen von SCHAFFER [35] und MERIWETHER und
ROSENBLUM [36] bekannt, daß der Proteinanteil eines Virusteilchens mit
Hunderten oder Tausenden von Formaldehydmolekülen reagieren kann, doch
bestehen keine experimentell fundierten Hinweise dafür, daß chemische Strukturänderungen innerhalb der Proteinhülle zu einer wahren und irreversiblen Inaktivierung führen. Sicher ist auf jeden Fall, daß die potentielle Infektiosität
der hier zur Diskussion stehenden Virusarten nur durch eine Schädigung der
Nukleinsäure aufgehoben werden kann. In diesem Zusammenhang wäre noch
zu erwähnen, daß partiell inaktivierte Poliovirussuspensionen zur Auslösung
eines zytopathischen Effektes in Gewebekulturen eine wesentlich längere Inkubationszeit benötigen als unbehandelte Virussuspensionen von gleich hohem
Infektionstiter. Dieser Verzögerungseffekt, der nach Untersuchungen von HAAS
u. Mitarb. [37] durch Zusatz von Histidin zu einem Inaktivierungsgemisch
aufgehoben werden kann, dürfte auf einer teilweisen Schädigung der Virus-

teilchen beruhen, ohne daß aber die Infektiosität damit voll aufgehoben wird. Vermutlich handelt es sich dabei um Schädigungen des Proteinmantels, der möglicherweise so verändert wird, daß er seine für das Haften und Eindringen in die Zelle notwendigen chemischen Strukturen verliert oder aber durch „Härtung" für die Virusnukleinsäure undurchlässiger wird als im nativen Zustand. Noch undurchsichtiger als bei den kleinen kugelförmigen Viren liegen die Verhältnisse bei den oft kompliziert aufgebauten größeren Viren. Wenngleich auch hier eine aktive Nukleinsäure die Voraussetzung für die Infektiosität und Vermehrungsfähigkeit ist, so lassen sich doch keine experimentell begründeten Aussagen darüber machen, ob sich der Inaktivierungseffekt allein an der Nukleinsäure abspielt oder ob eine Schädigung jener Proteinstrukturen, die zusammen mit der Nukleinsäure den sogenannten „Kern" bilden, ausreicht, um die biologische Aktivität eines Virusteilchens irreversibel aufzuheben.

Abschließend wäre noch hervorzuheben, daß ein Viruspartikel zwar mit Hunderten oder Tausenden von Formaldehydmolekülen reagieren kann, daß aber die Beseitigung der biologischen Aktivität auf der Reaktion mit nur wenigen, möglicherweise sogar mit nur einem einzigen Formaldehydmolekül beruht. Diese für das Verständnis des Inaktivierungsmechanismus wichtige Erkenntnis ergibt sich aus dem Verlauf der Inaktivierungskurven und aus den Ergebnissen vergleichender Untersuchungen über die Kinetik der Inaktivierung und die der Formaldehydbindung durch Virusteilchen.

### b) Oxydierende Stoffe

Starke Oxydationsmittel, wie *Wasserstoffsuperoxyd, Kaliumpermanganat* und die *Halogene* bzw. deren Sauerstoffsäuren, vermögen die verschiedenen Virusarten durchweg zu inaktivieren. Im einzelnen haben die bisherigen Untersuchungen mit diesen Stoffen zu recht unregelmäßigen Resultaten geführt, so daß vorerst kaum allgemeingültige Aussagen über das Ausmaß und die Geschwindigkeit der Inaktivierung einer bestimmten Virusart durch das eine oder andere der oben genannten Oxydationsmittel möglich sind. Die Ursachen hierfür dürften vor allem darin zu suchen sein, daß der Verlauf des Inaktivierungsvorganges außer von dem pH des Milieus und der Temperatur in hohem Grade von einer Reihe anderer Faktoren bestimmt wird, deren Einfluß oft nicht zu eliminieren und überdies schwer zu analysieren ist. Faktoren dieser Art sind die Bindung und Reduktion der oxydierenden Agenzien durch virusfremde Begleitstoffe und die katalytische (inaktivierungsbeschleunigende) Wirkung gewisser Schwermetallionen. Weitere Einzelheiten über die Virusinaktivierung durch starke Oxydationsmittel finden sich in dem Abschnitt „Virusdesinfektion" (s. weiter unten).

Neben Wasserstoffsuperoxyd, Kaliumpermanganat und den Halogenen gibt es noch eine Reihe weiterer chemischer Verbindungen, die gegenüber biologischen Strukturbildnern als Oxydationsmittel wirken und als solche die Viren mehr oder weniger stark zu inaktivieren vermögen. Hierzu zählt beispielsweise die *salpetrige Säure*, deren virusinaktivierende Wirkung in den letzten Jahren mehrfach Gegenstand ausgedehnter Untersuchungen gewesen ist. So haben sich SCHUSTER und SCHRAMM *[38]* und MUNDRY und GIERER *[39]* mit der Wirkung der salpetrigen Säure auf das Tabakmosaikvirus und dessen Ribonukleinsäure befaßt. Dabei hat sich gezeigt, daß diese Verbindung sowohl die intakten Virusstäbchen als auch die isolierte infektiöse Nukleinsäure dem Verlauf einer Reaktion I. Ordnung folgend inaktiviert. Bei der Nukleinsäure wurde festgestellt, daß ihre Inaktivierung auf einer Desaminierung der Aminobasen beruht. Systematische Untersuchungen über die Inaktivierung verschiedener tier- und menschenpathogener Virusarten durch salpetrige Säure wurden vor geraumer Zeit von SCHÄFER, ZIMMERMANN und SCHUSTER *[40]* durchgeführt. Die Versuche ergaben, daß das Influenzavirus, das Newcastle-Disease-Virus und das Poliovirus dem Verlauf einer Reaktion I. Ordnung folgend inaktiviert werden. Davon abweichend verlief die Inaktivierung beim Mäuse-Enzephalomyelitis-virus nach Art einer Zwei-Komponenten-Kinetik. Auffälligerweise ging die Inaktivierung bei den untersuchten Myxoviren wesentlich schneller vor sich als beim Poliovirus und beim Tabakmosaikvirus, was neben anderen Argumenten zugunsten der Annahme geltend gemacht werden kann, daß beim Tabakmosaikvirus und bei den kleinen tier- und menschenpathogenen Viren erst die Treffer an der zentralgelagerten Nukleinsäure inaktivierend wirken, während bei den kompliziert aufgebauten größeren Viren auch Veränderungen an bestimmten Proteinstrukturen zum Verlust der biologischen Aktivität führen können. Der Vollständigkeit halber sei noch darauf hingewiesen, daß — wie SCHUSTER und SCHRAMM *[38]* erstmalig zeigen konnten — die Desaminierung einzelner Nukleinsäurebasen durch salpetrige Säure zur Mutation führen kann.

### c) Organische Lösungsmittel

Aus der großen Gruppe der organischen Lösungsmittel wurden vor allem Äthanol, Methanol, Butanol, Diäthyläther, Chloroform und neuerdings auch verschiedene Chlorfluorkohlenwasserstoffe mehr oder weniger eingehend auf ihre virusinaktivierenden Eigenschaften hin untersucht. Die genannten Stoffe gelten zwar durchweg als eiweißfällende und eiweißdenaturierende Agenzien, üben aber auf die biologische Aktivität sowie auf die Struktur und die Zustandsform der Viren eine von Virusart zu Virusart recht unterschiedliche Wirkung aus, deren Kenntnis insbesondere für präparatives Arbeiten mit Viren und für Fragen der Virusdesinfektion von Interesse ist.

Gegenüber *Äthanol* und *Methanol* verhalten sich die einzelnen Virusarten nach den bisher vorliegenden Versuchsergebnissen offensichtlich sehr verschieden. Grob verallgemeinernd kann aus diesen Resultaten geschlossen werden, daß wohl alle Virusarten bei einer gegebenen Temperatur in Gegenwart von Äthanol oder Methanol weniger stabil sind als in wäßriger Lösung und daß die inaktivierende Wirkung dieser Alkohole mit ihrer Konzentration und mit der Temperatur steigt. Unter den üblichen Kautelen der Desinfektion ist die Inaktivierungsgeschwindigkeit bei den meisten Virusarten jedoch zu gering, um daraus eine Anwendbarkeit des Äthanols als Desinfektionsmittel bei Viruskrankheiten ableiten zu können. Im übrigen sind Äthanol und vor allem Methanol ausgesprochene Virus-Fällungsmittel. Werden Virusfällungen mit diesen Alkoholen in der Kälte durchgeführt, so sind sie zumindest in der ersten Zeit reversibel und häufig ohne nachteiligen Einfluß auf die Virusaktivität. Dies gilt beispielsweise für das ostamerikanische Pferde-Enzephalitisvirus, für das Mumpsvirus sowie für Myxo-, Coxsackie- und Polioviren. Alle diese Viren können deshalb durch Fällung mittels Methanol ohne nennenswerte Aktivitätseinbußen angereichert und auch partiell gereinigt werden, wobei zur Ausfällung verschiedener Virusarten unterschiedliche pH-Werte, Alkoholkonzentrationen und Temperaturen optimal sind.

Gegenüber *Diäthyläther* verhalten sich die verschiedenen Virusarten zwar gleichfalls recht unterschiedlich, doch bestehen hier enge Wechselbeziehungen zwischen dem Resistenzgrad einerseits und der chemischen Zusammensetzung und der Struktur der Virusteilchen andererseits. So sind alle lipoidfreien Viren, zu denen u. a. die Polioviren, die ECHO-Viren, die Coxsackieviren, die Adenoviren und die Viren der Maul- und Klauenseuche gehören, absolut ätherresistent. Unter den lipoidhaltigen Viren gibt es sowohl solche, die durch Äther rasch und vollständig inaktiviert werden, als auch solche, die gegenüber Äther weitgehend stabil sind. Zu den letzteren zählen beispielsweise die verschiedenen Pockenviren und das sehr lipoidreiche Virus der westamerikanischen Pferde-Enzephalitis. Rasch inaktiviert durch Äther (20⁰/o in der Kälte) werden hingegen die Myxoviren (Influenza, Parainfluenza, Mumps, Newcastle Disease und Klassische Geflügelpest), die Viren der Herpes-Gruppe (Herpes simplex, Varizellen-Zoster, Pseudorabies u. a.) und die Arborviren aus der B-Gruppe (Gelbfieber, St.-Louis-Enzephalitis, japanische B-Enzephalitis u. a.). Im übrigen sei erwähnt, daß die Ätherresistenz bzw. -sensitivität nach den Vorschlägen von ANDREWES [41] zusammen mit anderen Merkmalen als ein wertvolles Kriterium zur Klassifizierung der tier- und menschenpathogenen Virusarten herangezogen werden kann.

*Butanol, Chloroform* und *Chlorfluorkohlenwasserstoffe* wurden zwar nur vereinzelt und wenig systematisch auf ihre virusinaktivierenden Eigenschaften hin untersucht, verdienen aber im Rahmen der vorliegenden Betrachtungen deshalb erwähnt zu werden, weil ein intensives Ausschütteln von rohen Virussuspensionen mit diesen Flüssigkeiten häufig, z. B. bei Coxsackie- und Polioviren, weder die biologische Aktivität noch die chemische und physikalische Struktur der Virusteilchen schädigt, während die Hauptmenge der unspezifischen Proteine dadurch denaturiert und ausgefällt wird. Die genannten Agenzien können also, sofern die Virusteilchen ihnen gegenüber resistent sind, zur Enteiweißung und partiellen Reinigung roher Virussuspensionen herangezogen werden. Darüber hinaus stellt, wie MAYR und GÖBEL [42] vor kurzem gezeigt haben, die Chloroformbehandlung ein ideales Verfahren dar, um Enteroviren aus Kotproben zu isolieren. Chloroformbehandelte Kotsuspensionen lassen sich mit einer üblichen Laborzentrifuge soweit reinigen, daß das Material ohne weiteres zu Zellkulturen gegeben werden kann. Ein besonderer Vorteil dieses Verfahrens besteht darin, daß die üblichen starken toxischen Effekte und bakterielle Verunreinigungen dabei nicht auftreten.

### d) Enzyme

Die im einschlägigen Schrifttum niedergelegten Untersuchungen über den Einfluß von Enzymen auf die Virusaktivität haben vielfach zu unregelmäßigen und sich widersprechenden Resultaten geführt, was wohl darauf zurückzuführen ist, daß ein Teil dieser Untersuchungen mit unreinen Enzympräparaten durchgeführt worden ist.

Berücksichtigt man nur jene Versuche, bei denen reine Enzympräparate zur Anwendung gelangt sind, so kann es als eine vielfältig gesicherte Tatsache angesehen werden, daß *Ribo-* und *Desoxyribonukleasen* intakte Virusteilchen nicht zu inaktivieren vermögen. Als Erklärung hierfür wird allgemein angenommen, daß die peripheren Proteinstrukturen die zentralgelagerte Virusnukleinsäure vor dem Angriff seitens der Nukleasen schützen. Theoretisch interessant ist, daß das Tabakmosaikvirus mit Ribonuklease eine inaktive Komplexverbindung gibt, aus der durch Verdünnen oder Ultrazentrifugation das aktive Virus wiedergewonnen werden kann.

*Proteolytischen Enzymen* gegenüber verhalten sich die verschiedenen Virusarten recht unterschiedlich. So werden, um nur einige Beispiele zu nennen, die Arborviren der B-Gruppe durch Trypsin, Chymotrypsin und Papain rasch inaktiviert, während die der A-Gruppe gegenüber den genannten Enzymen unter gleichen Versuchsbedingungen eine hochgradige Resistenz zeigen (Cheng *[43]*). Darüber hinaus haben neuere Untersuchungen von Matheka, Mayr und Bögel *[44]* ergeben, daß unter den kleinen ribonukleinsäurehaltigen Virusarten alle bisher untersuchten Enteroviren des Rindes und des Schweines gegenüber der Einwirkung von Trypsin stabil sind, während die Viren der Maul- und Klauenseuche und der Schweinepest durch Trypsin inaktiviert werden. Schließlich sei noch erwähnt, daß sich Polioviren gegenüber Trypsin, Pepsin, Papain und Ficin als resistent erwiesen haben, daß vermutlich alle Enteroviren durch Pepsin nicht inaktiviert werden und daß das Tabakmosaikvirus mit Trypsin und Papain ähnlich wie mit Ribonuklease inaktive Komplexverbindungen gibt, aus denen durch Verdünnen das aktive Virus wiedergewonnen werden kann.

Was den Mechanismus der Virusinaktivierung durch proteolytische Enzyme anlangt, so ist noch ungeklärt, ob der Inaktivierungseffekt auf der Schädigung bestimmter, für die biologische Aktivität der Virusteilchen notwendiger Proteinstrukturen beruht oder ob es sich dabei um einen indirekten Effekt in dem

Sinne handelt, daß die zentralgelagerte Virusnukleinsäure nach Andauen der Proteinhüllen dem Angriff von Nukleasen, mit deren Anwesenheit erfahrungsgemäß selbst in gereinigten Virussuspensionen gerechnet werden muß, zugänglich wird.

### e) Sonstige anorganische und organische Verbindungen

Außer den bereits erwähnten Chemikalien hat man noch eine große Anzahl anderer anorganischer und organischer Verbindungen auf ihre virusinaktivierenden Eigenschaften hin geprüft. Da selbst eine skizzenhafte Darstellung des dementsprechend umfangreichen Tatsachenmaterials einen weiten Raum beanspruchen würde, erschien es für die nun folgenden Ausführungen unerläßlich, sie von Einzelheiten weitgehend zu entlasten und nur solche Resultate zu berücksichtigen, denen eine allgemeine theoretische oder praktische Bedeutung zuerkannt werden darf.

Besonders eingehend, wenngleich nur selten systematisch, wurden von je her eiweißdenaturierende Agenzien, insbesondere Harnstoff, Phenol und einige Detergentien, auf ihre virusinaktivierende Wirkung hin untersucht. Grob verallgemeinernd läßt sich sagen, daß *Harnstoff* in Konzentrationen von weniger als etwa 15% die meisten Virusarten überhaupt nicht oder nur extrem langsam inaktiviert. Umgekehrt bewirken hohe Harnstoffkonzentrationen bei allen bisher untersuchten Virusarten eine mehr oder weniger rasch verlaufende Zerstörung der biologischen Aktivität. Manche Virusarten zerfallen in hochprozentigen Harnstofflösungen unter Freisetzung der Nukleinsäure in Bruchstücke. Es gilt dies z. B. für das Tabakmosaikvirus, für das Kartoffel-Y-Virus und, wie COOPER *[45]* kürzlich zeigen konnte, für die Polioviren. Demgegenüber konnten beim Bushy-stunt-Virus und beim Tabaknekrosevirus irgendwelche Zerfallserscheinungen nicht festgestellt werden. Über den Mechanismus der Virusinaktivierung durch Harnstoff herrschen noch keine klaren Vorstellungen. Sicher ist, daß der Verlust der Infektiosität und Vermehrungsfähigkeit dem Zerfall der Viruspartikel, sofern ein solcher stattfindet, stets vorangeht. Die Inaktivierung ist also nicht, wie man vielleicht annehmen könnte, eine Folge des Zerfalls der Virusteilchen.

Gegenüber *Phenol* zeigen fast alle der bis jetzt untersuchten Virusarten eine bemerkenswert hohe Widerstandsfähigkeit. So lassen sich, um nur einige Beispiele zu nennen, Suspensionen von Tollwutvirus, Poliovirus und St.-Louis-Enzephalitisvirus selbst durch eine wochenlange Behandlung mit Phenol (0,5—1%) nicht quantitativ inaktivieren. Mehr oder weniger rasch verläuft die Phenolinaktivierung bei einigen anderen Virusarten, z. B. beim Vakzinevirus und beim Psittakosevirus. Es sei jedoch hervorgehoben, daß auch bei diesen Virusarten die Resistenz gegenüber Phenol wesentlich größer ist als bei den Bakterien. Eine der wenigen Ausnahmen scheint das Gelbfiebervirus zu sein, dem im referierenden Schrifttum (ROOYEN und RHODES *[31]*, SINKOVICS

*[46]*) eine hochgradige Phenolempfindlichkeit nachgesagt wird. Wichtig, und zwar nicht zuletzt für das Verständnis des Inaktivierungsmechanismus, ist die Tatsache, daß während der letzten Jahre aus Viren von unterschiedlicher Größe und verschiedenartiger Feinstruktur durch Ausschütteln mit kaltem und heißem Phenol eine infektiöse Nukleinsäure isoliert werden konnte. Eine Zusammenstellung derartiger Versuche findet sich in einem neueren Übersichtsreferat von WECKER *[47]*. Es steht somit fest, daß Phenol ausschließlich die Virusproteine denaturiert und daß diese Eiweißdenaturierung zumindest bei jenen Viren, aus denen sich mittels Phenol eine infektiöse Nukleinsäure extrahieren läßt, per se die potentielle Infektiosität nicht aufzuheben vermag. Auf Grund dieses Sachverhaltes könnte man sich die Phenolinaktivierung intakter Virusteilchen einerseits so vorstellen, daß die Proteinhüllen denaturiert und damit für gewisse Stoffe, z. B. für Nukleasen, durchlässig werden, die dann mit der Nukleinsäure reagieren und diese inaktivieren. Eine andere Möglichkeit wäre die, daß bestimmte Proteinstrukturen, die bei der Adsorption des Virusteilchens an die Zelle und bei seiner Penetration in diese eine Rolle spielen, geschädigt werden. Im letzteren Falle würde bei allen jenen Viren, aus denen sich mittels Phenol eine infektiöse Nukleinsäure isolieren läßt, die potentielle Infektiosität erhalten bleiben. Eine endgültige Klärung der hier angeschnittenen Fragen muß weiteren Untersuchungen vorbehalten bleiben.

Aus der großen Gruppe der kationischen, anionischen und nicht-ionischen *Detergentien* wurden bislang nur einige auf ihre virusinaktivierende Wirkung hin geprüft. Die dabei erzielten Resultate erlauben zwar keine allgemeinen Aussagen, deuten in ihrer Gesamtheit aber darauf hin, daß es sich bei den Detergentien zumeist um schwache Inaktivierungsmittel handelt. Im übrigen mag es, da ein detailliertes Eingehen auf die Befunde einzelner Arbeiten nicht im Plane der vorliegenden Darstellung liegt, bei der Feststellung sein Bewenden haben, daß verschiedene Virusarten bestimmten Detergentien gegenüber eine unterschiedliche Resistenz aufweisen. Hervorgehoben sei lediglich, daß Natrium-Dodecylsulfat das Tabakmosaikvirus in Nukleinsäure und Proteinuntereinheiten spaltet.

Besondere Erwähnung verdient das *Betapropiolakton,* das in einer Konzentration von 0,2—0,4% alle Virusarten, gegen die es getestet wurde, rasch und vollständig inaktiviert. Es gilt dies z. B. für das Herpes-simplex-Virus, das Masernvirus, das Mumpsvirus und das Tollwutvirus, ferner für Influenza-, Adeno-, ECHO-, Coxsackie- und Polioviren sowie für die Viren der west- und ostamerikanischen Pferde-Enzephalitis. Eine ausführliche Erörterung aller bei der Virusinaktivierung durch Betapropiolakton bestehenden Probleme findet sich in einem neueren Bericht von LoGRIPPO *[48]*. In mehrfacher Hinsicht bedeutungsvoll ist die Tatsache, daß das Betapropiolakton in wäßriger Lösung verhältnismäßig rasch zerfällt. Als erstes öffnet sich der Laktonring. Diese Öffnung kann sowohl an der Alkyl-Sauerstoff-Bindung als auch an der Acyl-Sauerstoff-Bindung erfolgen. Sie macht das Betapropiolakton zu einer äußerst reaktionsfähigen Verbindung verschiedenen organischen Substanzen gegenüber und bedingt seine starken virusaktivierenden Eigenschaften. Der Öffnung des Laktonringes folgt eine allmählich fortschreitende Hydrolyse, deren Endprodukte (beta-substituierte Propionsäuren und rasch polymerisierende Hydracrylsäure) zumindest in den Konzentrationen, wie sie in den Inaktivierungsgemischen mit ursprünglich 0,4% Betapropiolakton vorliegen, keine virusinaktivierenden Effekte entfalten. Die Hydrolyse verläuft, wie LoGRIPPO [48] zeigen konnte, wesentlich langsamer als die Virusinaktivierung, so daß auch hochtitrige Virussuspensionen durch Behandlung mit 0,2—0,4% Betapropiolakton vollständig inaktiviert werden können. Nicht minder wichtig ist die Tatsache, daß das Betapropiolakton auf Grund seines amphoteren Charakters über einen weiten pH-Bereich voll wirksam ist. Über den Mechanismus der Inaktivierung lassen sich einstweilen noch keine näheren Aussagen machen.

Eine virusinaktivierende Verbindung mit breitem Wirkungsspektrum scheint nach den zur Zeit vorliegenden Testergebnissen auch das *Äthylenoxyd* zu sein. Es inaktiviert u. a. die Influenzaviren der Typen A und B, das Newcastle-Disease-Virus, das Masernvirus, das Maul- und Klauenseuche-Virus, das Theiler-Virus und das Enzephalomyokarditisvirus der Maus. Die Frage, ob und inwieweit diese und andere Virusarten dem Äthylenoxyd gegenüber eine unterschiedliche Empfindlichkeit aufweisen, läßt sich noch nicht beantworten, da die bis jetzt vorliegenden Untersuchungen unter recht verschiedenartigen Versuchsbedingungen durchgeführt wurden. Ebenso ungeklärt sind die Kinetik und der Mechanismus der Inaktivierung.

Viel untersucht wurde das Verhalten der Viren gegenüber organischen und anorganischen *Quecksilberverbindungen.* Über die Ergebnisse dieser alles in einem wenig systematischen Untersuchungen sei hier nur so viel gesagt, daß zahlreiche Quecksilberverbindungen, wie z. B. Sublimat und Phenylquecksilbersalze, zwar eine Reihe von Virusarten zu inaktivieren vermögen, daß es aber zur Erzielung einer nennenswerten Virusinaktivierung durchweg höherer Substanzkonzentrationen bedarf als zur Abtötung von Bakterien. Im Prinzip wichtiger ist die an Influenzavirus, Tabakmosaikvirus und bestimmten Bakteriophagen gemachte Beobachtung, daß mit Sublimat behandelte Virussuspensionen ihre als verloren geglaubte biologische Aktivität nach Zugabe von Schwefelwasserstoff oder Natrium-Thioglykolat teilweise oder vollständig wiedererlangen, sofern die Sublimatbehandlung einen bestimmten Zeitraum nicht überschreitet. Eine Diskussion dieses Phänomens unter dem Aspekt der Reversibilität von Inaktivierungsvorgängen erübrigt sich, da bislang die Möglichkeit nicht ausgeschlossen werden konnte, daß mit Quecksilber „beladene" Virusteilchen zytotoxische Effekte entfalten und so, ohne ihrer biologischen Aktivität beraubt zu sein, eine Virusvermehrung verhindern. Besonders erwähnt zu werden verdient das Merthiolat (Natriumsalz der Äthylmercurithiosalizylsäure), weil es in extrem hohen Verdünnungen kaum viruzide, jedoch starke bakteriostatische und auch bakterizide Eigenschaften entfaltet und deshalb häufig als Konservierungsmittel für Virusimpfstoffe verwendet wird. Zu den wenigen Substanzen, bei denen ein gewisser Parallelismus zwischen der virusinaktivierenden Wirkung einerseits und der chemischen Zusammensetzung und der Feinstruktur der Virusteilchen andererseits zu bestehen scheint, zählt das *Natrium-Desoxycholat*. Es inaktiviert alle bisher untersuchten Arborviren und Myxoviren, nicht hingegen die kleinen lipoidfreien Viren, wie zum Beispiel das Theiler-Virus, das Enzephalomyokarditisvirus der Maus und die verschiedenen Coxsackie- und Polioviren. Der Resistenztest gegen Natrium-Desoxycholat ist deshalb die Methode der Wahl, um mit wenig Aufwand rasch zu entscheiden, ob es sich bei einem neu isolierten Virus um ein Arborvirus oder um ein Enterovirus handelt.

Als wichtige Ergänzung zu diesen notwendigerweise lückenhaften und in der Auswahl des Stoffes sicherlich subjektiv gefärbten Ausführungen über die chemische Inaktivierung der Viren wäre noch hervorzuheben, daß nahezu alle Virusarten in Gegenwart von 50—60% *Glyzerin* wesentlich stabiler sind als in wäßrigen Salzlösungen. So ist denn das Einlegen von virushaltigen Organstücken in 50% gepuffertes Glyzerin ein einfaches und viel geübtes Verfahren der Viruskonservierung. Dabei ist allerdings zu beachten, daß die Haltbarkeit der verschiedenen Virusarten in Glyzerin-Puffer-Gemischen innerhalb weiter Grenzen schwankt. Manche Virusarten, wie z. B. das Vakzinevirus und die Polioviren, bleiben unter den genannten Bedingungen bei Aufbewahrung in der Kälte jahrelang aktiv, während andere, wie z. B. das Mumpsvirus und das Masernvirus, nur einige Monate haltbar sind.

## 4. Virusdesinfektion

Alle menschlichen Viruskrankheiten, und nur von diesen soll im folgenden die Rede sein, haben ihr natürliches und zugleich wichtigstes Erregerreservoir beim infizierten Wirtsorganismus (Mensch und empfängliche Tiere), wobei — das sei nachdrücklich betont — diese Infektionsquelle häufig nicht auf klinisch Kranke und Rekonvaleszente beschränkt ist, sondern sich über abortiv Erkrankte bis zu symptomlos Infizierten erstrecken kann. Von hier aus erfolgt die Verbreitung der Krankheiten je nach dem Infektionssystem entweder durch biologische Vektoren (Insekten) oder im direkten Kontakt mit dem infizierten Organismus oder aber indirekt über Gebrauchsgegenstände, Staub, Nahrungsmittel, Wasser oder lebende Zwischenträger (Fliegen usw.), die mit virushaltigen Ausscheidungen des Respirationstraktes und des Digestionstraktes oder mit anderen Ansteckungsstoffen (Hautefloreszenzen, Blut, Erbrochenem usw.) kontaminiert sind.

Der Umstand, daß viele Viruskrankheiten des Menschen auf dem Wege der Kontaminationsinfektion verbreitet werden oder zumindest verbreitet werden können, rechtfertigt die immer wieder erhobene Forderung nach Entseuchungsmaßnahmen, unter denen die Desinfektion, d. h. die physikalische oder chemische Inaktivierung der Viren in den Ausscheidungen bzw. in den damit kontaminierten Räumen und Gebrauchsgegenständen, eine wichtige Einzelmaßnahme darstellt. Die oben bereits angedeutete Tatsache, daß der klinisch Kranke hinsichtlich seiner Bedeutung als Infektionsquelle bei einigen Viruskrankheiten, z. B. bei der Poliomyelitis, hinter dem gesunden Ausscheider zurücktritt, läßt zwar eine verhältnismäßig geringe Auswirkung der Desinfektion auf das Seuchengeschehen im Großen erwarten, macht aber gezielte Maßnahmen dieser Art keinesfalls überflüssig. Auch die erfolgreiche Entwicklung von Virusimpfstoffen vermag den Wert der Desinfektion nicht herabzusetzen. Es gilt dies um so mehr, als bis heute noch keine spezifisch wirksamen Substanzen zur Therapie virusbedingter Krankheiten zur Verfügung stehen.

Bei welchen Viruskrankheiten Desinfektionsmaßnahmen vorzunehmen sind, hängt außer von dem Übertragungsmodus einmal von den gesetzlichen Bestimmungen und zum anderen davon ab, ob die Krankheiten gehäuft auftreten und einen bösartigen Verlauf nehmen, was ihnen den Charakter der Gemeingefährlichkeit verleihen würde. Vorgeschrieben ist eine Desinfektion bei allen Krankheiten, die nach § 39 des BSeuchG meldepflichtig sind (Pocken, Psittakose, Tollwut, Poliomyelitis und Gelbfieber). Sofern es sich nicht um meldepflichtige Krankheiten handelt, ist nach ALBRECHT *[49]* unter dem Gesichtspunkt der möglichen Allgemeingefährlichkeit eine Desinfektion bei ECHO-, Coxsackie-, Influenza- und Parainfluenzainfektionen zu empfehlen. In allen Fällen hat sich die Desinfektion auf die Ausscheidungen und die Gegenstände, die mit Viren behaftet sind, und gegebenenfalls auch auf die Hände des Patienten und des Pflegepersonals zu erstrecken. Neben dieser laufenden Desinfektion ist eine besondere Schlußdesinfektion bei Virusenteritiden in Säuglings- und Kinderheimen sowie bei Pocken und Psittakose angezeigt. Ob und inwieweit bei epidemieartigen Ausbrüchen einer der oben genannten Krankheiten umfangreiche Desinfektionsmaßnahmen in größeren Wohngemeinschaften, in Schulen, in öffentlichen Versammlungsräumen, in Schwimmbädern und dergleichen von größerem Nutzen sind, läßt sich einstweilen schwer entscheiden. In diesem Zusammenhang sei erwähnt, daß ab Juli 1963 nur solche Verfahren und Mittel verwendet werden dürfen, die gemäß § 41 BSeuchG vom Bundesgesundheitsamt geprüft und in einer Liste zusammengestellt sind.

Nach diesen allgemeinen Erörterungen sei nunmehr noch kurz auf die Wirksamkeit physikalischer Verfahren und chemischer Mittel eingegangen. Es erscheint dies um so gebotener, als in der jüngst veröffentlichten Liste *(50)* der gemäß § 41 BSeuchG vom Bundesgesundheitsamt geprüften Desinfektionsmittel offensichtlich — leider ohne entsprechende Hinweise — die viruziden Eigenschaften der Mittel nicht berücksichtigt wurden.

Von den verschiedenen Möglichkeiten der *physikalischen Inaktivierung* von Viren kommt für die Praxis der Virusdesinfektion vor allem die Anwendung feuchter Hitze in Betracht. Die beliebteste und zugleich sicherste Methode ist das Auskochen. Es eignet sich zur Desinfektion von Leib- und Bettwäsche, von Taschentüchern, von Eß- und Trinkgeschirren und von anderen kochfesten Gegenständen. Dabei sollte, da die Viren infolge ihrer kleinen Dimensionen häufig von hitzeisolierenden Schichten (Luft, Eiweiß usw.) oder von Aggregaten aus hitzekoaguliertem Eiweiß umgeben sein können, eine Kochzeit von 30 Minuten möglichst nicht unterschritten werden. Auch bei Temperaturen unterhalb des Siedepunktes, d. h. bei solchen zwischen 60 und 100° C, kann eine thermische Virusdesinfektion vorgenommen werden, jedoch sollten dann wegen der eben erwähnten Schutzfunktion von Luftinseln und Ballaststoffen möglichst lange Expositionszeiten gewählt werden. Nach dem Gesagten versteht sich von selbst, daß ärztliche Instrumente bei Anwendung der gebräuchlichen Sterilisationsverfahren frei von infektionstüchtigem Virus sind. Es bleibt zu erwähnen, daß bei der viel geübten Desinfektion von sperrigem Gut, Matratzen, Federbetten, Strohsäcken, Textilien usw. mit strömendem oder gespanntem Dampf eine hochgradige viruzide Wirkung zu erwarten ist.

Was die *chemischen Desinfektionsmittel* anlangt, so kann es trotz der methodischen Schwierigkeiten und der Unstimmigkeiten, die gegenwärtig auf dem Gebiet der Prüfung und Wertbemessung viruzider Desinfektionsmittel bestehen, als eine vielfältig gesicherte Tatsache angesehen werden, daß Alkohole, quartäre Ammoniumverbindungen, Ampholytseifen und die konventionellen phenolischen Präparate unter vertretbaren Kautelen hinsichtlich der Gebrauchsverdünnung und der Einwirkungszeit entweder überhaupt nicht oder nur wenig viruswirksam sind oder aber nur einzelne Virusarten zu inaktivieren vermögen. Da es für die Praxis unmöglich ist, für einzelne Virusarten jeweils bestimmte Desinfektionsmittel bereitzuhalten, können die genannten Verbindungen bzw. Präparate durchweg nicht als Virusdesinfektionsmittel angesehen werden. Verhältnismäßig breit wirksame Virusinaktivierungsmittel sind formalinhaltige Präparate, Halogene und Halogenderivate, Kaliumpermanganat und Wasserstoffsuperoxyd, organische und anorganische Quecksilberverbindungen, Betapropiolakton, Äthylenoxyd sowie einige neuere Kombinationspräparate, deren genaue qualitative und quantitative Zusammensetzung von den Herstellern bislang nicht bekannt gegeben wurde.

Wo und unter welchen Bedingungen die zuletzt genannten Verbindungen bzw. Präparate bei der Virusdesinfektion einzusetzen sind und welche Wirkungen dabei zu erwarten sind, kann hier nicht näher erörtert werden. Über entsprechende Einzelheiten unterrichten firmeneigene Gutachten und Druckschriften und eine umfangreiche Spezialliteratur, die man in Übersichten von BINGEL [51], SCHMIDT und GROSSGEBAUER [52] und DREES [53] findet. Besonders erwähnt sei, daß das Betapropiolakton auf Grund seiner Unstabilität in wäßriger Lösung (s. weiter oben) nicht als Scheuer- oder Hautdesinfektionsmittel brauchbar ist, sondern nur in der Desinfektionskammer Anwendung finden kann. Ähnliches gilt für das sehr flüchtige Äthylenoxyd, das sich besonders zur Desinfektion solcher Materialien eignet, die durch die üblichen chemischen Methoden und physikalischen Verfahren geschädigt werden (Papier, Kunststoffe, Leder, gewisse Textilien usw.). Weiterhin sei hervorgehoben, daß Formalin zwar gut, jedoch verhältnismäßig langsam wirkt, so daß formalinhaltige Desinfektionsmittel nur dort eingesetzt werden können, wo mehrstündige Einwirkungszeiten möglich sind, z. B. bei der Scheuerdesinfektion. Nicht minder wichtig ist, daß unter den breit wirksamen Mitteln lediglich gewisse Jodophore (d. h. Jod in Kombination mit Lösungsvermittlern), ferner das Chloramin sowie eines der bereits erwähnten Kombinationspräparate (vom Hersteller deklariert als „Phenolderivate in Kombination mit einem Puffersystem und Hautschutzstoffe, gelöst in synthetischer waschaktiver Substanz bei saurer pH-Einstellung") eine zur hygienischen und chirurgischen Händedesinfektion ausreichend rasche Virusinaktivierung bewirken. Der Vollständigkeit halber sei erwähnt, daß Wasserstoffsuperoxyd und Kaliumpermanganat zwar gleichfalls rasch wirken, jedoch in den anwendbaren Konzentrationen schnell „verzehrt" werden und deshalb als Händedesinfektionsmittel a priori nicht in Betracht kommen. Von grundsätzlicher Bedeutung ist schließlich noch die Tatsache, daß bei der Desinfektion des Trink-, Bade- und Abwassers durch Einleiten von Chlorgas eine unterschiedliche, oft erhebliche Chlorzehrung des Wassers und der Behälter stattfindet, die bei der Dosierung zu berücksichtigen ist; entscheidend ist der Gehalt an wirksamem Chlor ($Cl_2$ und $HOCl$), der zur Erzielung einer sicheren Virusinaktivierung im Trinkwasser nicht unter 0,1 mg/l und im Badewasser nicht unter 0,4 mg/l betragen sollte. In stark verschmutzten Abwässern ist selbst bei extrem hohen Chlorkonzentrationen keine vollständige Virusinaktivierung zu erwarten.

Abschließend sei erwähnt, daß es noch keine genormten Methoden zur Prüfung und Wertbemessung viruzider Desinfektionsmittel gibt. So kommt es denn, daß Desinfektionsmittelprüfungen nach wie vor unter recht unterschiedlichen Testbedingungen durchgeführt werden und dementsprechend zu stark divergierenden Ergebnissen führen, die den Praktiker bei der Auswahl der Mittel und Methoden nicht selten vor ein unlösbares Problem stellen. Bei der anzustrebenden Vereinheitlichung der Prüfung und Wertbemessung viruzider Desinfektionsmittel gilt es vor allem, die Art der quantitativen Auswertung, die Zusammensetzung der zu verwendenden Virussuspensionen und die Bedingungen für praxisnahe Versuche festzulegen. Fernerhin bedarf es dringend einer Einigung in der Frage, gegen welche Virusarten bzw. -stämme ein Desinfektionsmittel unter definierten Bedingungen geprüft und für wirksam befunden werden muß, um als viruzid anerkannt zu werden. Nicht zuletzt aber kommt es darauf an, Standardsubstanzen ausfindig zu machen, die bei jedem Test mitgeführt werden und dazu bestimmt sind, unter Anwenduneg des „Allgemeinen Standardprinzips" [54] die unvermeidbaren systematischen Meßfehler zu eliminieren. Erste Vorschläge zur Vereinheitlichung der Prüfung chemischer Desinfektionsmittel auf Viruzidie wurden von SCHMIDT und GROSSGEBAUER [52] und von DREES [53] unterbreitet.

### Schrifttum

1 DOERR, R.: Die Entwicklung der Virusforschung und ihre Problematik. In: Handbuch der Virusforschung, Erste Hälfte, 1—126. Julius Springer, Wien 1938.
2 DOERR, R.: Die Natur der Virusarten. In: Handbuch der Virusforschung, 1. Ergänzungsband, 1—87. Julius Springer, Wien 1944.

266 Virusinaktivierung und Virusdesinfektion

3 STANLEY, W. M.: Biochemistry and Biophysics of Viruses. Handbuch der Virus-forschung, Erste Hälfte, 447—546. Julius Springer, Wien 1938
4 ENDERS, J. F., T. H. WELLER a. F. C. ROBBINS: Cultivation of the Lansing strain of poliomyelitis virus in cultures of various human embryonic tissues. Science 109, 85—87 (1949)
5 ADAMS, M. H.: Surface inactivation of bacterial viruses and proteins. J. Gen. physiol. 31, 417—431 (1948)
6 GRUBB, T. G., M. L. MIESE a. B. PUETZNER: Inactivation of influenza virus by certain vapors. J. Bacteriol. 53, 61—66 (1947)
7 GARD, S. u. O. MAALØE: Inactivation of viruses. In: The Viruses, Vol. 1, 360—427. Academic Press, New York 1959
8 GREEN, A. B.: Proc. Roy. Soc. (London) B 73, 375 (1904)
9 LEA, D. E. a. M. H. SALAMAN: The inactivation of vaccinia virus by radiations. Brit. J. Exper. Path. 23, 27—37 (1942)
10 TIMOFÉEFF-RESSOVSKY, N. W. u. K. G. ZIMMER: Das Trefferprinzip in der Biologie. Hirzel, Leipzig 1947
11 POLLARD, E.: The physics of viruses. Academic Press, New York 1953
12 POLLARD, E.: The action of ionizing radiation on viruses. Advanc. Virus Res. 2, 109—151 (1954)
13 JORDAN, R. T. u. L. L. KEMPE: Inactivation of some animal viruses with gamma radiation from cobalt-60. Proc. Soc. exp. Biol. (N.Y.) 91, 212—215 (1956)
14 NICKERSON, J. T. R., B. PROCTOR a. S. A. GOLDBLITH: Cambridge public health aspects of electronic food sterilization. Amer. J. publ. Hlth. 43, 554—560 (1953)
15 KLECZKOWKI, A.: Effects of non-ionizing radiations on viruses. Advanc. Virus Res. 4, 191—221 (1957)
16 McLAREN, A. D. a. W. N. TAKAHASHI: Fed. Proc. 16, 220 (1957)
17 NORMAN, A.: Ultraviolet inactivation of poliovirus ribonucleic acid. Virology 10, 384—387 (1960)
18 BARRY, R. D.: The Multiplication of influenza virus. II. Multiplicity reactivation of ultraviolet irradiated virus. Virology 14, 398—405 (1961)
19 HENLE, W. a. O. C. LIU: Studies on host-virus interactions in the chick embryo-influenza virus system. VI. Evidence for multiplicity reactivation of inactivated virus. J. exp. Med. 94, 305—322 (1951)
20 HARRIS, R. J. C.: Biological applications of freezing and drying. Academic Press, New York 1954
21 WOESE, C.: Thermal inactivation of animal viruses. Ann. N.Y. Acad. Sci. 83, 741—751 (1960)
22 YOUNGNER, J.: Thermal inactivation studies with different strains of poliovirus. J. Immunol. 78, 282—292 (1957)
23 KOCH, G.: Über die Hitzeinaktivierung von Polioviren und isolierter Poliovirus-nukleinsäure. Zbl. Bakt., I. Abt. Orig. 184, 165—168 (1962)
24 KOCH, G.: Influence of assay conditions of infectivity of heated poliovirus. Virology 12, 601—603 (1960)
25 NORMAN, A. a. R. C. VEOMETT: Heat inactivation of poliovirus ribonucleic acid. Virology 12, 136—139 (1960)
26 PAPAEVANGELOU, G. J. a. J. S. YOUNGNER: Thermal stability of ribonucleic acid from poliovirus mutants. Virology 15, 509—510 (1961)
27 GORDON, M. P., J. W. HUFF a. J. J. HOLLAND: Heat inactivation of the infectious ribonucleic acid of polio and tobacco mosaic viruses. Virology 19, 416—418 (1963)

28 FASSELL, G. N. a. S. G. WILDMAN: Difference in thermal inactivation kinetics of two strains of tobacco mosaic virus. Biochim. biophys. Acta 72, 230—236 (1963)

29 FLOSDORF, W. a. S. MUDD: Procedure and apparatus for preservation in lyophile form of serum and other biological substances. J. Immunol. 29, 389—398 (1935)

30 SCHRAMM, G.: Die Biochemie der Viren. Springer Verlag, Berlin—Göttingen—Heidelberg 1954

31 ROOYEN, C. E. a. A. J. RHODES: Virus diseases of man. Thomas Nelson & Sons, New York 1948

32 GARD, S.: Theoretical considerations in the inactivation of viruses by chemical means. Ann. N.Y. Acad. Sci. 83, 638—648 (1960)

33 SALK, J. E. a. J. B. GORI: A review of theoretical, experimental, and practical considerations in the use of formaldehyde for the inactivation of poliovirus. Ann. N.Y. Acad. Sci. 83, 609—637 (1960)

34 STAEHELIN, M.: Reaction of tobacco mosaic virus nucleic acid with formaldehyde. Biochim. biophys. Acta 29, 410—417 (1958)

35 SCHAFFER, F. L.: Interaction of highly purified poliovirus with formaldehyde. Ann. N.Y. Acad. Sci. 83, 564—577 (1960)

36 MERIWETHER, H. T. a. C. ROSENBLUM: Interaction between tobacco mosaic virus and formaldehyde. Proc. nat. Acad. Sci. (Wash.) 45, 763—768 (1959)

37 HAAS, R., R. THOMSSEN, V. DOSTAL u. E. RUSCHMANN: Untersuchungen zum Mechanismus der Formaldehydinaktivierung von Poliomyelitisviren. Arch. ges. Virusforsch. 9, 470—483 (1960)

38 SCHUSTER, H. u. G. SCHRAMM: Bestimmung der biologisch wirksamen Einheit in der Ribonukleinsäure des Tabakmosaikvirus auf chemischem Wege. Z. Naturforsch. 13b, 697—704 (1958)

39 MUNDRY, K. W. u. A. GIERER: Die Erzeugung von Mutationen des Tabakmosaikvirus durch chemische Behandlung seiner Nukleinsäure in vitro. Z. Vererbungslehre 89, 614—630 (1958)

40 SCHÄFER, W., T. ZIMMERMANN u. H. SCHUSTER: Inaktivierung verschiedener menschen- und tierpathogener Virusarten sowie des Tabakmosaik-Virus durch salpetrige Säure. Z. Naturforsch. 14b, 632—641 (1959)

41 ANDREWES, C. H.: Classification of viruses of vertebrates. Advanc. Virus Res. 9, 271—296 (1962)

42 MAYR, A. u. K. BÖGEL: Der Chloroform-Resistenztest zur Isolierung und Charakterisierung von Enteroviren. Zbl. Bakt. I. Abt. Orig. 182 564—569 (1961)

43 CHENG, P.: The inactivation of group B arthropod-borne animal viruses by proteases. Virology 6, 129—136 (1958)

44 MATHEKA, H. D., A. MAYR u. K. BÖGEL: Die Trypsin-Resistenzprüfung zur Differenzierung kleiner, chloroformstabiler Virusarten. Zbl. Bakt. I. Abt. Orig. 187, 137—143 (1962)

45 COOPER, P. D.: Studies on the structure and function of the poliovirus: Effect of concentrated urea solutions. Virology 16, 485—495 (1962)

46 SINKOVICS, J.: Die Grundlagen der Virusforschung. Verlag der Ungarischen Akademie der Wissenschaften, Budapest 1956

47 WECKER, E.: Virus und Virusnukleinsäure. Ergebnisse der Mikrobiol., Immunitätsforschg. u. experimentellen Therapie 35, 1—38 (1962)

48 LoGRIPPO, G. A.: Investigations of the use of beta-propiolactone in virus inactivation. Ann. N.Y. Acad. Sci. 83, 578—594 (1960)

49 ALBRECHT, J.: Desinfektionsmaßnahmen bei Krankheiten des Menschen, die durch Viren verursacht werden. Gesundheitswesen und Desinfektion *54*, 164—167 (1962)

50 Mitteilungen aus dem Bundesgesundheitsamt. Bundesgesundheitsblatt *7*, 8—12 (1963)

51 BINGEL, K. F., Die experimentelle Virusdesinfektion, Ergebnisse und Methoden. Beitr. Hyg. Epid. *10*, 1—87 (1957)

52 SCHMIDT, B. u. K. GROSSGEBAUER: Die Prüfung chemischer Desinfektionsmittel auf Viruzidie. Gesundheitswesen und Desinfektion *55*, 33—47 (1963)

53 DREES, O.: Evaluation of virucidal properties of disinfectants. Proc. 6. Internat. Congress of Microbiol. Standardization, 370—377. H. Hoffmann Verlag, Berlin-Zehlendorf 1960.

54 PRIGGE, R.: Neue Problemstellung der Immunbiologie. Klin. Wschr. *22*, 337—342 (1939)

# Onkogenese und Onkolyse durch Viren

Von G. Poetschke

## 1. Allgemeines

Die Transformation einer „normalen" Zelle in eine Tumorzelle durch die
Infektion mit einem Virus ist durch die moderne Konzeption vom Wesen des
Virus und die folgenden grundlegenden Phänomene der Virusinfektion unserem
Verständnis nahegebracht worden:

Das Wesen der Virusinfektion beruht im Eindringen des Virusgenoms in eine
Wirtszelle und im Wirksamwerden seiner genetischen Informationen im Zellgeschehen.

Das veränderte Genmuster der infizierten Zelle kann nicht nur zur Blockierung zelleigener Stoffwechselketten, sondern auch zum Aufbau neuer Stoff-
wechselwege führen.

In einigen Zell-Virus-Systemen werden dadurch nicht nur Stoffe synthetisiert,
die in neu gebildete Viruspartikel eingebaut werden, sondern auch zellfremde
Nicht-Virus-Substanzen. Diese sind elektronenoptisch (Abb. 3) und serologisch
in Zellen nachgewiesen worden, die mit onkogenen Viren infiziert waren.

Das Wirksamwerden des Virusgenoms im Sinne pathologischer Veränderungen
der Zelle ist nicht immer von einer Multiplikation infektionsfähiger Viruspartikel begleitet.

Das Virusgenom kann nicht nur bei Bakterienzellen im Zellgenom integriert
werden (siehe Lysogenie), sondern auch bei höheren Wirtszellen. Während bei
lysogenen Bakterien die pathogene Potenz des Virusgenoms nur latent vorhanden ist und erst mit Einsetzen der Virusmultiplikation aktualisiert wird,
kann sie bei anderen Zell-Virus-Systemen gleichen Typs wirksam sein, ohne
daß es zur Virusvermehrung kommt. So ist zur Transformation mancher Zellen
in eine Tumorzelle zwar das Eindringen des Virusgenoms und seine Persistenz,
nicht aber die Synthese neuer Viruspartikel nötig.

Das Virusgenom kann der Wirtszelle infolge des veränderten Stoffwechsels
auch anomale Funktionen und eine anomale Zellarchitektur verleihen. Beides
kann zu einer vermehrten oder enthemmten Multiplikation der infizierten
Zellen mit resultierender Gewebshyperplasie oder Tumorbildung führen.

Sehr bedeutsam ist, daß (wahrscheinlich als Folge einer veränderten Oberflächenstruktur) das „soziale Verhalten" der mit Tumorviren infizierten Zellen anomal werden kann. Sie verlieren die Fähigkeit der harmonischen Einordnung in einen Verband normaler Zellen. Die „normale" Distanz wird nicht mehr zu normalen Zellen eingehalten, sondern nur noch zu „transformierten" Zellen [1]. Behält eine solcherart transformierte Zelle die Fähigkeit zur Vermehrung, so ist die maligne wachsende Tumorzelle gegeben.

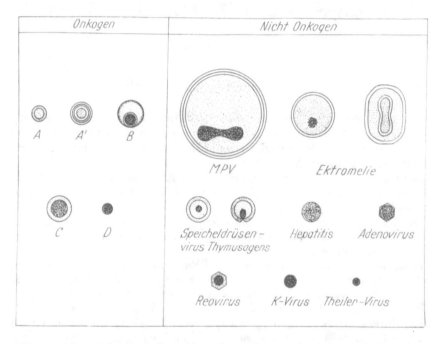

Abb. 1: Schematische Darstellung der Ultrastruktur und relativen Größe einiger onkogener und nicht-onkogener bei Mäusen vorkommender Viren:

     A — intrazelluläre Partikel bei vielen Mäusetumoren
     A' — dieselben nach Austritt aus der Zelle
     B — Viruspartikel beim Mammakarzinom der Maus
     C — Viruspartikel bei Leukämie
     D — Polyomavirus
  MPV — Mäusepneumonie-Virus
     (Aus BERNHARD und GRANBOULAN, (1962)

Aus all dem folgt, daß die Onkogenese durch Viren sich sozusagen als infektive Mutation erklären läßt. Die Tatsache, daß „Tumorviren" in geeigneten Wirten entzündliche und nekrotische Veränderungen erzeugen können, nicht aber eine Transformation in Tumorzellen, zeigt, daß die „Tumorviren" nicht grundsätzlich von anderen Viren abzutrennen sind. Ihre onkogene Wirkung ist nur eine ihrer pathogenen Möglichkeiten, die nur in gewissen Zellen und häufig nur beim Vorliegen gewisser Bedingungen verwirklicht werden können. Die wichtigsten dieser Realisationsfaktoren sind:

*Genetische Faktoren:* In noch höherem Maße als bei anderen Viren gibt es genetisch bedingte Unterschiede der Empfänglichkeit innerhalb einer Tierart.

*Alter:* Bei mehreren Tumorviren sind die Tiere nur innerhalb der ersten Lebenstage für die Infektion empfänglich. Manche Tatsachen sprechen dafür, daß dies an der Immuntoleranz ganz junger Individuen liegt (siehe 4.). Die Infektion kann, auch wenn sie so frühzeitig erfolgt, noch lange Zeit latent bleiben, bis es zur Tumorentstehung kommt. Die altersbedingte Abhängigkeit mag zum Teil auch von hormonellen Faktoren abhängig sein.

*Hormone:* Das Mammakarzinom der Maus wird nur in solchen Drüsenzellen manifest, die durch hormonelle Einflüsse in laktationsbereiten Zustand versetzt worden sind. Auch die Kortikosteroide haben einen Einfluß auf die Tumorentstehung (S. 285).

*Immunbiologische Faktoren:* Das Vorhandensein körperfremder Antigene in Tumorzellen legt die Vermutung nahe, daß es beim Tumorträger zur Ausbildung von Antikörpern gegen dieses Antigen kommt. Weiter ist zu erwarten, daß diese Antikörper in vivo mit den Fremdantigenen der Tumorzellen reagieren, diese schädigen und so die Abstoßung oder Zerstörung des Tumors herbeiführen. In der Tat spricht die Tatsache, daß eine ganze Reihe von virusinduzierten Tumoren nur bei Infektion neugeborener Tiere angehen, dafür, daß bei diesen eine Immuntoleranz für die Tumorantigene entsteht, welche die Produktion von Antikörpern verhindert. Für das Polyomavirus zum Beispiel ist bei neugeborenen Mäusen das Fehlen solcher Antikörper und eine hohe Tumorempfänglichkeit nachgewiesen worden, während die resistenteren erwachsenen Tiere Antikörper gegen das Virus wie die Tumorantigene produzieren [110]. Junge Enten wurden für das RSV* viel empfänglicher, wenn eine Immuntoleranz für Hühnerantigene nach dem Schlüpfen bei ihnen erzeugt worden war. Wurden 15 Tage alte Enten infiziert, so starben 50% der immuntoleranten Tiere, während alle Kontrollen überlebten [178]. Nach diesen Versuchen enthält das RSV Informationen, die in der Wirtszelle die Produktion von Hühnerantigen veranlassen, ein Vorgang, der lebhaft an die Transduktion von bakteriellen Genen durch Bakteriophagen erinnert.

Auch das Virus der Myeloblasten- und der Erythroblastenleukämie der Hühner erzeugt in Kaninchen Antikörper gegen Hühnerzellantigene, ersteres auch gegen Forssmanantigen (S. 286).

---

* RSV = Rous Sarkom Virus.

In Mäuse-Inzuchtstämmen, die latent mit LCM*-Virus infiziert sind, kommt die Lymphomatose viel häufiger vor als in Inzuchtrassen, die frei von diesem Virus sind. Eine Reihe von Umständen sprechen für die ursächliche Rolle des LCM-Virus [202]. Auch hier besteht eine Immuntoleranz der in utero infizierten Tiere gegen das LCM-Virus.

Dementsprechend scheint beim Papillomavirus von SHOPE die häufige Regression der Tumoren auf das Auftreten von Tumorantikörpern zurückzuführen zu sein. Entsprechende Immunisierung steigert diesen Effekt. Auch das Karzinom Vx7, das aus dem Papillom hervorgegangen ist, ließ sich durch Papillom-Antikörper unterdrücken [80].

Es ist hier nicht der Ort, die Serologie menschlicher Tumoren zu besprechen, zumal die Ergebnisse vieler Arbeiten nicht überzeugen können und die Gesamtheit kein einheitliches Bild ergibt. Neuere Extraktionsmethoden (mit Fluorkohlenstoffverbindungen) haben jedoch Ergebnisse gezeitigt, die vielleicht einen vielversprechenden Anfang darstellen. Bei Tumorpatienten konnten Antikörper gegen das spezifische Antigen (G) der aus menschlichen Tumoren gewonnenen Zellstämme HeLa und J 111 nachgewiesen werden, bei gesunden Personen jedoch nicht [39].

*Kanzerogene Stoffe* können schon in unterschwelligen Dosen die Entstehung virusbedingter Tumoren begünstigen, und zwar nicht nur durch „Tumorviren", sondern auch durch „normale" Viren (z. B. Poliovirus). Die Immunisierung gegen ein solches „normales" Virus verhindert die Entstehung der Tumoren durch eine solche onkogene Kombination [133a].

*Faktoren unbekannter Natur:* Bei der virusbedingten Leukämie der Maus ist das Vorhandensein des Thymus für die Manifestation der Erkrankung, nicht aber für das Haften der Infektion nötig (S. 276). Bei thymektomierten Tieren kann auch der Typ der Leukämie verändert werden (myeloische Leukämie und Erythroblastenwucherung anstelle lymphatischer Leukämien) [104, 105]. Der Zelltyp blieb bei weiteren Transplantationen, nicht aber bei zellfreier Übertragung erhalten [20].

Ganzkörperbestrahlungen erhöhen die Empfänglichkeit für gewisse Tumorviren [96].

Die *Inkubationszeit* der virusinduzierten Tumoren ist sehr verschieden. Beim Sarkomavirus von ROUS und beim Polyomavirus ist eine Tumoranlage schon nach wenigen Tagen zu erkennen. Bei Leukämieviren oder dem Mammakarzinom der Maus dauert die Inkubationszeit mehrere Monate, d. h. einen großen Teil der Lebenszeit des Tieres.

Die *Übertragung* der Tumorviren erfolgt teils nur von einer Generation auf die nächste (sogenannte vertikale Übertragung), teils überwiegend von einem Individuum auf ein anderes ohne Berücksichtigung der Generationsfolge (horizontale Übertragung). Bei manchen Tumorviren kommen beide Übertragungsmodi vor.

---

* LCM = Lymphozytäre Choriomeningitis.

Die *Ausscheidung* der Tumorviren erfolgt mit dem Speichel, dem Urin, den Fäzes, der Muttermilch, dem Sperma und von der Mutter auf das Ei oder den Embryo.

Die Änderung des Stoffwechsels einer Tumorzelle kann sie einerseits dazu befähigen, bestimmte Viren zu synthetisieren, die von den normalen Schwesterzellen nicht multipliziert werden. So werden in der Virologie permanente Zellstämme, die von malignen Tumoren abstammen, vielfach benutzt. Neben der selektiven Empfänglichkeit kann aber auch eine selektive Vulnerabilität bei der Infektion mit bestimmten Viren vorhanden sein, d. h. die Tumorzellen erliegen der Infektion, während die Normalzellen überleben. Über diese virogene *Onkolyse* siehe Seite 289.

## 2. Mammakarzinom der Maus

Dieser Tumor zeigt besser als die früh entdeckten Virustumoren die Schwierigkeiten, die sich dem Nachweis der Virusätiologie eines Tumors entgegenstellen können.

Es fiel zunächst auf, daß es Mäusezuchten gab, bei denen dieser Tumor häufig auftritt, und andere, bei denen er selten ist. Aus ihnen konnten homozygote Inzuchtstämme erzeugt werden, die einen hohen erblichen Tumorbefall, und andere, die einen sehr niedrigen zeigten. Für längere Zeit wurde es als ein rein genetisches Problem angesehen, ob die Milchdrüse bösartig entartete oder nicht. Das Problem wurde durch die Beobachtung kompliziert, daß die Tumorempfänglichkeit durch die Mutter, nicht aber durch den Vater vererbt wurde [128]. Schließlich wurde jedoch entdeckt, daß die „Erbeigenschaft" sich nur bei solchen Mäusen manifestieren konnte, die an Weibchen Milch gesaugt hatten, die diese „Erbeigenschaft" besaßen. Wurden die Jungen einer Mäusemutter aus einem Stamm mit hoher Befallsrate vor dem ersten Saugen von ihr getrennt und einer Amme aus einem Stamm mit sehr geringer Tumorfrequenz gegeben, so unterblieb die Tumormanifestation. Ließ man die Jungen an einer Amme aus einem Stamm mit hohem Tumorbefall saugen, so entwickelte sich bei ihnen sehr häufig ein Mammakarzinom [34]. Es dauerte 10 Jahre bis man nachweisen konnte, daß der Bittnersche Milchfaktor korpuskulär war und als Virus angesehen werden mußte [4, 5, 7, 35, 36, 37, 57, 59].

Aus diesen Arbeiten ergab sich, daß das onkogene Virus in der Brustdrüse vermehrt und mit der Milch ausgeschieden wird. Die Infektion muß in den ersten Lebenstagen erfolgen, weil die Empfänglichkeit sehr rasch abnimmt. Die Infektion bleibt latent, bis hormonelle Faktoren die Entwicklung der Milchdrüse bewirkt haben. Darüber hinaus kontrollieren genetische Faktoren die Fähigkeit des Drüsengewebes zur Vermehrung des Virus und die Empfänglichkeit der Drüsenzellen für die onkogene Wirkung des Virus.

Obgleich eine funktionsfähige Milchdrüse vorhanden sein muß, um eine Tumormanifestation zu ermöglichen, dauert es vom Beginn der Vermehrung und

Ausscheidung des Virus bis zum Entstehen des Tumors meist einige Monate, was einen beträchtlichen Zeitraum des Mäuselebens darstellt. Es ist noch unbekannt, ob die Viruspartikel selbst der onkogene Faktor sind, oder ob dieser im Wirksamwerden des Virusgenoms in der Wirtszelle unabhängig von der Virusmultiplikation zu suchen ist, d. h. in einer Stoffwechselstörung, die vom Virusgenom induziert wird, auch wenn keine Virussynthese oder nur eine inkomplette Virussynthese stattfindet.

Das Problem der onkogenen Wirkung bei *maskiertem Virus* ist für die Aufklärung einer Reihe strittiger oder noch ungenügend aufgeklärter Beobachtungen von Bedeutung. So scheint die Entwicklung des Tumors bei hoher, genetisch bedingter Empfänglichkeit und starkem hormonellem Stimulus auch ohne Virus aufzutreten. Die Frequenz ist jedoch geringer und der Tumor entwickelt sich später *[3, 12, 119]*. Diese Beobachtungen stammen aus einer Zeit, als die Infektiosität der Virusnukleinsäure und ihr Vorhandensein in anscheinend virusfreien Tumorzellen noch nicht nachgewiesen war. Die Möglichkeit einer onkogenen, maskierten Virusinfektion beim Mammakarzinom der Maus erscheint nicht ausgeschlossen, zumal DMOCHOWSKI *[58]* das Mammakarzinom-Virus bei einigen aus „virus-freien" Stämmen hervorgegangenen Tumorträgern nachgewiesen hat. Anderen Autoren gelang es nicht *[10]*.

Die onkogene Wirksamkeit von Methylcholanthren in anscheinend virus-freien Mäusen müßte im Zusammenhang mit der Möglichkeit maskierter Virusinfekte überprüft werden *[66, 13, 38]*, zumal diese Substanz bei Virusträgern die Manifestation des Tumors beschleunigt *[136]*. Dies ist auch beim Kaninchenfibrom der Fall (S. 282).

Bei Mäusen, die in ihren ersten Lebenstagen mit dem Mammakarzinom-Virus infiziert wurden, werden keine Antikörper gegen das Virus gebildet. Man muß dieses Phänomen wohl als Ausdruck einer Immuntoleranz auffassen. Gelegentlich werden virus-freie Weibchen beim Deckakt infiziert. Diese Weibchen bilden dann Antikörper gegen das Virus *[11, 12]*.

Bei wilden Hausmäusen, die sehr resistent gegen das Virus sind, kommt dieses gelegentlich auch vor. Das Wild-Virus zeigte im Labor in hochempfänglichen Inzuchtmäusen eine geringe onkogene Aktivität, die sich durch Passagen jedoch steigern ließ *[6, 9, 14]*.

In Kulturen von Hühnerfibroblasten konnte das Mammakarzinom-Virus vermehrt werden *[157]*.

*Morphologie:* Das Elektronenmikroskop zeigt in den Drüsenzellen zwei Arten von sphärischen Partikeln (Abb. 2). Die Partikel von Typ A haben einen Durchmesser von 70 m$\mu$, die Partikel von Typ B einen von 105 m$\mu$. Der B-Typ wird als das reife, infektionsfähige Virus angesehen. Die B-Partikel besitzen ein exzentrisches Nukleoid, das dem A-Typ fehlt. Letztere können paranukleäre, auch lichtoptisch sichtbare Einschlüsse bilden. Es ist noch nicht geklärt, ob A die Vorstufe von B ist, oder Ausdruck einer inkompletten Synthese neben einer kompletten, oder eine zweite noch unbekannte Virusart. Ähnlich den Myxoviren werden die B-Partikel durch eine Art von Knospung an der Peripherie

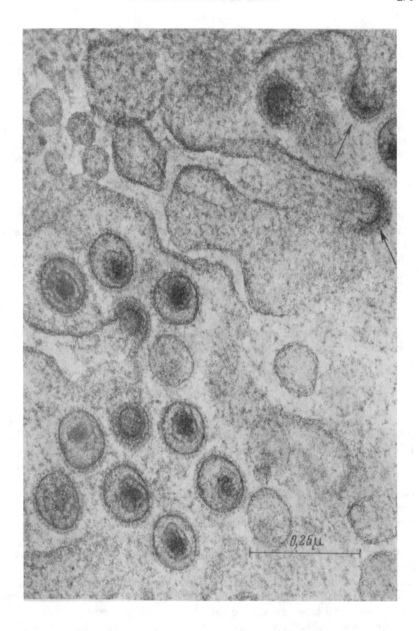

Abb. 2: Mammakarzinom der Maus. Viruspartikel vom Typ B. An zwei Stellen (→)
Ausstoßung der Partikel an der Spitze kleinster Zotten an der Zelloberfläche.
(Aus Bernhard und Granboulan, 1962)

18*

der Zellen ausgeschieden. Die Viruspartikel sind bereits in hyperplastischen oder noch nicht maligne entarteten Drüsenzellen gefunden worden. Sie kommen auch in hormonell stimulierten Tumoren von Mäusen vor, die keinen Milchfaktor ausscheiden. Es ist noch unklar, ob es sich dabei um „biologisch unreife Partikel" oder um Mäuserassen handelt, die zwar das Virus synthetisieren aber nicht ausscheiden können. Literatur bei [29].

Bei einem spontanen, transplantablen Mammakarzinom der Ratte ließen sich virusartige Partikel elektronenoptisch nachweisen [121].

### 3. Mäuse-Leukämien

Die unterschiedliche Häufigkeit „spontaner" Leukämien bei verschiedenen Mäusestämmen wurde, ähnlich wie beim Mammakarzinom der Maus, längere Zeit für rein genetisch bedingt gehalten.

Schließlich konnte jedoch die zellfreie Übertragbarkeit der lymphatischen Leukämie der Maus nachgewiesen werden [99, 100, 101]. Seitdem ist eine Reihe von Viren isoliert worden, die unter gewissen Bedingungen spezifische, generalisierte Leukämieformen, unter anderen Bedingungen andere Leukämieformen (auch mehrere zugleich), oder Sarkome und andere Geschwülste erzeugen. Die Faktoren, die den Histotropismus bedingen, sind noch weitgehend unbekannt. Folgende Viren werden zur Zeit unterschieden:

*a) Das Virus der lymphatischen Leukämie der Maus von* GROSS

Die zellfreie Übertragung konnte nachgewiesen werden, als der Mäusestamm AK benutzt wurde, der trotz geringem Spontanbefall eine hohe Empfänglichkeit besitzt. Die Infektionsrate ist am höchsten, wenn das Virus am ersten Lebenstag injiziert wird. Vom zweiten Lebenstag an nimmt die Empfänglichkeit stark ab [99—101].

Die Virulenz des Virus konnte durch Adaptation und Selektion auf 99% Manifestationen (nach 3 Monaten Latenz) gesteigert werden. Dieses „passage-A-virus" war auch für jüngere erwachsene Mäuse und Ratten pathogen [106].

Zur Manifestation der Leukämie ist das Vorhandensein des Thymus nötig. Die Entfernung dieses Organs vor oder nach der Infektion verhindert das Auftreten der Leukämie.

Die Infektion bleibt in solchen Tieren latent bestehen. Implantiert man nach Monaten Thymusgewebe subkutan, so entwickelt sich noch eine Leukämie. Bei einigen der thymektomierten Tiere entstehen allerdings myeloische Leukämien oder Erythromyeloblastosen, die bei Tieren, die einen Thymus besitzen, nie beobachtet werden [104, 105]. Transplantiert man derartige Tumoren, so bleibt der Geschwulsttyp erhalten. Bei zellfreier Übertragung auf neugeborene Mäuse tritt wieder eine lymphatische Leukämie auf [20].

Die Rolle des Thymus ist noch nicht ganz klar, doch scheint er nur so lange aktiv zu sein, als er in der Rinde große undifferenzierte Zellen enthält. Es wird angenommen, daß das Virus ihre Differenzierung, nicht aber ihre Vermehrung verhindert *[17]*. MILLER *[137]* ist dagegen der Meinung, daß der Thymus weder die Zellen liefert die transformiert werden, noch die Zellen, in denen Virusmultiplikation stattfindet, sondern die günstigste Umgebung ist, in der infizierte Lymphozyten in autonome Leukämiezellen transformiert werden können.

Die Übertragung auf die nächste Generation erfolgt meist bereits in utero. Es ist noch unklar, ob bereits das Ei oder erst der Embryo infiziert werden. Das Sperma infizierter Männchen ist nicht infektiös. Nicht bei allen empfänglichen Mäusestämmen konnte eine solche „vertikale" Übertragung nachgewiesen werden *[107]*. In Gewebekulturen konnte das Virus der lymphatischen Leukämie der Maus zur Vermehrung gebracht werden.

Im elektronenoptischen Bild ist das Virus sphärisch, hat eine deutliche äußere Membran, ein inneres Nukleoid und einen Durchmesser von 70—100 m$\mu$ *[63, 30]*.

### b) Das Virus der lymphatischen Leukämie der Maus von MOLONAY

Dieses Virus wurde aus einem Mäusesarkom isoliert *[138, 139]*. Nicht nur neugeborene, sondern auch erwachsene Mäuse und Ratten sind empfänglich. Die genetisch kontrollierte Emfänglichkeit verschiedener Mäuserassen variiert relativ wenig. Die Übertragung auf die nächste Generation erfolgt durch die Mutter. Das Sperma ist nicht infektiös *[140]*. Das Virus wird auch mit der Muttermilch ausgeschieden. Es kann in Zellkulturen (Mäusemilz) multipliziert werden *[133]*.

Das Virus enthält RNS, DNS fehlt *[139]*.

Die Morphologie des Virus und seine Größe entsprechen denen des Virus von GROSS.

### c) Das Virus der myeloischen Leukämie der Maus von GRAFFI

Die „spontane" myeloische Leukämie konnte gleichfalls zellfrei übertragen werden *[91, 92, 182]*. Nicht nur neugeborene, sondern auch erwachsene Mäuse und Ratten sind empfänglich, ältere Tiere freilich weniger als junge *[93]*.

Die Übertragung auf die nächste Generation erfolgt mit der Muttermilch *[129, 184]*.

Neben myeloischen Formen kommen, besonders bei Übertragung auf eine andere Spezies, lymphatische und retikulozytäre Leukämien vor *[89]*.

Der Thymus spielt auch bei diesem Virus für die Manifestation die gleiche Rolle wie bei der lymphatischen Leukämie *[82]*.

Das Virus wird auch in vitro von den Leukämiezellen noch einige Zeit synthetisiert *[89]*.

Immunologisch besteht eine gewisse Verwandtschaft zum Virus von GROSS *[156]*. Es handelt sich ebenfalls um ein RNS-Virus. Lipoide sind als integrierende Bestandteile des Virus anzusehen *[89]*. Die RNS konnte im infektiösen Zustand isoliert werden *[33]*.

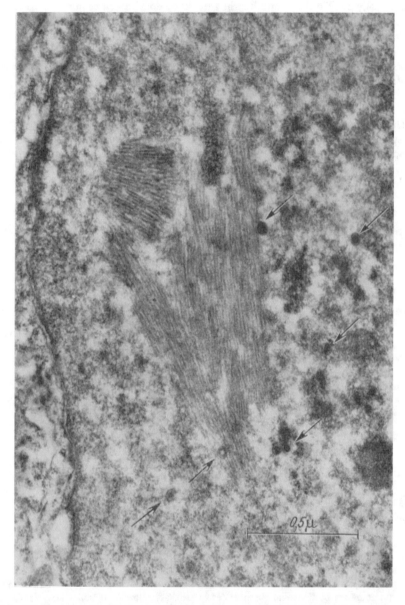

Abb. 3: Spontane Leukämie der Maus. Zelle eines Lymphknotens. Neben Virus-Partikeln (→) finden sich im Kern Bündel von Fibrillen unbekannter Natur, deren Auftreten mit dieser Infektion gekoppelt ist. (Aus BERNHARD und GRANBOULAN, 1962)

### d) Das Virus der retikulozytären Leukämie von FRIEND

Bei dem Versuch der zellfreien Übertragung eines Ehrlich-Karzinoms entstand diese Leukämieform [84], deren Malignität von manchen Autoren angezweifelt wird. Die zellfreie Übertragung gelingt auch auf erwachsene Tiere. Die Latenzzeit ist enorm kurz. Schon am Tag nach der Infektion sind die ersten transformierten Zellen feststellbar. Nicht nur die weißen Blutzellen beginnen zu wuchern, es kommt auch zu einer gutartigen Stimulierung der Erythropoese, die zu einer Polyzythämie führt. Möglicherweise ist diese Veränderung einem besonderen Virus zuzuschreiben. Das Virus läßt sich in Zellkulturen züchten [145, 52]. Es gelang, die Virusnukleinsäure in infektiösem Zustand zu isolieren [85]. Das Virus erwies sich als sehr resistent gegen UV-Bestrahlung. Manchmal sind bestrahlte Extrakte aktiver als unbehandelte [52]. Möglicherweise enthalten die Extrakte einen UV-empfindlichen Hemmstoff oder ein anderes, stärker empfindliches, interferierendes Virus.

### e) Das Virus der Retikulo-Hämozytoblastosis der Maus

Durch Injektion von Pockenvakzine konnte bei einem hohen Prozentsatz von Mäusen eine Retikulo-Hämozytoblastose erzeugt werden, die sich zellfrei übertragen ließ [134].

### f) Das Virus eines Plasmozytoms der Maus

konnte bisher nur elektronenoptisch demonstriert werden [55].

### g) Rattenleukämien

ließen sich nach Injektion von Filtraten eines Karzino-Sarkoms erzeugen. Das Filtrat muß neugeborenen Tieren gespritzt werden. Die Latenz dauert sehr lange. Es entstehen myeloische Leukämien und Erythroblastosen [177]. Rattenleukämien, die durch chemische Karzinogene erzeugt wurden, ließen sich zellfrei übertragen [176].

### h) Viren bei exogen induzierten Leukämien

Durch Bestrahlung mit Röntgenstrahlen können bei Mäusen Leukämien erzeugt werden, bei denen eine zellfreie Übertragung gelang [132, 108]. In transplantierten Tumoren konnten virusartige Partikel von 65 m$\mu$ Durchmesser elektronenoptisch abgebildet werden. Derartige Gebilde fehlen den strahleninduzierten Leukämiezellen selbst [64]. Dieses Phänomen läßt drei Erklärungen zu:

In den strahleninduzierten Zellen liegt das Virus in der maskierten Form vor, wird aber nach Transplantation frei vermehrt.

Ein latentes Virus, das mit der Onkogenese nichts zu tun hat, wurde durch die Transplantation aktiviert.

In den strahleninduzierten Leukämiezellen wurden zelleigene Nukleinsäurepartikel durch die Bestrahlung so verändert, daß sie Viruseigenschaften erhielten.

Im Gegensatz zu den strahleninduzierten Leukämien ließen sich gewisse Leukämien, die durch kanzerogene Chemikalien erzeugt wurden, zellfrei nicht übertragen [97], während sich zellfrei übertragbare Leukämien mit Filtraten eines Spindelzellsarkoms erzeugen ließen, das selbst durch 9:10-Dimethyl-1:2-benzanthrazen erzeugt worden war [183].

*Morphologie:* Bei dieser Tumorgruppe ist neben Partikeln vom A- und B-Typ vor allem eine dritte Art von Partikeln gefunden worden. Sie sind C-Partikel genannt worden. Ihr Durchmesser beträgt 90 m$\mu$. Größere Abweichungen nach oben und unten sind wahrscheinlich Artefakte.

A-Partikel kommen daneben recht häufig bei der Leukämie von FRIEND und B-Partikel bei der myeloischen Leukämie vor [29].

## 4. Polyomavirus

Bei der zellfreien Übertragung der Mäuseleukämie waren wiederholt andere Tumoren aufgetreten: Parotistumoren, Sarkome, Karzinome oder gemischte Tumorformen [101, 102, 185, 186, 187, 193]. Es gelang schließlich mit Hilfe von Zellkulturen ein Virus aus diesen Tumoren zu isolieren, das verschiedene Tumorarten erzeugen konnte und daher Polyomavirus (Stamm SE) genannt wurde [192, 193, 194, 191, 75, 76]. Dieses Virus ist mit den Leukämie erzeugenden Viren nicht identisch [103, 43].

In verschiedenen Laboratorien konnten weitere Stämme des Polyomavirus isoliert werden [149, 90, 95, 87, 53].

Die einzelnen Stämme variieren etwas im Wirts- und Tumorspektrum; letzteres ist auch vom Alter der Tiere abhängig, so entstehen bei neugeborenen Hamstern Nierensarkome, bei 20 Tage alten Tieren dagegen Herztumoren und Lebernekrosen [111]. Bei Ratten kommen fast nur Nierentumoren vor [74], bei Kaninchen nur gutartige Hauttumoren, die sich spontan zurückbilden [75, 190]. Empfänglich sind bei Maus, Ratte, Hamster, Kaninchen, Meerschweinchen nicht nur neugeborene Tiere [94]. Dagegen ist das Frettchen nur als Neugeborenes infizierbar [115].

Das Virus wird von Mäusen mit dem Urin, den Fäzes und dem Speichel ausgeschieden. In Mäusepopulationen breitet es sich relativ rasch aus [162].

Interessant sind die quantitativen Beziehungen zwischen Virus und transformierten Zellen. Bei Hamstern ist die Zahl der entstehenden Tumoren direkt proportional der übertragenen Virusmenge. Jedes entstehende Tumorknötchen geht aus einer infizierten Zelle hervor [197]. Die Latenzzeit scheint von der Multiplizität der Infektion abzuhängen, denn bei hohen Dosen kann sie auf 3 Tage sinken, bei niedrigen Monate betragen. Bei Mäusen ist dagegen die Latenzzeit stets lang. Eine feste quantitative Beziehung zwischen Infektionsdosis und Tumorzahl fehlt bei ihnen. Man nimmt an, daß die Zahl transformierbarer Zellen bei den empfänglichen Tierarten verschieden ist [148].

Bei Hamstern ist trotz der hohen Empfänglichkeit der Virusgehalt der Tumoren sehr gering. Man kann weniger reife Viruspartikel isolieren, als Tumorzellen vorhanden sind. In Kulturen lassen sich die Zellen der Parotistumoren mit dem Polyomavirus nicht reinfizieren. Es liegt hier also ein Virus-Wirtssystem vor, das der lysogenen Phageninfektion der Bakterienzelle ganz analog ist *[148]*. Das Polyomavirus ist ein DNS-Virus. Die Virus-DNS konnte im infektiösen Zustand isoliert werden, jedoch scheinen zur Auslösung der Transformationen reife Viruspartikel nötig zu sein, zu ihrer Erhaltung jedoch nicht *[148, 198]*.

Die *Immunbiologie* des Polyomavirus und der mit ihm induzierten Tumoren weist einige Phänomene von allgemeinem Interesse auf: Neugeborene Mäuse, die in hohem Maße empfänglich sind, bilden keine Antikörper gegen das Virus und das in den Tumoren vorhandene Tumorantigen, das normalen Zellen fehlt. Dies dürfte sehr wahrscheinlich auf Immuntoleranz zurückzuführen sein. Man nimmt an, daß das Fehlen von Tumorantikörpern das Wachstum der Tumoren ermöglicht *[110]*.

Erwachsene Mäuse und Hamster sind gegen das Polyomavirus sehr resistent. Man kann mit dem Virus allein keine Tumoren erzeugen. Die Transplantation von Polyomatumorzellen führt bei solchen Tieren jedoch — wenn auch in einem geringen Prozentsatz — zur Ausbildung der Geschwülste. Bei erwachsenen Tieren entstehen Antikörper gegen das Virus wie die zellfremden Tumorantigene. Letzteres ist auch der Fall, wenn die Tiere mit gereinigtem Polyomavirus infiziert werden. Sie werden dadurch gegen die Transplantation von Polyomatumoren resistent *[170]*. Man nimmt an, daß es bei diesen Tieren zu einer inapparenten Infektion mit Transformationen der infizierten Zellen kommt. Die Ausbildung der humoralen Immunität gegen die Tumorantigene führt zu einer Vernichtung der transformierten Zellen. Diese Immunität betrifft aber nur epitheliale Zellen, denn nach deren Untergang kann es zur Ausbildung von Sarkomen kommen. Diese enthalten kein reifes Polyomavirus, erzeugen keine Antikörper gegen das Polyomavirus und sind gut transplantierbar *[130, 188]*. Ob die Sarkome Virus-DNS enthalten, ist nicht bekannt. Bei röntgenbestrahlten Tieren gehen dagegen Tumortransplantate gut an und zeigen keine Umwandlung in Sarkome. Es entstehen Virusantikörper *[189]*.

Empfängliche Tiere können durch die Injektion von Antikörpern (gegen Polyomavirus) vor der Entwicklung der Tumoren geschützt werden. Das Serum muß mit dem Virus gegeben werden. Schon eine Stunde p. inf. kann das Virus nicht mehr neutralisiert werden. Auch eine aktive Immunisierung ist bei Hamstern möglich *[191]*.

Noch unklar ist, warum Tiere, die zur Kontrolle Kulturflüssigkeit *nicht* infizierter Kulturen injiziert bekommen hatten (statt Kulturflüssigkeit mit Polyomavirus), in nicht geringer Zahl ebenfalls Tumoren bekamen. Diese zeigten allerdings kein Polyomaspektrum *[196, 189]*. Ob ein noch unbekanntes Tumorvirus beteiligt ist, ob unspezifische Gewebsantigene in noch unbekannter Weise onkogen wirken (durch Aktivierung latenter Tumorzellen, durch Senkung der Resistenz gegen solche Zellen?) ist noch unklar. Der onkogene Effekt kann durch Antikörper gegen die Kulturzellen aufgehoben werden. Das würde noch nicht beweisen, daß kein unbekanntes Virus beteiligt ist.

In Zellkulturen ist die Transformationsrate vom Gehalt an $Mg^{++}$ abhängig, das sie auf das 3—5fache erhöht. Kalziumionen haben nicht diese Wirkung [198]. Die transformierten Zellen zeigen Änderungen ihres Stoffwechsels. Verschiedene Aminosäuren, insbesondere Threonin, werden stärker aufgenommen als bei normalen Zellen [204].

In Kulturen embryonaler Mäusezellen wird das Polyomavirus am 2. Tag post inf. fluoreszenz-immunologisch nachweisbar und zwar zuerst im Zellkern. Vom 6. Tag an tritt das Antigen auch im Zytoplasma auf [118]. Das Virus besitzt ein Hämagglutinin.

*Morphologie:* In Tumorzellen, deren Entstehung mit diesem Virus induziert wurde, ist das Virus gar nicht oder nur selten zu finden [65, 67, 68, 77, 29]. In Kulturen embryonaler Mäusezellen ist es jedoch regelmäßig vorhanden. Es liegt im Kern zwischen dem Chromatin, meist nahe der Kernmembran. Die Elemente des Kernes zeigen schließlich Veränderungen, die in ähnlicher Weise auch von Viren der Pockengruppe erzeugt werden [30]. Das sphärische Virus hat einen Durchmesser von 26,5—32,5 m$\mu$.

Das Polyomavirus interferiert in Maus-Embryozellen mit Influenzavirus und ist empfindlich gegen Interferon. Interessanterweise zeigen Zellkulturen, die mit Polyomavirus infiziert sind, ebenso eine erhöhte aerobe Glykolyse wie Zellkulturen, die mit Interferon behandelt wurden [2].

## 5. Andere Mäusetumoren

In vielen anderen Mäusetumoren sind virusartige Partikel elektronenoptisch nachgewiesen worden, z. B. beim Aszitestumor von EHRLICH (aus dem die Leukämieviren von GRAFFI und von FRIEND abstammen), beim Sarkom 37 (aus dem das Leukämievirus von MOLONEY herkommt, beim Melanosarkom 91, dem Adenokarzinom 155, bei einem Fibrosarkom, das durch Methylcholanthren induziert wurde, und bei Plasmozytomen. Die Bedeutung der virusartigen Partikel ist noch unklar [29[.

## 6. Fibroma-Myxoma-Virus

Bei den freilebenden Cottontailkaninchen Amerikas (Sylvilagus) kommen gutartige und rasch abheilende Fibrome vor, die durch ein Virus verursacht werden [166]. Die Fibrome zeigen geringe entzündliche Erscheinungen, die bei einer Mutante (1. A) im Vordergrund der Symptome stehen [15].

Morphologisch und serologisch ist das Fibroma-Virus eng verwandt mit zwei anderen Viren, dem Erreger der Myxomatose der Kaninchen und dem seltenen Squirrel-(Erdhörnchen)-Virus Nordamerikas [131]. Die Myxomatose ist endemisch bei südamerikanischen Kaninchen, bei denen sie milde verläuft. Bei Wildkaninchen anderer Erdteile und bei Hauskaninchen erzeugt dieses Virus eine schwere epidemische Erkrankung mit einer Letalität bis 99,5%. Nach Australien wurde das Myxomavirus zur Kaninchenbekämpfung gebracht. Dort nahm die anfänglich ebenfalls sehr hohe Letalität im Laufe der Epidemie ab. Vermutlich liegt dies daran, daß bei größeren Epidemien stets Mutanten verschiedener Virulenz auftreten. Die hochvirulenten Mutanten töten die befallenen Tiere so schnell, daß es relativ selten zu weiteren Ansteckungen kommt, während weniger virulente Mutanten häufig Infektketten verursachen. Auf diese Weise kommt es mit der Zeit zu einer Selektion wenig virulenter Stämme.

In Südamerika wird das Myxomavirus durch Aedesmücken übertragen, in Australien wurden auch andere Insekten zu Überträgern.

An der Stelle der Inokulation entsteht zuerst eine primäre myxomatöse Verdickung der Kutis und Subkutis. Nach einer Virämie kommt es zur sekundären Lokalisation in der Haut, vornehmlich des Gesichtes.

Die nahe Antigenverwandtschaft von Fibroma- und Myxomavirus führt dazu, daß Kaninchen, die die harmlose Fibromatose durchgemacht haben, gegen die Myxomatose ganz geschützt sind oder nur leicht erkranken.

In dieser Virusgruppe kann ein sehr interessantes Phänomen beobachtet werden, die *Virustransformation* (nicht zu verwechseln mit der Transformation normaler Zellen in Tumorzellen). Infiziert man Kaninchen mit dem harmlosen Fibromavirus und spritzt ihnen gleichzeitig ein hitzeinaktiviertes Myxomavirus, so erkranken sie an Myxomatose [31, 32]. Manchmal tritt zuerst eine intermediäre Erkrankung, das Fibromyxom auf, das aber bei weiterer Verimpfung in Myxom übergeht. Die Transformation kann auch in Zellkulturen durchgeführt werden [123, 124].

Die Bedeutung des Transformationsphänomens ergibt sich aus der Rolle der Virusnukleinsäure [112, 113]. Es zeigte sich, daß die DNS des „inaktivierten" Partners die Transformation bewirkt [164, 125]. Die Transformation der Viren ist also der Transformation von Bakterien durch DNS-Partikel anderer „abgetöteter" Keime und der multiplicity reactivation bei Bakteriophagen im Wesen sehr ähnlich [86, 124, 81]. Das in Hitze oder Äther erzeugte transformierende Agens ist DNS plus einer Proteinhülle, denn es ist nicht empfindlich gegen DNase, zeigt aber eine für DNS charakteristische Strahlenempfindlichkeit [125]. Wird das transformierende Agens seiner Proteinhülle durch Harnstoffbehandlung beraubt, so kann seine Aktivität durch DNase zerstört werden [164].

Die transformierende DNS ist nicht mit infektiöser Nukleinsäure gleichzusetzen. Sie ist in einer nicht näher bekannten Weise partiell defekt, denn sie kann nur gemeinsam mit dem zu transformierenden Virus wirksam werden und nur in Zellen, die die Multiplikation beider Viren gestatten. Das transformierende Virus braucht nicht das virulentere der Partner zu sein, aber seine Multiplikation muß in dem benutzten Wirtssystem begünstigt sein [113].

## 7. Virusbedingte Papillome

Es gibt eine Reihe meist gutartiger Papillome der Haut oder der Schleimhäute, die durch ein Virus ausgelöst werden:

*Papillomatose der Cottontailkaninchen* (Sylvilagus) *[169]*. Das Virus ist ein DNS-Virus von etwa 50 mμ Durchmesser. In den verhornenden Papillomen der Wildkaninchen findet man viel reifes Virus, und zwar nur in den Kernen der keratohyalinen und verhornten Epithelschicht, nicht aber in proliferierenden Zellschichten des Tumors *[151, 150]*. Bei Hauskaninchen kann man gleichfalls Papillome erzeugen, doch enthalten diese fast kein reifes Virus. Das gleiche gilt von den gelegentlich aus den Papillomen entstehenden Karzinomen *[88, 181]*. Zur Transformierung der Zellen ist also eine Virusmultiplikation nicht nötig *[168]*. Nur in den verhornenden Epithelschichten der Wildkaninchen kommt es zur Synthese reifer Viruspartikel.

Bei der *kutanen Papillomatose der Rinder* ist das Virusantigen an denselben Stellen zu finden wie beim Papillom der Wildkaninchen *[172]*.

Bei *Kaninchen* kommt ferner eine *orale Papillomatose* vor, die durch ein Virus verursacht wird. Dieses ist mit dem Papillomavirus von SHOPE nicht identisch. Das Virus von SHOPE kann nicht auf die Mundschleimhaut übertragen werden und die orale Papillomatose nicht auf die Kutis *[155]*.

Auch bei *Hunden* gibt es eine zellfrei übertragbare *orale Papillomatose*, die auf der Kutis und der Vaginalschleimhaut nicht angeht *[56]*.

Die *menschlichen Warzen* sind ebenfalls eine durch ein Virus hervorgerufene Papillomatose *[135, 147, 200]* (S. 1001).

Die *Melkerknoten* des Menschen werden ebenfalls durch ein zur Vakzine-Gruppe gehörendes Virus erzeugt *[147]*.

## 8. Rous-Sarkom der Hühner

Schon 1910 wurde die Virusätiologie dieses Tumors von ROUS erkannt. Die Injektion zellfreier Filtrate führt in wenigen Tagen zur Ausbildung von Tumoren. Später wurden noch andere Viren gefunden, die bei Hühnern Sarkome erzeugen *[161]*.

Hühner jeden Alters sind für das Rous-Sarkomavirus (RSV) empfänglich, doch führt es nur bei älteren Hühnern zur Bildung von Tumoren, wogegen junge Küken destruktive Veränderungen an den Gefäßen mit Hämorrhagien bekommen. Auch die zellfreie Übertragung auf junge Enten führt nur zu Tumoren, wenn sie von den Tumoren älterer Hühner ausgeht. Werden infizierte junge Hühnchen als Ausgangsmaterial benutzt, so kommt es nicht zur Tumorbildung *[69, 8]*. Man kann kaum annehmen, daß sich das Virus im erwachsenen Huhn so verändert, daß es onkogen wird. Die injizierte Virusmenge, die bei den erwachsenen Hühnern sehr viel größer ist, scheint für das Gelingen der heterologen

Adaptation von Bedeutung zu sein *[41]*. Möglicherweise ist hierfür eine gewisse Multiplizität der Infektion nötig. Diese scheint auch für die Multiplikation des Virus, nicht aber für die Zelltransformation wichtig zu sein, denn geringe Virusmengen führen zu Tumoren, die kein reifes Virus enthalten, die Infektion bleibt maskiert. Größere Viruskonzentrationen führen dagegen zu Tumoren, die reifes Virus enthalten *[42, 109]*.

Wie bei vielen anderen Virusinfektionen wird auch die Tumorbildung durch Cortison beeinflußt und zwar in Abhängigkeit von Dosis und Zeit. Beginnt man schon 2 Tage vor der Infektion große Gaben täglich zu geben, so treten die Tumoren nur verzögert auf und neigen nicht zum malignen Wachstum. Setzt man das Cortison ab, so tritt das infiltrative Wachstum rasch ein. Gibt man die gleichen Dosen erst vom 2. Tag post inf., so wachsen die Tumoren rascher und sind maligner. Kleine Dosen haben dagegen auf den zeitlichen Verlauf keinen Einfluß, fördern aber das Wachstum der Tumoren.

Es gibt Hühnerrassen mit einer hohen und solche mit einer niedrigen erblichen Empfänglichkeit (Verhältnis etwa 10 000 : 1). Bei den relativ resistenten Rassen kann es zu langen Latenzzeiten kommen, ferner zur Tumorbildung fern von der Injektionsstelle *[48, 206, 207, 98, 114, 41]*.

Nicht nur beim Wirt, sondern auch beim Virus kommen Mutanten mit erheblich abweichenden Eigenschaften vor *[114, 153, 59, 60, 40]*.

Neben virusspezifischem Antigen enthalten die Viruspartikel ein Antigen, das mit einem Antigen der Wirtszellen identisch ist *[153]*.

Beim Rous-Sarkomavirus ist das Phänomen der *Interferenz* mit anderen Viren und mit Interferon beobachtet worden. UV-bestrahltes Influenzavirus und Interferon senken die Zahl der Tumoren wie die Zahl der „Pocken", die das Sarkomvirus auf der Chorioallantoismembran erzeugt. Aktives Coxsackievirus (24 Stunden vor dem Sarkomvirus inokuliert) senkt ebenfalls die Zahl der Pocken wie der Tumoren. UV-inaktiviertes Coxsackievirus hat dagegen nur auf die Tumorzahl eine reduzierende Wirkung. Die Deutung dieses Phänomens ist noch unklar. Man sieht jedoch daraus, daß die Multiplikation des Virus (Pockenbildung) anderen Gesetzen unterworfen ist, als die Onkogenese, und daß ein dem RSV strukturell nahestehendes Virus (Influenza) eine andere Wirkung zeigt als ein strukturell heterogenes Virus.

Das RSV scheint selbst die Bildung von Interferon in embryonalen Hühnerzellen auszulösen. Das so gebildete Interferon unterdrückt sowohl die Virusmultiplikation wie die Transformation der Zellen. Eine Interferoneinheit hemmt den Effekt einer infektiösen Einheit RSV. Das Interferon muß während der ersten Phase der Viruswirksamkeit in der Zelle verfügbar sein. In Zellen, die sich teilen, geht der Interferonschutz schnell verloren *[18]*.

Bei 8% neugeborener Ratten, die mit RSV infiziert wurden, entstanden nach langer Latenz Tumoren. Einer dieser Tumoren erzeugte nach 83 Rattenpassagen in Hühnern *Transplantate*, die ihrer Kernstruktur nach Ratten- und nicht Hühnertumoren waren. Sie enthielten RSV. Die gleichzeitige Verabreichung von 3 : 4-Benzpyren erhöhte die Zahl der Tumorträger bei Ratten nicht *[179]*.

## 9. Das Virus der Hühnerleukose und verwandte Viren

Bei Hühnern gibt es eine virusbedingte Myeloblastose, Lymphomatose und Erythroblastose. Jedes dieser drei Viren behält im allgemeinen den Tumortyp bei, doch kommt es bisweilen zu Mischformen, obwohl man annehmen muß, daß ein reiner Virusstamm zur Infektion benutzt wurde [46]. Das Leukosevirus kann auch Sarkome [152], Karzinome [49] und andere Tumoren [19] hervorrufen.

Zwischen den verschiedenen Leukoseviren und dem Rous-Sarkomavirus bestehen antigene Verwandtschaften [21]. So neigt man dazu, diese Viren als eine Gruppe verwandter, mehr oder minder polyvalenter Viren anzusehen [83, 79]. Die Faktoren, die die Entstehung der verschiedenen Tumorarten bedingen, sind noch kaum bekannt. Die noch zu besprechenden zelleigenen Antigene spielen wahrscheinlich eine Rolle. Die Empfänglichkeit ist sowohl von genetischen Faktoren [206, 207] wie vom Lebensalter abhängig [44, 19]. Junge Tiere sind ganz allgemein viel empfänglicher als ältere.

Meist werden folgende Viren in dieser Gruppe unterschieden:

*Virus der Myeloblastose der Hühner:* Diese Infektion führt bei Küken innerhalb 2—3 Wochen zum Tode. Es kommt zu einer erheblichen Virämie, da die Leukämiezellen längere Zeit reife Viruspartikel produzieren. Auch in vitro werden Knochenmarkzellen von dem Virus in Leukämiezellen transformiert, die sich unbegrenzt vermehren.

Das Virus enthält RNS, hat einen Durchmesser von 75—80 m$\mu$, eine äußere Doppelmembran und ein zentrales Nukleoid vom 35—40 m$\mu$ Durchmesser. Außer den Myxoviren ist dieses Virus das einzige Virus, bei dem ein Enzym, die ATPase, nachgewiesen wurde [22]. Da das Virus im Kontakt mit Mitochondrien synthetisiert wird, neigt man zur Annahme, daß die ATPase von diesen stammt. Die Antigenstruktur besprechen wir beim Erythroblastosevirus.

*Das Virus der Erythroblastose der Hühner:* Auch diese Erkrankung führt bei Küken rasch zum Tode. Schon Stunden nach der Infektion enthält das Knochenmark viele leukämische Herde. Auch die Erythroblasten produzieren eine große Menge Virus. Die Ausscheidung des Virus erfolgt an der Spitze kleinster Zotten (wie bei den Myxoviren), wobei es seine zweite Membran erhält [117].

Zwischen dem Virus der Myeloblastose und dem Virus der Erythroblastose besteht eine Kreuzimmunität. Interessanterweise entstehen bei Kaninchen, die gegen normales Hühnergewebe immunisiert werden, Antikörper gegen beide Viren. Kaninchen, die gegen Meerschweinchenniere (Forssman-Antigen) immunisiert werden, haben nur Antikörper gegen das Myeloblastosevirus. Man nimmt daher folgende Antigenstruktur beider Viren an [21]:

a) Beide Viren haben ein gemeinsames Antigen, das mit einem im Hühnergewebe vorkommenden Antigen identisch ist und wohl auch von den Wirtszellen abstammt und beim Ausscheiden dem Virus mitgegeben wird.

b) Ferner scheint noch ein weiteres gemeinsames Antigen zu bestehen, das nicht mit dem Antigen der Wirtszellen identisch ist.

c) Das Myeloblastosevirus enthält ferner Forssman-Antigen (Anti-Myeloblastose-Seren, neutralisiert aber auch das Virus der viszeralen Lymphomatose).

*Das Virus der Lymphomatose der Hühner:* Diese Krankheit wurde schon 1908 von ELLERMANN und BANG [78] als virusbedingt erkannt. Man kennt verschiedene Verlaufsformen: die viszerale, die okuläre, die neurale und die osteopetrotische. Das

Virus wird mit dem Speichel und den Fäzes ausgeschieden und in utero auf das Ei übertragen. Die Eier sehr empfänglicher Rassen enthalten viel, die Eier resistenter Hühner weniger Virus *[45]*. Die Resistenz ist aber nicht nur von genetischen Faktoren abhängig. Auch der Immunitätszustand hat einen Einfluß, denn die Eier bekommen Antikörper mit, die dazu führen, daß die Infektion inapparent verläuft, obwohl reifes Virus vorhanden ist *[16]*. Dieses Virus kann die Bildung von Interferon in entsprechenden Wirtszellen auslösen *[18]*.

## 10. Adenovirus

Im Gegensatz zu den vielen Arbeiten, die unbekannte onkogene Viren in tierischen oder menschlichen Geschwülsten zu entdecken suchen, gibt es nur wenige Versuche, bekannte (aber bisher als nicht onkogen betrachtete) Viren auf ihre onkogene Wirkung zu prüfen. Hierbei zeigte sich, daß nach Injektion von Adenovirus Typ 12 und 18 in neugeborenen Hamstern maligne Tumoren sehr häufig auftraten *[203]*. Die so erzeugten Tumoren waren transplantabel. Außer einer Reihe von Kontrollen spricht für die Virusätiologie der Tumoren die Tatsache, daß nur Seren, die die zytopathogene Wirkung von Adenovirus Typ 12 neutralisieren, auch dessen onkogene Wirkung aufheben. Die entstehenden transplantablen Tumoren enthalten kein infektiöses Virus, aber ein neues Antigen. Die onkolytische Rolle von Adenovirus Typ 3 wird auf Seite 290 besprochen.

## 11. Affenvirus SV 40

Das in den Nierenzellen sehr vieler Rhesusaffen vorkommende Affenvirus SV 40 besitzt ebenfalls onkogene Eigenschaften. In neugeborenen Hamstern erzeugen Zellkulturflüssigkeiten teils nur Tumoren mesenchymalen Ursprungs *[73]*, teils auch Ependymome *[126]*. Die Zahl der benutzten Tiere war bei den zuletzt erwähnten Versuchen recht klein.
Menschliche Zellen aus Haut und Schleimhaut können in Zellkulturen durch SV 40 permanent infiziert werden (wobei reifes Virus ständig nachweisbar ist) und erfahren während der Subkulturen nach 8—14 Wochen eine Transformation. Diese Zellen können die normale Fibroblastenpopulation überwuchern. Die transformierten Zellen zeigen Veränderungen an den Chromosomen *[127]*. Diese Befunde sind von großer Bedeutung für die Praxis, da sehr viele Menschen mit Sicherheit bei der Schluckimpfung gegen Poliomyelitis neben den attenuierten Polioviren auch infektiöses SV 40, also ein möglicherweise onkogenes Virus, aufgenommen haben.
Die neuen Bestimmungen versuchen derartige Viren bei der Herstellung von Impfstoffen, die multiplikationsfähige Viren enthalten, zu eliminieren. Es ist wahrscheinlich, daß viele Chargen von Salk-Vakzinen aktives SV 40 enthielten, da dieses gegen Formaldehyd resistenter ist als Poliovirus.

## 12. Zur Virusätiologie menschlicher Tumoren

Die in der Einleitung dieses Kapitels kurz dargestellte Entwicklung unseres Wissens und unserer Anschauung auf dem Gebiet der allgemeinen Virologie und der onkogenen Viren hat dazu geführt, daß man die Virusätiologie menschlicher Tumoren für ein Problem zu halten beginnt, das eine eingehende Forschung verdient.

Die bisher bekannt gewordenen Untersuchungen haben noch zu keinen übereinstimmenden und überzeugenden Ergebnissen geführt. Russische und japanische Forscher berichten, daß zellfreie Filtrate von Patienten mit akuter Leukämie je nach Versuchsanordnung bei 22—39% neugeborener Mäuse Leukämien hervorrufen [208, 23—26, 146]. Das onkogene Agens soll sich in Mäusen und in Hühnereiern fortzüchten lassen. In den Versuchstieren traten virusartige Partikel mit einem Durchmesser von 100—120 mμ auf [27]. Zum Teil entstanden neben den Leukämien auch andere Tumoren [154].

Amerikanische Autoren konnten zwar mit zellfreien Filtraten von Organen leukämischer Patienten bei Mäusen Leukämien oder andere Tumoren erzeugen. Aber die Kontrollen bekamen so häufig die gleichen Erscheinungen, daß der Unterschied nicht signifikant war [65, 67, 143]. Versuche mit Filtraten anderer Tumoren waren zum Teil nicht erfolgreicher [47].

In Zellkulturen wurden mit zellfreien Organfiltraten von Patienten mit lymphatischer Leukämie, multiplem Myelom, malignem Lymphom, Hodgkinscher Krankheit oder anderen Tumoren zytopathogene Effekte oder Zellproliferationen erzeugt [195, 65, 67, 180]. Um auch maskierte onkogene Virusinfekte aufzudecken, wurde auch RNS aus menschlichen Tumoren oder leukämischen Organen gewonnen. Mit ihr konnten zytopathogene Effekte in Kulturen menschlicher Amnionzellen erzielt werden. RNase zerstörte die Aktivität solcher Extrakte. Infizierte man Versuchstiere mit Material aus solchen Zellkulturen, so konnten einige Autoren bei den Versuchstieren und ihren Nachkommen einen erhöhten Befall mit Leukämien oder Tumoren feststellen, während Filtrate aus normalen Organen diese Ergebnisse nicht zeigten [50, 51].

Zellfreie Filtrate menschlicher Tumoren erzeugten in neugeborenen Hamstern eine eigentümliche „mongoloide" Krankheit mit Deformitäten des Kopfes, der Zähne und Osteogenesis imperfecta. Durch Passagen konnte die Virulenz gesteigert werden. Virusartige sphärische Partikel von 70 mμ Durchmesser konnten in einem der Tumoren nachgewiesen werden [201, 54].

Die Isolierung von Polyomavirus aus menschlichen Tumoren erwies sich als eine Laborverunreinigung [189].

Das Elektronenmikroskop zeigte in menschlichen Leukämiezellen (zum Teil nach Kultur in vitro) [159, 61, 62, 40], Lymphogranulomazellen [116, 160], Keratoacanthomazellen [209] und Myelomazellen [173] virusartige Partikel. Neuerdings konnte aus dem Knochenmark von Patienten mit Leukämie in Kulturen menschlicher embryonaler Zellen ein zytopathogenes Virus bei allen 10 untersuchten Personen isoliert und fortgezüchtet werden [148a]. Dieses

Virus wurde elektronenoptisch im Zytoplasma (und anscheinend auch im Kern) der infizierten Kulturzellen nachgewiesen *[122a]*. Morphologisch ähnelt es murinen und aviären Leukämieviren und virusartigen Partikeln, die in menschlichen Leukämiezellen gefunden wurden.
Bei einem in Zentralafrika weit verbreiteten menschlichen Tumor (Burkitt's Lymphom) wurde vor kurzem ein Reovirus isoliert *[22a]*. Die Verbreitung dieses Tumors spricht für eine Übertragung durch Arthropoden.
Man wird angesichts dieser Ergebnisse wohl von einem interessanten und aussichtsreichen Beginn, jedoch nicht von unumstößlichen Beweisen sprechen. Die Schwierigkeiten sind besonders groß, da beim Menschen die Übertragung auf die gleiche Spezies, die stets die größten Chancen für den Nachweis eines onkogenen Virus bietet, nicht anwendbar ist. Es muß aber betont werden, daß es keinerlei Gründe zu der Annahme gibt, beim Menschen kämen im Gegensatz zu vielen Tieren onkogene Viren nicht vor *[16a]*.

## 13. Onkolyse

Zellen benigner wie maligner Tumoren können für Virusinfektionen empfänglicher sein als normale Zellen der gleichen Gewebe und Organe. Das gilt sowohl für diese Zellen im natürlichen Verband wie für ihre Kulturen. Es sei hier nur daran erinnert, daß der so weit verbreitete und so vielseitig verwendete HeLa-Zellstamm aus einem Portiokarzinom isoliert wurde. Nicht nur natürlich vorkommende, sondern auch virusindizierte Tumorzellen können zur Virussynthese in der Lage sein.
Die Fähigkeit gewisser Tumorzellen, bestimmte Virusarten zu multiplizieren, kann auf einzelne Mutanten beschränkt sein, z. B. die neurotrope Variante (WS) des Influenzavirus *[205]*.
Theoretisch kann die bessere Vermehrung eines Virus in einem Tumorzellstamm verschiedene Ursachen haben. Am meisten diskutiert werden:

    Bessere Adsorption der Viruspartikel.
    Verringerte Inaktivierung des Virus in Tumorzellen.
    Selektive oder verstärkte Vermehrung des Virus.

Die letzte Möglichkeit dürfte die häufigste und wahrscheinlichste sein *[175]*.
Im einzelnen wissen wir aber über die Wirkungsmechanismen so gut wie nichts. Man kann annehmen, daß (bei einer generellen Fähigkeit des speziellen Systems zur Synthese des Virus) die gesteigerte Synthese von Proteinen und Nukleinsäuren, die in jeder schnellwachsenden Zelle vorliegen muß, eine Begünstigung der Virussynthese in Tumorzellen bedingt.
Der von der Normalzelle abweichende Stoffwechsel der Tumorzelle kann neben einer selektiven Empfänglichkeit für die Virusinfektion (bessere Syntheseleistung) auch eine selektive Empfindlichkeit (höhere Vulnerabilität) erzeugen. Obwohl die Virusmultiplikation meist die Voraussetzung für die Schädigung

der Tumorzelle durch ein Virus ist, braucht die Synthese von Virusmaterial
nicht unbedingt zur Produktion reifer Viruspartikel zu führen [158]. In einem
empfänglichen, aber immunisierten Tier findet auch in Tumorzellen keine Virusmultiplikation statt [144]. Bei von Natur aus resistenten Tieren können Tumorzellen empfänglich sein, eine Vermehrung des Virus zulassen und an ihr zugrunde gehen [165].

Alle modernen Versuche, den onkolytischen Effekt bestimmter Viren in vivo
auszunutzen, gehen auf eine ältere Beobachtung zurück. Nach dieser besserte
sich ein fortgeschrittenes Uteruskarzinom nach einer Impfung mit Rabiesvakzine
(damals ein Impfstoff mit attenuiertem, vermehrungsfähigen Virus) wesentlich.
Diese Beobachtung wurde 1951 [120] nachgeprüft. Unter 30 Patienten mit
Melanosarkom traten 8mal regressive Veränderungen an den Tumoren auf.
Auch an verschiedenen Mäusetumoren ließen sich mit dem Virus der Fern-Ost-
Enzephalitis Nekrosen erzeugen, allerdings keine totalen [141].

Bei Tumorpatienten hatten Versuche mit West-Nil-, Bunjamwara- und Ilheus-
virus zwar zur Virusisolierung aus den Tumoren geführt, aber nicht zu deren
Regression [174].

Das Egypt-101-Virus wurde in den Tumoren dagegen viel stärker vermehrt
als im normalen Gewebe, es kam zur Virämie, zu einer milden Enzephalitis
und zu einem bescheidenen und vorübergehenden Erfolg bei einigen der
Tumoren [175]. Mit Adenovirus Typ 3 war der Erfolg noch etwas besser [171].
Die Virusinfektion (Adeno Typ 3) von Tumorzellen in vitro kann ihre Trans-
plantierbarkeit aufheben [122].

Auch Influenzavirus und Newcastle-disease-Virus können onkolytisch wirken,
obgleich in den benutzten Tumorzellen (Krebs-2-Asziteszellen) kein reifes
Virus, sondern nur Hämagglutinin gebildet wird. Die Wirkung ist von der
Zusammensetzung des Nährsubstrates abhängig [72].

Ein Agens, das eine akute hämolytische Anämie bei Ratten erzeugt, soll eine
„Immunität" gegen transplantierbare Tumoren hervorrufen [163]. Ob dieses
Agens zu den onkolytischen Viren zu rechnen ist, muß weiteren Erfahrungen
überlassen bleiben.

Der onkolytische Effekt kann durch Adaptation und Selektion gesteigert werden, ohne die Virulenz für normales Gewebe zu verändern [142].

Bei allen diesen Versuchen beschränkte sich die Regression immer auf einen Teil
des Tumors. Ein Rest blieb immer erhalten, wuchs wieder und metastasierte.

So interessant der onkolytische Effekt für das Verständnis der Wirts-Virus-
Wechselwirkung auch ist, so ist er doch bisher ohne praktischen therapeutischen
Wert geblieben. Selbst wenn man bedenkt, daß dieser Forschungszweig noch
ganz jung ist, sind auch in der Zukunft wahrscheinlich mehr theoretische als
praktische Früchte zu erwarten.

Herr Dr. Bernhard Villejuif stellte freundlicherweise die Abbildungen zur Verfügung, wofür ich ihm auch an dieser Stelle danken möchte.

## Schrifttum

1 ABERCROMBIE, M.: Contact-dependent behavior of normal cells and the possible significance of surface changes in virus-induced transformation. In: Basic mechanisms in animal virology. Cold Spring Harbor, New York 1962

2 ALLISON, A. C.: Interference with, and interferon production by polyoma virus. Virology 15, 47—51 (1961)

3 ANDERVONT, H. B.: Relation of milk influence to mammary tumors of hybrid mice. J. nat. Cancer Inst. 5, 391—395 (1945)

4 ANDERVONT, H. B.: Mammary turmor agent and its implication in cancer research. Yale J. Biol. Med. 18, 333—334 (1946)

5 ANDERVONT, H. B.: In: „Roscoe B. Jackson Memorial Laboratory Twentieth Commemoration", p. 33, Bar Harbor Times, Bar Harbor Maine 1949

6 ANDERVONT, H. B.: Biological studies on the mammary tumor inciter in mice. Ann. N.Y. Acad. Sci. 54, 1004 (1952)

7 ANDERVONT, H. B.: In: Proc. Can. Cancer Research Conf. 1st Conf. p. 2, Honey Harbor, Ontario, 1955

8 ANDERVONT, H. B.: Genetic, hormonal and age factors in susceptibility and resistance to tumor-inducing viruses. Tex. Rep. Biol. Med. 15, 462—467 (1957)

9 ANDERVONT, H. B.: Unveröffentlichte Ergebnisse (1958), zitiert nach ANDERVONT 1959

10 ANDERVONT, H. B.: Problems concerning the tumor-viruses. In: The Viruses. Edited by BURNET and STANLEY, Academic Press, London, New York 1959

11 ANDERVONT, H. B. a. T. B. DUNN: Mammary tumors in mice presumably free of mammary-tumor agent. J. nat. Cancer Inst. 8, 227—230 (1948)

12 ANDERVONT, H. B. a. T. B. DUNN: Further studies on the relation of the mammary-tumor agent to mammary tumors of hydrid mice. J. nat. Cancer Inst. 9, 89—104 (1948)

13 ANDERVONT, H. B. a. T. B. DUNN: Response of mammary-tumor-agent-free strain DBA female mice to percutaneous application of methylcholanthrene. J. nat. Cancer Inst. 10, 895—925 (1950)

14 ANDERVONT, H. B. a. T. B. DUNN: Studies of the mammary tumor agent carried by wild house mice. Acta Un. int. Cancr. 12, 530—541 (1956)

15 ANDREWES, C. H.: A change in rabbit fibroma virus suggesting mutation. I. Experiments on domestic rabbits. J. exp. Med. 63, 157 (1936)

16 ANDREWES, C. H.: Occurrence of neutralising antibodies for Rous sarcoma virus in sera of young „normal" chicks. J. Path. Bact. 48, 225—227 (1939)

16a ANDREWES, Chr.: Tumour-viruses and virus-tumours. Brit. med. J. 1, 653—658 (1964)

17 AELRAD, A. A. a. H. C. VON DER GAAG: Suscetibility to lymphoma induction by GROSS' passage a virus in C3Hf/Bi mice of different ages: Relation to thymic cell multiplication and differentiation. J. nat. Cancer Inst. 28, 1065—1084 (1962)

18 BADER, J. P.: Production of interferon by chick embryo cells exposed to Rous sarcoma virus. Virology 16, 436 (1962)

19 BALUDA, M.: Properties of cells transformed by avian myeloblastosis virus. In: Basic mechanisms in animal virology. Cold Spring Harbor, New York 1962

20 BEARD, J. W.: Virus of avian myeloblastic leukosis. Poultry Sci. 35, 203—223 (1956)

21 BEARD, J. W.: Etiology of avian leukosis. Ann. N.Y. Acad. Sci. *68*, 473—486 (1957)
22 BEARD, J. W., R. A. BONARD, G. S. BEAUDREAU, C. BECKER a. D. BEARD: Biochemistry of the Avian Leukemia Viruses. In: Biochemistry of Virus, VII, 99—118. Symposium of the IVth Intern. Congress of Biochemistry, Vienna 1958, Perganon Press, London 1959
22a BELL, T. M., A. MASSIE, M. G. R. ROSS a. M. C. MILLIAMS: Isolation of a reovirus from a case of Burkitt's Lymphoma. Brit. med. J. *I*, 1212—1214 (1964)
23 BERGOLTS, V. M.: The leukemia-producing activity of cell-free filtrates of human leukemic tissues. Bull. exp. Biol. Med. *45*, 731—734 (1958)
24 BERGOLTS, V. M.: An experimental study of the etiology of human leukemias. II. The effect of treatment with formalin and glycerol of high temperatures and radiant energy on the activity of human leukemic factor. Probl. Hemat. Blood Transfus. *4*, 19—28 (1959)
25 BERGOLTS, V. M.: Experimental research on the etiology of leukemias in man. III. The importance of the lipid and liponucleoprotein component in the activity of the leukemic factor in man. Probl. Hemat. Blood Transfus. *4*, 27—32 (1959)
26 BERGOLTS, V. M.: The virus etiology of the leukemias. Probl. Virol. (N.Y.) *4*, 1—13 (1959)
27 BERGOLTS, V. M. a. L. V. SHERSHULSKAIA: The antigenic properties of "human leukemia factor" cultivated on the chorioallantoic membrane of the chick embryo. Bull. exp. Biol. Med. *45*, 604—608 (1958)
28 BERNHARD, W., H. L. FEVBRE et R. CRAMER: Cancerologie. — Mise en évidence au microscope électronique d'un virus dans des cellules infectées in vitro par l'agent du polyome. C. R. Acad. Sci. (Paris) *249*, 483—485 (1959)
29 BERNHARD, W. a. N. GRANBOULAN: Morphology of oncogenic and non-oncogenic mouse viruses. In: A Ciba Foundation Symposium on Tumour Viruses of Murine Origin. J. and A. Churchill, London 1962
30 BERNHARD, W. et L. GROSS: Présence de particules d'aspect virusal dans les tissus tumoraux de souris atteintes de leucémies induites. C. R. Acad. Sci. (Paris) *248*, 160—163 (1959)
31 BERRY, G. P. a. H. M. DEDRICK: A method for changing the virus of rabbit fibroma (Shope) into that of infectious myxomatosis (Sanarelli). J. Bact. *31*, 50—51 (1936)
32 BERRY, G. P., J. A. LICHTY jr. a. H. M. DEDRICK: Studies on the relationship of the viruses of rabbit fibroma (Shope) and infectious Myxomatosis (Sanarelli). J. Bact. *31*, 105 (1936)
33 BIELKA, H. u. A. GRAFFI: Untersuchungen über die leukämogene Wirkung von Nukleinsäuren aus virusinduziertem Leukämiegewebe. Acta biol. med. germ. *3*, 515—517 (1959)
34 BITTNER, J. J.: Some possible effects of nursing on the mammary gland tumor incidence in mice. Science *84*, 162 (1936)
35 BITTNER, J. J.: Some enigmas associated with genesis of mammary cancer in mice. Cancer Res. *8*, 625—639 (1948)
36 BITTNER, J. J.: In: "Breast Cancer and its diagnosis and treatment" (E. F. LEWINSON, ed.) Chapter 4, Williams and Wilkins, Baltimore, Maryland, 1955
37 BITTNER, J. J.: Bertner Foundation Lecture: Studies on mammary cancer in mice and their implications of the human problem. Tex. Rep. Biol. Med. *15*, 659—673 (1957)
38 BITTNER, J. J. a. A. KIRSCHBAUM: Assay of methylcholantrene-induced mammary tumors of mice for mammary tumor milk agent. Proc. Soc. exp. Biol. *74*, 191 (1950)

39 BLAKEMORE, W. S. a. J. M. McKENNA: Antibodies reactive with antigens derived from HeLa and J 111 in patients with malignancies. Surgery 52, 213—219 (1962)

40 BRAUNSTEINER, H., K. FELLINGER a. F. PAKESCH: On the occurrence of virus-like bodies in human leukemia. Blood 15, 476—479 (1960)

41 BRYAN, W. R.: Host virus relationship in tumor inducing viruses. Tex. Rep. Biol. Med. 15, 674—699 (1957)

42 BRYAN, W. R., D. CALNAN a. J. B. MOLONEY: Biological studies on Rous sarcoma virus; recovery of virus from experimental tumors in relation to initiating dose. J. nat. Cancer Inst. 16, 317—335 (1955)

43 BUFFET, R. F., S. L. COMMERFORD, J. FURTH a. M. J. HUNTER: Agent in AK leukemic tissues, not sedimented at 105 000 g., causing neoplastic and non-neoplastic lesions. Proc. Soc. exper. Biol. (N. Y.) 99, 401—407 (1958)

44 BURMESTER, B. R.: Studies on fowl lymphomatosis. Ann. N.Y. Acad. Sci. 54, 992 (1952)

45 BURMESTER, B. R.: Routes of natural infection in abian lymphomatosis. Ann. N.Y. Acad. Sci. 68, 487—495 (1957)

46 BURMESTER, B. R., A. K. FONTES, N. F. WATERS, W. R. BRYAN a. V. GROUPÉ: The response of several inbred lines of White Leghorn to inoculation with the viruses of strain RPL 12 visceral lymphomatosis-erythroblastosis and of Rous-sarkome. Poultry Sci. 39, 199—215 (1960)

47 BURTON, L., F. FRIEDMAN, R. KASSEL, M. L. KAPLAN a. A. ROTTINO: The purification and action of tumor factor extracted from mouse and human neoplastic tissues. Trans. N.Y. Acad. Sci. 21, 700—707 (1959)

48 CARR, J. G.: Observations upon spontaneously recurring Rous no. 1 tumors. Brit. J. exp. Path. 23, 206—213 (1942)

49 CARR, J. G.: Renal adenocarcinoma induced by fowl leukemia virus. Brit. J. Cancer 10, 379—383 (1956)

50 DE CARVALHO, S.: Cytopathogenicity of RNA-rich particles from human leukemic and tumors cells for human amnion cultures. Canad. Cancer Conf. Proc. IIIrd Canad. Cancer Res. Conf. Begg, R. W. Ed., pp. 329—336. Academic Press, Inc., N.Y. 1959

51 DE CARVALHO, S., H. T. RAND a. D. P. MEYER: Biologic and tumoral RNA. IV. Leukemia and neoplasms induced in mice with human leukemic RNA carried in tissue culture. J. Lab. clin. Med. 55, 706—714 (1960)

52 CHAMORRO, R., R. LATARJET, P. VIGIER a. F. ZAJDELA: New investigations on the Friend disease. In: A Ciba Foundation Symposium on Tumor Viruses of Murine Origin. J. and A. Churchill, London 1962.

53 McCULLOCH, E. A., A. F. HOWATSON, L. SIMINOVITCH, A. A. AXELRAD a. A. W. HAM: A cytopathogenic agent from a mammary tumour in a C3H mouse that produces tumours in swiss mice and hamsters. Nature (Lond.) 183, 1535—1536 (1959)

54 DALLDORF, G.: Viruses and human cancer. Bull. N.Y. Acad. Sci. 56, 795—803 (1960)

55 DALTON, A. J. a. M. POTTER: Some of the features of the fine structure of a series of plasma cell tumors of mice. Proc. Amer. Ass. Cancer Res. 3, 14 (1959)

56 DEMONBREUN, W. A. a. E. W. GOODPASTURE: Infectious oral papillomatosis of dogs. Amer. J. Path. 8, 43 (1932)

57 DMOCHOWSKI, L.: The milk agent in the origin of mammary tumors in mice. Advanc. Cancer Res. 1, 103—172 (1953)

58 Dmochowski, L.: Study of development of mammary tumours in hybride mice. Brit. J. Cancer 7, 73—119 (1953)
59 Dmochowski, L.: In: "Cancer" (R. W. Raven, ed.) Vol. 1, Chapter 8. Butterworth, London 1957
60 Dmochowski, L.: Viruses and tumors. An old problem in the light of recent advances. Bact. Rev. 23, 18—40 (1959)
61 Dmochowski, L.: Viruses and tumors in the light of electron microscope studies. Cancer Res. 20, 977—1015 (1960)
62 Dmochowski, L.: Viruses and tumors. The electron microscope is proving to be a powerful tool for study of viruses and virus-induced tumors. Science 3452, 551—561 (1961)
63 Dmochowski, L. a. C. E. Grey: Subcellular structures of possible viral origin in some mammalian tumors. Ann. N.Y. Acad. Sci. 68, 559—615 (1957)
64 Dmochowski, L., C. E. Grey a. L. Gross: The role of viruses in X-ray-induced leukemia. In: Radiation Biology and Cancer, pp. 382—399. Univ. Texas Publ. 1958.
65 Dmochowski, L., C. E. Grey, J. A. Sykes, C. C. Schullenberger a. C. D. Howe: Studies on human leukemia. Proc. Soc. exp. Biol. (N.Y.) 101, 686—690 (1959)
66 Dmochowski, L. a. J. Orr: Chemically induced breast tumours and mammary tumors agent. Brit. J. Cancer 3, 520—525 (1949)
67 Dmochowski, L., J. A. Sykes, C. E. Grey, C. C. Schullenberger a. C. D. Howe: Studies on human leukemia. Proc. Amer. Ass. Cancer Res. 3, 17 (1959)
68 Dourmashkin, R. a. G. Negroni: Identification with the electron microscope particles associated with polyoma virus in induced parotid gland tumors of $C_3H$ mice. Exp. Cell. Res. 18, 573—576 (1959)
69 Duran-Reynals, F.: A hemorrhagic disease occuring in chicks inoculated with the Rous and Fujinami viruses. Yale J. Biol. Med. 13, 77—98 (1940)
70 Duran-Reynals, F.: In: "The Physiopathology of Cancer" (F. Homburger and W. H. Fishman, eds.) Vol. 1, Chapter 13, Hoeber, New York 1953
71 Eaton, M. D., M. Jewell a. A. R. Scala: Formation of noninfectious viral hemagglutinins in ascites tumor cells. Virology 10, 112—126 (1960)
72 Eaton, M. D., A. R. Scala a. H. C. Rouse: Viral growth and oncolysis in Krebs 2 cells as affected by substrate. Proc. Soc. exp. Biol. (N.Y.) 103, 832—836 (1960)
73 Eddy, B. E., G. S. Borman, E. G. Grubbs a. R. D. Young: Identification of the oncogenic substance in rhesus monkey kidney cell cultures as simian virus 40. Virology 17, 65—75 (1962)
74 Eddy, B. E., S. E. Stewart, R. L. Kirschstein a. R. Young: Subcutaneous nodules in rabbits induced with SE polyoma-virus. Nature 183, 766—767 (1959)
75 Eddy, B. E., S. E. Stewart, R. Young a. G. H. Mider: Neoplasma in hamsters induced by mouse tumor agent passed in tissue culture. J. nat. Cancer Inst. 20, 747—761 (1958)
76 Eddy, B. E., S. E. Stewart a. W. Berkeley: Cytopathogenecity in tissue cultures by tumor virus from mice. Proc. Soc. exp. Biol. (N.Y.) 98, 848—851 (1958)
77 Edwards, G. A.: In: Symposium on Phenomena of Tumor Viruses. Nat. Cancer Inst. Monogr. 313 (1960)
78 Ellermann, V. u. O. Bang: Experimentelle Leukämie bei Hühnern. Zbl. Bakt., I. Abt. Orig. 46, 595 (1908)

79 ENGELBRETH-HOLM, J.: In: "Spontaneous and Experimental Leukemia in Animals". Oliver and Boyd, Edinburgh 1942

80 EVANS, C. A., L. R. GORMAN, Y. ITO a. R. S. WEISER: Antitumor immunity in the Shope papilloma-carcinoma complex of rabbits. I. Papilloma regression induced by homologous and autologous tissue vaccines. II. Suppression of a transplanted carcinoma, Vx7, by homologous papilloma vaccine. J. nat. Cancer Inst. 29, 277—285 (1962)

81 FENNER, F., I. H. OLMES, W. K. JOKLIK a. G. M. WOODROOFE: Reactivation of heat-inactivated poxviruses: A general phenomenon which includes the fibroma-myxoma-virus. Nature 183, 1340—1341 (1959)

82 FEY, F. u. A. GRAFFI: Beeinflussung der myeloischen Filtratleukämien der Maus durch Splenektomie. Naturwissenschaften 45, 471—472 (1958)

83 FOULDS, L.: Filtrable tumors of fowls. A. R. imp. Cancer Res. Fd. 11th Rept. Suppl. (1934)

84 FRIEND, C.: Cell-free transmission in adult swiss mice of a disease having the charakter of a leukemia. J. exp. Med. 105, 307—318 (1957)

85 FRIEND, C., V. DARCHUN, E. DE HARVEN a. J. HADDAD: The incidence and classification of spontaneous malignant diseases of the hematopoietic system in swiss mice. In: A Ciba Foundation Symposium on Tumor viruses of Murine Origin. J. and A. Churchill, London 1962

86 GARDNER, R. E. a. R. R. HYDE: Transformation of rabbit fibroma virus (Shope) into infectious myxomatosis (Sanarelli). J. infect. Dis. 71, 47—49 (1942)

87 GIMMY, J., A. GRAFFI u. L. KRAUSE: Über die Wirkung des polyvalenten Sarkom-Virus beim Goldhamster. Acta biol. med. germ. 3, 509 (1959)

88 GINDER, D. R.: Rabbit papillomas and the rabbit papilloma virus; a review. Ann. N.Y. Acad. Sci. 54, 1120 (1952)

89 GRAFFI, A.: Zur Virusätiologie verschiedener Mäuseleukämien. Acta haemat. (Basel) 20, 49 (1958)

90 GRAFFI, A.: Untersuchungen zur Virusätiologie maligner Tumoren. Mber. Dtsch. Akad. Wiss. Berlin 1, 628 (1959)

91 GRAFFI, A., H. BIELKA, F. FEY, F. SCHARSACH u. R. WEISS: Gehäuftes Auftreten von Leukämien nach Injektion von Sarkomfiltraten. Naturwissenschaften 4, 503—504 (1954)

92 GRAFFI, A., H. BIELKA u. F. FEY: Leukämie-Erzeugung durch ein filtrierbares Agens aus malignen Tumoren. Acta haemat. (Basel) 15, 145—174 (1956)

93 GRAFFI, A. u. J. GIMMY: Über die Wirkung des Virus der myeloischen Leukämie der Maus bei der Ratte. Z. ges. inn. Med. 13, 881 (1958)

94 GRAFFI, A., J. GIMMY, L. BAUMBACH u. F. SCHNEIDER: Zur Histologie der durch den BB/T2-Polyoma-Virusstamm bei Kaninchen und Meerschweinchen induzierten Geschwülste. Acta biol. med. germ. 9, 167—202 (1962)

95 GRAFFI, A., J. GIMMY u. L. KRAUSE: Über ein polyvalentes Sarkomvirus der Ratte. Naturwissenschaften 46, 330 (1959)

96 GRAFFI, A. u. W. KRISCHKE: Steigerung der leukämogenen Wirkung zellfreier Tumorfiltrate durch Kombination mit Röntgen-Ganzkörperbestrahlung. Naturwissenschaften 43, 333 (1956)

97 GRAFFI, A. u. W. KRISCHKE: Versuche zur Frage der zellfreien Übertragbarkeit chemisch induzierter Mäuseleukämien. Acta biol. med. germ. 5, 299 (1960)

98 GREENWOOD, A. W., J. S. S. BLYTH a. J. G. CARR: Indications of heritable nature of nonsusceptibility to Rous sarcoma in fowls. Brit. J. Cancer 2, 135—143 (1948)

99 GROSS, L.: Susceptibility of suckling-infant and resistance of adult mice of C3H and of the C 57 lines to inoculation with AK leukemia. Cancer 3, 1073—1087 (1950)

100 GROSS, L.: Susceptibility of newborn mice of an otherwise apparently "resistant" strain to inoculation with leukemia. Proc. Soc. exp. Biol. (N.Y.) 73, 246—248 (1950)

101 GROSS, L.: "Spontaneous" leukemia developing in C3H mice following inoculation in infancy, with AK-leukemia extracts, or AK embryos. Proc. Soc. exp. Biol. (N.Y.) 76, 27 (1951)

102 GROSS, L.: Pathogenic properties and "vertical" transmission of the mouse leukemia agent. Proc. Soc. exp. Biol. (N.Y.) 78, 342—348 (1951)

103 GROSS, L.: Influence of ether, on pathogenic properties of mouse leukemia extracts. Acta haemat. (Basel) 15, 273—277 (1956)

104 GROSS, L.: Effect of thymectomy on development of leukemia in C3H mice inoculated with leukemia passage virus. Proc. Soc. exp. Biol. (N. Y.) 100, 325 (1959)

105 GROSS, L.: Development of myeloid (chloro) leukemia in thymektomized C3H mice following inoculation of lymphatic leukemia virus. Proc. Soc. exp. Biol. (N.Y.) 103, 509 (1960)

106 GROSS, L.: Induction of leukemia in rats with mouse leukemia (passage A) virus. Proc. Soc. exp. Biol. (N.Y.) 106, 890 (1961)

107 GROSS, L.: "Vertical" transmission of passage A leukemic virus from inoculated C3H mice to their untreated offspring. Proc. Soc. exp. Biol. (N.Y.) 107, 90 (1961)

108 GROSS, L.: Oncogenic Viruses. Pergamon Press, London 1961

109 GROUPÉ, V. a. F. J. RAUSCHER: Nonviral tumors produced in turkeys by Rous sarcoma virus. Science 125, 694—695 (1957)

110 HABEL, K.: Resistance of polyoma virus animals to transplanted polyoma tumours. Proc. Soc. exp. Biol. (N.Y.) 106, 722—727 (1961)

111 HAM, A. W., E. A. McCULOCH, L. SIMINOVITCH, A. F. HOWATSON a. A. A. AXELRAD: The process of viral carcinogenesis in the hamster kidney with the polyoma virus. In: A Ciba Foundation Symposium on Tumour Viruses of Murine Origin. J. and A. Churchill, London 1962

112 HANAFUSA, T., H. HANAFUSA a. J. KAMAHORA: Transformation of ectromelia into vaccinia virus in tissue culture. Virology 8, 525—527 (1959)

113 HANAFUSA, T., H. HANAFUSA a. J. KAMAHORA: Transformation phenomena in the Pox group viruses. I. Transformation of ectromelia into vaccinia virus in tissue culture. Biken's J. 2, 77—84 (1959)

114 HARRIS, R. I. C.: Properties of the agent Rous No. 1 sarcome. Advanc. Cancer Res. 1, 233—271 (1953)

115 HARRIS, R. J. C., F. C. CHESTERMAN a. G. NEGRONI: Induction of tumours in newborn ferrets with Mill Hill polyoma virus. Lancet I, 788—791 (1961)

116 HEINE, U., A. KRAUTWALD, J. G. HELMCKE u. A. GRAFFI: Zur Ätiologie der Lymphogranulomatose. Naturwissenschaften 45, 369—370 (1958)

117 HEINE, U., G. S. BEAUDREAU, C. BECKER, D. BEARD a. J. W. BEARD: Virus of avian erythroblastosis. VII. Ultrastructure of erythroblasts from the chicken and from tissue culture. J. nat. Cancer Inst. 26, 359—377 (1961)

118 HENLE, G., F. DEINHARDT a. J. RODRIGUEZ: The development of polyoma virus in mouse embryo cells as revealed by fluorescent antibody staining. Virology 8, 388—391 (1959)

119 Heston, W. E., M. K. Deringer, T. B. Dunn a. W. D. Levillain: Factors in development of spontaneous mammary gland tumors in agent free strain C3H<sub>b</sub> mice. J. nat. Cancer Inst. 10, 1139—1155 (1950)

120 Higgins, G. K. a. G. T. Pack: Virus therapy in the treatment of tumors. Bull. Hosp. J. Dis. 12, 379 (1951)

121 Hollmann, K. H. a. M. R. Rivière: The ultrastructure of a spontaneous and transplantable mammary carcinoma of the rat with virus-like corpuscles. Bull. Ass. franç. Cancer 46, 336—346 (1959)

122 Holzaepfel, J. H. a. J. G. Boutselis: The use of APC₃ Virus as a cancericidal agent. Cancer 10, 577 (1957)

122a Inman, R., D. A. Woods a. G. Negroni: Electron microscopy of virus particles in cell cultures inoculated with passage fluid from human leukaemia bone-marrow. Brit. med. J. 1, 929—932 (1964)

123 Kilham, L.: Transformation of fibroma into myxoma virus in tissue culture. Proc. Soc. exp. Biol. (N.Y.) 95, 59—62 (1957)

124 Kilham, L.: Fibroma-Myxoma virus transformations in different types of tissue culture. J. nat. Cancer Inst. 20, 729—738 (1958)

125 Kilham, L.: The fibroma-myxoma-virus transformation. In: Advances in virus Research 7, Academic Press New York, London 1960

126 Kirschstein, R. L. a. P. Gerber: Ependymomas produced after intracerebral inoculation of SV 40 into new-born hamsters. Nature 4838, 299—300 (1962)

127 Koprowski, H., J. A. Ponten, F. Jensen, R. G. Ravdin, P. Moorhead a. E. Saksela: Transformation of cultures of human tissue infected with simian virus SV 40. J. cell comp. Physiol. 59, 281—292 (1962)

128 Korteweg, R.: 1934 (zitiert nach Andervont 1959)

129 Krischke, W. u. A. Graffi: Über das Vorkommen des Virus der myeloischen Leukämie der Maus in verschiedenen Organen und zu verschiedenen Zeitpunkten nach künstlicher Infektion. Acta biol. med. germ. 5, 409 (1960)

130 Law, L. W., T. B. Dunn a. P. J. Boyle: Neoplasms in the C3H strain and in F₁ hybrid mice of two crosses following introductions of extracts and filtrates of leukemia tissues. J. nat. Cancer. Inst. 16, 495 (1955)

131 Ledingham, J. C. G.: Studies on the serological inter-relationship of the rabbit viruses, myxomatosis (Sanarelli, 1898) and fibroma (Shope, 1932). Brit. J. exp. Path. 18, 436 (1937)

132 Lieberman, M. a. H. S. Kaplan: Induction of lymphoid tumors by cell-free filtrates from radiation-induced thymic lymphomas of isologous mice. Proc. Amer. Ass. Cancer Res. 3, 38 (1959)

133 Manaker, R. A., P. C. Strother, A. A. Miller a. Ch. V. Piczak: Behaviour in vitro of a mouse lymphoid-leukemia virus. J. nat. Cancer Inst. 25, 1411—1419 (1960)

133a Martin, C. M., S. Magnusson, P. Goscienski a. G. Hansen: Common human viruses as carcinogen vectors. Science 134, 1985 (1961)

134 Mazurenko, N. P.: The virus of mouse reticulo-haemocytoblastosis and its properties. Vop. Virus. 1, 11—17 (1962)

135 Mendelson, C. G. a. A. M. Kligman: Isolation of wart virus in tissue culture. Success reinoculation into humans. Arch. Derm. Syph. 83, 559—562 (1961)

136 Mider, G. B. a. J. J. Morton: Effect of methylcholanthrene on latent period of breast tumors in dilute brown mice. Proc. Soc. exp. Biol. (N.Y.). 42, 583—584 (1939)

137 MILLER, J. F. A. P.: Role of the thymus in virus-induced leukemia. In: Ciba Foundation Symposium on Tumor Viruses of Murine Origin. J. and A. Churchill, London 1962.

138 MOLONEY, J. B.: Preliminary studies on a mouse lymphoid leukemia virus extracted from sarcoma 37. Proc. Amer. Ass. Cancer Res. 3, 44 (1959)

139 MOLONEY, J. B.: Biological studies on a lymphoid leukemia virus extracted from sarkome 37. I. Origin and introductory investigations. J. nat. Cancer Inst. 24, 933—951 (1960)

140 MOLONEY, J. B.: Diskussionsbemerkung: In: A Ciba Foundation Symposium on Tumor Viruses of Murine Origin, p. 171. J. and A. Churchill, London 1962

141 MOORE, A. E.: Inhibition of growth of five transplantable mouse tumors by the virus of russian far east encephalitis. Cancer 4, 375 (1951)

142 MOORE, A. E.: Enhancement of oncolytic effect of Russian encephalitis virus. Proc. Soc. exp. Biol. (N.Y.) 76, 749 (1951)

143 MOORE, A. E.: Induction of tumors in newborn mice by inoculation of preparations of human tissues. Proc. Amer. Ass. Cancer Res. 3, 135 (1960)

144 MOORE, A. E. a. S. O'CONNOR: Further studies on the destructive effect of the virus of Russian far east encephalitis on the transplantable mouse sarcoma 180. Cancer 3, 886 (1950)

145 MOORE, A. E. a. C. Friend: Attempts at growing the mouse leukemia virus in tissue culture. Proc. Amer. Ass. Cancer Res. 2, 328 (1958)

146 NAKANO, K. a. S. KUNIYUKI: Virus in leukaemia. Trans. Soc. Path. Jap. 47, 3 (1958)

147 NASEMANN, Th.: Die Viruskrankheiten der Haut und die Hautsymptome bei Rickettsiosen und Bartonellosen. In: Handbuch der Haut- und Geschlechtskrankheiten IV/2, Springer-Verlag, Berlin—Göttingen—Heidelberg 1961

148 NEGRONI, G.: The properties of Mill Hill Polyoma virus. In: A Ciba Foundation Symposium of Tumour Viruses of Murine Origin. J. and A. Churchill, London 1962

148a NEGRONI, G.: Isolation of viruses from leukaemia patients. Brit. med. J. 1, 927—929 (1964)

149 NEGRONI, G., R. R. DOURNASHKIN a. F. C. CHESTERMAN: A "polyoma" virus derived from a mouse leukemia. Brit. med. J. 2, 1359—1360 (1959)

150 NOYES, W. F.: Studies on the Shope rabbit papilloma virus. II. The localization of infective virus in papillomas of the cottontail rabbit. J. exp. Med. 109, 423—428 (1959)

151 NOYES, W. F., a. R. C. MELLORS: Fluorescent antibody detection of the antigens of the Shope papilloma virus in papillomas of the wild and domestic rabbit. J. exp. Med. 106, 555—562 (1957)

152 OBERLING, C. a. M. GUÉRIN: Nouvelles recherches sur la production des tumeurs malignes avec le virus de la leucémie transmissible des poules. Bull. Ass. franç. Cancer 22, 326—361 (1933)

153 OBERLING, C. a. M. GUÉRIN: The role of viruses in the production of cancer. Advanc. Cancer Res. 2, 353—423 (1954)

154 PARNES, V. A. a. V. V. SUNTZOVA: Production of leukemia in mice by inoculation of blood from leukemic patients. 35th Meet. Scientific Board Inst. Hematology and Blood Transfusion. Pat. Fiziol. éksp. Ter. 2, 14—20 (1959)

155 PARSON, R. J. a. J. G. KIDD: Oral papillomatosis of rabbits; a virus disease. J. exp. Med. 77, 233 (1943)

156 PASTERNAK, G. u. A. GRAFFI: Versuche zum Nachweis gemeinsamer Antigen-komponenten beim Virus der myeloischen und der lymphatischen Leukämie der Maus. Zschr. Naturforsch. *16b*, 73 (1961)
157 PIKOVSKI, M. A.: The survival of mammary tumor agent in cultures of hetero-logous cells. J. nat. Cancer Inst. *13*, 1275 (1953)
158 PRINCE, A. M. a. H. S. GINSBERG: Immunohistochemical studies on the interaction between Ehrlich ascites tumor cells and Newcastle disease virus. J. exp. Med. *105*, 177—188 (1957)
159 RICHTER, H.: Weiterer Beitrag zur Ätiologie der Lymphogranulomatose. Dtsch. med. J. *4*, 145—149 (1953)
160 RICHTER, H.: Lymphogranulomatose und Virusätiologie. Blut *6*, 65—67 (1960)
161 ROUS, P.: Virus tumors and tumor problem. Amer. J. Cancer *28*, 233—272 (1936)
162 SACHS, L. a. E. HELLER: The in vitro and in vivo analysis of mammalian tumour viruses. Experiments on the epidemiology of the polyoma virus. Brit. J. Cancer *13*, 452—460 (1959)
163 SACKS, J. H., R. F. CLARK a. R. H. EGDAHL: The induction of tumor immunity with a new filterable agent. Surgery *48*, 244—260, 270—271 (1960)
164 SHACK, J. a. L. KILHAM: Relation of myxoma deoxyribonucleic acid to fibroma-myxoma virus transformation. Proc. Soc. exp. Biol. (N.Y.) *100*, 726—729 (1959)
165 SHARPLESS, G. R., M. C. DAVIES a. H. R. COX: Antigonistic action of certain neurotropic viruses toward a lymphoid tumor in chickens, with resulting immunity. Proc. Soc. exp. Biol. (N.Y.) *73*, 270 (1950)
166 SHOPE, R. E.: A filtrable virus causing a tumor-like condition in rabbits and its relationship to virus myxomatosis. J. exp. Med. *56*, 803 (1932)
167 SHOPE, R. E.: Koch's postulates and a viral cause of human cancer. Cancer Res. *20*, 1119—1120 (1960)
168 SHOPE, R. E.: Are animal tumor viruses always virus-like? J. gen. Physiol. *45*, 143—154 (1962)
169 SHOPE, R. E. a. E. W. HURST: Infectious papillomatosis of rabbit. J. exp. Med. *58*, 607 (1962)
170 SJÖGREN, H. O., I. HELLSTRÖM a. G. KLEIN: Resistance of polyoma virus im-munized mice to transplantation of established polyoma tumors. Exp. Cell Res. *23*, 204—208 (1961)
171 SMITH, R. R., R. J. HUEBNER, W. P. ROWE, W. E. SCHATTEN a. L. B. THOMAS: Studies on the use of viruses in the treatment of carcinoma of the cervix. Cancer *9*, 1211 (1956)
172 SMITHIES, L. K. a. C. OLSON: Antigen of bovine cutaneous papilloma detected by fluorescent antibodies. Cancer Res. *21*, 1557—1559 (1961)
173 SORENSON, G. D.: Electron microscopic observations of viral particles within myeloma cells of man. Exp. Cell Res. *25*, 219—221 (1961)
174 SOUTHAM, C. M. a. A. E. MOORE: West Nile, Ilheus, and Bunyamwera virus infection in man. Amer. J. trop. Med. *31*, 724 (1951)
175 SOUTHAM, C. M. a. A. E. MOORE: Clinical studies of viruses as antineoplastic agents, with particular reference to Egypt 101 virus. Cancer *5*, 1025—1034 (1952)
176 SVEC, F. a. E. HLAVAY: Transmission of a filterable agent from rat leukaemia induced by X-Ray irradiation and treatment with methylcholanthrene. Acta haemat. (Basel) *26*, 252—260 (1961)
177 SVEC, F., E. HLAVAY, V. THURZO u. P. KOSSEY: Erythroleukämie der Ratte, hervor-gerufen durch zellfreie Karzinomfiltrate. Acta haemat. (Basel) *17*, 34—41 (1957)

178 Svoboda, J.: Some quantitative data concerning the tolerance to the virus of the Rous sarcoma. Neoplasma 9, 33—38 (1962)

179 Svoboda, J., Z. Lanza a. P. Chyle: The oncogenic effect of the Rous virus in rats and its caryologic correlates. Neoplasma 9, 25—31 (1962)

180 Sykes, J. A., J. G. Sinkovics, L. Dmochowski, C. C. Schullenberger a. C. D. Howe: Tissue culture studies of human leukemia. Ann. Rep. Univ. Texas M. D. Anderson Hosp. Tumor Inst. 1960

181 Syverton, J. T.: The pathogenesis of the rabbit papilloma-to-carcinoma sequence. Ann. N.Y. Acad. Sci. 54, 1126 (1952)

182 Schmidt, F.: Über die Entstehung von lymphoiden Tumoren bei Experimenten auf der Basis der Induktionstheorie der Krebsentstehung. Naturwissenschaften 41, 504 (1954)

183 Schmidt, F.: Über Filtratversuche mit Mäusetransplantationstumoren. Z. Krebsforsch. 60, 445 (1955)

184 Schmidt, F.: Über zellfreie Tumorübertragung. Abhandl. Dtsch. Akad. Wiss. Berlin, Kl. f. Med., Jahrg 1955, 112—123 (1957)

185 Stewart, S. E.: Leukemia in mice produced by a filterable agent present in AKR leukemic tissue with notes on a sarcoma, produced by the same agent. Anat. Rec. 117, 532 (1953)

186 Stewart, S. E.: Neoplasms in mice inoculated with cell-free extracts or filtrates of leukemic mouse tissues. I. Neoplasms of the parotid and adrenal glands. J. nat. Cancer Inst. 15, 1391—1415 (1955)

187 Stewart, S. E.: Neoplasms in mice inoculated with cell-free extracts or filtrates of leukemic mouse tissues. II. Leukemia in hybrid mice produced by cell-free filtrates. J. nat. Cancer Inst. 16, 41—53 (1955)

188 Stewart, S. E.: The polyoma virus. Section A. Advanc. Virus Res. 7, 61—90 (1960)

189 Stewart, S. E.: Tumours in polyoma-virus-immunized mice. In: A Ciba Foundation Symposium on Tumour viruses of Murine Origin. J. and A. Churchill, London 1962

190 Stewart, S. E. a. B. E. Eddy: In: Proc. VII World Congr. Hematol., Intern. Soc. Hematology, pp. 596—601. II Pensiero Scientifico, Roma 1958

191 Stewart, S. E. a. B. E. Eddy: In: Perspectives in Virology, p. 245, ed. Pollard. Wiley & Sons Inc., New York 1959

192 Stewart, S. E., B. E. Eddy a. N. Borgese: Neoplasms in mice inoculated with a tumor agent carried in tissue culture. J. nat. Cancer Inst. 20, 1223—1243 (1958)

193 Stewart, S. E., B. E. Eddy, A. M. Gochenour, N. G. Borgese a. G. E. Grubbs: The induction of neoplasms with a substance released from mouse tumors by tissue culture. Virology 3, 380—400 (1957)

194 Stewart, S. E., B. E. Eddy, V. H. Haas a. N. G. Burgese: Lymphocytic choriomeningitis virus as related to chemotherapy studies and to tumor inducation in mice. Ann. N.Y. Acad. Sci. 68, 419—429 (1957)

195 Stewart, S. E. a. M. L. Irwin: Cellular proliferation in primary tissue cultures induced with a substance derived from cell-free concentrates from human neoplastic material. Cancer Res. 20, 766—767 (1960)

196 Stewart, S. E., a. M. Irwin: Proc. IV nat. Cancer Conf., p. 346. Lippincott, Philadelphia 1961

197 STOCKER, M.: Studies on the oncogenic activity of the Toronto strain of polyoma virus. Brit. J. Cancer *14*, 679—689 (1960)
198 STOCKER, M.: Conditions affecting transformation by polyoma virus. In: Basic mechanisms in animal virology. Cold Spring Harbor, New York 1962
199 STRANDSTRÖM, H., K. SANDELIN a. N. OKER-BLOM: Inhibitory effect of coxsackie virus, influenza virus, and interferon on Rous sarcoma virus. Virology *16*, 384—391 (1962)
200 STRAUSS, M. J., E. W. SHAW, H. BUNTING a. J. L. MELNICK: "Crystalline" virus-like particles from skin papillomas characterized by intranuclear inclusion bodies. Proc. Soc. exp. Biol. (N.Y.) *72*, 46 (1949)
201 TOOLAN, H. W., G. DALLDORF, M. BARCLAY, S. CHANDRA a. A. E. MOORE: An unidentified, filtrable agent isolated from transplanted human tumors. Proc. nat. Acad. Sci. *46*, 1256—1258 (1960)
202 TRAUB, E.: Can LCM virus cause lymphomatosis in mice? Arch. ges. Virusforsch. *11*, 667—682 (1962)
203 TRENTIN, J. J., Y. YABE a. G. TAYLOR: The quest for human cancer viruses. Science *3533*, 835—841 (1962)
204 VOGT, M.: Properties of cells transformed by polyoma virus. In: Basic mechanisms in animal virology. Cold Spring Harbor, New York 1962
205 WAGNER, R. R.: Influenza virus infection of transplanted tumors. I. Multiplication of a "neurotropic" strain and its effect on solid neoplasms. Cancer Res. *14*, 377—385 (1954)
206 WATERS, N. F.: Breeding for resistance and susceptibility to avian lymphomatosis. Poultry Sci. *24*, 259—264 (1945)
207 WATERS, N. F.: Mortality from lymphomatosis and other causes among inbred lines of White Leghorns. Poultry *30*, 531—545 (1951)
208 YAKOVLEVA, S. D.: Experimental leucoses (Pathogenetic action of bone marrow filtrates from patients with acute leucosis. Vopr. Virus. *5*, 599—602 (1960)
209 ZELICKSON, A. S.: Virus-like particles demonstrated in keratoacanthomas by electron microscopy. Acta derm.-venereol. *42*, 23—26 (1962)

# Die Poliomyelitis und ihre Erreger

## Von R. Haas

Die Polioviren bilden zusammen mit den Coxsackie-A-Viren, den Coxsackie-B-Viren und den ECHO-Viren die Gruppe der Enteroviren. Der Name Enteroviren bringt die Tatsache zum Ausdruck, daß der Intestinaltrakt der wichtigste Ort für die Ansiedlung und Vermehrung dieser Viren ist. Weitere gemeinsame Charakteristika der ganzen Gruppe sind neben der gleichen Art und Weise der Ausbreitung von Mensch zu Mensch der Gehalt an Ribonukleinsäure (RNS), die Unempfindlichkeit gegen Behandlung mit Diäthyläther und die Übereinstimmung in den äußeren Abmessungen der Viruspartikel. Ihre Durchmesser liegen durchwegs bei 25—30 m$\mu$. Da auch die ERC-Viren (ECHO-28-Rhino-Coryza-Viren) teilweise die gleichen Eigenschaften besitzen, wurde vor einiger Zeit vom internationalen Komitee für Enteroviren vorgeschlagen, beide Gruppen von Viren zu den sogenannten *Picornaviren* zusammenzufassen. Dieser Vorschlag fände auch dadurch eine Legitimation, daß heute eine ganze Anzahl von Enterovirustypen als Ursache von respiratorischen Infekten angesehen werden.

## 1. Geschichtliches

Die erste genaue klinische Beschreibung der paralytischen Poliomyelitis verdanken wir dem Stuttgarter Orthopäden Heine (1840). Der Name Poliomyelitis stammt von Kussmaul. Der schwedische Arzt Medin kam 1887 durch Analyse einer Epidemie zu der Überzeugung, daß es sich bei der Poliomyelitis um eine Infektionskrankheit handelt. Die Bezeichnung Heine-Medinsche Krankheit, die in Deutschland seit langem üblich ist, würdigt die Verdienste beider Autoren um die klinische Abgrenzung der Erkrankung und das Erkennen ihres ansteckenden Charakters. Die indirekte Beweisführung Medins fand 1908 durch Landsteiner und Popper die überzeugende direkte Bestätigung. Sie übertrugen eine Suspension des Rückenmarks eines an Poliomyelitis gestorbenen Patienten auf Affen, die einige Zeit danach mit schlaffen Lähmungen erkrankten. Schon bald danach begannen Versuche zur passiven und aktiven Immunisierung. Sie waren lange Jahre von vornherein zum Scheitern verurteilt, weil eine ganze Anzahl von Voraussetzungen für den Erfolg nicht

gegeben waren. Der Durchbruch kam mit der Anwendung moderner Gewebekulturverfahren auf die Züchtung der Polioviren. Er ist an die Namen der
Nobelpreisträger ENDERS, WELLER und ROBBINS geknüpft. Aber auch andere
Autoren haben wesentliche technische Fortschritte erarbeitet. Jedenfalls war
damit die wichtigste Grundlage für die Schutzimpfung geschaffen.

## 2. Klinik

Die Symptomatologie der Poliovirusinfektionen ist vielgestaltig und reicht
von völliger Inapparenz bis zu den verschiedenen Bildern der klassischen
paralytischen Erkrankung. Die Inkubationszeit kann beträchtlich schwanken.
Sie wird mit etwa 2 Wochen vom Zeitpunkt der Infektion an bis zum Beginn
der Lähmungen angegeben. Es liegen aber verläßliche Beobachtungen vor, daß
sie über einen weiten Bereich von 8—36 Tagen streuen kann. In Einzelfällen
sollen noch längere Inkubationszeiten vorgekommen sein.
Die Poliomyelitis beginnt in der Regel wie viele andere Infektionskrankheiten
mit relativ uncharakteristischen Symptomen. Im Initialstadium findet man
regelmäßig Fieber, Kopfschmerzen, Halsweh und Erbrechen (Abb. 1). Auch
andere Symptome von seiten des Intestinaltraktes, wie Leibschmerzen, Durchfall und Verstopfung, werden in dieser Periode häufig beobachtet. Außerdem
scheinen gelegentlich gewisse Vorkrankheiten wie Keuchhusten oder Varizellen
vorhanden zu sein. Bekannt ist, daß Traumen, körperliche Anstrengungen,
operative Eingriffe eine auffällige zeitliche Verknüpfung mit dem Ausbruch
der Poliomyelitis erkennen lassen. Auch eine lokalisierende Wirkung scheint
z. T. von ihnen ausgehen zu können, ähnlich wie sie auch bestimmten Injektionen zugeschrieben wird. Rücken- und Gliederschmerzen können im Initialstadium auftreten. Mit diesen uncharakteristischen Symptomen kann es sein
Bewenden haben und, ohne daß irgendwelche Erscheinungen von seiten des
Zentralnervensystems auftreten, sich wieder Wohlbefinden einstellen. Manche
Autoren sprechen dann von abortiver Poliomyelitis. Das Initialstadium wird
häufig auch als „minor illness" bezeichnet und dauert 1—3 Tage. Über eine
Latenzzeit, die durch Rückgang der Temperatur und relative Symptomen-
freiheit gekennzeichnet ist, erfolgt der Übergang in die Hauptkrankheit.
Unruhe, Somnolenz, Neigung zu Schweißen, Pharyngitis können den Übergang zur Hauptkrankheit begleiten. Ihr präparalytisches Stadium läßt sich
[22] in eine meningitische und eine präparalytische adyname Phase einteilen.
Manche Symptome, wie Muskelschmerzen und Tremor, sind nach FANCONI
beiden Phasen gemeinsam. Dieser zweite Teil der Erkrankung setzt mit erneutem Fieberanstieg ein, wobei die erreichten Temperaturen in der Regel
höher liegen als im Initialstadium. Jetzt sind auch die Liquorveränderungen
(Pleozytose, Eiweißvermehrung) nachzuweisen. Bei zeitgerechter Lumbalpunktion sind sie wohl immer vorhanden. Die Zellzahlen liegen zwischen 50 und 500
pro mm$^3$, die Eiweißwerte zwischen 30 und 75 mg$^0$/$_0$. Bei der Pleozytose

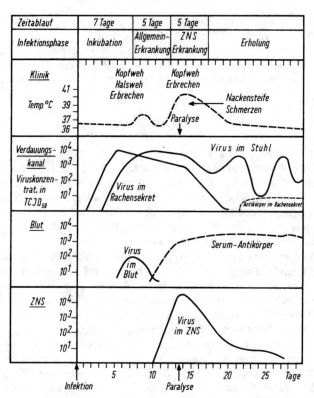

| Zeitablauf | 7 Tage | 5 Tage | 5 Tage | |
|---|---|---|---|---|
| Infektionsphase | Inkubation | Allgemein-Erkrankung | ZNS Erkrankung | Erholung |

Abb. 1: Vergleichende Darstellung der klinischen Erscheinungen und des Verlaufs des Virusnachweises im Verdauungskanal, im Blut und im zentralen Nervensystem und des Antikörpernachweises (aus O. VIVELL, Viruskrankheiten. In: W. KELLER und A. WISKOTT, Lehrbuch der Kinderheilkunde, Georg Thieme Verlag, Stuttgart 1961).

handelt es sich anfangs um eine Polynukleose, während später die mononukleären Zellen überwiegen. Die maximalen Zellzahlen werden nach VIVELL [104] zu Beginn der Paralysen beobachtet. Gelegentlich kommen auch höhere Zellzahlen und Proteingehalte vor. FANCONI berichtet über einen Fall mit 2130 Zellen pro mm³. Die Pandy-Reaktion kann auf Wochen hinaus positiv bleiben.

Die klassischen meningealen Symptome, wie Nackenstarre, Opisthotonus und Lassèguesches Zeichen, sind oft nur angedeutet vorhanden. VIVELL hält das Lassèguesche Phänomen für diagnostisch besonders wertvoll. Von den subtileren meningitischen Zeichen, deren Überprüfung wichtig erscheint, seien genannt das „Amoss-sign" oder Dreifußphänomen, d. i. das Aufsitzen im Bett unter Zuhilfenahme der Arme, welche hinter das Gesäß gestützt werden, das „Spine-sign", eine Steifhaltung der Wirbelsäule beim Versuch der Seitwärtsbewegung und schließlich das Knieküßphänomen, d. h. der Patient kann bei angebeugten Beinen die Knie nicht mit dem Mund berühren. Die meningitische Phase kann von heftigen Symptomen von seiten des Abdomens begleitet sein, die differentialdiagnostisch in die Irre leiten können (Appendizitis).

FANCONI hält für die von ihm besonders abgegrenzte adynamische, präparalytische Phase die allgemeine Muskelschwäche für besonders typisch. Sie äußert sich in der Herabsetzung der groben Kraft und der Abnahme des Widerstandes bei passiver Bewegung. Charakteristisch für diesen Zustand ist das sogenannte „head-drop"-Symptom. Es besteht darin, daß der von der hypotonischen Nackenmuskulatur nicht mehr zu haltende Kopf schlaff nach rückwärts sinkt, wenn man den Patienten an den Schultern hochhebt. Auch geringfügige Störungen der Innervation des N. facialis mit ihrer Veränderung der Mimik werden für diese Phase als charakteristisch angesehen. Das gleiche gilt von der Abschwächung bis zur völligen Nichtauslösbarkeit der Reflexe. Häufig wird in diesem Stadium auch Tremor beobachtet. Auch die „Facies poliomyelitica" prägt sich jetzt aus. Nach VIVELL ist für sie typisch ein gedunsenes Gesicht, eine zyanotisch diffuse Rötung der Backen bei fahler Blässe der Mundpartie, leicht glänzende Augen und schlaffe Gesichtszüge.

Die präparalytische Phase kann von einigen Stunden bis zu zwei Tagen betragen. Aus der Adynamie heraus entwickeln sich die Lähmungen, wobei die einzelnen Muskelgruppen nacheinander erfaßt zu werden pflegen. Bis zur maximalen Ausbreitung der Lähmungen können mehrere Tage vergehen. Gegenüber Lähmungen anderer Genese (z. B. bei Guillain-Barré-Syndrom, Diphtherie) kann als abgrenzendes Merkmal ihre unsymmetrische Verteilung dienen. Hinsichtlich des Befalles der einzelnen Muskelgruppen lassen sich keine strengen Gesetzmäßigkeiten angeben. Zahlreiche Kombinationen wurden beobachtet. Die Häufigkeit sogenannter bulbärer Verlaufsformen scheint von Epidemie zu Epidemie schwanken zu können. Zum Teil wird der Begriff auch offensichtlich unterschiedlich gehandhabt. HOWE und WILSON [39] rechnen im Durchschnitt mit einem Anteil von 10—12%, bezogen auf die spinalen Formen. Bulbäre (bulbopontine) Verlaufsformen zeichnen sich durch eine erhöhte Letalität aus. Deshalb verdienen alle Faktoren besonderes Interesse, die diese klinische Verlaufsform begünstigen. Ein solcher Faktor ist die Tonsillektomie. Lange umstritten, kann die disponierende Rolle der Tonsillektomie heute als statistisch geklärt angesehen werden [64]. Isolierte Fazialisparesen werden sicher häufig auch unbegründet als poliomyelitisch diagnostiziert. Als besonders gefährlich können jene bulbären Formen gelten, bei denen die vegetativen Zentren von Atmung und Kreislauf in Mitleidenschaft gezogen sind. Sowohl Hypertension als auch Hypotension können dabei vorkommen. Die schweren Störungen von Atmung und Kreislauf können zu Kollapszuständen führen, die hypoxämische Schäden zur Folge haben. Unmittelbare Todesursache ist meist in irgendeiner Weise Versagen der Atmung und ihrer Mechanismen, entweder über die Zentren der Medulla oder die Interkostal- und Zwerchfellmuskulatur oder gar durch mechanische Verlegung der Luftwege.

Wenn auch die älteren Vorstellungen von einer zentralen Form der Poliomyelitis sicher keine Gültigkeit mehr beanspruchen können, so können doch
enzephalitische Symptome im Verlauf der Poliomyelitis vorkommen. Dem
entspricht, daß das Poliovirus verschiedene Teile — HOWE meint praktisch
jeden Teil — des Hirnes befallen kann. FANCONI berichtet, daß es in 19%
von 375 paralytischen Fällen der Jahre 1936—1941 zu flüchtigen enzephalitischen Symptomen kam. Da die meisten entsprechenden Mitteilungen aus
einer gewissermaßen vorvirologischen Aera stammen, wird es notwendig sein,
diese Frage noch einmal mit den Mitteln der Virologie zu prüfen. Praktisch
heißt das, man wird untersuchen müssen, wieviel enzephalitische Syndrome
mit Isolierungen von Poliovirus zu korrelieren sind. Ob dazu allerdings sich
noch jemals Gelegenheit bieten wird, nachdem die Poliomyelitis durch die
Impfung praktisch verschwunden ist, erscheint fraglich.

### 3. Pathologie

Dieser Beitrag strebt nicht an, eine ausführliche Darstellung der Histopathologie der Poliovirusinfektion des Zentralnervensystems zu geben. Vielmehr sei
in dieser Hinsicht ausdrücklich auf das neuropathologische Fachschrifttum verwiesen. Hier sollen lediglich die wichtigsten Fakten kurz festgehalten werden,
wobei sich die Darstellung in der Hauptsache an BODIAN [5] anlehnt. Nach
seinen ausgedehnten tierexperimentellen Untersuchungen der Affenpoliomye-
litis treten die ersten Veränderungen an Nervenzellen im präparalytischen
Stadium auf. Wegen der in dieser Phase fehlenden entzündlichen Erscheinungen und des gleichzeitigen Anstieges der Viruskonzentration des Zentralnervensystems sieht BODIAN diese frühen Veränderungen als Ausdruck intrazellulärer Virusvermehrung an. Soweit es im weiteren Verlauf zu entzündlichen Veränderungen kommt, sind diese in ihrem Ursprung immer an virusinfizierte Nervenzellen gebunden.
Es fragt sich allerdings, ob dieser Zusammenhang der entzündlichen Veränderungen mit zeitlich vorausgehender Virusvermehrung in Nervenzellen für
jede klinische Verlaufsform zwingend gelten muß. Nach NOETZEL [62] scheint
im Tierexperiment die mesenchymal-gliöse Reaktion eine gewisse Unabhängigkeit vom Prozeß der Virusvermehrung in den Nervenzellen aufweisen zu
können. Bei der menschlichen Poliomyelitis wird man darüber kaum Erfahrungen sammeln können, weil derartige Fälle nicht zur Obduktion kommen. Die Regel wird der von BODIAN geschilderte Zusammenhang sein. Er
meint, daß in dem von Fall zu Fall wechselnden Ausmaß der entzündlichen Veränderungen Verschiedenheiten der Virusstämme mit zum Ausdruck gelangen.
Die Veränderungen, welche die Nervenzellen bei der Virusvermehrung erleiden, sind gekennzeichnet durch Verschwinden der Nissl-Schollen und schließlich vollständige plasmatische Chromatolyse. Motorische Nervenzellen können
in diesem Stadium, wie BODIAN schildert, einen runden intranukleären azido-

philen Einschluß aufweisen. Dieser dürfte nichts mit der Virusbildung zu tun haben. Die Zelle wird schließlich nekrotisch und ihre Reste werden phagozytiert (Neuronophagie). Hieran sind hauptsächlich Leukozyten oder Makrophagen beteiligt.

Die Prozesse innerhalb der Nervenzellen können von ausgedehnten entzündlichen Vorgängen begleitet sein, an denen verschiedene Zelltypen teilnehmen (segmentkernige Leukozyten, Monozyten und Makrophagen). Gelegentlich, vor allem im Hirnstamm, können sich kleine Erweichungsherde bilden.

Die klinischen Erscheinungen dürften eine Folge sowohl der Vorgänge in den Neuronen als auch der damit verbundenen entzündlichen Veränderungen sein. Irreversibilität und Reversibilität der neuronalen Vorgänge sind dabei den Verlauf des Krankheitsgeschehens mitbestimmende Komponenten. Entscheidend für den Umfang der Ausfälle und sonstigen Symptome ist die Ausdehnung der pathologisch-anatomischen Veränderungen. In Tierversuchen konnte gezeigt werden, daß Schäden der Neuronen und entzündliche Veränderungen auch in solchen Fällen nachzuweisen waren, wo die Infektion mit dem Poliovirus klinisch inapparent verlaufen war.

Wie schon angedeutet, sind die virusbedingten Veränderungen der Neurone zum Teil reversibel, wobei nach BODIAN vollständige restitutio ad integrum möglich ist. Bei der Vermehrung von Polioviren in der Gewebekultur beobachtet man etwas derartiges praktisch nicht. Es fragt sich, welche Faktoren den Prozeß der Virusvermehrung in den Nervenzellen limitieren und damit ihre Wiederherstellung ermöglichen. Hier Stoffe mit interferonähnlicher Wirkung zu vermuten, liegt nahe. Mit der teilweisen Rückbildung der zytologischen Veränderungen der motorischen Nervenzellen findet die klinische Beobachtung der häufigen Besserung der Lähmungen eine plausible Erklärung. Eine weitere liefert das Abklingen der entzündlichen Erscheinungen.

Für das Stadium der Zellregeneration sieht es BODIAN als charakteristisch an, wenn sich die Reste der Nissl-Substanz zunächst in massigen Schollen an der Nervenzellmembran ansammeln und gleichzeitig zentral um den Kern ein chromatolytischer Bezirk bleibt. Von dieser Phase aus erfolgt dann die völlige Herstellung des normalen zytologischen Bildes.

Zwar kann die Schwere der poliomyelitischen Läsionen in weiten Grenzen schwanken, ihre Verbreitung im Zentralnervensystem gehorcht indessen recht gut eingehaltenen Gesetzmäßigkeiten. Das gilt sowohl für den Menschen als auch für den Affen. Innerhalb des ziemlich konstanten Verteilungsmusters der histopathologischen Veränderungen können aber, was den Schweregrad betrifft, die Akzente an verschiedenen Stellen liegen. Abb. 2 veranschaulicht in schematisierter Form die wichtigsten Stellen des Hirnes, wo poliomyelitische Veränderungen regelmäßig anzutreffen sind.

Im Hirnstamm sind es vor allem Thalamus und Hypothalamus, die die massivsten Veränderungen aufweisen. In der Rinde beschränken sich die Läsionen hauptsächlich auf die vordere Zentralwindung. Neben den Hirnnerven können auch häufig die tieferen Kleinhirnkerne befallen sein.

In der Medulla spinalis sind zwar die motorischen Vorderhornzellen die Prädilektionsstellen der poliomyelitischen Manifestation, jedoch sind oft auch
Seiten- und Hinterhorn sowie die Clarksche Säule betroffen *[62]*.

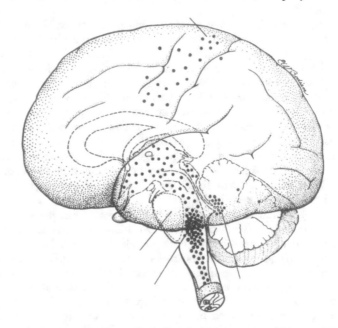

Abb. 2: Prädilektionsstellen der poliomyelitischen Läsionen im Gehirn (aus D. BODIAN,
Poliomyelitis. Pathogenesis and Histopathology. In: Th. M. RIVERS a. F. L. HORSFALL,
Viral and Rickettsial Infections of Man, London 1959).

Histopathologische Veränderungen der Spinalganglien sind zwar nicht durchwegs aber doch sehr häufig anzutreffen, nach NOETZEL stets dann, wenn klinisch
starke Schmerzen zu verzeichnen sind.
Die Ursachen der verhältnismäßig charakteristischen Verteilung der poliomyelitischen Läsionen im Zentralnervensystem werden noch nicht ganz übersehen. Die Verteilung soll nach BODIAN in aparalytischen und paralytischen
Fällen die gleiche sein. Der Unterschied liegt in der Schwere der Veränderungen. Beim Zustandekommen der relativ typischen Verteilung dürften
mehrere Umstände mitwirken. Zunächst spielt sicher die Ausbreitung der rezeptorartigen Stoffe, über welche die Bindung der Viren an die Zellen erfolgt,
eine Rolle. Sodann sind aber auch bestimmte Virusqualitäten im Spiel. Experimentelle Untersuchungen an Affen, die im Zusammenhang mit der oralen Poliomyelitisimpfung mit den verschiedenen dafür ursprünglich vorgesehenen Stämmen durchgeführt wurden *[61]*, zeigten, daß verschiedene Virusstämme eine

recht unterschiedliche Befähigung zur Ausbreitung im Zentralnervensystem besitzen. Von BODIAN *[10]* vorgenommene elektronenmikroskopische Studien über die zytologischen Effekte schwach und stark virulenter Poliovirusinfektionen sprechen dafür, daß sich auch auf der zellulären Ebene noch weitere Unterschiede auswirken können. Schließlich sei in diesem Zusammenhang auch noch einmal an die lokalisierende Wirkung gewisser äußerer Einflüsse wie Traumen, Injektionen und Tonsillektomie erinnert.

## 4. Die Erreger

Die Polioviren zählen zu den kleinen Viren. An chemischen Komponenten wurden nur Ribonukleinsäure (RNS) und Protein nachgewiesen. Der RNS-Gehalt beträgt 25—30% und das Molekulargewicht $6,7 \times 10^6$ *[82]*. Die Virusteilchen sind resistent gegen Behandlung mit Äther und besitzen Durchmesser von 25—30 m$\mu$. Mit der Negative-Staining-Technik ließ sich zeigen, daß die das Capsid bildenden Capsomeren auf der Oberfläche eines symmetrischen Ikosaeders angeordnet sind *[37]*. Die im infektiösen Virusteilchen enthaltene Menge Ribonukleinsäure entspricht etwa 6000 Nukleotiden. Wenn 3 Nukleotide eine Aminosäure kodieren, dann würde in diesen 6000 Nukleotiden theoretisch die Information für eine Sequenz von 2000 Aminosäuren gespeichert sein. Das Molekulargewicht der einzelnen Proteinuntereinheit soll etwa 25 000 betragen, was zu einem Wert von ungefähr 200 Aminosäuren pro Proteineinheit führt. Das bedeutet, daß in der Ribonukleinsäure eines Poliovirusteilchens die Information für sehr viel mehr Proteinmolekeln steckt als nur für das Protein der Capsomeren. Das gilt auch dann, wenn mehr als eine Art von Eiweißmolekülen (Capsomeren) das Capsid aufbauen. Für die Bildung verschiedenartiger Proteine bzw. Polypeptide im Zuge der Poliovirussynthese in der Zelle gibt es experimentelle Hinweise *[86]*.
Das infektiöse Virus hat eine Sedimentationskonstante von 160 Svedberg. Sein Partikelgewicht beträgt $1,1 \times 10^{-17}$ g und die Dichte 1,57—1,62 g/ml (zit. nach *[66]*). Bei den drei Stämmen Mahoney (Typ 1), MEF₁ (Typ 2) und Saukett (Typ 3) wurde von SCHAFFER u. Mitarb. *[83]* eine Bestimmung der Basenverhältnisse (Guanin, Adenin, Urazil und Zytosin) der Nukleinsäure vorgenommen. Signifikante Differenzen wurden nicht beobachtet. Es liegt auch das Ergebnis der Ermittlung der Aminosäurezusammensetzung vor *[49]*. Allerdings fehlen noch alle Einblicke, wie sich beispielsweise die drei Serotypen in der Basensequenz ihrer Nukleinsäure voneinander unterscheiden oder wie Wildstämme von attenuierten. Die gleichen Fragen sind auch für die Aminosäuresequenzen noch völlig unbeantwortet.
Polioviren können durch viele chemische Verbindungen, wie z. B. Formaldehyd, $\beta$-Propiolakton, salpetrige Säure und Hydroxylamin, inaktiviert werden. Am eingehendsten wurde die abtötende Wirkung des Formaldehyds untersucht, weil daran wegen der Verwendung bei der Herstellung der Salk-Impf-

stoffe das größte Interesse bestand *[80, 26, 4]*. Auch viele andere Stoffe, wie
Säuren, Alkohole, Phenole, Halogene und Oxydationsmittel können die Vermehrbarkeit von Polioviren aufheben. Es wird darauf verzichtet, irgendwelche
Angaben über Konzentrationen und Einwirkungszeiten der einzelnen Verbindungen zu machen. Das ist höchstens irreführend, weil der abtötende Effekt
von einer Reihe von Milieubedingungen (Temperatur, pH, Virusausgangs-
konzentration, Menge der Begleitstoffe usw.) abhängt. Außerdem wurden erhebliche Stammunterschiede beobachtet. Wegen Einzelheiten sei auf das Kapitel
über Desinfektion und Inaktivierung verwiesen.
Auch durch UV-Bestrahlung lassen sich Polioviren sehr schnell abtöten. Wegen
der starken Absorption müssen die Polioviren allerdings in sehr dünner Schicht
der Bestrahlung ausgesetzt werden, wenn eine ausreichend abtötende Wirkung
erzielt werden soll. Auch dieses Verfahren fand teilweise bei der Herstellung
der Salk-Impfstoffe, hauptsächlich im sogenannten Zentrifilmer nach MILZER-
OPPENHEIMER-LEVINSON *[98, 63]* Verwendung.
Selbstverständlich lassen sich Polioviren auch thermisch inaktivieren, wobei
ebenfalls die Milieubedingungen großen Einfluß haben. Zwei besonders interessante stabilisierende Effekte wurden von POHJANPELTO *[67]* einerseits und
WALLIS und MELNICK *[106]* andererseits beschrieben. POHJANPELTO fand eine
konzentrationsabhängige stabilisierende Wirkung des L-Zystins auf die Wärmeinaktivierung bei etwa 50° C; p-Chlormercuribenzoat konnte den Effekt, der
nur bei neutraler und alkalischer Reaktion zustande kommt, verhindern;
D-Zystin gab ihn nicht. POHJANPELTO *[68]* deutete ihre Befunde dahin, daß
die Wärmeinaktivierung in bestimmten Temperaturbereichen (36°—50°) von
oxydativen Einflüssen bestimmt ist. Dieser Interpretation ist allerdings von
WALLIS und MELNICK *[107]* widersprochen worden. Diese beiden Autoren
fanden eine beachtliche stabilisierende Wirkung relativ hoher Konzentrationen
gewisser Alkali- und Erdalkalisalze (Mg und Ca) auf Enteroviren. Stabilisierende Wirkungen ließen sich ebenfalls mit zahlreichen Aminosäuren zeigen,
wenn auch nicht so ausgesprochen wie mit Zystin *[101]*. Es ist wenig wahrscheinlich, daß die sogenannte thermische Inaktivierung bei allen Enteroviren
und über einen weiteren Temperaturbereich gesehen auf einem einzigen Mechanismus beruht. Dagegen sprechen auch die Befunde KOCHS *[43]*, daß es
bei Temperaturen knapp oberhalb 50° C auch zu einer Freisetzung der Virusnukleinsäure kommt, ein Befund, der inzwischen auch von anderen Autoren
bestätigt wurde.
Bei den Polioviren werden die drei Serotypen 1, 2 und 3 unterschieden. Früher
wurden diese Typen auch als die Typen Brunhilde, Lansing und Leon bezeichnet. Die Differenzierung der Typen wird in der Regel mit dem Neutralisationstest vorgenommen. Sie ist jedoch auch mittels Präzipitation oder
Komplementbindungsreaktion möglich. Innerhalb der drei Serotypen kommen
Varianten vor, die mit besonderen Modifikationen des Neutralisationstests,
die z. T. auf die Neutralisationskinetik abheben, erfaßt werden können *[55,
109, 27, 23]*.

Durch Versuche, bei denen parallel zur Reinigungsprozedur des Virus Komplementbindungsreaktionen vorgenommen wurden [59], ließen sich vier verschiedene Antigenfraktionen mit unterschiedlichem RNS-Gehalt und unterschiedlicher Infektiosität nachweisen. Die verschiedenen Fraktionen waren durch Dichtegradientenzentrifugation zu trennen. Ihre Reagibilität mit menschlichen Seren aus der akuten Phase der Poliomyelitis war verschieden. Eine leichte, praktisch kaum RNS und demzufolge auch keine Infektiosität besitzende Fraktion (C) reagierte in der Komplementbindungsreaktion mit Seren der akuten Phase stärker als eine RNS-haltige infektiöse Fraktion (D). Die Infektiosität der Polioviren ist wie bei anderen Viren eine Qualität der Nukleinsäure. Infektiöse Polio-RNS wurde von ALEXANDER u. Mitarb. [1] mit der Phenolmethode von GIERER und SCHRAMM [29] aus gereinigtem Virus [90] dargestellt. Inzwischen haben sich auch andere Verfahren als geeignet für die Gewinnung infektiöser Poliovirus-RNS erwiesen [58, 52]. Nachdem derartige RNS leicht zugänglich geworden war, konnten damit zahlreiche Untersuchungen durchgeführt werden. Neben der Abklärung der Bedingungen, von denen die Infektiosität der ihrer Proteinhülle beraubten RNS abhängt, ergab sich dabei die überraschende Beobachtung, daß mit ihr Wirtszellsysteme — beispielsweise Hühnerembryonalgewebe — infiziert werden konnten, die mit intakten Polioviren nicht zu infizieren sind [92, 36, 60]. Allerdings kommt es unter diesen Bedingungen nur zum Ablauf eines einzigen Vermehrungszyklus. Das neugebildete Virus wird durch seine Proteinhülle daran gehindert, Zellen der gleichen Art zu infizieren. Das aus infektiöser RNS hervorgegangene Virus stimmt in allen Eigenschaften, beispielsweise seinem Verhalten gegenüber Antikörpern und in seinen genetischen Markern, mit jenem Virus überein, aus dem die RNS präpariert wurde. Die infektiöse Poliovirus-RNS ist relativ hochmolekular [46]. Es scheint möglich zu sein, aus ihr — ähnlich wie es zuerst beim TMV beschrieben wurde — durch schonende Behandlung mit salpetriger Säure chemisch Mutanten zu erzeugen [12, 28, 15]. Der Umstand, daß das Infektiositätsspektrum der Poliovirus-RNS größer ist als das der intakten Viruspartikel, legte die inzwischen experimentell gut gesicherte Vorstellung nahe, daß Suszeptibilität oder Nichtsuszeptibilität von Wirtszellen für Polioviren von der Anwesenheit bestimmter Rezeptorstellen in der Zellwand abhängen.
Es fragt sich, welche Rolle die infektiöse RNS bei der intrazellulären Virusbildung spielt. Dazu muß man sich zunächst den normalen Vermehrungszyklus vergegenwärtigen.

### a) Der Vermehrungszyklus in der Zelle*

Läßt man vermehrungsfähige Poliovirusteilchen auf empfängliche Zellen einwirken, so kommt es zur Adsorption des Virus. Sie erfolgt offensichtlich

* Da Dr. F. LEHMANN-GRUBE für seinen Beitrag „Züchtung von Viren und Rickettsien" Poliovirus als Modellvirus wählte, wird der Vermehrungsprozeß hier kurz behandelt.

an bestimmte chemische, in den Einzelheiten allerdings noch unbekannte Strukturen. Der Vorgang scheint nicht an jeder beliebigen Stelle der Zellwand stattfinden zu können. Die Adsorption an der Zellwand hängt von verschiedenen Bedingungen ab, darunter von der Anwesenheit bestimmter Kationen, wie Mg, Ca und Na. Sie vollzieht sich in einem relativ weiten Temperaturbereich von 4° C bis 37° C. Die Penetration ist dagegen anscheinend nur in einem engeren Temperaturintervall möglich [66] (daselbst ausführlich Literatur). Das Virus ist noch einige Zeit nach der Adsorption und vielleicht auch kurzfristig nach der Penetration, die im Sinne der Pinozytose verläuft, mit bestimmten physikalisch-chemischen Methoden nachweisbar und zurück zu gewinnen [56, 57, 84]. Wenn man quantitative Bestimmungen des zellgebundenen Virus durchführt, so beobachtet man aber regelmäßig bald ein starkes Absinken der infektiösen Virusmenge. Dieses Absinken der Menge infektiösen Virus scheint mit der Bindung an Lipoproteine korreliert zu sein. Kurz danach tritt der Vermehrungsprozeß in die Phase der sogenannten Eklipse (Latenz) ein.

Die in die Zelle aufgenommenen Virusteilchen sind jetzt größtenteils desintegriert. Die übliche Vorstellung nimmt eine Trennung von Virus-RNS und Virus-Protein an. Der Umstand, daß der Infektionsvorgang mit intaktem Virus durch RNase nicht gestört wird [35], zeigt neben anderen Befunden, daß die Entfernung der Proteinhülle vom Virusteilchen nicht schon während der Adsorption erfolgt. Nach einigen Stunden — die Länge dieser Periode hängt von verschiedenen Bedingungen ab — kommt es zum steilen Anstieg der intrazellulären und extrazellulären Virusmenge. Der Vermehrungsprozeß des Poliovirus in der Zelle führt zur Neubildung von mindestens 2 verschiedenen Arten von Teilchen: infektiösen, d. h. eine komplette Ausrüstung mit RNS besitzenden Teilchen einerseits und nicht infektiösen, d. h. keine oder keine komplette RNS enthaltenden Partikeln (Capsiden) andererseits [73, 41, 85].

Eine entscheidende Frage betrifft die Rolle der Virus-RNS bei der Virusneubildung. Die heute gängige Auffassung weist ihr die Funktion einer Messenger-RNS zu. Das ist aber nur eine Teilantwort, weil damit die Frage der Vermehrung der Virusnukleinsäure, die ja im Zuge der Virusneubildung auch stattfindet, unberührt bleibt. Außerdem stimmt der Vergleich mit der Messenger-RNS nur approximativ. Während nämlich die im Geschehen der normalen, nicht infizierten Zelle gebildete Messenger-RNS hinsichtlich ihrer Basensequenz gewisse Bezirke der Kern-DNS als Matrize benutzt und demzufolge auch im Kern entsteht, ist das für die Nukleinsäure der Polioviren nicht gesagt. Es gibt Anhaltspunkte dafür, daß die Virus-RNS unabhängig von der Kern-DNS selbst als Matrize für neue Virus-RNS dient. Dieser Vorgang kann sich anscheinend ganz im Zytoplasma abspielen. Was bisher über die Lokalisation des Vermehrungsvorganges der Polioviren in der Zelle bekannt ist, würde mit dieser Auffassung nicht in Widerspruch stehen. Außerdem wurde kürzlich in mit Poliovirus infizierten HeLa-Zellen eine kleine Menge doppelsträngiger RNS nachgewiesen *[3]*. Eine Reihe von Untersuchungen mit Stoffen, die die Synthese der Desoxyribonukleinsäure (DNS), und zwar den Thymidineinbau hemmen, wie beispielsweise 5-Fluor-urazil, 5-Fluor-desoxuridin oder 5-Bromurazil haben keinerlei Hemmung der Poliovirussynthese ergeben. Selbst wenn in der Zellkern-DNS 85⁰/o des Thymins durch 5-Bromurazil ersetzt waren, lief die Poliovirusneubildung normal (SIMON, zit. nach *[19]*). Auch beim direkten elektronenmikroskopischen Nachweis des neugebildeten Poliovirus in der Zelle fand es sich im Zytoplasma *[24]*.

Mit diesem groben Konzept von der Poliovirusbildung in der Zelle stehen Befunde im Einklang, denen zufolge die Virussynthese nicht durch Actinomycin, jedoch durch p-Fluorphenylalanin und Puromycin gehemmt wird *[21, 50, 69, 70, 110]*. Dabei ist es so, daß die hemmende Wirkung dieser Stoffe wie auch die von 2-(α-Hydroxybenzyl-)benzimidazol und Guanidin vorwiegend eine virusspezifische RNS-Polymerase betrifft. Diese Polymerase ist einer der ersten im Verlauf einer Virusinfektion in der Zelle gebildeten Stoffe. Sie scheint relativ labil zu sein und geht nicht als Bestandteil in das definitive Viruspartikel ein.

Über den intrazellulären Reifungsprozeß (Maturation) des Poliovirus sind wir noch sehr wenig unterrichtet. Es wird vermutet, daß beim Zusammenbau der Proteinuntereinheiten (Capsomeren) um die RNS und beim Zusammenhalt des Viruspartikels die basischen Aminosäuren eine wichtige Rolle spielen.

### b) Genetische Marker

Das Interesse an der Erforschung genetischer Marker hatte ursprünglich bei den Polioviren auch einen praktischen Grund, der durch die orale Impfung, auf die weiter unten eingegangen wird, gegeben ist. Ihr störungsfreies Gelingen hängt naturgemäß ganz entscheidend von der Neurovirulenz der Impfviren ab. Deren experimentelle Bestimmung ist sehr mühsam. Sie muß nicht nur ein einziges Mal beim Ausgangsmaterial des Impfvirus ermittelt werden, sondern häufig, und zwar immer dann, wenn dieses Virus vermehrt wird. Stichprobenweise muß die Neurovirulenz außerdem auch bei jenen Viren geprüft werden, die in den Impflingen aus den Impfviren hervorgehen. Der damit verbundene Aufwand drängt dazu, nach anderen Parametern zu suchen, die experimentell einfacher zu erfassen und gleichzeitig genetisch fixiert sind. Ist das der Fall, so eignet sich ihre Ermittlung bei verschiedenen aufeinanderfolgenden Virusgenerationen dazu, um die Stabilität des Virus in bezug auf den betreffenden Parameter zu überwachen. Besonders wertvoll sind solche genetischen Marker, bei denen eine starke Korrelation mit der Neurovirulenz vorliegt. In letzterer Beziehung ist die Geschichte der genetischen Marker der Polioviren allerdings eine Geschichte von Enttäuschungen.

Bei den Polioviren sind im Laufe der letzten Jahre eine größere Zahl genetischer Marker beschrieben worden. PLOTKIN *[66]* teilt sie in drei Gruppen ein. Die erste Gruppe umfaßt solche Marker, die sich aus der Wirkung des Virus auf und in suszeptiblen Zellen ergeben und sich demzufolge über einen Effekt auf die Virusreduplikation manifestieren. Die zweite Markergruppe sind Marker, die in Gegenwart oder Abwesenheit bestimmter Hemmstoffe in den Nährmedien zu beobachten sind. Schließlich umfaßt die dritte Gruppe Marker, die in Beziehung zu physikalischen oder physikalisch-chemischen Viruseigenschaften stehen.

Wir können hier nur auf einige wenige Marker eingehen. Aus der ersten Markergruppe PLOTKINS sei der sogenannte t-Marker oder rct-Marker besprochen. Er wurde besonders eingehend von Lwoff u. Mitarb. [53, 54] bearbeitet, vor allem in bezug auf seine theoretische Bedeutung. Es handelt sich bei diesem Marker um ein sogenanntes Temperaturmerkmal, das viel zur Stammcharakterisierung verwendet wird. Die Buchstaben rct sind eine Abkürzung für reproductive capacity at temperature.

Dem rct-Marker liegt die innerhalb des gleichen Serotyps häufig von Stamm zu Stamm verschiedene Vermehrungsfähigkeit bei bestimmten Temperaturen zugrunde. Experimentell wird bei seiner Bestimmung so vorgegangen, daß die Virusvermehrung in Gewebekulturen bei mindestens zwei verschiedenen Temperaturen unter sonst identischen Bedingungen gemessen wird. Häufig geschieht das bei 37° C und ungefähr 40° C. Bei zahlreichen sogenannten Poliovirus-Wild-Stämmen findet man keinen wesentlichen Unterschied der Vermehrung bei diesen beiden Temperaturen. Die neu gebildeten Virusmengen und die Geschwindigkeit ihrer Synthese sind praktisch gleich. Man bezeichnet solche Virusstämme als t+ oder rct 40+. Bei manchen Poliovirusstämmen, besonders den für die orale Impfung vorgesehenen attenuierten Stämmen wird dagegen bei 40° C sehr viel weniger Virus gebildet als bei 37° C. Die Unterschiede der Viruskonzentrationen, die bei den beiden Temperaturen entstehen, betragen oft 5 logs$_{10}$ und mehr. Derartige Virusstämme bezeichnet man t— oder rct 40—. Zunächst glaubte man, eine gute Korrelation zwischen geringer Neurovirulenz und dem Merkmal rct 40— beobachtet zu haben. Inzwischen hat sich gezeigt, daß manche Poliovirus-Wildstämme von vornherein, d. h. bei der Isolierung aus dem Menschen rct 40— sein können und daß das Merkmal ziemlich unabhängig von der Neurovirulenz für Affen ist. Damit hat dieser Marker in zweifacher Hinsicht an Wert eingebüßt: er kann keine Ersatzinformation für die Bestimmung der Neurovirulenz im Tierversuch liefern und er eignet sich nicht dazu, um beispielsweise attenuiertes Impfvirus neben Wildvirus aufzuspüren. Trotzdem hat er eine gewisse Bedeutung für die Stammidentifizierung.

Von allen bisher bei Polioviren beschriebenen genetischen Markern hat das Merkmal rct in praktischer Hinsicht die größte Rolle gespielt. Das liegt zum Teil daran, daß es experimentell leicht zu bestimmen ist. Als weiterer Marker der ersten Gruppe PLOTKINS sei noch der d-Marker kurz erwähnt. Dieser Marker, der analog zum Merkmal rct als d+ oder d— bezeichnet zu werden pflegt, erfaßt die unterschiedliche Vermehrbarkeit verschiedener Poliovirusstämme in Gewebekulturen, die mit Agar überschichtet sind, der eine höhere bzw. niedrigere Konzentration an Bikarbonat enthält [105]. Schließlich sei aus dieser Gruppe genetischer Marker noch der MS-Marker genannt [42]. Er gestattet die Differenzierung zum gleichen Serotyp gehörender Poliovirusstämme auf Grund unterschiedlicher Vermehrung in Zellen einer permanenten Affennierengewebekultur, die als MS (monkey stable)-Zelle bezeichnet wird. Die mit diesem Marker erfaßten Stammdifferenzen sollen auf einer verschiedenen Penetration der infizierenden Viren beruhen. Nennenswerte praktische Bedeutung hat dieser Marker bisher nicht erlangt.

Aus der zweiten Gruppe von Markern sei ein Merkmal angeführt, das auf dem unterschiedlichen Verhalten von Poliovirusstämmen gegenüber einem Inhibitor beruht, der im Rinderserum vorkommt [94]. Dieses Merkmal wird als Bo-Marker bezeichnet. Ein ähnlicher Marker scheint mit Pferdeserum erfaßt werden zu können [96]. Hierher gehören auch die Wirkungen gewisser Polysaccharide, die u. a. in Agar vorkommen [95] und die Selektion von Plaquemutanten gestatten. Ihre Wirkung äußert sich in einer unterschiedlichen Plaquegröße. Dextransulfat ist auch ein solches Polysaccharid. Mit seiner Hilfe ließ sich beispielsweise nachweisen [97], daß der bekannte Impfstamm LSc,2ab (Typ 1) von SABIN mindestens drei verschiedene Plaquemutanten enthält. Prinzipiell in diese Gruppe gehören wohl auch jene Virusmerkmale, die darin zum Ausdruck kommen, daß die Vermehrbarkeit der Polioviren von der An- und Abwesenheit bestimmter Stoffe in starkem Maße abhängt. Das konnte u. a. für das Cystin [20] und das Guanidin [16, 51, 71] gezeigt werden.

Zur dritten Markergruppe zählen alle jene, die die intratypische unterschiedliche Adsorbierbarkeit oder Eluierbarkeit von Poliovirusstämmen an oder von verschiedenen Adsorbentien erfassen. HODES und seine Mitarbeiter [34] zeigten als erste, daß sich der Poliovirus-Typ-1-Stamm Mahoney, ein Wildvirus, bezüglich seiner Eluierbarkeit von DEAE-Zellulose völlig anders verhält als der Sabinsche Typ-1-Impfstamm LSc,2ab. Die nähere Untersuchung ergab, daß es sich um eine Verhaltensweise handelte, die verschiedene aufeinanderfolgende Generationen gleichartig aufweisen. Mit anderen Worten, jene strukturellen Oberflächeneigenschaften der Viruspartikel, auf denen die betreffenden Adsorptions- bzw. Elutionsqualitäten beruhen, sind vererbbar, d. h. letztlich in der Virus-RNS kodiert. ROBBINS [72] konnte zeigen, daß ähnliche Differenzen sich auch nachweisen lassen, wenn man Aluminiumhydroxyd als Adsorbens benutzt. Dieses Merkmal wurde dann vor allem von THOMSSEN und MAASS [69, 70] exakt durchgearbeitet. Hierbei wurde der Nachweis erbracht, daß sich auch zahlreiche andere Adsorbentien für die Bestimmung des Merkmals eignen. Dieser auf der spezifischen Eluierbarkeit von $Al(OH)_3$ beruhende Marker hat übrigens nichts mit dem Aluminium-Marker MELNICKS [108] zu tun.

Angesichts der Vielfalt der beschriebenen genetischen Marker sei darauf hingewiesen, daß sie teilweise auf dem gleichen Mechanismus beruhen können.

So steht der d-Marker in enger Beziehung zur Hemmwirkung verschiedener saurer Polysaccharide, speziell sulfathaltiger Polysaccharide. Ähnliche Zusammenhänge sollen auch zwischen dem MS-Marker und dem Cystin-Marker bestehen. Beim Rückschluß auf einen bestimmten, eventuell mehreren Markern gemeinsam unterliegenden Mechanismus ist jedoch Vorsicht am Platze. Die Bestimmung der genetischen Marker ist von großem Nutzen, wenn man die Übereinstimmung von Viren bei der Vermehrung im Laboratorium oder in Impflingen mit den Viren, aus denen sie entstanden sind, kontrolliert.

### c) Wirtsspektrum

Der Mensch scheint der einzige natürliche Wirt der Polioviren zu sein. Schimpansen lassen sich experimentell oral infizieren und der Erreger ist von einem Tier auf das andere übertragbar. Von den übrigen Affen sind noch Cynomolgusaffen (Macacus irus) per os infizierbar. Bei den meisten bisher für das Studium der Poliomyelitis benutzten Affenarten muß dagegen das Poliovirus parenteral, und zwar vielfach in beachtlicher Konzentration verabreicht werden, damit der Infekt zuverlässig haftet und eine Lähmungserkrankung eintritt.

1939 übertrug ARMSTRONG das Lansing-Virus — wie die spätere Klassifizierung ergab, Poliovirus Typ 2 — auf Baumwollratten und Mäuse. Damit war zum ersten Male bewiesen, daß Poliovirus nicht ausschließlich in Primaten zu vermehren ist. Jahre später gelang dann auch die Adaptation von Typ-1- und Typ-3-Virus an die gleichen Tierarten. Schließlich war es sogar möglich, Poliovirus Typ 2 im Hühnerembryonen zu vermehren.

Mit der rapiden und ausgedehnten Verbreitung der Gewebekulturtechnik in der Virologie haben diese Adaptationsversuche an Bedeutung verloren und offensichtlich auch keine Fortsetzung gefunden. Für die Züchtung von Polioviren werden heute primäre Kulturen von Affenzellen oder menschlichen Gewebes oder permanente Zellinien der gleichen Spezies, darunter auch Zellen, die von malignen Tumoren abstammen (z. B. HeLa-Zelle), benützt. Auf den Ablauf der Poliovirusinfektion beim Schimpansen wird im Abschnitt „Pathogenese" kurz eingegangen.

### 5. Pathogenese

Das Poliovirus wird unmittelbar von Mensch zu Mensch übertragen. Das schließt nicht aus, daß auch mit Poliovirus kontaminierte Vehikel, z. B. virushaltiges Wasser oder Speisen, die Quelle der Infektion sein können. Jedenfalls ist aber kein belebter Vektor, etwa ein Arthropod als obligates Glied in die Infektkette eingeschaltet. Das Poliovirus wird oral aufgenommen. Andere Eintrittspforten sind unbekannt. Ausgeschieden wird das Poliovirus hauptsächlich mit den Fäzes und in die Sekrete des Oropharynx. Die Periode, während der das Virus in den Fäzes nachgewiesen werden kann, ist länger als der Zeitraum, innerhalb dessen man es im Oropharynx findet. Auch ist die Menge Poliovirus, die mit dem Stuhl ausgeschieden wird, in der Regel viel größer als die in den Sekreten des Oropharynx angetroffene. Das ist allerdings mehr eine Frage der viel größeren Stuhlmengen als der Viruskonzentration. Die Ausscheidungsperiode schwankt außerordentlich. Im Durchschnitt beträgt sie etwa 3—4 Wochen. Es liegen jedoch einzelne Beobachtungen vor, wonach Poliovirus länger als 5 Monate ausgeschieden wurde.

Unsere Kenntnisse vom Ablauf der poliomyelitischen Infektion nach der Aufnahme des Virus verdanken wir hauptsächlich dem Studium der experimentellen Poliomyelitis der Schimpansen. Vor allem die Untersuchungen BODIANS [5] haben grundlegende Informationen gebracht. Soweit Beobachtungen am Menschen vorliegen, stehen sie damit prinzipiell im Einklang.

2—3 Tage nach der Aufnahme des Virus wird seine Ausscheidung in den Fäzes und den Sekreten des Oropharynx merklich. Die Konzentration des Virus im Stuhl steigt an und erreicht gelegentlich Werte von $10^5$ PFU (plaque forming units) und mehr pro g Stuhl. BODIAN hat die anfängliche Verteilung des Poliovirus auf die verschiedenen Gewebearten untersucht. Er fand, daß es sich zunächst im Tonsillo-Pharyngealgewebe und den Peyerschen Plaques vermehrt. Außerdem trifft man es in tiefen Zervikallymphdrüsen und Mesenteriallymphdrüsen an. Der gemeinsame Nenner beider relativ weit auseinander liegender und in der Epithelbedeckung verschiedenen Vermehrungsbezirke ist nach BODIAN die starke Anhäufung von lymphatischem Gewebe in der Lamina propria der Mukosa. An den gleichen Stellen wie beim Schimpansen fand man das Poliovirus auch beim Menschen in tödlich verlaufenden Fällen. Außerdem ist es in solchen Fällen meist aus dem Zentralnervensystem zu isolieren.

Nachdem die überwiegende Zahl von Infektionen mit Poliovirus inapparent verläuft oder höchstens zu der eingangs dieses Kapitels kurz skizzierten „minor illness" führt, liegt es nahe anzunehmen, daß in diesen Fällen der Infektionszustand auf den Intestinaltrakt und die ihn drainierenden Lymphdrüsen beschränkt bleibt. Die Symptome, welche die „minor illness" charakterisieren, müßten alsdann ursächlich auf die Vorgänge an den Stellen der primären Virushaftung und Virusvermehrung bezogen werden. Da die völlig symptomlos oder als „minor illness" ablaufende Poliovirusinfektion unter Bildung neutralisierender Antikörper zur Immunität führt, stellt sich in diesem Zusammenhang auch die Frage nach dem Ort der Antikörperbildung bei derartigen Infektionen. Wenn es auch nicht zu bezweifeln ist, daß die Lymphdrüsen, welche die primären Ansiedlungsbezirke des Poliovirus drainieren, potentielle Antikörperbildungsstätten sind, so steht es doch fest, daß auch in Fällen mehr oder weniger inapparenter Infektionen das Poliovirus auf dem Lymph- und Blutwege im Organismus verbreitet wird [11, 38] und in entferntere lymphatische Organe gelangen kann. Beobachtungen bei der oralen Poliomyelitisimpfung zeigten, daß auch einige der attenuierten Impfvirusstämme relativ häufig zu Virämie führen. Damit ist die Möglichkeit nicht von der Hand zu weisen, daß lymphatisches Gewebe außerhalb des engeren primären Siedlungsgebietes der Polioviren an der Antikörperproduktion in jenen Fällen teilnimmt, die inapparent verlaufen und in denen der Infektionszustand auf den Intestinaltrakt beschränkt zu bleiben scheint. Allerdings wurde Virämie nach Applikation mancher für die orale Impfung empfohlenen Stämme nur sehr selten beobachtet. Damit bleibt die Frage letztlich offen, ob eine Virämie in jedem Fall eine notwendige Prämisse ausreichender Antikörperbildung ist.

Eine virämische Phase kann bei jeder Verlaufsform einer poliomyelitischen Infektion vorkommen. Mit großer Regelmäßigkeit beobachtet man sie kurz bevor die Erkrankung des Zentralnervensystems beginnt. Daraus kann aber nicht unbedingt zwingend abgeleitet werden, daß der Weg des Virus unmittelbar aus dem Blute in das Zentralnervensystem führt, etwa über eine sogenannte Blut-Hirnschranke, oder daß zumindest dieser Weg der einzig mögliche sei. Abgesehen davon, daß durch experimentelle Untersuchungen gezeigt wurde, daß Poliovirus sich entlang Nervenbahnen ausbreiten kann, gibt es auch aus der menschlichen Pathologie eine Reihe von Beobachtungen, die am zwanglosesten durch die Annahme zu erklären sind, daß der Verlauf von Nervenbahnen zumindest einen gewissen lokalisierenden Effekt ausüben kann. So werden bekanntlich nach Tonsillektomie besonders häufig sogenannte bulbäre Verlaufsformen beobachtet. Außerdem geht auch von der Einspritzung bestimmter Präparate, vor allem gewisser Impfstoffe, eine die Lokalisation der Lähmungen determinierende Wirkung aus. Bei dem bekannten Cutter-Unglück im Frühjahr 1955, bei dem 65 Fälle paralytischer Poliomyelitis nach Injektion ungenügend inaktivierten Impfstoffes auftraten, waren in 60% die Arme betroffen, während normalerweise Beinlähmungen überwiegen. Alle diese Beobachtungen beweisen zwar nichts hinsichtlich des Mechanismus, nach dem das Eindringen des Virus in das Zentralnervensystem erfolgt. Sie sind aber ein Hinweis darauf, sich dieses Eindringen nicht zu einfach vorzustellen, etwa als eine lediglich physikalischen Gesetzen gehorchende Adsorption aus dem Blute. Offensichtlich haben wir es mit komplexeren Mechanismen zu tun. Die beiden folgenden schematischen Übersichten halten die wesentlichen Phasen der Pathogenese der Poliomyelitis nach den beiden wichtigsten Theorien fest und veranschaulichen gleichzeitig den Platz, welchen nach beiden Konzeptionen die Virämie im pathogenetischen Geschehen einnimmt.

Im Tierexperiment steigt die Viruskonzentration des Zentralnervensystems unmittelbar vor dem Auftreten der Lähmungen steil an. Aber nach 2—3 Tagen sinkt sie schon wieder ab und hält sich dann für mehrere Wochen auf einem niedrigen Wert.

Die Ursachen, aus denen die meisten Poliovirusinfektionen inapparent oder lediglich begleitet von einer „minor illness" verlaufen und nur einige wenige zu einer Krankheit mit Paralysen führen, sind im Einzelfall nicht bekannt und sicher meist komplexer Natur. Fraglos kann die unterschiedliche Neurovirulenz der Poliowildviren dabei eine Rolle spielen. Ebenso sicher kommen aber prädisponierende Faktoren auf der Seite des Patienten zum Tragen. Auf den lokalisierenden Effekt peripherer Traumen und die den Ausbruch der Lähmungserkrankung begünstigende Wirkung von Stress-Situationen wurde weiter oben schon hingewiesen. Im Tierexperiment konnte durch Kortikosteroidverabreichung die Häufigkeit und Schwere klinisch manifester Infektionen

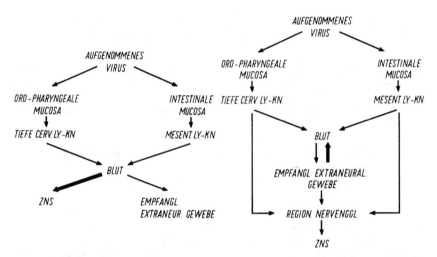

Abb. 3: Virusausbreitung im Organismus bei Poliomyelitis [nach BODIAN] (aus R. THOMSSEN, Pathogenese der Poliomyelitis. In: F. WÖHLER und O. VIVELL, Klinische Probleme der Poliomyelitis und verwandter Viruskrankheiten. 8. Freiburger Symposion. Springer-Verlag, Berlin—Göttingen—Heidelberg 1961).

Abb. 4: Virusausbreitung im Organismus bei Poliomyelitis [nach SABIN] (aus R. THOMSSEN, Pathogenese der Poliomyelitis. In: F. WÖHLER und O. VIVELL, Klinische Probleme der Poliomyelitis und verwandter Viruskrankheiten. 8. Freiburger Symposion. Springer-Verlag, Berlin—Göttingen—Heidelberg 1961).

gesteigert werden. Bekannt ist, daß eine Schwangerschaft die Suszeptibilität, mit Lähmungen zu erkranken, zu erhöhen scheint. Im großen ganzen müssen wir jedoch bekennen, daß in bezug auf jene Faktoren, die bestimmen, ob eine Poliomyelitisinfektion zu Lähmungen führt oder nicht, unser Wissen noch ziemlich lückenhaft ist.

## 6. Diagnose

Auf die pathologisch-anatomische Diagnose wird in diesem Abschnitt nicht eingegangen. Was darüber zu sagen ist, kann dem vorangehenden Abschnitt entnommen werden. Der Laboratoriumsdiagnose stehen in der Hauptsache folgende Möglichkeiten offen:

1.  Die Isolierung der Polioviren aus Stuhl, Rachenabstrichen oder Rachen-
    spülflüssigkeiten mittels Gewebekultur. Die Züchtung aus dem Blut und
    dem Liquor spielt in der Praxis keine Rolle. Genau so verhält es sich mit
    dem Tierversuch, soweit es Polioviren angeht. Für die Isolierung anderer
    Viren, beispielsweise gewisser Coxsackie-A-Virustypen ist er allerdings
    unentbehrlich.
2.  Die Bestimmung neutralisierender Antikörper im Patientenserum.
3.  Die Bestimmung komplementbindender Antikörper im Patientenserum.

Andere Antikörpernachweisverfahren, wie zum Beispiel die Präzipitationsreaktion, vor allem in Form der Geldiffusionspräzipitation, sind zwar möglich
und von manchen Autoren auch verschiedentlich benutzt worden [13, 30, 75,
87, 91]. In der Praxis haben sie jedoch keine nennenswerte Bedeutung erlangen
können.
Für die diagnostische Bestimmung der Serumantikörper, gleichgültig, welche
Methode angewandt wird, ist grundsätzlich zu fordern, daß mindestens zwei
in adäquatem zeitlichem Abstand entnommene Blutproben untersucht werden.
Die Untersuchung hat parallel, d. h. am gleichen Tag im gleichen Versuchsansatz zu erfolgen.
Die Isolierung der Polioviren wird mittels Gewebekulturen vorgenommen.
Es eignen sich zahlreiche Zelltypen: Primärkulturen von Geweben verschiedener Affenspezies, besonders ihrer Nieren, und primäre Kulturen menschlicher
Gewebe. Außerdem gelingt die Virusisolierung auch mit einer Reihe sogenannter
permanenter Zellinien (z. B. HeLa-Zellen, FL-Zellen u. a.). Leider beansprucht
die Virusisolierung bis zur Identifizierung relativ viel Zeit. Bei Züchtung aus
dem Stuhl muß von der Primärkultur häufig eine Subkultur angelegt werden,
so daß auch in günstigen Fällen ein Resultat kaum vor einer Woche erwartet
werden kann. Das ist fraglos nachteilig für die diagnostische Klärung des
Einzelfalles, zumal bei gelungener Isolierung ihre ätiologische Bedeutung häufig
offen bleibt. Trotzdem sollte auf den Versuch der Isolierung nicht verzichtet
werden, da sie für die ätiologische Diagnose des Einzelfalles, selbst wenn sie
relativ spät erfolgt, unentbehrlich ist. Außerdem sprechen u. U. auch noch
andere Gesichtspunkte, beispielsweise epidemiologische, für den Versuch der
Virusisolierung.
Meist wird es nicht gelingen, selbst wenn 2 oder mehr Serumproben untersucht
werden können, einen beweiskräftigen Anstieg der Konzentration neutralisierender Antikörper nachzuweisen. Das scheitert meist daran, daß der Anstieg
der Antikörperkonzentration bereits erfolgt ist, wenn klinische Symptome
ärztliche Behandlung nötig machen und die erste Blutprobe bei der ersten
Untersuchung entnommen wird. Trotzdem ist der Nachweis neutralisierender
Antikörper wegen der hohen Spezifität und Empfindlichkeit dieser Reaktion
von großer Bedeutung. Vor allem in diagnostisch strittigen Fällen sollte auf
ihre Bestimmung nicht verzichtet werden, zumal die anderen in Frage kommenden serologischen Tests verschiedene Nachteile aufweisen. Bei negativem

Ausfall ermöglicht er verläßliche Schlüsse, sofern nicht beim Patienten besondere Voraussetzungen, z. B. ein Antikörpermangelsyndrom, gegeben sind. Neuerdings wurde von THOMSSEN [100, 99] eine Methode angegeben, mit der unter Verwendung radioaktiv ($^{32}$P) markierten Poliovirus eine exakte Bestimmung neutralisierender Antikörper ohne Gewebekultur möglich ist. Es handelt sich um ein chromatographisches Verfahren, das das unterschiedliche Elutionsverhalten freier Virusteilchen und solcher, die Antikörpermoleküle gebunden haben, ausnutzt.

Der Wert der Komplementbindungsreaktion ist noch nicht abschließend zu beurteilen. Obwohl in zahlreichen Laboratorien routinemäßig ausgeführt und von verschiedenen Arbeitsgruppen wissenschaftlich bearbeitet [40, 47, 48, 88, 89], ist sie noch nicht zu einem befriedigenden, verläßliche Informationen liefernden Verfahren ausgereift. Eine der Schwierigkeiten bei der Komplementbindungsreaktion beruht darauf, daß in Gewebekulturen, in denen Polioviren vermehrt wurden, mindestens zwei verschiedene komplementbindende Antigene vorkommen. Mit einer gewissen Vereinfachung sind es die von MAYER (s. o.) mit D und C, vom Arbeitskreis HUMMELERS mit N und H bezeichneten Antigene. Wie schon weiter oben angedeutet, sitzt der größte Teil der Infektiosität in der D-(N-)Fraktion. Durch Erwärmung auf Temperaturen von 56° bis 60° und durch UV-Bestrahlung kann man D (N) in C (H) überführen. Wie vor allem Untersuchungen von ROIZMAN u. Mitarb. [74] gezeigt haben, sind die Verhältnisse in Wirklichkeit noch etwas verwickelter. Sera aus den verschiedenen Phasen einer Poliovirusinfektion zeigen nun eine unterschiedliche Reagibilität mit den beiden Antigenkomponenten. Sogenannte Seren der akuten Phase reagieren hauptsächlich mit C-(H-)Antigen, Seren der Rekonvaleszenzphase dagegen mit D-(N-)Antigen. Um zu Antigenen zu gelangen, mit denen vor allem der im Verlauf einer Poliovirusinfektion eintretende Antikörperanstieg nachgewiesen werden konnte, waren verschiedene Reinigungsprozeduren empfohlen worden, hierunter vor allem die Behandlung mit bestimmten Halogenkohlenwasserstoffen (Freon, Frigen). Kürzlich haben jedoch LENNETTE u. Mitarb. [48] auf Grund vergleichender Untersuchungen unterstrichen, daß diese gereinigten D-Antigene keinen Vorteil vor nativen Antigenen besitzen, wenn diese reichlich D enthalten. Vor allem gilt das für den Antikörperanstieg bei einer Typ-3-Infektion. Im übrigen haben diese Untersuchungen die Erfahrung bestätigt, daß bei älteren Patienten die Spezifität der Reaktion weniger gut ist als bei jungen. Insgesamt gesehen kann die Komplementbindungsreaktion bei Poliomyelitis noch keineswegs befriedigen. Ein gewisser Vorteil kann darin gesehen werden, daß ihr Anstieg in der Regel langsamer, oft erst zwischen dem 10. bis 30. Tag, erfolgt als der der neutralisierenden Antikörper. In der Praxis ist also die Chance, ihn zu erfassen, größer als bei den neutralisierenden Antikörpern. LENNETTE u. Mitarb. [47] geben an, daß sie mit der Komplementbindungsreaktion einen signifikanten Antikörperanstieg bei 58% der Typ-1-Infekte und bei 21% der Typ-3-Infekte nachweisen konnten. Vorangegangene Impfungen mit Salk-Impfstoffen schränken übrigens den Wert der Komplementbindungsreaktion insofern ein, als dadurch bei einem späteren Poliovirusinfekt sowohl homotypische wie heterotypische komplementbindende Antikörper schon während der akuten Phase beschleunigt gebildet werden. Damit verringert sich die Chance eines signifikanten Antikörpernachweises. Die mit der Komplementbindungsreaktion nachgewiesenen Antikörper sinken einige Monate nach der Infektion in der Regel wieder ab, wobei die mit dem C-(H-)Antigen reagierenden zeitlich vorangehen.

Bei Anlegen strenger Maßstäbe wird man den Resultaten der virologischen und serologischen Untersuchungen nur dann eine Bedeutung beimessen können, wenn sowohl Poliovirus isoliert als auch die Änderung der Antikörperkonzentration nachgewiesen ist. Nur in diesem Fall wird man nämlich argumentieren dürfen, daß die Virusvermehrung im Patienten ein solches Ausmaß hatte, daß die antikörperbildenden Zellsysteme davon stimuliert wurden. Aber selbst dann klafft letztlich eine Lücke in der kausalen Verknüpfung der festgestellten Symptome mit der sich im Patienten vollziehenden Virusvermehrung. Vor dem Versuch, diese Lücke zu schließen, muß man in der Regel resignieren. Vielfach hat man im konkreten Fall noch weniger relevante diagnostische Informationen in der Hand, oft nur den Nachweis des Virus und einen mehr oder weniger konstanten Antikörperpegel. Ist dieser sehr hoch, wird man einen frischen Anstieg vielleicht unterstellen können. Anderenfalls, wenn er beispielsweise von früherer stiller Feiung herrührt, hätte der Infekt vermutlich nicht gehaftet. Aber mit einer derartigen Argumentation begibt man sich im Grunde schon auf unsicheres Terrain. So stellen die Daten des Laboratoriums zwar ein unerläßliches diagnostisches Requisit dar, über ihren begrenzten Wert in klinisch wenig typischen Fällen muß man sich aber klar sein. Bei einwandfreier Technik wird auch der negative virologische und serologische Befund beträchtlichen Wert im Sinne des Ausschlusses einer poliomyelitischen Ätiologie beanspruchen können.

## 7. Therapie und Prophylaxe

Eine kausale Therapie der Poliomyelitis gibt es noch nicht. Die Behandlung der klinisch manifesten Poliomyelitis mit Antikörpern (passive Immunisierung) hat sich nicht bewährt. Ihr Nutzen ist unbewiesen. Die sonstigen therapeutischen Maßnahmen bei Poliomyelitis richten sich nicht gegen das Virus und seine Vermehrung und sind infolgedessen nicht Gegenstand dieses Lehrbuches.

### Die aktive Schutzimpfung

Bemühungen, Impfstoffe zur aktiven Immunisierung gegen Poliomyelitis zu entwickeln, setzten schon früh ein. Sie waren anfänglich von vornherein zum

Scheitern verurteilt, weil Erreger und Pathogenese dieser Erkrankung noch zu wenig bekannt und die Methoden der Virusvermehrung und Virusinaktivierung ungenügend waren. Die Mißerfolge blieben nicht aus. Die älteren Ansätze werden hier bewußt übergangen. Wer sich für sie interessiert, kann am besten in der ausgezeichneten Monographie von BOYD [14] nachlesen.

Die Aussichten, wirksame Impfstoffe zur aktiven Immunisierung gegen Poliomyelitis herzustellen, waren erst von jenem Zeitpunkt an günstig, als man wußte, daß drei Serotypen des Poliovirus existieren und als man außerdem die Polioviren in Kulturen nicht-neuralen Gewebes in vitro vermehren und damit in praktisch beliebiger Menge gewinnen konnte. Für die Impfstoffe, welche als wirksame Bestandteile inaktivierte Polioviren enthalten, war es dabei wichtig, daß mit den neuen Verfahren der Gewebekultur die Polioviren in einem zuvor nicht gekannten Reinheitsgrad anfielen. Das ersparte umständliche Reinigungsprozeduren der Polioviren vor der Inaktivierung.

Wer aus heutiger Sicht die Entwicklung der aktiven Poliomyelitisimpfung betrachtet, kann sehr leicht einen Trugschluß ziehen. Er kann zu der Meinung gelangen, die sogenannte Lebendimpfung sei eine spätere Entwicklung und die Impfstoffe aus inaktivierten Viren das ältere Verfahren. In Wirklichkeit sind beide Methoden, zumindest in ihrem modernen Gewand, ungefähr gleichzeitig konzipiert worden. Die Arbeiten an dem Impfstoff aus inaktivierten Viren erreichten aber früher als die Arbeiten am Lebendimpfstoff einen Stand, bei dem ihre spezifischen Probleme gelöst zu sein schienen. Obwohl auch das bis zu einem gewissen Grade ein Trugschluß war, kam es zum zeitlichen Vorsprung der Impfung mit Impfstoffen aus inaktivierten Polioviren, die häufig auch als Salk-Impfung bezeichnet wird.

Als eine für diese Impfmethode wichtige Grundlage kann die Beobachtung gelten, daß es im Verlauf einer Infektion mit dem Poliovirus, sei sie klinisch manifest oder inapparent, zum Auftreten neutralisierender Antikörper kommt. Damit stieß man direkt auf die Frage, ob derartige Antikörper irgendeine Rolle im Infektionsverlauf der Poliomyelitis spielen, beispielsweise eine die Vermehrung und Ausbreitung des Virus im Organismus limitierende Wirkung besitzen.

Bei der analytischen zeitlichen Aufschlüsselung des Infektionsprozesses und seiner Korrelierung mit den Symptomen der Poliomyelitis mußte zunächst der Eindruck entstehen, daß neutralisierende Antikörper keine große Bedeutung für die Begrenzung des Infektionsprozesses besitzen. Ihr Konzentrationsanstieg war nämlich im Blute vielfach schon kurz vor dem Eintritt von Lähmungen nachzuweisen. Indessen ist der zeitliche Bezug des Antikörperanstieges auf den Lähmungseintritt irreführend. Wichtiger und aufschlußreicher ist das Verhältnis zur Virämie, deren regelmäßiges Vorkommen gesichert war. Da die virämische Phase dem Antikörperanstieg vorausgeht und letzterer somit, um den Befall des ZNS durch das Virus zu verhindern, zu spät erfolgen konnte, war die mögliche Rolle neutralisierender Antikörper nur durch passiven Immunisierungsversuch im Tierexperiment zu klären. Hierfür mußten vor allem Tiere benutzt werden, bei denen die Poliomyelitis ähnlich der menschlichen Infektion abläuft. Das sind gewisse Affenspezies, in erster Linie Schimpansen. Mit solchen Untersuchungen haben sich verschiedene Autoren befaßt. Vor allem sei hier BODIAN [6—9] erwähnt. Seine umfangreichen Untersuchungen, auf die in detaillierter Form nicht eingegangen werden kann, lassen sich wie folgt zusammenfassen: Es ist durch Injektion neutralisierender Antikörper in relativ geringer Menge möglich, die Erkrankung mit Lähmungen zu verhindern und die Virämie zu unterdrücken. Die Antikörperzufuhr muß früh, d. h. vor der zu erwartenden Virämie erfolgen. Zwischen Virämie und Befall des ZNS besteht offensichtlich ein gesetzmäßiger zeitlicher Zusammenhang. Beweise für eine Nervenwanderung des Poliovirus wurden nicht gefunden.

Aus den Untersuchungen über die passive Immunität läßt sich folgern, daß eine aktive Immunisierungsmethode dann wirksamen Schutz gegen die Folgen einer Infektion mit Polioviren verspricht, wenn sie zur Bildung neutralisierender Antikörper führt. Darüber hinaus könnte man sich aus diesen Versuchen auch gewisse Chancen der passiven Immunisierung beim Menschen errechnen. An entsprechenden Bemühungen mit Gammaglobulin hat es nicht gefehlt. Sie haben keinen Erfolg gehabt, weil die Dauer der passiven Immunität zu kurz und die termingerechte Anwendung des Gammaglobulins meist nicht möglich ist [93].

Sehr erfolgreich war dagegen das von SALK [78, 79, 81] entwickelte und eingeführte Verfahren der aktiven Immunisierung mit inaktivierten Polioviren der drei Serotypen. SALK vermehrte die Viren in Primärkulturen von Affennieren und inaktivierte sie mit Formaldehyd. Vom Zusatz eines Freundschen Adjuvans kam er bald wieder ab. Er konnte zeigen, daß die 1—3malige Injektion seiner Impfstoffe bei einem hohen Prozentsatz der Impflinge zur Bildung neutralisierender Antikörper führt. Es hängt von der Qualität der verwendeten Impfstoffe ab, wie hoch der Prozentsatz der Antikörperbildner in einem Impflingskollektiv ist (Konversionsrate) und wie die Titerverteilung ist. Die ausgedehnten Erfahrungen, die mit Salk-Impfstoffen gesammelt wurden, haben gezeigt, daß die Impfstoffe selbst beim gleichen Hersteller häufig beträchtliche Schwankungen der Wirksamkeit von Charge zu Charge aufwiesen.

Mit gut wirksamen Impfstoffen lassen sich bei 2—3maliger Anwendung Konversionsraten von über 90% erzielen. Das heißt, über 90% der vor der Impfung antikörperfreien Impflinge bilden als Folge der Impfung neutralisierende Antikörper.

Von dem von SALK angegebenen Herstellungsverfahren sind im Laufe der Jahre vielerlei Modifikationen beschrieben worden. Sie hatten zum Ziel, Unschädlichkeit und Wirksamkeit der Impfstoffe zu verbessern. Einige Autoren führten zusätzliche Inaktivierungsschritte ein (UV-Bestrahlung, $\beta$-Propiolacton), andere änderten die Bedingungen der Formaldehydeinwirkung, beispielsweise indem sie seine Konzentration über den von SALK ursprünglich empfohlenen Wert erhöhten, die Temperatur der Inaktivierung erniedrigten und schließlich die Inaktivierungsdauer verlängerten. Verschiedentlich wurden Adjuvantien, z. B. Al(OH)$_3$ *[31]* zur Steigerung der immunisatorischen Wirksamkeit zugesetzt. Das änderte zwar am Prinzip der Impfung nichts, führte jedoch dazu, daß zahlreiche teilweise recht unterschiedliche Impfstoffe, deren Antigengehalt durch inaktivierte Viren repräsentiert wird, zur Verwendung kamen. Hinter der Bezeichnung „Salk-Impfstoff" kann sich mithin recht Verschiedenes verbergen. Leider wurde bisher auch kein allgemein anerkanntes Verfahren der Wirksamkeitsmessung für Impfstoffe des Salk-Types entwickelt. Fast jedes Land pflegt seine eigene Methode. Anerkannte Standardimpfstoffe fehlen. Wenn man auch bei derartigen Wirksamkeitsmessungen im Laboratorium — in der Regel durch Tierversuch — meist nicht mit letzter Sicherheit sagen kann, ob sie eine für den Menschen relevante Information liefern, so vermögen sie doch zumindest dann, wenn das allgemeine Standardprinzip angewandt wird, zu große Schwankungen der Wirksamkeit der Impfstoffe zu verhindern. Ungenügende Kenntnis der Problematik der Wertbemessung der Salk-Impfstoffe und der Situation, in der sich das ganze Gebiet jahrelang befand, hat manches unsachliche Urteil über die Salk-Impfung zustande kommen lassen.

Nachdem SALK für seine Impfstoffe die Fähigkeit, die Antikörperbildung zu stimulieren gezeigt hatte, galt es, den eigentlichen Wirksamkeitsbeweis zu führen. Dieser konnte seinem Wesen nach nur in dem Nachweis bestehen, daß die Impfung Morbidität und Letalität der Poliomyelitis zu senken vermag. Ein Großimpfversuch, der in den USA 1954 ausgeführt und 1955 ausgewertet wurde, erbrachte diesen Nachweis *[25]*. Er ergab, daß die Impfung den Erwartungswert paralytischer Erkrankungen — ermittelt an einem placebogeimpften Vergleichskollektiv — um über 70% zu senken vermochte. Analoges gilt für die Letalität. Nach diesem überzeugenden Wirksamkeitsbeweis des Verfahrens setzte die allgemeine Anwendung der Impfung ein, die in USA nur kurz durch ein in seinen Ursachen alsbald aufgeklärtes Impfunglück unterbrochen wurde. Die in die Impfungen gesetzten Hoffnungen wurden nicht enttäuscht. Sie führte überall, wo sie konsequent auf breiter Basis angewendet wurde, zum starken Rückgang der paralytischen Poliomyelitis. Der durch gut wirksame Salk-Impfstoffe vermittelte Schutz scheint mehrere Jahre anzuhalten. Ein wichtiger Vorzug der Salk-Impfstoffe ist ihre Kombinationsfähigkeit mit anderen Antigenquoten, wie Diphtherie, Tetanus oder Keuchhusten.

Parallel zu dieser Entwicklung setzten verschiedene Autoren ihre Bemühungen fort, ein sogenanntes Lebendimpfverfahren gegen Poliomyelitis zu entwickeln. Dieses Impfverfahren sollte eine Imitation des natürlichen Infektionsgeschehens sein. Das heißt, die Impfung sollte in der oralen Verabreichung attenuierter, in ihrer Neurovirulenz abgeschwächter Polioviren der drei Typen bestehen. Drei Autoren, KOPROWSKI *[44, 45]*, COX *[17, 18]* und SABIN [76, 77] haben die Grundlage dieser Immunisierungsmethode ausgearbeitet und mit den von ihnen vorgeschlagenen Impfviren sind umfangreiche Impfungen anfänglich experimentellen Charakters vorgenommen worden. Bei diesen großen Versuchsimpfungen, vor allem aber bei der Prüfung der von den drei genannten Autoren vorgeschlagenen Impfviren im Laboratorium haben die Stämme SABINS eine günstigere Beurteilung gefunden *[61]*. Das hat dazu geführt, daß sie als einzige Stämme bisher eine Lizensierung durch die amerikanischen Gesundheitsbehörden erhielten. Infolgedessen verwenden die meisten Produzenten, die orale Poliomyelitisimpfstoffe herstellen, derzeit SABINS Virusstämme. Nur in, einigen Ländern, z. B. Polen und der Schweiz wurden auch ausgedehnte Impfungen mit den Stämmen der beiden anderen Autoren, vor allem KOPROWSKIS, vorgenommen.

Die orale Poliomyelitisimpfung führt zu einer Vermehrung der Impfviren in bestimmten Zellbezirken des Oropharynx und Darmes, vermutlich vor allem der Peyerschen Plaques. Das dabei gebildete Virus wird zu einem erheblichen Teil in die Sekrete des Oropharynx und mit dem Stuhl ausgeschieden. Im Verlauf dieser Vorgänge treten neutralisierende Poliovirusantikörper auf. Damit wird gleichzeitig Immunität gegen den betreffenden Virustyp erworben. Die Konzentration der neutralisierenden Antikörper nach oraler Poliomyelitisimpfung ist im allgemeinen größer als die durch Salk-Impfung erworbene. Die folgende Tabelle 1 hält die wichtigsten Unterschiede zwischen Salk-Impfung und oraler Impfung fest.

|  | Impfung mit inaktivierten Impfstoffen | Impfung mit Lebendimpfstoffen |
|---|---|---|
| Impfstoffe enthalten | inaktivierte, d. h. nicht vermehrungsfähige Polioviren | vermehrungsfähige attenuierte Polioviren |
| Applikation | mehrmals parenteral | mehrmals oral |
| Ausscheidung von lebendem Virus | nicht vorhanden | vorhanden |
| „Darmimmunität" | gering | stark |
| Virämie | nicht vorhanden | je nach Stamm mehr oder weniger häufig vorhanden |
| Störbarkeit durch Interferenz | nicht möglich | möglich |
| Dauer der Immunität | mehrere Jahre | mehrere Jahre |

Tab. 1: Die wichtigsten Unterschiede zwischen der Lebendimpfung und der Totimpfung gegen Poliomyelitis.

Ein sehr wichtiger Unterschied besteht in der Tatsache, daß der oral Geimpfte, falls er vor der Impfung für den betreffenden Virustyp noch empfänglich war, zum Virusausscheider wird. Die Ausscheidungsperiode kann beträchtlich schwanken. Im Durchschnitt kann man das Virus etwa 3—4 Wochen im Stuhl nachweisen, im Oropharynx meist erheblich kürzer. Durch die Ausscheidung ist die Übertragungsmöglichkeit auf andere, noch nicht immune Personen gegeben. Das zwingt dazu, die Frage zu prüfen, ob die ausgeschiedenen Viren qualitativ in jeder Beziehung den Viren im Impfstoff gleichen, aus denen sie hervorgegangen sind. Die Antwort lautet, daß sehr häufig Änderungen bei der Vermehrung im Impfling eintreten. Häufigkeit und Ausmaß, mit denen das geschieht, sind von Stamm zu Stamm verschieden. Ein faßbares Risiko scheint damit allerdings nicht gegeben zu sein. Außerdem können die oralen Impfungen so organisiert werden, daß ein Risiko, selbst wenn es bestünde, nicht zum Tragen kommen kann.

Eine weitere Frage ist die der Virämie nach oraler Poliomyelitisschutzimpfung. Manche Autoren erblicken in ihr etwas Unerwünschtes, andere bezweifeln, ob ausreichende Immunität nach oraler Impfung ohne Virämie überhaupt eintreten kann. Fest steht, daß Virämie nach Fütterung mancher Impfviren, beispielsweise SABINs Typ-2-Stamm, ziemlich regelmäßig gefunden wird, nach Verabreichung anderer, z. B. seines Typ-1-Stammes, nur selten. Eine Korrelation zwischen der Fähigkeit, im Impfling eine Virämie zu erzeugen und der Neurovirulenz scheint nicht zu bestehen. Wenn überhaupt, dann scheint die Virämie nur während der ersten 8 Tage nach der Impfung vorzukommen.

Als einen besonderen Vorzug der oralen Poliomyelitisimpfung sieht man das Entstehen der sogenannten Darmimmunität an. Damit bezeichnet man den Umstand, daß im Intestinaltrakt eines erfolgreich oral gegen Poliomyelitis Geimpften sich Poliovirus für mehr oder weniger lange Zeit nicht noch einmal ansiedeln und vermehren kann. Es handelt sich hier um ein Phänomen von sehr großer epidemiologischer Bedeutung. Ein gegen einen bestimmten Poliovirustyp erfolgreich Geimpfter scheidet für längere Zeit praktisch für den gleichen Virustyp als mögliches Glied einer Infektkette aus. Allerdings ist diese Darmimmunität kein Reservat der oralen Poliomyelitisimpfung. In geringem Ausmaß kommt sie auch nach Salk-Impfung vor. Es besteht offensichtlich ein bestimmter Zusammenhang mit der Konzentration neutralisierender Antikörper im Blut. Wie der Mechanismus im einzelnen ist, ist noch offen. Es handelt sich um kein Alles-oder-Nichts-Phänomen. Vielmehr kann es hinsichtlich Dauer und Stärke variieren. Manche Autoren glauben, daß durch konsequente ausgedehnte orale Poliomyelitisimpfung infolge der damit induzierten Darmimmunität der Zirkulation der Polioviren in ganzen Bevölkerungen ein Ende gesetzt werden kann.

Es wurde weiter oben schon gesagt, daß die orale Poliomyelitisimpfung zum Auftreten relativ hoher Konzentrationen neutralisierender Antikörper führt. Daneben interessiert auch die Häufigkeit, mit der Antikörperbildung eintritt, mit anderen Worten: die Konversionsrate. Sie liegt meist bei 95%/o und darüber. Das gilt allerdings nur dann, wenn zur Zeit der Impfung in der Population der Impflinge kein anderes Enterovirus nennenswert verbreitet ist. Ist das der Fall, kann die Konversionsrate merklich absinken. Durch Verlegung in die kühle Jahreszeit läßt sich dieses Risiko stark einschränken.

Auch die orale Poliomyelitisimpfung hat eine sehr starke Senkung der Poliomyelitismorbidität zur Folge. Sie wurde überall dort registriert, wo die Impfung ausgedehnte Anwendung fand.

Bei der oralen Impfung gegen Poliomyelitis kann man die einzelnen Typen getrennt verabreichen, meist wählt man die Reihenfolge Typ 1, Typ 3, Typ 2. Der Abstand der einzelnen Gaben soll zweckmäßig nicht weniger als 6 Wochen betragen. Man kann jedoch auch mit bivalenten oder trivalenten Mischungen der Virustypen impfen. Die trivalenten Mischungen müssen jedoch mehrmals, mindestens zweimal, gegeben werden, um einen befriedigenden Erfolg zu erzielen. Die verabreichten Virusmengen liegen in der Größenordnung von 100 000—500 000 infektiösen Dosen, gemessen durch Titration auf Gewebekulturen. Bei der Impfung junger Säuglinge sind höhere Dosen nötig.

Über mögliche Nebenwirkungen der Impfung ist wenig bekannt. Soweit nach den Impfungen Erkrankungen mit Lähmungen beobachtet wurden, für die keine andere Ursache zu finden war, lagen sie in der Häufigkeit größenordnungsmäßig bei 1 : 1 Million. Sicher wird da und dort der oralen Poliomyelitisimpfung eine in der Nachimpfperiode auftretende Krankheit ungerechtfertigt zur Last gelegt. Leider fehlen die einwandfreien statistischen Unterlagen, die für die sachliche Beurteilung derartiger Zusammenhänge benötigt werden. Das gilt auch für die immer wieder aufgeworfene Frage, ob die orale Poliomyelitisimpfung irgendwelche andere Erkrankungen, die selbst nicht unmittelbare Folge einer Infektion mit Polioviren sind, provozieren kann. Solange die notwendigen statistischen Unterlagen fehlen, was vermutlich noch viele Jahre der Fall sein wird, wird die Spekulation hier ein dankbares Betätigungsfeld finden.

Mit der Erarbeitung der beiden Impfverfahren ist die spinale Kinderlähmung eine vermeidbare Krankheit geworden.

## 8. Epidemiologie der Poliomyelitis

Verständnis und Kenntnis der Epidemiologie der Poliomyelitis waren lange Zeit deshalb mangelhaft, weil für ihre Erforschung anfänglich nur die klinisch manifesten, besonders die mit Lähmungen einhergehenden Erkrankungen ins Auge gefaßt werden konnten. Erst nachdem man erkannt hatte, daß bei einer Poliomyelitisepidemie einem Erkrankten eine wechselnde, in jedem Fall sehr viel größere Zahl mehr oder weniger inapparenter Infektionen gegenübersteht, konnte ein zutreffendes Bild von der Ausbreitungsweise der Polioviren gewonnen werden. Das wiederum setzte die Anwendung moderner virologischer

Methoden voraus, die erst seit ungefähr 12 Jahren in größerem Umfang zur Verfügung stehen. So ist es gekommen, daß es viele Jahre gedauert hat, bis ein einigermaßen vollständiges Bild von der Epidemiologie der Poliomyelitis gewonnen werden konnte und die Entwicklung, die zu diesem Stand des Wissens führte, vollzog sich nicht stetig, sondern in Wellen, die mit dem methodischen Fortschritt zeitlich korreliert waren.

Für das Verständnis der Epidemiologie der Poliomyelitis sind einige Tatsachen von prinzipieller Bedeutung. Neben der Existenz von drei verschiedenen serologischen Typen ist es zunächst der bereits erwähnte Umstand, daß der mit Poliovirus infizierte Mensch in der Regel mehrere Wochen Poliovirus mit den Fäzes und kürzere Zeit in die Sekrete des Oropharynx ausscheidet. Damit ist die Übertragungsmöglichkeit unmittelbar von Mensch zu Mensch gegeben. Es ist im Laufe der Jahre viel darüber spekuliert worden, ob auch Arthropoden als Vektoren eine Rolle bei der Verbreitung der Polioviren spielen. Die schon früh aufgefallene Saisongebundenheit der Poliomyelitis legte solche Vermutungen nahe. Besonders Fliegen sind in dieser Beziehung häufig verdächtigt worden. Tatsächlich konnten aus Fliegen öfters Polioviren isoliert werden. Indessen spielen sie, wenn überhaupt, dann höchstens die Rolle eines passiven Virusträgers. Bis heute ist kein Arthropod bekannt, der ein obligates Glied in der Infektkette darstellt, entlang welcher sich Polioviren in einer Bevölkerung ausbreiten. Diese Infektkette führt direkt von Mensch zu Mensch. Während einer Poliomyelitisepidemie ist aber Poliovirus nicht gleichmäßig in einer Bevölkerung verbreitet. Vielmehr läßt es sich besonders häufig aus den Mitgliedern solcher Familien isolieren, in denen eine manifeste Erkrankung aufgetreten ist. Besonders Kinder im Alter bis zu 2 Jahren sind epidemiologisch wirkungsvolle Glieder von Infektketten.

Eine weitere wichtige Tatsache für das Verständnis der Epidemiologie der Poliomyelitis wurde schon kurz angedeutet. Es ist die Erkenntnis, daß die paralytische Erkrankung eine seltene Komplikation der Infektion mit Poliovirus darstellt. Die Regel ist der inapparente Infekt oder höchstens ein uncharakteristisches leichtes Symptomenbild ohne Hinweis auf eine Beteiligung des ZNS. Die Zahlenangaben, auf wieviele Infektionen eine Lähmungserkrankung kommt, schwanken in weiten Grenzen. Werte von 100 : 1 bis 1000 : 1 wurden angegeben. Allgemein verbindliche Zahlen lassen sich sicher gar nicht ermitteln, weil die zahlreichen Parameter, deren Resultate solche Zahlen sind, von Epidemie zu Epidemie variieren. Sicher dürfte sein, daß bei Typ 2 die meisten inapparenten oder von uncharakteristischen Symptomen begleiteten Infekte ablaufen.

Noch nicht befriedigend zu erklären ist es, daß Poliomyelitisepidemien meist im Sommer auftreten und mit Beginn der kühleren Jahreszeit wieder abklingen. Das gilt für die nördliche Halbkugel. Auf der südlichen Halbkugel, beispielsweise in Australien, ist die Saisongebundenheit entsprechend. In der warmen Jahreszeit wurde Poliovirus schon wiederholt in den Abwässern zahlreicher Großstädte nachgewiesen. Im Winter dagegen gelang der Nachweis nicht mit gleicher Häufigkeit. Hierin spiegeln sich Zu- und Abnahme der Verbreitung der Polioviren in der Bevölkerung. Die entscheidende Frage ist, von welchen Faktoren die saisongebundene Schwankung der Häufigkeit, mit welcher Polioviren — andere Enteroviren verhalten sich analog — in einer Bevölkerung verbreitet sind, abhängt. Sind es die sich mit den Jahreszeiten ändernden Lebensgewohnheiten, ist es eine Änderung physiologischer Zustände, sind es günstigere Bedingungen für das Virus in der Außenwelt? Wir wissen es noch nicht.

In einigen zivilisierten Ländern, vor allem in USA und in Skandinavien, war bis zur Einführung der aktiven Schutzimpfung eine interessante und gleichzeitig besorgniserregende epidemiologische Entwicklung zu verzeichnen gewesen. Die Morbidität schien in einem dauernden wellenförmig verlaufenden Anstieg begriffen. In ihm hoben sich von Zeit zu Zeit Jahre mit schweren Epidemien besonders hervor. Außerdem vollzog sich eine Verschiebung der Altersverteilung. Ursprünglich eine Erkrankung mit dem Häufigkeitsmaximum im Kleinkindesalter, wurden in einem stärkeren Maße Poliomyelitiden im späten Kindesalter und bei Jugendlichen beobachtet.

Die folgende Abbildung 5 veranschaulicht die Entwicklung der Poliomyelitismorbidität in USA und in einigen westeuropäischen Ländern (Belgien, Dänemark, Deutschland, Frankreich, Niederlande, Österreich, Saarland, Schweiz)

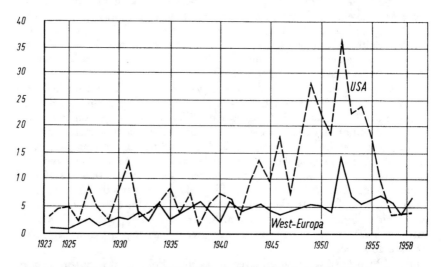

Abb. 5: Entwicklung der Morbidität an Poliomyelitis 1923 bis 1959 in den USA und in einer europäischen Staatengruppe [Belgien, Dänemark, Deutschland, Frankreich, Luxemburg, Niederlande, Österreich, Saarland und Schweiz] (aus W. ANDERS, Die epidemiologische Situation der Poliomyelitis. In: F. WÖHLER und O. VIVELL, Klinische Probleme der Poliomyelitis und verwandter Viruskrankheiten. 8. Freiburger Symposion. Springer-Verlag, Berlin—Göttingen—Heidelberg 1961).

nach ANDERS *[2]*. Der steigende Trend ist darin auch für die westeuropäischen Länder erkennbar, wenngleich nicht so ausgesprochen wie in USA. Allerdings muß bei allen Morbiditäts- und Mortalitätsstatistiken bedacht werden, daß sie mit einer gewissen diagnostischen Unsicherheit belastet sind. Vor allem gilt das für alle Statistiken aus der Zeit vor der Einführung der Virusisolierung mittels Gewebekultur als diagnostische Routinemethode. Aber zum großen Teil trifft es auch auf Statistiken aus den letzten Jahren zu, da sie ebenfalls vorwiegend auf rein klinisch gestellten Diagnosen beruhen. Besonders wirkt sich diese Unsicherheit bei dem als aparalytisch bezeichneten Verlaufstyp aus. Zur Erklärung der in manchen Ländern beobachteten steigenden Poliomyelitismorbidität und der weiteren Erfahrung, daß das Risiko einer poliomyelitischen Erkrankung für Bevölkerungsschichten mit hohem Lebensstandard offensichtlich größer war als für Bevölkerungsgruppen mit niedrigem Einkommen, lieferten Untersuchungen für die unterschiedlich schnelle Durchseuchung von Bevölkerungsgruppen mit hohem und niedrigem Lebensstandard wichtige Informationen. In diesem Zusammenhang verdienen vor allem die grundlegenden Untersuchungen von PAUL, MELNICK und RIORDAN *[65]* Erwähnung. Ihrer Veröffentlichung ist die Abbildung 6 entnommen. Sie stellt Untersuchungs-

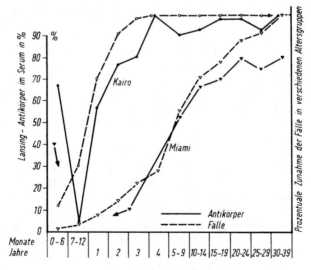

Abb. 6: Vergleich der Altersverteilung der neutralisierenden Antikörper gegen Typ 2 mit den kumulativen Erkrankungshäufigkeiten an Poliomyelitis in zwei subtropischen Gegenden (nach PAUL, MELNICK und RIORDAN *[110]*).

ergebnisse gegenüber, die in Kairo einerseits und in Miami andererseits erzielt wurden. Bei diesen Untersuchungen wurde die Geschwindigkeit der Durchseuchung mit Poliovirus Typ 2 geprüft, und zwar dadurch, daß man für verschiedene Altersgruppen den prozentualen Anteil ermittelte, der neutralisierende Antikörper gegen Poliovirus Typ 2 besitzt. Die Abbildung 6 läßt deutlich erkennen, daß in der gleichen Altersgruppe in Kairo der Anteil von Personen, die neutralisierende Antikörper besitzen, jeweils viel größer ist als in Miami. Das ist aber nichts anderes als Ausdruck der Tatsache, daß in Kairo Poliovirus sehr viel intensiver in der Bevölkerung zirkuliert als in Miami. Das wiederum ist Folge des Umstandes, daß unter sogenannten hygienischen Lebensbedingungen Infektketten sehr viel häufiger und wirkungsvoll unterbrochen werden als unter primitiven unsauberen Lebens- und Wohnverhältnissen. Unter diesen letzten Bedingungen laufen zahlreiche Infektionen mit den Polioviren in einer Zeit ab, in der noch diaplazentar von der Mutter empfangene Antikörper vorhanden sind und verhindern, daß die Infektion mit diesem Wildvirus zur Erkrankung führt.

Die stark eingeschränkte Zirkulation der Polioviren unter hygienisch günstigen Lebensbedingungen hat zur Folge, daß viele Menschen in einem höheren Lebensalter für eine Infektion mit Poliovirus noch suszeptibel sind, als es der Fall wäre, wenn die gleichen Menschen unter unhygienischen, unsauberen Verhältnissen aufgewachsen wären. Das erklärt aber nur bis zu einem gewissen Grade die in einigen Ländern beobachtete Änderung der Altersverteilung der Poliomyelitis und außerdem den Zusammenhang dieses Phänomens mit der im wesentlichen von den Einkommensverhältnissen abhängenden Zugehörigkeit zu bestimmten sozialen Schichten. Es kommt offensichtlich noch ein zweites Moment hinzu. Dieses ist eine anscheinend mit dem Alter zunehmende Neigung nach einer Infektion mit Poliovirus mit Lähmungen zu erkranken. Das heißt, der Quotient aus Zahl der paralytisch Erkrankten und Zahl der insgesamt Infizierten (engl. die sogenannte „attack rate") ist altersabhängig. In Deutschland hat man übrigens keine Verschiebung der Altersverteilung der Poliomyelitis beobachtet.

Eine wichtige Frage ist die nach dem interepidemiellen Reservoir der Polioviren. Viel spricht dafür, daß hier in erster Linie inapparent infizierte Menschen eine wichtige Rolle spielen, die die Polioviren lange ausscheiden. So ist auch in den interepidemiellen Zeiten im Grunde die Infektkette intakt, weist aber nicht die zahlreichen Verzweigungen auf wie in Epidemiezeiten. Dem entspricht die immer wieder gemachte Beobachtung, daß die Häufigkeit von Virusisolierungen in der kalten Jahreszeit sehr stark abnimmt, daß aber auch in dieser Zeit gar nicht so selten Enteroviren isoliert werden. Es gibt keine Hinweise dafür, daß daneben auch die Überwinterung des Virus außerhalb des menschlichen Organismus irgendeine epidemiologische Rolle spielt.

Viele Länder machen derzeit eine interessante epidemiologische Entwicklung durch. Durch umfangreiche Impfaktionen wird die Poliomyelitismorbidität fast auf Null herabgedrückt. Es sieht fast so aus, als behielten jene optimistischen Propheten recht, die das völlige Verschwinden der Poliomyelitis voraussagen oder zumindest für möglich erklären. Für ein abschließendes Urteil ist es aber wohl noch etwas zu früh.

## Schrifttum

1 ALEXANDER, H. E., G. KOCH, J. MORGAN-MOUNTAIN a. O. VAN DAMM: Infectivity of RNA from poliovirus in human cell monolayers. J. Exper. Med. *108*, 493 (1958)

2 ANDERS, W.: Die epidemiologische Situation der Poliomyelitis. In: WÖHLER, F. u. O. VIVELL: Klinische Probleme der Poliomyelitis und verwandter Viruskrankheiten. Springer-Verlag, Berlin—Göttingen—Heidelberg 1961

3 BALTIMORE, D., Y. BECKER a. J. E. DARNELL: Virus-specific double-stranded RNA in poliovirus infected cells. Science *143*, 1034 (1964)

4 BLACK, M. L. a. E. A. TIMM: Kinetics of the formalin inactivation of poliovirus. J. Med. Chem. *6*, 624 (1963)

5 BODIAN, D.: Poliomyelitis: Pathogenesis and histopathology. In: RIVERS-HORSFALL: Viral and rickettsial infections of man. Lippincott Comp., Philadelphia—London 1959. Daselbst weitere Literatur.

6 BODIAN, D.: Experimental studies on passive immunization against poliomyelitis. I. Protection with human gamma globulin against intramuscular inoculation and combined passive and active immunization. Amer. J. Hyg. *54*, 132 (1951)

7 BODIAN, D.: Experimental studies on passive immunization against poliomyelitis. II. The prophylactic effect of human gamma globulin on paralytic poliomyelitis in cynomolgus monkeys after virus feeding. Amer. J. Hyg. *56*, 78 (1952)

8 BODIAN, D.: Experimental studies on passive immunization against poliomyelitis. III. Passive-active immunization and pathogenesis after virus feeding in Chimpanzees. Amer. J. Hyg. *58*, 81 (1953)

9 BODIAN, D.: Experimental poliomyelitis following intramuscular virus injection. III. The effect of passive antibody on paralysis and viremia. Bull. Johns Hopkins Hosp. *111*, 198 (1962)

10 BODIAN, D.: An electron-microscopic study of the monkey spinal cord. III. Cytologic effects of mild and virulent poliovirus infection. Bull. Johns Hopkins Hosp. *114*, 21 (1964)

11 BODIAN, D. a. R. S. PAFFENBARGER: Poliomyelitis infection in households. Frequency of viremia and specific antibody response. Amer. J. Hyg. *60*, 83 (1954)

12 BOEYE, A.: Induction of a mutation in poliovirus by nitrous acid. Virology *9*, 691 (1959)

13 LE BOUVIER, G. L., C. E. SCHWERDT a. F. L. SCHAFFER: Specific precipitates in agar with purified poliovirus. Virology *4*, 590 (1957)

14 BOYD, T. E.: Immunization against poliomyelitis. Bact. Rev. *17*, 339 (1953) Suppl.

15 CARP, R. J. a. H. KOPROWSKI: Mutation of type 3 poliovirus with nitrous acid. Virology *17*, 99 (1962)

16 CROWTHES, D. u. J. L. MELNICK: Studies on the inhibitory action of guanidine on poliovirus multiplication in cell cultures. Virology *15*, 65 (1961)

17 COX, H. R., V. J. CABASSO, J. EMBIL, F. S. MARKHAM, M. J. MOSES, A. W. MOYER, M. ROCA-GARCIA, a. J. M. RUEGSEGGER: Immunological response to trivalent oral poliomyelitis vaccine. Brit. Med. J. *II*, 591 (1959)

18 COX, H. R., V. J. CABASSO, J. EMBIL, F. S. MARKHAM, M. J. MOSES, A. W. MOYER, M. ROCA-GARCIA a. J. M. RUEGSEGGER: Further studies on immunological response to trivalent oral poliomyelitis vaccine. Papers and discussions presented at the Fifth International Poliomyelitis Conference Copenhagen 1960. J. B. Lippincott Comp., Philadelphia-Montreal 1961.

19 J. E. DARNELL a. H. EAGLE: The biosynthesis of polioviruses in cell cultures. Advances in Virus Res. 7, 1 (1960)

20 DUBES G. R. a. M. CHAPIN: Poliovirus mutants with altered responses to cystine. J. Gen. Microbiol. 18, 320 (1958)

21 EGGERS, H. J., D. BALTIMORE a. J. TAMM: The relation of protein synthesis to formation of poliovirus RNA Polymerase. Virology 21, 281 (1963)

22 FANCONI, G.: Poliomyelitis und verwandte neurotrope Viruskrankheiten. In: BERGMANN-FREY-SCHWIEGK: Handbuch der inneren Medizin I (1), 514 (1952)

23 FOGEL, A. a. E. EYLAN: Serodifferentiation of virulent and attenuated polioviruses by adsorbed sera. Virology 20, 533 (1963)

24 FOGH, J. a. D. C. STUART: Intracellular crystals of polioviruses in HeLa cells. Virology 11, 308 (1960)

25 FRANCIS, Th., J. A. NAPIER, R. B. VOIGHT, F. M. HEMPHILL, H. A. WENNER, R. F. KORNS, M. BOISEN, E. TOLCHINSKY a. E. L. DIAMOND: Evaluation of the 1954 field trial of poliomyelitis vaccine — Final report. Poliomyelitis Vaccine Evaluation Center, Department of Epidemiology School of Public Health. University of Michigan, Ann Arbor, Michigan 1957

26 GARD, S.: Theoretical considerations in the inactivation of viruses by chemical means. Annals New York Academ. Sciences 83, 638 (1960)

27 GARD, S.: Immunological strain specificity within type 1 poliovirus. Bull. World Health Org. 22, 235 (1960)

28 GHENDON, Yu. Z.: Mutations of virulent and attenuated poliovirus strains induced by nitrous acid. Acta virol. 7, 16 (1963)

29 GIERER, A. u. G. SCHRAMM: Die Infektiosität der Nukleinsäure aus Tabakmosaikvirus. Z. Naturforsch. 11b, 138 (1956)

30 GRASSET, F., V. BONIFAS a. E. PONGRATZ: Rapid slide precipitin microreaction of poliomyelitis antigens and antisera in agar. Proc. Soc. Exper. Biol. Med. 97, 72 (1958)

31 HAAS, R., W. KELLER u. W. KIKUTH: Grundsätzliches zur aktiven Schutzimpfung gegen Poliomyelitis. Dtsch. med. Wschr. 80, 273 (1955)

32 HAAS, R., R. THOMSSEN, G. MAASS u. A. GIESELER: Über die Verwendung von Aluminiumhydroxyd zur Reinigung und Differenzierung von Enteroviren. 1. Untersuchungen über die Adsorption und Elution von Polioviren unter Verwendung von Aluminiumhydroxyd als Adsorbens. Z. Hyg. 148, 2 (1961)

33 HAAS, R., G. MAASS u. R. THOMSSEN: Das unterschiedliche Verhalten verschiedener Enterovirusstämme bei der Elution von Aluminiumhydroxyd als ein Virusmerkmal. Behringwerk-Mitteilungen 42, 14 (1962)

34 HODES, H. L., H. D. ZEPP a. E. A. AINBENDER: A physical property as a virus marker: Difference in avidity of cellulose resin for virulent (MAHONEY) and attenuated (LSc2ab) strain of type 1 poliovirus. Second International Conference on Live Poliovirus Vaccines, Washington 1960

35 HOLLAND, J. J. a. L. C. McLAREN: The mammalian cell-virus relationship. II. Adsorption, reception and eclipse of poliovirus by HeLa cells. J. Exper. Med. 109, 487 (1959)

36 HOLLAND, J. J., L. C. McLAREN a. J. T. SYVERTON: The mammalian cell-virus relationship. IV. Infection of naturally insusceptible cells with enterovirus ribonucleic acid. J. Exper. Med. 110, 65 (1959)

37 HORNE, R. W. a. J. NAGINGTON: Electron microscopy studies of the development and structure of poliomyelitis virus. J. Mol. Biol. 1, 333 (1959)

38 HORSTMANN, D. M., R. W. McCOLLUM a. A. D. MASCOLA: Viremia in human poliomyelitis. J. Exper. Med. 99, 355 (1954)
39 HOWE, H. A. u. J. L. WILSON: Poliomyelitis. In: RIVERS, Th. M. u. F. L. HORSFALL: Viral and rickettsial infections of man.
40 HUMMELER, H. a. J. J. TUMILONICZ: Studies on the complement-fixing antigens of poliomyelitis. 2. Preparation of type-specific anti-N and anti-H-indicator Sera. J. Immunol. 84, 630 (1960)
41 HUMMELER, K., T. F. ANDERSON a. R. A. BROWN: Identification of poliovirus of different antigenicity by specific agglutination as seen in the electron microscope. Virology 16, 84 (1962)
42 KANDA, Y. a. J. L. MELNICK: In vitro differentiation of virulent and attenuated polioviruses by their growth characteristics on MS cells. J. Exper. Med. 109, 9 (1959)
43 KOCH, G.: Influence of assay conditions on infectivity of heated poliovirus. Virology 12, 601 (1960)
44 KOPROWSKI, H.: Immunization of man against poliomyelitis with attenuated preparations of living virus. Ann. N. Y. Acad. Sc. 61, Art. 4, 1039 (1955)
45 KOPROWSKI, H., G. A. JERVIS, T. W. NORTON a. D. J. NIELSEN: Further studies on oral administration of living poliomyelitis virus to human subjects. Proc. Soc. Exper. Biol. Med. 82, 277 (1963)
46 KUBINSKI, H. a. G. KOCH: On the separation of poliovirus ribonucleic acid. Virology 17, 219 (1962)
47 LENNETTE, E. H., R. L. MAGOFFIN a. N. J. SCHMIDT: Observations on the complement-fixing antibody response in human poliomyelitis. Influence of age and vaccination status. J. Immunol. 89, 358 (1962)
48 LENNETTE, E. H., N. J. SCHMIDT, R. L. MAGOFFIN, Sh. J. HAGENS a. E. J. DUKELLIS: A comparison of the reactivity of poliovirus complement-fixing antigens (native, heated and sucrose density gradient C and D) with human Sera. J. Immunol. 92, 261 (1964)
49 LEVINTOW, L. a. J. E. DARNELL: A simplified procedure for purification of large amounts of poliovirus: Characterization and amino acid analysis of type 1 poliovirus. J. Biol. Chem. 235, 70 (1960)
50 LEVINTOW, L., M. M. THOREN, J. E. DARNELL a. J. L. HOOPER: Effect of p-fluorphenylalanine and puromycin on the replication of poliovirus. Virology 16, 220 (1962)
51 LODDO, B.: Inibizione della moltiplicazione in vitro di virus poliomielitici ad opera della guanidina. Boll. Soc. Ital. Biol. Sper. 35, 395 (1961)
52 LODDO, B., B. SCARPA a. S. MUNTONI: Infective "ribonucleic acid" extraction from poliovirus by sodium dodecyl sulfate. Experientia 19, 246 (1963)
53 LWOFF, A.: The thermosensitive critical event of the viral cycle. Cold Spring Harbor Symposia Quant. Biology 27, 159 (1962)
54 LWOFF, A. et M. LWOFF: L'inhibition du développement du virus poliomyélitique à 39° et le problème du rôle de l'hyperthermie dans l'évolution des infections virales. Compt. rend. acad. Sc. 246, 190 (1958)
55 McBRIDE, W. D.: Antigenic analysis of polioviruses by kinetic studies of serum neutralization. Virology 7, 45 (1959)
56 MANDEL, B.: Early stages of virus-cell interaction as studied by using antibody. Cold Spring Harbor Symposia on Quantitative Biology 27, 123 (1962)
57 MANDEL, B.: The use of sodium dodecyl sulfate in studies on the interaction of poliovirus and HeLa cells. Virology 17, 288 (1962)

58 MANDEL, B.: The extraction of ribonucleic acid from poliovirus by treatment with sodium dodecyl sulfate. Virology 22, 360 (1964)

59 MAYER, M. M., H. J. RAPP, B. ROIZMAN, S. W. KLEIN, K. M. KOWAN, D. LUCKENS, C. E. SCHWERDT, F. L. SCHAFFER a. J. CHARNEY: The purification of poliomyelitis virus as studied by complement fixation. J. Immunol. 78, 435 (1957)

60 MOUNTAIN, J. M. a. H. E. ALEXANDER: Infectivitiy of ribonucleic acid (RNA) from type I poliovirus in embryonated eggs. Proc. Soc. Exper. Biol. Med. 101, 527 (1959)

61 MURRAY, R., R. KIRSCHSTEIN, G. VAN HOOSIER a. S. BARON: Comparative virulence for rhesus monkeys of poliovirus strains used for oral administration. In: Live poliovirus vaccines. First International Conference on Live Poliovirus Vaccines, Washington 1959

62 NOETZEL, H.: Die Pathologie der Poliomyelitis. In: WÖHLER-VIVELL: Klinische Probleme der Poliomyelitis und verwandter Viruskrankheiten. 8. Freiburger Symposion 1961. Springer, Heidelberg 1962

63 OPPENHEIMER, F., E. BENESI a. A. R. TAYLOR: The ultraviolet irradiation of biological fluids in thin-flowing films. Amer. J. Publ. Health 49, 903 (1959)

64 PAFFENBARGER, R. S. a. V. O. WILSON: Previous tonsillectomy and current pregnancy as they affect risk of poliomyelitis attack. Ann. N. Y. Acad. Sc. 61, 856 (1955)

65 PAUL, J. R., J. L. MELNICK a. J. T. RIORDAN: Comparative neutralizing antibody patterns to Lansing (type 2) poliomyelitis virus in different populations. Amer. J. Hyg. 56, 232 (1952)

66 PLOTKIN, S. A., R. J. CARP a. A. F. GRAHAM: The poliovirus of man. Ann. N. Y. Acad. Sc. 101, Art. 2, 357 (1962)

67 POHJANPELTO, P.: Stabilization of poliovirus by cystine. Virology 6, 472 (1958)

68 POHJANPELTO, P.: Oxidation in thermoinactivation of polioviruses. Virology 16, 92 (1962)

69 REICH, E., R. M. FRANKLIN, A. J. SHATKIN a. E. L. TATUM: Effect of actinomycin D on cellular nucleic acid synthesis and virus production. Science 134, 556 (1961)

70 REICH, E., R. M. FRANKLIN, A. J. SHATKIN a. E. L. TATUM: Action of actinomycin on animal cells and viruses. Proc. Nat. Acad. Sc. 48, 1238 (1962)

71 RIGHTSEL, W. A., J. R. DICE, R. J. McALPINE, E. A. TIMM, J. W. McLEAN jr., G. I. DIXON a. F. M. SCHABEL: Antiviral effect of guanidine. Science 134, 558 (1961)

72 ROBBINS, F. C.: Diskussionsbemerkung. In: Live poliovirus vaccines. Papers presented and discussions held at the Second International Conference on Live Poliovirus Vaccine. World Health Org., Washington 1960

73 ROIZMAN, B., M. M. MAYER, a. H. J. RAPP: Immunochemical studies of poliovirus. III. Further studies on the immunologic and physical properties of poliovirus particles produced in tissue culture. J. Immunol. 81, 419 (1958)

74 ROIZMAN, B., M. M. MAYER a. H. J. RAPP: Immunochemical studies of poliovirus. III. Further studies on the immunologic and physical properties of poliovirus particles produced in tissue culture. J. Immunol. 81, 419 (1958)

75 RUSCHMANN, E. u. R. HAAS: Erfahrungen mit der Flockungsreaktion in Agar-Gel mit konzentriertem Poliomyelitis-Virus der Typen 1, 2, 3. Zschr. ges. Hyg u. Grenzgeb. 7, 697 (1961)

76 SABIN, A. B.: Behavior of chimpanzee-avirulent poliomyelitis viruses in experimentally infected human volunteers. Amer. J. Med. Sc. 230, 1 (1955)

77 SABIN, A. B.: Properties and behavior of orally administered attenuated poliovirus vaccine. Papers presented and discussions held at the Fourth International Poliomyelitis Conference 1957. J. B. Lippincott Comp., Philadelphia-Montreal 1958

78 SALK, J. E.: A concept of the mechanism of immunity for preventing paralysis in poliomyelitis. Ann. N. Y. Acad. Sc. *61*, 4, 1023 (1955)

79 SALK, J. E.: Basic principles underlying immunization against poliomyelitis with a noninfectious vaccine. Papers presented and discussions held at the Fourth International Poliomyelitis Conference. J. B. Lippincott Comp., Philadelphia-Montreal

80 SALK, J. E. a. J. B. GORI: A review of theoretical, experimental and practical considerations in the use of formaldehyde for the inactivation of poliovirus. Ann. N. Y. Acad. Sc. *83*, 609 (1960)

81 SALK, J. E., B. L. BENNETT, L. J. LEWIS, E. N. WARD a. J. S. YOUNGNER: Studies in human subjects on active immunization against poliomyelitis. 1. A preliminary report of experiments in progress. J. Amer. Med. Ass. *151*, 1081 (1953); 2. A practical means for inducing and maintaining antibody formation. Amer. J. Publ. Health *44*, 994 (1954)

82 SCHAFFER, F. L., a. C. E. SCHWERDT: Purification and properties of poliovirus. In: Advances in Virus Research *6*, 159 (1959)

83 SCHAFFER, F. L., H. FISHER MOORE a. C. E. SCHWERDT: Base composition of the ribonucleic acids of the three types of poliovirus. Virology *10*, 530 (1960)

84 SCHAFFER, F. L. a. A. J. HACKETT: Early events in poliovirus — HeLa cell interaction: Acridin orange photosensitization and detergent extraction. Virology *21*, 124 (1963)

85 SCHARFF, M. D. a. L. LEVINTOW: Quantitative study of the formation of poliovirus antigens in infected HeLa cells. Virology *19*, 491 (1963)

86 SCHARFF, M. D., J. V. MAIZEL a. L. LEVINTOW: Physical and immunological properties of a precursor of the poliovirus capsid. Proc. Nat. Acad. Sc. *51*, 329 (1964)

87 SCHMIDT, N. J. a. E. M. LENNETTE: A microflocculation test for poliomyelitis with observations on the flocculating antibody response in human poliomyelitis. J. Amer. Hyg. *70*, 51 (1959)

88 SCHMIDT, W. A. H.: Untersuchungen zur Komplementbindungsreaktion der Poliomyelitis. 4. Die serologische Beschaffenheit verschiedener Typ-1- und Typ-2-Antigene. Arch. Virusforsch. *13*, 358 (1962). Daselbst die früheren Arbeiten zitiert

89 SCHMIDT, W. A. H., W. HÖPKEN u. R. WOHLRAB: Untersuchungen zur Komplementbindungsreaktion der Poliomyelitis. 5. Verwendung von je 11 serologisch definierten Typ-1- und Typ-2-Antigenen bei der Untersuchung von Patientenseren. Arch. Virusforsch. *14*, 521 (1964)

90 SCHWERDT, C. E. u. F. L. SCHAFFER: Purification of poliomyelitis viruses propagated in tissue culture. Virology *2*, 665 (1956)

91 SMITH, W., F. W. SHEFFIELD, L. H. LEE a. G. CHURCKER: A specific virus antibody flocculation reaction with poliovirus. Lancet *270*, 710 (1956)

92 DE SOMER, P., A. PRINZIE a. E. SCHONNE: Infectivity of poliovirus ribonucleic acid for embryonated eggs and insusceptible cell lines. Nature *184*, 652 (1959)

93 Summary of the report of the National Advisory Committee for Evaluation of Gamma Globulin. J. Amer. Med. Ass. *154*, 1086 (1954)

94 TAKEMORI, N., S. NOMURA, M. NAKANO, Y. MORIOKA, M. HENMI a. M. KITAOKA: Mutation of poliovirus to resistance to neutralizing substances in normal bovine sera. Virology *5*, 30 (1958)

95 Takemori, N. a. S. Nomura: Mutation of polioviruses with respect to size of plaque. II. Reverse mutation of minute plaque mutant. Virology *12*, 171 (1960)

96 Takemoto, K. K. a. K. Habel: Sensitivity and resistance of type 1 poliovirus to an inhibitor in certain horse sera. Virology *9*, 228 (1959)

97 Takemoto, K. K. a. R. L. Kirschstein: Dextran sulfate plaque mutants of attenuated type 1 poliovirus. J. Immunol. *92*, 329 (1964)

98 Taylor, A. R.: Effects of nonionizing radiations on animal viruses . Ann. N. Y. Acad. Sc. *83*, 670 (1960)

99 Thomssen, R.: Ein chromatographisches Verfahren zur Bestimmung typenspezifischer Poliovirus-Antikörper mit ³²P-markiertem Poliovirus. Z. Naturforsch. *18b*, 798 (1963)

100 Thomssen, R.: Determination of type-specific antibodies against poliovirus labelled with phosphorus-32 by an elution test. Nature *198*, 613 (1963)

101 Thomssen, R., V. Dostal, R. Haas u. E. Ruschmann: Untersuchungen zur thermischen Resistenz von Polioviren. Arch. Virusforsch. *9*, 571 (1960)

102 Thomssen, R. u. G. Maass: Über die Verwendung von Aluminiumhydroxyd zur Reinigung und Differenzierung von Enteroviren. 3. Das Verhalten der Poliovirusstämme Mahoney und LSc,2ab bei der Elution von Aluminiumhydroxyd als stabiles Merkmal. Z. Hyg. *148*, 476 (1961)

103 Thomssen, R., G. Maass u. R. Haas: Über die Verwendung von Aluminiumhydroxyd zur Reinigung und Differenzierung von Enteroviren. 2. Unterschiedliches Verhalten verschiedener Poliovirusstämme (Wildstämme und abgeschwächte Stämme) bei der Elution von Aluminiumhydroxyd. Z. Hyg. *148*, 14 (1961)

104 Vivell, O.: Viruskrankheiten. In: Keller-Wiskott: Lehrbuch der Kinderheilkunde. Georg Thieme Verlag, Stuttgart 1961

105 Vogt, M., R. Dulbecco a. H. A. Wenner: Mutants of poliomyelitis viruses with reduced efficiency of plating in acid medium and reduced neuropathogenicity. Virology *4*, 141 (1957)

106 Wallis, C. a. J. L. Melnick: Cationic stabilization. A new property of enteroviruses. Virology *16*, 504 (1962)

107 Wallis, C. a. J. L. Melnick: Thermal inactivation of poliovirus under anaerobic conditions. J. Bact. *84*, 389 (1962)

108 Wallis, C., J. L. Melnick, G. D. Ferry a. J. L. Wimberly: An aluminium marker for the differentiation and separation of virulent and attenuated polioviruses. J. Exper. Med. *115*, 763 (1962)

109 Wecker, E.: A simple test for serodifferentiation of poliovirus strains within the same type. Virology *10*, 376 (1960)

110 Wecker, E.: Effect of puromycin on the replication of western equine encephalitis and poliomyelitis-viruses. *Nature 197*, 1277 (1963)

# Coxsackieviren

Von G. Maass

## Einleitung

Unter der Bezeichnung Coxsackieviren faßt man eine Reihe von Enteroviren zusammen, die sich von den übrigen Viren dieser Gruppe (Polio- und ECHO-Viren) durch eine — zumindest für jeden Prototypstamm nachweisbare — selektive Pathogenität für saugende Mäuse unterscheiden. Die im Experiment bei diesen Tieren hervorgerufenen verschiedenartigen morphologischen Veränderungen gestatten eine Aufteilung der Coxsackievirustypen in zwei verschiedene Gruppen (A und B), während die einzelnen Typen — wie bei den übrigen Enteroviren — durch ihre Antigenstruktur definiert sind und mit Hilfe serologischer Methoden bestimmt werden. Von den gegenwärtig bekannten 29 Serotypen der Coxsackieviren werden 23 auf Grund der charakteristischen pathomorphologischen Veränderungen bei der experimentell infizierten Maus in der Gruppe A, die restlichen 6 in der Gruppe B zusammengefaßt. In Tabelle 1 sind die Prototypstämme der verschiedenen Coxsackievirustypen, mit einigen erläuternden Angaben, aufgeführt.

| Typ | Prototypstamm | Herkunft | Virusisolierung von (Material) | Untersucher |
|-----|---------------|----------|-------------------------------|-------------|
| *Gruppe A* | | | | |
| 1 | Tompkins | Coxsackie, N.Y. | Poliomyelitis (Stuhl) | Dalldorf |
| 2 | Fleetwood | Delaware | Poliomyelitis (Stuhl) | Dalldorf |
| 3 | Olson | New York | abakt. Meningitis (Stuhl) | Dalldorf |
| 4 | High Point | N. Carolina | (Abwasser) | Melnick |
| 5 | Swartz | New York | Poliomyelitis (Stuhl) | Dalldorf |

| Typ | Prototypstamm | Herkunft | Virusisolierung von (Material) | Untersucher |
|---|---|---|---|---|
| 6 | Gdula | New York | abakt. Meningitis (Stuhl) | Dalldorf |
| 7 | Parker | New York | abakt. Meningitis (Stuhl) | Dalldorf |
| 8 | Donovan | New York | Poliomyelitis (Stuhl) | Dalldorf |
| 9 | Bozek | New York | abakt. Meningitis (Stuhl) | Dalldorf |
| 10 | Kowalik | New York | abakt. Meningitis (Stuhl) | Dalldorf |
| 11 | Belgium-1 | Belgien | epid. Myalgie | Curnen |
| 12 | Texas-12 | Texas | (Fliegen) | Melnick |
| 13 | Flores | Mexiko | (Stuhl) | Sickles |
| 14 | G-14 | Südafrika | ? | Gear |
| 15 | G-9 | Südafrika | ? | Gear |
| 16 | G-10 | Südafrika | ? | Gear |
| 17 | G-12 | Südafrika | ? | Gear |
| 18 | G-13 | Südafrika | ? | Gear |
| 19 | NIH-8663 | Washington, D. C. | ? | Huebner |
| 20 | IH-35 | New York | infekt. Hepatitis (Stuhl) | Sickles |
| 21* | Kuykendall | Californien | (Stuhl) | Lennette |
| 22 | Chulman | New York | (Stuhl) | Sickles |
| 23 | Joseph | Südafrika | (Stuhl) | Gear |
| *Gruppe B* | | | | |
| 1 | Conn.-5 | Connecticut | abakt. Meningitis (Stuhl) | Melnick |
| 2 | Ohio-1 | Ohio | Sommergrippe (Stuhl) | Melnick |
| 3 | Nancy | Connecticut | fieberh. Erkrankung (Stuhl) | Melnick |
| 4 | J. V. B. | New York | (Stuhl) | Sickles |
| 5 | Faulkner | Kentucky | Poliomyelitis-verdacht (Stuhl) | Steigman |
| 6 | Schmitt | Philippinen | Gesunder (Stuhl) | Hammon |

\* Früher als Coe-Virus bezeichnet.

Tab. 1: Prototypstämme der Coxsackieviren der Gruppen A und B
(MELNICK, zit. nach RHODES and van ROOYEN)

Die Verwendung von Pathogenitätskriterien als taxonomisches Prinzip zur Unterteilung der Coxsackieviren und zu ihrer Abgrenzung gegenüber den übrigen Enteroviren führt zu Unklarheiten und Schwierigkeiten, da z. B. einzelne Enterovirusstämme, die nach ihrem Serotyp als ECHO-Virus anzusehen sind, außerdem für die saugende Maus pathogen sind und hier charakteristische Veränderungen hervorrufen, die den bei Coxsackievirus-Infektionen beobachteten gleichen. Außerdem ist zumindest von einzelnen Coxsackie-B-Virusstämmen bekannt, daß sie entweder für die saugende Maus nicht pathogen sind oder daß diese Pathogenität nur sehr gering ist [13, 23]. Die Pathogenität der Coxsackieviren für saugende Mäuse kann also lediglich als ein allgemeines Unterteilungsprinzip innerhalb der Enteroviren und als diagnostisches Hilfsmittel angesehen werden. Die endgültige Identifizierung eines frisch isolierten Enterovirusstammes wird stets auf Grund seines Serotyps erfolgen.

Als typische Enteroviren zeigen die Coxsackieviren die charakteristischen Eigenschaften aller Picornaviren (International Enterovirus Study Group). Die Viruspartikel weisen einen Durchmesser von 28 m$\mu$ auf, enthalten Ribonukleinsäure als Träger der genetischen Eigenschaften und besitzen offenbar keine essentiellen Lipoide, da sie gegen die Einwirkung von Diäthyläther resistent sind.

Die erste Isolierung eines Coxsackievirus gelang 1947 DALLDORF und SICKLES [11] aus Stuhlproben von zwei Poliomyelitispatienten aus der Ortschaft Coxsackie, N. Y.; hiernach erhielt die ganze Virusgruppe ihren Namen. Bei späteren Untersuchungen stellte sich im übrigen heraus, daß diese beiden Patienten zusätzlich Poliovirus im Stuhl ausschieden.

## 1. Klinische Befunde

Wie auch bei den übrigen Enteroviren verläuft der größte Teil der Infektionen durch Coxsackieviren asymptomatisch. Bei einer entsprechenden Untersuchung von RIVADENEIRA et al. [75] kam auf 133 Infektionen durch Coxsackieviren vom Typ B 4 nur eine klinisch manifeste Erkrankung, ein Verhältnis, wie man es auch bei Poliovirusinfektionen zu sehen gewohnt ist. Die apparenten Infektionen durch Coxsackieviren verlaufen unter den verschiedensten klinischen Bildern. Ein Teil von ihnen sind klinisch gut abgegrenzte Krankheitsbilder, die auch vor Aufdeckung ihrer Ätiologie als klinische Krankheitseinheit bekannt waren; ein anderer Teil zeigt dagegen ein uncharakteristisches Symptomenbild, das in gleicher Weise durch eine Vielzahl anderer Enteroviren und auch durch weitere Virusarten hervorgerufen werden kann. Diese Beobachtungen — das Überwiegen inapparenter Infektionen und die Fülle uncharakteristischer Krankheitsbilder — machen die Diagnose eines individuellen Krankheitsfalles mit einer uncharakteristischen Symptomatik sehr schwierig, da man häufig nicht die Gewißheit hat, daß ein von einem Patienten isoliertes Coxsackievirus tatsächlich auch der Erreger der gegenwärtig ablaufenden Krankheit und nicht ein zufällig gleichzeitig vorhandener Keim im menschlichen Intestinaltrakt ist. Aussagen über die Ätiologie einer derartigen Erkrankung können deshalb häufig nur unter Berücksichtigung epidemiologischer Daten gemacht werden.

Im allgemeinen kann man davon ausgehen, daß die Inkubationszeit bei Infektionen durch Coxsackieviren 2—9 Tage beträgt, in der Mehrzahl der Fälle liegt sie zwischen 3 und 5 Tagen.
Im folgenden sollen einige Krankheitsbilder, die durch Coxsackieviren hervorgerufen werden können, näher beschrieben werden.

### a) Abakterielle Meningitis

Dieses Krankheitsbild kann durch alle Coxsackievirustypen der B-Gruppe sowie durch die Typen A 7 und A 9, vielleicht auch durch A 2 und A 4 hervorgerufen werden. Einen wesentlichen Hinweis für die ätiologische Bedeutung der verschiedenen Typen der B-Gruppe erhielt man durch die Isolierung einzelner Virusstämme jedes Serotyps aus dem Liquor cerebrospinalis der Erkrankten.
Bei etwa der Hälfte der Kranken kann man ein etwa 2—6 Tage anhaltendes Prodromalstadium feststellen, das gelegentlich durch eine kurze, symptomenfreie Zeit von dem meningitischen Stadium getrennt ist. Der Beginn der Erkrankung ist in der Regel durch ein allgemeines Krankheitsgefühl, Schwindel, Kopfschmerzen, Fieber und mitunter Leibschmerzen gekennzeichnet. Das Fieber tritt jedoch in Einzelfällen auch erst zusammen mit der Nackensteife auf. Diese Nackensteife setzt 1—2 Tage — wie auch die übrigen Zeichen einer meningitischen Reizung — nach Beginn dieser recht uncharakteristischen Prodromi zusammen mit starken Kopfschmerzen, Erbrechen und einer auffallenden Müdigkeit und Schläfrigkeit ein. Bei Untersuchung der Patienten findet man die erwähnten Zeichen einer meningealen Reizung, eine diffuse Rachenrötung, das Allgemeinbefinden der Patienten ist häufig nicht sehr stark beeinträchtigt. Im Liquor besteht eine Pleozytose, die jedoch selten über 500 Zellen/mm³ hinausgeht, wobei der relative Anteil der Leukozyten von der jeweiligen Krankheitsphase abhängt. Die Dauer der Erkrankung beträgt im allgemeinen 3—9 Tage; zusammen mit dem Fieber pflegen auch die übrigen Krankheitssymptome zurückzugehen.
Da die Abgrenzung einer abakteriellen Meningitis von einer Enzephalitis mehr eine Frage der Definition und des subjektiven Eindrucks ist und häufig nicht in erster Linie nach ihren charakteristischen Symptomen erfolgt, ist es nicht verwunderlich, daß von einzelnen Autoren [51] auch die Bedeutung der Coxsackieviren für die Ätiologie dieses Krankheitsbildes hervorgehoben wird.
Ergänzend muß darauf hingewiesen werden, daß es im Verlauf dieser abakteriellen Meningitiden als Folge von Infektionen durch Coxsackieviren auch gelegentlich zum Auftreten eines makulopapulösen Exanthems kommen kann. Dies trifft vor allem für Infektionen durch den Typ A 9 zu.
Überblickt man eine größere Zahl von abakteriellen Meningitiden als Folge einer Infektion durch die Coxsackievirustypen B 3, B 4, B 5 und A 9, so finden sich hierunter stets einige Fälle, bei denen außer der Meningitis Zeichen einer muskulären Schwäche oder Parese als Ausdruck einer Vorderhornschädigung

nachweisbar sind *[51, 83, 25, 84]*. Von diesen Patienten konnte lediglich ein Coxsackievirus isoliert werden; weder die virologische noch die serologische Untersuchung ergab einen Anhalt für eine gleichzeitige Poliovirusinfektion, so daß man annehmen mußte, daß die beobachteten Paresen Folge der Infektion durch Coxsackieviren waren. Hierbei muß man sich jedoch stets darüber im klaren sein, daß der sichere Ausschluß einer gleichzeitigen Poliovirusinfektion häufig kaum zu erbringen ist. Diese Paresen als vermutliche Folge von Coxsackievirusinfektionen zeichneten sich in der Regel durch eine rasche und vollständige Wiederherstellung der motorischen Funktion aus.

Von besonderem Interesse sind die von CHUMAKOV *[88]* erstmalig beschriebenen poliomyelitisähnlichen Erkrankungen in Karaganda nach Infektionen mit Coxsackieviren vom Typ A7, die teilweise unter dem Bild einer Bulbärparalyse tödlich verliefen. Außerhalb Rußlands wurden derartige paralytische Krankheitsbilder als Folge einer Infektion durch den Typ A7 von RANZENHOFER et al. *[74]* in USA und von GRIST *[20]* in Schottland beobachtet.

Das meningitische Syndrom kann — vor allem bei Erwachsenen — gelegentlich von Beschwerden im Sinne einer epidemischen Myalgie begleitet sein. Für dieses Krankheitsbild hat GSELL *[21]* den Begriff Meningitis myalgica geprägt.

Bei epidemisch gehäuften Infektionen durch Coxsackieviren der Gruppe B beobachtet man entweder vorwiegend meningitische oder vorwiegend myalgische Erkrankungen. Welches Krankheitsbild in einer Epidemie vorherrscht, ist einmal durch den infizierenden Virusstamm bedingt; offenbar können aber auch „Wirtsfaktoren" hierbei von Einfluß sein. So beobachtete GARD *[16]* 1954 bei einer durch Coxsackievirus B 3 verursachten Epidemie in Schweden bei Kindern meistens ein meningitisches Syndrom, während die Mehrzahl der Erwachsenen über myalgische Beschwerden klagte.

### b) Epidemische Myalgie (Bornholmsche Erkrankung)

Dieses charakteristische Krankheitsbild ist bereits seit langer Zeit, vor allem in Nordeuropa, bekannt, wo immer wieder epidemische Häufungen der Erkrankung beobachtet wurden, wie z. B. auf Bornholm. Die Beschreibung dieser Epidemie durch SYLVEST gab der Erkrankung ihren Namen. Seit dem ersten Bericht von CURNEN et al. *[6]* über einen ätiologischen Zusammenhang zwischen der epidemischen Myalgie und einer Infektion durch Coxsackieviren der Gruppe B sind zahlreiche weitere Mitteilungen über die Isolierung von Coxsackieviren der Typen B 1, B 2, B 3, B 4 und — selten — B 5 bei derartig Erkrankten erschienen, so daß dieser ätiologische Zusammenhang gut gesichert erscheint.

Die charakteristischen klinischen Symptome der Bornholmschen Erkrankung sind Fieber und Schmerzen. Die Erkrankung beginnt in der Regel akut mit Fieber, nur selten gehen uncharakteristische Prodromalsymptome voraus. Die das Krankheitsbild beherrschenden Schmerzen treten vorwiegend im Thorakal-

bereich auf und werden im allgemeinen in die Gegend unterhalb des Rippen-
bogens und substernal lokalisiert; Bewegungen intensivieren die Beschwerden.
Nicht selten werden auch abdominelle Schmerzen, vor allem von Kindern, angegeben. Fast regelmäßig klagen die Patienten auch über Kopfschmerzen. Mit
dem Fieberabfall gehen im allgemeinen auch die Schmerzen zurück, wobei die
Dauer der Beschwerden von wenigen Tagen bis zu zwei Wochen variiert.

Wie bereits oben angegeben, können diese myalgischen Beschwerden zusammen
mit einem meningitischen Syndrom auftreten, so daß man von einer Myalgie
mit meningitischen Symptomen oder von einer Meningitis mit myalgischen Symptomen sprechen kann. WARIN et al. *[90]* beobachteten bei 262 Fällen von
Pleurodynie nach Infektion mit Coxsackievirus Typ B 3 in 2,6% eine sichere
meningeale Reizung.

Nach den Angaben von HODES et al. *[26]* tritt bei 5—10% der männlichen
Erkrankten eine Orchitis als Komplikation auf.

### c) Neugeborenenmyokarditis

Auch dieses Krankheitsbild war schon längere Zeit als klinische Krankheitseinheit bekannt *[85]*, bevor seine Ätiologie geklärt werden konnte. Einige Coxsackievirusstämme der Typen B 2, B 3, B 4 und auch B 5 können die menschliche
Frucht offenbar intrauterin oder während und kurz nach der Geburt infizieren.
Eine diaplazentare Infektion des Fötus konnte von KIRBIK et al *[41]* bei
einem durch Kaiserschnitt entbundenen Neugeborenen beobachtet werden, der
an einer typischen Neugeborenenmyokarditis erkrankte. In der Mehrzahl der
Fälle erfolgt die Infektion entweder durch die Mutter oder durch das Pflegepersonal in Kliniken.

Anläßlich einer Häufung von Neugeborenenmyokarditiden konnte 1952 erstmalig in Südafrika Coxsackievirus vom Typ B 3 als ätiologisches Agens dieser
Erkrankung durch Isolierung der Erreger aus dem Zentralnervensystem der
verstorbenen Kinder erkannt werden *[34]*. In den folgenden Jahren wurde
aus zahlreichen Ländern über derartige Erkrankungsfälle berichtet, so in Holland (Coxsackievirus B 4), USA (Coxsackievirus B 4), in Deutschland (Coxsackievirus B 4 und B 5).

Die Erkrankung tritt meist in den ersten 8—9 Lebenstagen auf; oft findet man
eine Häufung derartiger Erkrankungsfälle auf Neugeborenenstationen. Die
Erkrankung beginnt in der Regel akut mit plötzlich einsetzender Appetitlosigkeit, Erbrechen, Durchfall und einer auffallenden Apathie der Kinder. Sie werden rasch hinfällig, sind auffällig blaß und zeigen gelegentlich einen leichten
Ikterus. Bei Untersuchung der kranken Kinder findet man eine Tachykardie,
die zusammen mit der Dyspnoe und der Zyanose auf eine kardiale Beteiligung
hinweist. Die Temperatur ist im allgemeinen erhöht, kann jedoch auch sub-
normal sein. Leber und Herz sind vergrößert, der Liquor ist gelegentlich xanthochrom gefärbt. Im EKG finden sich die typischen Veränderungen im Sinne einer

Myokarditis. Die Erkrankung kann innerhalb weniger Tage — sogar innerhalb weniger Stunden — zum Tod der Kinder führen, oder aber sie erholen sich vollständig, wobei offenbar keine Restschäden zurückbleiben. Bei pathologisch-anatomischer Untersuchung der Todesfälle findet sich das typische Bild einer Myokarditis sowie — in der Mehrzahl der Fälle — einer Meningoenzephalitis. Daneben können noch weitere Organe, wie Leber und Pankreas, gelegentlich Veränderungen zeigen. In Tabelle 2 sind eine Reihe von Sektionsbefunden nach Enzephalomyokarditiden bei Neugeborenen als Folge einer Infektion durch Coxsackieviren der Gruppe B zusammengefaßt.

| Pathologisch-anatomische Veränderung | Anzahl* | %|
|---|---|---|
| fokale Myokarditis | 29/29 | 100 |
| fokale Meningoenzephalitis | 19/25 | 76 |
| Lebernekrosen, Hepatitis | 10/23 | 43 |
| Pankreatitis | 7/17 | 41 |
| Nebennierennekrosen oder -infiltrationen | 3/19 | 16 |

* Anzahl Fälle mit positivem Befund/Anzahl untersuchter Fälle.

Tab. 2: Pathologisch-anatomische Veränderungen bei tödlich verlaufenen Infektionen durch Coxsackieviren der Gruppe B in der Neugeborenenperiode (KIBRICK [40]).

Der Erreger läßt sich im allgemeinen aus dem Herzmuskel, häufig auch aus dem Gehirn der Verstorbenen isolieren. Dieser Befund deutet darauf hin, daß es sich hierbei um eine Allgemeininfektion des Neugeborenen handelt, wobei die klinische Symptomatologie lediglich Ausdruck des hauptsächlich befallenen Organs ist.

Es ist gegenwärtig nicht hinreichend geklärt, wieweit entzündliche Erkrankungen des Herzens bei älteren Kindern und jungen Erwachsenen auf eine Infektion mit Coxsackieviren der Gruppe B zurückgeführt werden können. Sowohl bei akuten Myokarditiden als auch bei „benignen Perikarditiden" konnte vereinzelt Coxsackievirus vom Typ B 3 bzw. B 4 aus dem Stuhl des Erkrankten sowie in Einzelfällen auch aus dem Perikardexsudat isoliert werden.

### d) Herpangina

Die charakteristische klinische Symptomatik dieses Krankheitsbildes veranlaßte ZAHORSKY [95] bereits 1924, diese Erkrankung von der herpetischen Gingivostomatitis und anderen, mit einem Enanthem einhergehenden Infektionen abzugrenzen. Das fast ausschließlich bei Kindern beobachtete Krankheitsbild tritt vorwiegend im Sommer auf und wird durch die Typen A 2, A 4, A 5, A 6, A 8 und A 10 hervorgerufen.

Die Erkrankung beginnt akut mit Fieber, Erbrechen und — bei älteren Kindern — Halsschmerzen. Gelegentlich klagen die Kinder auch über Leibschmerzen. Bei Untersuchung der Erkrankten findet man einen deutlich hyperämischen Pharynx und vorwiegend auf dem vorderen Gaumenbogen, seltener auch am

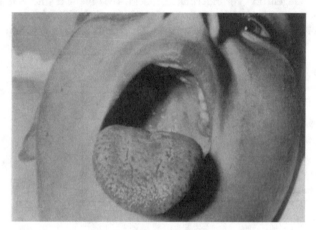

Abb. 1: Herpangina (Kinderklinik Freiburg i. Br.).
Beachte die stecknadelkopfgroßen Bläschen am weichen Gaumen.

Gaumen, an der Uvula, auf den Tonsillen und der Zunge die charakteristischen — meist zwischen 2 und 20 — Läsionen. Diese typischen lokalen Veränderungen, die niemals auf der Wangenschleimhaut und dem Zahnfleisch auftreten, bestehen anfänglich aus einem kleinen, von einem roten Hof umgebenen Bläschen. In den folgenden 2—3 Tagen nimmt die umgebende Rötung deutlich zu, das Bläschen ulzeriert und bildet sich dann langsam wieder zurück. Das Fieber klingt nach 1—4 Tagen (im Durchschnitt 2 Tagen) wieder ab (Abb. 1).

Dieses lange bekannte klinische Syndrom konnte erstmalig 1951 durch die Untersuchungen von HUEBNER et al. [32] bei einer lokalen Häufung von Herpangina ätiologisch geklärt werden; der Befund wurde in den folgenden Jahren mehrfach bestätigt [71, 35].

### e) Erkrankungen des Respirationstraktes

Häufig kommt es nach Infektion mit zahlreichen verschiedenen Coxsackieviren (sowohl der Gruppe A als auch der Gruppe B) zu einer Pharyngitis, ohne daß sich die typischen Läsionen einer Herpangina feststellen lassen. Diese Pharyngitis mit den entsprechenden Beschwerden wie Halsschmerzen, Hustenreiz usw. führt dann häufig zur Diagnose einer „Grippe". In diesem Zusammenhang muß besonders auf das Coxsackievirus A 21 hingewiesen werden, das früher als Coe-Virus bezeichnet wurde. Dieser Erreger, der sowohl in USA [50, 79] als auch in Europa [72] isoliert werden konnte, führt vorwiegend im Spätsommer und Herbst zu undifferenzierten respiratorischen Erkrankungen, die meist als typische Erkältung angesehen werden. Die ätiologische Bedeutung dieses Erregers konnte durch Infektionsversuche bei Freiwilligen durch PARSONS et al. [72] gesichert werden. Diese Versuchspersonen boten — teilweise auch trotz des Vorhandenseins präinfektiöser typenspezifischer neutralisierender Antikörper — ein typisches „common cold"-Syndrom.

### f) Uncharakteristische fieberhafte Allgemeinerkrankungen

Diese fieberhaften Allgemeinerkrankungen ohne charakteristischen Organbefall, die vorwiegend im Sommer und Herbst auftreten („Sommergrippe") sind wahrscheinlich die häufigste Form, unter der eine apparente Infektion mit Coxsackieviren abläuft. Gelegentlich treten hierbei — vor allem nach Infektion mit Viren der Gruppe A (besonders A 9) und der Typen B 1 und B 3 [93] — flüchtige rubeoliforme oder makulopapulöse Exantheme auf. Der Typ A 16 führt offenbar häufig zu einer mit einem makulopapulösen und vesikulösen Exanthem einhergehenden fieberhaften Erkrankung [76]. Der Ausgang dieser kurzdauernden, fieberhaften Erkrankungen ist stets gutartig.

## 2. Pathogenese und Pathologie der menschlichen Erkrankung

Coxsackieviren können im Beginn einer Infektion im Rachen und während eines längeren Zeitraums im Stuhl der Infizierten nachgewiesen werden; in Einzelfällen gelang in frühen Krankheitsphasen auch der Virusnachweis im Blut [81]. Diese Befunde über den Ablauf einer Coxsackievirusinfektion des Menschen werden ergänzt durch die bei der experimentellen Coxsackievirusinfektion des Schimpansen gewonnenen Befunde, so daß diese — ähnlich wie bei der Poliomyelitis — als Modell für den natürlichen Infektionsablauf beim Menschen angesehen werden kann. Nach Verfütterung von Coxsackievirus an Schimpansen konnte der Erreger mehrere Tage lang im Blut nachgewiesen werden, etwa 1 Woche lang fand man ihn im Rachen und etwa 2—3 Wochen lang im Stuhl. In allen Fällen führte die Infektion zur Bildung typenspezifischer neutralisierender Antikörper. Nach diesen verschiedenen Befunden kann man vermuten, daß die Coxsackievirusinfektion des Menschen ähnlichen Gesetzmäßigkeiten gehorcht, wie sie für die Poliovirusinfektion diskutiert werden.

Da nur die Myokarditis des Neugeborenen eine zum Tode des Betroffenen führende Erkrankung als Folge einer Coxsackievirusinfektion ist, liegen nur

bei diesem Krankheitsbild ausreichende Informationen über die hierbei beobachteten pathologisch-anatomischen Veränderungen vor. Sie wurden bereits
bei der Beschreibung des klinischen Bildes dargestellt.

### 3. Eigenschaften der Coxsackieviren

*a) Größe und Morphologie der Viruspartikel*

Mit Hilfe von Filtrationsversuchen durch Gradokolmembranen mit abgestufter
Porenweite konnten MELNICK et al. *[57, 67]* und QUIGLEY *[73]* nachweisen,
daß die infektiösen Partikel der Typen A 1, A 4, A 9 sowie B 1 und B 2 einen
Durchmesser von 20—29 m$\mu$ aufweisen. Hierbei war es gleichgültig, ob die
infektiösen Partikel im Stuhl, in Organhomogenaten der infizierten Maus oder
als infektiöser Gewebekulturüberstand vorlagen. Die infektiösen Partikel der
genannten Virustypen sowie der Coxsackievirustypen A 2, A 10 und B 3 zeigten
nach Untersuchungen von MELNICK et al. *[67]* sowie von BREESE et al. *[2]* eine
Sedimentationskonstante von 150—180 S; sie bestimmten die Sedimentationskonstante durch Aktivitätsmessungen unter Verwendung einer Trennzelle in
der Ultrazentrifuge, bei einigen Stämmen auch durch Zentrifugation in einem

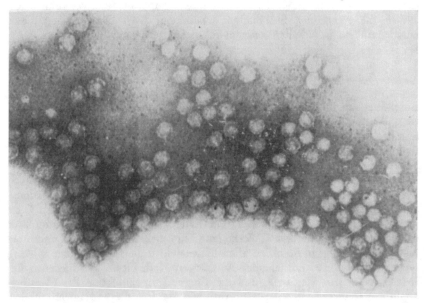

Abb. 2: Coxsackievirus A 9 nach Negativkontrastierung mit Phosphorwolframsäure
(MATTERN).

Dichtegradienten sowie durch optische Messung der Sedimentationsgeschwindigkeit. Hieraus können Partikeldurchmesser von etwa 25—30 m$\mu$ abgeleitet werden. Bei elektronenoptischer Untersuchung gereinigter Viruspräparate fanden die gleichen Autoren einen Partikeldurchmesser von 28 m$\mu$. Jeweils ein Stamm der Typen A 9 und A 10 wurde von MATTERN [55] soweit gereinigt, daß sich die Viruspartikel unter bestimmten experimentellen Bedingungen zu Kristallen zusammenlagerten. Durch Anwendung der Negativkontrastierung mit Phosphorwolframsäure konnte wahrscheinlich gemacht werden, daß das einzelne Viruspartikel aus einem Innenkörper, der offenbar aus Ribonukleinsäure besteht, und aus einer hiervon getrennten Schale, dem Capsid, zusammengesetzt ist (Abb. 2). Bei verschiedenen Coxsackievirustypen der Gruppen A und B (unter anderem A 7, A 9, A 10, B 4, B 5) ließ sich durch Anwendung des Phenolextraktionsverfahrens [17] eine infektiöse Ribonukleinsäure darstellen.

*b) Widerstandsfähigkeit gegen äußere Einflüsse*

Coxsackieviren gleichen in ihrer Stabilität gegen physikalische und chemische Einflüsse den übrigen Enteroviren. Unterhalb des Gefrierpunktes können sie monate- und jahrelang ohne Aktivitätsverlust aufbewahrt werden. Infizierte Organe kann man in 50% Glyzerin wochenlang bei Zimmertemperatur ohne Verlust der Infektiosität lagern. Coxsackieviren zeigen auch nach 24 Stunden bei Zimmertemperatur in einem pH-Bereich von 2,3—9,4 keinen Infektiositätsverlust, in einem pH-Bereich von 4,0—8,0 auch nach 7 Tagen nicht. Durch die zur Abtötung von Bakterien üblicherweise verwendeten Desinfektionsmittel sowie durch Äthanol, Diäthyläther und Desoxycholat werden Coxsackieviren nicht inaktiviert. Dagegen können sie durch Formaldehyd sowie durch Salzsäure zerstört werden, wobei die hierzu erforderlichen Konzentrationen von zahlreichen Milieufaktoren beeinflußt werden, so daß hierüber keine Verallgemeinerungen möglich sind. Chlor ist ebenfalls in der Lage, Coxsackieviren zu zerstören [4, 5]. Hierzu ist jedoch offenbar eine sehr viel höhere Konzentration an freiem Chlor erforderlich als zur Abtötung von E. coli. Die thermische Inaktivierung von Coxsackieviren gehorcht den gleichen Gesetzmäßigkeiten, wie sie für die übrigen Enteroviren gelten. Durch den Zusatz von 1 Mol zweiwertiger Kationen werden die Viren gegen eine Inaktivierung bei 50° C stabilisiert [89]. Einwertige Kationen in dieser Konzentration üben bei 50° C den gleichen Effekt aus, während sie bei 37° C die Inaktivierung fördern.

*c) Hämagglutination*

Einzelne Virusstämme der Typen B 1, B 3 und B 5 sowie A 20, A 21 und A 24 führen zu einer Agglutination menschlicher Erythrozyten [19, 78]. Diese hämagglutinierende Eigenschaft einer Virussuspension ist gemeinsam mit der Infektiosität sedimentierbar. Nach Elution der Viren sind diese Erythrozyten durch homologe Viren nicht mehr agglutinierbar. Der Rezeptor der Erythrozyten für diese Enteroviren ist mit dem für Myxoviren nicht identisch, da der Abbau jenes Rezeptors durch eine vorausgegangene Agglutination der Erythrozyten durch Myxoviren oder durch Einwirkung von RDE eine spätere Agglutination durch Enteroviren nicht verhindert.

Nach den Angaben von GRIST [20] läßt sich aus den Organen einer mit Coxsackievirus A 7 infizierten saugenden Maus ein nichtinfektiöses Hämagglutinin für Hühnererythrozyten gewinnen.

### d) Antigenität

Man unterscheidet gegenwärtig 29 verschiedene Serotypen innerhalb der Coxsackievirusgruppe, von denen 23 auf Grund von Pathogenitätskriterien zur Gruppe A, die restlichen 6 zur Gruppe B gezählt werden. Diese verschiedenen Serotypen lassen sich mit folgenden Methoden nachweisen:
1. Kreuzneutralisationstests in saugenden Mäusen oder in der Gewebekultur;
2. Kreuzkomplementbindungsreaktionen. Einzelheiten über die Durchführung dieser beiden Tests sind in dem Kapitel über serologische Verfahren nachzulesen.
3. Kreuzschutztest in saugenden Mäusen. Wegen der zeitlich begrenzten Empfänglichkeit von Mäusen für Coxsackieviren ist das sonst übliche Verfahren nicht anwendbar, Tiere gegen bekannte Virustypen zu immunisieren und später bei einer Belastungsinfektion mit einem unbekannten Virus den Serotyp dieses unbekannten Erregers zu bestimmen. Aus diesem Grund verwendet man hierbei saugende Mäuse, die von immunisierten Muttertieren geboren wurden. Diese Muttertiere übertragen die Immunität durch das Kolostrum und die Milch auf die Neugeborenen, wobei bereits eine auf einen Tag begrenzte Saugperiode zum Aufbau einer derartigen typenspezifischen Immunität ausreicht [64].
4. Kreuzschutztest in Schimpansen und Cynomolgusaffen (M. cynomolgus), bei denen im Falle einer Immunität die sonst übliche inapparente oder apparente Infektion mit der entsprechenden Virusvermehrung und -ausscheidung ausbleibt.

Nach den Untersuchungen von WENNER [91] besteht zwischen den Typen A 15 und A 18 eine gewisse Antigenverwandtschaft, möglicherweise auch zwischen den Typen B 1 und B 5.

Innerhalb der verschiedenen Coxsackievirustypen der Gruppe B kommen Stämme mit geringen Unterschieden in der Antigenstruktur vor. Stämme mit einem breiteren Antigenspektrum, die durch Antiseren gegen andere Stämme des gleichen Serotyps also nur in einem geringeren Ausmaß oder gar nicht neutralisiert werden, bezeichnet man — wie auch bei den ECHO-Viren — als „prime" Stämme. Außerdem zeigen einzelne Stämme eine ausgesprochene „Durchbruchstendenz" bei Neutralisationsversuchen [94]. Wieweit es sich in beiden Fällen um eine stabile Eigenschaft der Stämme handelt oder wieweit sie durch weitere Passagen modifizierbar sind, muß offenbleiben.

## 4. Experimentelle Infektion von Tieren

Die von DALLDORF anfänglich angenommene selektive Pathogenität der Coxsackieviren für saugende Mäuse hat sich in der Folgezeit — zumindest in dieser Eindeutigkeit — als nicht zutreffend herausgestellt. Zahlreiche Virusstämme der Gruppen A und B sind in unterschiedlichem Ausmaß auch für andere Versuchstiere pathogen und einzelne Stämme der Gruppe A können gelegentlich auch bei erwachsenen Mäusen eine Erkrankung hervorrufen. Da die nicht-zytopathogenen Coxsackieviren nur durch Verimpfen des Untersuchungsmaterials in saugende Mäuse nachweisbar sind und da der diagnostische Tierversuch auch bei der Klassifizierung der zytopathogenen Coxsackieviren eine gute diagnostische Hilfe darstellt, wird die typische Erkrankung der saugenden Maus nach Infektion mit diesen Viren im folgenden eingehend beschrieben.

Die Empfänglichkeit saugender Mäuse für Coxsackieviren der Gruppe A ist auf die ersten 10 Lebenstage begrenzt, danach nimmt sie rasch ab. Mit Coxsackieviren der Gruppe B sind saugende Mäuse oft nur in den ersten zwei Lebenstagen infizierbar; eigentümlicherweise sind die Tiere dann in der 3. Lebenswoche nochmals kurzfristig für diese Viren empfänglich, danach sinkt ihre Empfänglichkeit erneut ab [56]. Außer weißen Mäusen können noch weitere neugeborene Nagetiere infiziert werden wie z. B. Feldmäuse, Wühlmäuse, Goldhamster und Frettchen. Saugende Mäuse können sowohl parenteral als auch oral infiziert werden, wobei für die orale Infektion jedoch etwa 10 000 fach höhere Viruskonzentrationen erforderlich sind [38].

Das bei den Mäusen beobachtete Krankheitsbild ist in erster Linie davon abhängig, ob der inokulierte Erreger der Gruppe A oder B der Coxsackieviren zuzuordnen ist. Ferner beeinflussen auch Eigenschaften des jeweiligen Virusstammes, seine Adaptierung an den betreffenden Wirt sowie die Inokulationsart und das Alter der Versuchstiere das Erkrankungsbild. Diese zuletzt genannten Faktoren machen sich vor allem bei Infektionen durch Viren der Gruppe B, weniger dagegen durch solche der Gruppe A, bemerkbar. Passagen von einzelnen Coxsackievirusstämmen in Gewebekulturen können zudem zu einer Änderung der Pathogenität der Stämme für saugende Mäuse führen [49].

### a) Coxsackieviren der Gruppe A

Die mit Viren dieser Gruppe infizierten saugenden Mäuse zeigen nach einer Inkubationszeit von etwa 3—5 Tagen eine allgemeine Müdigkeit, kurz danach treten Extremitätenparesen auf. 1—2 Tage später sterben die Tiere, nur selten überleben die Mäuse die Erkrankung. Bei der Sektion findet man bereits makroskopisch sichtbare opaleszierende Streifen in der Muskulatur der Tiere. Die histologische Untersuchung zeigt dann eine allgemeine Destruktion der quergestreiften Muskulatur im Sinne der Zenkerschen Degeneration, wobei nach DALLDORF et al. (1959) meist die Herz- und Zungenmuskulatur ausgespart bleibt. Neben diesen destruktiven Veränderungen finden sich regenerative Veränderungen wie eine histiozytäre Phagozytose (Abb. 3). Erliegen die Tiere nicht sofort der Infektion, was vor allem bei älteren Tieren vorkommt, so verkalken diese Destruktionsbezirke, die dann mit Hilfe der Kossa-Färbung sehr instruktiv dargestellt werden können [69].

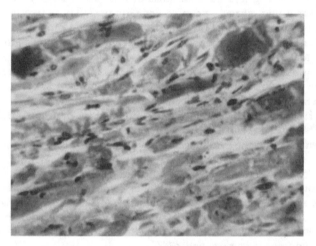

Abb. 3: Lange Rückenmuskulatur einer mit Coxsackievirus vom Typ A 2 infizierten saugenden Maus. Weitgehende Faserauflösung. HE, 560 fach (GÄDEKE).

Die Zenkersche Degeneration der quergestreiften Muskulatur ist die einzige, nach Infektion mit Viren der Gruppe A der Coxsackieviren zu beobachtende morphologische Veränderung. Diese histologischen Alterationen sind nicht spezifisch für eine Infektion durch diese Virusart; in ihrer Begrenzung auf die Neugeborenenperiode der Maus und bei Fehlen weiterer morphologischer Veränderungen können sie jedoch als pathognomonisch für eine Infektion durch Viren der Gruppe A angesehen werden. Die nach Infektion von Mäusen mit Theiler- und EMC-Viren auftretenden Muskelveränderungen sind in ihrer Feinstruktur zwar ähnlich, sie sind jedoch nicht auf eine bestimmte Altersstufe der Versuchstiere beschränkt und man findet auch in anderen Organen der Tiere weitere pathomorphologische Alterationen.
Einzelne Virusstämme der Coxsackievirusgruppe A (vor allem des Typ A 1) führen gelegentlich auch bei jugendlichen, nicht mehr saugenden Mäusen zu einer Myositis. Diese Fähigkeit der jeweiligen Virusstämme ist jedoch meistens

in erwachsenen Mäusen nicht passierbar und der Befund auch nur unregelmäßig reproduzierbar [18], da die hierfür verantwortlichen Wirtsfaktoren im einzelnen nicht übersehbar sind. DALLDORF [8] adaptierte einen Coxsackievirus-A 14-Stamm an erwachsene Mäuse und fand in diesen Tieren histologische Veränderungen, wie man sie nach Infektion mit Poliovirus Typ 2 zu sehen gewohnt ist. Verimpft man diesen an erwachsene Mäuse adaptierten Stamm in saugende Mäuse, so treten hier ausschließlich die typischen, oben beschriebenen Muskelveränderungen auf. Junge, noch nicht ausgewachsene Mäuse zeigen sowohl Veränderungen in der Muskulatur als auch im Zentralnervensystem.

Verschiedene Stämme des Typ A 7 zeigen in einem unterschiedlichen Ausmaß eine Pathogenität für Rhesus- bzw. Cynomolgusaffen. Der Prototypstamm führt nach intrazerebraler Inokulation der Tiere zum Auftreten poliomyelitisähnlicher Veränderungen im Zentralnervensystem [8], ohne daß die Tiere apparent erkranken. Bei dem von CHUMAKOV [88] isolierten Coxsackievirus-A 7-Stamm AB-IV können die Veränderungen dagegen so ausgeprägt sein, daß Paresen bei den infizierten Tieren auftreten. Wegen der Ähnlichkeit des Krankheitsbildes mit der experimentellen Poliomyelitis und der Isolierung dieses Stammes von Patienten mit einem poliomyelitischen Krankheitsbild bezeichneten die russischen Autoren diesen Virusstamm ursprünglich als Poliovirus Typ 4, bis er als Coxsackievirus vom Typ A 7 identifiziert werden konnte [23, 27, 36]. Nach den Befunden von HABEL et al. [23] zeigten 4 von 7 mit verschiedenen Coxsackievirus-A 7-Stämmen infizierten Affen histologische Veränderungen im Zentralnervensystem, die sowohl in ihrer Ausdehnung als auch in ihrem feingeweblichen Bild nicht von den durch Polioviren hervorgerufenen zu unterscheiden waren, während die restlichen 3 Affen ein hiervon abweichendes Verteilungsmuster der Veränderungen aufwiesen. Ähnliche Befunde wurden von HORSTMANN et al. [27] bei entsprechenden Untersuchungen mit dem Stamm AB-IV mitgeteilt.

DALLDORF et al. [12] infizierten Cynomolgusaffen intrazerebral mit einem abgeschwächten Poliovirusstamm (Typ 1) und inokulierten 5 Tage später zusätzlich einen an Affen adaptierten Coxsackievirusstamm vom Typ A 14. Hiernach trat bei den Affen eine paralytische Erkrankung auf, während die Tiere nach Verabreichung jedes einzelnen Virusstammes nicht erkrankten. An Stelle des A 14-Stammes kann auch ein A 7-Stamm verwendet werden.

Eine sichere Adaptierung eines Coxsackievirusstammes der Gruppe A an das embryonierte Hühnerei gelang nur mit Stämmen der Typen A 2 und A 8.

## b) Coxsackieviren der Gruppe B

Die mit Viren dieser Gruppe infizierten saugenden Mäuse erkranken nach einer Inkubationszeit von etwa 1—3 Tagen mit spastischen oder schlaffen Lähmungen, Tremor und einer allgemeinen Gangunsicherheit. Der Tod der Versuchstiere tritt etwa 3—7 Tage nach Infektion auf; nicht selten überleben die Mäuse jedoch die Infektion. Die pathologisch-anatomischen Charakteristika der experimentellen Infektion der saugenden Maus bestehen in einer fokalen Myositis, Enzephalitis, in Fettgewebsnekrosen sowie — nicht regelmäßig — in einer Pankreatitis, Myokarditis und Hepatitis.

Das Ausmaß der beobachteten pathologisch-anatomischen Veränderungen ist in sehr viel stärkerem Ausmaß als dies nach Infektionen mit Coxsackieviren der Gruppe A der Fall ist, von der Inokulationsart, der Adaptierung des Stammes an diesen Wirt und vom Alter der Versuchstiere abhängig. So können fortgesetzte Hirn-zu-Hirn-Passagen zu einem Verlust der Fähigkeit zur Schädigung des Pankreas führen [8]. MELNICK et al. [60] beobachteten bei 3 von 35 4—5 Tage alten Mäusen eine Myokarditis nach Infektion mit einem B 1-Stamm; dagegen waren diese Veränderungen doppelt so häufig festzustellen, wenn die Tiere am Tag der Geburt infiziert wurden. Infiziert man saugende Mäuse intrazerebral mit einem Coxsackievirus der Gruppe B, so findet man bei 85 % der Tiere Veränderungen im Zentralnervensystem, jedoch nur bei 25 % der intraperitoneal infizierten Tiere [8].

Die nach Infektion mit Viren der Gruppe B zu beobachtenden Muskelveränderungen sind in ihrem histologischen Detail nicht grundsätzlich von den nach Infektion mit Viren der Gruppe A zu beobachtenden verschieden, doch sind sie stets nur herdförmig verteilt in der Muskulatur zu finden. Die Steatitis betrifft vor allem das Interskapularfett („braune Fett") und das Suprasternalfett. Hier findet man ausgedehnte Nekrosen mit mäßiger entzündlicher Reaktion (Abb. 4), die — bei Überleben der Versuchstiere — verkalken. Im Zentralnervensystem der Tiere kann man große enzephalomalazische Herde vorwiegend im zerebralen Cortex und im Gebiet der Stammganglien nachweisen (Abb. 5). Diese herdförmigen, vorwiegend in der Umgebung von Gefäßen auftretenden Läsionen sind anfänglich von leukozytären, später aus Gliazellen bestehenden Infiltraten umgeben. Daneben findet man zahlreiche isolierte Ganglienzellveränderungen, die bis zur Neuronophagie fortschreiten können. Überleben diese Tiere die Infektion, so findet man bei späterer Sektion große zystische Erweichungsherde im Gehirn.

Von besonderem Interesse ist die durch einzelne Virusstämme der verschiedenen Typen der Coxsackieviren der B-Gruppe hervorgerufene Pankreatitis der Mäuse [70]. Die Häufigkeit dieser Erkrankung hängt von dem zur Infektion benutzten Stamm und von der Inokulationsart sowie von der Art der bisherigen Passagen des Virusmaterials ab. Die Pankreatitis nach Infektion mit Viren der Gruppe B ist das einzige Symptom, das nicht nur in einem bestimmten Lebensalter der Versuchstiere beobachtet wird, sondern der Befall dieses Organs tritt auch bei erwachsenen Mäusen auf; diese Tiere bieten dann das Bild einer chronischen Pankreatitis, jedoch keine weiteren für eine Infektion mit Coxsackieviren der Gruppe B sprechenden Symptome. Das anatomische Substrat der Pankreatitis besteht in einer Nekrose des Epithels der Azini, während die Langerhansschen Inseln und die Ausführungsgänge verschont

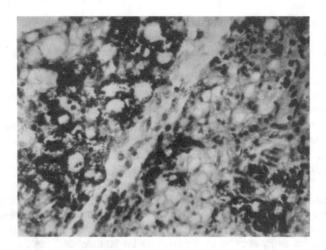

Abb. 4: Fettgewebsnekrosen im Nackenfett einer mit Coxsackievirus vom Typ B 2 infizierten saugenden Maus. HE. 330 fach (VIVELL et al.).

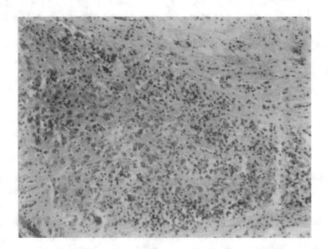

Abb. 5: Formation reticularis einer mit Coxsackievirus vom Typ B 2 infizierten saugenden Maus. Ödem, entzündlich-leukozytäre Infiltration. Kresylviolett, 125 fach (GÄDEKE).

bleiben. Diese Pankreasläsionen können nach dem Vorschlag von HOWES [28] zur Titration der Infektiosität von Coxsackievirussuspensionen der B-Gruppe verwendet werden, indem man einige Stunden vor dem Töten der infizierten

Tiere intraperitoneal Trypanblau injiziert, das sich in den Pankreasläsionen elektiv speichert, so daß sie makroskopisch sichtbar werden.

Die Häufigkeit einer Myokarditis bei saugenden Mäusen nach Infektion mit Viren der B-Gruppe wechselt von Stamm zu Stamm erheblich. Man findet in den verschiedensten Teilen des Myokards vorwiegend hyaline, herdförmige disseminierte Nekrosen. Gelegentlich können bei den Versuchstieren auch disseminierte Lebernekrosen auftreten, die zu einem manifesten Ikterus der Tiere führen. Diese Parenchymnekrosen in der Leber lassen sich von den durch das Mäuse-Hepatitis-Virus hervorgerufenen eindeutig unterscheiden.

MELNICK et al. [63, 62] infizierten sowohl Cynomolgusaffen als auch Schimpansen oral mit verschiedenen Coxsackievirusstämmen der Gruppen A bzw. B. Die Hälfte der mit einem B 2-Stamm infizierten Cynomolgusaffen zeigte nach der Infektion einen Temperaturanstieg von 2—5 Tagen Dauer, alle Tiere schieden das Virus im Stuhl aus und entwickelten typenspezifische neutralisierende Antikörper. Bei den Schimpansen konnte das Virus mehrere Tage lang im Blut, etwa eine Woche lang im Rachen und etwa 2—3 Wochen lang im Stuhl nachgewiesen werden. Auch bei den Schimpansen führte die Infektion regelmäßig zur Bildung spezifischer neutralisierender Antikörper. Immune Tiere, d. h. Tiere mit präinfektiösen typenspezifischen neutralisierenden Antikörpern, schieden das Virus nur etwa 2—3 Tage lang im Stuhl aus, im Rachen und im Blut der Tiere war es dagegen nicht nachweisbar. Die Immunität erwies sich in jedem Fall als streng typenspezifisch.

Einzelne Coxsackievirusstämme der Gruppe B führten nach parenteraler Infektion von Cynomolgusaffen zu Läsionen sowohl im Zentralnervensystem der Tiere als auch Pankreas und im Myokard [92, 54]. SABIN et al. [zit. nach 83] beschrieben poliomyelitisähnliche Läsionen im Zentralnervensystem von Rhesusaffen nach parenteraler Infektion mit einem B 2-Stamm.

## c) Allgemeines

Die Begrenzung der Empfänglichkeit von Mäusen für Coxsackieviren auf einen Zeitraum von wenigen Tagen nach der Geburt ist nicht absolut; sie kann mit Hilfe verschiedener Eingriffe durchbrochen werden, so daß unter bestimmten experimentellen Bedingungen auch erwachsene Mäuse nach Infektion mit Coxsackieviren unter typischen Symptomen erkranken und entsprechende morphologische Veränderungen aufweisen können. Junge, nicht mehr saugende Mäuse werden für Viren der Gruppe B empfänglich, wenn man sie unmittelbar nach der Infektion in eine Temperatur von 4° C verbringt und sie hier beläßt. Nach den Befunden von BORING et al. [1] ist der bei diesen Tieren in verschiedenen Organen feststellbare Virustiter deutlich höher als bei entsprechenden Kontrollen. Im Herzen, im Fettgewebe und im Pankreas dieser Tiere finden sich typische Läsionen. Auf einem andersartigen Mechanismus beruht offenbar die Empfänglichkeitssteigerung durch die Verabreichung von Cortison. Sie führt zu einer tödlich verlaufenden Erkrankung bei infizierten jungen Mäusen, die vor allem auf eine Myokarditis zurückzuführen ist; die Virusvermehrung ist jedoch gegenüber den Kontrollen nicht wesentlich verändert *[42, 43, 86]*. Auch trächtige Mäuse zeigen in der letzten Woche der Tragzeit eine zunehmende Empfänglichkeit gegen eine Pankreaslinie eines B 1-Stammes, während die Empfänglichkeit gegen einen A 8-Stamm unverändert bleibt *[10]*. Eine Ganzkörperbestrahlung mit Röntgenstrahlen führt nach den Befunden von CHEEVER *[3]* bei Tieren, die mit einem B 4-Stamm infiziert worden waren, zu einem höheren Virustiter in verschiedenen Organen im Vergleich zu entsprechenden Kontrollen; die Letalität bleibt praktisch unverändert. Durch die Verabreichung von Cortison und gleichzeitige Röntgenbestrahlung der jungen Tiere kann ein synergistischer Effekt im Sinne einer Empfänglichkeitssteigerung erzielt werden *[87]*.

Hieraus ergibt sich die Frage nach den Ursachen der zeitlich begrenzten Empfänglichkeit von Mäusen für Coxsackieviren. Die bei erwachsenen Mäusen zu beobachtende Resistenz gegen diese Viren unterscheidet sich von der auch gegen andere Viren zu beobachtenden altersbedingten Resistenzsteigerung von Versuchstieren *[40]* dadurch, daß sie nicht auf eine bestimmte Applikationsart beschränkt ist, sondern die Resistenz gegen Coxsackieviren entwickelt sich sowohl gegen eine periphere als auch intrazerebrale Verabreichung des Virus. Es ist offenbar nicht möglich, eine auf alle Coxsackieviren zutreffende Antwort auf die oben aufgeworfene Frage zu geben. So können sich nach einzelnen Befunden zumindest einige Virusstämme der Gruppen A und B auch in jungen Mäusen in einem begrenzten Umfang vermehren, wobei die mit der — auch nur kurzfristigen — Virusvermehrung einhergehende Zellzerstörung jedoch nicht ein solches Ausmaß erreicht, daß ein klinisch manifestes Krankheitsbild bei den Tieren entsteht *[53]*. MCLAREN et al. *[56]* haben vermutet, daß die Coxsackieviren bei erwachsenen Mäusen nicht mehr die für eine Virusvermehrung erforderlichen, empfänglichen Zellen erreichen können. Andererseits hängt nach den Befunden von KUNIN *[45]* die altersbedingte Abnahme der Empfänglichkeit von Mäusen für Coxsackieviren von Typ B 1 offenbar von dem langsamen Abbau einer rezeptorartigen Substanz in den verschiedenen Organen der Maus ab, so daß die inokulierten Viren nicht adsorbiert werden. Wieweit diese experimentell beobachteten altersbedingten Veränderungen direkter oder indirekter Ausdruck der von DALLDORF (1955) vermuteten Abhängigkeit der Empfänglichkeit der Mäuse für Coxsackieviren von der Nebennierenrindenaktivität sind, kann nicht gesagt werden. Für einen Einfluß der Nebennierenrindenaktivität auf die Empfänglichkeit dieser Tiere spricht die Tatsache, daß Cortison in den ersten Lebenstagen keinen Einfluß auf die Schwere des experimentell erzeugten Krankheitsbildes hat. Eine Empfänglichkeitssteigerung durch Cortison läßt sich erst mit dem beginnenden Abbau der altersgemäßen Empfänglichkeit für Coxsackieviren nachweisen, die — nach der Annahme von DALLDORF — mit der altersbedingten Involution der Nebennierenrinde parallel läuft.

## 5. Verhalten der Coxsackieviren in Gewebekulturen

Die bisher bekannten Stämme der verschiedenen Serotypen der Gruppe B der Coxsackieviren vermehren sich in Gewebekulturen aus Nieren von M. rhesus unter Ausbildung eines zytopathischen Effektes. Das gleiche trifft für einzelne Virustypen der Gruppe A (vor allem A 9) zu. Verschiedene Stämme der Gruppen A und B erwiesen sich [91, 48, 31] als zytopathogen für Zellkulturen aus menschlichem Amnion oder konnten an diese Zellen adaptiert werden. Coxsackievirus A 21 (früher als Coe-Virus bezeichnet) vermehrt sich offenbar nur in HeLa-Zellen, nicht dagegen in Affennierengewebekulturen [50]. In Tabelle 3 ist das Verhalten der Coxsackieviren in diesen verschiedenen Zellarten tabellarisch zusammengestellt. Es muß jedoch ausdrücklich darauf aufmerksam gemacht werden, daß hiermit immer nur das Verhalten eines Stammes oder einiger Stämme jedes Serotyps beschrieben wird. Wie alle Pathogenitätskriterien kann auch die Zytopathogenität zwischen verschiedenen Stämmen des gleichen Serotyps durchaus unterschiedlich sein und die Virusstämme können auch an einzelne Zellarten adaptiert werden. Auch eine unterschiedliche Empfänglichkeit der in den einzelnen Laboratorien geführten Zellinien des gleichen Zellstammes muß stets in Rechnung gestellt werden [31].

Die durch die verschiedenen zytopathogenen Coxsackieviren in Nierengewebekulturen von M. rhesus hervorgerufenen Zellveränderungen sind die gleichen wie sie für Polioviren bekannt sind. Es findet sich eine Randverlagerung des Zellkerns, eine Kernfältelung und -verdichtung, eine zunehmende Eosinophilie des Zytoplasmas sowie eine schließliche Kernpyknose, Abrundung der Zelle und Ablösung von der Unterlage. Die Viren der Coxsackievirusgruppe B sind in gleicher Weise für Rhesus- wie für Patasnierengewebekulturen zytopathogen; dagegen vermehrt sich Coxsackievirus A 9 in der letzteren Zellart nicht [30].

In gleicher Weise wie bei Polioviren konnten in FL-Zellen, die mit Coxsackievirus vom Typ B 3 infiziert worden waren, intrazytoplasmatisch liegende Viruspartikel in nicht-kristalliner und kristalliner Anordnung nachgewiesen werden [15].

## 6. Diagnose

Beim Vorliegen einer abakteriellen Meningitis, einer epidemischen Myalgie, einer Myokarditis bei einem Neugeborenen sowie einer Herpangina kann eine Coxsackievirusinfektion vermutet werden. Diese Annahme muß vor allem bei dem ätiologisch vieldeutigen Syndrom der abakteriellen Meningitis, in jedem Falle durch entsprechende Untersuchungen im Laboratorium bestätigt oder verworfen werden. Bei der großen Zahl der durch Coxsackieviren hervorgerufenen uncharakteristischen fieberhaften Allgemeinerkankungen mit und ohne Exanthem und bei den Erkrankungen des Respirationstraktes ist eine ätiologische Diagnose nur mit Hilfe dieser Untersuchungen zu stellen.

| Typ | Affennieren-gewebekultur (Rhesus) | Zellkultur aus menschlichem Amnion | HeLa | sonstige Gewebekulturen |
|---|---|---|---|---|
| *Gruppe A* | | | | |
| 1 | — | — | — | |
| 2 | — | (+) | — | einzelne Stämme in Hühner-embryonalzellkulturen, Kulturen aus Mäuselunge, Amnionzellstamm |
| 3 | — | (+) | — | |
| 4 | — | — | — | einzelne Stämme in Mäuse- und Hühnerembryonalzellkulturen |
| 5 | — | — | — | |
| 6 | — | — | — | |
| 7 | — | (+) | — | |
| 8 | — | (+) | — | |
| 9 | + | + | — | |
| 10 | — | (+) | — | |
| 11 | — | + | + | |
| 12 | — | (+) | — | |
| 13 | — | + | + | |
| 14 | + | (+) | — | |
| 15 | — | + | + | |
| 16 | + | (+) | — | |
| 17 | — | (+) | — | |
| 18 | — | + | + | |
| 19 | — | — | — | |
| 20 | | (+) | | |
| 21 | — | + | + | |
| 22 | — | — | | |
| 24 | | (+) | | |
| *Gruppe B* | | | | |
| 1 | + | + | + | einzelne Stämme in Kulturen aus Mäusefettgewebe und -muskulatur, menschlicher Niere |
| 2 | + | + | +[1] | |
| 3 | + | + | + | |
| 4 | + | + | +[1] | |
| 5 | + | + | + | |
| 6 | + | + | | |

[1] einzelne Stämme

Tab. 3: Verhalten der Coxsackieviren in verschiedenen Gewebekulturen
(DALLDORF [1959], HSIUNG [1962], LEHMANN-GRUBE)
+ = Virusvermehrung unter Ausbildung eines zytopathischen Effektes
(+) = an die betreffende Gewebekultur adaptierbar
— = kein zytopathischer Effekt

Isoliert man von einem klinisch uncharakteristischen Krankheitsbild ein Coxsackievirus, so ist hiermit noch nicht die ätiologische Bedeutung dieses Erregers für das gegenwärtig ablaufende Krankheitsbild bewiesen, da — wie oben bereits ausgeführt — die meisten Coxsackievirusinfektionen inapparent verlaufen und es sich damit durchaus um einen zufällig gleichzeitig im menschlichen Organismus nachweisbaren Keim handeln kann, dem keinerlei ätiologische Bedeutung zukommt. Der Schluß, daß es sich bei dem isolierten Erreger um die Ursache der jetzigen Erkrankung handelt, erscheint bei wohl umschriebenen typischen Krankheitsbildern eher gerechtfertigt als bei den uncharakteristischen fieberhaften Allgemeininfekten.

Zur ätiologischen Klärung einer Coxsackievirusinfektion stehen — wie auch bei den übrigen Enterovirusinfektionen — zwei Möglichkeiten zur Verfügung, die Virusisolierung und der Nachweis eines Antikörperanstieges gegen einen bestimmten Coxsackievirustyp.

### a) Virusisolierung

Da die Viren im Beginn der Erkrankung kurzfristig im Rachen und während mehrerer Wochen im Stuhl ausgeschieden werden, versucht man einen Virusnachweis in diesem Untersuchungsmaterial zu führen. Bei abakteriellen Meningitiden konnte der Erreger auch wiederholt aus dem Liquor isoliert werden. Das technische Vorgehen bei der Untersuchung einer Stuhlprobe oder eines Rachenabstriches gleicht dem Isolierungsversuch von Polioviren. Der Stuhl wird in physiologischer Kochsalzlösung oder einer anderen physiologischen Salzlösung zu einer $10^0/o$igen (g/vol) Suspension verrieben und durch Zusatz von Antibiotika und durch Zentrifugation von Bakterien befreit. Rachenabstriche werden in einer physiologischen Salzlösung ausgewaschen und dann in gleicher Weise wie oben behandelt.

Mit dieser Suspension werden dann sowohl Gewebekulturen (im allgemeinen Nierengewebekulturen von M. rhesus) als auch saugende Mäuse beimpft. Hierbei hat es sich als zweckmäßig erwiesen, jeweils einen Mäusewurf (nicht älter als 48 Stunden) subkutan, intraperitoneal und intrazerebral zu beimpfen, da nur hierdurch eine optimale Ausnutzung der diagnostischen Möglichkeiten erreicht wird. Sobald die Tiere typische Krankheitszeichen aufweisen, werden sie getötet und histologisch untersucht. Sind die bei den Mäusen beobachteten Symptome uncharakteristisch oder erholen sich die fraglich erkrankten Tiere wieder, so führt man mit einem aus Hirn und Muskulatur dieser Tiere gewonnenen Organhomogenat eine oder mehrere weitere Passagen in Mäusen durch, bis der Befund geklärt ist. Derartige Passagen sind vor allem bei der Isolierung von Coxsackieviren der Gruppe B durch Tierversuche häufig erforderlich. Bei den Viren der Gruppe A treten die ersten Krankheitszeichen zwischen dem 3. und 8. Tag nach Infektion, bei den Viren der Gruppe B zwischen dem 5. und 14. Tag auf.

Sobald durch die histologische Untersuchung geklärt ist, ob der isolierte Erreger der Gruppe A oder B der Coxsackieviren zuzuordnen ist, wird durch einen Neutralisationstest, bei dem die verschiedenen typenspezfischen Antiseren dem infektiösen Organhomogenat zugesetzt werden, der Serotyp des isolierten Erregers bestimmt. Für die in Gewebekulturen isolierten Virusstämme gilt sinngemäß das gleiche Vorgehen.

### b) Serologische Verfahren

Es stehen drei serologische Methoden zur Verfügung, um eine Infektion durch Coxsackieviren nachzuweisen: der Neutralisationstest, die Komplementbindungsreaktion und — bei einzelnen Typen — der Hämagglutinationshemmungstest.

Mit Hilfe eines Neutralisationstests ist nur in Ausnahmefällen die Diagnose einer ablaufenden Erkrankung möglich, da — wie auch bei sonstigen Enterovirusinfektionen — die hiermit nachweisbaren Antikörper in der Regel bereits im Beginn einer Erkrankung in hohem Titer nachweisbar sind und ein weiterer Antikörperanstieg nur in Ausnahmefällen festgestellt werden kann. Diese neutralisierenden Antikörper bleiben jahrelang, wenn nicht lebenslänglich bestehen, so daß ihr Nachweis allein noch keine Aussage über die Ätiologie einer gegenwärtig ablaufenden Infektionskrankheit ermöglicht.

Die Aussagefähigkeit der Komplementbindungsreaktion zur Feststellung einer Infektion durch ein bestimmtes Coxsackievirus ist, selbst wenn man nur die zytopathogenen Coxsackieviren berücksichtigt, nicht hinreichend abgeklärt. Eine Reihe von Untersuchern [25, 44, 37, 24] fanden bei Coxsackievirusinfektionen eine Vielzahl heterologer (bezogen auf das durch einen Isolierungsversuch nachgewiesene Virus) Antikörperanstiege gegen andere Coxsackievirustypen und auch gegen andere Enterovirustypen (einschließlich Polioviren), so daß ihnen aufgrund dieser Untersuchung keine Aussage über die Ätiologie des gegenwärtigen Krankheitsbildes möglich war.

Andererseits fanden LENNETTE et al. [52] bei einer Untersuchung von fast 600 Infektionen durch Nicht-Polioviren, deren Ätiologie durch Virusisolierung geklärt werden konnte, nur bei 26 Serumpaaren einen 4fachen Antikörpertiteranstieg gegen Polioviren (ein Teil dieser Seren stammte von früher gegen Poliomyelitis geimpften Personen). Es erscheint möglich, daß die früheren Ergebnisse durch die Verwendung hitzeinaktivierter Antigene bei der Komplementbindungsreaktion ein anderes Resultat als die Untersuchungen von LENNETTE et al. erbrachten, die natives Antigen verwendeten.

Als eine sehr wertvolle Hilfe erweist sich die Komplementbindungsreaktion dagegen zur Typisierung von isolierten Virusstämmen, wenn in einer Probe mehrere verschiedene Enteroviren enthalten sind.

Mit Hilfe des Hämagglutinationshemmungstests konnten bisher bei Infektionen durch den Typ B 3 [78] und den Typ A 7 [20] regelmäßig im Ablauf der Infektion entstehende Antikörper nachgewiesen werden.

Die nach Infektion mit verschiedenen Coxsackieviren der Gruppe B entstehenden Antikörper können auch mit Hilfe einer Präzipitationsreaktion (in Form eines Agargel-Diffusionstests) nachgewiesen werden *[80]*.

## 7. Epidemiologie und Prophylaxe

Eine spezifische Prophylaxe gegen Infektionen durch Coxsackieviren war bisher nicht erforderlich, da die durch diese Viren hervorgerufenen Erkrankungen — mit Ausnahme der Myokarditis bei Neugeborenen — durchwegs einen gutartigen Verlauf nehmen und ohne Hinterlassung von Dauerschäden ausheilen. Coxsackieviren sind weltweit verbreitet, wie durch ihren Nachweis als Krankheitserreger in fast allen Ländern sowie durch die Fähigkeit menschlicher Seren aus verschiedenen Teilen der Welt, jeweils einzelne Erregertypen zu neutralisieren, nachgewiesen werden kann. Hierbei ist die relative Anzahl von Personen mit Antikörpern gegen einen bestimmten Coxsackievirustyp entsprechend der jeweils in der Bevölkerung vorherrschenden Coxsackieviren verschieden.

Wie auch die übrigen Enteroviren sind die Coxsackieviren vorwiegend im Spätsommer und Herbst nachweisbar. Diese charakteristische jahreszeitliche Häufigkeitsverteilung der Erreger konnte durch zahlreiche Längsschnittuntersuchungen, bei denen die Ausbreitung von Enteroviren in einer bestimmten Bevölkerungsgruppe mehrere Jahre lang verfolgt wurde *[58, 77]*, ermittelt werden. Auch ist der relative Anteil von Personen mit Antikörpern gegen einzelne Coxsackievirustypen nach den Herbstmonaten höher als in den vorausgegangenen Monaten.

Außer von Menschen können Coxsackieviren in den Sommer- und Herbstmonaten auch häufig aus Abwässern *[59]* sowie von Fliegen und Mücken verschiedener Arten *[68, 66]* isoliert werden. Nach Fütterung von Coxsackieviren an Hausfliegen fand sich kein Anhalt für eine Virusvermehrung in diesen Tieren. Bei Schaben (Periplanata americana), die mit Coxsackievirus A 4 infiziert worden waren, konnten FISHER et al. *[14]* 15—20 Tage lang diesen Erreger im Darm und in den Speicheldrüsen der Tiere nachweisen. Bisher ergab sich jedoch kein sicherer Anhalt für ein extrahumanes Reservoir der Coxsackieviren. Eine mechanische Verschleppung der Viren durch Insekten — wie es auch für Polioviren angenommen wird — scheint aber möglich zu sein.

Die Durchseuchung der Bevölkerung mit Coxsackieviren — und mit den übrigen Enteroviren — steht in Abhängigkeit von dem hygienischen und ökonomischen Standard, unter dem diese Menschen leben. Ein derartiger Einfluß der allgemein-hygienischen Lebensbedingungen auf das Ausmaß der Durchseuchung einer Bevölkerung mit Enteroviren läßt sich nicht nur beim Vergleich zwischen verschiedenen Ländern mit unterschiedlich hohem Lebensstandard feststellen, sondern dieser Unterschied kann auch zwischen Bevölkerungsgruppen mit verschiedenen allgemein-hygienischen Lebensbedingungen im gleichen

Land und in der gleichen Stadt nachgewiesen werden. In Distrikten mit niedrigem Lebensstandard lassen sich sehr viel häufiger Coxsackieviren (und andere Enteroviren) nachweisen als dies in Distrikten mit besseren Lebensverhältnissen der Fall ist (siehe Tabelle 4). Entsprechend beginnt die allgemeine Durchseuchung mit diesen Erregern (gemessen an dem relativen Anteil einer Bevölkerung mit neutralisierenden Antikörpern gegen den jeweils untersuchten Coxsackievirustyp) in der ersteren Bevölkerungsgruppe frühzeitiger und umfaßt einen größeren relativen Anteil der Bevölkerung in jüngerem Lebensalter als dies in Gebieten mit guten allgemein-hygienischen Lebensbedingungen der Fall ist.

| Ort | Anzahl Untersuchungsproben | %/o mit Virusnachweis | | | |
|---|---|---|---|---|---|
| | | Poliovirus | Coxsackievirus | ECHO-Virus | Enteroviren Gesamt |
| *Charleston, W. Va.* | | | | | |
| niedriger Lebensstandard | 597 | 2,3 | 2,3 | 3,7 | 8,4 |
| gehobener | 1028 | 0,5 | 1,5 | 0,8 | 2,7 |
| *Phoenix, Ariz.* | | | | | |
| niedriger Lebensstandard | 943 | 3,0 | 2,0 | 8,3 | 13,3 |
| gehobener | 399 | 1,0 | 1,0 | 0,3 | 2,3 |
| *Gesamtzahl* | | | | | |
| niedriger Lebensstandard | 1540 | 2,8 | 2,1 | 6,6 | 11,4 |
| gehobener | 1427 | 0,6 | 1,3 | 0,6 | 2,6 |

Tab. 4: Häufigkeit der Isolierung von Enteroviren von gesunden Kindern aus Bevölkerungsgruppen mit unterschiedlichem Lebensstandard. Die Untersuchungen wurden außerhalb von Epidemiezeiten durchgeführt (1951—1953) (MELNICK [58]).

Aufgrund der Beobachtungen von DALLDORF et al. [9] und MELNICK et al. [61] wurde die Frage aufgeworfen, ob eine Doppelinfektion von Polioviren und Coxsackieviren das resultierende Erkrankungsbild des Menschen beeinflussen kann oder ob sich — umgekehrt — Poliovirus- und Coxsackievirusinfektionen gegenseitig ausschließen.

Nach tierexperimentellen Untersuchungen ist bei saugenden Mäusen eine Interferenz zwischen einer Infektion mit Coxsackieviren der Gruppe B und einer Poliovirusinfektion zu erwarten [7, 82], während dies für Coxsackieviren der Gruppe A offenbar nicht zutrifft [29]. Diese tierexperimentellen Untersuchungen konnten durch entsprechende Befunde in der Gewebekultur bestätigt werden [46, 47].

DALLDORF ist aufgrund seiner Beobachtungen der Ansicht, daß auch das epidemiologische Verhalten der Coxsackieviren gleichen Gesetzmäßigkeiten gehorcht, da Viren der Gruppe B nach einigen Befunden vorwiegend in den Jahren mit geringer Poliomyelitishäufigkeit isoliert werden konnten und umgekehrt. Andererseits erscheint es nicht ausgeschlossen, daß eine gleichzeitige Infektion von Polioviren und Coxsackieviren der Gruppe A (vor allem A 1) zu einem ungewöhnlich hohen Anteil von Erkrankungen mit Lähmungen bei Poliomyelitisausbrüchen führt [61, 7].

## Schrifttum

### a) Zusammenfassende Darstellungen, Übersichten

DALLDORF, G.: The Coxsackie viruses. Ann. Rev. Microbiol. *9*, 277 (1955)
DALLDORF, G., J. L. MELNICK a. E. C. CURNEN: The Coxsackie virus group.
In: Th. M. RIVERS a. F. L. HORSFALL jr.: Viral and rickettsial infections of man. 3. Aufl. Pitman Medical Publishing Co. Ltd., London 1959
LÖFFLER, H.: Die Coxsackie-Virusgruppe.
In: Handbuch der Virusforschung, herausgegeben von C. HALLAUER u. K. F. MEYER, 4. Bd. Springer-Verlag, Wien 1958
RHODES, A. J. a. C. E. VAN ROOYEN: Textbook of virology. 4. Aufl. The Williams and Wilkins Comp., Baltimore 1962
VIVELL, O. u. R. GÄDEKE: Die Viren der Coxsackie-Gruppe. Erg. Hyg. Bakt. 27, 513 (1952)

### b) Spezielle Veröffentlichungen

1 BORING, W. D., G. M. ZURHEIN a. D. L. WALKER: Factors influencing host-virus interactions. II. Alteration of Coxsackie virus infection in adult mice by cold. Proc. Soc. Exp. Biol. Med. *93*, 273 (1956)
2 BREESE, J. J. a. A. BRIEFS: Certain physical properties of a herpangina strain and a pleurodynia strain of Coxsackie virus. Proc. Soc. Exp. Biol. Med. *83*, 119 (1953)
3 CHEEVER, F. S.: Multiplication of Coxsackie virus in adult mice exposed to roentgen radiation. J. Immunol. *71*, 431 (1953)
4 CLARKE, N. a. P. W. KABLER: The inactivation of purified Coxsackie virus in water by chlorine. Amer. J. Hyg. *59*, 119 (1954)
5 CLARK, E. M., D. S. KNOWLES, F. S. SHIMADA, A. J. RHODES, R. C. RITCHIE a. W. F. DONOHUE: Coxsackie virus in urban sewage. J. Publ. Health *42*, 103 (1951)
6 CURNEN, E. C., F. W. SHAW a. J. L. MELNICK: Disease resembling aparalytic poliomyelitis associated with a virus pathogenic for infant mice. J. Amer. Med. Ass. *141*, 894 (1949)
7 DALLDORF, G.: The sparing effect of Coxsackie virus infection on experimental poliomyelitis. J. exp. Med. *94*, 65 (1951)

8 DALLDORF, G.: Neuropathogenicity of certain group A Coxsackie viruses. J. exp. Med. 106, 69 (1957)

9 DALLDORF, G. a. R. ALBRECHT: Chronologic association of poliomyelitis and Coxsackie virus infections. Proc. Nat. Acad. Sci. 41, 978 (1955)

10 DALLDORF, G. a. R. GIFFORD: Susceptibility of gravid mice to Coxsackie virus infection. J. exp. Med. 99, 21 (1954)

11 DALLDORF, G. a. G. M. SICKLES: An unidentified filtrable agent isolated from the feces of children with paralysis. Science 108, 61 (1948)

12 DALLDORF, G. a. H. WEIGAND: Poliomyelitis as a complex infection. J. exp. Med. 108, 605 (1958)

13 DAVIS, D. C. a. J. L. MELNICK: Poliomyelitis and aseptic meningitis. J. Labor. Clin. Med. 51, 97 (1958)

14 FISHER, R. G. a. J. T. SYVERTON: Distribution of Coxsackie virus in experimentally infected cockroaches, periplanata americana. Proc. Soc. Exp. Biol. Med. 95, 284 (1957)

15 FOGH, J. a. D. C. STUART: Intracytoplasmic crystalline and noncrystalline patterns of Coxsackie virus in FL cells. Virology 9, 705 (1959)

16 GARD, S.: Aseptic meningitis and Coxsackie viruses. Lancet 74, 299 (1954)

17 GIERER, A. u. G. SCHRAMM: Die Infektiosität der Nukleinsäure aus Tabakmosaikvirus. Zschr. Naturforsch. 11 b, 138 (1956)

18 GIFFORD, R. a. D. DALLDORF: Creatinine, potassium and virus content of the muscles following infection with "Coxsackie viruses". Proc. Soc. Exp. Biol. Med. 71, 589 (1949)

19 GOLDFIELD, M., J. SRIHONGSE a. J. P. FOX: Hemagglutinine associated with certain human enteric viruses. Proc. Soc. Exp. Biol. Med. 96, 788 (1957)

20 GRIST, N. R.: An outbreak of "paralytic poliomyelitis" due to Coxsackie A 7 virus. Europ. Ass. Poliom., 7. Symp., Oxford 1961

21 GSELL, O.: Meningitis myalgica — Meningitis serosa bei Myalgia epidemica. Schweiz. med. Wschr. 79, 241 (1949)

22 HABEL, K., R. J. SILVERBERG a. A. SHELOKOV: Isolation of enteric viruses from cases of aseptic meningitis. Ann. N. Y. Acad. Sci. 67, 223 (1957)

23 HABEL, K. a. L. N. LOOMIS: Coxsackie A 7 virus and the Russian "poliovirus type 4". Proc. Soc. Exp. Biol. Med. 95, 597 (1957)

24 HALONEN, P., L. ROSEN a. R. J. HUEBNER: Homologous and heterologous complement fixing antibody in persons infected with ECHO, Coxsackie and poliomyelitis viruses. Proc. Soc. Exp. Biol. Med. 101, 236 (1959)

25 HAMMON, W. Mc., D. S. YOHN, E. H. LUDWIG, R. A. PAVIA, G. E. SATHER a. L. W. McCLOSKEY: A study of certain nonpoliomyelitis and poliomyelitis enterovirus infections. J. Amer. Med. Ass. 167, 727 (1958)

26 HODES, H. L.: Coxsackie virus infections of childhood.
In: ROSE, H. M.: Viral infections of infancy and childhood. Paul B. Hoeber, Incorp., New York 1960

27 HORSTMANN, D. M. a. E. E. MANUELIDIS: Russian Coxsackie A 7 virus (AB-IV strain). J. Immunol. 81, 32 (1958)

28 HOWES, D. W.: Intravital staining in titrations of group B Coxsackie viruses in weaned mice. Nature 173, 270 (1954)

29 HOWITT, B. F. a. N. J. NICHOLS: Inoculation of cynomolgus monkeys with Coxsackievirus alone, combined, or with poliomyelitis virus. J. Immunol. 68, 599 (1952)

30 HSIUNG, G. D. a. J. L. MELNICK: Comparative susceptibility of kidney cells from different monkey species by enteric viruses. J. Immunol. 78, 137 (1957)

31 Hsiung, G. D.: Further studies on characterization and grouping of ECHO-viruses. Ann. N. Y. Acad. Sci. *101*, 413 (1962)

32 Huebner, R. J., R. M. Cole, E. A. Beeman, J. A. Bell a. J. H. Peers: Herpangina, etiological studies of a specific infectious disease. J. Amer. Med. Ass. *145*, 628 (1951)

33 International Enterovirus Study Group: Picornaviruses. Virology *19*, 114 (1963)

34 Javett, S. N., S. Heymann, B. Mandel, W. J. Pepler, H. I. Lurie, J. Gear, V. Measrock a. Z. Kirsch: Myocarditis in the newborn infant. J. Pediat. *48*, 1 (1956)

35 Johnsson, T. a. C. Lundmark: Herpangina. A clinical and virological study. Arch. ges. Virusforsch. *6*, 262 (1955)

36 Johnsson, T. a. C. Lundmark: Identification of the "fourth type" of poliomyelitis virus. Lancet *1*, 1148 (1957)

37 Johnsson, T., E. Lycke, B. Wictorin a. B. Jönsson: Studies of an epidemic of aseptic meningitis in association with Coxsackie and ECHO viruses. Arch. ges. Virusforsch. *8*, 285 (1958)

38 Kaplan, A. S. a. J. L. Melnick: Oral administration of Coxsackie viruses to newborn and adult mice. Proc. Soc. Exp. Biol. Med. *76*, 312 (1951)

39 Kelly, S. M., M. E. Clark a. M. B. Coleman: Demonstration of infectious agents in sewage. Amer. J. Publ. Health *45*, 1438 (1955)

40 Kibrick, S.: Viral infections of the fetus and the newborn.
In: Pollard, M.: The Gustav Stern Symposium on perspectives in virology. Vol. 2. Burgess Publ. Co., Minneapolis 1961

41 Kibrick, S. a. K. Benirschke: Acute aseptic myocarditis and meningoencephalitis in the newborn child infected with Coxsackie virus group B, type 3. New Engl. J. Med. *255*, 883 (1956)

42 Kilbourne, E. D. a. F. L. Horsfall jr.: Lethal infection with Coxsackie virus of adult mice given cortisone. Proc. Soc. Exp. Biol. Med. *77*, 135 (1951)

43 Kilbourne, E. D., C. B. Wilson a. D. Perrier: The induction of gross myocardial lesions by a Coxsackie (pleurodynia) virus and cortisone. J. clin. Invest. *35*, 362 (1956)

44 Kraft, L. M. a. J. L. Melnick: Quantitative studies of the virus-host relationship in chimpanzees after inapparent infection with Coxsackie virus. II. The development of complementfixing antibodies. J. Exp. Med. *97*, 401 (1953)

45 Kunin, C.: Virus-tissue union and the pathogenesis of enterovirus infections. J. Immunol. *88*, 556 (1962)

46 LeBouvier, G. L.: Interference and cell protection by poliomyelitis virus in tissue culture. Nature *174*, 649 (1954)

47 Ledinko, N. a. J. L. Melnick: Interference between poliomyelitis viruses in tissue culture. J. Exper Med. *100*, 247 (1954)

48 Lehmann-Grube, F.: Comparative susceptibility of mammalian cells in culture to prototype enteroviruses. Arch. ges. Virusforsch. *11*, 276 (1962)

49 Lehmann-Grube, F. a. J. T. Syverton: Pathogenicity for suckling mice of Coxsackie viruses adapted to human amnion cells. J. Exper. Med. *113*, 811 (1961)

50 Lennette, E. H., V. L. Fox, N. J. Schmidt a. J. A. Cuderer: The Coe virus. Amer. J. Hyg. *68*, 272 (1958)

51 Lennette, E. H., R. L. Magoffin, N. J. Schmidt a. A. C. Hollister: Viral diseases of the central nervous system. J. Amer. Med. Ass. *171*, 1456 (1956)

52 Lennette, E. H., N. J. Schmidt a. R. L. Magoffin: Observation on the complementfixing antibody response to poliovirus in patients with certain Coxsackie and ECHO virus infections. J. Immunol. *86*, 525 (1961)

53 LERNER, A. M., H. S. LEVIN a. M. FINLAND: Age and susceptibility of mice to Coxsackie-A virus. J. Exper. Med. *115*, 745 (1962)

54 LOU, T.-Y., H. A. WENNER a. P. S. KAMITSUKA: Experimental infections with Coxsackie viruses. II. Myocarditis in cynomolgus monkeys infected with B 4 virus. Arch. ges. Virusforsch. *10*, 451 (1961)

55 MATTERN, C. F. T.: Some physical and chemical properties of Coxsackie virus A 9 and A 10. Virology *17*, 520 (1962)

56 McLAREN, A. a. F. K. SANDERS: The influence of age of the host on local virus multiplication and on the resistance to virus infections. J. Hyg. *57*, 106 (1959)

57 MELNICK, J. L.: Problems associated with viral identification and classification. Ann. N. Y. Acad. Sci. *67*, 363 (1957)

58 MELNICK, J. L.: Echoviruses. Spec. Publ. N. Y. Acad. Sci. *5*, 365 (1957)

59 MELNICK, J. L., J. EMMONS, J. H. COFFEY a. H. SCHOOF: Seasonal distribution of Coxsackie viruses in urban sewage and flies. Amer. J. Hyg. *59*, 164 (1954)

60 MELNICK, J. L. a. G. C. GODMAN: Pathogenesis of Coxsackie virus infection, multiplication of virus and evolution of the muscle lesion in mice. J. Exper. Med. *93*, 247 (1951)

61 MELNICK, J. L., A. S. KAPLAN, E. ZABIN, G. CONTRERAS a. N. W. LARKUM: An epidemic of paralytic poliomyelitis characterized by dual infections with poliomyelitis and Coxsackie viruses. J. Exper. Med. *94*, 471 (1951)

62 MELNICK, J. L. a. A. S. KAPLAN: Quantitative studies of the virus-host relationship in chimpanzees after inapparent infection with Coxsackie viruses. I. The virus carrier state and the development of neutralizing antibodies. J. Exper. Med. *97*, 367 (1953)

63 MELNICK, J. L. a. N. LEDINKO: Infection of cynomolgus monkeys with the Ohio type of Coxsackie virus. J. Immunol. *64*, 101 (1950)

64 MELNICK, J. L., N. LEDINKO, M. L. KRAFT a. N. A. CLARKE: Immunologic reactions to Coxsackie viruses. III. Crossprotection test in infant mice born of vaccinated mothers. J. Exper. Med. *92*, 499 (1950)

65 MELNICK, J. L. a. N. LEDINKO: Social serology: antibody levels in a normal young population during an epidemic of poliomyelitis. Amer. J. Hyg. *54*, 354 (1951)

66 MELNICK, J. L. a. L. R. PENNER: The survival of poliomyelitis- and Coxsackie virus following their ingestion by flies. J. Exper. Med. *96*, 255 (1952)

67 MELNICK, J. L., J. WARREN a. S. S. BREESE: The size of Coxsackie viruses and Lansing poliomyelitis virus determined by sedimentation and ultrafiltration. J. Immunol. *67*, 151 (1951)

68 MELNICK, J. L., E. W. SHAW a. E. C. CURNEN: A virus isolated from patients diagnosed as nonparalytic poliomyelitis or aseptic meningitis. Proc. Soc. Exper. Biol. Med. *71*, 344 (1949)

69 PALACIOS, O.: Die Kossa-Färbung als Hilfsmittel bei der histologischen Diagnose von Coxsackieviruserkrankungen in der Routineuntersuchung. Klin. Wschr. *39*, 146 (1961)

70 PAPPENHEIMER, A. M., L. J. KUNZ a. S. RICHARDSON: Passage of Coxsackie virus in adult mice with production of pancreatic disease. J. Exper. Med. *94*, 45 (1951)

71 PARROTT, R. H.: The clinical importance of group A Coxsackie viruses. Ann. N. Y. Acad. Sci. *67*, 230 (1957)

72 PARSONS, R., M. L. BYNOE, M. S. PEREIRA a. D. A. J. TYRRELL: Inoculation of human volunteers with strains of Coe virus isolated in Britain. Brit. Med. J. *2*, 1776 (1960)

73 QUIGLEY, J. J.: Ultrafiltration and ultracentrifugation studies of Coxsackie virus. Proc. Soc. Exper. Biol. Med. *72*, 434 (1949)

74 RANZENHOFER, E. R., F. C. DIZON, M. M. LIPTON a. A. J. STEIGMAN: Clinical paralytic poliomyelitis due to Coxsackie virus group A, type 7. New Engl. J. Med. *259*, 182 (1958)

75 RIVADENEIRA, J. C. a. F. C. ROBBINS: The distribution of group B Coxsackie viruses in a children's institution. Pediatrics *20*, 468 (1957)

76 ROBBINSON, C. R., F. W. DOANE a. H. J. RHODES: A report of a febril illness with pharyngeal lesions and exanthem. Cand. Med. Ass. J. *79*, 615 (1958)

77 ROSEN, L., J. A. BELL a. R. J. HUEBNER: Enterovirus infections of children in a Washington, D. C. welfare institution.
In: ROSE, H. M.: Viral infections of infancy and childhood. Paul B. Hoeber, Incorp., New York 1960

78 ROSEN, L. a. J. KERN: Hemagglutination and hemagglutination-inhibition with Coxsackie-B viruses. Proc. Soc. Exper. Biol. Med. *107*, 626 (1961)

79 SCHMIDT, N. J., V. L. FOX a. E. H. LENNETTE: Immunological identification of Coxsackie A 21 virus with Coe virus. Proc. Soc. Exper. Biol. Med. *107*, 63 (1961)

80 SCHMIDT, N. J., a. E. H. LENNETTE: Gel double diffusion studies with group B and group A, type 9, Coxsackie viruses. J. Immunol. *89*, 85, 96 (1962)

81 SHELOKOV, A. a. K. HABEL: Viremia in Coxsackie B meningitis. Proc. Soc. Exper. Biol. Med. *94*, 782 (1957)

82 STANLEY, N. F.: Attempts to demonstrate interference between Coxsackie and poliomyelitis viruses in mice and monkeys. Proc. Soc. Exper. Biol. Med. *81*, 430 (1952)

83 STEIGMAN, A. J.: Diskussionsbemerkung. Ann. N. Y. Acad. Sci. *67*, 249 (1957)

84 STERN, H.: Aetiology of central nervous system infections during prevalence of poliovirus and Coxsackie virus. Brit. Med. J. *1*, 1061 (1961)

85 STÖBER, E.: Weitere Untersuchungen über epidemische Myokarditis des Säuglings. Zschr. Kinderhk. *71*, 319 592 (1952)

86 SULKIN, S. E., H. C. WALLIS a. P. DONALDSON: Differentiation of Coxsackie viruses by altering susceptibility of mice with cortisone. J. Infect. Dis. *91*, 290 (1952)

87 SYVERTON, J. T., A. A. WERDER, J. FRIEDMAN, F. J. ROTH, A. B. GRAHAM a. O. J. MIRA: Cortisone and roentgen radiation in combination as synergistic agents for production of lethal infection. Proc. Soc. Exper. Biol. Med. *80*, 123 (1952)

88 VOROSHILOVA, M. K. a. M. P. CHUMAKOV: Poliomyelitis-like properties of AB-IV-Coxsackie A 7 group of viruses. Progr. Med. Virol. *2*, 106 (1959)

89 WALLIS, C. a. J. L. MELNICK: Cationic stabilization — a new property of enteroviruses. Virology *16*, 504 (1962)

90 WARIN, J. F., J. B. M. DAVIES, F. K. SANDERS a. A. D. VIZOSO: Oxford epidemic of Bornholm disease. Brit. Med. J. *1*, 1345 (1953)

91 WENNER, H. A.: Problems of working with enteroviruses. Ann. N. Y. Acad. Sci. *101*, 343 (1962)

92 WENNER, H. A., T.-Y. LOU a. P. S. KAMITSUKA: Experimental infections with Coxsackie viruses. 1. Studies on virulence and pathogenesis in cynomolgus monkeys. Arch. ges. Virusforsch. *10*, 426 (1961)

93 WENNER, H. A. a. T.-Y. LOU: Virus diseases associated with cutaneous eruptions. Progr. Med. Virol. *5*, 219 (1963)

94 WIGAND, R.: Schwierigkeiten bei der Neutralisation von Enteroviren. Zbl. Bakt., I. Original *177*, 504 (1960)

95 ZAHORSKY, J.: Herpangina. Arch. Pediat. *41*, 181 (1924)

# ECHO-Viren

Von R. Thomssen

## 1. Klassifizierung

Die Entdeckung von Virusstämmen der Gruppe der ECHO-Viren war eine Folge der Einführung der Gewebekulturtechnik in die Diagnostik der Poliovirusinfektionen des Menschen. Schon bald nach der ersten Beschreibung dieser Technik [12] isolierte man im Rahmen der rasch aufblühenden Poliovirusdiagnostik häufig Viren aus menschlichem Stuhlmaterial, die in Gewebekulturen ähnliche zytopathologische Effekte hervorriefen wie Polioviren. Sie ließen sich jedoch durch Antiseren gegen die drei Poliovirusserotypen nicht neutralisieren. Ferner waren sie im Gegensatz zu den Coxsackieviren nicht pathogen für saugende Mäuse oder sonstige Laboratoriumstiere. Da ihnen andererseits bestimmte Krankheitsbilder aus der menschlichen Pathologie (S. 379) zunächst nicht eindeutig zugeordnet werden konnten, schuf man die Gruppe der „Enteric Cytopathogenic Human Orphan Viruses" oder kurz der ECHO-Viren [6].

Heute bilden die ECHO-Viren neben den Polioviren und Coxsackieviren eine Gruppe der Enteroviren [17]. Allgemein gelten für sie damit die taxonomischen Bestimmungskriterien der Picornaviren (u. a. Partikelgröße von ca. 28 m$\mu$, Ribonukleinsäure als Substrat ihrer Infektiosität, Ätherresistenz). Die Identifizierung eines Virusstammes als ein Enterovirus bestimmten Serotyps ist aufgrund der Neutralisierbarkeit durch typenspezifische Antiseren eindeutig möglich, wenn auch in Einzelfällen gewisse Schwierigkeiten auftreten (S. 374). Speziell bei den ECHO-Viren unterscheidet man z. Zt. 31 Serotypen (ECHO Typ 1—32: Tab. 1; Typ 10 wurde als Prototypstamm für die Gruppe der Reoviren inzwischen eliminiert, S. 624). Allerdings steht kein einheitliches gruppenspezifisches Antigen als Kriterium der Gruppenzugehörigkeit zur Verfügung: Eine Klassifizierung der Enteroviren in die drei Gruppen Polioviren, ECHO-Viren und Coxsackieviren ist deshalb vornehmlich auf klinischen und pathologischen Kriterien aufgebaut worden, also auf Eigenschaften, bei denen schon innerhalb des gleichen Serotyps eine Vielzahl von Stammvariationen möglich ist. An die Stelle streng logischer Klassifizierung müssen deshalb, solange geeignetere Grundlagen nicht erarbeitet und allgemein akzeptiert sind, kategorische Kommissionsbeschlüsse treten, insbesondere dann, wenn neu entdeckte Sero-

| Serotyp | Prototyp-stamm* | Krankheit der Person, von der der Virusstamm isoliert wurde | Herkunft des Untersuchungs-materials | Autoren** | Literaturstelle mit Angabe der Anerkennung des Stammes als Prototyp |
|---|---|---|---|---|---|
| 1 | Farouk | Gesund | Ägypten | Melnick (1954, 1956) | [6] |
| 2 | Cornelis | Aseptische Meningitis | Connecticut | Melnick (1954, 1956) | [6] |
| 3 | Morrisey | Aseptische Meningitis | Connecticut | Melnick (1954, 1956) | [6] |
| 4 | Pesascek | Aseptische Meningitis | Connecticut | Melnick (1954, 1956) | [6] |
| 5 | Noyce | Aseptische Meningitis | Maine | Melnick (1954, 1956) | [6] |
| 6 | D'Amori | Aseptische Meningitis | Rhode Island | Melnick (1954, 1956) | [6] |
| 7 | Wallace | Gesund | Ohio | Ramoz-Alvarez u. Sabin (1954, 1956) | [6] |
| 8 | Bryson | Gesund | Ohio | Ramoz-Alvarez u. Sabin (1954, 1956) | [6] |
| 9 | Hill | Gesund | Ohio | Ramoz-Alvarez u. Sabin (1954, 1956) | [6] |
| 11 | Gregory | Gesund | Ohio | Ramoz-Alvarez u. Sabin (1954, 1956) | [6] |
| 12 | Travis | Gesund | Philippinen | Hammon u. Ludwig (1955) | [6] |
| 13 | Del Carmen | Gesund | Philippinen | Hammon u. Ludwig (1955) | [6,7] |
| 14 | Tow | Aseptische Meningitis | Rhode Island | Melnick (1957) | [7] |
| 15 | Charleston | Gesund | West Virginia | Ormsbee u. Melnick (1957) | [7] |
| 16 | Harrington | Aseptische Meningitis | Massachusetts | Kibrick u. Enders (1957) | [7] |
| 17 | CHHE-29 | Gesund | Mexiko City | Ramoz-Alvarez u. Sabin (1958) | [7] |

| Serotyp | Prototyp-stamm | Krankheit der Person, von der der Virusstamm isoliert wurde | Herkunft des Untersuchungs-materials | Autoren[**] | Literaturstelle mit Angabe der Anerkennung des Stammes als Prototyp |
|---------|----------------|------------------------------------------------------------|----------------------------------------|-------------|---------------------------------------------------------------------|
| 18 | Metcalf | Diarrhoe | Cincinnati | Ramoz-Alvarez u. Sabin (1958) | [7] |
| 19 | Burke | Diarrhoe | Cincinnati | Ramoz-Alvarez u. Sabin (1958) | [7] |
| 20 | JV-1 | Respir. Infektion[*] Diarrhoe | Washington | Rosen et al. (1958) | [40] |
| 21 | Farina | Aseptische Meningitis | Massachusetts | Enders u. Kibrick (1958) | (zit. [20]) |
| 22 | Harris | Diarrhoe | Ohio | Wigand u. Sabin (1961) | [46] |
| 23 | Williamson | Diarrhoe | Ohio | Wigand u. Sabin (1961) | [46] |
| 24 | De Camp | Diarrhoe | Ohio | Wigand u. Sabin (1961) | [46] |
| 25 | JV-4 | Respir. Infektion | Washington | Rosen | (zit. [20]) |
| 26 | Coronel | Gesund | Philippinen | Hammon et al. (1960) | [16] |
| 27 | Bacon | Gesund | Philippinen | Hammon et al. (1960) | [16] |
| 28 | 2060 | Respir. Infektion | Illinois | Pelon (1961) | [34] |
| 29 | JV-10 | | | Rosen | [33] |
| 30 | Bastianni | Aseptische Meningitis | | Plager u. Decker (1963) | [33] |
| 31 | Caldwell | Aseptische Meningitis | Kansas City | Wenner (1962) | [33] |
| 32 | PR-10 | Diarrhoe | Puerto-Rico | Branche jr. | [33] |

* Auf Grund des Beschlusses einer Sachverständigenkommission ausgewählter Bezugsstamm für einen speziellen Serotyp.
** Arbeiten, in denen die für die Klassifizierung des Stammes wesentlichen Eigenschaften angegeben werden.

Tab. 1: ECHO-Virus Prototypstämme

24*

typen eingeordnet werden sollen (Tab. 1). ECHO-Viren erhalten ihre klinische Bedeutung, weil sie Erreger u. a. poliomyelitisähnlicher Erkrankungen, z. B. aseptischer Meningitiden, sein können. Für den Virologen sind sie interessant, weil ihre Eigenschaften sie in die unmittelbare Nähe der für die menschliche Pathologie ungleich wichtigeren Polioviren rückt. Die Entdeckung der ECHO-Viren eröffnete einen neuen Horizont gerade für das Verständnis der Poliomyelitis und ihres Erregers, der somit gewissermaßen als spezielle Ausprägung einer weit verbreiteten Klasse von Viren erscheint. Hier eröffnete sich ein weites Experimentierfeld für den Virologen, sei er morphologisch, genetisch, zytologisch oder pathologisch interessiert. Zusammenfassende Darstellungen des Gebietes der ECHO-Viren sind im Literaturverzeichnis angegeben. In Tabelle 1 ist ein Überblick über die sogenannten Prototypstämme gegeben.

## 2. In-vitro-Eigenschaften von ECHO-Viren

### a) Physikalisch-chemische Eigenschaften

Der Durchmesser der Viruspartikel der ECHO-Viren schwankt innerhalb eines Bereiches von 25—30 m$\mu$. Bei den meisten der vorliegenden Größenbestimmungen handelt es sich um eine Festlegung der Größenordnung der untersuchten Viren. Größenbestimmungen als experimenteller Ansatzpunkt für das Studium der Partikelsubstruktur oder als signifikanter Ausdruck von Typen- oder Stammcharakteristika sind bei ECHO-Viren bislang nicht bekannt geworden. Für einige ECHO-Virus-Typen (Typen 1, 5, 7, 8, 11, 12, 19, 25 und 26) findet man in der Literatur belegt, daß ausschließlich Ribonukleinsäure Träger der genetischen Information für die Virusvermehrung ist. Analysen, aus denen hervorgeht, daß die Substanz der ECHO-Viren, wie man in Analogie zum Poliovirus annimmt, außerdem nur noch aus Protein besteht, sind nicht bekannt. ECHO-Viren sind jedoch ätherresistent (20%/o Äthyläther 18 Std. bei + 4° C); man schließt daraus, daß ätherlösliche Lipide, deren Zerstörung direkt oder indirekt die Inaktivierung der Infektiosität der Viren zur Folge hätte, nicht vorhanden sind.

ECHO-Viren sind hitzeempfindlich. Die Halbwertszeit der Inaktivierung bei 37° C schwankt unter vergleichbaren Versuchsanordnungen bei verschiedenen Typen und Stämmen zwischen 40 Stunden und 2 Stunden [24]. Gemeinsam mit anderen Enteroviren ist ECHO-Viren auch die Eigenschaft, daß sie in Gegenwart 1 mol. MgCl$_2$-Lösung oder 2 mol. NaCl-Lösung nach einstündiger Erhitzung bei 50° C ihre Infektiosität nicht verlieren [44].

Unterschiedliches chromatographisches Verhalten von ECHO-Viren an anorganischen Adsorbentien wie Aluminiumhydroxyd kann wie bei Polioviren Ausdruck einer genetisch determinierten Oberflächeneigenschaft sein. Es lassen sich innerhalb des gleichen Serotyps Stämme mit unterschiedlichem Verhalten differenzieren [29].

## b) Antigene

ECHO-Viren induzieren bei infizierten Menschen und Affen, nach parenteraler Injektion auch bei Nicht-Primaten, die Bildung homolog typenspezifischer Antikörper, die im Neutralisationstest, in der KBR oder im Hämagglutinationshemmungstest nachgewiesen werden können. Ein gemeinsames Antigen, aufgrund dessen eine eindeutige Zuordnung eines Virusstammes zur Gruppe der ECHO-Viren möglich wäre, ist nicht bekannt.

Im *Neutralisationstest* lassen sich durch Kreuzreaktionen 31 verschiedene ECHO-Virus-Typen voneinander unterscheiden. Im allgemeinen gilt als experimentelle Bedingung für den Ausschluß einer Kreuzverwandtschaft zwischen zwei Virusstämmen der Nachweis, daß weniger als 20 Titereinheiten eines homologen Antiserums 100 $TCID_{50}$/ml des heterologen Virus nicht neutralisieren dürfen und umgekehrt. In einigen Fällen erhält man jedoch unter diesen Versuchsbedingungen regelmäßig Kreuzreaktionen, deren Deutung in Bezug auf partielle Antigengemeinschaft zwischen heterologen Stämmen noch Schwierigkeiten macht.

Zwischen dem ursprünglichem Prototypstamm von ECHO 13 (Hamphill) und dem Prototypstamm von ECHO 1 lag eine Kreuzverwandtschaft vor, die sich später als Artefakt erwiesen hat. Stamm Hamphill war ein Gemisch aus Viren mit ECHO-1-Charakter und ECHO-13-Charakter. Es wurde deshalb ein neuer Prototypstamm für ECHO 13 eingeführt (DEL CARMEN: s. Tabelle 1). — Kreuzreaktionen zwischen ECHO Typ 12 und ECHO Typ 1, zwischen ECHO Typ 8 und Typ 1, zwischen den Typen 22 und 23 und in geringerem Maße auch zwischen Typ 11 und 19 lassen sich nicht auf Gemische von Stämmen heterologer Spezifität zurückführen. Die Reaktionen fallen oft auch nur in einer Richtung heterolog aus. Möglicherweise besitzen diese Stämme gemeinsame Antigene.

Eine definitive Entscheidung der serologischen Zuordnung insbesondere bei frisch isolierten Stämmen wird andererseits durch einige andere Phänomene erschwert, die im folgenden aufgeführt seien. Auch sie lassen sich bisher nicht befriedigend deuten.

α) „Durchbruchstendenz" (break-through phenomenon)

Häufig erhält man unterschiedliche Titerergebnisse von Immunseren in Neutralisationstesten, je nachdem, ob man den Titer früh, d. h. dann, wenn das Kontrollvirus seinen Endtiter gerade erreicht hat, oder spät, d. h. einige Tage später, abliest. In diesen Fällen kommt es nach anfänglicher Hemmung durch das Immunserum doch noch zu einer Virusvermehrung mit zytopathologischem Effekt. Man kann Titerunterschiede zwischen Früh- und Spätablesung bis zum 16fachen beobachten [45]. Das Phänomen ist von dem jeweils benutzten Virusstamm abhängig. Möglicherweise enthalten solche Stämme Anteile, die sich schwer neutralisieren lassen, zur Zellinfektion führen, deren primäre Nachkommenschaft zunächst vom restlichen Antikörper in der Gewebekulturflüssigkeit neutralisiert wird, bis schließlich dieser Antikörper aufgebraucht ist und nunmehr die zytopathologischen Effekte makroskopisch sichtbar werden. Eine Dissoziation von Virus-Antikörperkomplexen scheint weniger wahrscheinlich die Ursache des Phänomens zu sein.

### β) Schlechte Titer nach Immunisierung

Von einigen ECHO-Virus-Typen, insbesondere von ECHO-Virus Typ 4 ist bekannt, daß nach natürlicher Infektion des Menschen, aber auch nach künstlicher Immunisierung die Immunseren in üblichen Neutralisationstesten nur niedrige Titer ergeben. Modifizierte Verfahren, z. B. das Plaquereduktionsverfahren (s. S. 70), liefern etwas bessere Ergebnisse. Möglicherweise sind Stämme des ECHO-Virus Typ 4 generell schlecht neutralisierbar, d. h. nicht ihr Antigen wirkt schwach stimulierend auf die Antikörperproduktion, sondern ihre Neutralisation erfordert hohe Antikörperkonzentrationen.

### γ) Unterschiedliche Neutralisierbarkeit

Manchmal beobachtet man zwischen Stämmen des gleichen serologischen Typs folgende Kreuzreaktion: Das homologe Serum eines Stammes A ergibt niedrige Titer gegen den homologen Stamm A, aber hohe Titer gegen das heterologe Virus B des gleichen Serotyps, während das homologe Serum des Stammes B mit diesem hohe Titer, mit dem Stamm A aber niedrige Titer ergibt. Stamm A ist demnach schlecht neutralisierbar. Dieser Befund unterscheidet sich deutlich von dem Ergebnis einer heterologen Kreuzneutralisation, bei der jeweils die Titer gegen die homologen Stämme hoch, gegen die heterologen aber niedrig liegen [45]. Das Phänomen ist auch bei Coxsackieviren beobachtet worden [5]. In diesem Fall ließen sich aus der untersuchten Viruspopulation zwei Mutanten isolieren, von denen die eine schlecht neutralisierbar war und sich nur in geringem Titer vermehrte, während die andere sich gut neutralisieren ließ und sich in hohem Titer vermehrte. Die eigentliche Ursache des Phänomens ist unbekannt.

### δ) „Prime"-Stämme

In Zusammenhang mit serologischen Studien an ECHO-Virus Typ 6 wurde ferner beobachtet, daß gegen den Prototypstamm d'Amori gebildetes Antiserum wohl den Prototypstamm in hohem Titer, frisch isolierte Stämme, z. B. di Meo ("6' "), dagegen in viel niedrigerem Titer oder überhaupt nicht neutralisierte, während umgekehrt Antiserum gegen di Meo den homologen und den Prototypstamm gleich gut neutralisierte. Solche Stämme mit einem anscheinend „breiteren Antigenspektrum" wurden „Prime"-Stämme genannt. Ihr Verhalten unterscheidet sich von dem Verhalten der Stämme mit schlechter Neutralisierbarkeit dadurch, daß der „Prime"-Stamm durch sein homologes Antiserum in gleich hohem Titer neutralisiert wird wie der Prototypstamm durch dieses Serum. Es zeigte sich jedoch bei weiterer Analyse auch hier, daß „Prime"-Stämme nach Gewebekulturpassage ihr Verhalten ändern können. Sie lassen sich dann auch durch Prototypstamm-Antiseren gut neutralisieren. Im allgemeinen geht dieser verbesserten Neutralisierbarkeit eine Titersteigerung bei der Vermehrung in der Gewebekultur parallel. Offenbar erhalten auch hier Mutanten einen selektiven Vorteil, die Träger der hinzugewonnenen Eigenschaft sind. Die Natur des „Prime"-Charakters ist unbekannt. Dem unterschiedlichen Verhalten von Prototypstämmen und „Prime"-Stämmen liegen jedoch wohl weniger Unterschiede in der spezifischen Antigenstruktur oder eines „Antigenspektrums" als ebenfalls Unterschiede ihrer Neutralisierbarkeit zugrunde [21, 31].

In der *Komplementbindungsreaktion* gestalten sich die Verhältnisse in Bezug auf die Information über die Spezifität eines Befundes noch schwieriger. Zunächst beeinflußt die Art der Antigenpräparation den Ausfall der Reaktion. Erhitzte Antigene (s. S. 81) führen zu unspezifischerem Ausfall der KBR als aktive Antigene. Wenig häufig sind Kreuzreaktionen bei Verwendung von Seren oral oder parenteral infizierter Affen. Die meisten Kreuzreaktionen wurden mit menschlichen Rekonvaleszentenseren beobachtet. So wurden z. B. Seren von 167 Patienten mit verschiedenen Enterovirusinfektionen in der KBR gegen nicht erhitzte Antigene der Typen 12 und 19 untersucht [41]. Obwohl neutralisierende Antikörper gegen diese beiden Typen in keinem der Fälle vorhanden waren, kam es zu einem signifikanten Titeranstieg in den Seren von Personen mit ECHO 4, 6, 9 oder 11 Infektionen gegen diese beiden Antigene. Keine Beziehung bestand zu Seren von Patienten mit Infektionen durch ECHO 5, 10 (Reo) oder 14, noch hinüber zu Infektionen mit Coxsackie A und B oder Polioviren. In diesen Fällen sind anamnestische Reaktionen, die in vielen anderen Untersuchungen durchaus als Erklärungsmöglichkeit in Frage kommen, weitgehend ausgeschlossen. Insgesamt läßt sich bislang sagen, daß die Beziehungen auf der Grundlage einer KBR zwischen verschiedenen ECHO-Virus-Typen nicht regelmäßig genug sind, um von ihnen auf gemeinsame Antigenkomponenten rückschließen zu können und andererseits aber auch nicht so selten sind, daß die KBR allein als serologische Methode für Antikörpernachweis ausreichte. Kreuzreaktionen sind auch bei Hämagglutinationshemmungstesten beobachtet worden, insbesondere zwischen ECHO 6 und 12, 4, 6 und 9, 11 und 19 sowie zwischen 3 und 13.

### c) Hämagglutination

Einige ECHO-Virusstämme agglutinieren menschliche Erythrozyten der Blutgruppe 0 [15]. Die Hämagglutinine sind von den Viruspartikeln nicht abtrennbar. Infektiosität und Hämagglutinin sedimentieren gleichsinnig in der Ultrazentrifuge, beide Eigenschaften werden bei der Hämagglutination gemeinsam an Erythrozyten adsorbiert. Tabelle 2 gibt einen Überblick über ECHO-Virusstämme mit hämagglutinierenden Eigenschaften. Es steht noch nicht mit Sicherheit fest, ob diese Eigenschaften nur bei bestimmten serologischen ECHO-Typen vorkommt oder ob es innerhalb des gleichen Typs Stämme mit unterschiedlichem Verhalten gibt. Einige Stämme (Typen 7 und 12) agglutinieren bei 5° C, 25° C und 37° C in gleich hohem Titer, anderen fehlt die Fähigkeit, bei 37° C zu agglutinieren (Typen 3, 6, 11, 13). Die ECHO-Virus-Hämagglutinine reagieren streng speziesspezifisch nur mit menschlichen Erythrozyten. Im Unterschied zu der hämagglutinierenden Eigenschaft der Myxoviren zerstört RDE (s. S. 77) die Agglutinabilität der Erythrozyten durch ECHO-Viren nicht. RDE hat auch keinen Einfluß auf die Hämagglutinationsfähigkeit der Viren selbst, dagegen hemmen Sulfhydrylreagenten wie PCMB (Parachlormercuribenzoat) die hämagglutinierende Fähigkeit der ECHO-Virus-Typen 7, 11, 12 und 19. Für PCMB wurde gezeigt, daß die Hemmung der hämagglutinierenden Aktivität mit einer Hemmung der Adsorption der Viren an die Erythrozyten einhergeht. Offenbar spielen SH-Gruppen bei der Adsorption der Viren an die Erythrozyten eine Rolle [36].

Die hämagglutinierende Aktivität der ECHO-Viren kann durch typenspezifisches Antiserum, dessen Titer dem Neutralisationstiter korreliert ist, im Hämagglutinationshemmungstest gehemmt werden.

### d) Vermehrung in Gewebekulturen

Man kann das Verhalten von ECHO-Viren in Gewebekulturen an verschiedenen Parametern studieren. Merkmale liefern die unterschiedliche Empfänglichkeit von Geweben verschiedener Herkunft für verschiedene Virusstämme, die Art des zytopathologischen Effektes und der zytologischen Veränderungen, ferner Unterschiede in der Plaquebildung. Zahlreiche Erkenntnisse verdankt man den Arbeiten von HSIUNG und MELNICK (siehe HSIUNG 1962).

### α) Wirtsspezifität

Unterschiede zwischen ECHO-Viren einerseits und anderen Enteroviren andererseits, aber auch Unterschiede innerhalb der Gruppe der ECHO-Viren selbst, erhält man, wenn man die Bildung zytopathologischer Veränderungen vergleichend prüft, etwa auf Nierengewebe von M. rhesus und E. patas [19], auf menschlichem primärem Amnion [25] und auf einer bestimmten Linie der sog. Hep 2-Zelle aus dem Sabinschen Laboratorium. Die Hep 2-Zelle ist ein Abkömmling eines menschlichen Epithelioms.

ECHO-Virus Serotypen

| Autor | 1 | 2 | 3 | 4 | 5 | 6 | 7 | 8 | 9 | 11 | 12 | 13 | 14 | 15 | 16 | 17 | 18 | 19 | 20 | 21 | 22 | 23 | 24—28 |
|---|---|---|---|---|---|---|---|---|---|---|---|---|---|---|---|---|---|---|---|---|---|---|---|
| Goldfield* | − | − | + | + | − | + | + | − | − | + | + | − | − | | | | | | | | | | |
| Dardanoin | | − | + | | | + | + | | − | + | + | − | − | | | − | − | + | | | | | |
| Lahelle | | | + | | | ± | + | | | + | | + | | | | | | + | | | | | |
| Philipson | | | | | | | + | | + | + | | | | | | | + | + | + | | + | + | |
| Rosen | − | − | + | − | − | + | + | − | − | + | + | + | − | − | − | − | − | + | ± | + | − | − | − |
| Gilgenkrantz | − | − | + | − | − | − | + | − | | + | + | + | − | − | − | − | − | + | | + | − | − | − |
| Hammon | | | | | | | | | | | | − | | | | | | | | | | | |
| McIntosh | | | | | | | − | | | | | | | | | | | | | | | | |

±: Hämagglutinationstiter bei manchen Stämmen vorhanden, bei manchen nicht.
* Hämagglutinationstiter bei + 4° C und 25° C größer als bei 37° C: Typen 3, 6, 11.
  Hämagglutinationstiter bei + 4° C und 25° C = Titer bei 37° C: Typen 4, 7, 12.

Tab. 2: Hämagglutination bei ECHO-Viren (nach GILGENKRANTZ [14])

Polioviren und Coxsackieviren der Gruppe B bilden zytopathologische Effekte auf allen diesen Geweben aus. ECHO-Viren vermehren sich im Unterschied zu ihnen auf der genannten Hep 2-Zelle überhaupt nicht, auf den anderen Geweben unterschiedlich. Innerhalb der Gruppe der ECHO-Viren gibt es auf dieser Basis folgende Gruppierungen:

1. Stämme, die im Gewebe von E. patas nicht, dagegen auf menschlichem Amnion und Rhesusaffennierengewebekulturen zu zytopathologischen Veränderungen führen, gehören vorzugsweise zu den Serotypen 1, 2, 3, 5, 6, 8, 9, 11, 13—18, 20, 26 und 27. Unter ihnen vermehren sich Stämme der Typen 4, 5, 14—18, 20 und 27 nur spärlich auf menschlichem Amnion.

2. Stämme, die auf Gewebe von E. patas, M. rhesus und menschlichem Amnion zytopathologische Veränderungen hervorrufen, gehören zu den Serotypen 7, 12, 19, 24 und 25. Die Stämme 12 und 19 rufen nur geringe Veränderungen in Gewebekulturen aus E. patas hervor.

3. Stämme der Typen 22 und 23 vermehren sich gut auf Nierengewebe von E. patas und M. rhesus, nicht dagegen auf menschlichem Amnion [46].

4. Eine weitere Gruppe wird von Stämmen der Typen 21 und 28 gebildet, die nur auf menschlichem Amniongewebe zytopathologische Veränderungen hervorrufen, auf Rhesusaffennierengewebe und Gewebe von E. patas dagegen nicht oder nur spärlich.

Innerhalb des gleichen serologischen Typs kommen Stammesunterschiede vor. Sie wurden bislang bei den Typen 3, 6, 9 und 11 beobachtet. Letztlich ist noch nicht endgültig abgeklärt, ob die zumeist an Prototypstämmen der einzelnen Typen erhobenen Befunde für den jeweiligen Serotyp charakteristisch sind oder Eigenschaften, die bei einzelnen Typen lediglich statistisch gehäuft vorkommen. Stämme des ECHO-Virus Typ 3 lassen sich an Nierengewebe von Katzen, des Typ 4 an Nierengewebe von Kälbern und Schweinen und Stämme des ECHO Typ 9 an Nierengewebe von Hamstern adaptieren. Entsprechende Versuche mit anderen Stämmen der ECHO-Viren scheiterten bislang [26].

$\beta$) Spezifische zytologische Effekte

Enteroviren verursachen in Rhesusaffennierengewebekulturen im allgemeinen einen charakteristischen zytopathologischen Effekt. Das Zytoplasma der Einzelzelle entwickelt im Zuge der Infektion grobe eosinophile Massen. Der Kern geht verhältnismäßig spät zugrunde. Stämme der ECHO-Virus-Typen 22 und 23 weichen in ihrem Verhalten davon ab, indem es im Verlaufe der Virusvermehrung zu einer für sie charakteristischen Verdickung der Zellkernmembran kommt [42].

γ) Plaquebildung

Seit der Einführung der Plaquetechnik (s. S. 70) wurde wiederholt beobachtet, daß Plaques verschiedener Virusstämme eine unterschiedliche Größe besitzen können. Diese Unterschiede sind meist Ausdruck genetisch determinierter Eigenschaften der Stämme. Ihr Mechanismus kann vielfältig sein. Er beruht auf spezifischen Wechselwirkungen zwischen Virus und Zelle, partieller Resistenz von Wirtszellen oder Inhibitoren im Agaroverlay. Man unterscheidet schließlich Unterschiede in der Plaquegröße und in der Plaqueform *[18, 30]*. Solche Unterschiede sind auch bei ECHO-Viren beobachtet worden und haben eine weitere Klassifizierungsmöglichkeit geschaffen, wenngleich auch hier intraserotypische Stammunterschiede vorkommen und man z. Zt. lieber feststellt, daß bestimmte Verhaltensweisen bei bestimmten Typen bislang gehäuft beobachtet wurden. Zwischen Vermehrung auf E. patas und Plaquegröße auf Rhesusaffennierengewebekulturen bestehen bestimmte Beziehungen.

*e) Hemmung der Virusvermehrung durch Inhibitoren*

2-Alpha-(Hydroxybenzyl-)benzimidazol (HBB) hemmt einen bestimmten Vermehrungsschritt bei der Vermehrung von Enteroviren in Affennierengewebekulturen, HeLa-Zellen und ERK-Zellen *[9]*. Die Wirkung dieses Stoffes ist selektiv, d. h. bisher konnte nicht nachgewiesen werden, daß er auf den Stoffwechsel nicht infizierter Gewebekulturen einen schädigenden Einfluß ausübt. HBB hemmt die Vermehrung der drei Poliovirus-Typen, von Coxsackie A 9, der ECHO-Virus-Typen 1—9, 11—21 und 24—27. Nicht gehemmt werden die Coxsackie-A-Typen 7, 11, 13, 16 und 18, ferner nicht ECHO-Virusstämme der Typen 22, 23 und 28. Unter den Enterovirus-Typen, die durch HBB gehemmt werden, gibt es, wie z. B. bei ECHO-Virus 13 genauer untersucht wurde, Mutanten, die gegen die Wirkung des Mittels resistent und solche, deren Wachstum von der Anwesenheit dieser Substanz abhängig ist *[10]*.

### 3. ECHO-Viren als Erreger menschlicher Infektionskrankheiten

*a) Bemerkungen zur Klärung ätiologischer Zusammenhänge bei ECHO-Virus-Infektionen*

Die ätiologische Bedeutung der ECHO-Viren als Erreger menschlicher Infektionskrankheiten war zu jener Zeit, als sie erstmals isoliert wurden, zunächst unklar, so daß ein Großteil der virologischen Arbeit des vergangenen Jahrzehnts, insbesondere in Zusammenarbeit zwischen Klinikern und Virologen, darin bestand, zu untersuchen, ob ECHO-Viren überhaupt als Erreger menschlicher Erkrankungen verantwortlich gemacht werden können.

Zwei Schwierigkeiten stellten sich der Lösung dieses Problems entgegen:

1. ECHO-Viren lassen sich häufig aus menschlichem Stuhl isolieren, ohne daß irgendein Anzeichen subjektiver oder objektiver Art für eine Erkrankung vorliegt, wenngleich Anstiege des Titers neutralisierender Antikörper durchaus zu beobachten sind.

2. Trotz aller detaillierten klinischen Untersuchungen im Rahmen von Erkrankungen, bei denen ECHO-Viren isoliert wurden, ist es bis heute nicht gelungen, irgendein charakteristisches Symptom oder Syndrom zu ermitteln, das für ECHO-Viren oder gar für einen bestimmten ECHO-Virus-Typ spezifisch wäre und schon vom klinischen Erscheinungsbild sichere Rückschlüsse auf die mutmaßliche Ätiologie zuließe. Jene Krankheitsbilder, bei denen man ECHO-Viren isolierte, z. B. bei abakteriellen Meningitiden, und von denen man heute weiß, daß bestimmte ECHO-Virus-Typen ihre Erreger sein können, werden auch von einer Reihe anderer Krankheitserreger, sowohl aus der Gruppe der Enteroviren als auch außerhalb davon bis hinein in nicht infektiöse Ursachen hervorgerufen.

Dennoch hat man zeigen können, daß ECHO-Viren Erreger menschlicher abakterieller Meningitiden und auch anderer Erkrankungen (s. S. 381) sind. Diese Erkenntnis fußt letztlich auf epidemiologischen, virologischen und klinischen Analysen gehäuft oder epidemieartig auftretender Erkrankungen. Sie gelang nur deshalb, weil überindividuelle Faktoren bei der Klärung der Ätiologie mitberücksichtigt wurden. Letzten Endes sind es statistische Größen, die die Ersatzinformationen für jene Postulate liefern mußten, die man seit HENLE und KOCH für geeignet hält, die Erregernatur eines Mikroorganismus zu beweisen.

Das Besondere der ECHO-Virus-Infektionen liegt nun aber gerade darin, daß sich die Frage nach der ätiologischen Bedeutung eines Isolierungsbefundes bei einem Patienten im Einzelfall stets erneut in gleicher Weise stellt, wie einem Untersucher, der die grundsätzliche Bedeutung von ECHO-Viren für die Ätiologie menschlicher Erkrankungen erhellen will. Das geht aus folgender kurzer Aufzählung jener Möglichkeiten hervor, die einem Untersucher diagnostisch zur Verfügung stehen.

a) Das Virus muß in der Gewebekultur nachgewiesen werden können und in seinen Eigenschaften eindeutig bestimmbar sein. Aufgrund wiederholter Isolierung des betreffenden Virustyps aus menschlichem Untersuchungsmaterial muß der Beweis erbracht sein, daß der Mensch Wirtsorganismus für dieses Virus ist. Im Verlaufe der Erkrankung müssen sich Antikörper bei dem betreffenden Patienten gegen das isolierte Virus entwickeln.

Man erkennt leicht, daß diese Befunde lediglich Bedingungen für die Klärung der Ätiologie sind. Man kann sie oftmals auch an klinisch völlig gesunden Personen erheben. Die Untersuchung von Antikörpern im Serum der Patienten hat jedoch darüber hinaus Bedeutung, indem man auf diese Weise bei glücklicher Konstellation z. B. Poliovirusinfektionen ausschließen kann.

b) Wie schon erwähnt, kann die ätiologische Bedeutung eines einzelnen Isolierungsbefundes nicht auf die regelmäßige, konstante Beziehung zu einer speziellen Krankheitsqualität abgehoben werden. Deshalb müssen überindividuelle Informationen mit berücksichtigt werden. So liefert z. B. das zeitlich und räumlich gehäufte Auftreten des gleichen Krankheitsbildes bei verschiedenen Individuen zusammen mit den ihrer Verteilung korrelierten Isolierungsbefunden einen geeigneten Ersatzparameter. Wie leicht einzusehen ist, gilt dieser Parameter allerdings nur für die jeweilige Erkrankung; er muß zu anderen Zeiten und anderen Orten stets erneut bestimmt werden. Die epidemiologischen Kennzeichen der Erkrankung werden damit zu einem essentiellen Bestandteil der ätiologischen Klärung des betreffenden Krankheitsbildes.

c) Ähnliche Schwierigkeiten treten bei der Erfüllung der Forderung nach experimenteller Infektion auf. Versuche am Menschen sind bislang nur selten durchgeführt worden (s. S. 386). Versuche am Affen sind nur schwer deutbar (s. S. 386), sie haben mehr grundsätzliche Bedeutung. Für die Klärung der Ätiologie einer Erkrankung hic et nunc liefert der Tierversuch, ist der ECHO-Virus-Typ erst einmal bestimmt, bislang keine Informationen. Auch in diesem Zusammenhang ist man darauf angewiesen, statistisch wahrscheinlich zu machen, daß eine Infektion mit dem betreffenden Virus zu den betreffenden Krankheitserscheinungen führt. Hinweise liefern z. B. Untersuchungen der Häufigkeit der Erkrankungen in Familien und Hausgemeinschaften mit wenigen und zahlreichen Mitgliedern, indem man die tatsächlichen Häufigkeiten mit dem durchschnittlichen Krankheitsrisiko des einzelnen in Korrelation setzt. Statistische Erhebungen führen zu einer Schätzung der Inkubationszeit. Auch die Altersverteilung kann Anhaltspunkte ergeben.

d) Natürlich erhält man auch aus der Herkunft des Untersuchungsmaterials, aus dem die Isolierung eines ECHO-Virus gelang, wertvolle Hinweise, vorausgesetzt seine Entnahme erfolgt unter sorgfältig kontrollierten Bedingungen. Ein ECHO-Virus, das man im Zusammenhang mit einer Erkrankung aus dem Blut, dem Liquor oder gar aus dem ZNS isoliert hat, wird man mit größerer Berechtigung als mutmaßlichen Erreger ansprechen können als ein Virus, das man aus dem Stuhl isoliert hat.

Eine eindrucksvolle Anschauung vorstehender Probleme erhält man bei Lektüre des Berichtes über die Analyse einer durch ECHO-Typ 4 hervorgerufenen Epidemie abakterieller Meningitis, 1954 in Iowa, USA [4, 23].

### b) Klinische Syndrome

In Tabelle 3 wird ein Überblick über die verschiedenen Syndrome gegeben, bei denen ECHO-Viren isoliert und als Ursache für die betreffende Erkrankung in Betracht gezogen wurden. Einige ECHO-Virus-Typen wurden im Rahmen größerer Epidemien isoliert, die in verschiedenen Teilen der Welt wiederholt aufgetreten sind, andere im Zusammenhang mit einzelnen größeren Epidemien, ohne daß solche Epidemien bisher häufiger beobachtet wurden. In beiden Fällen stützen epidemiologische Befunde die ätiologische Bedeutung der betreffenden Erreger. Schließlich sind in einer dritten Gruppe Virustypen aufgeführt, die bei sporadischen Fällen isoliert wurden, wobei darunter auch kleinere Ausbrüche innerhalb von Heimen, Lagern und Kasernen eingeordnet werden. Bei manchen dieser sporadischen Fälle erhält der Isolierungsbefund wegen der Herkunft des Untersuchungsmaterials aus dem Liquor mehr Gewicht.

Im Rahmen einzelner Ausbrüche zeigen die in Tabelle 3 aufgeführten Krankheitsbilder gewisse unterschiedliche Züge, doch mehr im Sinne eines Lokalkolorits und weniger generell auf einen bestimmten Serotyp des Virus zurückführbar. Die Abweichungen bleiben innerhalb eines gewissen Rahmens, so daß im folgenden eine summarische Besprechung der Krankheitsbilder und eine Diskussion ihrer Ätiologie möglich ist.

α) Abakterielle Meningitis

Das Syndrom unterscheidet sich klinisch nicht charakteristisch von Meningitiden, die durch Polioviren oder Coxsackieviren hervorgerufen werden.

Im allgemeinen beträgt die Inkubationszeit 5—10 Tage, manchmal auch länger. Die Erkrankung setzt häufig plötzlich ein, mit starkem Kopfschmerz, allgemeinem Schwächegefühl, ferner Übelkeit und Erbrechen. Meist erfolgt gleichzeitig oder ein bis zwei Tage später der Fieberanstieg. Katarrhalische Erscheinungen und Durchfall fehlen meist. Das klinische Bild ist vor allem durch Nacken- und Rückensteifigkeit geprägt. Manchmal sieht man einen biphasischen Verlauf der Fieberkurve. Im Rahmen epidemischer Ausbrüche kommt es in vielen Fällen nur zu einer sog. „minor illness", bei der man abgesehen von dem Meningismus des schwereren Krankheitsbildes alle anderen Symptome in etwa gleicher Häufigkeit beobachten kann. Bei manchen Ausbrüchen abakterieller Meningitis, die durch ECHO-Viren hervorgerufen waren, kam es gleichzeitig zur Ausbildung eines Exanthems. Das makulo-papulöse Exanthem kann sich dabei unterschiedlich ausprägen und mit einem Enanthem gekoppelt sein (ECHO Typ 6 und 9).

Die Krankheit ist gutartig und heilt im allgemeinen spontan aus. Besondere Aufmerksamkeit fand die Frage, ob ECHO-Viren im Rahmen entzündlicher Erkrankungen des ZNS Enzephalitiden mit verschiedener Symptomatik und vor allem, ob sie Lähmungserkrankungen hervorrufen können.

ECHO-Viren sind wiederholt im Zusammenhang mit leichteren Lähmungserkrankungen isoliert worden, desgleichen wurde Antikörperanstieg beobachtet (ECHO 2, 4, 9, 11, 13 und 16). Bei einer durch ECHO Typ 6 in Boston hervorgerufenen Erkrankung mit abakterieller Meningitis sah man häufiger vorübergehende Muskelschwäche; in drei Fällen konnte serologisch eine Poliovirusinfektion ausgeschlossen werden. Bei ECHO-Typ-9-Erkrankungen wurde

| Klinisches Syndrom | Klinische Deutung* | | | |
|---|---|---|---|---|
| | Häufiges Vorkommen | | Seltenes Vorkommen | |
| | Epidemisch | Endemisch | Epidemisch | Sporadisch |
| Virusmeningitis | 4, 6, 9 | | 16?, 29 | 2, 11, 14, 15, 17, 18, 19 **1, 3, 5, 7, 13, 20, 21, 22, 25** |
| Neuronen-schädigung | | | | |
| Paralyse | | | 4, 6, 9, 29 | 2, 11, 16, **1** |
| Enzephalitis | | | 9 | 19 |
| Radikulitis | | | 9 | |
| Zerebellare Ataxie | | | | 9 |
| Erkrankungen des oberen Respirations-traktes | | 20?, 28? | | **8, 11, 22, 25** |
| Enteritis | 6 | | **14, 18, 28** | **8, 11, 12, 19, 20, 22, 23, 24** |
| Fieberhafte Erkrankung mit Exanthem | 4?, 9 | | *16?* | **2, 6, 18, 14** |
| Ohne apparente Erkrankung | | 7** | | |

* Stand 1962.
** 1963 wurde Epidemie mit asept. Mening. (Isolierung aus Liquor) beschrieben [1].
Fettdruck: Bisher gelang Virusisolierung nur aus Stuhl und Pharynx.
Normaldruck: Außer aus Stuhl und Pharynx gelang auch Isolierung aus Liquor und Blut.
?: Weitere Untersuchungen müssen ätiologischen Zusammenhang sichern.

Tab. 3: ECHO-Viren: Beziehungen zwischen Serotyp und klinischem Syndrom (nach WENNER 1962)

in zwei Fällen Lähmung und Tod beobachtet; jedoch erwies sich später einer der beiden Fälle, wie Isolierungsversuche aus der Medulla gezeigt haben, als Doppel-infektion mit Poliovirus Typ 2 [35]. ECHO Typ 2 wurde aus dem ZNS eines Kindes isoliert, das an bulbospinaler Poliomyelitis gestorben war. In einigen Fällen hat man im Verlaufe von ECHO-Virus-Infektionen zerebellare Ataxien beobachtet (Typ 9). Insgesamt gesehen scheinen ECHO-Viren nur sehr selten an Erkrankungen des ZNS, die über eine Meningitis hinausgehen, beteiligt zu sein. Man sieht fast nie die Zeichen schlaffer Parese, entsprechend fehlen Reflexveränderungen und Funktionsausfälle.

Epidemisch auftretende Meningitiden wurden durch die Typen 4, 6, 9 und 16 hervorgerufen. Europa wurde im Jahre 1956, andere Teile der Welt im folgenden Jahr von einer durch ECHO Typ 9 hervorgerufenen Virusmeningitisepidemie heimgesucht. ECHO-Virus Typ 4 ist für Ausbrüche in den USA, in Südafrika, Australien und Schweden verantwortlich, ECHO Typ 6 für lokalisiertere Epidemien in USA und Schweden. Typ-16-bedingte Meningitiden traten gehäuft in Massachusetts, USA, auf. Im übrigen wird auf die Tabelle 3 verwiesen.

### β) Exanthematische Erkrankungen

Im Zusammenhang mit abakteriellen Meningitiden, die durch ECHO Typ 6 und 9 hervorgerufen wurden, beobachtete man wiederholt die Ausbildung eines Exanthems. Jedoch besteht die Möglichkeit, daß exanthematische Erkrankungen auch unabhängig von einer abakteriellen Meningitis durch ECHO-Viren verursacht sein können. Prototyp einer solchen Erkrankung ist das sog. Bostoner Exanthem, das in ca. 2000 Fällen 1951 in Boston auftrat und später im Jahre 1954 in Pittsburgh erneut beobachtet wurde [32]. Charakteristisch für diese kurzdauernde, fieberhafte Erkrankung war, daß das Exanthem erst nach Einsetzen, manchmal sogar erst nach Abklingen der Allgemeinsymptome auftrat. Es handelte sich um ein rosa bis lachsfarbenes makulöses oder makulo-papulöses Exanthem mit Flecken von 1—2 mm Durchmesser bei vorwiegender Lokalisation im Gesicht, auf der Brust und auf dem Rücken. Juckreiz bestand nicht. Bei einer Reihe von Erkrankten wurde ECHO Typ 16 isoliert. Jedoch bleibt die endgültige Klärung der Ätiologie noch offen. Im Rahmen exanthematischer Erkrankungen wurden in zahlreichen Einzelfällen ECHO-Viren der Typen 2, 4, 6, 14 und 18 isoliert, jedoch reichen die Beweisstücke für eine definitive Beurteilung des ätiologischen Zusammenhanges nur selten aus.

### γ) Durchfallserkrankungen

ECHO-Viren sind wiederholt aus Stuhl von Kindern und Kleinkindern isoliert worden, die an Durchfallserkrankungen, insbesondere sog. Sommerdiarrhoen, litten und bei denen eine bakterielle Ursache ausgeschlossen werden konnte. Die nähere Analyse solcher Isolierungsbefunde bei Durchfallserkrankungen liefert jedoch widersprechende Ergebnisse. Während einige Untersucher [37] bei vergleichenden Untersuchungen zwischen Kindern mit und ohne Durchfallserkrankungen 6mal mehr ECHO-Viren bei den Erkrankten als bei gesunden Kindern isolierten, fanden andere [38] keinen Unterschied in der Isolierungsrate bei gesunden Kindern und Kindern mit Durchfallserkrankungen. In den

USA ist eine Heimepidemie bekannt geworden, bei der die Ätiologie gesichert erscheint. Es handelt sich um eine Sommerdiarrhoe auf einer Station frühgeborener Kinder und einer Station älterer Kinder im gleichen Hospital, 1956 in New York. 12 frühgeborene Kinder im Alter von 6—46 Tagen und 5 Säuglinge im Alter von 1 Woche bis zu 2 Monaten erkrankten. Fieder oder Hypothermie bestanden nicht. Die Durchfälle hielten 1—5 Tage an. Schleim und Eiterzellen waren nicht vorhanden. Von 15 der 17 erkrankten Kinder wurde das gleiche Virus, ECHO Typ 16 isoliert, während der Nachweis bei keinem der nicht erkrankten Kinder der gleichen Stationen gelang. Alle erkrankten Kinder entwickelten Antikörper gegen das Virus, bei den anderen wurden keine Antikörper nachgewiesen. Bei den Kindern wurden somit keine inapparenten Infektionen beobachtet, jedoch kamen zwei Krankenschwestern in der Säuglingsstation als gesunde Überträger in Frage *[11]*.

δ) Respiratorische Infekte

ECHO-Viren sind wiederholt bei Erkältungskrankheiten isoliert worden, insbesondere bei Infekten der oberen Luftwege. Die Beweisführung ihrer ätiologischen Bedeutung ist allerdings im Falle der Erkältungskrankheiten mit der Vielzahl der Erreger, die hier in Betracht zu ziehen sind, außerordentlich schwer. In letzter Zeit hat man deshalb zur direkten experimentellen Infektion des Menschen gegriffen. So wurden ECHO Typ 11 und 20, die wiederholt bei unklaren fieberhaften Krankheitsbildern mit Beteiligung der oberen Luftwege isoliert wurden, im Rahmen der Medical Research Council Common Cold Unit in England unter kontrollierten Bedingungen an menschliche Freiwillige verimpft *[2]*.
ECHO Typ 20 wurde an 43 Personen im Alter von 18—45 Jahren verimpft, 33 weitere Personen im Alter von 18—45 Jahren erhielten ein Placebo-Präparat. Impfung und klinische Untersuchung der über die Dauer des Versuches paarweise in Quarantäne gehaltenen Versuchspersonen erfolgten im Blindversuch. Insgesamt ließ sich feststellen, daß 32 von 43 Freiwilligen, die Virus erhielten, infiziert wurden, und 24 Personen der infizierten Gruppe apparent erkrankten, während von den restlichen 11 Personen nur 1 erkrankte, wobei unklar blieb, ob das bei dieser Person 6 Stunden nach Impfung auftretende Fieber von 37,8° C etwas mit dem infizierenden Virus zu tun gehabt hat. Demgegenüber wurden bei 33 Kontrollpersonen, die Placebo erhalten hatten, nur in 6 Fällen geringe Beschwerden festgestellt. Virusausscheidung und Antikörpertiteranstiege wurden in dieser Gruppe nicht nachgewiesen. Das Krankheitsbild ähnelte weniger einem „Common Cold" (Schnupfen fehlte fast immer), sondern mehr einer leichten Grippe mit Halsschmerzen, Fieber, Glieder- und Kopfschmerzen und allgemeinem Unwohlsein. Die endgültige Stellung des heute meist als Rhinovirus klassifizierten ECHO Typ 28 ist noch ungeklärt. Näheres siehe S. 395 ff.

*c) ECHO-Viren und Mißbildungen nach pränataler Infektion*

Ungefähr 200 000 Einwohner zweier Grafschaften in Minnesota, USA, erkrankten 1957 an einer durch ECHO-Virus 9 hervorgerufenen abakteriellen Meningitis. 25% der Patienten entwickelten im Verlaufe der Erkrankung ein den Röteln ähnliches Exanthem. 9 990 Mütter, die zur Epidemiezeit schwanger waren, wurden nach der Geburt des Kindes anamnestisch genau befragt, 6,5% der Mütter hatten danach eine ECHO-Typ-9-Infektion im Verlaufe der Schwangerschaft durchgemacht. Serologische Untersuchungen an 853 Seren ergaben eine Durchseuchung von 19%. Alle Mißbildungen, die bei der Geburt erkennbar waren, wurden genau registriert, ebenso die Zahl der Totgeburten. Ein Jahr nach der Geburt wurde eine telephonische Befragung durchgeführt. Insgesamt wurden auf diese Weise 356 größere und kleinere Mißbildungen festgestellt, 39,6% der Anomalien bei der Geburt, 60,4% im ersten Lebensjahr diagnostiziert. Eine statistische Analyse der Zahlen zeigte, daß es nicht zulässig ist, die beobachteten Mißbildungen auf den Einfluß der ECHO-Typ-9-Infektionen zurückzuführen [22].

## 4. Pathogenese und experimentelle Pathologie

Epidemiologische Untersuchungen und für einige ECHO-Viren auch Verfütterung an menschliche Versuchspersonen machen es wahrscheinlich, daß die Infektion mit ECHO-Viren auf oralem Wege erfolgt. Die Viren werden mit dem Stuhl ausgeschieden. Einige Serotypen wurden auch aus Rachenspülflüssigkeit isoliert. Man hat daraus gefolgert, daß jene Zellen, in denen sich ECHO-Viren primär vermehren, im Intestinaltrakt lokalisiert sein müssen. In vielen Fällen besteht die Infektion in einer mehr oder minder lang andauernden Vermehrung der Viren, ohne weitere Rückwirkung auf den Organismus, insbesondere ohne einen Befall von Gewebe außerhalb des Intestinaltraktes. In den ersten Lebensjahren kann sich allerdings in manchen Fällen im Zusammenhang mit dieser Vermehrung im Intestinaltrakt eine Durchfallserkrankung entwickeln, jedoch ist die Ätiologie dieser Erkrankung nicht gesichert (s. S. 384).

In anderen Fällen vermögen ECHO-Viren auch andere Organe zu befallen (sekundäre Lokalisation). Man hat die Typen 6, 9, 11, 14, 15, 16, 18 und 19 aus dem Liquor isoliert. Die Typen 6, 9, 11, 16 und 18 wurden aus dem Blut isoliert. Auch aus dem ZNS sind in wenigen Fällen Isolierungen von ECHO-Viren (Typ 2 und 9) gelungen. Es ist jedoch unbekannt, wie ECHO-Viren von ihren primären Vermehrungsorten in diese Gebiete gelangen. Ferner ist die Bedeutung solcher Befunde unklar. Es liegen z. B. nur wenige Untersuchungen über Isolierungsversuche von ECHO-Viren aus dem Liquor bei inapparenter Infektion vor.

Von der tierexperimentellen Seite her können Infektionen durch ECHO-Viren bei Schimpansen und Makaken hervorgerufen werden. In einer systematischen

Untersuchung wurden verschiedene ECHO-Virus-Stämme intrazerebral, intramuskulär, intravenös und oral an Rhesusaffen verimpft *[28]*. Die in umfangreichen Tabellen dargestellten Ergebnisse zeigen zunächst einmal, daß insgesamt nur sehr spärlich Symptome und sonstige Veränderungen auftraten und daß eine Virusisolierung aus den verschiedenen Organen nur in einzelnen Fällen gelang. Zwischen den verschiedenen Virusstämmen bestanden Unterschiede. Bei einigen Tieren trat aseptische Meningitis auf. Die Ergebnisse zeigen immerhin, daß ECHO-Viren grundsätzlich Erreger aseptischer Meningitiden auch im Tierversuch sein können.

Bei ECHO Typ 9 gibt es Stämme, die für saugende Mäuse pathogen sind. Es kommt zu einer für Coxsackie-A-Viren typischen Infektion mit Lähmungen der Extremitäten und Tod der Tiere. Auch die histologischen Veränderungen ähneln einer Coxsackie-A-Virusinfektion (s. S. 352). Die Pathogenität der Viren tritt nach häufiger Gewebekulturpassage stärker in Erscheinung *[8]*. Es wird angenommen, daß es hierbei zur Selektion der pathogeneren Stämme in der Viruspopulation kommt. Andererseits gibt es ECHO-Virus-Stämme des Typ 9, die nicht pathogen für saugende Mäuse sind und somit nicht von dem Verhalten des Prototypstammes des ECHO 9 abweichen. Die Erreger der epidemisch auftretenden ECHO-9-Epidemie mit abakterieller Meningitis 1956 in Europa waren pathogen für saugende Mäuse.

## 5. Diagnostik

### a) Untersuchungsmaterial und Virusisolierung

Als Untersuchungsmaterial werden Stuhl, Rachenspülwasser, eventuell Liquor, 2mal Blut im Abstand von 14 Tagen und eventuell Autopsiematerial entnommen.

Das Material wird ca. 1 : 10 in Nährlösung (z. B. Lactalbuminhydrolysat in Hanks'scher Salzlösung mit Zusatz von Antibiotika) suspendiert und 30 Minuten lang bei 15 000 UpM ($+ 4°$ C) zentrifugiert. Der Überstand wird auf ausgewachsene Gewebekulturen von Rhesusaffennieren oder menschlichem Amnion verimpft. Kontrollkulturen erhalten nur Nährlösung. Kommt es zum Auftreten eines zytopathologischen Effektes, wird das Gewebekulturmaterial auf frisches Gewebe passiert; bleibt ein solcher Effekt aus, so wird bis zum 7. Tag nach Beimpfung beobachtet, und es werden dann ein oder zwei Blindpassagen vorgenommen.

Mit einigen Ausnahmen besteht der zytopathologische Effekt bei ECHO-Viren grob mikroskopisch zunächst im Auftreten stärker lichtbrechender Rundzellen inmitten des sonst intakt erscheinenden Gewebekulturrasens (s. S. 378), schließlich kommt es zur Zerstörung des Zellrasens, meist innerhalb von spätestens 48 Stunden nach Auftreten der ersten Veränderungen. Ausnahmen wurden auf S. 378 erwähnt.

## b) Virustypisierung

Etwa 100 TCID$_{50}$/ml des infektiösen Gewebekulturüberstandes werden mit ca. 20 Titereinheiten typenspezifischer Antiseren gemischt und 3 Stunden bei 37° C inkubiert. Anschließend werden die Gemische nach Zusatz von Nährflüssigkeit auf Gewebekulturen verimpft. Kontrollröhrchen erhalten 100 TCID$_{50}$-Virus ohne Antiserumzusatz. In den Röhrchen, die ein homologes Virus-Serum-Gemisch erhalten, bleibt der zytopathologische Effekt aus (Neutralisation). Leider gibt es kein gemeinsames Antigen bei den ECHO-Viren, das die Gruppenzugehörigkeit determiniert. Es müssen daher alle 31 typenspezifischen Antiseren durchgeprüft werden. Es stehen eine Anzahl laboratoriumstechnischer Kniffe zur Verfügung, um die Diagnose mit möglichst geringem Aufwand möglichst schnell zu stellen. Zunächst wird man durch Tierversuche an saugenden Mäusen und durch Neutralisation mit den drei Poliovirusantiseren gegen Typ 1, 2 und 3 Coxsackieviren und Polioviren ausschließen. Engt sich das Problem auf die Frage ein, ob das isolierte Virus durch eines der bekannten ECHO-Virus-Antiseren (Herstellung siehe z. B. [20]) neutralisiert werden kann, so kann man sich diese Aufgabe erleichtern, indem man Mischseren verwendet, die nach bestimmten kombinatorischen Gesetzen gemischt wurden, so daß man mit wenigen Ansätzen bereits eine Typendiagnose stellen kann [27]. Man kann ferner eine Typisierung mit fluoreszenzmarkierten Antikörpern vornehmen oder sogar die Fluoreszenzmarkierung mit dem System der Mischseren kombinieren [38]. In all diesen Fällen benötigt man jedoch Seren, die streng homolog reagieren und deren Wirksamkeit hoch genug ist, daß sie noch mit 6 anderen Seren gemischt werden können. Am besten eignen sich Affenseren.

Andererseits kann eine gewisse Sichtung der vorhandenen Möglichkeiten auch auf der Basis nicht serologischer Tests erfolgen (Hämagglutinationsreaktionen s. S. 375, Größe und Form der Plaques s. S. 379, zytologische Untersuchungen s. S. 378 und Empfänglichkeit verschiedener Gewebe s. S. 376).

## c) Antikörpernachweis

Nachweise von Antikörpern gegen ECHO-Viren in Patientenseren kann man mit dem Neutralisationstest in Affennierengewebekulturen, mit adaptierten Virusstämmen auch in He-La-Zellen führen, ferner liefern die Komplementbindungsreaktion und der Hämagglutinationshemmungstest Informationen. Die Techniken dieser Teste sind an anderer Stelle des Buches (s. S. 66 ff.) angegeben. Je nach Fragestellung sind die Aussagen der Ergebnisse dieser Untersuchungsverfahren verschieden.

Will man feststellen, ob das betreffende Individuum zum Zeitpunkt der Blutentnahme oder irgendwann früher einmal mit ECHO-Viren infiziert wurde, so liefert der Neutralisationstest als hoch typenspezifischer (Ausnahmen s. S. 374) und sehr empfindlicher Test verläßliche Ergebnisse. Die Befunde sind wertvoll bei Durchseuchungsstudien, bei der Frage nach der Empfänglichkeit für eine ECHO-Virus-Infektion bestimmten Typs, oder wenn es darum geht, Infektionen mit bestimmten Typen auszuschließen. Komplementbindungsreaktionen sind in diesem Falle aus den auf S. 375 angegebenen Gründen weniger geeignet. Kommt es darauf an, die Ätiologie einer akuten Infektion zu klären, so leistet der Neutralisationstest aus verschiedenen Gründen wenig. Mindestbedingung wäre die Untersuchung zweier Seren, die im Abstand von ca. 14 Tagen entnommen wurden, um einen Titeranstieg festzustellen. Meist erfolgt die Erstentnahme des Serums zu spät, so daß eine Titerbewegung kaum festgestellt werden kann. Weiterhin aber müßte die Untersuchung gegen alle 31 ECHO-Viren geführt werden, um die Spezifität des Anstieges zu erweisen, der hin und wieder auch unspezifisch anamnestisch erfolgen kann. Die Komplementbindungs-reaktion ist auf den ersten Blick geeigneter, um einen Hinweis auf eine Relation des Serumbefundes zur akuten Erkrankung zu geben. Die Antikörpertiter sind flüchtiger. Jedoch erhält man auch aus der Komplementbindungsreaktion keine verläßliche Information, da heterologe Reaktionen, bei denen Art der Antigenpräparation, anamnestische Reaktionen und echte Kreuzverwandtschaf-ten eine Rolle spielen mögen (s. S. 375), die Ergebnisse vieldeutig machen. Der Hämagglutinationshemmungstest ist in dieser Hinsicht dem Neutralisationstest am ehesten vergleichbar mit der Einschränkung, daß er nicht auf jeden ECHO-Virus-Typ anwendbar ist. Der Isolierungsbefund ist demnach als Grundbedin-gung für die Klärung der Ätiologie der betreffenden Erkrankung ungleich wertvoller.

In einer über einen längeren Zeitraum geführten Untersuchung erreichten die Titer neutralisierender Antikörper bei 96% von Patienten mit ECHO-6-Infektion ihr Maximum 14 Tage nach Beginn der Erkrankung; sie waren noch nach 3 Jahren in fast unveränderter Höhe vorhanden. 67% der Patienten bildeten komplementbindende Antikörper, die nach 2 Wochen ebenfalls ihren höchsten Titer erreichten, aber nach 3 Jahren nicht mehr nachweisbar waren. Bei den 67% mit hämagglutinationshemmenden Antikörpern sanken die Titer 2 Wochen nach Beginn der Erkrankung ab, jedoch blieb ein deutlicher Titer noch drei Jahre lang bestehen [3].

## 6. Epidemiologie

ECHO-Viren sind weltweit verbreitet. Würde man Untersuchungen über einen genügend langen Zeitraum durchführen, würde man wahrscheinlich jeden Sero-typ in jedem Teil der Welt antreffen können. Bei solchen Untersuchungen liefert der Neutralisationstest bessere Ergebnisse als Virusisolierung oder Komplementbindungsreaktion.

Jedoch ist es andererseits durchaus nicht so, daß überall alle ECHO-Virus-Typen gleichzeitig anzutreffen wären. ECHO-Viren gehören nicht wie Enterobakteriazeen zur ständigen Mikrobenflora des Organismus. Man hat durch Untersuchung gesunder Kinder, hospitalisierter Patienten und des Abwassers zeigen können, daß an einem bestimmten Ort zu einer bestimmten Zeit meist nur ein einziger ECHO-Typ vorherrscht, der dann ein oder zwei Jahre später von einem anderen Enterovirus-Typ abgelöst wird.

ECHO-Virus-Infektionen treten in der gemäßigten Zone bevorzugt in den Sommermonaten zwischen Juli und Oktober auf. Abwasseruntersuchungen spiegeln die Infektion einer Population mit einem Enterovirus gut wieder, da die Enteroviren relativ stabile Viren sind. ECHO-Viren können aber auch in den Wintermonaten isoliert werden, was darauf hinweist, daß die Infektion in dieser Jahreszeit nicht ausstirbt.

Untersuchungen über die Altersverteilung von ECHO-Virus-Infektionen ergeben ein vielfältiges Bild. Insolierungsversuche bei gesunden Personen ergaben bevorzugt positive Ergebnisse bei Kleinkindern. Entsprechend findet man homologe neutralisierende Antikörper häufiger bei älteren Kindern und Erwachsenen. Das Fehlen von Antikörpern bei Kindern zeigt wahrscheinlich an, daß sie niemals mit dem Virus infiziert worden sind, während der gleiche Befund bei Erwachsenen das Ergebnis des Absinkens des Antikörpertiters sein kann.

Manchmal ist im Rahmen einer Epidemie, die durch ein ECHO-Virus hervorgerufen wird, das Kindesalter nicht bevorzugt befallen. Man beobachtet eine solche Verteilung z. B. in gewissen abgelegenen Gegenden, in denen die Durchseuchung mit den Viren gering ist. Andererseits muß die Altersverteilung von Krankheitsfällen nicht immer der Altersverteilung der Virusträger entsprechen. Man hat z. B. im Rahmen einer ECHO-Virus-6-Epidemie abakterieller Meningitis beobachtet, daß die Befallshäufigkeit bei älteren Kindern drei- bis viermal größer war als bei Kindern unterhalb von 4 Jahren. Darin kann die altersgebundene Reaktion des Organismus gegenüber einer Infektion zum Ausdruck kommen. Säuglinge zeigen bis zu einem Alter von $1/2$ Jahr in einem sehr hohen Prozentsatz mütterliche Antikörper im Nabelschnurvenenblut.

Die Empfänglichkeit für eine Enterovirusinfektion wird durch Geschlecht, Rasse und sozio-ökonomischen Status sicher nicht beeinflußt, jedoch variiert die Exposition gegenüber einem Erreger mit diesen Faktoren. Z. B. ist die Durchseuchung mit Enteroviren in Gruppen niederen sozio-ökonomischen Status größer als in den gehobenen Bevölkerungskreisen. Ferner hat man beobachtet, daß es bei Männern häufiger zum Ausbruch einer abakteriellen Meningitis kommen kann, also zum Ausbruch einer apparenten Erkrankung, obwohl Frauen in der gleichen Umgebung gleich häufig infiziert waren.

Über die Bedeutung der Virusinterferenz in der Natur stehen nur wenige Informationen zur Verfügung. Doppelinfektionen sind in fast allen sorgfältigen Untersuchungen über die Verbreitung von Enteroviren festgestellt worden. Interferenz kann deshalb sicher kein absolutes Ereignis sein. Sie kann immer bei der Einzelperson durchbrochen werden. Auch Epidemien, die durch Polioviren und ECHO-Viren verursacht werden, kommen gleichzeitig in der gleichen Bevölkerung vor. Im allgemeinen sind die Populationen so groß, daß trotz

Interferenz beim Einzelnen genügend Individuen vorhanden sind, die entweder mit dem einen oder dem anderen Virus infiziert werden können. Ob Interferenz eine Rolle spielt, wenn die Zahl der Doppelinfektionen in einer Population nicht der Erwartung entspricht oder ob dabei verschiedene andere immunologische oder gar laboratoriumstechnische Faktoren eine Rolle spielen, ist nicht bekannt. Das folgende Beispiel erhellt die Schwierigkeiten, auf diesem Gebiet verwertbare Ergebnisse zu erhalten. So fand man *[13]* bei 4500 untersuchten Individuen 610mal ein Virus. Dabei hätten nach Wahrscheinlichkeitsgesetzen mindestens 2% der Untersuchungsproben 2 Viren enthalten müssen. Tatsächlich wurden aber statt der erwarteten 90 Fälle nur 3 Fälle mit Doppelinfektion registriert.

ECHO-Viren werden mit dem Stuhl mehrere Wochen bis Monate, über die pharyngealen Sekrete kurzdauernder ausgeschieden. Eine Ansteckung kann durch direkte Schmierinfektion erfolgen. Sicher gelangen ECHO-Viren mit dem Abwasser auch in natürliche Wasserkörper. Im Trinkwasser aber sind sie wie auch andere Enteroviren nie nachgewiesen worden.

ECHO-Viren können auch im Blut nachgewiesen werden (s. S. 386). Es stellte sich die Frage, ob blutsaugende Insekten Überträger von ECHO-Viren sein können. Enteroviren wurden wiederholt von verschiedenen Arthropoden, insbesondere von Fliegen isoliert. In gewissen Fliegenspezies scheint auch eine Virusvermehrung stattfinden zu können, andererseits können Fliegen auch durch Verunreinigung mit Material menschlicher Fäzes Enteroviren passiv übertragen. Jedoch ist über die praktische Bedeutung dieses Infektionsweges nichts bekannt. Dagegen bleibt die Übertragung durch blutsaugende Insekten bislang reine Hypothese *[39]*.

Ob verschiedene Vertebraten als Wirtsorganismus der ECHO-Viren in Frage kommen, ist ebenfalls ungewiß. Eine Isolierung ist in seltenen Fällen gelungen. Auch neutralisierende Antikörper gegen ECHO-Viren sind in Seren von Nicht-Primaten wiederholt nachgewiesen worden, z. B. bei Schweinen, Kühen, Schafen, Pferden, Ratten und Hunden. Jedoch muß man berücksichtigen, daß bei diesen Tieren Viren aus dem Kot isoliert werden können, die den ECHO-Viren sehr ähnlich sind und analog zu ihnen z. B. bei Rindern „ECBO" = Enteric Cytopathogenic Bovine Orphans genannt werden. Hier mögen serologische Kreuzverwandtschaften mit menschlichen Enteroviren vorkommen.

Nach alledem scheint Hauptübertragungsweg der Ausbreitung der Viren der Haut-zu-Mund-Kontakt bei Kindern zu sein. Ist ein Kind einmal infiziert, kommt es innerhalb der Hausgemeinschaft auch zur Ansteckung Erwachsener.

### Schrifttum

#### A. Zusammenfassende Darstellungen

MELNICK, J. L. a. A. B. SABIN: The ECHO virus group. In: RIVERS, Th. M. a. F. L. HORSFALL: Virus and rickettsial infections of man. 3. Auflage, 547 S., J. B. Lippincott Company, Philadelphia 1959

Melnick, J. L.: Advances in the study of enteroviruses. Progr. Med. Virol. *1*, 59 (1958)

Gibbels, E. u. W. Scheid: Die Gruppe der ECHO-Viren und ihre Bedeutung für neurologische Erkrankungen. Fortschr. Neurol. Psychiatr. *26*, 608 (1958)

Wenner, H. A.: ECHO-Viren. Ein Überblick über ihre Natur und derzeitige Bedeutung in der klinischen Medizin (Übersetzung). Klin. Wschr. *37*, 315 (1959)

Müller, F.: Die Gruppe der ECHO-Viren. Eigenschaften, Pathogenität und Stellung in der Humanbiologie. Erg. Mikrobiol. *3*, 275 (1961)

Gelfand, H. M.: The Occurrence in nature of the Coxsackie and ECHO-viruses. Progr. Med. Virol. *3*, 193 (1961)

Wenner, H. A.: Problems in working with enteroviruses. Ann. N. Y. Acad. Sc. *101*, 327 (1962)

Wenner, H. A.: The ECHO-viruses. Ann. N. Y. Acad. Sc. *101*, 398 (1962)

Hsiung, G. D.: Further studies on characterization and grouping of ECHO-viruses. Ann. N. Y. Acad. Sc. *101*, 413 (1962)

McFerran, J. B.: Bovine enteroviruses. Ann. N. Y. Acad. Sc. *101*, 436 (1962)

Centre International de l'Enfance: Séminaire sur l'epidemiologie et la prevention de certaines maladies à virus entérique et respiratoire. Paris 6.—8. Juni 1963. Arch. ges. Virusforsch. *XIII*, 1—330 (1963)

Wenner, H. A. a. T. Y. Lou: Virus diseases associated with cutaneous eruptions. Progr. Med. Virol. *5*, 219 (1963)

Melnick, J. L.: Tissue culture methods for the cultivation of poliomyelitis and other viruses.
In: Diagnostic procedures for virus and rickettsial diseases S. 97. Americ. Public Health Association, Washington, D. C. 1956.

## B. Einzelarbeiten

(Berücksichtigt wurden wichtige ältere und neuere, in zusammenfassenden Darstellungen noch nicht erwähnte Arbeiten.)

1 Bell, Th. M., N. S. Clark a. W. Chambers: Outbreak of illness associated with ECHO type 7 virus. Brit. Med. J. *I*, 292 (1963)

2 Buckland, F. E., M. L. Bynoe, L. Rosen a. D. A. J. Tyrrell: Inoculation of human volunteers with ECHO virus type 20. Brit. Med. J. *I*, 397 (1961)

3 Bussel, R. H., D. T. Karzon, A. L. Barron a. F. T. Hall: Hemagglutination-inhibiting, complement-fixing and neutralizing antibody response in ECHO 6 infection, including studies on heterotypic responses. J. Immunol. *88*, 47 (1962)

4 Chin, T. D. Y., G. W. Beran a. H. A. Wenner: An epidemic illness associated with a recently recognized enteric virus (ECHO virus type 4). II. Recognition and identification of the etiologic agent. Amer. J. Hyg. *66*, 76 (1957)

5 Choppin, P. W. a. H. J. Eggers: Heterogeneity of Coxsackie B 4 virus: Two kinds of particles which differ in antibody sensitivity, growth rate and plaque size. Virology 18, 470 (1962)

6 Committee on the ECHO-viruses: Enteric cytopathogenic human orphan viruses (ECHO-viruses). Science *122*, 1187 (1955)

7 Committee on the Enteroviruses: The enteroviruses. Amer. J. Publ. Health *47*, 1556 (1957)

8 EGGERS, H. J. a. A. B. SABIN: Factors determining pathogenicity of variants of ECHO 9 virus for newborn mice. J. Exper. Med. *110*, 951 (1959)

9 EGGERS, H. J. a. I. TAMM: Spectrum and characteristics of the virus inhibitory action of 2-($\alpha$-hydroxybenzyl)-benzimidazole. J. Exper. Med. *113*, 657 (1961)

10 EGGERS, H. J. a. I. TAMM: Drug dependance of enteroviruses: Variants of Coxsackie A 9 and ECHO 13 viruses that require 2-($\alpha$-hydroxybenzyl)-benzimidazole for growth. Virology 20, 62 (1963)

11 EICHENWALD, H. F., A. ABABIO, A. ARKY a. A. P. HARTMAN: Epidemic diarrhoe in premature and older infants caused by ECHO virus type 18. J. Amer. Med. Ass. *166*, 1563 (1958)

12 ENDERS, J. F., T. H. WELLER a. F. C. ROBBINS: Cultivation of the Lansing strain of poliomyelitis virus in cultures of various human embryonic tissues. Science *109*, 85 (1949)

13 GELFAND, H. M.: The incidence of certain endemic enteric virus infections in Southern Louisiana. South. Med. J. *52*, 819 (1959)

14 GILGENKRANTZ, S., M. T. LeMOYNE a. E. DE LAVERGNE: Etude du pouvoir hémagglutinante dans le groupe des virus ECHO. Ann. Inst. Pasteur *102*, 670 (1962)

15 GOLDFIELD, M., S. SRIHONGSE a. J. P. FOX: Hemagglutinins associated with certain human enteric viruses. Proc. Soc. Exper. Biol. Med. N. Y. *96*, 788 (1957)

16 HAMMON, W. McD., D. S. YOHN a. R. A. PAVIA: Isolation and characterization of prototype viruses ECHO 26 and ECHO 27. Proc. Soc. Exper. Biol. Med. N. Y. *103*, 164 (1960)

17 Intern. Enterovirus Study Group: Picornavirus group. Virology *19*, 114 (1963)

18 HSIUNG, G. D. a. J. L. MELNICK: Morphologic characteristics of plaques produced on monkey kidney monolayer cultures by enteric viruses (poliomyelitis, Coxsackie and ECHO groups). J. Immunol. *78*, 128 (1957).

19 HSIUNG, G. D. a. J. L. MELNICK: Comparative susceptibility of kidney cells from different monkey species to enteric viruses (poliomyelitis, Coxsackie, and ECHO groups). J. Immunol. *78*, 137 (1957)

20 KAMITSUKA, P., M. E. SOERGEL a. H. A. WENNER in Zusammenarbeit mit dem Committee on Enteroviruses: Production and standardization of ECHO reference antisera. I. For 25 prototypic ECHO viruses. Amer. J. Hyg. *74*, 7 (1961)

21 KARZON, D. T., B. POLLOCK a. A. L. BARRON: Phase variation in ECHO virus type 6. Virology *9*, 564 (1959)

22 KLEINMAN, H., J. T. PRINCE, W. E. MATHEY, A. B. ROSENFIELD, J. E. BEARMAN a. J. T. SYVERTON: ECHO 9 virus infection and congenital abnormalities: A negative report. Pediatrics *29*, 261 (1962)

23 LEHAN, P. H., E. W. CHICK, I. L. DOTO, T. D. Y. CHIN, R. H. HEEREN a. M. L. FURCOLOW: An epidemic illness associated with a recently recognized enteric virus (ECHO virus type 4). I. Epidemiological and clinical features. Amer. J. Hyg. *66*, 63 (1957)

24 LEHMANN-GRUBE, F. a. J. T. SYVERTON: Thermal stability of ECHO-viruses in cell culture medium. Amer. J. Hyg. *69*, 161 (1959)

25 LEHMANN-GRUBE, F.: Comparative susceptibility of mammalian cells in culture to prototype enteroviruses. Arch. Virusforsch. *11*, 276 (1961)

26 LENAHAN, M. F. a. H. A. WENNER: Propagation of entero- and other viruses in renal cells obtained from non-primate hosts. J. Infect. Dis. *107*, 203 (1960)

27 LIM, K. A. a. M. BENYESH-MELNICK: Typing of viruses by combinations of antiserum pools. Application to typing of enteroviruses (Coxsackie and ECHO). J. Immunol. *84*, 309 (1960)

28 Lou, T. Y. a. H. A. Wenner: Experimental infections with enteroviruses. V. Studies on virulence and pathogenesis in cynomolgus monkeys. Arch. Virusforsch. *12*, 303 (1962)

29 Maass, G. u. R. Thomssen: Die intratypische Differenzierung von ECHO-9-Virusstämmen durch Elution von Aluminiumhydroxyd. Zschr. Hyg. *148*, 491 (1962)

30 Maisel, J. a. C. Moscovici: Plaque formation with ECHO virus types 15 to 24. J. Immunol. *86*, 635 (1961)

31 Melnick, J. L.: ECHO-viruses.
In: Cellular biology, nucleic acids and viruses (Special Publication) Bd. 5, S. 365 bis 381, Acad. of Sciences, New York 1957

32 Neva, F. A.: A second outbreak of Boston exanthem in Pittsburgh during 1954. New Engl. J. Med. *254*, 838 (1956)

33 Panel for Picornaviruses: Picornaviruses: Classification of Nine new types. Science *141*, 153 (1963)

34 Pelon, W.: Classification of the "2060" virus as ECHO 28 and further study of its properties. Amer. J. Hyg. *73*, 36 (1961)

35 Pette, H., G. Maass, L. Valenciano u. K. Mannweiler: Zur Frage der Neuropathogenität von Enteroviren. Experimentelle Untersuchungen zur Neuropathogenität verschiedener Stämme von ECHO-9-Virus. Arch. Virusforsch. *10*, 408 (1960)

36 Philipson, L. a. P. W. Choppin: On the role of virus sulfhydryl groups in the attachement of enteroviruses to erythrocytes. J. Exper. Med. *112*, 455 (1961)

37 Ramoz-Alvarez, M. a. A. B. Sabin: Role of enteropathogenic viruses and bacteria in summer diarrheal diseases of infancy and early childhood. J. Amer. Med. Ass. *167*, 147 (1958)

38 Reitano, G. a. L. Dardanoni: Enterobatteri ed enterovirus in casi di diarrea infantile in Sicilia. Riv. Ist. sieroterap. ital. *36*, 28 (1961)

39 Riordan, J. T., J. R. Paul, I. Yoshioka a. D. M. Horstmann: The detection of poliovirus and other enteric viruses in flies. Results of tests carried out during an oral poliovirus vaccine trial. Amer. J. Hyg. *74*, 123 (1961)

40 Rosen, L., J. H. Johnson, R. Huebner a. J. A. Bell: Observations on a newly recognized ECHO virus and a description of an outbreak in a nursery. Amer. J. Hyg. *67*, 300 (1958)

41 Schmidt, N. J., J. Dennis a. E. H. Lennette: Complement-fixing antibody responses to ECHO virus types 12 and 19 of patients with enterovirus infections. Proc. Soc. Exper. Biol. Med. N. Y. *109*, 364 (1962)

42 Shaver, D. N., A. L. Barron a. D. T. Karzon: Distinctive cytopathology of ECHO-viruses types 22 and 23. Proc. Soc. Exper. Biol. Med. N. Y. *106*, 648 (1961)

43 Shaw, E. D., A. Newton, A. W. Powell a. C. J. Friday: Fluorescent antigen-antibody reactions in Coxsackie and ECHO enteroviruses. Virology *15*, 208 (1961)

44 Wallis, C. a. J. L. Melnick: Cationic stabilization—A new property of enteroviruses. Virology *16*, 504 (1962)

45 Wigand, R.: Schwierigkeiten bei der Neutralisation von Enteroviren. Zbl. Bakt. I. Abt. Orig. *177*, 504 (1960)

46 Wigand, R. a. A. B. Sabin: Properties of ECHO types 22, 23 and 24 viruses. Arch. Virusforsch. *11*, 224 (1961)

# Rhinoviren und verwandte Respirationstraktviren

Von R. Deibel

## 1. Allgemeines

Der Begriff Respirationstraktvirus wird häufig gebraucht, ohne wahrzunehmen, daß seine Definition recht problematisch ist. Allgemein wird man unter Respirationstraktviren solche Viren verstehen, die fähig sind, sich im Bereich des Respirationstraktes zu vermehren und Symptome von seiten der Atmungsorgane hervorzurufen. Das würde einschließen, daß diese Viren auch vom Respirationstrakt isoliert und auf dem Weg über diesen verbreitet werden können. Eine so weit gefaßte Definition erfaßt jedoch eine Reihe von Viren, an die gewöhnlich nicht als Respirationstraktviren gedacht wird, da sie sich — oft vorwiegend — auch in anderen Organsystemen vermehren können und in diesen mehr oder weniger häufig die Hauptmanifestationen der Infektion zu finden sind. Tabelle 1 gibt eine Übersicht der wesentlichsten Viren, die gewöhnlich oder gelegentlich über den Respirationstrakt verbreitet werden können. Teil I dieser Übersicht führt diejenigen Viren an, die auffällige und schwere Krankheitsbilder in Systemen außerhalb der Atmungsorgane verursachen können, während sie in den Atemwegen im allgemeinen nur leichte Rhinopharyngitiden hervorrufen. Teil 2 der Tabelle umfaßt die Viren, die sich überwiegend oder ausschließlich im Respirationstrakt vermehren und hauptsächlich oder ausschließlich Symptome von seiten der Atemwege und Lungen verursachen. Diese wesentlich eingeschränkte Definition erfaßt nur die Respirationstraktviren im engeren Sinne. Eine derartige schematische Aufstellung wird nie restlos befriedigen. Ihr Wert liegt einzig darin, daß sie die Vielfalt der Ätiologie bei Viruserkrankungen der Atmungsorgane, die oft verkannt wird, aufzeigt. Eine Einteilung der Viren nach den von ihnen verursachten Organmanifestationen ist selbstverständlich für eine Klassifizierung der Viren nicht brauchbar.

Für einige Viren sind die vorliegenden Beobachtungen noch zu spärlich oder schwer deutbar, um ihre endgültige Einteilung zu ermöglichen. So wurden der ECHO-Typ 11 (Virus U), der ECHO-Typ 20 (JV-1-Virus) und der ECHO-

Typ 6 (Virus 57—67) im Teil 1 der Tabelle aufgeführt, da nach den bisherigen Berichten zu wenig Befunde vorliegen, um ihre Definition als Respirationstraktviren im engeren Sinne zuzulassen. Dagegen erscheint dies berechtigt im Falle des ECHO-Typ 28 (JH-Virus und 2060-Virus), der sich auch in seinen physikalischen Eigenschaften von den anderen ECHO-Viren unterscheidet. Die Reoviren wurden früher als ECHO-Typ 10 gruppiert, unterscheiden sich jedoch durch ihren größeren Partikeldurchmesser von den übrigen ECHO-Viren. Sie wurden mit Vorbehalt im Teil 2 der Tabelle 1 aufgeführt, da die Häufigkeit einer Verbindung von Respirationstraktsyndromen mit Reovirusinfektionen beim Menschen gerade an der Grenze der Signifikanz liegt. Der

| | Virus | Typen | Manifestationen außerhalb des Respirationstraktes |
|---|---|---|---|
| I. Viren mit Hauptmanifestationen außerhalb des Respirationstraktes | *Enteroviren:* | | allgemein: undifferenzierte fieberhafte Erkrankungen |
| | Poliovirus | 1, 2, 3 | Meningitis, Paralysen, Enzephalitis |
| | Coxsackievirus | A 1—20, 22—24 | Meningitis; Exantheme |
| | | B 1—6 | Meningitis; Myokarditis; Pleurodynie |
| | ECHO-Viren | 1—5, 6 (Virus 57—67), 7—9, 11 (Virus U), 12—19, 20 (Virus JV—1), 21—27, 29—30 | Meningitis; Exantheme; Durchfall |
| | Herpes simplex | | vesikuläres Exanthem; Meningitis, Enzephalitis, viszeraler Herpes |
| | Varicella | | vesikuläres Exanthem, Herpes zoster; Enzephalitis |
| | Pocken | | vesikuläres Exanthem; Enzephalitis |
| | Masern | | papulo-makuläres Exanthem; Enzephalitis |
| | Röteln | | vorwiegend makuläres Exanthem, Enzephalitis |
| | Mumps | | Parotitis; Orchitis; Pankreatitis; Meningitis, Enzephalitis |
| | Salivary Gland | | Einschlußkörperchen in verschiedenen Organen |

| | Virus | Typen | Manifestationen außerhalb des Respirationstraktes |
|---|---|---|---|
| II. Viren mit Haupt-manifestationen im Respirations-trakt | Influenza | A<br>B<br>C | Enzephalitis<br>Enzephalitis |
| | Parainfluenza<br>RS-Virus | 1—4 | |
| | Adenoviren | 1—7, 14, 21 | Konjunktivitis; Exantheme; mesenteriale Lymphade-nitis? |
| | *Rhinoviren:*<br>Salisbury-Stämme | über 30<br><br>mindestens 6 | |
| | Coryza-Viren<br>enterovirus-ähnliche<br>Viren (22) | mindestens 20<br><br><br>mindestens 5 | |
| | ECHO 28 | Prototyp 2060<br>Prototyp JH | |
| | Coxsackie<br>Reo-Viren<br>Psittakosis | A 21 (Virus Coe)<br>1, 2, 3 | <br>Durchfall |

Tab. 1: Viren, die über den Respirationstrakt verbreitet werden können (Erklärung siehe Text).

Coxsackie-Typ A 21 (Coe-Virus) wurde im zweiten Teil der Tabelle 1 ge-nannt, da zahlreiche Berichte seine Bedeutung als Erreger von Schnupfen und zumeist leichten Atemwegsinfekten beschreiben. Es sei jedoch erwähnt, daß auf Grund häufig beobachteter Doppelinfektionen bei Coxsackie-A-21-Erkrankun-gen des Menschen seine Bedeutung als ätiologisches Agens dieser Erkrankungen teilweise angezweifelt wird. Von den 30 bekannten Adenovirustypen können bisher nur die Typen 1 bis 7, 14 und 21 sicher als Respirationstraktviren bezeichnet werden. Die Rolle der übrigen Typen ist noch ungenügend geklärt. Während die Myxo-, Adeno-, RS-, Reo-, Coxsackie- und ECHO-Viren in ge-sonderten Kapiteln behandelt werden, sollen Rhinoviren und die mit ihnen verwandten Viren in diesem Kapitel näher besprochen werden.

## 2. Geschichtliches

Die Isolierung der Rhinoviren beendete eine über Jahrzehnte gehende Periode erfolgloser Versuche, den Erreger des Schnupfens zu kultivieren (ältere Literatur siehe bei 15). Bereits vor fast fünfzig Jahren war es gelungen, den Schnupfen experimentell auf Freiwillige zu übertragen, Versuche, die später mehrfach bestätigt wurden. Hieraus war zu schließen, daß der Schnupfen eine Infektionskrankheit ist. Da die Übertragung mit ultrafiltriertem Patienten- material erfolgte, war eine Virusätiologie wahrscheinlich. In der Folgezeit wurde versucht, das Virus im Laboratorium zu kultivieren. Vereinzelte Be- richte beschrieben eine erfolgreiche Züchtung des Schnupfenvirus im Hühner- embryo und in Gewebekulturen, sowie eine Übertragung des Schnupfens auf Schimpansen. Keine dieser Methoden erwies sich jedoch als praktisch brauchbar, da sie entweder nicht ausreichend reproduzierbar waren oder, wie im Falle der Affenexperimente, einen zu großen Aufwand erforderten. Als nach dem zweiten Weltkrieg erkannt wurde, daß die für das Einzelindividuum zumeist harmlose, wenn auch lästige, Schnupfenerkrankung durch ihre Häufigkeit außerordentliche Arbeitsausfälle und damit große volkswirtschaftliche Schäden verursacht, wurde die Schnupfenerforschung vor allem in England und in den USA verstärkt. ANDREWS gelang es zwar in großangelegten Freiwilligen- experimenten, Einblick in die Ausbreitung des Schnupfens zu erhalten, doch wurde ein Durchbruch in der lange stagnierenden virologischen Erforschung des Schnupfens erst erzielt, als neue Kulturmethoden gefunden wurden, die die Isolierung und Züchtung von Rhinoviren in der Gewebekultur erlaubten.

### 3. Klinisches Bild

Die Inkubationszeit wurde bei Freiwilligen für Rhinovirusinfektionen mit 1 bis 3 Tagen ermittelt [20, 46]. Der Beginn kann abrupt oder allmählich sein. Das erste Zeichen ist oft eine Trockenheit der Schleimhäute im Nasen- rachenraum, die anfangs mit einem rauhen Gefühl verbunden sein kann. Häufiges Niesen ist ein Ausdruck für die Gereiztheit der Nasenschleimhäute. Die Schleimhaut kann derart schwellen, daß eine Nasenatmung nicht mehr möglich ist. Die dadurch forcierte Mundatmung verstärkt infolge der un- genügenden Anfeuchtung der Atemluft die Trockenheit der Rachenschleim- haut, die beim Sprechen und Schlucken schmerzhaft empfindlich wird. Auch im Bereich der Luftröhre und Bronchien können durch die Austrocknung Reizerscheinungen auftreten. Nach der ersten trockenen Phase folgt eine Periode reichlicher Produktion eines anfangs dünnen, oft wäßrigen, später schleimigen und eitrigen Sekretes. Gelegentlich besteht Husten. Die Patienten klagen über Allgemeinsymptome wie Gliederschmerzen, Frösteln und Kopf- schmerzen, die häufig im Stirnbereich lokalisiert werden und nicht selten als Druckgefühl beschrieben werden. Die Körpertemperatur ist normal oder nur leicht erhöht. Selten besteht Fieber über 38° C. Der Geruchs- und Geschmacks- sinn ist während der akuten Phase herabgesetzt oder aufgehoben. Der Appetit ist gering. Auf Grund der beschriebenen Schwellung und Trockenheit der Nasen-Rachenschleimhaut wird die Stimme oft heiser oder kloßig und näselnd.

Die Halslymphknoten können schwellen. Gelegentlich finden sich leichte Reizerscheinungen der Konjunktiven. Das weiße Blutbild zeigt keine signifikanten Veränderungen. Bei kleinen Kindern ist der Verlauf schwerer und kann zu Croup, Bronchitiden und Bronchopneumonien führen [39]. Sekundäre bakterielle Infektionen sind möglich und können auf die Nebenhöhlen und Mittelohren übergehen. Die Krankheitsdauer beträgt gewöhnlich ein bis zwei Wochen.

## 4. Pathologie

Die Schleimhäute im Nasen- und Rachenbereich zeigen im Beginn eine Entzündungsreaktion mit Rötung und Schwellung, später tritt eine seröse Sekretion auf. Die Lymphfollikel sind oft geschwollen. In den weiteren Phasen, in denen häufig eine bakterielle Superinfektion einsetzt, geht die seröse Entzündung in eine muköse und purulente Form über. Bei kleinen Kindern kann das Verschmieren von eitrigem Nasensekret zu bakteriellen Dermatitiden führen.

## 5. Ätiologie

1956 beschrieb PRICE [37] erstmals die Isolierung eines Virus von Patienten mit Schnupfen in Affennierenzellen und nannte dieses Agens JH-Virus. Kurz darauf berichteten PELON et al. [35] über ein ebenfalls von leichten Fällen mit Rhinopharyngitiden isoliertes Virus 2060, das mit dem JH-Virus nahe verwandt ist. Später wurden beide Stämme als ECHO-28-Virus anerkannt [34].
Die Gruppe um TYRRELL fand in Gewebekulturexperimenten in Salisbury eine Reihe von Virusstämmen, die sich in sechs verschiedene immunologische Virustypen einteilen ließen [12, 43, 46, 48, 49]. Einige dieser Stämme stammten von frischen Schnupfeninfekten, andere von „Common-Cold"-Viren, die in früheren Jahren in menschlichen Freiwilligen isoliert und passiert worden waren. Diese letzteren Stämme werden als „Pedigree" (Stammbaumstämme) bezeichnet. Unter diesen befand sich auch der Stamm D. C., der 1953 über eine begrenzte Anzahl von Passagen in humanen embryonalen Lungenzellkulturen geführt worden war [44]. Dieser Stamm bewirkte keinen zytopathologischen Effekt, doch rief das Nährmedium der infizierten Zellkulturen in Freiwilligen Schnupfen hervor. Eine Wiederholung dieser Experimente mit Zellkulturen, die von anderen Embryos präpariert worden waren, war nicht möglich [44, 47]. Die von TYRRELL und Mitarbeiter beschriebenen Isolate wurden häufig als Salisbury-Stämme bezeichnet. Zwei dieser Stämme erwiesen sich als identisch mit dem ECHO-Virus 28. Später schlug ANDREWS [2] den Begriff Rhinoviren vor. Weitere Stämme wurden von HOBSON und SCHILD [13] in England und HAMRE und PROCKNOW [10, 11] in den USA isoliert. HAMPARIAN et al. [8] berichteten über die Isolierung von 20 verschiedenen Typen von Coryzaviren.

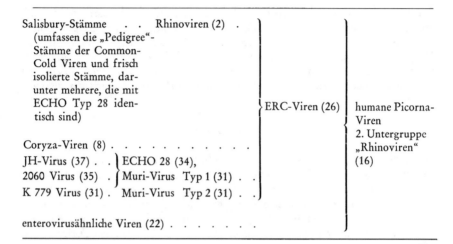

Tab. 2: Übersicht der für Rhinoviren gebräuchlichen Synonyme und Gruppen-
        bezeichnungen.

MOGABGAB *[31]* erwähnt 1962 ein weiteres dem ECHO-Typ 28 verwandtes,
aber nicht völlig identisches Virus K 779 und schlug vor, dieses als Muri-
(mild upper respiratory infection) Virus Typ 2 zu bezeichnen. Dem Muri-
Virus Typ 1 sollten das 2060- und JH-Virus zugeteilt werden. JOHNSON
et al. *[22]* isolierten eine Reihe von Virusstämmen von Rekruten mit leichten
Atemwegsinfekten und nannten diese enterovirusähnliche Viren (enterolike
viruses). Fünf verschiedene antigene Typen konnten unterschieden werden.
Alle genannten Viren gehören zu der 2. Untergruppe der Picornaviren* *[16]*
(Tab. 2) und besitzen eine Reihe gemeinsamer Eigenschaften: Ihre Größe
beträgt 17 bis 30 m$\mu$, sie sind ätherresistent und relativ thermostabil.
30minutige Erhitzung auf 50° C bewirkt einen Titerverlust von nur ein bis
zwei Logstufen *[26]*. Die Halbwertzeit beträgt bei 37° C für den H.G.P.-
Stamm etwa zwei Stunden *[42]*. Aufbewahrung bei 4° C führt nach einigen
Tagen zum Verlust der Infektiosität, während bei — 65° C erst nach Monaten
ein Absinken des Titers zu bemerken ist *[44]*. Eine Gefriertrocknung führte
bei den untersuchten Stämmen zu einer Titerreduktion, doch blieb ein Teil
der Infektivität erhalten. Soweit untersucht enthalten die Rhinoviren Ribonukleinsäure. Sie ähneln damit Enteroviren, unterscheiden sich jedoch von

---

\* Picorna: pico = sehr klein — RNA = Ribonucleid acid = Ribonukleinsäure — Die
Buchstaben können auch wie folgt gedeutet werden: *P*oliomyelitis-Viren (am längsten
bekannte Mitglieder der 1. Untergruppe) — *I*nsensitivity (gegen Äther) — *C*oxsackie-
Viren (Mitglieder der 1. Untergruppe) — *O*rphan-Viren (alter Ausdruck für ECHO-
Viren, Mitglieder der 1. Untergruppe) — *R*hinoviren (2. Untergruppe).

diesen durch eine größere Säurelabilität bei pH 3,0, sowie dadurch, daß sie sich vorzugsweise in primären oder diploiden menschlichen Gewebekulturen vermehren *[4, 9, 26]*. Stämme, die sich nur in humanen Zellkulturen vermehren, werden als H- (human) Typen oder H-Stämme den M- (monkey) Stämmen, die sich auch in primären Affennierenzellkulturen züchten lassen, gegenübergestellt. Ein weiteres Charakteristikum ist ferner die Notwendigkeit, die Kulturen rotierend bei 33° C in einem bikarbonatarmen Medium mit einem pH von 6,8 bis 7,2 zu halten, um optimale Wachstumsbedingungen für die Viren zu garantieren *[8, 14, 44]*.

Hämagglutinine sind bisher nicht in Rhinoviren nachgewiesen worden. Auch fand sich kein Hämadsorptionsphänomen in mit Rhinoviren infizierten Zellkulturen. Selbstverständlich sind nicht alle schnupfenähnlichen Erkrankungen auf Rhinoviren zurückzuführen. Es liegt ausreichender Anhalt vor, daß eine ganze Reihe anderer Respirationstraktviren, wenn sie im Erwachsenenalter eine Reinfektion verursachen, häufig nur das Syndrom eines Schnupfens oder einer leichten Erkältung bedingen. Es ist ferner zu berücksichtigen, daß ebenfalls Bakterien und, in empfindlichen Individuen, auch nicht infektiöse Substanzen Schnupfensymptome hervorrufen können.

## 6. Diagnostische Methoden

Zur Virusisolierung werden Nasen- und Rachenabstriche oder -spülwasser benötigt, die möglichst während der ersten drei Tage nach Auftreten der Symptome erhalten wurden. Da die Rhinoviren ziemlich temperaturbeständig sind und auch Einfrieren und Auftauen ohne wesentliche Titerverluste überstehen, können die Proben eingefroren bei — 65° C über Monate aufbewahrt werden, ohne daß die Anzüchtungschancen wesentlich beeinflußt werden. Zur Isolierung sind die bereits erwähnten optimalen Bedingungen einzuhalten, das heißt niedere Temperatur (33° C), niederer Bikarbonatgehalt des Mediums von 0,03 bis 0,09% und Rotation der Zellkulturen, wodurch vermutlich die Sauerstoffausnutzung verbessert wird. Eine Verwendung von menschlichen primären oder diploiden Zellkulturen ist ebenfalls wünschenswert, da die Mehrzahl der Rhinoviren zu den H-Typen gehört, das heißt, sich nur in Zellen von humanem Ursprung vermehrt. Ein zytopathologischer Effekt kann bei der Anzüchtung bereits nach 3 bis 4 Tagen, manchmal jedoch erst nach 14 Tagen auftreten. Es bilden sich kleine Gruppen von Zellen mit winkligen Formen, fadenförmigen oder tropfenartigen Plasmaausstülpungen. Kleine Vakuolen können im Zytoplasma auftreten. Später runden sich die Zellen ab und zerfallen in granuläre Massen (siehe Abb. 1). Im Verlauf von Tagen kommt es zu einer völligen Destruktion der Zellschicht. Da zu Beginn der zytopathologische Effekt nur langsam an Ausdehnung zunimmt, erwies es sich als möglich, die kleinen Gruppen nekrotischer Zellen als Mikroplaques bei schwacher Vergrößerung unter dem Mikroskop zu zählen *[33]*.

a)                                     b)

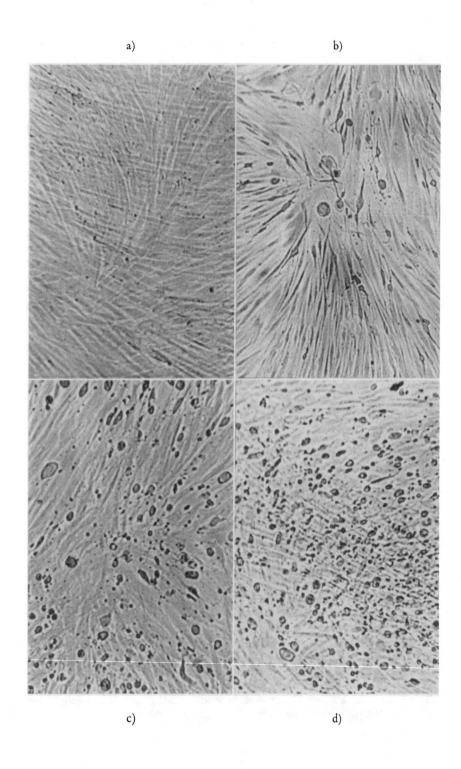

c)                                     d)

Die Identifizierung isolierter Viren als Rhinoviren erfordert eine Bestimmung ihrer Größe, der Ätherresistenz und Säurelabilität. Die große Anzahl bis jetzt bekannter Rhinovirustypen (über 30), die Schwierigkeiten, typenspezifische Immunseren zu erhalten oder zu präparieren und die noch unzureichende Kenntnis über mögliche antigene Verwandtschaften zwischen den von den verschiedenen Arbeitsgruppen beschriebenen Virustypen, machen eine immunologische Identifizierung derzeit fast unmöglich. Aus dem gleichen Grund sind auch Antikörperbestimmungen in Patientenseren praktisch kaum durchführbar. Selbst in Fällen, in denen ein Rhinovirus von einem Patienten isoliert wurde, sind Antikörpertitrationen gegen das eigene Isolat dadurch erschwert, daß häufig neutralisierende Antikörper nur in niedrigen Titern gebildet werden, die in den konventionellen Neutralisationstesten nicht oder kaum nachweisbar sind. Es ist ein großer Fortschritt, daß PORTERFIELD [36] und SCHILD und HOBSON [41] einen Plaquereduktionstest entwickelten, der den Nachweis auch kleiner, sich sonst dem Nachweis entziehender Antikörpermengen erlaubt. Komplementbindende Antigene konnten bisher nur von Virusstämmen des ECHO-Types 28 und dem Stamm H.G.P. der Rhinoviren präpariert werden. Diese Antigene sind nicht völlig typenspezifisch [32]. Die Komplementbindungsreaktion hat daher für die Diagnostik von Rhinovirusinfektionen praktisch keine Bedeutung.

## 7. Therapie und Prophylaxe

Eine spezifische Therapie der Rhinovirusinfektionen gibt es nicht. Die Behandlung wird sich daher auf symptomatische Maßnahmen erstrecken. Bakterielle Superinfektionen können mit den entsprechenden Antibiotika behandelt werden. In klinisch diagnostizierten Schnupfenfällen, die aber ätiologisch nicht geklärt wurden, hat sich eine Prophylaxe mit Antibiotika auf den Heilverlauf beschleunigend ausgewirkt [30, 40]. Dieses ist vermutlich durch die Verhütung einer bakteriellen Sekundärinfektion bedingt. Es erscheint aber äußerst fragwürdig, ob eine derartige Prophylaxe allgemein zu empfehlen ist. Der Gewinn wäre ein um wenige Tage abgekürzter Verlauf einer an sich nicht lange

← Abb. 1: Zytopathologischer Effekt des H.G.P.-Stammes der Rhinoviren in Kulturen von menschlichen diploiden embryonalen Lungenzellen (Zellstamm WI 26), ungefärbt, Vergrößerung etwa 75×.
a) Nicht infizierte Kontrollkultur. b) 24 Stunden nach Infektion: kleine Gruppen abgerundeter Zellen; einige Zellen zeigen fadenartige Plasmaausläufer. c) 48 Stunden nach der Infektion: viele größere und kleinere abgerundete Zellen. Die kleinen schwarz dargestellten Granula stammen von Debris zerfallener Zellen. d) 72 Stunden nach der Infektion: wie in c nur weitere Zunahme des zytopathologischen Effektes.
(Der Stamm H.G.P. wurde freundlicherweise von Dr. TYRRELL, Salisbury/Wilts., England, zur Verfügung gestellt.)

währenden und zumeist harmlosen Erkrankung. Demgegenüber ständen die Risiken einer möglichen Selektion antibiotikaresistenter Bakterien. Eine Prophylaxe mit Virusvakzinen erscheint jedoch versuchenswert. Eine erfolgreiche Vakzination würde zu einer völligen Verhütung des Virusschnupfens führen und nicht nur zur Verhinderung von Komplikationen. Eine derartige Vakzine würde insofern ein Novum darstellen, da ihr allgemeiner Einsatz in erster Linie dazu dienen würde, die durch die Schnupfenerkrankungen in die Milliarden gehenden volkswirtschaftlichen Schäden zu vermeiden. Dieses Argument spielte bei allen bisher angewandten Vakzinen, die hauptsächlich Tod und Siechtum verhüten halfen, wenn überhaupt, nur eine sekundäre Rolle. Im Hinblick auf die Vielzahl immunologisch verschiedener Rhinovirustypen erscheint es allerdings fraglich, ob eine wirksame Vakzine überhaupt entwickelt werden kann. Bisher wurden nur wenige Rhinovirustypen in Vakzinen erprobt. PRICE [38] zeigte bei Verwendung von formalininaktiviertem JH-Virus einen etwa 85%igen Schutzeffekt in Kindern, bezogen auf die Zahl von Schnupfenerkrankungen in einer Kontrollgruppe, die nur Placebo erhielt. Auch MOGABGAB [31] berichtet über die Verwendung einer ECHO-Typ-28-Vakzine, die zu einer Produktion von homologen Antikörpern führte. DOGGETT und Mitarbeiter [5] erprobten eine Lebendvirusvakzine. Sie benutzten den P.K.-Stamm, der zu dem M-Typ der Rhinoviren gehört. Wurde diese Vakzine intranasal gegeben, so entwickelten einige Freiwillige Schnupfensymptome und Anstiege neutralisierender Antikörper. Oral gegebene Vakzine verursachte weder Symptome noch Antikörperanstiege. Bei intramuskulärer Gabe traten ebenfalls keine Symptome auf, jedoch eine Bildung von neutralisierenden Antikörpern. Derselbe Effekt wurde auch bei i.m. Gabe von wärme- oder formalininaktivierter Vakzine beobachtet. Ob diese Vakzination eine Immunität gegen experimentelle und natürliche Rhinovirusinfektionen verleiht, bleibt noch zu bestimmen. Interessant ist eine weitere Beobachtung der gleichen Autoren: Gaben inaktivierter ECHO-28-Vakzine bewirkten eine heterologe Antikörperreaktion zu dem verwandten, aber nicht identischen Stamm B 632 der Rhinoviren. Sollten sich derartige Kreuzreaktionen häufiger unter den verschiedenen Rhinovirustypen finden, scheint die Entwicklung einer gegen viele Serotypen wirksamen, aber nur wenige Serotypen enthaltenden, polyvalenten Vakzine möglich.

## 8. Epidemiologie und Immunologie

Über die Verbreitung der Rhinoviren kann bisher keine endgültige Aussage gemacht werden, da nur wenige Laboratorien in England, USA und Rußland imstande waren, Rhinoviren zu isolieren. Serologische Untersuchungen sind ebenfalls nur im beschränkten Maße durchgeführt worden. Wie bereits erwähnt, konnte die relativ einfache Komplementbindungsreaktion nicht eingesetzt werden, da mit Ausnahme des ECHO-28-Virus und des H.G.P.-

Stammes von keinem der anderen Rhinoviren komplementbindende Antigene hergestellt wurden oder präpariert werden konnten. Die Spezifität dieser Antigene ist begrenzt. Wie aus einer Studie von MOGABGAB *[32]* hervorgeht, fanden sich bei Verwendung von Kaninchenimmunseren in Kreuztesten mit der Komplementbindungsreaktion zwischen den ECHO-28-Viren, dem M-Stamm H.G.P. der Rhinoviren, den Coxsackie A 9, A 21, B 2 und den ECHO-11-Viren häufig niedere bis mittlere Titer in den heterologen Kombinationen. Diese Mitreaktionen traten bei Untersuchung menschlicher Seren mit den genannten Viren noch verstärkt auf. Die Interpretation von Ergebnissen der Komplementbindungsreaktion ist daher schwierig und unmöglich, wenn die Seren nicht gleichzeitig gegen eine Reihe von Antigenen anderer Rhino- und Enteroviren untersucht werden.

Wenn auch über die geographische Verbreitung der Rhinoviren noch nicht viel gesagt werden kann, so liegen um so mehr Informationen über die weltweite Verbreitung des Schnupfensyndromes vor. Da trotz der unter „Ätiologie" genannten Einschränkungen vermutlich ein großer Teil der Virusschnupfenerkrankungen durch Rhinoviren bedingt ist, in virologischen Studien wurden Isolationsraten von 15 bis 30%/o ermittelt *[10, 11, 25]*, erscheint es berechtigt, kurz auf rein epidemiologische Beobachtungen einzugehen, auch wenn nicht versucht wurde, diese Fälle virologisch zu klären. Das Syndrom des Schnupfens ist weltweit verbreitet. In warmem Klima scheint die Erkrankung seltener aufzutreten als in kälteren Zonen und in kühleren Jahreszeiten häufiger als in der wärmeren Saison. Die Gründe hierfür sind nicht bekannt. Vielleicht hat das ätiologische Agens im kühleren Milieu bessere Chancen, infektiös zu bleiben, vielleicht ist die veränderte, sich mehr im Haus abspielende Lebensweise im Winter und die trockene Heizungsluft ein einflußreicher Faktor. Demgegenüber haben JACKSON et al. *[17, 18, 19, 21]* und DOWLING et al. *[6, 7]* in Freiwilligen, die mit filtrierten „infektiösen" Nasensekreten inokuliert wurden, keine Abhängigkeit der Empfänglichkeit für Schnupfen von der Saison, Temperatur oder Temperaturdifferenz zwischen Wohnung und Außenluft gefunden. Dieser widersprechende Befund kann dadurch bedingt sein, daß für die Freiwilligenexperimente Individuen gewählt werden, die zur Zeit des Experimentes schnupfenfrei sind. Hierin liegt aber bereits eine gewisse Auswahl, da schnupfenanfällige Personen geringere Chancen haben, zum Experiment herangezogen zu werden. Die Teilnehmer an dem Versuch repräsentieren daher vermutlich den resistenteren Teil der Population, der Umwelteinflüssen gegenüber nicht so empfindlich ist. Ebenfalls ohne Einfluß war eine Unterkühlung oder die Art der im Nasen-Rachenraum vorhandenen Bakterienflora. Raucher erkrankten nicht häufiger als Nichtraucher und tonsillektomierte Freiwillige waren nicht empfänglicher als solche ohne diesen Eingriff. Dagegen scheinen Frauen häufiger als Männer zu erkranken und Allergiker häufiger als euergische Individuen. Entgegen der allgemeinen Annahme erwies sich auch die Ventilation der Aufenthaltsräume oder die Benutzung überfüllter öffentlicher Verkehrsmittel als ohne Einfluß *[27, 28]*. Die Häufigkeit von Schnupfenerkrankungen des Einzelindividuums ist ein weiteres auffälliges Phänomen. In den USA schätzt man die Gesamtzahl von Respirationstraktinfekten, von denen der größte Teil als Schnupfen verläuft, auf etwa eine Milliarde pro Jahr, das entspricht etwa sechs Erkrankungen pro Einwohner [24]. Die entsprechenden Zahlen für England werden von TYRRELL [44] mit 100 000 000 Erkrankungen angegeben. Die Häufigkeit von Schnupfeninfektionen kann durch die große Anzahl immunologisch verschiedener Virustypen, die dieses Syndrom hervorrufen, erklärt werden. Eine vollkommene Immunität könnte theoretisch erst nach immunologischem Kontakt mit allen differenten antigenen Typen erworben werden. Die Tatsache, daß innerhalb weniger Jahre über 30 verschiedene Rhinovirustypen gefunden wurden, vermag diese Anschauung zu stützen. Andererseits kann hypothetisch auch angenommen werden, daß Rhinoviren eine nur ungenügende Immunität verleihen und daher Reinfektionen häufig sind. Auch hierfür lassen sich experimentelle Belege finden: Neutralisierende Antikörper werden häufig nur in geringen Titern gebildet, so daß oft nur die empfindliche Plaquereduktionsmethode zur Antikörperbestimmung brauchbar ist. Dazu kommt, daß das Vorhandensein von humoralen Antikörpern im Blut nicht unbedingt mit Immunität gleichzusetzen ist. Neuere Untersuchungen [1] lassen vermuten, daß Antikörper in das Nasensekret ausgeschieden werden können und so das Angehen einer Infektion verhindern. Es ist sehr wohl möglich, daß ein gewisser Mindestantikörpergehalt im Blut notwendig ist, um den Schwellenwert für eine Exkretion in den Nasenschleim zu erreichen. Niedere Antikörperspiegel im Blut würden daher keinen Schutzeffekt entfalten können.

Studien der Rhinovirusantikörper zeigen, daß die Zahl der Antikörperträger erst nach dem 14. Lebensjahr zunimmt [42], während Parainfluenza- und RS-Virus-Antikörper bereits während der ersten Lebensjahre häufig gefunden werden. Gegen den ECHO-Typ 28 wurden bei 5% der Kinder unter 5 Jahre, bei 30% über 5 Jahre und in 70% der Erwachsenen Antikörper nachgewiesen. Daraus ist zu schließen, daß die Hauptdurchseuchung im Adoleszenten- und Erwachsenenalter einsetzt und die Ausbreitungsmöglichkeiten unter Kindern in der Familie und Schulgemeinschaft nicht groß sind. Hierfür spricht auch das Ergebnis einer interessanten Untersuchung in einem englischen Jungeninternat [25]. Vom Nasenspülwasser schnupfenerkrankter Jungens wurden zwei Rhinovirusstämme (ECHO 28 und Stamm B 632) isoliert. Obwohl 2/3 ihrer Schulkameraden keine nachweisbaren Antikörper gegen diese Viren besaßen, kam es nicht zu einem epidemischen Ausbruch.

## 9. Experimentelle Forschung

In Freiwilligenexperimenten mit den Prototypstämmen 2060 und JH des ECHO-Types 28 [20, 45], sowie dem H.G.P.-Stamm der Rhinoviren [3] wurde eine Virusausscheidung im Nasensekret zwischen 1. und 6. Tag

(ECHO 28) und 2. bis 4. Tag (H.G.P.) nach der intranasalen Inokulation festgestellt. Die maximale Virusausscheidung war etwa am 2. Tag. Unter Berücksichtigung der zumeist ein bis zwei Tage langen Inkubationsperiode bedeutet dies, daß die besten Isolationschancen am ersten Krankheitstag bestehen. Antikörperanstiege waren nach 2 bis 3 Wochen nachweisbar. Während die intranasale Temperatur bei den mit H.G.P.-Virus inokulierten Freiwilligen bereits am Inokulationstag von 30° C auf 34° C anstieg, traten Husten und Halsschmerzen erst nach 2 Tagen auf. Das Vorhandensein homologer Antikörper beeinflußte das Angehen einer Schnupfeninfektion. Schnupfensymptome traten überwiegend nur in Freiwilligen auf, die keine oder nur niedrige Antikörperspiegel vor der Inokulation besaßen. Dagegen zeigten diejenigen, die keine Symptome entwickelten, oft bereits höhere Antikörpertiter vor der Infektion. Experimentell war auch eine Übertragung des Schnupfens über die Konjunktiven möglich. Nach den bisher vorliegenden Befunden muß man annehmen, daß Rhinoviren nur eine Oberflächeninfektion im Nasen-Rachenraum bedingen. Dadurch ist nur ein mangelhafter Kontakt mit den Antikörper bildenden Systemen gewährleistet, was die meist nur niedrige Antikörperproduktion erklären würde. Allerdings sind bisher noch keine ausreichenden Versuche unternommen worden, um eine Virämie und Ausbreitung von Rhinoviren in andere Organsysteme auszuschließen. Die Postulation einer ausschließlichen Oberflächeninfektion ist daher mit Vorbehalt zu betrachten.

Im Laboratorium lassen sich Rhinoviren in primären humanen embryonalen Nierenzellen züchten, sowie in diploiden Lungen- und Nierenzellstämmen. Die M-Stämme der Rhinoviren, zu denen auch die ECHO-28-Viren gerechnet werden müssen, vermehren sich außerdem in Affennierenzellen. Vereinzelt sind Rhinovirusstämme auch an labile Zellinien, wie KB-, Hep-2- und HeLa-Zellen adaptiert worden. Rhinoviren vermehren sich nicht im Hühnerembryo. Meerschweinchen und Kaninchen lassen sich immunisieren, ohne Krankheitserscheinungen zu zeigen. Es liegen keine Berichte über eine Vermehrung der Rhinoviren in diesen Tieren vor.

Rhinoviren zeigen in der Gewebekultur eine interessante Interferenzerscheinung: Werden Rhinovirus-infizierte Zellkulturen mit Viren des Types Sendai oder ECHO 11 inokuliert, tritt eine geringere Produktion von Hämagglutininen dieser Viren ein als in den nicht Rhinovirus-vorbehandelten Kontrollen. Dieser Effekt machte es möglich, nicht oder nur schwach zytopathogene Rhinoviren in Gewebekulturen nachzuweisen. Diese Methode erwies sich daher als besonders wertvoll, bevor die optimalen Wachstumsbedingungen für Rhinoviren bekannt waren, da unter nicht optimalen Verhältnissen wohl die Ausbildung eines zytopathologischen Effektes ausbleiben, trotzdem aber eine Virusvermehrung stattfinden kann [12]. Andererseits besteht Anhalt, daß es Rhinoviren gibt, die sich selbst unter den besonderen optimalen Bedingungen, ohne einen zytopathologischen Effekt zu verursachen, vermehren. Das Problem der Züchtung von Rhinoviren ist, wie hieraus ersichtlich wird, noch keineswegs völlig gelöst [25, 44].

Über die Zell-Virus-Beziehung ist kaum etwas bekannt. Erste Untersuchungen mit dem H.G.P.-Stamm in Affennieren und Hep-2-Zellkulturen zeigen histochemisch und elektronenmikroskopisch Veränderungen im Zellplasma. Unter anderem treten im Zytoplasma virusähnliche Partikel auf und durch Färbung mit Acridinorange läßt eine vermehrte rote Färbung einen Anstieg von Ribonukleinsäure vermuten *[44]*. Mit der Immunofluoreszenzmethode wurde in ECHO-28-infizierten Zellen das Auftreten von Virusantigenen zuerst in granulärer Form in Kernnähe entdeckt. Später zeigte das gesamte Zytoplasma eine homogen spezifische Fluoreszenz *[35]*. Diese Befunde lassen vermuten, daß wesentliche Abschnitte der Virussynthese im Zytoplasma stattfinden. Ein Vermehrungszyklus des H.G.P.-Virus beträgt in Affennierenzellen nach den Untersuchungen von TYRRELL *[44]* nur etwa 12 Stunden. Intrazelluläres Virus kann wenige Stunden vor dem Auftreten extrazellulären Virus nachgewiesen werden. Die Viruskonzentration in der Zellfraktion ist in derselben Größenordnung wie die im Gewebekulturüberstand. Nach 36 Stunden betrugen die Titer in beiden Fraktionen etwa $10^2$ plaqueformende Einheiten pro ml. Es ist offensichtlich, daß die Virusvermehrung den zytopathologischen Veränderungen vorausgeht. Vergleichende histochemische, elektronenmikroskopische, virologische und Immunofluoreszenz-Untersuchungen sind jedoch in Zukunft notwendig, um Einzelheiten über den Wachstumszyklus der Rhinoviren zu erfahren.

*Schrifttum*

1 ANDERSON, T. O., L. J. M. RIFF a. G. G. JACKSON: Immunoelectrophoresis of nasal secretions collected during a common cold: Observations which suggest a mechanism of seroimmunity in viral respiratory infections. J. Immunol. *89*, 691—697 (1962)

2 ANDREWS, C. H., F. M. BURNET, J. F. ENDERS, S. GARD, G. K. HIRST, M. M. KAPLAN a. V. M. ZHDANOV: Taxonomy of viruses infecting vertebrates: Present knowledge and ignorance. Virology *15*, 52—55 (1961)

3 BYNOE, M. L., D. HOBSON, J. HORNER, A. KIPPS, G. C. SCHILD a. A. D. J. TYRRELL: Inoculation of human volunteers with a strain of virus isolated from a common cold. Lancet *1*, 1194—1196 (1961)

4 DIMMOCK, N. J. a. D. A. J. TYRRELL: Physicochemical properties of some viruses isolated from common colds (Rhinoviruses). Lancet *2*, 536—537 (1962)

5 DOGGETT, J. E., M. L. BYNOE a. D. A. J. TYRRELL: Some attempts to produce an experimental vaccine with rhinoviruses. Brit. Med. J. *1*, 34—36 (1963)

6 DOWLING, H. F., G. G. JACKSON a. T. INOUYE: Transmission of the experimental common cold in volunteers. J. Lab. Clin. Med. *50*, 516—525 (1957)

7 DOWLING, H. F., I. G. SPIESMAN a. T. INOUYE: Transmission of the common cold to volunteers under controlled conditions. III. The effect of chilling of the subjects upon susceptibility. Amer. J. Hyg. *68*, 59—65 (1958)

8 HAMPARIAN, V. V., A. KETLER a. M. R. HILLEMAN: Recovery of new viruses (Coryzaviruses) from cases of common cold in human adults. Proc. Soc. Exper. Biol. Med. *108*, 444—453 (1961)

9 HAMPARIAN, V. V., M. R. HILLEMAN a. A. KETLER: Contributions to characterization and classification of animal viruses. Proc. Soc. Exper. Biol. Med. *112*, 1040—1050 (1963)

10 HAMRE, D. a. J. J. PROCKNOW: Virological studies on acute respiratory disease in young adults. 1. Isolation of ECHO 28. Proc. Soc. Exper. Biol. Med. *107*, 770—773 (1961a).

11 HAMRE, D. a. J. J. PROCKNOW: Viruses isolated from natural common colds in the U.S.A. Brit. Med. J. *2*, 1382—1385 (1961b)

12 HITCHCOCK, G. a. D. A. J. TYRRELL: Some virus isolations from common colds. II. Virus interference in tissue culture. Lancet *1*, 237—239 (1960)

13 HOBSON, D. a. G. C. SCHILD: Virological studies in natural common colds in Sheffield in 1960. Brit. Med. J. *2*, 1414—1418 (1960)

14 HOLPER, J. C., L. F. MILLER, Y. CRAWFORD, J. C. SYLVESTER a. G. S. MARQUIS Jr.: Further studies on multiplication, serology and antigenicity of 2060 and JH viruses. J. Infect. Dis. *107*, 395—401 (1960)

15 HORSFALL, F. L. Jr.: In RIVERS and HORSFALL, Viral and rickettsial infections of man, 3rd ed., p. 592—599. J. B. Lippincott Co., Philadelphia (1959)

16 International Enterovirus Study Group: Picornavirus group. Virology *19*, 114—116 (1963)

17 JACKSON, G. G. a. H. F. DOWLING: Transmission of the common cold to volunteers under controlled conditions. 4. Specific immunity to the common cold. J. Clin. Invest. *38*, 762—769 (1959)

18 JACKSON, G. G., L. W. AKERS, R. L. MULDOON, A. VAN DYKE a. G. C. JOHNSON: Immunity to the common cold from protective serum antibody. Time of appearance, persistence, and relation to reinfection. New England J. Med. *266*, 791—796 (1962)

19 JACKSON, G. G., T. O. ANDERSON, L. RIFF, J. SAPORTA a. M. TURCK: Susceptibility and immunity to common upper respiratory viral infections. The common cold. Ann. Int. Med. *53*, 719—738 (1960b)

20 JACKSON, G. G. a. W. J. MOGABGAB: Infectivity and interrelationships of 2060 and JH viruses in volunteers. J. Lab. Clin. Med. *55*, 331—341 (1960a)

21 JACKSON, G. G., I. G. SPIESMAN a. A. V. BOAND: Transmission of the common cold to volunteers under controlled conditions. A.M.A. Arch. Int. Med. *101*, 267—278 (1958)

22 JOHNSON, K. M., H. H. BLOOM, R. M. CHANOCK, M. A. MUFSON a. V. KNIGHT: Acute respiratory diseases of viral etiology. 6. The newer enteroviruses. Amer. J. Publ. Health *52*, 933—940 (1962)

23 JOHNSON, K. M. a. L. ROSEN: Characteristics of five newly recognized enteroviruses recovered from the human oropharynx. Amer. J. Hyg. *77*, 15—25 (1963)

24 JORDAN, W. S.: Acute respiratory diseases of viral etiology. 1. Ecology of respiratory viruses. J. Publ. Health *52*, 897—902 (1962)

25 KENDALL, E. J. C., M. L. BYNOE a. D. A. J. TYRRELL: Virus isolations from common colds occurring in a residential school. Brit. Med. J. *2*, 82—86 (1962)

26 KETLER, A., V. V. HAMPARIAN a. M. R. HILLEMAN: Characterization and classification of ECHO 28-rhinovirus-coryzavirus agents. Proc. Soc. Exper. Biol. Med. *110*, 821—831 (1962)

27 KINGSTON, D., O. M. LIDWELL a. R. E. O. WILLIAMS: The epidemiology of the common cold. 3. The effect of ventilation, air desinfection and room sice. J. Hyg. 60, 341—352 (1962)

28 LIDWELL, O. M. a. R. E. O. WILLIAMS: The epidemiology of the common cold. I. J. Hyg. 59, 309—319 (1961a)

29 LIDWELL, O. M.: The epidemiology of the common cold. II. Cross-Infection and immunity. J. Hyg. 59, 321—334 (1961b)

30 McKERRON, C. B., P. D. OLDHAM a. S. THOMSON: Antibiotics and the common cold. Lancet 1, 185—187 (1961)

31 MOGABGAB, W. J.: Additional respirovirus type related to GL 2060 (ECHO 28) virus from military personnel, 1959. Amer. J. Hyg. 76, 160—172 (1962a)

32 MOGABGAB, W. J.: 2060 virus (ECHO 28) in KB cell cultures. Characteristics, complement-fixation and antigenic relationships to some other respiroviruses. Amer. J. Hyg. 76, 15—26 (1962b)

33 PARSONS, R. a. D. A. J. TYRRELL: A plaque method for assaying some viruses isolated from common colds. Nature 189, 640—642 (1961)

34 PELON, W.: Classification of the „2060" virus as ECHO 28 and further study of its properties. Amer. J. Hyg. 73, 36—54 (1961)

35 PELON, W., W. J. MOGABGAB, I. A. PHILIPPS a. W. E. PIERCE: A cytopathogenetic agent isolated from naval recruits with mild respiratory illnesses. Proc. Soc. Exper. Biol. Med. 94, 262—267 (1957)

36 PORTERFIELD, J. S.: Titration of some common cold viruses (rhinoviruses) and their antisera by a plaque method. Nature 194, 1044—1047 (1962)

37 PRICE, W. H.: The isolation of a new virus associated with respiratory clinical disease. Proc. Nat. Acad. Sci. 42, 892—896 (1956)

38 PRICE, W. H.: Vaccine for the prevention in humans of coldlike symptoms associated with the J H virus. Proc. Nat. Acad. Sci. 43, 790—795 (1957)

39 REILLY, C. M., S. M. HOCH, J. STOKES, L. McCLELLAND, V. V. HAMPARIAN, A. KETLER a. M. R. HILLEMAN: Clinical and laboratory findings in cases of respiratory illness caused by coryzaviruses. Ann. Int. Med. 57, 515—525 (1962)

40 RITCHIE, J. M.: Antibiotics in small doses for the common cold. Lancet 1, 618—621 (1958)

41 SCHILD, G. C. a. D. HOBSON: Neutralizing antibody levels in human sera with the H. G. P. and B. 632 strains of common cold virus. Brit. J. Exper. Path. 43, 288—294 (1962)

42 TAYLOR-ROBINSON, D. a. D. A. J. TYRRELL: Serological studies on some viruses isolated from common colds (Rhinoviruses). Brit. J. Exper. Path. 43, 264—275 (1962a)

43 TAYLOR-ROBINSON, D. a. D. A. J. TYRRELL: Serotypes of viruses (Rhinoviruses) isolated from common colds. Lancet 1, 452—454 (1962b)

44 TYRRELL, D. A. J.: Common cold viruses. In: Intern. Rev. Exper. Path. 1, 209—242 (1962a)

45 TYRRELL, D. A. J., a. M. L. BYNOE: Inoculation of volunteers with JH strain of new respiratory virus. Lancet 2, 931—933 (1958)

46 TYRRELL, D. A. J.: Some further virus isolations from common colds. Brit. Med. J. 1, 393—397 (1961)

47 TYRRELL, D. A. J., F. E. BUCKLAND a. L. HAYFLICK: The cultivation in human-embryo cells of a virus (D.C.) causing colds in man. Lancet 2, 320—322 (1962b)

48 Tyrrell, D. A. J., G. Hitchcock, H. G. Pereira a. C. H. Andrews: Some virus isolations from common colds. 1. Experiments employing human volunteers. Lancet *1*, 235—237 (1960 a)
49 Tyrrell, D. A. J. a. R. Parsons: Some virus isolations from common colds. 3. Cytopathic effects in tissue cultures. Lancet *1*, 239—242 (1960b)

# Die Arbo-Viren

## Von H. Moritsch

### Abkürzungen

| | | | | | |
|---|---|---|---|---|---|
| Ag | = | Antigen | KFD | = | Kyasanur Forest Disease |
| AHS | = | African Horse Sickness | LI | = | Louping ill |
| Ak | = | Antikörper | ME | = | Meningoenzephalitis |
| Arbo | = | Arthropod-borne | MVE | = | Murray Valley Encephalitis |
| BTS | = | Blue Tongue of Sheep | NDV | = | Newcastle Disease Virus |
| CE | = | California Encephalitis | NS | = | Nukleinsäure |
| CEE | = | Central European Encephalitis | NT | = | Neutralisationstest |
| CPE | = | cytopathischer Effekt | OHF | = | Omsker Hämorrhagisches Fieber |
| CTF | = | Colorado Tick Fever | RES | = | Retikulo-endotheliales System |
| EEE | = | Eastern Equine Encephalitis | RNS | = | Ribonukleinsäure |
| EHD | = | Epidemic Hemorrhagic Disease | RSSE | = | Russian Spring Summer |
| FSME | = | Frühsommer-Meningo-Enze- | | | Encephalitis |
| | | phalitis | RVF | = | Rift Valley Fever |
| HA | = | Hämagglutinin | s.c. | = | subcutan |
| HF | = | Hämorrhagisches Fieber | SLE | = | St. Louis Encephalitis |
| HHT | = | Hämagglutinations-Hem- | TBE | = | Tick Borne Encephalitis |
| | | mungstest | VEE | = | Venezuelan Equine Encephalitis |
| IF | = | Interferon | VSV | = | Vesicular Stomatitis Virus |
| i.c. | = | intrazerebral | WEE | = | Western Equine Encephalitis |
| JBE | = | Japonica B-Enzephalitis | WN | = | West Nile |
| KBR | = | Komplementbindungsreaktion | YF | = | Yellow Fever |

# I. Allgemeiner Teil

## A. Definition

Zu den Arbo- (Arthropod borne) Viren werden heute jene Viren gerechnet, welche

1. die Fähigkeit besitzen, sich *in Vertebraten und Arthropoden zu vermehren*, wobei die Vertebraten als das Reservoir und die Arthropoden als Vektor anzusehen sind.

Die Vermehrung im *Vertebraten* ist nachweisbar durch die Virämie und anschließende Antikörperbildung, wobei diese Infektion inapparent oder mit klinisch manifesten Symptomen einhergehen kann. Das Virus selbst kann dabei von laktierenden Tieren durch die Milch ausgeschieden werden; in den Exkrementen wurde es bisher nur bei Mäusen gefunden, die mit VEE-Virus infiziert waren.

Die Infektion der Vertebraten erfolgt durch Stich eines Arthropoden, wobei sich diese *Arthropoden* zuvor anläßlich einer Blutmahlzeit an einem virämischen Vertebraten infiziert hatten. Man kann aber auch experimentell Stechmücken intrathorakal infizieren, wobei die nachweisliche Vermehrung des Virus als Kriterium für die Zugehörigkeit zu den durch Stechmücken übertragenen Arbo-Viren angesehen wird. Die Vermehrung des Virus in den Arthropoden geht immer symptomlos, d. h. ohne Krankheitserscheinungen und auch ohne histologisch manifeste Läsionen einher.

Demnach sind sogenannte „Insektenviren" (= Viren, die sich in Insekten vermehren und sie dabei schädigen) und Viren, die nur mechanisch durch Arthropoden übertragen werden, *nicht* als Arbo-Viren zu bezeichnen.

2. sich im Gehirn der Babymaus vermehren,
3. gegen Gallensalze empfindlich sind *[190]*,
4. ein Hämagglutinin (HA) mit Antigencharakter besitzen und
5. RNS enthalten.

Nicht immer können aber alle Postulate (vor allem die Darstellung des HA) für die Zugehörigkeit zu den Arbo-Viren bei der primären Einteilung erfüllt werden.

So weiß man auch von dem aus den Speicheldrüsen einer Fledermaus (Tadarida [Chaerephon] limbata Peters) in Uganda isolierten Entebbe Bat-Virus nur, daß es in der Babymaus angereichert werden kann und daß das daraus gewonnene HA (siehe Immunbiologie) eine Kreuzreaktion mit Immunsera der Gruppe B gibt, ohne daß mit einschlägigen bekannten Sera eine Identifizierung möglich wäre. Jeder Hinweis auf einen Zyklus Vertebrat-Arthropode in der Natur fehlt; dennoch reiht man auf Grund der Antigenverwandtschaft (zumindest vorläufig) derartige Viren schon zu den Arbo-Viren ein.

Eine Definition der Arbo-Viren von physikalischen Gesichtspunkten aus ist dagegen nicht möglich, da sie von heterogener Größe sind und vermutlich auch eine unterschiedliche Zahl von Capsomeren besitzen.

Bei den meisten Arbo-Viren ist auf Grund von Antigenverwandtschaften eine Einteilung in einzelne Gruppen möglich geworden; die restlichen Arbo-Viren werden vorläufig als „ungruppiert" bezeichnet.

Als verwandt und in eine eigene Gruppe eingeordnet werden *[32]* jene Viren, die entweder im HHT oder in der KBR bzw. in beiden Serotesten deutliche Kreuzreaktionen erkennen lassen. Eine exakte Unterscheidung der einzelnen Stämme ist dann im HHT und in der KBR nur durch die wesentlich höheren Titer mit den homologen Sera, ansonsten aber — abgesehen vom TBE-Komplex — auf jeden Fall im NT möglich, bei welchem zwar auch Kreuzreaktionen vorkommen können, die aber nur sehr schwach ausfallen (z. B. mit konzentriertem oder nur wenig verdünntem Serum) und daher leicht von einer Neutralisation mit dem homologen Serum differenziert werden können.

Im allgemeinen bedient man sich zur Gruppeneinteilung nur des HHT, wie beispielsweise für die Einteilung in Gruppe A oder B; für die Gruppierung in C aber ist schon eine Kombination von HHT und KBR notwendig (Schema) *[167]*.

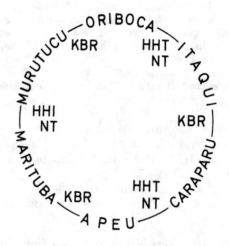

Abb. 1: Die serologischen Beziehungen der Viren der Gruppe C. — Schema aus R. E. SHOPE und O. R. CAUSEY, Amer. J. Trop. Med. Hyg. *11*, 283—290 (1962)

Darüber hinaus können aber auch innerhalb einer Gruppe im Antigenaufbau besonders eng verwandte Viren zu einem Komplex zusammengefaßt werden, wie innerhalb der Gruppe B zum TBE-Komplex. Hier ist eine exakte Differenzierung der einzelnen Typen nur durch subtile Methoden wie Kreuzpräzipitationsmethoden im Agar-Gel und HHT mit typspezifischen (durch Kreuzabsorption gewonnenen) Hyperimmunsera *[40]* oder durch die kombinierte Anwendung von Immunofluoreszenz und Mikrophotometrie möglich *[88a]*.

Diese Gruppeneinteilung ist bei der Vielzahl der bereits entdeckten Arbo-Viren und den schon bekannten Gruppen ein komplizierter und langwieriger Vorgang. Dabei stößt man gelegentlich noch auf die Schwierigkeit, daß es einzelne Virusstämme gibt, die mit zwei Gruppen Kreuzreaktionen aufweisen und scheinbar wie ein Brückenglied zwischen diesen beiden Gruppen aufscheinen:

| Virus-Gruppe | | Virus-Stamm | | Virus-Gruppe |
|---|---|---|---|---|
| | Kreuzreaktion | | Kreuzreaktion | |
| Bunyamwera ⟷ | | GUAROA ⟷ | | California Encephalitis |
| | KBR | | HHT | |

Trotz all dieser Schwierigkeiten stellt aber das serologische Einteilungsverfahren die bisher einzige Möglichkeit dar, diese Viren nach konstanten und stabilen Eigenschaften zu ordnen.

Der vielleicht mehr vom Kliniker ausgehende Wunsch, die Viren nach den klinischen Erscheinungsformen bei Mensch (oder Tier) einteilen zu können, ist aber bei den Arbo-Viren unmöglich, da

1. diese Kriterien nicht konstant sind und
2. auch das klinische Bild selbst nie so exakt erfaßt werden kann wie der Antigenaufbau eines Virus, so daß es schon hierbei zu Mißdeutungen kommen kann, die bei der Antigenanalyse sicher auszuschließen sind.

## B. Einteilung

In den Tabellen sind die bisher bekannten Arbo-Viren nach Gruppen geordnet der Übersicht halber im einzelnen aufgeführt. Die Bezeichnung der Gruppen erfolgte ursprünglich nach den Großbuchstaben des Alphabets (A, B und C). Mit der Entdeckung der vierten Gruppe (1960) wurde aber dieser Modus verlassen und jede Gruppe nach dem Namen ihres erstentdeckten Virus bezeichnet. Die detailliert angeführten Viren entsprechen einteilungsmäßig einem Typ. Innerhalb des Typbegriffes kann man aber auch auf Grund eines verfeinerten HHT noch Subtypen (Varianten) unterscheiden [31 a].

## C. Physikalische, chemische und biologische Eigenschaften

### 1. Physikalische Eigenschaften

Die Größe der Arbo-Viren wurde mittels Ultrazentrifuge und Elektronenmikroskop gemessen und beträgt bei den meisten 20—50 m$\mu$. Einige Ausnahmen mit größerem Durchmesser sind Blue tongue-, Ilesha-, Turlock-, Wyeomia-, Anopheles A- und B-, Bunyamwera-, Bwamba-, Ntaya- und VEE-Virus. Diese Angaben beziehen sich auf die Gesamtgröße des Elementarteilchens; sie ist abhängig von dem Durchmesser der Außenmembran, der eine größere Variationsbreite hat als die Ausmaße der Strukturelemente des Innenkörpers.

### 2. Chemische Eigenschaften

Nach R. M. FRANKLIN [52] werden die Arbo-Viren als Viren mit peripher gelegenen strukturellen Lipiden bezeichnet. Nach Behandlung mit Chloroform [110, 209], Äthyläther (18 Stunden bei 4° C) sowie Na-Desoxycholat (0,1% 30 Min. 22° C) [190] verlieren sie sehr rasch ihre Infektiosität. Diese Inaktivierung wird auch als wesentliches Merkmal der Arbo-Viren gewertet.

*Gruppe A*

| Virus* | geogr. Vorkommen () vermutet | Isolierung aus Mensch | Isolierung aus Vertebrat | Isolierung aus Arthropode | Antikörper Mensch | Vektor | Krankheitsbild |
|---|---|---|---|---|---|---|---|
| Aura | Äquatorial-Amerika | | | + | | Culex sp.**, Aedes sp. | |
| Bebaru | Malaya | + | | + | + | Culicinae div. gen. | |
| Chikungunya Subtypen: Afrika | Tanganyika, Kongo, Süd-Afrika, Ost-Ofrika | | | + | + | Culicinae div. gen. | Mensch: Dengue-ähnlich, manchmal mit HF |
| Thailand | Thailand | + | + | + | + | | |
| Eastern Equine Encephalomyelitis (EEE) Subtypen: Nord-Amerika | Kanada, Ost-USA, Jamaika, Dominikanische Republik | | | + | + | Culiseta melanura, Culicinae div. gen., Culicoides sp. | Mensch: haem. ME Equide: ME |
| Zentral-Süd-Amerika | Panama, British Guyana, Trinidad, Brasilien, Argentinien | | | | | | |
| Getah | Ost-Asien, Australien | | + | + | + | Culicinae div. gen. | |
| Highlands J. | Florida | | + | | | unbekannt | |

* Für die Bezeichnung der Viren wurden die international verwendeten englischen Namen gewählt.  ** Species unbekannt.  *** diversa genera.

| | Verbreitung | | | | | Überträger | |
|---|---|---|---|---|---|---|---|
| Mayaro | Äquatorial-Amerika, (Süd-Amerika) | + | | + | + | Mansonia venezuelensis | Mensch: Fieber (mit Hepatitis?) Schafe: Fieber (?) |
| Middelburg | Süd-Afrika | | | + | + | Aedes div sp. | |
| Ndumu | Süd-Afrika | | | + | + | Aedes sp. Mansonia sp. | |
| O'nyong-nyong | Ost-Afrika (Kongo, Sudan) | + | + | + | + | Anopheles div. sp. | Mensch: Dengue-ähnlich |
| Pixuna | Äquatorial-Amerika | | | + | | Anopheles nimbus | |
| Semliki Forest | West-, Ost- u. Äquatorial-Afrika | | | + | + | Aedes div. sp.* Eratmapodites sp. | |
| Sindbis | Australien, Ägypten, Süd-Afrika, Malaya, Indien, Philippinen | + | + | | | | Mensch: Fieber |
| Subtypen: Australien Afrika Ferner Osten | | | | | | Culicinae div. gen. | |
| Una | Äquatorial-Amerika | | | + | + | Culicinae div. gen. | |
| Venezuelan Equine Encephalomyelitis (VEE) | Äquatorial-Amerika | + | + | + | + | Culicinae div. gen. | Mensch: Fieber (in seltenen Fällen mit ME?) Equide: ME |
| Western Equine Encephalomyelitis (WEE) | Kanada, Westl. USA, Äquatorial-Amerika, Argentinien | + | + | + | + | Culex tarsalis (Culicinae div. gen.) | Mensch: ME Equide: ME |

\* diversae species

*Gruppe B* (TBE-Komplex)

| Virus | geogr. Vorkommen ( ) vermutet | Isolierung aus | | | | Vektor | Krankheitsbild |
|---|---|---|---|---|---|---|---|
| | | Mensch | Vertebrat | Arthropode | Antikörper Mensch | | |
| Tick borne Encephalitis (TBE)<br><br>Subtyp: Central European Encephalitis (CEE) =<br><br>Früh-sommer-Meningo-Enzephalitis (FSME) | *Nord-Europa:*<br>Ålands-Archipel, (Bornholm), Süd-Mittel-Schweden, (Süd-Norwegen)<br><br>*Mittel-Europa:*<br>Ost-Deutschland, (Süd-Deutschland), Ost-Südost-Österreich, Polen, Slowenien, Ungarn, ČSR<br><br>*Südost-Europa:*<br>(Albanien, Bulgarien, Griechenland, Rumänien)<br><br>*Ost-Europa:*<br>Europ. Rußland | + | + | + | + | Ixodes ricinus | Mensch: ME |

| | | | | | | | |
|---|---|:-:|:-:|:-:|:-:|---|---|
| Subtyp: Russian Spring Summer Encephalitis (RSSE) | Ferner Osten, Sibirien | + | + | + | + | Ixodes persulcatus (Ixodes ricinus, Dermacentor silvarum, Haemaphysalis concinna) | Mensch: ME |
| Kyasanur Forest Disease (KFD) | Indien | + | + | + | + | Haemaphysalis spinigera (Haemaphysalis div. sp.) | Mensch: HF |
| Langat | Malaya | + | + | + | | Ixodes granulatus | |
| Louping ill | Nord-England, Irland, Schottland, Wales | + | + | + | + | Ixodes ricinus | Schafe: LI Mensch: ME |
| Negishi | Japan | + | | | + | unbekannt | Mensch: ME |
| Omsk-Hem. Fever Subtyp I Subtyp II | Sibirien Zentral-UdSSR | + | + | + | + | Dermacentor pictus Dermacentor marginatus | Mensch: HF |
| Powassan | Kanada, USA | + | + | | + | Ixodes marxi Dermacentor andersoni | Mensch: ME |

27*

*Gruppe B*

| Virus | geogr. Vorkommen ( ) vermutet | Isolierung aus Mensch | Vertebrat | Arthropode | Antikörper Mensch | Vektor | Krankheitsbild |
|---|---|---|---|---|---|---|---|
| Bat Salivary Gland Virus = Rio Bravo | Mexiko, USA | | + | | | unbekannt | Mensch: Fieber (Laborinfektion) |
| Bussuquara | Äquatorial-Amerika | | + | + | | Culex sp. | |
| Dengue I | Hawaii, Indien, Malaya, Neu-Guinea, (Süd-Afrika, Australien, Ost-Asien, Griechenland) | + | | | + | (Aedes aegypti) | Mensch: Dengue |
| Dengue II | Neu-Guinea, Thailand, Trinidad, Indien, (Äquatorial-Amerika, Indonesien, Malaya) | + | | + | + | Aedes aegypti (Culicinae div. gen.) | Mensch: Dengue, auch HF |
| Dengue III | Philippinen, Thailand | + | | + | + | Aedes aegypti (Culicinae div. gen.) | Mensch: HF |
| Dengue IV | Philippinen, Thailand, Indien | + | | | + | unbekannt | Mensch: HF |
| Edge Hill | Australien | | | + | | Culicinae div. gen. | (verwandt mit MVE-Virus) |
| Entebbe Bat | Uganda | | + | | | unbekannt | |

| Gelbfieber (siehe Yellow Fever) | | | | | | | |
|---|---|---|---|---|---|---|---|
| H-336 | Süd-Afrika | + | | + | + | Culex rubinotus | Mensch: Fieber |
| Ilheus | Äquatorial-Amerika, Mittel-Amerika, (Süd-ost-Asien) | + | + | + | + | Culicinae div. gen. | Mensch: Fieber (mit ME?) |
| Israel Turkey Meningo Enc. | Israel | | + | + | | unbekannt | Truthahn: ME |
| Japan B. Enc. (JBE) | Japan, (Südost- u. Ost-Asien, Indien, Mikronesien) | + | + | + | + | Culex tritaeniorhynchus (Culicinae div. gen.) | Mensch: ME  Pferde: ME |
| Kokobera | Australien | | | + | | Culex annulirostris | |
| Kunjin | Australien | | | + | + | Culex annulirostris | |
| MML | Montana | | + | | | unbekannt | |
| Modoc | Kalifornien | | + | | | unbekannt | (in Moskitos nicht vermehrbar) |
| Murray Valley Encephalitis (MVE) | Australien, Neu-Guinea, (Südost-Asien) | + | | + | + | Culex annulirostris (Culicinae div. gen.) | Mensch: ME |
| Ntaya | Uganda, (Südost-Asien) | | | + | + | Culicidae gen. sp.* | |

\* genus species (Genus und Spezies unbekannt).

| Virus | geogr. Vorkommen ( ) vermutet | Isolierung aus Mensch | Vertebrat | Arthropode | Antikörper Mensch | Vektor | Krankheitsbild |
|---|---|---|---|---|---|---|---|
| St. Louis Encephalitis (SLE) | USA, Äquatorial-Amerika, (Südost-Asien) | + | + | + | + | Culex div. sp. (Culicinae div. gen.) | Mensch: ME |
| Spondweni | Nigeria, Süd-Afrika, (Ost-Afrika) | + | | + | | Culicinae div. gen. | Mensch: Fieber |
| Stratford | Australien | | | + | | Aedes vigilax | |
| Tembusu | Malaya | | | + | | Culicinae div. gen. | |
| Uganda S | Süd- u. Ost-Afrika, (West-Afrika, Indien, Indonesien) | + | | + | + | Culicinae div. gen. | Mensch: Fieber (Dengue-ähnlich?) |
| Usutu | Süd-Afrika | | | + | | Culex univittatus | |
| Wesselsbron | Süd- u. Ost-Afrika | + | + | + | + | Culicinae div. gen. | Mensch: Fieber (Dengue-ähnlich) Schafe: Fieber mit Abort |
| West Nile (WN) | Ägypten, Uganda, Borneo, Indien, Israel, (Philippinen, Kongo, Sudan) | + | + | + | + | Culex div. sp. (Culicinae div. gen.) | Mensch: Dengue-ähnlich (mit Myokarditis) ME |

| | | | | | | Vector | Mensch |
|---|---|---|---|---|---|---|---|
| **Yellow Fever (YF)** | | | | | | | |
| **Subtypen:** | | | | | | | |
| America | Trinidad, Brasilien, Mittel-Amerika | + | + | + | + | Haemagogus div.sp. (Culicinae div.gen.) | Mensch: Gelbfieber |
| Africa | West-Afrika, Äquatorial-Afrika | | | | | Aedes aegypti (Aedes div. sp.) | |
| Zika | Ost-Afrika, (Nigeria, Indien, Indonesien, Malaya, Philippinen) | + | + | + | + | Aedes africanus | Mensch: Fieber |
| *Gruppe C* | | | | | | | |
| Apeu | Äquatorial-Amerika | + | (+)* | + | + | unbekannt | Mensch: Fieber |
| Caraparu | Brasilien, West-Indien | + | (+) | + | + | Culicinae gen. sp. | Mensch: Fieber |
| Itaqui | Äquatorial-Amerika | + | + | + | + | unbekannt | Mensch: Fieber |
| Marituba | Äquatorial-Amerika | + | (+) | | + | unbekannt | Mensch: Fieber |
| Murutucu | Äquatorial-Amerika | + | + | + | + | unbekannt | Mensch: Fieber |
| Nepuyo | Äquatorial-Amerika | | | + | + | Culex sp. | Mensch: Fieber |
| Oriboca | Äquatorial-Amerika, (Süd-Afrika, Angola) | + | + | + | + | Culicinae div. gen. | Mensch: Fieber |

\* = im Freiland exponierte Vertebraten      (+) = (sentinel animals)

*Gruppe Bunyamwera*

| Virus | geogr. Vorkommen ( ) vermutet | Isolierung aus Mensch | Isolierung aus Vertebrat | Isolierung aus Arthropode | Antikörper Mensch | Vektor | Krankheitsbild |
|-------|------|------|------|------|------|------|------|
| Batai = Chittoor = Čalovo | Indien, Malaya, ČSR, (Österreich) | | | + | + | Culex gelidus (Batai), Anopheles barbirostris (Chittoor), Anopheles maculipennis (Čalovo) | |
| Bunyamwera | Ost- u. Süd-Afrika, Nigeria, (Kongo) | + | | + | + | Aedes div. sp. | Mensch: Fieber |
| Cache Valley | Äquatorial-Amerika, USA | | | + | + | Culicidae div. gen. | |
| Germiston | Süd-Afrika, (Angola) | | | + | + | Culex div. sp. | (Laborinfektion) |
| Guaroa | Äquatorial-Amerika, (Süd-Amerika) | + | | + | + | Anophelinae gen. sp. | Mensch: Fieber (verwandt mit California Encephalitis-Komplex) |
| Ilesha | Nigeria | + | | | + | unbekannt | Mensch: Fieber |
| Kairi | Äquatorial-Amerika | | | + | | Culicinae div. gen. | |
| Sororoca | Äquatorial-Amerika | | | + | | Culicinae gen. sp. | |
| Wyeomyia | Äquatorial-Amerika | | | + | | Culicinae div. gen. | |

### Gruppe Anopheles A

| | | | | | |
|---|---|---|---|---|---|
| Anopheles A | Amerika | + | | Anopheles div. sp. | |
| Lukuni | Äquatorial-Amerika | + | + | Culicinae div. gen. | |

### Gruppe African Horse Sickness

| | | | | | |
|---|---|---|---|---|---|
| African Horse Sickness (AHS) | Afrika, Indien, Vorder-Asien, Griechenland, Zypern | + | + | Culicoides sp. | Equiden: AHS Schweine: African swine fever ? |

### Gruppe Bakau

| | | | | | |
|---|---|---|---|---|---|
| Bakau | Malaya | + | | Culex lophocera-tomyia | |
| Ketapah | Malaya | + | | Culex lophocera-tomyia | |

### Gruppe Blue Tongue

| | | | | | |
|---|---|---|---|---|---|
| BlueTongue of Sheep (BTS) | Afrika, Japan, Pakistan, Portugal, Spanien, USA, Zypern | + | + | Culicoides sp. | Schafe: Katarrh, Fieber, Ödeme, Häm. Diathese |

*Gruppe Bwamba*

| Virus | geogr. Vorkommen ( ) vermutet | Isolierung aus | | | Anti- körper Mensch | Vektor | Krankheitsbild |
|---|---|---|---|---|---|---|---|
| | | Mensch | Vertebrat | Arthro- pode | | | |
| Bwamba | Uganda, (Afrika) | + | | | + | unbekannt | Mensch: Fieber |
| Pongola | Süd- und Ost-Afrika | | | + | + | Culicinae div. gen. | |

*Gruppe California Encephalitis*

| Virus | geogr. Vorkommen ( ) vermutet | Isolierung aus | | | Anti- körper Mensch | Vektor | Krankheitsbild |
|---|---|---|---|---|---|---|---|
| | | Mensch | Vertebrat | Arthro- pode | | | |
| California Encephalitis (CE) | West-USA | | + | + | + | Culex tarsalis Culicinae div. gen. | Mensch: ME? |
| Lumbo | Ost-Afrika | | | + | + | Aedes pembaensis | |
| Melao | Äquatorial-Amerika | | | + | + | Aedes scapularis | |
| Tahyna | ČSR, Österreich, (Süd-Ost-Europa?) | + | | + | + | Aedes vexans Aedes caspius | Mensch ? |
| Trivittatus | USA | | | + | + | Aedes trivittatus | |

*Gruppe Capim*

| | | | | |
|---|---|---|---|---|
| Bushbush | Äquatorial-Amerika | | + | Culicinae gen. sp. |
| Capim | Äquatorial-Amerika | + | | unbekannt |
| Guajara | Äquatorial-Amerika | (+) | | unbekannt |

*Gruppe Guama*

| | | | | | |
|---|---|---|---|---|---|
| Be An 20525 | Äquatorial-Amerika | (+) | | unbekannt | |
| Bimiti | Trinidad | + | + | Culex sp. | |
| Catu | Äquatorial-Amerika | + | | Culex mojuensis | Mensch: Fieber |
| Guama | Äquatorial-Amerika | + | + | Culicinae div. gen. | Mensch: Fieber |
| Moju | Äquatorial-Amerika | + | | Culex sp. | |

*Gruppe Irituia*

| | | | | |
|---|---|---|---|---|
| B T 436 | Panama | | + | Phlebotomus sp. |
| Irituia | Äquatorial-Amerika | + | + | Phlebotomus sp. |

Gruppe Koongol

| Virus | geogr. Vorkommen ( ) vermutet | Isolierung aus | | | Anti- körper Mensch | Vektor | Krankheitsbild |
|---|---|---|---|---|---|---|---|
| | | Mensch | Vertebrat | Arthro- pode | | | |
| Koongol | Australien | | | + | | Culicinae div. gen. | |
| Wongal | Australien | | | + | | Culex annulirostris | |

*Gruppe Naples Phlebotomus Fever*

| Icoaraci | Brasilien | | + | | | unbekannt | |
|---|---|---|---|---|---|---|---|
| Sandfly Naples | Italien, Naher Osten | + | | | | (Phlebotomus papatasi) | Mensch: Pappataci- Fieber |
| Sandfly Sicilian | Sizilien | + | | + | + | Phlebotomus papatasi | Mensch: Pappataci- Fieber |

*Gruppe Simbu*

| Akabane | Japan | | | + | | Culicinae div. gen. | |
|---|---|---|---|---|---|---|---|
| Ingwavuma | Süd-Afrika | | + | + | | Culex univittatus | |
| Manzanilla | Trinidad | | + | | | unbekannt | |
| Oropouche | Äquatorial-Amerika | + | | + | + | Culicinae div. gen. | Mensch: Fieber |
| Sathuperi | Indien | | | + | | Culex vishnui | |
| Simbu | Süd-Afrika | | | + | | Aedes circum- luteolus | |

*Gruppe Tacaribe*

| | | | | | | | |
|---|---|---|---|---|---|---|---|
| Junin | Argentinien | + | + | + | + | Echinolaelaps echidninus (?) | Mensch: HF |
| Tacaribe | Äquatorial-Amerika | + | + | + | | Culicinae gen. sp. | |

*Gruppe Triniti*

| | | | | | | |
|---|---|---|---|---|---|---|
| Aruac | Trinidad | | + | | | Trichoprosopon theobaldi |
| Jeri | Trinidad | + | + | | | Psorophora albipes |
| Triniti | Trinidad | + | + | + | | Trichoprosopon sp. |

*Gruppe Turlock*

| | | | | | |
|---|---|---|---|---|---|
| Turlock | Kalifornien | + | + | + | Culex div. sp. |
| Umbre | Indien | + | + | + | Culex div. sp. |

*Gruppe Vesicular Stomatitis*

| | | | | | | |
|---|---|---|---|---|---|---|
| Cocal | Äquatorial-Amerika | + | + | + | Gigantolaelaps sp. (?) | |
| VS-Indiana | Indiana, USA | + | + | + | + | Phlebotomus sp. (?) | Mensch: Influenza-ähnlich |
| VS-New Jersey | New Jersey | + | + | | | Haustiere: Vesikuläre Stomatitis |

| Virus | geogr. Vorkommen () vermutet | Isolierung aus | | | Antikörper Mensch | Vektor | Krankheitsbild |
|---|---|---|---|---|---|---|---|
| | | Mensch | Vertebrat | Arthropode | | | |
| Acara | Äquatorial-Amerika | | (+) | | | unbekannt | |
| Anopheles B | Äquatorial-Amerika | | | + | | Anopheles boliviensis | |
| Candiru | Äquatorial-Amerika | + | | | | unbekannt | Mensch: Dengue-ähnlich |
| Chenuda | Ägypten, Süd-Afrika | | | + | | Argas div. sp. | |
| Colorado Tick Fever (CTF) | West-USA | + | + | + | + | Dermacentor andersoni, Ixodidae div. gen. | Mensch: Fieber |
| EG AR 492 | Sudan, Indien | | | + | | Rhipicephalus sanguines, Hyaloma aegypticum | |
| EG AR 1304 | Ägypten, Süd-Afrika | | + | + | | Argas persicus | |
| Epizootic Hemorrhagic Disease of Deer (EHD) | USA | | + | | | unbekannt | |

| | Vorkommen | | | | | Überträger | Bemerkung |
|---|---|---|---|---|---|---|---|
| Hart Park | Kalifornien | | | + | + | Culex tarsalis | |
| Hughes | Florida, Trinidad | | | + | + | Ornithodorus sp. | |
| Kemerovo | West-Sibirien, ČSR, Finnland | + | + | + | + | Ixodes persulcatus, Ixodes ricinus | Mensch: Fieberhafter Infekt (?) |
| Kern Canyon | Kalifornien | | | + | | unbekannt | |
| Lagos Bat | Nigeria | | | + | | unbekannt | |
| Mapputta | Australien | | + | | + | Anopheles meraukensis | |
| Mirim | Äquatorial-Amerika | | (+) | + | | Culex sp. | |
| Mossuril | Ost-Afrika | | + | + | + | Culex div. sp. | |
| MP 401 | Kongo | | + | + | | Anopheles funestus | |
| Nairobi Sheep Disease | Äquatorial-Afrika, (Süd- u. Ost-Afrika) | | + | + | + | Rhipicephalus appendiculatus | Schafe: Gastro-Enteritis mit Glomerulonephritis |
| Nakiwogo | Ost-Afrika, (Süd-Afrika) | + | | | | unbekannt | Mensch: ME |
| Pacui | Äquatorial-Amerika | | + | | | unbekannt | |

| Virus | geogr. Vorkommen ( ) vermutet | Isolierung aus | | | Anti-körper Mensch | Vektor | Krankheitsbild |
| | | Mensch | Vertebrat | Arthro-pode | | | |
| --- | --- | --- | --- | --- | --- | --- | --- |
| Piry | Brasilien | (+)* | + | | | unbekannt | * Mensch: Fieber (Laborinfektion) |
| Quaranfil | Ägypten, Süd-Afrika | + | + | + | + | Argas persicus | |
| Rift Valley Fever (RVF) | Süd- und Ost-Afrika, (Afrika) | + | + | + | + | Culicinae div. gen. | Schafe: Hepatitis mit Abort Mensch: Fieber (Dengue-ähnlich ?) |
| Semunya | Uganda | + | | | | unbekannt | Mensch: Dengue-artig |
| Silverwater | Kanada | | | + | | Haemaphysalis leporis palustris | |
| Sogoto | Kenya | | | + | | Ixodidae gen. sp. | |
| Tacaiuma | Äquatorial-Amerika | | (+) | + | + | Haemagogus sp. | |
| Witwatersand | Süd-Afrika, (Ost-Afrika) | | | + | + | Culex rubinotus | |

Auch die Untersuchungen von S. G. ANDERSON und G. L. ADA *[3]*, welche mit Phospholipase A das MVE-Virus inaktivieren konnten, sprechen dafür, daß peripher gelegene Phospholipide für die Integrität des Virus von wesentlicher Bedeutung sein dürften. Der Lipidgehalt dieses Virus wurde später mit 11% genau festgestellt *[1a]*. Wenn man durch die Behandlung mit heißem Phenol (50° C) diese Lipide gemeinsam mit den Proteinen entfernt, kann man infektiöse RNS gewinnen *[202]*. Eine Behandlung mit Freon u. a. verändert den Infektionstiter selbst nicht, so daß diese Methode zur Reinigung auch dieser Viren verwendet werden kann *[177]*.

Die Darstellung infektiöser Ribonukleinsäure wurde mit Erfolg mit Hilfe der von GIERER und SCHRAMM angegebenen Extraktion mit kaltem Phenol schon bei West Nile *[43]*, Murray Valley *[1]*, TBE *[47, 178]*, WEE und EEE *[108, 200, 201, 203]*, Semliki Forest *[37]* und Gelbfieber *[125]* versucht.

### 3. Biologische Eigenschaften

#### a) Antigenaufbau

Grundsätzlich muß zwischen drei mit verschiedenen serologischen Methoden erfaßbaren Antigenen unterschieden werden:

1. Das V(-irus)-Antigen entspricht dem kompletten infektiösen Viruspartikel und wird durch den NT quantitativ erfaßt.
2. Das Hämagglutinin (HA) konnte bisher vom Viruspartikel nicht abgetrennt werden. Erstmalig gelang HALLAUER (1946) der Nachweis eines HA bei einem viszerotropen Gelbfieberstamm. SABIN und seine Mitarbeiter (1950—1954) konnten später dieses HA bei einer Reihe von Arbo-Virusstämmen demonstrieren und CASALS und BROWN *[32]* verwendeten das HA zur Einteilung der Arbo-Virusstämme in Gruppen. Es wird heute durch Saccharose-Azeton-Extraktion oder Azeton-Äther (Standard-Vorschrift) aus dem Gehirn infizierter Babymäuse gewonnen *[39]*. Diese Extraktion geht in der Kälte vor sich, so daß die Infektiosität des Viruspartikels nicht völlig verlorengeht. Die Hämagglutination ist sehr pH-empfindlich und kann auch durch Phospholipide, wie sie beispielsweise in jedem Serum vorkommen, inhibiert werden *[138, 157, 159, 160]*.
Die höchsten und verläßlichsten Titerwerte der Hämagglutination erhält man mit Gänse- oder Hahn-Erythrozyten *[152]*. Die Agglutinierbarkeit der Erythrozyten scheint vom Hormonhaushalt der Spender abhängig zu sein *[155, 156]*. Nach SALMINEN, der die Kinetik bei den TBE-Viren genau untersucht hat, handelt es sich bei Adsorption und Elution von Arbo-Viren nicht wie bei den Myxo-Viren um einen enzymatischen Vorgang, sondern es deutet die hohe Geschwindigkeit der Elution bei hohen pH-Werten auf elektrostatische Wirkungen hin *[153]*. Untersuchungen über Inhibitoren der Hämagglutination bei TBE-Virus *[159, 160]* und später bei anderen Viren der Arbo-Gruppe *[157]* machten

es wahrscheinlich, daß es sich bei den Rezeptoren der Zelloberfläche um einen
Komplex von Cholesterin mit einem negativ geladenen Lipid (freie Fettsäure
oder Phosphatid) handelt.
3. Das komplementbindende (KB-) Antigen wird in der KBR quantitativ
erfaßt, wobei aber die Titerhöhe ungefähr nur $^1/_{10}$ des Titers im HHT erreicht.
Schon einfache Präparationen (Veronalpuffer-Aufschwemmung von Gehirnen
i.c.-infizierter Saugmäuse) geben in der KBR spezifische Ablenkungen und
sind vor allem für die rasche Identifizierung frisch isolierter Virusstämme
von praktischer Bedeutung. Noch höhere Antigentiter erhält man nach Extraktion der inhibierenden Lipide z. B. mit Saccharose-Azeton in der Kälte
wie für die Darstellung des HA [39].

### b) Wirtsspektrum

Als gemeinsame Eigenschaft aller Arbo-Viren gilt, daß sie in der weißen Babymaus angereichert werden können.
Bei vielen Stämmen vermehrt sich auch nach extraneuraler Applikation das
Virus im ZNS unter dem Bild einer Enzephalitis. Größere Mäuse sind i.a.
auch nach intrazerebraler Applikation, insbesondere der „neurotropen" Stämme,
empfänglich, aber doch wesentlich weniger empfindlich, so daß man zur Isolierung, insbesondere noch unbekannter Stämme, vor allem aus Arthropoden,
nach Tunlichkeit immer nur Babymäuse verwenden sollte.
Alle anderen Vertebraten reagieren nach natürlicher oder künstlicher Infektion
mit der Bildung von Antikörpern, wobei diese Infektion auch unter dem Bild
von bekannten Krankheiten einhergehen kann.
An Stelle von Tieren zieht man aber heute immer mehr die Gewebekultur zur
Virusanreicherung heran. Die meisten Arbo-Virusstämme lassen sich in Gewebekulturen nach Adaptierung gut vermehren. Dabei haben sich unter anderem vor allem frische Hühnerembryonalzellen, Hamsternierenzellen, aber
auch HeLa-Zellen bewährt. Ein CPE tritt allerdings nicht immer auf. Die Gewebekultur findet daher im allgemeinen weniger für Isolierungen, wohl aber
in der serologischen Diagnostik immer häufiger Anwendung.

### c) Variationen

Die Möglichkeit der Entstehung von Mutanten, die im Geno- und Phänotyp
von den ursprünglichen Viren abweichen, ist auch bei den Arbo-Viren gegeben, wobei eine Reihe von Umständen, wie z. B. eine Änderung des Zyklus
des Virus in der Natur, die Mutationsrate erhöhen dürfte. Die Aufnahme in
ein neues Reservoir, aber vermutlich noch stärker der Übergang auf einen
anderen Arthropoden, dürfte durch die hierbei wirksame Selektion von wesentlicher Bedeutung sein und eine Anpassung des Virus bewirken.

Soweit man diese stabilen Änderungen serologisch objektivieren konnte, wurde dies in Form von Subtypen ausgedrückt. Aber auch die feinen Unterschiede zwischen den einzelnen Typen des TBE-Komplexes wären hier anzuführen. Auffallend ist dabei, daß bei den einzelnen Typen jeweils andere Arthropoden als Vektoren auftreten (siehe TBE-Komplex).

Eine Mutation kann sich aber auch in Richtung einer Abschwächung auswirken, so daß sich dabei auch die Möglichkeit eröffnet, attenuierte Stämme für Vakzinationszwecke zu gewinnen.

Dabei sei einerseits auf die attenuierten Stämme 17 D (ASIBI) und Dakar verwiesen, die durch Passagen in Gewebekulturen bzw. Hühnerembryonen und in Mäusen abgeschwächt wurden und heute als genetisch stabile Gelbfieber-Vakzinen für den Menschen verwendet werden.

Andererseits wurde aus Zecken der Stamm Langat TP 21 des TBE-Komplexes isoliert (siehe dort), der sich als nicht neurotrop für den Menschen erwies und somit als präsumptiver Impfstamm anbietet [59, 141].

### d) Interferenz

Die Fähigkeit der Arbo-Viren, nach Infektion einer Zelle Interferon (IF) (siehe auch Kapitel Interferenz-Interferon, Seite 202) zu bilden, wurde für mehrere Stämme nachgewiesen.

VILCEK [195] berichtet, daß es ihm gelungen war, in Gewebekulturen aus Hühnerembryonalfibroblasten einen TBE-Virusstamm ohne CPE anzureichern und dadurch die Vermehrung des 48 Stunden später hinzugegebenen WEE-Virus (= challenge virus) nachweislich zu unterdrücken. In weiteren Untersuchungen wies VILCEK gemeinsam mit ZEMLA und RADA nach, daß es sich auf Grund zahlreicher auch physikalisch-chemischer Untersuchungen um Interferon handelte [196, 197, 198, 199, 212].

Weitere IF bildende Arbo-Viren sind Chikungunya-Virus, O'nyong-nyong-Virus, Kumba-Virus [147a], Sindbis-Virus [72a], EEE-Virus [199a], WEE-Virus [98a] und Vesicular Stomatitis-Virus [42b, 199b].

Wahrscheinlich sind auch die von verschiedenen Autoren beschriebenen homologen und heterologen Interferenzerscheinungen auf die Bildung von IF zurückzuführen. LENNETTE und KOPROWSKI [91a] beobachteten bereits 1946, daß der Gelbfieberstamm 17 D in der Gewebekultur nicht nur den Gelbfieberstamm Asibi unterdrücken konnte, sondern auch andere Arbo-Viren, West Nile und VEE. Die Bildung von Influenza A wurde durch West Nile unterdrückt, umgekehrt schien Influenza A aber nicht imstande zu sein, die Bildung der genannten Arbo-Viren zu hemmen. WEE-Virus zeigt sowohl homologe Interferenz [98b], als auch heterologe Interferenz mit NDV [91b]. Auch verschiedene Stämme von Vesicular Stomatitis-Virus interferieren miteinander [42a]. TBE-Virus hemmt Poliovirus [2a], Mayaro-Virus ist wirksam gegen Sindbis-Virus [70].

Arbo-Viren zeigen sich auch empfindlich gegen Interferon. TAYLOR [188a] beschrieb, daß Influenza A mit EEE- und WEE-Virus interferierte. Auch ein anderes Myxovirus, NDV, unterdrückte sowohl VEE-Virus [83a], als auch WEE-Virus [91a]. Rabies-Virus unterdrückte ebenfalls WEE-Virus. Vesicular Stomatitis-Virus wurde vom Polyoma-

Virus gehemmt *[46a]* und — wie schon erwähnt *[70]* — ist Sindbis-Virus gegen IF aus Mayaro-Virus empfindlich.
Es scheint bemerkenswert, daß nur nichtinaktiviertes und mittels Desoxycholat inaktiviertes Mayaro-Virus interferierend wirkt. Eine Inaktivierung durch Hitze, UV-Strahlen oder durch Antiserum zerstört die Fähigkeit zur Interferenz. Auch bei TBE-Virus wird die Fähigkeit, IF zu bilden, durch Hitze-Inaktivierung vernichtet *[198]*. MAYER et al. *[107]* konnten an mit Interferon vorbehandelten Hühnerembryonalzellen zeigen, daß die Latenzzeit des EEE-Virus deutlich verlängert war. Da dies nicht nur nach Beimpfung mit intaktem Virus, sondern auch mit infektiöser RNS aus diesem Virus zu beobachten war, ist anzunehmen, daß das Interferon erst nach der Entfernung der Proteinhülle die Virussynthese beeinflußt.

# D. Pathogenese und Klinik

Der Infektionsmodus des Menschen erfolgt unter natürlichen Bedingungen durch Stich des blutsaugenden Arthropoden, wobei das Virus mit dem Speichel des Arthropoden ausgeschieden wird; ausnahmsweise können aber auch andere Infektionswege vorkommen.

Das perkutan passiv eingebrachte Virus dürfte — in Analogie zu den Studien über die Verbreitung des Virus im Versuchstier — zunächst auf dem Lymphweg abtransportiert werden und dabei in das „Primär affine Organ" *[109]* gelangen. Dies scheint — zumindest für TBE — regionär gelegenes lymphatisches Gewebe zu sein, in welchem dann die erste Vermehrung des Virus stattfindet. Damit wird die erste Phase des häufig biphasischen Verlaufs der Arbo-Virusinfektionen eingeleitet, wobei im Gefolge dieser primären Vermehrung das Virus in die Blutbahn abgegeben wird.

So konnte man in Infektionsversuchen an empfänglichen Tieren, wie Maus *[103, 106]* und Schaf *[104, 102]* im Gegensatz zum Kaninchen *[105]* nachweisen, in welchem Ausmaß schon nach wenigen Stunden die Virusvermehrung in den regionären Lymphknoten beginnt, bevor noch das TBE-Virus in die Blutbahn abgegeben wird. Auch wenn das Virus per os aufgenommen wird, gelangt es nach einer resorptiven Virämie zunächst in die Milz, um dort primär angereichert und erst später sekundär ins Blut abgegeben zu werden *[120]*.

Ob die vom Tierexperiment abgeleitete Entwicklung in allen Fällen aber auch sinngemäß auf den Menschen übertragen werden kann, ist allerdings noch unbewiesen. Es spricht aber nichts dagegen, daß man dies zumindest für jene Viren annehmen darf, bei welchen die erste Phase klinisch inapparent oder nur mit leichten Symptomen, wie Fieber (bis zu 38° C), zusammen mit charakteristischen Allgemeinbeschwerden einhergeht. Geht aber diese erste Phase mit besonderen klinischen Symptomen, wie z. B. einem Exanthem (Dengue, Chikungunya, O'nyong-nyong, West Nile *[204]*) oder gar einem Hämorrhagischen Fieber einher, dann muß wohl ein Gewebsschaden vermutet werden, der im letzteren Fall zu der hämorrhagischen Diathese Anlaß gab.

Bei Obduktionen findet man zwar die für alle HF charakteristischen Veränderungen, wie Blutstauungen in erweiterten Gefäßbezirken, Ödeme und Blutungen in allen Geweben sowie perivaskuläre Infiltrate von großen mononukleären Zellen und eine auffallende Proliferation der Zellen des RES. Es ist aber dabei noch unklar, ob hier das Virus die Endothelzellen direkt angegriffen hat oder ob es sich um eine biochemisch zu erklärende hämodynamische Reaktion wie bei einem Schock gehandelt hat *[132]*.

Die erste Phase stellt — unabhängig vom klinischen Verlauf und unbeschadet aller konsekutiven Komplikationen — die eigentliche „Grundkrankheit" der Arbo-Virusinfektion dar. In den meisten Fällen heilt die Infektion auch komplikationslos ab, und oft stellt nur der Nachweis neutralisierender Antikörper den einzigen Hinweis über die Durchseuchung mit einem Arbo-Virus dar. Dennoch kann es vorkommen, daß das während der Phase 1 im Blut zirkulierende Virus in Zellen anderer Organe eindringt und zu einer neuerlichen Virusvermehrung in einer zweiten „Organ"phase Anlaß gibt. Dabei ist der Übergang von Phase 1 zu Phase 2 nicht fließend, sondern man findet oft dazwischen ein völlig symptomfreies Intervall, wobei dessen Dauer sehr stark von Krankheit zu Krankheit variiert. So beträgt die „Remission" (symptomfreies Intervall) bei Gelbfieber durchschnittlich nur einen Tag, während bei TBE meist eine ganze Woche symptomfreies Intervall dazwischen liegt.
Bei den lokalisierten Organmanifestationen findet man im wesentlichen nur drei bevorzugte Orte, nämlich das ZNS, die Leber, aber auch das Mesenchym, so daß wir auch demzufolge mehrere Arten von Erkrankungssystemen kennen, wie die Meningo-Enzephalitis, die Hepatitis und das Dengue-Fieber.
In der Phase 2 haftet das Virus in dem betroffenen Organ, wobei es in den empfänglichen Zellen unter Zerstörung derselben angereichert wird. Eine Ausschüttung des Virus in die Blutbahn ist nicht mehr nachzuweisen, da zu diesem Zeitpunkt — zumindest bei den Infektionen des ZNS — immer schon neutralisierende Antikörper im Serum vorhanden sind; jedoch kann das Virus im Organ selbst nachgewiesen werden.
Die histologischen Veränderungen variieren naturgemäß von Organ zu Organ, da die Möglichkeiten der unspezifischen und spezifischen Abwehr schon von anatomisch-physiologischer Seite aus unterschiedlich angelegt sind. Dagegen unterscheiden sich die pathologischen Veränderungen eines Organs auch nach Infektion mit verschiedenen Arbo-Viren oft nur sehr gering.

So gibt es auch noch keinen sicheren Hinweis, der eine pathologisch-histologische Differentialdiagnose der meisten durch Arbo-Viren hervorgerufenen Infektionen des ZNS ermöglicht.

Der Tierversuch mit Arbo-Viren vermittelt nicht die geeignete Unterlage, um richtige Vergleiche zwischen dem Verhalten des Virus im Tier und im Menschen zu stellen, so daß man bei Betrachtungen über die Pathogenese der Infektion des Menschen in konkreter Weise nur auf Obduktionsbefunde angewiesen ist, die aber infolge der geringen Letalität der Arbo-Virosen zu selten sind, um daraus ein lückenloses Bild über die Dynamik dieser Infektion zu gewinnen. Insbesondere bleibt noch ungeklärt, warum sich im Einzelfall im Anschluß an die Phase 1 eine Phase 2 überhaupt entwickelt. Als konstant erweist sich bei den Arbo-Viren nur der Organ-Tropismus, der allerdings mit dem Antigenaufbau der Viren nicht korreliert. Vielleicht wäre aber in diesem Zusammenhang an die unterschiedliche Affinität der einzelnen Viren zu bestimmten Phospholipiden zu denken, die als Bestandteile der Zelloberfläche die Adsorption eines Virus beeinflussen könnten.

Das *klinische Bild* der Arbo-Virosen ist mannigfach, wobei diese Unterschiede nicht nur auf den „Tropismus" der Viren zurückzuführen sind, sondern auch auf die Variationsbreite innerhalb einer Systemerkrankung überhaupt. Ohne auf die Einzelheiten einzugehen (siehe Einzelkapitel) ist entsprechend der Pathogenese zwischen dem Verlauf der beiden Phasen grundsätzlich zu unterscheiden.

Die Phase 1 läßt alle Übergangsformen von klinisch inapparent → leichtes bis mittelhohes (bis 38° C) Fieber → hohes Fieber zu. Außer dem Fieber können in der gleichen Reihenfolge neben Allgemeinbeschwerden wie Kopf- und Gliederschmerzen, katarrhalische Erscheinungen (Konjunktivitis, Pharyngitis, Bronchitis) und in der schwersten Form Blutungen als Folge der hämorrhagischen Diathese auftreten. Im allgemeinen dauert die Phase 1 nur ein paar Tage, aber in schweren Fällen von HF bis zu 10 Tage.

Die Phase 2 wird im wesentlichen durch den Organbefall charakterisiert, so daß das allgemeine Krankheitsbild im Hinblick auf Länge, Schweregrad, Prognose dadurch bestimmt wird. Abgesehen von diesen organbedingten Umständen kann sich auch in dieser Phase als Ausdruck eines Gefäßschadens noch ein Exanthem (Dengue, Chikungunya, West Nile) entwickeln oder in besonders schweren Fällen eine hämorrhagische Diathese, wie z. B. beim Gelbfieber oder bei EEE, wobei dann letztere unter dem Bild einer hämorrhagischen Enzephalomyelitis ablaufen kann.

## E. Immunbiologie

Jede Infektion eines Vertebraten führt — im Gegensatz zur Infektion des Arthropoden — stets zur Bildung spezifischer Antikörper, die im Serum mit den einschlägigen diagnostischen Verfahren vorgefunden werden können. Diese Antikörperbildung geht auf die Sensibilisierung des Organismus während der virämischen Phase (= Phase 1) zurück, wobei die neutralisierenden und hämagglutinationshemmenden Antikörper zumeist schon nach ca. 7—10 Tagen nachzuweisen sind.

Bei jenen biphasisch ablaufenden Erkrankungen, wie z. B. den Infektionen des ZNS, bei denen zwischen Beginn der Virämie (= Phase 1) und Beginn der Erkrankung des ZNS (= Phase 2) ein Zeitraum von mehr als einer Woche (bei TBE sind es durchschnittlich 12 Tage) verstreicht, sind diese Antikörper dann immer schon *vor* Ausbruch der Phase 2 vorhanden. Dies ist vor allem auch für die Diagnostik von wesentlicher Bedeutung, weil im Verlauf derartiger Erkrankungen wohl ein Titeranstieg im NT und HHT, nicht aber mehr eine Konversion in diesen Seroreaktionen, erwartet werden darf.

Im Gegensatz hierzu sind die komplementbindenden Antikörper nicht regelmäßig am Beginn der Phase 2 nachweisbar, so daß eine Konversion erwartet und dadurch eine frische Infektion relativ einfach nachgewiesen werden kann. Eine Eigenart der Antikörperbildung bei den Arbo-Virosen ist, daß mit Dauer der Sensibilisierung (sei es im Verlauf einer Infektion oder auch während einer aktiven Immunisierung mit inaktivierten Viren) die Spezifität des Antikörpers gegen das ursprüngliche Virusantigen abnimmt und in zunehmendem Maß auch gegen andere — meist eng verwandte — Stämme derselben Gruppe Antikörper gebildet werden. Dies kann man sehr leicht im HHT und auch in der KBR verfolgen, weil hier diese Überschneidungen innerhalb einer Gruppe besonders deutlich manifest werden. Ein Antikörper-Breitspektrum kann man auch durch Immunisierung mit ein paar Stämmen einer Gruppe erzielen, wobei dann Kreuzreaktionen mit fast allen Stämmen der gleichen Gruppe auftreten können.

Dieses Phänomen wirkt sich zwar zum Nachteil eines Untersuchers aus, wenn er in einer Gegend, in welcher mehrere Stämme der gleichen Gruppe nebeneinander vorkommen, nach spezifischen Antikörpern sucht, so daß er hier ohne quantitativen NT keine verläßliche Aussage machen kann. Einer Population gereicht es dagegen zum Vorteil, weil sich mit jeder neuerlichen Infektion (bzw. Immunisierung) das Immunitätsspektrum auch auf andere heterologe Antigene erweitert (siehe Prophylaxe).

## Serologische Untersuchungsmethoden

### a) Der Neutralisationstest (NT)

Im NT wird die Infektiosität eines Virus neutralisiert, wobei die intrazerebrale Applikation des Serum-Virusgemisches in Mäusen den Standardtest darstellt.

Die Empfindlichkeit des Testes zum Nachweis von Antikörpern ist aber sehr deutlich abhängig von der Inokulationsroute (i.p. empfindlicher als i.c., Babymaus empfindlicher als erwachsene Maus); außerdem hat sich gezeigt, daß frisches normales Rhesusserum einen Faktor (accessory oder labile factor) enthält, der die Empfindlichkeit des Antikörpernachweises steigert. Beim NT in der Maus wird heute auch nach THEILER die durchschnittliche Überlebenszeit (average survival time) der Überlebensrate für die Bewertung vorgezogen.

Darüber hinaus werden in letzter Zeit auch Gewebekulturen verwendet, die einen sehr empfindlichen Indikator darstellen und sich im Vergleich zum Mäusetest als die rationellere Methode erweisen.

Dabei kann das Serum-Virusgemisch auf einen dichten Zellrasen übertragen oder simultan mit einer relativ niedrigen Zellzahl (15 000—30 000 ml) in Röhrchen eingesät

werden *[95, 96]*. In jedem Einzelfall wird es aber davon abhängig zu machen sein, ob geeignete Zellen zur Verfügung stehen, in denen eine Vermehrung durch CPE bzw. Hämadsorption *[26]* leicht ablesbar ist.
Der NT kann quantitativ angesetzt werden, wobei es sich — zumindest bei TBE — als sehr gut erwies, eine hohe Antigen-Konzentration (3000—5000 $TCID_{50}/0,1$ ml) mit fallenden Serumverdünnungen anzusetzen. Dagegen wird man bei qualitativen Untersuchungen (screening-test) die Antigenkonzentration sehr niedrig halten (ca. 100 $TCID_{50}/0,1$ ml) *[91]*.
Eine besondere Methode des Neutralisationstests stellt der Einsatz der „Plaque-Technik" dar, wobei man unterscheiden kann zwischen einem

a) Plaque-Neutralisationstest *[48]* (Virus-Serumbindung in vitro vor Beimpfung des Zellrasens),
b) Plaque-Reduktionstest (Serumzugabe zur Agarschichte nach Beimpfung des Zellrasens) und
c) Plaque-Inhibitionstest *[136]*.

Der Plaque-Test bzw. der Plaque-Reduktionstest ist sehr empfindlich und für subtile quantitative Untersuchungen geeignet. Der Plaque-Inhibitionstest ist einem Antibiotika-Hemmhof gegenüber Bakterien sehr ähnlich, weil auch hier der Durchmesser der Hemmung des CPE einer Gewebekultur unter einer Agarschichte gemessen wird, wobei dieser Hemmhof durch Diffusion eines antikörperhaltigen Serums, aber auch anderer inhibierender Substanzen, wie z. B. Interferon *[135]*, durch die Agarschichte auf den infizierten Zellrasen erfolgt.

### b) Der Hämagglutinations-Hemmungstest (HHT)

Dieser Test wird nach einer genauen Standardvorschrift *[39]* heute überall einheitlich ausgeführt. Er stellt ein ausgezeichnetes Verfahren für Durchseuchungsuntersuchungen (Survey) dar, weil infolge der Agglutinations-Gemeinschaften innerhalb der einzelnen Gruppen es auch mit nicht homologen Antigenen möglich ist, Antikörper in einer Population zu erfassen.
Der HHT wird quantitativ angesetzt, wobei eine lineare Korrelation zwischen Agglutination und Antikörper-Konzentration besteht, wie man aus zweidimensionalen Ansätzen entnehmen kann, die sich auch zum Nachweis von Subtypen unerläßlich erweisen *(31a)*.

### c) Die Komplementbindungsreaktion (KBR)

Diese Reaktion wird in der Praxis zum Nachweis frischer Infektionen (aber auch zur Identifizierung frisch isolierter Stämme) verwendet, wobei man sich heute der Mikro-Tropfmethode nach FULTON und DUMBELL *[53]* bedient, den Reaktionsansatz aber in der üblichen Weise (mit Serumverdünnungen gegen konstante Ag und Komplementmengen) nach CASALS et al. *[33]* vornimmt. Hierzu eignen sich Plastikplatten (Disposo-Trays der Linbro Chemical Co.), deren Näpfchen so geformt sind, daß man trotz des geringen Gesamtvolumens von ca. 0,15 ml die Reaktion scharf ablesen kann.

# F. Epidemiologie

Das auffallendste Charakteristikum der Arbo-Virosen stellt wohl der eigentümliche Zyklus des Virus in der Natur dar, wobei immer Arthropoden, und zwar — soweit bisher bekannt — Zecken oder blutsaugende Mücken als Vektoren eingeschaltet sind. Dadurch resultiert ein eigentümlicher Rhythmus in der Infektionskette, der von den Lebensgewohnheiten der betroffenen Wirtstiere, den einzelnen Arten der Arthropoden, aber auch den Klimaunterschieden (Tropen — gemäßigte Zone) abhängig ist. Dies kommt auch im saisonmäßigen Ablauf mancher Infektionen deutlich zum Ausdruck (Frühsommer-Meningo-Enzephalitis [FSME] und Herbst-Enzephalitis [JBE]).

## 1. Eigenschaften der Arthropoden

Arbo-Viren sind bisher aus Culiciden, Ceratopogoniden (Culicoides), Simuliiden, Psychodiden (Phlebotominae), verschiedenen brachyzeren Fliegen, Ixodiden und verschiedenen anderen Milben (Gamasina) isoliert worden. Von diesen Arthropoden — durchwegs aus der Gruppe der Diptera (Zweiflügler) einerseits und der Gruppe der Acarina (Milben) andererseits — ist die Vektorfunktion — was die Arbo-Viren des Menschen betrifft — durch den Nachweis der Vermehrungsfähigkeit des Virus nach Aufnahme mit der Blutmahlzeit bisher lediglich bei den Culiciden (deutsch: Stechmücken), bei den Phlebotominen (deutsch: Sandfliegen; siehe Pappataci-Fieber) und den Ixodiden (deutsch: Zecken) sichergestellt.

### a) Die Stechmücken

Die Culiciden (englisch: mosquitoes) gliedern sich in mehrere Subfamilien (z. B. Anophelinae; Culicinae) und zahlreiche Genera (z. B. Anopheles; Aedes, Mansonia, Culex, Psorophora, Haemagogus, Culiseta). Diese Genera bzw. auch deren Spezies unterscheiden sich keinesfalls allein durch morphologische Charakteristika, sondern vor allem auch in ihrem Verhalten in der Umwelt, Wirtsspezifität, Lebensdauer und Art der Hibernierung sowie auch in ihrer geographischen Verbreitung.

Die Aufnahme des Virus erfolgt mit der Blutmahlzeit, wobei eine kritische Minimalmenge in dem aufgenommenen Blut vorhanden sein muß. Das Virus wird dann im Gewebe vermehrt und in der Speicheldrüse ausgeschieden. Das Intervall zwischen Virusaufnahme und Virusausscheidung wird als „äußere Inkubationszeit" (extrinsic incubation period) bezeichnet. Die Dauer dieses Intervalls ist in erster Linie von der Temperatur und relativen Feuchte der Umwelt und nur in zweiter Linie von der virusübertragenden Spezies abhängig. Die Mücke (♀) bleibt zeitlebens infektiös und kann bei allen weiteren Blutmahlzeiten den Wirt infizieren. Eine transovarielle Übertragung des Virus auf die $F_1$-Generation ist noch nie gefunden worden. Die Entwicklung verläuft holometabol, d. h. über die wohl abgegrenzten Stadien des Eies, der Larven, der Puppe und der Imago. Die Larven der Culiciden sind durchwegs aquatisch (stehende Gewässer!) und ernähren sich vom Plankton. Die Lebensdauer der Mücken (Imagines) ist in Abhängigkeit von der Ökologie resp. Biologie der einzelnen Arten sehr verschieden und schwankt zwischen wenigen Wochen; sie kann sich im Fall der Überwinterung (z. B. Culex Anopheles, Theobaldia) bis auf 8 Monate ausdehnen. Abgesehen von der Mückenspezies spielen aber auch die Klimafaktoren, insbesondere in den gemäßigten Zonen, die Art der Hibernierung, ob als Ei, Larve, oder Imago, eine wesentliche Rolle, sowie ob es sich um frei in der Natur oder vorwiegend im Bereich menschlicher Siedlungen (Keller, Stallung usw.) lebende Mücken handelt. Der Aktionsradius einer Mücke ist ebenfalls von Art zu Art schwankend, überschreitet aber im wesentlichen nicht 20 km; manchmal kann aber die passive Lokomotion (Wind!) sich über weitaus größere Entfernungen hin erstrecken.

Auf Grund des großen Aktionsradius und der Fähigkeit der Weibchen (Männchen stechen nie!), mehrmals Blutmahlzeiten einzunehmen, ist ein oftmaliger Wirtswechsel möglich, so daß auch in den gemäßigten Zonen innerhalb einer warmen Saison eine rasche Verbreitung einer Virusinfektion unter Menschen, aber auch domestizierten und frei lebenden Tieren, resultieren kann. Dabei werden auch schon Säuglinge und Kleinkinder infiziert, so daß auch die Durchseuchung dieser Population meist schon im frühen Lebensalter einsetzt. Die Aktivität der Mücken ist von der Temperatur und von der relativen Feuchte abhängig, so daß sie vor allem in der Abenddämmerung schwärmen.

Der Mückenstich führt zu objektiv feststellbaren Hautreaktionen, die als Folge des Traumas und des eingespritzten Speicheldrüsensekretes auftreten; diese Hautreaktion steht aber in keiner Beziehung zur Inokulation des Virus.

### b) Die Zecken

Für die Übertragung von Arbo-Viren kommen Vertreter der Familien Argasidae (Lederzecken) und Ixodidae (Schildzecken) in Frage, die zwar eine Fülle spezifischer morphologischer Merkmale aufweisen, im Hinblick auf ihre Bedeutung als Vektoren aber gemeinsam behandelt werden können.

Im Gegensatz zu den blutsaugenden Steckmücken können die Zecken schon im Larven- und Nymphenstadium Blut saugen und somit in allen Stadien ein Virus übertragen. Ein weiteres Charakteristikum der Zecken ist, daß sie in jedem Stadium nur „einwirtig" sind, d. h. daß die nächste Blutmahlzeit erst im nächsthöheren Stadium erfolgt, ausgenommen die adulten Argasidae-Weibchen, die mehrmals Blut saugen. Der Saugakt selbst dauert einige Tage. Im Prinzip sind nur 3 Hauptstadien (Larve, Nymphe, Adulte) abzugrenzen, jedoch kommen bei den Argasidae mehrere Nymphenstadien (1., 2., 3. Ordnung) vor. Es gibt daher auch bei den Zecken keine sogenannte äußere Inkubationszeit, sondern das Virus vermehrt sich während der Metamorphose in den verschiedenen Organen und wird zunächst mit den Fäzes und im nächsthöheren Stadium mit dem Speichel ausgeschieden. Dabei kann das Virus auch transovariell auf die nachfolgende Generation übergehen. Ob dieses Phänomen der transovariellen Übertragung nur auf den Umstand zurückzuführen ist, daß bei den Zecken die Eier von nur einer Membran und bei den Mücken aber von drei Membranen umhüllt werden, ist allerdings nicht geklärt *[181]*.

Diese transovarielle Übertragung wurde im Laboratorium mehrfach nachgewiesen (siehe TBE) und findet ihre Bestätigung auch darin, daß man in der Natur immer wieder aus hungrigen Larven das Virus isolieren kann. Der Prozentsatz der transovariellen Übertragung des Virus auf die $F_1$-Generation dürfte aber nur sehr gering sein und wird mit ca. 5% pro Gelege eingeschätzt; er reicht jedenfalls allein nicht aus, um das Virus in einem Fokus zu erhalten.

Die Zecken leben viel länger als die Stechmücken, manchmal sogar mehrere Jahre, wenn aus z. T. noch unbekannten Gründen die Stadienfolge nicht regelmäßig einsetzt, sondern u. U. um ein ganzes Jahr unterbrochen wird. Im Laboratorium kann man aber unter optimalen Bedingungen alle Stadien eines dreiwirtigen Ixodes ricinus innerhalb von 8 Monaten erleben.

Da die Zecken in der freien Natur leben und keine Beziehung zur menschlichen Zivilisation besitzen, wird im Gegensatz zu den Stechmücken der Mensch nur dann als Blutspender fungieren, wenn er sich in das Territorium der Zecken begibt. Das hat auch unmittelbar zur Folge, daß die Durchseuchung einer Population nie den Grad wie bei den durch Stechmücken übertragenen Infektionen erreicht, wobei hier die Lebens- (und Berufs-)gewohnheiten der autochthonen Bevölkerung von entscheidender Bedeutung sind; insbesondere ist auffallend, daß die Durchseuchung erst in einem viel späteren Lebensalter einsetzt als bei den durch Stechmücken übertragenen Infektionen, so daß die Zecken somit auch nicht für die Übertragung von „Kinderkrankheiten" verantwortlich sind. Möglicherweise ist auch diese „späte" Erstinfektion für die oft mit (wahrscheinlich altersbedingten) Komplikationen einhergehende klinische Verlaufsform verantwortlich (siehe TBE). Der „aktive" Aktionsradius der Zecken ist sehr gering, so daß er praktisch vernachlässigt werden kann, jedoch können die Zecken passiv während des Saugaktes an Vertebraten über auch sehr weite Entfernungen hin (durch Zugvögel von Kontinent zu Kontinent) verschleppt werden. Die Aktivität der Zecken ist unmittelbar von der relativen Feuchte abhängig. Entsprechend den drei Stadien unterscheidet sich das Wirtsspektrum, da die Larven nur Kleintiere (vor allem Nager), die Adulten immer aber größere Tiere befallen, während Nymphen hinsichtlich ihres Wirtsspektrums keine signifikante Präferenz aufweisen; das hängt einerseits vom Verhalten der Tiere, andererseits aber auch von der Unfähigkeit der Larven ab, mit ihren Mundwerkzeugen das dicke Stratum corneum eines großen Tieres zu perforieren. Der Mensch wird somit nur von Nymphen und Adulten (♀) gestochen, wobei das Trauma nicht gespürt wird. Erst nach einiger Zeit (12 bis

24 Stunden) wird ein Juckreiz um die lokal gerötete Einstichstelle mit der
noch saugenden Zecke wahrgenommen. Manche Zecken, insbesondere Derma-
centor-Arten, geben bei dem Stich ein neurotrop wirkendes Toxin mit dem
Speichel ab, das zur „Zeckenparalyse" bei Mensch und Tier führen kann. Dieses
Neurotoxin hat aber nichts mit neurotropen Viren gemein.

## 2. Eigenschaften der Wirtstiere

Die von den Arthropoden gestochenen und dabei infizierten Vertebraten bekommen nach einer Inkubationszeit von wenigen Tagen bis maximal einer
Woche eine Virämie und stellen in diesem Stadium für alle zu diesem Zeitpunkt
stechenden Arthropoden die Infektionsquelle dar. Darüber hinaus wird das
Virus von laktierenden Tieren im Stadium der Virämie mit der Milch ausgeschieden. Die Dauer der Virämie ist bei den einzelnen Vertebraten unterschiedlich lang, im allgemeinen aber nicht länger als eine Woche.

Es wird aber auch über Untersuchungen mit CTF-Virus berichtet [27, 28], welches
beim Stachelschwein und bei einigen Nagetieren Virämien mit einer Dauer bis zu
50 Tagen auslöst. Außerdem kann man ein virämisches Stadium dadurch künstlich
verlängern, daß man das Tier hiberniert [193].

Die Virämie geht im natürlichen Wirtstier ohne klinisch manifeste Erkrankungen einher und wird von der Bildung neutralisierender Antikörper gefolgt,
ohne daß es nach einem kurzen Intervall zu einer zweiten Phase kommt.
Ändert sich dieser natürliche Zyklus bzw. erweitert man das natürliche Infektionsspektrum in ein „künstliches" Infektionsspektrum (nach DOERR), dann
kann es zu Krankheitserscheinungen kommen, die man beim Tier (z. B. Pferde-
Enzephalitis) und beim Menschen (alle bekannten Arbo-Virosen) beobachten
kann. Eine Ausnahme bilden Infektketten, bei denen zumindest ein Teil der
Vertebraten, die für die Aufrechterhaltung des natürlichen Zyklus benötigt
werden, in typischer Weise erkrankt (z. B. Schafe bei Louping ill).
Im Rahmen einer Fokusbildung kommt den Vertebraten die besondere Rolle
des Virusreservoirs zu. Befindet sich dieser Fokus in den Tropen, ist eine kontinuierliche Infektionskette mit Arthropoden gegeben, da keinerlei klimatische
Schwankungen die Vermehrung der Vertebraten und Arthropoden beeinflussen.
In den gemäßigten Zonen aber ist die Frage der Überwinterung des Virus noch
nicht geklärt. Wahrscheinlich überwintert das Virus an Ort und Stelle in hiber-
nierenden oder poikilothermen Tieren bzw. in den Zecken (transovarielle Übertragung); die Möglichkeit aber, daß es durch Zugvögel immer wieder neu
eingeschleppt wird, darf nicht außer Betracht gelassen werden.
Grundsätzlich muß man aber in einem Fokus zwischen Vertebraten des natürlichen Grundzyklus und jenen Vertebraten unterscheiden, die — genau so wie
der Mensch — nur fakultativ infiziert wurden, ohne für die Erhaltung des
Zyklus unbedingt notwendig zu sein; sie können zwar die Verbreitung des

Virus zusätzlich fördern, sind aber nicht imstande, allein den Zyklus zusammen mit den Arthropoden aufrechtzuerhalten. Eine genaue Analyse der Bedeutung der einzelnen Vertebraten in einem Fokus ist daher sehr schwierig.

## 3. Der Fokus

Ein natürlicher Infektionsherd setzt neben dem Virus einerseits ein Wirtsreservoir und Vektoren, andererseits eine entsprechende Dichte der Vertebraten und Vektoren voraus, um von Bestand sein zu können. Die Verlustraten im Rahmen derartiger Zyklen sind jedenfalls sehr hoch, so daß bei engem und regem Kontakt zwischen Vertebrat und Arthropode — zumindest zu bestimmten Jahreszeiten — das Virus in großer Zahl weiter vermittelt werden muß, um die Verluste vor allem in den gemäßigten Zonen während der Wintermonate kupieren zu können. Somit wird auch die Durchseuchung durch eine möglichst lange Virämiedauer und durch rasche Generationsfolge der als Reservoir dienenden Vertebraten gefördert.

Abgesehen von der Dezimierung der Vertebraten und Arthropoden durch natürliche Feinde, Klimafaktoren u. ä. wirkt sich als gegenläufiger Mechanismus einer Durchseuchung die Antikörperbildung der einmal infizierten Vertebraten aus. Selbst wenn die von BENDA [20] im Experiment gefundene, aber sonst nicht bestätigte Beobachtung der Neutralisation eines Virus in einem Arthropoden anläßlich einer neuerlichen Blutaufnahme mit neutralisierenden Antikörpern außer Betracht gelassen wird, wird doch bei Befall mit einem infektiösen Arthropoden in einem bereits immunisierten Vertebraten die Infektionskette zunächst einmal unterbrochen. Da die Virämie nur kurzdauernd und einmalig im Leben eines Vertebraten vorkommt, die neutralisierenden Antikörper aber zeitlebens vorhanden bleiben, wird auch mit zunehmender Lebensdauer der Vertebraten sinngemäß die Chance der Virusausbreitung verringert.

Im extremen Fall kann auch ein Fokus erlöschen, wenn er nicht neuerdings von außen reinfiziert wird. So findet man auch Hinweise im Zusammenhang mit menschlichen Erkrankungen, wie dem Verschwinden der „Australian X Disease", die derartige Überlegungen unterstützen.

## 4. Natürliche Zyklen

Vom epidemiologischen Standpunkt aus kann man drei verschiedene Zyklusarten in der Natur unterscheiden:

*a) Der primitive Zyklus einer germinalen Infektkette*

→ Zecke (P-Gen.) → transovariell → Zecke ($F_1$-Gen.) → transovariell →

Dieser Zyklus muß von theoretischer Seite aus als möglich postuliert werden, da die transovarielle Übertragung von Arbo-Viren bei Zecken im Experiment und unter natürlichen Bedingungen nachgewiesen wurde. Ob dieser Zyklus je für sich allein bestanden haben mag *[181]*, ist umstritten; heute kann er jedenfalls bei den uns bekannten Arbo-Virosen nur als Nebenzyklus gewertet werden. Die Existenz eines derartigen Zyklus gibt uns aber jedenfalls die Möglichkeit, die ursprüngliche Entstehung zumindest der heute durch Zecken übertragenen Arbo-Viren davon abzuleiten.

Wenn man davon ausgeht, daß die Arbo-Viren in den Zellen der Zecken sich zwar vermehren, aber keine pathologischen Veränderungen verursachen, darf man auf eine enge Beziehung zwischen diesen Zellen und den Viren schließen; sie muß jedenfalls enger sein als zu den Zellen der Vertebraten, die daran zugrundegehen bzw. mit einer Antikörperproduktion reagieren. Man könnte daher denken, daß zu irgendeinem Zeitpunkt der Evolution aus einer Zelle einer Zecke ein Teil der zelleigenen NS sich abgespaltet und selbständig gemacht hat, zunächst transovariell weitergegeben und erhalten wurde und im Laufe der Zeit durch die Passagen auch in Vertebraten adaptiert und die Form der uns heute bekannten Arbo-Viren angenommen hat *[181]*.

### b) Der Zyklus einer homogenen Infektkette

→ Arthropode A → Vertebrat 1 → Arthropode A → Vertebrat 1 →
Arthropode A →

Diese homogene Infektkette stellt die Basis jedes Fokus dar, wobei der Vertebrat schon für die Erhaltung des Zyklus im Fokus unbedingt benötigt wird. Eine Sonderform unter Einschub des Menschen stellt dieser Zyklus beim urbanen Gelbfieber dar.

→ Aedes → Mensch → Aedes → Mensch →

Einem Zyklus unter Einbeziehung des Menschen als Reservoir kommt aber keine Priorität zu, sondern er stellt auch im vorliegenden Fall infolge Änderung der Umweltbedingungen eine sekundäre Verwandlung des natürlichen Infektionsspektrums (→Affe → Haemagogus → Affe → Haemagogus →) dar.

### c) Der Zyklus mit heterogener Infektkette

→ Arthropode A → Vertebrat 1 → Arthropode B → Vertebrat 2 →

Diese heterogenen Infektketten werden in der Natur am häufigsten vorgefunden, weil innerhalb eines Fokus meist verschiedene Vertebraten durch Stich infiziert werden, wobei auch verschiedene gleichzeitig vorhandene Arthropoden-Spezies, vor allem was die durch Mücken übertragenen Virosen betrifft, das

Virus übertragen können. Hier ist die Entscheidung sehr schwierig, oft sogar unmöglich, festzustellen, welche Vertebraten und Arthropoden für die Erhaltung des Fokus unbedingt notwendig sind. Dabei können einerseits durch Arthropoden diverse Vertebraten infiziert werden, die für den Zyklus ohne Bedeutung sind und nur als blinde Endglieder bzw. Nebenglieder einer Infektkette fungieren, wie es beispielsweise bei den meisten Arbo-Virosen dem Menschen zukommt, andererseits auch blutsaugende Arthropoden an virämischen Vertebraten infiziert werden, ohne das Virus weiter verbreiten zu können (Flöhe, Läuse).

Man darf sich daher grundsätzlich bei einer Felduntersuchung auf Grund einer Virusisolierung bzw. eines Nachweises von Antikörpern nicht zu voreiligen Schlüssen verleiten lassen.

## 5. Endemie — Epidemie

In den meisten Fällen treten die Arbo-Virosen *endemisch* auf. Das Virus kreist in seinem natürlichen Zyklus und die Infektion des Menschen (oder des anfälligen Tieres) spielt dabei eine inferiore Rolle.

Die Durchseuchung der Vertebraten hängt von deren Lebensgewohnheiten und vom Verhalten der Vektoren ab. Bei den durch Stechmücken übertragenen Infektionen ist die Durchseuchung vor allem in den tropischen Zonen sehr hoch und setzt schon bei den Kleinkindern ein, während bei den durch Zecken übertragenen Viren es im wesentlichen davon abhängt, in welchem Ausmaß und von welchem Zeitpunkt an der Mensch mit den standortgebundenen Zecken in Kontakt kommt; i. a. setzt die Durchseuchung viel später ein, so daß auch die Rate wesentlich niedriger liegt. In beiden Fällen aber bleibt der prinzipiell endemische Charakter der Infektion gewahrt. Ändert man jedoch diese Situation eines endemischen Fokus, so kann sich das Virus auch *epidemisch* verbreiten:

a) Verschleppung des Virus aus dem Fokus in eine nicht immunisierte Population: Buschgelbfieber → Stadtgelbfieber.

b) Massive Einwanderung von nicht immunisierten Vertebraten in einen Fokus: epidemische Ausbrüche von Gelbfieber bei Kolonisten, Arbeiten beim Bau des Panamakanals usw.

c) Genuß ungekochter und nicht pasteurisierter Milch virämischer Vertebraten: Epidemie von FSME in Roznava 1951 [24].

## 6. Verbreitung der Viren in fremde Territorien

Dieser besonderen Frage wird nicht nur aus seuchenhygienischen, sondern auch aus prinzipiellen Überlegungen über die potentielle Entstehung eines

neuen Fokus heraus große Aufmerksamkeit beigemessen. Eine Verschleppung
des Virus selbst ist auch auf weite Entfernungen möglich durch

    a) Zugvögel

    b) infizierte reisende Menschen

    c) Arthropoden in Transportmitteln (Schiff, Flugzeug).

Damit aber ein derartig verschlepptes Virus einen neuen Fokus bilden kann,
sind einerseits die schon zuvor beschriebenen Prämissen an Vertebraten und
Vektoren erforderlich. Andererseits darf auch nicht unberücksichtigt bleiben,
daß möglicherweise an diesem neuen Ort schon andere antigenverwandte Viren
dominieren, die bereits zu einer Immunisierung der Vertebraten geführt haben.
Dadurch könnte auch die weitere Verbreitung einer neu eingeschleppten Infektion blockiert werden.

Dieses Phänomen wird auch immer wieder als Erklärung herangezogen, warum die
in Ägypten mit West Nile durchseuchte autochthone Population nicht anfällig ist für
Gelbfieber, obwohl alle anderen Voraussetzungen (Klima, Vektor) für einen Gelbfieber-
fokus gegeben wären.

Es muß schließlich noch in Betracht gezogen werden, daß möglicherweise den
Zugvögeln auch die Aufgabe zukommt, die in der gemäßigten Zone saisonmäßig
ablaufenden Arbo-Virosen jedes Frühjahr neu mit Virus bzw. mitgeschleppten
infizierten Arthropoden zu versorgen. Dies wird bei den Foci von WEE und
EEE in USA mit großer Wahrscheinlichkeit angenommen.

Auch der Verschleppung des Virus durch Personen während der Inkubationszeit und durch Arthropoden, die im Flugzeug mitgenommen wurden, kommt
eine gewisse Bedeutung zu. So stellt man sich auch vor, daß das in Afrika ursprünglich beheimatete Gelbfieber-Virus in infizierten Mücken auf Schiffen nach
Amerika verschleppt wurde. Da durch den modernen Verkehr im Flugzeug
diese Verbreitungsmöglichkeit weitaus größere Chancen hat, wurden auch von
der WHO geeignete Empfehlungen zur Desinfektion von Flugzeugen ausge-
geben, die im internationalen Flugverkehr Anwendung finden [211].


# G. Prophylaxe

Prophylaktische Maßnahmen gegen die Ausbreitung einer Arbo-Virusinfektion
können einerseits gegen den Vertebraten als Wirt des Reservoirs, andererseits
gegen den Arthropoden als Vektor gerichtet sein. Darüber hinaus ist auch noch
eine spezifische Prophylaxe des Menschen und gefährdeter Tiere durch aktive
und passive Immunisierung möglich.

Alle Versuche, das Virusreservoir — wenn schon nicht völlig auszurotten —
so doch zumindest so zu reduzieren, daß ein natürlicher Zyklus nicht mehr
aufrecht erhalten bleiben kann, scheitern meist schon an dem mangelnden
Wissen, welche Tierart als Reservoir anzusehen ist. Darüber hinaus dürfte es
auch heutzutage sehr schwierig, wenn nicht unmöglich sein, beispielsweise bestimmte Vögel oder Nager in einem Herd mit Erfolg zu bekämpfen.

Eine Beeinflussung eines Herdes scheint vielmehr durch menschliche Eingriffe eher im gegenteiligen Sinn gegeben zu sein, wenn beispielsweise die natürlichen „Feinde" (Raubvögel, Raubtiere) in einem Fokus eliminiert werden und infolgedessen die Tiere des Virusreservoirs sich über das sonst natürliche Maß hinaus vermehren können.

Im Gegensatz hierzu ist die Bekämpfung der Arthropoden zum Zweck der Elimination eines Fokus schon seit langer Zeit gepflogene Methode, die sich insbesondere bei der Ausrottung des Gelbfiebers in den amerikanischen Hafenstädten ausgezeichnet bewährt hatte. Mit der Entwicklung moderner Insektizide und Akarizide haben diese Bekämpfungsmaßnahmen neuen Auftrieb erhalten und insbesondere auch den Menschen in die Lage versetzt, größere Territorien zu behandeln. Hier waren es vor allem auch russische Autoren, die in zahlreichen Felduntersuchungen die so diffus verbreiteten Zecken bekämpften. Inwieweit man damit auch dauernde Erfolge wird erzielen können, ist problematisch, weil im Gegensatz zu den an den Menschen und seine Haustiere adaptierten Arthropoden, die auch in seiner unmittelbaren Nähe leben, die in der freien Natur vorkommenden Arthropoden, insbesondere die Zecken, bei weitem schwieriger als Moskitos zu erreichen sind, abgesehen von dem nahezu unbegrenzten Territorium ihrer Verbreitung.

Neben diesen allgemeinen Bekämpfungsmaßnahmen ist für den Menschen und seine Haustiere die gezielte Immunprophylaxe von wesentlicher individueller Bedeutung.

Die aktive Immunisierung wird dabei schon seit vielen Jahren mit großem Erfolg angewandt, wobei einerseits Vakzinen mit nicht vermehrungsfähigen Keimen (meist durch Formalinzusatz inaktivierte Viren) und Vakzinen mit attenuierten Stämmen zur Verfügung stehen.

Die passive Immunisierung hat im wesentlichen die Aufgabe, bei Laborinfektionen dem Betroffenen einen Sofortschutz zu vermitteln, während sie für die allgemeine Verwendung wohl kaum in Frage kommt. Hyperimmunsera bzw. Hyperimmunglobuline gegen TBE-Virus wurden zu diesem Zweck hergestellt und auch entsprechend ausgetestet.

## II. Spezieller Teil

### 1. Der Tick Borne Encephalitis-(TBE-)Komplex

Der TBE-Komplex setzt sich aus Virusstämmen der Gruppe B zusammen (siehe Tabelle), die durch Zecken übertragen werden und in ihrem Antigenaufbau so eng verwandt sind, daß man sie untereinander nur mit Hilfe von absorbierten Sera oder Kreuzpräzipitationen im Agar-Gel unterscheiden kann [41]. Die Bezeichnung „Enzephalitis" soll dabei andeuten, daß die meisten Virusstämme dieses Komplexes eine Erkrankung des Zentralnervensystems (ZNS) beim Menschen und beim Tier auslösen können. Als *typische Krankheiten* sind davon bekannt:

1. TBE-Virus
   a) Subtyp RSSE: Russische Fern-Ost-Enzephalitis
   b) Subtyp CEE:  Frühsommer-Meningo-Enzephalitis
2. Virus Typ LI:    „Louping ill" der Schafe.

Außerdem gehören noch hiezu 2 Virusstämme, die zwar aus Gehirnen von an
Meningo-Enzephalitis verstorbenen Menschen isoliert wurden, ohne aber für
eine in dieser Region endemisch auftretende Erkrankung des ZNS (bisher)
verantwortlich gemacht werden zu können.
3. Virus Typ Powassan (Kanada) [101]
4. Virus Typ Negishi (Japan) [127].

Schließlich gehört in diese Gruppe noch der
5. Virus Typ Langat TP 21,

der 1956 aus Ixodes granulatus in Malaya isoliert worden ist [57].

Ixodes granulatus befällt normalerweise den Menschen nicht, jedoch sind bisher vereinzelt neutralisierende Antikörper gegen dieses Virus unter der einheimischen Bevölkerung in Malaya gefunden worden [59a]. Der Verbreitungsmodus ist noch unklar. Der
Virusstamm selbst zeichnet sich durch seine geringe Neurovirulenz bei Tier und Mensch
aus und wird als attenuierter Impfstamm beim Tier verwendet (siehe Louping ill).

Die restlichen 2 Typen rufen beim Menschen das klinische Bild eines Hämorrhagischen Fiebers hervor:
6. Virus Typ Omsk (mit Subtyp I und II): Omsker Hämorrhagisches
                                          Fieber (Zentral-Sibirien)*
7. Virus Typ KFD: Kyasanur Forest Disease (Indien)*

## 2. Die Russische Fernost-Enzephalitis

*Synonyma:* Russian spring summer encephalitis, Russ. Frühling-Sommer-
Enzephalitis, Fernöstliche Wald-Enzephalitis, Taiga-Enzephalitis

Nach russischen Angaben [130] wurde schon seit 1932 im Fernen Osten eine
Häufung von Meningo-Enzephalitiden des Menschen beobachtet. Unter Leitung
von SILBER wurde 1937 eine groß angelegte Feld-Untersuchungsaktion gestartet,
die von 1937 bis 1939 nicht nur zur Isolierung von verschiedenen Virusstämmen
aus Menschen, Zecken und Nagern, sondern auch schon zur Aufklärung des
Infektionszyklus geführt hatte [213].
1941 konnten dann SMORODINTSEV et al. [175a] auch schon über gelungene Versuche einer aktiven Immunisierung des Menschen mit Hilfe von formolisierten

---

* Wird unter 5. „Die Hämorrhagischen Fieber (HF)" S. 468 behandelt.

Vakzinen aus Überständen von infizierten Mäusegehirnen berichten. CASALS und WEBSTER *[34, 35]* wiesen schließlich 1943 und 1944 die Antigenverwandtschaft mit Louping ill nach.

Nach PAWLOWSKY wird dieses Virus in erster Linie durch Ixodes persulcatus, möglicherweise aber auch durch Haemaphysalis concinna und Dermacentor silvarum übertragen. In allen drei Fällen handelt es sich um dreiwirtige Zecken, bei denen das Virus nicht nur die Metamorphose überlebt, sondern auch transovariell übertragen wird *[130]*.

Ixodes persulcatus weist eine Aktivitätsspitze im Frühsommer auf, die mit der jahreszeitlichen Verteilung der menschlichen Erkrankungen gut korreliert *[174]*, während die auch im Fernen Osten auftretende „Herbst-Enzephalitis" durch JBE-Viren hervorgerufen und durch Stechmücken übertragen wird *[176]*.

Die tatsächliche geographische Verbreitung der Erkrankung im Fernen Osten und in Sibirien wird von den russischen Autoren nirgends genau angegeben; sie scheint jedoch entsprechend der Verbreitung von Ixodes persulcatus zumindest gegen Norden zu i. a. den 60. Breitengrad nicht wesentlich zu überschreiten *[124, 175]*.

Das auffallendste Merkmal der Erkrankung aber ist die von den russischen Autoren zitierte klinisch schwere Verlaufsform mit einer hohen Paralyserate und einer auch hohen Letalität von 30 bis 40%. Ob letzteres mit einer Neurovirulenzsteigerung des Virus in Ixodes persulcatus bzw. einer besonderen Empfindlichkeit der autochthonen Bevölkerung in Zusammenhang gebracht werden darf oder ob für diese statistischen Angaben nicht alle (insbesondere die leichten) Krankheitsfälle zugrunde gelegen haben, ist nicht bekannt.

Untersuchungen über die Pathogenität dieses Virus haben hierzu nur ergeben, daß diese Fernost-Stämme in höherem Ausmaß zu Paresen- und Paralysenbildung bei Schaf und Affe neigen als die Virusstämme vom Subtyp CEE *[214, 215]*.

Jedenfalls scheint diese besonders schwere Verlaufsform beim Menschen auch mit dazu beigetragen zu haben, den Versuch einer aktiven Immunisierung der exponierten Bevölkerung besonders zu forcieren, was trotz der nicht komplikationslosen Vakzinen, die anfänglich aus Mäusegehirnen (heute aus Gewebekulturen *[93]*) gewonnen wurden, doch mit gutem Erfolg gelungen scheint *[37, 79]*.

Im Hinblick auf großzügige Anwendung akarizid wirkender Mittel zur Bekämpfung der Zecken im Gelände konnte man zahlreiche gute Erfahrungen sammeln und laut Angaben auch die Morbiditätsrate senken *[30, 60, 114, 122]*.

## 3. Louping Ill

*Synonyma:* Spring- oder Drehkrankheit der Schafe

Die Erkrankung wird im Kapitel von M. MUSSGAY, Menschliche Infektionen durch tierpathogene Viren, näher beschrieben.

## 4. Die Frühsommer-Meningo-Enzephalitis (FSME)

*Synonyma:* Centraleuropean Encephalitis (CEE), Zecken-Enzephalitis, Kumlinge Disease (Finnland), Biphasische Meningo-Enzephalitis *[116]*

Die ersten klinischen und epidemiologischen Beobachtungen über die Verbreitung der FSME in Europa gehen auf Schneider zurück, dem schon seit 1927 in Neunkirchen (Niederösterreich) eine Häufung gutartiger, vor allem meningitischer Formen von Erkrankungen des Zentralnervensystems (ZNS) aufgefallen war *[183]*.

In einer Monographie publizierte er schon 1931 seine ersten Beobachtungen und Erfahrungen bei 66 Patienten, deren Erkrankung er für eine neuartige, damals noch unbekannte Infektion, aber sui generis, hielt *[184]*. In Anlehnung an Wallgreen benannte er seine Fälle als „Meningitis serosa", wobei aber nach heutiger Auffassung diese Fälle zum großen Teil als Meningo-Enzephalitiden zu diagnostizieren gewesen wären. Damals traten zwar auch schwer verlaufende, insbesondere mit Paralysen einhergehende Fälle auf, jedoch wurden sie ätiologisch nicht richtig erkannt, da man im Fall einer Obduktion bei der histologischen Untersuchung des ZNS immer nur die damals nur für Poliomyelitis bekannten typischen Läsionen im Bereich des Vorderhorns des Rückenmarks gefunden hatte und somit alle diese Fälle als Poliomyelitis oder — bei abweichendem klinischem Verlauf — als atypische Poliomyelitis deutete. Alle Isolierungsversuche schlugen damals noch fehl.

Es liegen aber aus dieser Zeit noch einige Beobachtungen über derartige gehäufte Erkrankungen des ZNS von Erwachsenen vor, die möglicherweise auch in diesen Formenkreis gehören, wie z. B. die im Raum von Szeged *[23]* und Kaschau *[50]* beobachteten Fälle.

Ätiologisch richtig erkannt wurde diese Infektion in Mitteleuropa in der Nachkriegszeit, als es 1948 in der CSR gelang, den Erreger erstmalig zu isolieren und gezielte serologische Untersuchungen über die Verbreitung dieser Infektion anzustellen *[72]*. In den nächsten zehn Jahren wurde diese Infektion auch in Finnland *[126]*, Schweden *[180]*, Bornholm/Dänemark *[52a]*, Ost-Preußen *[175]*, Polen *[142]*, Ost-Deutschland *[171]*, Ungarn *[51, 114a]* und in Jugoslawien *[82]* bestätigt. In Österreich wurde das Virus in der Steiermark *[194]* und auch im Bezirk Neunkirchen *[117]* isoliert. Dabei gelang es auch, durch serologische Untersuchungen zahlreicher Patienten der vergangenen 30 Jahre nachzuweisen, daß die von Schneider beobachteten und als Infektion sui generis gedeuteten Fälle tatsächlich als FSME zu diagnostizieren sind; dadurch wurde auch der sichere Beweis erbracht, daß diese Erkrankung nicht erst während des Krieges aus dem Osten eingeschleppt wurde, sondern schon zuvor — zumindest im Raum von Neunkirchen — bestanden hat *[118, 119]*.

In der Nachkriegszeit (1949—1953) wurde außerdem im europäischen Rußland eine besondere Form der Erkrankung als „Biphasische Meningo-Enzephalitis" (nach Smorodintsev) bezeichnet. Bei dieser sehr benigne verlaufenden Erkrankung wird das Virus durch Genuß roher Ziegenmilch (daher auch „Biphasisches Milchfieber", nach Chumakov) auf den Menschen übertragen. Es handelt sich dabei aber nicht um einen grundsätzlich andersartigen Zyklus des Virus in der Natur, sondern nur um Einbeziehung der durch Zecken infizierten laktierenden Ziege, die das Virus mit der Milch ausscheiden kann. Bei einem dichten Ziegenbestand und hohem Ziegenmilchkonsum kann dies von besonderer Bedeutung für die Übertragung des Virus auf den Menschen sein. Auf Grund der Untersuchungsergebnisse von CLARKE [40] ist dieses Virus aber im Antigenaufbau nicht unterscheidbar von TBE-Virus Typ CEE, das auch im europäischen Rußland vorkommt und dort durch Zecken auf den Menschen übertragen wird.

### a) Physikalische, chemische und biologische Eigenschaften

Nach elektronenoptischen Untersuchungen haben die Viren in HeLa-Zellen eine regelmäßige Größe von 25 m$\mu$, sind rund und bestehen aus einem dichten Innenkörper und einer hellen Außenzone [86]. Das Partikelgewicht wird auf 10 Millionen geschätzt [177].

Gereinigtes extrazelluläres Virus zeigt im Elektronenmikroskop einen Durchmesser von etwa 30 m$\mu$. Abschätzungen der Sedimentationskonstante in der Ultrazentrifuge lassen dagegen auf ein Partikelgewicht von 20—25 Mill. schließen. Es erscheint somit denkbar, daß das Virus durch den Exkretionsvorgang an Größe zunimmt.

Das infektiöse Virusteilchen ist bei 4° C, insbesondere in Gegenwart von mindestens 10% Serum, relativ stabil und hält sich auch in der Milch und in der Butter bis zu 2 Monaten [64]. Dagegen wird bei 85° C (Hochpasteurisieren) das Virus schon in 10 Sekunden inaktiviert [65]. Nach GRESIKOVA-KOHUTOVA [63] ist das Virus auch in einem pH-Bereich von 2,75—11,55 mit einem Optimum von pH 7,6—8,2 noch haltbar, so daß es in saurer Milch (pH 4—5) sogar noch 24 Stunden (bei 4° C) nachweisbar bleibt. Von Eiweiß abbauenden Fermenten (Trypsin, Chymotrypsin, Papain) wird das Virus (wie auch die anderen Viren der Gruppe B) im Gegensatz zu den Viren der Gruppe A angegriffen [36] und inaktiviert. Das Virus verliert auch durch die üblichen chemischen Inaktivierungsverfahren (Formalin, $\beta$-Propiolakton) seine Infektiosität. Die Reinigung einer Virusaufschwemmung ist mit Hilfe von Halogen-Kohlenwasserstoffen [177], durch Adsorption an Ca-Phosphat [58] sowie mittels Protaminsulfat [39] gelungen und ist vielleicht auch durch Adsorption an Erythrozyten und nachfolgende Elution möglich [153].

Die Fähigkeit, Erythrozyten von Gänsen und Hähnen zu agglutinieren, kommt dem nach CLARKE und CASALS [39] hergestellten HA, aber auch dem infektiösen Virusteilchen bei einem pH von 6,2—6,8 zu, wobei es SALMINEN [153] gelang, das Virus bei einem pH 9,0 wieder von den Erythrozyten zu eluieren. Diese Hämagglutination ist aber sehr empfindlich und kann nicht nur in spezifischer Weise durch hämagglutinationshemmende Antikörper, sondern auch durch normalerweise im Serum vorkommende Lipide inhibiert werden, die man aus dem Serum durch Adsorption an Kaolin und am besten durch Behandlung mit

Azeton entfernen kann *[39]*. Dabei scheint es sich um Komplexe von freiem Cholesterin mit den wichtigsten Serumphosphatiden bzw. freiem Cholesterin mit freien Fettsäuren zu handeln, die vermutlich ähnlich wie die Lipide an der Oberfläche eines Erythrozyten das Virus in Form einer elektrostatischen Bindung adsorbieren *[154, 159, 160]*. Die von PORTERFIELD und ROWE *[137]* unterschiedene Inhibition der Hämagglutination von Viren der Gruppe A und B konnte dagegen von SALMINEN *[157]* im Detail nicht bestätigt werden.

Die intrazelluläre Virusvermehrung kann in zahlreichen Gewebekulturen vor sich gehen, wobei aber ein CPE nicht immer beobachtet wird; dies kann einerseits auf die Eigenheit des einzelnen Virusstammes, andererseits auch auf die besondere Haltung der Gewebekultur, insbesondere der permanenten Stämme Detroit-6 und HeLa *[91]*, zurückgeführt werden. Der Virus-Synthesevorgang kann durch Zugabe von fluoreszeinmarkierten Antikörpern *[89]* zeitlich und örtlich verfolgt werden, wobei schon 8 Stunden p. i. im Bereich des Golgifeldes der HeLa-Zelle *[87]* das Virusantigen und die Elementarkörperchen nachzuweisen sind.

Als empfindliche Versuchstiere werden im Labor Saugmäuse (eventuell auch größere Mäuse bis zu 20 g) verwendet, während Hühnerembryonen, Küken, Saugratten, Hamster und Affen kaum mehr beansprucht werden. Bei den Haustieren, wie Kuh, Schaf und Ziege, geht das Virus zwar an, sie bekommen eine Virämie und scheiden auch das Virus mit der Milch aus; eine Enzephalitis nach peripherer Inokulation kommt dagegen nicht zustande.

Unter den Arthropoden gelang es wohl, Culiciden durch Saugakte an virämischen Mäusen zu infizieren, wobei das Virus i. a. nach 1—2 Tagen in den Culiciden nachweisbar blieb *[129, 130, 139, 173]*, ohne aber von den Culiciden ausgeschieden zu werden. Dagegen lassen sich im Experiment Ixodes ricinus *[20, 21, 99]* und Ixodes hexagonus *[186, 193]* auf natürliche Weise infizieren, wobei es möglich war, das Virus unmittelbar nach der Blutmahlzeit aus den Fäzes und auch aus dem nächsthöheren Stadium (durch Zerreiben der Nymphe bzw. Adulte) rückzuisolieren, während die transovarielle Übertragung nur BENDA *[21]*, STREISSLE *[188]*, und REHACEK *[146]* gelungen war. Die Virusvermehrung in Zecken scheint auf Ixodidae beschränkt zu sein. Sie konnte in Argasidae nicht reproduziert werden *[83, 187]*.

Auch andere Arthropoden, wie z. B. Flöhe, lassen sich durch den Saugakt infizieren, ohne daß es aber in diesen zu einer Virusvermehrung kommt *[145]*; dagegen konnte JETTMAR *[80]* an natürlich infizierten Triatomen zeigen, daß sie das Virus zwar lebenslänglich behielten, nie aber mit dem Speichel ausschieden, so daß sie als Vektoren wohl nicht in Frage kommen.

### b) Klinik, Patho-Histologie, Immunologie

Nach einer *Inkubationszeit* von 7—14 Tagen setzt die erste Phase der Erkrankung (= Virämie) ein, die i. a. mit Fieber bis zu 38° C, unklaren Schmerzen in Kopf, Wirbelsäule, Gelenken und Muskeln sowie entzündlichen Veränderungen im Bereich des Augen-, Nasen-Rachenraumes einhergeht. Diese nur wenige Tage anhaltenden Beschwerden klingen ab, worauf sich ein symptomloses Intervall bis zum Beginn der Phase 2 anschließt.

Diese *erste Phase* wird von den Patienten in etwa 60% retrospektiv zugegeben, wenn sie sich in der Phase 2 in ärztliche Behandlung begeben und danach befragt werden. Vielfach waren aber die angegebenen Beschwerden so geringfügig, daß weder die Arbeit unterbrochen, noch ein Arzt konsultiert wurde. Genaue Beobachtungen über den Verlauf der Phase 1 gewinnt man nur, wenn bei besonders starken Beschwerden die Patienten in ein Krankenhaus aufgenommen werden und somit zufällig beide Phasen genau verfolgt werden können, oder bei Laborinfektionen, bei denen die Phase 1 von allem Anfang an ätiologisch richtig gedeutet werden kann (siehe Abbildung 2). Ansonsten ist es auch in einem Endemiegebiet zur Saison im Frühjahr praktisch unmöglich, alle derartigen banalen Infekte nicht nur zu erfassen, sondern auch so gewissenhaft klinisch und virologisch (Virusisolierung aus Blut) zu verfolgen, daß man sie epidemiologisch verwerten kann. Dazu ist die Morbidität und auch die Durchseuchungsrate der Bevölkerung in einem Endemiebezirk zu gering.

Nach einem *symptomlosen Intervall* von ca. 8 Tagen (das entspricht ca. 12 Tagen nach Beginn der Phase 1) setzt akut die Phase 2 ein. Dabei fällt auf, daß der klinische Verlauf eine merkliche Altersabhängigkeit aufweist (siehe Tabelle). Während bis zum 40. Lebensjahr das meningitische Bild überwiegt, dominiert vom 40. bis zum 60. Lebensjahr die Enzephalitis und nach dem 60. Lebensjahr die paralytische Komponente.

Die *meningeale Form* der Erkrankung geht scheinbar ohne Beteiligung des Parenchyms des ZNS einher und bietet keine Auffälligkeiten, sondern klingt wie alle diese „serösen" virusbedingten Meningitiden nach 3—5 Tagen ab und heilt mit einer völligen restitutio ad integrum aus. Die klinische Diagnose „seröse Meningitis" kann aus dem Verlauf (Nackensteifigkeit, Fieber bis über 39° C) und den Liquorbefunden (Zellzahl bis zu 500/3 mit überwiegend Lymphozyten, mit Dauer der Erkrankung zunehmenden Eiweißwerten) gestellt werden; dieses Bild ist zwar charakteristisch, aber nicht spezifisch für FSME.

Die *enzephalitische Form* (Meningo-Enzephalitis) ist in ihrer Verlaufsform sehr vielgestaltig; am häufigsten findet man sie zusammen mit einer Meningitis, wobei neben der Nackensteifigkeit manchmal nur Zucken der Gesichts- oder Zungen- und Extremitätenmuskulatur, Benommenheit, Sensibilitätsstörungen, Schlafbedürfnis, Reflexstörungen und ähnliches einen Hinweis auf die pathologischen Veränderungen des Enzephalon vermitteln. Daneben gibt es aber ausgesprochen bösartige, bisweilen letal endende Enzephalitiden, bei denen Symptome wie Lähmungen der Augenmuskeln, Sprachstörungen, Fazialis- und andere Hirnnervenparesen, Bewußtlosigkeit und Psychosen im akuten Stadium dominieren. Dementsprechend variieren auch die Länge des akuten Stadiums und die möglichen Folgezustände nach einer Enzephalitis.

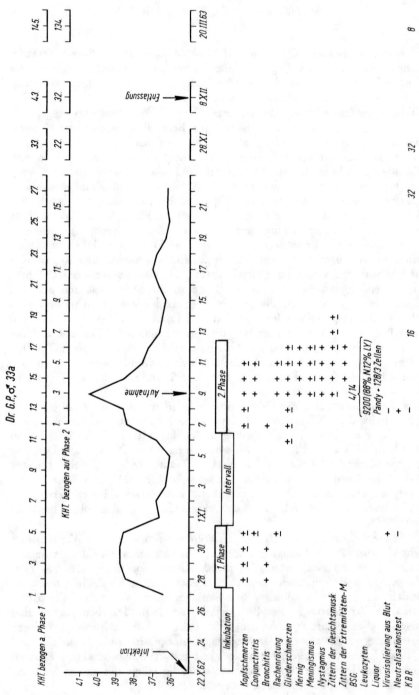

Abb. 2: Klinischer Verlauf einer Laborinfektion mit FSME-Virus.

Auffallend ist hier das Einsetzen sogenannter „Spätlähmungen", die 8—10 Tage nach der Entfieberung meist im Bereich der oberen Extremitäten auftreten, wobei vielfach Sensibilitätsstörungen in den betroffenen Partien vorangehen; diese Lähmungen gehen ohne Temperaturerhöhung einher und heilen dann rasch ohne Atrophie oder Restlähmung aus. Vermutlich handelt es sich hierbei um eine neuroallergische Reaktion als Folge eines akuten Infektes des ZNS. Auf Grund der Vielseitigkeit des klinischen Bildes kann man eine ätiologische Diagnose nicht stellen.

Die *paralytische Verlaufsform* zeichnet sich (wie bei einer Poliomyelitis) durch schlaffe Lähmungen aus, die aber in typischer Weise für alle TBE-Viren eine Bevorzugung der Muskulatur des Schultergürtels und der oberen Extremität (proximale Anteile) erkennen lassen. Neben dieser spinalen Lokalisation gibt es aber auch bulbär lokalisierte Paralysen sowie auch aszendierende Formen vom Landry'schen Typ. Bei dieser paralytischen Verlaufsform hat man zwar gewisse klinische Hinweise wie die Lokalisation, die für eine FSME sprechen; aber selbst für den erfahrenen Kliniker ist es nicht möglich, in jedem Einzelfall eine Poliomyelitis mit Sicherheit auszuschließen. Wenn nicht gerade lebenswichtige Gehirnzentren befallen werden, ist die Rückbildungstendenz der Paresen sehr gut, wie i. a. die Nachuntersuchungen auch nach einem halben Jahr schon zeigen.

Abgesehen von Restlähmungen und Atrophien nach einer paralytischen Ver-

| Alters-<br>stufen | FSME | | | andere Infektionen | | |
|---|---|---|---|---|---|---|
| | menin-<br>gitisch | enzepha-<br>litisch | para-<br>lytisch | menin-<br>gitisch | enzepha-<br>lytisch | para-<br>lytisch |
| 1—10 | 11 | 4 | — | 18 | 8 | 9 |
| 11—20 | 11 | 15 | — | 23 | 8 | 10 |
| 21—30 | 9 | 15 | 2 | 15 | 8 | 3 |
| 31—40 | 9 | 16 | — | 10 | 5 | 3 |
| 41—50 | 11 | 32 | 6 | — | 4 | — |
| 51—60 | 5 | 19 | 3 | 5 | 5 | 1 |
| 61—70 | 2 | 8 | 4 | — | 4 | 1 |
| 71—80 | — | 3 | 1 | — | 1 | — |
| 81—90 | — | — | 1 | — | — | — |
| total | 58 | 112 | 17 | 71 | 43 | 27 |

Gemäß dieser Aufstellung beträgt das Durchschnittsalter für FSME 37,3 Jahre und für alle anderen Infektionen des ZNS 23,1 Jahre; der Altersunterschied ist statistisch sehr signifikant (t = 7,0, p < 0,01).

Tab. 1: Altersverteilung aller Infektionen des ZNS in einem Endemiebezirk der FSME 1956—1962 (Neunkirchen/N.Ö.) (nach KRAUSLER).

laufsform wird aber nach einer FSME von ca. 10% der Patienten auch über vegetative Dystonie, insbesondere mit langdauernden Kopfschmerzen, geklagt. Vereinzelt kann man dann auch Bilder wie Parkinsonismus, Diabetes insipidus, schizophrenieartige Psychosen und auch epileptiforme Zustände registrieren. Letztere Bilder wurden schon 1880 von KOJEVNIKOV als Folgezustand einer Enzephalitis im Fernen Osten beschrieben, wobei dies möglicherweise einen Hinweis für die Existenz dieser Infektion bedeuten könnte.

Eine spezifische Therapie der Erkrankten gibt es nicht, ebenso hat sich auch die zusätzliche Zufuhr von Antikörpern bei manifester Phase 2 therapeutisch als erfolglos erwiesen. Die Grundlage für alle klinischen Symptome stellen die Organveränderungen dar, die man mit Hilfe von pathologisch-histologischen Untersuchungen objektivieren kann.

Dabei kommt es vor allem darauf an, daß nicht nur einzelne Teile des ZNS untersucht werden, sondern daß das ZNS in toto fixiert wird und durch entsprechende Aufarbeitung die topische Verteilung der Läsionen erhalten wird. SEITELBERGER und JELLINGER [163], JELLINGER und KOVAC [76] bzw. GRINSCHGL, KOVAC und SEITELBERGER [67] berichteten über derartige systematische Untersuchungen, die kürzlich von SEITELBERGER [164] sowie JELLINGER und SEITELBERGER [77] zusammengefaßt wurden. Auf Grund des an einer Serie von verifizierten heimischen Letalfällen erhobenen Läsionsschemas sowie unter Berücksichtigung der histologischen Merkmale des enzephalitischen Syndroms gelang es, auch die morphologische Abgrenzbarkeit gegenüber der Poliomyelitis zu bestätigen, die bereits von BEDNAR [19], KÖRNYEY [84] und JUBA [81] wegen des unterschiedlichen Kleinhirnbefalls vermutet worden war. Hingegen ergeben sich aus der Art und Topik des zentral-nervösen Entzündungsprozesses keine prinzipiellen Unterschiede gegenüber anderen Arbo-Virusinfektionen des ZNS. Das ist von wesentlicher Bedeutung, weil trotz gewisser qualitativer Unterschiede der enzephalitischen Gewebsreaktion zwischen der FSME und der Poliomyelitis — sie beschränkt sich bei jener vorwiegend auf das Gefäßmesenchym mit relativ geringer Gliabeteiligung, während bei dieser gliöse Proliferations- und Abräumvorgänge im Vordergrund stehen — bei der Beurteilung von Einzelpräparaten aus isolierten Regionen des ZNS eine eindeutige Differentialdiagnose oft nicht möglich ist. So gestattet gerade das topische Befallsmuster von Rückenmark und Hirnstamm allein noch keine Abgrenzung der beiden Erkrankungen. Das ist auch die Erklärung, warum in den vergangenen Jahrzehnten derartige Fälle nicht richtig, sondern als Poliomyelitis (evtl. mit klinisch atypischem Verlauf) diagnostiziert wurden, weil man in Ermangelung unterstützender bzw. beweisender Untersuchungen diese Fälle nicht richtig erkannt hatte.

Das *histo-pathologische Bild* der FSME entspricht dem einer voll entwickelten primären Virus-Enzephalitis vom Ausbreitungstyp der „fleckförmigen Polio-Enzephalitiden mit meningealer Beteiligung" [163]. Es ist durch diskontinuierlichen Befall weit auseinander liegender Teile des ZNS mit deutlicher Bevorzugung der grauen Formationen gekennzeichnet und weist eine auffal-

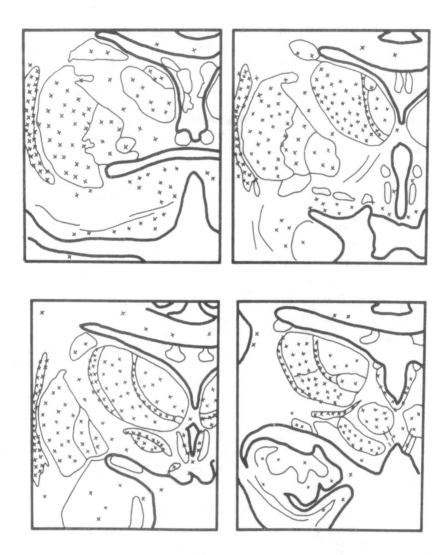

Abb. 3a: *Stammganglien:* Schwerer Befall des Thalamus mit Bevorzugung der retikulären Kerne, des Subthalamus, des Klaustrums und des Linsenkerns mit Akzentuierung im Putamen. Affektion des basalen Riechhirngraus und des zentralen Höhlengraus unter Verschonung des vorderen Hypothalamus. Einzelne Entzündungsknötchen in den tiefen Markformationen.

lende Konstanz des entzündlichen Befalls von Rückenmark, Hirnstamm, Kleinhirn und Zwischenhirn auf (siehe Abb. 3). Innerhalb dieses obligaten Verteilungsmusters tritt nur eine individuelle Variation hinsichtlich Intensität und Ausdehnung des enzephalitischen Syndroms in den einzelnen Grisea auf, während der Endhirnbefall als ein inkonstantes und fakultatives morphologisches Charakteristikum der FSME und verwandter Arbo-Enzephalitiden gelten muß *[77, 163]*. Die massivsten Parenchymausfälle finden sich in den Vorderhörnern des Zerviko-Dorsalmarks, in N. dentatus und Rinde des Kleinhirns, in der Substantia nigra und in den retikulären Hirnstamm- und Thalamusformationen.

Im einzelnen bietet das Rückenmarksgrau die typischen Läsionen mit Prädilektion der motorischen Vorderhörner, die sich histologisch nicht sicher von jenen der Poliomyelitis acuta anterior abgrenzen lassen (Abb. 4a). Im Hirnstamm besteht neben

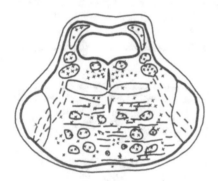

Abb. 3b: *Brücke:* Fleckförmig-konfluierende Affektion des Brückenfußgraus. Schwerer Befall der Haubenkerne.

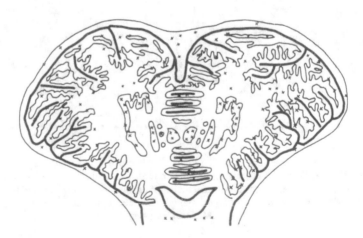

Abb. 3c: *Kleinhirn:* Diffuse Aussaat entzündlicher Läsionen im gesamten Kortex. Knötchenförmiger Befall von Zentralkernen und Mark.

schwerem fleckförmigem Befall der Haubenkerne eine konstante Beteiligung der unteren Olive und des Brückenfußgraus, die bei der Poliomyelitis nur ausnahmsweise und in sehr geringem Grad auftreten kann. Charakteristische Unterschiede ergeben

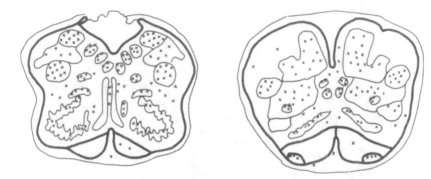

Abb. 3d: *Oblongata:* Schwerer Befall der retikulären, der motorischen und sensiblen Haubenkerne. Knötchenbefall der Oliven.

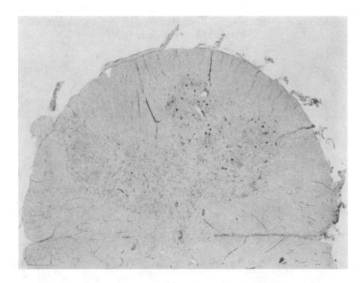

Abb. 4: Histologie des ZNS bei FSME *[77].*

a) N. I. 75/58. Rückenmark, Lumbalanschwellung. Fleck- und knötchenförmige Infiltration im Vorderhorn mit inkomplettem Ausfall der motorischen Wurzelzellen. Geringe Gewebsinfiltration im Hinterhorn. Rundzellsäume um die radiären Markgefäße. Leichte fleckförmige Meningitis. — Paraffin, Kresylviolett, 12×.

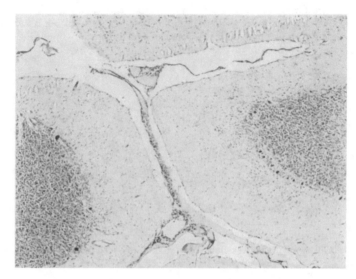

b) N. I. 75/58. Kleinhirnrinde. Entzündliche Reaktionen in den Meningen. Zusammenhängende, schwadenförmige Infiltrate, die von der Purkinjezellschicht gegen die Mole-
kularschicht vordringen. Partieller Ausfall der Purkinjezellen.
Paraffin, Kresylviolett, 40×.

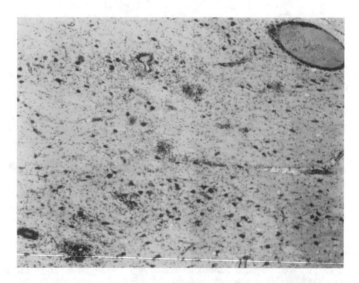

c) N. I. 119/61. Nucleus reticulatus thalami. Zahlreiche Infiltratknötchen und lymphozytäre Gefäßinfiltrate mit fleckförmigem Nervenzellausfall.
Paraffin, Kresylviolett, 45×.

sich in der Kleinhirnaffektion: während bei der Poliomyelitis nur die Zentralkerne und mit gewisser Regelmäßigkeit die Wurmrinde von entzündlichen Läsionen mit Parenchymausfall betroffen sind, dürfen die gleichförmigen enzephalitischen Läsionen der Kleinhirnrinde mit Ausfall und Neuronophagie der Purkinjezellen (Abb. 4b), der zentralen Kerne und des Marks geradezu als morphologisches Kennzeichen der Arbo-Enzephalitiden gelten. In den Stammganglien ist der enzephalitische Prozeß zwar oft weniger intensiv, aber ausgebreiteter als bei der Poliomyelitis, wo sich die schweren Läsionen auf das tiefe Grau, Thalamus und Pallidum beschränken. Bei der FSME findet sich ein konstanter Befall der Stammkerne mit Bevorzugung des Thalamus (Abb. 4c) sowie des Putamen, geringer auch des N. caudatum, die bei der Poliomyelitis fast immer verschont bleiben. Hingegen fällt die völlige Verschonung des vorderen Hypothalamus (Nucl. paraventricularis und supraopticus) bei FSME gegenüber deren bevorzugter Affektion bei Poliomyelitis auf [77, 164]. Der fakultative Endhirn-befall besteht in einer diffusen Knötchenaussaat über die gesamte Rinde ohne die für die Poliomyelitis typische Beschränkung auf die motorische Zentralregion, ferner über das besonders schwer betroffene Klaustrum, das basale Riechhirngrau und das subkortikale Mark, die bei der Poliomyelitis im allgemeinen frei sind.

Bei protrahierten Fällen kann es zu disseminierten spongiösen Fokalnekrosen in Groß-hirnrinde und -mark, Stammganglien und Kleinhirnrinde (Abb. 4d) kommen, die analog bei RSSE, Encephalitis japonica B [165], den amerikanischen Pferde-Enzephali-tiden und anderen Arbo-Enzephalitiden beschrieben wurden. Sie werden als fakultative Folgen des Entzündungsgeschehens durch eine schwere Schädigung der perivasalen Glia aufgefaßt [77].

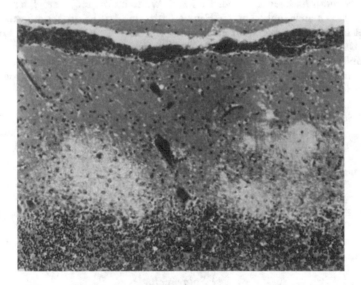

d) N. I. 119/61. Kleinhirnrinde. Zellarme spongiöse Fokalnekrosen. Fast kompletter
Ausfall der Purkinjezellen. Restinfiltrate in den Meningen.
Paraffin, Kresylviolett, 90×.

Diese histologischen Befunde zeigen zwar an, welches Ausmaß die Läsionen
im ungünstigsten Fall annehmen können, jedoch können sie nur als Hinweis
für ein Läsionsschema bei den meisten benignen Formen der Erkrankung, insbesondere der serösen Meningitis, gewertet werden. Hier findet zwar der
Kliniker oft keine Zeichen von einer Beteiligung des ZNS und dennoch dürften
auch hier entzündliche Veränderungen im Parenchym vorliegen *[162]*, zumal
auch auf Grund der Tierversuche anzunehmen ist, daß das neurotrope Virus
zunächst das Parenchym befällt und erst konsekutiv die Hirnhäute geschädigt
werden *[85]*.

Jede Infektion mit FSME-Virus bewirkt beim Menschen die *Bildung von
spezifischen Antikörpern*, die zuerst im NT und HT und später in der KBR
nachweisbar sind. Erstere findet man immer schon am Beginn der Phase 2 *[91]*,
während die KB-Antikörper mit guten Antigenen erst um den 4. bis 7. Krankheitstag der zweiten Phase erfaßt werden können *[90]*. Alle diese Antikörper
treten auch nach klinisch inapparenten Infektionen, also Infektionen ohne
Phase 2 (vielleicht auch ohne Phase 1), auf. Während die NT-Antikörper und
hämagglutinationshemmenden Antikörper vermutlich lebenslänglich im Serum
nachweisbar bleiben, wobei die Titer nur allmählich absinken, findet man in
der KBR innerhalb eines Jahres nach der Infektion ein schnelles Absinken des
Ak-Titers, meist um 4—8 Stufen; in den folgenden Jahren dagegen sinkt dann
der Titer nur noch langsam in der KBR ab, so daß sogar nach 4 Jahren ein
Resttiter noch nachgewiesen werden kann. Während die Höhe des Titers im NT
und HHT keinen unbedingten Hinweis für eine frische Infektion vermittelt,
findet man in der KBR meist einen Titer von über 1 : 64, während im Rahmen
von Durchseuchungsuntersuchungen in Sera von Personen, die eine Infektion
des ZNS negieren, nur Titerwerte bis einschließlich 1 : 32 beobachtet wurden.

Auf Grund dieser Untersuchungen bieten sich für die *Praxis* folgende *Möglichkeiten der serologischen Untersuchung* an:

Erstes Serum aus der Phase 2 im qualitativen NT (Serumverdünnung 1 : 5) oder HHT:
      bei negativem Ausfall kann FSME ausgeschlossen werden, bei positivem
      Ausfall: verdächtig für FSME (in Abhängigkeit von der Durchseuchungsrate),
      weitere Untersuchungen mit allen Sera in der KBR notwendig.

Erste und alle folgenden Sera in der KBR.: beweisend für FSME ist:
      a) Konversion
      b) ansteigender (mindestens 4fach!) Titer
      c) Titer von 1 : 64; kommt vor allem dann in Frage, wenn infolge ver-
         späteter Blutabnahmen oder bei Einsendung von nur einer Blutprobe
         keine AK-Bewegung erfaßt werden kann.

### c) Epidemiologie

Die FSME kommt in *Nordeuropa*, vor allem im südlichen Teil von Schweden,
auf der dänischen Insel Bornholm und im Süden Finnlands, insbesondere

auch auf den Ålandsinseln (als Kumlinge Disease) vor. In *Mitteleuropa* reicht
die westliche Grenze der Verbreitung bis ungefähr an eine gedachte Nord-Süd-
linie von der Ostsee bis zur Adria; östlich von dieser Linie wurde überall diese
Erkrankung nachgewiesen, wenn auch die Ausdehnung nach dem Osten unbekannt ist. Im *Südosten* kennt man in Slowenien und auch im nördlichen
Anteil von Kroatien diese Erkrankung; wieweit sich das Verbreitungsgebiet
bis nach Südosten erstreckt, ist noch nicht genau ermittelt worden.

In *Westdeutschland* wurde diese Infektion nur an der österreichischen Grenze
und in Oldenburg vereinzelt nachgewiesen. In *Österreich* findet man die FSME
endemisch im östlichen Anteil von Niederösterreich (= pannonische Tiefebene),
im Burgenland, in der Steiermark und in Kärnten, während in Oberösterreich
nur mehr vereinzelt derartige Infektionen beobachtet werden. In all diesen
Gegenden kommt Ixodes ricinus in hohen Populationsdichten vor, während in
den anderen Teilen Europas, in welchen die FSME noch nicht beobachtet wurde,
diese Dichte an Zecken nicht erreicht wird. Das *Virusreservoir* vermutet man
in den kleinen Nagern, insbesondere in Wald- und Feldmaus, wobei das Virus
bei entsprechender Dichte der Vektoren und Vertebraten in einem natürlichen
Zyklus zwischen Maus und Zecke zirkulieren und einen echten Fokus bilden
kann *[100, 140, 143]*. Im Rahmen dieses Fokus werden auch noch eine ganze
Reihe von Wild- und domestizierten Tieren sowie der Mensch infiziert, die
aber für die Erhaltung des Fokus nicht von tragender Bedeutung sind. Als
Ausdruck dieser Durchseuchung kann man das Virus aus den Vertebraten
isolieren oder Antikörper in deren Seren nachweisen. Dabei findet man eine
Durchseuchungsrate des Menschen von 14⁰/₀ in Finnland *[158]* und 14⁰/₀₀ (standardisiert auf Bevölkerungszahl 1961) in Niederösterreich *[67a]*.

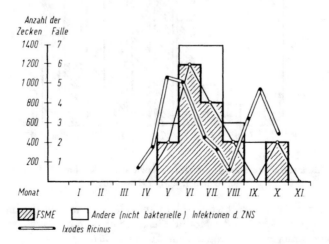

Abb. 5: Zusammenhang zwischen Anzahl gesammelter Zecken und den Erkrankungen
des ZNS im FSME-Endemiebezirk Neunkirchen (N.Ö.) im Ablauf des Jahres 1962.

Entsprechend den klimatischen Verhältnissen in Europa beobachtet man auch eine *saisonbedingte Häufung der Zecken* in der Natur, die mit dem Auftreten der menschlichen Erkrankung gut korreliert.

So fanden RADDA et al. bei systematischen Kollektionen von Zecken in einem Fokus wie die Zahl der frisch Erkrankten um ca. 4 Wochen (entspricht ungefähr Inkubation, Phase 1 und Intervall) den ermittelten Zahlen der aufgelesenen Zecken nachhinkt (siehe Abb. 5).

Auffallend ist vor allem in Mitteleuropa die *jahreszeitliche Häufung der Fälle* in den Frühjahrsmonaten Mai, Juni, mit einem Maximum im Juli sowie mit einem zweiten kleineren Gipfel im Oktober. Dies steht im Gegensatz zur Verbreitung anderer Viren, insbesondere der Enteroviren (siehe Abb. 6).

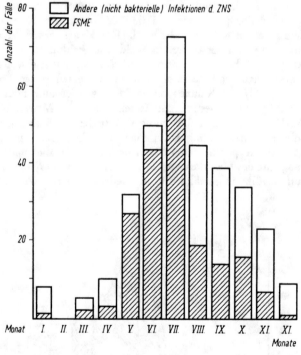

Abb. 6: Monatliche Verteilung der Infektionen des ZNS im FSME-Endemiebezirk Neunkirchen (N.Ö.) 1956—1962.

Im Gegensatz dazu wird dieser frühe Gipfel im Juli im Norden nicht beobachtet; hier verschiebt sich die Morbiditätskurve ganz in die kurze, warme Zeit des Sommers mit einem Maximum im August *[180]*.

Entsprechend der natürlichen Verbreitung dieses Virus im Gelände und dem geringen Aktionsradius der Zecken sind vor allem nur jene Menschen exponiert, die sich zu diesem Fokus begeben. Demzufolge ist auch das Durchschnittsalter der Erkrankten (siehe Tabelle) relativ hoch, nämlich 37,3 Jahre. Auch die berufliche Exposition spielt hier eine große Rolle. Forstarbeiter in Endemiebezirken haben beispielsweise im Vergleich mit den anderen Bewohnern einen dreifach höheren Durchseuchungsgrad. Ebenso überwiegt die Zahl der erkrankten Männer die der Frauen (105 : 82). Bei der Befragung der Patienten nach Zeckenstich und Genuß roher Milch wurde nur in ca. einem Drittel aller Fälle der Zeckenstich zugegeben. Dies schließt zwar die Zeckengenese nicht aus, weist aber doch auch auf andere Möglichkeiten der Infektion hin. Der Genuß roher Milch von virämischen Tieren ist nicht nur im europäischen Teil Rußlands (zweiwelliges Milchfieber) eine wesentliche Infektionsquelle, sondern muß auch in Mitteleuropa gelegentlich in Betracht gezogen werden. Immerhin hat eine mangelhafte Pasteurisierung eines Gemisches von Kuh- und Ziegenmilch in Roznava (Slowakei) im Jahr 1951 zu einer Epidemie mit 660 erkrankten Personen geführt [24]. Darüber hinaus wird man auch mit Kontaktinfektionen, vor allem im Schlachthof, zu rechnen haben [117], wie dies vor allem auch für die Übertragung von Louping ill-Virus angenommen wird [206].

### d) Prophylaxe

Im Rahmen der Prophylaxe muß zwischen einer Individualprophylaxe und Sanierungsmaßnahmen in einem Herd unterschieden werden.

Die Individualprophylaxe bezieht sich auf die passive und aktive Immunisierung des Menschen. Eine *passive Immunisierung* wird man in der Praxis nur bei Laborzwischenfällen vornehmen können, wenn eine Infektion konstatiert und dem Betroffenen durch Zufuhr von Hyperimmunglobulinen ein Sofortschutz vermittelt werden soll. Wesentlich ist dabei die rechtzeitige Applikation; eine Behandlung einer manifesten Erkrankung des ZNS (2. Phase) bleibt dagegen ohne Erfolg.

Für die *aktive Immunisierung* bemüht man sich einerseits, aus Gewebekulturen Vakzinen mit nicht vermehrungsfähigen Viren (formalin- und hitzeinaktiviert) herzustellen [22, 44, 45], ähnlich den in Rußland verwendeten Vakzinen [93], nachdem man mit den Vakzinen, die aus Gehirnen von Mäusen und Saugmäusen gewonnen wurden, Komplikationen beobachtet hatte [73]. Möglicherweise wird man aber in Zukunft auch andererseits mit attenuierten Lebendvakzinen rechnen können, nachdem man schon in Feldversuchen an Schafen (siehe Louping ill) und im Experiment an Affen [141] sowohl mit dem Stamm Langat TP 21 allein, als auch in Kombination mit Gelbfieber-17-D-Vakzine und einem attenuierten West Nile-Stamm vielversprechende Resultate erhalten hat. Für eine allfällige spätere Vakzination kämen in Mitteleuropa, abgesehen von Personen, die in einschlägigen Laboratorien beschäftigt sind, besonders exponierte Personen, wie Land- und Forstarbeiter, in Frage.

*Allgemeine Sanierungsmaßnahmen* in einem Herd richten sich gegen den Vektor (Zecke), dessen Reservoir (Nager) und allfällige Virusausscheider (laktierende Großtiere). Eine wirksame Bekämpfung der Zecken wurde in Mitteleuropa nur von SINNECKER mit gutem Erfolg beschrieben *[172]*.
Eine Ausrottung der Nager selbst in einem kleinen Versuchsgelände erscheint noch unrealistisch. Dagegen ist es ohne Schwierigkeiten möglich, eine alimentäre Infektion des Menschen zu verhindern, wenn entweder die Milch in der üblichen Weise bei 85° C „hoch" pasteurisiert wird oder die Großtiere aktiv immunisiert werden, da immunisierte Tiere das Virus mit der Milch nicht mehr ausscheiden *[92]*.

## 5. Die Hämorrhagischen Fieber (HF)

Unter HF versteht man eine akute fieberhafte Arbo-Virusinfektion mit hämorrhagischer Diathese, die durch eine charakteristische Schädigung der Kapillaren in den verschiedensten Organen ausgelöst wird.
Diese hämorrhagische Diathese stellt ein eigentümliches Phänomen einer Arbo-Virose dar, das für sich allein, nur begleitet von Fieber, aber auch als erschwerende Komplikation im Gefolge anderer Arbo-Virusinfektionen, wie z. B. bei Gelbfieber, EEE, auftreten kann.
Derartige Krankheitsbilder wurden an den verschiedensten Stellen der Welt z. T. schon seit vielen Jahren beobachtet, wobei diese Erkrankungen meist nach ihrem geographischen Vorkommen bezeichnet werden. Ob es sich dabei in allen bisher beschriebenen (ätiologisch aber nicht identifizierten) HF immer auch um eine Arbo-Virusinfektion gehandelt hat, ist sehr zweifelhaft; so ist es bisher auch — trotz intensiven Einsatzes — nur an wenigen Stellen gelungen, Arbo-Viren als verantwortliche Agentien zu isolieren (siehe Tabelle).

### a) Kyasanur Forest Disease (KFD)

Im Frühjahr 1957 fiel ein gehäuftes Affensterben im Kyasanur Forest von Shimoga (District Mysore) auf, das auch in Zusammenhang mit Erkrankungen der Menschen gebracht wurde, die in diesen Waldbezirken gearbeitet hatten. Im Verlauf systematischer Untersuchungen gelang es dann, das verantwortliche Agens (KFD-Virus) aus Organen verstorbener Affen, aus dem Blut von akut erkrankten Menschen und aus Zecken verschiedener Genera, vor allem aus Haemaphysalis spinigera, zu isolieren *[210]*.
Das Virus gehört zur Gruppe B und ist ein Mitglied des TBE-Komplexes; es unterscheidet sich aber von dem Virus des sibirischen HF (Typ Omsk) im Antigenaufbau *[36]*. Das natürliche Wirtsreservoir stellen Affen (Macaca radiata und Presbytis entellus) dar, die durch Zecken mit dem Virus infiziert werden. Entsprechend der saisonbedingten Entwicklung der Zecken ist die Infektion

| Geograph. Verbreitung | Klinische Bezeichnung | Ätiologie | Vektor |
|---|---|---|---|
| Nord-Skandinavien [54] | Nephropathia epidemica | unbekannt | unbekannt |
| Ungarn [128], Jugoslawien, Bulgarien [4], Transkarpathien (Bukowinien) [5, 54] | Hämorrhagische Nephroso-Nephritis Bukowinisches Hämorrhagisches Fieber | unbekannt | Acarina (?) |
| Krim [54], Astrachan | Hämorrhagisches Krimfieber | unbekannt | Acarina (?) |
| Uzbekistan [54, 55] (Zentralsibirien) | Uzbekistan Hämorrhagisches Fieber | unbekannt | Acarina (?) |
| Baraba-Steppe | Omsker Hämorrhagisches Fieber | TBE-Virus Typ Omsk | Ixodidae |
| Indien (Distrikt Shimoga) | Kyasanur Forest Disease | TBE-Virus Typ KFD | Ixodidae |
| Malaya, Thailand, Philippinen | Singapur-thailändisches-philippinisches Hämorrhagisches Fieber | Dengue-Virus Typ 2, 3, 4 Chikungunya-Virus | Culicidae |
| Fern-Ost-Sibirien [54, 55], Mandschurei, Korea | Fern-Östliche Hämorrhagische Nephroso-Nephritis | unbekannt | Acarina (?) |
| Argentinien | Argentinisches Hämorrhagisches Fieber | Junin-Virus | Acarina |
| Bolivien | Bolivianisches Hämorrhagische Fieber | verwandt mit Junin-Virus | unbekannt |
| USA [112, 166] | Hämorrhagisches Fieber von Odocoileus virginianus (Epizootie) | Epizootic Hemorrhagic Disease (EHD) virus | unbekannt |

während der regenfreien Monate von Januar bis Juni verbreitet. Die Affen erkranken auch mit den klinischen Symptomen einer hämorrhagischen Diathese und können auch daran zugrunde gehen. Bisher wurde diese Infektion nur an dieser einen Stelle in Indien beobachtet.

Die Erkrankung des Menschen setzt nach einer Inkubationszeit von 5—8 Tagen akut ein. Hohes Fieber, Kopfschmerzen, Albuminurie sowie eine hochgradige Leukopenie und Thrombozytopenie, die für diverse Blutungen in der Haut,

Schleimhaut und in den Organen neben dem direkten Gefäßwandschaden mit verantwortlich sind, können bis zu 9—10 Tagen andauern.

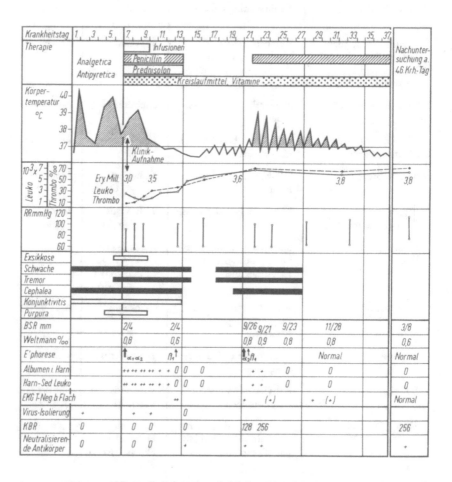

Abb. 7: Laboratoriumsinfektion mit KFD-Virus.

Während dieser ersten Fieberphase ist das Virus regelmäßig aus dem Blut isolierbar (siehe Abbildung 7 [78]); mit dem Abklingen des Fiebers beginnen sich langsam die Blutbefunde wieder zu normalisieren. Nach einem fieberfreien Intervall von 1—3 Wochen kann eine zweite Fieberphase auftreten, welche die gleichen Symptome wie in der ersten Phase (siehe Abbildung 7) bieten, gelegentlich aber auch unter dem Bild einer Meningo-Enzephalitis ablaufen kann. Antikörper lassen sich im Neutralisationstest (NT) im Anschluß an das virämische Stadium in der zweiten Krankheitswoche und in der Komplementbindungsreaktion (KBR) nachweisen. Die Letalität ist mit 10% angegeben.

## b) Omsker Hämorrhagisches Fieber

In der Baraba-Steppe im Bereich von Omsk (Westsibirien) wurde schon seit 1944 eine Erkrankung des Menschen mit hämorrhagischer Diathese beobachtet, deren Erreger 1947 von CHUMAKOV isoliert werden konnte. Das Virus gehört wie KFD-Virus zum TBE-Komplex und wird von Dermacentor pictus und Dermacentor marginatus übertragen; das Wirtsreservoir des Virus ist noch ungeklärt [54].
Dermacentor pictus ist vor allem im nördlichen Teil, Dermacentor marginatus im südlichen Teil der Waldsteppe verbreitet und kommt i. a. nicht gemeinsam mit Ixodes persulcatus vor, so daß auch Omsker HF und Frühsommer-Meningoenzephalitiden nicht nebeneinander beobachtet werden [124].

## c) Thai-Philippinisches Hämorrhagisches Fieber

Seit 1954 werden in Südost-Asien epidemieartige Ausbrüche von Hämorrhagischem Fieber beobachtet, die 1956 im Rahmen einer schweren Epidemie in Manila mit über 1200 Patienten zur Isolierung von Dengue-Virus Typ 3 und 4, und 1958 in Bangkok zu Dengue-Virus Typ 2 und 4 sowie auch Chikungunya-Virus geführt hatten [182].
Auffallend an diesem Hämorrhagischen Fieber ist der ausschließliche Befall von Kindern, die mit Fieber und hämorrhagischer Diathese und Kreislaufkollaps und in Bangkok auch mit Hepatomegalie erkrankten. Die Letalität betrug ca. 10%.
Die verantwortlichen Viren werden vermutlich in erster Linie durch Aedes aegypti übertragen, wobei Epidemien in Manila im April und Mai (vor der Regenzeit) und in Bangkok von Juli bis Oktober (während der Regenzeit) beobachtet wurden.
Eigenartig ist in diesem Zusammenhang, daß einerseits ein relativ einheitliches und charakteristisches Krankheitsbild, nämlich das HF, durch verschiedene Arbo-Viren sogar verschiedener Gruppen (A und B) verursacht werden kann, andererseits aber auch Dengue-Typ-2- und Chikungunya-Virus an anderer Stelle ein typisches Dengue-Fieber auslösen können (siehe Dengue-Fieber).

## d) Argentinisches Hämorrhagisches Fieber

GREENWAY u. Mitarb. [61] gelang es erstmalig 1958, aus Organen von Patienten mit HF, das seit einigen Jahren im Nordwesten von Buenos Aires beobachtet und auch als „Mal de los Rastrojos" bezeichnet wird, Viren zu isolieren. Später wurde dieses „Junin-Virus" aus Nagern gewonnen. Das Virus gehört entgegen anfänglichen Untersuchungsergebnissen nicht zum TBE-Komplex, sondern bildet mit dem Tacaribe-Virus eine Gruppe (Tacaribe-Gruppe). Vermutlich wird das Virus von Milben übertragen. Ob die Vektoren tatsächlich Milben aus der Gruppe der Gamasina darstellen, kann aus der Isolierung des Virus aus Echinolaelaps echidninus vorläufig nicht geschlossen werden. Ein Häufigkeitsgipfel an menschlichen Erkrankungen, insbesondere unter Landarbeitern, wurde im Mai/ Juni (Winter!) beobachtet [131].

Die Schwere der Erkrankung nimmt mit steigendem Alter zu, wobei ein letaler Ausgang durch Hämorrhagien in Niere und Gehirn verursacht werden kann.

## 6. Das Dengue-Fieber

Unter Dengue-Fieber versteht man eine durch Stechmücken übertragbare virusbedingte, fieberhafte Erkrankung des Menschen, welche mit Schmerzen in den verschiedensten Körperregionen, insbesondere Gliedern und Gelenken, Exanthem und Lymphadenopathie einhergeht.

Das klinische Bild der Erkrankung ist zwar schon seit einigen Jahrhunderten im Fernen Osten bekannt, jedoch wies erstmalig BANCROFT (1906) auf die Übertragung durch Aedes aegypti hin. CRAIG und ASHBURN (1907) identifizierten den Erreger als ein Virus, während die Isolierung und Züchtung dieses Virus in der Maus sowie die Entdeckung von verschiedenen Antigentypen aber erst in ausgedehnten Untersuchungen während des Zweiten Weltkrieges [151] gelang.

Heute muß man zwischen dem klinischen Begriff „Dengue-Fieber" und dem mikrobiologischen Terminus „Dengue-Komplex" unterscheiden: Im ersteren Fall handelt es sich um ein bestimmtes, beim Menschen zu diagnostizierendes Krankheitsbild, das aber durch verschiedene Arbo-Viren hervorgerufen werden kann, während der virologische Begriff „Dengue-Komplex" dagegen vier im Antigenaufbau verwandte Viren der Gruppe B umfaßt, die als Dengue-Virus Typ 1—4 bezeichnet werden. Während Typ 1 und 2 im wesentlichen für das klinische Bild des „Dengue-Fiebers" verantwortlich sind, rufen Typ 3 und 4 (manchmal auch Typ 2) ein „Hämorrhagisches Fieber" (siehe dort) bei Kindern hervor.

Das Dengue-Virus ist 17—25 m$\mu$ groß und läßt sich (abgesehen von Saugmäusen) auch in der Gewebekultur anreichern; die einzelnen Typen können mittels Immunsera in der KBR und im NT differenziert werden, jedoch geben sie untereinander beträchtliche Mitreaktionen.

Extraneurale und intrazerebrale Applikation frischer Stämme führt bei Affen nur zu klinisch inapparenten (wohl aber histologisch und serologisch manifesten) Infektionen, jedoch kann man mit mäuseadaptierten Stämmen auch bei Affen (Schimpansen) poliomyelitisähnliche Läsionen provozieren [149].

Die Diagnose eines „Dengue-Fiebers" wurde auf Grund des charakteristischen Bildes (zumindest in der zweiten Fieberphase) vom Kliniker gestellt. Zu Beginn der Erkrankung (= erste Fieberphase) kreist das Virus im Blut und kann durch Überimpfung auf Saugmäuse isoliert werden; in der Rekonvaleszenz können als Ausdruck der homologen Virusstamm-Immunität Antikörper im NT und HHT nachgewiesen werden.

Die Erkrankung des Menschen setzt nach einer Inkubationszeit von 5—8 Tagen mit Fieber und Schmerzen im Kopf sowie Muskeln, Kreuz und Gelenken mit rheumaartigem Charakter ein. In typischer Weise fällt das anfänglich sehr hohe Fieber (40° C) am 3. und 4. Krankheitstag ab, erreicht am 5. Krankheitstag neuerlich Werte von 40° C, so daß ein biphasischer Temperaturanstieg resultiert; um den 7. Krankheitstag fiebert der Patient dann ab.

Neben dem Fieber und den charakteristischen Schmerzen ist das Exanthem noch auffallend, das meist am 3. bis 5. Krankheitstag auftritt und sehr flüchtig ist; die Neigung zu hämorrhagischer Diathese (wie bei Typ 3 und 4) ist bei typischem „Dengue-Fieber" dagegen sehr gering, wenn auch manchmal petechiale Blutungen im Exanthem und im Fall eines Exitus (selten vorkommend) Blutungen im Bereich der serösen Häute und Schleimhäute beschrieben wurden.

Das eigenartige Krankheitsbild hat der Erkrankung auch den Namen „Dengue" gegeben, der — aus dem Spanischen kommend „dengoso" oder „denguero" — soviel wie „geziert" heißen soll, weil auf Grund der schmerzbedingten eigentümlichen Körperhaltung die Patienten einen gespreizten Gang (englisch auch „Dandy fever") annehmen.

Dengue-Virus Typ 1 und 2 werden — wie Gelbfiebervirus — in erster Linie durch Aedes aegypti übertragen. Dabei scheint der Mensch das einzige Reservoir darzustellen, zumal man bisher — abgesehen von experimentellen Infektionen von Affen — noch keinen anderen natürlichen Wirt gefunden hat.

Dieser Mensch-Stechmücke-Mensch-Zyklus kann sicherlich in tropischen und subtropischen Gegenden (ohne Winter) bei genügender Dichte von Menschen und Stechmücken aufrecht erhalten bleiben, jedoch schließt dies nicht die Existenz eines anderen Grundzyklus unter Einbeziehung eines wild lebenden Vertebraten (Affen?) aus.

Die Verbreitung der beiden Dengue-Virustypen erstreckt sich auf die tropische und subtropische Zone des Mittleren und Fernen Ostens, Afrikas und Amerikas. Dabei werden diese Viren auch durch andere Culiciden-Spezies übertragen. In Europa trat Dengue-Fieber epidemieartig in Griechenland (1927—1928) auf, wobei über eine Million Menschen erkrankt gewesen sein dürften; retrospektiv gesehen hat es sich dabei um eine Infektion mit Dengue-Virus Typ 1 gehandelt [191].

Prophylaktische Maßnahmen zielen in erster Linie auf eine Stechmückenbekämpfung hin. Die Wirksamkeit derartiger Maßnahmen geht sehr gut daraus hervor, daß beispielsweise Europäer auf Grund ihrer rigorosen Maßnahmen gegen Anophelen in ihren Siedlungen, im Gegensatz zu den Eingeborenen, nicht an

O'Nyong-nyong erkrankten. Vakzinationen wurden mit attenuierten Stämmen bei Dengue 1 und 2 in Betracht gezogen.

*Chikungunya-Virus* (Subtyp Afrika) (Gruppe A) wurde erstmalig 1952 in Ostafrika aus Patientenblut und Stechmücken isoliert. Damals wurde unter den Eingeborenen eine Epidemie eines benignen dengue-artigen Krankheitsbildes, vor allem mit den charakteristischen Gelenkschmerzen und zweiphasigem Fiebertyp mit Exanthem, beobachtet; zum Unterschied von Dengue fehlt aber bei der Infektion mit Chikungunya-Virus die Adenitis.

Das Virus wird von zahlreichen Culiciden-Spezies übertragen. Das Hauptverbreitungsgebiet ist Süd- und Ostafrika, Kongo, jedoch wurde Chikungunya-Virus (Subtyp Thailand) auch in Thailand aus Blut von Kindern mit HF isoliert (siehe HF).

*O'nyong-nyong-Virus* (Gruppe A) ist eng verwandt mit Chikungunya-Virus und wurde erstmalig 1959 aus Patientenblut in Uganda isoliert. Damals brach eine Epidemie eines benignen dengue-artigen Fiebers unter den Eingeborenen von Uganda, Kenia, Kongo und Sudan aus und ergriff über 750 000 Personen. Das klinische Bild stimmt weitgehend mit Dengue-Fieber überein, wurde aber von den Afrikanern zunächst als O'nyong-nyong bezeichnet. Das Virus wird von Anophelen verbreitet und konnte auch daraus mehrfach isoliert werden. Ein natürliches Wirtsreservoir ist noch nicht entdeckt worden [43, 69, 168, 208].

## 7. Das Gelbfieber

Die ursprüngliche Heimat des Gelbfiebers ist nicht genau eruierbar, jedoch wird heute vermutet, daß das Virus im 17. Jahrhundert von Afrika nach West-Indien verschleppt wurde. Im 18. und 19. Jahrhundert wurden jedenfalls schon schwere Gelbfieberepidemien in Mittel- und Südamerika beobachtet. Ein Zusammenhang zwischen Stechmücken sowie Verbreitung und Übertragung des Virus auf den Menschen wurde aber erst 1881 von FINDLAY angenommen. Den Beweis für diese These erbrachten dann die Untersuchungsergebnisse der amerikanischen Gelbfieberkommission in Kuba unter Leitung von REED (1900/1901); es gelang ihnen, damals schon zu beweisen, daß der Erreger bakteriendichte Filter passiert, während der ersten drei Fiebertage im peripheren Blut des Menschen kreist und dabei durch eine blutsaugende Aedes aegypti aufgenommen werden kann, die aber erst nach ca. 12 Tagen wieder das Virus weiter übertragen kann. Diese Erkenntnisse wurden praktisch ausgewertet, und es schien so, als ob durch die Bekämpfung dieser Stechmücken auf dem amerikanischen Kontinent das Gelbfieber in den Städten ausgerottet werden könnte, bis man erstmalig im Zusammenhang mit einer neuerlichen Epidemie in Rio de Janeiro (1928) und aus den experimentellen Untersuchungsergebnissen [185] erkennen mußte, daß noch ein weiterer Zyklus des Virus in der Natur besteht. Schließlich gelang es THEILER [189], das Virus erstmalig auf Mäuse i.c. zu übertragen und weiter zu züchten und damit auch die Voraussetzung für die Entwicklung der Impfstoffe aus attenuierten Virusstämmen zu schaffen [179].

Das Gelbfieber-Virus (Asibi-Stamm) ist auf Grund elektronenoptischer Untersuchungen 25—27 m$\mu$ groß [18]; es ist in 50%/oiger Glyzerinlösung, aber auch im lyophilisierten Zustand für längere Zeit haltbar. Frisch isolierte Stämme haben viszerotrope und neurotrope Eigenschaften, wobei im natürlichen

Zyklus des Virus die viszerotropen dominieren. Wird ein Mensch oder auch experimentell ein Affe infiziert, kommt es nach wenigen Tagen zur Virämie und zum hämatogenen Befall der Leber; eine Enzephalitis tritt auch bei i.c. Applikation dieses Stammes nicht auf, es sei denn, daß simultan ein Hyperimmunserum verabfolgt wird, welches nur die viszerotropen Elemente neutralisiert.

THEILER gelang es ferner, durch Adaptierung des Virus an das Gehirn der Maus die neurotropen Elemente zu selektionieren, so daß derartige Stämme schon nach einer kurzen Inkubationszeit eine Enzephalitis bei der Maus und auch beim Affen hervorrufen konnten; jedoch gingen nach subkutaner Applikation noch 5—10% der Affen an einer Enzephalitis zugrunde. Das Virus hatte aber doch durch die Mäusegehirnpassagen seine viszerotropen Eigenschaften soweit eingebüßt, daß es bei den Affen, die an einer Enzephalitis zugrunde gegangen waren, nicht mehr im Blut und in der Leber, wohl aber im ZNS und verschiedenen Drüsen nachgewiesen werden konnte.

Die Vermehrung von neurotropen Komponenten des Virus in Maitland-Kulturen wurde von HAAGEN und THEILER [68] beschrieben, jedoch gelang es erst LLOYD et al. [98] auch den Asibi-Stamm, welcher sowohl neurotrope als auch viszerotrope Eigenschaften besaß, in der Gewebekultur zu züchten. Dabei trat bei diesem ursprünglich pantropen Virusstamm im Lauf der Passagen eine teilweise Abschwächung der viszerotropen Komponente ein, ohne daß sich die neurotropen Eigenschaften verstärkten; eine Zweiglinie dieser Passagen wurde mit 17 D bezeichnet und wird heute noch als attenuierter Vakzinestamm verwendet. Dieser Stamm verursacht nach extraneuraler Applikation nur eine geringfügige Virämie ohne konsekutive Enzephalitis oder Hepatitis beim Affen; durch i.c. Applikation entwickelt sich aber bei Mäusen regelmäßig und bei Affen nur in etwa einem Drittel der Versuchstiere eine Enzephalitis. Zur Zeit wird dieser Stamm zur Gewinnung der Vakzinen im befruchteten Hühnerei (Infektion des Embryo) gezüchtet. Darüber hinaus lassen sich aber heute auch Laborstämme von Gelbfieber in verschiedenen Gewebekulturen unter Plaquebildung züchten. Vom serologischen Standpunkt aus kann man die zwei Subtypen Amerika und Afrika unterscheiden [41 a].

Die ersten klinischen Anzeichen eines Gelbfiebers treten nach einer Inkubationszeit von 3—6 Tagen auf. Die erste Fieberperiode (= Virämie) dauert 3—4 Tage und nach einer kurzen Remission von 1—2 Tagen tritt in typischen Fällen neuerlich Fieber als Ausdruck des Organbefalls auf.

Von Fall zu Fall ist der Verlauf sehr schwankend, wobei man von klinisch inapparenten oder nur mit leichtem Fieber und Kopfschmerzen, eventuell auch mit Nasenbluten Erkrankten über mittelschwere Fälle mit Fieber, Gelbsucht und Albuminurie bis zu schwersten Fällen mit Komplikationen durch ausgedehnte Hämorrhagien unterscheiden kann. Während die erste Phase der Virämie zwar akut mit Fieber, Leukopenie und den üblichen charakteristischen, aber unspezifischen Begleiterscheinungen einsetzt, weist die zweite Phase typische klinische Zeichen der Leber- und Nierenschädigung auf.

In der meist normal großen Leber findet man dann vor allem in der Intermediär-
zone der Leberläppchen Nekrose und Verfettung, während die Zellen an der Peripherie
und im Zentrum relativ gut erhalten sind. Die nekrotischen Zellen bekommen dabei
ein hyalines Aussehen und werden als „Councilman bodies" bezeichnet. Die Kapillaren sind zwar stark erweitert, jedoch findet man keine Schädigung der Kupfferschen Sternzellen und auch nicht an den Gallengängen selbst. Der resultierende Ikterus
tritt im Verlauf der Phase 2 auf, wobei ein frühzeitiges Auftreten desselben auf
eine ungünstige Prognose hinweist.
Auch in der Niere sieht man keine entzündlichen Reaktionen, wohl aber fettige Degeneration der Tubuli. Die Albuminurie entspricht ungefähr der Schwere des Ikterus,
wobei die Oligurie in eine prognostisch ungünstige Anurie übergehen kann. Eine
Zunahme der Urinmenge, Abnahme der Albuminurie und Ausscheidung der Gallen-
farbstoffe sind dagegen prognostisch günstige Zeichen.

Die hämorrhagische Diathese ist vermutlich ein Zeichen einer direkten Gefäß-
wandschädigung (vgl. Hämorrhagisches Fieber), wobei durch die Leberschädigung noch eine Verringerung der Vitamin-K-Synthese dazukommt. Blutungs-
neigungen bestehen überall (Haut, Innenorgane); gefürchtet ist aber dabei besonders das blutige Erbrechen.
Eine Schädigung des Kreislaufes manifestiert sich durch eine niedrige Pulszahl
(bei hoher Körpertemperatur). Zu Beginn der ersten Phase zeigt das Blutbild eine
Leukopenie, im weiteren Verlauf ist vor allem die Blutgerinnungszeit verlängert.
Der Exitus kann als Folge der Niereninsuffizienz und des Leberkomas um den
6. und 7. Krankheitstag auftreten. Ansonsten heilt die Krankheit ohne Entwicklung chronischer Nieren- und Leberschäden und mit einer Immunität aus.
Die Verbreitung des Gelbfiebers erfolgt in der vom Menschen unbesiedelten
Natur in einem Zyklus:

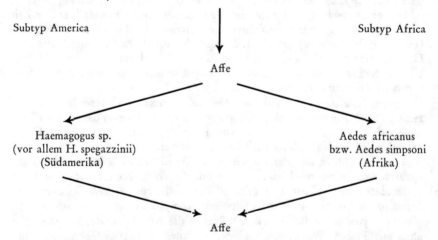

Dieser Zyklus hält das Virus unter natürlichen Bedingungen am Leben und ist
infolge seiner Primitivität wohl als Grundzyklus des Gelbfiebers anzusehen.

Man bezeichnet diese Form als „Busch- oder Dschungel-Gelbfieber". Bei einem derartigen Zyklus wird der Mensch nur gelegentlich, also wenn er in einen solchen Fokus gerät, infiziert. Meist handelt es sich dabei nur um Einzelpersonen, so daß es sich im sporadischen Auftreten eventuell auch um eine Berufskrankheit handelt. Kommt aber ein im Fokus infizierter Mensch noch während der Virämie wieder in eine Siedlungszone zurück, in welcher Aedes aegypti vorkommt, dann ist die Möglichkeit einer Transformation in ein „Stadt-Gelbfieber" gegeben. Dabei erfolgt der Zyklus:

Mensch $\longrightarrow$ Aedes aegypti (Vektor) $\longrightarrow$ Mensch (Reservoir) $\longrightarrow$

Es hängt dann von dem Grad der Durchseuchung bzw. der Durchimmunisierung (eventuell auch mit anderen Stämmen der Gruppe B) der Population ab, ob dieses eingeschleppte Gelbfieber zu einem epidemieartigen Ausbruch Anlaß geben kann oder dieser casus sporadisch bleibt.

Aedes aegypti ist eine in enger Gemeinschaft mit dem Menschen lebende Stechmücke. Sie legt ihre Eier gern in Wasser enthaltende Gefäße, eventuell auch in Baum- und Bambushöhlen, meist am oberen Rand des Wasserspiegels ab. Die Eier sind sehr resistent gegen Trockenheit, und es genügen kleinste Wassermengen, um die Larven ausschlüpfen zu lassen. Die Weibchen stechen vor allem in den frühen Morgenstunden, fast immer im geschlossenen Raum. Die zur Entwicklung und Aktivität notwendige Temperatur beträgt 22—23° C, so daß sie sich in allen warmen Zonen der Erde (auch im Süden Europas) ausbreiten können. Die äußere Inkubationszeit beträgt bei 37° C 4 Tage, bei 25° C 8—10 Tage und bei 18° C 30 Tage. Die Gesamtlebenserwartung des Weibchens ist relativ kurz (zumal es nicht überwintert) und schwankt zwischen 2 und 5 Wochen.

Experimentelle Untersuchungen haben aber ergeben, daß man außer Aedes aegypti noch eine ganze Reihe von Stechmücken mit dem Virus infizieren kann; dies steht auch in guter Übereinstimmung mit Befunden über Isolierungen des Gelbfiebervirus aus diversen Culiciden in Amerika und Afrika. Inwiefern sie an einzelnen Orten substituierend für eine Verbreitung des Gelbfiebers verantwortlich gemacht werden können, hängt einerseits von der Dichte und von ihrem Verhalten (Wahl des Brutplatzes usw.) und andererseits vom Kontakt mit dem Menschen ab, so daß dann eine Endemie bzw. Epidemie resultieren kann.

Nach den letzten Informationen (1962) über Schutzimpfungen im internationalen Reiseverkehr wird als Gelbfieberendemiezone bezeichnet: Afrika (mit Ausnahme einiger wichtiger Städte) beiderseits des Äquators bis zum 15. nördlichen und südlichen Breitengrad, Südamerika (mit Ausnahme der wichtigsten Hafenstädte und der Panama-Kanalzone) nördlich vom Äquator und im Inneren bis etwa zum 15. südlichen Breitengrad.

Die *Laboratoriumsdiagnose* „Gelbfieber" stützt sich auf
1. die Virusisolierung aus Blut (1. Phase) und Leber (Viszerotomie oder Autopsie)

2. den Antikörpernachweis (Konversion bzw. ansteigender Titer während der Phase 2)

3. die histologische Untersuchung von Leberpunktionen.

Die Präventivmaßnahmen sind einerseits ganz allgemein auf die Bekämpfung der Stechmücken, andererseits als Individualprophylaxe auf die Vakzination des Menschen, gerichtet.

Die Bekämpfung der Mücken verfolgt im wesentlichen das Ziel, Aedes aegypti auszurotten, da diese Spezies in erster Linie für die epidemische Verbreitung zuständig ist. Diesbezügliche Versuche wurden schon seit der Jahrhundertwende mit Erfolg begonnen und haben bis 1925 schon zu einem erheblichen Rückgang dieser Krankheit in den Hafenstädten Südamerikas geführt. Während und nach (seit 1947) dem Zweiten Weltkrieg wurden diese Kampagnen unter Einsatz von Insektiziden verstärkt, so daß bis 1960 schon in zahlreichen Staaten Amerikas Aedes aegypti zu einem völlig indifferenten und für den Menschen heute keine akute Gefahr mehr darstellenden Glied der Gesamtbiozönose geworden ist.

Für die Individualprophylaxe stehen heute der amerikanische Impfstoff mit dem 17-D-Stamm und der französische Impfstoff mit dem Dakar-Stamm zur Verfügung.

Der 17-D-Stamm wird im Hühnerembryo angereichert und s.c. verabfolgt, während der Dakar-Stamm in Gehirnpassagen von Mäusen gezüchtet wird; die Gehirne werden dann getrocknet und für den Gebrauch in Gummi-Arabicumlösung aufgeschwemmt. Die Impfung selbst erfolgt durch Skarifikation. Der Vorteil der amerikanischen Vakzine liegt in der guten Verträglichkeit gegenüber den manchmal nach der Impfung mit der französischen Vakzine beobachteten neurologischen Komplikationen. Dagegen ist die französische Vakzine infolge der simplen Impftechnik sehr gut für Massenimpfungen geeignet.

Entgegen allen Empfehlungen, die Gelbfieberimpfung nicht mit anderen Lebendvakzinen zu koppeln, wird aber in jüngster Zeit auch über erfolgreiche Simultanimpfung (Pocken + Gelbfieber) in Nigerien berichtet [111]. Die Indikation für diese Simultanimpfung dürfte aber hier auf die Notwendigkeit zurückzuführen sein, beide Impfungen unter den gegebenen lokalen Voraussetzungen im großen Stil anzubringen.

Gemäß internationaler Bestimmungen wird ein sicherer immunbiologischer Schutz nach einer von der WHO autorisierten Gelbfiebervakzination für 6 Jahre angenommen.

## 8. Die Meningoenzephalitiden, deren Erreger durch Stechmücken übertragen werden

Eine Reihe von Arbo-Viren, die durch Stechmücken übertragen werden, können beim Menschen und auch gelegentlich unter natürlichen Bedingungen bei Tieren eine Meningo-Enzephalitis verursachen. Vom virologischen Standpunkt aus bieten diese human-neurotropen Viren keine Auffälligkeiten; sie lassen sich i. a. nach extraneuraler Applikation auch im Gehirn der adulten Maus anreichern, jedoch wird man heute in der allgemeinen Routine die Gewebekultur vorziehen.

Das klinische Bild bietet dabei mit seiner großen Variationsbreite alle charakteristischen, aber unspezifischen Symptome einer virusbedingten Infektion des ZNS wie bei TBE, so daß auch die Diagnose in jedem Einzelfall nur durch gezielte virologisch-serologische Untersuchungen (Virusisolierung aus Parenchym, manchmal auch aus Liquor) gestellt werden kann. In jedem Fall geht dem Virusbefall des ZNS eine klinisch uncharakteristische erste Phase der Virämie (Virusisolierung aus dem Blut theoretisch möglich) voraus; da man aber zu Beginn der Phase 2 (Befall des ZNS) fast immer schon neutralisierende Antikörper im Patientenserum erwarten darf, wird man in der Routinediagnostik die KBR dem HHT bzw. NT vorziehen.

Im Gegensatz zu dem relativ einheitlichen klinischen Bild der menschlichen Erkrankung aber unterscheiden sich die einzelnen verantwortlichen Viren durch Antigenaufbau, Vektor, Wirtsreservoir und geographische Verbreitung.

### a) Die amerikanischen Pferde-Enzephalitiden

Schon seit Ende des 19. Jahrhunderts wird über Epizootien unter Equiden mit Befall des ZNS, insbesondere im Westen der USA, berichtet. Es gelang aber erst MEYER et al. (1931) in Kalifornien das WEE-Virus aus dem Gehirn verstorbener Tiere, TEN BROECK und MERRILL sowie GIETNER und STRAHAN (1933) an der Ostküste der USA das EEE-Virus, und schließlich BECK und WYCKOFF (1938) in Venezuela das VEE-Virus zu isolieren. In Anschluß an diese Isolierungen entdeckte man auch den Kausalzusammenhang zwischen Meningo-Enzephalitiden des Menschen und diesem Virus im Westen und Mittelwesten (WEE) und an der Ostküste der USA (EEE).

Diese drei Viren gehören zur Gruppe A und unterscheiden sich von den anderen Arbo-Viren durch ihre besondere Pathogenität für Equiden auch nach peripherer Infektion (Mückenstich!). Das elektronoptisch dargestellte WEE-„Provirus" ist 22 m$\mu$ groß; das reife WEE-Virus besteht (wie VEE-Virus) [121] aus einem dichten Kern von 30 m$\mu$ und einer peripheren Membran mit einem Durchmesser von 45—48 m$\mu$ [115].

Eine Inaktivierung der Viren mit Formalin ist möglich, so daß man Vakzinen zum Schutz von Pferden, aber auch von exponierten Personen im Laboratorium, gegen alle drei Enzephalitisviren verwenden kann.

### α) Western Equine Encephalitis (WEE)

Das Virus ist in den USA, ähnlich SLE-Virus, nur westlich des Mississippi, aber auch in Kanada, Brasilien, Uruguay und Argentinien verbreitet. Die menschliche Erkrankung tritt vom Juni bis September (mit einem Maximum im

Juli) auf, wobei vielfach Kinder befallen werden. Neben sporadisch auftretenden Fällen wird immer wieder auch über Epidemien unter Equiden und Menschen berichtet. Die Letalität schwankt zwischen 7—20% (Durchschnitt 10%).
Das Virus wird in erster Linie von Culex tarsalis übertragen, jedoch findet
man manchmal auch andere Stechmückenarten aus einer Reihe von Genera
unter natürlichen Bedingungen infiziert vor. Das natürliche Virusreservoir
sowie die Stätte der Überwinterung sind unbekannt; sicherlich spielen einerseits
wild lebende (Zug-) Vögel sowie domestiziertes Geflügel eine besondere Rolle,
wobei erstere möglicherweise das Virus in den Fokus jährlich neu einschleppen.
Andererseits kann das Virus auch in experimentell infizierten Wassernattern
(Thamnophis sp.) sowie auch in Imagines von Culex tarsalis selbst hibernieren
*[144, 192]*.
Neben den ursprünglichen natürlichen Wirten können durch weibliche Stech-
mücken-Imagines alle im Fokus lebenden Wild- und Haustiere einschließlich
des Menschen infiziert werden, wobei aber nur Equiden und der Mensch an einer
Meningo-Enzephalitis erkranken können, die aber selbst für die Erhaltung des
Zyklus des Virus in der Natur nur von inferiorer Bedeutung sind.

## β) *Eastern Equine Encephalitis (EEE)*

Das Virus kommt als Subtyp Nordamerika im Osten Kanadas und der USA, in
Mexiko und auf den Westindischen Inseln sowie als Subtyp Zentral-Südamerika
in Südamerika (Panama, Brasilien, Argentinien) und in Südostasien vor. Die
menschliche Erkrankung tritt im Spätsommer und Frühherbst auf und wird vor
allem bei Kindern und Jugendlichen beobachtet; sie tritt sporadisch und auch
in kleinen Epidemien auf.
Die Besonderheit liegt aber in der hohen Menschenpathogenität dieses Virus,
die auf die hämorrhagische Diathese zurückzuführen ist. Die Phase 1 ist meist
schon stark ausgeprägt (Fieber, Schwindel, Erbrechen, Kopfschmerzen) und in
der Phase 2 entwickelt sich das Bild einer hämorrhagischen Meningo-Enzephalitis. Die Wirkungsweise auf das Gefäßsystem ist dabei noch ungeklärt. Diese
klinisch auch schon sehr schwer verlaufende Meningo-Enzephalitis hat auch
eine hohe Letalität, die bei der ersten erkannten Epidemie (1938) in Massachusetts Werte von 74% bei Menschen und 90% bei Pferden erreichte; jedoch
gibt es auch Personen mit NT-Antikörpern ohne Erkrankungen des ZNS,
so daß diese hohen Todesziffern eher als Ausdruck einer hohen Letalität und
nicht einer hohen Mortalität auszulegen sind.
Über den natürlichen Vektor (Grundvektor für die Erhaltung des Zyklus
in der Natur) weiß man nichts Genaues. Man hat zwar das Virus aus Culiseta,
Mansonia, Culex, Anopheles, Aedes, vereinzelt auch aus Culicoides, verschiedenen Simuliiden und sogar Acarinen unter natürlichen Bedingungen isoliert,
und man nimmt an, daß Culiseta melanura für die Erhaltung des Grundzyklus
(Wildvögel-Culiseta-Wildvögel) verantwortlich ist, jedoch findet man gerade

auch gegen EEE-Virus unter zahlreichen Wirbeltieren Antikörper, so daß ein
sicherer Schluß noch nicht zulässig ist. Auch die Überwinterung des Virus ist
wie bei WEE noch ungeklärt. Die Pferde sind aber auch genau so wie bei WEE
nicht für die Erhaltung des Zyklus verantwortlich und werden genau so wie
der Mensch eher als ein allerdings sehr empfindliches Endglied der Infektkette
angesehen.

### γ) Venezuelan Equine Encephalitis (VEE)

Das Virus ist im Äquatorialbereich von Südamerika verbreitet. Im Gegensatz
zu WEE und EEE ruft VEE-Virus unter natürlichen Bedingungen zwar bei
Equiden, nicht aber beim Menschen, eine Enzephalitis, sondern nur eine ein-
phasige fieberhafte Erkrankung hervor, die manchmal auch Dengue-artigen
Charakter (Gelenk- und Gliederschmerzen) annehmen kann. Eine weitere
Besonderheit stellt der Nachweis des Virus im Nasopharyngealraum infizierter
Menschen und Equiden dar, so daß Übertragungen ohne Vektor im Gegensatz
zu allen anderen Arbo-Virosen nicht ausgeschlossen werden können; das Virus
wird auch von infizierten Equiden mit dem Urin und von experimentell infizierten Mäusen mit den Fäzes ausgeschieden. Diese auffallende Ex- und
Sekretion des Virus dürfte auch für die sehr häufig beobachteten Laborinfektionen verantwortlich zu machen sein.
Unter natürlichen Bedingungen wird das VEE-Virus, wie die Isolierungen aus
zahlreichen Culiciden-Spezies zeigen, von Stechmücken, namentlich von Mansonia titillans und Aedes taeniorhynchus, auf Mensch und Pferd übertragen;
allerdings ist bisher nicht sicher bekannt, ob und welcher Spezies als Hauptvektor für die Erhaltung des Virus in der Natur eine besondere Rolle zukommt. Man vermutet das Virusreservoir in den Wildvögeln, wobei hier als
Vektor Aedes triseriatus fungieren dürfte. Im Gegensatz zu WEE und EEE
ist VEE-Virus nur in der tropischen Zone mit einem konstanten Klima verbreitet, so daß hier das Problem der Überwinterung nicht auftritt.

### b) Die St. Louis Encephalitis

Im Sommer 1932 und 1933 wurden im Mittelwesten der USA Epidemien
von Meningo-Enzephalitis beobachtet, die 1933 zur Isolierung des kausalen
Agens führten. Dieses Virus gehört zur Gruppe B und ist in seinem Antigenaufbau mit JBE-Virus, MVE-Virus, WN-Virus und Ilheus-Virus verwandt.
Heute erstreckt sich das Gesamtverbreitungsgebiet von SLE-Virus in den USA
von der pazifischen Küste bis in den Mittelwesten (ähnlich WEE-Virus), aber
auch auf Panama, West-Indien und Ecuador, jedoch wechselt der Standort von
Epidemien von Jahr zu Jahr. Die bedeutendste und beststudierte Epidemie
trat 1964 in Houston (Texas) auf.

Die meisten Erkrankungen treten im Spätsommer und Frühherbst (gegenüber
WEE jahreszeitlich um ca. einen Monat später) mit einem Maximum im August/
September auf, wobei abwechselnd verschiedene Altersgruppen bevorzugt be-
fallen werden; die klinischen Symptome sind oft inapparent (geschätzte Alters-
rate inapparent = apparent = 64 - 209 : 1) [25] bzw. nur sehr geringgradig,
so daß in Ermangelung der Erfassung aller Fälle die Angabe einer genauen
Letalitätszahl (sicherlich eher niedrig) nicht möglich ist.
Das Virus wird in erster Linie aus Culex tarsalis isoliert, jedoch sind Virusisolierungen auch aus zahlreichen anderen Culiciden gelungen. Das natürliche
Virusreservoir stellen wahrscheinlich wild lebende Vögel dar. Durch Stechmücken werden aber auch Hausgeflügel, Haustiere und wildlebende Mamalier
infiziert. Die Überwinterung des Virus ist noch unbekannt.

### c) Die California Encephalitis

California Encephalitis-Virus (CEV) wurde erstmalig von Culex tarsalis in
Kalifornien [69 a, 69 b, 144 a] und auch von einem Hasen isoliert [29]. Außerdem wurden bei drei Patienten mit Enzephalitis in Kalifornien Antikörper
gegen CEV gefunden. Die Bedeutung dieses Virus im Zusammenhang mit einer
Infektion des ZNS des Menschen ist aber noch ungeklärt.

### d) Die Japonica B Encephalitis (JBE)

Die ersten Beschreibungen dieser Erkrankung gehen schon auf KAWAKITA (1871)
zurück, jedoch werden Epidemien regelmäßig in Japan erst seit 1924 registriert.
1934 gelang es dann erstmalig HAYASHI, den Erreger durch Übertragung auf
Affen zu isolieren. 1935 wurde diese Infektion als B-Enzephalitis zum Unterschied von der Economo'schen (A-) Enzephalitis bezeichnet. Das Virus gehört
zur Gruppe B und ist mit SLE-Virus serologisch verwandt. Heute erstreckt sich
das Verbreitungsgebiet von JBE-Virus auf Ostasien, Indien und Mikronesien.
Die meisten Erkrankungen treten in den gemäßigten Zonen von Mitte August
bis Mitte Oktober (Herbst-Enzephalitis) [176] auf, wobei in Endemiegebieten
bevorzugt Kinder und Jugendliche befallen werden. Die klinischen Symptome
variieren von inapparenten bis zu letal endenden biphasischen Formen (wie
bei TBE) mit einer Letalität von ca. 8%. Dabei scheinen mehr enzephalitische
als paralytische Formen beobachtet zu werden.
Das Virus wird von verschiedenen Culiciden (insbesondere Culex tritaenio-
rhynchus) übertragen. Das natürliche Virusreservoir stellen verschiedene Wild-
vögel dar, jedoch werden durch die Stechmücken auch diverse Haustiere
(Schweine, Pferde!) infiziert, die möglicherweise auch für einen Nebenzyklus
verantwortlich sein können. Vakzinationsversuche mit formolisierten, nicht vermehrungsfähigen Viren von Menschen und auch Pferden in Mittel- und Süd-
japan haben die Morbidität z. T. erheblich senken können [165].

## e) Die Murray Valley Encephalitis (MVE)

In den Jahren 1917/1918 wurde in Australien erstmalig eine Enzephalitis-epidemie (70%/o Todesfälle) beobachtet, die in leichterer Form, vermutlich auch in den folgenden Jahren, durch das gleiche Agens verursacht wurde (Australian X-Disease). 1951 trat im Osten Australiens neuerdings eine Epidemie auf, wobei es gelang, den Erreger zu isolieren. Das 1917 isolierte Agens war mittler-weile verlorengegangen, jedoch weisen serologische Untersuchungen auf die Identität (bzw. enge Verwandtschaft) der beiden Viren hin.
MVE-Virus gehört zur Gruppe B und ist mit JBE-Virus eng verwandt. Das Virus ist in Australien und in Neu-Guinea verbreitet. Die Isolierung gelang aus verschiedenen Culiciden, insbesondere aus Culex annulirostris, der in der Natur die größte Bedeutung zukommen dürfte.

## 9. Das Pappataci-Fieber (Phlebotomus-Fieber)

Das klinische Bild des Pappataci-Fiebers ist im adriatischen und Mittelmeer-raum schon seit langer Zeit bekannt; die erste Beschreibung dieser Erkrankung als eine klinische Einheit stammt von PICK (1886). DOERR, FRANZ und TAUSSIG gelang es schon 1909 nachzuweisen, daß es sich beim Erreger um ein Virus handelt, das im Blut der Patienten kreist und durch Phlebotomus papatasi übertragen wird. Damit gelang nach den Gelbfieberstudien auf Kuba der erste Virusnachweis und die erste Entdeckung eines Arbo-Virus-Zyklus in Europa einer militärärztlichen Kommission [75]. Während des Zweiten Weltkrieges gelang es dann SABIN [150] im Rahmen umfangreicher Untersuchungen an alliierten Soldaten im Mittelmeerraum mehrere Stämme zu isolieren und auf Grund experimenteller Untersuchungen an Freiwilligen zwei serologisch völlig differente Typen zu unterscheiden: Typ Sizilien (1943) und Typ Neapel (1944).
Die Viren sind ca. 50 m$\mu$ groß und wurden aus Phlebotomen und Patienten-blut durch Übertragung auf Saugmäuse isoliert; sie lassen sich auch an größere Mäuse bzw. an Gewebekulturen adaptieren, ansonsten sind sie nur auf den Menschen übertragbar. Im menschlichen Blut sind sie schon 24 Stunden vor und nach Beginn der klinischen Symptome nachweisbar.
Die Erkrankung setzt nach einer kurzen Inkubationszeit (3—6 Tage) akut mit hohem Fieber und Schüttelfrost, Kopfschmerzen und Lichtscheu ein; dabei sind Gesicht und Konjunktiven gerötet, so daß diese Erkrankung früher (im 19. Jahrhundert) auch als „Hundskrankheit" (rote Augen!) bezeichnet wurde. Das Fieber geht dann am 2. und 3. Krankheitstag etwas zurück, so daß meist am 4. Krankheitstag schon die Normaltemperatur erreicht wird. Auffallend ist dabei die Leukopenie und die Bradykardie; Milzschwellung und Exantheme werden dagegen nicht beobachtet. Differentialdiagnostisch kommt infolge des akuten Beginns vor allem Malaria (Blutbild!) und Dengue-Fieber (Exanthem!)

in Frage. Nach Überstehen der Erkrankung erwirbt der Mensch eine typspezifische Immunität, die im Neutralisationstest (besser als HHT und KBR) sicher nachgewiesen werden kann.

Unter natürlichen Bedingungen werden die Viren von Phlebotomus papatasi übertragen. Die Phlebotominae stellen eine Subfamilie der Psychodiden (deutsch: Schmetterlingsmücken) dar, weisen also keine engere Verwandtschaft zu den Culiciden auf. Sie sind blutsaugende (Mensch, Haustiere) Ektoparasiten und habituell durch ihre geringe Größe (etwa nur ein Drittel der Culicide) und sandgelbe Farbe (sandflies) von Stechmücken leicht zu unterscheiden. In ihrem Verhalten hat unter den vielen bekannten Phlebotomusarten Phlebotomus papatasi die Gewohnheit, sich vor allem ständig in Wohn- und Schlafräumen des Menschen aufzuhalten. Der Flugbereich ist im Gegensatz zu den meisten Culiciden gering und konzentriert sich 100 bis 200 Meter um die Brutplätze. Ihre Brutplätze finden sie (zum Unterschied von den Stechmücken) in Ansammlungen feuchten organischen Materials wie in Höhlungen (Nagerlöcher), feuchten Mauerritzen („Ruinenkrankheit"), Abfällen, Tierdung u. dgl. Ein voller Entwicklungszyklus dauert ca. 6 Wochen, so daß sich gewöhnlich zwei Generationen während eines Sommers entwickeln. Die Imagines (♀) nehmen wie Stechmücken Blut als Nahrung auf, jedoch sind diese Phlebotomenstiche (oft mehrere für eine Mahlzeit!) besonders schmerzhaft.

Als Virusreservoir dient vornehmlich der Mensch, wenn er während der Virämie (ca. 2 Tage) von Imagines gestochen wird. Die äußere Inkubationszeit bei Imagines schwankt zwischen 6 und 10 Tagen. Überdies wurde auch behauptet, daß sich schon die Larven von Phlebotomus infizieren könnten, wenn sie Fäzes von infizierten Imagines bzw. deren Kadaver als Nahrung aufnehmen. Auch eine transovarielle Übertragung des Virus wurde angenommen, jedoch nicht bewiesen.

Die Erkrankung ist im Süden Europas (Südrußland, Balkan, Italien, Südfrankreich), Nordafrika, Zentralasien, Indien, nicht aber auf dem amerikanischen Kontinent (trotz Vorkommens menschenblutsaugender Phlebotomen) verbreitet und läßt je nach Generationsfolge der Phlebotomen sogar zwei Jahresgipfel (Juni und September) unterscheiden.

Prophylaktische Maßnahmen zeigen insbesondere durch Einsatz moderner Insektizide großen Erfolg, wenn man sie im Haus und dessen Umkreis von 100—200 m systematisch versprayt. Daneben soll man aber vor allem eventuelle Brutstätten (Abfälle, Komposthaufen, Dung usw.) beseitigen bzw. sanieren.

## 10. Neue in Europa gefundene und vermutete Arbo-Viren

### a) Das Čalovo-Virus

BÁRDOS und ČUPKOVÁ isolierten 1960 in der Slowakei aus einem Pool von Anopheles maculipennis das nach dem Ort der Isolierung von ihnen benannte Čalovo-Virus [13]. Unabhängig davon wurde das gleiche Virus aus Anopheles

barbirostris als *Chittoor-Virus* in Indien und aus Culex gelidus 1955 von
ELISBOY und BUESCHER als *Batai-Virus* in Malaya isoliert. Auf Grund serologischer Untersuchungen wird dieses Virus in die *Bunyamwera-Gruppe* eingereiht. Ein Zusammenhang zwischen Čalovo-Virus und Erkrankungen des
Menschen ist zwar noch nicht nachgewiesen worden, jedoch wurden in Österreich vereinzelt Antikörper gegen dieses Virus im Serum von Menschen gefunden *[88]*.

### b) Das Kemerovo-Virus

Aus Ixodes persulcatus in West-Sibirien *[38 a]* sowie aus Ixodes ricinus in der
Slowakei *[96 c, 64 a]* und in Finnland *[25 a]* konnten bisher unbekannte Virusstämme isoliert werden, die vermutlich sehr nahe antigenverwandt (vielleicht
sogar identisch) nach ihrem ersten Fundort als *Kemerovo-Viren* bezeichnet
werden.
Dieses Kemerovo-Virus besitzt weder eine Antigenverwandtschaft zum TBE-
Komplex, noch zu anderen Arbo-Viren und wird daher als ein noch ungruppier-
tes Arbo-Virus eingereiht. Dieses Virus ist weniger stabil als das TBE-Virus und
nur pathogen für 1—3 Tage alte Saugmäuse *[106 a]*, kann aber auch in Hühner-
embryonalzellkulturen primär isoliert werden *[96 d]*. Das Virus scheint in dem
in West-Sibirien untersuchten Herd weniger dicht verbreitet zu sein als das TBE-
Virus, da man unter Wild- und Haustieren neutralisierende Antikörper nicht
so häufig findet wie gegen TBE-Virus.
Dagegen war die Infektionsrate der Zecken in der Slowakei mit Kemerovo-
Virus fünfmal so hoch (1,0—1,3%) als mit TBE-Virus (0,2%) *[96 b]*.
Die Bedeutung dieses Virus für den Menschen ist noch nicht sicher geklärt.
Zwar wurde das Virus vereinzelt aus dem Liquor von Patienten mit fieberhaften Infekten und leichtem Meningismus isoliert, jedoch fehlen hierzu noch
nähere, auch klinische Angaben über den Kausalzusammenhang.
Es geht aber die Infektion beim Menschen an, da man neutralisierende Antikörper als Ausdruck der Durchseuchung bei gesunden Personen (2,8%), wenn
auch in einem wesentlich geringeren Prozentsatz als gegen TBE-Virus (83,8%),
zumindest in dem westsibirischen Herd, nachweisen konnte *[96 b]*. Der Zyklus
des Virus in der Natur verläuft wahrscheinlich ähnlich wie bei TBE-Virus, da
die gleichen Wirtsarten der Zecken mit diesen beiden Viren durchseucht sind
und das Virus auch aus Kleinsäugern isoliert werden konnte.

### c) Das Tahyna-Virus

BARDOS und DANIELOVA isolierten erstmals 1958 in der Slowakei aus je einem
Mückenpool von Aedes caspius und Aedes vexans das nach dem Ort der Isolierung benannte *Tahyna-Virus [15]*. Dieses Virus wurde als Arbo-Virus identifiziert *[9, 14]* und gehört auf Grund serologischer Untersuchungen in den Cali-

fornia Encephalitis-Komplex [351]. Später gelang es auch LIKAR, in Slowenien im Rahmen von Survey-Untersuchungen an 5000 Serumproben zwei Stämme (TROICA) zu isolieren, die sich in der KBR serologisch wie Tahyna-Virus verhielten [96 a].

Das Virus scheint in verschiedenen Gegenden [8] Mittel- und Südosteuropas [11], aber auch in Südfrankreich verbreitet zu sein, da man bei stichprobenweise untersuchten Blutproben von Menschen immer wieder Antikörper nachweisen kann. Bevorzugt sind vor allem Gegenden wie z. B. die Donauauen, in welchen es auch kürzlich von ASPÖCK aus Stechmücken isoliert werden konnte. Hier findet man Antikörper unter der Bevölkerung bis zu 60% [17, 88].

Den Hauptvektor stellt Aedes vexans dar, die auch experimentell mit Tahyna-Virus infiziert werden kann, wobei eine äußere Inkubationszeit von mindestens 7 Tagen angenommen werden darf. Es kann jedoch mit Sicherheit angenommen werden, daß noch andere Mückenspezies eine essentielle Rolle im Zyklus des Virus spielen, weil das Virus weder in Aedes vexans überwintern kann, noch von dieser erst im Juni auftretenden Mückenspezies im Frühjahr von virämischen heterothermen Vertebraten übernommen werden kann [4a].

Über die Rolle von Wirtstieren als Virusreservoir ist man sich noch nicht im klaren. So scheinen weder Vögel in den Viruszyklus eingeschaltet zu sein [10, 169], noch ist es wahrscheinlich, daß große Haustiere oder Muriden etwas mit der Verbreitung des Virus in der Natur zu tun haben [16, 170]. Möglicherweise aber können Hasen und Kaninchen als Virusreservoir fungieren, da bei Hasen ein hoher Grad der natürlichen Durchseuchung festgestellt wurde und nach experimenteller Infektion bei beiden Tierarten eine Virämie auftritt [170 a].

Die Frage, inwieweit diesem Virus eine Bedeutung als Krankheitserreger beim Menschen zukommt, kann noch nicht mit Sicherheit beantwortet werden. Es wurden zwar einzelne Fälle mit atypischer Pneumonie auf Grund serologischer Befunde mit Tahyna-Virus in kausalen Zusammenhang gebracht [9 a], jedoch kann daraus noch nicht extrapoliert werden, daß Erkrankungen des Respirationstraktes beim Menschen erwartet werden können. Dies müßte in weiteren Untersuchungen unter Einschluß von Virusisolierungen noch bestätigt werden.

### d) Andere vermutete Viren

Mit der Isolierung von Čalovo und Tahyna-Virus wurde erstmalig auch die Existenz von durch Mücken übertragenen Arbo-Viren in Mitteleuropa bestätigt. Es scheinen aber neben diesen beiden Viren noch andere Arbo-Viren in Mitteleuropa verbreitet zu sein, die man zwar noch nicht isoliert hat, gegen welche aber Antikörper in menschlichen Sera gefunden wurden.

Diesbezüglich können die schon 1954 erhobenen Befunde über Antikörper gegen WEE- und EEE-Virus [6, 7, 12, 94] zwar nicht als Beweis für die Existenz dieser beiden Viren, aber vielleicht für ein Virus der Gruppe A interpretiert werden. Dies wird durch ähnliche Ergebnisse in Jugoslawien *[123]*, Italien *[161]* und Österreich *[88]* unterstützt. Außerdem fand man in menschlichen Sera aus Österreich hämagglutinationshemmende Antikörper gegen Phlebotomus-Fieber-Virus (Typ Neapel), Viren der Gruppe B (MVE, Ntaya, WN) auch bei Personen, die ihren engeren Heimatbezirk nie verlassen hatten. Da insbesondere letztere Befunde auf Grund der Azetonbehandlung der Sera als absolut spezifisch im Sinn einer positiven Antikörperreaktion gewertet werden können, ist es sehr wahrscheinlich, daß man noch mit der Entdeckung weiterer Arbo-Viren auch in Mitteleuropa wird rechnen dürfen.

Im Gegensatz zu diesen auf Grund sicherer serologischer Anhaltspunkte vermuteten Arbo-Viren gibt es noch kein Indiz für die Existenz von Viren des Hämorrhagischen Fiebers. Zwar findet man eine Reihe von klinischen Beobachtungen über derartige Krankheitsfälle in Nordskandinavien, wie auch in Ungarn und Südosteuropa. Es steht aber weder fest, ob es sich hierbei um ein einheitliches Krankheitsbild sui generis handelt, noch ob diese Erkrankungen durch Arbo-Viren hervorgerufen werden.

### Schrifttum

1  ADA, G. L., S. G. ANDERSON a. A. ABBOT: J. Gen. Microbiol. *24*, 177—186 (1961)

1a  ADA, G. L., S. G. ANDERSON a. F. D. COLLINS: J. Gen. Microbiol. *29*, 165 (1962)

2  ALTSTEIN, A. D.: Acta virologica *6*, 481—486 (1962)

2a  ALTSTEIN, A. D., V. KAZANTSEVA a. G. A. SHIRMAN: Acta virol. *6*, 421—427 (1962)

3  ANDERSON, S. G. a. G. L. ADA: Nature *188*, 876 (1960)

4  ANGELOFF, St. u. P. PANAJOTOV: Arch. exp. Vet. Med.. *14*, 520—527 (1960)

4a  ASPÖCK, H.: XII th International Congress of Entomology, London, 1964

5  AVAKIAN, A. A., S. B. SHEMSHILEVICH a. V. M. MESHCHENKO: Vop. Virusol. *4*, 87—92 (1959)

6  BARDOS, V.: Acta virologica *1*, 172—179 (1957)

7  BARDOS, V.: Cs. EMI *6*, 381—391 (1957)

8  BARDOS, V.: J. of HEMI *4*, 54—60 (1960)

9  BARDOS, V.: Acta virologica *5*, 50—56 (1961)

9a  BARDOS, V. a. F. SLUKA: Časopis Lékařu Českých Prague *102*, 394—402 (1963)

10  BARDOS, V., J, ADAMCOVA, F. BALAT a. K. HUDEC: J, of HEMI *4*, 382—386 (1960)

11  BARDOS, V., J. ADAMCOVA, S. DEDEL, N. GJINI, B. ROSICKY a. A. SIMKOVA: J. of HEMI *3*, 277—282 (1959)

12  BARDOS, V., R. BREZINA, J. HYMPAN, E. KMETY, J. KRATOCHVIL, H. LIBIKOVA, O. MACICKA, A. MILOSOVICOVA, B. ROSICKY u. V. SOMODSKA: Bratisl. lek. Listy *34*, 1166—1194 (1954)

13  BARDOS, V., a. E. CUPKOVA: J. of HEMI *6*, 186—192 (1962)

14  BARDOS, V., E. CUPKOVA a. L. SEFCOVICOVA: Acta virologica *5*, 93—100 (1961)

15  BARDOS, V. a. Kl. DANIELOVA: J. of HEMI *3*, 264—276 (1959)

16  BARDOS, V. a. J. JAKUBIK: Acta virologica *5*, 228—231 (1961)

17  BARDOS, V. a. L. SEFCOVICOVA: J. of HEMI *5*, 501—504 (1961)

18 BAYER, M. E. u. G. NIELSEN: Arch. Virusforsch. *11*, 303—306 (1961)
19 BEDNÁR, B.: Cas. lék. Ces. *94*, 133—137 (1955)
20 BENDA, R.: J. of HEMI 2, 314—330 (1958)
21 BENDA, R.: J. of HEMI 2, 331—344 (1958)
22 BENDA, R. a. L. DANES: Acta virologica *4*, 296—307 (1960)
23 BERKESY, L.: Wien. klin. Wschr. *45*, 879—882 (1932)
24 BLASKOVIC, D.: Acta virologica *1*, 143—144 (1957)
25 BRODY, J. A. a. G. BROWNING: Amer. J. Trop. Med. Hyg. *9*, 436—443 (1960)
25a BRUMMER-KORVENKONTIO, M.: Proc. of the 1st Internat. Congr. of Parasitology, Rom 1964 (im Druck)
26 BUCKLEY, S. M.: Ann. N.Y. Acad. Sci. *81*, 172—187 (1959)
27 BURGDORFER, W.: J. Infect. Dis. *104*, 101 (1959)
28 BURGDORFER, W.: J. Infect. Dis. *107*, 384—388 (1961)
29 BURGDORFER, W., F. V. NEWHOUSE a. L. A. THOMAS: Amer. J. Hyg. *73*, 344—349 (1961)
30 BUSLAJEW, M. A., L. M. IWANOWA u. I. A. TARABUCHIN: Med. Paraz. Mosk. *27*, 469—475 (1958)
31 CASALS, J.: Acta virologica 6, 140—143 (1962)
31a CASALS, J.: Anais de Microbiologia *XI*, 13—34 (1963)
32 CASALS, J. a. L. BROWN: J. Exper. Med. *99*, 429—449 (1954)
33 CASALS, J., P. K. OLITSKY a. R. O. ANSLOW: J. Exper. Med. *94*, 123—137 (1951)
34 CASALS, J. a. L. T. WEBSTER: J. Exper. Med. *79*, 45—63 (1944)
35 CASALS, J a. L. T. WEBSTER: Science *97*, 246—248 (1943)
36 CHENG, P. Y.: Nature *181*, 1800 (1958)
37 CHENG, P. Y.: Virology 6, 129—136 (1958)
38 CHUMAKOV, M. P., D. K. LVOV, E. S. SARMANOVA, L. G. GOLDFARB, G. N. NAJDICH, N. F. CHUMAK, L. M. WILNER, G. D. CASUCHINA, W. K. IZOTOV, W. A. ZICLINSKAJA u. K. G. UMANSKIJ: Vop. Virusol. *8*, 307—315 (1963)
38a CHUMAKOV, M. P., E. S. SARMANOVA, M. V. BYCHKOVA, G. G. BANNOVA, G. P. PIVANOVA, L. G. KARPOVICH, V. K. IZOTOV a. O. E. RZAKHOVA: Vop. Virusol *8*, 440—444 (1963)
39 CLARKE, D. H. a. J. CASALS: Amer. J. Trop. Med. Hyg. *7*, 561—573 (1958)
40 CLARKE, D. H.: Symposion on the Biology of Viruses of the Tick-Borne-Encephalitis Complex. Smolenice, 1960, p. 67—75, Czechoslovak. Acad. of Sciences, Praha 1962
41 CLARKE, D. H.: J. Exper. Med. *111*, 21—32 (1960)
41a CLARKE, D. H.: Anais de Microbiologia *11*, 143—148 (1963)
42 COLTER, J. S., H. H. BIRD, A. W. MOYER a. R. A. BROWN: Virology *4*, 522—532 (1957)
42a COOPER, P. D.: J. Gen. Microbiol. *19*, 350 (1958)
42b COOPER, P. D. a. A. J. D. BELLET: J. Gen. Microbiol. *21*, 485 (1959)
43 CORBET, P. S., M. C. WILLIAMS a. J. D. GILLETT: Trans. Roy. Soc. Trop. Med. Hyg. *55*, 463—480 (1961)
44 DANES, L. a. R. BENDA: Acta virologica *4*, 25—36 (1960)
45 DANES, L. a. R. BENDA: Acta virologica *4*, 82—93 (1960)
46 DANIELOVA, V.: Acta virologica 6, 227—230 (1962)
46a DEINHARDT, F. a. G. HENLE: J. Immunol. *84*, 608—614 (1960)
47 DESYATSKOVA, R. G., L. S. DISKINA a. O. G. ANDJAPARIDZE: Vop. virusol. *8*, 20—24 (1963)

48 DULBECCO, R., M. VOGT a. A. G. R. STRICKLAND: Virology 2, 162—205 (1956)
49 DUNCAN, A.: Trans. Highld. and agric. soc. Scottld. 3, 339—535 (1807)
50 ENGEL, R.: Klin. Wschr. 54, 1004—1008 (1941)
51 FORNOSI, F. u. E. MOLNAR: Acad. Sci. hung. 1, 9—21 (1954)
52 FRANKLIN, R. M.: Prog. Med. Virol. 4, 1—53 (1962)
52a FREUNDT, E. A.: Ugeskr. Læg. 125, 1098—1104 (1963)
53 FULTON, F. a. K. R. DUMBELL: J. Gen. Microbiol. 3, 97—111 (1949)
54 GAJDUSEK, D. C.: Acute infectious hemorrhagic fevers and mycotoxicoses in the
   Union of Soviet Socialist Republics. Medical Science Publication 2, Army Med.
   Serv. Grad. School, Walter Reed Army Med. Center (1953)
55 GAJDUSEK, D. C.: Klin. Wschr. 34, 769—777 (1956)
56 GLASGOW, L. A. a. K. HABEL: J. Exper. Med. 117, 149—160 (1963)
57 GORDON-SMITH, C. E.: Nature 178, 581—582 (1956)
58 GORDON-SMITH, C. E. a. D. HOLT: Bull. World Health Organizat. 24, 749—759
   (1961)
59 GORDON-SMITH, C. E.: Zbl. Bakt., I. Abt., Ref. 188, 458—459 (1963)
59a GORDON-SMITH, C. E.: Persönl. Mitteilung
60 GORCHAKOVSKAJA, N. N.: Med. Parasit. u. Parasitenkrkh. 31, 67—72 (1962)
61 GREENWAY, D. J., H. R. RUGIERO, A. S. PARODI, M. FRIGERIO, E. RIVERO, J. M.
   DE LA BARRERA, F. GARZON, M. BOXACA, N. METTLER, L. B. DE GUERRERO a.
   N. NOTA: Publ. Health Rep. (Wash.) 74, 1011—1014 (1959)
62 GRESIKOVA, M.: Acta virologica 2, 113—119 (1958)
63 GRESIKOVA-KOHUTOVA, M.: Acta virologica 3, 159—167 (1959)
64 GRESIKOVA-KOHUTOVA, M.: Cs. EMI 8, 26—32 (1959)
64a GRESIKOVA, M., O. KOZUCH, E. ERNEK a. J. NOSEK: Proc. of a Symposion on
   theoretical questions of nat. foci of dis., 1963, Prag
65 GRESIKOVA, M. u. J. REHACEK: Arch. Virusforsch. 9, 360—364 (1959)
66 GRESIKOVA, M., I. HAVRANEK a. F. GÖRNER: Acta virologica 5, 31—36 (1961)
67 GRINSCHGL, G., W. KOVAC a. F. SEITELBERGER: Encephalitides, Amsterdam—
   London—New York—Princeton: Elsevier 1961, pp. 3—16
67a GROLL, E., J. KRAUSLER, Ch. KUNZ a. H. MORITSCH: Arch. Virusf. (im Druck)
68 HAAGEN, E. u. M. THEILER: Zbl. Bakt. I. Abt. Orig. 125, 145—158 (1932)
69 HADDOW, A. J., C. W. DAVIES a. A. J. WALKER: Roy. Soc. Trop. Med. Hyg. 54,
   517—522 (1960)
69a HAMMON, W. M. a. W. C. REEVES: Californ. Med. 77, 303—309 (1952)
69b HAMMON, W. M., W. C. REEVES a. G. SATHER: J. Immunol. 69, 493—510 (1952)
70 HENDERSON, J. R. a. R. M. TAYLOR: Virology 13, 477—484 (1961)
71 HITCHCOCK, G. a. J. S. PORTERFIELD: Virology 13, 363—365 (1961)
72 HLOUCAL, L.: Schweiz. med. Wschr. 83, 78—81 (1953)
72a HO, M. a. M. K. BREINIG: J. Immunol. 89, 177—186 (1962)
73 ILYENKO, V. J.: Acta virologica 4, 37—46 (1960)
74 ISAACS, A.: Brit. Med. J. 5301, 353—355 (1962)
75 JANTSCH, M. u. G. H. MARCUS: Wien. med. Wschr. 111, 801—803 (1961)
76 JELLINGER, K. u. W. KOVAC: Path. Microbiol. 23, 375—392 (1960)
77 JELLINGER, K. u. F. SEITELBERGER: XXVIe Réun. Neurol. Int. Paris, 11.—12. 6.
   1963, Rev. Neurol. 108, 910—917 (1963)
78 JESSERER, H., Ch. KUNZ u. E. PROHASKA: Klin. Wschr. 41, 1007—1010 (1963)
79 JETTMAR, H. M.: Zbl. Bakt. I. Abt. Ref. 163, 275—278 (1957)
80 JETTMAR, H. M.: Zschr. Tropenmed. 12, 240—262 (1961)

81  Juba, A.: Acta med. Acad. scient. Hungar. *14*, 33—49 (1959)
81a Kaplan, M. M., E. Wecker, Z. Forsek a. H. Koprowski: Nature *186*, 821 (1960)
82  Kmet, I., I. Vesenjak-Zmijanac, M. Bedjanic a. S. Rus: Bull. World Health Organizat. *12*, 491—501 (1955)
83  Kolman, J. u. O. Havlik: Cs. EMI *4*, 180 (1955)
83a Kono, Y.: Nat. Inst. Anim. Hlth. Quart. Tokio *2*, 1 (1962)
84  Környey, St.: Verh. Dtsch. Ges. inn. Med. *61*, 231—235 (1955)
85  Kovac, W. u. H. Moritsch: Zbl. Bakt., I. Abt. Orig. *174*, 440—456 (1959)
86  Kovac, W., Ch. Kunz u. L. Stockinger: Arch. Virusforsch. *11*, 544—567 (1962)
87  Kunz, Ch.: Zbl. Bakt. I. Abt. Orig. *184*, 362—365 (1962)
88  Kunz, Ch.: Zbl. Bakt. I. Abt. Orig. *190*, 174—182 (1963)
88a Kunz, Ch.: Virology (1964) (im Druck)
89  Kunz, Ch., F. Gabler u. F. Herzog: Mikroskopie *16*, 1—7 (1961)
90  Kunz, Ch. u. J. Krausler: Arch. Virusforsch. *14*, 499—507 (1964)
91  Kunz, Ch. u. H. Moritsch: Arch. Virusforsch. *11*, 568—582 (1961)
91a Lennette, E. H. a. H. Koprowski: J. Exper. Med. *83*, 195 (1946)
91b Levine, S.: Virology *5*, 150—167 (1958)
91c Levine, S.: Virology *17*, 593—595 (1962)
92  Levkovich, E. N. a. V. V. Pogodina: Vop. virusol. *7*, 193—198 (1962)
93  Levkovich, E. N. a. G. D. Zasukhina: Zbl. Bakt., I. Abt. Orig. *177*, 448—453 (1960)
94  Libikova, H.: Acta virologica *1*, 93—101 (1957)
95  Libikova, H. a. J. Vilcek: Acta virologica *4*, 165—172 (1960)
96  Libikova, H. a. J. Vilcek: Acta virologica *5*, 379—385 (1961)
96a Likar, M. a. J. Casals: Nature *197*, 1131 (1963)
96b Libikova, H., J. Rehacek a. V. Mayer: Proc. of a Symposion on theoretical questions of nat. foci of dis., 1963, Prag
96c Libikova, H., J. Rehacek, M. Gresikova, O. Kozuch, J. Somogyiova a. E. Ernek: Acta virol. *8*, 96 (1964)
96d Libikova, H., V. Mayer, O. Kozuch, J. Rehacek, E. Ernek a. P. Albrecht: Acta virol. *8*, 289—301 (1964)
97  Likar, M. a. D. Dane: Lancet *II*, 456—458 (1958)
98  Lloyd, W., M. Theiler a. N. I. Ricci: Trans. Roy. Soc. Trop. Med. Hyg. *29*, 481—529 (1936)
98a Lockart, R. Z. jr.: J. Bact. *85*, 556—566 (1963)
98b Lockart, R. Z. jr. a. N. B. Groman: J. Inf. Dis. *103*, 163—171 (1958)
99  Loew, J.: Zbl. Bakt. I. Abt. Ref. *179*, 324 (1961).
100 Loew, J., G. Pretzmann u. A. Radda: Zbl. Bakt., I. Abt. Orig. *190*, 173—206 (1963)
100a Mackenzie, R. B., H. K. Beye, L. Valverde Ch. a. H. Garron: Am. J. Trop. Med. a. Hygiene *13*, 620—625 (1964)
101 McLean, D. M. a. W. L. Donohue: Canad. Med. Ass. J. *80*, 708—711 (1959)
102 Malkova, D.: Acta virologica *4*, 233—240 (1960)
103 Malkova, D.: Acta virologica *4*, 283—289 (1960)
104 Malkova, D.: Acta virologica *4*, 290—295 (1960)
105 Malkova, D.: Acta virologica *5*, 137—140 (1961)
106 Malkova, D. a. V. Frankova: Acta virologica *3*, 210—214 (1959)
106a Mayer, V., O. Kozuch, H. Libikova a. J. Zavada: Acta virol. *8*, 302—311 (1964)
107 Mayer, V., F. Sokol a. J. Vilcek: Virology *16*, 359—362 (1962)

108 MAYER, V., J. ZAVADA a. R. SKODA: Symposion on the Biology of Viruses of the Tick-borne Encephalitis Complex, Smolenice 1960
109 MAYR, A.: Mhefte Tierheilk. *13*, 102—111 (1961)
110 MAYR, A. u. K. BÖGEL: Zbl. Bakt., I. Abt. Orig. *182*, 564—570 (1961)
111 MEERS, P. D.: Trans. Roy. Soc. Trop. Med. Hyg. *54*, 493—501 (1960)
112 METTLER, N. E., LESTER G. MACNAMARA a. R. E. SHOPE: J. Exper. Med. *116*, 665—678 (1962)
113 MILES, J. A. R.: Bull. World Health Organizat. *22*, 339—371 (1960)
114 MISIN, A. W.: Med. Parazit. *27*, 313—316 (1958)
114a MOLNAR, E.: Acta microbiol. acad. scient. Hung. *10*, 365—369 (1963)
115 MORGAN, C., C. HOWE a. H. M. ROSE: J. Exper. Med. *113*, 219—234 (1961)
116 MORITSCH, H.: Ergeb. inn. Med. Kinderhk., NF, *17*, 1—57 (1962)
117 MORITSCH, H. u. J. KRAUSLER: Wien. klin. Wschr. *69*, 921—926, 961—965 u. 965—970 (1957)
118 MORITSCH, H. u. J. KRAUSLER: Zbl. Bakt., I. Abt. Orig. *176*, 377—383 (1959)
119 MORITSCH, H. u. J. KRAUSLER: Wien. klin. Wschr. *71*, 766—767 (1959)
120 MORITSCH, H. u. W. KOVAC: Symposion on the Biology of Viruses of the Tick-borne Encephalitis Complex. Proceedings of a Symposium, pp. 283—285, Czechoslovak Academy of Sciences 1961.
121 MUSSGAY, M. a. J. WEIBEL: Virology *16*, 52—62 (1962)
122 NABOKOW, W. A., M. A. LARJUCHIN, I. A. TARABUCHIN, N. F. CUMAK a. J. D. CIGIRIK: Med. Paras. u. Paras.krkh. *27*, 199—207 (1958)
123 NESTOROWA, L. a. M. LIKAR: Pathologia et Microbiologia *24*, 1129—1134 (1961)
124 NETSKI, G. J. u. O. W. RAWDONIKAS: XI. Internat. Kongr. f. Entomologie, Wien 17.—25. 8. 1960, Verhandlungen II Sektion VII bis XIV
125 NIELSEN, G. u. J. MARKQUARD: Arch. Virusforsch. *12*, 335—345 (1962)
126 OKER-BLOM, B.: Ann. Med. exp. Fenn. *34*, 309—318 (1956)
127 OKUNO, T., A. OYA u. T. ITO: Japan. J. Med. Sci. & Biol. *14*, 51—59 (1961)
128 ORMAY, L., M. P. ARADI, J. J. NIKODEMUSZ u. Gy. LOSONCZY: Zbl. Bakt., I. Abt. Orig. *178*, 279—290 (1960)
129 PATTYN, S. R. et R. WYLER: Bull. organ. mond. santé *12*, 581—589 (1955)
130 PAWLOWSKY, E. N.: Acta medica URSS *3*, 187—199 (1940)
131 PIROSKY, I., J. ZUCCARINI, E. A. MOLINELLI, A. DI PIETRO, O. J. G. BARRERA, P. MARTINI a. A. R. COPELLO: Hemorrhagic viroses of north-west Buenos Aires, pp. 197. Instituto Nacional de Microbiologia, Buenos Aires 1959
132 PIYARATN, P.: Amer. J. Trop. Med. Hyg. *10*, 767—772 (1961)
133 POOL, W.: Vet. J. *87*, 177—200, 222—239 (1931)
134 POOL, W., A. BROWNLEE a. D. R. WILSON: J. Comp. Path. *43*, 253—290 (1930)
135 PORTERFIELD, J. S.: Lancet *II*, 326—327 (1959)
136 PORTERFIELD, J. S.: Bull. World Health Organizat. *22*, 373—380 (1960)
137 PORTERFIELD, J. S. a. C. E. ROWE: Virology *11*, 765—770 (1960)
138 PORTERFIELD, J. S. a. C. E. ROWE: Virology *11*, 765—770 (1960)
139 PRETZMANN, G.: XI. Internat. Entomologen-Kongreß, Wien 1960, Verhandlungen Bd. III, S. 134
140 PRETZMANN, G., J. LOEW u. A. RADDA: Zbl. Bakt., I. Abt. Orig. *190*, 299—312 (1963)
141 PRICE, W. H., R. W. LEE, W. F. GUNKEL a. W. O'LEARY: Amer. J. Trop. Med. Hyg. *10*, 403—422 (1961)

142  PRZESMYCKI, F., Z. WROBLEWSKA, R. SEMKOV, R. STANCZYK, Z. KAMIENIECKA, I. KIRKOWSKA u. H. KICINSKA: Ann. Inst. Pasteur (suppl.) *91*, 3—8 (1956)
143  RADDA, A., G. PRETZMANN u. J. LOEW: Zbl. Bakt., I. Abt. Orig. *190*, 281—298 (1963)
144  REEVES, W. C.: Progr. med. Virol. *3*, 59—78, S. Karger AG, Basel/New York 1961
144a REEVES, W. C. a. W. M. HAMMON: J. Immunol. *69*, 511—514 (1952)
145  REHACEK, J.: J. of HEMI *5*, 282—285 (1961)
146  REHACEK, J.: Acta virologica *6*, 220—226 (1962)
147  RIVERS, T. M. a. F. F. SCHWENTKER: J. Exper. Med. *59*, 669—685 (1934)
147a RUIZ-GOMES, J. a. A. ISAACS: Virology *19*, 1—7 (1963)
148  ROSS, C. A. C.: Lancet 527—528 (1961)
149  SABIN, A. B.: Bact. Rev. *14*, 225—232 (1950)
150  SABIN, A. B.: Arch. Virusforsch. *4*, 367—410 (1951)
151  SABIN, A. B.: Amer. J. Trop. Med. Hyg. *1*, 30—50 (1952)
152  SALMINEN, A.: Ann. Med. Exper. Fenn. *37*, 400—406 (1959)
153  SALMINEN, A.: Ann. Med. Exper. Fenn. *38*, 267—280 (1960)
154  SALMINEN, A.: Ann. Med. Exper. Fenn. *38*, 281—287 (1960)
155  SALMINEN, A.: Acta Pathol. et Microbiol. Scand. Suppl., *154*, 341—342 (1962)
156  SALMINEN, A.: Nature *194*, 1301—1302 (1962)
157  SALMINEN, A.: Virology *16*, 201—203 (1962)
158  SALMINEN, A., A. W. ERIKSSON a. N. OKER-BLOM: Arch. Virusforsch. 11, 215—223 (1961)
159  SALMINEN, A., O. V. RENKONEN a. O. RENKONEN: Ann. Med. Exper. Fenn. *38*, 447—455 (1960)
160  SALMINEN, A., O. V. RENKONEN a. O. RENKONEN: Ann. Med. Exper. Fenn. *38*, 456—464 (1960)
161  SANNA, A. u. B. ANGELILLO: L'igiena moderna *54*, 249—255 (1961). Ref.: Zbl. Bakt., I. Abt. Ref. *183*, 317 (1962)
162  SEITELBERGER, F.: Acta neuroveg. *15*, 510—513 (1957)
163  SEITELBERGER, F. u. K. JELLINGER: Nervenarzt *31*, 49—60 (1960)
164  SEITELBERGER, F.: Acta neuroveg. *26*, 494—509 (1964)
165  SHIRAKI, H., A. GOTO u. H. NARABAYASHI: Rapports présentes à la 26e Réunion neurologique internationale. Paris 11.—12. 6. 1963, Masson et Cie., Paris, p. 49—112
166  SHOPE, R. E., L. G. MAC NAMARA a. R. MANGOLD: J. Exper. Med. *111*, 155—170 (1960)
167  SHOPE, R. E. a. O. R. CAUSEY: Amer. J. Trop. Med. *11*, 283—290 (1962)
168  SHORE, H.: Trans. Roy. Soc. Trop. Med. Hyg. *55*, 361—373 (1961)
169  SIMKOVA, A: Acta virologica *6*, 190 (1962)
170  SIMKOVA, A.: Acta virologica *6*, 281 (1962)
170a SIMKOVA, A.: Acta virol. *7*, 414—420 (1963)
171  SINNECKER, H.: Zbl. Bakt., I. Abt. Orig. *180*, 12—18 (1960)
172  SINNECKER, H.: J. of HEMI *6*, 483—488 (1962)
173  SLONIM, D. u. J. KRAMAR: Zbl. Bakt., I. Abt. Orig. *165*, 64—68 (1956)
174  SMORODINTSEV, A. A.: Arch. Virusforsch. *1*, 468—480 (1940)
175  SMORODINTSEV, A. A.: Progr. med. virol. *1*, 210—248 (1958)
175a SMORODINTSEV, A. A., N. W. KAGAN, E. N. BEVKOVICH a. N. L. DANKOVSKIJ: Arch. Virusforsch. *2*, 1—25 (1941)

176 SMORODINTSEV, A. A., A. K. SHUBLADZE a. V. D. NEUSTROEV: Arch. Virusforsch. *1*, 549—559 (1940)
177 SOKOL, F.: Symposium on the Biology of Viruses of the Tick-borne Encephalitis Complex, Smolenice 1960, pp. 86—97. Czechoslovak Academy of Sciences, Praha 1962
178 SOKOL, F., H. LIBIKOVA a. J. ZEMLA: Nature *184*, 1581 (1959)
179 STRODE, G. K. et al.: Yellow Fever. Mc Graw-Hill Book Comp. Inc., New York —Toronto—London 1951
179a STROHMAIER, K.: Persönl. Mitteilung, 1963
180 SVEDMYR, A., G. v. ZEIPEL, B. HOLMGREN a. J. LINDAHL: Arch. Virusforsch. *8*, 565—576 (1958)
181 Symposion on the Evolution of Arbo-viruses Diseases, London 1960. Trans. Roy. Soc. Trop. Med. Hyg. *54*, No. 2 (1960)
182 Symposion on Hemorrhagic Fever. August 10 and 11, 1961, Bangkok, Thailand. SEATO Med. Res. Monogr. No. 2
183 SCHNEIDER, H.: Wien. klin. Wschr. *44*, 350—352 (1931)
184 SCHNEIDER, H.: Die epidemische akute „Meningitis serosa". W. Maudrich, Wien 1932
185 STOKES, A., J. H. BAUER a. N. P. HUDSON: Amer. J. Trop. Med. *8*, 103—164 (1928)
186 STREISSLE, G.: Zbl. Bakt., I. Abt. Orig. *179*, 189—297 (1960)
187 STREISSLE, G.: Zbl. Bakt., I. Abt. Orig. *182*, 159—169 (1961)
188 STREISSLE, G.: Zbl. Bakt., I. Abt. Ref. *179*, 324 (1962)
188a TAYLOR, C. S.: J. Immunol. *71*, 125—133 (1953)
189 THEILER, M.: Ann. Trop. Med. *24*, 249—272 (1930)
190 THEILER, M.: Proc. Soc. Exper. Biol. (N. Y.) *96*, 380—382 (1957)
191 THEILER, M., J. CASALS a. C. MOUTOUSSES: Proc. Soc. Exper. Biol. Med. (N. Y.) *103*, 244—246 (1960)
192 THOMAS, L. A. a. C. M. EKLUND: Proc. Soc. Exper. Biol. Med. *105*, 52—55 (1960)
193 TONGEREN, H. A. E. van: Central European Encephalitis — Epidemiology and Vectors. VI. Int. Congr. on Trop. Med. and Malaria, Lissabon 1958
194 VERLINDE, J., H. A. E. VAN TONGEREN, S. R. PATTYN a. A. ROSENZWEIG: Bull. World Health Organizat. *12*, 565—579 (1955)
195 VILCEK, J.: Nature *187*, 73—74 (1960)
196 VILCEK, J.: Acta virologica *5*, 278—282 (1961)
197 VILCEK, J.: Acta virologica *6*, 144—150 (1962)
198 VILCEK, J.: Acta virologica *7*, 107—115 (1963)
199 VILCEK, J. a. B. RADA: Acta virologica *6*, 9—16 (1962)
199a WAGNER, R. R.: Virology *19*, 215—224 (1963)
199b WAGNER, R. R., A. H. LEVY, R. M. SNYDER, G. A. RATCLIFF jr. a. D. F. HYATT: J. Immunol. *91*, 112—122 (1963)
200 WECKER, E.: Zschr. Naturforsch. *14b*, 370—378 (1959)
201 WECKER, E.: Zschr. Naturforsch. *15b*, 71—78 (1960)
202 WECKER, E.: Virology *7*, 241—243 (1959)
203 WECKER, E. u. W. SCHÄFER: Zschr. Naturforsch. *12b*, 415—417 (1957)
204 WENNER, H. A. a. TE YONG LOU: Progr. med. virol. *5*, 219—294 (1963)
204a WIEBENGA, N. H., A. SHELOKOV, Cl. J. GIBBS a. R. B. MACKENZIE: Am. J. Trop. Med. a. Hygiene *13*, 626—628 (1964)

205 Wiedermann, G., F. Reinhardt u. Ch. Kunz: Zbl. Bakt., I. Abt. Orig. *189*, 15—25 (1963)

206 Williams, H. a. H. Thorburn: Scot. med. J. Glasgow *7*, 353—355 (1962)

208 Williams, M. C. a. J. P. Woodall: Trans. Roy. Soc. Trop. Med. Hyg. *55*, 135—141 (1961)

209 Wittman, G. a. H. D. Matheka: Mhefte Tierhk. *10*, 161—169 (1958)

210 Work, T. H.: Progr. med. virol. *1*, 248—277 (1958)

211 World Health Organization, Techn. Rep. Series No. 206: 11th Report of the Expert Committee on Insecticides (1961)

212 Zemla, J. a. J. Vilcek: Acta virologica *5*, 367—372 (1961)

212a Zemla, J.: Diskussion p. 117 in H. Libikova: "Biology of Viruses of the Tick borne Encephalitis Complex". Czechoslovak. Acad. Sc. Prag, 1962

213 Zilber, L. A.: Vop. Virusol. *6*, 323 (1957). Ref.: Zbl. Bakt., I. Abt. Ref. *168*, 302 (1958)

214 Zilber, L. A.: J. of HEMI *6*, 113—127 (1962)

215 Zilber, L. A.: J. of HEMI *6*, 128—135 (1962)

# Myxoviren (Allgemeiner Teil)

Von W. Hennessen

## 1. Allgemeines und Definition

Die Gruppe der Myxoviren umfaßt eine Anzahl von Virusarten, welche in ihrer ätiologischen Bedeutung für Erkrankungen von Menschen und Tieren sehr stark voneinander abweichen. Die verschiedenen hierin zusammengefaßten Viren gleichen sich jedoch in einer Reihe von Eigenschaften so sehr, daß nicht nur diese Virusgruppe gegenüber anderen klar abgrenzbar ist, sondern daß auch die Beschreibung der Gruppencharakteristika so erfolgen kann, daß für die einzelnen Virusarten der Gruppe nur noch wenige besondere Merkmale nachzutragen sein werden. Die nachfolgende Darstellung dieser intensiv durchforschten Virusgruppe soll sich nicht darauf beschränken, den Stand der Kenntnisse wiederzugeben, der in Hand- und Lehrbüchern zu finden ist; sie will vielmehr auch die offenen Fragen anschneiden, deren Bedeutung erst in jüngster Zeit durch verfeinerte Untersuchungsmethoden zu Tage trat. Daß die Grenzen unseres Wissens auf diesem Gebiet oft sehr schnell erreicht sind, wird den Fachmann nicht verwundern, dem Anfänger soll damit jedoch das Verständnis für neuere Forschungsrichtungen erleichtert werden.

Arten der Gruppe Myxovirus (nach Andrewes):

*Myxovirus influenzae*
    M. influenzae A
        M. influenzae A hominis:
            M. infl. A klassisch
            M. infl. $A_1$
            M. infl. $A_2$
        M. influenzae A porci
        M. influenzae A equi
        M. influenzae A anatis
        M. influenzae A galli (pestis galli)
    M. influenzae B
    M. influenzae C

*Myxovirus parotidis* (Mumps)
*Myxovirus multiforme* (atypische Geflügelpest, Newcastle Disease)
*Myxovirus parainfluenzae*
  M. parainfluenzae 1 (Sendai)
  M. parainfluenzae 2
  M. parainfluenzae 3
  M. parainfluenzae 4
  M. parainfluenzae simis (SV5).
Die in der vorstehenden Tabelle angeführten Virusarten haben alle die Eigenschaft, Erythrozyten zu agglutinieren. Die Hämagglutination, welche Hirst zuerst beobachten konnte, beruht auf einer Affinität der Viruspartikel zu Mukoproteinen der Erythrozytenmembranen, den sogenannten Rezeptoren. Diese Eigenschaft der Viren führte zu ihrer Bezeichnung (lateinisch mucus, griechisch myxos = Schleim). Übereinstimmung besteht innerhalb der Myxoviren außerdem in *Aufbau* und *Gestalt,* in ihrer hohen *Ätherempfindlichkeit,* in ihrer *Züchtbarkeit* auf bebrüteten Hühnereiern und der Art ihrer *Vermehrung.* Die Myxoviren enthalten wie viele andere Virusarten als genetisches Material Ribonukleinsäuren (RNS).

## 2. Hämagglutination

Die Zusammenballung von Erythrozyten durch die Partikel der Viren der Myxogruppe kommt dadurch zustande, daß die Viren an die Membranen der roten Blutkörperchen adsorbiert werden. Hierbei kann jeder Erythrozyt durch die Vielzahl von Virusrezeptoren seiner Oberfläche mit einer großen Anzahl Viruspartikel beladen werden. Die dem Blutkörperchen „angeklebten" Virusteilchen verändern seine elektrische Ladung, so daß statt einer Suspension gleichgeladener Erythrozyten, die sich gegenseitig abstoßen, eine solche unregelmäßig, je nach Virusgehalt beladener Blutkörperchen entsteht, die sich zusammenballen. Außerdem kann die Hämagglutination dadurch verursacht werden, daß ein oder mehrere Viruspartikel eine Brückenbildung zwischen zwei Erythrozyten hervorrufen, indem sie mit Rezeptoren von zwei Blutkörperchen reagieren.

Im Anschluß an die Adsorption spaltet das Virusferment Neuraminidase sein Substrat, das Mukoprotein der Rezeptoren, auf der Zelloberfläche, wobei *Neuraminsäure* freigesetzt wird. Mit der Aufklärung dieses Vorganges gelang Gottschalk 1959 der Nachweis des ersten viruseigenen Fermentes. Daß dieser fermentative Abbau von Rezeptoren auch bei der Infektion des Organismus eine entscheidende Bedeutung hat, konnte schon früher von Stone nachgewiesen werden, als er die Infektion von Mäusen durch Influenzavirus dadurch verhinderte, daß er die Rezeptoren der Zellen durch das Receptor Destroying Enzyme (RDE) vorher abbaute. Auf dieses Enzym wird weiter unten einzugehen sein.

Aus diesen und anderen Untersuchungen geht hervor, daß die Hämagglutination durch Vorgänge bedingt ist, welche denjenigen der ersten Phasen einer Virusinfektion der Zelle gleichen. Aus diesem Grunde hat die Hämagglutination seit ihrer Entdeckung immer wieder das Interesse der Virologen hervorgerufen. Aus dem gleichen Grunde ist es nicht verwunderlich, daß die Hämagglutination durch Immunsera gehemmt werden kann. Hieraus ergab sich die Möglichkeit, den Hämagglutinationshemmtest (HIRST) zu entwickeln, der diagnostisch zeitweilig von Bedeutung war und der relativ einfache Immunitätsstudien erlaubte. Es ist jedoch auch heute nicht mit Sicherheit zu sagen, ob die hämagglutinationshemmenden Antikörper Träger des Immunschutzes nach Infektionen oder Schutzimpfungen mit Myxoviren oder deren Antigenen sind.

Myxoviren sind in der Lage, Erythrozyten von zahlreichen Tierarten zu agglutinieren. Die am meisten verwendeten sind dabei diejenigen von Hühnern, Meerschweinchen und Schafen, sowie solche der menschlichen Blutgruppe 0. Hierbei kann im Laufe der Adaptation der Viren an die Wirtssysteme, in welchen sie gezüchtet werden, ein Wechsel in den quantitativen Verhältnissen der Hämagglutination bestimmter Erythrozyten auftreten. Während frisch isolierte Influenza-A-Stämme Meerschweinchen- und menschliche 0-Blutkörperchen agglutinieren, nicht aber Hühnererythrozyten (Virus der 0 = Original-Phase), gewinnen diese Stämme nach Adaptation an die Allantoishöhle auch die Fähigkeit, Hühnerzellen zusammenzuballen (D = Derivat-Phase). Noch vor der Aufdeckung der chemischen Vorgänge der Hämagglutination konnte BURNET 1946 eine Klassifizierung der bis dahin bekannten Myxoviren vornehmen, indem er die Viren nach ihren hämagglutinierenden Eigenschaften ordnete. Seinem linearen Gradienten liegt die Beobachtung des Phänomens zugrunde, daß Erythrozyten nach Adsorption und nachfolgender Elution des Virus vom gleichen Virus nicht mehr agglutiniert werden können. Die Agglutination durch andere Viren der Gruppe ist jedoch möglich. Nach diesem Gradienten erhalten die Viren die Rangfolge:

| | |
|---|---|
| Influenza C | Influenza A (Melbourne) |
| Mumps | Influenza A (WS) |
| atyp. Geflügelpest | Influenza B (Lee) |
| Sendai | Influenza A (Schwein) |
| Influenza $A_2$ (nicht eiadaptiert) | Influenza $A_2$ (eiadaptiert). |

Während nach Adsorption und Elution durch das erste dieser Viren (Influenza C) die Erythrozyten durch alle weiteren Viren erneut agglutiniert werden können, ist nach der Agglutination des letzten Gliedes (Influenza $A_2$ eiadaptiert) keine Adsorption der vorherstehenden Virusarten mehr möglich. Jedes Glied dieser Reihe hebt die Reagibilität mit den vorhergehenden Viren auf, während diese für die folgenden Viren erhalten bleibt. Erst mehr als 15 Jahre nach dieser Erkenntnis eines biologischen Verhaltens konnte die chemische Erklärung darin gefunden werden, daß die Virusarten des Gradienten sich in ihrer Fermentaktivität unterscheiden. Diese nimmt in der Reihenfolge der Virusarten zu.

## 3. Hämadsorption

Bei der Züchtung von Myxoviren in Gewebekulturen tritt eine Erscheinung auf, welche mit der Hämagglutination eng verwandt ist. Wenn es in diesen Zellen zur Bildung von Viruspartikeln oder deren hämagglutinierenden Bestandteilen kommt, werden der Kultur zugesetzte Erythrozyten von den infizierten Zellen adsorbiert. Diese Hämadsorption kann durch Immunseren verhindert werden. Auch dieses Phänomen läßt sich im serologischen Test zur Diagnose und zu Virusstudien verwenden. Es hat besondere Bedeutung für die Para-Influenzaviren.

## 4. Gestalt und Aufbau

Morphologisch besteht unter den Arten der Gruppe keine Einheitlichkeit, was die Größe der Viruspartikel betrifft. Diese geht aus der folgenden Zusammenstellung hervor:

| | |
|---|---|
| Influenzavirus | 80—120 m$\mu$ |
| Mumpsvirus | 130—220 m$\mu$ |
| Newcastle Disease Virus | 90—100 m$\mu$ |
| Parainfluenzavirus | 110—250 m$\mu$ |

Dagegen gleicht sich die Form dieser Viren weitgehend. Sie ist bei allen Arten annähernd kugelig. Bei Influenza- und NDV-Virus werden außerdem filamentöse Gebilde beobachtet. Die formgebende äußere Umhüllung der Partikel wird ebenfalls bei allen Arten aus dem Material der Wirtszelle gebildet.
Der strukturell ähnliche Aufbau der Myxoviren wird bei der Beschreibung ihrer Ätherempfindlichkeit näher erläutert. In ihrer chemischen Zusammensetzung gleichen sich die Myxoviren nicht nur dadurch, daß sie, wie schon erwähnt, RNS enthalten, sondern auch in dem relativ hohen Lipoidanteil der Partikel, der nach SCHRAMM [20] rund ein Viertel ihrer Masse beträgt. Bei dieser Angabe ist jedoch zu berücksichtigen, daß es sich um Analysenwerte aus Viruspräparationen handelt, die nicht gereinigt vorlagen.

## 5. Ätherempfindlichkeit

Auch im Hinblick auf die Einwirkung von Äther gleichen sich die Angehörigen der Gruppe so sehr, daß die Empfindlichkeit gegenüber Äther (HOYLE) als Charakteristikum verwendet werden kann. Die inaktivierende Wirkung von

Äther wird verständlich durch den Aufbau der Myxoviren, der bei der ganzen Gruppe nach ähnlichen Strukturprinzipien vor sich geht. Als Träger der Vermehrungsfähigkeit liegt die Ribonukleinsäure im Inneren der Partikel als Nukleoproteid vor, das von SCHÄFER *[17]* als „gebundenes" Antigen, von LIEF und HENLE als „internal soluble" Antigen bezeichnet wird. Als weiterer Bestandteil der Myxoviren ist das Hämagglutinin zu nennen, das aus Eiweiß und Kohlehydraten besteht und von einer Lipoidhülle zusammengehalten wird. Das Hämagglutinin, welches auch als V-Antigen (V = Virus) beschrieben wird, ist bei denjenigen Myxoviren, für welche serologische Stamm- und Typenunterschiede bekannt sind, bestimmend für die Stammesunterschiede, während

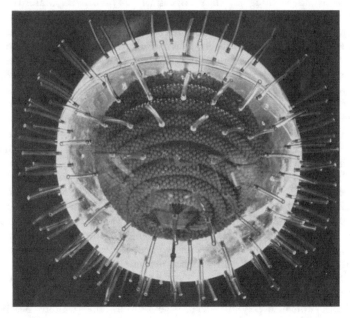

Abb. 1: Modell eines Myxovirus (nach R. W. HORNE: Virology *15*, 348—373 [1961]) mit freundlicher Genehmigung des Autors und von Academic Press Inc., London.

das gebundene Antigen die Typenunterscheidung ermöglicht. Dies ist der Fall bei den Influenza- und den Parainfluenzaviren. Eingehende morphologische Studien der jüngsten Vergangenheit lassen vermuten, daß der kugelige Aufbau der Myxoviren dem einer Roßkastanie (HORNE) ähnelt, wobei die Stacheln das Hämagglutinin darstellen würden. Bei der Behandlung von Myxoviren, aber auch von Masernvirus mit Äther verliert, wie schon erwähnt, das Virus seine Infektiosität. Darüber hinaus zerfällt es in seine Untereinheiten, wobei der Lipoidanteil in die Ätherphase eintritt, während das gebundene Antigen und das Hämagglutinin in der wäßrigen Phase bleiben. Obwohl sicher feststeht, daß das gebundene Antigen die Virusvermehrung verursacht, ist es experimentell noch nicht gelungen, mit diesem isolierten Anteil des Virus Zellen oder Organismen zu infizieren (WECKER [25]), was mit vielen anderen Virusarten außerhalb der Myxovirusgruppe möglich ist.

### 6. Züchtbarkeit im Brutei

Ein weiteres Merkmal der Myxoviren besteht darin, daß sich die dazugehörigen Virusarten in befruchteten Hühnereiern vermehren lassen. Aus diesem und anderen Gründen schlug kürzlich HILLEMAN [14] vor, das Masernvirus und das Staupevirus ebenfalls der Myxovirusgruppe zuzuordnen. Die Kultivierung aller Myxoviren gelingt in den Höhlen des Bruteies. Die meisten Arten der Gruppe lassen sich außerdem in Gewebekulturen der verschiedensten Tierspezies vermehren, jedoch erweisen sich Bruteier nicht nur wegen des geringeren Aufwandes als vorteilhafter für die Arbeit mit Myxoviren, sondern vor allem auch wegen der hierin erzielbaren höheren Virusausbeuten. Die Adaptation frisch isolierter Virusstämme erfolgt meist durch Infektion des Amnionsackes, während die Allantoishöhle für die Vermehrung bereits eiadaptierter Stämme benutzt wird. Nach dem Eindringen des Virus in die Zelle — der Lipoidanteil wird nicht mit eingeschleust — beginnt mit der Eklipse die Virusvermehrung. Diese findet bei den einzelnen Myxoviren in verschiedenen Zellregionen statt. Nach LÖFFLER [15] wird Influenzavirus und das Virus der klassischen Geflügelpest zuerst in der Nähe des Kerns und in diesem vermehrt; Mumps- und New Castle Disease-Virus finden sich nur im Zytoplasma. Als erster Virusbestandteil tritt das gebundene Antigen schon wenige Stunden nach der Infektion auf, während das Hämagglutinin eine Stunde nach dem Erscheinen des gebundenen Antigens nachgewiesen werden konnte [18]. Erst kurz vor der Zerstörung der Zelle und dem Austritt der infektiösen Viruspartikel erhalten diese ihre endgültige Form durch eine Art Zusammenbau in der Nähe der Zellmembran, wobei deren Material mit in die Viruspartikel gelangt.

Aus dem Vermehrungszyklus der Myxoviren ist eine weitere Besonderheit bekannt, welche im Auftreten sogenannter „inkompletter Viren" besteht (v. MAGNUS). Diese Gebilde können wie das Virus selbst Erythrozyten agglutinieren, sie sind auch antigenetisch nicht von den Viruspartikeln zu unterscheiden; sie können sich jedoch nicht vermehren. Außerdem sind sie elektronenoptisch anscheinend wegen des Fehlens der RNS weniger dicht als vollständige Viren [18]. Man könnte daher hier von einer „forme fruste" des Virus sprechen. Die inkompletten Formen werden in besonderem Maße dann gebildet, wenn beispielsweise Bruteier mit hohen Viruskonzentrationen infiziert werden, jedoch lassen sie sich auch unter anderen Bedingungen im infizierten Wirtsorganismus nachweisen.

Obwohl die Ausbildung inkompletter Formen eine Eigenart der Vermehrung der Myxoviren zu sein scheint, liegt die Frage nahe, ob es sich hierbei um eine der Vermehrung aller Virusarten gemeinsame Erscheinung handelt. Das Auftreten der inkompletten Formen kann zweifellos als eine Art Fehlleistung oder Überproduktion bei der Vermehrung betrachtet werden. Da die Inkomplettheit der Gebilde nur auf dem Fehlen der vermehrungsfähigen RNS beruht, dürfte diese bei der Bildung der inkompletten Formen noch nicht oder nicht mehr zur Verfügung gestanden haben. Es würde den Umfang dieses Beitrages sprengen, auf die Rückschlüsse einzugehen, welche sich hieraus für die Steuerungsfunktion der in die Zelle eingedrungenen RNS des infizierenden Virus ergeben. Es scheint jedoch auch im Hinblick auf die später zu beschreibenden Immunitätsprobleme notwendig hervorzuheben, daß die Zahl und damit auch die antigenetische Masse der Viruspartikel, welche auf einen infizierten Organismus einwirken, über diejenigen hinausgehen können, welche als infektiöse Einheiten bestimmbar sind.

Das Auftreten inkompletter Formen und die Empfindlichkeit der Myxoviren gegenüber Milieueinflüssen haben in vitro zur Folge, daß die Zahl der infektiösen Einheiten nicht in einem konstanten Verhältnis zu derjenigen der hämagglutinierenden steht. Diese Relation ist eine von Viruspräparation zu Viruspräparation veränderliche Größe, die zudem noch durch die Aufbewahrungstemperatur ständig beeinflußt wird. Die verschiedenen Eigenschaften der Myxoviren unterliegen den schädigenden Umwelteinflüssen im Sinne einer Inaktivierung in einer Reihenfolge, die nachstehend anhaltsweise skizziert ist:

Infektiosität
Pyrogenität
Hämagglutination
Komplementbindung.

Wenn weiter oben die Bildung von inkompletten Virusformen als eine Art Fehlleistung bezeichnet wurde, so ist hier nachzutragen, daß es bei der Vermehrung der Myxoviren neben der Neubildung von infektiösem Virus, dem Auftreten von inkomplettem Virus noch zum Erscheinen einer dritten Komponente kommt, welche identisch mit dem im Virus eingebauten „gebundenen Antigen" [18] isoliert auftritt, und als solche die Bezeichnung „Lösliches Antigen" trägt. Diese Komponente, welche kleiner ist als das Viruspartikel (30 m$\mu$), stellt den Träger der typenspezifischen komplementbindenden Antigenität der Myxoviren dar. Da dem isolierten „löslichen Antigen" keine erkennbare Funktion für die Virusvermehrung zukommt, ist sein Auftreten ebenfalls als eine Überproduktion der infizierten Zelle zu betrachten.

## 7. Antigene der Myxoviren

Bei den Myxoviren lassen sich mehrere antigene Eigenschaften getrennt voneinander bestimmen. Von diesen seien hier erwähnt das Hämagglutinin, das komplementbindende Antigen und das schützende Antigen. Diese drei Antigene scheinen nicht identisch zu sein. Sie ermöglichen einerseits mannigfaltige Untersuchungsmöglichkeiten, andererseits aber gibt ihre nicht immer exakt durchgeführte Trennung Anlaß zur Verwirrung durch einander widersprechende Befunde.

Wie bereits bei der Beschreibung der Hämagglutination durch Myxoviren hervorgehoben, ist das im Vordergrund des Interesses der meisten Untersucher stehende Antigen das Hämagglutinin dieser Viren. Der Aufbau der Myxoviren zeigt jedoch, daß die Eigenschaft zu hämagglutinieren sowohl dem Viruspartikel als ganzem als auch einer Untereinheit, dem eigentlichen Hämagglutinin, zukommt. Diese Untereinheit läßt sich durch Ätherspaltung gewinnen. Der überwiegende Teil der Untersuchungen über die Hämagglutination ist mit den Viruspartikeln vorgenommen worden. Es ist daher nicht mit Sicherheit zu sagen, ob beispielsweise die Hämagglutination, welche mit dem intakten Viruspartikel über Adsorption, fermentativen Abbau der Rezeptoren und schließlich Elution verläuft, sich mit dem isolierten Spaltprodukt Hämagglutinin in völlig gleicher Weise abspielt. Die hämagglutinationshemmenden (HAH) Antikörper treten nach der Infektion durch Myxoviren später auf als die komplementbindenden Antikörper. Es ist nicht klar, ob dieses zeitliche Nacheinander auch dann beobachtet wird, wenn für die Bestimmung der

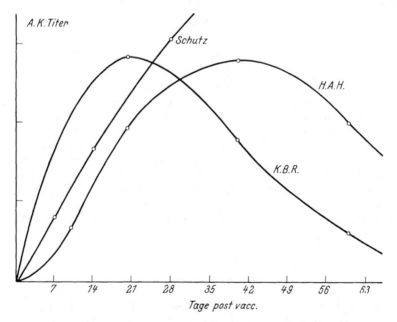

Abb. 2: Influenza. Auftreten der Antikörper beim Tier post vacc. (nach G. Schmidt und W. Hennessen).

HAH-Antikörper das Spaltprodukt Hämagglutinin verwendet wird. Das komplementbindende Antigen, dessen Substrat die kleinen Partikel aus dem Inneren des Virus (gebundenes Antigen), aber auch die bei der Züchtung frei anzutreffenden sogenannten löslichen Antigene sind, auf die weiter oben eingegangen wurde, hat diagnostische Bedeutung gewonnen *[9]*. Hierbei wird das frühe Erscheinen der komplementbindenden Antikörper ausgenutzt, die dann im Verlauf der Infektion und Rekonvaleszenz auch früher absinken als die HAH-Antikörper. Auch das komplementbindende Antigen ist in seiner immunologischen Bedeutung nicht klar einzuordnen (Abb. 2).

Während der Schutz, welchen der rekonvaleszente, aber auch der geimpfte Organismus vor der Infektion besitzt, den Schluß erlaubt, daß das schützende Antigen im Viruspartikel der Myxoviren zu suchen ist, läßt sich doch noch keine Aussage darüber treffen, ob auch Untereinheiten der Partikel schützende Antikörper hervorrufen können. Es ist denkbar, daß auch Untereinheiten, die bei der Virusvermehrung wie auch beim Abbau des Viruspartikels aus dem Impfstoff auftreten können, das eigentliche Antigen darstellen, welches zur Schutzwirkung führt. Selbstverständlich bleibt davon unberührt, daß der komplette Viruspartikel für die Infektion notwendig ist. Hinweise für diese zunächst abwegig erscheinende Vermutung können in Befunden von HERZBERG *[11, 12]* gesehen werden, der mit praktisch hämagglutininfreien Fraktionen infizierter Allantoisflüssigkeit Mäuse in einem hohen Grade vor Influenza schützen konnte.

## 8. Rekombination

Die Züchtung von Myxoviren auf dem Brutei wurde von der Arbeitsgruppe BURNET so sehr verfeinert, daß es mit dieser Methode gelingt, bei Myxoviren aus zwei verschiedenen „Eltern"-Viren ein neues Virus zu gewinnen, das eine Mischung der Eigenschaften der beiden Ausgangsviren darstellt. Diese als Rekombination bezeichnete Erscheinung führt zu einem Virus, dessen neuer Mischcharakter in der Weiterzüchtung stabil bleibt, so daß es genetisch als echte Mutation bezeichnet werden kann. Rekombination kommt dann zustande, wenn das Brutei mit den beiden Ausgangsviren in geeigneter Konzentration gleichzeitig infiziert wird. Die Erscheinung der Rekombination, die bei Bakteriophagen häufig wiederholt werden konnte, beweist, daß die Infektion einer Zelle nicht immer nur von einem Viruspartikel oder von nur einem Virusstamm erfolgt, sondern daß offenbar verschiedene Viren in eine Zelle eindringen können, um sich darin vermehren zu lassen. Auf diese Erscheinung wird bei der Besprechung der Epidemiologie der Influenza erneut einzugehen sein.

Schrifttum S. 521.

# Grippeviren (Myxovirus influenzae)

Von W. Hennessen

## 1. Klinik

Nach einer Inkubationszeit von wenigen Tagen oder nur Stunden manifestiert sich die Influenza-Infektion mehr durch subjektive als durch objektive Beschwerden. Im Vordergrund der nicht komplizierten Erkrankung steht das plötzlich auftretende schwere Krankheitsgefühl mit Retrosternal- und Gliederschmerzen. Mit diesen Symptomen geht eine scharfe Temperaturerhöhung bis 40° C einher; trockener, schmerzhafter Husten ohne nennenswerte Expektoration, Konjunktivitis, Rötung mit vereinzelt vorkommenden Hämorrhagien im Nasen-Rachen-Raum stehen im Vordergrund des klinischen Bildes. Die Schleimhäute sind jedoch frei von Belägen. Der Lungenbefund entspricht auskultatorisch und perkutorisch nicht der Stärke der Beschwerden. Ebensowenig sind die Blutsenkung oder das Blutbild verändert. Nur in etwa einem Drittel der Fälle kommt es zu der für Viruskrankheiten typischen Leukopenie. Im Anfang der Erkrankung, nach etwa 3—4 Tagen, klingt das Fieber ab, und die Rekonvaleszenz wird allenfalls durch länger anhaltenden Husten gestört. Die nicht komplizierte Influenza stellt demnach das harmlose Krankheitsbild eines 3-Tage-Fiebers dar, soweit sie sporadisch oder in kleineren Epidemien auftritt. In Epidemien und Pandemien dagegen kann sich dies jedoch erheblich verändern. So stand im Vordergrund der Pandemie 1918/20 das Bild der hämorrhagischen Pneumonie mit relativ hoher Letalität (ca. 3%). Wegen des Fehlens virologischer Untersuchungen bei diesem schwersten Seuchenzug des 20. Jahrhunderts läßt sich nicht mit Sicherheit sagen, ob diese Pneumonien Komplikationen oder typische Verlaufsform dieser Influenza-Infektionen darstellten. Selbst die sehr milde verlaufene Pandemie der sogenannten asiatischen Grippe 1957/58 zeigte eine Häufung von atypischen Pneumonien sowie klinisch eine Mitbeteiligung des ZNS und der Hirnhäute. Während die Influenza-Pneumonie zu den häufigsten Ursachen der Viruspneumonie gehört, die bei der Influenza-Infektion als eine Art zweiter Krankheit nach Abklingen des ersten Schubs auftritt, wird sie als Folge einer reinen Influenza-Infektion doch nur selten beobachtet. Viel häufiger ist das Auftreten pneumonischer Veränderungen als Folge von bakteriellen Super- oder Mischinfektionen. Die Neigung zu einer

Staphylokokken-Pneumonie scheint bei oder unmittelbar nach einer Influenza-Infektion besonders groß zu sein. In diesen wie allen sonstigen Komplikationen der Influenza durch bakterielle Infektionen hat sich die Behandlung mit Antibiotika und Sulfonamiden bewährt. Dadurch sank die Letalität von Influenza-Komplikationen seit Beginn der chemotherapeutischen Ära stark ab, ohne daß das Virus selbst von den jeweiligen Medikamenten zu beeinflussen gewesen wäre.

## 2. Pathologie

Die komplikationslose Influenza-Infektion verursacht degenerative entzündliche Veränderungen des Epithels des gesamten Respirationstraktes. Diese heilen vollständig in der Rekonvaleszenz aus. Die pathologisch-anatomischen Veränderungen durch interkurrente oder Superinfektionen, welche durch Bakterien verursacht werden, entsprechen den für die jeweiligen Keime typischen Läsionen. Bei der Beteiligung des ZNS in nicht komplizierten Influenzafällen kann noch nicht entschieden werden, ob es sich hierbei um eine direkte Viruswirkung oder um eine solche des Toxins der Influenzaviren handelt. Das Vorkommen von Toxinen bei Influenzaviren konnte für einige Stämme durch Tierversuche nachgewiesen werden.

## 3. Ätiologie

Die Influenzaviren stellen die für die Humanmedizin bisher bedeutendsten Virusarten der Gruppe der Myxoviren dar. Sie verursachen das klinische Syndrom der Grippe, die von der leichten Erkältungskrankheit bis zur hämorrhagischen Pneumonie reichen kann. Die Aufklärung der ätiologischen Bedeutung des Influenzavirus als Ursache der menschlichen Grippe gelang vor rund dreißig Jahren SMITH u. Mitarb. Die allgemeinen Eigenschaften des Influenzavirus wurden in den vorhergehenden Abschnitten bereits behandelt.

## 4. Epidemiologie

Der Isolierung der ersten Viren folgte bald die Erkenntnis, daß diese serologische Unterschiede aufweisen, die in der Komplementbindung und im Hämagglutinationshemmtest festgestellt werden konnten. Auf Grund der Reaktionen der komplementbindenden Antigene (soluble antigen HOYLE) ließen sich zunächst zwei Gruppen unterscheiden, die als A und B bezeichnet wurden. Während die Influenza-B-Viren relativ stabil in ihrem Charakter blieben — es ist bisher nur eine merkliche Veränderung dieses Virustyps aufgetreten [5, 9] — bietet der A-Typ das Bild einer dauernden Variabilität, das sich in Abwandlung der Angaben von FRANCIS etwa folgendermaßen tabellarisch darstellen läßt:

| Subtyp | Protovirus | Auftreten |
|--------|-----------|-----------|
| A | Schweine-Infl. S 15 | 19??—1928 |
| A prime | PR 8 | 1934—1943 |
| A₁ | FM₁ | 1946—1956 |
| A₂ | Asia | seit 1957— |

Die in unregelmäßigen Abständen beim Influenza-A-Virus erfolgenden Änderungen des antigenen Materials werden als Antigendrift bezeichnet. Sie haben zur Folge, daß ein neuer Typ in seiner Ausbreitung nicht durch die Durchseuchung mit nachfolgender Immunität durch den vorhergehenden Typ gehemmt wird. Für das Verständnis dieses Phänomens scheint die von BURNET gefundene Fähigkeit der Influenzaviren zur Rekombination von Bedeutung. Ob dieser oder ein anderer mutationsauslösender und fördernder Mechanismus die Antigendrift bewirkt, bleibt jedoch noch zu klären. Es gelang auch, durch Viruszüchtung in Gegenwart niederer Antikörperkonzentrationen Varianten zu erzeugen. An dieser Stelle ist festzuhalten, daß die Influenza-A-Viren die einzigen bisher bekannten Krankheitserreger darstellen, deren serologische Spezifität relativ häufig, anscheinend rhythmischen Änderungen unterliegt. Während es nicht mehr möglich ist, über die in der überschaubaren Geschichte immer wieder auftretenden großen Seuchenzüge durch Influenzavirus nachträglich ätiologische Aussagen zu machen — insbesondere muß die Pandemie 1918/19 ungeklärt bleiben — kann man aus den virologisch erfaßten Epidemien und Pandemien wichtige Rückschlüsse ziehen. Nach den bisherigen Beobachtungen scheint das seuchenhafte Auftreten vorwiegend durch Influenza-A-Viren verursacht zu werden, während das sporadische Vorkommen von Grippe-Erkrankungen mehr an den B-Typ gebunden zu sein scheint. Für die Pandemie der sogenannten asiatischen Grippe (1957/58) war ein Influenza-A-Virus verantwortlich, das eine bis dahin nicht bekannte Variante darstellte, während der Übergang des vorherrschenden Typs A auf A₁ (1946) nicht vom Ausbruch einer Pandemie begleitet war. Demnach läßt sich weder sagen, daß jede Antigenveränderung des Influenza-A-Virus zu einer Pandemie führt, noch daß jede Pandemie von einer Antigenveränderung abhängig sein muß. Es bleibt ebenfalls offen, welche Faktoren der verschiedensten Art gegeben sein müssen, um eine Influenza-Pandemie zu verursachen. Neben den in 3—5jährigen Abständen immer wieder auftretenden Influenza-Epidemien ist das Influenzavirus für 10—15% der Infektionen des Respirationstraktes verantwortlich, die alljährlich im gemäßigten Klima vorkommen [14].

## 5. Pathogenität und Wirtsspektrum

Der eigentliche Wirt für das Influenzavirus A und B ist der Mensch. Unter natürlichen Verhältnissen scheint es nicht zu einer Infektion anderer Organismen zu kommen. So wurden auch bei der Pandemie 1957 Schweine nicht vom Menschen infiziert. Der Infektionsweg von Mensch zu Mensch ist die Tröpfcheninfektion, welche unmittelbar zur Ansiedlung des Virus im Epithel des Respirationstraktes führt. Dort ist das Virus nachweisbar, dort sind auch die meisten begrenzten Gewebsveränderungen zu finden. Ein Eindringen des Virus in die Blutbahn scheint bei Influenza-Infektionen nicht vorzukommen [5], obwohl statistische Beobachtungen darüber vorliegen, daß Influenza-Infektionen in den ersten 3 Monaten der Gravidität zu Embryopathien führen, wenn diese auch nur sehr selten zu sein scheinen. Unter experimentellen Bedingungen ist Influenzavirus infektiös für Frettchen, so daß es gelingt, diese mit Rachenspülwasser infizierter Personen zu infizieren. Die Virusisolierung wird auf intranasalem Wege durchgeführt. Das klinische Bild ähnelt hierbei dem der menschlichen Influenza-Infektion. Das Auffinden von Subtypen des Influenza-A-Virus, die pathogen für Schweine, Pferde und Enten sind und bei diesen auch epidemisch auftreten, zeigt, daß es sich hierbei um Krankheitserreger handelt, die fast ubiquitär bei Mensch und Tier vorkommen. Es ist daher auch nicht erstaunlich, daß sich die Viren an Mäuse adaptieren lassen, in welchen sie pneumonische Veränderungen hervorrufen. Hier konnte auch sehr früh nach der Infektion das Virus im Blut gefunden werden [3]. Ebenfalls können Hamster artifiziell infiziert werden. Die Infektiosität des Influenzavirus für das Brutei sowie diejenige für Gewebekulturen verschiedener Tierspezies wurde bereits erwähnt. Die Adaptation des Virus an einen neuen Wirt stellt eine Selektion von Virusmutanten dar, welche im ursprünglichen Wirtsgewebe von der Population des Originalvirus überwuchert worden wäre. Derartige Mutanten sind nicht nur verändert in ihrer Pathogenität für andere Organismen, sondern sie können sich auch antigenetisch anders verhalten als das Ausgangsvirus. So sind Empfindlichkeit und Resistenz des Influenzavirus gegenüber Inhibitoren der Hämagglutination in Normalserum abhängig vom Adaptationsgrad. Hierbei sind die an das Ei adaptierten Stämme (Q-Phase) empfindlich gegen unspezifische Inhibitoren, während mausadaptierte (P-Phase) von diesen nicht gehemmt werden. Nach Untersuchungen von HERZBERG ist auch die Wirksamkeit des schützenden Antigens durch den Adaptationszustand zu beeinflussen, da eiadaptierte Stämme nur geringgradig schützen, während mausadaptierte hohe Schutzwerte aufweisen [13].

## 6. Immunität

Nach der Infektion durch Influenzavirus entwickeln Mensch und Tier eine Unempfindlichkeit für erneute Infektion mit dem gleichen Virus, die vom Ansteigen der Serumantikörper begleitet wird. Diesem Zustand der eigentlichen Immunität geht im Verlauf der Infektion eine besondere Art von Feiung voraus, die durch Bildung von Interferon bedingt zu sein scheint. Der Organismus ist bereits virusfrei, bevor noch Antikörper gegen das Virus nachweisbar sind. Es läßt sich jedoch in diesem Zustand ein zu den Globulinen gehörender Eiweißkörper nachweisen (Interferon), welcher intrazellulär die Bildung der Virusnukleinsäure unterdrückt. Das Auftreten von Interferon wird bei der Virusvermehrung durch inkomplette Viruspartikel und deren Untereinheiten ausgelöst. Interferon wurde zuerst bei Influenzaviren beschrieben, dann aber bei allen Myxoviren sowie weiteren Virusarten nachgewiesen. Die Wirkung dieser Substanz ist nicht streng spezifisch gegen das auslösende Virus gerichtet, dagegen besteht eine größere Spezifität für das Wirtsgewebe, in dem Interferon gebildet wird. So wirkt Interferon vom Ei besser auf Hühnergewebe als das von anderen Gewebearten gewonnene.

Die Immunität durch humorale Antikörper wird nach Influenzavirusinfektion zumindest bei Versuchstieren dadurch erhöht, daß das normale Flimmerepithel der oberen Luftwege durch Schuppenepithel verdrängt wird. Die Bildung von virusspezifischen Antikörpern kann außer durch Infektion auch durch Impfung mit inaktivierten Viruspartikeln ausgelöst werden. Bereits seit 1943 werden Impfstoffe gegen Influenza angewendet. Die aktive Immunisierung vermittelt einen Schutz, der je nach Güte der Vakzine 90% und mehr beträgt und damit den Schutzraten nach Infektionen gleichkommt, die sie auch in der Dauer des Schutzes von etwa 1 Jahr erreicht. Die Immunität nach Infektion und nach Impfung mit Influenzavirus hat jedoch durch den veränderlichen Antigencharakter mit der schon beschriebenen Antigendrift nur einen vollen Wert gegen die für Infektion oder Impfung verantwortlichen Subtypen, während neu auftretende Virusstämme nicht ohne weiteres von dem vermittelten Schutz mit abgedeckt werden. Wie weit die in ihren Ursachen nicht klaren Aviditätsunterschiede der P- und Q-Stämme des Influenzavirus (P = hoch avid, Q = wenig avid) sowohl für die Immunität als auch für das Problem des Virusreservoirs und der Antigendrift eine Rolle spielen, muß offen bleiben. Aus den Arbeiten von HENLE ergibt sich jedoch, daß durch häufige Immunisierung ein breiterer Schutz erreicht wird als durch Infektion, während nach HERZBERG [12] bereits der Adaptationszustand des benutzten Virusantigens ein Übergreifen des Schutzes auf antigenverschiedene Subtypen hervorrufen kann. Diese beiden Erkenntnisse scheinen geeignet, den durch die Eigenart des Influenzavirus-Antigens begrenzten Impfschutz in Zukunft auszuweiten.

## 7. Diagnose und Behandlung

Für die Influenza-Diagnostik stehen alle Nachweismethoden des Laboratoriums zur Verfügung, die im allgemeinen Teil abgehandelt sind. Die Virusisolierung ist auf dem Brutei relativ einfach durchzuführen, während der serologische Nachweis von spezifischen Antikörpern in Form der Komplementbindungsreaktion zur Routinediagnostik des serologischen Laboratoriums gehört. Die Diagnose einer beginnenden Epidemie wird meist nicht im Laboratorium gestellt, sondern durch das Ansteigen der Todesfälle bei älteren Menschen,

welche eher den Komplikationen als der reinen Influenzavirusinfektion erliegen. Die spezifische Behandlung ist wie bei allen Viruskrankheiten nicht
möglich. Symptomatisch läßt sich jedoch Vieles zur Erleichterung tun.

Schrifttum S. 521.

# Mumps (Myxovirus Parotitidis)

Von W. Hennessen

## 1. Allgemeines

Obwohl das Krankheitsbild, welches das Mumpsvirus beim Menschen verursacht, keinerlei Ähnlichkeit mit demjenigen von Influenzavirus aufweist, gehört das Mumpsvirus wegen seiner virologischen Eigenschaften ebenfalls zu den Myxoviren. Als Erreger der Parotitis epidemica hat es klinische Bedeutung vornehmlich in der Kinderheilkunde, ferner wegen seines Auftretens bei Erwachsenen und den vielfältigen Manifestationen der Infektion in der gesamten Medizin.

Der Mumps (Parotitis epidemica) läßt sich als Infektionskrankheit so lange zurückverfolgen, wie sich in der Menschheitsgeschichte medizinische Aufzeichnungen finden. Wegen seines Vorkommens zu allen Zeiten und wegen seines gleichbleibenden Charakters kann der Mumps als die stabilste Seuche des Menschen bezeichnet werden. Der englische Ausdruck für die Krankheit (to mump = Fratzen schneiden) hat sich in den deutschen Sprachgebrauch eingeführt, weil die Kenntnis über das schon im Altertum beschriebene Krankheitsbild durch englische Autoren des 18. und 19. Jahrhunderts auf den Stand gebracht werden konnte, welcher erst durch die Ära der ätiologischen Untersuchungen erweitert wurde. Es liegt auch durch die verbesserten virusdiagnostischen Möglichkeiten bisher kein eindeutig gesicherter Grund zu der Annahme vor, daß sich der Charakter der Krankheit gewandelt habe. Es hat vielmehr den Anschein, als zeigten die verfeinerten Methoden, daß der seit Menschengedenken als Parotitis epidemica klinisch im Vordergrund stehende Gipfel der Krankheit im Kindesalter seine typischen und atypischen Ausläufer weit in das Erwachsenenalter ausstreckt. Dies dürfte jedoch zu allen Zeiten der Fall gewesen sein und ist für alle Krankheitsbilder jeweils dann zu erwarten, wenn die diagnostischen Möglichkeiten erweitert werden.

## 2. Klinik

Im Vordergrund der klinischen Erscheinungen steht die Schwellung der Parotisdrüse, welche ein- oder beidseitig auftretend das Ohrläppchen abstehen läßt und dem Patienten das typisch entstellte Aussehen gibt. Die schmerzende Schwellung der Drüsen tritt nach einer Inkubationszeit von etwa 3 Wochen (18—21 Tage) und einem für Virusinfektionen typischen uncharakteristischen Prodromalstadium von 1—3 Tagen auf. Der Beginn ist meistens einseitig, jedoch wird in etwa drei Vierteln der Fälle nach wenigen Tagen auch die andere Seite befallen. Mit den Prodromi beginnt die Temperatur zu steigen und bleibt in komplikationslosen Fällen etwa 5 Tage erhöht, wobei anfänglich Temperaturen bis zu 40° erreicht werden. Fieber ist jedoch nicht für alle Fälle obligat. Die Parotitis, welche auch auf die Glandulae submaxillaris und sublingualis übergreifen kann, klingt nach 1—2 Wochen ab.

Das Blutbild zeigt die für Virusinfektionen typischen Veränderungen der anfänglichen Leukopenie und der sich anschließenden Lymphozytose. Die Liquorveränderungen werden weiter unten behandelt. Die Blutsenkungsgeschwindigkeit bleibt normal. In der Rekonvaleszenz kommt es zu einer restitutio ad integrum der befallenen Speicheldrüsen, deren Funktion auch während der Erkrankung erstaunlich wenig gestört ist. Die Blutamylasewerte sind wie bei anderen Speicheldrüsenerkrankungen erhöht.

Neben dem oben geschilderten ausschließlichen Ablauf der Krankheit an den Speicheldrüsen kann es bei Mumpsinfektion zur Affektion weiterer Drüsen und zum Befall des ZNS kommen.

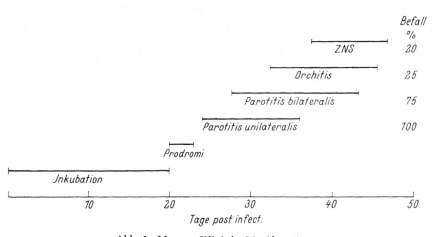

Abb. 3: Mumps: Klinische Manifestationen.

Die schematische Darstellung versucht, den zeitlichen Verlauf des Übergreifens des Mumps auf diese Organgruppen zu erläutern. Demnach kommt es in der Regel nach dem Befall der Speicheldrüsen zur Entzündung anderer Drüsen und danach zum Befall des ZNS. Diagnostisch werden diese scheinbar übersichtlichen Verhältnisse dadurch kompliziert, daß jede Form der Manifestation einzeln auftreten kann.

Bei der Affektion der Hoden durch das Mumpsvirus kommt es zu einer schmerzhaften Orchitis, die meistens mit einer Epididymitis einhergeht. Sie tritt vornehmlich im Erwachsenenalter bei etwa 20% der männlichen Mumpspatienten auf. Hiervon werden in ungefähr 30% beide Testes befallen. Die Erkrankung führt zu einem ausgedehnten Skrotalödem, ohne daß die Testes besondere entzündliche Reaktionen aufweisen. Die in etwa 50% der Fälle resultierenden Atrophien werden daher als Druckatrophien betrachtet. Sie führen nur bei doppelseitigem Befall und vollständiger Atrophie, also selten zur Sterilität. Eine Beteiligung der Ovarien und der männlichen wie weiblichen Brustdrüsen ist möglich, jedoch selten. Die ebenfals selteneren Manifestationen des Mumps als Pankreatitis, Thyreoiditis, Thymitis sowie Leber-, Milz-, Nieren- und Myokard-Affektionen und andere können in ihrer tatsächlichen Bedeutung für das Krankheitsbild des Mumps wohl deshalb noch nicht einheitlich beurteilt werden, weil die klinische Diagnose nur in denjenigen Fällen den Zusammenhang mit der Mumpsinfektion wahrscheinlich machen kann, in welchen auch eine Parotitis besteht. Systematische Untersuchungen mit virusdiagnostischen Methoden über die Häufigkeit der erwähnten Manifestationen liegen nicht vor.

Demgegenüber konnte durch die Anwendung der Virusdiagnostik eine Reihe von Fragen geklärt werden, welche die Beteiligung von Mumpsinfektionen bei Erkrankungen des ZNS betreffen. Während ANDERS (1959) ganz allgemein bis zu 10% der Mumpsfälle als durch ZNS-Beteiligung kompliziert ansieht, gibt es regionale und saisonale Häufungen, die bis über die Hälfte der Patienten befallen können. Andererseits erweist sich die ZNS-Lokalisation des Mumps, die aseptische Meningitis, als eine häufige, wenn nicht die häufigste Ursache der Meningitis überhaupt.

*Mumps-Meningitis*

| Anzahl der Pat. mit Meningitis | davon Mumps + | % | Autor |
|---|---|---|---|
| 117 | 28 | 24 | Lippelt und Müller, 1954 |
| 208 | 56 | 27 | Hennessen, 1956 |
| 104 | 46 | 44 | McLean, 1961 |
| 429 | 130 | 30 | |

Neben der Meningitis kommen Meningo-Enzephalitiden und Enzephalitiden vor. Während die Letalität der ausgeprägten ZNS-Affektion durch Mumpsvirus etwa 1⁰/₀ beträgt, kann die Rate der Dauerschäden bis zu 1 : 20 steigen. Unter diesen ist die ein- oder doppelseitige Taubheit zu nennen, welche sowohl dem komplikationslosen (selten) als auch dem komplizierten Mumps folgen kann. Sie führt als Folge der Infektion der Hörnerven zu entzündlichen Prozessen im Labyrinth. Gleichgültig, welche Manifestationsform die Mumpsinfektion im Organismus genommen hat, scheinen Liquorveränderungen, wenn auch mit quantitativen Unterschieden, die Regel zu sein. Diese Liquorveränderungen (Erhöhung von Druck, Zellzahl, Eiweiß und Zucker) können daher auch nach HANZAL, 1959 [8] beispielsweise nicht differentialdiagnostisch zur Abgrenzung von anderen postinfektiösen Enzephalitiden benutzt werden. Über das bei Mumps besonders häufige Vorkommen von subklinischen Formen wird weiter unten noch die Rede sein.

### 3. Pathologie

Der Mumps ist eine serös fibrinöse Entzündung der jeweils befallenen Drüsen. Die günstige Ausheilungstendenz zeigt sich pathologisch-anatomisch in der nur auf das Epithel beschränkten Degeneration und Nekrose. Wie weit intraplasmatische und intranukleäre Einschlüsse in den Epithelzellen typisch für Mumps und daher auch diagnostisch verwertbar sind, kann nicht mit Sicherheit gesagt werden. Von der gutartigen Verlaufsform machen nur die Orchitis und die schweren Fälle der ZNS-Beteiligungen eine Ausnahme. Bei der erstgenannten kommt es zur disseminierenden lymphozytären Infiltration des Interstitiums und Hämorrhagien im Keimepithel mit Zerstörung der Tubuli, die in Atrophie und Sklerosierung übergehen. Atrophie und Sklerosierung sind nur in seltenen Fällen vollständig. Im ZNS steht die perivaskuläre Infiltration und Hämorrhagie im Vordergrund. Entmarkungen im Bereich des Kleinhirns sind als selten beschrieben. Der quoad vitam gutartige Verlauf des Mumps beschränkt die pathologisch-anatomischen Befunde auf die seltenen Fälle, welche als besonders schwere Verlaufsformen oder durch andere Ursachen zum Tode führen.

Nach FLAMM, 1959 [4] kann die Mumpsinfektion in der Gravidität zu Embryopathie und Abort führen. Welche der möglichen Schädigungen (Embryopathie, Fetopathie und/oder Abort) eintritt, hängt davon ab, zu welchem Zeitpunkt der Gravidität die Infektion erfolgt. Besonders gefährdet ist, wie durch andere Virusinfektionen, die Zeit der Organogenese, d. h. das 1. Trimenon. Das verhältnismäßig seltene Auftreten von Mumpserkrankungen bei Erwachsenen macht es unwahrscheinlich, daß hierdurch nennenswert viele Mißbildungen verursacht werden. Da aber Mumpsinfektionen in einem hohen Prozentsatz abortiv als inapparente Infektion [6] oder stille Feiung verlaufen, so daß man auf 1 Mumpserkrankung 4 Infizierte rechnen muß, andererseits aber das wellenförmige Auf und Ab der Antikörper bei Gesunden an häufige Reinfektionen denken läßt [21], kann über die wirkliche Bedeutung des Mumpsvirus für die Embryopathie und Mißbildung noch keine schlüssige Aussage gemacht werden.

## 4. Ätiologie

Die biologischen und chemisch-physikalischen Eigenschaften des Mumpsvirus sind in der allgemeinen Darstellung der Myxoviren beschrieben. Da das Mumpsvirus unter natürlichen Bedingungen nur beim Menschen Krankheitserscheinungen hervorruft oder der Mensch den einzigen natürlichen Wirt darstellt, war die Erfüllung der Kochschen Postulate für die ätiologische Klärung erschwert. Sie gelang dem Fortschritt der Kenntnisse entsprechend stufenweise, zu ganz verschiedenen Zeitpunkten, ausgehend von den Experimenten GRANATAS 1908, welche die Infektiosität von Speichelfiltraten Erkrankter auch für das Kaninchen bewiesen. Die experimentelle Infektion von Affen durch NICOLLE, 1913, von Katzen durch WOLSTEIN, 1916, von Meerschweinchen durch BOLIN, 1950, von Baby-Mäusen, -Hamstern und -Ratten durch KILHAM, 1953, zeigte, daß das Mumpsvirus unter experimentellen Bedingungen ein sehr breites Wirtsspektrum besitzt. Die meisten Befunde liegen über den Verlauf der Infektion beim Affen vor. Sie weisen große Ähnlichkeit mit derjenigen des Menschen auf.

Sowohl für das experimentelle Studium des Mumpsvirus als auch für die Klärung der Epidemiologie und Immunologie der Mumpserkrankung stellt die Züchtungsmöglichkeit im Brutei die Voraussetzung dar. Das Virus wird in Amnionhöhle und Dottersack, sowie auf der Chorioallantoismembran vermehrt und läßt sich nach Adaptation auch in der Allantoishöhle züchten.

Im Gegensatz zu den Influenzaviren kommt bei Mumps nur ein Serotyp vor. Antigenetische Unterschiede, insbesondere solche einer Antigendrift, sind bei Mumpsvirus nicht bekannt. Hierauf ist möglicherweise der zu allen Zeiten gleichbleibende Charakter der Mumpsinfektion zurückzuführen. Ebenfalls in Gegensatz zur Influenza kommt es bei der Vermehrung von Mumpsvirus zur Bildung eines Hämolysins, das Hühnererythrozyten zu lösen vermag. Die hämolytische Funktion ist von der hämagglutinierenden zu unterscheiden, obwohl beide auf das gleiche Substrat an den Blutkörperchen zu wirken scheinen. Die Natur des Hämolysins dürfte die eines Enzyms sein, jedoch wird die Annahme, daß es sich dabei um eine Lezithinase handelt, dadurch entkräftet, daß auch Hammelerythrozyten, welche kein Lezithin enthalten, vom Mumps-Hämolysin gelöst werden. Nach STICKL, 1963 [24] entstehen bei der Vermehrung von Mumpsvirus im Hühnerei außerdem Nichtvirushämolysine, die er für proteolytische Fermente hält, die durch den Zelluntergang frei werden.

## 5. Pathogenese

Das Verständnis des Befalls der Speicheldrüsen mit einem Erreger, welcher durch Tröpfcheninfektion in den Nasen-Rachen-Raum gelangt, stößt auf keine

Schwierigkeiten. Hierbei dürfte es wie bei anderen enteral übertragbaren Virusinfektionen zu einer primären Vermehrung am Infektionsort und von dort entweder direkt oder durch die primäre Virämie zur Organmanifestation kommen [9]. Der Nachweis der Virämie ist zwar selten gelungen, jedoch dürfte dies darauf zurückzuführen sein, daß die primäre Virämie ein sehr frühes Ereignis in der relativ langen Inkubationszeit darstellt und sich damit dem Nachweis leicht entzieht. Für das Auftreten und die Verbreitung durch Virämie spricht der Befund, daß Mumpsvirus bis zum 13. Krankheitstag auch ohne Orchitis im Urin nachgewiesen werden kann. PETTE nimmt dagegen an, daß der Befall des ZNS durch zentripetales Hochwandern des Virus an den Nervenbahnen vor sich geht, da dies für die isolierte ZNS-Manifestation die einfachste pathogenetische Erklärung sei. Dieser Auffassung steht jedoch entgegen, daß die Lokalisation von Mumpsläsionen im ZNS perivenös und periependymär ist und daß es nicht zu einem vermehrten Befall beispielsweise des Rhinenzephalons kommt. Außerdem macht diese Annahme die immunologischen Vorgänge schwer verständlich, da auch bei isoliertem ZNS-Befall Antikörper im Blut auftreten [21]. Dies setzt voraus, daß das Antigen zum antikörperbildenden System, also durch die Blut/Liquor-Schranke hindurchgetreten sein muß. Wenn dies in Richtung Liquor/Blut geschehen kann, liegt kein Grund für die Annahme vor, warum es nicht auch auf dem umgekehrten Weg möglich sein sollte. Die Klärung dieses, für die Praxis zwar bedeutungslosen, für das Verständnis der Pathogenese jedoch wesentlichen Punktes scheint auch deshalb wichtig, weil die unbewiesene Annahme des Wanderns von Virus an Nervenbahnen beim Poliovirus die Entwicklung lange Jahre sehr stark abgelenkt hat, bis die experimentellen Arbeiten von BODIAN, 1949 [2] bewiesen, daß das Poliovirus auf dem Blutwege in das ZNS gelangt. Solange ein Beweis für das Wandern von Virus an Nervenbahnen aussteht, erscheint es auch bei Mumpsvirus nicht notwendig, eine solche aktive Leistung von Virus und Nervenzellen als den üblichen Infektionsweg des ZNS zu postulieren.

## 6. Diagnose

Wie schon besprochen, macht die klinische Diagnose des typischen Mumps keine Schwierigkeiten, besonders in denjenigen Fällen, in welchen die Krankheit epidemisch auftritt. Mumpsinfektionen mit Organmanifestationen außerhalb der Parotis sind dagegen nur durch virusdiagnostische Verfahren ätiologisch zu klären. Das gleiche gilt für epidemiologische Studien zur Durchseuchung. Der Mumpsdiagnostik stehen alle Möglichkeiten des Laboratoriums offen, wie Virusisolierung am Affen, im Brutei und auf der Gewebekultur, serologisch als Neutralisationstest auf dem Brutei, Hämagglutinationshemmung mit Hühner- oder Hammelerythrozyten und die Komplementbindungsreaktion. Praktische Bedeutung haben jedoch nur die Virusisolierung auf dem Brutei und die KBR erlangt. Als Ausgangsmaterial für die Isolierung dienen Rachenspülwasser, Liquor, Urin und Blut. Die KBR läßt sich mit den üblichen Antigenen ohne Schwierigkeiten anstellen, während die HAH wegen der Inkongruenz der HAH-Antikörper mit anderen Antikörpern (siehe Allgemeines) nur in Fällen antikomplementärer Seren Anwendung findet [21]. Die Methoden zur Durchführung der Untersuchungen sind so sehr Allgemeingut der diagnostischen Laboratorien, daß sich ihre Beschreibung erübrigt.

## 7. Epidemiologie und Immunologie

Die Verbreitung des Mumpsvirus von Mensch zu Mensch erfolgt durch Tröpfcheninfektion. Hierbei kommt es zu begrenzten kleinen Epidemien und nicht zu großen Seuchenzügen oder gar Pandemien wie beim Influenzavirus, das den gleichen Übertragungsweg hat. Es ist nicht bekannt, ob dies dadurch bedingt ist, daß etwa das Mumpsvirus nur bei sehr engem Kontakt und in massiver Dosis zur Infektion führt. Mumpspatienten sind während der Inkubationszeit und während der ersten beiden Krankheitswochen infektiös. Ab wann die Infektiosität in der Inkubationszeit beginnt, ist nicht mit Sicherheit zu sagen. Ebensowenig liegen Unterlagen darüber vor, ob die Virusausscheidung durch den Urin bei der Verbreitung eine Rolle spielt.

Mumpserkrankungen bevorzugen die kalte Jahreszeit. Der Grund hierfür könnte in einer Eigenart des Virus oder aber in der besseren Übertragungsmöglichkeit durch engeren Kontakt besonders im Kindesalter liegen. Auch in Klimazonen ohne ausgeprägte jahreszeitliche Temperaturschwankungen kommt Mumps vor, jedoch ohne Saisongipfel.

Für die Verbreitung und den Befall scheint der Durchseuchungsgrad und die daraus resultierende Immunitätslage der betroffenen Bevölkerung entscheidend zu sein. So erkrankten bei der Einschleppung des Mumpsvirus in eine abgeschlossen lebende Eskimogemeinschaft rund 90% der gesamten Bevölkerung aller Altersgruppen. Bis dahin war der Mumps dort unbekannt gewesen. Aus diesem unfreiwilligen Experiment wie auch aus der Beobachtung, daß Zweiterkrankungen bei Mumps selten sind (weniger als 1%), läßt sich ableiten, daß das Überstehen der Erkrankung, aber auch die stille Feiung eine dauerhafte Immunität hinterlassen. Diese drückt sich sicher auch durch das Auftreten von humoralen Antikörpern aus. Ähnlich wie bei der Influenza entwickelt der infizierte Organismus Antikörper gegen die verschiedenen Viruskomponenten, deren Nachweis diagnostisch wichtig ist. Auch beim Mumpsvirus kann noch nicht mit Sicherheit gesagt werden, welcher der verschiedenen Antikörper als Korrelat des Schutzes anzusehen ist. In Übereinstimmung mit der Immunologie anderer Myxoviren treten HAH-Antikörper, komplementbindende und neutralisierende Antikörper sowie solche gegen das S- und V-Antigen auf, die diagnostische Hinweise liefern. Antikörper gegen das S-Antigen treten gewöhnlich eher auf als gegen das V-Antigen. Serologisch können wegen der Antigenverwandtschaft mit Parainfluenzaviren sowie dem Virus der atypischen

Geflügelpest (NDV) Kreuzreaktionen beobachtet werden. Eine aktive Immunisierung gegen Mumps ist möglich und mit Erfolg schon 1949 von HABEL beschrieben worden. Hierbei wurde mit einem inaktivierten Virusimpfstoff ein Schutz von 75%/o gegenüber einer Kontrollgruppe in der epidemischen Belastung erzielt. Praktisch hat die aktive Immunisierung jedoch keine Bedeutung erlangt.

Der Immunschutz durch Mumpsvirus ist von großer Dauer. Man kann ihn etwa mit dem durch Masernvirus vergleichen, wenn auch Zweitinfektionen in seltenen Fällen beschrieben worden sind. Demnach liegen bei Mumps andere Verhältnisse vor als bei der Influenza. Eine Erklärung für diese lange Dauer der Immunität erfordert eine Reihe von Überlegungen, wenn man — wohl mit Recht — die Annahme ablehnt, daß eine einmalige Mumpsinfektion per se einen lebenslangen Schutz hinterläßt. Es scheint vielmehr zur Aufrechterhaltung dieses Schutzes der nicht so selten und in nicht zu großen Abständen erfolgenden Reinfektionen zu bedürfen. Infolge der relativ langen Inkubationszeit des Mumps hat der immune Organismus nach der Reinfektion die Möglichkeit, seinen Immunmechanismus, sei es humoral, sei es zellulär, wieder aufzufrischen, so daß der Antigenreiz während der Immunität praktisch eine „injection du rappel" darstellt. Ein derartiger Mechanismus kann bei der Influenza nicht wirksam werden, da die Inkubationszeit hierfür zu kurz sein dürfte.

Schrifttum S. 521.

# Parainfluenzaviren
# (Myxovirus parainfluenzae)

Von W. Hennessen

## 1. Allgemeines

Als bei einer epidemischen Viruspneumonie von Säuglingen in Sendai/Japan 1953 als Erreger das sogenannte Sendai-Virus gefunden wurde, erwies sich dieses als der Myxovirusgruppe so verwandt, daß es zunächst als Influenza D eingeordnet wurde. In der Folgezeit konnten jedoch weitere ähnliche Viren bei Erkrankungen des Respirationstraktes von Menschen und Tieren isoliert werden, die sich von den übrigen Myxoviren unterschieden, so daß sie zu der Untergruppe der Parainfluenza-Viren zusammengefaßt wurden. Sie teilen die beschriebenen Eigenschaften aller Myxoviren, zeichnen sich darüber hinaus aber klinisch durch den bevorzugten Befall des Kindesalters und virologisch dadurch aus, daß die infizierten Zellen von Gewebekulturen rote Blutkörperchen adsorbieren (Hämadsorption), was bei einigen Stämmen zur Bezeichnung Hämadsorptionsvirus führte. Tatsächlich haben alle Myxoviren diese letztgenannte Eigenschaft ebenfalls; sie wurde lediglich bei den Parainfluenzaviren zuerst erkannt. Weitere serologisch unterscheidbare Typen der Parainfluenzaviren wurden in den letzten Jahren in den USA isoliert.

## 2. Klinik

Im Vordergrund der klinischen Bedeutung der Parainfluenzaviren steht die Neugeborenen-Pneumonie mit starker ZNS-Beteiligung, wie sie das Parainfluenzavirus 1 (Sendai) verursacht und die akute Laryngo-Tracheo-Bronchitis (infektiöser Croup), welche das Parainfluenzavirus 2 auslöst, das daher ursprünglich auch als Croup Associated Agent (CA) bezeichnet wurde. Soweit für die übrigen Parainfluenzaviren bekannt, stehen auch bei diesen die Entzündungen der Atmungsorgane im Vordergrund (s. Tabelle).
Es liegen keine verbindlichen Unterlagen über die Inkubationszeit, die Veränderungen des Blutbildes, Liquorbefunde usw. vor.

| Erreger: | Klinisches Bild beim Menschen: | Infektiös für Tiere: |
|---|---|---|
| Para 1 (Sendai) (HA 2) | Neugeborenen-Pneumonie | Maus, Frettchen, Hamster, Schwein |
| Para 2 (CA) | Infektiöse Laryngo-Tracheo-Bronchitis (Croup) | ? |
| Para 3 (HA 1) | Infektiöse Laryngo-Tracheo-Bronchitis (Croup) | Respirationstrakt des Rindes |
| Para 4 (M 25) | Milde Affektion des Respirationstraktes | ? |
| Simian virus (HA) (SV 5) | Klinische Erscheinungen beim Menschen und beim Affen nicht bekannt. | |

## 3. Pathologie

Die pathologisch-anatomischen Veränderungen durch Parainfluenzaviren sind nur für das Sendai-Virus genauer bekannt, da bisher nur bei diesem so schwere Verlaufsformen vorkamen, daß es zum Tode der Patienten kam. Bei den letal verlaufenden Fällen fand Noda das Bild der interstitiellen Pneumonie und die Zeichen einer hämorrhagischen Diathese. Außerdem waren die weichen Hirnhäute befallen. Dieser pathognomonisch unergiebige Befund dürfte auf die unreife Reaktionsart des Neugeborenen-Organismus auf die verschiedenartigsten Noxen zurückzuführen sein, ohne daß sie typisch für Sendai-Virus sein muß.

## 4. Ätiologie

| Virus | Größe | Hämolyse | Hämagglutination | | | Zyto-plasmatische Einschlüsse |
|---|---|---|---|---|---|---|
| | | | Huhn | Meerschw. | Mensch | |
| Para 1 | 150—200 | + | + | + | + | + |
| Para 2 | 90—135 | — | + | + | (±) | + |
| Para 3 | ? | + | (±) | + | + | — |
| Para 4 | ? | — | + | + | — | + |
| SV 5 | ? | ? | + | + | — | ? |

Die ätiologische Bedeutung der Parainfluenzaviren 1 und 2 für die beschriebenen Krankheitsbilder konnte sowohl durch Isolierung der Viren als auch durch anschließende Rückübertragung auf den Menschen bewiesen werden. Bei den übrigen Parainfluenzaviren ist die ätiologische Klärung durch Isolierung und darauffolgend durch den indirekten Nachweis gelungen. Die Eigenschaften der verschiedenen Parainfluenzaviren sind in der folgenden Tabelle wiedergegeben.

Die Form der Parainfluenzaviren ist wie die der Mumps- und NDV-Viren rund ohne das Auftreten filamentöser Gebilde, wie sie vom Influenzavirus bekannt sind. Alle Parainfluenzaviren werden in Gewebekulturen verschiedenster Spezies unter Bildung von Riesenzellen vermehrt.

## 5. Pathogenese

Da es sich bei den Parainfluenzaviren um solche handelt, welche als Krankheitserreger für den Menschen erst relativ kurz bekannt sind, kann noch keine gesicherte Aussage über die Pathogenese gemacht werden. In Analogie zum Influenzavirus ist jedoch anzunehmen, daß die Viren durch Tröpfcheninfektion übertragen werden und sich im Epithel des Respirationstraktes verbreiten. Bei Sendai-Virusinfektionen konnte eine virämische Phase durch die Virusisolierung aus dem Blut von Erkrankten nachgewiesen werden. Im übrigen findet man das Virus im Rachenspülwasser der Patienten.

## 6. Diagnose

Die für die übrigen Myxoviren bekannten Methoden der Virusisolierung im Brutei oder der Gewebekultur, der serologischen Bestimmung von neutralisierenden Antikörpern und der Untersuchung der HAH-Antikörper gibt für die Diagnose methodisch die gleichen Möglichkeiten wie bei Influenzainfektionen. Außerdem kann die Hemmung der Hämadsorption in der Gewebekultur diagnostisch verwertet werden [22, 23].

## 7. Epidemiologie und Immunologie

Parainfluenzavirus-Infektionen wurden bisher als sporadische Fälle und Kleinepidemien beschrieben. Dementsprechend schwankt der Durchseuchungsgrad der Bevölkerung. Die Infektion scheint vornehmlich im Kindesalter und hier häufig als banaler Infekt unerkannt abzulaufen. Es läßt sich daher nicht mit Sicherheit feststellen, welchen Anteil die Parainfluenzavirus-Infektion an den Viruserkrankungen des Respirationstraktes tatsächlich hat. Das Überstehen der Erkrankung hinterläßt eine Immunität, die dadurch einen breiteren Schutz als die Influenzaimmunität verleiht, weil bei Parainfluenzaviren bisher keine Subtypen gefunden wurden. Serologische Verwandtschaften bestehen nicht zwischen den einzelnen Parainfluenzaviren *[22]*. Dagegen sind das Mumps- und das Sendai-Virus antigenetisch verwandt. Dadurch kommt es zu einem Anstieg der Sendai-Antikörper nach Mumpsinfektion. Versuche zur aktiven Immunisierung sind in den USA im Gange, ohne daß über ihre Ergebnisse schon etwas bekannt geworden wäre.

*Schrifttum*

1 BAUER, H.: In: L. VAN BOGAERT, Encephalitides, S. 675—680. Elsevier Publ. Co., Amsterdam 1961
2 BODIAN, D.: A reconsideration of the pathogenesis of poliomyelitis. Amer. J. Hyg. 55, 414—438 (1952)
3 CATEIGNE, G., M. THIBON, M.-L. BOUDIER: La grippe expérimentale chez la souris. Ann. Inst. Past. 1, 108—112 (1964)
4 FLAMM, H.: Die pränatalen Infektionen des Menschen. Georg Thieme Verlag, Stuttgart 1959
5 FRANCIS, Th.: In: Th. M. RIVERS u. F. L. HORSFALL, Viral and rickettsial infections of man, S. 633. Lippincott Co., Philadelphia 1959
6 GÄDEKE, R.: Die inapparente Virusinfektion. Springer-Verlag, Berlin-Göttingen-Heidelberg 1957
7 HAGEN, E.: Viruskrankheiten des Menschen. Dietrich Steinkopff Verlag, Darmstadt 1962
8 HANZAL, F.: In: L. VAN BOGAERT, Encephalitides, S. 661—670. Elsevier Publ. Co., Amsterdam 1961
9 HENNESSEN, W.: Die serologische Diagnostik der Viruserkrankungen des Menschen. Erg. Mikrobiol. 30, 288—316 (1957)
10 HENNESSEN, W.: Zur serologischen Diagnostik der Viruserkrankungen. Dtsch. med. Wschr. 81, 933—936 (1956)
11 HERZBERG, K., K. REUSS u. R. DAHN: Vergleichende Immunitätsprüfungen an Mäusen mit verschiedenen Influenza-Impfstoffen. Z. Hyg. *149*, 481—496 (1964)
12 HERZBERG, K., K. REUSS u. R. DAHN: Die Bedeutung der Antigenwahl und der Prüfungsverfahren für Untersuchungen der Influenza-Immunität. Z. Hyg. *149*, 497—524 (1964)
13 HERZBERG, K.: Persönliche Mitteilung 1963
14 HILLEMAN, M. R.: Respiratory syncytial virus. Amer. Rev. Resp. Dis. *88*, No. 3, Part. 2, 181—189 (1963)
15 LÖFFLER, H.: Die Gruppe der Myxoviren. Erg. Mikrobiol. *35*, 240—264 (1962)
16 RHODES, A. J. u. C. E. VAN ROYEN: Textbook of Virology, p. 213. Williams u. Wilkins Co., Baltimore 1962
17 SCHÄFER, W.: Morphologie menschen- und tierpathogener Virusarten. Erg. Mikrobiol. *31*, 1—34 (1958)
18 SCHÄFER, W.: Comparative chemistry of infect. virus particles and of the other virus spec. products in animal viruses. In: The Viruses I, p. 475—504. Acad. Press, New York-London 1959

19 Schäfer, W. u. R. Rott: Untereinheiten des Newcastle Disease- und Mumps-Virus. Zschr. Naturforsch. *14 b*, 629—631 (1959)

20 Schramm, G.: Biochemie der Viren. Springer-Verlag, Berlin-Göttingen-Heidelberg 1954

21 Siegert, R. u. H. G. Hausmann: Zur Serodiagnose zentralnervöser Mumpsmanifestationen ohne Parotitis. Klin. Wschr. *32*, 455—460 (1954)

22 Siegert, R., G. Enders u. A. Hecker: Parainfluenza-Infektionen in Westdeutschland. Dtsch. med. Wschr. *86*, 1893—1899 (1961)

23 Siegert, R., D. Falke, F. Dietrich u. B. Friolet: Influenzavirus-Infektionen des Typ D/Sendai. Dtsch. med. Wschr. *84*, 659—663 (1959)

24 Stickl, H.: Hämolys. Faktoren bei Influenza-A- und Mumps-Virus. Klin. Wschr. *41*, 967—969 (1963)

25 Wecker, E.: Virus und Nukleinsäure. Erg. Mikrobiol. *35*, 1—38 (1962)

26 Wildy, P. u. R. W. Horne: Structure of animal virus particles. Progr. Med. Virol. *5*, 1—32 (1963)

# RS-Virus

## 1. Definition

Das erst 1956 entdeckte RS-Virus wird heute zu den Myxoviren gerechnet, und zwar zur Gruppe der synzytialen Viren, der auch die Masernerreger, Mumps, New Castle Disease (NDV), Rinderpest, Hundestaupe und die Parainfluenzaviren angehören [38]. Der von Chanock [9] geprägte Name RS (= respiratory syncytial) charakterisiert den typischen zytopathogenen Effekt des Virus mit Bildung großer synzytialer Zellverbände, die zytoplasmatische Einschlüsse erkennen lassen. Das Virus ist einer der häufigsten Erreger der Respirationstraktinfekte des Menschen, die beim Erwachsenen als Rezidiverkrankung meist in Form eines leichten Schnupfens ablaufen, beim jungen Kind aber als Primärinfektion zu tiefergreifenden Entzündungen oft unter dem Bild einer Bronchiolitis oder Bronchopneumonie führen. Die klinische Bedeutung des RS-Virus dürfte höher anzusetzen sein als die der Influenza- oder Adenoviren.

## 2. Geschichte

Als Schnupfenerreger wurde das RS-Virus 1956 von Morris u. Mitarb. [31] von Schimpansen erstmals isoliert und daher zunächst als CCA-Virus (= Chimpanzee Coryza Agent) bezeichnet. Durch serologische Untersuchungen ließ sich wahrscheinlich machen, daß dasselbe Virus oder ein eng verwandter Erreger auch beim Menschen weit verbreitet ist. 1957 fand Chanock [7,9] zwei gleiche Virusstämme bei Säuglingen, von denen einer unter Kruppsymptomen, der andere an einer Pneumonie erkrankt war. Wieder ergab sich aus serologischen Tests, daß Infektionen mit diesem Erreger im Raum von Baltimore häufig vorkommen. In kurzer Folge wurde der jetzt als RS-Virus bezeichnete Erreger vielfach in USA [2, 4, 8, 16, 17, 21, 24, 29, 33, 34], England [20, 32], Frankreich [15], Holland [13, 14, 28], Tschechoslowakei [6] und Deutschland [1] isoliert und seine Bedeutung als Erreger von tiefergreifenden Luftwegsinfekten junger Kinder geklärt [36, 37]. Ent-

scheidend für einen optimalen Isolierungserfolg war die Beobachtung, daß
das RS-Virus die sonst bei Viren übliche Konservierung durch Einfrieren
schlecht verträgt und daher aus frischen Untersuchungsproben viel häufiger
und sicherer isoliert werden kann [4].

## 3. Klinik

Die bisherigen umfangreichen Beobachtungen beweisen eine enge Korrelation
zwischen dem RS-Virus und akuten Respirationstraktinfekten vor allem
der tieferen Luftwege bei Säuglingen und Kleinkindern.

So konnten CHANOCK u. Mitarb. [8] vom März bis Juli 1960 bei 346 Patienten mit Atemwegserkrankungen 56 Stämme von RS-Virus isolieren,
dagegen nur 4 von 272 Kontrollpersonen. 42% der Kinder mit Bronchiolitis,
24% der Pneumonien und 12% der leichten Atemwegserkrankungen lieferten
einen positiven Virusbefund. Vorwiegend waren es junge, unter 7 Monate
alte Säuglinge. Die serologische Diagnostik mit Komplementbindung und
Neutralisation erwies sich als weniger empfindlich als der Virusnachweis
selbst.

Von Dezember 1958 bis Juni 1959 wurden in Chicago [4] bei akuten
Infekten der Luftwege 48 RS-Viren isoliert, vor allem bei unter 5 Jahre
alten Kindern. Die klinische Diagnose lautete meist Bronchiolitis oder
Bronchopneumonie. Daß wirklich das RS-Virus für diese Erkrankungen
verantwortlich zu machen war, ergab sich aus folgender Beobachtung. Dieses
Virus war stets der einzige nachweisbare Erreger, es konnte im akuten
Krankheitsstadium mehrfach beim gleichen Patienten isoliert werden, war
in der Rekonvaleszenz verschwunden und bei 16 von 23 untersuchten Serumpaaren stiegen die komplementbindenden Antikörper im Verlauf der Infektion signifikant an, bei 14 auch neutralisierende Antikörper.

Über ausgedehnte Erfahrungen verfügt die Arbeitsgruppe um HILLEMAN
[16, 29, 33] in Philadelphia. Dort wurden zwischen Januar 1959 und
Juni 1961 667 Kinder mit akuten Respirationstraktinfekten und 153 Kontroll-
kinder serologisch und virologisch untersucht. 59mal konnte eine RS-Virusinfektion festgestellt werden, und zwar bei 10 von 26 Bronchiolitispatienten,
bei 22 von 56 Bronchopneumonien, einmal bei 11 Kruppatienten und 17mal
bei 62 Bronchitiden. Das RS-Virus war für etwa 20% der beobachteten Infekte
bei Kindern unter 5 Jahren verantwortlich. Das klinische Bild begann mit
einer schweren Rhinitis, Husten, hohen Temperaturen und späterer Beteiligung
der tieferen Luftwege. Pharynx und Konjunktiven beteiligten sich wenig an den
Entzündungserscheinungen.

Auch in Australien [14, 28] und England [35] wurden umfangreiche
Bronchiolitisepidemien in den Wintermonaten 1961/62 durch das RS-Virus
verursacht, wobei auch ein Todesfall auftrat. Durch nachträgliche serologische Untersuchung von 25 Serumpaaren aus einer Bronchiolitisepidemie

im Winter 1956/57 in Birmingham (England) *[35]* gelang es, diesen Ausbruch ebenfalls auf RS-Virusinfektionen zurückzuführen, denn 22mal stiegen
komplementbindende Antikörper signifikant an.

In Deutschland trat 1962 in den gleichen Wintermonaten wie in England
eine Epidemie mit gehäuften Bronchiolitiden und Bronchopneumonien auf,
die serologisch analysiert wurde und wo etwa 20⁰/o der Erkrankungen als RS-
Virusinfektionen geklärt werden konnten *[37]*. Die Erkrankung begann
meist mit einer schweren fieberhaften Rhinitis, wobei sich in den folgenden
Tagen die Entzündungsprozesse nach den tieferen Luftwegen hin ausdehnten.
Die physiologische Enge der Bronchiolen des jungen Kindes zusammen mit
einer noch unvollkommen ausgebildeten Muskulatur führt bei Entzündungs-
prozessen in diesen Abschnitten zu einer exspiratorischen Dyspnoe mit ob-
struktivem alveolärem Emphysem. Die starken Inspirationskräfte, die eine
Entfaltung des Bronchialbaums bewirken, lassen die Luft peripher ins Alveolar-
gebiet einströmen, doch kommt es bei der Ausatmung zu einer mechanischen
Behinderung des Luftabstroms in den entzündlich verengten kleinen Bronchiolen. Die Kinder werden dyspnoisch, die Atmung gepreßt-keuchend und
ein einsetzendes Nasenflügeln sowie Flankenatmung und interkostale Ein-
ziehungen zeigen die bestehende Atemnot an. Als Zeichen einer erheblichen
Rechtsbelastung des Herzens findet sich eine Stauungsleber, deren Nachweis
durch das oft extreme Emphysem besonders der laterobasalen Lungenabschnitte erleichtert wird. Die nach den Seiten steil abfallenden Zwerchfell-
kuppen mit der Spreizung der Zwischenrippenräume, in die die Lunge sich
fast hernienartig vorgewölbt, sind zusammen mit den Überblähungszeichen für
den Röntgenbefund der Bronchiolitis charakteristisch. Die Hili sind häufig
verdichtet und vorwiegend nach den weniger geblähten Oberfeldern hin
streifig ausgezogen. Der physikalische Befund kann einem Asthma sehr ähnlich werden, so daß man meist von einer Blähbronchitis oder asthmatoiden
Bronchitis gesprochen hat. Die im deutschen Schrifttum weitverbreitete
Bezeichnung „spastische Bronchitis" ist unrichtig, da es sich nicht um einen
Bronchialspasmus handelt. Vom pathologisch-anatomischen Geschehen her
ist die im angelsächsischen Schrifttum gebräuchliche Bezeichnung „Bronchiolitis" vorzuziehen. Wenn die Bronchiolitis alle Lungenabschnitte befällt,
dann entsteht ein lebensbedrohendes, auch als Bronchitis capillaris bezeichnetes
Krankheitsbild, wobei sich rasch lokale, oft dystelektatische, gelegentlich auch
sehr ausgedehnte Pneumonien ausbilden. Die Erkrankung kann infolge Herz-
und Kreislaufversagen bei jungen Säuglingen — besonders solchen mit Ra-
chitis — zum Tode führen, vor allem, wenn es zur Invasion von Bakterien
kommt. Nach einer neuen englischen Übersicht über 1230 Fälle akuter Bronchiolitis der Jahre 1954—1961 tritt diese Erkrankung fast regelmäßig in
den Wintermonaten auf und hat trotz antibiotischer Therapie zur Verhütung bakterieller Superinfektionen noch eine Letalität von 5,5⁰/o *[18]*.
Bei unkompliziertem Verlauf bleiben die Temperaturen meist unter 39° C.
Die Erkrankung dauert 3—10 Tage. Im Blutbild finden sich keine dia-

gnostisch verwertbaren Veränderungen, da sowohl Leukopenie wie eine
Leukozytose vorkommen kann. Im Differentialblutbild herrschen, entsprechend den physiologischen Altersverhältnissen, die Lymphozyten vor.
Nicht immer sind die tieferen Luftwege mitbeteiligt. Vor allem bei älteren
Kindern und Erwachsenen verläuft die RS-Virusinfektion entweder ganz
latent oder in Form eines harmlosen afebrilen Schnupfens. Selbst bei Frühgeburten kann es bei einer relativ gutartigen Erkrankung mit Rhinitis und
leichter Bronchitis bleiben, wie sich aus einer Beobachtung in der Früh-

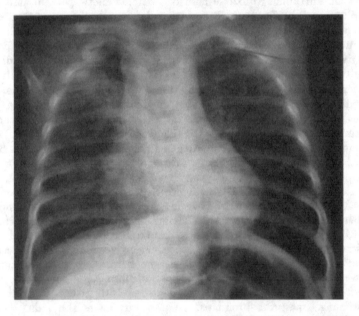

Abb. 1: 3 Monate alter männlicher Säugling mit RS-Virusinfektion. Unscharfe, band-
förmig dichte Verschattung im re. Oberfeld, inhomogene Trübung im li. Oberfeld und
re. herznahen Unterfeld. Unscharfe Hili. Überblähung laterobasal bds.
(Univ.-Kinderklinik Freiburg).

geburtenabteilung einer Kinderklinik in Lille ergab [15]. Da die Kinder
unter 3 Monate alt waren, hatten sie wohl noch einen diaplazentaren Antikörperschutz. Es fand sich bei 12 infizierten Säuglingen eine fast fieberlos
verlaufende Rhinopharyngitis mit trockenem Husten. Röntgenologisch wurden allerdings bei 4 Kindern auch pneumonische Herde erkennbar.
In Gefängnissen wurden 41 Freiwillige im Alter von 21 bis 35 Jahren
mit RS-Virus infiziert [27]. Das Inokulum enthielt 160—640 $TCID_{50}$ RS-
Virus pro ml. Es wurden je 1 ml in Nase und Rachen gesprayt und noch
0,5 ml in jedes Nasenloch getropft. 20 Versuchspersonen bekamen nach einer

Inkubationszeit von durchschnittlich 4,9 Tagen einen afebrilen Schnupfen von 5—6 Tagen Dauer. Bei 17 war das Virus aus Nasen- und Rachenabstrich wieder zu züchten und bei 16 trat ein signifikanter Anstieg komplementbindender Antikörper auf. Obwohl 21 Personen nicht erkrankten, konnte man bei 13 ebenfalls das Virus reisolieren. Alle Freiwilligen besaßen bereits vor dem Versuch neutralisierende Antikörper gegen RS-Virus. Trotzdem kam es zu einer Rezidiverkrankung, wobei das Virus mehrere Tage nachweisbar war. Erste positive Virusbefunde wurden am 3. bis 4. Tag nach Infektion erhoben. Die Titer der vor dem Versuch festgestellten neutralisierenden Antikörper standen in keiner Relation zu dem anschließend beobachteten Krankheitsverlauf. Diese Freiwilligenversuche beweisen, daß es eine solide Immunität gegenüber RS-Virusinfektion nicht gibt, sondern Reinfektionen in Form leichter Atemwegserkrankungen möglich sind. Solche harmlos verlaufenden Respirationstraktinfekte durch RS-Virus wurden inzwischen bei Rekruten [21] und Studenten [17] festgestellt.

Zusammenfassend kann man sagen, daß das RS-Virus als Primärinfektion im Säuglings- und Kleinkindesalter nach einer Inkubationszeit von 3 bis 6 Tagen eine oft schwere, gelegentlich sogar tödliche Erkrankung der Luftwege mit den Symptomen einer sogenannten „spastischen" Bronchitis, Bronchiolitis und Bronchopneumonie verursachen kann. Leichtere Erkrankungen verlaufen als Bronchitis, Pharyngitis und vor allem Rhinitis. Kruppsymptome sind sehr selten. Ganz junge Säuglinge haben durch diaplazentar übertragene Antikörper einen relativen Schutz vor schwerer Erkrankung. Bei älteren Kindern und Erwachsenen kommen Reinfektionen als leichte Infekte der Luftwege vor allem als Schnupfen vor.

## 4. Pathologie

### a) Pathologie der menschlichen und tierischen Infektion

Bisher liegt eine Beobachtung eines virologisch als RS-Viruserkrankung identifizierten Todesfalls aus England vor [20]. Es handelte sich um einen 10 Monate alten Knaben mit den charakteristischen Zeichen einer obstruktiven Bronchiolitis, der 24 Stunden nach Hospitalisierung starb. Er war 9 Tage krank gewesen. RS-Virus wurde vor dem Tode aus Rachensekret isoliert. Bei der Autopsie zeigte sich eine exsudative seröse Tracheitis und Bronchitis. Beide Lungen waren emphysematös mit vereinzelten hilusnahen und paravertebralen Verdichtungsherden. Mikroskopisch fanden sich als früheste Veränderungen im Tracheobronchialepithel eine Hyperplasie mit Schwellung der Zellen und Kerne und zunächst oberflächlicher, später tiefergreifender Nekrose. Einschlußkörperchen wurden nicht gesehen. Die Mukosa war von Lymphozyten und Plasmazellen infiltriert. Die pneumonisch veränderten Lungenabschnitte enthielten ein zellreiches Exsudat mit mononukleären Phagozyten, nekrotischen Zelltrümmern und manchmal auch Fibrin und Leukozyten, wobei die Alveolarwände von Monozyten durchsetzt waren. Ferner fand man eine Ösophagitis, punktförmige Magenerosionen mit Hämorrhagien, Verfettung der Leber und Blässe der Nieren.

Bei Frettchen kommt es etwa 2 Tage nach Infektion der Nasengänge zunächst zu einer Verminderung der zilientragenden Zellen und Verklumpung der Zilien. Später findet sich eine Desquamation und etwa ab 5. Tag erscheinen mehrkernige Epithelzellen mit eosinophilen zytoplasmatischen Einschlüssen bei gleichzeitiger Infiltration der Schleimhaut mit Lymphozyten und Neutrophilen. Die Riesenzellen verschwinden um den 9. Tag. In den Lungen kommt es gelegentlich zu einer peribronchitischen und periarteriellen lymphozytären Hyperplasie. Klinisch verläuft die Infektion latent [10].

### b) Zytopathogener Effekt in Gewebekulturen

RS-Viren vermehren sich am besten in stabilen oder primären Kulturen menschlicher Zellen, wie KB, Chang, MS, HeLa, Hep 2, menschlichem Amnion oder embryonalen Nieren. Es lassen sich aber auch Affennierenzellen und embryonale bovine Nierenzellen erfolgreich infizieren [12]. In Hühnerembryonen gelang bisher eine Züchtung nicht. Vor allem in primären menschlichen Zellkulturen bilden sich nach 6—7 Tagen die charakteristischen Riesenzellen. Je nach der inokulierten Virusmenge erscheint in Passagen der zytopathogene Effekt auch schon innerhalb 24 Stunden. Seine Ausbildung ist stark von den verwendeten Zellsystemen und Nährmedien abhängig. Geringe oder fehlende Bildung von Synzytien mit Abrundung oder Ablösung der Zellen von der Glaswand finden sich vor allem in KB, HeLa, Chang und menschlichen Amnionzellen [9]. Wie es zur Bildung der Riesenzellen kommt, ist im einzelnen noch unklar, doch wird angenommen, daß eine Absorption von Viruspartikeln an der Zelloberfläche die Fusion einleitet [38]. Beim Masernvirus kennt man allerdings bereits eine nichtinfektiöse Komponente, die zur Riesenzellbildung führt, ohne daß sich anschließend komplettes Virus bildet. In den Synzytien treten eosinophile zytoplasmatische Einschlüsse auf, die aber keine virusähnlichen Partikel und keine Nukleinsäure enthalten, wie aus elektronenoptischen Aufnahmen zu erkennen ist. Auch im Zellkern können gelegentlich in engem Kontakt zur Zellmembran Einschlüsse gefunden werden, deren Bedeutung und Entstehung noch unklar ist.

### 5. Ätiologie

Das RS-Virus ist ein etwa 65 m$\mu$ großer, ätherlabiler Erreger, der einen dichteren, etwa 20 m$\mu$ großen RNS-haltigen Kern und eine hellere Außenschicht besitzt. Es scheint auch filamentöse Formen zu geben *[3]*. Elektronen-optisch wurden Virusgrößen bis 300 mµ gemessen *[26]*. Trotz seiner Zu-gehörigkeit zu den Myxoviren hat man bis heute kein Hämagglutinin gegen Menschen-, Hühner- und Meerschweinchenerythrozyten gefunden. Auffallend ist die Thermolabilität, die sich sowohl gegenüber Wärme wie Einfrieren und Auftauen zu erkennen gibt. Bei 56° C wird es in 2,5 Minuten auf den Halb-wert inaktiviert, bei 37° C innerhalb von 8 Stunden. Durch Einfrieren kann es zu einem zehnfachen Titerverlust kommen *[5]*. Immunologische Differen-zen zwischen zwei RS-Virusstämmen (Long und CH 18 537) wurden jüngst beschrieben *[11]*. Das lösliche komplementbindende Antigen war zwar den beiden Stämmen gemeinsam, im Kreuzneutralisationstest ergaben sich aber bei Verwendung von Frettchenrekonvaleszentenseren eindeutige reziproke Diffe-renzen, die in kindlichen Rekonvaleszentenseren nicht vorhanden waren. Geringere Antigendifferenzen zeigten sich bereits zwischen den RS-Viren Long und A 1 in Kaninchen- und Meerschweinchenhyperimmunseren. Das komple-mentbindende Antigen ist löslich und läßt sich durch Ultrazentrifugation vom infektiösen Virus trennen.

## 6. Pathogenese

Das RS-Virus vermehrt sich wahrscheinlich in den Epithelzellen des Rhino-oropharynx und Bronchialbaumes, evtl. auch im Lungengewebe, wo sich die wesentlichen Entzündungserscheinungen finden. Am leichtesten gelingt der Virusnachweis im Rachensekret, etwas weniger häufig im Nasensekret. Ob das RS-Virus wie andere synzytiale Viren (Masern oder Hundestaupe) auch eine Virämie erzeugt, ist unbekannt. Sie scheint, falls sie überhaupt vorkommt, im Gegensatz etwa zu den Masern, für den Krankheitsablauf unwesentlich Auch immune Personen können wieder in abgeschwächter Form erkranken. Es scheint demnach ein leicht verschiebliches Gleichgewicht zwischen Serum-antikörpern und das Respirationstraktepithel neu infizierenden RS-Viren zu bestehen, so daß es auch bei Immunen zu einer mehr oder weniger starken lokalen Virusvermehrung kommt. Vielleicht spielen die Durchblutungsver-hältnisse der infizierten Schleimhäute eine limitierende Rolle *[38]*.

## 7. Diagnostische Methoden

Die Züchtung von RS-Viren aus Nasen- und Rachensekret gelingt am ein-fachsten auf HeLa- oder KB-Zellen, wobei das Untersuchungsmaterial bei 4° C aufzubewahren ist und im Gegensatz zu dem sonst üblichen Verfahren nicht eingefroren werden darf, da dies zu erheblichen Virusverlusten führt. Außerdem soll das Untersuchungsmaterial möglichst innerhalb von einigen Stunden auf Gewebekulturen verimpft werden *[12]*. Eine Viruskonservierung gelingt am sichersten durch Zusatz von 0,5⁰/o Gelatine zur Spülflüssigkeit. Die Virusidentifizierung in der Gewebekultur bedient sich des typischen zytopathogenen Effekts, der durch Zusatz von homologen Immunseren neutralisierbar ist.

An serologischen Methoden hat sich sowohl der Neutralisationstest auf Gewebekulturen wie die Komplementbindungsreaktion bewährt. Quantitative Studien über die Virus-Zellbeziehungen lassen sich mit einer von KISCH und Mitarb. [25] beschriebenen Plaquetechnik durchführen. Nach Infektion steigen neutralisierende und komplementbindende Antikörper meist signifikant an, wobei die ersteren länger persistieren und vermutlich lebenslang nachweisbar sind. Zwei Serumproben, von denen eine in der akuten Krankheitsphase, die andere 14 Tage bis 3 Wochen später entnommen sein soll, sind vergleichend in einem Testansatz zu prüfen. Diagnostisch verwertbar ist ein Titeranstieg auf das Vierfache. Die Durchseuchung läßt sich in den ersten Lebensjahren noch mit der Komplementbindungsreaktion, später nur noch mit dem Neutralisationstest zuverlässig ermitteln. Sie liegt bei vierjährigen Kindern in Deutschland um 50⁰/o. Im Erwachsenenalter werden Werte um 90⁰/o ermittelt. Säuglinge unter 4 Monaten reagieren serologisch oft unzureichend, bei ihnen gibt die Virusisolierung häufiger positive Befunde. Bei älteren Kindern sind Antikörperanstiege in 60—90⁰/o der RS-Virusinfektionen je nach Empfindlichkeit der Testmethode nachgewiesen worden. Neutralisation und Komplementbindung dürften hinsichtlich der Erfassung von Primärerkrankungen etwa gleichwertig sein.

## 8. Prophylaxe und Therapie

Obwohl fast alle Autoren die große klinische Bedeutung der RS-Viren betonen, sind Vakzinationsversuche bisher kaum durchgeführt worden. Lediglich MOGABGAB [30] hat eine Mischvakzine versucht, die folgende Antigene enthielt: Grippe A, A 1, A 2, B, Parainfluenza 1, 2, 3, ECHO 28, Adenovirus 1, 3, 4, 7 und RS-Virus. Die Impflinge bildeten nur gegen Influenzaviren Antikörper. Wenn man in Zukunft die schweren Primärinfektionen der Säuglinge und Kleinkinder erfolgreich bekämpfen will, wird man schon im Alter von 3—4 Monaten oder vorher impfen müssen.

Das therapeutische Bemühen hat sich wie bei allen schweren tiefgreifenden Infekten der Luftwege auf die Verhütung oder Bekämpfung bakterieller Superinfektionen durch Penicillin oder Breitbandantibiotika zu richten. Anfeuchtung der Atemwege mit Kaltwasserdampfaerosolen verhindert die lästige Austrocknung. Ferner sind Expektorantien, wie Kalium jodatum und hustenstillende Mittel angezeigt. Bei Bronchiolitis bewährt sich Alupent als Aerosol oder Tabletten, Freiluft, Brustwickel und Einreibungen mit ätherischen Ölen, anregende Schaumbäder und Behandlung der Rechtsinsuffizienz des Herzens mit Strophanthin und Digitalis.

## 9. Epidemiologie und Immunologie

Die Infektion mit RS-Viren scheint in Epidemiezeiten außerordentlich leicht als Inhalationsinfekt zustande zu kommen, sonst würden Epidemien von Primärerkrankungen bei Säuglingen, die außer in Heimen gewöhnlich nicht in engem Kontakt stehen, nicht denkbar sein. Hier müssen als Infektionsquellen leicht oder latent erkrankte Familienangehörige angenommen werden, die als bereits Immune noch Virus verbreiten können. Unter der kindlichen Bevölkerung beobachtet man solche meist scharf abgrenzbaren Epidemien fast jedes Jahr, wobei die Winter-Frühjahr-Monate bevorzugt sind. Während Adeno- und Parainfluenzavirusinfektionen sich endemisch während des ganzen

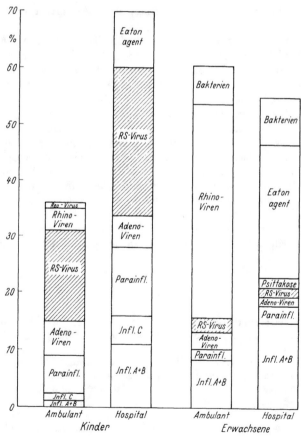

Abb. 2: Bedeutung verschiedener Erreger von Respirationstrakterkrankungen im Kindes- und Erwachsenenalter (nach HILLEMAN [19]).

Jahres ausbreiten, gleicht das epidemiologische Verhalten der RS-Virusinfektion mehr dem der Grippe, die ebenfalls scharf umschriebene Epidemien von 1—2 Monate Dauer hervorruft *[19]*. Es ist durchaus möglich, solche Epidemien, die sich durch eine Häufung von Pneumonien und sogenannten „spastischen" Bronchitiden und Bronchiolitiden auszeichnen, klinisch zu erkennen. Die unterschiedliche Bedeutung der RS-Viren in der Epidemiologie der Respirationstrakterkrankungen bei Kindern und Erwachsenen gibt die Abbildung 2 wieder, die einer Zusammenstellung von HILLEMAN entnommen ist, der dabei sowohl eigene Erfahrungen wie solche des Schrifttums verwertet hat.

### 10. Experimentelle Forschung und Wirtsspektrum

Infektionen mit Virusvermehrung und anschließender Bildung von neutralisierenden Antikörpern gelangen bei Frettchen, Chinchillas, Nerz, Marmoset-Affen, Schimpansen und Mäusen, aber nicht bei Ratten. Die Pathogenese und Pathologie einer solchen Infektion wurde experimentell vor allem bei Frettchen studiert *[10]*.

Die Virus-Zellbeziehung ist an HeLa- und Hep-2-Zellen analysiert worden *[3, 26]*. Die Adsorption des Virus an der Zelloberfläche dauert mehrere Stunden, die Eklipsezeit ca. 12 Stunden. Erstes Virusantigen findet sich durch Immunfluoreszenz etwa 10 Stunden post infectionem im Zytoplasma. Der Höhepunkt der Virusfreisetzung aus der Zelle ist nach 48 Stunden erreicht. Um diese Zeit treten auch Synzytien und Einschlußkörperchen auf. Eine ausschließlich zytoplasmatische Lokalisation der Immunfluoreszenz findet sich auch bei Parainfluenzaviren, Mumps und New Castle Disease. Dies ist ein weiteres Argument für die Einordnung des RS-Virus zu den Myxoviren und zwar zur sogenannten MRD = measles-Rinderpest-distemper-Gruppe *[39]*.

*Schrifttum*

1 ABABIO, A.: Untersuchungen über die Ätiologie akuter Infektionen des Respirationstraktes im Säuglings- und Kleinkindesalter. Tagg. Süddeutscher Kinderärzte. München 9. 6. 1963

2 ADAMS, J. M., D. T. IMAGAWA a. K. ZIKE: Epidemic bronchiolitis and pneumonitis related to respiratory syncytial virus. J. Amer. Med. Ass. *176*, 1037 (1961)

3 ARMSTRONG, J. A., H. G. PEREIRA a. R. C. VALENTINE: Morphology and development of respiratory syncytial virus in cell cultures. Nature *196*, 1179 (1962)

4 BEEM, M., F. H. WRIGHT, D. HAMRE, R. EGERER a. M. OEHME: Association of the chimpanzee coryza agent with acute respiratory disease in children. New. Engl. J. Med. *263*, 523 (1960)

5 BENNETT, C. R. a. D. HAMRE: Growth and serological characteristics of respiratory syncytial virus. J. Infect. Dis. *110*, 8 (1962)

6 Bruckova, M. a. L. Samankova: Izolace RS virus v CSSR. Ceskoslov. Epidemiol. Mikrobiol. Immunol. *12*, 44 (1963)

7 Chanock, R. a. L. Finberg: Recovery from infants with respiratory illness of a virus related to chimpanzee coryza agent (CCA). II. Epidemiologic aspects of infections in infants and young adults. Amer. J. Hyg. *66*, 291 (1957)

8 Chanock, R., W. K. Hyun, A. J. Vargosko, A. Deleva, K. M. Johnson, C. Cumming a. R. H. Parrott: Respiratory syncytial virus. I. Virus recovery and other observations during 1960 outbreak of bronchiolitis, pneumonia and minor respiratory disease in children. J. Amer. Med. Ass. *176*, 647 (1961)

9 Chanock, R., B. Roizman a. R. Myers: Recovery from infants with respiratory illness of a virus related to chimpanzee coryza agent. I. Isolation, properties and characterization. Amer. J. Hyg. *66*, 281 (1957)

10 Coates, H. V. a. R. Chanock: Experimental infection with respiratory syncytial virus in several species of animals. Amer. J. Hyg. *76*, 302 (1962)

11 Coates, H. V., L. Kendrick a. R. Chanock: Antigenic differences between two strains of respiratory syncycial virus. Proc. Soc. Exper. Biol. Med., N. Y. *112*, 958 (1963)

12 Deibel, R.: Neuere Ergebnisse bei Viren des Respirationstraktes. Ergebn. Hygiene, Mikrobiol. *37*, 162 (1963)

13 Doorschodt, H. J.: Respiratoor syncytial virus bij infecties van de luchtwegen. Nederl. Tijdschr. v. Geneesk. *107*, 287 (1963)

14 Forbes, A. J., N. Bennett a. N. Gray: Epidemic bronchiolitis caused by respiratory syncytial virus. Clinical aspects. Med. J. Austr. *48*, 933 (1961)

15 Gernez-Rieux, Ch., A. Breton, J. Samaille, B. Gandier, G. Lefebre a. M. Lelong: Isolement du virus respiratoire syncytial (CCA de Morris) au cours d'une épidémie de manifestations respiratoires bénignes chez des prématurés. Arch. Virusforsch. *13*, 265 (1963)

16 Hamparian, V., A. Ketler, M. Hilleman, G. Reilly, L. McClelland, D. Cornfeld a. J. Stokes: Studies on acute respiratory illnesses caused by respiratory syncytial virus. I. Laboratory findings in 109 cases. Proc. Soc. Exper. Biol. Med., N.Y. *106*, 717 (1961)

17 Hamre, D. a. J. Procknow: Viruses isolated from natural common cold in the USA. Brit. Med. J. *II*, 1382 (1961)

18 Heycock, F. B. a. T. C. Noble: 1230 cases of acute bronchiolitis in infancy. Brit. Med. J. *II*, 879 (1962)

19 Hilleman, M. R.: Respiratory viruses and respiratory vaccines. Amer. Rev. of Resp. Dis. *87*, 165 (1963)

20 Holzel, A., L. Parker, W. Patterson, L. White, K. Thompson a. J. Tobin: The isolation of respiratory syncytial virus from children with acute respiratory disease. Lancet *I*, 295 (1963)

21 Johnson, K., H. Bloom, M. Mufson a. R. Chanock: Natural reinfection of adults by respiratory syncytial virus. Possible relation to mild upper respiratory disease. New Engl. J. Med. *267*, 68 (1962)

22 Johnson, K., R. Chanock, D. Rifkind, H. Kravetz a. V. Knight: Respiratory syncytial virus. IV. Correlation of virus shedding, serologic response and illness in adult volunteers. J. Amer. Med. Ass. *176*, 663 (1961)

23 Jordan.: Growth characteristics of respiratory syncytial virus. J. Immunol. *88*, 581 (1962)

24 Kapikian, A., J. Bell, F. Mastrota, K. Johnson, R. Huebner a. R. Chanock: An outbreak of febrile illness and pneumonia associated with respiratory syncytial virus infection. Amer. J. Hyg. *74*, 234 (1961)

25 KISCH, A. L. a. K. JOHNSON: A plaque assay for respiratory syncytial virus. Proc. Soc. Exper. Biol. Med., N. Y. *112*, 583 (1963)

26 KISCH, A. L., K. JOHNSON a. R. CHANOCK: Immunofluorescence with respiratory syncytial virus. Virology *16*, 177 (1962)

27 KRAVETZ, H., V. KNIGHT, R. CHANOCK, J. MORRIS, K. JOHNSON, D. RIFKIND a. J. UTZ: Respiratory syncytial virus III. Production of illness and clinical observations in adult volunteers. J. Amer. Med. Ass. *176*, 657 (1962)

28 LEWIS, F., M. RAE, H. LEHMANN a. A. FERRIS: A syncytial virus associated with epidemic disease of the lower respiratory tract in infants and young children. Med. J. Austr. *48*, 932 (1961)

29 MCCLELLAND, L., M. HILLEMAN, V. HAMPARIAN, A. KETLER, C. REILLY, D. CORN-FELD a. J. STOKES: Studies of acute respiratory illnesses caused by respiratory syncytial virus. 2. Epidemiology and assessment of importance. New Engl. J. Med. *264*, 1169 (1961)

30 MOGABGAB, W. J.: Upper respiratory illness vaccines: Perspectives and trials. Ann. Int. Med. *57*, 526 (1962)

31 MORRIS, J. A., R. E. BLOUNT a. R. E. SAVAGE: Recovery of cytopathogenic agent from chimpanzees with coryza. Proc. Soc. Exper. Biol. Med., N. Y. *92*, 544 (1956)

32 PEACOCK, D. a. S. CLARKE: Respiratory syncytial virus in Britain. Lancet *II*, 466 (1961)

33 REILLY, C. M., J. STOKES, L. MCCLELLAND, D. CORNFELD, V. HAMPARIAN, A. KET-LER a. M. HILLEMAN: Studies of acute respiratory illnesses caused by respiratory syncytial virus. 3. Clinical and laboratory findings. New Engl. J. Med. *264*, 1176 (1961)

34 ROWE, D. a. R. MICHAELS: Isolation of the respiratory syncytial virus from a patient with pneumonia. Pediatr. *26*, 623 (1960)

35 SANDIFORD, B. a. B. SPENCER: Respiratory syncytial virus in epidemic bronchiolitis of infants. Brit. Med. J. *II*, 881 (1962)

36 VIVELL, O. u. R. DEIBEL: Serologische und klinische Untersuchungen über Virus-erkrankungen des Respirationstraktes. II. Serologischer Nachweis von Infektionen mit Respiratory Syncytial Virus. Ztschr. Kinderhk. *686*, 535 (1962)

37 VIVELL, O., M. AXMANN u. G. LIPS: Die Epidemie von Respirationstrakterkran-kungen im Winter 1961/62. Dtsch. med. Wschr. *87*, 1996 (1962)

38 WARREN, J., K. JENSEN a. R. MASON: The syncytial viruses. Ann. N. Y. Acad. Sc *101*, 520 (1962)

39 WATERSON, A. a. D. HOBSON: Relationship between respiratory syncytial virus and New Castle disease-influenza group. Brit. Med. J. *II*, 1166 (1962)

# Masern

Von GISELA ENDERS-RUCKLE

*Synonyma:* morbilli, measles, rougeole.
Im anglo-amerikanischen Schrifttum ist als Synonym für measles leider rubeola,
die lateinische Bezeichnung für Röteln, gebräuchlich.

## 1. Definition

Die Masern sind eine weltweit verbreitete, hochkontagiöse, akute Exanthem-
krankheit des Kindesalters, die durch ihre konstante Symptomatologie meist
sicher diagnostiziert werden kann. Die zyklisch verlaufende Infektion wird
durch ein Virus, das mit den Erregern von Staupe und Rinderpest verwandt ist
und heute zur Gruppe der Parainfluenza-Viren zählt, hervorgerufen. Bei mehr
als 90% der Infizierten kommt es zur typischen Erkrankung, die eine dauerhafte Immunität hinterläßt. Die meist gutartige Maserninfektion gehört zu den
ernstzunehmenden Erkrankungen, weil bei einem gewissen Prozentsatz der
Kinder Komplikationen von seiten der Atemwege oder des Zentralnervensystems auftreten, die tödlich verlaufen oder Dauerschäden verursachen können.
Nachdem es in den letzten Jahren gelungen ist, brauchbare Impfstoffe zu entwickeln, bestehen nun berechtigte Hoffnungen, die Masern und deren Komplikationen durch aktive Schutzimpfung zu verhindern.

## 2. Historische Einleitung

Im Gegensatz zu den meisten Viruserkrankungen sind bei den Masern Klinik,
Übertragungsmodus und Epidemiologie schon seit Jahrhunderten richtig beurteilt worden.

Die erste Beschreibung der Krankheit stammt von dem persischen Arzt RAZES (860
bis 932) aus dem 10. Jahrhundert. Er weist aber darauf hin, daß die klinischen
Manifestationen der Masern schon dem berühmten hebräischen Arzt EL YEHUDI [85]
aus Syrien 68 v. Chr. bekannt waren. RAZES [212] unterschied die Masern und
Pocken als selbständige Krankheitsbilder. Im Mittelalter bis zu Beginn der Neuzeit

wurden die Masern dagegen meist als eine mildere Form der Pocken oder als deren
Folgen aufgefaßt. Die deutschen Ärzte DÖRING und SENNER *[64]* haben 1627 die
Unterschiede zwischen Masern und Scharlach klargestellt. Durch SYDENHAM *[242]* (1670,
1675) wurden die letzten Zweifel über die Masern als Krankheit sui generis beseitigt.
Die Beschreibung konnataler Masern durch HILDANUS *[115]* (1646) wies schon auf
die Übertragbarkeit der Masern auf dem Blutwege hin, die HOME *[118]* (1748—1758)
bestätigen konnte, indem er empfängliche Kinder mit Blut von frisch Erkrankten durch
skarifizierte Hautstellen infizierte. Diese „Morbilisation" ist der erste Versuch, die
damals häufig tödlich endenden Masern durch eine abgeschwächte Impfkrankheit
zu ersetzen. Die Beobachtungen des dänischen Arztes PANUM *[187]* (1848) über den
Einbruch der Masern in die Bevölkerung der Faröer-Inseln, nach einem epidemie-
freien Intervall von 65 Jahren, brachten grundlegende Kenntnisse über Infektionsablauf, Epidemiologie und Immunologie. Er bestätigte die universelle Empfänglichkeit
aller Altersklassen sowie die hohe Sterblichkeit von kleinen Kindern und alten Leuten,
während diejenigen Personen verschont blieben, die vor 65 Jahren als Kinder die Masern
überstanden hatten. Ferner ermittelte PANUM *[187]* die durchschnittliche Inkubationszeit mit 13—14 Tagen und erkannte die Ansteckungsfähigkeit von Patienten im Prodromalstadium. Daraus resultierten die Empfehlungen für Isoliermaßnahmen zur Expositionsprophylaxe.

Nachdem die Masern bis zur Neuzeit in allen besiedelten und erreichbaren Gebieten
der Erde nach unterschiedlich langen Intervallen in epidemischer Form aufgetreten
waren, wurden sie in den dicht besiedelten Zivilisationsländern im Laufe des 19. Jahrhunderts allmählich endemisch. Infolge der hohen Exposition bei allgemeiner Empfänglichkeit für die Infektion und der nachfolgenden dauerhaften Immunität sind
die Masern zur unvermeidlichen Kinderkrankheit geworden. Nach der Ausrottung der
Pocken standen bis zu Beginn des 20. Jahrhunderts die Masern neben Scharlach als
Todesursache der 1—6jährigen an erster Stelle. Da die Mortalität von sozialen Verhältnissen abhängt, ist sie in Ländern mit zunehmendem Lebensstandard bei gleichbleibender Morbidität in den letzten 50 Jahren stark abgesunken.

Die *Virusätiologie* der Masern wurde bereits zu Anfang dieses Jahrhunderts
gesichert. So konnte HEKTEON *[112]* (1903) bei empfänglichen Freiwilligen
typische Masernsymptome mit bakterienfreiem Blut und Rachensekret von frisch
Erkrankten erzeugen. Das gleiche gelang ANDERSON und GOLDBERGER *[10]*
(1911) und BLAKE und TRASK *[33]* (1921) mit bakteriendicht filtriertem Material bei Rhesusaffen. Die Übertragungsversuche und Passagen waren jedoch
nur selten und mit erstaunlicher Unregelmäßigkeit erfolgreich. Wie wir heute
wissen, sind Laboratoriumsaffen zum Virusnachweis nicht geeignet, weil sie
meist Masern-Antikörper besitzen *[69, 221]*. Im Jahr 1917 stellten CONSEIL und
NICOLE *[54]* sowie DEGKWITZ *[59]* (1919) fest, daß sich Masernrekonvales-
zenten-Blut wegen seines hohen Gehalts an Schutzstoffen zur passiven Prophylaxe eignet. Die experimentellen Kenntnisse über die Eigenschaften des
Erregers blieben aber in den folgenden 40 Jahren sehr beschränkt, weil es trotz
zahlreicher Versuche nicht gelang, das Virus mit den zur Verfügung stehenden
Methoden zu züchten, bzw. seine Vermehrung nachzuweisen. Die einwandfreie,
serienweise Züchtung des Masernvirus gelang erst ENDERS und PEEBLES *[67]*
(1954) durch Verimpfung von früh im exanthematischen Stadium abgenom-

menen Blut- und Rachensekret-Proben auf Zellkulturen aus Menschen- und Affennierengeweben. Sie zeigten, daß die Vermehrung des Virus mit einem charakteristischen zytopathischen Effekt einhergeht, der durch Zugabe von Masern-Immunserum gehemmt werden kann. Die danach gewonnenen Kenntnisse über die Eigenschaften des Kulturvirus dienten zur Entwicklung diagnostischer Methoden. Außerdem gelang es, die Virulenz eines der isolierten Stämme (Edmonston) durch Adaptation und Passagen in Brutei und Hühnerfibroblastenkulturen abzuschwächen *[133, 161]*. Er dient heute zur Herstellung von Masern-Lebend- und Tot-Impfstoffen, deren Wirksamkeit bereits in vielen Teilen der Welt erprobt wurde.

### 3. Klinisches Bild

#### a) Symptomatologie

Nach der Inkubationsperiode, die durchschnittlich 9—11 Tage beträgt, folgt das 2—4 Tage dauernde Prodromalstadium. An dieses schließt sich am 14. bis 15. Inkubationstag die exanthematische Phase an. In typischen Fällen gehen alle Symptome nach etwa 4—5 Tagen, von Beginn des Exanthems an gerechnet, zurück. Die Dauer der Inkubationszeit ist recht konstant, während die des Prodromalstadiums und der Eruptionsphase größere Schwankungen aufweist. Zu einer *Verlängerung* der Inkubationsperiode kommt es bei Gegenwart passiv übertragener Antikörper. Unter diesen Voraussetzungen sind die nachfolgenden Stadien meist verkürzt. Eine *Verkürzung* der Inkubationszeit dürfte vor allem auf der Aufnahme einer besonders großen Virusdosis beruhen.

Im allgemeinen verläuft die Inkubationszeit ohne klinische Erscheinungen. Die von GOODALL *[102]* 1925 beschriebene sog. „illness of infection" wurde von anderen Autoren *[234]* bei 10⁰/o ihrer Patienten beobachtet. Die initialen Infektionssymptome entwickeln sich bis zu 3 Tagen nach Exposition, sind aber flüchtiger und schwächer ausgeprägt als die Prodromalerscheinungen, so daß sie der Beobachtung meist entgehen. Am 9. bis 10. Inkubationstag setzen mit der Virusausbreitung im Organismus die ersten Krankheitserscheinungen ein. Die *prä-eruptive Phase* beginnt mit leichtem Fieber, Übelkeit, Kopfschmerz, Schnupfen, Konjunktivitis, Pharyngitis und Tracheobronchitis. Am 2. bis 3. Tag treten auf der Wangenschleimhaut, aber auch an der Innenseite der Unterlippe die zuerst von REUBOLD *[210]* 1854 beschriebenen, später nach KOPLIK *[139]* 1896 benannten Flecken auf. Sie sind pathognomonisch für Masern, und ihr Nachweis ermöglicht dem Arzt die Diagnose schon vor Ausbruch des Exanthems. Sie kommen bei 50⁰/o—90⁰/o sämtlicher Masernfälle vor *[51, 78, 193, 207]*. Die Koplikschen Flecken verschwinden meist innerhalb von 2 Tagen, bzw. gehen in dem sich entwickelnden Exanthem unter. Am Gaumen, an der Uvula und an den Tonsillen treten unregelmäßige, braunrote Flecken auf, die bald konfluieren. In einigen Fällen kommt es zu diesem Zeitpunkt zu einem flüch-

tigen Rash, der vor dem eigentlichen Masernausschlag verschwindet. Für viele
Masernfälle ist die zweizackige Temperaturkurve charakteristisch. Das Fieber
sinkt am Ende der Prodromalperiode ab und steigt mit Ausbruch des Exanthems
am 15. Inkubationstag bis über 40° C an. Häufig geht jedoch auch die Prodromalphase ohne Intervall in das Eruptionsstadium über. Das Exanthem
beginnt hinter den Ohren, breitet sich innerhalb der nächsten 24 Stunden über
die behaarte Kopfhaut, das Gesicht und die oberen Rumpfpartien aus. Im Verlauf eines weiteren Tages werden Arme, Beine und schließlich Hände und Füße
ergriffen (Abb. 1). Die Einzeleffloreszenz beginnt als blaßrote Makula, die
dann mehr und mehr papulös und dunkelrot wird. Während der Ausbreitung

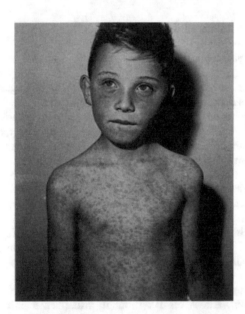

Abb. 1: Kind mit vollaufgeblühtem
Masernexanthem.

des Exanthems vergrößern sich die Effloreszenzen und konfluieren besonders
im Gesicht, Rücken und am Gesäß zu größeren unregelmäßigen Flecken. Nicht
selten sieht man bei stark schwitzenden Patienten in der Mitte der Papel feinste
Bläschen mit wasserklarem Inhalt. Beim Anämisieren der Haut bleibt ein bräun-
licher Fleck zurück. Mit dem Auftreten des Exanthems nehmen die entzündlichen Erscheinungen an den Schleimhäuten des Auges und der Atemwege zu.
Unterkieferwinkeldrüsen, hintere Halslymphknoten und Milz sind etwas geschwollen. Verdauungsstörungen, meist Durchfälle, begleiten das Krankheitsbild. Die Lichtscheu ist sehr ausgeprägt und der Bellhusten wird heftiger. Die
Kinder sind psychisch verändert und körperlich sehr mitgenommen. Bei hohem
Fieber kann es zu vorübergehenden Krampferscheinungen, Halluzinationen und

Bewußtseinstrübung kommen. Nach seiner vollen Entfaltung beginnt der Ausschlag am 4. Tag in der Reihenfolge der Entwicklung abzublassen. Er hinterläßt schwach pigmentierte Flecken, danach folgt eine kleieförmige Schuppung. Gleichzeitig sinkt das Fieber in rascher Lysis, die katarrhalischen Symptome gehen zurück, und die Kinder erholen sich erstaunlich schnell.

In Abb. 2 sind Infektionsablauf, Symptomatologie sowie virologische und serologische Befunde schematisch wiedergegeben. Neben dem beschriebenen Krankheitsbild, das für sonst gesunde Kinder im Alter von 3—8 Jahren charakteristisch ist, gibt es leichte und schwere Modifikationen sowie Verläufe, die durch virus- oder bakteriell bedingte Krankheitserscheinungen kompliziert sind. Außerdem können die Masern durch andere Begleitkrankheiten besonders gefährlich werden, oder umgekehrt, die Masern verschlimmern bestehende chronische Erkrankungen.

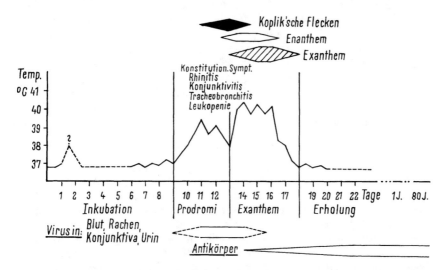

Abb. 2: Infektionsablauf und klinische Erscheinungen bei Masern.

Zu *leichten Erkrankungen* (mitigierte Masern, Masern ohne Katarrh und nur mit spärlichem Exanthem am Stamm und Hals) kommt es bei Säuglingen und Kindern, die passive Antikörper besitzen. Schwerer verlaufen die Masern bei ungeschützten älteren Säuglingen und Kleinkindern. Hier stellen sich häufig gastrointestinale Symptome, wie Diarrhoe und Erbrechen mit schweren Störungen im Wasser- und Elektrolythaushalt ein. Bei *toxischen Masern* kommt es zu einem plötzlichen Abblassen des Exanthems infolge Kreislaufversagens. Gelegentlich entwickelt sich ein hämorrhagisches Exanthem, ohne daß diesem eine wesentliche klinische Bedeutung zukommt.

## b) Laboratoriumsbefunde

Das *Blutbild* zeigt im Prodromalstadium nach anfänglicher, mäßiger Leukozytose schon mit Beginn des Fiebers eine zunehmende Leukopenie, die am 2. bis
3. Exanthemtag mit 3000—4000/cmm ihren Tiefpunkt erreicht. Im Differentialblutbild imponiert zunächst eine relative Neutrophilie mit Lymphopenie,
die aber bald einer Neutropenie mit Aneosinophilie und Monozytose Platz
macht. In der Rekonvaleszenz kommt ein buntes Blutbild mit jungen z. T.
basophilen Lymphozyten, Lymphoblasten und Plasmazellen zur Beobachtung.
Außerdem erscheinen die Eosinophilen wieder. Der Properdinspiegel sinkt
im Serum von normal 4—10 Einheiten/ml beim Gesunden auf 1,5—0,5 Ein-
heiten/ml im frühen Exanthemstadium kurzfristig ab *[186]*. Im *Harn* findet
sich meist eine febrile Albuminurie und ziemlich regelmäßig eine positive Diazo-
reaktion. Am Tage des Exanthembeginns erlischt für 1—4 Wochen die Tuber-
kulinallergie. Röntgenologisch findet sich eine beträchtliche hiläre und paratracheale Lymphknotenschwellung.
Bei *enzephalographischen Untersuchungen* in USA an 680 Patienten mit normalem Verlauf der Masern wurden bei 51% vorübergehende Abnormalitäten
entdeckt. Sie traten bei Kleinkindern sogar in 70% der Fälle auf *[97]*. In einer
anderen Studie zeigten 40% der Kinder ein pathologisches Elektroenzephalogramm, wobei in 25% die Veränderungen über den Rahmen einer leichten
diffusen Abnormität hinausgingen *[92]*.

## c) Virologische und serologische Befunde

Masernvirus findet sich von Beginn des Prodromalstadiums bis ca. 2 Tage
nach Exanthemausbruch in Blut, Rachensekret und Konjunktivalflüssigkeit
*[69, 107, 219]*. Im Urin ist es erst später, dafür aber 2 Tage länger nachweisbar *[105]*. Spezifische humorale Antikörper erscheinen in niedrigen Titern
schon am 1.—3. Exanthemtag, steigen in den folgenden 3—26 Tagen auf
hohe Werte an und bleiben nach mäßigem Abfall lebenslang erhalten *[17, 27,
67, 74, 79, 219]*.

## d) Virusbedingte Komplikationen

*Masernkrupp:* Die Zunahme der entzündlichen Schwellung der Schleimhäute
verursacht gelegentlich eine subglottisch gelegene Stenose. Dabei kann es zu
Ulzerationen an den Aryknorpeln und den Stimmbändern, sowie zu Glottisödem und Membranbildung kommen. Der Masernkrupp tritt bei bis zu 4 Jahre
alten Kindern gewöhnlich zu Beginn des Eruptionsstadiums auf. Zunehmende
Tachypnoe, Tachykardie und Zyanose deuten auf eine vollständige Verlegung
der Atemwege hin und machen dann eine Tracheotomie notwendig. Besonders

gefährlich ist das Absteigen des virusbedingten Katarrhs in das respiratorische Epithel und der Befall des Lungengewebes. Die *Bronchiolitis* und die *primäre Masernpneumonie* kommen vorzugsweise bei schlecht gepflegten Kleinkindern im Eruptionsstadium vor. Sie führen zu einer ungenügenden Arterialisierung des Blutes. Die dadurch entstehende Zyanose wird durch die infektiös-toxisch bedingte Kreislaufschädigung noch verstärkt. Blaugraue Verfärbung der Haut, Abblassen des Exanthems, dyspnoische Atmung und ein ausbleibender Abfall bzw. ein erneuter Anstieg des Fiebers ermöglichen zusammen mit dem röntgenologischen Befund, der dem bei atypischer Pneumonie ähnelt, die Diagnose. Physikalische Zeichen sind gering, da die zahlreichen kleinen pneumonischen Herde weder Dämpfung noch Bronchialatmen hervorrufen. *Riesenzellpneumonie:* Eine seltene, meist tödlich endende interstitielle Pneumonie wurde bei einer kleinen Zahl von Patienten mit akuter Leukämie oder Retikuloendotheliose in Zusammenhang mit persistierendem Masernvirus im Respirationstrakt und mangelhaftem Antikörperbildungsvermögen nachgewiesen. Obwohl der röntgenologische Befund sehr charakteristisch ist, kann eine ätiologische Diagnose erst mit Hilfe virologischer, serologischer und histopathologischer Untersuchungsergebnisse gestellt werden. *Myokarditis:* Bei 19—25% der Masern kommt es im Elektrokardiogramm zu T-Zacken-Veränderungen und Verlängerung der AV-Überleitungszeit *[56, 101]*. Sie haben jedoch kaum klinische Bedeutung. *Keratitis:* Das Auftreten multipler, punktförmiger, epithelialer Läsionen in der Kornea wurde erst kürzlich als eine regelmäßige Manifestation bei Masernvirusinfektion entdeckt *[248]*. Nur selten kommt es zu einer kornealen Ulzeration. Weitere, mit der Vermehrung des Masernvirus in lymphatischen Geweben in Zusammenhang gebrachte Komplikationen sind die *Appendizitis* und die besonders in tropischen Gebieten beobachtete heftige *Enteritis* mit Diarrhoe. Die mäßige, generalisierte Lymphdrüsenschwellung bei Maserninfektion betrifft auch die Mesenteriallymphknoten.

### e) Bakteriell bedingte Komplikationen

Die virusbedingte Schädigung des Epithels des Respirationstraktes und des Mittelohres bereitet den Boden für bakterielle Sekundärinfektion. Am häufigsten werden hämolytische Staphylokokken, Streptokokken, Pneumokokken und Haemophilus influenzae gefunden.

Die *sekundäre Bronchopneumonie* ist die wichtigste Komplikation in Bezug auf Hospitalisierung und Letalität. Unter schlechten hygienischen Lebensbedingungen ist sie als „Pferchungsschaden" besonders häufig. Kleinkinder, vor allem Rachitiker und alte Leute sind dadurch in hohem Maße gefährdet. *Otitis media* ist die häufigste der bakteriell bedingten Komplikationen. Bei Kleinkindern wird die Infektion vorwiegend durch Pneumokokken oder Haemophilus influenzae hervorgerufen, während bei älteren Patienten außerdem noch hämolytische Streptokokken verantwortlich sein können. Die eitrige Otitis media tritt gegen

Ende der exanthematischen Phase oft doppelseitig auf. Bei unzureichender anti-
bakterieller Behandlung kann sich eine Mastoiditis anschließen.
Zwei Komplikationen, *Noma* und *multiple Hautabszesse*, werden nur in den
Tropen beobachtet *[167]*. Die Abszesse werden durch penicillinempfindliche
Staphylokokken hervorgerufen.

### f) Komplikationen unbekannter Ätiologie

Die *Enzephalomyelitis* wird bei Patienten über 6 Jahren und bei ausgeprägtem
Verlauf häufiger diagnostiziert als bei Kleinkindern bzw. leichten Masern
*[127, 254]*. Sie tritt meist zwischen 3 und 10 Tagen nach Exanthemausbruch
in Erscheinung. Unter rasch ansteigender Temperatur machen sich Kopfschmerzen, Benommenheit und Schläfrigkeit bemerkbar. Es können auch
meningeale Reizsymptome, Erbrechen und Bewußtseinstrübung auftreten. Bei
40% der Patienten gehen die Symptome unabhängig vom Schweregrad der
initialen Erscheinungen innerhalb von 1—3 Tagen zurück. Diese leichte Form
der Enzephalomyelitis ist in den Statistiken über die Häufigkeit der zentralnervösen Komplikation nicht enthalten, da eine Klinikeinweisung nur selten
erfolgt. Die *schweren* Enzephalitisfälle bieten in Bezug auf Symptome und
Verlauf ein sehr unterschiedliches Bild. Bei fokalem Befall des Zentralnervensystems herrschen Krämpfe, Delirien, zerebellare, zerebrale und myelitische
Symptome vor. Konvulsion und komatöse Zustände stehen bei diffusem Befall
des Zentralnervensystems im Vordergrund. Bei letzteren Patienten verläuft
die Krankheit innerhalb von wenigen Tagen oft tödlich, sonst bilden sich die
enzephalitischen Symptome langsam zurück. Bei schneller Rückbildung sind
Defektheilungen viel seltener zu erwarten als bei langsamer Besserung.
*Laboratoriumsbefunde:* Im klaren Liquor findet sich eine leichte bis ausgeprägte
Vermehrung der lymphozytären Zellen (100—600/3 Zellen). In Ausnahmefällen
bleibt die Pleozytose aus bzw. zeigt extrem hohe Werte bis 2000/3 Zellen. Das
Eiweiß ist nur wenig verändert, Zucker- und Chlorgehalt sind meist erhöht,
Liquordruck normal. Die Blutsenkung ist mäßig beschleunigt, die Leukozyten-
zahl auf 10 000—20 000/cmm vermehrt mit leichter Linksverschiebung. Das
Hirnstrombild ist bei allen enzephalomyelitischen Manifestationen mehr oder
weniger stark pathologisch verändert. Die Verlangsamung der Wellen steht im
Vordergrund. Eine Normalisierung tritt erst nach Rückbildung der enzephalitischen Symptome ein.
Bei der *toxischen Enzephalopathie* setzen die Symptome sehr viel abrupter ein
als bei den enzephalomyelitischen Manifestationen. Meist entwickelt sich am
2.—5. Tag nach Exanthemausbruch das Bild eines akuten zerebralen Ödems
ohne fokale Herdsymptome. Der Liquordruck ist stark erhöht, Protein und
Zellzahl sind normal. Die Krankheit endet fast immer 3—5 Tage nach Auftreten der ersten Symptome tödlich. Diese Komplikation ist für die Masern nicht
spezifisch. *Die apoplektisch* einsetzende *Hemiplegie* kann dem Masernausschlag

vorausgehen oder bis 28 Tage später nachfolgen. Sie wird häufig durch fokale Krampfanfälle eingeleitet. Die Altersverteilung der Fälle zeigt, daß diese Komplikation vorwiegend bei Kindern im Alter von 1—5 Jahren vorkommt. Es handelt sich dabei um Gefäßverschlüsse, vor allem bei stark dehydrierten Kindern. Die selten beobachtete *isolierte retrobulbäre Neuritis* entwickelt sich 10—20 Tage nach Ausbruch des Exanthems und führt zur Beeinträchtigung der Sehkraft bzw. zu vorübergehender Erblindung durch Ausbildung eines zentralen Skotomes.

Die Angaben über die Häufigkeit zentralnervöser Komplikationen sind ungenau, da die Masern nur unvollständig gemeldet werden oder — wie in der Bundesrepublik — gar nicht meldepflichtig sind. Die Schätzungen schwanken zwischen 1 : 400 bis 1 : 10 000 gemeldeter Masernfälle *[120, 247, 250]*, am häufigsten 1 : 400 bis 1 : 1000 *[37, 89, 109, 149]*. Die Letalität, die unter Kleinkindern am höchsten ist, beträgt für die in der Weltliteratur von 1928 bis 1963 veröffentlichten Kollektive mit insgesamt 950 Patienten durchschnittlich 20%. Defektheilungen mit lange anhaltenden oder bleibenden neurologischen oder psychischen Veränderungen wurden bei 20—40% *[158]* der beobachteten und nachuntersuchten Patienten gefunden.

*Thrombozytopenische Purpura* ist eine sehr ungewöhnliche, 2—3 Wochen nach dem Exanthemausbruch auftretende, postinfektiöse Komplikation. In letzter Zeit wird ein Autoimmun-Mechanismus als Ursache angenommen. Diese Ansicht wird unterstützt durch den Erfolg der Therapie mit Kortikosteroiden.

### g) Einfluß der Masern auf den Verlauf anderer Krankheiten

Früher war das gleichzeitige oder kurz aufeinanderfolgende Auftreten von Masern und Diphtherie, Masern und Scharlach sowie Masern und Keuchhusten besonders gefürchtet. Von größerer praktischer Bedeutung ist heute noch der ungünstige Einfluß einer Maserninfektion auf chronische Krankheiten der Atemwege und des retikuloendothelialen Systems. Die alte Streitfrage, ob Masern eine Tuberkulose aktivieren können, wurde eindeutig durch Lungen- und Sputumuntersuchungen an einer Bevölkerungsgruppe vor und nach einer Masernepidemie in Grönland geklärt *[50]*. Es ergab sich eine höhere Masernletalität für Tuberkulöse, ein signifikantes Ansteigen neuer Tuberkulosefälle und eine ausgeprägte Progression der schon bestehenden tuberkulösen Herde. Kinder mit *Mukoviszidosis* reagieren auf Masern oft mit Aufflammen pulmonaler Infektionen, die zum frühzeitigen Ende führen *[233]*. Auch *Asthma* kann naturgemäß durch Masern vorübergehend oder dauernd verschlimmert werden *[137]*. Bei Patienten mit *akuter Leukämie* oder *Retikuloendotheliosen* entstehen nach Maserninfektionen gelegentlich tödlich endende Riesenzellpneumonien *[165]*. *Proteinmangelsyndrom* durch Fehl- oder Unterernährung prädestiniert zu komplikationsreichem Verlauf der Masern. In Westafrika wird das Krankheitsbild des Kwashiorkor sehr häufig durch Masern manifest *[167]*. Entgegen

der negativen Auswirkung der Masern auf verschiedene chronische Erkrankungen steht ihr günstiger Einfluß auf den Verlauf der Lipoidnephrose. Ge-
wollte Maserninfektionen bewirken gelegentlich Remissionen [35, 122]. Es ist
noch nicht geklärt, wie diese günstige Beeinflussung zustande kommt.
In der Weltliteratur sind bis heute acht Fälle von *kongenitalen Mißbildungen*
bekannt geworden, die in einem möglichen Zusammenhang mit einer im ersten
Trimester der Schwangerschaft durchgemachten Maserninfektion stehen [13].
Nach den Masernepidemien in Grönland 1951 [51] und Tahiti 1951 [216]
fielen bei den 6—9 Monate später geborenen Kindern keine Mißbildungen
auf. Dagegen war die Zahl der Aborte und Frühgeburten deutlich erhöht.
In letzter Zeit wurde die Maserninfektion als eine der möglichen Initiatoren
akuter *lymphatischer Leukämien* und *multipler Sklerosen* in Erwägung gezogen. Die Assoziation im ersteren Fall beruht auf der Beobachtung über das
scheinbar gehäufte Vorkommen lymphatischer Leukämien nach Masernepidemien und der im Verlauf der Infektion auftretenden Chromosomenbrüche in
Leukozyten. Sie wurden von NICHOLS u. Mitarb. 1962 bei mehreren Patienten
mit typischen Masern 3—8 Tage nach Exanthem in 30—70% der geprüften
Leukozyten gefunden [172]. In der Rekonvaleszenz sowie bei abgeschwächten
Masern waren sie seltener. Bei gesunden Kontrollpersonen gleichen Alters
betrug die Rate 0—5%. Die Befunde wurden inzwischen bestätigt und
abgelehnt [173]. Als Ursache der Chromosomenschäden werden auf Grund
von Studien in der Gewebekultur [154, 173] außer der Replikation des Virus,
die dabei stattfindenden Stoffwechselstörungen oder bestimmte Viruskomponenten diskutiert.
Die Hypothese über das Entstehen der *multiplen Sklerose* [4] als Spätfolge
eines masernbedingten Schadens von Gehirngewebe basiert im wesentlichen auf
den gleichartigen zentralnervösen histopathologischen Veränderungen bei multipler Sklerose und Masernenzephalitis. Außerdem sind im Liquor dieser Patienten, besonders bei erhöhten Proteinwerten, Masernantikörper nachweisbar,
während sie bei Personen mit anderen degenerativen, entzündlichen oder toxischen zentralnervösen Erkrankungen trotz nahezu gleich hoher Serum-Anti-
körper-Titer fast immer fehlen. Ferner konnte eine ähnliche Beziehung zwischen
multipler Sklerose und anderen ubiquitären Krankheitserregern, z. B. Mumps
oder Influenza A, nicht festgestellt werden. Antikörper gegen diese beiden
Antigene sind im Liquor seropositiver Personen mit und ohne multipler
Sklerose nicht oder gleich häufig vorhanden [4, 84].

## 4. Pathologie

### a) Pathologie bei unkompliziertem Verlauf

Während der akuten Krankheitsphase findet man Hyperplasie der lymphoiden
Organe, Schwellung und Rötung der Schleimhäute, Epithelläsionen in Mund,

Auge und Kolon, sowie die Effloreszenzen in der Haut. Diese Reaktionen, die durch serofibrinöse Exsudatbildung mit Proliferation vorwiegend mononukleärer Zellelemente im Bindegewebe und durch degenerative Prozesse an Epithelzellen der betreffenden Organe hervorgerufen werden, sind teils direkt, teils indirekt durch das Masernvirus bedingt.

*Histologisch* sind die *mesenchymalen und epithelialen Riesenzellen* mit intranukleären und zytoplasmatischen Einschlüssen für die Maserninfektion besonders charakteristisch. Die ersteren, die nach ihren Entdeckern auch *Alagna-[6]* oder *Warthin-Finkeldey- [87, 264] Zellen* genannt werden, kommen vom 5. Inkubationstag an bis zum Ausbruch des Exanthems in allen Organen mit lymphoiden Geweben vor (Lymphknoten, Tonsillen, Milz, Thymus, Wurmfortsatz). Gelegentlich wurden sie in degenerierter Form auch im Lumen der Lungenarterie und -kapillaren entdeckt *[163, 232]*. Ihre Zahl und Größe nehmen mit der Intensität der Virusvermehrung zu. Sie werden deshalb am häufigsten 2—3 Tage vor Ausbruch des Exanthems nachgewiesen. Die Riesenzellen enthalten zwischen 10—50 zusammengeklumpte lymphozytenähnliche Kerne, die von einem sehr schmalen Plasmasaum umgeben sind. In den Kernen werden nur selten intranukleäre Einschlüsse erkannt, meist findet man randständig angeordnetes Chromatin und ambophil gefärbte, kernfüllende Massen. Die *epithelialen Riesenzellen [38, 62]* sind von Beginn der Prodromalphase bis kurz nach Ausbruch des Exanthems vorwiegend in der Schleimhaut des oberen Respirationstraktes bis zu den größeren Bronchialästen hin herdförmig und in verschiedenen Entwicklungsstadien anzutreffen. Gleichzeitig verlieren viele Epithelzellen ihre Flimmerhärchen und die Fähigkeit zur Schleimbildung. Multinukleäre Riesenzellen kommen auch in der Mukosa des Intestinaltraktes, der Appendix und der Blase vor *[232]*. Die Zahl der Kerne variiert zwischen 10 und mehr als 100. In ihnen und im Zytoplasma finden sich in wechselnder Zahl und Größe eosinophile Einschlüsse, die von einer farbfreien Zone umgeben sind. Gegen Ende der Prodromalphase lösen sich Riesenzellen von der basalen Zellschicht ab und können im gefärbten Ausstrichpräparat von Rachen- und Nasensekret schon vor Ausbruch des Exanthems nachgewiesen werden *[249]*. Weniger charakteristisch sind die im Urin von Masernkranken beobachteten ein- und mehrkernigen Zellkomplexe mit zytoplasmatischen Einschlüssen. Die schnell einsetzende Epithelregeneration in den Schleimhäuten geht von überlebenden Zellen der basalen Schicht aus.

Bei den *Koplikschen Flecken* handelt es sich histopathologisch um lokalisierte Nekrosen der basalen mukösen Epithelzellen in den submukösen Drüsen der Wangenschleimhaut. Ähnliche Läsionen kommen in der Bindehaut *[100, 248]* und der Mukosa von Ileum und Kolon vor *[55]*. Reihenuntersuchungen über den histopathologischen Ablauf des *makulo-papulösen Exanthems* sind spärlich. Nach Torres *[251]* beginnen die Veränderungen mit der Nekrose einiger epidermaler Zellen, dem Austritt von Serum aus den subpapillären Gefäßen und der Schwellung der Gefäßendothelien. Zwischen der 13. und 36. Stunde nimmt die Nekrose und Vakuolisation epithelialer Zellen zu, und es bilden sich feinste Bläschen, die später abtrocknen und als Masernschuppen abgestoßen werden. Die Kerne parakeratotischer epithelialer Zellen sollen eosinophile Einschlüsse enthalten. In den späteren Stadien des Exanthems kommt es zur perivaskulären Anhäufung von Lympho- und Monozyten, die in das Stratum reticulare des Koriums infiltrieren *[52]*. Das Exanthem wird gelegentlich als ein gegen die Kutis gerichteter Epidermiskatarrh *[1]* charakterisiert.

Bei den Chromosomenveränderungen in Leukozyten handelt es sich wie bei anderen Virusinfektionen (z. B. Varizellen) um Brüche von sogenanntem verzögertem „isolocuschromatid". Sie unterscheiden sich grundlegend von den durch Strahlen und Chemikalien bedingten Schäden *[172, 173]*.

### b) Pathologie bei kompliziertem Verlauf

Bei der *Bronchiolitis* und der *primären Masernpneumonie* bilden sich die epithelialen Riesenzellen vor allem im respiratorischen Epithel der Bronchiolen und Alveolen. Das serofibrinöse Exsudat führt oft zu pseudomembranösen Ausgüssen und zum Verschluß der kleinen Hohlräume. Gleichzeitig kommt es zu interstitiellen pneumonischen Veränderungen und kleinzelligen Infiltrationen. Bei der sogenannten *Riesenzellpneumonie [1, 52, 111, 141]* werden dieselben epithelialen Riesenzellen in großer Zahl in den tiefen Luftwegen angetroffen.

In den oft mehrere 100 Kerne enthaltenden synzytialen Zellverbänden sind die intranukleären und zytoplasmatischen Einschlüsse besonders deutlich ausgeprägt. Subakute und chronische interstitielle pneumonische Prozesse und Metaplasie des Flimmer- und respiratorischen Epithels durch Plattenepithel vervollständigen den histopathologischen Befund. Die masernvirusbedingten Riesenzellpneumonien können von solchen mit anderer Ätiologie (Vitamin-A-Mangel, Adeno-, RS-Viren) durch die Gegenwart eosinophiler Kerneinschlüsse abgegrenzt werden *[2, 70, 155, 202]*. Bei der durch *bakterielle Superinfektionen* hervorgerufenen Masernpneumonie oder Mastoiditis bestimmen die jeweiligen Keime das morphologische Bild der nekrotisierenden Entzündungen. Den einzelnen Manifestationsformen der zentralnervösen Komplikationen liegen unterschiedliche pathologisch-anatomische Befunde zugrunde.

Die *Masernenzephalomyelitis* ist histologisch durch die perivenöse Anhäufung mikroglialer Zellelemente, Schwellung der Endothelien und der in perivaskulär gelegenen Neuronen sich abspielenden Entmarkungsvorgänge gekennzeichnet. Außerdem kommen petechiale Blutungen vor, und das Gehirn ist kongestioniert. Die Läsionen treten vorwiegend in der weißen Substanz, aber auch in tieferen Schichten der Rinde auf. Ihr Sitz ist jedoch nicht charakteristisch und variiert von Fall zu Fall. Bei der toxischen Enzephalopathie stehen starke Schwellung des Gehirns, ödembedingte Neuronenschädigung und petechiale Blutungen im Vordergrund.

*c) Der zytopathische Effekt in Gewebekulturen*

Das Masernvirus induziert in empfänglichen Gewebekulturen außer *multi-nukleären Riesenzellen* mit und ohne Kern- und Zytoplasma-Einschlüssen *[67]* noch *Spindelzelldegeneration [161]* und gelegentlich eine frühe, nicht über-tragbare *Synzytiumformation [253]*.

Das Erscheinen der verschiedenen zytopathogenen Effekte hängt im wesent-lichen von der Infektionsmultiplizität und dem Gehalt des Inokulums bzw. des Kulturüberstandes an nicht mehr infektiösen Viruspartikeln ab *[48, 82, 182]*.

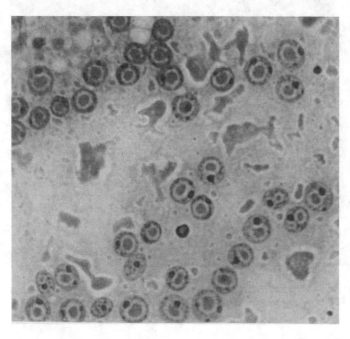

Abb. 3: Multinukleäre Riesenzellen in primärer menschlicher Nierenzellkultur mit eosinophilen Kern- und Zytoplasmaeinschlüssen 12 Tage nach Beimpfung mit Blut eines Masernpatienten (gefärbtes Präparat).

*Geringe Viruskonzentrationen,* wie sie im Untersuchungsmaterial oder bei frisch isolierten Stämmen vorliegen, verursachen die Bildung von multinukleären Riesenzellen *[67, 218, 220]*. Sie treten 5—8 Tage nach Beimpfung gleichzeitig mit der langsam einsetzenden Virusproduktion herdförmig verstreut auf und breiten sich in den folgenden 10 Tagen über den Zellrasen aus. Gelegentlich kommt es dabei auch zur Vakuolisation des Zytoplasmas. Nach Fixation mit eisessighaltigen Lösungen und HE-Färbung werden eosinophile Kern- und Zytoplasma-Einschlüsse sichtbar *(Abb. 3)*.

Nach Fortzüchtung des Virus in primären und kontinuierlichen Zellen kommt es mit Zunahme des Infektionstiters zur schnelleren Entwicklung der zytopathischen Veränderungen und zum Auftreten des *Spindelzelleffektes.* Er ist jedoch kein Merkmal für die Virulenzabschwächung. Die zunächst vergrößerten und abgerundeten Einzel- sowie die sich bildenden mehrkernigen Zellen werden in sternförmige und fibroblastenähnliche Gebilde mit langen Protoplasmafortsätzen umgewandelt. (Abb. 4).

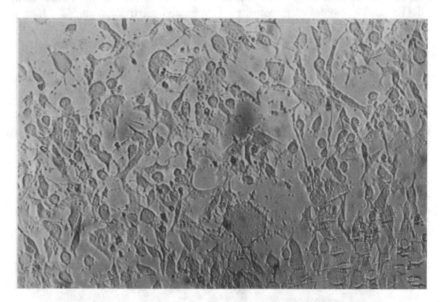

Abb. 4: Spindelzelldegeneration in kontinuierlicher Amnion-(FL)-Zellkultur 8 Tage nach Beimpfung mit kulturadaptiertem Masernvirus (Stamm Marburg 1677; Lebendbeobachtung).

Intranukleäre Einschlüsse sind selten. Serienpassagen mit hoher Infektionsmultiplizität, wiederholtem Mediumwechsel und Inkubation bei 33—35° C fördern die Spindelzelldegeneration. Dabei wird der Zellrasen innerhalb von 6—8 Tagen zu 75%/0 zerstört. Mit zunehmendem Gehalt der Impflösung an nicht mehr infektiösen Teilchen dominiert die Riesenzellbildung. Gewöhnlich treten jedoch beide Arten des zytopathogenen Effekts in unterschiedlicher Mischung gemeinsam auf, wobei glutaminreiche Nährmedien *[209]* die Riesenzellbildung gelegentlich unterdrücken können. *Sehr hohe Konzentrationen* nicht-infektiöser Partikel *[179, 180, 225]* bewirken besonders nach Dialyse innerhalb von 3—8 Stunden eine vollständige Umwandlung des epithelialen Zellrasens in *synzytiale Massen* (Abb. 5). Bei diesem Geschehen bleibt eine Virusvermehrung aus.

Der *Mechanismus der Riesenzellbildung* bei Masern und anderen großen Myxoviren ist weitgehend geklärt. Sie entstehen durch Verschmelzung der peripheren Membran der Einzelzelle *[156]*. Der zellwandauflösende Faktor ist

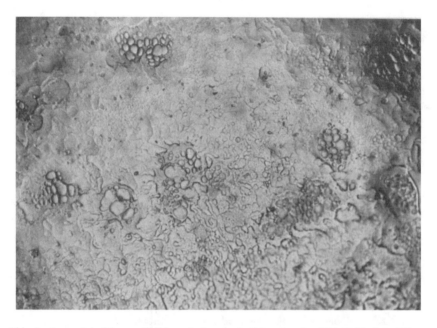

Abb. 5: Synzytiale Riesenzellbildung in kontinuierlicher Amnion(FL)-Zellkultur 1 Tag
nach Beimpfung mit nicht-infektiöser Masernviruspräparation (Stamm Marburg 1677;
Lebendbeobachtung).

mit der hämolytischen Aktivität des Masernvirus identisch oder zumindest an
die gleichen lipoproteidhaltigen Strukturen der Virushülle gebunden. Deshalb besitzen infektiöse und nicht-infektiöse Partikel, besonders die mit fast
intakter Oberfläche und hohem Lipoidgehalt, die Fähigkeit zur Zytolyse *[180,
181]*. Sicherlich spielt die Zahl der pro Zelle adsorbierten Viruspartikel für
Auslösung und Ausmaß der Zytolyse eine wesentliche Rolle. Noch nicht geklärt
ist, ob die riesenzellinduzierende und hämolytische Aktivität des Masernvirus
enzymbedingt ist oder durch einen rein physikalischen Effekt zustande kommt.
Wahrscheinlich sind beide Prinzipien beteiligt. Auf jeden Fall scheint der dabei
entstehende Schaden an der Membran der Einzelzelle durch ihre Fusion mit
benachbarten Zellen gemindert zu werden *[185]*.

Die Frage nach der Natur der eosinophilen *Feulgen-negativen Kern- und Zytoplasma-Einschlüsse* und deren Beziehung zur Virus-Synthese ist noch offen, zumal sie auch ohne diese stattfinden kann.

## 5. Ätiologie

Das Masernvirus wird mit seinen Verwandten, den Erregern von Staupe und Rinderpest, vorläufig in die von den kleinen Myxoviren abgetrennte, serologisch heterogene Gruppe der multiformen oder Parainfluenzaviren eingeordnet. Dies geschieht auf Grund gleicher struktureller und ähnlicher biologischer Eigenschaften, während gemeinsame Antigen-Komponenten bis jetzt nicht nachgewiesen wurden.

### a) Größe, Struktur und chemische Zusammensetzung der Viria

Über die Form des Virion und die Feinstruktur seiner Komponenten sind wir durch die elektronenmikroskopischen Studien von WATERSON u. Mitarb. [265, 266, 267] an negativ gefärbten Präparaten aus partiellgereinigten und angereicherten Virussuspensionen vor und nach Tween-Äther-Spaltung informiert. Danach lassen sich die Strukturen des Masernvirus von denen der Parainfluenzaviren nicht unterscheiden. Neben intakten kugelförmigen Teilchen mit Durchmessern von 120—250 m$\mu$ enthalten infektiöse Viruspräparationen in unterschiedlichem Maße kleinere pleomorphe und filamentöse Formen mit mehr oder weniger intakter Oberfläche. NORRBY [182] sah außerdem noch sternförmige Partikel mit Durchmessern von 40—60 m$\mu$, sowie hantelartige Formen mit intakter Oberfläche, aber fehlender Innenkomponente.
Die intakten Teilchen bestehen aus einer 100 Å dicken, stacheltragenden Membran und einer spiralförmig angeordneten inneren Komponente, dem sog. Nukleocapsid. Seine exakte Beziehung zur Virushülle ist noch ungewiß. Möglicherweise ist es von einer zusätzlichen spiraligen Struktur umgeben [267]. Die Stacheln sind etwa 40—50 Å dick und 100 Å lang. Einzelheiten der inneren Komponente sind nur nach ihrer spontanen oder künstlichen Freisetzung aus der leicht desintegrierenden Virushülle zu sehen. Das Nukleocapsid liegt dann in bandförmigen, fischgrätähnlichen Bruchstücken mit Längen bis zu 3000 Å vor. Ihre Breite beträgt 170—180 Å. In ihnen ist ein zentraler Hohlkanal mit einer Weite von 40 Å erkennbar. Er wird nach neuesten Aufnahmen von einem feinen Faden durchzogen, bei dem es sich wahrscheinlich um Ribonukleinsäure handelt [267]. Die Oberfläche des röhrchenförmigen Gebildes weist eine regelmäßige Gliederung auf, die vermutlich durch die schraubenförmige Anordnung der Proteinuntereinheiten bedingt ist. Die Capsomeren sind mit einer Periodizität von 55 Å wesentlich dichter gepackt als bei den kleinen Influenzaviren. Dadurch wird die Innenkomponente stabiler. Nach Berechnungen von

WATERSON *[267]* müßte das Nukleocapsid im infektiösen Viruspartikel eine Mindestlänge von 40 000 Å besitzen. Durch Behandeln mit Äther und einer oberflächenaktiven Substanz, z. B. Tween-80, können intakte Viria in ihre Untereinheiten zerlegt werden. Dabei wird die Innenkomponente freigesetzt, und aus den Bruchstücken der Membran entstehen die rosettenartigen Substrukturen. Diese haben einen Durchmesser von 35—50 m$\mu$ und tragen an ihrer Oberfläche die gleichen feinen Strahlen wie die intakten Virusteilchen. Die Abbildungen 6a—e *[266]* zeigen intakte Viria sowie den Feinbau der durch Tween-Ätherspaltung gewonnenen Untereinheiten.

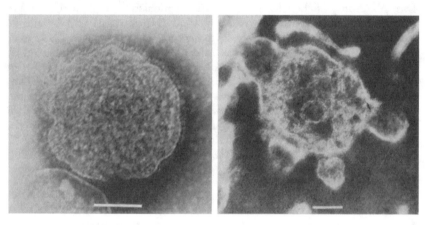

Abb. 6a                                        Abb. 6b

Abb. 6a: Masernvirus unbehandelt, 175 000×.
Abb. 6b: Masernvirus unbehandelt; ein teilweise desintegriertes Partikel und eine fadenförmige Struktur, 105 000×. — Der Strich entspricht 1000 Å.

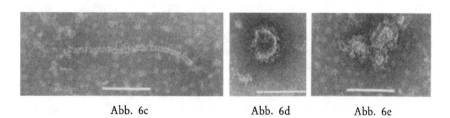

Abb. 6c                     Abb. 6d                     Abb. 6e

Abb. 6c—e: Masernvirus nach Tween-Äther-Behandlung. 175 000×.
Der Strich entspricht 1000 Å.
Abb. 6c: Innenkomponente (NP-Antigen).
Abb. 6d—e: Rosettenartige Substrukturen aus Virusoberfläche (V-Antigen).

Bei den *Bestandteilen der Hülle* handelt es sich um einen Komplex aus Lipoiden, Protein und Kohlehydraten. Dies geht aus der desintegrierenden Wirkung organischer Lösungsmittel (z. B. Äther) und dem Verlust der hämagglutinierenden Aktivität bei Einwirkung proteolytischer Enzyme (z. B. Trypsin) und oxydierenden Substanzen (z. B. Kaliumperjodat) hervor. Nachdem die lipoproteidhaltigen Hüllsubstanzen wie bei den Myxoviren von den peripheren oder inneren Membranen der Wirtszelle herstammen dürften, kann die Oberflächenbeschaffenheit der Viruspartikel nach dem Ort ihrer Fertigstellung und dem Kultursystem unterschiedlich sein.

Das *Nukleocapsid* besteht nach UV-Adsorptionsstudien an CsCl Dichtegradienten Präparationen aus Nukleoproteid (NP-Antigen) und ist für die Infektiosität verantwortlich [266]. Zytochemische Untersuchungen [253] sowie die fehlende Wirkung von Hemmstoffen der zellulären DNA-Synthese auf die Vermehrung des Masernvirus in Zellkulturen [110, 146, 148, 238, 241] liefern indirekte Beweise, daß es sich um Nukleinsäure vom Ribosetyp handelt. Diese Annahme wurde kürzlich von NORRBY [182, 183] durch einen direkten chemischen Nachweis von Ribonukleinsäure im partiell gereinigten und angereicherten infektiösen Virusmaterial gesichert. Der Ribonukleinsäuregehalt wird auf Grund der strukturellen Verhältnisse im Nukleocapsid auf $3,3 \times 10^6$ Molekülgewichtseinheiten geschätzt [267].

## b) Biologische Aktivitäten des Virus und ihre Stabilität

Masernvirushaltige Kulturflüssigkeit besitzt neben der infektiösen und komplementbindenden Aktivität noch die Fähigkeit zur Hämagglutination und Hämolyse von Affenerythrozyten [67, 198, 199]. Mit der hämagglutinierenden Wirksamkeit ist das Phänomen der Zytohämadsorption verbunden [150, 215, 222]. Alle Aktivitäten können durch Masernimmunserum gehemmt werden. Außer diesen Aktivitäten kann Masernkulturflüssigkeit noch eine nicht spezifische interferonähnliche Substanz enthalten [61]. Als Träger der virusspezifischen Eigenschaften wurden intakte und „inkomplette“ Virusteilchen identifiziert. Infektionstüchtig sind nur die vollkommen intakten Viria mit Dichte von 1,25—1,24 g/ccm. Ihre Zahl ist außerordentlich gering [179, 180]. Schon Teilchen mit leicht beschädigter Oberfläche und etwas geringerer Dichte (1,24—1,23 g/ccm) haben ihre Infektiosität eingebüßt, während sie die übrigen Eigenschaften noch im gleichen Maße wie die intakten Partikel aufweisen. Beide Formen bilden das sog. *große Hämagglutinin*. Sie sind nur für 10% der Gesamt-HA-Aktivität der Virussuspension verantwortlich. Nichtinfektiös sind auch die morphologisch heterogenen Formen. Sie repräsentieren das sog. natürlich vorkommende *kleine Hämagglutinin* [174, 180, 200]. Der Lipoidgehalt bestimmt nun ihre Dichte. Nahezu 75% der hämagglutinierenden Aktivität ist an die sternförmigen Strukturen mit Durchmessern von 40—60 m$\mu$ gebunden, die sich in einer schmalen, scharf begrenzten Fraktion mit hoher Dichte

(1,30—1,29 g/ccm) anreichern. Bei erhaltener komplementbindender Fähigkeit fehlt ihnen der hämolytische Faktor. Die größere Zahl der inkompletten Teilchen findet sich bei Dichtewerten zwischen 1,23—1,13 g/ccm, wobei diejenigen mit Dichte unter 1,21 g/ccm außer der hämagglutinierenden und komplementbindenden Aktivität noch die ausgeprägte hämolytische und zytolytische Fähigkeit aufweisen. Diese in Masernvirus-Produkten reichlich vorhandenen, nichtinfektiösen, hämagglutinierenden Formen dürften wohl überwiegend aus Bruchstücken der Hülle spontan zerfallener Viria entstehen, zumal einige der Teilchen in Form und Funktion mit den bei der künstlichen Spaltung des Virus gewonnenen Rosettenstrukturen identisch sind [266].

Diese leichte Spontan-Desintegration der Masernvirus-Teilchen macht die Labilität der infektiösen Aktivität verständlich. So verliert virushaltiges Untersuchungsmaterial (Blut und Rachensekret) bei Lagerung bei 4° C innerhalb von 10—14 Tagen seine Infektiosität, während sie bei — 70° C durch viele Monate bis Jahre nachweisbar bleiben kann [69, 218]. Die Angaben über die Resistenz des Masernkulturvirus gegenüber physikalischen und chemischen Einflüssen sind uneinheitlich, weil diese Eigenschaften unter sehr unterschiedlichen experimentellen Bedingungen geprüft wurden [27]. Die *Infektionstiter von Kulturflüssigkeit* nehmen bei Temperaturen von — 70° C innerhalb von 2 Monaten bis 4 Jahren um 25—50% ab. Bei 4° C tritt in 2—4 Wochen ein 25—75%iger Verlust ein, und bei Raumtemperatur fällt der Titer in 24 Stunden um ca. 1 log-Einheit ab. Die Inaktivierungsraten bei 37°C liegen zwischen 1,2 und 3,2 log-Einheiten pro 24 Stunden, wobei die Halbwertzeit am häufigsten mit 2 Stunden angegeben wird [26]. Bei 56° C beträgt sie 2,5 Minuten, und nach 30—45 Minuten ist infektiöses Virus nicht mehr nachweisbar.

Durch Gefriertrocknen verlieren die Viruspräparate zwar an Titer, jedoch können sie in diesem Zustand für mehrere Jahre bei Temperaturen zwischen — 20° und — 70° C und für einige Monate bei 4° C ohne weiteren Aktivitätsverlust aufbewahrt werden. Die infektiöse Aktivität ist bei pH-Werten von 5—9 relativ stabil [26], dagegen erfolgt eine rasche Inaktivierung durch ionisierende Strahlen und Ultraschall [23, 99, 170]. Auch durch sichtbares Licht tritt eine Inaktivierung ein. Organische Lösungsmittel (Äther, Chloroform) und Trypsin zerstören die Infektiosität des Virus, indem sie die stabilisierenden Lipoproteide aus der Virushülle entfernen und den Zerfall des Partikels bewirken. Hydroxylamin, Beta-Propiolakton und Formalin führen über den Angriff am Nukleocapsid zur schnellen Inaktivierung. Die beiden letzteren Reagenzien und Äther werden zur Herstellung von inaktivierten Masernimpfstoffen benutzt. Die *hämagglutinierende Aktivität* des Masernvirus läßt sich zur Zeit nur mit Erythrozyten verschiedener Affenarten nachweisen. Dabei besitzen die Blutkörperchen von Cercopithecus- eine höhere Agglutinabilität als die von Patas-, Rhesusund Cynomolgusaffen [57, 178, 222].

Die hämagglutinierende Substanz ist in der stacheltragenden Hülle des Virus lokalisiert. Sie muß an protein- und kohlehydrathaltige Strukturen gebunden sein, da die hämagglutinierende Wirksamkeit von Viruspräparaten bei Behandlung mit kristallinem Trypsin [175, 200, 222] und K-Perjodat verlorengeht [174, 266]. Alle Partikel mit intakter oder teilweise erhaltener Oberflächenstruktur sind demnach in der Lage, Affenblutkörperchen zu agglutinieren. In infizierten Gewebekulturen heften sich die Erythrozyten an die von der Zelloberfläche austretenden Viruspartikel an (Hämadsorption).

Dem *Masernhämagglutinin* fehlt die für alle Myxoviren kennzeichnende Neuraminidaseaktivität [222, 266]. Diesem Befund entspricht die mangelnde Fähigkeit des Virus zur Elution und zum Abbau der an den Erythrozyten befindlichen Haftgruppen. Außerdem lassen sich die für das Masernhämagglutinin empfänglichen Rezeptoren an den Erythrozyten weder durch die Behandlung mit rezeptorzerstörendem Enzym (RDE), noch mit Na-Perjodat zerstören. Bei Trypsin- und Formalin-Einwirkung kommt es dagegen zu ihrem langsamen Abbau, während die Rezeptoren für andere Myxoviren intakt bleiben [182]. Die Hämagglutination findet in einem pH-Bereich von 4,8 bis 10,1 statt und wird von Variationen des Elektrolytgehaltes des Lösungsmittels wenig beeinflußt, sofern minimale Konzentrationen von Natrium-, Kalium-, Kalzium- und Magnesium-Ionen vorliegen [174, 175]. Die Adsorption des Hämagglutinins an Affenerythrozyten erfolgt selbst bei der optimalen Temperatur von 37° C nur langsam. Die relativ niedrigen Hämagglutinationstiter in infektiösen Viruspräparaten, die selten mehr als 4—64 HA-Einheiten/ 0,4 ml betragen, steigen nach Behandlung mit Tween-Äther um ein 4—32faches ihres Wertes an [81, 82 176]. Dem Spaltprodukt fehlen infektiöse und hämolytische Aktivität. Die komplementbindende Fähigkeit ist nur geringfügig reduziert.

Die starke Zunahme der hämagglutinierenden Aktivität im Spaltprodukt kommt durch die Konversion des Hüllmaterials aller vorhandenen Partikel in eine größere Zahl der kleinen hämagglutinierenden Rosettenstrukturen zustande. Auf der feinen und gleichmäßigen Dispersion des hämagglutinierenden Antigens im Spaltprodukt beruht auch seine höhere Empfindlichkeit zum Nachweis von Antikörpern im Hämagglutinationshemmtest [182, 266].

Das Hämagglutinin und besonders das im Spaltprodukt [81] ist physikalischen und chemischen Einflüssen gegenüber relativ stabil [175, 199, 266].

Die *hämolytische Aktivität* des Masernvirus wird nur nach vorhergehender Agglutination der Affenerythrozyten und Inkubation für 2—4 Stunden bei 37° C manifest [181]. Unter 15° C tritt keine Hämolyse ein. Die Reaktion findet über einen pH-Bereich von 5,6—10 statt. Ihr Optimum liegt bei pH 8. Nachdem die hämolytische Aktivität durch Tween-Äther-Spaltung und Trypsinbehandlung verlorengeht, muß sie an lipoproteidhaltige Strukturen der Virusoberfläche gebunden sein. Das Hämolysin ist gegenüber UV-Bestrahlung und thermischen Einflüssen etwas stabiler als die Infektiosität, doch weniger resistent als das Hämagglutinin. Es wird bei Erhitzen auf 56° C in 20 Minuten zerstört.

Die *komplementbindende Aktivität* des Masernvirus ist an die hämagglutinierende Struktur der Virusoberfläche (V-Antigen) und an die fadenförmige Innenkomponente (NP-Antigen) gebunden. Das letztere Antigen ist im intakten

Partikel wahrscheinlich nicht reaktionsfähig *[99]*. Nach Tween-Äther-Spaltung liegen V- und NP-Antigen in der Wasserphase vor. Die beiden Antigene können durch Zentrifugation im CsCl-Dichtegradienten voneinander abgetrennt werden. Sie reichern sich bei einer Dichte von 1,30—1,29 g/ccm bzw. 1,32 an *[179]*. Eine weitgehende Isolierung des NP-Antigens gelingt auch, indem man die HA-Komponente durch intensive Adsorption an Affenerythrozyten bei 37° C aus dem Spaltprodukt entfernt. Danach verbleiben ca. 20% der gesamten komplementbindenden Aktivität *[81, 182, 266]*. *Beide Antigenkomponenten* sind immunogen wirksam, wobei das sog. NP-Antigen beim Versuchstier nur komplementbindende Antikörper induziert *[81]*, während die aus dem Spaltprodukt isolierte HA-Komponente, ähnlich wie das infektiöse Viruspräparat, die Bildung neutralisierender, hämagglutinationshemmender und auch komplementbindender Antikörper bewirkt *[63, 81, 262, 266, 267]*. Auch beim Menschen ist das NP-Antigen zur Stimulation neutralisierender Antikörper nicht notwendig. Nach 3maliger Impfung mit der von NORRBY hergestellten Spaltvakzine *[95, 182]*, die nur gereinigtes Oberflächenantigen enthält, werden hohe Titer neutralisierender und hämagglutinationshemmender Antikörper nachweisbar. Die komplementbindenden Antikörpertiter sind dagegen niedrig *[95]*. Die komplementbindende Aktivität von infektiöser Kulturflüssigkeit und dem Spaltprodukt ist bei Temperaturen zwischen −70° C und +37° C für längere Zeit stabil, während die des sog. NP-Antigens bei 4° C und −70° C innerhalb von 14 Tagen merklich abnimmt *[81]*.

Zusammenfassend zeigen die verschiedenen Aktivitäten des Masernkulturvirus gegenüber inaktivierenden Einflüssen folgenden Empfindlichkeitsgradienten: Infektiöse > hämolysierende > hämagglutinierende > komplementbindende > antigene Aktivität.

Alle bis jetzt untersuchten Masernkulturstämme sind nach serologischen Kreuztesten antigenetisch identisch *[67, 222]*. Vergleiche mit isolierten V- und NP-Antigenen verschiedener Stämme stehen allerdings noch aus. Außerdem besitzen sie gleiche biologische und physiko-chemische Eigenschaften, wobei die ersteren in Abhängigkeit von den Züchtungsbedingungen variieren können *[32, 79, 82, 182]*. Für die Homogenität und antigenetische Stabilität des Masernvirus sprechen auch die epidemiologischen Beobachtungen.

## 6. Pathogenese

Die Kenntnisse über die pathogenetischen Vorgänge bei Masern stammen aus klinischen Beobachtungen und Laboratoriumsbefunden, die bei natürlich und künstlich infizierten Menschen und Affen erhoben wurden. Einen weiteren Einblick brachten die Erfahrungen mit Masern-Impfstoffen *[9, 10, 33, 34, 71, 73, 103, 108, 220, 229, 232, 244]*.

Die Ansteckung erfolgt über den Respirationstrakt *[51, 187]*. Man glaubte lange, daß infektiöse Tröpfchen vor allem im Nasen-Rachen-Raum des neuen

Wirtes landen. Die Befunde von Papp *[188—192]* und Terragna *[246]* deuten
aber darauf hin, daß die Schleimhäute des Oropharynx gegenüber den Binde-
häuten als Eintrittspforte bei der menschlichen Infektion zurücktreten. Nach der
primären Vermehrung in Schleimhautepithelien und den Mesenchymzellen der
regionalen Lymphknoten gelangt Virus über die Lymphbahn in den Blutstrom
und wird mit ihm in die verschiedenen Organe verschleppt. Diese hypothetisch
kurze erste Virämie soll klinisch durch die erwähnte „illness of infection"
gekennzeichnet sein *[102]*. Zwischen dem 3. und 6. Infektionstag setzt in
lymphoiden und Mukosazellen die Virusproduktion ein. Bei Affenversuchen
wurde in Organen mit solchen Strukturen zu diesem Zeitpunkt Virus durch
indirekte Methoden nachgewiesen *[229]*. Als Beweis für die Virusaktivität findet
man außerdem in zunehmendem Maße zunächst in den lymphatischen Geweben
die mesenchymalen und später in den Schleimhäuten des Respirationstraktes, des
Magen-Darm-Kanals und gelegentlich in denen der Harnwege die epithelialen
Riesenzellen. Aus den Vermehrungszentren in lymphoiden Organen erfolgt dann
die erneute Einschwemmung von Virus in die Blutbahn. Die zweite virämische
Phase beginnt zwischen dem 5. und 7. Infektionstag und dauert bis zum Ausbruch des Exanthems. Schon aus Infektionsversuchen von Papp *[188]* geht
hervor, daß das Virus im Blut größtenteils an weiße Zellen gebunden ist. Die
Isolierung des Virus aus Leukozyten bestätigte diesen Befund *[107, 197]*. Das
vorübergehende Absinken des Properdins weist auf seine mögliche Bindung an
das Virus hin *[186]*. Die Vermehrung von Masernvirus in Suspensionskulturen
aus Leukozyten *[24]* läßt vermuten, daß sie dies auch in vivo tun. Die damit
verbundene Schädigung der Leukozyten dürfte die Ursache der Chromosomenbrüche und der eintretenden Leukopenie sein. Das Plasma oder Serum enthält
in dieser Phase noch keine Antikörper. Die intensive Virusvermehrung führt
nun zu den Symptomen, die das Prodromalstadium kennzeichnen. Mit den
Sekreten der Schleimhäute des Auges, des Respirationstraktes und der Harnwege wird Virus ausgeschieden. Es ist wahrscheinlich, daß in der frühen virämischen Phase Virus oder Antigen entweder über die Vermehrung in Kapillarendothelien oder per diapedese in das Korium der Haut gelangen. Ob das
Exanthem, dessen Ausbruch am 14. Tag die dritte Phase der Infektion einleitet,
eine direkte Folge der Virusvermehrung in den epidermalen Zellen ist, oder
ob es im Sinne von Pirquet *[203]* durch eine allergische Reaktion zustande
kommt, ist noch nicht einwandfrei geklärt. Für die erstere Annahme sprechen
die Isolierung des Virus aus den Effloreszenzen der Affenhaut *[229]*, das Aus-
sparphänomen durch intrakutane Injektion von Immunserum vor Ausbruch
des Exanthems *[58]* und der Nachweis intranukleärer Einschlüsse in nekrotisch
gewordenen Epithelzellen *[251]*. Die allergische Genese des Exanthems wird
von der Beobachtung gestützt, daß es erst spät und fast gleichzeitig mit der
Entwicklung humoraler Antikörper in Erscheinung tritt und die Haut für
andere Antigene desensibilisiert. In derselben Weise und zum gleichen frühen
Zeitpunkt stellt man sich das Eindringen der Noxe in die Gewebe des Zentralnervensystems vor. Auf die regelmäßige Schädigung von Gehirnzellen bei

Masern weist die hohe Rate (40—60%) *[92, 97]* abnormaler enzephalographischer Befunde hin, die aber nur bei jedem 400. bis 1000. Masernfall ausgedehnt genug ist, um enzephalitische Symptome hervorzurufen. Als Ursache der zugrundeliegenden Gewebsschäden kommen — wie beim Exanthem — die örtliche Virusvermehrung oder die Überempfindlichkeitsreaktion des Wirtes gegen das bei der Viruseinwirkung freigesetzte Zellantigen in Frage. Bemühungen, Masernvirus während des infektiösen Stadiums oder nach Entwicklung von Serumantikörpern aus Liquor oder Gehirngewebe von Patienten ohne und mit Enzephalitis zu isolieren *[74, 219, 220]*, mißlangen. Gleichfalls negativ verliefen Versuche, in diesen Materialien komplementbindende und hämagglutinierende Virusaktivitäten nachzuweisen. Die wenigen positiven Resultate sind möglicherweise infolge Spontaninfektion der als Indikatorsysteme benutzten Affen oder Affennierenkulturen mit Masernvirus (MINIA) *[251]* vorgetäuscht worden *[91, 231]*. Obwohl auch histopathologisch die charakteristischen Hinweise für eine Virusvermehrung im Nervengewebe fehlen, genügen die erhobenen Befunde für den endgültigen Ausschluß einer primären Virusaktivität in diesem Bereich noch nicht.

Infolge des mißlungenen Virusnachweises gewinnt heute die Hypothese einer allergischen Reaktion als Ursache der Masernenzephalitis wieder mehr an Boden. In diese Richtung weisen die lange Inkubationszeit bis zum Auftreten der Symptome und die Ähnlichkeit in Klinik und Histopathologie mit Enzephalitiden nach Pockenschutzimpfung, Windpocken und Röteln. Bei dem sensibilisierenden Antigen könnte es sich um Lipoide bzw. Lysophosphatide aus desintegrierten Virushüllen oder um Myelin aus virusgeschädigten Neuronen handeln.

Die geringen Erfolge in der Behandlung der Masernenzephalitiden mit Kortikosteroiden sind weitgehend durch den späten Einsatz der Präparate zu erklären und sprechen nicht gegen eine allergische Genese *[140]*.

Ein bis zwei Tage nach Exanthembeginn ist gleichzeitig mit der Entwicklung von Antikörpern das infektiöse Stadium und damit die Möglichkeit zur Virusisolierung abgeschlossen. Nach heutiger Auffassung beginnt der Heilungsprozeß bei Virusinfektionen, indem die infizierten Zellen anstelle von Virusnukleinsäuren unspezifische Substanzen, wie z. B. das Interferon, *[117]*, bilden. Bei Masern dürften nach den in-vitro-Befunden von GRESSER *[106]* vor allem die peripheren virusinfizierten Leukozyten die Quelle größerer Mengen von Interferon sein. Dieses bewirkt die Restitution der Zellen und macht die in der Umgebung noch vorhandenen empfänglichen Zellen resistent. Erst danach treten die humoralen Antikörper auf den Plan. Ihre Aufgabe ist es, extrazelluläres Virus zu neutralisieren. Der normale Verlauf der Maserninfektion bei Kindern mit Agammaglobulinämie dient als einer der Hinweise, daß virusinfizierte Zellen in Abwesenheit von humoralen Antikörpern gesunden können. Dagegen kommt es bei mangelhaftem Antikörper-Bildungsvermögen infolge Leukämie oder Retikuloendotheliosen gelegentlich zur Persistenz des Virus in verschiedenen Organen, die sich in der Lunge unter dem erwähnten Bild der Riesenzellpneumonie manifestiert *[164]*. Wegen der geringen therapeutischen Wirkung großer Gammaglobulindosen nimmt man heute an, daß nicht nur die fehlenden Antikörper, sondern vor allem eine verminderte Interferonproduktion der tumorösen Blutzellen bzw. deren Unempfindlichkeit gegenüber der Interferonaktivität den chronischen Verlauf verursachen.

## 7. Diagnostik

Die Masern werden bei voll ausgeprägtem Krankheitsbild und epidemiologischem Anhalt selten verkannt. Dagegen sind sporadische Fälle modifizierter Masern ohne Kopliksche Flecken klinisch nicht sicher von Rubella-, Adeno-, Entero- oder Reovirus-bedingten Exanthemen abgrenzbar.
Für die *Laboratoriumsdiagnose* der Masern stehen heute verschiedene Methoden zum Nachweis von Erreger- und Antikörperreaktionen zur Verfügung.

### a) Methoden zum Virusnachweis

Die Gegenwart des Virus kann außer durch Isolierung auch indirekt auf histologischem, zytologischem oder fluoreszenzimmunologischem Wege identifiziert werden. Positive Resultate sind bei normalem Verlauf der Masern mit allen Verfahren nur während der Prodromal- und frühen exanthematischen Phase zu erwarten.

*Untersuchungsmaterial:* Bis jetzt wurde Virus aus Blut und Rachensekret von 48 Stunden vor bis 32 Stunden nach Ausbruch des Exanthems isoliert *[74, 219]*. Innerhalb des gleichen Zeitraums gelang auch die Anzüchtung von Virus aus Sektionsmaterial von Lymphknoten, Milz- und Lungengewebe *[220]*. Isolierungen aus Konjunktivalflüssigkeit *[74]* und Urin *[105]* wurden mit Proben erzielt, die bis zu 48 bzw. 96 Stunden nach Exanthembeginn entnommen worden waren. Nur bei chronischem Verlauf der Maserninfektion (bei Kindern mit Leukämie, Mukoviszidosis oder Abt-Letterer-Siwe-Krankheit) wurde noch Wochen nach dem möglichen Infektionsbeginn Masernvirus in Rachensekret, Lunge, Leber, Milz und Lymphknotengewebe entdeckt *[70, 164, 165]*.

*Isolierungstechnik:* Man läßt den Patienten mit steriler Magermilch oder mit einer Salznährlösung, die einen Stabilisator, z. B. Laktalbumin, enthält, gurgeln. Bei Kindern unter drei Jahren entnimmt man Rachensekret durch Nasenspülung oder Abstriche mit Watteträgern und taucht sie dann in die oben angegebenen, mit Antibiotika versetzten Flüssigkeiten. Das gleiche gilt für die Abnahme des Konjunktivalsekretes. Zum Nachweis des Virus im Blut eignet sich vor allem nach Ausbruch des Exanthems die aus heparinisierten Proben gewonnene Leukozytenfraktion *[107]*. In den gewaschenen Blutzellen ist infektiöses Virus auch noch 1—2 Tage nach Einsetzen der Antikörperbildung zu finden. Aus Urinproben wird das Virus am sichersten durch Verimpfung des Sediments isoliert *[105]*. Wegen der Thermolabilität des Virus im Untersuchungsmaterial müssen die entnommenen Proben gekühlt transportiert, aufgearbeitet und nach Möglichkeit sofort verimpft werden. Wenn keine geeigneten

Gewebekulturen zur Verfügung stehen, sollte man das Material in Ampullen einschmelzen und nach Shell-Frieren bei — 70° C lagern. Die Proben gelangen, je nach Art des Kulturgefäßes, in Volumen von 0,2—1,0 ml auf die gut ausgewachsenen Zellrasen primärer menschlicher Nieren- oder Amnionkulturen. Zum Nachweis des Erregers in Organmaterial hat sich, besonders bei geringem Virusgehalt, die Auspflanzung steril entnommenen Gewebes bewährt [220]. Im positiven Falle entstehen in den Zellkulturen innerhalb von 6—12 Tagen multinukleäre Riesenzellen mit eosinophilen Kern- und Zytoplasmaeinschlüssen.

*Identifizierung:* Obwohl die Art der Zellreaktion auf das Masernvirus als ursächliches Agens hinweist, muß eine Identifizierung auf immunologischem Wege erfolgen. Dies kann entweder im Neutralisationstest oder in der Komplementbindungsreaktion geschehen.

Als spezifisches Diagnostikum gilt auch der schon erwähnte *zytologische Nachweis* epithelialer Riesenzellen in Ausstrichpräparaten von Nasen- und Rachensekret [249]. Diese Degenerationsprodukte unterscheiden sich von den bei anderen virusbedingten Atemwegs- und Exanthemkrankheiten (Adeno, Influenza, Röteln, Roseola infantum) im Sputum gefundenen Cilio-cyto-phtoria.

Bei Todesfällen, die im Verlauf des infektiösen Stadiums eintreten, gestattet der *histologische Nachweis* der charakteristischen Riesenzellen in lymphoiden Organen und Schleimhautepithelien die ätiologische Diagnose. Vom Histopathologen wird gelegentlich anhand solcher Befunde in Operationspräparaten von Tonsillen und Appendizes eine Frühdiagnose gestellt. In den von gefrorenen Organen hergestellten und azetonfixierten Geweberschnitten kann ähnlich wie in der infizierten Zellkultur [68] masernvirusspezifisches Antigen *immunologisch* mit fluoreszeinmarkierten homologen Antiseren bzw. mit Antigammaglobulin-Antikörpern in direkten und indirekten Testen lokalisiert werden.

Für die *Routinediagnose* der Masern kommt der Erregernachweis nicht in Betracht. Bei kompliziertem oder tödlichem Verlauf der Masern sollten jedoch Versuche zum kulturellen und histologischen Nachweis des Erregers unternommen werden. Mit Hilfe der fluoreszenzimmunologischen Methode ist es heute auch möglich, die Frage nach der Gegenwart von Masernvirusantigen im Zentralnervensystem weiter zu klären.

## b) Methoden zum Antikörpernachweis

Zur *quantitativen Bestimmung* der Antikörper eignen sich in der Reihenfolge der Empfindlichkeit der HA-Hemmtest mit Spaltantigen, der Neutralisationstest und die Komplementbindungsreaktion. Von geringem praktischem Wert ist der Nachweis von Antikörpern durch Blockierung der hämadsorbierenden [15] und hämolytischen Aktivität des Virus für Affenerythrozyten. Fluoreszenzimmunologische und Agargeldiffusions-Präzipitationsmethoden werden eher zur Identifizierung von Masernantigen als zur Bestimmung von Antikörperkonzentrationen in Serumproben benutzt.

Die *Hämagglutinations-Hemmreaktion* läßt sich in Mikro- und Makroplastikplatten ausführen. Sie wird anhand des veränderten Sedimentationsmusters der Affenerythrozyten abgelesen. Optimale Antikörpertiter und regelmäßig reproduzierbare Resultate erzielt man unter folgenden Voraussetzungen: Gebrauch von 4 Einheiten eines HA-Spalt-Antigens; Verwendung frisch suspendierter Blutkörperchen von Cercopithecus-Affen in einer Endkonzentration von 0,2%; Entfernung der Spontan-Agglutinine für Affenblutkörperchen aus den Serumproben durch Adsorption an eine 10—50%ige Affenerythrozyten-Suspension für 2 Stunden bei 22° C; Einhaltung einer 20stündigen Reaktionszeit zwischen Serumverdünnung und Antigen bei 4° C und 22° C, und schließlich Inkubation des Gemisches mit dem Indikatorsystem für $1^1/_2$ Stunden bei 37° C.
Der *Neutralisationstest* wird in Kulturröhrchen mit primären oder kontinuierlichen Zellen durchgeführt. Die Empfindlichkeit des Masernneutralisationstestes ist sehr variabel. Zur Erzielung vergleichbarer Ergebnisse muß deshalb ein Referenzserum mitgeführt werden. Als Indikator dienen beide Arten des zytopathogenen Effekts, bei hämadsorptiver Aktivität des Testvirus kann die Neutralisationstitration durch den Nachweis der Hämadsorption von Affenerythrozyten an den Zellrasen bei 37° C abgelesen werden. Wegen der hohen Empfindlichkeit dieser Methode zur frühen Entdeckung geringer Viruskonzentrationen sind die Antikörper häufig um 1—2 Titerstufen niedriger als bei der Registrierung zytopathischer Läsionen. Besonders wertvoll ist die Hämadsorptionstechnik, wenn der zytopathogene Effekt sich infolge schlechter Zellqualität nur undeutlich entwickelt oder in Affennieren von den durch latente Agenzien hervorgerufenen degenerativen Veränderungen mikroskopisch nicht unterscheidbar ist. Die Titerbewertung erfolgt in beiden Ableseverfahren nach der 50%igen Endpunktsmethode. Bei Verwendung einer Virusdosis von annähernd 100 $TCID_{50}$ beträgt die Testdauer 8—10 Tage.
Die *Komplementbindungsreaktion* wird am häufigsten mit modifizierten Methoden der Kolmer- oder Fulton- und Dumbell-Technik in Mikro- und Makro-Plastikplatten durchgeführt. In beiden Fällen sind standardisierte Reagenzien die Voraussetzung für reproduzierbare Resultate. Zwei bis vier im Schachbrettversuch ermittelte Antigeneinheiten stellen die optimale Testdosis dar. Das hochwertigste komplementbindende Antigen gewinnt man mit virulenten Masernstämmen in den optimal empfänglichen menschlichen und Affennieren-Kulturen. Nach verlängerter Inkubation wird das in Kulturflüssigkeit und Zellrasen enthaltene Virus geerntet. Durch Dialyse gelingt eine 2- bis 4fache Konzentration des Antigens. Das Material wird in der Komplementbindungsreaktion entweder in infektiöser Form, hitzeinaktiviert oder nach Tween-Ätherspaltung verwendet. Diese Präparationen enthalten sowohl V- als auch NP-Antigen.

Es steht heute fest, daß hämagglutinationshemmende und neutralisierende Antikörper identisch sind und in der Komplementbindungsreaktion mit komplettem Antigen dieselben Antikörperqualitäten gemessen werden *[18, 30, 57, 73, 81, 177, 219, 239, 252]*. Die Empfindlichkeit des Hämagglutinationshemmtestes mit dem HA-Spalt-Antigen ist aber 3—6fach höher als die des Neutralisationstestes und 16fach höher als die der Komplementbindungsreaktion.
Unter Berücksichtigung aller Faktoren ist die Hämagglutinationshemmreaktion die Methode der Wahl. Diese Technik hat außer ihrer hohen Empfindlichkeit und der Stabilität des Antigens noch den Vorzug, daß sie methodisch einfach und billig ist und schnelle Resultate liefert. Der einzige Nachteil gründet sich auf den Bedarf an Affenerythrozyten.

Für die *Serodiagnose* der Masern sind, wie bei anderen Virusinfektionen, zwei Serumproben erforderlich, die beide in gleichem Testansatz geprüft werden müssen. Der Nachweis eines signifikanten Antikörperanstieges um mindestens vier Titerstufen gelingt nur, wenn die erste Blutprobe vor bis kurz nach Ausbruch des Exanthems und die zweite 6—20 Tage später entnommen wird. Wenn ein Anstieg ausbleibt oder nur eine Blutprobe zur Verfügung steht, sollten die Seren außer im HA-Hemm- oder Neutralisationstest noch in der Komplementbindungsreaktion untersucht werden. Sind alle drei Antikörpertiter relativ hoch, kann man annehmen, daß die Maserninfektion nicht länger als 4—6 Wochen zurückliegt. Nach diesem Zeitpunkt sinken nämlich die komplementbindenden Antikörper in höherem Maße ab als hämagglutinationshemmende und neutralisierende Immunsubstanzen.

## 8. Therapie der Masern

Die *unkomplizierten* Masern bedürfen im allgemeinen keiner besonderen Behandlung. Außer Bettruhe in gut durchlüfteten, nicht abgedunkelten Zimmern, leichter vitaminreicher Kost und reichlich Flüssigkeitszufuhr während der Fieberperiode, verordnet man gegen den oft quälenden Reizhusten Expektorantien. Bei nächtlicher Unruhe und hohem Fieber werden Antipyretika verabreicht.

Bei den ersten sicheren Anzeichen *bakterieller Komplikationen* muß die antibiotische Therapie einsetzen. Durch richtige Wahl des Antibiotikums und ausreichende Dosierung lassen sich die *sekundären Bronchopneumonien und Otitiden* meist gut beherrschen und ausheilen.

Die *virusbedingten Komplikationen,* wie Masernkrupp, Bronchiolitis und primäre Pneumonie bedürfen unbedingt der klinischen Überwachung. Die bedrohlichen Erstickungsanfälle bei *Krupp* klingen nach Zufuhr von feuchter Luft, Sauerstoff, ausreichenden Flüssigkeitsmengen, sowie Kalzium- und Cortisongaben, unter Antibiotikaschutz meist bald wieder ab. Wenn nicht, muß eine Tracheotomie durchgeführt werden. Bei *Bronchiolitis* und *primärer Masernpneumonie* kommen noch Strophanthin und Digitalis zur Behandlung der Rechtsinsuffizienz zur Anwendung. Trotz dieser Bemühungen verlaufen die beiden letzteren Komplikationen häufig tödlich.

Die *Riesenzell-Pneumonie,* deren Entwicklung bei masernvirusinfizierten Kindern mit Leukämie zu befürchten ist, wird in Anbetracht des mangelhaften Antikörper-Bildungsvermögens dieser Patienten heute mit Gaben von Gammaglobulin oder Plasma- und Bluttransfusionen bekämpft *[134].* Der Erfolg ist wegen der ausschließlich extrazellulären Wirksamkeit von Antikörpern jedoch gering.

Die Behandlungserfolge bei *manifester Masernenzephalitis* sind noch unbefriedigend. Bei Vorherrschen von Krämpfen und großer Unruhe des Kindes gibt man antikonvulsive und sedierende Mittel sowie ein lytisches Gemisch in Form von Atosil-Verophen und Dolantin.

Erhöhter Hirndruck und Hirnödem, die besonders bei der somnolenten Form vorkommen, werden durch intravenöse Osmotherapie mit S-40-Lösung (40% Invertzucker) unter Zusatz von Venostasin und Diamox bekämpft. Außerdem kommen heute fast immer auch Cortisonderivate zur Anwendung. Ihre Wirksamkeit wird unterschiedlich beurteilt [7, 11, 127, 223, 271].

## 9. Prophylaxe der Masern

Die *Expositions-Prophylaxe* ist ohne epidemiologischen Anhalt schwierig und nicht allzu erfolgreich, da die Ansteckungsfähigkeit des Infizierten in der relativ uncharakteristischen Prodromalphase am höchsten ist. Nach Ausbruch des Exanthems befinden sich mehr als 80% der exponierten Kinder schon im 2. bis 4. Inkubationstag.

### a) Passive Prophylaxe

Zur *passiven Prophylaxe* werden heute nur noch Gammaglobulin-Präparate verwendet. Ihre hämagglutinationshemmenden und neutralisierenden Antikörpertiter sind erwartungsgemäß um das 15—20fache höher als die Serumtiter Erwachsener [182, 201, 219]. Präparate verschiedener Produzenten können in Abhängigkeit der Immunitätslage ihres Spenderkollektivs und der Herstellungsverfahren bis zu 8fache Titerunterschiede aufweisen. Deshalb wird angestrebt, die kommerziellen Gammaglobulinchargen hinsichtlich ihres Masern-Antikörpergehalts zu standardisieren und die pro ml ermittelten Titer in Masernschutzeinheiten auszudrücken. Die Titer bleiben bei Lagerung des Präparates bei + 4° bis − 20° C für Monate bis Jahre weitgehend konstant [78]. Um lokale Reaktionen und Schmerzhaftigkeit einzuschränken, sollte man das sehr visköse konzentrierte Gammaglobulin tief intragluteal injizieren. Es kann in Abhängigkeit von Verabreichungsdatum und Konzentration in Relation zur Exposition entweder die Infektion verhüten, das initial gebildete zirkulierende Virus inaktivieren, oder später nach Beginn des zweiten virämischen Stadiums die Virusausbreitung einschränken. Nach langjährigen klinischen Erfahrungen [201, 257] gewähren schon 0,2—0,4 ml Gammaglobulin pro kg einen 2 bis 4 Wochen dauernden Schutz vor Masern, obwohl die im Präparat enthaltenen Antikörper im Blut des Empfängers kaum oder nicht meßbar sind [41, 80].
Mit der genannten Dosis kann man noch bis zum 5. Tag nach Exposition bei 80% der mutmaßlich maserninfizierten Kinder die Krankheit sicher verhüten. Nach dem 6. bis 7. Inkubationstag gelingt dies auch mit größeren Dosen nicht mehr. Diese bewirken bis zum 10. Inkubationstag jedoch eine mehr oder weniger starke Abschwächung der Symptome. Um mit Sicherheit eine Modifikation zu erzielen, ist die frühzeitige Gabe einer kleineren Dosis (0,04 ml/kg) besser geeignet. Wenn klinische Zeichen ganz ausbleiben, fehlt auch die Antikörperbildung. Nach subklinischer Infektion sind die Serumtiter um 3 bis

4 Stufen und im Gefolge modifizierter Masern 1—2 Stufen *[128]* niedriger als nach dem vollentwickelten Krankheitsbild. Meist sind die durch modifizierte Masern erworbenen Antikörper und der damit verbundene klinische Schutz dauerhaft *[29, 128]*. Die gelegentlich beobachteten Zweiterkrankungen kommen eher nach subklinischen Verläufen vor.

Die passive Prophylaxe mit Gammaglobulin wird auch nach dem vermehrten Gebrauch der aktiven Schutzimpfung zur Erzielung eines schnell wirksamen Schutzes ihren Wert behalten.

### b) Die Masernschutzimpfung

Zur *aktiven Prophylaxe* stehen seit März 1963 in USA lizenzierte Lebend- und Totvakzinen zur Verfügung. Weitere Präparate beider Impfstoffarten haben die scharfen Zulassungsbestimmungen des US-National Instituts of Health (HIH) *[169, 256]*, die von den Prüfinstituten anderer Länder, darunter auch dem der Bundesrepublik, weitgehend übernommen wurden, noch nicht erfüllt. Danach kommen als Impfstoffviren nur die in primärem Primatengewebe gezüchteten Masernstämme in Betracht. Für *Lebendvakzinen* müssen virulenzabgeschwächte Stämme auf Hühnerfibroblasten oder Hundenierenkulturen vermehrt werden. Dabei sollen die zur Herstellung der Hühnerfibroblasten benutzten Bruteier aus leukosevirusfreien Hühnerzuchten stammen. Die Virusproduktion für *inaktivierte Vakzinen* kann mit abgeschwächten oder virulenten Masernstämmen auf primären Hühnerfibroblasten-, Affen- und Hundenierenkulturen erfolgen. In Unschädlichkeitstesten muß das Freisein der Virussuspensionen bzw. der Antigene von Bakterien, sensibilisierenden Stoffen und vermehrungsfähigen Fremdviren nachgewiesen werden. Probechargen der jeweiligen Vakzinen sind an 10 000 bis 100 000 masernempfänglichen Kindern auf Wirksamkeit und Verträglichkeit zu prüfen.

Die meisten Impfstoffe sind aus dem von ENDERS u. Mitarb. *[67, 133, 161]* isolierten und attenuierten Edmonstonstamm hergestellt. Die Virulenzabschwächung gelang durch Adaptation des Virus an die artfremden, wenig empfänglichen Gewebe des Bruteies. Der avianisierte Stamm unterscheidet sich vom virulenten Ausgangsvirus durch mangelnde Infektiosität und seine herabgesetzte Vermehrungs- und Ausbreitungspotenz im Organismus nach parenteraler Verabreichung. Dagegen ist die antikörperstimulierende Aktivität nur wenig reduziert. Die Qualitätsänderung des avianisierten Edmonstonstammes scheint genetisch fixiert und stabil zu sein. Sie ist mit verschiedenen in-vitro-Merkmalen korreliert, wobei die Infektiosität für Hühnerembryonalgewebe, die reduzierte Wachstumspotenz bei erhöhter Interferonproduktion und Bildung kleiner Plaques in Hühnerfibroblasten-, sowie in primären und kontinuierlichen Primatenzellkulturen die wesentlichsten Kriterien zur Unterscheidung des abgeschwächten vom virulenten Stamm sind. Russische und japanische Arbeitsgruppen haben seit der Isolierung des Masernvirus in Zellkulturen Vakzinen zunächst mit weiter

A. *Lebendimpfstoffe*

| | |
|---|---|
| mit dem Edmonston-Stamm | isoliert auf menschl. Nierenzellkult. (ENDERS u. PEEBLES 1954) |
| Virulenzabschwächung: nach 52 menschl. Nieren- und Amnionkult.-, 6—14 Brutei- und Hühnerfibroblasten-Passagen (HF) | ENDERS u. Mitarb. 1956—1958 |
| Linie-A-Vakz.: 6 Brutei- + 14 HF-Passagen | |
| Linie-B-Vakz.: 12 Brutei- + 21 HF-Passagen | Probecharg. (ENDERS u. Mitarb.) |
| 1. Rubeovax (Linie B + 8 HF-Pass. bei 35° C) Lyovac | Merck & Co., USA, lizenziert (NIH) März 1963 |
| 2. *Schwarz-Vakz. (Linie A + 77 HF-Passagen bei 32° C) | Pitman-Moore, USA, lizenziert (NIH) Febr. 1965 |
| 3. *Beckenham 20 (Linie B + 71 HF-Passagen bei 33° C) | Welcome, Engl., Probechargen 1961—1964 |
| 4. *Belgrad-Vakz. (Linie B + 94 HF-Passagen mit Endverdünnungsmethode) | Milanovic, Probechargen 1961—1964 |
| 5. Kombinations-Vakz.: Masern-Pocken-Gelbfieber-Lebendvirus | USA, Probechargen 1963 |

B. *Totimpfstoffe*

| | |
|---|---|
| 1. Formalin-inakt. AL-Phosph.,Adsorb.-Vakz. | |
| a) Linie A + Affennieren-Passagen | Chas. Pfizer, USA, lizenz. (NIH) März 1963 |
| b) abgeschwächter Edmonston-Stamm + HF-Passage | Eli Lilly Co., USA, Probechargen 1961—1964 |
| 2. Tween-Äther-Spalt-Vakz. (Tw.Ä.Sp.V.) | |
| a) gereinigtes HA-(Oberfl.)-Antigen (Linie des virulenten Edmonston-Stammes + Pass. in prim. Hundenieren-Zellkult.) | NORRBY, Schweden, 1962—1964 GARD u. NORRBY, Probechargen 1963—1964 |
| b) HA-Oberflächen- u. Innenkomponenten-Antigen des | WATERSON, ROTT, ENDERS-RUCKLE 1962—1963 |
| Masernstammes 1677 Marburg | isoliert auf menschlicher Niere ENDERS-RUCKLE 1960 |
| Vakzine ohne und mit AL(OH)₃Adjuvans (Virus aus prim. Affennieren-Zellkulturen | Behring-Werke, Probechargen 1963—1964, geprüft n. Vorschr. des NIH |
| 3. Kombinations-Vakzine: (inakt. Masern-Polio, Masern-DPT, Masern-DPT-Polio) | Probechargen v. Firmen in USA u. Behring-Werken 1963—1964 |

* Weitere Abschwächung der klinischen Impf-Reaktionen noch nicht endgültig gesichert.

Tab. 1: Impfstoffarten für aktive Masern-Schutzimpfung in USA und Europa.

passierten Linien des abgeschwächten Edmonstonstammes und später mit eignen Masernisolaten hergestellt [zit. n. 75]. Die lizenzierte *Lebendvakzine Rubeovax* wird mit dem Edmonston-B-Virus auf Hühnerfibroblasten hergestellt und zur Stabilisierung des relativ geringen Virusgehalts ($10^{-3,5}$ TCID$_{50}$/ml) lyophilisiert. Dieser Titer bleibt bei Lagerung des Präparats zwischen 4—10° C für mindestens 1 Jahr und nach Auflösung des Impfstoffes für ca. 2 Tage konstant.

Die Wirkung des abgeschwächten Edmonston-Stammes bei gesunden und chronisch kranken Kindern in verschiedenem sozialen und klimatischen Milieu ist aus zahlreichen Feldversuchen genau bekannt. Mit Probechargen der Edmonston-Vakzinen [269] wurden übereinstimmend die in Tabelle 2 angeführten signifikanten Unterschiede zwischen der Impfinfektion und den natürlichen Masern

| | Wildvirus | Impfvirus |
|---|---|---|
| Infektion | | |
| nasal-okulär-tracheal | + | O — (+) |
| parenteral | + | + |
| Inkubation | 10—12 Tage | 7—8 Tage |
| Virusnachweis | | |
| Blut | + | O — (+) |
| Rachensekret | + | O |
| Fieber | + | (+) |
| katarrhalische Symptome | stark | schwach |
| Leukopenie | + | + |
| Kopliks | + 80% | O ? |
| Exanthem | + | (+) |
| Krankheitsgefühl | ausgeprägt | gering |
| Abnormes Hirnstrombild | 51% | O |
| Kontagiosität | hoch | fehlt |
| Dauer der Symptome | 7—10 Tage | 3—5 Tage |
| Antikörperbildung | + | + |
| Schutz | lebenslang | > als 4 Jahre |
| Komplikationen | | |
| bakterielle | 5—15% | selten |
| ZNS | 0,1—0,25% | O (gelegentlich Fieberkrämpfe ohne Folgen) |

Tab. 2: Merkmale natürlicher Masern- und der Impfinfektion mit dem abgeschwächten Virus des Edmonston-Stammes beim Menschen.

festgestellt: Eine regelmäßige Infektion findet mit dem Impfvirus nur bei parenteraler Verabreichung und bei Kindern im Alter über 8 Monaten statt [208]. Nach einer Inkubation von 7 Tagen treten abgeschwächte Masernsymptome auf, die das Allgemeinbefinden wenig beeinträchtigen. Die Konzentration des Impfvirus (10—100 000 $TCID_{50}$) beeinflußt zwar die Dauer der Inkubation, nicht aber die Häufigkeit und das Ausmaß der Impfreaktionen. Mit abnehmender Viruskonzentration verlängert sich die Inkubationszeit. Das gleiche gilt für die intranasale Infektion [28, 45, 49]. Die Angaben über die Häufigkeit, Art und Schwere der klinischen Reaktionen schwanken [65, 269]. Bei subkutaner Verabreichung der empfohlenen Dosis von 1000 $TCID_{50}$ in 0,5 ml reagieren durchschnittlich 80% der Impflinge mit Fieber, das in 30—40% 39,5° C übersteigt, 50% der Kinder haben ein mit oder nach Absinken des Fiebers auftretendes modifiziertes Exanthem und milde katarrhalische Symptome. Unterschiedlich häufig kommen follikuläre Tonsillitis und Diarrhoe vor. Bei erwachsenen Impflingen ist, wie ein Feldversuch in dem selten durchmaserten Island zeigt, die Inkubationszeit (13—14 Tage) länger als bei Kindern. Außerdem herrschen bei ersteren anstelle von Fieber und Exanthem Kopf-, Muskel- und Augenschmerzen vor [269]. Die virämische Phase wird nur selten erfaßt [119]. Auch eine nachweisbare Virusausscheidung in Rachen- und Konjunktivalsekret fehlt weitgehend. Deshalb treten keine Kontaktinfektionen auf. Infolgedessen entfällt eine unkontrollierbare Virusausbreitung und damit auch das Problem der möglichen Rückmutation des Impfvirus zum Wildtyp. Alle Symptome bilden sich nach 3—5 Tagen zurück. An Impfkomplikationen sind höchstens leichtere bakterielle Sekundärinfektionen der Atemwege und des Mittelohres zu erwarten. Im Gegensatz zu den natürlichen Masern werden EEG-Veränderungen selbst bei Impflingen mit Fieberkrämpfen, die bei 2,1% vorkommen, nicht beobachtet. Letztere verlaufen ohne Folgen. Obwohl gelegentlich eine Tuberkulinanergie [25] gefunden wurde, blieben in den bisherigen Impfstudien Verschlimmerungen chronischer Leiden der Atemwege [137, 233], des Herzens [56] und des ZNS aus. Auch bei den z. T. fehl- und unterernährten Kindern in Indien [zit. n. 269, 104, 136, 160, 211], Afrika, Mittel- und Südamerika [45, 214] verursachte das abgeschwächte Virus nur selten die vom Wildvirus her bekannten häufigen Komplikationen und Nachkrankheiten. Dagegen sind für Kinder mit Leukämie die Impfmasern potentiell genauso gefährlich wie die natürliche Infektion. Beide können tödliche Riesenzellpneumonien auslösen [165].

Mehr als 98% der Impflinge bilden zwischen dem 15. und 21. Infektionstag HA-hemmende, neutralisierende und komplementbindende Antikörper, die in den folgenden 1—2 Wochen maximale Werte erreichen. Die Titer sind durchschnittlich um 1—2 Verdünnungsstufen niedriger als die der natürlich erworbenen Antikörper 3 Wochen nach Masern [135]. Entsprechend den Antikörperbefunden sind 95—100% der Geimpften bei intensiver Exposition zu Masern im Vergleich zu nichtgeimpften, empfänglichen Kontrollpersonen vor der Erkrankung geschützt. Bei Personen mit natürlich erworbener Immunität bleiben nach Lebendimpfungen klinische Erscheinungen sowie Antikörpertiterbewegungen aus [73, 81, 83].

Trotz der ausgezeichneten Wirksamkeit und der relativen Harmlosigkeit der Edmonston-B-Vakzine wird ihr Gebrauch wegen der ausgeprägten Impfreaktionen weitgehend abgelehnt. Diese lassen sich aber durch die gleichzeitige, örtlich getrennte Gabe von 0,01—0,04 ml Gammaglobulin/kg (ca. 40—160 E) beträchtlich reduzieren. Nach einer Inkubationszeit von 10—11 Tagen kommt es nur noch bei 10—20% der Impflinge zu Fieber über 39° C und Exanthem von durchschnittlich dreitägiger Dauer [93, 116, 240]. Die nachfolgende humorale und klinische Immunität entspricht der nach Lebendvakzine allein, nur liegt die Konversionsrate bei ca. 90%, und die Antikörpertiter sind weniger hoch [zit. n. 269].

Um die Verabreichung von standardisiertem Gammaglobulin zu umgehen, haben verschiedene Arbeitsgruppen [22, 162, 228] die weitere Attenuierung des Edmonston-Stammes angestrebt. Dazu wurden die avianisierten Linien A und B in angegebener Weise (Tab. 1) fortgezüchtet. Besonders bekannt wurde der Impfstoff von SCHWARZ, der pro 0,5 ml $10^{-4,4}$ TCID$_{50}$ enthält. Bei Impflingen über 2 Jahren treten die Impfreaktionen etwa in gleicher Häufigkeit auf wie nach der Edmonston-B-Vakzine/Gammaglobulin-Kombination. Kinder unter 2 Jahren zeigen allerdings noch in 18—25% bzw. 10—23% höheres Fieber und ein modifiziertes Exanthem. Mehrere kleinere Impfstudien mit der Beckenham-20- [22, 53, 65, 113] und der Belgrad-Lebendvakzine [65, 162] führten besonders mit der erstgenannten zu ähnlich günstigen Ergebnissen.

Eine Lebendimpfung ist unter folgenden Voraussetzungen kontraindiziert: Schwangerschaft, Leukämie, Retikulosen, andere generalisierte bösartige Erkrankungen, Therapie mit Steroiden, Antimetaboliten, Bestrahlungen, schwere fieberhafte Erkrankungen sowie schwere Fälle von aktiver Tuberkulose, Proteinstoffwechselstörungen, Respirationstrakterkrankungen und bei Eiklarüberempfindlichkeit. Chromosomenbrüche in Leukozyten wurden in einem sehr viel geringeren Maße als bei natürlichen Masern bei einzelnen empfänglichen Kindern auch nach Impfung mit der Edmonston-B-Vakzine ohne und mit Gammaglobulingabe gefunden, während sie bei geimpften, aktiv oder passiv immunen Kontrollpersonen nicht nachweisbar waren. Aus diesen speziellen Gründen und wegen der zusätzlichen Gefahr einer späteren Schädigung des Impflings durch die Aktivität der möglicherweise mit Lebendimpfstoffen aufgenommenen, vermehrungsfähigen Fremdviren bevorzugen verschiedene Forscher [95] die Schutzimpfung mit Totvakzinen.

Über Wirkung und Wert der *formalin-inaktivierten* Impfstoffe liegen aus mehreren Feldversuchen Erfahrungen vor [47, 86, 129, 177, 195, 270]. Eine vollständige Beseitigung der Infektiosität erfolgt bei der von WARREN u. Mitarb. [262] entwickelten und lizenzierten Vakzine durch Behandlung mit Formalin von 1 : 4000 für 6 Tage bei 37° C und weiteren 21 Tagen bei 5° C. Der Antigengehalt des formalinisierten Produktes ist gering, er wird durch Präzipitationsverfahren etwa auf das 5fache angereichert. Eine weitere Wirksamkeitssteigerung erzielt man durch Adsorption an Aluminiumphosphat. Diese Präparate lassen sich ohne Verlust an immunogener Wirkung für mindestens 1 Jahr bei 5° C und bis zu 3 Monaten bei höheren Temperaturen (5—37° C) lagern. Die intramuskuläre Verabreichung von 0,5—1,0 ml der adjuvanshaltigen Konzentratvakzine wird im allgemeinen reaktionsloser vertragen als die subkutane. Mit 1 oder 2 der meist in monatlichen Intervallen verabreichten Dosen wurden bei ungemaserten Kindern Konversionsraten von nur 4 bzw. 53% erzielt. Die antikörperpositiven Personen reagierten in 60% mit einem 2—4fachen Anstieg ihrer prävakzinalen Titer. Erst zwei Wochen nach der dritten Impfung wiesen mehr als 90% der ursprünglich seronegativen Impflinge meßbare HA-hemmende, neutralisierende und KB-Antikörper auf. Die Titer waren durchschnittlich um 2—3 Stufen niedriger als nach natürlichen Masern. Sie sinken im Vergleich zu den durch Lebendvakzine stimulierten Antikörpern im Verlauf von 6—10 Monaten unter die Grenze der Nachweisbarkeit ab [177, 269]. Wie aus langfristig überwachten Impfstudien zum Nachweis des Schutzeffektes hervorgeht, blieben von den dreimal mit inaktivierter Vakzine immunisierten Kindern bis zu 6 Monaten nach der letzten Dosis ca. 92% bei intensivem Masernkontakt vor einer typischen und ca. 84% vor einer modifizierten Erkrankung verschont. Nach 12—18 Monaten fielen diese Schutzraten auf 75—65% ab [269]. Nachdem man besonders in interepidemischen Jahren nicht sicher mit einer rechtzeitigen, erfolgreichen Masernexposition rechnen kann, dürften zur Aufrechterhaltung des Krankheitsschutzes mit Totvakzinen in ca. 2jährigen Abständen Auffrischungsinjektionen notwendig sein.

Verläßlicher, schneller und einfacher wird eine dauerhafte Immunität aber durch die *einmalige Nachimpfung mit Lebendvakzine* herbeigeführt. Wenn sie innerhalb von 1—6 Monaten nach der 2.—3. Totimpfstoffgabe erfolgt, kommt es wie bei der Infektion mit Wildvirus ohne wesentliche Krankheitserscheinungen (< 10% der Impflinge haben Fieber über 39,5° C) zur Bildung hoher Antikörpertiter, deren Werte diejenigen nach natürlichen Masern sogar übersteigen. Danach erwiesen sich über 95% der Probanden bei Exposition zu Masern als klinisch immun [93, 94, 129, 195]. Der besondere Vorteil dieses *kombinierten Impfverfahrens* ist, daß die Grundimmunisierung mit inaktiviertem Masernantigen schon zwischen dem 2.—7. Lebensmonat gleichzeitig mit der dreimaligen DPT-Schutzimpfung durchgeführt werden kann. Nachdem man die beiden Vakzinen zunächst örtlich getrennt verabreichte [130, 144], werden heute schon Kombinationsimpfstoffe mit 4 (DPT-Ma), 5 (DPT-Polio-Ma) oder 2 (Polio-Ma) [40] inaktivierten Antigenkomponenten erfolgreich angewendet. Wie die verschiedenen Impfstudien zeigen, unterdrücken die passiven mütterlichen Antikörper, besonders bei Beginn der Immunisierung im 2.—3. Lebensmonat, zwar eine meßbare Masern- und Poliomyelitis-Antikörperproduktion, nicht aber die Sensibilisierung gegen die beiden Virusantigene.

Klinische Erfahrungen mit den zur Verbesserung der Totimpfstoffe entwickelten *nichtinfektiösen Tween-Äther-Spaltvakzinen* (Tab. 1) sind noch begrenzt. Nach der Impfung traten weder lokale noch allgemeine klinische Reaktionen auf. Die Spaltvakzine besitzt in Bezug auf Konversionsrate, Höhe und Persistenz der HA-hemmenden und neutralisierenden Antikörper nach der 2. bzw. 3. Impfung eine bessere antigene Wirksamkeit als die vergleichsweise angewendete formalininaktivierte Vakzine [95, 182]. Außerdem löste die Spaltvakzine im Vergleich zum formalin-inaktivierten Antigen bei Nachimpfung von dreimal mit letzterem Impfstoff vorbehandelten Kindern eine stärkere Booster-Reaktion aus. Die dabei beobachteten außerordentlich hohen Antikörpertiter dürften theoretisch für einen dauerhaften Masernschutz ausreichen. Die inaktivierten Vakzinen werden besonders zur Vorimmunisierung von Kindern mit chronischen Krankheiten empfohlen. Falls das Antigen der inaktivierten Vakzine aus Hühnerembryonalgewebe stammt, sollte sie bei Eiklarüberempfindlichkeit nicht gegeben werden. Andere Kontraindikationen sind nicht bekannt.

## 10. Epidemiologie der Masern

Die Masern besitzen unter den sog. Zivilisationsseuchen die höchste Kontagiosität und Manifestationsrate. Außerdem hinterlassen sie eine ungewöhnlich solide Immunität.

*Virusreservoir:* Als Ansteckungsquelle kommt nur der infizierte Mensch in Betracht. Die Dauer der Infektiosität ist kurz und reicht vom Beginn der Prodromalsymptome bis zur Entwicklung humoraler Antikörper am 1. und 2. Exanthemtag. Immune Virusausscheider wurden bis jetzt nicht entdeckt. Außer den natürlich oder künstlich mit Masernvirus infizierten Affen gibt es keine tierischen Reservoire.

*Übertragungsmodus:* Das Virus wird beim Niesen, Husten und Sprechen freigesetzt und infiziert die Empfänglichen direkt oder auch indirekt durch Einatmen virusbeladenen, schwebefähigen Feinstaubes in der Zimmerluft. In diesem Milieu behält der Erreger für einige Stunden seine Infektiosität. Gelegentlich wird das Virus sogar mit der Zugluft über Ventilationsschächte verbreitet. Zum Haften der Infektion genügt ein kurzfristiger Kontakt. Das Lüften des von infektiösen Patienten verlassenen Raumes und ein kurzer Aufenthalt immuner Kontaktpersonen an der frischen Luft beseitigt die Ansteckungsgefahr. Eine Infektion über größere Entfernung im Freien oder durch Gebrauchsgegenstände findet nicht statt. Ob das im Urin ausgeschiedene Virus [105] für die Übertragung beim Menschen eine Rolle spielt, muß noch geklärt werden. Die Masernschuppe ist nicht infektiös.

*Disposition:* Menschen aller Rassen und Altersstufen sind für die Masern empfänglich. Eine Ausnahme bilden die Säuglinge mit mütterlichen Antikörpern. 15% der Empfänglichen, die während eines ersten Kontaktes der Infektion entgehen, stecken sich meist bei einer späteren Gelegenheit an [128]. Für derartige Schwankungen in der Disposition sind individuelle endogene und exogene Faktoren verantwortlich. Nur bei ca. 1% antikörperfreier Personen mit negativer Vorgeschichte ist das Ausbleiben der Infektion durch die Annahme einer genetisch bedingten Resistenz zu erklären. Diese Beobachtung erfuhr in einigen Fällen durch fehlende klinische und immunologische Reaktion nach parenteralen Injektionen von abgeschwächtem Masernvirus ihre Bestätigung [76, 116]. Die *Manifestationsrate* beträgt in Endemiegebieten ca. 90%, während die restlichen 10% unter dem Schutz passiver Antikörper nur atypisch oder gar nicht erkranken. In selten durchmaserten Bevölkerungsgruppen, in denen Personen mit Leihimmunität fehlen, weisen dagegen 100% der Infizierten das voll ausgeprägte Krankheitsbild auf.

*Geographische und jahreszeitliche Verteilung:* Die Masern kommen überall auf der Welt vor. Sie sind in dicht besiedelten Wohngebieten endemisch und werden infolge der ständigen Infektionsgefahr im Kindesalter durchgemacht. Nach Einschleppung des Virus in isolierte jungfräuliche Gebiete oder nach einem langen masernfreien Intervall entstehen wegen der hohen Zahl von Empfänglichen Explosivepidemien. Die Sterblichkeit beträgt unter diesen Umständen zwischen 7 und 25%. Hierüber liegen zahlreiche eindrucksvolle Berichte vor *[5, 20, 21, 51, 88, 168, 187, 194, 216].* Während der Erreger aus isoliert lebenden kleineren Bevölkerungsgruppen nach beendeter Durchmaserung wieder verschwindet, bleibt er in endemischen Gebieten durch sporadische Fälle, die das ganze Jahr über vorkommen, in ständiger Zirkulation. In Gegenden mit gemäßigtem Klima treten die Masern jedoch hauptsächlich in den letzten Wintermonaten sowie im Frühsommer gehäuft in Erscheinung. Auf der südlichen Halbkugel ist das infolge der Umkehr der Jahreszeiten im Juli und August bzw. im Oktober und November der Fall. Ausgedehntere Epidemien werden in städtischen Bevölkerungen meist alle 2—4 Jahre und in ländlichen Bezirken in 6—8jährigen Intervallen zu den genannten Jahreszeiten beobachtet. Diese Verdichtungswellen in Endemiegebieten entstehen, wenn die Zahl der ungemaserten Kinder durch den Nachwuchs etwa 40% erreicht hat, und sie ebben ab, nachdem die Empfänglichen auf weniger als 20% reduziert wurden *[13].* Die Saisongebundenheit der Masernausbrüche ist weitgehend klima- und milieubedingt und weniger auf jahreszeitliche Schwankungen der Disposition zurückzuführen. So wird in den kälteren Monaten die Übertragung des Erregers durch das enge Zusammensein der Kinder in schlecht gelüfteten Räumen wesentlich begünstigt.

*Durchseuchung mit Masern:* Klinische Beobachtungen und Antikörperstudien zeigen, daß die Durchmaserung unbeeinflußt von der geographischen Lage und hygienischen Verhältnissen in den meisten Teilen der Welt zwischen dem 6. und 12. Lebensjahr nahezu 100% erreicht. Die altersspezifische Befallsrate ist dagegen vom sozialen Milieu abhängig *[31].* In hochzivilisierten Ländern, wie in Westeuropa und USA, liegt der Gipfel der Morbidität heute zwischen dem 5. und 7. Lebensjahr. Das durchschnittliche Erkrankungsalter ist in Großstädten mit der größeren Wohndichte und der höheren Expositionsgefahr niedriger als in ländlichen Gebieten. In der Abbildung 7 ist die altersabhängige Maserndurchseuchung mit Titerverteilung neutralisierender Antikörper für Westdeutschland wiedergegeben. Schlechte hygienische Verhältnisse fördern die Frühausbreitung der Masern, so daß in den Entwicklungsländern die meisten Fälle schon zwischen dem 1. und 3. Lebensjahr auftreten.

*Epidemiologische Bedeutung der Masern:* Die in Westeuropa und USA mit zunehmendem Lebensstandard eingetretene Verschiebung des Erkrankungsalters

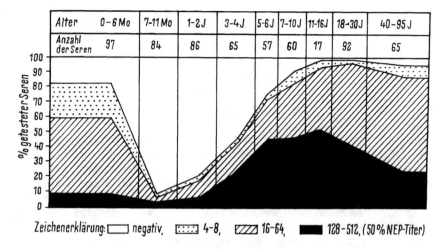

| Alter | 0-6 Mo | 7-11 Mo | 1-2J | 3-4J | 5-6J | 7-10J | 11-16J | 18-30J | 40-95J |
|---|---|---|---|---|---|---|---|---|---|
| Anzahl der Seren | 97 | 84 | 86 | 65 | 57 | 60 | 17 | 92 | 65 |

Zeichenerklärung: ▢ negativ, ⬚ 4-8, ▨ 16-64, ■ 128-512, (50% NEP-Titer)

Abb. 7: Altersabhängige Maserndurchseuchung und Titerverteilung (neutralisierende Antikörper in 623 Seren).

von der Gruppe der 1—2jährigen auf die der 3—7jährigen hat zusammen mit der verbesserten Abwehrlage der Kinder zu einem Rückgang der durch pulmonale Komplikationen verursachten Letalität geführt. Die durchschnittliche Jahresmortalität für 100 000 Einwohner ist bei gleichbleibender Morbidität (200—600 / 100 000) in den letzten 50 Jahren von 30—40 auf 0,2—0,3 abgesunken [81, 47]. Der Gipfel der Sterblichkeit liegt stets zwischen dem 1. und 2. Lebensjahr. Obwohl es sich bei den gemeldeten Todesfällen nur um Mindestzahlen handeln kann, sind die Masern nach der Tuberkulose für unsere Kinder und Jugendlichen heute noch die häufigste Todesursache unter den Infektionskrankheiten. Sie haben in den Jahren 1952—1960 in der Altersgruppe der 1—5jährigen mehr Todesopfer gefordert als Keuchhusten oder Poliomyelitis. In vielen Entwicklungsländern, wie z. B. in Indien [243], Chile [213], Brasilien [166] und einzelnen afrikanischen Staaten [96, 114, 167] stehen die Masern mit einer Mortalität von 5—20 Todesfällen pro 100 000 Einwohner in der Todesursachenstatistik an erster Stelle aller Infektionskrankheiten. Die Rate der bakteriellen Komplikationen beträgt in Zivilisationsländern heute 5—15%. Sie sind jedoch wegen des höheren Erkrankungsalters weniger gefährlich und können therapeutisch gut beherrscht werden. Dagegen treten die zentralnervösen Komplikationen mehr in den Vordergrund. Ob sie tatsächlich im Zunehmen begriffen sind oder infolge des höheren Erkrankungsalters nur sicherer diagnostiziert werden, ist nicht zu entscheiden. Ihre Häufigkeit wird auf 0,1—0,25% geschätzt [135]. Damit ist die Gefahr, an einer Masernenzephalitis zu erkranken, fast ebenso groß, wie das Risiko einer paralytischen Poliomyelitis. Außer den durch klinisch manifeste Komplikationen hervorgerufenen Schäden wird auch heute die normal verlaufende Maserninfektion für Intelligenzdefekte und Verhaltensstörungen bei jedem 4000. Kind verantwortlich gemacht.

## 11. Immunologie

### a) Antikörperbildung

HA-hemmende, neutralisierende und komplementbindende Anti-V- und NP-Antikörper werden bei sonst gesunden Kindern nach dem 1. Lebensjahr fast gleichzeitig zwischen dem 1. und 3. Exanthemtag nachweisbar. In den folgenden 3—26 Tagen erreichen alle Antikörper ihre Gipfelwerte und bleiben nach einem gewissen Titerabfall lebenslang erhalten. Dieser beträgt für die neutralisierenden und HA-hemmenden Antikörper nur eine, selten zwei Titerstufen und findet zwischen dem 6. und 12. Monat nach Infektion statt [67, 73, 81, 219]. Anti-V- und NP-komplementbindende Antikörper fallen dagegen schon zwischen der 3. und 6. Rekonvaleszenzwoche bis gegen Ende des ersten Jahres nach Infektion bei 60% der Antikörperträger um 2 und bei den restlichen 40% um 3—4 Titerstufen ab [18, 81]. Erst zwischen 20 und 30 Jahren nach Masern wird ein weiterer Titerabfall erkennbar, jedoch sinken die Immunsubstanzen nur bei wenigen Erwachsenen mit positiver Anamnese unter den meßbaren Bereich ab. Davon werden besonders die in der Komplementbindungsreaktion nachgewiesenen Antikörper betroffen. Die verschiedenen Antikörperaktivitäten finden sich von der 1.—3. Woche nach Masern im Verband der 19-S-Makro- und S-7-Gammaglobuline des Serums. Danach sind sie nur noch an die niedermolekularen Gammaglobuline [226] gebunden.

Die *mütterlichen Antikörper* werden diaplazentar auf das Kind übertragen. Ihre Halbwertzeit beträgt durchschnittlich 4 Wochen. Sie sinken in Abhängigkeit vom Ausgangstiter innerhalb von 5—8 Monaten unter die Grenze der Nachweisbarkeit ab. Bei Säuglingen mit meßbaren Antikörpern (Titer 1 : 8 und höher) bleiben Infektion und Titersteigerungen meist aus, während unter dem Schutz quantitativ kaum mehr faßbarer Immunsubstanzen weitgehend inapparente, immunisierende Infektionen stattfinden. Daher kommt es, daß 30—40% der Kinder mit negativer Vorgeschichte spezifische Antikörper besitzen [80, 237]. Sie stammen meist aus Familien mit älteren Geschwistern und waren als Säuglinge zu den manifest an Masern erkrankten Geschwistern exponiert. Für die Antikörperentwicklung spielen außerdem Alter, Ernährungszustand und evtl. chronische Krankheiten des Patienten eine Rolle. Maserninfizierte Neugeborene und Säuglinge, bei denen die Krankheit meist weniger prägnant verläuft [13, 81], bilden um 3—4 Stufen niedrigere Antikörpertiter als die gleichfalls erkrankten Mütter und älteren Geschwister. Unterernährte, dystrophische Kinder weisen gelegentlich eine verzögerte und verminderte Immunreaktion auf. Auf das mangelhafte Antikörperbildungsvermögen bei Erkrankungen des retikulo-endothelialen Systems wurde schon hingewiesen.

## b) Immunität

Alle Antikörperträger sind klinisch immun. Niedrige Antikörperspiegel bieten einen gleich guten Schutz wie hohe. Angaben über das Vorkommen von Zweiterkrankungen [13] nach voll ausgeprägten oder modifizierten Masern beruhen meist auf Fehldiagnosen. Nachdem Zweiterkrankungen auch bei idiopathischer Agammaglobulinämie, d. h. in Abwesenheit humoraler Antikörper, nicht vorzukommen pflegen, werden auch zelluläre Immunmechanismen für den dauerhaften Schutz verantwortlich gemacht. Der Mechanismus der lebenslangen Masernimmunität bedarf noch der Aufklärung. Epidemiologische Beobachtungen [187] und serologische Befunde [30, 31] in selten durchmaserten Bevölkerungsgruppen zeigen, daß Schutz und Antikörpertiter trotz 65- bzw. 20jähriger Abwesenheit des Erregers erhalten bleiben. Außerdem scheinen Personen, die ihre Immunität durch eine normal verlaufene Krankheit erworben haben, für Reinfektionen mit homologem Virus nicht mehr empfänglich zu sein. Bei immunen Personen treten nach Impfung mit Masernlebendvakzine ebenfalls keine oder nur selten Titerbewegungen auf [73, 83, 208]. Neben dem neutralisierenden Effekt zirkulierender Antikörper dürfte eine erworbene Resistenz der Zellen in Eintrittspforte und regionalen lymphatischen Geweben das Haften sowie die Synthese und interzelluläre Ausbreitung des Virus verhindern. Für die letztere Annahme spricht, daß die mit Masern-Totimpfstoff stimulierten Antikörper die natürliche oder künstliche Infektion mit Masernvirus gestatten [261, 263, 269].

Aus serologischen Studien geht hervor, daß dem mit Masernvirus in Oberfläche- und NP-Antigen verwandten und in vielen Teilen der Welt endemischen Staupevirus keine Bedeutung in der Aufrechterhaltung der Masernimmunität zukommt. Die Menschen sind — wie aus Antikörperstudien hervorgeht — gegenüber Infektionen mit diesem Agens resistent [19, 30, 46, 79, 131]. Noch nicht endgültig geklärt ist, ob Infektionen mit den in Struktur identischen und in biologischen Eigenschaften dem Masernvirus ähnlichen Vertretern der Parainfluenzagruppe einen auffrischenden Effekt auf Masernantikörper ausüben. Obwohl gemeinsame Antigenkomponenten bis jetzt nicht nachgewiesen wurden, stellten wir in mehreren Serumpaaren nach Infektionen mit Mumps, Sendai und auch Rötelnvirus einen 2—4fachen Anstieg oder Abfall vorliegender HA-hemmender und KB-Masern-Antikörpertiter fest [79, 81]. JENSEN [123] beobachtete, daß im Verlauf von Maserninfektionen Antikörpertiter für das RS-Virus ansteigen, während Masernantikörpertiter bei RS-Virus-Infektionen konstant bleiben.

Neben den genannten Faktoren wird die Persistenz von infektiösem Virus oder seinen Untereinheiten im immunen Wirt als Ursache der dauerhaften Immunität in Betracht gezogen. Für die Gegenwart von Masernantigen in immunologisch kompetenten Zellen spricht u. a. die lebenslange Persistenz von Anti-V- und NP-komplementbindenden Antikörpern. Dieses Verhalten steht im Gegensatz zu den meisten anderen Virusinfektionen, bei denen beide Arten von

komplementbindenden Antikörpern in der postinfektiösen Periode wieder
verschwinden.

In Versuchen zum Nachweis von persistierendem infektiösem Virus im immunen
Organismus konnten wir in 4 von 15 Fällen aus trypsinierten Milz-, supratrache-
alen und retroaurikularen Lymphknotengeweben antikörperpositiver Menschen
und Affen Masernvirus isolieren [79, 81]. Die Materialien waren postmortal
oder durch Biopsie entnommen worden. Die Bedeutung dieser vereinzelt positiven Befunde muß durch weitere Untersuchungen noch geklärt werden. Als
letzte Möglichkeit kommt in Frage, daß der einmalige intensive Antigenreiz bei
der natürlichen Maserninfektion die dauerhafte humorale Immunität bewirkt.

## 12. Wirtsspektrum und experimentelle Forschung

### a) Natürliche Maserninfektion bei Affen

Das Vorkommen natürlicher Maserninfektion bei in Gefangenschaft lebenden
Affen wurde 1955 durch ENDERS u. Mitarb. entdeckt [68, 196]. Sie stellten
fest, daß die Mehrzahl der als Versuchstiere oder Nierenspender für Gewebekulturen in US-Laboratorien gehaltenen, gesunden Rhesus- und Cynomolgusaffen masernspezifische Antikörper besaßen. Damit fanden die vielen negativ
verlaufenen Infektionsversuche früherer Autoren [34, 230] ihre Erklärung.
Das antikörperinduzierende, zunächst rein deskriptiv als „Monkey-Intra-
Nuclear-Inclusion-Agent" (MINIA) bezeichnete Agens wurde aus kultiviertem
Nierengewebe von Rhesus- und Cynomolgusaffen, sowie später von Cerco-
pithecus- und Patasaffen isoliert. Der Nachweis gelingt nur, wenn die Affen
zum Zeitpunkt der Nierenentnahme keine oder niedrige Masernantikörper
aufweisen [221]. Alle gezüchteten Stämme sind mit dem Masernvirus identisch
[221, 222]. Das Fehlen von Masernantikörpern in zahlreichen Seren verschiedener Arten von Alt- und Neuweltaffen [16, 69, 151, 159, 224, 258] kurz nach
Gefangennahme oder während strikter Quarantäne spricht für die Annahme,
daß das in Affenkolonien zirkulierende Virus von Tieren stammt, die sich bei
Kontakt mit masernkranken Menschen infiziert haben. Wenn das Einfangen
und der Transport ohne Isolierungsmaßnahmen verlaufen, besitzen bei Ankunft
im Laboratorium schon 20% der afrikanischen und 70% der asiatischen Affen
Masernantikörper [159, 222]. Nach einem 4—8wöchigen Aufenthalt in der
Kolonie sind alle Tiere Antikörperträger. Die Ausbreitung der Masern ist
klinisch nicht sicher erkennbar. Der Beweis für die stattgefundene Infektion
gründet sich deswegen auf die Virusisolierung und die Serokonversion. Am
sichersten wird die Herstellung von spontan mit Masernvirus infizierten Gewebekulturen umgangen, wenn man Nieren von antikörperpositiven Affen verarbeitet. Empfängliche Affen, die für die Masernimpfstoffkontrolle notwendig
sind, können nur durch absolute Quarantäne vom Zeitpunkt der Gefangennahme an vor Spontaninfektion bewahrt werden.

### b) Experimentelle Infektion bei Menschen und Affen

Der antikörperfreie Mensch und die bis jetzt benutzten Affenarten lassen sich mit Wildvirus experimentell sowohl dem natürlichen Infektionsweg entsprechend über den Respirationstrakt als auch parenteral infizieren. Dagegen verliert Masernvirus nach Adaptation und Kultivierung in artfremden, weniger empfänglichen Zellsystemen (Hühnerembryonalgewebe, Nager-, Hunde- und Kälberniere) sein Haft- oder Eindringungsvermögen für die Schleimhautepithelien der Konjunktiva und des Oropharynx [236]. Die Inkubationszeit bis zum Auftreten des Exanthems ist bei parenteraler Verabreichung von Wild- [10] und Kulturvirus [69] verkürzt. Nach intranasaler oder konjunktivaler Applikation des Materials entspricht die Inkubationszeit auch bei höheren Viruskonzentrationen derjenigen nach natürlicher Infektion. Das Krankheitsbild bei künstlich mit virulentem Masernvirus infizierten Menschen gleicht nach den Beobachtungen von HOME [118] und HEKTEON [112] den natürlichen Masern. Dagegen kommt es selbst bei den als empfänglich bekannten Rhesus- und Cynomolgusaffen häufig nur zu einer modifizierten Form der Erkrankung. Unabhängig vom Infektionsweg zeigen etwa 40% der geimpften Affen ein makulöses Exanthem, 35% reagieren mit Konjunktivitis, Koplikschen Flecken, Enanthem und Katarrh, und 30% haben Fieber. Bei über 90% kann im Blutbild eine mäßige Leukopenie nachgewiesen werden. Gelegentlich sollen auch schwach ausgeprägte zentralnervöse Störungen auftreten. Bei einigen afrikanischen und südamerikanischen Affenarten (Vervet, Patas, Squirrel) können nach Verimpfung von für Cynomolgusaffen virulenten Masernstämmen klinische Erscheinungen sogar ganz fehlen [32, 43, 77]. Die patho-immunologischen Vorgänge entsprechen jedoch denen beim Menschen. Deshalb läßt sich die Infektion regelmäßig durch den Nachweis einer Virämie und der anschließenden Antikörperentwicklung diagnostizieren.

Bei nasaler oder subkutaner Infektion mit Wild- und virulentem Kulturvirus bleiben histopathologische Läsionen in zentralnervösen Geweben aus [73]. Nach intrazerebraler Applikation finden sich entlang der Einstichkanäle mehr oder weniger ausgedehnte, traumatisch bedingte Gewebsreaktionen, die in ihrer Art denen bei Masernenzephalitis gleichen [43]. Die Zahl der Läsionen, ihre Verbreitung und das Ausmaß der perivenösen Entzündung werden als Gradmesser für Pathogenität und Invasionsvermögen eines Masernstammes angesehen. Virus kann — bis zum Erscheinen der Antikörper — vom 1. bis 9. Infektionstag aus Liquor, Blut und Rachensekret isoliert werden. Das Elektroenzephalogramm ist in allen Fällen normal [121].

Informationen über das Verhalten experimentell abgeschwächten Masernvirus im Affen liegen nur für den avianisierten Edmonston-Stamm beim Cynomolgus- und Vervetaffen vor [43, 73, 121, 196]. Nach subkutaner und intrazerebraler Impfung treten Antikörper auf, ohne daß eine virämische Phase oder Symptome vorher nachweisbar sind. Die zentralnervösen Läsionen sind nicht ausgeprägter als nach Injektion gewöhnlicher Kulturflüssigkeit [43]. Die Affen sind bei späteren Belastungsinfektionen mit dem virulenten Edmonston-Stamm klinisch immun. Es kommt jedoch dabei zur Reinfektion mit lokaler Virusvermehrung im Respirationstrakt und kurzdauernder Steigerung der Antikörpertiter, während eine virämische Phase nicht entdeckt werden konnte *[73, 263]*.

### c) Züchtung des Masernvirus in niederen Laboratoriumstieren

ARAKAWA berichtete 1947—1954 über die Isolierung von Masernvirus im Prodromalstadium aus Patientenseren durch intrazerebrale Verimpfung auf junge Mäuse *[12]*. ARAKAWAS Masernvirus hat die gleichen serologischen und zytopathogenen Eigenschaften wie der von ENDERS und PEEBLES in Gewebekulturen isolierte Edmonston-Stamm *[245]*. Zahlreichen Autoren gelang jedoch die Züchtung von Masernvirus aus Blut und Rachensekret in Mäusen verschiedener Altersstufen *[66]* nicht. Dagegen läßt sich das in der Gewebekultur angereicherte Virus innerhalb von 3—6 intrazerebralen Passagen auf neugeborene Mäuse und Hamster, nicht aber auf jugendliche und ältere Tiere dieser Art adaptieren *[3, 43, 259]*. 5—10 Tage nach Beimpfung treten zentralnervöse Störungen auf (spastische Paralysen und Lethargie), die regelmäßig innerhalb von 2 Tagen zum Tode führen. Die Symptome sowie Sitz und Art der histopathologischen Veränderungen sind gleich wie bei Infektion mit Staupevirus. Die auf Mäuse und Hamster adaptierten Masernstämme haben praktische Bedeutung für die Entwicklung eines Schutztestes zur Standardisierung der Wirksamkeit inaktivierter Masern-Vakzinen.

### d) Züchtung des Masernvirus in Zellkulturen

Zur *Isolierung* von Masernvirus aus Untersuchungsmaterial eignen sich nur Primärkulturen aus Primatengewebe *[74]*. Dabei besitzen trypsinierte menschliche und Affennierenzellen eine höhere Nachweisempfindlichkeit als menschliche Amnionkulturen *[218]*. Grundsätzlich können Affennierenkulturen aller Art wegen häufiger Verunreinigung mit Fremdviren, darunter dem Masernvirus, nur unter bestimmten Kautelen zur Masernviruszüchtung verwendet werden. Die *Fortzüchtung* gelingt ohne Mühe in kontinuierlichen Zellen aus Primatengewebe malignen und normalen Ursprungs *[156]* (z. B. Hep2, KB, HeLa, Menschenherz, -niere, -amnion (Fl, WS, AV3), Cynomolgusaffenherz, Cercopithecusniere Lu 106) sowie in verschiedenen diploiden Zellstämmen. Dagegen ist die zum Zwecke der Virulenzabschwächung von Masernvirus versuchte Adaptation an primäre Hunde- *[90, 171, 182, 235]*, Nager-, Kälbernierenzellen *[152, 227]* sowie Brutei und Hühnergewebekulturen nur mit einzelnen Virusstämmen oder -linien geglückt.

Die *Virusvermehrung* findet in Abhängigkeit von der Passagegeschichte des Masernstammes, der Empfänglichkeit der Kulturart und den Züchtungsbedingungen mit unterschiedlicher Schnelligkeit und zytopathogenem Effekt statt. Damit variieren die Titer der virusspezifischen biologischen Aktivitäten, die Plaquebildung, die Interferonproduktion und die Virulenz der Viruspopulation. Frisch isolierte Stämme vermehren sich in den genannten empfänglichen Zellarten zunächst langsam unter Bildung der charakteristischen Riesenzellen. Erst mit ansteigendem Infektionstiter ($10^{4,5-6,0}$ $TCID_{50}$/ml) und der damit verbundenen Entwicklung des Spindelzelleffektes wird die hämadsorbierende und hämagglutinierende Aktivität nachweisbar. Diese virulenten Gewebekultur-Stämme vermehren sich in kontinuierlichen Zellen, besonders in solchen von Klonen mit kurzer Generationszeit und synchroner Teilung [205], mit früher auftretendem, schneller sich entwickelndem zytopathogenem Effekt und höheren Infektionstitern, aber geringerer Ausbeute an komplementbindendem Antigen. Die Züchtung in primären Hundenieren verläuft mit gut adaptierten Viruslinien [182] in ähnlicher Weise wie in primären menschlichen Nierenzellen. Dagegen erfolgt die Vermehrung der an Kälber- [152] und Nagerniere [260], Brutei [161] und Hühnerfibroblastenkulturen [133] angepaßten Stämme zum Teil ohne oder erst in späteren Passagen mit erkennbarem, langsam fortschreitendem zytopathogenem Effekt. Bei niedrigen Infektionstitern fehlen meist hämagglutinierende und komplementbindende Aktivitäten.

Die sog. virulenten Masernkulturstämme bilden in verschiedenen primären und kontinuierlichen Zellen unter proteinreichen Agarmedien innerhalb von 5—9 Tagen nach Beimpfung runde, klare Plaques mit 2—4 mm Durchmesser und/oder bis zu 5 mm lange, federartige, trübe Plaques [27, 43, 60, 222, 255]. Die abgeschwächte Linie des Edmonston-Stammes induziert in Hühnerfibroblasten wie auch in verschiedenen primären und kontinuierlichen Primatenzellen regelmäßig sehr viel kleinere Plaques sowie 2—4fach höhere Interferontiter als die virulente Linie [43, 60].

Die *Vermehrungskinetik* des Masernvirus und seiner biologischen Aktivitäten wurde mit verschiedenen Stämmen durch mehrstufige Wachstumskurven [83, 182] in primären und kontinuierlichen [26, 138, 184, 253] Zellen analysiert. Die Adsorption des Virus findet selbst bei Temperaturen zwischen 33—37° C nur langsam statt. Nach einer Inkubationsperiode von 1—3 Stunden ist der Infektionstiter der überstehenden Impflösung um 45—90% reduziert. Je nach der Animpfmultiplizität dauert die Eklipse 8—18 Stunden und die Latenzperiode, in der neugebildetes Virus nur im aufgeschlossenen Zellrasen nachweisbar ist, 10—15 Stunden. Dann erscheint das Virus, das kontinuierlich freigesetzt wird, aber relativ lange an der Zellmembran haftet, im Kulturüberstand. Die intra- und extrazellulären Virustiter steigen in den folgenden 18—40 Stunden auf maximale Werte an. Sie bleiben dann für 2—3 Tage konstant. Bis zum Abschluß der Vermehrungsphase ist der Titer des zellassoziierten Virus um 1—2 Zehnerpotenzen höher als der des freien Virus. Nach bisherigen Untersuchungen werden zur Fabrikation eines infektiösen Partikels in Hep2-Zellen ca. 18—24 Stunden benötigt. Die Zahl der pro Zelle gebildeten infektiösen Einheiten betrug durchschnittlich 1—3 [138]. Die *hämagglutinierende Aktivität* reichert sich bei Masernstämmen fast gleichzeitig mit dem infektiösen Virus in Zellen und Überstand an, die *komplementbindende Aktivität* wird erst 1 bzw. 3 Tage nach Erscheinen des infektiösen Virus in Zellen und überstehendem Medium meßbar. Der *Entwicklungszyklus* des Viruspartikels und die Vorgänge, die sich bei und während der Infektion in der Wirtszelle abspielen, sind noch wenig erforscht. Fluoreszenzimmunologische und elektronenoptische Studien im Verein mit Infektionstitrationen zeigen, daß die Produktion von Antigen der Bildung kompletter infektiöser Teilchen an oder in der Zellmembran vorausgeht *[14, 222]*. Man nimmt heute an, daß beide Antigenkomponenten des Masernvirus im Zytoplasma entstehen *[182]*.

Zum experimentellen Studium der fraglichen intrazellulären Persistenz von Virus oder Antigen im immunen Menschen und der Ursache von Chromosomenbrüchen wurden persistent mit Masernvirus infizierte Zellkulturen entwickelt. In der klonierten Tochterlinie eines HeLa-Zellmasernvirus-Trägersystems blieb auch nach Weglassen des Immunserums im Medium der zytopathogene Effekt aus, obwohl Masernantigen intrazellulär vorhanden war. Die Untersuchungen an einer persistent mit Masernvirus infizierten Linie kontinuierlicher menschlicher embryonaler Lungenzellen (Lu 106) ergaben, daß Chromosomenbrüche nur sporadisch auftreten und möglicherweise durch eine bestimmte Art des Virusproduktes ausgelöst werden. In Studien über den Mechanismus von virusassoziierten Chromosomenbrüchen wurde festgestellt, daß bestimmte Riboside (z. B. 5-fluorodesoxyuridin, Desoxyadenin) gleichartige Brüche an peripheren Leukozyten hervorrufen können. Sie scheinen infolge Blockierung der DNA-Synthese durch Hemmung der Biosynthese verschiedener DNA-Vorstufen zustande zu kommen *[173]*.

### e) Beziehungen des Masern-Virus zu anderen Virusarten

*Masern — Staupe — Rinderpest:* Die gleichartigen histopathologischen Veränderungen bei Masern-, Staupe- und Rinderpest-Infektionen waren die ersten Hinweise auf eine mögliche Beziehung dieser 3 Viren. Inzwischen liegen zahlreiche Befunde über ihr ähnliches Verhalten in vivo und bei der Züchtung in empfänglichen Versuchstieren und Zellkulturen vor. Außerdem wurde festgestellt, daß sie in Aufbau und Feinstruktur identisch sind, sowie gleiche physikochemische Eigenschaften und gemeinsame Antigenkomponenten besitzen *[124, 204, 260, 267]*. Biologisch unterscheidet sich aber der Erreger der Staupe vom Masernvirus z. B. durch seinen Polytropismus. Bei Masern dominieren Krankheitserscheinungen der Atemwege, bei Staupe zentralnervöse Symptome und bei Rinderpest der Befall des Intestinaltraktes. Ferner ist das virämische Stadium bei Masern kurz und nach Auftreten der Antikörper beendet, während es bei an Staupe erkrankten Hunden länger dauert und in Gegenwart von Antikörpern fortdauern kann. Staupe- und Rinderpeststämme scheinen im Gegensatz zu Masernvirus in Virulenz oder Pathogenität zu variieren. Außerdem bestehen innerhalb der Spezies Empfänglichkeitsunterschiede. Nach ihrer Anzüchtung in primär empfänglichen Kultursystemen lassen sich

die 3 Viren mit mehr oder weniger großen Schwierigkeiten an weitere Tier-
und Zellarten adaptieren. Die Virussynthese und die Produktion der Antigene findet in empfänglichen Zellkulturen in ähnlicher Weise statt. Allerdings
konnte bis jetzt für das Staupe- und Rinderpestvirus selbst unter optimalen
Züchtungsbedingungen und relativ hohen Infektionstitern keine hämagglutinierende, hämadsorbierende oder hämolysierende Aktivität für Affenerythrozyten oder Blutkörperchen anderer Tierspezies nachgewiesen werden. Der zytopathogene Effekt variiert wie beim Masernvirus je nach Passagegeschichte des
Stammes, Zellart und Kulturbedingungen zwischen Riesenzellbildung und
Spindelzelldegeneration. Dementsprechend sind die Plaques, die alle 3 Virusarten in empfänglichen Kulturen induzieren, rund und/oder strichförmig [132,
204, 222]. Zytoplasmatische Einschlüsse treten regelmäßig auf, während intranukleäre Einschlüsse bei der Vermehrung von Staupe- und Rinderpestvirus
in Zellkulturen weitaus seltener beobachtet werden als beim Masernvirus. In
Ultradünnschnitten von rinderpestinfizierten Gewebekulturen fehlen die in
mit Masern- und Staupevirus infizierten Zellen elektronenoptisch nachgewiesenen Kristallite im Kern [125]. Diese finden sich im Bereich der eosinophilen
Einschlüsse.

Die serologische Beziehung zwischen Masern-, Staupe- und Rinderpestvirus
wurde durch Kreuzneutralisationsteste in verschiedenen Kultursystemen [3, 46,
131], in der Komplementbindungsreaktion [19], mit der Agargeldiffusions-
methode [268] und z. T. durch Kreuzprotektionsteste untersucht [44, 98].
Der Nachweis der Antigengemeinschaft gelingt regelmäßig nur mit Rekonvaleszentenseren oder mit solchen, die man durch Immunisierung empfänglicher
Tiere gewinnt. WATERSON u. Mitarb. wiesen kürzlich durch serologische Kreuz-
teste nach, daß die Verwandtschaft der 3 Virusarten sowohl auf gemeinsamen
Oberflächen- (V) als auch Innenkomponenten- (NP) Antigenen beruht [266].
Das Masernvirus besitzt die Fähigkeit zur Induktion heterologer Antikörper in
höherem Maße als das Rinderpest- und Staupevirus. Von den beiden letzteren
weist das Rinderpestvirus das breitere Antigenspektrum auf. Die heterologen
Antikörper sind meist um ein Vielfaches niedriger als die homologen Titer.
Wegen der Resistenz des Menschen gegenüber natürlicher und künstlicher Infektion mit abgeschwächtem avianisiertem Staupevirus kommt es zur Schutzimpfung gegen Masern nicht in Betracht. Das zirkulierende Masernvirus ist
wohl für Rinder und Hunde nicht infektiös. Dagegen können experimentell
mit virulentem Masernkulturvirus asymptomatisch verlaufende, immunisierende
Infektionen ausgelöst werden. Nachdem Hunde in rinderpestverseuchten Gegenden nur selten an Staupe erkranken, nimmt man an, daß das Rinderpestvirus
für Hunde infektiös ist. Auch nach künstlicher Infektion mit Rinderpestvirus
entwickeln Hunde hohe Antikörpertiter und sind gegenüber Belastungsinfektionen mit virulentem Staupevirus geschützt. Umgekehrt gelingt es, Kälber mit
einem virulenten Staupestamm gegen Rinderpest zu immunisieren. Möglicherweise kann das für Rinder apathogene Masernvirus zur Schutzimpfung oder
zumindest zur Vorimmunisierung gegen Rinderpest herangezogen werden, zu-

mal es schwierig ist, allgemein brauchbare avirulente Rinderpestlebendimpf-
stoffe mit guter immunisierender Fähigkeit herzustellen. Das Tween-Äther-HA-
Spaltantigen des Masernvirus (Stamm 1677) hat sich in letzter Zeit zum
Nachweis spezifischer Rinderpestantikörper im Hämagglutinationshemmtest bewährt *[36, 82]*.

*Masern-Parainfluenzaviren:* Maßgebend für die systematische Einordnung des
Masernvirus und seiner Verwandten in die Gruppe der Parainfluenzaviren
ist neben Größe und Aufbau der Viruspartikel vor allem die Form des Nukleocapsids *[265, 266, 267]*. Außerdem gleichen sich die Vertreter beider Virusarten
in physikochemischen Eigenschaften und bei Vermehrung in empfänglichen Zellkulturen. Das betrifft Ort und Ablauf der Virussynthese, die biologischen
Aktivitäten der Viruspartikel und die Zytopathologie. Noch nicht gesichert
ist, ob bei der Vermehrung des Masernvirus neben intakten Viria auch die für
einige Parainfluenzatypen, z. B. NDV *[217]*, nachgewiesenen inkompletten Teil-

| Antiseren[2] gegen | von | Masern | Staupe | Rinderpest | Parainfluenza I Mumps | Sendai | Parainfluenza II Ca | Ei | Parainfluenza III HA1 |
|---|---|---|---|---|---|---|---|---|---|
| Masern | Mensch / Affe | + | (+) | ± | O | O | O | O | O |
| Staupe | Hund | (+) | + | ± | O | O | O | O | O |
| Rinderpest | Rind | (+) | (+) | +* | O | O | O | O | O |
| Mumps | Mensch | O | O | | + | + | + | + | |
| Sendai | Mensch | O | O | | ± | + | ± | + | + |
| HA2 | Mensch | O | | | ± | + | ± | + | ± |
| CA | Mensch | O | O | | + | + | + | + | |
| SV 5 | Affe | O | | | ± | + | ± | + | |
| Ei-Virus | Hühner | O | O | | ± | + | ± | + | |
| HA1 | Mensch | O | O | | ± | | | | + |

Tab. 3: Serologische Beziehungen[1] zwischen Masern-, Staupe-, Rinderpestvirus und
verschiedenen Vertretern der Parainfluenzagruppe.

[1] Untersucht in HA-Hemm- und Neutralisationstests und z. T. auch in KBR.
[2] Nach natürlicher und experimenteller Infektion.
* Bestimmt von Dr. PLOWRIGHT.

chen und weitere nichtinfektiöse, virusspezifische Einheiten gebildet werden. Bei Parainfluenzavirus herrscht die synzytiale Riesenzellbildung vor. Die Infektion geht in verschiedenen Zellsystemen, aber auch mit Spindelzelldegeneration oder ohne zytopathogenen Effekt und positiver Hämadsorption einher. In allen Fällen bilden sich reichlich zytoplasmatische Einschlüsse. Elektronenoptische Studien an Parainfluenzaviren des Typs 2 und 3 lassen vermuten, daß es sich bei letzteren um Ansammlung von Ribonukleinprotein handelt [145, 206]. Einige der bovinen Parainfluenzavirus-Typ-3-Stämme gleichen dem Masernvirus in der Induktion von intranukleären Einschlüssen bzw. in der fehlenden Neuraminidaseaktivität [zit. n. 267]. Trotz der vielen gemeinsamen Eigenschaften sind die Viren der Maserngruppe mit den bis jetzt geprüften Parainfluenzatypen antigenetisch nicht verwandt. Dies geht aus den in Tabelle 3 zusammengestellten Ergebnissen von Kreuztesten hervor [81, 217, 266]. Die von den Viren der Masern und Parainfluenzagruppe hervorgerufenen natürlichen Infektionen unterscheiden sich (mit Ausnahme von Mumps) in Pathogenese und Dauer der nachfolgenden humoralen und klinischen Immunität.

### Schrifttum

1 ABRAMOW, A.: Virchows Arch. 232, 1 (1952), zit. n. GLANZMANN, E.: Masern, Handbuch der inn. Med. 1. Teil, S. 100—149. Springer-Verlag, Berlin—Göttingen —Heidelberg 1952

2 ADAMS, J. M., D. T. IMAGAWA, M. JOSHIMARI a. R. W. HUNTINGTON: Giant cell pneumonia. Clinical and experimental studies. Pediatr. 18, 888 (1956)

3 ADAMS, J. M. a. D. T. IMAGAWA: Immunological relationship between measles and distemper viruses. Proc. Soc. Exper. Biol. Med. 96, 240 (1957)

4 ADAMS, J. M. a. D. T. IMAGAWA: Measles antibodies in multiple sclerosis. Proc. Soc. Exper. Biol. Med. 111, 562 (1962)

5 ADELS, B. R. a. D. C. GAJDUSEK: Measles in New Guinea, Micronesia and Australia. Amer. J. Hyg. 77, 317 (1963)

6 ALAGNA, G.: Histopathologische Veränderungen der Tonsille und der Schleimhaut der oberen Luftwege bei Masern. Arch. Laryng. Rhinol. (Berlin) 25, 525 (1911)

7 ALLEN, J. E.: Treatment of measles encephalitis with adrenal steroids. J. Pediatr. 20, 87 (1957)

8 ANDERS, W.: Zur Epidemiologie und Prophylaxe der Masern. Arch. Hyg. Bact. 141, 281 (1957)

9 ANDERSON, J. F. a. J. GOLDBERGER: The period of infectivity of the blood in measles. J. Amer. Med. Ass. 57, 113 (1911)

10 ANDERSON, J. F. u. J. GOLDBERGER: An experimental demonstration of the presence of the virus measles in the mixed buccal and nasal secretions. J. Amer. Med. Ass. 57, 476 (1911)

11 APPLEBAUM, E. a. C. ASSLER: Treatment of measles encephalitis with corticotropin. Amer. J. Dis. Child. 92, 147 (1956)

12 ARAKAWA, S., H. NAGASHIMA a. T. KANEKO: Experimental study of measles virus, 6th report: Fundamental investigation for practical application of vaccine manufactured by the mouse-fixed measles virus. J. Med. Bull. 10, 304 (1959)

13 Babbot, F. L. jr. a. J. E. Gordon: Modern measles. Amer. J. Med. Sci. *288*, 334 (1954)

14 Baker, R. F., I. Gordon a. F. Rapp: Electron-dense crystallites in nuclei of human amnion cells infected with measles virus. Nature *185*, 790 (1960)

15 Barron, A. L., F. Milgrom, D. T. Karzon u. E. Witebsky: Demonstration of human measles antibody by mixed agglutination. J. Immunol. *90*, 908 (1963)

16 Beale, A. J.: Procurement of measles susceptible cercopithecus monkeys. Amer. J. Dis. Child. *103*, 510 (1962)

17 Bech, V. a. P. v. Magnus: Studies on measles virus in monkey kidney tissue cultures. 1. Isolation of virus from 5 patients with measles. Acta path. microbiol. Scand. *42*, 75 (1958)

18 Bech, V.: Studies on the development of complement fixing antibodies in measles patients. J. Immunol. *83*, 267 (1959)

19 Bech, V.: Relationship between complement fixing antibodies against measles virus and vaccine distemper virus. Acta path. microbiol. Scand. *50*, 331 (1960)

20 Bech, V.: Measles epidemics in Greenland. Amer. J. Dis. Child. *103*, 252 (1962)

21 Bech, V.: The measles epidemic in Greenland 1962. Seminar on the Epidemiology and Prevention of Measles and Rubella. (June 1964, Paris)

22 Benson, P. F., N. R. Butler, A. P. Goffe, G. J. Knight, G. D. Laurence, C. L. Miller a. T. M. Pollock: Vaccination of infants with living attenuated measles vaccine (Edmonston Strain) with and without gamma-globulin. Brit. Med. J. vol. II, 851 (1964)

23 Benyesh, M., E. C. Pollard, E. M. Opton, F. L. Black, W. D. Bellamy a. J. L. Melnick: Size and structure of ECHO, poliomyelitis, and measles viruses determined by ionizing radiation and ultrafiltration. Virology *5*, 256 (1958)

24 Berg, R. B., M. S. Rosenthal: Propagation of measles virus in suspensions of human and monkey leucocytes. Proc. Soc. Exper. Biol. Med. *106*, 581 (1961)

25 Berkovich, S. a. S. Starr: Use of live-measles-virus to abort an expected outbreak of measles within a closed population. New Engl. J. Med. *269*, 75 (1963)

26 Black, F. L.: Growth and stability of measles virus. Virology *7*, 184 (1959)

27 Black, F. L., M. Reissig a. J. L. Melnick: Measles virus. Adv. Virus Res. VI, 205 (1959)

28 Black, F. L. a. S. R. Sheridan: Studies on an attenuated measles-virus vaccine. IV. Administration of vaccine by several routes. New Engl. J. Med. *263*, 13 (1960)

29 Black, F. L. a. H. Yannet: Inapparent measles after gamma globulin administration. J. Amer. Med. Ass. *173*, 1183 (1960)

30 Black, F. L. a. L. Rosen: Pattern of measles antibodies in residents of Tahiti and their stability in the absence of re-exposure. J. Immunol. *88*, 725 (1962)

31 Black, F. L.: Measles antibody prevalence in diverse populations. Amer. J. Dis. Child. *103*, 242 (1962)

32 Black, F. L.: Discussion of papers on measles virus. Amer. J. Dis Child. *103*, 325 (1962)

33 Blake, F. G. a. J. D. Trask: Studies on measles. I. Susceptibility of monkeys to the virus of measles. J. Exper. Med. *33*, 385 (1921)

34 Blake F. G. a. J. D. Trask: Studies on measles. II. Symptomatology and pathology in monkeys experimentally infected. J. Exper. Med. *33*, 413 (1921)

35 Blumberger, R. W. a. H. A. Cassady: Amer. J. Dis. Child. *73*, 151 (1947)

36 Bögel, K., G. Enders-Ruckle a. A. Provost: Une réaction sérologique rapide de mesure des anticorps antibovipestiques. C. R. Acad. Sci. Fr. *259*, 482 (1964)

37 BOENHEIM, C.: Über nervöse Komplikationen bei spezifischen kindlichen Infektionskrankheiten. Ergebn. inn. Med. Kinderhk. *28*, 598 (1925)

38 BONENFANT, J. L.: Lésions appendiculaires au cours de la rougeole. Arch. franç. pédiatr. *9*, 497 (1952)

39 BOUÉ, A. et J. CÉLERS: Vaccination contre la rougeole avec le vaccin vivant a virus attenué. Seminar on the Epidemiology and Prevention of Measles and Rubella (June 1964, Paris)

40 BROWN, G. C.: Immunologic response of infants to combined inactivated measles-poliomyelitis vaccine. Seminar on the Epidemiology and Prevention of Measles and Rubella (June 1964, Paris)

41 BUDAI, J., E. FARKAS, G. NYERGES a. J. CSAPÓ: The mode of action of gamma globulin in the prevention of measles. Acta paediat. hung. *4*, 14 (1963)

42 BURNSTEIN, T., J. W. FRANKEL a. J. H. JENSEN: Adaptation of measles virus to suckling hamsters. Fed. Proc. *17*, 507 (1958)

43 BUYNAK, E. G. u. Mitarb.: Differentation of virulent and avirulent measles strains. Amer. J. Dis. Child. *103*, 460 (1962)

44 CABASSO, V. J., S. LEVINE, F. S. MARKHAM a. H. R. COX: Prospects for measles immunization with reference to the relationship between distemper and measles viruses. J. Pediatr. *59*, 3, 324 (1961)

45 CABIESES, F., U. LOZANO, R. Z. ROJAS, A. MOREY a. V. ARANA: Clinical and immunologic evaluation of an attenuated live virus measles vaccine in undernourished, dystrophic children. Rev. Peru. Pediat. *21* (1), 11 (1963)

46 CARLSTRÖM, G.: Neutralization of canine distemper virus by serum of patients convalescent from measles. *Lancet 2*, 344 (1957)

47 CARTER, C. H. u. Mitarb.: Serologic response of children to inactivated measles vaccine. J. Amer. Med. Ass. *179*, 848 (1962)

48 CHANY, Ch.: Physio-pathologie de la rougeole. Seminar on the Epidemiology and Prevention of Measles and Rubella (June 1964, Paris)

49 CHIN-YUN LEE, G.: Intranasal vaccination with attenuated measles virus. Proc. Soc. Exper. Biol. Med. *112*, 656 (1963)

50 CHRISTENSEN, P. E., H. SCHMIDT, H. O. BANG, V. ANDERSON, B. JORDAL a O. JENSEN: An epidemic of measles in southern Greenland 1951. Measles and tuberberculosis. Acta med. Scand. *144*, 450 (1953)

51 CHRISTENSEN, P. E., H. SCHMIDT, H. O. BANG, V. ANDERSON, B. JORDAL a. O. JENSEN: Measles in virgin soil, Greenland 1951. Danish Med. Bull. *1*, 2 (1954)

52 CIACCIO, C.: Beitrag zur pathologischen Anatomie und zur Mikrobiologie der Masern. Virchows Arch. path. Anat. *199*, 378 (1910)

53 CLARKE, M.: Response of children to measles vaccine in England. Seminar on the Epidemiology and Prevention of Measles and Rubella (June 1964, Paris)

54 CONSEIL, E. et C. NICOLE: Pouvoir préventiv du sérum d'un malade convalescent de rougeole. Bull. Soc. Med. Hôp. (Paris) *43*, 336 (1918)

55 CORBETT, E. N.: The visceral lesions in measles, with report of Koplik spots in Colon. Amer. J. Path. *21*, 905 (1945)

56 CURNEN, E. C., J. A. SILVERMAN, S. BLUMENTHAL a. H. M. MEYER jr.: Attenuated measles vaccine in children with cardiac disease. Amer. J. Dis. Child. *103*, 410 (1962)

57 CUTCHINS, E. C.: A comparison of the hemagglutination-inhibition, neutralization and complement fixationtests in the assay of antibody to measles. J. Immunol. *88*, 788 (1962)

58 Debré, R., H. Bonnet et R. Broca: Sur l'inhibition locale de l'eruption morbilleuse par l'injection préalable de serum de convalescent. C. R. Soc. Biol. (Par.) 89, 70 (1923)

59 Degkwitz, R.: Über Versuche mit Masernrekonvaleszentenserum. Zschr. Kinderhk. 25, 134 (1920)

60 De Maeyer, E.: Plaque formation by measles virus. Virology 11, 634 (1960)

61 De Maeyer, E. a. J. F. Enders: An interferon appearing in cell cultures infected with measles virus. Proc. Soc. Exper. Biol. Med. 107, 573 (1961)

62 Denton, J.: The pathology of fatal measles. Amer. J. Med. Sc. 169, 531 (1925)

63 De Witt, C. W. a. M. A. Nock: Studies on measles virus in tissue culture. III. The antigenicity of live and killed measles virus in a non-susceptible host. J. Immunol. 84, 194 (1960)

64 Döring, Senner (1627): zitiert nach Fanconi-Wallgreen, Lehrbuch der Pädiatrie, 7. Aufl., 1144. Benno Schwabe & Co., Basel—Stuttgart 1964

65 Du Pan, R. M.: Etude comparative entre les vaccins de Schwarz et de Beckenham et le vaccin d'Enders Edmonston administré seul ou avec G-globuline, Attenuation des réactions au vaccin vivant par vaccination préalable avec un vaccin inactive. Seminar on the Epidemiology and Prevention of Measles and Rubella (June 1964, Paris)

66 Enders, J. F.: Viral and rickettsial diseases with special consideration of their public health significance. 237. Harward University Press, Cambridge/USA 1940

67 Enders, J. F. a. C. Peebles: Propagation in tissue cultures of cytopathogenic agents from patients with measles. Proc. Soc. Exper. Biol. Med. N. Y. 86, 277 (1954)

68 Enders, J. F.: Observations on certain viruses causing exanthematous disease in man. Amer. J. Med. Sci. 231, 622 (1956)

69 Enders, J. F., T. C. Peebles, K. McCharthy, M. Milovanovic, A. Mitus a. A. Holloway: Measles virus: A summary of experiments concerned with isolation, properties and behaviour. Amer. J. Publ. Health 47, 275 (1957)

70 Enders J. F., K. McCharty, A. Mitus a. W. J. Cheatham: Isolation of measles virus at autopsy in cases of giant-cell pneumonia without rash. New Eng. J. Med. 261, 875 (1959)

71 Enders, J. F., S. L. Katz a. D. N. Medearis: Recent advances in knowledge of the measles virus, in Perspectives in Virology. John Willey & Sons, Inc. New York (1959)

72 Enders, J. F.: A consideration of the mechanism of resistance to viral infection based on recent studies of the agents of measles and poliomyelitis. Transactions & Studies of the college of physicians of Philadelphia 4 Ser., 28, 68 (1960)

73 Enders, J. F., S. L. Katz, M. V. Milovanovic a. A. Holloway: Studies on an attenuated measles-virus vaccine. New. Engl. J. Med. I—VIII., 263, 153 (1960)

74 Enders, J. F.: Measles virus. Amer. J. Dis. Child. 103, 282 (1962)

75 Enders, J. F., S. L. Katz a. A. Holloway: Development of attenuated measles virus vaccines. Amer. J. Dis. Child. 103, 335 (1962)

76 Enders, J. F. u. Mitarb.: Unveröffentlicht

77 Enders-Ruckle, G. u. B. Nicola: Infektion von Vervet- und Patasaffen mit virulentem Masernkulturvirus. Unveröffentlicht (1960)

78 Enders-Ruckle, G.: Voraussetzungen zur Masernschutzimpfung in Westdeutschland. Internat. Kongress für prophyl. Medizin und Sozialhygiene. Bad Godesberg 1962

79 ENDERS-RUCKLE, G.: Untersuchungen zum Mechanismus der Masernimmunität. Zbl. Bakt., I. Abt. Orig. *191*, 217 (1963)
80 ENDERS-RUCKLE, G., R. SIEGERT u. U. BAUM: Die Maserndurchseuchung der westdeutschen Bevölkerung. Dtsch. med. Wschr. *7*, 285 (1965)
81 ENDERS-RUCKLE, G.: Immunity resulting from measles. Seminar on Epidemiology and Prevention of Measles and Rubella (June 1964, Paris)
82 ENDERS-RUCKLE, G.: The value of the hemagglutination-inhibition-test using the tween-ether-split HA-component of the measles virus. Symposion Rougeole Lyon (June 1964)
83 ENDERS-RUCKLE, G. u. C. SPAKLER: Masernschutzimpfung II. Vergleich der Antikörperqualitäten bei natürlich und künstlich erworbener Masernimmunität. (In Vorbereitung)
84 ENDERS-RUCKLE, G. u. Mitarb.: Untersuchungen über die Bedeutung von Masernantikörpern im Liquor von Patienten mit Multipler Sklerose. (In Vorbereitung)
85 EL YEHUDI: 68 v. Chr., zit. n. BABBOT, F. L., jr., a. I. E. GORDON: Modern measles. Amer. J. Med. Sci. *288*, 334 (1954)
86 FELDMAN, H. A., A. NOVACK a. J. WARREN: Inactivated measles virus vaccine. II. Prevention of natural and experimental measles with the vaccine. J. Amer. Med. Ass. *179*, 391 (1962)
87 FINKELDEY, W.: Über Riesenzellbefunde in den Gaumenmandeln, zugleich ein Beitrag zur Histopathologie der Mandelveränderungen im Maserninkubationsstadium. Virchows Arch. path. Anat. *281*, 323 (1931)
88 FOG-POULSEN, M.: Maeslinge epidemier: Gronland. Ungeskr. Læger. *119*, 509 (1957)
89 FOX, M. J., J. F. KUZMA a. J. D. STUHLER: Measles encephalomyelitis. Amer. J. Dis. Child. *85*, 444 (1953)
90 FRANKEL, J. W., T. BURNSTEIN a. M. K. WEST: Propagation of measles virus in tissue culture of dog kidney cells. Abst. Fed. Proc. *17*, 511 (1958)
91 FRANKEL, J. W.: zit. n. BLACK, F. L., M. REISSIG a. J. L. MELNICK. Measles virus. Adv. Virus Res. *6*, 205 (1959)
92 FRISCHKNECHT, W. u. J. ULRICH: Zur Frage der Masernimpfung, EEG-Befunde nach unkomplizierten Masern. Praxis (Bern) *51*, 1305 (1962)
93 FULGINITI, V. A., O. S. LELAND a. C. H. KEMPE: Evaluation of measles immunization methods. Amer. J. Dis. Child. *105*, 39 (1963)
94 FULGINITI, V. A. a. C. H. KEMPE: Amer. J. Dis. Child. *106*, 450 (1963)
95 GARD, S., G. CARLSTRÖM, R. LAGERCRANTZ a. E. NORRBY: Immunization with inactivated measles virus vaccine. Seminar on the Epidemiology and Prevention of Measles and Rubella (June 1964, Paris)
96 GEAR, J. H. S.: Measles in South Africa. Amer. J. Dis. Child. *103*, 261 (1962)
97 GIBBS, F. A., E. L. GIBBS a. I. M. ROSENTHAL: Electroencephalo-study of children immunized against measles with live attenuated virus vaccine. New Engl. J. Med. *246*, 800 (1961), und Amer. J. Dis Child. *103*, 395 (1962)
98 GILLEPSIE, J. H. a. D. T. KARZON: A study of the relationship between canine distemper and measles in the dog. Proc. Soc. Exper. Biol. Med. *105*, 547 (1960)
99 GIRARDI, A. J., J. WARREN, C. GOLDMAN a. B. JEFFRIES: Growth and CF. antigenicity of measles virus in cells deriving from human heart. Proc. Soc. Exper. Biol. Med. *98*, 18 (1958)
100 GOLDBERGER, J. H.: Arch. Pediatr. *41*, 427 (1924)
101 GOLDFIELD, M., N. H. BOYER a. L. WEINSTEIN: Electrocardiographic changes during the course of measles. J. Pediatr. *46*, 30 (1955)

102 GOODALL, E. W.: Measles with an "Illness of Infection". Clin. J. *54*, 69 (1925)
103 GORDON, H. a. H. T. KNIGHTON: Experimental measles. The lymphoid tissue of animals inoculated with the virus of human measles. Amer. J. Path. *17*, 165 (1941)
104 GRASSET, N. a. J. H. GEAR: Measles vaccination in South Africa. Seminar on the Epidemiology and Prevention of Measles and Rubella (June 1964, Paris)
105 GRESSER I. a. S. L. KATZ: Isolation of measles virus from urin. New Engl. J. Med. *263*, 452 (1960)
106 GRESSER, I.: Production of interferon by suspensions of human leucocytes. Proc. Soc. Exper. Biol. Med. *108*, 799 (1961)
107 GRESSER, I. a. C. CHANY: Isolation of measles virus from the washed leucocytic fraction of blood. Proc. Soc. Exper. Biol. Med. *113*, 695 (1963)
108 GRIST, M. R.: The pathogenesis of measles: Review of the literature and discussion of the problem. Glasgow Med. J. *31*, 431 (1950)
109 HAMILTON, P. M. a. R. J. HANNA: Encephalitis complicating measles. Amer. J. Dis. Child. *61*, 483 (1941)
110 HAMPARIAN, V. V., M. R. HILLEMAN a. A. KELLER: Contribution to characterization and classification of animal viruses. Proc. Soc. Exper. Biol. Med. *112*, 1040 (1963)
111 HECHT, V.: Riesenzellpneumonie im Kindesalter, eine historisch-experimentelle Studie. Beitr. path. Anat. Jena *48*, 263 (1907)
112 HEKTEON, L.: Experimental measles. J. Inf. Dis. 2, 238 (1905)
113 HENDRICKSE, R. G., D. MONTEFIORE a. P. M. SHERMAN: Measles vaccine trials in Ibadan. Seminar on the Epidemiology and Prevention of Measles and Rubella (June 1964, Paris)
114 HENDRICKSE, R. G. a. P. M. SHERMAN: Morbidity and mortality from measles in children seen at University College Hospital, Ibadan. Seminar on the Epidemiology and Prevention of Measles and Rubella (June 1964, Paris)
115 HILDANUS, F.: 1646, zit. n. VIVELL, O.: Masern, in KELLER-WISKOTT, Lehrbuch der Kinderhk., 471. Georg Thieme Verlag, Stuttgart 1961
116 HILLEMAN, M. R. u. Mitarb.: Studies of live attenuated measles virus vaccine in man. II. Appraisal of efficacy. Amer. J. Publ. Health, Supp. *52* (2), 44 (1962)
117 HILLEMAN, M. R.: Interferon in prospect and perspective. J. Cellul. Comp. Physiol. *62*, No. 3 (1963)
118 HOME, F.: Medical facts and experiments. A. Millar, London 1749
119 HORNICK, R. B., A. E. SCHLUEDERBERG a. F. R. MCCRUMB: Vaccination with live attenuated measles virus. Amer. J. Dis. Child. *103*, 344 (1962)
120 HOYNE, A. L. a. E. L. SLOTKOWSKI: Frequency of encephalitis as a complication of measles. Amer. J. Dis. Child. *73*, 554 (1947)
121 HOSKO, M. J., J. L. MALIS, R. FAGAN, L. W. CHU a. P. C. HEGARTY: Electro encephalography in monkeys infected with measles. Amer. J. Dis. Child. *103*, 400 (1962)
122 HUTCHINS, G. a. C. A. JANEWAY: Amer. J. Dis. Child. *73*, 242 (1947)
123 JENSEN, K. E., in discussion of M. R. HILLEMAN: Respiratory syncytial virus. Amer. Rev. Resp. Dis. *88*, 181, 194 (1963)
124 IMAGAWA, D. T. a. J. M. ADAMS: Immunological relationships of measles, distemper and rinderpest viruses. Proc. Nat. Acad. Sci. *46*, 1119 (1960)
125 KALEMANN, F., J. M. ADAMS, R. C. WILLIAMS a. D. T. IMAGAWA: Fine structure of cellular inclusions in measles virus infections. J. Biophys. Biochem. Cytol. *6*, 379 (1959)

126 KAMAHORA J. a. S. NII: The pathological and immunological studies of monkeys infected with measles virus. Seminar on the Epidemiology and Prevention of Measles and Rubella (June 1964, Paris)

127 KARELITZ, S. a. M. EISENBERG: Measles encephalitis, evaluation of treatment with adreno-corticotropin and adrenal corticosteroids. J. Pediatr. 27, 811 (1961)

128 KARELITZ, S. a. F. S. MARKHAM: Immunity after modified measles. Amer. J. Dis Child. 103, 681 (1962)

129 KARELITZ, S., B. C. BERLINER, M. ORANGE, S. PENBHARKKUL, A. RAMOS a. P. MUENBOON: Inactivated measles virus vaccine. J. Amer. Med. Ass. 184, 673 (1963)

130 KARELITZ, S., A. SCHLUEDERBERG, P. KANCHANAVATEE, M. ARAI a. H. ACS: Killed measles vaccine prior to seven months of age followed by attenuated live virus vaccine at nine months. Seminar on the Epidemiology and Prevention of Measles and Rubella (June 1964, Paris)

131 KARZON, D. T.: Studies on a neutralizing antibody against canine distempervirus found in man. Pediatrics 16, 809 (1955)

132 KARZON, D. T.: Measles virus. Amer. N. Y. Acad. Sc. 101, 527 (1962)

133 KATZ, S. u. Mitarb.: Propagation of measles virus in cultures of chick embryo cells. Proc. Soc. Exper. Biol. Med. 97, 23 (1958)

134 KATZ, L. S.: Measles, its complications, treatment and prophylaxis. Med. Clin. North America 46, 1163 (1962)

135 KATZ, S., J. F. ENDERS a. A. HOLLOWAY: Use of Edmonston attenuated measles strain. Amer. J. Dis. Child. 103, 340 (1962)

136 KATZ, L. S., D. C. MORLEY, D. H. C. ILESHA a. S. KRUGMAN: Attenuated measles vaccine in Nigerian children. Amer. J. Dis. Child. 402, 344 (1962)

137 KEMPE, C. H.: Measles vaccine in children with asthma and tuberculosis. Amer. J. Dis. Child. 103, 409 (1962)

138 KOHN, A. a. D. YASSKY: Growth of measles virus in KB-cells. Virology 17, 157 (1962)

139 KOPLIK, H.: Arch. Pediatr. 13, 918 (1896)

140 KOPROWSKI, H.: The role of hyperergy in measles encephalitis. Amer. J. Dis. Child. 103, 273 (1962)

141 KROMAYER, E.: Über die sogenannte Katarrhalpneumonie nach Masern und Keuchhusten. Virchows Arch. path. Anat. 117, 452 (1889)

142 KRUGMAN S., J. P. GILES, A. M. JACOBS a. H. FRIEDMAN: Studies with live attenuated measles virus vaccine. Amer. J. Dis. Child. 103, 353 (1962)

143 KRUGMAN, S., J. P. GILES, A. M. JACOBS a. H. FRIEDMAN: Studies with a further attenuated live measles-virus vaccine. Pediatrics 31, 919 (1963)

144 KRUGMAN, S.: Measles immunization: Combined vaccination. Seminar on the Epidemiology and Prevention of Measles and Rubella (June 1964, Paris)

145 KUHN, N. O. a. C. G. HARFORD: Electron microscopic examination of cytoplasmic inclusion bodies in cells infected with parainfluenza virus, type 2. Virology 21, 527 (1963)

146 LAM, K. S. K. a. J. G. ATHERTON: Measles virus. Nature 197, 820 (1963)

147 LANGMUIR, A.: Medical importance of measles. Amer. J. Dis. Child. 103, 224 (1962)

148 LEVINE, S. a. W. OLSON: Nucleic acids of measles and vesicular stomatitis virus. Proc. Soc. Exper. Biol. Med. 113, 630 (1963)

149 LITVAK, A. M., I. J. SANDS a. H. GIBELS: Encephalitis complicating measles. Amer. J. Dis. Child. 65, 265 (1943)

150 MASTIUKOVA, I. N. a. S. L. KHAIT: Use of tissue cultures for the quantitative determination of the specific antibody content of measles gamma globulin. Probl. Virol. *5*, 371 (1960)

151 MATTINGLY, S. F.: Isolation of measles test monkeys. Amer. J. Dis. Child. *103*, 505 (1962)

152 MATUMOTO, M., M. MUTAI, Y. SABURI, R. FUJII, M. MINAMITANI a. K. NAKA-MURA: Live measles-virus vaccine: clinical trial of vaccine prepared from a variant of the Sugiyama strain adapted to bovine kidney cells. Jap. J. exper. Med. *32*, 433 (1962)

153 MATUMOTO, M., Y. SABURI, Y. AOYAMA a. M. MUTAI: A neurotropic variant of measles virus in suckling mice. Arch. ges. Virusforsch. *14*, 684 (1964)

154 MAULER, R. a. W. HENNESSEN: Virus induced alternations of chromosomes. Seminar on the Epidemiology and Prevention of Measles and Rubella (June 1964, Paris)

155 McCHARTY, L., A. MITUS, W. J. CHEATHAM a. T. PEEBLES: Isolation of virus of measles from three fatal cases of giant cell pneumonia. J. Amer. Med. Ass. *96*, 500 (1958)

156 McCARTHY, K.: Measles. Brit. Med. Bull. *15*, 201 (1959)

157 McCRUMB, F. R., J. T. BULKELEY, R. B. HORNICK, M. J. SNYDER a. Y. TOGO: Globulin-modified, live, attenuated measles-virus vaccination. Amer. J. Dis. Child. *103*, 350 (1962)

158 MEYER, E. a. R. K. BYERS: Measles encephalitis. Amer. J. Dis. Child. *84*, 543 (1952)

159 MEYER, H. M., B. BROOKS, R. DOUGLAS a. N. ROGERS: Ecology of measles in monkeys. Amer. J. Dis. Child. *103*, 307 (1962)

160 MEYER, H. M. jr.: Field experience with measles vaccine and other live virus vaccines. Seminar on the Epidemiology and Prevention of Measles and Rubella (June 1964, Paris)

161 MILANOVIC, M. V.: Cultivation of measles virus in human amnion cells and in developing chick embryo. Proc. Soc. Exper. Biol. Med. *95*, 120 (1957)

162 MILANOVIC, M. V.: Live measles vaccine trials in Yugoslavia. Seminar on the Epidemiology and Prevention of Measles and Rubella (June 1964, Paris)

163 MILLES, G.: Measles pneumonia, with a note on the giant cells of measles. Amer. J. Clin. Path. *15*, 334 (1945)

164 MITUS, A., J. F. ENDERS, J. M. CRAIG a. A. HOLLOWAY: Persistence of measles virus and depression of antibody formation in patients with giant cell pneumonia after measles. New Engl. J. Med. *261*, 882 (1959)

165 MITUS, A.: Attenuated measles vaccine in children with acute leukemia. Amer. J. Dis. Child. *103*, 413 (1962)

166 MORAES, N. L. DE. A.: Medical importance of measles in Brazil. Amer. J. Dis. Child. *103*, 233 (1962)

167 MORLEY, D. C. u. Mitarb.: Measles in Nigeria. Amer. J. Dis. Child. *103*, 230 (1962)

168 MUMFORD, E. P. a. J. L. LOHR: Manual on the distribution of communicable diseases and their carriers. Pacific Islands Section, Part I. Stanford University Press, Stanford/USA 1942

169 MURRAY, R.: Biologics control of new viral vaccine. Amer. J. Dis. Child. *103*, 434 (1962)

170 MUSSER, S. J. a. G. E. UNDERWOOD: Studies on measles virus. II. Physical properties and inactivation studies of measles virus. J. Immunol. *85*, 292 (1960)

171 MUSSER, S. J. a. E. A. SKATER: Measles virus growth in canine renal cell cultures. Amer. J. Dis. Child. *103*, 476 (1962)

172 NICHOLS, W. W., A. LEVAN, B. HALL a. G. OESTERGREN: Measles associated chromosome breakage. Preliminary communication separatur hereditas 48, 367 (1962)

173 NICHOLS, W. W. a. A. LEVAN: Measles associated chromosome breakage. Seminar on the Epidemiology and Prevention of Measles and Rubella (June 1964, Paris)

174 NORRBY, E.: Haemagglutination by measles virus. I The production of haemagglutinin in tissue culture and the influence of different conditions on the haemagglutinating system. Arch. ges. Virusforsch. 12, 153 (1962 a)

175 NORRBY, E.: Haemagglutination by measles virus. II. Properties of the haemagglutinin and of the receptors on the erythrocytes. Arch. ges. Virusforsch. 12, 164 (1962 b)

176 NORRBY, E.: Haemagglutination by measles virus. IV. A simple procedure for production of high potency antigen for haemagglutination-inhibition (HI) tests. Proc. Soc. Exper. Biol. Med. 111, 814 (1962 c)

177 NORRBY, E., R. LAGERCRANTZ, S. GARD a. G. CARLSTRÖM: Measles vaccination I, Serologic response to an inactivated vaccine. Arch. Virusforsch. 12, 548 (1963)

178 NORRBY, E.: Haemagglutination by measles virus. III. Identification of two different haemagglutinins. Virology 19, 147 (1963)

179 NORRBY, E.: Separation of measles virus components by equilibrium centrifugation in CsCl gradients. I. Crude and Tween and ether treated concentrated tissue culture material. Arch. ges. Virusforsch. 14, 306 (1964)

180 NORRBY, E. C. J., P. MAGNUSSON, L. G. FALKSVEDEN u. M. GRÖNBERG: Separation of measles virus components by equilibrium sedimentation in CsCl gradients. II. Studies on the large and the small haemagglutinin. Arch. ges. Virusforsch. 14, 462 (1964)

181 NORRBY, E. C. J. a. L. E. FALKSVEDEN: Some general properties of the measles virus haemolysin. Arch. ges. Virusforsch. 14, 474 (1964)

182 NORRBY, E.: M. D. Thesis. University of Stockholm 1964

183 NORRBY, E. C. J., P. MAGNUSSON a. M. GRÖNBERG: The nucleic acid of measles virus. Seminar on the Epidemiology and Prevention of Measles and Rubella (June 1964, Paris)

184 ODDO, F. G., R. FLACCOMIO a. A. SINATRA: „Giant-Cell" and „Strand-forming" cytopathic effect of measles virus lines conditioned by serial propagation with diluted or concentrated inoculum. Virology 13, 550 (1961)

185 OKADA, Y., K. YAMADA a. J. TADOKORO: Effect of antiserum on the cell fusion reaction caused by HVJ. Virology 22, 397 (1964)

186 OSVATH, P., G. OSCH u. L. SIMON: Über die Änderung des Serumproperdinspiegels bei Masern im Kindesalter. Arch. Kinderhk. (Stuttgart) 166, 152 (1962)

187 v. PANUM, P. L.: Observations made during the epidemic of measles on the Faroer Islands in the year 1846. Delta Omega Society, New York (1940)

188 PAPP, K.: Fixation du virus morbilleux aux leucocytes du sang des période d'incubation de la maladie. Bull. Acad. méd. (Paris) 117, 46 (1937)

189 PAPP, K.: Ce que nous savons sur le virus de la rougeole. Acta paediatr. (Stockholm) 22, 406 (1938)

190 PAPP, K.: Contagion des virus à travers une conjonctive intacte. Rougeole, oreillons, rubeole. Rev. d'immunologie 18, 380 (1954)

191 PAPP, K.: Voie d'infection du virus de la rougeole. Arch. Franç. de pédiatr. 14, 4 (1957); Vues nouvelles sur l'immunologie de la rougeole. Arch. Franç. de pédiatr. 14, 2 (1957)

192 Papp, K.: The eye as the portal of entry of infection. Bull. Hyg. *34*, 969 (1959)
193 Partington, M. W. a. I. F. P. Quinton: The pre-eruptive illness of measles. Arch. Dis. Child. *34*, 149 (1959)
194 Peart, A. F. W. a. F. P. Nagler: Measles in the Canadian arctis 1952. Canad. J. Publ. Health *45*, 145 (1954)
195 Peck, F. B. jr.: Immunization against measles with inactivated vaccine. Seminar on the Epidemiology and Prevention of Measles and Rubella (June 1964, Paris)
196 Peebles, T. C., K. McCarthy, J. F. Enders a. A. Holloway: Behaviour of monkeys after inoculation of virus derived from patients with measles and propagated in tissue culture, together with observations on spontaneous infection of the animals by an agent exhibiting similar antigenic properties. J. Immunol. *78*, 63 (1956)
197 Peebles, T. C.: Isolation of measles virus from the washed leucocytic fraction of blood. Proc. Soc. Exper. Biol. Med. *113*, 695 (1963)
198 Peries, J. R. et C. Chany: Activité hémagglutinante et hémolytique du virus morbilleux. Compt. rend. Acad. Sci. *251*, 820 (1960)
199 Peries, J. R. et C. Chany: Mécanisme de l'action hémagglutinante des cultures de virus morbilleux. Compt. rend. Acad. Sci. *252*, 2956 (1961)
200 Peries, J. R. a. C. Chany: Studies on measles virus haemagglutination. Proc. Soc. Exper. Biol. Med. *110*, 477 (1962)
201 Perkins, F. T.: Passive prophylaxis of measles. Seminar on the Epidemiology and Prevention of Measles and Rubella (June 1964, Paris)
202 Pinkerton, H., W. L. Smiley a. W. A. D. Anderson: Giant cell pneumonia with inclusions: Lesion common to Hecht's disease, distemper and measles. Amer. J. Path. *21*, 1 (1945)
203 v. Pirquet, C. F.: Das Bild der Masern auf der äußeren Haut. Zschr. Kinderhk. (Stuttgart) *6*. 1 (1913)
204 Plowright, W.: Rinderpestvirus. Ann. N. Y. Acad. Sc. *101*, 548 (1962)
205 Rapp, F. a. I. Gordon: The development and spread of measles virus infection in human cells. Bacteriol. Proc. Soc. Am. Bacteriologists *58* (1958)
206 Reczko, E. u. K. Bögel: Elektromikroskopische Untersuchungen über das Verhalten eines vom Kalb isolierten Parainfluenza-3-Virus in Kälbernierenzellkulturen. Arch. ges. Virusforsch. *12*, 404 (1962)
207 Regan, T. C.: Measles in therapeutics of infancy and childhood. F. A. Davis Co., Philadelphia 1947
208 Reilly, C. M., J. Stokes jr., E. Buynak, H. Goldner a. M. R. Hilleman: Living attenuated measles-virus vaccine in early infancy. New Engl. J. Med. *265*, 165 (1961)
209 Reissig, M.: Formation of multinucleated giant cells in measles virus infected cultures deprived of glutamine. Virology 2, 836 (19956)
210 Reubold: 1854, zit. n. Vivell, O., in Keller-Wiskott, Lehrbuch der Kinderhk., 471. Georg Thieme Verlag, Stuttgart 1961
211 Rey, M., R. Baylet, I. D. Mar et P. Centrelle: Vaccination contre la rougeole en milieu coutumier sénégalais par le vaccin vivant attenue Edmonston B. Seminar on the Epidemiology and Prevention of Measles and Rubella (June 1964, Paris)
212 Razes, A.: Treatise on the smallpox and measles. Sydenham Society, London 1848
213 Ristori, C., H. Boccardo, J. M. Borgono a. R. Armijo: Medical importance of measles in Chile. Amer. J. Dis. Child. *103*, 236 (1962)

214 Ristori, C., H. Boccardo, J. M. Borgono a. M. Miranda: Mass vaccination against measles in Chile with the Enders live vaccine. Seminar on the Epidemiology and Prevention of Measles and Rubella (June 1964, Paris)

215 Rosanoff, E. I.: Haemagglutination and haemadsorption of measles virus. Proc. Soc. Exper. Biol. Med. *106*, 563 (1961)

216 Rosen, L.: Measles on Tahiti. Amer. J. Dis. Child. *103*, 254 (1962)

217 Rott, R.: Habilitationsschrift. Gießen 1962

218 Ruckle, G.: Studies with measles virus: 1. Propagation in different tissue culture systems. J. Immunol. *78*, 330 (1957)

219 Ruckle, G. a. K. D. Rogers: Studies with measles virus: II. Isolation of virus and immunologic studies in persons who have had the natural disease. J. Immunol. *78*, 341 (1957)

220 Ruckle, G.: Studies with measles virus: III. Attempts at isolation from post-mortem-human tissue. J. Immunol. *79*, 361 (1957)

221 Ruckle, G.: Studies with the monkey intranuclear inclusion agent (MINIA) and foamy agent derived from spontaneously degenerating monkey kidney cultures. Arch. Virusforsch. *8*, 139 (1958)

222 Ruckle-Enders, G.: Comparative studies of monkey and human measles virus strains. Amer. J. Dis. Child. *103*, 297 (1962)

223 Rudberg, Z.: Über 16 Fälle von Masernenzephalitis bei Kindern. Inaugural-Dissertation, Ludwig-Maximilians-Universität, München 1962

224 Saburi, Y., H. Ogiwara, M. Mutai et M. Matumoto: Anticorps contre le virus de la rougeole chez le singe, Macaca Iris, importé au Japon. C. R. Soc. Biol. (Paris) I, II, III. *5*, 1178 (1961)

225 Schluederberg, A. E.: Separation of measles virus particles in density gradients. Amer. J. Dis. Child. *103*, 291 (1962)

226 Schluederberg, A.: Modification of immune response by previous experience with measles. Seminar on the Epidemiology and Prevention of Measles and Rubella (June 1964, Paris)

227 Schwarz, A. J. F. a. L. W. Zirbel: Propagation of measles virus in non primate tissue culture. Proc. Soc. Exper. Biol. Med. *102*, 711 (1959)

228 Schwarz, A. J. F. a. J. T. Anderson: Immunization with a further attenuated live measles vaccine. Seminar of the Epidemiology and Prevention of Measles and Rubella (June 1964, Paris)

229 Sergiev, P. G., N. E. Ryazantseva a. J. G. Shroit: The dynamics of pathological processes in experimental measles in monkeys. Acta Virol. *4*, 265 (1960)

230 Shaffer, M. S., G. Rake, J. Stokes jr. a. G. C. O'Neill: Studies on measles. II. Experimental disease in man and monkey. J. Immunol. *41*, 241 (1941)

231 Shaffer, M. F., G. Rake a. H. L. Hodes: Isolation of virus from a patient with fatal encephalitis complicating measles. Amer. J. Dis. Child. *64*, 815 (1942)

232 Sherman, F. E. a. G. Ruckle: In vivo and in vitro cellular changes specific for measles. Amer. Med. Ass. Arch. Path. *65*, 587 (1958)

233 Shwachman, H., S. Katz, L. Lucas a. R. Kulczycki Attenuated measles vaccine in cystic fibrosis. Amer. J. Dis. Child. *103*, 405 (1962)

234 Smith, R. E.: Guy's Hosp. Rep. *93*, 8 (1944)

235 Smorodintsev, A., L. M. Boichuk a. E. S. Shikina: Isolation attempts and investigations on measles virus strains. Works of the Pasteur Institute Leningrad *17*, 6 (1958)

236 Smorodintsev, A. A., L. M. Boychuk, E. S. Shikina, T. W. Peradze, A. T. Kuzmicheva, L. V. Bystryakova a. T. B. Batanova: Further experiences with live measles vaccine in U.S.S.R. Amer. J. Dis. Child. *103*, 384 (1962)

237 Snyder, M. J., F. R. McCrumb, T. Prigbee, A. E. Schluederberg a. T. Yasustri: Observations on the seroepidemiology of measles. Amer. J. Dis. Child. *103*, 250 (1962)

238 St. Geme, J. W.: Evidence for the nucleic acid composition of measles virus. Pediatrics *33*, 71 (1964)

239 Stokes, J. jr., C. M. Reilly, E. B. Buynak a. M. R. Hilleman: Immunologic studies of measles. Amer. J. Hyg. *74*, 293 (1961)

240 Stokes, J. Jr., R. Weibel, R. Halenda, C. M. Reilly a. M. R. Hilleman: Enders live measles virus vaccine with human immune globulin. Amer. J. Dis. Child. *103*, 366 (1962)

241 Sultanian, I. V. a. I. Gordon: The nucleic acid of measles virus. Bact. Proc. 158 (1963)

242 Sydenham, T.: Selected Works of ... Ed. J. D. Cornrie. Wood, Williams and Co., New York 1670

243 Taneja, P. N., O. P. Ghai a. O. N. Bhakoo: Importance of measles to India. Amer. J. Dis. Child. *103*, 226 (1962)

244 Taniguchi, T., J. Kamahora, S. Kato a. K. Hagiwara: Pathology in monkeys experimentally infected with measles virus. Med. J. Osaka Univ. *5*, 367 (1954)

245 Taniguchi, H.: Experimental studies on measles virus. Report II. Study on tissue culture of measles virus. J. Kyoto Prefectural Med. Univ. *65*, 2 (1959)

246 Terragna, A.: L'importanza epidemica profilattica della via congiuntivale nel morbillo. G. Mal. infett. *11*, 293 (1959)

247 Terry: Opening remarks. Amer. J. Dis. Child. *103*, 217 (1962)

248 Thygeson, P.: Ocular viral diseases. M. Clinic. North Amer. *43*, 1419 (1959)

249 Tompkins, V. a. J. C. Macauley: A characteristic cell in nasal secretions during prodromal measles. J. Amer. Med. Ass. *157*, 711 (1955)

250 Top, F. H. and others: Handbook of communicable diseases. St. Louis C. V. Mosby Co., St. Louis 1941

251 Torres, C. M.: Altercoes microscopicas na erupcao do sarampo. Mem. Inst. Cruz *50*, 1 (1952)

252 Togo, Y.: Hemagglutination inhibition test in the study of measles immunity. Amer. J. Hyg. *79*, 250 (1964)

253 Toyoshima, K., S. Hata, M. Takahashi, T. Miki a. Y. Okuno: Virological studies on measles virus. III. Morphological changes and virus growth in FL cultures. Biken's J. *3*, 241 (1960)

254 Tyler, H. R.: Neurological complications of rubeola (measles). Medicine *36*, 147 (1957)

255 Underwood, G. E.: Studies on measles virus in tissue culture, growth rates in various cells and development of a plaque assay. J. Immunol. *83*, 198 (1961)

256 U.S. Departement of Health Education and Welfare: Recommendations relating to the manufacture of measles virus vaccine. Division of Biologics Standards, December 7 (1961)

257 Vialatte, J., B. Meyer, J.-J. Willard et N. Hebbrecht: La prophylaxie de la rougeole dans les collectivités d'enfants par les gamma globulines. Pédiat. *18*, 1347 (1961)

258 Vickers, J. V. M.: Procurement of measles susceptible Rhesus monkeys. Amer. J. Dis. Child. *103*, 512, (1962)

259 Waksman, B. H., T. Burnstein a. R. D. Adams: The development of a neurotropic strain of measles virus in hamsters and mice. J. Neurol. Exp. Path. *21*, 25 (1962)

260 Warren, J.: The relationships of the viruses of measles, canine distemper, and rinderpest. Adv. Virus Res. *7*, 27 (1960)

261 Warren, J. a. E. C. Cutchins: Immunization of man against measles: Potential vaccines and problems. Amer. J. Publ. Health *52*, 80 (1960)

262 Warren, J. a. M. J. Gallian: Concentrated inactivated measles virus vaccine. I. Preparation and antigenic potency. Amer. J. Dis. Child. *103*, 418 (1962)

263 Warren, J., M. Kammer a. W. J. Gallian: Immunization of monkeys with an inactivated measles antigen and their response to a subsequent measles infection. Arch. ges. Virusforsch. *11*, 748 (1962)

264 Warthin, A. S.: Occurrence of numerous large giant cells in the tonsils and pharyngeal mucosa in the prodromal stage of measles. Arch. Path. *11*, 864 (1931)

265 Waterson, A. P., J. G. Cruickshank, G. D. Laurence a. A. D. Kanarek: The nature of measles virus. Virology *15*, 379 (1961)

266 Waterson, A. P., R. Rott a. G. Ruckle-Enders: The components of measles virus and their relation to rinderpest and distemper. Z. Naturforsch. *18b*, 377 (1963)

267 Waterson, A. P.: Measles virus. Seminar on the Epidemiology and Prevention of Measles and Rubella (June 1964, Paris)

268 White, G., R. M. Simpson a. G. R. Scott: Immunology *4*, 203 (1961)

269 World Health Organisation Chronicle: Measles vaccination, *18*, 81 (1964)

270 Winkelstein, W. jr., R. Jenss, G. E. Gresham, D. T. Karzon a. W. E. Mosher: Inactivated measles virus vaccine. III. A field trial in young school children. J. Amer. Med. Ass. *179*, 398 (1962)

271 Ziegra, S. R.: Corticosteroid treatment for measles encephalitis. J. Pediatr. *59*, 322 (1961)

272 Zhdanov, V. M. a. L. L. Fadeeva: Production and control of measles vaccine in the U.S.S.R. Amer. J. Dis. Child. *103*, 502 (1962)

# Die Röteln

Von O. Vivell und G. Enders-Ruckle

*Synonyma:* Rubella, Rubeola, German Measles, la Rubéole

Die Röteln sind eine erst im letzten Jahrhundert von Masern und Scharlach abgegrenzte spezifische exanthematische Erkrankung, die vorwiegend Kinder und jugendliche Erwachsene befällt. Neu belebt wurde das Interesse an dieser als harmlos angesehenen Infektion durch die Beobachtung der Rötelnembryopathie von Gregg [17] 1941 und die in den letzten Jahren gelungene Züchtung des Rötelnvirus.

## 1. Historische Daten

Noch in der zweiten Hälfte des vorigen Jahrhunderts entstand eine Diskussion um die Eigenständigkeit dieser Erkrankung, die Thomas [61] 1874 durch die eindeutige klinische Abgrenzung der Röteln von anderen exanthematischen Erkrankungen entschied.

## 2. Klinik

Bisher basierte die *Diagnose* Röteln auf rein klinischen Kriterien. Die Inkubationszeit, die von Exposition bis Exanthembeginn gerechnet wird, beträgt 16—18 Tage mit Schwankungen zwischen 14—21 Tagen. Ein Prodrom mit Rachenrötung, fleckigem Exanthem, Konjunktivitis und leichten katarrhalischen Zeichen findet sich vorwiegend bei Erwachsenen. Ohne deutliche Zäsur geht das Prodromalstadium nach 1—2 Tagen in das Exanthem über. Das Fieber ist wenig charakteristisch, meist nur mäßig erhöht, gelegentlich fehlend, selten über 39° C ansteigend. Es begleitet den kaum länger als 3 Tage nachweisbaren Rash. Letzterer gleicht einem leichten Masernexanthem, beginnt wie dieses hinter den Ohren und breitet sich rasch auf Gesicht, Hals, Schultern, Stamm und Gliedmaßen aus und verblaßt schließlich an der Innenseite von Armen und Beinen. Die Einzeleffloreszenz ist hellrosa, linsen- bis erbsengroß, zeigt wenig Tendenz zu konfluieren und ist oft leicht erhaben (Abb. 1). Je nach Größe und Farbe der Exanthemflecken hat man eine Rubeola scarlatinosa von einer Rubeola morbillosa unterschieden *[71]*. Der Ausschlag kann geringgradig jucken und verschwindet in derselben zeitlichen Reihenfolge wie er auftrat, ohne Pigment oder Schuppung zu hinterlassen.

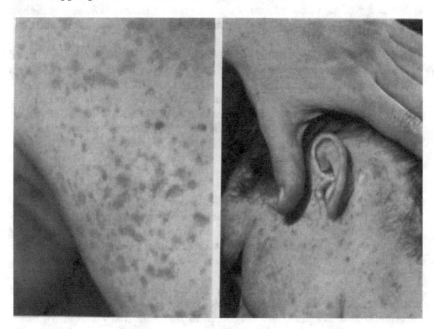

Abb. 1: Rötelnexanthem.  Abb. 2: Schwellung der retroaurikulären Lymphknoten.

Diagnostisch bedeutungsvoll ist die starke Beteiligung des lymphatischen Systems am Infektionsgeschehen. Die zervikalen, retroaurikulären und okzipitalen Lymphknoten sind erbs- bis haselnußgroß geschwollen, weich, meist ohne empfindlich zu sein (Abb. 2). Andere Lymphknotenstationen sind weniger involviert. In etwa 50% der Fälle ist auch die Milz tastbar vergrößert. Es gibt Rötelnerkrankungen mit sehr diskretem, oft unbemerkt bleibendem oder völlig fehlendem Exanthem, bei denen das klinische Bild durch die Lymphknotenschwellungen und den Blutbildbefund charakterisiert ist *[24, 28]*. Die Lymphadenopathie kann bis zu 7 Tage vor dem Exanthem beginnen und danach noch lange persistieren.

Auch Zweiterkankungen an Röteln sind oft beschrieben worden, jedoch zu einer Zeit, in der man noch keine virologisch-serologischen Kontrollen solcher Beobachtungen durchführen konnte. Die heutigen Erfahrungen legen es nahe, daß es sich um klinisch ähnlich aussehende Exantheme gehandelt hat *[18]*.

Diagnostisch verwertbar ist ferner eine um den 2. bis 3. Exanthemtag sich manifestierende Leukopenie ohne Reduktion der Eosinophilen, deren Anteil sogar vermehrt sein kann. Im Differentialblutbild steigen lympho- und monozytäre Zellen an, wobei sog. Türksche Reizformen neben typischen Plasmazellen und großen, vakuolenreichen Lymphozyten auftreten. Dieses von einigen Autoren als fast spezifisch angesehene Blutbild kann lange Zeit nach der Erkrankung bestehen bleiben [22].

Als *Komplikationen* wurden selten Enzephalitiden, Enzephalomyelitiden und Myelitiden sowie Neuritiden beschrieben. Sie treten meist in unmittelbarem Anschluß an das Exanthem bei etwa einem von 6000 Erkrankungsfällen auf [39, 48, 51, 71]. Bei solchen Patienten finden sich EEG-Veränderungen verschiedenster Art, die sonst, im Gegensatz zu den Masern, bei den unkomplizierten Röteln vermißt werden. Klinisch stehen Krämpfe und schwere Bewußtseinsstörungen im Vordergrund. Der enge zeitliche Zusammenhang mit der akuten Erkrankung läßt mehr an eine primäre Virusenzephalitis als an eine neuroallergische Reaktion denken.

Vor allem bei Frauen findet man einen Rötelnrheumatismus mit Muskel- und Gliederschmerzen, seltener auch Gelenkschwellungen im Bereich von Hand- und Fußgelenken [13, 21]. Bei stärker entwickelten katarrhalischen Erscheinungen können diese sich zu einer heftigen Bronchitis, Bronchopneumonie oder Otitis ausweiten. Neuerdings wurde mehrfach über Fälle von postinfektiöser Thrombozytopenie mit Purpura berichtet [58, 60, 64]. Auch eine Gingivitis scheint nicht selten zu sein [37].

Die *Rötelnembryopathie* ist neben der Enzephalitis die ernsteste Folge einer Rötelnerkrankung. Sie wurde 1941 von GREGG [17] aus Sydney beschrieben, als er zahlreiche Säuglinge mit angeborenem Katarakt und Herzfehlern beobachtete. Die Mütter dieser Kinder hatten in den ersten Schwangerschaftsmonaten Röteln durchgemacht. Das als typisch angesehene Mißbildungssyndrom besteht aus einem Innenohrschaden, Herzfehler, meist doppelseitiger angeborener Katarakt und Dyskranie. Der Anteil von rötelngeschädigten Kindern ist in Taubstummenanstalten relativ hoch. Bei angeborenen Herzfehlern rechnet man mit 2—4% Rötelnembryopathien [7, 43]. Daneben finden sich auch andere Mißbildungen, wie Mikrozephalie, Mikrophthalmie, Buphthalmus, Netzhautschäden, Störungen der Zahnentwicklung, Gaumenspalten usw. Oft kommt es zum Abort der mißgebildeten Föten. Die GREGGsche Beobachtung wurde aus zahlreichen Ländern bestätigt [11]. Während man zuerst, vorwiegend auf Grund retrospektiver Untersuchungen, das Vorkommen der Rötelnembryopathie auf über 70% schätzte [59], ist man heute vor allem in Schweden [31] und England [32] der Ansicht, daß es zwischen 10% und 20% liegt, wenn die Mutter in den ersten drei Schwangerschaftsmonaten Röteln bekommt [11, 16, 32, 57, 66]. Die ersten 15 Tage nach der letzten Periode haben erwartungsgemäß ein sehr niedriges Risiko, doch nimmt dieses in den folgenden 6 Wochen stark zu. Es mindert sich erheblich im 3. Monat und besteht nach dem ersten Trimenon kaum mehr. Man kann annehmen, daß der teratogene

Effekt des Virus von Epidemie zu Epidemie erheblichen Schwankungen unterworfen ist [29]. Es gibt auch Einzelbeobachtungen, nach denen es sowohl nach inapparenter Rötelninfektion der Mutter wie nach präkonzeptioneller Rötelnerkrankung zu typischen teratogenen Schäden der Frucht kam [3, 20, 69]. Bei letzteren Fällen wird man ein längeres Verweilen des Virus im Organismus der Mutter annehmen müssen, wie dies für den Föten inzwischen gesichert wurde. Nach einer neuen sorgfältigen Studie über die Infektiosität der Röteln bei Exposition im Haushalt erwarben schwangere Frauen nur in 4% die Infektion. Da die Schädigungsquote höchstens bei 25% liegt, kann man annehmen, daß die Wahrscheinlichkeit, ein mißgebildetes Kind zur Welt zu bringen, für eine schwangere Frau in den ersten Monaten bei Rötelnexposition nur 1% beträgt [66].

### 3. Pathologie

Autoptische Befunde bei Rötelnerkrankungen liegen nur von Enzephalitisfällen vor. Dabei fand sich oft eine diffuse lymphoplasmazelluläre Meningoenzephalitis mit schweren Ganglienzellschäden sowie mit Hyperämie und Ödem vorwiegend der Großhirnrinde. Daneben wurde auch das Bild der diffusen perivenösen Herdenzephalitis mit Entmarkung beschrieben [14, 42, 51, 71].

### 4. Ätiologie

Daß es sich bei den Röteln um eine Viruskrankheit handelt, konnten erstmals HIRO und TASAKA [23] 1938 zeigen, als sie bei empfänglichen Kindern mit ultrafiltriertem Nasensekret akuter Erkrankungen typische Röteln erzeugen konnten. Diese Befunde wurden 1949 von ANDERSON [1] bestätigt, der im Bestreben, eine Prophylaxe der Rötelnembryopathie zu ermöglichen, die Krankheit experimentell vor allem auf junge Frauen übertrug. KRUGMAN [26, 28] hatte schließlich auch mit Serum von Rötelnpatienten (0,5 ml i.m.) einen vollen Übertragungserfolg, selbst wenn das Blut schon zwei Tage vor Exanthemausbruch entnommen war und sicherte damit das Vorkommen einer Virämie. Gammaglobulin, Rötelnrekonvaleszentenserum, Rekonvaleszentengammaglobulin und normales Erwachsenenmischserum neutralisierte das Virus. Erst neuerdings wurden Übertragungsversuche erfolgreich mit auf Gewebekulturen gezüchteten Rötelnviren durchgeführt [54].

Während frühere Berichte über die Isolierung von Rötelnviren nicht bestätigt werden konnten [2], berichteten 1962 WELLER und NEVA [67] sowie PARKMAN u. Mitarb. [41] unabhängig voneinander über die erfolgreiche Züchtung von Rötelnviren aus Nasen-Rachen-Spülflüssigkeit, Blut, Stuhl und Urin von typisch erkrankten Personen. Inzwischen sind diese Befunde vielfach bestätigt worden [6, 12, 25, 30, 33, 52, 53, 54, 56, 63].

In Gewebekulturen von primären menschlichen Amnionzellen kam es nach 26tägiger Inkubationszeit zu schwer erkennbaren zytopathogenen Effekten mit Abrundung einzelner Zellen oder Zellhäufchen, amöboider Umwandlung und Auftreten von Einschlußkörperchen. Der Zellrasen wurde immer spärlicher, doch fanden sich unveränderte Zellen stets in der Überzahl [67]. Auf Nierenzellen von Grivetaffen (Cercopithecus) läßt sich das Viruswachstum durch den Interferenzeffekt gegenüber dem ECHO-Virus Typ 11 erkennen [41]. Außer ECHO 11 konnte der Interferenzeffekt auch mit ECHO 4, 7, 8, 21, Coxsackie A 9, B 1, B 3, B 5, Poliomyelitis Typ I und II, Parainfluenza 2, Mumps, Masern, SV 40 und einigen Arbo-Viren demonstriert werden [40]. Nur partiell schützte eine latent bleibende Rötelninfektion vor Superinfektionen mit Influenza-A-Virus, Herpes simplex, und keinen Schutz vermittelte sie gegenüber Adenoviren der Typen 1, 4, 7, 10 und 11. Das Virus ließ sich durch seinen Interferenzeffekt ($InD_{50}$) titrieren.

Von mehreren Zellkultursystemen, die auf ihre Eignung für die Züchtung des Rötelnvirus und seines Nachweises im Interferenztest überprüft wurden (BSC 1, LLC-MK$_2$, Rhesusembryonalniere, Grivetaffennieren, primäre Kaninchennieren, primäre menschliche embryonale Nieren, Rinderembryo-Nieren), erwiesen sich die Grivetaffennieren als die empfindlichsten. Nach 10 Tagen war das Maximum der Interferenz gewöhnlich erreicht [40].

Wegen der etwas umständlichen Technik des Interferenztestes wurde nach weiteren Zellsystemen gesucht, die einen direkten zytopathogenen Effekt erkennen lassen. Ein solcher fand sich außer in primären humanen Amnionzellen auch in primären menschlichen Schilddrüsenzellen [33], in der kontinuierlichen Affenzellinie LLC-MK$_2$ [62] sowie vor allem auf primären Kaninchennierenzellen von Jungtieren und auch auf stabilen Kaninchennierenzellen Stamm RK$_{13}$ [33, 34]. Letztere Zellinie wurde in neuester Zeit in großem Umfang für die Züchtung von Rötelnviren verwendet. Sie scheint so etwas wie ein „Spezialnährboden" für Rötelnviren zu werden. Es handelt sich um eine heteroploide Zellinie, auf der sich außerdem noch Herpes simplex, Pseudorabies, Vakzinia, Kaninchenpocken, Myxoma und Affenadenoviren, aber keine Enteroviren vermehren [4].

Das Rötelnvirus passiert Filter mit Porenweite von 300 m$\mu$, aber nicht solche von 100 m$\mu$ [41]. Ein Stamm wurde nach Reinigung elektronenoptisch untersucht. Es fanden sich Viruspartikel unterschiedlicher Größe zwischen 180 und 280 m$\mu$, durchschnittlich von 200 m$\mu$. Das Virus besteht danach aus einem dichteren, offenbar stabileren Innenkörper mit einer ziemlich weiten Hülle. Der Kern besitzt eine Größe von etwa 130 m$\mu$ (Schwankungsbreite 80—220 m$\mu$), ist meist abgerundet, gelegentlich backsteinförmig oder unregelmäßig konturiert ohne Innenstruktur und scharf demarkiert. Auch die Hülle erscheint wenig strukturiert, gelegentlich auch granuliert. Die Viruspartikel haben oft eine unregelmäßige Struktur, die durch die Austrocknung entstanden sein könnte. Bei Behandlung mit Fluorokarbon, das die Infektiosität zerstört, verliert der Zentralkörper seine Dichte, verschwindet oder löst sich in ringförmige Schollen

auf. Das Virus gleicht morphologisch am ehesten dem Virus der Mäuseleukämie *[38]*.

Mit Hilfe von serologischen intratypischen Differenzierungstests konnten keine
Antigendifferenzen zwischen 6 Rötelnvirusstämmen aus verschiedenen Epidemien und geographischen Bereichen nachgewiesen werden. Ebenso bestehen
keine serologischen Verwandtschaften zu anderen Viren, wie Masern, RS-
Virus, Grippeviren, Parainfluenzaviren, SV 5, Mumps, Vakzinia und Herpes
simplex *[40]*.
Bei — 65° C bleibt das Virus jahrelang stabil, bei 56° C wird es rasch inaktiviert, weniger schnell bei 37° C. Ein pH-Bereich von 6,8—8,1 läßt den Virustiter unverändert. Die Virusvermehrung wird durch 5-Joddesoxyuridin nicht
gehemmt, woraus man schließen darf, daß es sich um ein RNS-Virus handelt.
Es konnten bisher weder hämagglutinierende noch hämadsorbierende oder
komplementbindende Antigene gefunden werden *[40, 41]*.
Das Virus ist ätherempfindlich und wird durch eine solche Behandlung ähnlich
wie Masernvirus gespalten. Es verliert dabei seine Infektiosität *[38]*. Eine
Hemmung des Viruswachstums in verschiedenen Gewebekultursystemen wurde
bei Zusatz von 1-adamantanaminhydrochlorid (Amantadine) beobachtet, eine
Substanz, die eine selektive Wirkung gegen Influenzaviren besitzt *[8, 9, 55]*.
Actinomycin D, das die Proteinsynthese hemmt, beeinflußt das Interferenz-
phänomen bei latent mit Rötelnvirus infizierten Gewebekulturen nicht. Man
hat daraus geschlossen, daß Interferon an diesem Effekt nicht beteiligt ist *[47]*.
Obwohl das Rötelnvirus gewisse Eigenschaften der Myxovirusgruppe erkennen
läßt, ist eine Klassifizierung noch nicht mit Sicherheit möglich *[40]*.

## 5. Pathogenese

Über die pathogenetischen Vorgänge bei den Röteln sind wir noch ungenügend informiert. Eine experimentelle Infektion gelingt sowohl intranasal wie durch Injektion von virushaltigem Material. Aus dem Nasen-Rachen-
Raum kann das Virus bis eine Woche vor und etwa 2 Tage nach dem Exanthem isoliert werden *[6, 15]*. Die Virämie wurde z. T. schon 2 Tage vor
dem Exanthem nachgewiesen und dürfte ihren Höhepunkt mit dem Aufblühen
des Rash erreicht haben. Danach bilden sich neutralisierende Antikörper.
Zu einer chronischen Infektion scheint es beim Föten in den ersten drei Monaten der Schwangerschaft zu kommen. Es liegen bereits zahlreiche Mitteilungen
über die Isolierung von Rötelnviren aus Geweben von durch Rötelnvirus
geschädigten Föten vor *[25, 52, 55, 68]*. SELZER *[52]* konnte 10 Tage nach
Röteln der Mutter einen abortierten 20 mm langen Embryo untersuchen. Aus
fötalem Gewebe und Plazentamaterial wurde das Virus isoliert. In trypsini-
sierten fötalen Zellen fanden sich intraplasmatische eosinophile Einschlüsse.
Die Chromosomenzahl der Zellkultur war normal. Bei einem anderen Föten
konnte noch 17$^1$/$_2$ Wochen nach Erkrankung der Mutter (nach 23$^1$/$_2$ Schwanger-

schaftswochen) Rötelnvirus aus Lungengewebe isoliert werden. Die Gravidität war durch Hysterotomie beendet worden [25]. WELLER und NEVA [68] untersuchten 114 wegen Rötelnembryopathie abortierte Früchte. Sie isolierten in 47—63%/0 Rötelnvirus in zwei Zellarten. Wenn die Infektion in den ersten 8 Wochen der Schwangerschaft stattfand, waren Plazenta und Embryogewebe positiv, wenn sie im 2.—4. Monat stattfand, war die Isolierung aus Embryogewebe häufiger. Bei einigen Neugeborenen, deren Mütter in der 1.—8. Schwangerschaftswoche Röteln durchgemacht hatten, konnte Virus am 1. und 4. Tag sowie noch 1½ Monate nach Geburt aus Rachensekret, Urin und auch einmal aus Knochenmark trotz Gegenwart hoher neutralisierender Antikörpertiter gezüchtet werden. Auch SEVER [55] versuchte von embryonalem Gewebe Virus zu isolieren. Aus 25 Föten, von denen 23 während des ersten Trimenons infiziert wurden, gelang die Viruszüchtung. Zwei der Embryonen waren im 2. Monat infiziert worden. In einem Fall (Abort 11 Wochen nach Röteln) gewann er das Virus aus Plazenta, Amnionflüssigkeit, Gehirn, Augen, Thymus, Herz, Lunge, Milz, Niere, Genitaltrakt, Haut, aber nicht aus der Leber. Die Isolierungen wurden mit der indirekten Methode (Interferenz mit ECHO 11 oder Coxsackie A 9) durchgeführt.

Das Schicksal der betroffenen Embryonen scheint von der Quantität der Infektion abzuhängen. Bei schwerster Infektion dürfte es zum Absterben der Frucht kommen, weniger massive Viruseinbrüche führen zur Embryopathie, während leichtere Infektionen schadlos überstanden werden.

Besonderes Interesse beanspruchen die neueren Untersuchungen über neutralisierende Rötelnantikörper bei Kindern mit Rötelnembryopathie. Danach besitzen solche Patienten meist hohe neutralisierende Antikörper, die nach Geburt nicht wie die diaplazentare Antikörperausstattung verlorengehen. Man muß demnach annehmen, daß trotz des frühen Einbruchs der Rötelnviren in den Embryo eine Immuntoleranz nicht zustande kommt [10]. Auch ungeschädigte Kinder, bei denen die Mutter in der Frühschwangerschaft die Röteln durchmachte, besitzen solche persistierenden hohen Antikörpertiter.


## 6. Diagnose

Die Diagnose der Röteln stützt sich heute außer auf klinische Symptome, wie typischer Rash, retroaurikuläre und okzipitale Lymphadenopathie, charakteristisches Blutbild, vor allem auf den Virusnachweis aus Nasen-Rachen-Sekret, Blut und Urin von akut Erkrankten. An serologischen Tests steht nur der Nachweis neutralisierender Antikörper als Hemmtest der durch Rötelnviren verursachten Interferenz oder des zytopathogenen Effekts zur Verfügung. WELLER [68, 69] empfiehlt, die Seren für den Neutralisationstest nicht zu inaktivieren, da ein hitzeempfindlicher Serumfaktor notwendig sei, sowie Zusatz von 30%/0 Kaninchenmischserum. Ein Neutralisationstest durch direkten Nachweis der Zytopathogenität gibt sicherere Resultate als der Interferenztest. Wichtig ist, daß man die Testseren auch gegen Antikörper für das zum Interferenznachweis benutzte Virus prüft. Gegen Coxsackie- und ECHO-Viren sind Antikörper häufig vorhanden. Für Schnelldiagnosen sind gefrorene Deckglaskulturen aus chronisch mit Rötelnvirus infizierten Affennierenzellinien geeignet. Mit Hilfe der fluoreszierenden Antikörpertechnik (direkt und indirekt) kann man in wenigen Stunden Antikörper nachweisen. Neuerdings gibt es auch sehr empfindliche Plaquetests, die sich aber mehr für die Bearbeitung wissenschaftlicher Fragen eignen *[44, 49]*.

*Differentialdiagnostisch* muß heute vor allem an andere Virusexantheme (Adenoviren und Enteroviren) gedacht werden, die das klinische Bild des Rötelnexanthems kopieren können *[18]*. Ferner sind Scharlach und leicht verlaufende Masern sowie Exanthema subitum auszuschließen. Auch das Exanthem der Mononukleose oder Medikamentenexantheme können diagnostische Schwierigkeiten bereiten. Nach einer englischen Studie hat man mit etwa 20% Fehldiagnosen zu rechnen *[70]*.

## 7. Therapie, Prophylaxe, Impfung

Die Behandlung der Röteln ist rein symptomatisch. Bettruhe und Antipyretika bei leichter Kost reichen meist aus. Eine Isolierung für 5—6 Tage ist angezeigt. Vor allem sind Frauen in der frühen Schwangerschaft vor Rötelnkontakt zu schützen. Gammaglobulin-Präparate verschiedener Provenienz und Konzentration wurden auf neutralisierende Antikörper mit dem Interferenztest untersucht *[50]*. Es ergaben sich Titer zwischen 256 und 2048. Gammaglobulin von Rötelnrekonvaleszenten erreichte sogar einen Titer von 4096. Diese Titer liegen etwa 20fach höher als die von Personen, die Röteln durchgemacht haben. Bei diesen findet man meist Antikörpertiter zwischen 16 und 128. Eine prophylaktische Anwendung von Gammaglobulin bei rötelnexponierten Schwangeren im ersten Trimenon erscheint damit gerechtfertigt. Nach im Schrifttum niedergelegten Erfahrungen bedarf es hoher Dosen, um einen Schutz zu erreichen. So glauben KRUGMAN und WARD *[27]*, daß man 20 ml i.m. benötigt, da sie bei niedrigeren Dosen häufig Versager hatten *[15]*. Besteht bereits ein Exanthem, ist von einer solchen Therapie kein Effekt zu erwarten. WARD und PARKER *[65]* verwendeten 30 ml Rekonvaleszentenserum, das sie intravenös an Frauen in der Frühschwangerschaft verabreichten, wenn Rötelnkontakt bestanden hatte. Bei 541 so behandelten Frauen erlebten sie ein Rötelnexanthem in 0,9%, während bei 152 unbehandelten Kontrollen die Infektionsrate 11,2% betrug. McDONALD *[36]* hat 13 000 prophylaktische Gammaglobulin-Injektionen durchgeführt, wobei er schätzt, daß er etwa 150 Infektionen in den ersten drei Schwangerschaftsmonaten verhütet hat, von denen etwa 20 mißgebildete Kinder zu erwarten gewesen wären.

Eine *prophylaktische Infektion* von Frauen zum Schutz vor einer evtl. später auftretenden Rötelnembryopathie führten ANDERSON *[1]* und KRUGMAN *[26]* durch. Rötelnvakzinen wurden bisher noch nicht hergestellt, doch dürfte eine Impfung junger Mädchen, die noch keine Antikörper besitzen, bald möglich sein.

## 8. Epidemiologie und Immunologie

Die Röteln kommen überall in der Welt vor. Epidemien treten vorwiegend im Frühjahr in Intervallen von 5—10 Jahren auf. In den Zwischenjahren werden sporadische Fälle beobachtet. Die Kontagiosität ist wesentlich geringer als bei Masern. Daher erreichen selbst in dicht besiedelten Teilen der Welt etwa 10—20% der Bevölkerung im Erwachsenenalter, ohne Rötelnantikörper erworben zu haben. Kinder unter 6 Monaten erkranken nur selten an Röteln. Immerhin gibt es Berichte über Erkrankungen des Neugeborenen [35]. Meist tritt die Krankheit bei älteren Kindern, Jugendlichen und Erwachsenen auf. Sie ist deshalb mehr ein Problem der Internatsschulen und Ausbildungsstätten. Das Virus wird hauptsächlich über den Nasen-Rachen-Raum übertragen. Die Beobachtung, daß Virus auch im Urin und Stuhl ausgeschieden wird, läßt einen oralen Infektionsweg als möglich erscheinen. Der Infizierte ist durchschnittlich eine Woche vor bis etwa eine Woche nach Erscheinen des Exanthems infektiös. Die Immunität nach Röteln dürfte sehr lange anhalten. Noch 30 Jahre nach Infektion neutralisieren Seren die heutigen Rötelnvirusstämme.

Eine eingehende Studie einer Rötelnepidemie im Juni 1963 auf der abgelegenen St.-Pauls-Insel Pribilofs, Alaska, führten Brody u. Mitarb. [6] durch. Seit 22 Jahren waren dort keine Röteln mehr aufgetreten. Die Immunität der über 22 Jahre alten Einwohner erwies sich als sehr solide, da bei Erwachsenen keine Röteln beobachtet wurden. 90% der serologisch suszeptiblen Personen entwickelten Antikörper im Verlauf der Epidemie. Ein Rash fand sich bei 40—90% der Infizierten mit einer höchsten Manifestationsrate bei den 15- bis 18jährigen. Klinisch inapparente Infektionen oder Lymphadenopathien ohne Rash wurden bei Jüngeren häufig beobachtet. Die Epidemie breitete sich rasch aus und dauerte insgesamt 45—50 Tage. Die Virusisolierung gelang bei 80% der Patienten mit Rash, aber nur bei 50% derjenigen mit Lymphadenopathie ohne Exanthem. Auch die durchschnittliche Virusausscheidung im Rachensekret war in der Gruppe mit Exanthem mit insgesamt 9 Tagen länger als in der Gruppe ohne Rash mit 4 Tagen [53].

Bei einer von Horstmann u. Mitarb. [24] serologisch überwachten Rötelnepidemie in einer Kolonie von geistig retardierten Kindern ergab sich eine Infektionsrate von 100% und ein Verhältnis von apparenter zu inapparenter Infektion von 1 : 1.

Eine auffällige Geschlechtsdisposition ist vor allem bei jungen Erwachsenen erkennbar. Frauen erkranken 10mal häufiger an Röteln als gleichaltrige Männer, während im Kindesalter Knaben öfters erkranken als Mädchen [66]. Ob dies nur auf einer Verschiebung des Verhältnisses apparenter zu inapparenter Infektion zuungunsten der Frauen beruht, ist bisher unbekannt.

Im Anschluß an die Erkrankung werden neutralisierende Antikörper nachweisbar, die in der dritten Woche Höchsttiter von 128 erreichen. Solche Immunkörper werden diaplazentar auf Neugeborene übertragen. Ein Verlust dieses Nestschutzes kommt in den ersten 6 Monaten zustande. Erst bei 5—12jährigen bilden sich wieder häufig hohe Antikörper. Mit dem Erwachsenenalter erreicht die Durchseuchung etwa 80%.

## 9. Experimentelle Forschung, Wirtsspektrum

Virusinfektionen von Freiwilligen gelangen nur bei empfänglichen Personen. Es entwickelte sich das typische Bild der Röteln mit Rash und Lymphadenopathie [26, 28, 54].
Bei Rhesus- und Cynomolgusaffen fanden sich nach experimenteller Infektion meist keine Krankheitszeichen. Nur teilweise entwickeln die Tiere Rötelnantikörper und zeigen Blutbildveränderungen im Sinne einer Leukopenie mit relativer Lymphozytose. Gelegentlich besitzen sie schon bei Versuchsbeginn Rötelnantikörper, so daß natürliche Infektionen bei Affen vorkommen [19, 54, 56]. Neugeborene Mäuse und Hühnerembryonen sind nicht empfänglich für das Virus [67].

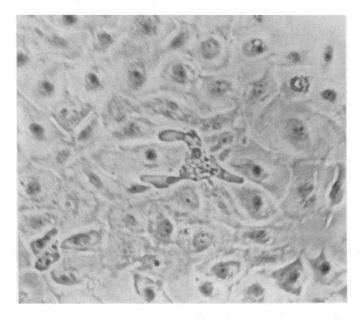

Abb. 3: Typische amöboide Zelle mit Pseudopodien und Einschlüssen [67].

Der charakteristische *zytopathogene Effekt* von Rötelnviren kann am besten in primären humanen Zellkulturen *[67]* oder RK$_{13}$-Zellen, einer stabilen Kaninchennierenzellinie, beobachtet werden.

In primären menschlichen Amnionzellen werden die polygonalen Zellen nach Infektion zunächst irregulär oval oder längs ausgezogen und scheinen weniger solide an der Glaswand zu haften. Der Kern verschwindet. Einschlüsse, die von zahlreichen feinen Körnchen bis zu kerngroßen homogenen Schollen reichen, treten auf. Gelegentlich finden sich zytoplasmatische Ausstülpungen, die den Zellen ein amöboides Aussehen verleihen (Abb. 3). Die Zellen lösen sich teilweise von der Glaswand ab, flottieren im Medium und lösen sich später auf. Zuerst sind meist die Randbezirke und dann Einzelzellen des Zellrasens betroffen. Die Kultur wird immer spärlicher. Bei frischen Isolierungen tritt der zytopathogene Effekt zwischen dem 17. und 34. Tag auf, nach Passagen evtl. schon ab 5. Tag. Bei Färbung der geschädigten Zellen finden sich zuerst Kernveränderungen, wobei sich basophiles Material in kleinen, später mehr groben Schollen zusammenlagert. Gleichzeitig treten im Zytoplasma eosinophile Einschlüsse zum Teil in engem Kontakt mit den basophilen Strukturen auf. Ganz ähnlich sieht die virusbedingte Zellschädigung auch in der stabilen Affennierenzellinie LLC-MK$_2$ aus *[62]*. Bei Färbung mit Methylgrünpyronin findet man pyroniphile Einschlüsse im Zytoplasma.

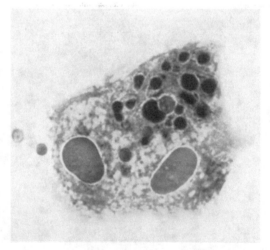

Abb. 4: Infizierte Zelle mit Kernchromatinschollen und zwei großen sowie kleineren eosinophilen Einschlüssen *[67]*.

In anderen embryonalen humanen Zellen vermehren sich Rötelnviren ebenfalls lange Zeit und führen z. T. zu einer chronisch persistierenden Infektion, wie man sie auch bei Föten nachweisen konnte. Es kommt dabei zu einer Hemmung der Mitoserate und damit der normalen Entwicklung der Gewebekulturen. In etwa 50% der infizierten Zellen findet man Chromosomenbrüche [5]. In den heute für Rötelnvirusisolierungen oft benutzten $RK_{13}$-Zellen findet sich als erstes Zeichen der Infektion eine Irregularität des Zellrasens mit undeutlicher werdenden, ausgezogenen Zellgrenzen und einer Tendenz zu einer Verlängerung der Einzelzellen. Dieser Pleomorphismus wird mit zunehmenden Passagen deutlicher. Die Dichte des Zellrasens nimmt ab, weil manche Zellen breit ausfließen und etwa die dreifache Größe der Kontrollkulturen erreichen, während andere Spindelzellform annehmen, schrumpfen und sich schließlich ablösen. Typische Einschlüsse werden vermißt. Der zytopathogene Effekt macht sich mehr in der Änderung der Zellform und Zellanordnung bemerkbar [33]. Gleichartige Veränderungen sind auch in primären Kaninchenzellkulturen beschrieben worden [34].

Die Kinetik der Vermehrung des Rötelnvirus wurde von PARKMAN untersucht [40]. Bei hoher Viruseinsaat ($10^4$—$10^5$ $InD_{50}$) wurden Titermaxima schon 2 Tage nach Infektion erreicht, mit kleinen Dosen (1—10 $InD_{50}$) kam es zu einem sehr allmählichen Titeranstieg, der aber nach 10—15 Tagen den gleich hohen Wert erreichte. Der Titer des intrazellulären und extrazellulären Virus war nach einem Tag etwa gleich. Die Vermehrungskurve des Rötelnvirus gleicht denen von Masern- und Grippeviren.

In Experimenten zum Studium der Vermehrungsvorgänge in Einzelzellen begann die Virusausschleusung nach 19 Stunden und erreichte das Maximum nach 40—48 Stunden. Später sank entsprechend dem sich entwickelnden zytopathogenen Effekt der Titer rasch ab. Die Zahl der pro Einzelzelle produzierten Viruspartikel errechnete sich auf 6—12.

PLOTKIN [44] sowie ROZEE u. Mitarb. [49] gelang es, auf $RK_{13}$-Zellen bzw. Grivetaffennierenzellen mit Rötelnvirus Plaques zu erzeugen. Während an $RK_{13}$ adaptierte Stämme im Plaquetest Titer bis zu $10^5$ PFU erreichten, lagen nicht adaptierte meist um ein log niedriger. Die Plaquetechnik ist auf den Neutralisationstest anwendbar. Überschichtungen mit Antiseren verhindern die Plaquebildung. Dieser Neutralisationstest erwies sich als 2—4fach empfindlicher als der in Gewebekulturröhrchen. Mit dieser sensiblen Methode sollten genauere serologische und genetische Studien an Rötelnviren möglich sein.

## Schrifttum

1 ANDERSON, S. G.: Experimental rubella in human volunteers. J. Immunol. 62, 29 (1949)

2 ANDERSON, S. G.: Rubella virus in tissue culture. Lancet II, 1107 (1954)

3 BARRIE, T. H.: Rubella before conception as a cause of foetal abnormality. Lancet I, 886 (1963)

4 BEALE, A. J., G. C. CHRISTOFINIS a. I. G. FURMINGER: Rabbit cells susceptible to rubella virus. Lancet II, 640 (1963)

5 Boué, A., S. A. Plotkin et J. Boué: Action du virus de la rubéole sur différents systèmes de cultures de cellules embryonnaires humaines. Intern. Childr. Center. Seminar on the epidemiology and prevention of measles and rubella. 15.—17. 6. 1964

6 Brody, J. A., J. L. Sever, R. McAllister, G. M. Schiff a. M. R. Cutting: Rubella epidemic on St. Paul Island in the Pribilofs 1963. I. Epidemiological, clinical and serological findings. Intern. Childr. Center. Seminar on the epidemiology and prevention of measles and rubella. 15.—17. 6. 1964

7 Campbell, M.: Place of maternal rubella in the aetiology of congenital heart disease. Brit. Med. J. I, 691 (1961)

8 Cochran, K. W. a. H. F. Maassab: Inhibition of rubella virus by 1-adamantan-amine hydrochloride. Fed. Proc. 23, 387 (1964)

9 Davis, W. L., R. R. Grunert, R. F. Haff, J. W. McGahen, E. M. Neumeyer, M. Paulshock, J. C. Watts, T. R. Wood, E. C. Herman a. C. E. Hoffmann: Antiviral activity of 1-adamantanamine (amantadine). Science 144, 862 (1964)

10 Dudgeon, J. A., N. R. Butler a. S. A. Plotkin: Further serological studies on the rubella syndrome. Brit. Med. J. II, 155 (1964)

11 Flamm, H.: Die pränatalen Infektionen des Menschen. Georg Thieme Verlag, Stuttgart 1959

12 Forbes I. A., N. Bennet a. N. J. Gray: Rubella. II. Clinical aspects related to isolation of rubella virus. Med. J. Aust. II, 1016 (1963)

13 Fry, J., J. B. Dillane a. L. Fry: Rubella 1962. Brit. Med. J. II, 833 (1962)

14 Gadeholt, H. a. M. Grimstvedt: Rubella encephalitis. Brit. Med. J. II, 594 (1956)

15 Green, R. H., M. R. Balsamo, J. P. Giles, S. Krugman a. G. S. Mirick: Experimental studies with rubella. Evaluation of gammaglobulin for prophylaxis. Intern. Childr. Center. Seminar on the epidemiology and prevention of measles and rubella. 15.—17. 6. 1964

16 Greenberg, M., O. Pelliteri a. J. Barton: Frequency of defects in infants whose mothers had rubella during pregnancy. J. Amer. Med. Ass. 165, 675 (1957)

17 Gregg, N. M.: Congenital cataract following German measles in the mother. Trans. ophthal. Soc. Aust. 3, 35 (1941)

18 Gutekunst, R. R. a. A. D. Heggie: Viremia and viruria in adenovirus infections. New Engl. J. Med. 264, 374 (1961)

19 Heggie, A. D. a. F. C. Robbins: Experimental rubella in rhesus monkeys. Proc. Soc. Exper. Biol. Med. (N. Y.) 114, 750 (1963)

20 Hillenbrand, F. K. M.: Rubella before conception as a cause of foetal abnormality. Lancet I, 271 (1963)

21 Hillenbrand, F. K. M.: Rubella in a remote community. Lancet II, 64 (1956)

22 Hillenbrand, F. K. M.: The blood picture in rubella. Its place in diagnosis. Lancet II, 66 (1956)

23 Hiro, Y. u. S. Tasaka: Die Röteln sind eine Viruskrankheit. Mschr. Kinderhk. 76, 328 (1938)

24 Horstmann, D. M., J. T. Riordan, M. Ohtawara a. J. C. Niederman: A natural epidemic of rubella in a closed population. Virological and epidemiological observations. Intern. Childr. Center. Seminar on the epidemiology and prevention of measles and rubella. 15.—17. 6. 1964

25 Kay, H. E. M., M. E. Pepperkorn, J. S. Porterfield, K. McCarthy a. C. H. Taylor-Robinson: Congenital rubella infection of a human embryo. Brit. Med. J. II, 166 (1964)

26 KRUGMAN, S. a. R. WARD: The rubella problem. Clinical aspects, risk of fetal abnormality and methods of prevention. J. Pediatr. *44*, 489 (1954)

27 KRUGMAN, S. a. R. WARD: Demonstration of neutralizing antibody in gamma-globulin and reevaluation of the rubella problem. New Eng. J. Med. *259*, 16 (1958)

28 KRUGMAN, S., R. WARD, K. G. JACOBS a. M. LAZAR: Studies on rubella immunization. I. Demonstration on rubella without rash. J. Amer. Med. Ass. *151*, 285 (1953)

29 LAMY, M. et M. E. SÉROR: La rubéole de la femme enceinte. Intern. Childr. Center. Seminar on the epidemiology and prevention of measles and rubella. 15.—17. 6. 1964

30 LEHMANN, H. a. A. A. FERRIS: Isolation of rubella virus. Laboratory aspects. Med. J. Aust. *II*, 1015 (1963)

31 LUNDSTRÖM, R.: Rubella during pregnancy. Acta paediat. Suppl. 133, (1962)

32 MANSON, M. M., W. P. LOGAN a. R. M. LOY: Reports on public health and medical subjects Nr. 101. Rubella and other virus infections during pregnancy based on data assembled during 1950—57 by the medical officers of health of the local health authorities of Great Britain, London 1960

33 MCCARTHY, K., C. H. TAYLOR-ROBINSON a. S. E. PILLINGER: Isolation of rubella virus from cases in Britain. Lancet *II*, 593 (1963)

34 MCCARTHY, K. a. C. H. TAYLOR-ROBINSON: Diskussion. Intern. Childr. Center. Seminar on the epidemiology and prevention of measles and rubella. 15.—17. 6. 1964

35 MCCRACKEN, J. S.: Rubella in the newborn. Brit. Med. J. *II*, 420 (1963)

36 MCDONALD, J. C.: Gammaglobulin for prevention of rubella in pregnancy. Brit. Med. J. *II*, 406 (1963)

37 NITZAN, M.: Acute gingivitis as a complication of rubella. Harefuah *64*, 98 (1963)

38 NORRBY, E., P. MAGNUSSON, B. FRIDING a. S. GARD: A note on the morphology of rubella virus. Arch. ges. Virusforsch. *13*, 421 (1963)

39 PAMPIGLIONE, G., S. E. YOUNG a. A. M. RAMSAY: Neurological and electroencephalographic problems of the rubella epidemic of 1962. Brit. Med. J. *II*, 1300 (1963)

40 PARKMAN, P. D.: Biological characteristics of rubella virus. Intern. Childr. Center. Seminar on the epidemiology and prevention of measles and rubella. 15.—17. 6 1964

41 PARKMAN, P. D., E. L. BUESCHER a. M. S. ARTENSTEIN: Recovery of rubella virus from army recruits. Proc. Soc. Exper. Biol. Med. (N. Y.) *111*, 225 (1962)

42 PFEIFFER, J.: Über eine in der grauen Substanz sich ausbreitende Enzephalitis nach Rubeolen. Arch. Psychiatr. Nervenkr. *193*, 337 (1955)

43 PITT, D. B., I. C. LEWIS, E. SIMS, L. DODDS, N. ANDERSON a. R. WALL: Congenital malformations and maternal rubella. Progress report. Med. J. Aust. *I*, 881 (1961)

44 PLOTKIN, S. A.: Plaquing of rubella virus in RK13 cells. Intern. Childr. Center. Seminar of the epidemiology and prevention of measles and rubella. 15.—17. 6. 1964

45 PLOTKIN, S. A.: Inhibition of rubella virus by Amantadine. Intern. Childr. Center. Seminar of the epidemiology and prevention of measles and rubella. 15.—17. 6. 1964

46 PLOTKIN, S. A., J. A. DUDGEON a. A. M. RAMSAY: Laboratory studies of rubella and the rubella syndroms. Brit. Med. J. *II*, 1296 (1963)

47 PRINZIE, A. a. P. DE SOMER: Rubella virus, its nucleic acid and interference phenomenon. Intern. Childr. Center. Seminar on the epidemiology and prevention of measles and rubella. 15.—17. 6. 1964

48 RAMSEY, A. M. a. S. E. YOUNG: Postinfectious encephalitis with particular reference to rubella and measles. Publ. Health *78*, 100 (1964)

49 ROZEE, K. R., K. F. GIVAN, F. W. DOANE a. A. J. RHODES: A plaque method for rubella virus assay. Canad. Med. Ass. J. *89*, 314 (1963)

50 Schiff, G. M., J. L. Sever a. R. J. Huebner: Rubella virus: Neutralizing antibodies in commercial gammaglobulin. Science *142*, 58 (1963)

51 Seitelberger, F. u. H. Zischinsky: Rubeolen-Enzephalitis. Münch. med. Wschr. *104*, 1681 (1962)

52 Selzer, G.: Virus isolation, inclusion bodies and chromosomes in rubella infected human embryo. Lancet *II*, 336 (1963)

53 Sever, J. L., J. A. Brody, G. M. Schiff, R. McAllister a. M. R. Cutting: Rubella epidemic on St. Paul island in the Pribilofs 1963. II. Clinical and laboratory findings. Intern. Childr. Center. Seminar on the epidemiology and prevention of measles and rubella. 15.—17. 6. 1964

54 Sever, J. L., G. M. Schiff a. R. G. Traub: Rubella virus. J. Amer. Med. Ass. *182*, 663 (1962)

55 Sever, J. L.: Diskussion. Intern. Childr. Center. Seminar of the epidemiology and prevention of measles and rubella. 15.—17. 6. 1964

56 Sigurdardottir, B., K. F. Givan, K. R. Rozee a. A. J. Rhodes: Association of virus with cases of rubella studied in Toronto: Propagation of the agent and transmission to monkeys. Canad. Med. Ass. J. *88*, 128 (1963)

57 Sigurjonsson, J.: Rubella and congenital deafness. Amer. J. Med. Sc. *242*, 712 (1961)

58 Steen, E. a. K. H. Torp: Encephalitis and thrombocytopenic purpura after rubella. Arch. Dis. Childh. *31*, 470 (1956)

59 Swan, C.: Rubella in pregnancy as an aetiological factor in congenital malformation, stillbirth, miscarriage and abortion. J. Obstet. Gynaec. *56*, 341, 591 (1951)

60 Tadzer, J. S.: Hemorrhagic disturbance in rubella. Acta med. Jugosl. *12*, 233 (1958)

61 Thomas: Röteln. In: W. v. Ziemssens Handbuch, S. 120, Bd. II. F. C. W. Vogel, Leipzig 1874

62 Veronelli, J. A.: Growth of rubella virus in LLC-MK₂ cells. Intern. Childr. Center. Seminar on the epidemiology and prevention of measles and rubella. 15.—17. 6. 1964

63 Veronelli, J. A., H. F. Maassab a. A. V. Hennessy: Isolation in tissue culture of an interfering agent from patients with rubella. Proc. Soc. Exper. Biol. Med. (N. Y.) *111*, 472 (1962)

64 Wallace, J. S.: Thrombocytopenic purpura after rubella. Lancet *I*, 139 (1963)

65 Ward, H. a. G. Parker: Passive protection against rubella. Med. J. Aust. *I*, 81 (1956)

66 Watson, G. J. a. J. C. McDonald: The infectiousness of rubella. Brit. Med. J. *II*, 419 (1963)

67 Weller, T. H. a. F. A. Neva: Propagation in tissue culture of cytopathic agents from patients with rubella like illness. Proc. Soc. Exper. Biol. Med. (N. Y.) *111*, 215 (1962)

68 Weller, T. H. a. F. A. Neva: New Eng. J. Med., im Druck.

69 Whitehouse, W. L.: Rubella before conception as a cause of foetal abnormality. Lancet *I*, 139 (1963)

70 Young, S. E. a. A. M. Ramsay: The diagnosis of rubella. Brit. Med. J. *II*, 1295 (1963)

71 Zischinsky, H.: Die Röteln. Handbuch der Kinderheilkunde, Band V, S. 64. Springer Verlag, Berlin—Göttingen—Heidelberg 1963

# Tollwut

Von R. Schindler

## 1. Definition

Die Tollwut ist eine Viruskrankheit, für die alle warmblütigen Wirbeltiere empfänglich sind. Sie tritt in vielen Teilen der Welt unter Säugetieren auf. Für die Verbreitung der Infektion sind in erster Linie Fleischfresser und Fledermäuse verantwortlich. Die Übertragung erfolgt fast ausschließlich durch Bißverletzungen, und die Infektion führt zu einer tödlich endenden Enzephalomyelitis. Von Tieren wird die Erkrankung gelegentlich auf Menschen übertragen. Der wichtigste Tollwutüberträger für Menschen ist der Hund. Eine Weiterübertragung der Infektion von Mensch zu Mensch ist zwar theoretisch möglich — auch beim Menschen findet sich das Virus im Speichel — kommt aber praktisch nicht vor.

## 2. Historische Einleitung

Die Tollwut ist schon sehr lange als übertragbare Krankheit bekannt. Celsus erkannte 100 n. Chr. den Zusammenhang zwischen der Tollwut bei Tieren und der Hydrophobie des Menschen. 1804 stellte Zinke fest, daß der Ansteckungsstoff im Speichel infizierter Hunde enthalten ist. 100 Jahre später wurden seine Filtrierbarkeit und die im Verlaufe der Krankheit entstehenden Einschlußkörperchen entdeckt. In den Jahren 1881—1889 führten Pasteur, Roux, Chamberland und Thullier ihre grundlegenden Untersuchungen über Tollwut durch und leiteten damit die systematische Erforschung der Viruskrankheiten ein.

## 3. Klinisches Bild

Die Krankheit beginnt bei Menschen gewöhnlich nach einer Inkubationszeit von 1—3 Monaten (seltener 10 Tagen bis 8 Monaten). Sie tritt in 2 Formen auf: nämlich als stille und als rasende Wut.

Im Verlaufe der Infektion kann man 3 Stadien unterscheiden: Das Prodromal-, das Exitations- und das paralytische Stadium. Das Hauptsymptom während des 2—4 Tage dauernden Prodromalstadiums sind Schmerzen an der Bißstelle und entlang der regionalen Nervenbahnen sowie ein Kribbeln oder Brennen in der Umgebung der Wunde oder Narbe. Daneben bestehen Schwäche, Kopfschmerzen, Übelkeit, Nervosität, Ängstlichkeit sowie eine leichte Temperaturerhöhung.

Das Exitationsstadium wird eingeleitet durch starke Nervosität und Schlaflosigkeit. Die Patienten wandern ziellos umher und sind sehr ängstlich. Besonders typisch ist eine ausgesprochene Todesfurcht. Das Hauptsymptom in diesem Stadium sind Schluckbeschwerden. Wenn Flüssigkeit in den Rachen kommt, wird sie mit großer Heftigkeit wieder ausgeworfen. Dabei kommt es zu schmerzvollen Kontraktionen der Schluckmuskulatur und der akzessorischen Atemmuskulatur (Hydrophobie). In manchen Fällen bestehen aber nur Schluckbeschwerden. Um den gefürchteten Schluckakt zu vermeiden, läßt der Patient den Speichel aus dem Munde herausfließen. Später treten vermiforme und fibrilläre Muskelkontraktionen auf. Allgemeiner Tremor, Konvulsionen und manische Zustände werden beobachtet. In seltenen Fällen findet sich Bösartigkeit, Beiß- und Angriffslust auch beim Menschen. Zwischen den einzelnen Anfällen gibt es Phasen, in denen die Patienten ganz normal zu sein scheinen. Viele Kranke sterben während eines konvulsiven Anfalls.

In manchen Fällen fehlt das Exitationsstadium, und es kommt nach dem Prodromalstadium gleich zu Lähmungen (stille Wut). In anderen Fällen besteht neben den Exitationen von vornherein eine Schwäche bestimmter Muskelgruppen, z. B. eine Augenmuskellähmung oder eine Lähmung der Gesichts- und Stimm-Muskulatur.

Die Pupillen sind starr, erweitert, verengt oder auch verschieden groß. Die Sehnenreflexe gehen verloren. Kernigs- und Brudzinsky's Zeichen fehlen, Babinski kann positiv sein. Der Liquordruck ist normal, die Proteinkonzentration leicht erhöht, die Zellzahl bewegt sich ebenfalls meist im Normalbereich und erreicht, wenn vermehrt, selten mehr als 100 Zellen. Im paralytischen Stadium werden Furcht und Aufregung durch Stupor und Koma allmählich abgelöst. Schlaffe Paralysen, Blasen- und Mastdarmlähmung sowie Cheyne-Stokessche Atmung treten auf. Das Bewußtsein bleibt bis in späte Stadien erhalten. Der Tod ist meist die Folge einer Atemmuskellähmung.

### 4. Pathologische Anatomie

Die Tollwut ist eine Polioenzephalitis mit fleckförmiger Ausbreitung [26]. Abgesehen von den Negrischen Körperchen in den Ganglienzellen gibt es keine für Tollwut typischen pathologisch-anatomischen Veränderungen. Makroskopisch findet man im ZNS eine starke Hyperämie und Anzeichen eines Hirnödems. Bei der histopathologischen Untersuchung finden sich im Nervengewebe entzündliche und degenerative Prozesse wie bei vielen anderen Viruskrankheiten auch. Die stärksten Veränderungen treten in der grauen Substanz von Mittel- und Zwischenhirn auf. Medulla oblongata und Pons sind ebenfalls häufig betroffen. Starke Veränderungen finden sich auch in der Substantia nigra. Das Rückenmark ist regelmäßig beteiligt. Wenn die Eintrittspforten auf eine Gliedmaße beschränkt sind, sind die Veränderungen in den entsprechenden Abschnitten des Rückenmarks und den dazugehörenden Spinalganglien besonders ausgeprägt. Die histologischen Veränderungen bei Tollwut bestehen in Degeneration von Kern und Plasma der Nervenzellen, Neuronophagie und diffuser Gliose. In der Nähe von Blutgefäßen treten petechiale Blutungen auf, außerdem kommt es zu einer perivaskulären Lymphozyteninfiltration. Die Negrischen Körperchen werden nur in sonst unveränderten Ganglienzellen gefunden (Abb. 1). Sie sind scharf begrenzte, sphärische, runde, ovale oder längliche eosinophile Gebilde mit gewöhnlich 2—10 μ Durchmesser. Mehrere können in einer Zelle liegen. Das typische Einschlußkörperchen besitzt eine durch basophile Granula gebildete Innenstruktur. Die Innenkörperchen haben einen Durchmesser von 0,2—0,5 μ. Große Einschlußkörperchen haben ein zentrales Innenkörperchen und darumliegend eine oder mehrere konzentrische Lagen von Innenkörperchen. Die Negri-Körperchen werden im allgemeinen im Ammonshorn am häufigsten gefunden, sie sind ebenfalls häufig in den Pyramidenzellen der Hirnrinde, den Purkinjezellen des Kleinhirnes und in den großen Nervenzellen der Basalganglien und der Hirnnervenkerne. Sie treten aber auch in den Nervenzellen anderer Hirnabschnitte auf. Bei der sich manchmal im Anschluß an eine Tollwutschutzimpfung entwickelnden postvakzinalen Enzephalitis findet man perivaskuläre Infiltrationen mit

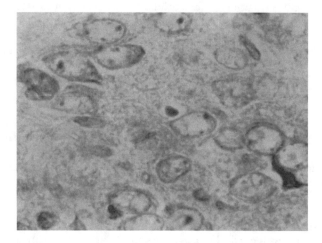

Abb. 1: Negrisches Körperchen in einer Ganglienzelle aus dem Ammonshorn einer Maus. Paraffinschnitt. 900fach vergrößert.

Demyelinisierung über das ganze ZNS verteilt. Die Nervenzellen sind dabei nicht geschädigt [19].

## 5. Ätiologie

Das Tollwutvirus ist nach GALLOWAY und ELFORD (1936) 100—150 m$\mu$, nach anderen Autoren bis 260 m$\mu$ groß. Es wird bei infizierten Tieren in höchster Konzentration im Zentralnervensystem (ZNS) und in den Speicheldrüsen gefunden. In Ganglienzellen erzeugt es typische intraplasmatische Einschlüsse, die sogenannten Negrischen Körperchen. Seine Antigenstruktur ist einheitlich. Es bestehen aber bei einzelnen Virusstämmen erhebliche Unterschiede in bezug auf Infektiosität und Pathogenität. Das von natürlich infizierten Tieren isolierte Virus wird als Straßenvirus bezeichnet. Durch fortlaufende intrazerebrale Passagen entsteht daraus eine neurotrope Variante, das sogenannte Virus fixe. Das Virus fixe unterscheidet sich vom Straßenvirus durch eine kürzere Inkubationszeit, eine höhere Virulenz bei intrazerebraler und eine geringere Infektiosität bei subkutaner oder intramuskulärer Injektion. Außerdem hat Virus fixe die Fähigkeit weitgehend verloren, Einschlußkörperchen zu erzeugen.

Über die Natur der Zelleinschlüsse herrscht bis heute keine Klarheit. Die Negrischen Körperchen enthalten das Antigen des Tollwutvirus, denn sie reagieren mit spezifischem Serum bei der Färbung nach COONS [16]. Elektronenoptische Untersuchungen haben aber keine Anhaltspunkte dafür gegeben, daß sie aus Viruspartikeln aufgebaut sind [18].

Das Tollwutvirus kann an embryonierte Hühner- [23] oder Enteneier [28] adaptiert und in Passagen fortgezüchtet werden. Es tötet die Embryonen nicht ab. Der bekannteste eiadaptierte Tollwutvirusstamm ist das Fluryvirus [24]. Im Laufe von Eipassagen verliert es seine Pathogenität vollkommen, behält aber lange Zeit die Fähigkeit, eine Immunität zu erzeugen, und kann dann zur Schutzimpfung verwendet werden. Es vermehrt sich auch in Gewebekulturen (Hamsternierenzellen, Hühnerfibroblasten und Zellen aus dem ZNS), erzeugt aber nur in Kulturen von Nervengewebe einen zytopathogenen Effekt [42, 22, 9, 11]. Von dem Viruspartikel kann ein nichtinfektiöses lösliches Antigen von 12 m$\mu$ Durchmesser abgetrennt werden. Es handelt sich um das Komplementbindungsantigen des Tollwutvirus, das sowohl frei wie auch an das Viruspartikel gebunden sein kann [27, 33].

Das Virus behält im Gewebe an der Luft und bei Zimmertemperatur seine Infektiosität 1—2 Wochen, im Kühlschrank wesentlich länger und in gefrorenem Zustand 1 Jahr und mehr. In Gewebestückchen, in neutralem unverdünntem Glyzerin gelagert, bleibt das Virus ebenfalls lange aktiv, bei Zimmertemperatur mehrere Wochen, im Kühlschrank mehrere Monate [20]. In einer 20%/oigen Suspension aus Gehirngewebe in Aqua dest. mit 10%/o Kaninchenserum in zugeschmolzenen Glasampullen hält es sich bei Temperaturen um — 70° C jahrelang ohne Titerverlust. Durch hohe Temperaturen, UV-Strahlen

und Formalin wird Tollwutvirus rasch zerstört. 0,93%iger Formaldehyd inaktiviert es bei 4° C und pH 7,0 in 30 Minuten *[25]*. Auch Sublimat soll ein
gutes Desinfektionsmittel für Tollwutvirus sein. Gegen Phenol ist es dagegen
sehr, gegen Äther und Chloroform schwach resistent.

## 6. Pathogenese

Das wichtigste Problem der Pathogenese ist bei Tollwut- — wie auch bei anderen Viruskrankheiten des ZNS — die Frage, ob das Virus mit dem Blut
oder entlang peripherer Nerven zum ZNS wandert. Für eine Nervenwanderung spricht bei Tollwut die Tatsache, daß die Lage der Eintrittspforten
des Virus einen Einfluß auf die Lokalisation der Veränderungen im ZNS
hat. Außerdem läßt sich die lange Inkubationszeit gut mit einer Nervenwanderung erklären. Zahlreiche, in der älteren Literatur beschriebene Versuche, in denen eine Unterbrechung der Nervenbahnen das Fortschreiten der
Infektion verhinderte oder verzögerte, lieferten Argumente für diese Theorie.
In neuerer Zeit wurde aber festgestellt, daß periphere Schädigungen reflektorisch Gefäßveränderungen in den korrespondierenden Abschnitten des ZNS
verursachen *[44, 12, 13, 39]*. Es wäre daher vorstellbar, daß z. B. nach einer
Bißverletzung das mit dem Blut zum ZNS transportierte Virus in den Teilen
des Nervensystems in das Gewebe übertritt, in denen die Gefäße von der
Peripherie her reflektorisch verändert sind. Auf diese Weise kann eine Nervenwanderung auch dann vorgetäuscht werden, wenn das Virus tatsächlich mit
dem Blut transportiert wird. Das Tollwutvirus wurde aber bisher nur ausnahmsweise im Blut gefunden. Dagegen läßt es sich regelmäßig im peripheren
Nerven nachweisen, und zwar zuerst in dem Nerv, der die Injektionsstelle
mit dem ZNS verbindet *[32]*. Außerdem ist zu berücksichtigen, daß es sich
bei der Tollwut fast immer um eine traumatische Infektion handelt. Bei
dieser Infektionsart wird auch bei neurotropen Virusarten, die regelmäßig
im Blut zu finden sind, wie z. B. dem Poliomyelitisvirus, eine Nervenwanderung vermutet *[31, 41]*. Es ist daher anzunehmen, daß das Tollwutvirus in
der Bißwunde in periphere Nerven eindringt, in ihnen zum ZNS wandert
und sich auch dort entlang der Nervenbahnen ausbreitet *[32]*.

## 7. Die Diagnose der Tollwut beim Tier

Wurde ein Mensch von einem Tier gebissen oder verletzt und besteht ein
Infektionsverdacht, so soll das Tier nicht getötet, sondern isoliert und beobachtet werden. Die bei Tieren auftretenden Symptome ähneln den bei Menschen beschriebenen sehr. Eine ausgeprägte Hydrophobie wird bei ihnen allerdings selten festgestellt. Frühsymptome sind Benagen der Bißstelle und Veränderungen im Verhalten. Bei Wildtieren ist ein Verlust der Scheu das auf-

fallendste Symptom. Da Virus schon vor dem Auftreten von Tollwut-symptomen im Speichel vorhanden sein kann, schließt das Fehlen von Symptomen bei dem Tier eine Infektionsgefahr für den gebissenen Menschen nicht aus. Wenn aber ein Tier, 5 Tage nachdem es gebissen hat, noch gesund ist, so ist anzunehmen, daß am Zeitpunkt des Bisses noch kein Virus im Speichel vorhanden war. Es wird zwar immer wieder von Ausnahmefällen berichtet, in denen das Virus von klinisch gesund erscheinenden Tieren lange Zeit vor dem Auftreten von Symptomen ausgeschieden und übertragen wurde. Solche Berichte sind aber meist durch Tatsachen schlecht belegt. Mit dem Beginn der Behandlung kann man nicht immer warten bis bei dem fraglichen Tier Symptome auftreten. Es ist aber vertretbar, eine bereits begonnene Behandlung zu unterbrechen, wenn es nach 5 Tagen noch gesund ist (Tab. 1).

| Art der Exposition | Zustand des beißenden Tieres | | Zusätzlich zur Lokalbehandlung vorzunehmende Behandlung |
|---|---|---|---|
| | zu der Zeit der Infektion | während einer Beobachtungszeit von 10 Tagen | |
| I. *Keine Verletzung, nur indirekter Kontakt* | Tollwut | — | keine |
| II. *Belecken* | | | |
| 1. unverletzte Haut | Tollwut | — | keine |
| 2. Abrasionen und Kratzer der Haut, unverletzte oder verletzte Schleimhaut | a) gesund | klinisch Anzeichen für Tollwut oder positive Laboratoriums-Diagnose | beginne mit der Vakzinebehandlung bei den ersten Anzeichen für Tollwut bei dem Tier |
| | b) Tollwutverdacht | gesund | beginne sofort mit der Vakzinetherapie, brich die Behandlung ab, wenn das Tier 5 Tage nach der Infektion noch gesund ist |
| | c) Tollwut, entlaufen, getötet od. unbekannt | — | beginne sofort mit der Vakzinetherapie |
| III. *Biß* | | | |
| 1. leichte Verletzung | a) gesund | klinisch Anzeichen für Tollwut oder positive Laboratoriums-Diagnose | beginne mit der Vakzinebehandlung bei den ersten Anzeichen für Tollwut bei dem Tier |

| Art der Exposition | Zustand des beißenden Tieres | | Zusätzlich zur Lokalbehandlung vorzunehmende Behandlung |
| | zu der Zeit der Infektion | während einer Beobachtungszeit von 10 Tagen | |
| --- | --- | --- | --- |
| | b) Tollwut-verdacht | gesund | beginne sofort mit der Vakzinetherapie, brich die Behandlung ab, wenn das Tier 5 Tage nach der Infektion noch gesund ist |
| | c) Tollwut, entlaufen, getötet od unbekannt | — | beginne sofort mit der Vakzinetherapie |
| | d) Wildtier (Fuchs, Wolf, Schakal, Fleder-maus usw.) | — | verabreiche sofort Serum, anschließend Vakzine-behandlung |
| 2. schwere Verletzung (multiple Verletzungen od. Gesichts-, Kopf-, Finger- oder Nackenbisse | a) gesund | klinisch Anzeichen für Tollwut oder positive Laborato-riums-Diagnose | sofort Seruminjektion; beginne mit der Vakzine-behandlung bei den ersten Anzeichen für Tollwut bei dem Tier |
| | b) Tollwut-verdacht | gesund | sofortige Seruminjektion; Vakzinebehandlung: kann abgebrochen werden, wenn das Tier 5 Tage nach der Infektion noch gesund ist |
| | c) Tollwut, entlaufen, getötet od. unbekannt | — | sofortige Seruminjektion, anschließend Vakzine-behandlung |
| | d) Wildtier (Fuchs, Wolf, Schakal, Fleder-maus usw.) | | |

Tab. 1: Anleitung für die postinfektionelle Tollwutbehandlung nach: WHO Techn. Rep. Ser. Nr. 201.

Soll bei einem Tier die Diagnose durch eine Laboratoriumsuntersuchung erfolgen, so muß es unter Schonung des Gehirns getötet und der ganze Kopf
oder Gehirn und Speicheldrüsen an das Untersuchungslaboratorium eingesandt
werden. Das Material soll gekühlt, nicht gefroren werden. Wenn das nicht
möglich ist, kann man das halbe Gehirn und die Speicheldrüsen in eine 50%ige
Glyzerin-Kochsalzlösung, die andere Gehirnhälfte in 10%iges Formalin einlegen. In jedem Falle ist ein ausführlicher Vorbericht beizufügen. Für die
Diagnose stehen folgende Methoden zur Verfügung:
1. Virusnachweis im Tierversuch (Dauer: 1—3 Wochen, Sicherheit nahezu 100%)
2. Nachweis der Negrischen Körperchen (Dauer: Bei Quetschpräparaten nach
   SELLERS (1927) wenige Minuten, bei Schnittpräparaten einige Stunden,
   Sicherheit 60—92%)
3. Nachweis des Virusantigens mit der Coons-Technik (GOLDWASSER und
   KISSLING [1958]) (sehr schnell und mit ähnlicher Sicherheit wie der Tierversuch, aber Beurteilung schwierig)
4. Serologische Untersuchung (umgekehrte KBR, Antigen aus Hirngewebe,
   schnell, aber nur im positiven Falle beweisend)
5. Nachweis der histologischen Veränderungen einer nicht eitrigen Enzephalitis mit besonderer Lokalisation der Veränderungen (läßt nur Verdachtsdiagnose zu). (Laboratory Techniques in Rabies, World Health Org. 1954).
Dasselbe gilt auch für die Laboratoriumsdiagnose beim Menschen. Für die
Entscheidung, ob geimpft werden muß oder nicht, kann das Ergebnis der
Laboratoriumsdiagnose bei dem fraglichen Tier nicht abgewartet werden. Die
Untersuchung hat trotzdem ihren Sinn. Bei der manchmal sehr langen Inkubation der Tollwut und der Unsicherheit des Behandlungserfolges ist es
für den Patienten auch noch 3 Wochen nach der Verletzung wichtig zu wissen,
ob das Tier, das ihn verletzt hat, infiziert war oder nicht.

## 8. Die Tollwutschutzbehandlung

Bei jedem Tollwutverdacht soll eine genaue Anamnese aufgenommen werden.
Aus der beigefügten, von dem Expertenkommitee der WHO zusammengestellten Tabelle (Tab. 1) ist zu ersehen, wann eine Schutzbehandlung eingeleitet werden soll und welche Maßnahmen zu empfehlen sind. Je früher
mit der Behandlung begonnen wird, desto größer ist die Aussicht auf Erfolg.

### a) Durchführung der Behandlung

#### α) Wundbehandlung

Die Wunden sollen nach Möglichkeit nicht genäht, aber gründlich ausgespült
und ausgetupft werden, und zwar mit 20%iger Seifenlösung, einer 1—2%igen

Alkyldimethylbenzylammoniumchlorid-(Zephirol-)Lösung oder Antiserum. Die Zephirollösung war im Experiment der örtlichen Serumbehandlung gleichwertig oder überlegen, erzeugte aber schwere lokale Gewebsreaktionen [7]. Sie hat aber nicht nur virulizide Eigenschaften, sondern auch die Fähigkeit, den Weitertransport des Virus aus dem Wundgebiet zu blockieren [7, 43]. Es wird weiterhin empfohlen, das Gewebe in der Umgebung der Wunde mit Immunserum zu infiltrieren [21].

*β) Serumbehandlung*

Eine allgemeine Serumbehandlung kann neben der lokalen oder auch für sich allein durchgeführt werden. Insgesamt dürfen nicht mehr als 40 internationale Einheiten pro kg Körpergewicht gegeben werden, weil bei einer höheren Serumdosis die Gefahr einer Beeinträchtigung der aktiven Immunität besteht. Nach einer Serumbehandlung ist die Ausbildung einer ausreichenden aktiven Immunität nur dann gewährleistet, wenn wenigstens 14 Vakzine-Injektionen verabreicht werden. 10—20 Tage nach der 14. Vakzine-Injektion soll eine Booster-Injektion — wenn möglich mit einer Vakzine aus Nichtnervengewebe — vorgenommen werden.

*γ) Aktive Immunisierung*

Die aktive Immunisierung gegen Tollwut wird beim Menschen meist post infectionem ausgeführt. Die lange Inkubationszeit und die Tatsache, daß der Zeitpunkt der Infektion bekannt ist, ermöglicht diese Behandlungsmethode. Für diesen Zweck stehen Impfstoffe zur Verfügung, die aus Nervengewebe infizierter Tiere (meist Kaninchen) hergestellt werden. Das Virus wird durch Phenol oder UV-Strahlen inaktiviert. Der Impfstoff nach SEMPLE enthält 0,5%, der in Deutschland viel verwendete Impfstoff nach HEMPT 1% Phenol. Bei der Herstellung des Hempt-Impfstoffes wird das Nervengewebe mit Äther extrahiert. Das soll die Gefahr postvakzinaler Schäden verringern [14]. Neben den Nervengewebe-Impfstoffen wurde auch schon eine Entenembryovakzine verwandt, bei der das Virus mit $β$-propio-lacton inaktiviert wird. Alle Impfstoffe sollen im Tierversuch auf Unschädlichkeit und Wirksamkeit geprüft werden. Wenn 14 Injektionen des Impfstoffes verabreicht werden, können Antikörper im Experiment am Menschen 8—12 Monate, u. U. sogar bis zu 2 Jahren nachweisbar bleiben.
Als Richtlinien für die Wiederholung der Impfung bei erneuter Exposition gelten folgende Regeln:

1. Neue Infektion 3 Monate nach der Behandlung: Keine neue Impfung, außer wenn sehr schwere Verletzungen vorliegen.

2. Neue Injektion 3—6 Monate nach der 1. Behandlung: 2 Wiederholungs-
injektionen im Abstand von einer Woche.

3. Nach 6 Monaten: wie Erstbehandlung (Expert Committee on Rabies 1950).
Bei einem Vergleich zwischen Behandelten und Unbehandelten nach gleicher
Exposition ergab sich, daß der Prozentsatz der Todesfälle (einschließlich der
Frühtodesfälle) durch die postinfektionelle aktive Immunisierung auf ein
Drittel vermindert wird [40]. Nach Wolfsbissen sind die Ergebnisse schlechter.
Über den Erfolg der kombinierten postinfektionellen aktiv/passiven Tollwut-
immunisierung bei Menschen gibt es bisher nur den Bericht von BALTHAZARD [2].
Die kombinierte Behandlung war dabei der alleinigen Vakzine-Behandlung
deutlich überlegen.
Die präinfektionelle Behandlung kommt bei Menschen nur für besonders Exponierte in Betracht. Hier dürften nur Vakzinen aus Nichtnervengewebe verwendet werden (Entenembryo oder Flury HEP). 3—4 Injektionen der Vakzinen sollen im Abstand von 7 Tagen verabreicht werden mit einer Booster-
injektion 1—2 Monate nach Beginn der Immunisierung. Der Erfolg der Immunisierung soll durch eine Untersuchung auf neutralisierende Antikörper
überprüft werden [1].
Die Behandlung der bereits ausgebrochenen Erkrankung erscheint heute nicht
mehr so aussichtslos wie früher. Durch Überdruck-Beatmung und Curarisie-
rung konnte eine beachtliche Verlängerung der Überlebenszeit und eine Verminderung der Qualen bei Tollwutpatienten erzielt werden [36, 37].

### b) Impfkomplikationen

Die Tollwutschutzimpfung wird in der Regel gut vertragen. Als Komplikationen kommen infolge der Sensibilisierung durch das im Impfstoff enthaltene
Hirngewebe allergische Reaktionen an der Injektionsstelle und am ZNS vor.
Nebenwirkungen an der Impfstelle treten häufiger auf: 7—8 Tage nach Beginn
der Behandlung können sich Ödem und Erythem mit Pruritus zeigen, seltener
kommt es zur Abszeßbildung. Die Reaktionen verschwinden meistens nach
einigen Tagen, auch bei Fortsetzung der Impfung.
Wird die Lokalreaktion von Allgemeinerscheinungen, wie Fieber, Kopfschmerzen, Nausea und Lymphknotenschwellung begleitet, so sind bei Fort-
setzung der Impfung ernstere Komplikationen zu erwarten. Es handelt sich
dabei um Schäden am Zentralnervensystem. Viele experimentell gewonnene
Untersuchungsergebnisse deuten darauf hin, daß das im Impfstoff enthaltene
Gehirngewebe, insbesondere eine mit dem Myelin im Zusammenhang stehende
Substanz, ursächlich eine entscheidende Rolle spielt.
Bei der Schutzimpfung des Menschen machen sich die Schädigungen des Zentral-
nervensystems 10—15 Tage nach dem Beginn bemerkbar. Sie bestehen in
Lähmungen von peripheren Nerven und Gehirnnerven, in Enzephalitis und
Myelitis. Die Myelitis kann unter dem Bild einer Landryschen Paralyse ver-

laufen. Die Angaben über die Häufigkeit der neuroparalytischen Zwischenfälle nach Tollwutschutzimpfung schwanken. Man muß mit etwa einem Fall auf 5800 Impflinge rechnen und mit einem Todesfall auf 25 000 Impfungen *[17]*. Die leichten Impfzwischenfälle haben eine günstige Prognose und heilen ohne Folgen. Bei Landryscher Paralyse und Paraplegie durch Myelitis ist eine Sterblichkeit von 30% bzw. 5% zu erwarten. Bei allen übrigen Erkrankungen kommen keine Todesfälle vor *[29]*.

Im Tierversuch und beim Menschen haben Cortison und ACTH eine günstige Wirkung auf die neuralen Komplikationen erkennen lassen *[19, 3]*. Cortison unterdrückt aber auch die Ausbildung von neutralisierenden Antikörpern *[4, 5]*, was nach Cajal und Danescu-Popescu nicht mit einer Verminderung der Resistenz einhergeht. Im Tierversuch kann man aber latente Infektionen durch Cortisonbehandlung aktivieren *[35]*. Die Cortisonbehandlung sollte daher nur bei schweren Impfkomplikationen angewandt werden. Eine Unterbrechung der Impfung ist bei dem Auftreten von Nervenkomplikationen nicht immer möglich. Es ist ratsam, in diesen Fällen die Impfung mit HEP-Flury-Impfstoff oder Entenembryovakzine fortzusetzen.

## 9. Epidemiologie

Alle warmblütigen Tiere sind für die Infektion empfänglich, für die Verbreitung und Erhaltung des Tollwutvirus in der Natur sind aber nur solche Tierarten von Bedeutung, bei denen das Virus von Individuum zu Individuum weiterübertragen wird. Das ist bei vielen Fleischfresserarten und auch bei Fledermäusen der Fall. Welche Rolle Nagetiere in der Epidemiologie der Tollwut spielen, ist nicht genau bekannt. Unwichtige Endwirte des Virus, welche unter bestimmten Umständen häufig erkranken und sterben, aber die Krankheit nicht verbreiten, sind die Pflanzenfresser, insbesondere die hochempfänglichen Wiederkäuer und weniger häufig Omnivoren und Vögel. Die Tierart, die als Überträger des Virus die Hauptrolle spielt, bestimmt den Charakter des Seuchenzuges. Die hundeartigen Karnivoren (Wolf, Schakal und Haushund) leben im Rudel und streifen weit umher. Sind diese Tiere Hauptträger der Seuche, dann breitet sie sich schnell aus.

Die fuchsartigen Karnivoren leben außerhalb der Paarungszeit meist einzeln, haben also weniger Kontakt miteinander, graben Höhlen und sind standorttreu. Sie haben einen verhältnismäßig kleinen Lebensraum. Die Fuchstollwut breitet sich daher langsam aus. Das gleiche gilt für die Tollwut der Schleichkatzen (Viverridae), die in Südafrika eine Rolle spielt.

Katzen spielen bei der Verbreitung des Virus nur eine untergeordnete Rolle. Die Tatsache, daß Hauskatzen bei einer unter dem Wild auftretenden Tollwutseuche häufiger als Hunde infiziert werden, dürfte auf ihre größere Bewegungsfreiheit zurückzuführen sein. Sie sind schwerer zu überwachen und haben häufiger Kontakt mit den Wildtieren.

Von den Bären wird der Waschbär wohl am häufigsten infiziert. Von den marderähnlichen Tieren, den Musteliden, ist der Skunk in Nordamerika als Reservoir des Tollwutvirus von Bedeutung. Er soll das Virus, ähnlich wie Fledermäuse, lange Zeit ausscheiden können [20].

Die Ordnung der Fledermäuse (Chiroptera) ist die zahlreichste Säugetierordnung der Erde. Es gibt etwa 1000 verschiedene Fledermausarten, die mit Ausnahme der Polarregion überall gefunden werden. Trotzdem hat die Fledermaustollwut bisher nur für Amerika Bedeutung erlangt. Unter den nur in Südamerika vorkommenden blutleckenden Fledermäusen (Vampiren) ist das Virus weit verbreitet. Sie übertragen es häufig auf Rinder, und die jährlichen Verluste waren bis zur Einführung einer Schutzimpfung hoch.

In Nordamerika hat sich die Tollwut unter den insektenfressenden Fledermäusen stark ausgebreitet (TIERKEL, 1959).

In früheren Jahrzehnten ist die Tollwut in erster Linie eine Hundeseuche gewesen. In neuerer Zeit ist sie mehr und mehr zu einer Seuche der wildlebenden Karnivoren geworden. Der Grund dafür ist vermutlich eine starke Zunahme der wildlebenden Karnivoren.

Füchse sollen z. B. in Nordamerika in Farmgebieten häufiger als in nicht kultivierten Gegenden sein [6]. Auch bei uns hat die Fuchspopulation sicher zugenommen, da die Lebensbedingungen gut sind und natürliche Feinde fehlen. Es gibt nun Anhaltspunkte dafür, daß die Tollwut immer dann seuchenartig auftritt, wenn die Zahl der Karnivoren zu groß ist. Sie wirkt gleichsam als ein Regulativ, das das Gleichgewicht zwischen Fleisch- und Pflanzenfresser wiederherstellt, wenn es sich durch eine starke Vermehrung der Fleischfresser verschoben hat.

Hieraus ergibt sich auch, in welcher Weise die Tollwut der wildlebenden Karnivoren bekämpft werden kann: Man muß versuchen, durch eine Verminderung der Zahl die Kontakte zwischen den Einzelindividuen so stark zu verringern, daß keine Infektionsketten mehr zustande kommen. Die Hundetollwut ist durch Überwachung der Hunde und Einschränkung ihrer Bewegungsfreiheit leicht unter Kontrolle zu halten. Unter bestimmten Umständen (schlecht entwickeltes Veterinärwesen, schwer zu überwachende Grenzen) ist eine Schutzimpfung der Hunde zu empfehlen. Es müssen aber mindestens 70% aller Tiere immunisiert werden, ehe ein Einfluß auf die Seuchenlage zu erwarten ist.

## 10. Experimentelle Forschung

Die größten Fortschritte wurden auf dem Gebiet der Tollwutforschung in den letzten Jahren mit der Einführung der Coons-Technik für die Diagnose und des durch Eipassagen modifizierten Virus als Impfstoff für Tiere erzielt. Dagegen hat die Gewebekultur bisher noch zu keinem praktisch verwertbaren Resultat geführt. Es ist aber zu hoffen, daß es gelingen wird, mit ihrer Hilfe auch bei Tollwut neue Vakzinen zu entwickeln, die bei gleicher oder einer besseren Wirkung nicht die Gefahren der Nervengewebevakzinen haben. Die ersten Ansätze dazu wurden bereits gemacht *[10, 30]*. Untersuchungen über das Verhalten des Virus an der Eintrittspforte haben wichtige Erkenntnisse für die Wundbehandlung geliefert. Es hat sich gezeigt, daß man das Virus an der Eintrittspforte inaktivieren und das Fortschreiten der Infektion verhindern kann, wobei die Blockierung des Nervenweges für das Virus möglicherweise eine Rolle spielt *[43]*. Die wichtigste Aufgabe der Tollwutforschung ist die Untersuchung und Analysierung der Epidemiologie. Bisher liegen nur Einzelbeobachtungen vor. Die genaue Kenntnis der Epidemiologie ist die Voraussetzung für die Bekämpfung und Ausrottung der Seuche, und nur durch eine Bekämpfung der Krankheit der Tiere kann die Infektionsgefahr für Menschen beseitigt werden. In den letzten Jahren hat sich die Situation ständig verschlechtert, da sich die Seuche weiter ausgebreitet hat.

*Literatur*

1 Atanasiu, P., D. A. Cannon, D. J. Dean, J. P. Fox, K. Habel, M. M. Kaplan, R. E. Kissling, H. Koprowski, P. Lépine a. F. Pérez-Gallardo: Rabies neutralizing antibody response to different schedules of serum and vaccine inoculations in non-exposed persons. Part III. Bull. Wld. Hlth. Org. *25*, 103—114 (1961).

2 Balthazard, M. et M. Bahmanyar: Essai pratique du sérum antirabique chez les mordus par loups enragés. Bull. Wld. Hlth. Org., *13*, 747—772 (1955)

3 Briggs, G. W. a. W. M. Brown: Neurological complications of antirabies vaccine treatment with corticosteroids. J. Amer. Med. Ass. *173*, 802—804 (1960)

4 Burns, K. F., D. F. Shelton, J. M. Lukeman a. E. W. Grogan: Cortisone and ACTH impairment of response to rabies vaccine. Publ. Health Rep. (Wash.) *75*, 441—445 (1960)

5 Cajal, N. a. G. Danescu-Popescu: Investigation on antirabies immunity in rabbits vaccinated with the Flury strain under the influence of cortisone. Ref. Trop. Dis. Bull. *57*, 1166 (1960)

6 Davis, D. E. a. J. E. Wood: Ecology of Foxes and rabies control. Publ. Health Rep. *(Wash.) 74*, 115—118 (1959)

7 Dean, D. J., G. M. Baer a. W. R. Thompson: Studies on the local treatment of rabies-infected wounds. Bull. Wld. Hlth. Org. *28*, 477—486 (1963)

8 Expert Committee on Rabies: Wld. Hlth. Org. Techn. Rep. Ser. *28* (1950)

9 Fenje, P.: Propagation of rabies virus in cultures of hamster kidney cells. Canad. J. Microbiol. *6*, 479—484 (1960)

10 Fenje, P.: A rabies vaccine from hamster kidney tissue cultures: Preparation and evaluation in animals. Canad. J. Microbiol. *6*, 605—609 (1960)

11 Fernandes, M. V. a. C. M. Pomerat: Cytopathogenic effects of rabies virus on nervous tissue in vitro. Z. Zellforsch. *53*, 431—437 (1961)

12 Field, E. J., J. Grayson a. A. F. Rogers: Observations on the blood flow in the spinal cord of the rabbit. J. Physiol. *114*, 56—70 (1951)

13 Field, E. J.: Pathogenesis of herpetic encephalitis following corneal and masseteric inoculation. J. Path. Bact. *64*, 1—11 (1952)

14 Finger, H.: Zur Problematik der antirabischen Schutzimpfung. Mhefte prakt. Tierhk. (Stuttgart) *13*, 191—204 (1961)

15 GALLOWAY, J. A. a. W. J. ELFORD: The Size of virus of rabies ("fixed" strain) by ultrafiltration analysis. J. Hyg. *36*, 532—535 (1936)

16 GOLDWASSER, R. A. a. R. E. KISSLING: Fluorescent antibody staining of street and fixed rabies virus antigens. Proc. Soc. Exper. Biol. Med. *98*, 219—223 (1958)

17 GREENWOOD, M.: Tenth report on data of anti-rabies treatments supplied by Pasteur institutes. Bull. Wld. Hlth. Org. League of Nations *12*, 301—364 (1945—1946)

18 HOTTLE, G. A., C. MORGAN, J. H. PEERS a. R. W. WYCKHOFF: The electron microscopy of rabies inclusion (Negri) bodies. Proc. Soc. Exper. Biol. Med. *77*, 721—723 (1951)

19 JERVIS, G. A.: Experimental allergic encephalitis in animals and its bearing upon the aetiology of neuroparalytic accidents following antirabies treatment in man. Bull. Wld. Hlth. Org. *10*, 837—844 (1954)

20 JOHNSON, H. N.: In: Viral and Rickettsial Infections of Man. J. B. Lippincott, Philadelphia/Montreal 1959

21 KAPLAN, M. M., D. COHEN, H. KOPROWSKI, D. DEAN a. L. FERRIGAN: Studies on the local treatment of wounds for the prevention of rabies. Bull. Wld. Hlth. Org. *26*, 765—775 (1962)

22 KISSLING, R. E.: Growth of rabies virus in non-nervous tissue culture. Proc. Soc. Exper. Biol. Med. *98*, 223—225 (1958)

23 KLIGLER, J. J. a. A. BERNKOPF: Cultivation of rabies virus in the allantois of the developing chick embryo. Proc. Soc. Exper. Biol. Med. *39*, 212—214 (1938)

24 KOPROWSKI, H. a. H. R. COX: Studies on chick embryo adapted rabies virus. I. Culture characteristics and pathogenicity. J. Immunol. (Baltimore) *60*, 533—554 (1948)

25 KUWERT, E. a. W. LIEBENOW: Die Stabilität des Tollwutvirus bei verschiedenen H-Ionenkonzentrationen, verschiedenen Temperaturen und Formaldehydeinwirkung. Arch. exper. Vet.-Med. *13*, 335—344 (1959)

26 PETERS, G.: Spezielle Pathologie der Krankheiten des zentralen und peripheren Nervensystems. Georg Thieme Verlag, Stuttgart 1951

27 POLSON, A. a. P. WESSELS: Particle size of soluble antigen of rabies virus. Proc. Soc. Exper. Biol. Med. *84*, 317—320 (1953)

28 POWELL, H. M. a. C. G. CULBERTSON: Cultivation of fixed rabies virus in embryonated duck eggs. Publ. Health Rep. *65*, 400—401 (1950)

29 REMLINGER, P.: La rage dite de Laboratoire. Ann. Inst. Pasteur (Suppl.) *55*, 35—68 (1935)

30 RUEGSEGGER, J. M. a. G. R. SHARPLESS: Flury rabies vaccine for human use. Arch. int. Med. *110*, 754—757 (1962)

31 SABIN, A. B.: Pathogenesis of poliomyelitis. Science *123*, 1151—1157 (1956)

32 SCHINDLER, R.: Studies on the pathogenesis of rabies. Bull. Wld. Hlth. Org. *25*, 119 (1961)

33 SCHINDLER, R.: Untersuchungen über das Komplementbindungsantigen des Tollwutvirus. Zbl. Bakt., Abt. 1 Orig. *186*, 139—151 (1962)

34 SELLERS, T. F.: A new method for staining Negri bodies of rabies. Amer. J. Publ. Health *17*, 1080—1081 (1927)

35 SOAVE, O. A.: Reactivation of rabies virus in a guinea pig with adrenocorticotropic hormone. J. Infect. Dis. *110*, 129—131 (1962)

36 THIODET, J., A. FOURRIER a. J. MASSONAT: Rage declarée traitée par curarisation et ventilation endotrachéale à pression positive. An. Fac. med. Montevideo *43*, 43—46 (1958)

37 THIODET, J., J. MASSONNAT a. A. FOURRIER: Tentatives thérapeutiques dans la rage humaine declarée. Bull. Acad. Nat. Méd. *145*, 254—256 (1961)

38 TIERKEL, E. S.: Rabies. Advanc. vet. Sci. *5*, 183—226 (1959)

39 TRUETA, J.: Physiological mechanism involved in localization of paralyses. Ann. N.Y. Acad. Sci. *61*, 883—894 (1955)

40 VEERARAGHAVAN, N.: Phenolized vaccine treatment of people exposed to rabies in southern India. Bull. Wld. Hlth. Org. *10*, 789—896 (1954)

41 VERLINDE, J. P.: Die experimentelle Poliomyelitis und ihre Bedeutung für das Studium der Pathogenese. Erg. Mikrobiol. *33*, 49—96 (1960)

42 WEBSTER, L. T. a. A. D. CLOW: Propagation of rabies virus in tissue culture. J. Exper. Med. *66*, 125—131 (1937)

43 WIKTOR, T. J. a. H. KOPROWSKI: Action locale de certains médicaments sur l'infection rabique de la souris. Bull. Wld. Hlth. Org. *28*, 487—494 (1963)

44 ZAKARAJA, E. P.: Zur Frage des Mechanismus der segmentären Affektionen des Nervensystems und deren Folgen. Z. exper. Med. *80*, 670—683 (1932)

# Reoviren

Von Th. Luthardt

## 1. Allgemeines

Die Reoviren gehören trotz eingehender Untersuchungen in den letzten Jahren immer noch berechtigterweise zu den orphan viruses; eine klare Zuordnung klinischer Krankheitsbilder bei nachgewiesenen Reovirus-Infektionen bereitet große Schwierigkeiten. Reoviren konnten aus Stühlen, gelegentlich auch aus Rachenspülwasser von Kindern ohne Krankheitszeichen oder mit leichtem Fieber, Rhinitis oder durchfallartiger Erkrankung isoliert werden; darüber hinaus sind natürliche Infektionen bei einer Reihe von Tierspezies bekannt. Der Name Reoviren wurde von Sabin [37] gewählt, um die Assoziation dieser Virusgruppe mit den Viren des Respirationstraktes einerseits und des Darmtraktes andererseits hervorzuheben.

Bis 1959 waren die Reoviren als ECHO-Virus Typ 10 in die Enteroviren eingeordnet. Der Prototyp des ECHO-Virus Typ 10 (Stamm Lang) ist 1954 zusammen mit vier entsprechenden Stämmen aus Stühlen gesunder Kinder isoliert worden [27]. Schon bei der ersten Isolierung auf Affennierenzellkulturen fielen deutliche Unterschiede im zytopathischen Effekt (CPE) gegenüber allen anderen Enteroviren auf: der CPE bildet sich wesentlich langsamer aus, die degenerierten Zellen boten ein anderes Bild und blieben in traubenförmigen Gruppen liegen. Hsiung [12] fand 1958, daß sich ECHO-Virus Typ 10 im Gegensatz zu anderen Enteroviren auch auf Nierenzellkulturen von Nichtprimaten vermehren kann und bei Anwendung der von Dulbecco und Vogt [2] entwickelten Methode der Darstellung von Enteroviren keine Plaques bildet. Nachdem sich außerdem zeigte, daß ECHO-Virus Typ 10 erheblich größer als alle anderen Enteroviren ist, schlug Sabin vor, diese Viren aus der Gruppe der Enteroviren auszugliedern und aus den oben erwähnten Gründen als Reoviren zu bezeichnen. Die Unterteilung der Reoviren in drei serologisch differente Gruppen (die Typen 1, 2 und 3) erfolgte durch Rosen [28] aufgrund seiner Untersuchung der durch Reoviren hervorgerufenen Hämagglutination und der entsprechenden hämagglutinationshemmenden Antikörper; es gelang Rosen, alle bekannten Reoviren menschlicher und tierischer Herkunft in diese drei Serotypen einzuordnen.

## 2. Klinische Bilder bei Reovirus-Infektionen

### a) Natürliche Infektionen beim Menschen

*Typ I:* In einem Säuglings- und Kleinkinderheim wurde innerhalb von 9 Wochen bei 22 von 73 Kindern Reovirus Typ I aus dem Stuhl isoliert; in weiteren 21 Fällen zeigte sich ein starker Anstieg der hämagglutinationshemmenden Antikörper im Serum, so daß angenommen werden darf, daß 43 der 73 Kinder von der Infektion erfaßt worden waren. Es wurde ein Zusammenhang mit dem Auftreten von leichtem Fieber gesehen, der allerdings nicht eindeutig signifikant ist. Bei 22 Fällen mit positivem Isolierungsbefund war es 16mal möglich, das Auftreten von Krankheitszeichen mit dem Beginn der Virusausscheidung zu korrelieren. 13 Kinder hatten Schnupfen, 9 eine Pharyngitis, 3 Diarrhoe und 3 weitere leichte Zeichen einer Otitis media *[35]*.

*Typ II:* Von 7 mit Reovirus Typ II infizierten Kindern zeigten 5 ein leichtes makulopapulöses, 1 ein vesikuläres Exanthem flüchtigen Charakters. 4 Kinder hatten Fieber, 3 eine Pharyngitis, 2 zervikale Lymphknotenschwellungen, 1 Diarrhoe *[18]*. Bei Kindern im Alter von 5 bis 10 Jahren konnte der Typ II isoliert und in einem Falle die ätiologische Bedeutung durch Antikörperanstieg im Serum bestätigt werden: ein Kind bot ein Bild wie bei infektiöser Mononukleose, das andere hatte eine Rhinitis mit Begleitotitis und abdominalen Beschwerden (Erbrechen); im dritten Falle bestand Fieber sowie intermittierend Kopfweh, Nackensteifigkeit, Bauchkrämpfe und Schwäche eines Beines *[45]*. Bei einer Familieninfektion erkrankte das jüngste Kind schwer mit Leibschmerzen, häufigen fettigen Stühlen und Fieber, während die anderen Familienglieder nur leichte allgemeine Krankheitssymptome aufwiesen *[36]*.

*Typ III:* Anläßlich von Kinderheim-Infektionen in den Jahren 1955 und 1957 konnte Typ III bei 46 Kindern isoliert werden; dabei wurde leichtes Fieber mit Schnupfen und Diarrhoe beobachtet; die Korrelation der klinischen Erscheinungen mit der Virusinfektion ist allerdings nicht sicher, da auch viele andere Kinder die gleichen Krankheitszeichen boten *[34]*. Das 1953 bei einem anormalen Kind mit Respirationstraktinfekt isolierte und aufgrund seines Verhaltens im Mäuseversuch als Hepatoenzephalomyelitis-Virus bezeichnete Agens konnte als Reovirus Typ III identifiziert werden *[42]*.

### b) Freiwilligenexperimente

Intranasale Inokulation von Reoviren bei 27 jungen Männern zeigte nur beim geringeren Teil der nachgewiesen erfolgreich infizierten Versuchspersonen Krankheitserscheinungen; diese bestanden in leichter Rhinitis und Pharyngitis sowie etwas Kopfweh und Übelkeit nach Infektion mit den Typen I oder II und in einer milden Rhinitis 2 Tage nach Infektion mit Typ III *[33]*. Im Rahmen anderer Freiwilligenexperimente zur Untersuchung der Übertragung von Erkältungskrankheiten enthielt eines der Nasensekrete, deren Ubertragung Erkältungszeichen hervorrief, Reovirus Typ I *[14]*.

Die meisten der genannten Reovirusisolierungen bei natürlicher Infektion von Menschen erfolgten im Rahmen von Routineuntersuchungen in Kinderheimen, nur wenige der Viren wurden bei gezielten virologischen Untersuchungen in Krankheitsfällen gefunden. Dies weist zusammen mit den Ergebnissen der Freiwilligenexperimente darauf hin, daß offenbar die meisten Reovirus-Infektionen klinisch inapparent verlaufen. Diese Ansicht findet ihre Bestätigung in Befunden serologischer Untersuchungen, nach denen die Reoviren unter der Bevölkerung der USA, Panamas, der südpazifischen Inseln und Englands weit verbreitet sein müssen *[43, 19]*.

### c) Tierinfektionen

Reovirus-Infektionen scheinen auch bei Wild- und Haustieren in großem Umfang vorzukommen. Bei Rindern liegen Untersuchungen über natürliche *[32]* und experimentelle *[31]* Infektionen mit allen drei Serotypen vor. Kein Tier bot irgendwelche Krankheitszeichen. Reovirus Typ II führte in einem Laboratorium zu einer Rhinitis-Epidemie bei Schimpansen *[37]*. Ein Stamm des gleichen Serotyps wurde aus der Lunge eines an einer Pneumonie verstorbenen Affen isoliert *[3]*. Reovirus Typ 1 konnte bei einem Hund isoliert werden, der 2 Wochen nach Beginn einer Respirationstrakt-Infektion verstarb; mit diesem Virusstamm experimentell infizierte Hunde bekamen ebenfalls Respirationstrakt-Erkrankungen *[48]*. Auch wilde und Laboratoriumsmäuse sind als Träger von Reoviren bekannt geworden *[11]*. Hämagglutinationshemmende Antikörper gegen Reoviren sind außer bei verschiedenen Affenarten und Rindern auch bei Meerschweinchen, Kaninchen, Hunden, Schweinen und Pferden nachgewiesen worden *[29, 30]*. Einige Stämme aller serologischen Typen erwiesen sich bei parenteraler Verabfolgung in hohen Dosen pathogen für Säuglingsmäuse; die Neuropathogenität solcher Stämme kann durch Mauspassagen ansteigen *[41]*. Bei der histologischen Untersuchung reovirusinfizierter Mäuse fanden sich in einer Reihe von Organen einschließlich Gehirn, Herz und Leber Läsionen.

ROSEN *[30]* kommt nach Diskussion der Reovirus-Infektionen bei Menschen und Tieren zu dem Schluß, daß noch zu wenig Daten bekannt seien, um die Bedeutung der Reoviren als Ursache für menschliche oder tierische Erkrankungen beurteilen zu können. Von besonderem Interesse erscheint die weltweite Verbreitung der Viren unter den Menschen und im Tierreich. Möglicherweise bestehen sogar Beziehungen der Reoviren zum Pflanzenreich: Reoviren haben das gleiche komplementbindende Antigen wie das pflanzenpathogene Wund-Tumor-Virus, das u. a. von Grashüpfern übertragen wird. Beide Viren haben auch große Ähnlichkeit in ihrer Morphologie und Nukleinsäurestruktur (Doppelstrang-RNS) *[49]*.

## 3. Diagnostische Methoden

### a) Virusisolierung

Reoviren verursachen in empfindlichen Gewebekulturen einen charakteristischen CPE, der in stationären Kulturen erst am 6. Tag, das ist später als bei den Enteroviren, in Erscheinung tritt; in roller-tube-Kulturen ist er allerdings schon am 3. Tag sichtbar [17]. Die betroffenen Zellen zeigen zytoplasmatische Granulationen und keine oder erst sehr spät auftretende Kernveränderungen; die degenerierten Zellen bleiben in traubenförmigen Gruppen liegen [23, 12]. Das Wirtsspektrum der Reoviren ist sehr weit: sie vermehren sich nicht nur auf Nierenzellkulturen von Primaten, sondern auch von einer Reihe anderer Säuger [12]. Auch stabile Zell-Linien, z. B. HeLa-, KB- und L-Zellen sind empfindlich.

Die Virusdarstellung mit Hilfe der Plaquemethode gelang bei den Reoviren erst, als aus dem Kulturmedium das normalerweise verwendete Affen- oder Kälberserum weggelassen und durch 0,25% Magermilch oder 0,1% Rinderalbumin und 0,1% Hefe-Extrakt ersetzt wurde [25, 26]. RHIM und MELNICK [26] sehen in virushemmenden Faktoren der Seren die Ursache für die erfolglose Plaquedarstellung. Vergleichende Prüfungen ergaben, daß die Hemmtiter der gleichen Seren bei Anwendung der konventionellen Röhrchen-Methode zur Virusdarstellung viel geringer oder vernachlässigbar klein sind. Die Virusisolierung gelingt bei menschlichen Reovirus-Infektionen am häufigsten aus dem Stuhl, seltener auch aus Rachenspülwasser. Bei Infektionen von Rindern mit allen Serotypen [31, 32] sowie von Schimpansen mit Typ II [36] erfolgte die Virusisolierung ebenfalls aus Stuhlproben, die meisten Infektionen bei Tieren (Macaca, Cercopithecus, wilde und Laboratoriumsmäuse) wurden jedoch durch Virusisolierungen aus Organsuspensionen oder als latente Infektionen von Gewebekulturen nachgewiesen.

### b) Serologische Untersuchungsmöglichkeiten

Alle untersuchten Reovirusstämme besitzen ein gemeinsames komplementbindendes Antigen, aber unterschiedliche Antigenität gegenüber neutralisierenden sowie hämagglutinationshemmenden Antikörpern. Die Fähigket der Reoviren, menschliche Erythrozyten der Blutgruppe 0 zu agglutinieren, bzw. die Bildung hämagglutinationshemmender Antikörper hat für die serologische Untersuchung von Reovirus-Infektionen besondere Bedeutung erlangt. Die für die Hämagglutination verantwortlichen Rezeptorsubstanzen der Erythrozyten scheinen für die Typen I und II identisch zu sein, während sich Typ III deutlich davon unterscheidet (s. S. 629 „Experimentelle Forschungen"). Bei Infektionen mit Typ I erfolgt eine heterologe Bildung von Typ-II-Antikörpern und umgekehrt. Heterologe Typ-III-Antikörper werden nicht gebildet. Infektion mit Typ III

ruft eine homologe Antikörperreaktion hervor, es bilden sich keine gegen die
Typen I oder II gerichteten Antikörper. Diese Beobachtungen wurden bei
menschlichen Infektionen [33, 35] und bei Infektion von Mäusen [11] und
Rindern [32] in gleicher Weise gemacht. Für den Serotyp II wurden 4 Subtypen
(a, b, c, d) erkannt: die Titerhöhe eines Mäuse-Immunserums beträgt gegenüber
einem Virus unterschiedlichen Subtyps nur $1/16$ bis weniger als $1/512$ der Höhe,
die bei Reaktion mit dem Virus gemessen wird, das zur Antikörperbildung
verabreicht wurde. Bei Prüfung mit Viren des gleichen Subtyps ergeben sich
Hämagglutinationshemmungstiter von gleicher Höhe oder mindestens der
Hälfte [10]. Das Hämagglutinin der Reoviren ist bei 37° C stabil [4], bei
56 ° wird es innerhalb von 45 Minuten zerstört. Durch Variation der Erythro-
zytenkonzentration zwischen 0,5 und 1,5%, des pH-Wertes von 6,0 bis 8,0
und der Temperatur unterhalb von 37° C wird die Hämagglutination nicht
beeinflußt [7]. Für die Durchführung von Hemmungstesten hat sich die
Inkubation von Serum und Antigen über 24 Stunden bei 4° C als besonders
günstig erwiesen [33]. HALONEN und PYHTILÄ [8] gelang die Reinigung und
Anreicherung von Reovirus-Hämagglutinin durch Fluorokarbon, Säulenchromatographie über Kalziumphosphat und anschließende Elution mit Phosphatpuffer, sowie durch Ultrazentrifugation.

## 4. Epidemiologie und Immunologie

Für den Menschen stellen Darm und obere Luftwege den natürlichen Infektionsweg dar; das gleiche gilt für Rinder und Schimpansen. Bei den anderen oben
erwähnten Tierspezies ist der natürliche Infektionsablauf ungeklärt. Begrenzte
Epidemien mit Reoviren sind in Kinderheimen und Tierpopulationen bekannt
geworden, aber die epidemiologischen Verhältnisse sind weitgehend unbekannt.
Ob wilden oder Haustieren eine Bedeutung bei der Übertragung der Infektion
zukommt, ist noch nicht zu entscheiden. Bei einer Langzeituntersuchung in
Rinderherden wurden die Typen I und III hauptsächlich in den Winter- und
Frühjahrsmonaten (November bis April), Typ II im Juli und August gefunden
[32]. Entsprechende Verteilungen bei menschlichen Infektionen sind nicht
bekannt.
Das Virus kann mindestens 5 Wochen lang ausgeschieden werden, hämagglutinationshemmende Antikörper gegen Reoviren bleiben mindestens 6 Monate
lang erhalten. Bei Kindern mit prävalenten Antikörpern wird die Virusausscheidung viel seltener erfaßt als bei der Erstinfektion [35]. Die bei jüngeren
Kindern ausgeprägtere klinische Symptomatik, die im Falle einer Familieninfektion mit besonders starker Virusausscheidung einherging [36], weist ebenfalls auf die Ausbildung einer Immunität nach der Erstinfektion hin. Erwachse-
nenerkrankungen sind kaum beobachtet worden; das ist bei der ubiquitären
Verbreitung der Viren zu erwarten, wenn die Erstinfektion im Kindesalter
eine Immunität hinterläßt.

## 5. Ergebnisse experimenteller Forschungen

### a) Virusgröße und Struktur

Die durch Messung mit Gradocolmembranen-Ultrafiltration festgestellte Größe der Reoviren von etwa 72 m$\mu$ wurde für Sabin [37] einer der Gründe, die Reoviren aus der Gruppe der sehr viel kleineren Enteroviren herauszunehmen. Die angegebene Größenordnung ergab sich auch bei elektronenoptischen Untersuchungen [6, 44]. Strukturmäßig gehören die Reoviren nach mehreren unabhängigen Untersuchungen [6, 15, 44] aufgrund ihrer kubischen Symmetrie zu der Ikosahedral-Serie. Der Kern erscheint meistens hexagonal mit einem Durchmesser von 325 Å; regelmäßig und unabhängig von dem benutzten Zellsystem werden auch kernlose Partikel [9, 24, 44] sowie Intermediärformen mit geringerer Kernmasse [27] gebildet. Ein Virus hat 92 Capsomeren, die nochmal aus Untereinheiten bestehen und eine zentrale Höhlung von etwa 40 Å Durchmesser haben.

Mit den Reoviren ist, wenn man von der bei der Ikosahedral-Struktur möglichen Capsomerenzahl ausgeht, das dritte Glied dieser Struktur-Serie bekannt geworden; vorher waren das 1., 2., 4., 5. und 9. Glied bekannt (Bakteriophage Ø X 174, Polyoma-Viren, Herpes-simplex-Virus, Adenoviren, Tipula iridescens).

### b) Die Virusnukleinsäure

Die Reoviren sind unter den genannten bekannten Gliedern der Icosahedral-Serie das einzige RNS-Virus, alle anderen haben DNS. Der relativ langsame Vermehrungszyklus (s. unten) stellt die Reoviren ebenfalls in die Nähe von DNS-Viren. Bei histochemischen Untersuchungen kamen sogar Zweifel an der Natur der Reovirus-Nukleinsäure auf, als sich die Stellen im Zytoplasma, an denen das Virusantigen durch fluoreszierende Antikörper nachweisbar ist, bei Färbung mit Acridinorange vornehmlich blaßgrün oder gelb, nur manchmal — und dann auch nur teilweise — leuchtend rot darstellten. Kontrollen nach RN-ase- bzw. DN-ase-Behandlung konnten jedoch eindeutig zeigen, daß RNS die einzige Nukleinsäure der Reoviren ist [6, 24]. Die Art der nach Acridin-orange-Färbung auftretenden Fluoreszenz ist von den Diffusionsmöglichkeiten des Farbstoffs [20] und vom Polymerisationsgrad der vorliegenden Nuklein-säuren bestimmt [21, 38]. Gomatos et al. [6] sehen in der unerwarteten Acridinorange-Färbbarkeit der Reovirus-RNS einen Hinweis darauf, daß diese RNS wahrscheinlich als Doppelstrang-RNS vorliegt. Darin würden sich die Reoviren von den anderen RNS-Viren unterscheiden, deren Nukleinsäure als Einzelstrang angeordnet ist. Die Doppelstrangform ist sonst charakteristisch für DNS-Viren, bei denen nur ausnahmsweise Einzelstrang-DNS vorkommt (z. B. Bakteriophage Ø X 174) [21]. Vielleicht resultieren die Befunde, durch die die Reoviren immer wieder in die Nähe von DNS-Viren gelangen, aus der Struktur ihrer Nukleinsäure.

### c) Weitere pysikochemische Eigenschaften

Reoviren sind ätherresistent [6, 37]. Das Ausmaß ihrer Wärmebeständigkeit wird bei vergleichbaren Versuchsbedingungen sehr unterschiedlich angegeben: Für 37° C beträgt die Halbwertzeit der Infektiosität bei Reovirus Typ III etwa $1^1/_2$ Stunden [6], für Typ I wird sie mit 19 Stunden angegeben [27]. Die hämagglutinierende Aktivität ist qualitativ von der entsprechenden Aktivität anderer Viren unterscheidbar. Die Agglutination menschlicher Erythrozyten durch Reoviren wird durch Extrakt aus Vibrio cholerae nicht beeinflußt [1, 3, 5]; im Gegensatz zu den Myxoviren sind also neuraminsäurehaltige Rezeptoren an den Erythrozyten hier nicht beteiligt. Dies gilt auch für die Agglutinine der ECHO-Viren, deren Wirksamkeit bei vorheriger Behandlung der Erythrozyten durch Kaliumperjodat nicht beeinträchtigt wird. Reoviren können kaliumperjodat-vorbehandelte Erythrozyten nicht mehr agglutinieren. Proflavin hemmt die durch Reoviren und ECHO-Virus Typ 6 hervorgerufene Hämagglutination, während die anderen ECHO-Viren nicht beeinflußt werden [46]. Die Natur der Reovirus-Erythrozytenverbindung ist noch nicht bekannt, aber es muß angenommen werden, daß dafür intakte SH-Gruppen an den Viren notwendig sind, während das Glukoprotein der O-Erythrozyten wahrscheinlich frei von SH-Gruppen ist [5, 16]. Reovirus Typ III nimmt eine Sonderstellung ein, indem es auch Rinder- und Schaferythrozyten agglutinieren kann, diese Fähigkeit ist vom Vorhandensein neuraminsäurehaltiger Rezeptoren an den Erythrozyten abhängig und allen bekannten Stämmen des Typ III eigen, während nicht alle Stämme dieses Typs menschliche Erythrozyten zu agglutinieren vermögen. Dagegen sind keine Stämme der Typen I und II bekannt, die andere als menschliche Erythrozyten agglutinieren [3, 5].

### d) Virusmultiplikation und -freisetzung

Bei monozyklischem Infektionsverlauf wird nach einer Latenzzeit von durchschnittlich 7 Stunden das erste Antigen in den Zellen nachweisbar; der gesamte Multiplikations- und Freisetzungszyklus dauert 15 bis 20 Stunden, das ist für ein RNS-Virus ungewöhnlich lang [6, 40]. Die von RHIM et al. [24] mit 54 Stunden angegebene Dauer eines Virusvermehrungszyklus resultiert aus der geringeren Infektionsdosis (4,7 PFU/Zelle gegenüber 95 bzw. 240 PFU/Zelle bei den anderen Untersuchungen). Die ersten mikroskopisch erkennbaren Veränderungen in infizierten Zellen bestehen 6 bis 7 Stunden nach Infektionsbeginn im Auftreten kleiner zytoplasmatischer Einschlüsse, die sich mit HE rot, mit Giemsa blau anfärben. Im Phasenkontrastmikroskop erscheinen diese Einschlüsse als zytoplasmatische Granulationen. Das genannte Material sammelt sich perinukleär an und umschließt schließlich den ganzen Kern, bevor es sich erneut im Plasma verteilt und teilweise von der Zelle ausgeschieden wird. Prüfung mit fluoreszierenden Antikörpern ergab, daß diese Einschlüsse das gebildete Virusantigen enthalten; dieses erscheint zuerst in filamentösen Mustern, die sich perinukleär sammeln. Der Kern selbst wird nicht betroffen [6, 24]. Im Endstadium wird das perinukleäre Retikulum verschwommen, das Antigen streut diffus in das gesamte Zytoplasma und verläßt schließlich, eingeschlossen in zytoplasmatisches Material, die Zelle. Dabei werden nur 10 bis 20% des in den Zellen nachweisbaren Antigens freigesetzt; möglicherweise ist das Ausstoßen der Viren zusammen mit zytoplasmatischem Material eine wenig wirkungsvolle Art der Virusentlassung aus den Zellen, bei der sich die Viren der Nachweisbarkeit entziehen können [40].

Die eigenartige, regelmäßig auftretende Lokalisation des Virusantigens im Laufe des Vermehrungszyklus läßt eine Zuordnung zu den Zentriolen und Spindeln der Zellen erkennen, zu denen das Reovirusantigen offenbar eine besondere Affinität hat [39]. Das Wandern des Antigens in perinukleäre Stellung wird von SPENDLOVE et al. dahingehend erklärt, daß die Zelle in eine prämitotische Phase eintritt, in der sich das Spindelmaterial um den Kern gruppiert. Tatsächlich fehlt nach Mitosehemmung mit Colchicin, wobei die Ausrichtung der Spindeln verhindert wird, die typische Lokalisation des Antigens; mitosehemmende Gifte mit anderem Angriffspunkt zeigten keinen entsprechenden Effekt. In sich teilenden Zellen wird das Antigen immer in der Gegend der Zentriolen und Spindeln lokalisiert gefunden und schließlich gleichmäßig auf beide Tochterzellen verteilt.

### e) Onkolytische Wirkung

Bei der Untersuchung von Reovirus-Infektionen bei Mäusen [11] fiel auf, daß Reovirus Typ III ein relativ häufiger Begleiter von Maus-Tumoren ist. Es konnte in 5 von 7 untersuchten Fällen aus dem Gewebe transplantierter Leukämien isoliert werden. NELSON und TARNOWSKI [22] beobachteten das Eingehen einiger Sublinien von transplantierten Mäuse-Aszites-Tumoren nach langjährigen Passagen; dabei wurde die Aszitesflüssigkeit anormal und die Zellen klumpten zusammen. Virologische Untersuchungen entdeckten bei diesen Fällen Reovirus Typ III. Der ursächliche Zusammenhang dieses Virus mit der Onkolyse konnte demonstriert werden: bei gleichzeitiger Injektion der Maus mit normaler Aszitesflüssigkeit und dem Virus wurde je nach Virusdosierung das neoplastische Wachstum entweder ganz gehemmt, oder es entstand ein irreguläres Tumorwachstum mit wässeriger Flüssigkeit und reduzierter Zellzahl. Ohne Anwesenheit von Tumorzellen vermehrte sich injiziertes Virus nachweisbar in der Leber der Maus, ohne irgendwelche Krankheitserscheinungen zu machen. Neuerdings werden Reoviren auch in Zusammenhang mit dem Burkitt-

Tumor, einem über weite Gebiete des tropischen Afrika verbreiteten Lymphom, diskutiert, bei dem früher schon andere Viren (Herpesvirus, Adenoviren?) isoliert wurden. In Gewebekulturen aus einem Burkitt-Tumor von einem 5jährigen Jungen konnte Reovirus, wahrscheinlich Typ III, nachgewiesen werden. Neutralisierende Antikörper gegen das isolierte Virus lagen bei Burkitt-Tumorträgern in 20 von 25 Fällen, bei gesunden Kindern nur in 2 von 11 Fällen vor [47].

*Schrifttum*

1 DARDANONI, L. e P. ZAFFIRO: Sul potere emoagglutinante dei virus appartenenti al gruppo ECHO. Bull. Ist. Sieroterap. Milano *37*, 346 (1958)

2 DULBECCO, R. a. M. VOGT: Plaque formation and isolation of pure lines with poliomyelitis viruses. J. Exper. Med. *99*, 167 (1954)

3 EGGERS, H. J., P. J. GOMATOS a. J. TAMM: Agglutination of bovine erythrocytes: A general characteristic of reovirus type 3. Proc. Soc. Exper. Biol. Med. N. Y. *110*, 879 (1962)

4 GOLDFIELD, M., S. SRIHONGSE a. J. P. FOX: Hemagglutinins associated with certain human enteric viruses. Proc. Soc. Exper. Biol. Med., N. Y. *96*, 788 (1957)

5 GOMATOS, P. J. a. J. TAMM: Reactive sites of reovirus type 3 and their interaction with receptor substances. Virology *17*, 455 (1962)

6 GOMATOS, P. J., J. TAMM, S. DALES a. R. M. FRANKLIN: Reovirus type 3: Physical characteristics and interaction with L-cells. Virology *17*, 441 (1962)

7 HALONEN, P.: Growth, stability and hemagglutination of a reovirus. Ann. Med. Exper. Fenn. *39*, 132 (1961)

8 HALONEN, P. a. M. PYHTILA: Purification of reovirus and measles virus hemagglutinin by fluorocarbon, on calcium phosphate and by differential gradient centrifugation. Ann. med. exper. biol. Fenn. *40*, 365 (1962)

9 HARFORD, C. G., A. HAMLIN, J. N. MIDDLEKAMP a. D. D. BRIGGS: Electron microscope examination of cells infected with reovirus. J. Lab. clin. Med. *60*, 179 (1962)

10 HARTLEY, J. W., W. P. ROWE a. J. B. AUSTIN: Subtype differentiation of reovirus type 2 strains by hemagglutination inhibition with mouse antisera. Virology *16*, 94 (1962)

11 HARTLEY, J. W., W. P. ROWE a. R. J. HUEBNER: Recovery of reoviruses from wild and laboratory mice. Proc. Soc. Exper. Biol. Med., N. Y. *108*, 390 (1961)

12 HSIUNG, G. D.: Some distinctive biological characteristics of ECHO-10-virus. Proc. Soc. Exper. Biol. Med., N. Y. *99*, 397 (1958)

13 HULL, R. N., J. R. MINNER a. J. W. SMITH: New viral agents recovered from tissue cultures of monkey kidney cells. I. Origin and properties of cytopathogenic agents SV 1, SV 2, SV 4, SV 5, SV 6 SV 11, SV 12 and SV 15. Amer. J. Hyg. *68*, 204 (1956)

14 JACKSON, G. G., R. L. MULDOON a. G. S. COOPER: Reovirus type I as an etiologic agent to the common cold. J. clin. Invest. 40, 1051 (1961)

15 JORDAN, L. E. a. H. D. MAYOR: The fine structure of reovirus, as new member of the icosahedral series. Virology *17*, 597 (1962)

16 LERNER, A. M., J. D. CHERRY a. M. FINLAND: Hemagglutination with reoviruses. Virology *19*, 58 (1963)

17 LERNER, A. M., J. D. CHERRY a. M. FINLAND: Enhancement of cytopathic effects of reoviruses in rolled cultures of rhesus monkey kidney. Proc. Soc. Exper. Biol. Med., N. Y. *110*, 727 (1962)

18 LERNER, A. M., J. D. CHERRY, J. O. KLEIN a. M. FINLAND: Infections with reoviruses. New Engl. J. Med. *267*, 947 (1962)

19 MACRAE, A. D.: Reoviruses of man. Ann. N. Y. Acad. Sc. *101*, 455 (1962)

20 MAYOR, H. D. a. A. R. DIWAN: Studies on the Acridine orange staining of two purified RNA-viruses: Poliovirus and tobacco-mosaic virus. Virology *14*, 74 (1961)

21 MAYOR, H. D. a. N. O. HILL: Acridine orange staining of single-stranded DNA-bacteriophage. Virology *14*, 264 (1961)

22 NELSON, J. B. a. G. S. TARNOWSKI: An oncolytic virus recovered from swiss mice during passage of an ascites tumour. Nature *188*, 866 (1960)

23 RAMOS-ALVAREZ, M. a. A. B. SABIN: Characteristics of poliomyelitis and other enteric viruses recovered in tissue culture from healthy american children. Proc. Soc. Exper. Biol. Med., N. Y. *87*, 655 (1954)

24 RHIM, J. S., L. E. JORDAN a. H. D. MAYOR: Cytochemical, fluorescent-antibody and electronmicroscopic studies on the growth of reovirus (ECHO 10) in tissue culture. Virology *17*, 342 (1962)

25 RHIM, J. S. a. J. L. MELNICK: Quantitative studies of reovirus (ECHO 10) in monkey kidney cell cultures. Tex. Rep. Biol. Med. *19*, 851 (1961)

26 RHIM, J. S. a. J. L. MELNICK: Plaque formation by reoviruses. Virology *15*, 80 (1961)

27 RHIM, J. S., K. O. SMITH a. J. L. MELNICK: Complete and coreless forms of reoviruses (ECHO 10). Ratio of numbers of virus particles to infective units in the one-step-growth cycle. Virology *15*, 428 (1961)

28 ROSEN, L.: Serologic grouping of reoviruses by hemagglutination-inhibition. Amer. J. Hyg. 71, 242 (1960)

29 ROSEN, L.: Reoviruses in animals others than man. Ann. N. Y. Acad. Sc. *101*, 461 (1962)

30 ROSEN, L.: Respiratory enteroviruses and reovirus infections. Arch. Virusforsch. *13*, 272 (1963)

31 ROSEN, L. a. F. R. ABINANTI: Natural and experimental infection of cattle with human types of reoviruses. Amer. J. Hyg. *71*, 250 (1960)

32 ROSEN, L., F. R. ABINANTI a. J. F. HOVIS: Further observations on the natural infection of cattle with reoviruses. Amer. J. Hyg. *77*, 38 (1963)

33 ROSEN, L., H. E. EVANS a. A. SPICKARD: Reovirus infections in human volunteers. Amer. J. Hyg. *77*, 29 (1963)

34 ROSEN, L., J. F. HOVIS, F. M. MASTROTA, J. A. BELL a. R. J. HUEBNER: Observations on a newly recognized virus (abney) of the reovirus family. Amer. J. Hyg. *71*, 258 (1960)

35 ROSEN, L., J. F. HOVIS, F. M. MASTROTA, J. A. BELL a. R. J. HUEBNER: An outbreak of infection with a type 1 reovirus among children in an institution. Amer. J. Hyg. *71*, 226 (1960)

36 SABIN, A. B.: The significance of viruses recovered from the intestinal tracts of healthy infants and children. Ann. N. Y. Acad. Sc. *66*, 226 (1956)

37 SABIN, A. B.: Reoviruses, a new group of respiratory and enteric viruses formerly classified as ECHO type 10 is described. Science *130*, 1387 (1959)

38 SCHÜMMELFELDER, N., K. J. EBSCHNER u. E. KROGH: Die Grundlage der differenten Fluorochromierung von Ribo- und Desoxyribonucleinsäure mit Acridinorange. Naturwissenschaften *44*, 467 (1957)

39 SPENDLOVE, R. S., E. H. LENNETTE a. A. Ch. JOHN: The role of the mitotic apparatus in the intracellular location of reovirus antigen. J. Immunol. *90*, 554 (1963)

40 SPENDLOVE, R. S., E. H. LENNETTE, Ch. O. KNIGHT a. J. N. CHIN: Development of
viral antigen and infectious virus in HeLa cells infected with reovirus. J. Immunol.
*90*, 548 (1963)

41 STANLEY, N. F.: Reovirus — a ubiquitous orphan. Med. J. Aust. *2*, 815 (1961)

42 STANLEY, N. F.: Relationship of hepatoencephalomyelitis virus and reoviruses.
Nature *189*, 687 (1961)

43 TAYLOR-ROBINSON, D. a. D. A. J. TYRRELL: Serological studies on some viruses
isolated from common colds (rhinoviruses). Brit. J. Exper. Path. *43*, 264 (1962)

44 VASQUEZ, C. a. P. TOURNIER: The morphology of reoviruses. Virology *17*, 503 (1962)

45 ZALAN, E., W. E. LEERS a. N. A. LABZOFFSKY: Occurence of reovirus infection in
Ontario. Canad. Med. Ass. J. *87*, 714 (1962)

46 ZALAN, E., J. LESIAK a. N. A. LABZOFFSKY: The effect of proflavin on the hemagglutinating activity of reo- and ECHO-viruses. Canad. J. Microbiol. *8*, 181 (1962)

47 BELL, T. M., A. MASSIE, M. G. R. ROSS a. M. C. WILLIAMS: Isolation of a reovirus
from a case of Burkitt's lymphoma. Brit. Med. J. *1964*, 1212 (1964)

48 LOU, T. Y. a. H. A. WENNER: Natural and experimental infection of dogs with
reovirus type 1: pathogenicity of the strain for other animals. Amer. J. Hyg. *77*,
293 (1963)

49 STREISSLE, G. a. K. MARAMOROSCH: Reovirus and wound-tumor-virus: serological
cross-reactivity. Science *140*, 996 (1963)

# Adenoviren

Von O. VIVELL

## 1. Allgemeines und Definition

Der Einführung und späteren Vervollkommnung der Gewebekulturtechniken zur Züchtung von Polioviren verdanken wir auch indirekt die Entdeckung der Adenoviren. Die ersten Typen wurden 1953 bei Versuchen isoliert, Gewebe von Rachen- und Gaumenmandeln, wie es häufig operativ anfällt, in Kulturen zu züchten. Dabei stellten sich oft Spontandegenerationen ein, die auf HeLa- und anderen Zellen fortzüchtbar waren. Man hat heute bereits 30 serologisch differente Adenovirustypen vom Menschen isoliert und kennt außerdem 16 Typen von Affen, Hunden, Rindern und Mäusen [24].

Mit den Adenoviren verwandt sind das GAL-Virus der Hühner und das Hundehepatitisvirus (ICHV = infectious canine hepatitis virus). Es handelt sich demnach um eine in vielen Antigenvarianten bei Mensch und Tier weitverbreitete Virusgruppe [69].

In den ersten Jahren nach der Entdeckung wurden diesen Virusstämmen verschiedene Namen gegeben wie AD (= adenoid degeneration, nach dem zytopathogenen Effekt in Tonsillengewebekulturen), RI (= respiratory illness), ARD (= acute respiratory disease) und APC (= adenoidal pharyngeal conjunctival) Viren. 1956 wurde dann die Bezeichnung Adenoviren allgemein anerkannt, weil die wichtigste Isolierungsquelle die adenoiden Gewebe des Menschen sind [31].

*Die gemeinsamen Charakteristika* dieser Viren sind ein lösliches gruppenspezifisches, komplementbindendes Antigen, Ätherresistenz, DNS-Gehalt und typischer zytopathogener Effekt in Gewebekulturen. Die Vermehrung erfolgt im Zellkern, wo sich im Elektronenmikroskop oft kristallin angeordnete Virusaggregate erkennen lassen (siehe Abb. 1) [99]. Der Virusdurchmesser beträgt 60—80 m$\mu$, durch Neutralisation und Hämagglutinationshemmungstest lassen sich serologisch Typen abgrenzen und Antigenverwandtschaften nachweisen. Menschenpathogene Adenoviren rufen im allgemeinen bei den Laboratoriumstieren keine Krankheiten hervor, so daß man beim Studium dieser Virusgruppe vorläufig ganz auf Gewebekulturen angewiesen ist [69]. Es sind allerdings einige Ausnahmen bekannt, denn Hamster lassen sich unter Umständen sogar

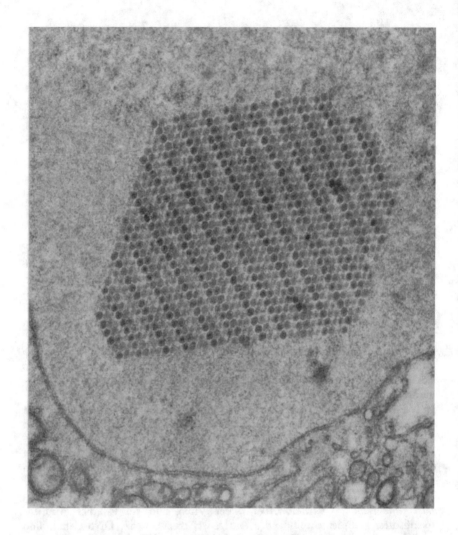

Abb. 1: Adenovirus Typ 7. Intranukleärer Viruskristall (vergr. 47 800 fach)
    (RIFKIND, R. A., Columbia University, New York 32, N. Y.).

tödlich mit Adenoviren infizieren [97]. Von besonderem Interesse ist die
jüngste Beobachtung, daß man mit den menschenpathogenen Typen 12 und 18
bei 1 Tag alten Hamstern nach intrapulmonaler Infektion intrathorakale
bösartige Tumoren (Sarkome) erzeugen kann, die 33 bis 90 Tage nach Inokulation auftreten. Es handelt sich dabei um die ersten menschenpathogenen Viren
mit tumorerzeugenden Fähigkeiten bei Laboratoriumstieren [129]. Bisher war

ein gleiches Verhalten vor allem von dem latenten Affenvirus SV40, das als Verunreinigung in Poliovirusvakzinen gefunden wurde, bekannt gewesen.

## 2. Geschichte

Die „klassischen" Respirationstraktviren der Influenza- und Psittakose-Ornithose-Gruppe sind nur für einen von Jahr zu Jahr stark wechselnden, meist sehr kleinen Anteil der Respirationstrakterkrankungen ätiologisch verantwortlich. Die klinische Bedeutung der abakteriellen Infekte der Luftwege ist dagegen nach eingehenden Untersuchungen von DINGLE und Mitarb. [26] außerordentlich groß. Sie beobachteten 61 Familien mit zusammen 292 Personen über einen Zeitraum von 3 Jahren. Dabei wurden alle auftretenden Krankheiten registriert und ärztlich überwacht. Selbst beim harmlosesten Schnupfen wurden eingehende bakteriologische und virologische Studien angestellt. Durchschnittlich hatte jede Person 10 Krankheiten pro Jahr, Infekte der Luftwege machten 66% aller Erkrankungen aus und wurden vorwiegend im Winter beobachtet. Sie waren bei Kindern häufiger als bei Erwachsenen und meist durch Schulkinder in die Familien eingeschleppt. Ca. 40% dieser Infekte waren ein einfacher Schnupfen. Nur 2,5% der Katarrhe der Luftwege verursachten Bakterien, meist hämolysierende Streptokokken der A-Gruppe, für die restlichen mußte eine Virusätiologie angenommen werden. Auch die volkswirtschaftlichen Schäden, die solche Infekte vor allem in den Winter- und Frühjahrsmonaten durch die Arbeitsausfälle und Behandlungskosten verursachen, sind beträchtlich und belaufen sich nach vorsichtigen Schätzungen in USA auf jährlich etwa 3 Milliarden Dollar [140]. Das regelmäßige Anschwellen der Krankenstände der Pflichtkrankenkassen im Januar/Februar ist auf solche Infektwellen zurückzuführen [114].
Es hat daher auch vor Entdeckung der Adeno- und anderen „neueren" Respirationstraktviren nicht an Versuchen gefehlt, die Erreger solcher Infekte, in denen man meist Viren vermutete, zu isolieren. Vor allem durch die Commission on acute respiratory diseases [15—18] wurden noch während des zweiten Weltkrieges ausgedehnte serologische und virologische Studien durchgeführt, durch die eine als ARD (= acute respiratory disease) bezeichnete Erkrankung mit einer Inkubationszeit von 5—6 Tagen und den klinischen Zeichen einer akuten Pharyngitis von schnupfenartigen Erkrankungen abgegrenzt wurde. Es gelang, die Infektion mit bakterienfreien Filtraten von Nasen- und Rachensekret auf freiwillige Versuchspersonen zu übertragen und 10 Jahre später als Adenovirus-Typ-4-Erkrankung zu identifizieren [40]. Die US-Armee hatte ihr besondere Aufmerksamkeit geschenkt, da bis zu 80% der Rekruten in den ersten 8 Wochen an einem solchen akuten Respirationstraktinfekt erkrankten, wodurch die Ausbildung erheblich gestört wurde. HILLEMAN und Mitarb. [49] gelang dann 1954 bei Rekruten die Isolierung eines als RI 67 (respiratory illness Fall Nr. 67) bezeichneten Virus aus Rachenspülflüssigkeit. Es war hinsichtlich des löslichen

komplementbindenden Antigens verwandt mit den 1953 aus Tonsillen und
Rachenmandeln isolierten Viren von Rowe und Mitarb. *[109]*, über deren
Bedeutung als Krankheitserreger noch nichts bekannt war. Letztere Autoren
fanden in 33 von 53 Gewebekulturen kindlicher Tonsillen, d. h. in 62%, nach
8—28 Tagen spontane Degenerationen der Zellen, die innerhalb von 8—10 Ta-
gen zur Zerstörung des Zellverbandes führten. Im Überstand dieser Kulturen
ließ sich ein vermehrungsfähiges Virus nachweisen, das besonders auf HeLa-
Zellkulturen weiter verimpft werden konnte. Das Virus wurde zunächst als
AD- (= adenoid degeneration) Virus bezeichnet, ein Zusammenhang dieses
Erregers mit abakteriellen Infekten des Respirationstrakts wurde vermutet.
Dies bestätigte sich durch vielfache Isolierung solcher Viren bei Patienten.
Schon im Dezember 1954 waren über 100 Virusstämme gezüchtet, die zu
6 verschiedenen Typen gehörten *[56]*. Die Typen 1, 2, 5 und 6 wurden
vorwiegend aus Tonsillen und Rachenmandeln gewonnen, die Typen 3 und 4
bei akuten Infekten der Atemwege. Serologische Studien ergaben eine weite
Verbreitung in der Bevölkerung *[68, 102, 70]*. Im Zusammenhang mit den
Rachenkatarrhen fand man häufig eine mehr oder weniger schwere Konjunktivitis, weshalb vorübergehend die epidemischen Stämme den Namen
APC- (= adenoidal-pharyngeal-conjunctival) Viren erhielten *[70]*. Schließlich
konnte auch die epidemische Keratokonjunktivitis 1955 als spezifische Infektion
mit dem Adenovirus Typ 8 identifiziert werden *[60]*. Ein Zusammenhang mit
exanthemartigen Erkrankungen vom Typ der Röteln und des Exanthema
subitum war ebenfalls schon 1954 durch die Isolierung eines zytopathogenen
Adenovirus bei einem Säugling mit Exanthem durch Neva und Enders angenommen und später vielfach bestätigt worden *[90]*. Auch bei tödlich verlaufenen Pneumonien konnten Adenoviren aus Lungengewebe isoliert werden
und schließlich wurden bereits erfolgreich Vakzinationsversuche durchgeführt
*[14—28, 51]*. Es war nach all diesen Beobachtungen kein Zweifel, daß man
eine klinisch bedeutsame Virusgruppe entdeckt hatte, die in den folgenden
Jahren eingehend experimentell untersucht wurde.

### 3. Klinik der Adenovirusinfektionen

#### a) Allgemeines

Wie häufig in der Virologie ist auch der Nachweis von Adenoviren im Rachensekret oder Stuhl noch kein direkter Beweis, daß eine gleichzeitig ablaufende
fieberhafte Erkrankung durch diese Erreger verursacht ist. Sicher gibt es zahlreiche latente Infektionen und wir müssen auch mit einem chronischen Virusträgertum rechnen, da Kinder, aus deren Tonsillengewebe solche Viren in hohem
Prozentsatz isoliert werden können, oft seit längerer Zeit keine akuten Atemwegserkrankungen gehabt hatten. Auch der Nachweis eines Antikörperanstiegs
gegen den isolierten Erreger kann noch in die Irre führen, da selbst bei klinisch

inapparentem Verlauf einer solchen Infektion eine immunologische Reaktion des Organismus zustande kommt. Der sichere Nachweis, daß ein bestimmter Typ des Adenovirus die Erkrankungswelle verursacht hat, gelingt meist nur durch vergleichende Untersuchungen einer Patientengruppe mit Kontroll-

| Krankheit | Typen | | Erläuterungen |
|---|---|---|---|
| | häufig | selten | |
| a) Endemische Typen 1, 2, 5 und 6 | | | |
| 1. Akute febrile Pharyngitis | 1, 2, 5 | — | Hohe endemische Durchseuchung, meist inapparente Infektion, nur sporadische Erkrankungen. |
| 2. Chronische Infektion von Gaumen- und Rachenmandeln | 1, 2, 5, 6 | — | Ursache von Tonsillenhypertrophie? Ca. 50% exzidierter Tonsillen latent infiziert. |
| 3. Lymphadenitis mesenterialis | 1, 2, 5, 6 | — | Gelegentlich Ursache für Invagination? |
| b) Epidemische Typen 3, 7, 7a, 14, 21 | | | |
| 4. Pharyngokonjunktivalfieber | 3, 7, 7a, 14 | 1, 2, 5, 6, 8, 15 | Epidemien bei Kindern, vereinzelt bei Erwachsenen, Infektionsquelle oft Schwimmbäder. |
| 5. Akute Respirationstrakterkrankung (ARD) | 4, 7, 21 | 1, 2, 3, 5, 6, 8, 14, 15, 19 | Epidemisch unter Rekruten, sporadisch bei jungen Erwachsenen, im Kindesalter selten. |
| 6. Abakterielle Gastroenteritis | 3, 7 | — | Bei Kindern mit oder ohne Respirationstrakterkrankung. |
| 7. Viruspneumonien a) Kinder b) Erwachsene | 7a 4, 7 | 1, 3 3 | nicht häufig, oft in Verbindung mit ARD. |
| 8. Exantheme | 3, 4 | — | Ähnlich wie Exanthema subitum oder Röteln, „Boston Exanthem". |
| 9. Follikuläre Konjunktivitis | 3, 7a | 2, 6, 9, 10, 16, 17, 20, 22 | Schwimmbadkonjunktivitis. |
| c) Typ 8 | | | |
| 10. Keratokonjunktivitis epidemica | 8 | 3, 7, 7a | Iatrogene Verbreitung bei Augenkranken durch Tonometer. |

Tab. 1: Klinische Symptomatologie der Adenovirusinfektionen

personen in der Umgebung. Vorteilhafte Untersuchungsbedingungen finden
sich in Kinderheimen, in denen besonders günstige Ausbreitungsmöglichkeiten
für solche Infekte vorhanden sind. Die folgende Tabelle gibt einen Überblick
über die durch Adenoviren bedingten klinischen Erscheinungen. Daneben kommen zahlreiche latente Infektionen vor.
Die Inkubationszeit von Adenovirusinfekten dauert 4—7 Tage, bei experimentellen Infektionen zwischen 2—8 Tagen [85, 123]. Besonders lang, etwa
14 Tage, ist sie beim Typ 8, dem Erreger der epidemischen Keratokonjunktivitis.
Dieser Typ zeigt auch eine geringere Virusausbeute in Gewebekulturen [62].

### b) Adenoviren der Typen 1, 2, 5 und 6

Man unterscheidet die mehr endemisch vorkommenden Typen 1, 2, 5 und 6
von den epidemischen Stämmen 3, 4, 7 und 14 und den Typ 8 von den
übrigen Adenoviren, deren Kenntnis noch besonders lückenhaft ist [1].
Die Virustypen 1, 2 und 5 müssen weit verbreitet sein und auch leicht übertragen werden können, da sich mit ihnen bereits Säuglinge und junge Kinder
in erheblichem Umfang primär infizieren. Man wußte aber bis vor kurzem noch
wenig über die Krankheitserscheinungen, die mit solchen Infektionen verbunden
sind. Einheitliche Epidemien mit diesen Typen sind kaum beobachtet worden
und es gibt zahlreiche Untersucher, die ihnen jede Bedeutung als Krankheitserreger absprechen [123, 65, 67, 143]. EICHENWALD [30] berichtete 1958 über
eine als „stuffy nose syndrom" bezeichnete schnupfenartige Erkrankungswelle
auf einer Frühgeborenenabteilung bei 30 Kindern, wobei stets Adenovirus
Typ 1, aber gleichzeitig auch hämolysierende Staphylokokken gefunden wurden, so daß er vermutet, daß der Bakterien-Virussynergismus Voraussetzung
für die Entstehung dieses klinischen Symptombildes ist. Isolierungen von
Adenoviren des Typs 2 bei einer Epidemie mit Fieber, Pharyngitis und Konjunktivitis sowie Brechdurchfällen wurden aus einem italienischen Kinderheim
berichtet [2], während in Finnland [35] ebenfalls Brechdurchfälle mit respiratorischen Symptomen und Pneumonien sowie Exantheme durch Adenovirus
Typ 1 und 2 im Winter 1960/61 gehäuft vorkamen. Sonst liegen nur Mitteilungen über sporadische Erkrankungen mit diesen Typen vor. Vergleichende
Isolierungsbefunde bei Infektkindern und Kontrollpersonen wurden vor allem
aus USA und Schweden mitgeteilt, wobei sich übereinstimmend ergab, daß die
Typen 1, 2 und 5 öfter bei Kindern mit Respirationstrakterkrankungen gefunden
werden können. Nach der schwedischen Studie schieden von 1093 Kindern mit
Luftwegsinfekten 56 diese Adenovirustypen aus, während man bei 830 Kontrollkindern nur 5 solche Stämme isolierte [123, 134].
Bei Infektionen in den Bindehautsack von Freiwilligen mit den Typen 1 und 5
kam es zu einer Erkrankung der Luftwege mit Konjunktivitis, während mit
den Typen 2 und 6 auch nach intranasaler Infektion eine leichte Erkrankung
ausgelöst werden konnte [123].

Man weiß heute, daß die Typen 1, 2, 5 und 6 leichte Infekte der Luftwege, vor allem eine febrile Pharyngitis bei sehr jungen Kindern verursachen können, daß sie aber trotz der hohen Durchseuchungsziffern nur zu etwa 5% ätiologisch an den entsprechenden Erkrankungen dieser Altersstufe beteiligt sind. Wesentlich häufiger kommt es zur klinisch latent bleibenden endemischen Durchseuchung. So konnte SUTTON *[125]* in einem Kinderheim, dessen 46 Insassen er regelmäßig über viele Monate testete, feststellen, daß während der Untersuchungsperiode 87% der Kinder einmal oder wiederholt Adenoviren der Typen 1, 2 und 5 ausschieden. Ein Zusammenhang mit Infekten der Luftwege ergab sich während dieser Beobachtungszeit nicht. Es wurde eine klinisch unterschwellig verlaufene, über das ganze Jahr sich hinziehende endemische Durchseuchung mit diesen Typen angenommen.

Über die Bedeutung des Adenovirus Typ 6 liegen noch zu geringe Erfahrungen vor, da dieser Typ bisher selten isoliert wurde.

Viel wichtiger als die akute Erkrankung durch die genannten Typen scheinen die Isolierungsbefunde aus Tonsillen, Rachenmandeln und anderen Lymphknoten zu sein, die offensichtlich eine chronische Infektion dieser lymphatischen Strukturen anzeigen. Man findet bei den Kindern, aus deren Tonsillen die Adenoviren 1, 2 und 5 isoliert werden können, fast stets auch homotypische Antikörper. Die Situation· ist demnach ähnlich wie beim Herpesvirus, das ebenfalls in maskierter Form bei immunen Personen persistiert. Während schon ROWE *[16]* in über 60% der untersuchten Tonsillengewebe Adenoviren der Typen 1 und 2 isolierte, fand EVANS *[34]* bei einer Nachuntersuchung in 15 von 30 Tonsillen und ISRAEL *[58]* in 25% von 220 Tonsillen und 60% von 200 Rachenmandeln ebenfalls die Adenovirustypen 1, 2 und 5. Inwieweit der klinische Befund einer chronischen Tonsillitis oder Hypertrophie der Rachen- und Gaumenmandeln mit solchen latenten Adenovirusinfektionen zusammenhängt, läßt sich noch nicht sagen. Eine eigentliche Rezidiverkrankung, wie man sie beim Herpesvirus kennt, ist bis heute bei der chronischen Tonsilleninfektion mit Adenoviren nicht bekannt.

In neuerer Zeit wurde aus Schweden und England *[77]* über Adenovirusisolierungen bei Fällen von Invagination berichtet. So ließ sich z. B. bei einer Studie von 38 Kindern mit Intussuszeption in 63% eine gleichzeitig bestehende Adenovirusinfektion nachweisen. Bei 18 von 35 Patienten stiegen die komplementbindenden Antikörper signifikant an, das Virus wurde aus 17 von 37 Stühlen isoliert, 5mal von 26 fand man es im Rachenspülwasser und bei 7 von 21 Patienten auch im Mesenteriallymphknoten. Dagegen wurden Adenoviren nur zweimal von 56 gesunden Kontrollkindern isoliert, ebenfalls zweimal bei 62 Patienten mit Enteritis und einmal bei 38 Kindern mit Bronchiolitis. Alle bei Invagination gefundenen Adenoviren gehörten zu den nichtepidemischen Typen 1, 2, 5 und 6. Die Befunde wurden durch andere Untersucher bestätigt, so daß eine Lymphadenitis mesenterialis, vermutlich mit Schwellung der Peyerschen Plaques, nach Adenovirusinfektion als eine der häufigsten Ursachen der Invagination im Kleinkindesalter angesehen werden muß.

## c) Adenoviren der Typen 3, 4, 7, 7a und 14

Während die Typen 1, 2, 5 und 6 endemisch zu einer breiten Durchseuchung der Bevölkerung führen, findet man die Typen 3, 4, 7, 7 a und 14 als Erreger von umschriebenen, mehr oder weniger ausgedehnten Epidemien von fieberhaften Infekten sowohl bei Kindern wie Erwachsenen [1, 123, 138]. Klinisch lassen sich im wesentlichen 3 Symptomengruppen unterscheiden, die teilweise auch spezifischen Virustypen zugeordnet werden können, das Pharyngokonjunktivalfieber (vor allem Typ 3), eine akute Respirationstrakterkrankung (ARD) bei jungen Erwachsenen, häufig bei Rekruten, und eine Gastroenteritis (Typen 3 und 7). Besonders die ARD kommt in Verbindung mit Viruspneumonien vor, die vor allem bei Kindern unter schlechten sozialen Verhältnissen sogar tödlich verlaufen können [14].

### α) Pharyngokonjunktivalfieber

Diese akute, oft hochfieberhafte Erkrankung entsteht plötzlich nach einer Inkubationszeit von 4—6 Tagen und wird durch die Symptomentrias: follikuläre Pharyngitis und Konjunktivitis mit Fieber so charakterisiert, daß typische Epidemien klinisch als Adenovirusinfektion zu erkennen sind [5, 118, 45, 73, 91, 36, 131]. Das Krankheitsbild gleicht demnach weitgehend dem der klassischen Virusgrippe, wobei aber das allgemeine Krankheitsgefühl geringer ist und die Beteiligung der Konjunktiven mehr im Vordergrund steht. Bei einer klinischen Untersuchung findet man gelegentlich eine nur einseitige Konjunktivitis mit z. T. erheblicher Chemosis bei samtartiger bzw. follikulärer oder froschlaichartiger Schwellung der Conjunctiva palpebrae und starker Injektion der Conjunctiva bulbi. Die Sekretion bleibt meist serös, kann aber auch eitrig werden. Gelegentlich finden sich sogar konjunktivale Blutungen. Nur in 20—25% der Erkrankungen fehlt eine stärkere Beteiligung der Augenbindehäute. Bei der Inspektion der Mundhöhle fällt eine grauweiß-bräunlich belegte Zunge auf mit freiem Rand und V-förmigem, entzündetem Spitzenbereich. Rachen- und Gaumenschleimhaut ist hochrot und zeigt eine follikuläre Schwellung, wobei sogar herpanginaartige Bläschen vorkommen. Tonsillen sind entzündlich gerötet und vergrößert, gelegentlich finden sich auch weißliche Beläge. Die regionalen Lymphknoten lassen sich druckschmerzhaft vergrößert tasten. Entzündungen der Trachea und tieferen Luftwege und damit ein Husten fehlen, was recht charakteristisch ist, doch kommt eine Beteiligung der Nebenhöhlen, vor allem eine Otitis, nicht selten vor. Symptome von seiten des Abdomens, wie Brechdurchfall und Leibschmerzen, sowie eine Hepato- und Splenomegalie werden gelegentlich beobachtet. Herz und Kreislauf bleiben weitgehend unbeteiligt, das EKG zeigt einen normalen Stromverlauf. Rötelnartige Exantheme sind seltener, ebenso Fieberkrämpfe oder andere neurologische Symptome, die an eine flüchtige Meningo-Enzephalitis denken lassen. Komplikationen gibt es kaum, wenngleich die Rekonvaleszenz sich recht lange hinzieht, da Mattigkeit, Konzentrations- und Leistungsschwäche wie nach Grippe häufig sind. Das Blutbild ist uncharakteristisch, in leichten Fällen überwiegt eine Leukopenie bei relativer Segmentose. Zweiterkrankungen wurden oft beschrieben. In der Mehrzahl der beobachteten Epidemien — so während einer Erkrankungswelle in Hamburg im Sommer 1953 [43, 10] — wurde Adenovirus Typ 3 als Erreger festgestellt. Daneben finden sich klinisch kaum zu unterscheidende Epidemien auch durch die Typen 7 und 14, seltener durch Typ 1, 2, 5 und 6. Differentialdiagnostisch ist die Erkrankung von der echten Virusgrippe, Herpangina, abortiven Poliomyelitis, Streptokokkenangina und infektiösen Mononukleose abzugrenzen.

## β) Akute Respirationstrakterkrankung (ARD)

Diese hauptsächlich bei Erwachsenen, vor allem bei Rekruten beobachtete, epidemisch und sporadisch vorkommende Erkrankung unterscheidet sich vom Pharyngokonjunktivalfieber durch eine stärkere Beteiligung der tiefen Luftwege und selteneres Vorkommen einer Konjunktivitis. Schon vor Entdeckung der Adenoviren wurde diese Erkrankung durch die Commission on respiratory diseases der US-Armee klinisch als ARD-Infektion abgegrenzt [15–18, 72, 130]. Sie beginnt ebenfalls akut nach einer Inkubationszeit von wenigen Tagen und dauert 2—10 Tage. Schnupfen, Pharyngitis, Heiserkeit, produktiver Husten und gelegentlich auch Zeichen einer atypischen Pneumonie entwickeln sich nach einem fieberhaften Beginn mit Schüttelfrost, Mattigkeit, Kopfschmerzen und allgemeinem Krankheitsgefühl. Die Infektion verläuft meist leicht und erfordert nur bei $1/4$ bis $1/5$ der Patienten ärztliche Hilfe oder Hospitalisierung, vor allem, wenn sich eine atypische Pneumonie einstellt, die dann keinen Anstieg der Kälteagglutinine oder der Antikörper gegen MG-Streptokokken zeigt. In manchen Epidemien herrschen Bronchitiden und Bronchiolitiden mit interstitiellen Pneumonien vor. Auch flüchtige Exantheme und Gastroenteritiden wurden beschrieben. Bei typischen Ausbrüchen findet sich vor allem Adenovirus Typ 4.

Nach Infektionen mit Adenovirus Typ 7 und 7a sind aus Frankreich [14], Holland [74] und China [126] sogar Todesfälle berichtet worden, wobei das Virus aus Lungengewebe isoliert wurde, z. T. aber gleichzeitig bakterielle Superinfektionen bestanden. Besonders für junge Kinder scheinen Infektionen mit Typ 7 gefährlich zu sein. Das Krankheitsbild gleicht dabei weitgehend dem einer schweren Typ-4-Erkrankung. Warum bei Kindern die Typen 4 und 7 sehr viel seltener isoliert werden als bei Erwachsenen, ist noch unbekannt. Über eine besonders schwer verlaufene Epidemie 1958/59 wurde aus Peking berichtet [126]. Die Patienten waren meist 6 Monate bis 2 Jahre alte Kinder mit schweren Bronchiolitiden, die zu Anoxämien und oft zu Herzversagen führten. Die Gesamtmortalität betrug 16%. Pathogene Bakterien fanden sich nur selten. Bei Autopsien zeigten sich Nekrosen des Bronchialepithels und peribronchiale Pneumonien, sowie in einigen Fällen intranukleäre Einschluß-körperchen in Epithelzellen, wie sie nach Infektionen von Gewebekulturen mit Adenoviren auftreten. In 70,4% von 81 untersuchten Proben wurden Adenoviren der Typen 3 und 7 isoliert.

### γ) Gastroenteritis

Zahlreiche der neuerdings entdeckten Adenovirustypen scheinen vorwiegend Darmviren zu sein. Es liegen Mitteilungen vor über eine ätiologische Beziehung zwischen Adenovirusinfektion und Gastroenteritis im Kleinkindesalter, wobei auch Brechdurchfälle beobachtet wurden [123,75,64,38]. Eine Respirations-trakterkrankung tritt dabei im klinischen Bild ganz in den Hintergrund. Bei solchen Epidemien konnten vor allem die Typen 3 und 7 isoliert werden.

### d) Adenovirus Typ 8

*Epidemische Keratokonjunktivitis.* Diese bereits 1905 durch DIMMER [149] klinisch beschriebene Infektionskrankheit begegnet vor allem dem Ophthalmo-logen [149,136,61,120,22]. Nach einer für Adenoviren relativ langen In-kubation von 7—10 Tagen erkranken die Patienten mit Fremdkörpergefühl und Reizerscheinungen eines Auges, sehr viel seltener beider Augen gleich-zeitig. Es kommt dann zunehmend zu einer konjunktivalen Hyperämie mit Entwicklung grober Sagokornfollikel der unteren Übergangsfalte, Chemosis und gelegentlich Fleckblutungen in die Konjunktiva. Auf der palpebralen, samtartig geschwollenen Konjunktiva bilden sich graue Fibrinbeläge, die Horn-hautsensibilität bleibt erhalten. Am 2. bis 3. Krankheitstag schwellen die seitengleichen präaurikulären Lymphknoten an und sind etwas druckschmerz-haft. Es besteht in dieser Zeit oft ein allgemeines Krankheitsgefühl mit Ab-geschlagenheit, obwohl man insgesamt mehr den Eindruck einer am Auge lokalisiert bleibenden Erkrankung gewinnt. Um den 6. bis 10. Tag kommt es zu einem Rückgang der Reizerscheinungen. Hornhautbefunde im Sinne von flachen, oberflächlichen Infiltraten finden sich erstmals um den 7. bis 12. Krank-heitstag und heilen zwischen dem 13. bis 26. Tag wieder ab. Mit ihrem Auf-treten nehmen die entzündlichen Reizerscheinungen erneut zu. Eine spätere Miterkrankung des zweiten Auges kommt sehr häufig vor, verläuft aber oft leichter als an dem Auge, an dem die Erkrankung begann. Meist heilt die Keratitis narbenlos ab, doch gibt es auch Fälle, bei denen durch Narbenbildung eine Visusminderung eintritt. Diese in Augenkliniken und Augensanatorien durch Tonometrie iatrogen verbreitete Infektion wurde von JAWETZ [60] 1955 als Adenovirus-Typ-8-Erkrankung erkannt, ein Befund, der aus Japan [37], Schottland [6], Saudi-Arabien [86], Formosa [146] sowie aus Deutschland [136] bestätigt wurde. Der Typ 8 des Adenovirus ist schwieriger in Gewebekulturen zu züchten als andere Typen und erreicht nicht sehr hohe Infektionstiter [62]. Er verhält sich epidemiologisch anders als die übrigen Typen. Die epidemische Keratokonjunktivitis ist unter Erwachsenen nicht sehr infektiös, da Patienten nur geringe Virusmengen ausscheiden. Epidemien entstehen daher vorwiegend iatrogen. Die Durchseuchung mit diesem Virustyp ist demnach gering und beträgt in USA für Erwachsene nur 4%. In sehr dicht und unhygienisch lebenden Bevölkerungen ist die Infektion leichter übertragbar, wie in Japan festgestellt wurde, wo bereits 30% der Jugendlichen Typ-8-Antikörper besitzen. Kleinkinder bekommen fast nie eine Keratitis, sondern eine membranöse Konjunktivitis mit allgemeinen Krankheitszeichen und Symptomen von seiten des Gastrointestinal- und Respirationstraktes. Für die epidemische Keratokonjunktivitis ist die primäre Infektion über die Bindehaut erwiesen, die experimentell auch bei anderen Typen der Adenoviren gelingt. Die Bindehaut der Augen gewinnt als Eintrittspforte für Adenovirusinfekte eine große Bedeutung.

### e) Andere Adenoviren

Unsere Informationen über Erkrankungen durch Adenoviren der übrigen Typen sind noch spärlich. Eine Epidemie mit Typ 21 wurde in Holland in den Jahren 1960/61 bei Rekruten beobachtet, deren Hauptsymptome Fieber, Halsschmerzen und Husten waren [133]. Nur ein Viertel der Patienten zeigte eine tiefergreifende Beteiligung der Atemwege, etwa 15% mußten ärztlich behandelt werden. 118mal wurde Typ 21 isoliert. Dieser Stamm war erstmals, zunächst als Typ 19 bezeichnet, 1957/58 in Rußland bei jungen Erwachsenen mit Infekten der oberen Luftwege isoliert worden [148]. Außerdem wurde er bei einem Trachompatienten 1960 in Saudi-Arabien gefunden. 1961/62 traten in Indien Epidemien bei Rekruten mit diesem Typ auf und seit Februar 1962 wurde er zunehmend auch in England isoliert [98]. Besonders bei Kleinkindern kam es zu schweren Erkrankungen wie Bronchopneumonien, Pneumonien, Laryngotracheobronchitis und Bronchiolitis.
Eine Konjunktivitis nach Laborinfektion mit dem Typ 22 wurde aus USA berichtet [115], sie kommt auch nach Infektionen mit den Typen 9, 10, 16, 17 und 26 vor. Bei leichten Respirationstrakterkrankungen isolierte man ferner der Typen 9 und 15 [19]. In einem Fall konnte Adenovirus Typ 15 aus einer operativ entfernten Appendix isoliert werden [132].

### f) Exanthematische Erkrankungen und ZNS-Beteiligung

Auf das Vorkommen von Exanthemen bei Adenovirusinfektionen wurde bereits in den Abschnitten 1 und 2 hingewiesen. In den letzten Jahren häuften sich Mitteilungen über Adenovirusisolierungen bei Exanthema subitum, so daß man damit rechnen muß, daß dieses, dem Pädiater geläufige, ätiologisch noch ungeklärte Krankheitsbild als Adenovirusinfektion angesehen werden kann. So fanden NAGAYAMA und Mitarb. *[87]* bei Kindern mit Exanthema subitum 9mal im Stuhl Adenovirus Typ 3. Auf einen solchen Zusammenhang weisen auch Befunde finnischer Autoren hin *[59]*. Ein rötelnartiges Exanthem hatten schon NEVA und ENDERS 1954 *[90]* bei ihrer ersten Adenovirusisolierung (Typ 4) beobachtet.

Enzephalitische oder meningitische Symptome (Krämpfe, Koma, Paralysen, EEG-Veränderungen, Erhöhung der Liquorzellzahl) wurden gelegentlich bei Adenovirusinfekten beobachtet, sind aber selten *[14, 123, 29, 105]*. Ein Typ-12-Adenovirus, das bekanntlich im Tierversuch kanzerogen ist, wurde bei einer Meningoenzephalitis eines 1¼ Jahre alten Mädchens mit Halbseitenlähmung und Krämpfen aus Stuhl isoliert. Auch neutralisierende und komplementbindende Antikörper stiegen an *[29]*.

## 4. Pathologie

### a) Pathologie der menschlichen Adenovirusinfektion

Pathologisch-anatomische Befunde nach Adenovirusinfektionen liegen erst wenige vor. Eine Probeexzision bei 2 Kindern mit nachgewiesener Typ-7-Erkrankung ergab eine Destruktion des Bronchialepithels *[147]*.

Schwerste Viruspneumonien mit 3 Todesfällen sahen CHANY und Mitarb. *[14]* im Dezember 1955 bei Infektionen mit dem Typ 7a in einem überfüllten Kinderheim in Paris. Einmal trat gleichzeitig eine Enzephalitis auf. Typ 7a wurde einen Tag vor dem Tode aus Liquor isoliert und bei der Autopsie aus Lunge und Gehirn. Pathologisch-anatomisch fand sich eine Nekrose von Tracheal- und Bronchialepithel mit fast völliger Zerstörung der Mukosa. Das Lumen der Bronchien war verstopft mit nekrotischen azidophilen Massen. In einigen Lungenabschnitten ließ sich der Bronchusrest nur noch durch eine ringförmig angeordnete Muskulatur und ein Knorpelfragment erkennen. Die Nekrose griff z. T. auch auf die Lunge über. In den Randpartien solcher azidophiler Nekrosen fand sich eine Alveolitis mit Fibrin und Monozyteninfiltraten. Besonders typisch war der Befund an den Epithelzellen der Bronchien und submukösen Drüsen mit z. T. azidophilen intranukleären Einschlüssen. In anderen Zellen war der Kern geschwollen, mit einer basophilen Masse angefüllt und einem helleren Hof.

Diese zytologischen Veränderungen entsprachen denen, die man bei HeLa-Zellkulturen mit dem gezüchteten Adenovirus Typ 7a auch beobachten konnte. Sie wurden in ähnlicher Weise bei Pneumonien nach Masern und Pertussis beschrieben. Die Kombination von Nekrosen des Bronchialepithels mit Einschlußkörperbefunden in Epithelzellen sprechen für eine Produktion großer Virusmengen *[126, 78]*. Im Gehirn fanden sich perivaskuläre Veränderungen und monozytäre Infiltrate in den Meningen.

Mit der Papanicolaou-Färbung kann man im Sputum degenerierende, einen Flimmerbesatz tragende Epithelien finden, die Einschlüsse und andere Veränderungen aufweisen und als „Ziliozytophthoria" bezeichnet werden *[100]*. Sie ließen sich bei 282 Rekruten mit Atemwegserkrankungen in 59% im Sputum nachweisen, wobei 77% der Infekte als Adenovirusinfektionen zu identifizieren waren. Gleichartige Befunde wurden aber auch bei Grippevirusinfektionen erhoben, so daß ein solcher Zellbefund zwar auf eine Virusinfektion hinweist, aber nicht spezifisch ist.

### b) Morphologie des zytopathogenen Effekts

Die Entdeckung der Adenoviren 1953 gelang auf Grund des übertragbaren zytopathogenen Effekts, der in Gewebekulturen von Tonsillen und Adenoiden beobachtet wurde. Aus den operativ entfernten Geweben wuchsen Zellen in Rasen aus, wobei häufig zwischen 8. bis 28. Tag die Epithelien sich abrundeten und zu traubenartigen Klumpen zusammenballten. Dieser destruktive Prozeß wurde in verschiedenen Zellsystemen mit serologisch differenten Adenovirustypen eingehend analysiert *[1, 8, 9, 24, 33, 76, 85, 88, 103, 104]*. Man unterscheidet heute eine *Frühschädigung* mit Abrundung und Verklumpung der Zellen von einem *späten Effekt* mit charakteristischen Veränderungen der Zellkerne. Die Frühschäden finden sich sowohl nach Infektion mit vermehrungsfähigen wie hitzeabgetöteten Adenoviren. Ferner tritt eine Mitosehemmung ein. Sie sind durch eine während der Virussynthese gebildete toxische Substanz verursacht, die bei den verschiedenen Adenovirustypen in unterschiedlicher Stärke erkennbar wird. Eine gleiche Abrundung der Zellen, aber weitgehendes Fehlen einer Zusammenballung wurde bei den Typen 9, 10, 13, 25, 26, 27, 28 beobachtet. Dieser für menschliche Adenoviren typische zytopathogene Effekt findet sich vor allem in konstanten Linien epithelialer Zellen, wie HeLa, KB, Hep 2, doch kommt es zu ähnlichen, langsamer sich entwickelnden Veränderungen auch in primären Zellkulturen von menschlichem Amnion, Affennierenzellen oder Kaninchenniere.

Die späteren Zellveränderungen, die etwa 14 Stunden nach Infektion des Zellrasens beginnen, dürften dagegen direkte Folge der intranukleären Vermehrungsvorgänge des Virus sein. Bei den letzteren unterscheidet man zwei Typen, durch die sich wieder zwei Gruppen von Adenoviren charakterisieren lassen. Es ist beachtenswert, daß diese Gruppen sich auch im klinischen Verhalten unterscheiden. Die Typen 1, 2, 5 und 6, d. h. die endemischen Stämme, führen zur Bildung von zunächst kleinen eosinophilen, feulgennegativen Einschlüssen im Zellkern, die später basophil und feulgenpositiv werden, während die epidemischen Typen 3, 4 und 7 selten solche Einschlüsse bilden. Bei ihnen ändert sich mehr die Chromatinstruktur, die oftmals Rosettenform annimmt.

Ferner findet man relativ große eosinophile „Kristalle" intranukleär, die später ebenfalls basophil und feulgenpositiv werden. Sie liegen besonders in Vakuolen um den Zentralkörper, wobei man „dunkle" und „helle" Kristalle unterscheiden kann. Versuche, noch weitere Virusgruppen morphologisch zu differenzieren, scheitern auch daran, daß unterschiedliche Zellsysteme differente Schädigungsbilder erkennen lassen.

## 5. Ätiologie

### a) Morphologie, physikalische und chemische Eigenschaften

Man kennt heute 30 serologisch differenzierbare menschliche Adenovirustypen *[24]*. Nach elektronenoptischen Messungen sind sie etwa 60—80 m$\mu$ groß, polyhedral und besitzen einen dichteren Zentralkörper und eine weniger dichte Außenschicht *[99]*.

Morphologische Studien der Struktur der Typen 4, 5 und 6 lassen die Viruspartikel als Ikosahedron erscheinen. Die Virusproteinhülle (Capsid) des Typ 5

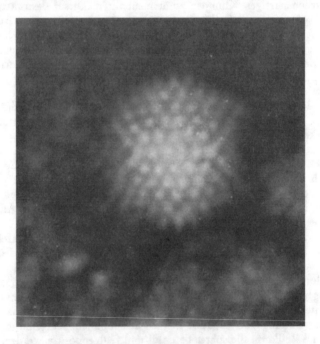

Abb. 2: Elektronenoptische Aufnahme eines einzelnen Partikels von Adenovirus Typ 5 (nach HORNE, Institute of Animal Physiology, Babraham, Cambridge, Academic Press).

besteht aus 252 Untereinheiten (Capsomere) *[55]* (siehe Abb. 2 und 3). Der Durchmesser eines Capsomers beträgt 70 Å und dürfte etwa einem Proteinmolekül entsprechen. Die Capsomere sind wahrscheinlich pentagonale und hexagonale hohe Prismen, die auf dem Kern fest verankert sind und eine stabile Schale bilden. Wahrscheinlich stellen die beiden Typen der Capsomere die Antigene A und C dar. Der Viruskern enthält DNS in amorpher und filamentöser Form. Er mißt 35 m$\mu$ im Durchmesser, während die Proteinhülle 12 m$\mu$ breit ist. Auch bei den Adenoviren konnte man infektiöse DNS nach Entfernung des Proteinmantels gewinnen *[101]*.

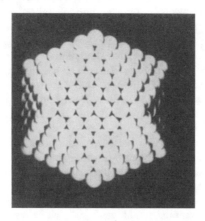

Abb. 3: Modell aus 252 sphärischen Teilchen nach Art eines Ikosahedron angeordnet wie auf Abb. 2 (nach HORNE, Academic Press).

Adenoviren sind hitzelabil, bleiben aber bei $+ 4°$ C und $— 20°$ C über Monate und Jahre vermehrungsfähig. Bei $+ 20°$ C und $36°$ C überleben sie noch einige Tage, während sie bei $56°$ C innerhalb 30 Minuten inaktiviert sind *[27]*. Na$^+$ hemmen, Mg$^{++}$ und Ca$^{++}$ fördern die Thermoinaktivierung. Die Ätherresistenz, eine Eigenschaft sehr kleiner Viren, deren Hülle keine Lipide enthält, grenzt sie von zahlreichen anderen Respirationstraktviren, vor allem den Myxoviren, scharf ab *[42]*. Dagegen sind sie empfindlich gegen Austrocknung *[11]*. Die Stabilität gegenüber pH-Verschiebungen ist recht groß und reicht von pH 2,0 bis 10,1 *[25]*.
Eine Reinigung der Viren gelingt mit Fluorokarbon, isoelektrischer Präzipitation, Zentrifugation im Zäsiumchloridgradienten oder Chromatographie *[32, 79, 122]*. Mit der letzteren Methode können sogar Adenoviren einzelner Typen exakt getrennt werden *[48]*. Von Antibiotika werden sie nicht beeinflußt. Die Kinetik der Inaktivierung mit UV-Licht und salpetriger Säure läßt ein unterschiedliches Verhalten verschiedener Adenovirustypen erkennen *[141]*.

*b) Serologische Eigenschaften, Antigenanalyse*

Für die Abgrenzung der Adenoviren ist der Nachweis eines gemeinsamen, löslichen, komplementbindenden Antigens entscheidend. Nähere Antigenanalysen ergaben, daß es zwei gruppenspezifische Antigene A und B gibt, an die die komplementbindende Aktivität gebunden ist. Ein drittes Antigen C ist dagegen typenspezifisch [94]. Diese Antigene wurden zunächst immunelektrophoretisch nachgewiesen, später mittels Chromatographie und Geldiffusion getrennt und analysiert.

Die Antigene A und C sind resistent gegen Proteasen und Nukleasen, färben sich aber mit Akridinorange und enthalten daher wahrscheinlich Nukleoproteine. Ihr Durchmesser beträgt 8—10 m$\mu$. Sie lassen sich vom infektiösen Viruspartikel durch Zentrifugation in einem Sukrose-Dichte-Gradienten abtrennen. Das Antigen B hat einen Durchmesser von ca 17 m$\mu$, enthält Protein, aber keine Nukleinsäure. Antigen A besteht aus den Komponenten Alpha und DNS, Antigen B aus Beta und Gamma, Antigen C aus Gamma und DNS. Die Komponenten Alpha und Beta sind gruppenspezifisch, während Gamma typenspezifisch ist. Antigen B ruft den frühen toxischen zytopathogenen Effekt hervor [92].

Durch spezifische Neutralisation ließen sich die heute bekannten 30 serologisch unterscheidbaren Adenovirustypen differenzieren [24]. Man hat allerdings vereinzelt Stämme isoliert, die typenspezifische Antigene von 2 Typen besaßen, so von den Typen 3 und 7 und den Typen 9 und 15 [19, 82]. Vielleicht handelt es sich dabei um genetische Rekombinationen. Solche Stämme werden dann von den spezifischen Immunseren beider Typen voll neutralisiert. Teilverwandtschaften, erkennbar in serologischen Mitreaktionen, sind unter den Typen 3 und 7; 7, 11 und 14; 8 und 9; 15 und 25 sowie 26 und 27 festgestellt worden [24].

Die serologischen Verwandtschaften der Typen 3, 7 und 14 wurden auch bei Vakzinationsversuchen am Menschen nachgewiesen. Die Typen 10 und 19 zeigen Kreuzreaktionen im Hämagglutinationshemmungstest, aber nicht in der Neutralisation [42]. Innerhalb der Typen lassen sich auch sogenannte „Primestämme" abgrenzen, wie dies für den Typ 7 mit dem Untertyp 7 a seit langem bekannt ist. Es handelt sich hierbei um frisch isolierte Adenoviren mit breiterem Antigenspektrum als der Prototyp. Prototyp-Antiseren besitzen gegenüber Primestämmen keine hämagglutinationshemmende Wirkung, während Antiseren der Primestämme auch die Hämagglutination von Prototypen hemmen [108].

Die klinisch und zytopathologisch erkennbaren Differenzen zwischen den Typen 1, 2, 5 und 6 lassen sich auch in der Neutralisationskinetik erfassen. Eine Änderung der Virusdosis um das Zehnfache bewirkt bei den Typen 1, 2, 5 und 6 auch eine zehnfache reziproke Änderung des Neutralisationstiters, bei den Typen 3, 4 und 7 dagegen nur eine dreifache. Antikörperüberschuß führt zur völligen Neutralisation der Adenoviren [25].

## c) Hämagglutination

Die von ROSEN *[106]* 1958 erstmals beschriebene Agglutination von Erythrozyten hat sich als brauchbare Methode zur Aufstellung von Adenovirusgruppen,
zur in-vitro-Titration und zur Immunkörperbestimmung im Hämagglutinationshemmungstest erwiesen *[42]*. Die Blutkörperchen von 26 Vogel- und
7 Säugetierarten lassen sich mindestens von einem, häufig von mehreren
Adenoviren der Typen 1—16 agglutinieren, geprüft wurden 47 Vogel- und
33 verschiedene Säugetierarten *[89]*. Die höchsten Titer (mindestens 1 : 125 bis
1 : 256) wurden mit Rattenerythrozyten gefunden. Eine besonders für die
Klassifizierung von Untergruppen brauchbare Differenz im Hämagglutinations-
verhalten ergab sich zwischen Rhesusaffen- und Rattenerythrozyten, wodurch
sich 3 Gruppen unterscheiden lassen. Eine Überprüfung des Agglutinationsverhaltens frisch isolierter Stämme erlaubt rasch eine Zuordnung zu einer der
drei Gruppen.

| Gruppe | Typen | Hämagglutination Rhesus | Ratten |
|---|---|---|---|
| 1 | 3, 7, 11, 14, 16, 20, 21, 25, 28 | + | 0 |
| 2 | 8—10, 13, 15, 17, 19, 22—24, 26, 27 | + oder 0* | + |
| 3 | 1, 2, 4, 5, 6 | 0 (+ in Gegenwart heterologer Immun- seren) | teilweise |

*) Einige Typen, z. B. 9, 13, 15, agglutinieren Rhesusblutkörperchen,
aber in niedrigerem Titer als Rattenerythrozyten.

Tab. 2: Einteilung der Adenoviren in Untergruppen auf Grund ihres Hämagglutina-
tionsvermögens von Rhesusaffenerythrozyten (nach GINSBERG *[42]*)

In dieser Tabelle fehlen die Typen 12 und 18, die als einzige Adenoviren in
der Lage sind, bei neugeborenen Hamstern Tumoren zu erzeugen. Vielleicht
liegt in der näheren Analyse dieses besonderen Verhaltens im Hämagglutinationstest der Schlüssel für das Verständnis der kanzerogenen Potenzen dieser
Virustypen. Mit Ausnahme des Typs 4, der sich atypisch verhält, entspricht
auch die Hämagglutinationsfähigkeit den seit längerem aufgestellten Untergruppen 1, 2, 5 und 6 bzw. 3, 7 und 14. Eine genauere Analyse des Häm-
agglutinationsverhaltens der Typen 29 und 30 steht noch aus.

Da sich der HHT als typenspezifisch erwies, war zu vermuten, daß Hämagglutinin und komplementbindende Aktivität an unterschiedliche Komponenten gebunden sein müssen. Zuschek [150] zeigte, daß das Hämagglutinin der
Typen 3, 4, 7 in der Ultrazentrifuge sedimentierbar ist, während das meiste
komplementbindende Antigen im Überstand bleibt. Es läßt sich leichter als
das komplementbindende Antigen filtrieren und wird früher gebildet. Eine
exakte chemische Analyse der Hämagglutinine liegt noch nicht vor, doch ist
wahrscheinlich, daß es verschiedene Hämagglutinine gibt, die sich in differente
Gruppen einreihen lassen. Vielleicht handelt es sich beim Hämagglutinin des
Typs 6 wegen der Thermolabilität und Trypsinempfindlichkeit um ein Enzym.
Für die Agglutinine der Typen 9 und 11 einerseits und des Typs 6 andererseits gibt es unterschiedliche Rezeptoren an Erythrozyten. Als Rezeptoren
wirken vermutlich Mukoproteine verschiedener Struktur, die nur teilweise
RDE-empfindlich sind. Die Hämagglutinine der Typen 3, 7 und 11 sind
temperatur- und pH-abhängiger und lassen sich bei 0—4° C eluieren, während
die der Typen 11 und 16 temperaturstabiler und nicht eluierbar sind [4].
Die Hämagglutinine der Typen 1, 2, 4, 5 und 6 sind an die typenspezifische
Komponente Gamma der Antigene B und C gekoppelt. Dies war wegen der
Typenspezifität des Hämagglutinationshemmungstestes anzunehmen [96].
Innerhalb der Gruppe 1, 2, 4, 5 und 6 führt das Zufügen heterotypischer
Antiseren zu einer Hämagglutination (indirekter HHT). Sie kommt dadurch
zustande, daß diese Antiseren Erythrozyten agglutinieren, die durch Antigen C
sensibilisiert wurden. Homotypische Antiseren sind dagegen in der Lage, das
an die Erythrozytenoberfläche adsorbierte sensibilisierende Antigen zu entfernen und verhüten so die Agglutination heterotypischer Seren. Auf Grund
dieses Verhaltens ist wahrscheinlich, daß das Antigen C Determinanten enthält, die sowohl mit typenspezifischen wie untergruppenspezifischen Antikörpern in Reaktion treten können. Die typenspezifische Komponente entspricht dem früher beschriebenen Gamma, das Untergruppenantigen wird als
Delta bezeichnet.
Der Wirkungsmechanismus des zweiten Hämagglutinins, des Antigens B, muß
noch näher aufgeklärt werden. Es wirkt direkt und benötigt keinen Zusatz
heterotypischer Antiseren der Untergruppe. Die Kombination der Komponenten Beta und Gamma scheint zu einer Oberflächenstruktur zu führen, die
ähnlich wirkt wie die Kombination von Antigen C mit heterotypischen Antikörpern.
Die Hämagglutinationsvermittlung durch heterotypische Antiseren entspricht
den Beobachtungen von indirekten Hämagglutinationsreaktionen, die für zahlreiche Antigen-Antikörper-Systeme bekannt sind. Mit Gerbsäure behandelte
Erythrozyten, die mit Adenovirusantigen sensibilisiert wurden, werden sowohl
von typen- wie gruppenspezifischen Antiseren agglutiniert. In dieser Reaktion
dürfte als Hämagglutinationsvermittler eher das Antigen A eine Rolle spielen.
Bei anderen Adenovirustypen wird man mit dem Vorkommen unterschiedlicher
Hämagglutinine rechnen müssen [4].

## 6. Pathogenese — Hodogenese

Genauere pathogenetische Studien über Adenovirusinfektionen liegen noch nicht vor, da es an tierexperimentellen Untersuchungsmöglichkeiten fehlt. Wegen der oft über drei Monate dauernden Ausscheidung des Virus im Stuhl ist ähnlich wie bei den Enteroviren auch eine Schmierinfektion wahrscheinlich [39]. Eine aerogene Infektion oder ein Viruseintritt über die Bindehäute kann aber besonders bei den epidemischen Typen ebenfalls die Erkrankung einleiten. Bei der Epitheliotropie dieser Viren in Gewebekulturen wird die erste Vermehrungsphase in den sich häufig mit Entzündungserscheinungen beteiligenden Schleimhäuten von Konjunktiven, Rachen, Trachea, Bronchien und später auch Darmschleimhaut zustande kommen und eine mehr oder weniger chronisch werdende Infektion der regionalen Lymphknoten sich anschließen. Von hier aus kann es zu virämischen Aussaaten mit entsprechenden generalisierten Krankheitserscheinungen kommen, wobei das Virus auch im Urin wieder eliminiert werden kann. Letztere Ausscheidung ist zwar nachgewiesen, aber bei menschlichen Adenovirusinfektionen im Gegensatz zu tierischen ungenügend erforscht [47].

Evans [34] stellt auf Grund seiner Studien der chronischen Tonsilleninfektion folgende pathogenetische Überlegungen an. Die Adenovirustypen 1, 2 und 5 sind weit verbreitet, aber von geringer Pathogenität. Zu Erstinfektionen kommt es fast ausschließlich bei sehr jungen Kindern, oft schon bei Säuglingen, die noch unter mütterlichem Antikörperschutz stehen. Dabei findet man gelegentlich eine leichte Respirationstrakterkrankung, meist bleibt aber die Infektion klinisch inapparent. Im Alter von 5 Jahren besitzen fast alle Kinder bereits eine Immunität vor allem gegenüber Typ 2. Nach Primärinfektion besteht eine mehrere Wochen andauernde Virusausscheidung im Stuhl, die wohl die Ursache für die rasche Ausbreitung ist. Schließlich findet man eine latente Infektion der lymphatischen Gewebe, die trotz hoher spezifischer Serumantikörper über Jahre fortbestehen dürfte, während der aber keine Virusausscheidung erfolgt. Das Virus läßt sich in dieser Zeit nicht direkt in Homogenisaten der Tonsillen nachweisen, d. h. es liegt nicht in infektionstüchtiger Form in den Zellen vor.

Das chronische Virusträgertum der Tonsillen und Mesenteriallymphknoten charakterisiert das infektiöse Geschehen der endemischen Adenovirusinfektionen, z. B. der Typen 1, 2, 5 und 6, die klinisch in der überwiegenden Mehrzahl im akuten Stadium inapparent verlaufen. Es kommt zu einer langen Persistenz des Virus in maskierter Form in Gegenwart spezifischer Antikörper. Erst nach längerem Wachstum solcher lympathischer Gewebe in Kulturen wird das Virus durch den jetzt auftretenden zytopathogenen Effekt nachweisbar und übertragbar. Je mehr Tonsillengewebe zum Wachstum kommt, desto rascher gelingt der Virusnachweis.

Man könnte diesen Befunden entnehmen, daß die Typen 1, 2 und 5 sich besonders gut an den Menschen adaptiert haben. Die genetische Information liegt — ebenso wie bei den chronisch infizierenden Herpesviren, Warzenviren,

Molluscum contagiosum und vielen Tumorviren — in Form der stabilen DNS-Doppelspiralen vor. Ob diese ins Genom des Zellkerns der Wirtszelle eingebaut werden und dort als „Information" über Jahre verbleiben, wie man dies in ähnlicher Weise von dem Phänomen der Lysogenie der ebenfalls DNS-haltigen Phagen kennt, ist noch unklar [135].

## 7. Diagnostik

Eine rein klinische Diagnose kann beim typischen Pharyngokonjunktivalfieber und der epidemischen Keratokunjunktivitis leicht gelingen, ist aber in den vielen Fällen von unklaren Infekten der Luftwege nicht möglich.

Der erwähnte Nachweis von Ziliozytophtoria im Sputum [100] gibt mehr einen Hinweis auf das Vorliegen einer Virusinfektion ganz allgemein. Als spezifisches Diagnostikum scheidet er aus.

Die technisch einfachste Methode zum Nachweis einer Adenovirusinfektion ist die Komplementbindungsreaktion. Sie gibt allerdings keine Typendiagnose, hat dafür aber den Vorteil, daß sie die ganze Virusgruppe erfaßt und somit die Aussage gestattet, daß es sich um eine Infektion mit einem Virus dieser Gruppe gehandelt hat. Als Antigen verwendet man nach Erfahrungen von WIESMANN [144] am besten den Überstand von mit Typ 4 infizierten HeLa-Zellkulturen. Ein solches Antigen wird heute auch kommerziell hergestellt. Die Antigenreinigung kann mit Fluorokarbon erfolgen, um antikomplementär wirkende Stoffe zu eliminieren. Diagnostisch zu verwerten sind nur Antikörperanstiege auf das Vierfache des Ausgangstiters, wobei die Doppelseren im gleichen Testansatz geprüft werden müssen. Günstigste Resultate erhält man beim Vergleich eines Serums aus der akuten Krankheitsphase mit einem zweiten, 2—3 Wochen später entnommenen. Das Vorhandensein hoher Titer allein hat geringe diagnostische Beweiskraft, da sich diese relativ lange nach akuter Infektion nachweisen lassen. Für die Feststellung der Durchseuchung einer Bevölkerung eignet sich die Komplementbindungsreaktion weniger, da die komplementbindenden Antikörper nach wenigen Monaten bzw. Jahren unter die Schwelle der Nachweisbarkeit absinken. Immerhin kann damit bei sehr jungen Kindern die Zeit der Frühdurchseuchung ermittelt werden, die nach eigenen Erfahrungen in Deutschland in der zweiten Hälfte des Säuglingsalters schon 40% erreichten [137]. Der konglutinierende Komplement-Absorptionstest gibt höhere Titer als die Komplementbindungsreaktion, hat aber den Nachteil, daß sehr viele Seren sich darin antikomplementär verhalten [119].

Typenspezifisch ist der *Neutralisationstest*. Er kann vor allem dann erfolgreich diagnostisch eingesetzt werden, wenn der den Krankheitsausbruch verursachende Adenovirustyp bereits bekannt ist. Meist wird er auf HeLa-Zellkulturen ausgeführt. In eingeschränktem Umfang kann auch der Hämagglutinationshemmungstest, der als direkter oder indirekter Test durchführbar

ist, diagnostisch herangezogen werden *[107]*. Er erlaubt eine typenspezifische Aussage ebenso wie Präzipitationsteste im Agargel *[93]*. Der Nachweis von neutralisierenden Antikörpern, die nach bisherigen Erfahrungen wesentlich länger persistieren als die komplementbindenden, gestattet eine zuverlässige Ermittlung der Durchseuchung mit den einzelnen Virustypen *[102]*. Mit diesen serologischen Techniken sollte die Virusisolierung in Gewebekulturen kombiniert werden. Es eignen sich dafür Stuhl und Rachenspülwasser, seltener Abstrichmaterial von Konjunktiven, Liquor, Sputum, Urin, Blut bzw. Operations- und Sektionsmaterial. Als Rachenspülwasser verwendet man wenige ml einer gepufferten NaCl-Lösung, mit der man den Patienten gurgeln läßt. Rachenabstriche werden mit zuvor in steriler, gepufferter Bouillon getränkten Wattetupfern vorgenommen. Das Einsendungsgut ist möglichst rasch einzufrieren. Beste Isolierungserfolge hat man auf kontinuierlich züchtbaren Zellkulturen wie HeLa und KB. Auf diese wird homogenisiertes Untersuchungsmaterial, dem Antibiotika und Mykostatin zugesetzt wurden, in Mengen von 0,1 ml auf 2—4 Röhrchen verimpft. Der frühe toxische zytopathogene Effekt kann sich schon in wenigen Tagen einstellen, doch sollten die Kulturen bis zur Spontandegeneration beobachtet werden. Bei negativem oder unklarem Ergebnis muß eine zweite Passage folgen.
Die Virusidentifizierung erfolgt mit typenspezifischen Immunseren im Neutralisationstest. Für manche Typen eignet sich die Hämagglutinationsreaktion, die eine rasche Zuordnung zu bestimmten Untergruppen erlaubt (siehe Abschnitt Hämagglutination) *[42]*. Auch mit der Komplementbindungsreaktion gelingt eine Typendiagnose bei Verwendung von Kaninchenimmunseren gegen das typenspezifische Antigen C *[7]*.

## 8. Prophylaxe und Therapie

Ein Bedürfnis nach prophylaktischen Maßnahmen ergab sich bisher nur bei ausgedehnten Epidemien mit hohen Erkrankungszahlen wie in USA und andernorts bei neu kasernierten Rekruten. Dementsprechend wurden vorwiegend Vakzinen aus den Typen 3, 4 und 7 praktisch erprobt. Erfahrungen liegen bereits aus USA, England, Italien, der Schweiz und Rußland vor *[46, 50, 52, 54, 57, 81, 84, 117, 121, 145]*.
Eine sehr sorgfältig überwachte Studie führten HILLEMAN und Mitarb. in Fort Dix N. J. durch *[50, 121]*. Dort waren von Juni 1954 bis Mai 1955 etwa 60 000 Rekruten ausgebildet worden. Rund 6000 davon erkrankten in den ersten Wochen an einer akuten Respirationstrakterkrankung, die durch Adenoviren ausgelöst war. Die durchschnittliche Aufenthaltsdauer im Hospital betrug 8 Tage. Durch Behandlung und Zeitverlust entstanden Kosten von 1,5 Millionen Dollar. Darauf wurde 1956 ein Impfversuch mit einer Typ-4- und -7-Vakzine unternommen, der sich als sehr wirksam erwies. Nach der Impfung erkrankten von 311 Impflingen nur einer an einer Adenovirusinfektion,

von 313 Kontrollpersonen aber 61. Unter dem Stammpersonal des Militärlagers waren dagegen solche Infekte wesentlich seltener und nicht nennenswert häufiger als in der Zivilbevölkerung, bei der der Anteil dieser Infektionen an den beobachteten Respirationstrakterkrankungen bei etwa 5% liegt.

Je nach antigener Kraft der verwendeten Vakzinen und der epidemiologischen Situation nach der Impfaktion liegt der Schutz zwischen 60 und 90%. Der Zusatz von Adjuvantien zur Vakzine hat sich zur Besserung der Antigenität bewährt [83]. Bei den Impflingen lassen sich danach ansteigende Antikörper nachweisen, die besser mit dem Neutralisationstest als mit der Komplementbindungsreaktion erfaßbar sind. Am stärksten sind diese serologischen Reaktionen bei Personen, die bereits homo- oder heterospezifische Adenovirusantikörper besitzen. Nach Impfung steigen oft auch heterotypische Immunkörper an, was als anamnestische Reaktion gedeutet wird [53, 20].

Ein Versuch, solche Vakzinen bei Kindern mit besonderer Erkrankungsbereitschaft zu Luftwegsinfekten prophylaktisch einzusetzen, brachte im Gegensatz zu den Impfaktionen bei Rekruten keine erkennbaren Erfolge [80]. Entsprechend der Verbreitung anderer Adenovirustypen bei Kindern verwendete man eine hexavalente Vakzine der Typen 1—5 und 7. 104 Kinder wurden zweimal subkutan im Abstand von 4 Wochen mit Dosen von 0,5 ml geimpft. Unerwünschte Nebenreaktionen traten nicht auf. Während einer einjährigen Nachbeobachtung kam es zu keiner Reduktion der Atemwegsinfekte im Vergleich zu einem Kontrollkollektiv. Die Vakzine erwies sich allerdings bei serologischen Testungen als sehr antigenschwach. Antikörper gegen die Typen 1, 2 und 5 fehlten ganz, schwache serologische Reaktionen traten gegenüber 3 und 7 auf und gut war der meßbare Erfolg bei Typ 4.

Die meisten bisherigen Impfversuche wurden mit Vakzinen durchgeführt, die formalininaktivierte Adenoviren enthielten. Impfstoffproduktion und Prüfung entsprach dabei weitgehend der der inaktivierten Poliovakzinen. Da man HeLa-Zellkulturen für Humanimpfstoffe nicht verwendet, hat man Vakzineviren meist auf Affennierenzellen gezüchtet. Bei Impfversuchen mit Lebendvakzinen wurde der Impfstoff entweder versprayt inhaliert, intranasal als Tropfen oder auch in Kapseln oral verabreicht [54, 117, 13]. Nach Inhalationsinfektion kam es gelegentlich zu leichten fieberhaften Erkrankungen, während eine Infektion des Darmes klinisch latent blieb. Mit solchen Methoden scheinen sich gangbare Wege für rasch durchführbare Impfaktionen zu eröffnen, für die bisher aber — außer bei Rekruten — kaum ein praktisches Bedürfnis besteht, da Adenovirusepidemien in der Zivilbevölkerung nur vereinzelt beobachtet werden bzw. eng lokalisiert bleiben, außerdem die Erkrankungen fast immer gutartig verlaufen.

Um einen breiteren Impferfolg zu erreichen, wurden neuerdings auch Kombinationsimpfstoffe, z. B. mit Grippeviren, praktisch erprobt [113, 124]. Wahrscheinlich wird es nur mit Vakzinen mit sehr breitem Antigenspektrum gelingen, die Häufungen von Infekten der Luftwege während der Winter- und Frühjahrsmonate in der Bevölkerung wirksam einzuschränken.

Eine spezifische medikamentöse *Therapie* ist unbekannt. Wie bei allen anderen Viruserkrankungen des Respirationstraktes wird man bakterielle Superinfektionen befürchten müssen, gegen die Antibiotika sowohl prophylaktisch wie therapeutisch eingesetzt werden können. Sonst bleibt nur eine symptomatische Behandlung. Bei der epidemischen Keratokonjunktivitis kann Einträufeln von antikörperhaltigem Serum in den Bindehautsack möglicherweise die Nacherkrankung des zweiten Auges verhüten.

## 9. Epidemiologie und Immunologie

Adenoviren sind in der ganzen Welt verbreitet und wurden auf allen Kontinenten isoliert. Es kommt nach Ausweis von serologischen Untersuchungen im Kleinkindesalter, ja schon im späten Säuglingsalter zu einer Infektion mit bestimmten Typen. Neugeborene Kinder besitzen neutralisierende Antikörper in z. T. höheren Titern als ihre Mütter. Sie verlieren diese in wenigen Monaten. Aus England *[102]* mitgeteilte Durchseuchungsstudien mit dem Neutralisationstest ergaben unterschiedliche Antikörperbefunde für die Typen 1—7. Am raschesten breiten sich die Typen 1 und 2 aus. Im Alter von 5—11 Monaten findet man bereits bei 16,1% der Kinder Typ-1-Antikörper, die im Alter von 8 Jahren auf 46,9% angestiegen sind. Für Typ 2 beträgt dieses Verhältnis 19,4% zu 62,5%, für Typ 5 9,7% zu 56,2%. Seltener finden sich Antikörper gegen Typ 7, die überhaupt erst nach dem dritten Lebensjahr nachweisbar werden. Ähnliches Verhalten zeigt auch Typ 6. Antikörper gegen Typ 3 finden sich etwas häufiger. Diese Untersuchungen aus Europa entsprechen weitgehend denen aus Washington *[70]* und Cleveland *[68]*. Eine geringe Durchseuchung mit nur 4% im Erwachsenenalter wurde serologisch für Typ 8 in USA ermittelt. Demnach muß man je nach Typ mit ganz unterschiedlichen Ausbreitungsverhältnissen rechnen.

Mit der nur gruppenspezifischen Komplementbindungsreaktion erfaßt man im wesentlichen die durch die Typen 1 und 2 erfolgende Frühdurchseuchung. Sie erreicht, wie schon erwähnt, bei Kleinkindern in Deutschland bereits Ende des ersten Lebensjahres 40% *[23]*. Da nur ein geringer Anteil von Infekten der Luftwege bei Kindern und Erwachsenen — von einzelnen Epidemien bei Rekruten abgesehen — serologisch und virologisch als Adenoviruserkrankung geklärt werden kann, müssen die meisten Infektionen mit den stark durchseuchenden Typen latent verlaufen. Es gibt außer für Typ 8 noch keine erkennbarenAnhaltspunkte, warum die Durchseuchungsverhältnisse der einzelnen Typen so erheblich voneinander abweichen. Beim Typ 8 handelt es sich um einen Stamm, der schwer züchtbar ist und eine vergleichsweise geringe Virusproduktion in Gewebekulturen erkennen läßt *[29]*.

In den ersten Lebensjahren überwiegen sporadische Erkrankungen, die vielleicht nur deshalb als solche erscheinen, weil die Mehrzahl der Infektionen klinisch latent verläuft. Später — so in Campinglagern, Wohngemeinschaften,

Krankenhäusern und beim Militär — werden lokalisierte Epidemien beobachtet. Wenn die epidemischen Typen 3, 4, 7, 14 und 21 selten einmal in Kinderheime oder Waisenhäuser einbrechen, dann sind sie sehr gefährlich.

Die Zahl der durch Adenoviren verursachten Infekte der oberen Luftwege haben verschiedene Autoren virologisch und serologisch zu erfassen versucht. Sie lag in der allgemeinen Bevölkerung immer erheblich unter den Zahlen, die für spezielle Bevölkerungsgruppen festgestellt wurden. In Cleveland [66] waren bei der Überwachung von 64 Familien 10 Monate lang nur 2% der beobachteten Luftwegsinfektionen durch Adenoviren verursacht. Dabei wurde berechnet, daß während der ersten 5 Lebensjahre ein Kind 49 Respirationstraktinfekte durchmacht, von denen 2 Adenoviruserkrankungen sind. Bei Studenten fanden sich unter 290 ebenfalls nur 2% Adenovirusinfekte. In der kindlichen Bevölkerung liegen diese Werte etwas höher und bewegen sich zwischen 5—10%. Nach eigenen serologischen Studien über mehrere Jahre schwankt der Anteil der Adenovirusinfektionen in Deutschland im Kindesalter zwischen 2,8 und 8% [139].

Gesicherte jahreszeitliche Bindungen scheint es für die epidemischen und endemischen Adenovirusinfekte nicht zu geben. Allerdings liegen mehr Beobachtungen über Epidemien in den Winter-Frühjahrsmonaten vor. Aber auch im Sommer kommt es nicht selten zu kleinen Ausbrüchen, die oft mit Schwimmbädern in Zusammenhang gebracht werden.

Die immer wieder nachweisbare Ausscheidung dieser Virustypen im Stuhl dürfte neben der Tröpfcheninfektion bei akuten Luftwegsinfekten die hauptsächlichste Ansteckungsquelle sein. Obwohl man Adenoviren vielfach bei Tieren isoliert hat, handelt es sich hierbei nicht um die gleichen Typen, die für Menschen pathogen sind. Adenoviren sind in der Natur weit verbreitet, haben sich aber elektiv an bestimmte Spezies adaptiert. Bisher ist jedenfalls kein Reservoir menschlicher Adenovirustypen im Tierreich bekannt [111]. Dies entspricht etwa der Zytomegalie, die man vor Feststellung der serologischen Differenzen zwischen humanen und tierischen Viren sogar für eine Anthropozoonose hielt.

## 10. Experimentelle Forschung und Wirtsspektrum

### a) Virus-Zellbeziehung im Gewebekultursystem

In verschiedenen Gewebekultursystemen wurden Studien über die Virus-Zellbeziehungen durchgeführt. Adenoviren lassen sich auf einer großen Zahl primärer oder stabiler Zellkulturen züchten, wie HeLa, FL, KB, Detroit 6, Hep 2, MAS, SOT, Maben, primären Nierenzellkulturen von Rhesus-, Grivet- und Amadryadeaffen, Kälbern, Kaninchen, Schweinen, Hunden, Katzen, Meerschweinchen, primären humanen Amnionzellen, Schilddrüsenzellen, Tonsillengewebe, embryonalen Lungen-, Nieren- und Muskelzellen sowie embryonalen Hühnerlungenzellen. Die Adenoviren Typ 1—7 bilden in verschiedenen Zellkulturen Plaques, wodurch quantitative Studien an diesen Typen wesentlich vereinfacht wurden [24]. Eine infektiöse Dosis für HeLa-Zellkulturen schwankt zwischen 10 bis $10^3$ physikalische Partikel. Die Adsorption erfolgt durch Anlagerung mehrerer Capsomeren an die Zellmembran, die sich daraufhin einstülpt [21]. Das Virus liegt zunächst in einer mit der Zellmembran ausgekleideten Tasche, aus der die Penetration ins Zellinnere erfolgt. Diese Initialphase dauert 4—6 Stunden. Bei Typ 3 war nach 4 Stunden etwa 80% des Virus adsorbiert. Die sich anschließende Eklipse dauert bei Typ 1, 2, 5 und 6 etwa 17, bei Typ 3, 4 und 7 dagegen 14—15 Stunden. In dieser Zeit wandern die eingedrungenen Viruspartikel innerhalb von 2 Stunden meist als Aggregate durch das Zytoplasma in den Kernbereich. Ihr weiteres Schicksal ist noch unerforscht. Die Eklipsezeit steht teilweise in reziproker Relation zur Viruseinsaat. Während der Viruslatenz treten bereits morphologisch und histochemisch erfaßbare Zelläsionen auf, wobei sich zunächst azidophile Proteinkörper im Kern bilden. In Verbindung mit diesem Material erscheinen dann rasch DNS-haltige, basophile Massen. Außerdem treten Proteinstrukturen kristalliner Art auf, die beim Typ 5 sogar im Lichtmikroskop erkennbar werden. Die ersten eosinophilen, feulgennegativen Einschlüsse enthalten noch kein reifes Virus, während bereits große Virusmengen in den basophilen, feulgenpositiven Einschlüssen nachweisbar sind. Mit dem Wechsel zur Basophilie scheint die Virussynthese mit spezifischer Proteinbildung und nachfolgendem DNS-Einbau gekoppelt. Parallel zu diesem Vorgang hypertrophieren Kern und Nukleolus. Der DNS-Gehalt nimmt rasch um das Doppelte zu und gleichzeitig verdoppelt sich das Protein. Diese Ansammlung von Überschuß-DNS und -Protein führt zur Entstehung von Kerneinschlüssen z. T. kristalliner Art, die aber nur teilweise positive Immunfluoreszenz zeigen. Der Zellkern bleibt lange intakt [44]. GINSBERG [41] konnte 2 DNS-Arten in infizierten HeLa-Zellen nachweisen, eine NaCl-lösliche und eine wasserlösliche. Die Synthese der NaCl-löslichen DNS und des Virus waren zeitlich eng korreliert. Dieser DNS-Typ schien von ungewöhnlicher Struktur, vielleicht als Doppelstrang-Polymer mit verschlungenen Seitenketten oder als dreisträhniges Gebilde. Die Synthese der Virus-DNS geht der Bildung von infektionstüchtigem Virus etwa 3—4 Stunden voraus. Sie läßt sich mit Hilfe von 5-Fluoro-2-Desoxyuridin, einem Thymin-Antimetaboliten, bis zu 18 Stunden p. i. hemmen. Diese Hemmung kann aber durch Zusatz einer äquimolaren Thymidinmenge aufgehoben werden. Auch das komplementbindende Antigen wird schon vor Erscheinen des reifen Virus gebildet. Die Übertragung der genetischen Information von der Virus-DNS auf eine Boten-RNS und deren Realisation im Aufbau von Virusprotein wird Seite 147 beschrieben.

Obwohl die wesentlichen Vorgänge der Virussynthese sich offensichtlich im Zellkern abspielen, kommt die volle Infektiosität erst nach Degeneration des Zellkerns und Passage durch das Zytoplasma zustande. Hierbei werden von

den Zellen konzentrische Membransysteme gebildet, welche die Elementarkörperchen in einzelnen Zytoplasmapartien isolieren. Letztere bestehen aus
dichten, parallel gelagerten Lamellen, die z. T. mit Virusteilchen angefüllte
Röhren darstellen können. Der Höhepunkt der Virusproduktion wird etwa
nach 30 Stunden erreicht. Die Ausschleusung von Virus aus der Zelle kommt
dagegen sehr langsam zustande. Selbst nach 6tägiger Virusvermehrung beträgt
die spontane Virusabgabe nur 2—6% der gesamten nachweisbaren Virusmenge, die sich in einer exponentiellen Zunahme der zellgebundenen Infektiosität zu erkennen gibt. Die durchschnittliche Virusausbeute pro Zelle liegt bei
5 000—50 000 Virusteilchen, gemessen in plaquebildenden Einheiten (PBE).
DALES [21] konnte zeigen, daß bei Adenoviren Typ 7 eine PBE aus etwa
200 Virusteilchen besteht, von denen 15% im Elektronenmikroskop inkom-
plett erscheinen.

### b) Andere, während der Virusvermehrung entstehende Faktoren

Im Laufe der Virusynthese werden in der Zelle außer den bereits besprochenen
Antigenen A, B und C mit ihren Komponenten noch weitere Wirkstoffe gebildet. 1960 beschrieb PEREIRA [95] einen Inhibitor, der von mit Adenoviren
Typ 1, 2, 4 oder 6 infizierten HeLa-Zellen gebildet wird und die Vermehrung
von Poliovirus Typ I, Vakzinia-Virus und Adenovirus Typ 5 in HeLa-Zellen
hemmt. Es handelt sich nicht um Interferon, da der Faktor durch typenspezifisches Antiserum neutralisiert wird. Noch wenig weiß man über ein
anderes starkes Antigen, das neben A, B und C in HeLa-Zellen nach Infektion mit Typ 5 entsteht. Es ist thermostabil und trypsinresistent [3]. Ein
weiterer Faktor, der in mit Typ 1 infizierten HeLa-Zellen nachweisbar wird,
hemmt die Agglutination von menschlichen Blutkörperchen der Gruppe 0
durch die Adenovirustypen 10 und 13 [71].
Der frühe toxische zytopathogene Effekt, der zur Zellablösung und Verklumpung führt, kommt durch einen Faktor zustande, der durch Zentrifugation vom Virus trennbar ist [110]. Es handelt sich um Protein, das hitze-
und UV-resistent ist, aber von Trypsin verdaut wird. Wie sich später ergab,
ist dieser toxische Effekt an das Antigen B gebunden.

### c) Der kanzerogene Effekt der Typen 12 und 18

Adenoviren der Typen 12 und 18 sind die einzigen bisher bekannten menschenpathogenen Viren mit kanzerogener Potenz bei Laboratoriumstieren
[129, 127, 128]. TRENTIN teilte 1962 erste Versuchsergebnisse an neugeborenen
Hamstern mit. Neun Adenovirustypen (2, 3, 7, 7 a, 9, 10, 11, 12, 14) wurden
in einer Verdünnung 1 : 10 intrapulmonal verimpft. 8 von 10 Tieren, die
eine Injektion von 0,05 ml einer Virussuspension $10^2 TCID_{50}$ des Adenovirus

Typ 12 erhalten hatten, bekamen nach 33—90 Tagen intrathorakale Tumoren. Andere Typen führten zu keinen Krankheitserscheinungen. Typ 12 wurde darauf auf HeLa-Zellkulturen passiert und zellfreies Filtrat erneut inokuliert. Jetzt traten bei 39 von 41 Tieren Sarkome auf, während 7 Hamster, die HeLa-Zellen ohne Virus erhalten hatten, gesund blieben. Histologisch handelte es sich bei den Tumoren um undifferenzierte Sarkome. Ein Teil der neugeborenen Hamster bekam außer Lungentumoren auch Lebergeschwülste. Die Tumoren ließen sich wieder auf andere 1—182 Tage alte Hamster weiterverimpfen, wodurch sehr viele dieser Tiere zugrunde gingen. Von 220 unbehandelten Hamstern der gleichen Zucht erkrankte lediglich ein Tier nach 14 Monaten an einem Bauchtumor. Elektronenoptisch fanden sich in den Tumorzellen die für Adenovirusinfektion typischen intranukleären kristallinen Einschlüsse. Vier menschliche Seren ohne und vier weitere mit Antikörpern gegen Adenovirus Typ 12, die wahllos aus einem voruntersuchten Kollektiv von 700 Seren entnommen waren, wurden im Neutralisationstest auf ihre Wirksamkeit gegenüber dem kanzerogenen Effekt überprüft. Die 4 Seren ohne typenspezifische Antikörper konnten bei 17 von 19 Tieren die Tumorentstehung nicht verhüten, die 4 Seren mit Antikörpern neutralisierten dagegen die kanzerogene Potenz bei 18 von 18 Tieren. Neuerdings wurde festgestellt, daß auch der Typ 18 unter diesen Versuchsbedingungen bei neugeborenen Hamstern und Ratten Tumoren erzeugt, die transplantabel sind. Bei allen anderen bekannten Adenovirustypen konnte ein kanzerogener Effekt bisher nicht nachgewiesen werden. Durchseuchungsstudien mit dem Neutralisationstest in Houston und Washington ergaben bei Erwachsenen für Typ 12 Antikörperbefunde in 25%, für Typ 18 sogar in 60—70%. Weitere Analysen dieses Phänomens können vielleicht mehr Licht in die noch ungeklärten Beziehungen zwischen Virusinfektion und Krebsentstehung bringen. Von fünf Fällen menschlichen Lungenkarzinoms, das vom Bronchialepithel ausging, wurde von BRONITKI u. Mitarb.* nach 2—3 Serienpassagen in KB-Zellen einmal ein Adenovirus Typ 12 isoliert.

### d) Beziehungen zu tierischen Adenoviren

Der Mensch dürfte nach heutigen Kenntnissen das einzige bekannte Virusreservoir der ihn infizierenden Adenoviren sein [111]. Auch experimentell gelingt es kaum, bei Tieren mit humanen Stämmen Krankheitserscheinungen hervorzurufen. Eine Ausnahme bilden Schweine [63], die mit kolostrumfreier Diät aufgezogen wurden, wodurch eine erhebliche Resistenzschwächung erreicht werden kann. Bei solchen Tieren gelingt es, mit den Typen 1, 2, 5 und 6 schwere Bronchopneumonien zu erzeugen. Mit Typ 5 lassen sich außer-

---

\* BRONITKI, A., R. DEMETRESCU, G. POPESCU, A. MALIAN: Isolation of adenovirus from a human case of pulmonary carcinoma. Acta virologica 8, 472 (1964).

dem bei Babyhamstern sogar tödliche Erkrankungen setzen *[97]*. Latente Infektionen mit menschlichen Adenoviren wurden bei Kaninchen, Meerschweinchen, Hunden und Hamstern beschrieben. Die natürliche Durchseuchung ist allerdings gering, von 1000 untersuchten Hunden in New York hatten nur 2,2% komplementbindende Antikörper.

Man hat in den letzten Jahren bei Tieren (Affen, Rindern, Hunden, Mäusen und Hühnern) bereits 16 serologisch differente Typen von Adenoviren isoliert *[24]*, solche von Affen z. B. auch als zufällig nachweisbare Verunreinigung von Nieren-Gewebekulturen. Sie werden heute je nach Spezies mit arabischen Nummern klassifiziert. Dazu gehören das GAL-Virus der Hühner *[146]* und das ICHV (= infectious canine hepatitis virus) der Hunde *[12]*. Humane Adenoviren vermehren sich am besten in menschlichen Zellkulturen, doch lassen sich niedrige Titer auch in Kulturen zahlreicher tierischer Gewebe erzeugen. Ähnlich ist es bei den tierischen Adenoviren, denn Affenviren geben die höchsten Virusausbeuten auf Affengeweben, Rinderviren auf Rindergeweben und gleiches gilt für die Mäuse-, Hunde- und Hühnerviren. Es scheint demnach eine weitgehende Adaptation einzelner Typen an die Spezies erfolgt zu sein. In der Komplementbindungsreaktion bestehen allerdings weitreichende Kreuzreaktionen zwischen menschlichen und tierischen Typen und morphologisch finden sich gleiche Strukturen. Auffallende Differenzen charakterisieren dagegen das Bild der anatomisch-pathologischen Veränderungen, die in Tabelle 3 zusammengefaßt sind. In dieser Übersicht fällt auf, daß nur die humanen und Affenviren den Respirationstrakt befallen, während sich eine intestinale Infektion am häufigsten gemeinsam findet.

| Gewebe | Mensch | Adenoviren Affe | Rind | Hund (ICHV) | Huhn (GAL) | Maus |
|---|---|---|---|---|---|---|
| Respirationstrakt | ++ | + | | | | |
| Auge | ++ | + | | + | | |
| Darm | + | + | + | | ++ | |
| Lymphknoten | + | | | ± | ± | |
| Niere | ? | + | | ++ | | ++ |
| Leber | | | | ++ | + | ± |
| Herz | | | | | | ++ |
| Nebennieren | | | | | | ++ |
| Braunes Fett | | | | | | + |
| ZNS | ? | ± | | + | | |

Tab. 3: Gewebstropismus humaner und tierischer Adenoviren (nach ROWE und HARTLEY).

## Schrifttum

1 ADAMS, J. M.: Newer virus diseases. Clinical differentiation of acute respiratory infections. The Macmillan Comp., New York 1960
2 ALBANO, A., L. SALVAGGIO e G. MORONE: Episodio epidemico di febbre faringo-coniuntivale da adenovirus di tipo 2. Boll. Ist. sieroterap. milan. 40, 580 (1961)
3 ALLISON, A. C., H. G. PEREIRA a. C. P. FARTHING: Investigation of adenovirus antigens by agargel diffusion techniques. Virology 10, 316 (1960)
4 BAUER, H. a. R. WIGAND: Heterogeneity of adenovirus hemagglutinins. Arch. Virusforsch. 12, 148 (1962)
5 BELL, J. A., W. P. ROWE, J. I. ENGLER, R. H. PARROTT a. R. J. HUEBNER: Pharyngoconjunctival fever. Epidemiological studies of a recently recognized disease entity. J. Amer. Med. Ass. 157, 1083 (1955)
6 BENNETT, F. M., B. B. LAW, W. HAMILTON a. A. MACDONALD: Adenovirus eye infections in Aberdeen. Lancet II, 670 (1957)
7 BINN, L. N., M. R. HILLEMAN, J. E. RODRIGUEZ a. R. R. GLABERE: Antigenic relationships among adenoviruses with appraisal of reliability of complement fixation test for typing isolates. J. Immunol. 80, 501 (1958)
8 BOYER, G. S., C. LEUCHTENBERGER a. H. S. GINSBERG: Cytological and cytochemical studies of HeLa cells infected with adenoviruses. J. Exper. Med. 105, 195 (1957)
9 BOYER, G. S., F. W. DENNY a. H. S. GINSBERG: Sequential cellular changes produced by types 5 and 7 adenoviruses in HeLa cells and in human amniotic cells. Cytological studies aided by fluorescein-labelled antibody. J. Exper. Med. 110, 827 (1959)
10 BRECKOFF, E.: Bericht über eine durch das APC-Virus hervorgerufene Epidemie. Dtsch. med. Wschr. 81, 1149 (1956)
11 BUCKLAND, F. E. a. D. A. TYRRELL: Loss of infectivity of drying various viruses. Nature 195, 1063 (1962)
12 CABASSO, V. J.: Infectious canine hepatitis virus. Ann. N. Y Acad. Sc. 101, 498 (1962)
13 CHANOCK, R. M.: Course on respiratory virus disease, Leiden April 1962. Lancet Nr. 7236 (1962)
14 CHANY, C., P. LÉPINE, M. LELONG, S. P. LE-TAN-VINH a. J. VIRAT: Severe and fatal pneumonia in infants and young children associated with adenovirus infections. Amer. J. Hyg. 67, 367 (1958)
15 Commission on acute respiratory diseases: Endemic exudative pharyngitis and tonsillitis. Etiology and clinical characteristics. J. Amer. Med. Ass. 125, 1163 (1944)
16 Commission on acute respiratory diseases: Epidemiology of atypical pneumonia and acute respiratory disease at Fort Bragg, North Carolina. Amer. J. Publ. Health 34, 335 (1944)
17 Commission on acute respiratory diseases: Acute respiratory disease among new recruits. Amer. J. Publ. Health 36, 439 (1946)
18 Commission on acute respiratory diseases: Experimental transmission of minor respiratory illness to human volunteers by filter passing agents. J. Clin. Invest. 26, 957 und 974 (1947)
19 CRAMBLETT, H. G., J. A. KASEL, M. LANGMACK a. F. D. WILKEN: Illnesses in children infected with an adenovirus antigenically related to types 9 and 15. Pediatrics 25, 822 (1960)

20 CULVER, J. O., E. H. LENNETTE, V. L. FOX a. J. D. FLINTJER: A long-term study of antibody response to an adenovirus vaccine and observations on the effect of concurrent adenovirus disease. Amer. J. Hyg. *69*, 38 (1959)

21 DALES, S.: An electron microscope study of the early association between two mammalian viruses and their hosts. J. Cell. Biol. *13*, 303 (1962)

22 DAWSON, C., E. JAWETZ, L. HANNA, W. E. WINN a. C. THOMPSON: A family outbreak of adenovirus 8 infection (epidemic keratoconjunctivitis). Amer. J. Hyg. *72*, 279 (1960)

23 DEIBEL, R., O. VIVELL u. G. LIPS: Serologische und klinische Untersuchungen über Viruserkrankungen des Respirationstraktes. III. Mitteilung. Durchseuchungsstudien mit 12 antigendifferenten Viren des Respirationstraktes. Zschr. Kinderhk. *86*, 543 (1962)

24 DEIBEL, R.: Neuere Ergebnisse bei Viren des Respirationstraktes. Ergebn. Mikrobiologie, Immunitätsforschung, exper. Therapie *37*, 162 (1963)

25 DENNY, F. W. a. H. S. GINSBERG: Certain biological characteristics of adenovirus types 5, 6, 7 and 14. J. Immunol. *86*, 567 (1961)

26 DINGLE, J. H.: Studies of respiratory and other illnesses in Cleveland (Ohio) families. Proc. Royal Soc. Med. *49*, 259 (1956)

27 DOSSENA, G.: Resistenza degli adenovirus tipo 1, 2, 5, 6 a varie temperature. Ann. Sclavo. *3*, 171 (1961)

28 DROUHET, V.: Etude d'un virus APC (Adéno-virus) isolé d'un cas de pneumopathie mortelle. Ann. Inst. Pasteur *93*, 138 (1957)

29 EHRLICH, M. u. G. ENDERS-RUCKLE: Adenovirusinfektion (Typ 12) als Ursache einer Meningoencephalitis. Zschr. Kinderhk. *87*, 275 (1962)

30 EICHENWALD, H. F.: The "stuffy nose syndrome" of premature infants, an example of bacterial-viral synergism. Amer. J. Dis. Childr. *96*, 438 (1958)

31 ENDERS, J. F., J. A. BELL, J. H. DINGLE, T. FRANCIS, M. R. HILLEMAN, R. J. HUEBNER a. A. M. PAYNE: "Adenoviruses": Group name proposed for new respiratory-tract viruses. Science *124*, 119 (1956)

32 EPSTEIN, M. A. a. A. K. POWELL: The isolation of type 5 adenovirus using a fluorocarbon; combined morphological and biological studies. Brit. J. Exper. Path. *41*, 559 (1960)

33 EPSTEIN, M. A., S. J. HOLST a. A. K. POWELL: The fine structure and composition of type 5 adenovirus; an integrated electron microscopical and cytochemical study. Brit. J. Exper. Path. *41*, 567 (1960)

34 EVANS, A. S.: Latent adenovirus infections of the human respiratory tract. Amer. J. Hyg. *67*, 256 (1958)

35 FORSELL, P., H. HALONEN, R. STENSTRÖM, E. JANSSON a. O. WAGNER: An adenovirus epidemic due to type 1 and 2. Ann. Paediatr. Fenn. *8*, 35 (1962)

36 FUKUMI, H., F. NISHIKAWA, K. NAKAMURA, T. WATANABE, T. KITAYAMA a. C. FUJITA: Studies on the adenovirus as an etiological agent of pharyngoconjunctival fever. Jap. J. Med. Sc. Biol. *10*, 79 (1957)

37 FUKUMI, H., F. NISHIKAWA, U. KURIMOTO, H. INOUE, J. USUI a. T. HIRAYAMA: Epidemiological studies of an outbreak of epidemic keratoconjunctivitis in Ogaki city and its vicinity, Gifu prefecture in 1957. Jap. J. Med. Sc. Biol. *11*, 467 (1958)

38 GARDNER, P. S., C. B. McGREGOR a. K. DICK: Association between diarrhea and adenovirus type 7. Brit. Med. J. Nr. *5166*, 91 (1960)

39 GARDNER, P. S., A. E. WRIGHT a. J. H. HALE: Faecal excretion of adenovirus in a closed community. Brit. Med. J. *II*, 424 (1961)

40 GINSBERG, H. S., G. F. BADGER, J. H. DINGLE, W. S. JORDAN a. S. KATZ: Etiologic relationship of the RI 67 agent to "acute respiratory disease (ARD)". J. Clin. Invest. *34*, 820 (1955)

41 GINSBERG, H. S. a. M. K. DIXON: Nucleic acid synthesis in types 4 and 5 adenovirus infected HeLa cells. J. Exper. Med. *113*, 283 (1961)

42 GINSBERG, H. S.: Identification and classification of adenoviruses. Virology *18*, 312 (1962)

43 GLANDER, R., G. A. VON HARNACK u. H. LIPPELT: Eine durch das APC-Virus hervorgerufenen Epidemie. Dtsch. med. Wschr. *81*, 1147 (1956)

44 GODMAN, G. C., C. MORGAN, P. M. BREITENFELD a. H. M. ROSE: A correlative study by electron and light microscopy of the development of type 5 adenovirus. II. Light microscopy. J. Exper. Med. *112*, 383 (1960)

45 GSELL, O.: Febris pharyngoconjunctivalis epidemica. Schweiz. med. Wschr. *86*, 1050 (1956)

46 GSELL, O. u. H. MÄDER: Schutzimpfungen gegen Adenovirusinfektionen. Beobachtungen in schweizerischen Rekrutenschulen 1958. Schweiz. med. Wschr. *89*, 315 (1959)

47 GUTENKUNST, R. R. a. A. D. HEGGIE: Viremia and viruria in adenovirus infections. Detection in patients with rubella or rubelliform illness. New Engl. J. Med. *264*, 374 (1961)

48 HARUNA, I., H. YAOI, R. KONO a. I. WATANABE: Separation of adenovirus by chromatography on DEAE-Cellulose. Virology *13*, 264 (1961)

49 HILLEMAN, M. R. a. J. H. WERNER: Recovery of new agent from patients with acute respiratory illness. Proc. Soc. Exper. Biol. Med., N. Y. *85*, 183 (1954)

50 HILLEMAN, M. R., M. S. WARFIELD, S. A. ANDERSON a. J. H. WERNER: Adenovirus (RI-APC-ARD) vaccine for prevention of acute respiratory illness. I. Vaccine development. J. Amer. Med. Ass. *163*, 4 (1957)

51 HILLEMAN, M. R.: Adenovirus vaccine. Development, field evaluation, and appraisal of the need for vaccination in military and civilian populations. Arch. Intern. Med. *101*, 47 (1958)

52 HILLEMAN, M. R.: Efficacy of and indications for use of adenovirus vaccine. Amer. J. Publ. Health *48*, 153 (1958)

53 HILLEMAN, M. R., F. J. FLATLEY, S. A. ANDERSON, M. L. LUECKING a. D. J. LEVINSON: Antibody response in volunteers to adenovirus vaccine and correlation of antibody with immunity. J. Immunol. *80*, 299 (1958)

54 HITCHCOCK, G., D. A. TYRRELL a. M. L. BYNOE: Vaccination of man with attenuated live adenovirus. J. Hyg. *58*, 277 (1960)

55 HORNE, R. W.: The comparative structure of adenoviruses. Ann. N. Y. Acad. Sc. *101*, 475 (1962)

56 HUEBNER, R. J., W. P. ROWE, T. G. WARD, R. H. PARROTT a. J. A. BELL: Adenoidal-pharyngeal-conjunctival agents. A newly recognized group of common viruses of the respiratory system. New Engl. J. Med. *251*, 1077 (1954)

57 HUEBNER, R. J., J. A. BELL, W. P. ROWE, T. G. WARD, R. G. SUSKIND, J. W. HARTLEY a. R. S. PAFFENBARGER: Studies of adenoidal-pharyngeal-conjunctival vaccines in volunteers. J. Amer. Med. Ass. *159*, 986 (1955)

58 ISRAEL, M. S.: The viral flora of enlarged tonsils and adenoids. J. Path. Bact. *84*, 169 (1962)

59 JANSSON, E., O. WAGNER, P. FORSSELL a. H. HALONEN: An exanthema subitum like rash in patients with adenovirus-infections. Ann. Paed. Fenn. *7*, 1 (1961)

60 Jawetz, E., S. Kimura, A. N. Nicholas, P. Thygeson a. L. Hanna: New type of APC virus from epidemic keratoconjunctivitis. Science *122*, 1190 (1955)
61 Jawetz, E., Y. Mitsui, L. Hanna, Ph. Thygeson a. S. Kimura: Etiology of epidemic keratoconjunctivitis. J. Clin. Invest. *36*, 905 (1957)
62 Jawetz, E., L. Hanna, A. Nicholas a. R. Hoyt: Some biological characteristics of adenovirus type 8. Amer. J. Hyg. *67*, 276 (1958)
63 Jennings, A. R. a. A. O. Betts: Human adenoviruses in pigs. Ann. N. Y. Acad. Sc. *101*, 485 (1962)
64 Joncas, J. a. V. Pavilanis: Diarrhea and vomiting in infancy and childhood: viral studies. Canad. Med. Ass. J. *82*, 1108 (1960)
65 Joncas, J., A. Moisan a. V. Pavilanis: Incidence of adenovirus infection: a family study. Canad. Med. Ass. J. *87*, 52 (1962)
66 Jordan, W. S., G. F. Badger, C. Curtiss, J. H. Dingle, H. S. Ginsberg, E. Gold, R. G. Hodges a. L. P. McCorkle: A study of illness in a group of Cleveland families. X. The occurrence of adenovirus infections. Amer. J. Hyg. *64*, 336 (1956)
67 Jordan, W. S.: Occurrence of adenovirus infections in civilian populations. Arch. Int. Med. *101*, 54 (1958)
68 Jordan, W. S., G. F. Badger a. J. H. Dingle: A study of illness in a group of Cleveland families. XV. Acquisition of type specific adenovirus antibodies in the first five years of life. New Engl. J. Med. *258*, 1041 (1958)
69 Jordan, W. S.: Acute respiratory diseases of viral etiology. I. Ecology of respiratory viruses 1961. Amer. J. Publ. Health *52*, 897 (1962)
70 Kaji, M., M. Kimura, S. Kamiya, E. Tatewaki, T. Takahashi, O. Nakajima, T. Koga, S. Ishida a. Y. Majima: An epidemic of pharyngoconjunctivalfever among school children in an elementary school in Fukuoka prefecture. Kyushu J. Med. Sc. *12*, 1 (1961)
71 Kasel, J. A., W. P. Rowe a. J. L. Nemes: Further characterization of the adenovirus erythrocyte receptor-modifying factor. J. Exper. Med. *114*, 717 (1961)
72 Kaufmann, G., T. Wegmann, R. Rentsch u. E. Wiesmann: Adenovirusinfektionen Typ 4 und 7a in der Ostschweiz 1958. Schweiz. med. Wschr. *89*, 877 (1958)
73 Kendall, E. J., R. W. Riddle, H. A. Tuck, K. S. Rodan, B. E. Andrews a. J. C. McDonald: Pharyngo-conjunctival fever. School outbreaks in England during the summer of 1955 associated with adenovirus types 3, 7 and 14. Brit. Med. J. *II*, 131 (1957)
74 Kingma, B. E. a. A. T. Ariens: Enige ernsting verlopen gevallen van adenovirusinfectie. Nederl. Tijdschr. Geneesk. *105*, 1290 (1961)
75 Kjellen, L., B. Zetterberg a. A. Svedmyr: An epidemic among swedish children caused by adenovirus type 3. Acta Paediatr. *46*, 561 (1957)
76 Klöne, W. u. L. Oelrichs: Untersuchungen zur Cytopathogenität des Adenovirus Typ 3 in Gewebekulturen. Zbl. Bakt. I. Orig. *172*, 376 (1958)
77 Knox, E. G., S. D. Court a. P. S. Gardner: Aetiology of intussusception in children. Brit. Med. J. *II*, 692 (1962)
78 Koch, L. a. H. van Gelderen: Een epidemie van adenovirus pneumonie. Maandschr. Kindergeneesk. *27*, 402 (1959)
79 Kohler, V. K.: Gewinnung und Reinigung von Adenovirus Typ 2 mit Hilfe der CsCl-Gradientenzentrifugation. Zschr. Naturforsch. *17b*, 544 (1962)
80 Kozinn, J., H. Wiener a. J. Burchall: Effectiveness of adenovirus vaccine in children with repeated acute respiratory illness. Pediat. (St. Louis) *59*, 669 (1961)

81 Loosli, C. G., V. C. Tipton, O. Warner, M. Smith, P. B. Johnston a. D. Hamre: Adenovirus vaccine evaluation study in naval recruits. Proc. Soc. Exper. Biol. Med. *98*, 583 (1958)

82 Matumoto, M., S. Uchida, T. Hoshika a. T. Matsuyama: Isolation of an intermediate type of adenovirus from a fatal case of infantile pneumonia. Jap. J. Exper. Med. *28*, 305 (1958)

83 Meiklejohn, G.: Adjuvant influenza adenovirus vaccine. J. Amer. Med. Ass. *179*, 594 (1962)

84 Monaci, V., G. Giovannelli, E. Bellelli, M. Vitali e F. Bassanetti: Prove di vaccinazione contro gli adenovirus nell'infanzia. Ann. Sclavo, Siena *3*, 683 (1961)

85 Mumme, C. u. H. Budde: Die Adenovirusgruppe. Ergeb. Innere Med. Kinderhk. *11*, 264 (1959)

86 Murray, S. E., R. S. Chang, S. D. Bell, M. L. Tarizzo a. J. C. Snyder: Agents recovered from acute conjunctivitis cases in Saudi-Arabia. Amer. J. Ophth. *43*, 32 (1957)

87 Nagayama, T., K. Hayakawa, M. Oshige a. H. Oki: Studies on the relations between exanthema subitum and adenovirus. Acta Med. Univ. Kagoshimaensis *3*, 44 (1960)

88 Nasz, I. a. M. Toth: Studies on the cytopathic changes caused by different types of the adenovirus group in human amnion and Detroit-6 cell cultures. Acta Microbiol. (Budapest) *5*, 377 (1958)

89 Nasz, I., A. Lengyel, P. Dan a. G. Kulcsar: Informative studies on the haemagglutination spectra of adenoviruses. Acta Microbiol. Budapest *9*, 69 (1962)

90 Neva, F. A. a. J. F. Enders: Isolation of a cytopathogenic agent from an infant with a disease in certain respects resembling roseola infantum. J. Immunol. *72*, 315 (1954)

91 Oker-Blom, N., O. Wager, H. Strandström, P. Mäkelä a. E. Jansson: Adenoviruses associated with pharyngoconjunctival fever. Isolation of adenovirus type 7 and serological studies suggesting its etiological role in an epidemic in Helsinki. Ann. Med. Exper. Biol. Fenn. *35*, 342 (1957)

92 Pereira, H. G.: A proteinfactor responsible for the early cytopathic effect of adenoviruses. Virology *6*, 601 (1958)

93 Pereira, M., H. G. Pereira a. A. C. Allison: Use of gel diffusion precipitation test in the diagnosis of adenovirus infections. Lancet *I*, 551 (1959)

94 Pereira, H. G.: Antigenic structure of non infectious adenovirus materials. Nature *186*, 571 (1960)

95 Pereira, H. G.: A virus inhibitor produced in HeLa cells infected with adenovirus. Virology *11*, 590 (1960)

96 Pereira, H. G. a. M. V. de Figueiredo: Mechanism of hemagglutination by adenovirus types 1, 2, 4, 5 and 6. Virology *18*, 1 (1962)

97 Pereira, H. G., A. C. Allison a. J. S. Niven: Fatal infection of new-born hamsters by an adenovirus of human origin. Nature *196*, 244 (1962)

98 Pereira, M. S.: Occurrence of adenovirus type 21 in Great Britain. Brit. Med. J. *I*, 728 (1963)

99 Peters, D.: Morphologie menschen- und tierpathogener Viren. Zbl. Bakt. I. Orig. *176*, 259 (1959)

100 Pierce, C. H. a. A. W. Knox: Ciliocytophthoria in sputum from patients with adenovirus infections. Proc. Soc. Exper Biol. Med. *104*, 492 (1960)

101 PORTOCALA, R., V. BOERU, I. ADERCA a. I. SAMUEL: Cercetari asupra acidului dezoxiribonucleic infectant izolat din adenovirus. Studii si cercetari inframicrobiol. *12*, 253 (1961)

102 POTTER, C. W. a. W. J. SHEDDEN: The distribution of adenovirus antibodies in normal children. J. Hyg. (Cambr.) *61*, 155 (1963)

103 PRUNIERAS, M. a. Y. CHARDONNET: Effet cytopathogene des adenovirus type 7 et 7a. Presse Medicale *66*, 718 (1958)

104 PRUNIERAS, M., Y. CHARDONNET a. R. SOHIER: Effets cytopathogenes des adenovirus type 5. II. Etude cytochimique. Ann. Inst. Pasteur *102*, 24 (1962)

105 PULVER, W.: Beobachtung von 2 APC-Virus-Meningitiden. Schweiz. med. Wschr. *89*, 687 (1959)

106 ROSEN, L.: Hemagglutination by adenoviruses. Virology *5*, 574 (1958)

107 ROSEN, L.: Hemagglutination — Inhibition antibody responses in human adenovirus infections. Proc. Soc. Exper. Biol. Med. *108*, 474 (1961)

108 ROSEN, L., F. HOVIS a. J. A. BELL: Further observation on typing adenovirus and a description of two possible additional serotypes. Proc. Soc. Exper. Biol. Med., *11*, 710 (1962)

109 ROWE, W. P., R. J. HUEBNER, L. K. GILMORE, R. H. PARROTT a. T. G. WARD: Isolation of a cytopathogenic agent from human adenoids undergoing spontaneous degeneration in tissue culture. Proc. Soc. Exper. Biol. Med. *84*, 470 (1953)

110 ROWE, W. P., J. W. HARTLEY, B. ROIZMAN a. H. B. LEVY: Characterization of a factor formed in the course of adenovirus infection of tissue cultures causing detachment of cells from glass. J. Exper. Med. *108*, 713 (1958)

111 ROWE, W. P. a. J. W. HARTLEY: A general review of the adenovirus. Ann. N. Y. Acad. Sc. *101*, 466 (1962)

112 RUTTEN, A. a. E. OUDEJANS: Abdominal manifestations of adenovirus infection in infants. Lancet *II*, 597 (1961)

113 SCHULTZ, L., W. T. STILLE, B. F. GUNDELFINGER a. L. F. MILLER: Combinations of asian influenza virus and adenovirus vaccine in the prophylaxis of respiratory illness of navy recruits (Part I). Amer. J. Publ. Health *50*, 543 (1960)

114 SEIFERT, J.: Der Krankenstand. Ärztl. Mitt. S. 2487 (1962)

115 SEVER, J. L. a. R. G. TRAUB: Conjunctivitis with follicles associated with adenovirus type 22. New Engl. J. Med. *266*, 1375 (1962)

116 SHARPLESS, G. R.: GAL-Virus. Ann. N. Y. Acad. Sc. *101*, 515 (1962)

117 SMORODINTSEV, A. A. a. A. A. SELIVANOV: Results of immunization of volunteers with live attenuated types IV, V and VII adenovirus vaccine. Problems of Virology *4*, 6 (1959)

118 SOBEL, G., B. ARONSON, S. ARONSON a. D. WALKER: Pharyngoconjunctival fever. Report of an epidemic outbreak. J. Dis. Childr. *92*, 596 (1956)

119 SOBESLAVSKY, O.: Konglutinacni komplement absorpeni test v diagnostice adenovirovych nakaz. Cekoslov. Epidemiol., Mikrobiol., Immunol. *10*, 206 (1961)

120 SOMMERVILLE, R. G.: Epidemic Kerato-Conjunctivitis — an adenovirus infection. J. Hyg. *56*, 101 (1958)

121 STALLONES, R. A., M. R. HILLEMAN, R. L. GAULD, M. S. WARFIELD a. S. A. ANDERSON: Adenovirus (RI-APC-ARD) vaccine for prevention of acute respiratory illness. II. Field evaluation. J. Amer. Med. Ass. *163*, 9 (1957)

122 STEINMAN, H. G. a. P. A. MURTAUGH: Isoelectric precipitation of adenovirus and of its complement fixing antigen. Virology *7*, 291 (1959)

123 Sterner, G.: Adenovirus infection in childhood. Acta Paediatrica, Uppsala, Suppl. 142 (1962)

124 Stille, W. T., I. Schultz, B. F. Gundelfinger a. L. F. Miller: Combinations of asian influenza virus and adenovirus vaccine in the prophylaxis of respiratory illness of navy recruits (Part II). Amer. J. Publ. Health 52, 275 (1962)

125 Sutton, R. N. P.: Respiratory viruses in a residential nursery. J. Hyg. 60, 51 (1962)

126 Teng, C. H.: Adenovirus pneumonia epidemic among Peking infants and preschool children in 1958. Chinese Med. J. 80, 331 (1960)

127 Trentin, J. J.: Cancer induction in hamsters by human type 12 adenovirus. Proc. Soc. Exper. Biol. Med. 111, 343 (1962)

128 Trentin, J. J., Y. Yabe a. G. Taylor: The quest for human cancer viruses. A new approach to an old problem reveals cancer induction in hamsters by human adenovirus. Science 137, 835 (1962)

129 Trentin, J. J. a. R. J. Huebner: 17. Annual Symposium on fundamental Cancer Research, Houston, Texas, Febr. 1963. Brit. Med. J. 1, 1008 (1963)

130 Tyrrell, D. A., D. Balducci a. T. E. Zaiman: Acute infections of the respiratory tract and the adenoviruses. Lancet II, 1326 (1956)

131 Van der Veen, J. a. G. van der Ploeg: An outbreak of pharyngoconjunctival fever caused by type 3 and 4 adenovirus at Waalwijk, the Netherlands. Amer. J. Hyg. 68, 95 (1958)

132 Van der Veen, J., G. van der Ploeg: Adenovirus type 15 infection. Lancet I, 102 (1960)

133 Van der Veen, J. a. J. H. Dijkman: Association of type 21 adenovirus with acute respiratory illness in military recruits. Amer. J. Hyg. 76, 149 (1962)

134 Vargosko, A. J., R. M. Chanock, H. W. Kim a. R. H. Parrott: Contribution of adenovirus infection to childhood respiratory tract illness. Amer. J. Dis. Childr. 102, 501 (1961)

135 Viruses and Cancer: Report on the 17th Annual Symposium on fundamental Cancer Research, Houston, Texas, February 1963. Brit. Med. J. 1, 1008 (1963)

136 Vivell, O., R. Zintz u. R. Deibel: Die epidemische Keratokonjunktivitis — eine APC-Virusinfektion? Dtsch. med. Wschr. 82, 100 (1957)

137 Vivell, O., F. Schröpl, G. Reimold u. S. Richter: Die Häufungen von Grippe- und Adenovirusinfektionen in Südwestdeutschland im Jahre 1957. Ergebnisse serologischer und klinischer Studien. Dtsch. med. Wschr. 84, 510 (1959)

138 Vivell, O.: Der akute Infekt der Luftwege und seine Erreger. Arch. Kinderhk. 166, 105 (1962)

139 Vivell, O. u. R. Deibel: Serologische und klinische Untersuchungen über Viruserkrankungen des Respirationstraktes. IV. Mitteilung. Epidemiologische Beobachtungen bei Respirationstrakterkrankungen der Jahre 1957—1961. Zschr. Kinderhk. 86, 553 (1962)

140 Vivell, O., M. Axmann u. G. Lips: Die Epidemie von Respirationstrakterkrankungen im Winter 1961/62. Dtsch. med. Wschr. 87, 1996 (1962)

141 Wassermann, F. E.: The inactivation of adenoviruses by ultraviolet irradiation and nitrous acid. Virology 17, 335 (1962)

142 Wegmann, T., G. Kaufmann u. E. Wiesmann: Lungeninfiltrate bei Adenovirusinfektionen. Schweiz. med. Wschr. 89, 882 (1959)

143 Wenner, H. A., G. W. Beran, J. Weston a. T. D. Chin: The epidemiology of acute respiratory illness. I. Observations on adenovirus infections prevailing in a group of families. J. Infect. Dis. 101, 275 (1957)

144 Wiesmann, E.: Die spezifische Laboratoriumsdiagnostik bei Adenovirusinfektionen. Schweiz. med. Wschr. *89*, 887 (1959)
145 Wilson, J. S., P. J. Grant, D. L. Miller, C. E. Taylor a. J. C. MacDonald: Trial of adenovirus vaccine in royal air force recruits. Brit. Med. J. *1*, 1081 (1960)
146 Yang, Y. F., L. S. Ko, P. B. Johnston a. J. T. Grayston: Epidemic keratoconjunctivitis (EKC). III. Adenovirus isolations from EKC. J. Formos. Med. Ass. *58*, 437 (1959)
147 Zaane van, D. J.: Bizondere klinische aspecten van adenovirus infecties bij kinderen. Maandschr. Kindergeneesk. *29*, 113 (1961)
148 Zhdanov, V. M. a. R. S. Dreizin: A group of strains of a new serological type of adenoviruses (Adenovirus 19). Problems of Virology *6*, 98 (1961)
149 Zit. nach Zintz, R. u. O. Vivell: Untersuchungen zur Klinik und Ätiologie der epidemischen Keratokonjunktivitis. Klin. Mbl. Augenhk. *135*, 521 (1959)
150 Zuschek, F.: Studies of the hemagglutinins of type 3, 4 and 7 adenovirus. Proc. Soc. Exper. Biol. Med. *107*, 27 (1961)

Schrifttumverzeichnis im April 1963 abgeschlossen.

# Die Herpesgruppe

Von R. Siegert

In der Herpesgruppe werden wegen ihrer engen Verwandtschaft das Herpes-virus hominis (Herpes-simplex-Virus) und dessen Affenvariante Herpesvirus simiae (B-Virus) zusammengefaßt. Das noch in diese Gruppe gehörige Pseudo-rabiesvirus kann hier unberücksichtigt bleiben, weil es für den Menschen nicht pathogen ist. Das Varizellen-Zoster-Virus weist dagegen in seinem klinischen, morphologischen und antigenen Verhalten sowie in seiner Wirtsspezifität der-artige Differenzen auf, daß seine Einordnung in die Herpesgruppe nicht länger gerechtfertigt ist.

## I. Herpes hominis

### 1. Definition

Der Herpes ( ἕρπης = kriechend) wird durch das ubiquitär verbreitete Herpes-simplex-Virus verursacht, mit dem sich fast jeder Mensch schon in der Kindheit auseinandersetzen muß. Die Infektion verläuft klinisch meist inapparent und ist dann nur an dem Auftreten homologer Antikörper erkennbar.

Hinsichtlich der klinischen Manifestation haben wir grundsätzlich zwischen dem bunteren Erscheinungsbild der Primärinfektion beim antikörperfreien, voll-empfänglichen Individuum und der recht gleichförmig rezidivierenden Erkran-kung bei Antikörperträgern zu unterscheiden (s. Tab. 1). Der Herpes stellt in der Regel eine harmlose Erkrankung dar, die klinisch durch Bläschen auf der Haut oder Schleimhaut charakterisiert ist. Diese Läsionen werden bei der Erstinfektion nicht selten von allgemeinen Systemerkrankungen begleitet, welche schwerer, manchmal sogar tödlich verlaufen, im Gegensatz zum re-zidivierenden Herpes in Gegenwart humoraler Antikörper, der immer lokal beschränkt bleibt. Nicht nur die klinisch manifeste, sondern auch die inappa-rente Primärinfektion kann anscheinend lebenslang in latentem Zustand per-sistieren, aber auch durch verschiedenste Insulte aktiviert werden. Diese Rezidiv-neigung ist eine Besonderheit der Herpesinfektion.

| Lokalisation | Krankheitsbild | |
|---|---|---|
| Haut | Herpes simplex | (primär und rezidivierend) |
| | Ekzema herpeticum | (primär) |
| | Traumatischer Herpes | (primär, selten rezidivierend) |
| Schleimhaut | Gingivostomatitis | (primär) |
| | Vulvovaginitis | (primär, häufig rezidivierend) |
| | Herpes progenitalis | (primär, häufig rezidivierend) |
| Auge | Keratokonjunktivitis | (primär und rezidivierend) |
| Zentralnervensystem | Meningo-Enzephalitis | (primär, selten rezidivierend) |
| Generalisierte Erscheinungen, Viszerale Organe (Leber) | Herpessepsis | (primär) |

Tab. 1: Wichtigste klinische Manifestationen der Herpes-simplex-Infektion.

## 2. Historische Einleitung

Der Herpes simplex wurde in älteren Lehrbüchern nicht als selbständige Infektionskrankheit, sondern nur als häufiges Begleitsymptom anderer Krankheiten aufgefaßt und nicht vom Zoster abgegrenzt. Die Klärung seiner Ätiologie ist den Ophthalmologen GRÜTER (1912) und LÖWENSTEIN (1919) zu verdanken, die mit Blaseninhalt von Keratitis dendritica bzw. Herpes labialis eine herpetische Keratitis auf der Kaninchenkornea erzeugten und in Tierpassagen weiterführen konnten. Durch die erfolgreiche Rückübertragung auf erblindete Menschenaugen wurden die Henle-Koch'schen Postulate erfüllt. Für die Klärung der Pathogenese war die Feststellung wichtig, daß manche Erregerstämme beim Kaninchen nach kornealer Infektion zu einer fieberhaften Enzephalitis führen (DOERR und VÖCHTING 1920). Demnach handelt es sich nicht nur um eine lokale Krankheit an der Inokulationsstelle, sondern um eine Allgemeininfektion. Besonders wichtig war die Beobachtung, daß in den Kernen infizierter Epithelzellen Einschlußkörperchen auftreten (LIPSCHÜTZ 1921). Dieser Befund hängt — wie sich später herausstellte — mit der intranukleären Entwicklung des Erregers zusammen und ist ein wichtiges histologisches Leitsymptom.
Während die ätiologische Diagnose anfänglich allein auf den Kornealversuch beim Kaninchen beschränkt war, bedeutete die spätere Züchtung des Herpesvirus auf der Chorioallantoismembran des Hühnerembryos (GOODPASTURE et al. 1931) einen wichtigen methodischen Fortschritt. Weitere Impulse für die

Erforschung der Herpesprobleme sind von den modernen Verfahren der Virus-züchtung in Zellkulturen verschiedener Provenienz ausgegangen (ENDERS et al. 1949). Der letzte bedeutsame Entwicklungsschritt ist die Einführung des 5-Jod-desoxyuridin in die Behandlung des Herpes corneae durch KAUFMAN (1962).

## 3. Klinisches Bild

### a) Erkrankungen der Haut

Am häufigsten spielt sich die klinische Manifestation dieser Virusinfektion auf der Haut ab. Hier befinden sich die Prädilektionsstellen an den Haut-Schleimhaut-Grenzen (z. B. Lippen, Nase, Genitale), aber auch am Kinn, seltener an Auge und Ohrmuschel oder dem Gesäß. Beim *Herpes simplex (Synonyma: Herpes labialis, nasalis, febrilis, Fieberbläschen, cold sore, fever blisters)* kündigt sich das Aufschießen von Bläschen nach einer Inkubationszeit von etwa 3 bis 5 Tagen durch ein brennendes oder juckendes Gefühl an. Es treten zunächst röt-liche Knötchen auf, aus denen sich dünnwandige, oft in Gruppen angeordnete, linsengroße Bläschen entwickeln. Sie sind prall mit seröser Flüssigkeit gefüllt, die sich rasch trübt. Die Bläschen verschorfen und heilen schließlich nach Ab-stoßen der Krusten ohne Narbenbildung ab. Bei leichteren Fällen bleiben regionäre Lymphknotenschwellungen und Temperaturen aus. Der ganze Krank-heitsablauf beansprucht etwa 8—10 Tage. Rezidive bevorzugen häufig die gleichen Hautareale.

Einen schwereren, gelegentlich sogar lebensbedrohlichen Verlauf zeigt das *Ekzema herpeticum (Synonyma: Pustulosis varicelliformis Kaposi, Herpes sim-plex disseminatus)*. Es handelt sich um Erstinfektionen, bei denen die ekzematös veränderte Haut entweder durch Autoinokulation oder von Pflegepersonen mit dem Herpesvirus infiziert wird. Nach einer Inkubationsdauer von 5—7 Tagen schießen zahlreiche Bläschen — bei Kindern meist ohne Prodromalerscheinun-gen — unter hohem Fieber und schweren Allgemeinerscheinungen auf. Die Eruptionen können sich in kurzen zeitlichen Abständen mehrmals wiederholen, so daß man — wie bei Varizellen — mehrere Entwicklungsstadien nebenein-ander antrifft. Die Bläschen sind zwar vorwiegend im ekzematösen Haut-bereich, aber auch auf der intakten Haut zu finden. Oft stehen sie so dicht, daß sie miteinander konfluieren (Abb. 1). Vom Ekzem aus kommt es zu einer lympho- und hämatogenen Ausbreitung des Erregers in andere Organe. Die Erkrankung dauert im allgemeinen 8—14 Tage, bei schweren Verläufen auch mehrere Wochen. Das Ekzema herpeticum ist eine gefürchtete Komplikation bei Ekzemkindern (Milchschorf, Neurodermitis, seltener Impetigo oder sebor-rhoisches Ekzem), nur etwa $1/4$ der Fälle betreffen Erwachsene. Früher war durch bakterielle Sekundärinfektionen bei Säuglingen mit einer Letalität von 30—40%, bei Erwachsenen mit 10%, zu rechnen. Heute ist die Prognose bei rechtzeitigem Gebrauch von Sulfonamiden oder Antibiotika wesentlich besser.

Eine Differentialdiagnose des Hautherpes erübrigt sich im allgemeinen. Gelegentlich ist eine Abgrenzung gegenüber Varizellen, Pyodermien, Pocken oder Vaccinia generalisata notwendig. Schwierigkeiten kann die Unterscheidung vom Ekzema vaccinatum machen, bei dem allerdings alle Eruptionen in der gleichen Entwicklungsphase zu sein pflegen. Natürlich stellen auch die Impfung beim Patienten oder ein Kontakt mit Impflingen wichtige Hinweise dar.

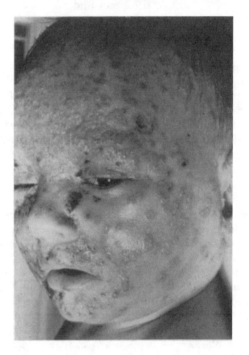

Abb. 1: Herpes Kaposi (Univ.-Kinderklinik Freiburg i. Br.).

Die Erregerisolierung aus dem Blut ist unsicher und nur zu Beginn der Erkrankung möglich, am zuverlässigsten gelingt sie aus dem Bläscheninhalt, gelegentlich aber auch noch aus den Blasendecken oder -krusten.
Primärinfektionen der Haut werden auch durch traumatische Epithelschädigungen (Abschürfung, Verbrennung, Erfrierung, Lutschfinger) bei empfänglichen Personen erleichtert. Dieser sog. *Inokulationsherpes* tritt auch bei Laboratoriumsinfektionen oder bei Exposition während der Krankenpflege ein. Nach einer Inkubation von 2—3 Tagen entsteht eine auf die Infektionsstelle beschränkte Rötung mit nachfolgender Bildung von Bläschen, deren Inhalt sich bald trübt und eintrocknet. Dieser lokale Prozeß kann von einer Temperatursteigerung und Adenopathie der regionären Lymphknoten begleitet sein. Die

Erkrankung klingt im Verlaufe von 10—20 Tagen wieder ab. Herpetische Paronychien und Panaritien werden nicht selten mit Streptodermien verwechselt. Ihre Prognose ist günstig. Rezidive sind beim Hautherpes, mit Ausnahme des Ekzema herpeticum, durchaus keine Seltenheit und selbst bei Laboratoriumsinfektionen möglich (SIEGERT 1963).

### b) Erkrankungen der Schleimhäute

Die akute *Gingivostomatitis herpetica* (*Synonyma:* Mundfäule, Stomatitis aphthosa oder Stomatitis ulcerosa) stellt die häufigste Manifestation der Primärinfektion mit Herpesvirus dar (DODD et al. 1938, HALE et al. 1963). Ihr Häufigkeitsgipfel liegt zwischen dem 1.—3. Lebensjahr, jedoch kann sie noch im Erwachsenenalter auftreten. Ihre Inkubationszeit beträgt durchschnittlich 3—7 Tage. Nach mehr oder weniger ausgeprägten Prodromalerscheinungen stellt sich akut eine häufig hochfieberhafte, entzündliche Schwellung der Mundschleimhaut mit Speichelfluß und fötidem Mundgeruch ein. Mehr oder weniger dicht stehende Bläschen variierender Größe schießen auf, die sich bald durch Mazeration öffnen und zu schmerzhaften Ulzerationen entwickeln. Gewöhnlich sind Zunge, Zahnfleisch und Wange, aber auch Lippen und harter Gaumen befallen (Abb. 2). Der Krankheitsprozeß greift jedoch nur selten auf den Rachen über. Die betroffene Schleimhaut ist intensiv gerötet, ödematös und neigt zu Blutungen. Bei der Schmerzhaftigkeit des Prozesses können Kleinkinder jede Nahrungs- und Flüssigkeitsaufnahme verweigern, so daß eine

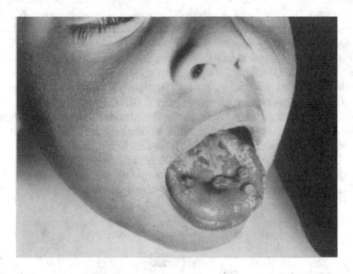

Abb. 2: Herpetische Stomatitis aphthosa (Univ.-Kinderklinik Freiburg i. Br.).

bedrohliche Exsikkose möglich ist. Nach einer Krankheitsdauer von 1—2 Wochen heilen die Läsionen ab, jedoch kann die immer vorhandene regionäre Adenopathie noch länger bestehen bleiben. Die Prognose ist im allgemeinen günstig, Rezidive sind selten. Komplikationen kommen durch bakterielle Sekundärinfektion oder bei Ekzemkindern durch Autoinokulation zustande. Differentialdiagnostisch ist, wenn die Läsionen die Tonsillen oder den weichen Gaumen befallen, an die Herpangina durch Coxsackieviren der Gruppe A, ferner an eine durch Adenoviren verursachte exsudative Pharyngitis oder an eine Streptokokken-Tonsillitis zu denken. Leichter sind die Maul- und Klauenseuche, Rachendiphtherie, der Mund-Soor oder eine Plaut-Vincent'sche Angina abgrenzbar. Rekurrierende Aphthen haben in der Regel nichts mit dem Herpesvirus zu tun.

Die Erregerisolierung gelingt nur selten aus dem Blut, jedoch leicht aus dem Abstrichmaterial oder Spülwasser von Mund und Rachen, aber auch aus den Fäzes (BUDDINGH et al. 1953, FARMER 1956, HALE et al. 1963).

Bei Mädchen spielt sich die Primärinfektion häufiger als bei Knaben auch am äußeren Genitale ab. Bei der nicht seltenen *Vulvovaginitis herpetica* erscheinen die Bläschen in unterschiedlicher Zahl und Größe sowohl an den Labien als auch in der tieferen Vagina (SLAVIN et al. 1946). Wie bei der Gingivostomatitis entwickeln sich rasch innerhalb entzündlich-ödematöser Bezirke aus den Bläschen geschwürige Läsionen, die von graugelblichen Belägen bedeckt sind. Die üblichen Begleiterscheinungen des in 1—2 Wochen abklingenden Krankheitsprozesses bestehen in lokalen Schmerzen, Fieber und Beteiligung der inguinalen Lymphknoten.

Bei Knaben äußert sich der *Herpes progenitalis* in Bläscheneruptionen und Geschwürsbildung auf der Glans, vorzugsweise im Sulcus coronarius, und an der Vorhaut, jedoch kann auch der Penisschaft betroffen sein. Als Begleiterscheinungen sind neben Fieber die brennenden Schmerzen beim Wasserlassen und der wäßrig-eitrige Ausfluß als Folge einer Urethritis herpetica (NASEMANN und NAGAI 1960) hervorzuheben, die nach 2—3 Wochen spontan verschwindet. Differentialdiagnostisch muß an Gonorrhoe, luischen Primärinfekt, Trichomonadenfluor, Diphtherie, Soor oder Intertrigo gedacht werden. Zweifelsfälle klärt der Virusnachweis in Bläschen- oder Geschwürabstrichen.

Zu *rezidivierenden Herpesläsionen* neigt die Mundschleimhaut viel weniger als die Genitalschleimhaut. Die sehr selten rekurrierende Gingivostomatitis muß von den nicht herpesbedingten chronisch-rezidivierenden Aphthen (SCHUERMANN 1958) oder von unspezifischen Ulzerationen abgegrenzt werden, wie sie im Gefolge eines Erythema multiforme auftreten. Rekurrierende Herpesattacken an den Genitalien sind dagegen relativ häufige Ereignisse.

### c) Erkrankungen des Auges

Die *Keratoconjunctivitis herpetica* (Synonyma: Keratitis dendritica, Herpes corneae, Herpeskeratitis) variiert in ihrem klinischen Erscheinungsbild, da nicht nur die oberflächlichen, sondern — im Gegensatz zu Prozessen an der Haut und Schleimhaut — auch die tieferen Strukturen betroffen sein können. Bei jeder Herpesinfektion des Auges muß deshalb mit einer Bedrohung der Sehkraft gerechnet werden. Die Herpeskeratitis ist heute wohl die wichtigste spezifische Keratitis, deren Häufigkeit in den letzten Jahren noch zugenommen haben soll.

Die Erkrankung kann als einseitige Konjunktivitis verlaufen mit Lidödem, serös-eitriger Sekretion, Bläschen- und Geschwürsbildung an den Lidern, begleitet von schmerzhaften präaurikulären Lymphknotenschwellungen. Der Prozeß erfaßt häufig die Kornea, wo unter oft heftigen Schmerzen kleine Bläschen im Hornhautepithel aufschießen, die schnell platzen und zu oberflächlichen Defekten mit freiliegender Bowman'scher Membran führen. Die Herdchen sind meist isoliert, fast punktförmig (Keratitis superficialis punctata). Oft schließen sich die benachbarten Bläschen durch feine Risse aneinander, so daß baumartig verzweigte Geschwüre entstehen (Keratitis dendritica), die sich mit Fluoreszein grün anfärben. Die Sensibilität der Hornhaut ist deutlich herabgesetzt. Auf dem Geschwürsgrund kann eine hauchartige Trübung nach Abheilen des Prozesses zurückbleiben. Bakterielle Sekundärinfektionen können den Prozeß komplizieren.

Die häufig in Intervallen von Wochen bis Monaten rezidivierende Keratitis dendritica unterscheidet sich klinisch von der Primärinfektion dadurch, daß bei ihr eine follikuläre Begleit-Konjunktivitis fehlt, und sich tiefe Randulzera entwickeln, die weniger die Tendenz haben, sich baumartig zu verzweigen.

Da die Läsionen an der Kornea nicht selten auch das tiefer gelegene Stroma betreffen, neigen sie zur Vernarbung und zum Chronischwerden. Für diese Folgen dürfte die Gefäßlosigkeit des Kornealgewebes verantwortlich sein. Unter oft heftigen Schmerzen entsteht in den tieferen Schichten eine scheibenförmige, grauweiße Trübung, über der das Epithel gestippt ist (Keratitis disciformis). Bei zentraler Lage des Herdes wird das Sehvermögen stark beeinträchtigt. Gelegentlich kommt es zum Sekundärglaukom. Der Prozeß kann sich über Wochen und Monate hinziehen, rezidivieren und dichte Leukome hinterlassen. Die Prognose ist daher mit Vorsicht zu stellen.

Die durch Adenovirus (Typ 8) verursachte epidemische Keratokonjunktivitis zeichnet sich durch größere Schmerzhaftigkeit aus. Für einen Herpesprozeß sprechen neben der relativen Unempfindlichkeit der Kornea eine Rezidivanamnese und dendritische Verzweigungen. Der Virusnachweis gelingt im Augenabstrich oder -spülwasser.

### d) Erkrankungen des Zentralnervensystems

Die herpetische *Meningo-Enzephalitis* unterscheidet sich klinisch nicht von anderen virusbedingten Meningo-Enzephalitiden, es sei denn, daß der Patient das Leitsymptom eines Haut- oder Schleimhautherpes aufweist. Es handelt sich

fast immer um die seltene Manifestation einer Primärinfektion. Am häufigsten
wird die Meningo-Enzephalitis als Komplikation im Verlauf einer Herpessepsis Neugeborener oder Kleinkinder, bei Ekzema herpeticum oder Gingivostomatitis beobachtet. Ihr Anteil an den zentralnervösen Viruskrankheiten
wird sehr verschieden (0,6%—7%) angegeben (AFZELIUS-ALM 1951, ADAIR et
al. 1953, ROSS und STEVENSON 1961), jedoch sind bisher nur wenige Fälle durch
Virusisolierung aus dem Liquor oder Hirn (SMITH et al. 1941, HERZBERG 1959,
BLOEDHORN et al. 1962) ätiologisch gesichert worden.
Die zentralnervösen Komplikationen des Herpes beginnen nach nicht näher
bekannter Inkubationszeit ganz akut mit hohem Fieber und führen zu stürmischen meningitischen und enzephalitischen Symptomen (Kopfschmerzen, Benommenheit, motorische Unruhe, fokale Krampfanfälle, Parese von Muskelgruppen, Sensibilitätsstörungen). Regelmäßig bestehen Eiweißvermehrung und
mäßige Pleozytose im Liquor (PETTE 1958). Wenn der intrakranielle Druck
ansteigt, ist die Prognose besonders ungünstig. Der Tod erfolgt im allgemeinen
im Koma zwischen dem 8. und 12. Krankheitstag (WHITMAN et al. 1946),
jedoch wurden gelegentlich auch subakute sowie chronisch-rezidivierende Verlaufsformen beobachtet (HAYMAKER und PINKERTON 1949, KRÜCKE 1957).

*e) Weitere Krankheitsbilder*

Die Primärinfektion bleibt keinesfalls auf die Inokulationsstelle beschränkt,
sondern generalisiert von dort auf dem Blutwege (RUCHMAN und DODD 1950,
BAKER et al. 1952, BUGH et al. 1955, BECKER et al. 1963). So ist es nicht verwunderlich, daß neben dem Zentralnervensystem auch noch andere Organe in
Mitleidenschaft gezogen werden können, wie z. B. die Leber, Lungen oder
Nebennieren (ZUELZER und STULBERG 1952).
Eine besonders ernste Folge der generalisierten Erstinfektion stellt die *Herpessepsis* dar, die fast nur bei neugeborenen, insbesondere frühgeborenen Kindern
beobachtet wird (QUILLIGAN und WILSON 1951, WILLIAMS und JACK 1955).
Die Übertragung kann zwar grundsätzlich schon intrauterin erfolgen, falls
die Mutter um die Zeit der Geburt ihre Erstinfektion durchmacht, jedoch
dürfte die Ansteckung im allgemeinen von dem Geburtsweg oder nach der
Geburt von einer Pflegeperson ausgehen.
Die Inkubationszeit wird mit 3—6 Tagen angegeben. Erkrankungen vor dem
3. oder 4. Lebenstag sind eine außerordentliche Seltenheit. Sie beginnen im
allgemeinen mit einem Herpes simplex auf der Haut, einer Stomatitis oder
Konjunktivitis. Die Schwere der Erkrankung läßt sich bald an der akuten
Verschlechterung des Zustandes erkennen. Auf disseminierte Herpesinfektionen
bei empfänglichen Kindern mit Nährschäden und Kwashiorkor wurde kürzlich
aufmerksam gemacht (McKENZIE et al. 1959, BECKER et al. 1963).
Unter hohem Fieber kommt es zu Dyspnoe, Leber- und Milzschwellung, dys-
peptischen Beschwerden, Ikterus (50% der Fälle), Blutungsneigung und zere-

bralen Symptomen (30%/o der Fälle), die sich in motorischer Unruhe, Hyperkinesen und krampfartigen Bewegungen von Armen und Beinen äußern. Der
Tod tritt nach einer Krankheitsdauer von 4—7 Tagen durch Schädigung von
Lungen, Leber oder dem Zentralnervensystem ein, er kann aber auch die Folge
einer sekundären bakteriellen Septikämie (z. B. Ps. aeruginosa) sein. Die Prognose hängt von dem Lebensalter ab. Während Neugeborene wohl ausnahmslos
sterben, sollen bei Kleinkindern Heilungen möglich sein.
Die Differentialdiagnose bereitet Schwierigkeiten, wenn Herpesbläschen fehlen.
Es müssen dann zahlreiche Erkrankungen berücksichtigt werden wie z. B.
Erythroblastose, Zytomegalie, Hepatitis epidemica, Listeriose, Lues Toxo-
plasmose oder intrakranielle Geburtstraumen.
*Herpes-Embryopathien* und teratogene Effekte, wie sie im Experiment gesehen
wurden (HEATH et al. 1956, BIEGELEISEN und SCOTT 1958), sind bisher nicht
aufgefallen (FLAMM 1959), wozu auch im allgemeinen die Voraussetzungen
fehlen dürften, weil die allermeisten Graviden bereits humorale Antikörper
von der in ihrer Kindheit durchgemachten Erstinfektion besitzen.

### 4. Pathologie

Die relativ seltenen Todesfälle treten fast ausschließlich bei generalisierten
Primärinfektionen (Herpessepsis, Ekzema herpeticum, Meningo-Enzephalitis)
ein. Der Pathologe benötigt zur Diagnose neben Haut- und Schleimhautproben
auch Material der betroffenen inneren Organe. Wir müssen grundsätzlich
zytopathologische und histologische Veränderungen berücksichtigen.

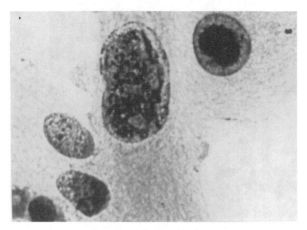

Abb. 3: Kerneinschlußkörperchen (Typ A nach COWDRY). 24 Stunden p. i. mit Herpes-
simplex-Virus (Stamm Lennette) in Kaninchennierenzellen. Frühes (links), mittleres
und spätes Entwicklungsstadium (rechts). HE-Färbung 1500fach (Aufnahme FALKE).

Charakteristisch für die Zellinfektion sind die *Einschlußkörperchen im Kern* (LIPSCHÜTZ 1921), die von dem Erreger nicht nur in menschlichen und tierischen Geweben, sondern auch in Zellkulturen induziert werden. Es handelt sich um rundliche Gebilde verschiedener Größe, die mit der üblichen HE-Färbung, aber nur nach Fixierung mit Bouin'scher oder Zenker'scher Lösung, sichtbar werden (Abb. 3). Sie verhalten sich zunächst Feulgen-positiv, was auf die Anwesenheit von DNS hinweist. Bald füllen sie den ganzen Kern aus und verdrängen das Chromatin an den Rand. Schließlich schrumpfen sie, werden Feulgen-negativ und sind dann durch einen schmalen Saum vom randständigen Chromatin getrennt (CROUSE et al. 1950, WOLMAN und BEHAR 1952, FELGEN-HAUER und STAMMLER 1963). Die frühere Unterscheidung in 2 Typen von Einschlußkörperchen (Typ A und B) beansprucht nur historisches Interesse. Bei den klassischen Einschlußkörperchen (Typ A) handelt es sich nicht um Virusaggregate, sondern um Endprodukte der Kernschädigung nach Ausschleusung der Viruspartikel.

Eine weitere Zellreaktion von diagnostischem Wert in infizierten Geweben ist die Bildung vielkerniger *Riesenzellen*. Diese für die Viren der Herpesgruppe charakteristischen Zellbildungen entstehen nicht durch Teilungsanomalien, sondern durch Zellverschmelzungen (BARSKI und ROBINEAUX 1959). Ihre Kerne weisen ebenfalls Einschlußkörperchen auf (Abb. 4).

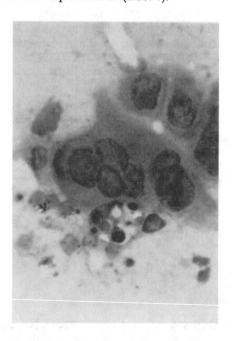

Abb. 4: Riesenzelle. Abstrich von Herpesblase.

Das pathologische Bild variiert je nach der Art des infizierten Gewebes. Typisch für die *Haut- und Schleimhautveränderungen* sind die mit dünnen Deckzellen versehenen Bläschen. Die betroffenen Zellen der verdickten Epidermis zeigen vorwiegend ballonierende Degeneration. Die Bläschen sind meist einkammerig und mit seröser Flüssigkeit gefüllt, die neben Viruspartikeln noch Leukozyten, abgeschilferte Epithelzellen, Riesenzellen und Fibrin enthält. Ob die Tatsache, daß Herpesbläschen an Nase und Mund nur selten mit pathogenen Staphylokokkenstämmen mischinfiziert sind, auf einem antibakteriellen Hemmeffekt des Virus beruht (SCHNEIERSON und SHORE 1963), bedarf noch der Bestätigung. Durch Mazeration und Auslaufen von Flüssigkeit werden die Bläschen modifiziert, im Mund ulzerieren sie schnell. Das Korium ist unterschiedlich betroffen, man findet kapilläre Gefäßerweiterung und entzündliche leukozytäre Infiltration. Die Prozesse neigen viel weniger zur Nekrose als beim Zoster, so daß Narbenbildungen selten sind. In Abstrichen von der Basis frischer Läsionen beobachtet man vielkernige Riesenzellen und intranukleäre Einschlußkörperchen (Abb. 4).

Bei *generalisierten Primärinfektionen* werden ausgedehnte nekrotische Herde mit disseminierter entzündlicher Reaktion in den inneren Organen (Lunge, Milz, Niere, Gehirn), besonders aber in der Leber und den Nebennieren angetroffen, die nicht nur parenchymale Zellen, sondern auch Stroma und Blutgefäße betreffen. Die typischen Kerneinschlüsse und Riesenzellen findet man an der Peripherie der Nekrosen (TUCKER und SCOFIELD 1961).

Beim *Herpes corneae* kommt es zu Quellungsvorgängen in den Epithelzellen mit Kernhypertrophie und -degeneration sowie zu allgemeiner Vakuolisierung mit zunehmender Nekrose.

Die pathologisch-anatomischen Veränderungen der *Meningo-Enzephalitis* spielen sich im wesentlichen am Kortex und Subkortex mit fortschreitendem Befall der zentralen weißen Substanz und der Basalstrukturen ab. Das Rückenmark ist weniger betroffen. In der Rinde sieht man perivaskuläre Infiltrationen, daneben petechiale Hämorrhagien, erweichte Bezirke (Nekrosen) mit entzündlichen Prozessen, fettbeladene Phagozyten, Neuronophagie und Astrozytose. Kerneinschlüsse finden sich vornehmlich in Glia- und Nervenzellen (WOLF et al. 1950, WEISSE und KRÜCKE 1959). Die Meningen sind hyperämisch und weisen perivenöse Rundzelleninfiltrate auf.

## 5. Ätiologie

Die Elementarkörperchen des Herpes-simplex-Virus sind sphärische Gebilde inhomogener *Größenordnung* im Bereich von annähernd 70—200 m$\mu$, wie sich aus Filtrations- und Zentrifugierversuchen (ELFORD et al. 1933, BECHHOLD und SCHLESINGER 1933) sowie elektronenmikroskopischen Messungen (EVANS und MELNICK 1949, MUNK und ACKERMANN 1953, REAGAN et al. 1953, MORGAN et al. 1953/54) ergibt. Berichte über ihre Darstellung nach Giemsafärbung oder

durch zitronensaure Viktoriablaulösung sind nicht bestätigt worden. Das Fehlen
der mikroskopischen Nachweisbarkeit im Inhalt frischer Bläschen gilt vielmehr
als Unterscheidungsmerkmal gegenüber dem größeren Varizellen-Zoster-Virus
(DAHL 1952, NASEMANN 1957).
Elektronenmikroskopisch erkennt man in Ultradünnschnitten 2 sich in Größe
und Struktur unterscheidende runde Partikelformen (Abb. 5). Die kleineren
Gebilde (70—100 mμ) bestehen aus einem von einer Hülle umgebenen Binnen-
körperchen. Es handelt sich um inkomplette, unreife Viruspartikel, die im
weiteren Verlauf der Entwicklung von einer zweiten Hülle umgeben werden
und damit zu den kompletten Elementarkörperchen (160—180 mμ) heranreifen (MORGAN et al. 1953/54/59, FALKE et al. 1959), deren Synthese auf S. 693
näher besprochen wird.

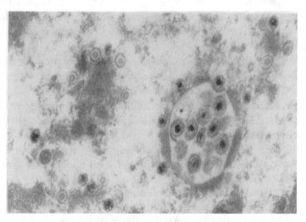

Abb. 5: Ausschnitt aus der Peripherie eines HeLa-Zellkerns. Vollständige Elementarkörperchen in Vakuole und unvollständige Viruspartikel. Herpes-simplex-Virus
(Stamm Lennette). Elektronenmikroskop 50 000 fach (Aufnahme FALKE).

Einen tieferen Einblick in den *Aufbau der Virusteilchen* gewährt die Negativ-
Kontrastierungsmethode nach BRENNER und HORNE (1959). Das Herpes-
simplex-Virus besteht aus einem DNS-haltigen „Kern" (EPSTEIN 1962), welcher
in eine charakteristische, aus strukturellen Untereinheiten (Kapsomere) aufgebaute Schale (Kapsid) eingebettet ist. Dieses „nackte" Partikelchen (Nukleo-
kapsid) wird schließlich von einer Hülle umgeben und damit zum Virion, der
reifen infektiösen Viruseinheit (WILDY et al. 1960, CASPAR et al. 1962, WATSON
und WILDY 1963). Die auf Grund des Basenverhältnisses wohl doppelstrangige
Virus-DNS stellt keine umgebaute Zell-DNS, sondern eine Neusynthese dar
(RUSSELL 1962), die sich durch ihren größeren Gehalt an Guanin-Zytosin
(74 mol%) von der Zell-DNS (44 mol%) unterscheiden läßt (BEN-PORAT und
KAPLAN 1962).

Bei Zentrifugation von Herpesvirus-Suspensionen (Stamm Lennette) im CsCl-Gradienten erhält man 2 Fraktionen, von denen die eine vorwiegend aus kompletten Viruspartikeln besteht und die Infektiosität mit einem komplementbindungsaktiven Anteil enthält, die andere Fraktion ist dagegen morphologisch uneinheitlich und besitzt ausschließlich Komplementbindungsaktivität (FALKE 1963).

Die Herpes-simplex-Stämme weisen in ihrer *Antigenität* geringfügige Differenzen auf (WOMACK und HUNT 1954, SCHNEWEIS und BRANDIS 1961, MÜLLER et al. 1962), jedoch scheint die Einteilung in 2 getrennte Serotypen (SCHNEWEIS 1962/63) nicht gerechtfertigt. Die Komplementbindungsaktivität kann durch Ultrazentrifugation in ein virusgebundenes V-Antigen und ein lösliches S-Antigen getrennt werden (BROWN 1953, BALDUCCI et al. 1956, SÖLTZ-SZÖTS 1959), welches auch für die Hautreaktion verantwortlich sein soll.

Unterschiedlich ist die *Neurovirulenz* der Herpesstämme bei Messung in der Maus und beim Kaninchen, das nach kornealer Infektion an einer tödlichen Enzephalitis erkranken kann. Diese enzephalitogene Eigenschaft soll allerdings für die Pathogenese des menschlichen Herpes bedeutungslos sein.

Die von den Herpes-simplex-Stämmen induzierten *zytopathischen Effekte* (Abb. 6—9) sind nicht einheitlich (SCHERER 1953, SOSA-MARTINEZ et al. 1955, GRAY et al. 1958, SCHNEWEIS 1962). Die wichtigsten Reaktionen bestehen in einem „proliferativen" und „nicht proliferativen" Typ und in „Riesenzellbildungen" (SCOTT et al. 1961). Die Plaquetypen unterscheiden sich auch im Dichtegradienten und in ihrem Elutionsverhalten, welches auf differente Oberflächenstrukturen hinweist (ROIZMAN und ROANE 1961, 1963). Der Stamm „JES" stellt eine Mischung von 2 genetisch determinierten Riesenzellvarianten dar. Die beiden daraus isolierten Virusklone differieren in ihrer Neurovirulenz und Vermehrungsintensität (KOHLHAGE und SIEGERT 1962) sowie in ihrem

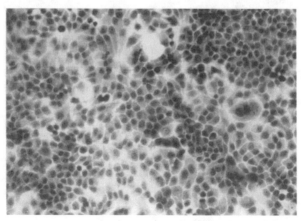

Abb. 6: Normale KB-Zellkultur. HE-Färbung 160fach (Aufnahme FALKE).

physikalischen Verhalten (KOHLHAGE 1963). Stabile Rekombinanten wurden von 2 Elternstämmen mit differenten Merkmalen erhalten (WILDY 1955). Plaquevarianten wurden im Verlauf zahlreicher Zellkultur- und Eihautpassagen beobachtet (HOGGAN et al. 1961, NII et al. 1961). Es handelte sich um Riesenzellvarianten, die aus dem Abkugelungstyp durch Mutation entstanden. Dieses Ereignis betraf etwa jedes 22 000. neusynthetisierte Virusteilchen (SCHIEFER-

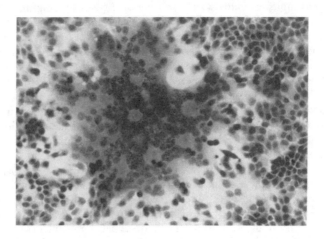

Abb. 7: Riesenzelle 24 Stunden p. i., fR-Variante des B-Virus in KB-Zellkultur. HE-Färbung 160 fach (Aufnahme FALKE).

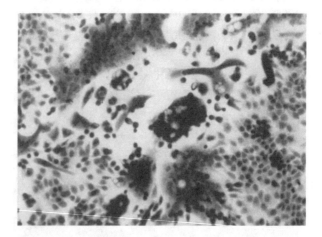

Abb. 8: Kleine Riesenzelle und Zellabkugelung 24 Stunden p. i., rR-Variante des B-Virus in KB-Zellkultur. HE-Färbung 160 fach (Aufnahme FALKE).

STEIN 1963). Nicht alle Zellarten können die genetische Information zur synzytialen Riesenzellbildung verwirklichen. Der Induktionsmechanismus ist noch nicht geklärt (O'DONOVAN und ROIZMAN 1961). Die Bildung der Riesenzellen scheint in keinem direkten Zusammenhang mit der intrazellulären Virusvermehrung zu stehen, da sie auch durch partiell inaktiviertes Virus gelingt (NII und KAMAHORA 1961), und eine Dissoziation beider Vorgänge durch p-Fluorphenylalanin möglich ist (FALKE 1963).

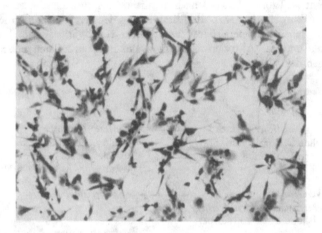

Abb. 9: Zellzerstörung 24 Stunden p. i. Herpes-simplex-Virus (Stamm Lennette) in Kaninchennieren-Zellkultur. Giemsafärbung, 150fach (Aufnahme FALKE).

Die Angaben über die *Resistenz* des Herpesvirus gegenüber chemisch-physikalischen Einflüssen ergeben kein einheitliches Bild, weil sie auf unterschiedlichen Untersuchungsbedingungen beruhen. Das Virus behält seine Infektiosität über viele Monate bis Jahre, wenn es bei — 70° C in Glasampullen eingefroren aufbewahrt wird. Die Stämme sollen sich bei Lagerung jedoch nicht einheitlich verhalten (SCHNEWEIS 1961). Infiziertes Kaninchengehirn bleibt in 50% Glyzerin bei Kühlschranktemperatur für Monate virulent, während es seine Infektiosität in wäßriger Suspension in wenigen Tagen verliert. Es wird in wäßriger Aufschwemmung bei 52° C in 30 Minuten inaktiviert; in gefriergetrocknetem Zustand soll es die gleiche Zeit einer Temperatur von 90° C widerstehen. Die thermische Inaktivierung wird von Kationen beeinflußt (WALLIS et al. 1962). Rasch inaktivierend wirken Phenol (1%ig), Formalin (0,5%ig) und Sublimat (0,1%ig). Von den neueren Desinfektionsmitteln sind quarternäre Ammoniumsalze als wirksam befunden worden (SCOTT 1956). Ferner ist das Virus relativ wenig resistent gegenüber Alkohol, Äther, Jod- und Chlorverbindungen, Phenylquecksilbersalzen und auch pH-Verschiebungen nach der sauren oder alkalischen Seite (MUNK und ACKERMANN 1953, ALBRECHT 1959, KOHLHAGE und SIEGERT 1962). Chlorophyllin inaktiviert das Herpes-

virus, ein Vorgang, der durch Lichteinfluß wesentlich gefördert wird (SCHNE-
WEIS 1963).

## 6. Pathogenese

Die Primärinfektionen verlaufen bei mehr als 99% der Infizierten klinisch
inapparent (s. Tab. 2). Sowohl nach manifester als auch subklinischer Infektion
treten Antikörper auf, denen die Eliminierung des Erregers häufig nicht gelingt,
so daß er lebenslang persistieren und wieder rezidivieren kann. Das Latenz-
phänomen und der Aktivierungsmechanismus gehören zu den interessantesten
Problemen der Virologie.

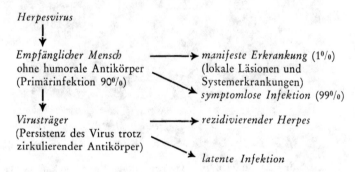

Tab. 2: Verlauf der Herpesinfektion beim Menschen (modifiziert nach BLANK
und RAKE 1955).

Das *Eindringen* des Herpesvirus setzt feinste Läsionen an der Inokulationsstelle voraus. Seine Ansiedlung soll bei Kindern durch ihre stärker durch-
safteten Epithelien begünstigt werden. An der Eintrittspforte kommt es zunächst
zur lokalen Virusvermehrung mit typischen Läsionen. Von dort aus findet
sehr frühzeitig eine Generalisierung auf dem Blutweg statt. Daneben ist eine
Virusausbreitung aber auch auf dem Nervenweg denkbar (s. S. 697), da man
— allerdings äußerst selten — Eruptionen wie beim Zoster im Versorgungsbereich eines sensorischen Nerven findet. Schließlich kann die Ausbreitung
auch per continuitatem von Zelle zu Zelle erfolgen (STOKER 1958, HOGGAN
et al. 1960). Unsere Informationen über die Virusausbreitung stammen aus
Tierversuchen.
Lediglich bei einer Neugeborenen-Enzephalitis konnte der Infektionsweg vom
Auge bis zum *Zentralnervensystem* an Kerneinschlüssen und Riesenzellbildungen verfolgt werden (KRÜCKE 1960), der sich kontinuierlich von Zelle zu Zelle
fortsetzte. Die grobe Lokalisation der Entzündung (z. B. Meningo-Enzephalitis,
Myelitis, Neuritis) hängt davon ab, ob das Virus das Nervensystem auf dem

Blut- oder Liquorweg oder durch periphere oder zentrale Infektion erreicht. Trotz aller Variabilität in der Ausbreitung kehrt regelmäßig die Lokalisation im Ammonshorn und die fast elektive Erkrankung der Pyramidenzellschicht wieder (KRÜCKE 1960).

Die *latente Dauerinfektion* persistiert wahrscheinlich in Epithelzellen der Wangen- und Nasenschleimhaut, der Kornea oder an der Haut-Schleimhaut-Grenze, wo die Primärinfektion implantiert wurde. Es war bisher allerdings nicht möglich, das latente Virus während des erscheinungsfreien Intervalls in exzidierten Hautstückchen nachzuweisen (BLANK und RAKE 1955), obwohl seine Isolierung bei primären und rezidivierenden Läsionen fast regelmäßig gelingt.

Ein Teil der Menschen neigt nach klinisch manifester oder inapparenter Erstinfektion zu *rekurrierenden Erkrankungen*. Hierbei handelt es sich wohl nicht um die Folge exogener Reinfektionen, sondern um endogene Rezidive. Sie treten meist an der gleichen Stelle (Nasenöffnung, Lippen, Genitale) auf die gleichen Reize hin auf, jedoch kann die Lokalisation ebenso wechseln wie die Intervalle. Gegen eine Reinfektion spricht, daß die wenigen bisher vom gleichen Patienten isolierten Rezidivstämme keine Unterschiede in ihrer Antigenqualität und in anderen biologischen Eigenschaften aufweisen. Exogene Reinfektionen dürften in Gegenwart humoraler Antikörper nur dann möglich sein, wenn es sich — wie bei Laboratoriumsinfektionen — um eine massive Virusdosis handelt.

Die von manchen Autoren (WYBURN-MASON 1955/57) vermuteten Zusammenhänge zwischen rezidivierendem Lippenherpes und Entstehung präkanzeröser Zustände oder typischer *Hautkarzinome* bedürfen wegen ihrer grundsätzlichen Bedeutung größerer Aufmerksamkeit, zumal im Tierexperiment chromosomale Aberrationen durch das Herpes-simplex-Virus induziert werden (HAMPAR und ELLISON 1961.).

Die Rezidive in Gegenwart homologer Antikörper sind eine „Krankheit der Immunen" und bleiben auf die Inokulationsstelle beschränkt. Sie kommen nach vorherrschender Ansicht durch eine *Aktivierung* des latent vorhandenen Virus zustande, wenn sein Gleichgewichtszustand mit dem Wirtsorganismus gestört wird. Mehr als 60% hochfiebernder Patienten zeigen einen Herpesausbruch (BOAKE et al. 1934 ). Als provokatorische Reize kommen neben fieberhaften Infekten (Pneumonie, Meningitis, Malaria, Schnupfen) auch starke Besonnung, Allergie, Grippe, Menstruation, gastrointestinale Störungen, mechanische und sogar psychische Traumen in Betracht. Allerdings ist nicht bekannt, durch welchen Auslösemechanismus die Aktivierung induziert wird. Ein Einfluß des Properdinsystems (FINKELSTEIN et al. 1958) auf die natürliche Resistenz und den Latenzmechanismus ist nicht bewiesen. Nach einer Hypothese von SÖLTZ-SZÖTZ (1959) soll ein Absinken der S-Antikörper — bei gleichbleibenden Spiegeln der V-Antikörper — für die Rezidive verantwortlich sein. In Tierversuchen (LIPPELT und SÖLTZ-SZÖTZ 1959) waren kutane Reinfektionen nur dann möglich, wenn die S-Antikörper auf minimale Werte absanken.

Eine andere Hypothese erwägt die Möglichkeit, daß das Virus im Intervall in Form infektiöser DNS vorliegt, die nicht durch Antikörper beeinträchtigt werden kann (KOHN 1963). Es wäre denkbar, daß sie durch Zellnukleasen solange in Schach gehalten wird, bis auf einen Stress hin ein Nuklease-Inhibitor auftritt, welcher es der infektiösen DNS erlaubt, Virus und Symptome zu produzieren (HERRIOT et al. 1961).

## 7. Diagnostische Methoden

Die Laboratoriumsdiagnose des Herpes stützt sich auf die Erregerisolierung aus den Läsionen und auf den Nachweis signifikanter Titerbewegungen neutralisierender oder komplementbindender Antikörper. Sie kann noch ergänzt werden durch die Darstellung von Kerneinschlüssen und Riesenzellen im Geschabsel von der Basis frischer Läsionen (BLANK et al. 1951, Abb. 3, 4).

Besondere Vorsichtsmaßnahmen sind im Laboratorium nicht erforderlich, da die weitaus meisten Erwachsenen neutralisierende Antikörper besitzen. Lediglich empfängliche Ekzematiker dürfen nicht exponiert werden.

Der Virämienachweis gelingt bei Primärinfektionen nur dann, wenn frühzeitig genug untersucht wird. Nach Gerinnung der steril entnommenen *Blutprobe* wird alsbald das Serum entfernt (zur Serodiagnose verwenden), der Blutkuchen zerrieben oder hämolysiert, und der Überstand nach Zentrifugation verimpft. Von Geschwüren werden am besten *Abstriche* mit einem leicht angefeuchteten Diphtherietupfer vorgenommen, um eine völlige Austrocknung zu verhindern. Am zuverlässigsten gelingt die Virusisolierung aus dem *Inhalt möglichst frischer Bläschen* durch Anstechen mit Glaskapillaren oder mit einer feinen Nadel und Spritze Auch die mit der Pinzette abgehobenen Blasendecken und Krusten sind geeignet. Bei Prozessen in der Mundhöhle ist es empfehlenswert, *Speichel* zu sammeln sowie *Rachenspülwasser* und *Stuhl* einzusenden. Bei *Harnröhrenausfluß* erfolgt die Entnahme mit der Öse. Handelt es sich um zentralnervöse Symptome, so wird man steril entnommenen *Liquor* heranziehen. Bei Todesfällen sind etwa erbsengroße *Organstückchen* (z. B. Leber, Hirn) zu entnehmen. Kann die Verimpfung der Proben nicht innerhalb weniger Stunden erfolgen, so sollten sie möglichst eisgekühlt oder tiefgefroren gelagert oder verschickt werden.

Der elektronenmikroskopische *Nachweis von Herpes-Elementarkörperchen* im flüssigen Inhalt frischer Bläschen spielt aus technischen Gründen in der Routinediagnostik keine Rolle, wenn er auch nach Behandlung mit Uranylazetat und Negativ-Kontrastierung innerhalb von 3 Stunden gelingt (SMITH und MELNICK 1962). Die Konzentration der Elementarkörperchen ist hoch ($3 \times 10^9 - 7 \times 10^{10}$/ml). Eine Schnelldiagnose soll durch Antigennachweis mit fluoreszierenden Antikörpern möglich sein (BIEGELEISEN et al. 1959). Die *Zytodiagnostik* in Abstrichen vom Blasengrund und in histologischen Präparaten engt nur den Kreis der Erreger ein, da man entsprechende Zellreaktionen auch bei einigen anderen Virusarten (z. B. Varizellen-Zoster) findet.

Eine spezifische Diagnose setzt die Züchtung des Erregers voraus (Methodik s. bei Scott 1956). Zur *Isolierung* des Herpes-simplex-Virus eignen sich — in der Reihenfolge ihrer Empfindlichkeit — am besten Hühnerembryonen, sowie Primärkulturen (Kaninchen-, Affennieren- und menschliche Amnionzellen) und permanente Zellinien (HeLa-Zellen). Ferner werden auch Säuglingsmäuse und Kaninchen verwendet.

Bei 37° C vorbebrütete *Hühnerembryonen* werden im Alter von 11—13 Tagen — nach Verlagerung des Luftsackes — auf das ektodermale Blatt der Chorioallantoismembran durch ein in die Eischale gebohrtes kleines Fenster infiziert. Nach weiterer Bebrütung bei 35° C erfolgt 3—4 Tage später die Entnahme der Membran. Sie zeigt bei Virusvermehrung grauweißliche, herdförmige Läsionen. Bleiben sie aus, so sind 1—2 weitere Blindpassagen erforderlich.

Die Vermehrung des Virus in den nach der Standardtechnik hergestellten und ausgewachsenen *Zellkulturen* ist an dem zytopathischen Effekt erkennbar, der 2—3 Tage nach Beimpfung bei schwacher Vergrößerung sichtbar wird (s. S. 693). Die Virusausbeute ist bei Bebrütungstemperaturen von 32—35° C größer als bei 37° C (Farnham und Newton 1959).

Auch *Säuglingsmäuse* im Alter von einem Tag sind hochempfänglich (Kilbourne und Horsfall 1951), wenn das Herpesmaterial intraperitoneal oder intrazerebral verabreicht wird. Der Tod tritt meist 3 Tage später ein.

Bei *Kaninchen* wird das Untersuchungsmaterial wie beim Paul'schen Pockenversuch auf die anästhesierte, gitterförmig skarifizierte Kornea eingerieben, wo sich eine charakteristische Keratokonjunktivitis innerhalb von 2—5 Tagen entwickelt. Die Läsionen lassen sich nach Einträufelung von Fluoreszeinlösung leicht an ihrer grünen Farbe erkennen. Nach Tötung der Tiere — möglichst auf dem Höhepunkt der Infektion — wird am enukleierten Auge der Nachweis eosinophiler Kerneinschlüsse (HE-Färbung) und vielkerniger Riesenzellen geführt. Das Kaninchen ist aber auch empfänglich für eine intrazerebrale Infektion, die nach 2—4 Tagen zu einer fieberhaften Enzephalitis führt.

Die *Identifizierung der Stämme* erfolgt im Neutralisationstest mit einem bekannten spezifischen Immunserum. Das Ergebnis wird in Zellkulturen oder empfänglichen Versuchstieren abgelesen, die mit dem vorher inkubierten Virus-Serumgemisch infiziert worden sind. Die Identifizierung eines Stammes kann auch so durchgeführt werden, daß mit ihm normale sowie zum Vergleich bereits herpesimmune Tiere infiziert werden.

Zur *Serodiagnose* werden 2 Blutproben benötigt, von denen die erste möglichst frühzeitig nach Krankheitsbeginn, die zweite etwa 2—3 Wochen später entnommen werden sollte, um einen beweiskräftigen Titeranstieg feststellen zu können. Das nach Gerinnung vom Blutkuchen abgezogene Serum wird am besten bei — 18° C bis zur Untersuchung gelagert und vor Gebrauch 30 Minuten bei 56° C inaktiviert.

Es stehen die *Komplementbindungsreaktion* und der *Neutralisationstest* zur Verfügung (Technik s. bei Scott 1956, Schmidt und Lennette 1961). Als Antigene werden im allgemeinen die Überstände von Zellkulturen mit hohem

Virusgehalt oder der Extrakt infizierter Chorioallantoismembranen verwendet, jedoch sind auch Dottersack- und Amnionantigene brauchbar. Beweisend für eine Herpesinfektion gilt ein mindestens vierfacher Titeranstieg homologer Antikörper, der allerdings nur bei Primärinfektionen beobachtet wird. Bei Rezidiven treten dagegen keine Verschiebungen der Antikörperspiegel ein. Zur spezifischen Diagnose wird auch der *Intrakutantest* mit hitzeinaktiviertem Virus empfohlen. Er soll bei Personen mit neutralisierenden Antikörpern positiv ausfallen (NAGLER 1946). Seine Beweiskraft wird allerdings bestritten (SORRELL 1956). Ein neueres Virusantigen aus Kulturflüssigkeit ist noch zu wenig erprobt (ANDERSON und KILBOURNE 1961).

## 8. Prophylaxe und Therapie

Wie der höhere Durchseuchungsgrad der ärmeren Bevölkerungsschichten erwarten läßt, kann die Ausbreitung des Herpes durch Hebung des hygienischen Lebensstandards eingeschränkt werden.

Zur *spezifischen Prophylaxe* sind Vakzinen aus inaktivierten Virussuspensionen entwickelt worden, die aber bei Kleinkindern die primäre Herpesinfektion nicht verhinderten (ANDERSON et al. 1950), obwohl bei experimentellen Wirten eine beträchtliche Immunität erzielt werden kann (ANDERSON und KILBOURNE 1961).

Da eine *spezifische Therapie* bisher nur beim Herpes corneae möglich ist, muß man sich bei allen übrigen Krankheitserscheinungen auf eine symptomatische Behandlung beschränken. Wichtig ist die Verhütung bakterieller Sekundärinfektionen. Beim *Herpes simplex* der Haut genügen im allgemeinen örtliche austrocknende Maßnahmen (Puder, Alkohol), antibiotische Salben oder bei nässenden Erscheinungen Umschläge mit Kaliumpermanganat. Die Gabe antibiotischer Präparate ist nur bei ausgedehnten Sekundärinfektionen nötig. Der Wert der Röntgenbestrahlung zur Beschleunigung der Heilung bleibt umstritten.

Bei der *Gingivostomatitis* sind Spülungen mit $H_2O_2$ oder antibiotischen Lösungen oder auch Penicillininjektionen ratsam. Eine vorherige Schleimhautanästhesie kann die Nahrungs- und Flüssigkeitsaufnahme erleichtern. Ist sie erheblich eingeschränkt, so muß man an einen parenteralen Elektrolytersatz denken.

Bei *Ekzema herpeticum* kann ein größerer Flüssigkeits-, Elektrolyt- und Proteinverlust durch die geschädigte Haut einen parenteralen Ersatz notwendig machen. Die Haut verlangt besondere Pflege durch Abweichen von Krusten und lokale Anwendung von Antibiotika. Bei schweren Systemerkrankungen können die Patienten mit hohen Steroiddosen über die Krisis hinweggebracht werden. Falls Ekzemkinder exponiert sind, besteht die einzig mögliche prophylaktische Maßnahme in der sofortigen Verabreichung hoher γ-Globulindosen.

Die *Meningo-Enzephalitis* muß nach den üblichen Prinzipien behandelt werden.

Die Behandlung der *Kornealinfektion* gehört in die Hand des Ophthalmologen. Die bisherige Therapie brachte keine überzeugenden Erfolge, weil sie den intrazellulären Vermehrungsvorgang des Erregers nicht zu beeinflussen vermochte. Demgegenüber stellt die Einführung des 5-Jod-2'-desoxyuridin (s. S. 694) durch KAUFMAN (1962) zweifellos einen großen Fortschritt dar, wenn auch heute noch kein endgültiges Urteil möglich ist (PERKINS et al. 1962, THIEL und WACKER 1962, CORWIN et al. 1963, MAXWELL 1963, GORDON und KARNOFSKY 1963). Die lokale Anwendung einer 0,1%igen wäßrigen Lösung in kurzen Intervallen führt beim Herpes corneae simplex meist zu einer Heilung. Bei Keratitis disciformis ist der Erfolg dagegen nicht so eindrucksvoll. Die Rezidivneigung kann anscheinend verringert, jedoch nicht völlig unterdrückt werden. Der Behandlungserfolg soll durch zusätzliche UV-Bestrahlung und Kombination mit Pantothensäure oder Prednisolon noch gesteigert werden (THIEL und WACKER 1962). Zur Behandlung der Keratitis herpetica wurde auch das p-Fluorphenylalanin empfohlen (WOLLENSAK 1961).

Eine Therapie der *Herpessepsis* ist nicht möglich. Weist die Gravide vor der Geburt einen Herpes genitalis auf, ist es empfehlenswert, ihr eine große Menge γ-Globulin zu geben, bei der Geburt die Herpesläsionen soweit wie möglich abzudecken und auch dem Neugeborenen möglichst bald γ-Globulin zu verabreichen.

Zahlreich sind die Berichte über die Anwendung von Virusantigenen zur Therapie und Prophylaxe des *rekurrierenden Herpes* in der Erwartung, durch eine Verstärkung der Immunität die Rezidive entweder ganz zu verhindern oder wenigstens ihre Intervalle zu verlängern. Die wechselnden Ergebnisse zeigen, daß keines dieser Verfahren sicher wirksam ist. Hierzu gehören die Autoinokulation des vermehrungsfähigen Erregers aus frischem Bläscheninhalt (LAZAR 1956, MACHER 1957) und die Gabe von inaktiviertem Virus (BIBERSTEIN und JESSNER 1958, NASEMANN und NAGAI 1960). Entsprechend seinen pathogenetischen Vorstellungen empfahl SÖLTZ-SZÖTZ (1960) wiederholte Injektionen von reinem S-Antigen. Schließlich wurde zur Behandlung auch die Pockenschutzimpfung herangezogen (HERZBERG 1949, GOBBO 1955). Da keine Kreuzimmunität zwischen Vakzinia- und Herpesvirus besteht, erscheint dieses Vorgehen von vornherein wenig erfolgversprechend. So treten Herpesrezidive selbst bei Pockenimpflingen (MEURER 1959) und bei Pockenkranken auf (NASEMANN 1961). Da die Pockenschutzimpfung zudem nicht ganz gefahrlos ist, wird sie heute zur Behandlung des rezidivierenden Herpes von den meisten Autoren abgelehnt.

## 9. Epidemiologie und Immunologie

Das Herpesvirus ist weltweit verbreitet und eines der häufigsten Infektionserreger. Infolge der hohen Exposition findet die Primärinfektion meist schon im 1. bis 5. Lebensjahr statt, während sie beim Erwachsenen eine Seltenheit darstellt (BURNET und LUSH 1939). Der Prozentsatz der Antikörperträger steigt entsprechend der *Durchseuchung* mit zunehmendem Lebensalter an und erreicht bei Personen im Alter von 14—40 Jahren 84%/o (VIVELL et al. 1957), bei älteren Erwachsenen über 90%/o (BUDDINGH et al. 1953). Sie ist am größten in Bevölkerungsschichten mit geringem hygienischem Lebensstandard und verringert sich mit steigendem sozialem Milieu (BURNET 1950). Serologisch gewinnt man ein recht zuverlässiges Bild von der Durchseuchung, weil keine engere Antigengemeinschaft mit anderen Erregern besteht, und die Antikörper anscheinend lebenslang persistieren.

Das einzige *Virusreservoir* ist der Mensch. Die meisten Primärinfektionen dürften von rezidivierenden Herpesfällen ausgehen, jedoch können Ansteckungen sicherlich auch durch subklinisch infizierte Personen zustandekommen. So fand sich das Herpesvirus im Speichel und Stuhl bei 5—7%/o gesunder Personen aller Altersgruppen (BUDDINGH et al. 1953, RHODES und VAN ROYEN 1958). Die größte Häufigkeit an Virusträgern bestand im Alter von 6 Monaten bis 2 Jahren (20%/o), während ihr Anteil bei jugendlichen Erwachsenen wesentlich geringer war (2,5%/o). Die Ausscheidungsdauer des Virus nach Abheilen einer Gingivostomatitis ist unbekannt, jedoch scheint sie nur selten mehrere Wochen zu betragen.

Die *Übertragung* kann durch Kontakt- oder Tröpfcheninfektion erfolgen. Sie gefährdet aber nur antikörperfreie Personen, zumeist Kleinkinder. Die intrauterine Übertragung, die eine Virämie voraussetzt, ist beim Menschen nicht gesichert, aber im Experiment gelungen (BIEGELEISEN und SCOTT 1958). Eine direkte Kontaktinfektion kann schon beim Geburtsakt im Genitalbereich der Mutter eintreten. Andere Gelegenheiten sind das Küssen oder der Geschlechtsverkehr (ZUELZER und STULBERG 1952, COLEBATCH 1955). Indirekte Übertragungswege durch Vehikel dürften wegen der relativ geringen Widerstandsfähigkeit des Erregers gegen Umwelteinflüsse (Austrocknung, Temperatur, Sonnenbestrahlung) keine Rolle spielen. Die Voraussetzung zur Schmierinfektion durch Gegenstände scheint nur beim gemeinsamen Gebrauch von Eßgeschirr oder Waschutensilien gegeben.

Die häufigsten *Eintrittspforten* für Schmier- und Tröpfcheninfektionen sind neben feinsten Hautläsionen besonders die Schleimhäute der Mundhöhle und des Verdauungstraktes sowie die Konjunktiven. Die Erkrankungen treten sporadisch auf. Nur selten kommt es unter besonderen Umständen zu kleineren örtlichen Häufungen, z. B. als Hausepidemien in Wohngemeinschaften, Säuglingsheimen, Kindergärten oder Krankenanstalten (ANDERSON und HAMILTON 1949, HALE et al. 1963).

Humorale *Antikörper,* die im Neutralisationstest und mit der Komplementbindungsreaktion erfaßt werden, erscheinen 5—10 Tage nach der Primärinfektion. Sie erreichen ihren Höhepunkt nach 3—4 Wochen, sinken dann aber im Verlaufe von Monaten wieder auf einen tieferen Spiegel ab, der über Jahre hinaus auf etwa gleicher Höhe fixiert bleibt. Diese lange Verweildauer der Antikörper dürfte auf der wohl lebenslangen Erregerpersistenz im Organis-

mus beruhen (BURNET 1945, BALDRIDGE 1959). Die Titerhöhe hängt nicht von der klinischen Manifestation ab und scheint auch kein Maßstab für die Stärke der Immunität darzustellen.
Durch die Plazenta gelangen mütterliche Antikörper stets auf das Kind, so daß Neugeborene etwa die gleichen Titer in Häufigkeit und Höhe wie Erwachsene aufweisen (BUDDINGH et al. 1953). Diese passiv erworbene „Leihimmunität" verschwindet im Verlauf von 3—6 Monaten.

## 10. Experimentelle Forschung, Wirtsspektrum

Wenn auch unter natürlichen Bedingungen nur der Mensch für die Herpesinfektion empfänglich ist, so können jedoch alle Stämme künstlich auf zahlreiche experimentelle Wirte (Kaninchen, Babymäuse, Hühnerembryonen) übertragen und auch an weniger empfängliche Versuchstiere (Meerschweinchen, Baumwollratten, erwachsene Mäuse) adaptiert werden. Die Züchtung des Herpes-simplex-Virus gelingt in Zellkulturen verschiedenster Provenienz (Kaninchen-, Affen-, Katzennieren-, HeLa- und KB-Zellen, Hühner- und Mäusefibroblasten).
Klinisch steht die *Affinität* zu Geweben ektodermaler Abkunft (Haut, Schleimhaut, Auge, Nervensystem) im Vordergrund. Allerdings werden auch Zellabkömmlinge des Endoderms und Mesenchyms betroffen, so daß man Kerneinschlüsse in Zellen aller 3 Keimblätter antreffen kann. Dieses pantrope Verhalten wird gerade bei Neugeborenen beobachtet.
Die *Zellinfektion* verläuft in den üblichen Phasen, deren Dauer je nach den Versuchsbedingungen großen Schwankungen unterworfen ist. Die meisten infektiösen Partikel werden in 15—30 Minuten an die Zellwand adsorbiert und anscheinend innerhalb weniger Minuten in die Wirtszelle aufgenommen. Die Eklipse dauert bis zur 8.—12. Stunde (KAPLAN 1957, STOKER 1959, FALKE 1963). Vor Erscheinen der infektiösen Viruspartikel bilden die betroffenen Zellen 6—9 Stunden nach der Zellinfektion DNS im Überschuß (NEWTON und STOKER 1958).
Autoradiographisch wurde festgestellt, daß nach der Zellinfektion der zelleigene DNS-Stoffwechsel unterbrochen wird und sich nur noch im Innenbereich des Kernes ein DNS-Stoffwechsel für die Neubildung von Virus abspielt (NII et al. 1961, MUNK und SAUER 1963). Die Bildung von infektiösem Virus ist zuerst 12 Stunden nach der Zellinfektion nachweisbar, jedoch wird es erst nach 16 Stunden und später in das Medium entlassen.
Elektronenmikroskopisch wurde nachgewiesen, daß die an die Zellwand adsorbierten kompletten Viruspartikel durch Pinozytose („Viropexis") von der Wirtszelle aufgenommen werden (SIEGERT und FALKE 1963, HOLMES und WATSON 1963).
Die Synthese der inkompletten Partikel läuft im Kern ab, wo sich das Chromatin randständig anordnet und sog. Primärkörperchen sowie die unvollständigen Elementarkörperchen auftreten (MORGAN et al. 1954, 1956, 1959), die sich in

regelmäßigen kristallähnlichen Strukturen anordnen können (MORGAN 1958). Ihre weitere morphologische Reifung erfolgt beim Lennette-Stamm während der Ausschleusung aus dem Kern in das Zytoplasma, indem sie in Protrusionen der inneren Lamelle der Kernmembran durch Abschnürungsprozesse von einer zweiten Hülle umgeben werden (FALKE et al. 1959, SIEGERT und FALKE 1963). Bei dem HFEM-Stamm dagegen erhalten die „nackten" Partikel ihre Hülle erst beim Durchtritt durch Ausstülpungen der Zellmembran. Die Hülle der Viruspartikel ist mit der Zellwand strukturell identisch (EPSTEIN 1962) und besitzt gemeinsame Antigene, so daß die reifen Elementarkörperchen von einem gegen die Wirtszellen gerichteten Antiserum verklumpt werden (WATSON und WILDY 1963).

Entgegen der Annahme, daß das Herpes-simplex-Virus Zellproliferationen durch Erhöhung der Vermehrungsrate verursache, wird die Teilung von HeLa-Zellen durch die Zellinfektion verhindert (STOKER 1959), wozu ein einziges Partikelchen wie zur Auslösung der Virusvermehrung genügt. Die Hemmung der Zellteilung kommt entweder durch Ausbleiben der Mitose oder durch abnormale Mitose zustande (WILDY et al. 1961).

Zum experimentellen Studium der *Viruslatenz und -aktivierung* fehlt ein dem Menschen adäquates Modell. Die Möglichkeit, eine Reaktivierung der Herpesinfektion zu induzieren, wurde bei Versuchstieren häufig geprüft (GOOD und CAMPBELL 1945, SCHMIDT und RASMUSSEN 1960, ANDERSON et al. 1961). Sie gelang bei latenten Prozessen im Hirn, auf der Haut und Kornea durch verschiedenartigste Stimuli (anaphylaktische Reaktion, Epinephrininjektion, Cardiazolschock, Adrenalin), ohne daß ihr Wirkungsmechanismus bei der Bildung, Freisetzung und Ausbreitung des Virus geklärt werden konnte.

Eine persistierende Zellinfektion kann man in vitro reproduzieren, wenn infizierte Zellen in ein Mangelmedium übertragen werden (PELMONT und MORGAN 1959), jedoch wird das Virus wieder nachweisbar, sobald der Nährstoffmangel behoben ist. Die Viruslatenz des stabilen Zellstammes „Maben" erwies sich als pH- und temperaturabhängig (COLEMAN und JAWETZ 1961). Die Persistenz der Zellinfektion wird durch die Anwesenheit virusspezifischer Antikörper nicht beeinträchtigt (WHEELER 1960, FERNANDEZ 1960).

Aus der großen Zahl von *Hemmstoffen* der Synthese des Herpes-simplex-Virus, deren Wirkungsmechanismus bearbeitet wurde (REISSIG und KAPLAN 1962, LERMAN et al. 1962, PERKINS et al. 1962, ROIZMAN 1963, FALKE 1963), seien nur wenige Präparate herausgegriffen, welche therapeutische Anwendung gefunden haben. Hier ist in erster Linie das Joddesoxyuridin zu nennen (s. S. 691). Es hemmt als Antimetabolit die Biosynthese des DNS-Thymin und wird in die DNS als Joddesoxyuridin-5-Phosphat anstelle des Thymidin-5′-phosphat eingebaut (WELCH und PRUSOFF 1960). Dadurch entsteht eine anomale DNS, die nicht für die Synthese infektiöser Viruspartikel gebraucht werden kann. Neben weiteren Deutungsmöglichkeiten des Wirkungsmechanismus (GORDON und KANOFSKY 1963) muß auch mit einer Hemmung der DNS-Polymerase gerechnet werden, welche für die endgültige Vereinigung der DNS benötigt

wird (KAUFMAN et al. 1962). Einen synergistischen Effekt mit dem Joddesoxyuridin soll das Zytosinarabinosid ausüben, das kompetitiv die Synthese des
Desoxyzytidin in Verbindung mit anderen Stoffwechselveränderungen blockiert
(UNDERWOOD 1962). Schließlich ist noch das aminosäurenanaloge p-Fluorphenylalanin zu nennen (WOLLENSAK 1961).
Neuerdings wurde festgestellt, daß isolierte *Ribonukleinsäure* aus Kaninchennierenzellen die Vermehrung des Herpesvirus in HeLa-Zellkulturen zu hemmen
vermag, während RNS-Präparationen anderer Provenienz entweder überhaupt
nicht oder nur wenig hemmen (KOHLHAGE und FALKE 1963). Anscheinend
handelt es sich um die Inhibitorwirkung eines „Interferons", das die Vermehrung des Herpes-simplex-Virus zu beeinträchtigen vermag (GLASGOW und
HABEL 1963). Demnach wäre die Kaninchen-RNS ein „Interferon"-Induktor in
HeLa-Zellen. Die Behandlung mit „Interferon" vom Mumpsvirus beeinflußt
die Herpesinfektion am Kaninchenauge nicht im Gegensatz zur Vakzinia-
infektion (CANTELL und TOMMILA 1960).

## II. Herpes simiae

### 1. Definition

Das B-Virus wird wegen seiner engen biologischen Verwandtschaft als Affenvariante des menschlichen Herpesvirus aufgefaßt. Die klinische Manifestation
und die Durchseuchung bei Affen entspricht etwa dem Verhalten des Herpes-
simplex-Virus beim Menschen, dessen Infektion nur durch infizierte Affen
oder -Gewebe zustandekommt. Sie verläuft — im Gegensatz zum natürlichen
Wirt — anscheinend immer klinisch manifest unter dem Bild einer meist tödlichen Enzephalomyelitis.

### 2. Historische Einleitung

Die Erregerisolierung gelang 1933 SABIN und WRIGHT, sowie auch GAY und
HOLDEN, vom Hirn, Rückenmark und aus der Milz eines Arztes, der 17 Tage
nach dem Biß eines anscheinend gesunden Rhesusaffen an einer aufsteigenden
Myeloenzephalitis verstorben war. SABIN (1934/1935) erkannte bald die enge
antigene Verwandtschaft des von ihm als Monkey-B-Virus bezeichneten Agens
mit dem Herpes-simplex-Virus. Bisher sind fast zwei Dutzend Krankheitsfälle
bekannt geworden, von denen jedoch nur wenige virologisch gesichert wurden.
Die praktische Bedeutung dieses in Affenkollektiven latent verbreiteten Virus
geht jedoch heute weit über den Rahmen des Laborpersonals hinaus, weil es
bei allen vermehrungsfähigen Virusimpfstoffen aus Affengeweben als potentielle
Gefahr für den Impfling ausgeschlossen werden muß.

### 3. Klinisches Bild

Die Inkubationszeit schwankt zwischen wenigen Tagen bis Wochen. Die Erkrankung beginnt vor Eintritt neurologischer Symptome meist uncharakteristisch mit akutem Fieber und Durchfall, gelegentlich auch mit abdominalen Schmerzen. Die Bißwunden können lokale Rötung, Schwellung und purulente Exsudation mit Lymphangitis und -adenitis zeigen. Bläschenbildungen sind anscheinend eine Ausnahme oder werden übersehen. Bei den für die Erkrankung typischen zentralnervösen Symptomen steht entweder eine *akute Enzephalitis* (Kopfschmerz, Erbrechen, Koma mit intrakranieller Drucksteigerung), *Enzephalomyelitis* (Erregung, Verwirrung, Delirien, Beteiligung von Kopf- und Spinalnerven, Parästhesien, myoklonische Spasmen, Lähmungen, Koma) oder eine *Myelitis* (Parästhesien und Paralyse der unteren Extremitäten und Blase, Reflexanomalien, aszendierender Prozeß) im Vordergrund. Auffällig ist die besondere Betonung der gebissenen Seite. Im Liquor findet man entsprechend den wenig ausgeprägten meningealen Symptomen höchstens eine mäßige Pleozytose. Zucker- und Proteingehalt sowie der Druck sind meist normal, das Blutbild bleibt innerhalb normaler Grenzen.

Nach unterschiedlicher Krankheitsdauer von wenigen Tagen bis zu mehreren Wochen endet die Infektion fast ausnahmslos mit dem Tod (SABIN und WRIGHT 1934, SABIN 1949, PAVILANIS 1957, LENNETTE 1957, NAGLER und KLOTZ 1958, PIERCE et al. 1958, HUMMELER et al. 1959).

### 4. Pathologie

Im Vordergrund steht die Myelitis, daneben sind regelmäßig die Medulla oblongata und der Hirnstamm betroffen. Das Großhirn kann ebenfalls entzündlich verändert sein. Die Verteilung der Prozesse ist jedoch nicht einheitlich (THOMAS und HENSCHEL 1960). Zuerst sind Veränderungen am Parenchym in Form intranukleärer Einschlüsse in Oligodendroglia- und Nervenzellen zu finden, während die entzündlichen Reaktionen sekundär auftreten. Es entwickeln sich zellreiche Gewebsinfiltrate, Ganglienzellschäden und spongiöse Herde mit Entmarkungsvorgängen. In den Herdbereichen bestehen lymphozytäre Arteriitiden bzw. Phlebitiden und perivenöse Infiltrate. Eine lymphozytäre und plasmazelluläre Leptomeningitis findet man über dem Rückenmark und basalen Großhirn. Herdförmige Nekrosen werden auch in anderen Organen (Milz, Leber, Nebennieren, Lymphknoten) angetroffen.

### 5. Ätiologie

Das B-Virus gehört der gleichen Größenordnung an und besitzt die gleiche Struktur wie das Herpes-simplex-Virus. Auch hinsichtlich der intrazellulären

Synthese und des zytopathischen Verhaltens (Abb. 6—9) sind keine Differenzen bekannt (REISSIG und MELNICK 1955, MAULER und DOSTAL 1959). Die serologische Verwandtschaft zwischen beiden Varianten ist sehr eng (SABIN 1934, BURNET et al. 1939, PIERCE et al. 1958, SCHNEWEIS 1962, FALKE 1963). B-Antiseren neutralisieren das homologe Virus sowie das heterologe Herpessimplex-Virus im gleichen Titer, während das Immunserum gegen den letzteren Erreger im allgemeinen nur eine homologe, jedoch keine heterologe Neutralisation bewirkt. Dies weist auf geringe Differenzen in der Antigenstruktur hin. Lagerung bei 40° C inaktiviert das B-Virus innerhalb von 2 Wochen, in tiefgefrorenem Zustand ist es jedoch länger lagerfähig. Seine Resistenz scheint dem des Herpes-simplex-Virus zu entsprechen. Von großer praktischer Bedeutung ist seine höhere Formalinempfindlichkeit im Vergleich zum Poliomyelitisvirus, zu dessen Inaktivierung eine vierfach höhere Konzentration benötigt wird (KRECH und LEWIS 1954, PIERCE et al. 1958). Deshalb ist eine B-Infektion mit Salk-Impfstoff nicht zu befürchten.

## 6. Pathogenese

Die aufsteigende Myelitis und die Betonung der Symptome auf der gebissenen Seite erwecken klinisch den Eindruck der Viruswanderung auf dem Nervenweg. Auch die neurohistologisch sichtbaren Spuren der B-Virus-Infektion weisen auf eine Wanderung per continuitatem entlang der Nervenbahnen hin. Die Ausbreitung der Infektion auf der „Nervenschiene" ist auf verschiedenen Wegen denkbar. Am häufigsten wird der Achsenzylinder verantwortlich gemacht, jedoch müßte die zentripetale Viruswanderung entgegen dem Axoplasmastrom bis zum Kern des Neurons erfolgen, bevor eine Vermehrung eintritt (SABIN 1937). Als weiterer Weg ist die Ausbreitung von Zelle zu Zelle wie in einer Zellkultur (BLACK und MELNICK 1954) oder auch im Interstitium, d. h. zwischen oder in den Endoneuralrohren oder im Perineuralraum vorstellbar. Die regelmäßig schweren Veränderungen im peripheren vegetativen Nervensystem bei Tierversuchen bieten noch eine weitere Deutungsmöglichkeit (KRÜCKE 1960). Die Infektion könnte sich demnach auch über das vegetative Nervensystem auf die Grenzstrangganglien des befallenen Segmentes ausbreiten und auf diesem Weg auf das Rückenmark übergreifen. Für eine hämatogene Infektion des Zentralnervensystems liegen keine Anhaltspunkte vor, jedoch können die Herde in anderen Organen nur durch hämatogene Aussaat erklärt werden. Inapparente Infektionen des Menschen sind nicht bekannt geworden.

## 7. Diagnostische Methoden

Jede akute Enzephalomyelitis, die nach Kontakt mit Affen oder Affenzellen auftritt, ist für eine B-Virus-Infektion verdächtig. Eine ätiologische Diagnose gelingt meist nicht mehr zu Lebzeiten des Patienten, weil der Erreger nicht ausgeschieden und im Blut nur selten erfaßt wird, oder der Tod schon vor einem signifikanten Anstieg neutralisierender Antikörper eintritt. Am sichersten gelingt die Isolierung des B-Virus aus Hirn, Rückenmark, Lymphknoten und der Milz, allerdings nur bei frischen Prozessen (SABIN 1949/1958), OLITSKI und CASALS 1952, BREEN et al. 1958, PIERCE et al. 1958). Der Isolierungserfolg war aus Gewebsproben, die in 50⁰/o Glyzerin aufbewahrt worden sind, wesentlich besser als aus tiefgefrorenem Material (HUMMELER et al. 1959). Eine Serodiagnose mit dem Neutralisationstest oder der Komplementbindungsreaktion ist nur bei solchen Patienten möglich, die länger als 10 Tage leben, so daß ein beweisender Titeranstieg eintreten kann. Schwierig ist die Unterscheidung homo- und heterologer Antikörper.

## 8. Prophylaxe und Therapie

Das B-Virus ist erst zu einem ernsten Problem geworden, seitdem Affen in großer Zahl für die Produktion von Poliomyelitisimpfstoffen und zur Viruszüchtung verwendet werden. Die hohe Durchseuchung der Affen kann durch rechtzeitige Quarantänemaßnahmen nach deren Fang verringert werden. Besondere Sorgfalt ist auf eine Verminderung der Exposition im Tierstall und Laboratorium durch Einschränkung aller Kontaktmöglichkeiten (Handschuhe, Gesichts- und Armschutz, Desinfektion von Geräten) zu verwenden. Der Gefahr der Verunreinigung von Impfstoffen wird durch strenge Sicherheitsprüfungen begegnet. Die prophylaktische und therapeutische Gabe von $\gamma$-Globulin erscheint wenig aussichtsreich, weil die Anwesenheit humoraler Antikörper gegen Herpesvirus hominis nicht vor einer tödlichen Erkrankung mit B-Virus schützt (NAGLER und KLOTZ 1959). Die Entwicklung eines Impfstoffs stellt für besonders exponierte Personengruppen ein dringendes Bedürfnis dar. Formalininaktivierte B-Virus-Vakzine erwies sich im Tierversuch als wirksam und gefahrlos. Beim Menschen wird die serologische Antwort von den individuellen prävakzinalen Spiegeln an Herpesantikörpern bestimmt. Antikörperfreie Personen entwickeln keine Antikörper, so daß diese Impfstoffe wenig aussichtsreich sind (HULL et al. 1960/62, MACLEOD et al. 1960).

Ebensowenig wie eine spezifische Prophylaxe existiert auch noch keine spezifische Therapie. Man sollte jedoch Cortison in hohen Dosen nicht unversucht lassen, weil es bei einem Fall das Überstehen der Krankheit begünstigt hat (BREEN et al. 1958).

## 9. Epidemiologie und Immunologie

Serologische Studien zeigen, daß Affen unmittelbar nach ihrem Fang in Indien zu etwa 10⁰/o Antikörperträger infolge des natürlichen Kontaktes sind. In der Gefangenschaft wurden dagegen 27—60% der Kollektive (Rhesus- und Zynomolgusaffen) durchseucht befunden (KRECH und LEWIS 1954, PIERCE et al. 1958). Die Primärinfektion führt zu ähnlichen klinischen Symptomen (Stomatitis, Bläscheneruptionen), anscheinend auch im gleichen Prozentsatz, wie das Herpesvirus hominis. Unter 1400 Rhesusaffen wiesen 2,3% Lippen- und Zungenulzera auf, aus denen B-Virus isoliert werden konnte (KEEBLE et al. 1958). Es wurde auch aus dem Zentralnervensystem und sehr häufig aus Nierenzellen normaler Affen gezüchtet (WOOD und SHIMADA 1954, MELNICK und BANKER 1954, SIEGERT 1960). Das Virus wird häufig im Speichel, jedoch nicht im Stuhl oder Urin latent infizierter Affen angetroffen (HULL et al. 1958). Affenhändler, Tierwärter und Laborarbeiter wurden durch Biß, Kratzwunden oder durch Verunreinigung schon bestehender Hautläsionen mit Affenspeichel infiziert. Ferner besteht die Gefahr der Laboratoriumsinfektion durch infizierte Zellkulturen. Es handelt sich also beim Menschen um eine Berufskrankheit. Erkrankungsfälle durch verunreinigte Impfstoffe sind dank der vorgeschriebenen strengen Unschädlichkeitsprüfungen ausgeblieben. Die Anwesenheit geringer Spiegel neutralisierender Antikörper in manchen Humanseren gegen B-Virus ist wahrscheinlich auf eine Auseinandersetzung mit dem Herpessimplex-Virus zurückzuführen (HOOSIER und MELNICK 1961).

### 10. Experimentelle Forschung, Wirtsspektrum

Neben dem natürlichen Wirt zeigt sich auch der Mensch empfänglich für das Herpesvirus simiae. Unter experimentellen Bedingungen können Kaninchen, Baumwollratten und junge Meerschweinchen auf verschiedensten Wegen infiziert werden. Babymäuse der ersten beiden Lebenstage sind empfänglicher als erwachsene Mäuse. Hühnerembryonen entwickeln auf der Chorioallantoismembran herdförmige Läsionen (BURNET et al. 1939). Für Zellkulturen zur Vermehrung des B-Virus eignen sich besonders Affen- und Kaninchennieren-, HeLa-, KB- und FL-Zellen sowie menschliches Amnion. Die zytopathischen Reaktionen entsprechen denen des Herpes-simplex-Virus. Die Bildung vielkerniger Riesenzellen kommt durch Verschmelzungsvorgänge zustande (FALKE und RICHTER 1961). Auch beim B-Virus gibt es Riesenzellvarianten (FALKE 1961). Seine Synthese wird anscheinend durch die gleichen Inhibitoren gehemmt wie das Herpesvirus hominis, z. B. durch den Aminosäure-Antimetabolit p-Fluorphenylalanin (FALKE 1963).

*Schrifttum*

Die Literatur bis 1960 einschließlich ist den Handbuchartikeln von NASEMANN, SCOTT, VIVELL, WEISSE und WENNER zu entnehmen.

ANDERSON, W. A., B. MARGRUDER a. E. D. KILBOURNE: Induced reactivation of herpes simplex virus in healed rabbit corneal lesions. Proc. Soc. Exper. Biol. Med., N.Y. *107*, 628—632 (1961)

ANDERSON, W. A. a. E. D. KILBOURNE: A herpes simplex skin test diagnostic antigen of low protein content from cell culture fluid. J. invest. Derm. *37*, 25—28 (1961); Immunization of mice with inactivated herpes simplex virus. Proc. Soc. Exper. Biol. Med., N. Y. *107*, 518—520 (1961)

BARSKI, G. a. P. ROBINAUX: Evolution of herpes simplex cellular lesions observed in vitro by phase contrast microcinematography. Proc. Soc. Exper. Biol. Med., N. Y. *101*, 632—636 (1959)

BECKER, W., T. DU NAUDÉ, A. KRIPPS a. D. MCKENZIE: Virus studies in disseminated herpes simplex infections. S. A. Med. J. *37*, 74—76 (1963)

BEN-PORAT, T. a. A. S. KAPLAN: The chemical composition of herpes simplex and pseudorabies viruses. Virology *16*, 261—266 (1962)

BIEGELEISEN, J. Z., L. V. SCOTT a. V. LEWIS: Rapid diagnosis of herpes simplex virus infections with fluorescent antibody. Science *129*, 640—641 (1959)

BLOEDHORN, H., A. STAMMLER, R. ACKERMANN u. W. SCHEID: Herpes-simplex-Enzephalitis des Erwachsenen mit tödlichem Ausgang. Dtsch. med. Wschr. *87*, 1247—1249 (1962)

BRENNER, S. a. R. W. HORNE: A negative staining method for high resolution electron microscopy of viruses. Biochim. biophysica acta, N. Y. *34*, 103—110 (1959)

CANTELL, K. a. V. TOMMILA: Effect of interferon on experimental vaccinia and herpes-simplex virus infections in rabbit's eyes. Lancet *1960*, 682—684

CASPAR, D. L. D., R. DULBECCO, A. KLUG, A. LWOFF, M. G. P. STOKER, P. TOURNIER a. P. WILDY: Proposals, Cold Spring Harbor Symp. Quant. Biol. *XXVII*, 49 (1962)

COLEMAN, V. a. E. JAWETZ: A persistent herpes simplex infection in antibody-free cell culture. Virology *13*, 375—377 (1961)

CORWIN, M. E., M. OKUMOTO, Ph. THYGESON a. E. JAWETZ: A double-blind study of the effect of 5-iodo-2'-deoxyuridine on experimental herpes simplex keratitis. Amer. J. Ophth. *55*, 225—229 (1963)

EPSTEIN, M. A.: Nucleic acid of mature herpes simplex virus: its type and location. Nature *194*, 116 (1962); Observations on the mode of release of herpes virus from infected HeLa cells. J. Cell Biol. *12*, 589—597 (1962); Observations on the fine structure of mature herpes simplex virus and on the composition of its nucleoid. J. Exper. Med. *115*, 1—12 (1962)

FALKE, D., R. SIEGERT u. W. VOGELL: Elektronenmikroskopische Befunde zur Frage der Doppelmembranbildung des Herpes-simplex-Virus. Arch. Virusforsch. *IX*, 484—496 (1959)

FALKE, D.: Isolation of two variants with different cytopathic properties from a strain of herpes B virus. Virology *14*, 492—495 (1961)

FALKE, D. u. I. E. RICHTER: Mikrokinematographische Studien über die Entstehung von Riesenzellen durch Herpes-B-Virus in Zellkulturen. I. Vorgänge an den Zellgrenzen und Granulabewegungen, II. Morphologisches Verhalten und Bewegungen der Kerne. Arch. Virusforsch. *XI*, 73—85 und 86—99 (1961)

FALKE, D.: Die Vermehrung von Herpesviren in Kulturzellen. Habilitationsschrift, Marburg/Lahn 1963; Dissoziation von Riesenzellbildung und Infektiosität des Herpes-simplex-Virus unter dem Einfluß von p-Fluorphenylalanin. Naturwiss. *50*, 507 (1963); Die Hemmung der Synthese des Herpes-simplex-Virus durch para-Fluorphenylalanin. Vortr. III. Intern. Kongr. Chemotherapie, Stuttgart 1963

FELGENHAUER, K. u. A. STAMMLER: Die histochemisch nachweisbaren Veränderungen in der mit dem Virus des Herpes simplex inokulierten Zellkultur. Arch. Virusforsch. *XII*, 223—232 (1963)

GLASGOW, L. A. a. K. HABEL: Role of polyoma virus and interferon in a herpes simplex virus infection in vitro. Virology *19*, 328—339 (1963)

GORDON, D. M. a. D. A. KARNOFSKY: Chemotherapy of herpes simplex keratitis. Amer. J. Ophth. *55*, 229—234 (1963)

HALE, B. D., R. C. RENDTORFF, L. C. WALKER a. A. N. ROBERTS: Epidemic herpetic stomatitis in an orphanage nursery. J. Amer. Med. Ass. *183*, 1068—1072 (1963)

HAMPAR, B. a. S. A. ELLISON: Chromosomal aberrations induced by an animal virus. Nature *192*, 145—147 (1961)

HERRIOT, R. M., I. H. CONOLLY a. S. GUPTA: Blood nucleases and infectious viral nucleic acids. Nature *189*, 817—820 (1961)

HOGGAN, M. D., B. ROIZMAN a. T. B. TURNER: The effect of the temperature of incubation on the spread of herpes simplex virus in an immune environment in cell culture. J. Immunol. *84*, 152—159 (1960)

HOGGAN, M. D., B. ROIZMAN a. P. R. ROANE: Further studies of variants of herpes simplex virus that produce syncytia or pocklike lesions in cell cultures. Amer. J. Hyg. *73*, 114—122 (1961)

HOLMES, I. H. a. D. H. WATSON: An electron microscope study of the attachment and penetration of herpes virus in BHK 2 cells. Virology *21*, 112—123 (1963)

HOOSIER, van, G. L. a. I. L. MELNICK: Neutralizing antibodies in human sera to herpesvirus simiae (B-virus). Texas Rep. Biol. Med. *19*, 376—380 (1961)

HULL, R. N., F. B. PECK, T. G. WARD a. J. C. NASH: Immunization against B virus infection. II. Further laboratory and clinical studies with an experimental vaccine. Amer. J. Hyg. *76*, 239—251 (1962)

KAUFMAN, H. E., A. B. NESBURN a. E. D. MALONEY: IDU therapy of herpes simplex. Amer. Arch. Ophth. 67, 583—591 (1962); Cure of vaccinia infection by 5-iodo-2'-deoxyuridine. Virology *18*, 567—569 (1962)

KAUFMAN, H. E.: Clinical cure of herpes simplex keratitis by 5-iodo-2'-deoxyuridine. Proc. Soc. Exper. Biol. Med., N. Y. *109*, 251—252 (1962)

KOHLHAGE, H. u. R. SIEGERT: Zwei genetisch definierte Varianten eines Herpes-simplex-Stammes. Arch. Virusforsch. *XII*, 273—286 (1962)

KOHLHAGE, H.: Differenzierung von Plaquevarianten des Herpes-simplex-Virus durch Gradientenzentrifugation und Säulenchromatographie. Arch. Virusforsch. *XIV*, 358—365 (1963)

KOHLHAGE, H. u. D. FALKE: Vermehrungshemmung des Herpes-simplex-Virus durch Ribonukleinsäuren. Arch. Virusforsch. *XIV*, 404—409 (1963)

KOHN, A.: Possible integration of viral nucleic acid into the genome of animal cells. Progr. med. Virol. *5*, 189—190 (1963)

KRÜCKE, W.: Herpes-simplex-Virus und Nervensystem. Jahrbuch 1960 Max-Planck-Gesellschaft zur Förderung der Wissenschaften, S. 70—84; Über Virus-Encephalitiden mit Kerneinschlußkörperchen beim Menschen und die Neuropathologie der experimentellen B-Virus-Infektion. Wien. Zschr. Nervenhk. *XVIII*, 127—158 (1960)

LERMAN, S., J. DOYLE a. R. F. DOYLE: Effect of fluorinated pyrimidines on herpes simplex virus. Nature *194*, 986—988 (1962)

MAULER, R. u. V. DOSTAL: Untersuchungen zur Virusmultiplikation in Affennieren-Gewebekulturzellen. Veränderungen der Kernmembran bei der Multiplikation von Herpes-B-Virus in der Affennierenzelle. Behringwerk-Mitt. *36*, 34—43 (1959)

MAXWELL, E.: Treatment of corneal disease with 5-iodo-2'-deoxyuridine (IDU). A clinical evaluation of 500 cases. Amer. J. Ophth. *55*, 237—238 (1963)

McKenzie, D., I. D. L. Hansen a. W. Becker: Herpes simplex virus infection: dissemination in association with malnutrition. Brit. med. Assoc. *34*, 250—256 (1959)

Morgan, C., H. M. Rose, M. Holden a. E. P. Jones: Electron microscopic observations on the development of herpes simplex virus. J. Exper. Med. *110*, 643—656 (1959)

Munk, K. u. G. Sauer: Autoradiographische Untersuchungen über das Verhalten der Desoxyribonukleinsäure in Herpesvirus-infizierten Zellen. Zschr. Naturforsch. *18 b*, 211—215 (1963)

Müller, F., K. Hermes, W. Hermes u. L. Bockholt: Untersuchungen mit komplementbindenden S-, V- und G-Antigenen bei der experimentellen und natürlichen Herpes-simplex-Infektion. Zschr. Hyg. *148*, 412—432 (1962)

Nasemann, Th.: Die Viruskrankheiten der Haut. Handbuch der Haut- und Geschlechtskrankheiten, Ergänzungswerk IV/2, S. 274—334. Springer-Verlag, Berlin-Göttingen-Heidelberg 1961

Nii, S., S. Kato, S. Kameyama a. J. Kamahora: Further studies on herpes simplex virus infections of Fl cells using autoradiography. Biken's J. *4*, 41—58 (1961)

Nii, S. a. J. Kamahora: Studies on the growth of a newly isolated herpes simplex virus in vitro. Biken's J. *4*, 75—96 (1961); Cytopathic changes induced by herpes simplex virus. Biken's J. *4*, 255—270 (1961)

O'Donovan, Ch. a. B. Roizman: Differentiation of the process of cell infection with free herpes simplex virus from the recruitment of cells into virusinduced syncytia in X-rayed cell cultures. Virology *15*, 374—376 (1961)

Perkins, E. S., R. M. Wood, M. L. Sears, W. H. Prusoff a. A. D. Welch: Anti-viral activities of several iodinated pyrimidine deoxyribonucleosides. Nature *194*, 985—986 (1962)

Reissig, M. a. A. S. Kaplan: The morphology of noninfective pseudorabies virus produced by cells treated with 5-Fluorouracil. Virology *16*, 1—8 (1962)

Roizman, B. a. P. R. Roane: A physical difference between two strains of herpes simplex virus apparent on sedimentation in cesium chloride. Virology *15*, 75—79 (1961); Demonstration of a surface difference between virions of two strains of herpes simplex virus. Virology *19*, 198—204 (1963)

Roizman, B.: The programing of herpes virus multiplication in doubly-infected and in puromycintreated cells. Proc. Nat. Acad. Sc. *49*, 165—171 (1963); Reversible inhibition of herpes simplex multiplication in HEp-2 cells with phenethyl alcohol. Virology *19*, 580—582 (1963)

Rolly, H.: Gezielte Chemotherapie bei Virusinfektionen. Erfahrungen bei der Behandlung des Herpes corneae mit 5-Jod-desoxyuridin. Münch. med. Wschr. *105*, 149—151 (1963)

Ross, C. A. C. a. J. Stevenson: Herpes-simplex meningoencephalitis. Lancet *II*, 682—685 (1961)

Russell, W. C.: Herpes virus nucleic acid. Virology *16*, 355—357 (1962)

Scott, T. F. McNair: The herpes virus group. Viral and rickettsial infections of man. 2. ed. S. 491—502, 3. ed. S. 757—772. J. B. Lippincott Comp., Philadelphia-Montreal 1952/1959

Scott, T. F., McNair, D. L. McLeod a. T. Tokumaru: A biological comparison of two strains to herpes virus hominis. J. Immunol. *86*, 1—11 (1961)

Schneierson, S. S. a. B. Shore: Antibacterial activity of herpes simplex virus grown in tissue culture. Nature *199*, 721—722 (1963)

SCHIEFERSTEIN, G.: Das cytopathische Verhalten frisch isolierter Stämme des Herpes-simplex-Virus in Zellkulturen. Dissertation, Marburg 1963

SCHMIDT, N. J. a. E. H. LENNETTE: A colorimetric neutralization test for herpes simplex, with observations on neutralizing and complementfixing antibody levels in human sera. J. Immunol. *86*, 137—145 (1961)

SCHNEWEIS, K. E.: Über die Haltbarkeit von drei Herpes simplex Virus-Stämmen bei tiefen Temperaturen. Zschr. Hyg. *147*, 319—326 (1961)

SCHNEWEIS, K. E. u. H. BRANDIS: Typendifferenzen beim Herpes simplex Virus. Zbl. Bakt. I Orig. *183*, 556—558 (1961)

SCHNEWEIS, K. E.: Die serologischen Beziehungen der Typen 1 und 2 von Herpesvirus hominis zu Herpesvirus simiae. Zschr. Immunit.forsch. *124*, 337—341 (1962); Serologische Untersuchungen zur Typendifferenzierung des Herpesvirus hominis. Zschr. Immunit.forsch. *124*, 24—48 (1962); Der cytopathische Effekt des Herpes simplex Virus. Zbl. Bakt. I Orig. *186*, 467—493 (1962); Zum antigenen Aufbau des Herpes simplex Virus. Zschr. Immunit.forsch. *124*, 173—196 (1962); Über die lichtabhängige Inaktivierung des Herpes-simplex-Virus durch Chlorophyllin. Zschr. Hyg. *149*, 139—151 (1963)

SIEGERT, R.: Elektronenmikroskopische Untersuchungen über die Kernveränderungen herpesinfizierter Zellen. Wien. Zschr. Nervenhk. *XVIII*, 159—178 (1960); unveröffentlicht 1963

SIEGERT, R. u. D. FALKE: 1963, noch unveröffentlicht

SMITH, K. O. a. J. L. MELNICK: Recognition and quantitation of herpesvirus particles in human vesicular lesions. Science *137*, 543—544 (1962)

THIEL, R. u. A. WACKER: Behandlung der Keratitis herpetica mit Thymin-analogen Verbindungen. Klin. Mbl. Augenhk. *141*, 94—108 (1962)

THOMAS, E. u. E. HENSCHEL: Über die Herpes-B-Virus-Myelitis und -Encephalitis beim Menschen. Dtsch. Zschr. Nervenhk. *181*, 494—516 (1960)

TUCKER, E. S. a. G. F. SCOFIELD: Hepatoadrenal necrosis. Fatal systemic herpes simplex infection; Review of literature and report of two cases. Arch. Path. *71*, 538—547 (1961)

UNDERWOOD, G. E.: Activity of 1-$\beta$-D-Arabinofuranosylcytosine hydrochloride against herpes simplex keratitis. Proc. Soc. Exper. Biol. Med., N. Y. *111*, 660—664 (1962)

VIVELL, O.: Herpes simplex. Handbuch der Kinderheilkunde, V. Bd. Infektionskrankheiten S. 149—158. Springer-Verlag, Berlin-Göttingen-Heidelberg 1963

WALLIS, C., C. S. YANG a. J. L. MELNICK: Effect of cations on thermal inactivation of vaccinia, herpes simplex, and adenoviruses. J. Immunol. *89*, 41—46 (1962)

WATSON, D. H. a. P. WILDY: Some serological properties of herpes virus particles studied with the electron microscope. Virology *21*, 100—111 (1963)

WELCH, A. D. a. W. H. PRUSOFF: Canc. Chemother. Rep. 6, 29 (1960): Zit. nach KOLB, K. E., R. K. BOWER a. C. E. DUFFY: Effect of 5-Jodo-2'-Deoxyuridine on pseudorabies infection in rabbits. Proc. Soc. Exper. Biol. Med., N. Y. *113*, 476—478 (1963)

WEISSE, K.: Die Herpes-simplex-Virus-Infektionen. Erg. inn. Med. *14*, 390—481 (1960)

WENNER, H. A. a. T. Y. LOU: Virus diseases associated with cutaneous eruptions herpes simplex. Progr. med. Virol. *5*, 256—262 (1963)

WILDY, P., W. C. RUSSELL a. R. W. HORNE: The morphology of herpes virus. Virology *12*, 204—222 (1960)

WILDY, P., C. SMITH, A. A. NEWTON a. P. DENDY: Quantitative cytological studies on HeLa cells infected with herpes virus. Virology *15*, 486—500 (1961)

WILDY, P. a. D. H. WATSON: Electron microscopic studies on the architecture of animal viruses. Cold Spring Harbor Symp. Quant. Biol. *27*, 25—47 (1962)

WOLLENSAK, I.: Neuere Gesichtspunkte zur Therapie des Herpes corneae. Klin. Mbl. Augenhk. *138*, 588 (1961). Vortrag Tagung der Vereinigung Bayerischer Augenärzte am 12. 6. 1962

Literaturverzeichnis wurde im November 1963 abgeschlossen.

# Varizellen — Zoster

Von R. Siegert

## 1. Definition

Die Varizellen und der Zoster stellen zwei verschiedene klinische Syndrome dar, welche offenbar auf zwei Aktivitätsphasen eines einzigen infektiösen Agens (Varizellen-Zoster-Virus) beruhen (Tab. 1). Bei den *Varizellen* handelt es sich um eine hochkontagiöse exanthematische Krankheit. Sie ist die Folge einer hämatogen generalisierten Erstinfektion bei vollempfänglichen Individuen und spielt sich vornehmlich im Kindesalter ab. Die Erkrankung äußert sich in einem fieberhaften, in Schüben verlaufenden, juckenden Bläschenausschlag auf der Haut und Schleimhaut, der meist ohne Komplikationen abheilt.

Im Gegensatz dazu ist der *Zoster* eine viel weniger ansteckende Hauterkrankung, die nur bei Personen mit partieller Immunität auftritt und deshalb lokalisiert bleibt. Die sporadisch fast ausschließlich bei Erwachsenen vorkommenden Symptome äußern sich in einer schmerzhaften Entzündung von Nervenwurzeln oder extramedullären Ganglien von Hirnnerven, in deren Versorgungsbereich akut mehr oder weniger zahlreiche Bläschen aufschießen.

## 2. Historische Einleitung

Die *Varizellen* (Diminuitiv von Variola) wurden bereits in der vorchristlichen Zeit beschrieben, jedoch bis in das 18. Jahrhundert häufig mit Pocken verwechselt. Heberden (1767) grenzte erstmals klinisch die Windpocken (chicken pox) von den echten Pocken (small pox) als selbständige Krankheit ab. Die erste experimentelle Krankheitsübertragung auf Kinder ist Steiner (1875) mit Bläschenflüssigkeit gelungen. Kerneinschlüsse in den infizierten Zellen wurden zuerst von Tyzzer (1906) beschrieben, während von Paschen (1917) die erste Beschreibung der Elementarkörperchen stammt. Weller und seinem Arbeitskreis (1952, 1953) ist schließlich die Entwicklung von Methoden zur Züchtung des Erregers in Zellkulturen zu verdanken.

Der *Zoster* war schon im Altertum als Zona bekannt, jedoch vermutete erst v. Bärensprung (1862) auf Grund pathologisch-anatomischer Studien, daß

auch die Spinalganglien an dem entzündlichen Krankheitsprozeß beteiligt sind.
Die klassische neuropathologische Beschreibung stammt von HEAD und CAMP-
BELL (1900). Ätiologische Beziehungen des Zoster zu den Varizellen wurden
bereits von v. BOKAY (1909) aus epidemiologischen Beobachtungen entnommen.
Die Kontagiosität des Agens ist von KUNDRATITZ (1925) durch künstliche
Infektion von Kindern mit dem Inhalt frischer Zosterbläschen bewiesen worden.
LIPSCHÜTZ (1932) beschrieb die Kerneinschlüsse, PASCHEN (1933) die licht-
mikroskopisch nachweisbaren Elementarkörperchen aus der Blasenflüssigkeit.
Von RUSKA (1943) stammt die erste elektronenmikroskopische Darstellung des
Erregers. WELLER (1958) hat schließlich die vorher schon vermutete Identität
der bei beiden Syndromen isolierten Agentien endgültig bewiesen.

### 3. Klinisches Bild

#### a) Varizellen

*Synonyma:* Windpocken, Wasserpocken, Schafblattern, engl. chicken pox,
franz. petite vérole.

Die *Inkubationszeit* der Varizellen (varicula = Knötchen) beträgt 11—21 Tage.
Man beobachtet kurz vor Ausbruch des Exanthems uncharakteristische *Prodromalerscheinungen* (Anorexie, etwas Fieber, Husten, Nasenbluten, Kreuz- und
Gliederschmerzen). Vereinzelt tritt auch ein flüchtiger „rash" (skarlatiniform,
urtikariell oder morbilliform) auf.
Das charakteristische Krankheitsbild beginnt plötzlich mit einem meist fieberhaften, juckenden *Exanthem,* ohne daß bei Kindern das Allgemeinbefinden
nennenswert gestört zu sein braucht. Es tritt zunächst am Stamm und wenige
Stunden später im Gesicht und an der behaarten Kopfhaut auf und breitet
sich am gleichen Tag noch zu den Extremitäten aus. Hände und Füße bleiben
jedoch fast immer frei. Es handelt sich um stecknadelkopfgroße roseolaartige
Flecken, meist in Gruppen regellos verteilt, die sich in wenigen Stunden zu
Papeln und dann erbsengroßen Bläschen entwickeln. Ihre Zahl beträgt pro
Patient 20—70, mitunter mehrere 100.
Etwa gleichzeitig mit dem Ausschlag kann auch ein *Enanthem* — wenn auch
nicht so häufig wie bei Masern — auf den Schleimhäuten der Mundhöhle,
des Nasen-Rachen-Raums und der Konjunktiven auftreten. Die Bläschen
mazerieren bald und werden zu aphthenartigen Erosionen. Sie bieten gelegentlich am Kehlkopf (Varizellen-Krupp) oder am Genitale durch Schleimhaut-
schwellung und Schmerzen besondere Probleme.
Die oberflächlichen, dünnwandigen *Bläschen* sind vorwiegend einkammerig,
zunächst mit klarer Flüssigkeit gefüllt und nicht „genabelt". Durch Einwanderung von Leukozyten kann sich der Blaseninhalt trüben, so daß kleine Pusteln
entstehen. Innerhalb von 3 bis 4 Tagen stellen sich mehrere Exanthemschübe

ein, während die zuerst entstandenen Bläschen bereits eintrocknen (Abb. 1). Man findet also stets mehrere Entwicklungsstadien nebeneinander. Bis zum Abfall der Krusten vergehen 1—2 Wochen. Narbenbildungen kommen nur bei sekundärinfizierten Bläschen zustande. Das Exanthem wird häufig von einer generalisierten Lymphadenopathie begleitet, welche bevorzugt die Nacken- und Halslymphknoten betrifft. Die klinischen Laboratoriumsbefunde (z. B. Blutbild, Urin, Ekg) sind uncharakteristisch.

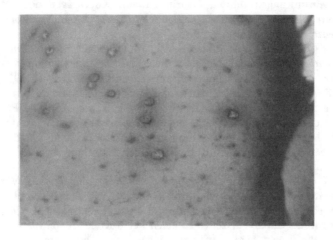

Abb. 1: Varizelleneffloreszenzen in verschiedenen Entwicklungsstadien
(Univ.-Kinderklinik Freiburg).

Mit *Komplikationen* ist bei etwa 5% der Fälle zu rechnen (CLAUDY, 1947). Es handelt sich im wesentlichen um bakterielle *Sekundärinfektionen* (z. B. Impetigo, Furunkel, Phlegmone, Lymphadenitis, Erysipel, Septikämie, Bronchopneumonie, Glomerulonephritis, Otitis media), deren Anteil durch rechtzeitige Prophylaxe mit Sulfonamiden oder Antibiotika erheblich reduziert werden kann. Bei schweren Verlaufsformen treten Blutungen in die Bläschen (Varicella haemorrhagica), aber auch nekrotisierende Prozesse (Varicella gangraenosa) oder abnorm große Blasenbildungen (Varicella bullosa) auf. *Augenveränderungen* durch Bläschen auf Lid-, Binde- oder Hornhaut sind meist leichter Natur. Ernste, aber sehr seltene Ereignisse stellen nur die Keratitis, Iridozyklitis oder retrobulbäre Neuritis dar.

Gelegentlich beobachtet man eine para- oder postinfektiöse *Meningo-Enzephalitis*, wie sie auch bei anderen exanthematischen Virusinfektionen — meist 3—10 Tage nach Exanthembeginn — vorkommt. Sie scheint noch seltener zu sein und leichter zu verlaufen als die Masernenzephalitis. Unter Klinikfällen wurde eine Häufigkeit von 0,26% errechnet (APPELBAUM et al. 1953). Man

kann 2 Typen der zerebralen Komplikationen unterscheiden, wobei das Elektroenzephalogramm wichtige Hinweise liefert (SCHULTE 1963). Die typische Varizellenenzephalitis mit relativ günstiger Prognose bevorzugt das Stammhirn,
Zerebellum und Rückenmark. Hier stehen Ataxie, Tremor, Muskelhypotonie
und Bewußtseinstrübung im Vordergrund. Bei dem anderen Typ herrschen
vaskuläre Allgemeinaffektionen des Zentralnervensystems vor, die zu wesentlich schwereren Symptomen mit Kopfschmerzen, Erbrechen, Krämpfen und
Bewußtseinsstörungen führen. Neuritiden von Kopfnerven oder Myelitiden
sind noch seltenere Ereignisse. Mäßige Pleozytosen im Liquor kommen auch
ohne zentralnervöse Symptome vor.

Recht ernster Natur sind die anscheinend gar nicht so seltenen primären
*Varizellenpneumonien* bei Neugeborenen oder Erwachsenen, die 2—5 Tage
nach Erscheinen der Hauteruptionen auftreten (KRUGMAN et al. 1957, NAKAO
1960, KRAUS 1963) und röntgenologisch diffuse knötchenförmige Lungeninfiltrate zeigen. Ihr Anteil soll etwa 0,8% betragen. Tödliche Pneumonien
können sich durch Resistenzminderung auch im Erwachsenenalter unter längerer
Steroidbehandlung oder in der Schwangerschaft entwickeln (FISH 1960). Bei
dieser Therapie wurden auch Rückfälle, Zweiterkrankungen und hämorrhagische Verlaufsformen beobachtet (JOCHIMS 1960).

Andere Krankheiten (z. B. Tuberkulose, Leukämie) können durch Windpocken
in ungünstigem Sinne beeinflußt werden. Umgekehrt sollen Varizellen zu einer
vorübergehenden Besserung von Asthma führen (FALLIERS et al. 1961).

*Embryopathien* durch Varizellen scheinen keine Rolle zu spielen, weil sich die
allermeisten Frauen bereits in ihrer Jugend mit dem Erreger auseinandergesetzt haben. Sehr selten werden Windpocken bereits in utero erworben,
wenn die Mütter während der letzten Schwangerschaftswochen erkranken. Die
Kinder kommen dann mit den charakteristischen Läsionen zur Welt oder erkranken bald nach der Geburt. Die Neugeborenen können die Infektion auch,
wenn sie keine passive Immunität besitzen, in den ersten Lebenstagen akqui-
rieren.

Die *Isolierung* des Erregers gelingt am sichersten aus dem Bläscheninhalt, bei
rechtzeitiger Untersuchung auch aus dem Blut, ferner gegebenenfalls aus dem
Lungengewebe sowie aus dem Liquor (CHEATHAM et al. 1956, EHRLICH et al.
1958).

Gelegentlich wichtig, aber schwierig kann die klinische *Differentialdiagnose*
gegenüber den Pocken (Variola vera, Variolois, Alastrim) sein. Während bei
den Windpocken mehrere Stadien der Bläschenentwicklung — bevorzugt am
Rumpf — nebeneinander vorliegen, befinden sich bei Variola alle Eruptionen
im gleichen Entwicklungsstadium, am zahlreichsten an den unbedeckten Körper-
stellen. Die Pockenbläschen liegen tiefer, sind gekammert und hinterlassen
Narben. Die oberflächlicheren Varizellenbläschen sind dagegen dünnwandig,
meist einkammerig und fallen deshalb beim Anstechen zusammen.

Ferner ist gelegentlich eine Abgrenzung gegenüber Urtikaria, pustulöser Syphilis, mitigierten Masern, Akne vulgaris, Impetigo contagiosa, Skabies oder Ek-

zema herpeticum notwendig. Zoster generalisatus und Windpocken sind nicht unterscheidbar.

Die *Prognose* unkomplizierter Varizellen ist im allgemeinen gut. Am meisten sind krankheitsgeschwächte Säuglinge und Kleinkinder durch bakterielle Superinfektionen gefährdet, deren Letalität vor der antibiotischen Ära etwa 0,4% betrug. Bedrohlich können bei Säuglingen und alten Leuten auch Pneumonien und hämorrhagisch-gangränöse Varizellen sein. Die seltenen Meningo-Enzephalitiden sollen eine Letalität von etwa 5% aufweisen, ferner muß die recht hohe Quote von 15% Defektheilungen berücksichtigt werden (APPELBAUM et al. 1953). Heute ist die Gefahr einer deletären Varizelleninfektion bei solchen Kindern am größten, die wegen eines anderen Grundleidens (Leukämie, akuter Gelenkrheumatismus, Urtikaria) mit hohen Dosen von Kortikosteroiden behandelt werden. Die Angaben über die Gesamtletalität der Varizellen schwanken außerordentlich, sie liegen aber immer weit unter 0,1% (HOTTINGER 1942).

### b) Zoster

*Synonyma:* Herpes zoster, Gürtelrose, Zona, stringles.

Die heute noch häufig verwendete Bezeichnung „Herpes zoster" weist auf engere Beziehungen zum Herpes simplex hin als sie tatsächlich vorliegen. Übereinstimmung besteht nur hinsichtlich der Beschaffenheit der Hautläsionen und zytologischen Reaktionen, jedoch bestehen grundsätzliche klinische Unterschiede. Beim Zoster treten neurologische Beschwerden, gelegentlich sogar Lähmungen auf, die beim Herpes simplex fehlen. Der letztere ist fast immer doppelseitig ausgeprägt und neigt zu Rezidiven, während der Zoster einseitig verläuft und kaum zu Rückfällen führt. Neben anderen Differenzen unterscheiden sich auch die Erreger in ihrer Antigenität und in ihrem Wirtsspektrum, so daß man unmißverständlich nur von „Zoster" sprechen sollte.

Eine *Inkubationszeit* des Zoster ( ζωστήρ = Gürtel) kann, wenn es sich um die Aktivierung einer latenten Infektion handelt, nicht angegeben werden, sondern nur dann, wenn eine Reinvasion bei bekannter Exposition eingetreten ist oder die Erkrankung durch ein Trauma ausgelöst wurde. Bei Erwachsenen ist der Zoster schon 3—7 Tage nach der Exposition mit Varizellen beobachtet worden, was der beschleunigten Reaktion partiell immuner Personen gegenüber dem Vakziniavirus bei Revakzination entspricht. Nach Traumen werden Intervalle von 3—30 Tagen bis zum Krankheitsausbruch angegeben.

Mehrtägige Prodromalerscheinungen (Müdigkeit, Fieber, Übelkeit, Muskelschmerzen, Neuralgien) sind nicht immer vorhanden. Das erste Krankheitszeichen ist oft ein mehr oder weniger schmerzhaftes Brennen an einer umschriebenen Hautstelle, an der sich später ein markstückgroßes, etwas erhabenes *Erythem* entwickelt, dem kleinere oder größere Herde folgen können (CARTER 1951). Es ist dem Ausbreitungsgebiet eines Wurzelnerven zugeordnet, meist einseitig ausgeprägt und verläuft gewöhnlich in Schüben. Innerhalb von 3—4 Tagen schießt eine Gruppe von Papeln auf, die sich rasch zu stecknadelkopf- bis erbsengroßen, einkammerigen *Bläschen* umwandeln, welche mit seröser Flüssigkeit prall gefüllt sind, isoliert stehen oder konfluieren können (Abb. 2). Sie generalisieren bei etwa 2—5⁰/o nach einem Intervall von 4—8 Tagen und sind dann so zahlreich, daß sie den Varizellen ähneln (Zoster generalisatus). Die meisten Generalisationen treten bei lymphatischen Leukämien (HOFFMANN 1956, SHANBROM et al. 1960) oder anderen, zum Marasmus führenden Krankheiten ein und stellen eine ernste Komplikation des Grundleidens dar. Bei abortivem Zoster unterbleibt die Bläschenbildung.

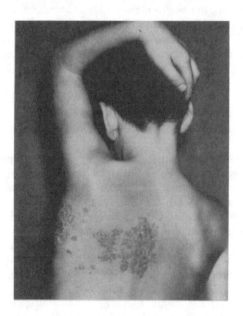

Abb. 2: Massive Zoster-Eruption im Bereich eines Thoraxdermatoms links
(Univ.-Kinderklinik Freiburg).

Der Blaseninhalt trübt sich durch Einwanderung von Leukozyten und wird bei Sekundärinfektion in 2—3 Tagen eitrig, während die umgebende Rötung abklingt. Nach einer Woche beginnt die Austrocknung. Die braun-gelblichen Borken stoßen sich nach 2—4 Wochen ab und hinterlassen depigmentierte Narben. Stets sind bereits frühzeitig die regionären Lymphknoten vergrößert und druckempfindlich. Bei schwerem Verlauf werden die Bläschen hämorrhagisch (Zoster haemorrhagicus). Nimmt die Gewebsschädigung noch weiter zu, so entstehen tiefe nekrotische Ulzerationen (Zoster gangraenosus) mit eingezogenen Narben.

Die unangenehmste Begleiterscheinung des meist auf ein einziges Segment
einer dorsalen Nervenwurzel beschränkten Prozesses (Zoster segmentalis) sind
*Neuralgien* verschiedener Heftigkeit, welche den Krustenabfall gerade bei alten
Leuten noch monate- bis jahrelang überdauern und das Allgemeinbefinden
erheblich stören können. Auch schmerzhafte Hyper- oder Parästhesien kommen
vor. Bei starkem Befall eines Ganglions breitet sich der Prozeß gelegentlich
auch auf die motorischen Wurzeln und zu den Vorderhornzellen aus, was zu
vorübergehenden oder bleibenden Paresen führen kann. Sie stellen sich am
häufigsten beim Zoster im Bereich des Kopfes ein (KENDALL 1957). Die Zoster-
eruption kann jedes Nervensegment vom 1. Trigeminusast bis zum Unterschenkel betreffen, am häufigsten aber die dorsalen Wurzeln des Stammes vom
2. thorakalen bis zum 2. lumbalen Segment, ferner die vom 2. bis 4. Zervikal-
ganglion versorgten Gebiete (Nacken, Schultern, Arme); am wenigsten befällt
der Zoster die unteren Extremitäten. Die Affinität des Erregers zum Nervensystem führt bei Befall der Hirnnerven zu einigen Besonderheiten bzw. Komplikationen.
Besonders hervorgehoben werden muß der Zoster des 2. und 3. Trigeminusastes,
weil er nicht selten von einer Eruption in der Mundhöhle (Zunge, Gaumen,
Wange) begleitet wird (SEPP 1960). Eine ernstere Erkrankung ist der Zoster
*ophthalmicus*, bei dem es zu Bläschen und Ulzerationen an den Konjunktiven
mit kollateralem Ödem der Lider, aber u. a. auch zu Skleritis, Keratitis und
Iridozyklitis kommen kann (KREIBIG 1959). Wenn die tieferen Hornhaut-
schichten betroffen sind, muß mit der Möglichkeit verbleibender Trübungen
und Sehstörungen gerechnet werden. Zur Erblindung kommt es allerdings nur
höchst selten.
Der *Zoster oticus* beschränkt sich nicht immer nur auf das äußere Ohr, sondern
kann auch das Innenohr befallen. Bei Zoster im Kopfgebiet stellt sich gelegentlich eine *Meningo-Enzephalitis* ein, die in ihrem Erscheinungsbild sehr vielgestaltig sein kann. Neben ausgeprägten Neuralgien, Sensibilitätsstörungen,
vasomotorischen und sekretorischen Störungen und psychotischen Reaktionen
werden auch Lähmungen und komatöse Zustände beobachtet. Glücklicherweise
tritt meist in 1—3 Wochen Genesung ein (APPELBAUM et al. 1962). Pleozytosen
im Liquor kommen auch ohne meningitische Symptome vor (GRUNER 1954).
Für die ätiologische Diagnose ist es wichtig, daß das Varizellen-Zoster-Virus nicht
nur aus der Bläschenflüssigkeit, sondern auch aus dem Liquor isoliert werden kann
(EVANS und MELNICK 1949, GOLD und ROBBINS 1958). Gelegentliche Krankheitssymptome an den inneren Organen (Magen, Darm, Leber, Blase) entsprechen
dem Innervationsbereich der betroffenen Rückenmarks- und Hirnnerven.
Bei einigen alten Patienten wurden enge Zusammenhänge zwischen rezidivierendem Zoster und der Entwicklung typischer *Hautkarzinome* vermutet
(WYBORN-MASON 1955), ohne daß das Beobachtungsmaterial zu einer derartigen Interpretation ausreicht. Jedoch dürfte das umgekehrte Verhalten die
Regel sein, nämlich daß Neoplasmen das primäre Ereignis sind, der Zoster sich
aber erst sekundär einstellt (SHANBROM et al. 1960).

Durch Zoster bei der Mutter sollen kongenitale *Mißbildungen* möglich sein
(DUEHR 1955, MORMONE 1958), jedoch dürfte es sich um extreme Seltenheiten
handeln, weil sie eine Virusgeneralisation voraussetzen.

Im allgemeinen bereitet die *Differentialdiagnose* des Zoster keine Schwierigkeiten. Fehlen aber die Hauteruptionen, so können gürtelförmige Schmerzen
am Thorax für eine Pleuritis oder Pleurodynie, Schmerzen im Rücken für die
Folge eines Bandscheibenprolapses gehalten werden. Für ein äußerst seltenes
Zosterrezidiv und gegen einen rezidivierenden Herpes sprechen eine Neuralgie
mit Pleozytose im Liquor sowie ein negativer Kornealtest mit Bläschenflüssigkeit beim Kaninchen.

Die *Prognose*, die bei jugendlichen Erwachsenen gut ist, wird mit fortschreitendem Lebensalter schlechter (BURGOON et al. 1957). Im Senium kann der Zoster
lebensbedrohend sein, ebenso bei schweren Grundleiden, die zur Kachexie
führen. Bleibende Störungen und Todesfälle gehören zu den Seltenheiten.

## 4. Pathologie

Die Läsionen der Varizellen und des Zoster an Haut und Schleimhäuten
stimmen zytologisch und histologisch weitgehend überein. Man beobachtet zunächst eine Schwellung von Epithelzellen, dann eine ballonierende Degeneration, welche zu den intraepidermalen Bläschen führt. Sie enthalten neben Virus
und seröser Flüssigkeit degenerierte Epithelien, Leukozyten, Zelltrümmer und
Riesenzellen. In Zellen vom Blasen- oder Geschwürsgrund findet man die
charakteristischen azidophilen Kerneinschlüsse und vielkernige Zellsynzytien.
Das Korium bleibt meist unbeteiligt, abgesehen von gelegentlichen Zellreaktionen um die kleinen Gefäße.

Die wenigen autoptischen Befunde (JOHNSON 1940, CHEATHAM et al. 1956)
von an *Windpocken* verstorbenen Kindern und Erwachsenen zeigen charakteristische Nekroseherde und Hämorrhagien in zahlreichen inneren Organen (Lungen, Leber, Nieren, Milz, Gastrointestinaltrakt). Ähnliche Läsionen wurden in
den Ovarien bei kongenitalen Varizellen beobachtet (EHRLICH et al. 1958).
Intranukleäre Einschlüsse und Riesenzellen finden sich in der Peripherie der
herdförmigen Nekrosen. Die pathologisch-anatomischen Befunde der Meningo-
Enzephalitiden gleichen im wesentlichen dem Bild der perivenösen diffusen
Herdenzephalitis (nach SPATZ), wie man sie bei zahlreichen Virusinfektionen
antrifft. Im Vordergrund stehen perivaskuläre lymphozytäre Infiltrate, Proliferation der Mikroglia und partielle Entmarkung. An den Meningen sind Zellinfiltrate häufig.

Beim *Zoster* kommen neben den Hautläsionen Entzündungsreaktionen an den
hinteren Nervenwurzeln und Ganglien hinzu, die sich nur selten zu den
Vorderhörnern ausbreiten (WOHLWILL 1924), wodurch die gelegentlichen motorischen Ausfälle (BARONTINI 1957) erklärt sind. Man findet Rundzelleninfiltrate
— z. T. mit perivaskulärer Anordnung — mitunter Nekrosen von Nerven-

zellen, Zerstörung von sensorischen Nervenfasern im Korium (EBERT 1949),
Degeneration von korrespondierenden Fasern im Rückenmark sowie Entzündungsreaktionen an den Ganglienscheiden. Nur bei wenigen schweren Fällen
tritt eine Vernarbung der betroffenen Ganglienzone und Verdickung der
Ganglienscheiden ein. Intranukleäre Einschlußkörperchen finden sich auch in
sympathischen und Spinalganglienzellen (CHEATHAM 1953).

## 5. Ätiologie

Die Virusnatur der Erreger der Varizellen und des Zoster wurde durch
Krankheitsübertragung mit bakterienfreier Blasenflüssigkeit und lichtmikro-
skopischem Nachweis von Elementarkörperchen gesichert. Die bei beiden Krankheiten isolierten Agentien sind nicht nur in ihren morphologischen Eigenschaften,
sondern auch in allen übrigen biologischen Qualitäten praktisch identisch, so
daß heute der lange umstrittene unitaristische Standpunkt als gesichert gelten darf.

Das Varizellen-Zoster-Virus ist lichtmikroskopisch noch nachweisbar. Für seine
*Darstellung* eignen sich die Löfflerbeize-Karbolfuchsinfärbung (PASCHEN
1933/34) oder die Viktoriablaufärbung nach Vorbehandlung mit gesättigter
Weinsäurelösung (HERZBERG 1934, 1949). Im Elektronenmikroskop erkennt
man ziegelsteinförmige bis ovale Elementarkörperchen mit einem Längsdurch-
messer von durchschnittlich 200 m$\mu$ (Schwankungen von etwa 130—250 m$\mu$),
die also größenordnungsmäßig der Pockengruppe etwas näher als den kleineren
Herpesviren stehen (RUSKA 1943, NAGLER und RAKE 1948, FARRANT und
O'CONNOR 1949, BLANK und RAKE 1955). Sie besitzen einen pepsinresistenten
Innenkörper, welcher DNS enthält (NASEMANN 1957).

Hinsichtlich ihrer *Feinstruktur* nach Kontrastierung mit Phosphorwolframsäure
lassen sich die Varizellen-Zoster-Elementarkörperchen aber eindeutig von den
Pockenviren unterscheiden, während Übereinstimmung mit dem Herpes-
simplex-Virus besteht (ALMEIDA et al. 1963, HERZBERG et al. 1963).

Die einheitliche *Antigenstruktur* der Varizellen-Zoster-Stämme war bereits bei
Verwendung von Blasenflüssigkeit und Hautkrusten als Antigene bei Kreuzreaktionen im Neutralisations-, Komplementbindungs- und Agglutinationstest
erkannt worden (PASCHEN 1933, AMIES 1934). Die Identität wurde später
mit Antigenen bestätigt, die aus infizierten Zellkulturen stammten (WELLER
und WITTON 1958, WELLER et al. 1958, TAYLOR-ROBINSON et al. 1959,
DOWNIE 1959). Sie sind allerdings für die Komplementbindungs- und Präzipitationsreaktionen selbst nach Konzentrierung weniger geeignet als infizierte
Blasenflüssigkeit (TAYLOR-ROBINSON et al. 1959). Es ist noch nicht bekannt, ob
das Komplementbindungsantigen an die Viruspartikel gebunden oder — wie
bei Vakziniavirus — auch in löslicher Form in der Bläschenflüssigkeit vorkommt. Die Identität ergab sich schließlich auch mit fluoreszierenden Antikörpern (WELLER und COONS 1954) und dem Präzipitationstest nach

OUCHTERLONY (TAYLOR-ROBINSON und RONDLE 1959). Auch aus klinisch-
epidemiologischen Gründen ist an ihrer Identität nicht zu zweifeln (S. 706).
Die *Züchtung* des Varizellen-Zoster-Virus gelingt in Zellkulturen verschiedener
Provenienz (S. 719). Man beobachtet Kerneinschlußkörperchen und vielkernige
Riesenzellen wie bei der Vermehrung des Herpes-simplex-Virus, jedoch sind
keine zytopathischen Varianten bekannt.
Die *Resistenz* des Varizellen-Zoster-Virus gegenüber chemisch-physikalischen
Einflüssen ist recht gering. Durch Erwärmung auf 37° C werden innerhalb von
24 Stunden > 99% einer Virussuspension inaktiviert. Mehrmaliges Einfrieren
und Auftauen führt ebenfalls zu einem beachtlichen Verlust an Infektiosität.
Bei — 70° C gelagerte Bläschenflüssigkeit bleibt in ihrem Virusgehalt mindestens 57 Monate konstant (WELLER et al. 1958). Infizierte Zellen zeigen bei
— 40° C bis — 50° C keine einheitlichen Ergebnisse, eine Konstanz scheint
nur für etwa 2 Monate gewährleistet.

### 6. Pathogenese

Die *Windpocken* sind die Folge der Primärinfektion (Tab. 1) mit dem Varizellen-Zoster-Virus bei voll empfänglichen, antikörperfreien Individuen
(BLATTNER 1954). Von den Eintrittspforten in den Schleimhäuten der oberen
Luftwege aus verbreitet sich der Erreger auf dem Blutweg im Organismus.
Die Virusgeneralisation stellt die Voraussetzung für eine Aussaat in die Haut
und andere Organe dar. Obwohl die Varizellen zu einer kräftigen Immunität
führen, scheint der Erreger nicht in jedem Falle eliminiert zu werden, sondern
sich in Nervenzellen — wohl ähnlich dem Persistieren des Herpes-simplex-
Virus in Ektodermzellen — lebenslang latent zu erhalten.

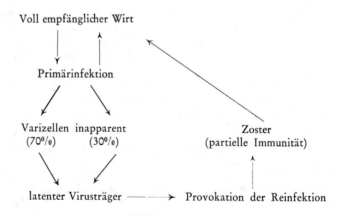

Tab. 1: Virus-Wirtsbeziehung bei Varizellen-Zoster (modifiziert nach BLANK).

Beim *Zoster* handelt es sich um eine Spätmanifestation des Varizellen-Zoster-Virus bei solchen Personen, die einen Teil ihrer Immunität bereits wieder eingebüßt haben (Tab. 1). Die Annahme einer Restimmunität erklärt ebenso die örtliche Begrenzung des Krankheitsprozesses wie die fast ausschließliche Beschränkung der Erkrankung auf das Erwachsenenalter. Die Theorie der Spätmanifestation (NAUCK 1958, DOWNIE 1959) wird auch durch die Feststellung gestützt, daß die Antikörperspiegel in Varizellenseren deutlich tiefer sind als nach Zoster, was auf eine Auffrischung der Immunität hinweist.

Da der Zoster sowohl nach Varizellenkontakt als auch ohne Exposition auftritt, kann er sowohl die Folge einer massiven Reinfektion als auch einer Reaktivierung des nach Erstinfektion latent im Gebiet der hinteren Nervenwurzeln oder Ganglien verbliebenen Erregers sein. Das Virus breitet sich anscheinend über die Nervenfasern zur Haut aus, wo es zur lokalisierten Bläscheneruption kommt. Da Liquorveränderungen bei Zoster recht häufig sind, muß auch damit gerechnet werden, daß der Erreger auf dem Liquorweg zu den Spinalganglien getragen wird (HEILBORN 1950).

Für die *Aktivierung* des Zoster dürften verschiedenartige Faktoren verantwortlich sein, welche die Resistenz des Organismus herabsetzen (z. B. Infekte, Leukämie, Lymphogranulomatose, metastasierende Tumoren, Intoxikationen, Kälteeinfluß, Traumen, Röntgenbestrahlung, Steroidbehandlung). Bricht die Infektabwehr völlig zusammen, so kommt es zu einer Virusgeneralisation wie bei vollempfänglichen Personen. Allerdings kann der Zoster auch ohne ersichtliche Provokation auftreten.

Der Auslösemechanismus ist noch nicht geklärt. Ob der bei Zoster herabgesetzte Properdinspiegel eine Voraussetzung darstellt (NEWCOMER et al. 1958), läßt sich ebensowenig beantworten wie die Frage, worauf das Lokalisationsprinzip und die latente Infektion beruhen.

Die Ätiologie der *Meningo-Enzephalitis* nach Varizellen ist auch heute noch umstritten. Die Virustheorie sieht in der Invasion des Erregers in das Zentralnervensystem die Ursache der Erkrankung. Ihr steht die Allergielehre sowie die Aktivierungshypothese eines anderen Virus gegenüber. Schließlich wird auch die Ansicht vertreten, daß es sich um ein zufälliges Zusammentreffen mit einer Enzephalitis anderer Genese handelt.

## 7. Diagnostische Methoden

Die Laboratoriumsdiagnostik der Varizellen und des Zoster, deren klinische Diagnose im allgemeinen keine Schwierigkeiten bereitet, bleibt auf wenige schwere Verlaufsformen beschränkt. Sie ist mit methodischen Schwierigkeiten verbunden und setzt längere experimentelle Erfahrungen voraus, so daß sie heute von keinem Viruslaboratorium routinemäßig durchgeführt wird. Das differentialdiagnostische Problem liegt meist nur darin, die Anwesenheit des Herpes-simplex-Virus oder eines Vertreters der Variola-Vakzinia-Gruppe auszuschließen, was durch den negativen Paul'schen Kornealversuch, den negativen Brutei- und intrazerebralen Mäusetest möglich ist. Für die Entnahme und den Versand von Untersuchungsproben gelten die gleichen Prinzipien wie bei Herpes simplex (S. 688).

Bei der *zytologischen Untersuchung* des Geschabsels von der Basis frischer Blasen findet man wie bei Herpes simplex vielkernige Riesenzellen und Kerneinschlüsse, bei Viren der Pockengruppe jedoch Einschlußkörperchen im Zytoplasma.

Im *Ausstrichpräparat* vom Inhalt frischer Bläschen ist der Nachweis von Elementarkörperchen zwar möglich (S. 713), jedoch für eine ätiologische Diagnose allein nicht verwertbar. Elektronenmikroskopisch gelingt eine Abgrenzung zur Pockengruppe (HERZBERG et al. 1963).

Am geeignetsten für die *Erregerisolierung* ist der Inhalt frischer Bläschen, gelegentlich gelang sie auch aus dem Nasen-Rachen-Schleim, den inneren Organen sowie aus dem Blut, wenn es frühzeitig genug untersucht wurde (WELLER 1953, CHEATHAM et al. 1956, CHEATHAM 1959). Bei Meningo-Enzephalitiden kann das Varizellen-Zoster-Virus auch im Liquor nachgewiesen werden (EVANS und MELNICK 1949, GOLD und ROBBINS 1958).

Die *Viruszüchtung* erfolgt in Zellkulturen verschiedener Provenienz, wobei eine Reihe methodischer Besonderheiten zu beachten sind (S. 719). Das auf diesem Weg isolierte Agens muß mit bekanntem Immunserum im Neutralisationstest identifiziert werden. Empfängliche Versuchstiere stehen nicht zur Verfügung.

Zur *Serodiagnose* mit der Komplementbindungsreaktion oder mit dem Neutralisationstest werden 2 Serumproben aus der akuten Krankheitsphase und der Rekonvaleszenz benötigt, weil nur ein Titeranstieg um mindestens das Vierfache als serologisch beweisend gilt. Während diese Forderung bei Varizellen bei zeitgerechter Untersuchung zu erfüllen ist, kann ein Titersprung bei Zoster nicht immer erfaßt werden.

## 8. Prophylaxe und Therapie

Hospitalisierte Varizellenkranke müssen auf einer Isolierstation zum Schutze anderer empfänglicher Kranker streng abgesondert werden. Ebenso sollte man auch Zosterfälle trotz ihrer geringeren Ansteckungsfähigkeit isolieren. Im familiären Milieu sind vor allem Neugeborene und resistenzschwache Kinder vor einer Infektion zu bewahren. Allerdings werden entsprechende Bemühungen oft enttäuscht, weil eine Ansteckungsfähigkeit schon vor Ausbruch klinischer Symptome bestehen kann. Es dürfte eine Quarantänedauer von 7 Tagen ausreichend sein, d. h. solange, bis die Krusten eintrocknen.

Allgemeine *Bekämpfungsmaßnahmen* sind nur bei den epidemischen Windpocken, nicht aber gegenüber dem sporadischen Zoster angebracht. Allerdings ist ihr Wert gerade unter Schulbedingungen höchst fragwürdig. Möglicherweise wird die Exposition durch Verwendung von UV-Licht zur partiellen Desinfektion der Raumluft reduziert.

Eine *Massenprophylaxe* gegen die Varizellen gehört wegen des im allgemeinen milden Krankheitsverlaufs nicht zu den vordringlichen Aufgaben des Gesundheitswesens. Die nach dem Vorbild der Pockenschutzimpfung geübte intra- und subkutane Varizellation mit Bläscheninhalt von Windpockenkranken, die zu einer lokalen Bläscheneruption führt, hat sich nicht durchgesetzt (HEGLER 1946). Für eine *Individualprophylaxe* steht die passive Immunisierung mit γ-Globulin oder Rekonvaleszentenserum zur Verfügung, deren krankheitsverhütender oder -abschwächender Wert allerdings umstritten ist (SPIESS 1958, WENNER und LOU 1963). Für die *Behandlung* der Varizellen-Zoster-Infektion gibt es kein spezifisches Therapeutikum. Unkomplizierte Erkrankungen bedürfen nur einer symptomatischen Lokalbehandlung zur Austrocknung der Bläschen (Puder, Trockenpinselung, Betupfen mit 1%igem Mentholspiritus) sowie juckreizstillender oder schmerzlindernder Salben (1%iges Kokain in Lanolin). Wichtig ist eine rechtzeitige Verhütung oder Behandlung von bakteriellen Sekundärinfektionen mit Antibiotika. Im Borkenstadium können Salben oder Kaliumpermanganatbäder zum Abweichen der Krusten notwendig sein. Bei Schleimhautläsionen in der Mundhöhle sind häufige Spülungen mit Wasserstoffsuperoxyd oder Kamillenextrakt angebracht. Neuralgien werden mit Novalgin, Gynergen und Vitamin $B_{12}$, neuerdings auch mit Dihydroergotamin behandelt. Bei langdauernden quälenden Neuralgien kann eine Durchschneidung von sensorischen Wurzeln notwendig werden. Kortikosteroide sollte man zu Beginn der Erkrankung wegen der Gefahr einer Generalisierung unbedingt vermeiden, jedoch werden sie bei der postinfektiösen Varizellenenzephalitis in hoher Dosierung empfohlen. Bei kornealer Beteiligung dürfte ein Versuch mit 5-Joddesoxyuridin — wie beim Herpes corneae — angebracht sein.

## 9. Epidemiologie und Immunität

Die Varizellen sind weltweit verbreitet und anscheinend noch kontagiöser als die Masern. Bei Haushaltskontakten beträgt das Erkrankungsrisiko empfänglicher Personen etwa 60% (SIMPSON 1954), bei Schulkindern in Klassenräumen 16—40%. Sie treten bevorzugt im Winter und Frühjahr epidemisch auf, während der Zoster sporadisch in allen Jahreszeiten vorkommt. Häufungen des Zoster sind nur selten einmal in Wohngemeinschaften (z. B. Familien, Schiffsbesatzungen, Krankenhäusern) vorgekommen. Ein weiterer grundsätzlicher Unterschied betrifft die *Verteilung*. Über 90% der Varizellen befallen Personen vor dem 20. Lebensjahr, der Erkrankungsgipfel liegt zwischen dem 2. bis 6. Jahr. Der Zoster wird dagegen vor dem 15. Lebensjahr in weniger als 10% gesehen, über die Hälfte der Fälle tritt erst jenseits des 45. Lebensjahres auf (DOWNIE 1959). Während die Windpocken die Geschlechter gleichmäßig befallen, kommt der Zoster etwas häufiger bei Männern vor, was auf die häufigere Exposition gegenüber extremen klimatischen Bedingungen zurückgeführt wird. Die Wiederkehr von Varizellen-epidemien hängt wie bei anderen Infektionen von der Zahl empfänglicher Personen ab, ihre Rückkehrrate ist in ländlichen Gegenden geringer als bei der Stadtbevölkerung. Über den Anteil subklinischer Infektionen liegen keine genaueren virologischen Untersuchungen vor.

Der Mensch ist die einzige Infektionsquelle. Da eine symptomlose Ausscheidung — im Gegensatz zum Herpes-simplex-Virus — nicht bekannt ist, scheinen Infektionen nur von kranken Menschen auszugehen. Die natürliche *Eintritts-pforte* ist in den Schleimhäuten des Respirationstrakts und wohl auch an den Konjunktiven zu suchen. Auch der Magen-Darm-Kanal wird als mögliche Eintrittspforte angesehen (CHEATHAM 1953). Die *Übertragung* setzt wegen der anscheinend geringen Resistenz des Erregers einen relativ engen Kontakt mit Infizierten voraus, wie er in Wohn- und Lebensgemeinschaften und über-füllten Räumen gegeben ist. Die meisten Übertragungen kommen aerogen durch Exsudat-Tröpfchen, weniger durch direkte Berührung, zustande. Indirekte Übertragungen scheinen gelegentlich durch verunreinigte Gegenstände oder gesunde Zwischenträger (Pflegepersonal) — allerdings nur auf kurze Distanz — möglich zu sein. Die Ansteckungsfähigkeit dürfte bei Windpocken am höchsten vom 1. Tag vor Ausbruch des Exanthems bis zum 6. Tag des Ausschlags sein. Das in den Borken eingetrocknete Virus ist anscheinend kaum noch infektiös. Die Ursache der geringeren Infektiosität des Zoster scheint lediglich auf der Tatsache zu beruhen, daß Läsionen an den oberen Luftwegen viel seltener sind. Damit ist die Möglichkeit der aerogenen Tröpfcheninfektion erheblich ein-geschränkt. Empfängliche Kinder, die von Zoster infiziert wurden, erkrankten an Varizellen (KRÖGER 1955, MURTHY 1958). Umgekehrt kann nach Wind-pockenkontakt Zoster auftreten. Das erstere Ereignis soll jedoch siebenmal häufiger als das zweite sein (HEGLER 1946).

Die Windpocken hinterlassen eine kräftige, möglicherweise lebenslange *Immuni-tät*. Die Antikörper erscheinen 5—7 Tage nach Krankheitsbeginn und erreichen ihren Höhepunkt nach etwa 3 Wochen. Die Antikörperantwort bei Zoster tritt frühzeitiger ein und führt zu höheren Titern als bei den Windpocken. Hinsichtlich der Persistenz ist erwähnenswert, daß die komplementbindenden Immunkörper nach 3—4 Monaten nicht mehr nachweisbar sind, obgleich die neutralisierenden Antikörper für Jahre persistieren (TAYLOR-ROBINSON 1959). Nähere serologische Durchseuchungsstudien stehen noch aus.

Bei Säuglingen findet man eine humorale passive Immunität, die dem Titer der mütterlichen Antikörper weitgehend entspricht. Varizellen bei jungen Säuglin-gen sind bei dem hohen Durchseuchungsgrad der Mütter deshalb eine Seltenheit.

## 10. Experimentelle Forschung, Wirtsspektrum

Das natürliche *Wirtsspektrum* des Varizellen-Zoster-Virus ist — im Gegensatz zum Herpes-simplex-Virus — auf den Menschen beschränkt. Unter experimen-

tellen Bedingungen sollen sich lediglich Affen infizieren lassen. Allerdings fehlen
die für menschliche Erkrankungen typischen Hautläsionen (RIVERS 1926).
Obwohl Hühnerembryonen nicht empfänglich sind, soll eine Züchtung in auf
die Chorioallantoismembran überpflanzten menschlichen Hautstückchen gelungen sein (GOODPASTURE und ANDERSON 1944, BLANK et al. 1948). Dies wurde
daraus geschlossen, daß die Läsionen Kerneinschlüsse aufwiesen und denen der
natürlich infizierten Epithelzellen glichen.
Die Züchtung des Varizellen-Zoster-Virus gelingt in Rollkulturen von menschlichem embryonalen Haut-Muskel-Gewebe oder kindlicher Vorhaut (Alter:
3 Monate bis 3 Jahre), wobei das Nährmedium alle 3—4 Tage gewechselt
werden muß. Ferner ist die Züchtung in Affennieren- und -hoden- sowie
menschlichen Amnionzellen und embryonalen Lungenfibroblasten möglich
(WELLER und STODDARD 1952, WELLER 1953, CHEATHAM et al. 1956, WELLER
et al. 1958, EHRLICH et al. 1958, TAYLOR-ROBINSON 1959, DOWNIE 1959,
SLOTNICK und ROSANOFF 1963). Der zytopathische Effekt wird erst nach
6—10 Tagen allmählich sichtbar. Er äußert sich in scharfbegrenzten herdförmigen Läsionen. Der Prozeß schreitet 2—3 Wochen langsam fort, jedoch verbleiben auch nach dieser Zeit noch zahlreiche normale Zellen in der Kultur. Die
Wirtszellen sind angeschwollen, weisen eosinophile Kerneinschlüsse auf, kugeln
sich ab, degenerieren und zerfallen schließlich. Daneben sind auch vielkernige
Riesenzellen zu beobachten (WELLER 1953, GOLD und ROBBINS 1958). Erst
nach 30—55 Tagen ist die Zerstörung des Zellrasens fast vollständig. Die
Infektion scheint sich in der Kultur von Zelle zu Zelle radiär auszubreiten.
Passagen gelingen nicht mit dem Nährmedium allein, sondern nur, wenn
gleichzeitig noch Zellfragmente des mechanisch aufgeschlossenen Zellrasens
übertragen werden. Die Zellreaktionen lassen sich durch Zugabe von Rekonvaleszentenserum unterdrücken.
Soweit die Virussynthese im Elektronenmikroskop morphologisch erfaßbar ist,
findet die Reifung der Elementarkörperchen — wie beim Herpes-simplex-
Virus — im Kern statt (TOURNIER et al. 1957). Als erste Phase der Vermehrung
treten kontrastreiche Granula auf, die z. T. bläschenartige Veränderungen
durchmachen und Zentralkörperchen ausbilden. Hieraus entwickeln sich von
einer Membran umschlossene Gebilde (inkomplette Viruspartikel) mit einem
Durchmesser von 70—100 m$\mu$. Sie erhalten ihre zweite Hülle bei der Ausschleusung aus dem Kern und reifen damit zu kompletten Elementarkörperchen
heran, die nach Freisetzung aus der Zelle einen Durchmesser von 100—200 m$\mu$
aufweisen. Das Varizellenantigen wurde durch Immunfluoreszenz zunächst im
Zytoplasma in Kernnähe, im Kern aber nicht vor der 72. Stunde, nachgewiesen
(SLOTNICK und ROSANOFF 1963). Zur Bearbeitung des Latenz- und Aktivie-
rungsproblems fehlt ein experimentelles Modell.

*Schrifttum*

Die Literatur bis 1960 einschließlich ist den Handbuchartikeln von Brugsch, Nasemann, Stokes und Wenner zu entnehmen.

Almeida, J. D., A. F. Howatson a. M. G. Williams: Morphology of varicella (chicken pox) virus. Virology *16*, 353—355 (1962)

Appelbaum, E., S. I. Kreps a. A. Sunshine: Herpes zoster encephalitis. Amer. J. Med. *XXXII*, 25—31 (1962)

Brugsch, H.: Windpocken. Handbuch der Kinderheilkunde, V. Bd. Infektionskrankheiten S. 79—91. Springer-Verlag, Berlin-Göttingen-Heidelberg 1963

Falliers, C. J., S. G. Halberstein a. S. C. Bukantz: Effect of rubeola, rubella, varicella, and a viral upper respiratory infection upon the severity of childhood asthma: with a note on the role of corticosteroids. J. Allergy (S. Louis) *32*, 69—81 (1961)

Herzberg, K., A. K. Kleinschmidt, D. Lang, K. Reuss u. R. Dahn: Über die Struktur des Zoster-Virus und eine weitere Darstellungsmöglichkeit seiner Capsomeren. Zbl. Bakt. I. Abt. Orig. *189*, 1—13 (1963); Vergleichende Virusdarstellung mit Phosphorwolframsäure (Variola-Vaccine, Kanarienpocken, Varicellen und Zoster). Zbl. Bakt. I. Orig. *188*, 440—448 (1963)

Jochims, J.: Bösartiger Verlauf der Varizellen infolge einer Corticosteroidbehandlung. Med. Klin. *55*, 1208—1210 (1960)

Kraus, O.: Seltenere Komplikationen bei Varizellen. Wien. klin. Wschr. *75*, 83—84 (1963)

Nakao, T.: Primary varicella pneumonia. Tohoku J. Exper. Med. *72*, 249—252 (1960)

Nasemann, Th.: Die Viruskrankheiten der Haut. Handbuch der Haut- und Geschlechtskrankheiten, Ergänzungswerk IV/2, S. 225—274. Springer-Verlag, Berlin—Göttingen—Heidelberg 1961

Schulte, F. J.: Über die zerebralen Komplikationen bei Varizellen. Dtsch. med. Wschr. *88*, 1836—1844 (1963)

Shanbrom, E., S. Miller a. H. Haar: Herpes zoster in hematologic neoplasias: some unusual manifestations. Ann. Int. Med. *53*, 523—533 (1960)

Slotnick, V. B. a. E. J. Rosanoff: Localization of varicella virus in tissue culture. Virology *19*, 589—592 (1963)

Stokes, J.: Varicella — herpes zoster group. Viral and rickettsial infections of man. 2. ed. S. 506—512, 3. ed. S. 773—779. J. B. Lippincott Comp., Philadelphia-Montreal 1952/1959

Wenner, H. A. a. T. Y. Lou: Virus diseases associated with cutaneous eruptions. Varicella and herpes zoster. Progr. med. Virol. *5*, 245—250 (1963)

Literaturverzeichnis wurde im November 1963 abgeschlossen.

# Pocken

Von R. WOHLRAB

## 1. Einleitung

Der Name Pocken = Blattern = Bläschen zeigt an, daß es sich um eine Gruppe von Virusinfektionen handelt, deren hervorstechendste Eigenschaft ihre besondere Beziehung zur Haut ist. Darüber hinaus haben sich aber noch eine Reihe gleichartiger virologischer Eigenschaften wie Größe, Form und Zusammensetzung der Viren, Eigenarten der Züchtbarkeit gefunden, die eine mehr oder weniger enge Verwandtschaft nahelegen und die eine Zusammenfassung in einer Gruppe erlauben. Die Leitform der Erregergruppe, das Poxvirus variolae, verursacht eine der bedeutendsten und schwersten Infektionskrankheiten des Menschen, die Variola vera.

Die Variola gehört nach HÖRING [31] zu den zyklischen Infektionskrankheiten mit sehr gleichförmiger Inkubation, Generalisation mit hohem Fieber und schwerstem Krankheitsgefühl und Organmanifestation an Haut und Schleimhäuten, mit charakteristischem Ablauf dieser Einzelstadien und ihrer zugehörigen Komplikationen.

Ihre Epidemiologie ist im Gegensatz zu anderen Infektionskrankheiten seit langem übersehbar. Selbst klinische Änderungen im Erscheinungsbild in den letzten Jahrhunderten sind feststellbar. Aber erst heute wird es möglich, durch epidemiologische Betrachtungen und durch virologisch-serologische Untersuchungen den Ursachen dieser Änderungen auf die Spur zu kommen. Die Pocken sind die Infektionskrankheit, bei deren Bekämpfung in den letzten 300 Jahren die spezifische Immunoprophylaxe, die Schutzimpfung, entwickelt wurde. Zunächst war es die Variolation in Europa, die künstliche Verbreitung leichter Pockenfälle im 18. Jahrhundert, danach — durch JENNER eingeführt — die Vakzination mit Pockenlymphe von Kühen.

Grundlegende Erkenntnisse der Virologie sind am Vakzinevirus erarbeitet worden, weil es experimentell leicht zu handhaben ist. Jedoch steht der praktische Erfolg der Jennerschen Schutzimpfung einer zeitgemäßen Verbesserung der Impfstoffe und der Impfmethoden noch im Wege.

Erst neuerdings beginnt man die engsten Verwandten des Variolavirus aus der Pockengruppe auch in ihren Namen zu scheiden:

Poxvirus variolae      (Pockenvirus)
Poxvirus officinalis    (Vakzinevirus)
Poxvirus bovis         (Kuhpockenvirus)
Poxvirus muris         (Ektromelievirus, Mäusepocken);
dazu treten noch eine Reihe weiterer Viren des Menschen und der Tiere, die immunologisch entfernter stehen:
Poxvirus avium        (Hühner-, Tauben-, Kanarien- u. Putenpockenvirus)
Poxvirus myxomatosis  (Myxomatosevirus Antigengemeinschaft mit
                       Fibromvirus)
Poxvirus mollusci      (Molluscum contagiosum virus)
Außerdem gehören in die Pockengruppe noch die spezifischen Viren zahlreicher weiterer Tiere, wie Schaf, Ziege, Schwein, der Pustulardermatitis von Ziege und Schaf, der Stomatitis papulosa der Rinder. Ein näheres Eingehen verbietet sich, weil die Zuordnungen noch nicht endgültig geklärt sind (MAYR [26]).
Für das Poxvirus variolae hat sich noch die Unterscheidung „major" (für die Erreger der „schwarzen", indischen und afrikanischen Pocken) und „minor" (für die Alastrimviren Afrikas und Südamerikas) eingebürgert, eine Trennung, die klinisch-epidemiologisch naheliegt, deren Laboratoriumskriterien ebenso wie die der obengenannten noch nicht befriedigen.

## 2. Geschichte

Die Pocken sind eine der am längsten bekannten Krankheiten des Menschen. Noch Anfang dieses Jahrhunderts galten sie der damals lebenden Ärzte generation als eine der menschenmordendsten Seuchen und die Veröffentlichungen aus dieser Zeit stehen ganz unter dem Eindruck der Pockenepidemien des vorigen Jahrhunderts. Wir können die Problematik um die letzten 2 Jahrhunderte des europäischen Kampfes gegen die Pocken in allen Phasen verfolgen. Trotz unserer heutigen Erkenntnisse, vor allem der Epidemiologie, muß man eine Eigentümlichkeit der Pockenerreger, nämlich ihre wechselnde Virulenz von Epidemie zu Epidemie und von Jahrzehnt zu Jahrzehnt sowie das gleichzeitige oder alternierende Vorkommen des Poxvirus variolae major und minor (Alastrim) als Erklärung heranziehen. Nach Zeiten gutartiger Pockenerkrankungen hat es immer wieder furchtbare Seuchenzüge gegeben, die praktisch jeden Menschen einmal erfaßten und die Letalität bis zu 30% ansteigen ließen.

In der historischen Literatur wurden die Pocken als *Kleine* (petites véroles, small-pox) bezeichnet; unter den *Großen* Pocken verstand man ähnliche Erscheinungsbilder der Syphilis.

Bereits 1700 Jahre vor Christi Geburt soll die Variola in China bekannt gewesen sein [49]. In Indien herrschten die Pocken schon in vorgeschichtlicher Zeit und von dort aus sind sie dann immer wieder zu weltweiten Zügen aufgebrochen. In Indien wird bis heute eine Pockengöttin verehrt [26] und bei ihren Tempeln sollen bereits vor der

Zeitwende „Inokulationsanstalten" bestanden haben, wo man sich dem Schicksal der Pockeninfektion aus freien Stücken ergeben konnte, um dann für die übrige Zeit seines Lebens vor dieser Gefahr geschützt zu bleiben.

Das griechische und römische Altertum kannte keine Pocken in Europa. Erst nach dem 4. Jahrhundert sind die Blattern bis Mesopotamien gedrungen, nach Arabien sollen sie 572 mit einem Heer aus Abessinien eingeschleppt worden sein; im Abendland breiteten sie sich nach der Völkerwanderung in der Zeit des fränkischen Reiches aus. Hier wurde auch zum erstenmal der Name Variola genannt. Die eigentliche, dauerhafte Ausbreitung der Pocken in Europa beginnt im 7. Jahrhundert mit den Kriegen der Araber, die sie immer wieder nach Europa einschleppten. — Der beste Bericht über die Pocken der älteren Zeit ist die Monographie des Persers IBN ZAKARJA RASI um 900, der die Pocken als eine Kinderkrankheit wie die Masern beschrieb. — Die Kreuzzüge brachten die Pocken im verstärkten Maße zur Ausbreitung. Große Heere, wie das der Kreuzfahrer unter Friedrich Barbarossa, sollen vorwiegend an den Pocken zugrunde gegangen sein. Die Normannen des Mittelmeeres traten als Verbreiter auf. Seit dem 15. Jahrhundert gehören die Pocken zu den endemischen Krankheiten in Zentraleuropa. — Daß es sich bei den Pocken um ein Kontagium handelt, wird erstmals durch FRACASTORO und vor allem FERNELIUS, den Begründer der miasmatischen Theorie, ausgesagt. Dieser schrieb den in jedem Wort bestätigten Satz: „In der Haut schießen die Pocken nur auf, nicht infolge des Kontakts mit der Umgebung, sondern der Einatmung." — Nach der Entdeckung der Neuen Welt wurden die Pocken auch nach Amerika eingeschleppt und sind mit schuld an dem völligen Zusammenbruch der Indianerhochkulturen. 3¹/₂ Millionen Menschen, die Hälfte der Einwohner Mexikos, sollen damals der Seuche erlegen sein. Die Pocken wurden in der Folgezeit immer wieder nach Amerika gebracht, vor allem durch importierte Negersklaven. Mitte des 16. Jahrhunderts soll fast die ganze Welt durchseucht gewesen sein [49]. Besonders verheerend trat die Seuche immer in dicht bevölkerten Gebieten auf, oder dort, wo sie bis dahin noch unbekannt war, z. B. in Sibirien, Island und Grönland. Als Preußen 24 Millionen Einwohner zählte, starben davon jährlich ungefähr 67 000 an Pocken, ¹/₁₄ bis ¹/₁₂ aller Todesfälle war damals den Blattern zuzuschreiben. „Von Pocken und der Liebe bleiben wenige frei" ist ein altes Wort, und ein Kind konnte noch nicht zur Familie gerechnet werden, bevor es nicht die Pocken überstanden hatte.

Sehr früh wurde die Beobachtung gemacht, daß einmal überstandene Pocken, gleichgültig ob die Erkrankung schwer oder leicht war, lebenslänglich vor einer Zweiterkrankung schützen. Da die Pockenepidemien zu verschiedenen Zeiten verschieden schwer verliefen, wurde es im 18. Jahrhundert in Europa zuerst in England üblich, sich mit Pocken absichtlich zu infizieren. Die Maßnahme, von leichten Pockenfällen die Krankheit zu übernehmen, wurde von Lady Montague in Konstantinopel und ab 1721 vom königlichen Hof in London für Kinder eingeführt und geht auf Vorbilder aus dem Orient zurück. Die Chinesen behielten aber den natürlichen Infektionsweg über eine Inhalation bei. Das Neue der Variolation des 18. Jahrhunderts war die besondere Art der Infektion in die Haut. Von hier an ist die Geschichte der Pocken in Europa gleichzeitig die Geschichte der Variolation und Vakzination. Die *Inokulation* des Pockenvirus gilt als erster Vorläufer der Schutzimpfung überhaupt.

Im 18. Jahrhundert wurde die Von-Arm-zu-Arm-Inokulation geübt. Durch SUTTON wurde die Skarifikation mit einer Lanzette eingeführt. Das technische Rüstzeug der späteren Vakzination stammt also aus dem 18. Jahrhundert, von der Inokulation. Es war die Kunst der alten Inokulisten, möglichst wenig Todesfälle zu verursachen. Die Sterblichkeit der Inokulierten war je nach dem Impfarzt sehr unterschiedlich groß.

Der eine hatte eine Letalität von 2%, ein anderer gar von 10%, also nicht viel weniger als die natürliche Seuche. Der berühmte SUTTON selbst hatte 3,5 Todesfälle auf 10 000, nämlich 6 Tote auf 17 000 Inokulierte. 2—5 auf Tausend, oder 1 Todesfall auf 200 bis 500 war offenbar ein guter Durchschnitt in einer Zeit, als die Seuche zwischen 10 und 20% der Bevölkerung als Opfer forderte.

Ohne Zweifel war die künstliche Hautinfektion durch Pocken weniger gefährlich als die natürlichen Pocken. Zu dem neuen Infektionsweg kam die Möglichkeit der Erregermodifikation, da nur von leichten Pockenfällen inokuliert wurde. Die Inokulationspocken hinterließen meist leichtere Narben als die echten Pocken. Nachteile waren die künstliche Erzeugung einer nicht einschränkbaren, gefährlichen Krankheit, häufige Versager, die dem Impfstoff oder der Impftechnik zuzuschreiben waren, und die Gefahr der Verbreitung anderer Infektionen (Lues, Tbc, Erysipel u. dgl. mehr). Die Erkrankungszahl an Pocken wurde künstlich hoch gehalten, denn das Inokulationsverfahren war häufig Ausgangspunkt großer Epidemien des 18. Jahrhunderts in Europa. In Deutschland wurde nie allgemeiner Gebrauch von der Inokulation gemacht.

Mit der Einführung der Vakzination beginnt die Phase der Beherrschung der Seuche. Wenn sich die jüngsten chemotherapeutischen Erfolge während der Inkubationszeit ausbauen lassen (S. 750), stehen wir vielleicht auch vor der Beherrschung der Einzelerkrankung.

JENNER verimpfte am 14. Mai 1796 von der Hand der Melkerin Sarah Nelmes zum erstenmal den Inhalt einer solitären Pocke (Kuhpocke?) auf einen Knaben. Es entwickelten sich typische Vakzinepusteln. Am 1. Juli inokulierte JENNER diesem Jungen frisches Pockenmaterial zweimal hintereinander, ohne daß diese Inokulation anging. Zwei Jahre später impfte er einen Knaben auf einem Nachbargut mit Pustelmaterial direkt von der Kuh. Von diesem Knaben inokulierte er dann ein zweites Kind und in gleicher Weise 4 weitere Kinder. Alle bekamen typische Impfpusteln, die Inokulationskontrolle mit frischem Pockenmaterial fiel bei allen negativ aus. Hiermit war die Vakzination (Vacca = Kuh) endgültig entdeckt. JENNER hatte selbst als achtjähriges Kind die Pocken überstanden und später als Lehrling bei einem Wundarzt von dem Glauben der jungen Bauern an die Schutzkraft der Kuhpocken erfahren. JENNERS Entdeckung wurde überall mit großer Begeisterung aufgenommen.

Leider war hiermit das Ende der Pockenseuche für Europa noch nicht gekommen. Der empirischen Entdeckung JENNERS fehlte noch der notwendige Einblick, um den erwiesenen Nutzen auch sicher zu bewahren. Mit der Zunahme der Pockenerkrankungen im 19. Jahrhundert war eine bemerkenswerte Verschiebung in den Altersklassen erfolgt. Früher waren die Pocken eine Kinderkrankheit, da die Erwachsenen als geblattert immun waren. Bei den schweren Epidemien 1870/71 hingegen waren die älteren Menschen, deren Impfimmunität wieder erloschen war, am schwersten betroffen. Berlin hatte beispielsweise 1871 auf 100 000 Einwohner 623 Pockentote, München nur 89. Das geimpfte deutsche Heer hatte 1870/71 nur 300 Todesfälle an Pocken, hingegen die französische Armee einige Tausend. Die Beispiele Bayern—Preußen, Deutsche Armee —Französische Armee haben gezeigt, wie wichtig für die Durchführung der Vakzination eine straffe, also gesetzliche Regelung war, und daß die Erhaltung des Impfschutzes erst durch eine Zweitvakzination gewährleistet wird.

Die große europäische Epidemiewelle der Jahre 1870—1872 hat 1874 das Reichsimpfgesetz veranlaßt. Die gesetzlich erwirkte, lückenlose Durchimpfung und die ebenso lückenlose Wiederimpfung haben die Pockenfreiheit für Deutschland und, je nach Einführung und Durchführung ähnlicher Gesetze, auch für weitere Länder Europas gebracht. Die geschlossene Durchführung der Schutz-impfung ist in einigen Ländern des Westens, ja selbst in Teilen Deutschlands heute nicht mehr wie früher gegeben. Die Folge ist, daß die Pockengefahr je nach Durchimpfungsgrad besonders über den Luftverkehr, wieder droht. Die östlichen Staaten einschließlich des ältesten Pockenherdes China führen die Schutzimpfungen straff und mit mehr als einer Wiederholungsimpfung durch. Sie erweisen sich deshalb als besser geschützt (s. Abb. 7 S. 758).

### 3. Das klinische Bild

Das klinische Bild der Pocken zeigt den Modellfall einer akuten zyklischen Infektionskrankheit mit normiertem Ablauf der einzelnen Stadien, wie er vor allem für Viruskrankheiten typisch ist [31]. Inkubation, Generalisation, Organ-manifestation sind gut trennbar und teilen das Krankheitsbild charakteristisch ein. Eine klinische Diagnose ist nur im Falle des atypischen Verlaufs bei Teil-immunen schwierig.

#### a) Das Inkubationsstadium

Die Inkubationszeit schwankt in engen Grenzen zwischen 12 und 14 Tagen. Neuerdings wurden aus epidemiologischen Gründen die Grenzen für mögliche Einzelerkrankungen recht erheblich auseinandergerückt (5—21 Tage). Downie hat für die WHO in 84 sicher übersehbaren Pockenfällen folgende Streuung der Inkubationszeit gefunden:

|        |        |        |        |        |        |
|--------|--------|--------|--------|--------|--------|
| 8 Tage — 3 Fälle | | 11 Tage — 10 Fälle | | 14 Tage — 10 Fälle | |
| 9 „ — 3 „ | | 12 „ — 18 „ | | 15 „ — 7 „ | |
| 10 „ — 6 „ | | 13 „ — 21 „ | | 17 „ — 6 „ | |

Erfahrungen aus den letzten Pockenerkrankungen in Heidelberg und Nord-rhein-Westfalen entsprechen diesem Bild. Eine Verkürzung der Inkubations-zeit soll bei Purpura variolosa vorkommen, insbesondere aber bei Erkrankun-gen mit dem ungewöhnlichen Infektionsweg über die Haut. Hier ist eine Ver-kürzung der Inkubationszeit auf 4—7 Tage bekannt. Bei teilimmunen Geimpf-ten kann die Zeit hingegen verlängert sein. Das wird auch bei der Vakzination mit sehr kleinen Infektionsdosen beobachtet. Die genaue Feststellung der In-kubationsfrist ist in den anomalen Fällen schwierig. Wegen der langen Halt-barkeit des Infektionsstoffes im getrockneten Zustand (Staub, Krusten u. dgl.) kann der Zeitpunkt der Infektion beim aerogenen Übertragungsmodus kaum genau rekonstruiert werden. Nur bei sporadischen Fällen in nicht endemischen Gebieten lassen sich verläßliche Zeitwerte ermitteln, wenn der Kontakt kurz war. Eine weitere Erschwerung in der Verfolgung von Infektionen ist das wenig ausgeprägte Krankheitsbild der Variolois. Flüchtigster Kontakt mit einem Fall von nahezu erscheinungsfreier Pharyngitis variolosa kann den Infekt setzen. Bei dieser Sachlage ist es schwer, Inkubationszeiten von mehr als 3 Wochen überzeugend zu belegen. Die in jeder größeren europäischen Epidemie vorkommenden Einzelfälle, deren epidemiologischer Zusammenhang nicht aufklärbar ist, können die anerkannte Inkubationszeit von 12 bis 14 Tagen nicht in Frage stellen.

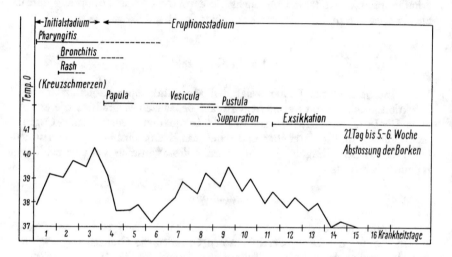

Abb. 1: Typische Krankheitsentwicklung bei Variola vera.

## b) Das Initialstadium oder die Generalisation

Die ersten Allgemeinsymptome erscheinen plötzlich und meist mit *schwerem Krankheitsgefühl*, mit Übelkeit, die bis zum Erbrechen führen kann. Das *Fieber* steigt meist ohne Schüttelfrost am 1. oder spätestens 2. Tag bis auf 39—40° mit geringen morgendlichen Remissionen. Die Pulsbeschleunigung entspricht dem hohen Fieber. Die Atmung ist ebenfalls stark beschleunigt wie bei einer Pneumonie, obwohl nur eine geringe Bronchitis beobachtet werden kann. Die Beteiligung der Schleimhäute mit dick belegter Zunge, Kratzen im Hals, Schluckbeschwerden, Rötung und Schwellung von weichem Gaumen und Tonsillen, Konjunktivitis und Rhinitis, die bis zum Nasenbluten führen kann, gehören zum klassischen Bild. Die Haut zeigt trockene Fieberrötung. Das charakteristische Frühsymptom aber ist ein starker *Kreuzschmerz* besonders nachts, der an Muskelrheumatismus, Neuralgie oder Gelenkerkrankung denken läßt, wenn außerdem die Kniegelenke schmerzen und deshalb geschont werden. Die Kreuzschmerzen sind wohl wie die heftigen Kopf-, Nacken- und Gliederschmerzen neben Schwindelgefühl, Schlaflosigkeit, Brechreiz und Erbrechen, einer Trübung des Sensoriums, die sich bis zur Benommenheit steigern kann, Anzeichen einer frühen Mitbeteiligung des ZNS. Hodenschmerzen und Beteiligung der Ovarien werden oft vom Kreuzschmerz überdeckt. Verfrühte Mensesblutungen und Abort gehören zur Pockenerkrankung der Frauen.

Am 2. oder 3. Tag wird häufig ein flüchtiges, toxämisches Initial- oder Prodromalexanthem, das im Englischen die Bezeichnung „rash" führt, beobachtet. Das makulös-morbilliforme Exanthem ohne ausgesprochene Prädilektionsstellen, das auf Druck verschwindet, ist sehr flüchtig (12—14 Std.). Man unterscheidet eine harmlose, exanthematöse Form („rose rash") von einer schweren prognostisch ungünstigen petechial-hämorrhagischen Form. Diese tritt im Schenkeldreieck, den Achselhöhlen und den Flanken symmetrisch auf, braungrün gefärbte Blutpunkte bleiben lange sichtbar.

### c) Das Pockenexanthem

Das *Eruptionsstadium*, die Organmanifestation, beginnt als „focal rash" am Abend des 3. oder Morgen des 4. Krankheitstages und innerhalb von 1 bis 2 Tagen schwinden das Fieber und alle schweren Krankheitszeichen bis auf die Kreuzschmerzen. Der Appetit stellt sich wieder ein. Von jetzt an wird das Krankheitsbild von den Folgen der Virusansiedlung im Hautorgan bestimmt. Auch diese unterliegt einer strengen Gesetzmäßigkeit. Der makulöse Beginn ist

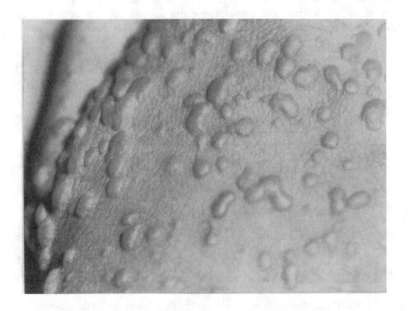

Abb. 2: Reife Pusteln vor der Nabelbildung (aus HERRLICH *[26]*).

vom papulösen Fortgang nicht abzugrenzen — *makulo-papulöses Stadium* —. Es entstehen hirsekorngroße Papeln von harter Konsistenz und blaßroter Farbe, die sich fließend zu leicht glänzenden Knötchen (5. Tag) weiterentwikkeln, auf deren Kuppe kleine perlartige schimmernde Bläschen (6. Tag) entstehen. Diese gehen in die erbsgroßen, zunächst halbkugeligen Pockenblasen (7.—8. Krankheitstag) mit derber Wand über — *Stadium vesiculosum* —.
Beim Einschießen von Exsudat in das durch Zellnekrosen in den Basalschichten der Epidermis entstandene Spaltennetz kommt ferner im Bereich der Effloreszenzen eine Dellung, der Pockennabel, zustande. Dieser Pockennabel kann bei weiterem Wachsen der Bläschen wieder verstreichen. Jetzt ist die Mehrkammerigkeit der Vesikel leicht festzustellen: ein Anstechen läßt klares Exsudat austreten, ohne daß die Blase ganz zusammenfällt. Im Bereich der straffen Haut an Handflächen und Fußsohlen treten derbe Infiltrate auf; es werden in der dicken Epidermis keine Bläschen gebildet. Auf den Schleimhäuten vor allem des Mundes und der Nase entwickeln sich die Bläschen schneller als in der Haut und zerfallen früh zu schmerzhaft brennenden Erosionen. Auf der Körperhaut lassen sich die Pockenbläschen mit einem Tupfer nicht wegwischen, sie stellen sich in der Tiefe der Haut glasig wie Hagelkörner dar und sind von rotem Saum und ödematöser Schwellung umgeben. Das Ödem kann konfluieren — häufig im Gesicht, Augenlidern, Lippen und Nase, behaartem Kopf — und die Spannung äußerst schmerzhaft werden. Die geschwollene, belegte Zunge läßt Sprechen und Schlucken kaum zu.
Zum typischen Verlauf der Entwicklung des Exanthems tritt noch eine *Gesetzmäßigkeit der Lokalisation*. Die Papeln treten in dieser Reihenfolge auf: Stirn,

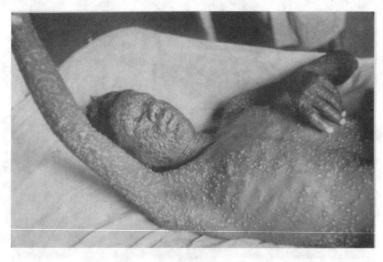

Abb. 3: Variola confluens. Zusammenhängende Pusteldecke im Gesicht. Schwellung von Mund und Nase, starker Schleimhautbefall (nach HERRLICH *[26]*).

Nasenflügel, Oberlippe, behaarter Kopf, Ohrmuscheln, Handwurzeln, Unterarme, Schultergürtel, Brust und Rücken (spärlicher), dann Rumpf, Füße und Unterschenkel. Am dichtesten besät sind Gesicht, Kopf, Extremitätenenden (s. Abb. 3) und Stellen, die mechanisch gereizt werden (Streckseiten der Extremitäten, Hosenträgerflächen oder auch alte Narben). An Handinnenflächen und Fußsohlen fehlt das Exanthem *nie*, ebensowenig, selbst in leichtesten Fällen, im Gesicht, während auch bei schwerer Erkrankung Inguinal- und Achselregionen ausgespart bleiben. Wichtig sind die Gleichförmigkeit und das gleiche Alter der Effloreszenzen in den jeweiligen Befallsregionen, die sich schubweise in der oben genannten Reihenfolge beteiligen, so daß in den ersten Exanthemtagen das zuerst befallene Gesicht und die Arme in der Entwicklung einen Tag Vorsprung haben. Die Effloreszenzen in den später beteiligten Regionen entwickeln sich schneller, und am 5.—6. Tag nach Ausbruch des Exanthems ist überall dasselbe Reifestadium erreicht (vergleiche dagegen Varizellen!). Am Ende des 6. Tages des Exanthems beginnt mit Fiebersteigerung und eitriger Eintrübung des Bläscheninhalts das Suppurationsstadium — *Stadium pustulosum* —. Es entstehen die gelblichen Pusteln. Aus dem Halo wird die stärker gerötete Area, das Ödem nimmt weiter zu, das subjektive Befinden des Patienten wird stark beeinträchtigt. Die unförmigen Schwellungen in Regionen mit lockerer Subkutis werden in ihrer Bedeutung für den Patienten weit übertroffen von den Qualen der Entzündung an straff von Haut überzogenen Partien wie Kopf und Händen, Nägeln, Fußsohlen. Die entzündete Haut um-

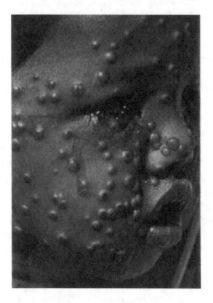

Abb. 4: Variola discreta. Krankes Kind aus Indien (nach HERRLICH [26]).

schließt den Körper wie ein Panzer, der Puls pocht bis in die Fingerspitzen. Jede Bewegung, jede Berührung verursacht Schmerzen. Während der 2—3 Tage Dauer dieses Stadiums platzen an mechanisch beanspruchten Stellen oder solchen mit konfluierendem Exanthem die Pusteln, das eitrige Sekret tritt aus und trocknet an. Jetzt können bakterielle Superinfektionen zu Phlegmonen, tiefen Abszessen und Dekubitalgeschwüren führen. Vorher sind die geschlossenen eitrigen Pusteln bakteriell steril.

Das Bild der Pocken kann von der *Variola sine eruptione seu sine exanthemate* über die *Variola discreta* mit einzelnen Pockenbläschen bis zur *Variola confluens* und *Variola pustulosa haemorrhagica* reichen. Der Schwere des Exanthems entspricht die des Krankheitsverlaufs und der Temperaturkurve, die nur in schweren Fällen konstant hoch bleibt. Sie steht in Abhängigkeit vom Blühen des Exanthems und den Eruptionsschüben.

Das Schicksal des Pockenkranken wird wesentlich beeinflußt von der Veränderung an den Schleimhäuten. Schon im Initialstadium fällt eine entzündliche Rötung des Rachens auf, begleitet von Kratzen im Hals und Schluckbeschwerden als allerersten Symptomen. Auch Nasenbluten und starker Schnupfen gehören in das erste Stadium der Krankheitsentwicklung. Das volle Bild des *Enanthems* tritt vor dem des Exanthems auf und führt schnell über Pockenbläschen — durch Zerfall der dünnen Schleimhautdecke — zu schmerzhaften Erosionen. Schmerzen und Schwellungen — gelegentlich mit soorähnlichen Belägen — behindern Ernährung und Atmung. Auch Kehlkopf (Heiserkeit) und Bronchien (Bronchopneumonie) sind ergriffen. Bei der Variola sine exanthemate in der Umgebung von typisch Pockenkranken hat man eine Beteiligung der Schleimhäute (Pharyngitis variolosa) und röntgenologisch sogar der Lunge festgestellt. Der Befall der Schleimhäute der oberen Luftwege ist wichtig im Hinblick auf die Infektiosität.

Die Schleimhäute des Mittelohres zeigen häufig schwere Entzündungen. Die Augen sind selten verschont; allgemeines Lidödem und Pocken am Lidrand führen zu ihrem Verschluß. Sugillationen in die Bindehaut sind ein Frühsymptom einer Purpura variolosa, die innerhalb von Stunden zum Tode führt. Die Pockenpusteln an Genitale, Urethra, Anus sind zwar schmerzhaft, aber gegenüber denen an den oberen Luftwegen sehr viel weniger bedrohlich.

Das Herz ist mit einer toxischen Myokarditis regelmäßig an der Infektion beteiligt. Tachykardie, schließlich Arrhythmie und Abschwächung der Herzaktion leiten das Herzversagen ein. Die Lymphknoten sind immer schmerzhaft vergrößert, Leber und Milz gering geschwollen. Orchitis und Oophoritis gehören wohl zum typischen Pockenbild, wenngleich ihre Symptome durch die Schwere der anderen Erscheinungen häufig überdeckt werden. Immerhin führt die Variola bei Frauen häufig zu schweren Genitalblutungen und bei Graviden in 25 bis 30% zum Abort. Am Ende der Schwangerschaft und einige Tage darüber hinaus können beim Neugeborenen klinische Symptome einer Pockenerkrankung auftreten.

Die Verschiebungen im Eiweiß-, Elektrolyt- und Wasserhaushalt werden in ihrer Auswirkung noch verstärkt durch die behinderte orale Nahrungs- und Wasseraufnahme während des Exanthem- oder besser Enanthemstadiums *[26]*. Flüssigkeitsverlust in das Ödem und Exanthem bei gleichzeitiger Retention von Natrium und Chlor *[55]* führen zu Oligurie und Anurie. Neben febriler Albuminurie, beobachtet man auch eine hämorrhagische Nephritis.

Das Blutbild zeigt zunächst eine Leukopenie, die mit Beginn des Exanthems von einer Leukozytose mit starker Linksverschiebung abgelöst wird. Die blutbildenden Organe sind nachhaltig durch die Infektion betroffen. Hemmungen der Funktionen des Knochenmarks finden ihren Ausdruck in Neutropenie, Thrombopenie und Anämie.

Das *Stadium exsiccationis seu crustosum* folgt der Suppuration (8.—13. Krankheitstag) und macht sich subjektiv früher bemerkbar als es objektiv festzustellen ist. Die Ödeme mit ihrer schmerzhaften Spannung schwellen ab, das Fieber sinkt. Besonders sinnfällig ist die Besserung des Allgemeinbefindens, der Appetit kehrt zurück, die Symptome der zentralen Beteiligung schwinden. Jetzt beginnt ein quälender Juckreiz, der die ganze Rekonvaleszenz begleitet. Die Sekretion hört auf, die Pockenblasen trocknen ein. Borken bilden sich in derselben Reihenfolge, in welcher das Exanthem auftrat. 8—10 Tage nach der Pustelreife ist das Stadium der Abtrocknung beendet, die Abstoßung der Krusten dauert noch bis zur 6. Krankheitswoche. Die Kopfhaare brechen ab, wachsen aber später nach. Unter der Kruste entwickelt sich die neue Epitheldecke. Sie ist anfänglich von Sekundärinfektionen bedroht. Das Borkenmaterial stellt Infektionsstoff dar, der sich in großer Menge in der Bettwäsche und der Umgebung des Kranken ansammelt.

Die Vernarbung der Pockenpusteln in der klassisch bekannten Weise findet sich nur dort, wo die Nekrose bis in das subepitheliale Gewebe gereicht und das Korium zerstört hat. Das ist leider im Gesicht am häufigsten. Erfahrene afrikanische Ärzte stellen die Prominenz aller Hautveränderungen bei Pocken dem gegenteiligen Verhalten bei Varizellen gegenüber.

### d) Besondere Verlaufsformen

Bei der *Purpura variolosa* oder *primär hämorrhagischen Variola* treten Blutungen schon beim Initialexanthem auf. Die Inkubation ist auf 5—8 Tage verkürzt. An sie schließen sich stürmisch fortschreitende Initialerscheinungen mit Fieber, Kopf- und Kreuzschmerzen an. Blutungen in Haut, Schleimhäute und innere Organe führen in der ersten Krankheitswoche unmittelbar aus dem Generalisationsstadium ad exitum.

Bei der *Variola fulminans* treten zuerst subkonjunktivale, einige Stunden später, falls es der Patient noch erlebt, petechiale Blutungen der Haut auf. Blutungen aus Nase, Zahnfleisch und evtl. Injektionsstellen gehen dem Tode unmittelbar voraus. Dieser tritt innerhalb von 24—36 Stunden ein *[26]*.

Bei langsamerem Verlauf entwickelt sich noch ein papulöses Stadium, dem ein hämorrhagisch-vesikuläres Exanthem folgt, mit subkonjunktivalen Blutungen, hämorrhagischen Infiltraten in anderen Schleimhäuten, blutigem Urin und Erbrechen und ebensolchen

Diarrhoen. Schaumiges Sputum kündet das terminale Lungenödem an. Der Tod tritt am 4. bis 5. Krankheitstag ein. Von den klinischen Befunden fallen die Verlängerung der Blutungs- und Gerinnungszeit sowie eine starke Verminderung der Thrombozytenzahl auf. Schon lange ist bekannt, daß diese seltene Verlaufsform meist Schutzgeimpfte [31] — vorwiegend kräftige Jugendliche — betrifft.

Bei der *Variola pustulosa haemorrhagica* (sekundär-hämorrhagische Variola) entwickelt sich die Blutungsbereitschaft in aller Schwere erst im Pustelstadium, so allmählich zum charakteristischen Bild der „schwarzen Blattern" führend. Im Endstadium kommt es zu verbreiteten Blutungen in Haut und Schleimhaut, Voraussetzung für diese Variolaform ist eine besonders starke Ausbildung des Variola-Exanthems, die sogenannte *Variola confluens*. Ein schweres Initialstadium wird am dritten Tag von einem sich stürmisch ausbreitenden Exanthem gefolgt, das schließlich lückenlos dicht wird. Am dritten Tag ist das Bläschen-, am fünften das Pustelstadium voll entwickelt. Die Effloreszenzen verschmelzen, das ganze Gesicht wird zu einer Eiterblase [32]. Die Extremitäten sind von einer zusammenhängenden Pusteldecke über einem prallen Ödem bedeckt. Nur am Rumpf bleiben die Pusteln isoliert in ihrer typischen Gestalt erkennbar. Auf den Schleimhäuten besteht neben der ödematösen Schwellung die Neigung zum Einschmelzen von Gewebe bis tief in die Submukosa. Der schweren Hautbeteiligung entsprechen schwere toxische, zerebrale und allgemeine Erscheinungen. Die Temperatur bleibt hoch und steigert sich ante finem bis zur Hyperpyrexie. Die Letalität beträgt 60—70%.

Die leichten Erkrankungsformen, wie *Variola discreta* und *Variola sine exanthemate*, sind zusammen mit der Variolaerkrankung bei Geimpften, also der *Variolois*, und bei passiv immunen Neugeborenen und der *Inokulationsvariola* abzuhandeln. Alle diese weichen vom klassischen Bild der Pockenerkrankung im Anfangsstadium weniger ab als im späteren exanthematischen Verlauf, wobei der letztere überhaupt fehlen kann. Die Bedeutung dieser leichten, atypischen Erkrankungen ist epidemiologisch größer als die der schweren Pocken, da sie wegen des leichten Verlaufs lange unerkannt bleiben und deswegen streuen können. Der Leichtkranke verdankt seine leichte Erkrankung nicht einem „schwachen" Erreger, sondern seiner besonderen Resistenz- bzw. Immunitätslage. Er streut aber vollvirulentes Variolavirus, das schwere Krankheitsbilder bei Empfänglichen hervorruft.
Die Inkubationszeit dieser Fälle schwankt stärker um die Norm von 12—14 Tagen. Das Initialstadium kann schwer sein wie bei der klassischen Ausprägung, also mit hohem Fieber, Kopf- und vor allem pathognostischen Kreuzschmerzen einhergehen. Mit dem Fieberabfall am 4. Tag kann die Krankheit zu Ende sein. Man hat in solchen Fällen „sine exanthemate" röntgenologisch bisweilen atypische Pneumonien festgestellt, deren Spezifität durch virologisch-serologische Laborbefunde und durch Immunitätsprüfung erhärtet werden konnte. Es gibt aber unglücklicherweise auch leichte, schwierig diagnostizierbare Initialstadien. Die Eruptionsphase ist in ihrem Erscheinungsbild sehr mannigfaltig; vom völligen Fehlen des Exanthems über einzelne Papeln, die mit Akne verwechselt werden können, bis zur dichten Aussaat mit der typischen zentrifugalen Verteilung und dem durch schubweise Streuung in dieselben Hautpartien bedingten uneinheitlichen Bild, das hier besonders leicht mit Varizellen verwechselt werden

kann, können alle Formen vorliegen. Es fehlt das entzündliche Ödem und damit der zweite Temperaturanstieg. Die Reifung der oberflächlicher gelegenen Pusteln erfolgt verfrüht am 5. Tag, ihr typischer Nabel kann fehlen. Die Krustenbildung ist nach 8 Tagen beendet, die Reinigung ebenfalls beschleunigt. Die Schleimhautbeteiligung fehlt nicht und die Virusstreuung von dort aus ebensowenig. Die Epidemiologie der letzten Einschleppungen von Variola nach Europa hat erneut die große Bedeutung dieser flüchtigen Veränderungen der Haut und Schleimhaut in den oberen Luftwegen erkennen lassen.

Das klinische Bild der *Alastrim* oder *Variola minor* unterscheidet sich kaum von den hier abgehandelten leichten Formen. Toxische Symptome und Rash fehlen. Die Alastrimpustel ist oberflächlicher angelegt, häufig kalkig weiß, ohne Nabel und nicht vom Ödem begleitet. Das Bild des entwickelten Exanthems ist polymorph und kaum von Varizellen zu unterscheiden, es verläuft, wie bei der Variolois geschildert. Reine Alastrimepidemien zeichnen sich durch eine Letalität von weniger als 1% aus. Bei höheren Todesraten ist an Mischepidemien mit Variola vera zu denken.

## 4. Pathologie

Unsere Kenntnis über die pathologische Anatomie der Pocken gründet sich überwiegend auf die klassischen Arbeiten von WEIGERT *[65]*, UNNA *[63]* BENDA *[3]* und BRAS *[5]* und vor allem auf COUNCILMAN *[10]* aus dem Jahre 1904.

Charakteristische pathologisch-anatomische und pathologisch-histologische Befunde bei Variola ergeben sich erst im Stadium der Organmanifestation. Für das Inkubations- und Initialstadium liegen keine Beobachtungen vor. Es ist daher ungewiß, ob ein Primäraffekt mit lokaler Reaktion in den oberen Luftwegen oder gar eine Herdpneumonie vorkommen. Des weiteren muß noch geklärt werden, ob — wie bei Mäusepocken — eine erste Virämie mit nachfolgender Anreicherung und Vermehrung des Virus im RES der großen Organe stattfindet.

An der Haut beginnen die Veränderungen mit unspezifisch entzündlichen Reaktionen: Erweiterung der Kapillaren im Papillarkörper, Schwellung der Gefäßendothelien, perivaskuläre Infiltration aus Lymphozyten und Histiozyten. Danach bilden sich in der Epidermis eine sogenannte ballonierende Degeneration und retikuläre Kolliquation aus. Die Schwellung der Epithelzellen mit chromogenem, vakuolisiertem, eosinophilem Plasma und die Bildung sogenannter Ballonzellen beginnt in den unteren Schichten der Epidermis. Dabei finden sich amitotische Kernteilungsfiguren sowie pyknotische Kerne. Die Zellen lösen sich voneinander und es entsteht ein intraepidermales, im späteren Stadium häufig subepidermales Bläschen. Die Epithelien der Haarfollikel und Talgdrüsen sind oft beteiligt. An der Peripherie der Bläschen und an der im Bereich der Bläschen gelegenen Epidermisschicht findet sich regelmäßig eine sogenannte retikuläre Kolliquation. Auf Grund des starken intra- und extrazellulären Ödems lösen sich einzelne Zellwände auf, jedoch bleiben auch komprimierte Zellverbände stehen; hieraus erklärt sich die Vielkammerigkeit der Bläschen. Diese Veränderungen werden teilweise von Proliferationsvorgängen der umgebenden Epithelien begleitet; es resultiert eine erhebliche Verdickung der Umgebung. Die dünne Decke des reifen Bläschens besteht zentral aus komprimierten Zellen des stratum spinosum, aus der Keratohyalin- und Hornschicht. Der Grund der Bläschen besteht aus Zellresten der Malpighischicht. Nach der Zerstörung der Bläschendecke ist der Zugang zum Korium frei. Im Pustelstadium wandern polymorphkernige Leukozyten in die Bläschen ein, von denen die Septen der Bläschen, durch welche die Bildung des Pockennabels verursacht wird, teilweise aufgelöst werden. Der Pockennabel verstreicht teilweise durch Auflösung der Septen, teilweise jedoch bereits vorher infolge des erhöhten Flüssigkeitsdruckes innerhalb der Bläschen. Die Eindickung und Aufsaugung des Bläscheninhalts im Verkrustungsstadium läßt gleichzeitig die Epithelproliferation vom Rande her deutlich werden. Die Krusten sind napfförmig eingelassen und verdecken über einen Zeitraum von 3 Wochen die epitheliale Schließung der Hautdefekte. Wenn die Krusten abfallen, ist die Epitheldecke geschlossen. Narben bleiben nur an den Stellen zurück, wo Talgdrüsen an der Krustenbildung beteiligt gewesen sind oder in Gebieten, wo im Pustelstadium Sekundärinfektionen durch Bakterien erfolgt sind. An solchen Stellen müssen die entstandenen Gewebsdefekte durch Granulationsgewebe gedeckt werden, was im weiteren Heilungsverlauf zur Bildung kaum eingezogener Narben führt.

Bei besonders toxischen Krankheitsabläufen der Purpura variolosa finden sich eine Vaskulitis und Ekchymosen und selbst in Fällen, die vor dem exanthematischen Ausbruch zum Tode führten, mikroskopisch Degenerationsherde in der Epidermis.

Guarnierische Einschlußkörper werden vom Stadium der Schwellung der Epithelien an gefunden. In den Schleimhäuten, die vor oder gleichzeitig mit der Haut befallen werden, verläuft die Schädigung oberflächlicher. Kleine und größere Nekroseherde aus ballonierten Zellen stoßen sich, weil hier die Decke der Hornhaut fehlt, sehr früh ab und bestimmen damit den Zeitpunkt der Infektiosität. Allgemeine Hyperämie und Exsudation mit Leukozytose in der Submukosa sind regelmäßige Begleiterscheinungen dieser Nekrosen. Die Beteiligung der Schleimhäute reicht bis in die Kehlkopfregion. Hier kann sich der Entzündungsprozeß in die Lymphbahnen der Submukosa des Pharynx, der Zunge und der Tonsillen erstrecken; er ist dann die Ursache für Geschwüre, die über längere Zeit Virus ausscheiden können, während die gewöhnlichen oberflächlichen Schleimhautdefekte bereits abgeheilt sind.

Gefolgt oder begleitet werden die vorgenannten Veränderungen von Endothelproliferationen im RES. Im Knochenmark ist der Anteil der polymorphkernigen Granulozyten stark vermindert. Auf eine ähnliche Beobachtung bei Vakzinia der Kleinkinder wiesen HANSEN und MÜLLER-RENTSCH [23] hin.

Die Lunge zeigt nach den bisherigen Kenntnissen keine Beteiligung. Bronchopneumonien und Abszesse sind auf bakterielle Komplikationen zurückzuführen. Auch der pathologisch-anatomische Befund am Herzen ist geringer als der klinische Verlauf erwarten läßt. Uncharakteristische subendokardiale Blutungen und Rundzelleninfiltrate in der Umgebung der Blutgefäße wurden beobachtet. Die Nieren zeigen trübe Schwellung, Epitheldegeneration und mikroskopisch sichtbare Nekrose. An den Hoden sind bereits in frühen Stadien der Krankheit entzündliche Veränderungen, hyperämische Zonen mit Rundzelleninfiltraten und gelegentlich auch kleine Nekrosen feststellbar. Im Nervensystem sind gelegentlich Veränderungen wie bei postvakzinaler Enzephalitis gefunden worden. Anatomische Substrate für eine stärkere Beteiligung des ZNS am akuten Krankheitsbild fehlen.

## 5. Ätiologie

Das Variolavirus ist bisher im Laboratorium weniger bearbeitet worden als das Vakzinevirus. Bei aller nahen Verwandtschaft und Gleichheit der Morphologie und chemischen Zusammensetzung dürfen Analogieschlüsse z. B. in Fragen der Pathogenität nicht zu weit getrieben werden. Sie sind Ursachen vieler Mißverständnisse gewesen.

Nur das bebrütete Hühnerei und die Gewebekultur erlauben die Laboratoriumsarbeit mit dem Variolavirus. Variolaviren sind in der Regel außer für den Menschen nur für einzelne Affenarten pathogen, weitere Laboratoriumstiere sind im allgemeinen nicht empfänglich, doch trifft diese Feststellung nicht generell für alle Variolavirus-Stämme zu.

Die Ergebnisse der Laboratoriumsuntersuchungen beziehen sich daher zumeist auf das Vakzinevirus. Besonderheiten des Variolavirus werden im Text hervorgehoben.

Die Viren der Pockengruppe gehören zu den Quaderviren, einer im Aufbau und Zusammensetzung einheitlichen Gruppe unter den größeren Virusarten. Mit einer Größe von 200 × 300 m$\mu$ liegen sie noch im Auflösungsbereich des Lichtmikroskops.

Der seit 1906 geführte Kampf PASCHENs für die Anerkennung der Erregernatur der Elementarkörper aus Vakzine- und Variolamaterial ist in den dreißiger Jahren endgültig entschieden worden. Sie tragen dafür seinen Namen, wenngleich andere Forscher sie bereits vor PASCHEN gesehen und beschrieben haben. PASCHEN [49] hat 1924 die spezifische Agglutination mit Immunseren durchgeführt, EAGLES, LEDINGHAM [15], ELFORD und ANDREWES [16] haben 1932 nach Filtration und Zentrifugation ihre Infektiosität festgestellt und SMADEL, RIVERS und PICKELS [60[ 1939 schließlich die Beziehung zwischen Elementarkörperzahl und Infektiosität geklärt. Die Elementarkörper sind durch Anilinfarben oder Versilberung als gleichförmig ovale Partikel darzustellen; Objektträgerpräparate geben lichtoptisch im Dunkelfeld oder Phasenkontrastverfahren — entsprechende Technik und Erfahrung vorausgesetzt — diagnostisch verwertbare Bilder. Durch elektronenoptische Untersuchungen von frei präparierten Vakzinia-Virussuspensionen konnte die Quaderform des einzelnen Elementarkörpers nachgewiesen werden *[56, 20]*. Diese typische Quaderform ist nach HERZBERG u. a. ein durch die Präparation bedingtes Artefakt der in infizierten Zellen nachweisbaren ovalen Gestalt des Viruspartikels. Sie ist jedoch — nach entsprechender Präparation — bei allen Viren der Pockengruppe regelmäßig zu finden, so daß sie auch diagnostisch verwertet werden kann *[44]*. Durch Abbauversuche mit Hilfe proteolytischer und Nuklein-säure-spaltender Fermente konnte eine recht komplizierte Innenstruktur des einzelnen Elementarkörpers nachgewiesen werden. Nach den Untersuchungen von PETERS *[50]* kann man mit Hilfe dieses Vorgehens eine äußere Hülle, eine darunter liegende periphere, proteinhaltige Schicht, einen DNS-haltigen scheiben- oder ringförmigen Innenkörper und ein zentral liegendes doppeltes Strukturelement unterscheiden.

Diese bereits seit vielen Jahren vorliegenden Kenntnisse über die Substrukturen des Vakzinia-Virus, die grundsätzlich auch bei den anderen Viren der Pockengruppe feststellbar sind, wurden in den letzten Jahren durch Anwendung der Negativkontrastierung durch Phosphorwolframat wesentlich erweitert *[42]*. Hierdurch werden in Abhängigkeit von einzelnen Versuchsbedingungen in derartigen Präparaten drei verschiedene Typen reifer Vakzinia-Viruspartikel sichtbar (Abb. 5). Die äußere umhüllende Membran ist hiernach mit regelmäßig gelagerten und in sich strukturierten Filamenten besetzt *[29]*. Durch weiteres Eindringen des Phosphorwolframates läßt sich nachweisen, daß die periphere Proteinschicht aus einem Muster von etwa 3500 Untereinheiten besteht, während der als drittes Strukturelement nachweisbare DNS-haltige Innenkörper als ein in eine Matrix eingebettetes Triplett von Doppelsträngen zu erkennen ist. Wie die Struktur ist auch der Vermehrungszyklus der Viren der Pockengruppe grundsätzlich gleich. Innerhalb von einer Stunde nach Zugabe von Virus zu empfänglichen Zellkulturen kann man intakte Viruspartikel im Zytoplasma der Zellen nachweisen, so daß der Abbau der umhüllenden Proteinschicht offenbar erst intrazellulär geschieht. Danach entwickeln sich innerhalb von etwa 4—5 Stunden in den Zellen perinukleäre Verdichtungszonen, das sog. Viroplasma oder die Matrix. Hier bilden sich rundliche Partikel ohne Innenstruktur (sog. unreife Viren) aus, die sich in den folgenden Stunden dann in typische reife Viren mit dem charakteristischen elektronenoptisch dichten Innenkörper umwandeln. Die Eklipse umfaßt mindestens die ersten 6 Stunden der Entwicklung, danach werden die ersten infektiösen Partikel freigesetzt.

Diese elektronenmikroskopischen Befunde über die Virusvermehrung werden durch biochemische Untersuchungsbefunde ergänzt. Unmittelbar nach Aufnahme des Viruspartikels durch die Zelle beginnt nahe der Zelloberfläche der Abbau des Virusproteins und des Phospholipids. Die hierzu erforderlichen Enzyme sind offenbar unabhängig von der Infektion in den Zellen vorhanden. Dagegen wird das für die Freisetzung der Virus-DNS erforderliche „decoating enzyme" erst als Folge der Infektion von der Zelle gebildet. Seine Wirkung scheint auf bestimmte Zellbezirke begrenzt zu sein, so daß immer nur etwa die Hälfte der aufgenommenen Viruspartikel durch dieses Ferment abgebaut

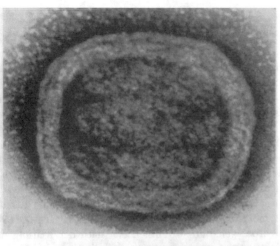

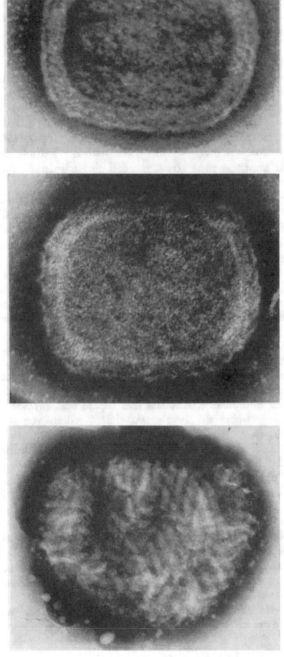

Abb 5: Liegende Elementarkörper von:

Typ 1 Muster relativ langer Filamente mit axialer Zone

Typ 2 Wellige und unterbrochene oder gezahnte Struktur der Hüllmembran (Filamente), radiales Muster der peripheren Proteinschicht, homogen-granuläre Struktur des Innenkörpers

Typ 3 Innerhalb des Innenkörpers (Core) Triplett in dunkler Matrix mit getrennten Elementen

[Aus MÜLLER und PETERS, Arch. Virusforsdg. *13*, 435 (1963)]

wird. Nachdem die Virus-DNS freigesetzt wurde, induziert sie wahrscheinlich über eine messenger-RNS die Bildung der für ihre Reduplikation erforderlichen Enzyme sowie der Strukturproteine des Virus. Zumindest im Beginn der Virussynthese sind die Syntheseorte für die LS- und NP-Antigene im Zytoplasma der infizierten Zelle räumlich voneinander getrennt, erst im Spätstadium verschmelzen sie miteinander. Unmittelbar vor dem ersten Auftreten infektiöser Partikel läßt sich auch eine HA-Antigensynthese nachweisen. Kurz darauf findet man im Gebiet des Einschlußkörpers dann die charakteristischen Strukturen reifer Vakzinia-Viruspartikel.

Die lichtoptisch gut sichtbaren azidophilen sog. Einschlußkörper, die für die Pockengruppe ein zweites morphologisches Kriterium darstellen (Pfeiffer 1890) — seit 1892 Guarnieri-Körper genannt — tauchen erst nach der Reifung der Elementarkörper auf. Die Annahme von Prowazeks, daß die Guarnieri-Körper Ansammlungen von Viruselementen sind, hat sich bestätigt.

Die Einschlußkörper der Variola sind bei Mensch, Affe, in der Kaninchenkornea und im Hühnerembryo nachweisbar. Sie liegen intrazytoplasmatisch meist in Zellkernnähe, ihre Gestalt ist sehr variabel, stets sind sie eosinophil. Häufig weist dieser Einschlußkörper ein granuläres Aussehen mit einer sehr unregelmäßigen Begrenzung auf.

Die Dichte des Vakzinevirus liegt mit 1,16 über derjenigen der Bakterien mit 1,1. Proteine, DNS, Phosphorlipoide, Neutralfett und Kohlehydrate sind in gereinigten Elementarkörpern nachgewiesen worden. Das Molekulargewicht der DNS ist größer, als das der DNS kleinerer Viren. Smadel [59] stellte folgende Zusammensetzung fest:

33,7% C, 15,3% N, 0,57% P, 0,05% Cu, 5,7 % Lipoide bestehend aus 1,4% Cholesterin, 2,2% Phosphorlipoiden und 2,2% Neutralfett. Reduzierende Zucker sind zu 2,8% und Desoxyribonukleinsäure zu 5,6% enthalten. Phosphorverbindungen und reduzierende Zucker sind in der DNS-Fraktion enthalten. Biotin und Flavin, Phosphatase, Katalase und Lipase sind aus Viruspräparaten isoliert worden, wobei die Fermentaktivitäten jedoch von den Wirtszellen herrühren können.

Von drei aus dem Vakzinevirus isolierten Antigenen [61] sind physikalische, chemische und serologische Eigenschaften erarbeitet worden. Das *LS-Antigen* läßt sich bei neutralem pH aus gereinigten Elementarkörpersuspensionen in der Kälte extrahieren. Es enthält Glykoproteid, Tyrosin, Tryptophan, Phenylalanin, Glukosamin und Glukuronsäure. Es ist weder infektiös noch immunogen, präzipitiert aber und bindet Komplement. Es dürfte auch für die Agglutination von Elementarkörpern verantwortlich sein, bewirkt aber keine Bildung neutralisierender Antikörper. Es hat ein Molekulargewicht von 240 000. Das LS-Antigen besteht aus zwei Komponenten, von denen die eine Komponente (L) hitzelabil ist und durch Erhitzen auf 60° C zerstört wird, während die andere (S) auch durch Erhitzen auf 100° C nicht zu zerstören ist.

Das *Nukleoproteid-(NP)-Antigen* ist bei einem pH von 8—8,5 zu präparieren und macht etwa die Hälfte der Masse des Elementarkörpers aus. Das Kaninchen

bildet nach der Injektion dieses Antigens komplementbindende und präzipitierende, aber keine neutralisierenden Antikörper. Eine Immunität gegen eine Infektion mit Vakzinevirus entsteht nicht.
Das *HA-Antigen* hämagglutiniert Hühnererythrozyten *[43]*. Dieses Hämagglutinin kann durch fraktionierte Zentrifugation frei von Viruspartikeln gewonnen werden, es scheint ein Phosphorlipoproteid mit einer Partikelgröße von 65 m$\mu$ im Durchmesser zu sein und ist hitzestabil. Die Antikörper, die gegen das Hämagglutinin gebildet werden, haben keine Beziehung zu den LS- und NP-Antikörpern. Keines dieser drei Antigene kann neutralisierende Antikörper hervorrufen. Das oder die Antigene, die für die Bildung neutralisierender Antikörper verantwortlich sind, scheinen sehr labil zu sein und konnten bisher nicht näher definiert werden.
Die *Widerstandsfähigkeit* der Pockenviren gegen äußere Einflüsse ist groß. Für ihr Verhalten ist wichtig, ob sie isoliert und in gereinigtem Zustand oder im Gewebeverband vorliegen. Die Empfindlichkeit einer gereinigten Virussuspension wurde herabgesetzt durch Zusatz von Schutzkolloiden zum Suspensionsmedium. Das Vakzinevirus kann bei —70° C unbegrenzt, bei üblichen Kühlschranktemperaturen viele Monate lang ohne Verlust der Infektiosität aufbewahrt werden. Gegenüber Austrocknung ist es unempfindlich und gefriergetrocknet über Jahre haltbar. Gegenüber Wärmeeinwirkung ist das Vakzinevirus weniger unempfindlich, in Suspension wird es bei + 60° C in 10 Minuten inaktiviert, soll aber getrocknet über + 100° C aushalten. Durch UV-, Röntgen- und Gammastrahlen ist es zerstörbar.
Das Virus im Impfstoff wird durch Glyzerin stabilisiert *[41]*. Diese Resistenz gegen Glyzerin ist aber nur relativ und der Aktivitätsverlust nimmt mit der Zeit wie auch der Temperatur, bei der die Lymphe aufbewahrt wird, zu. Die Vakzine ist bei —15° C jahrelang, bei + 4° C einige Monate lang haltbar. Bei + 37° C ist nur gefriergetrockneter Impfstoff lagerfähig.
Das Vakzinevirus wird bei pH 3 in einer Stunde inaktiviert. 1%iges Phenol hält es bei + 4° C wochenlang aus, bei + 37° C wird es hingegen durch dieselbe Konzentration innerhalb von 24 Stunden inaktiviert. Es wird leicht inaktiviert durch Oxydantien wie Kaliumpermanganat, durch Isopropyl-, Äthyl- und Methylalkohol, Sublimat, Formaldehyd und Natriumhypochlorit. Die sonstigen üblichen Desinfektionsmittel sind nur in hoher Konzentration zuverlässig gegen Pockenviren wirksam.

## 6. Die Züchtung

Das Vakzinevirus ist eines der am leichtesten zu vermehrenden Viren. Die verschiedensten Tierspezies, Gewebekulturzellen und der Hühnerembryo sind empfänglich. — Das Variolavirus ist weniger anpassungsfähig. Wenngleich auch bei diesem eine Vermehrung in Zellkultur und bebrütetem Hühnerei gelingt, so ist von den Labortieren doch nur der Affe sicher empfänglich. —

CARREL und RIVERS *[8]* war es schon 1927 und MAITLAND 1928 *[37]* gelungen, durch ihre Zellkulturverfahren Vakziniavirus zu züchten. Die klassische Züchtungsmethode aber ist die auf der Chorioallantoismembran (CAM) des Hühnereies; sie ist 1931 von GOODPASTURE u. Mitarb. *[19]* gefunden worden. Auch die Beimpfung der Amnionhöhle und des Dottersacks sind erfolgreich zur Virusvermehrung verwendet worden. Bereits 20 Stunden post inoculationem (p. i.) zeigt die Animpffläche auf der CAM eine gleichmäßige, flächenförmige Trübung oder bei geringerer Infektionsdosis einzelne, kleine knötchenförmige Herde. Schon jetzt sind Elementarkörper mittels der Victoriablau-Färbung nach HERZBERG *[28]* nachweisbar. Die Herde werden größer, können konfluieren, zentrale Nekrosen und Membranödeme treten auf. Mit den entzündlichen Reaktionen am 2.—3. Tag beginnen mit hoher Infektionsdosis beimpfte Eier abzusterben. Bei überlebenden, mit geringer Dosis infizierten Eiern erfolgt am 3. Tag p. i. eine Generalisierung des Virus über das Gefäßsystem des Embryo, die dann am 7./8. Tag p. i. zu seinem Absterben führt. Die größte Virusanreicherung erfolgt in der Leber und im Knochenmark.

Das Variolavirus vermehrt sich im bebrüteten Hühnerei wie das Vakzinevirus. Variolaherde auf der CAM sind proliferative, stecknadelkopfgroße Knötchen ohne zentrale Nekrose (TORRES und TEIXEIRA 1935 *[62]*). Sie bleiben morphologisch in allen Passagen unverändert und lassen sich hierdurch von Vakzineherden unterscheiden *[46, 12]*. Abb. s. bei HERRLICH *[26]*.

Das Alastrimvirus hat für die CAM eine deutlich geringere Virulenz *[10]*. HELBERT *[25]* fand für dieses eine gegenüber dem Variola-major-Virus niedrigere Absterberate in den infizierten Eiern, und HERRLICH und MAYR *[26]* stellten eine schwächere Generalisierungsneigung fest.

Die Züchtungsmethode auf der CAM wurde von BURNET methodisch für quantitative Zwecke ausgebaut. Der Virusgehalt von Suspensionen kann durch Endpunkttitration und Berechnung der $ID_{50}$ nach REED und MUENCH *[54]* ermittelt werden, oder genauer durch Auszählen der Pocken auf der CAM. Die Angabe der Virusmenge erfolgt in PFU = pock forming units.

Die Züchtbarkeit in Zellkulturen nach DULBECCO *[14]* bietet weitere Möglichkeiten. Auf vielen Gewebearten ist eine Anzüchtung leicht möglich und führt i. d. R. innerhalb von 48 Stunden zu zytopathischen Effekten. Die Virustitrierung mit der sog. Plaquetechnik weist — analog zur Auszählung der Pocken auf der CAM — einzelne Elementarkörper als Ausgangspunkte herdförmiger Nekrosen nach. Auch gelingt eine Differenzierung zwischen Vakzine- und Variolavirus durch die Morphologie der zytopathischen Veränderungen *[64, 36]*.

Das Verhalten in Versuchstieren zeigt große Unterschiede zwischen verschiedenen Viren der Pockengruppe. Vom Vakzinevirus mit dem breitesten Spektrum hebt sich scharf das Variolavirus ab, für das nur Affen empfänglich sind. Außerdem ist es noch auf der Kaninchenkornea züchtbar (früher war dieser sogenannte Paulsche Versuch die einzige diagnostische Möglichkeit).

Experimentelle Hautinfektionen ergeben bei Affen typische Herde, am 6. d. p. i. Temperatursteigerung und am 8. d. p. i. ein Exanthem. Auf Kaninchen sind mit dem Variolavirus zwar auch lokale Hautreaktionen zu erreichen, das Virus ist im Gegensatz zur Vakzinia nicht in Passagen fortführbar. Über die intratestikuläre Infektion läßt sich das Variolavirus in Kaninchen wohl eine Zeitlang halten, sie bewirkt aber keine Adaptation. Das gleiche gilt für intranasale Infektionen.

Es ist in diesem Zusammenhang nicht nötig, das Verhalten des Vakzinevirus auf Versuchstieren zu beschreiben, da für die Kenntnis der Pathogenese hieraus keine Schlüsse auf das Variolavirus zu ziehen sind.

Für die Beurteilung der Eigenschaften von Vakzinevirusstämmen ist das Kaninchen am häufigsten benutzt worden. Die Reaktionen nach verschiedenen Infektionswegen wie intrakutaner [7], kutaner [57, 27], intrazerebraler [27], kornealer [48], intratestikulärer [47] erlauben begrenzte Rückschlüsse auf Toxizität, Neurovirulenz, Temperaturerhöhung u. a.

## 7. Die Pathogenese

Unser Wissen über die Pathogenese der Variola ist bisher recht unvollständig. Über den Mechanismus der Infektion mit Vakzinevirus haben wir durch die Schutzimpfung gute Kenntnisse. Diese sind aber wegen ihres anderen Infektionsweges (als Analogie) nur bedingt zu verwenden, insbesondere sind die Phase der ersten Virusansiedlung und die Inkubationszeit nicht vergleichbar. Die grundlegenden Arbeiten von FENNER [17] über die Ektromelie der Maus und jene von MAYR und WITTMANN [39, 66] über die Hühnerpockeninfektion erlauben Rückschlüsse.

Als Eintrittspforte des Variolavirus werden die Luftwege angenommen, ganz gleich, ob es sich um eine Tröpfcheninfektion des Virus von der Schleimhaut eines Pockenkranken oder um eine Inhalation von infektionstüchtigem Virus in trockenem Material handelt. Ein Primäraffekt als Folge einer Vermehrung des Virus am Orte des ersten Eindringens wurde nie gefunden. Gegen sein Auftreten spricht auch die Tatsache, daß der Pockeninfizierte in der Inkubationszeit nicht ansteckend ist. Man kann daher Pockeninfizierte während der Inkubationszeit in ihrer Umgebung belassen, eine recht wichtige Erleichterung für die Quarantänemaßnahmen.

FENNER fand bei der Ektromelie das Virus 8 Stunden nach s.c. Infektion im regionären Lymphknoten und eine erste Virämie am 3. Tag. Das Virus siedelt sich im RES, namentlich in Leber und Milz an, wo die zweite Vermehrungsphase in der Inkubationszeit erfolgt. Diese Massenvermehrung im RES führt unter ersten Krankheitszeichen zu einer zweiten Virämie und Organmanifestation. Die Vermehrung in der Haut ruft das charakteristische Krankheitsbild hervor. Für die Hühnerpocken gilt das gleiche Schema der Ausbreitung.

Die Virämie dauert bei der Variola bis zu 2 Tagen [13]. HERRLICH [26] fand noch wesentlich längere Zeiten. Bei den primär-hämorrhagischen Fällen wurde

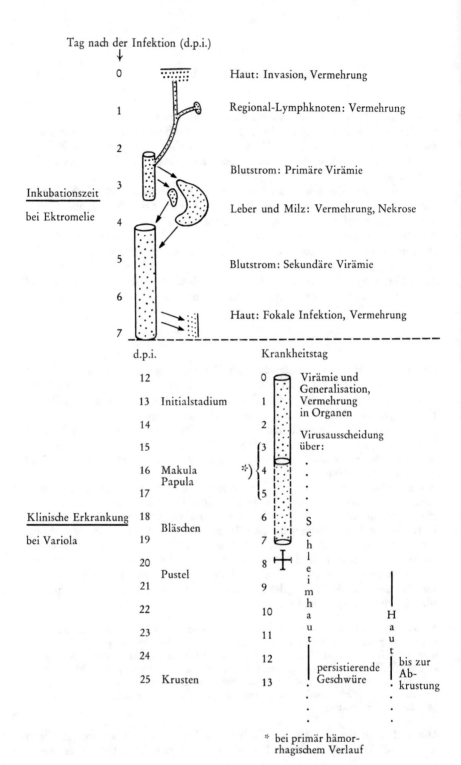

Abb. 6: Schema der Pathogenese der Ektromelie nach FENNER und der Variola nach HERRLICH.

bis zum Tode, bei einem Fall von Variola pustulosa haemorrhagica noch am 13. Tag und bei Variolois am 10. Tag Virus im Blut nachgewiesen. Mit dem Generalisationsstadium treten die ersten Krankheitserscheinungen auf. Die Schwere der Initialsymptome hängt weniger vom Erreger als vielmehr von der individuellen Reaktion ab [31]. Sie hat keine Beziehung zur Schwere des gesamten Krankheitsverlaufes. So gibt es schwere Initialstadien bei Variola discreta und bei Variolois ohne folgende Exantheme, wie auch nach verkürzter Inkubationszeit von nur 5—8 Tagen bei Geimpften eine tödliche Purpura variolosa.

Die Ansiedlung des Virus in Haut, Schleimhäuten und anderen Organen, wie Leber, Hoden, Rückenmark, hat in kurzer Zeit das Auftreten von Pockenläsionen zur Folge. Gleichzeitig mit der lokalen Ansiedlung sinkt die Temperatur, die toxischen Symptome schwinden und Antikörper werden nachweisbar. Diese haben aber keinen gesicherten Einfluß auf die Vermehrung des Variolavirus in den Organen. Es findet jedenfalls eine ungeheure lokale Vermehrung — in Ausstrichpräparaten von Reizseren der Papeln sind Elementarkörper in Mengen nachweisbar — und ein Zerfall der infizierten Zellen statt. Der zweite Fieberanstieg dürfte wesentlich von diesen Zellnekrosen herrühren.

Es ist nicht bekannt, warum das Exanthem am Kopf beginnt und absteigend in Schüben fortschreitet. Man hat die örtlich unterschiedliche Kapillardurchblutung für die Lokalisationseigentümlichkeiten verantwortlich gemacht, worauf auch der Befall gereizter Hautstellen (das unbedeckte Gesicht, Scheuer- und Druckstellen) hinweist. Alle Eruptionen erreichen zur selben Zeit das Blütestadium.

Die spezifische Viruswirkung reicht für die Erklärung aller Phänomene der Intoxikation und der Nekrosen aus, womit nicht ausgeschlossen ist, daß sich auf so zerstörtem Gewebe auch Bakterieninfektionen leicht ausbreiten.

Mit der Generalisation ist das Variolavirus überallhin ausgebreitet. Die Schleimhauteruptionen zerfallen früh und streuen schon Virus, wenn die Kutis noch intakt ist. Während die Schleimhautdefekte im Laufe einer Woche abheilen und kein Virus mehr abgeben (mit Ausnahme von persistierenden Geschwüren im Nasen-Rachen-Raum) bleibt das Virus der Läsionen der Kutis noch bis zum Abfall der Borken infektiös und kann sich in diesen bis zu einem Jahr halten.

Eine Beobachtung über Infektiosität zu Beginn des Initialstadiums durch Virusnachweis in Rachenspülwasser steht so vereinzelt und im Gegensatz zu den bisherigen Erfahrungen, daß hier eine Bestätigung abgewartet werden sollte [4].

## 8. Laboratoriumsdiagnose

### a) Vorbemerkungen

Die Laboratoriumsdiagnostik der Pocken umfaßt Virus- und Antikörpernachweis. Die für den öffentlichen Gesundheitsdienst tätigen mikrobiologisch-dia-

| Stadium der Erkrankung | Untersuchungsmaterial | Virusnachweis | | | Antigennachweis in der KBR | Antikörpernachweis hämagglutinationshemmende komplementbindende neutralisierende präzipitierende |
| --- | --- | --- | --- | --- | --- | --- |
| | | mikroskopisch | | auf der CAM des Hühnerembryos und Gewebekultur | | |
| | | licht-optisch | elektronen-optisch | | | |
| Initialstadium | Blut | | | ± | ± | − |
| Makulo-papulöses Stadium | Reizserum Speichel Blut | + | + | + + ± | ± | − |
| Bläschen | Bläscheninhalt Blut | + | + | + ± | + | − |
| Pustel | Pustelinhalt Blut | + | ± | + | + | ± |
| Krusten | Krusten Blut | | ± | + | + | + |

Tab. 1: Laboratoriumsuntersuchungen zur Diagnose der Pocken (modifiziert nach DOWNIE-KEMPE [12, 13])

gnostischen Institute sollten Laboratorien für Virusdiagnostik unterhalten, die in der Lage sind, Variolavirus elektronenoptisch nachzuweisen, zu isolieren und die entsprechenden serologischen Untersuchungen vorzunehmen. Wenn bei den Untersuchungen verläßliche Informationen anfallen sollen, müssen allerdings spezielle Erfahrungen vorliegen, für die gesorgt werden muß.

Das vorliegende Buch soll keine Arbeitsvorschriftensammlung für das Laboratorium sein. Deshalb wird auf die einzelnen laboratoriumstechnischen Prozeduren nur stichwortartig hingewiesen.

1. *Virusnachweis*

a) Mikroskopische Untersuchung von Ausstrichen der Reizlymphe papulöser Effloreszenzen, vom Boden der Bläschen und Pusteln oder des Bläscheninhaltes

  $\alpha$) gefärbt für das Lichtmikroskop, z. B. nach HERZBERG *[28]* oder GUTSTEIN *[22]*
  $\beta$) ungefärbt für das Elektronenmikroskop.

b) Durch Isolierung aus dem Blut der Präeruptionsphase oder aus Material von Haut- und Schleimhautläsionen (Bläscheninhalt, Pustelinhalt, Krusten). Die Züchtung kann in folgenden Zellsystemen vorgenommen werden:

  $\alpha$) Chorioallantoismembran des Hühnerembryos (CAM)
  $\beta$) Gewebekultur
  $\gamma$) Kaninchenkornea (Paulscher Versuch *[48]*
  (nur wenn $\alpha$) und $\beta$) nicht möglich sind).

c) Durch Nachweis des Virusantigens im Patientenserum in der präeruptiven Phase oder in Bläschen- bzw. Pustelinhalt und Schorfen mittels Komplementbindungsreaktion.

2. *Antikörpernachweis im Serum*

  $\alpha$) durch Hämagglutinationshemmungstest (HAHR)
  $\beta$) Komplementbindungsreaktion (KBR)
  $\gamma$) Bestimmung neutralisierender Antikörper (NT)
  $\delta$) Präzipitation in Agargel.

Der Erfolg der Laboratoriumsuntersuchungen hängt von der sachgemäßen Entnahme des Materials und der Schnelligkeit seiner Einsendung ab. Das Variolavirus ist in Flüssigkeiten labil, in trockenem Material dagegen recht stabil, so daß ein Transport in Kühlbehältern nicht notwendig ist. Je mehr Untersuchungsmaterial gewonnen wird, um so schneller und sicherer ist die Diagnose zu stellen.

Es hat sich bewährt, für die Entnahme und den Versand des Materials ein festes Schema in Form eines Begleitzettels, in dem alle wesentlichen Einzelheiten aufgeführt sind, sowohl für die Exploration als auch für die Untersuchung des Patienten in die Hand zu geben. Das empfiehlt sich deshalb, weil bei uns die wenigsten Ärzte das klinische Bild der Pocken kennen und auch nicht ausreichend über die notwendigen diagnostischen Maßnahmen orientiert sind. Derartige Begleitzettel können von den Gesundheitsämtern bezogen werden.

Da in den Begleitzetteln alles Notwendige über das Verhalten des Arztes am Bett eines Pockenkranken oder Pockenverdächtigen gesagt ist und auch über die Technik der Materialentnahme und ihres Versandes, braucht auf diese Einzelheiten hier nicht eingegangen zu werden. Dagegen soll einiges über die Relevanz der verschiedenen Methoden gesagt werden.

### b) Der mikroskopische Virusnachweis

Das begrenzte Auflösungsvermögen des Lichtmikroskops bedingt, daß der direkte lichtoptische Nachweis der Viruspartikel, der sogenannten Elementarkörperchen (Paschensche Körperchen) nur wenig verläßlich ist. Er hat ohnehin nur Wert, wenn die Partikel in genügender Häufung vorliegen. Vorteilhaft ist die Schnelligkeit dieses Verfahrens. Mehr Zuverlässigkeit besitzt in der Hand des Geübten und Erfahrenen der unmittelbare elektronenmikroskopische Nachweis. Das wesentlich höhere Auflösungsvermögen des Elektronenmikroskops macht die besondere Struktur der Pockenvirusteilchen zugänglich, so daß die gewonnene Information sehr viel bestimmter ist. Man kann zwar nicht mit der elektronenoptischen Methode zwischen den verschiedenen Spezies der Poxvirusgruppe differenzieren, wohl aber gegenüber dem Herpes-simplex- und Varizellen-Zoster-Virus. Da unter den bei uns vorliegenden Verhältnissen die Differentialdiagnose gegenüber Varizellen wichtig ist, liegt darin ein wesentlicher Vorteil. Auch spielt der Gesichtspunkt der Partikelhäufung nicht die gleiche Rolle wie beim lichtmikroskopischen Nachweis. Indessen sollte keine Diagnose sich nur mit dem direkten elektronenoptischen Nachweis begnügen. Abgesehen vom klinischen Befund sind Isolierung und Antikörpernachweis stets zu versuchen.

Für die elektronenoptische Untersuchung eignet sich am besten Reizserum oder Bläscheninhalt. Das Material wird auf einen fettfreien Objektträger aufgetupft und in dicker Schicht angetrocknet. Nach Überdeckung mit einem zweiten Objektträger, wobei für einen Abstand von einigen mm zwischen den Objektträgern zu sorgen ist, werden beide Objektträger mit Klebestreifen umschlossen. Die Präparation wird nach dem von PETERS und NASEMANN [51] beschriebenen

„indirekten Tupfverfahren" ausgeführt. Zur „Negativ-Färbung" wird nach BRENNER und HORNE [6] vorgegangen.
Die Präparationen geschehen im Isolier-Labor. Zur Vermeidung der Verschleppung infektiösen Materials werden die elektronenmikroskopischen Präparate in einen Trockensterilisator mit Durchreiche zur „reinen Seite" gegeben und für 60 Min. bei 120° C gehalten.
Die so behandelten Präparate werden im außerhalb des Pockenlabors stehenden Elektronenmikroskop untersucht. Je nach Art des Elektronenmikroskops und der verwendeten Präparateträger ist die für die Durchmusterung der Präparate günstigste Vergrößerung zu wählen. Während PETERS, NIELSEN und BAYER [52] für das Siemens Elmiskop 15 000fache Vergrößerung empfehlen, hat sich beim Philips EM 100 eine 1000—5000fache elektronenoptische Vergrößerung mit 9facher optischer Lupenvergrößerung bewährt. Verdächtige Partikel werden bei höherer Vergrößerung betrachtet und photographiert.
Es ist wichtig, bei der Diagnostik jederzeit Vergleichspräparate bereit zu halten und die Routinediagnostik am Elektronenmikroskop in kurzen Intervallen mit Vakzinevirus-Präparationen zu üben.

### c) Züchtung des Virus

Bei der Züchtung auf der *Chorioallantoismembran* (CAM) des Hühnerembryos bedient man sich zweckmäßig der Technik der gesenkten CAM, etwa in Anlehnung an WESTWOOD et al. und KEMPE [33]. Untersucht man Blut, so empfiehlt sich die Trennung von Serum und Blutkuchen und die Verimpfung des letzteren.
Bei dem Versuch der Isolierung aus Bläschen- und Pustelinhalt, Pusteldecken, Schorf muß dem Material bei der Vorbereitung zur Verimpfung 1000 I.E./ml Penicillin und 5 mg/ml Streptomycin hinzugefügt werden. Zelliges Material ist in geeigneter Weise aufzuschließen, beispielsweise durch Verreiben in einem Glasschliffmörser.
Die durch Variolavirus und Alastrimvirus auf den CAM hervorgerufenen Veränderungen sind stecknadelkopfgroße, kreisrund-erhabene, klar abgegrenzte Läsionen ohne Beteiligung des umgebenden Gewebes und ohne Hämorrhagien. Vakzinevirus verursacht flache, oft hämorrhagische Läsionen mit beträchtlicher Nekrose.
Herpes-Läsionen sind bei der Erstisolierung in der Regel sehr klein, eher oval, ohne Nekrose und mit geringer Beteiligung der Umgebung. Varizellen lassen die CAM unverändert.
Für die Isolierung des Virus in der *Zellkultur* wird das zu untersuchende Material genau wie für den Isolierungsversuch auf der CAM vorbereitet. Es eignen sich verschiedene Zellarten. Im positiven Falle treten nach 24— 72 Std. fokale Läsionen in Zellrasen auf, die besonders auf HeLa-Zellen, die für das Variolavirus charakteristischen plaqueähnlichen Veränderungen zeigen.

### d) Antikörpernachweis im Serum

*Hämagglutinationshemmungs-Reaktion:* Auf die nach konventioneller Methodik erfolgende Ausführung dieses Testes wird nicht eingegangen. Die Antigenpräparation erfolgt aus infizierten CAM. Zur Interpretation der Resultate ist folgendes zu sagen: Steht ein Serumpaar zur Verfügung, so ist ein Titeranstieg um das Vierfache kennzeichnend für eine Infektion durch Viren der Pockengruppe. Ein zwischen 3. und 5. Krankheitstag entnommenes Serum mit einem Titer von 1 : 160 deutet bei einer nicht kürzlich geimpften Person ebenfalls auf eine stattgefundene Infektion.

Bei der *Komplementbindungsreaktion* werden als Antigen Zentrifugenüberstände von Chorioallantoismembran-Verreibungen mit generalisierten Vakzineläsionen verwendet. Solche Antigene sind im Kühlschrank zwei Jahre lang haltbar.

Unter Verzicht auf die Erwähnung technischer Details sei auch hier lediglich kurz auf die Interpretation der anfallenden Befunde eingegangen. Stehen zwei oder mehr Sera vom gleichen Patienten zur Verfügung, die im gleichen Versuchsansatz, d. h. streng parallel untersucht werden können, so ergibt sich ein relativ sicherer Schluß, wenn die Titerdifferenz zwischen zwei Seren mindestens 4 beträgt. Bei stationären Titern oder wenn nur eine Serumprobe untersucht werden kann, läßt sich davon ausgehen, daß geimpfte Variolapatienten nach dem 6. Krankheitstag in der KBR Serumtiter von 1 : 10 und mehr aufweisen, sofern technisch in bestimmter Weise vorgegangen wird (Kolmertechnik). Bei nicht geimpften Patienten kann mit solchen Titern erst ab 10. Krankheitstag gerechnet werden.

*Identifizierung von Pockenvirusantigen durch die KBR:* Die KBR kann mit bekanntem Immunserum auch dazu verwendet werden, ein verdächtiges Antigen als zur Pockengruppe gehörig zu identifizieren. Zwar ist dabei eine Unterscheidung zwischen Variola- und Vakzinevirus nicht möglich, doch können Herpes simplex und Varizellen ausgeschlossen werden.

Das Antigen läßt sich in Blut, Reizlymphe von Papeln, Bläschen- und Pustelinhalt sowie Pusteldecken und Schorfkrusten nachweisen.

Hat ein Isolierungsversuch auf der Chorioallantoismembran des Hühnereies pockenverdächtige Läsionen ergeben, so kann auch hier die KBR eine differentialdiagnostische Klärung bringen.

### 9. Bekämpfungsmaßnahmen

Sie gliedern sich nach den Empfehlungen der American Public Health Association in die folgenden 4 Teile:

1. Präventive Maßnahmen
2. Überwachung der Infektionsquellen
3. Epidemiologische Maßnahmen
4. Internationale Maßnahmen.

1. a) Die präventiven Maßnahmen werden durch unser Impfgesetz abgedeckt: Impfung aller Kinder bis zu 3 Jahren mit Wiederimpfung im 11. Lebensjahr, außerdem zusätzliche Wiederholungen bei drohender Infektionsgefahr.
   b) Vorratshaltung von Impfstoff.
   c) Kontrolle des Impferfolgs, bei Zweifel Revakzination.

2. Die Überwachung der Infizierten, der Kontaktpersonen und der Einrichtungen umfaßt:

   a) Strenge Isolierung aller Pockenfälle bis zur Abkrustung. Verdachtsfälle sind ebenfalls zu kontrollieren.
   b) Lückenlose Desinfektion aller Gebrauchsgegenstände mit strömendem Dampf, kochendem Wasser oder 3%igem Formalin als Schlußdesinfektion. Verbrennen aller entbehrlichen kontaminierten Gegenstände.
   c) Alle Kontaktpersonen müssen unverzüglich erfolgreich geimpft und 16 Tage lang unter täglicher Temperaturkontrolle gehalten werden. Bei Temperaturanstieg Quarantäne. Direkte Kontakte werden als Kontakte erster Ordnung, indirekte Kontakte als solche zweiter Ordnung bezeichnet.
   d) Sicherung vor Fehldiagnosen durch Überprüfung aller Personen mit verdächtigen Hauterscheinungen (Varizellen, Herpes, Akne).

3. Epidemiologische Maßnahmen:

   a) Isolierung aller Pockenkranken und Verdachtsfälle.
   b) Impfung und Kontrolle (16 Tage lang) aller Kontaktpersonen, der Ärzte und ihres Personals.
   c) Aufklärung der Bevölkerung, um die lückenlose Impfung zu fördern.
   d) Massen- oder Kordonimpfungen.

4. Internationale Maßnahmen:

   a) Meldung an die WHO und die Nachbarländer.
   b) Überwachung der Einreisenden aus Pockengebieten.
   c) Nachweis der Pockenimmunität im Reiseverkehr. Die internationalen Impfzeugnisse müssen eine in dreijährigem Abstand wiederholte Pockenschutzimpfung ausweisen.

## 10. Prophylaxe und Therapie

Die Expositionsprophylaxe ist wegen der absoluten Empfänglichkeit des Menschen einerseits und andererseits wegen des kaum beherrschbaren Infektionsweges in Verbindung mit der Widerstandsfähigkeit des Virus gegen äußere Einflüsse mit einer Ausnahme — der Impfung — ohne Wert. Deshalb ist die strengste Isolierung gegenüber der Hauptvirusquelle, dem kranken Menschen, seinem Bett und Zimmer, zu handhaben.

Desinfektionsmaßnahmen bei aerogenen Infektionswegen zeigen nahezu keine Wirkung. Dennoch ist die Desinfektion für die Wirksamkeit einer Isolierung und Sanierung von Infektionsquellen sehr nützlich. HEICKEN [24] empfiehlt als gut empfindlich:

Für die *Luftdesinfektion UV-Bestrahlung.* Keine Flächenwirkung!

*Extreme pH-Bereiche,* z. B. Kalkmilch = pH 12, 2%ige Sodalösung = pH 11, 1%ige Schmierseife = pH 11. Auf dieser pH-Wirkung beruht anscheinend hauptsächlich die Wirkung alkalischer Sputumdesinfektionsmittel und der für Virusdesinfektion angebotenen phenolhaltigen Mittel. Das Phenol und seine Derivate haben für sich allein eine zu geringe Wirkung.

*Konzentrierte Alkohole* (80%iger Äthylalkohol oder 70%iger Isopropylalkohol) für Hände- und Hautdesinfektion sehr geeignet.

*Formalin* in 3—4%iger Anwendung ist für Wäsche- und Schlußdesinfektion das Mittel der Wahl. Gleichgut ist *Chloramin* 3%ig.

*Heißluft* und *feuchte Hitze.*

Ein völlig neuer Weg der Chemoprophylaxe eröffnet sich in den letzten Jahren durch N-Methyl-Isatin-$\beta$-Thiosemicarbazon *(Marboran).*

Es ist ein Chemoprophylaktikum, das im Tierversuch Mäuse vor intrazerebraler Infektion mit Vakzinia sicher schützt [1].

In einem Feldversuch in Madras wurden 1101 Menschen, die mit Pockenkranken Kontakt hatten, 4 Tage lang täglich zweimal mit 1,5—3,0 g per os behandelt, der Placeboversuch umfaßte 1126 Personen. Unter den 1101 Behandelten traten 3 leichte Pockenerkrankungen nur bei der 1,5-g-Gruppe auf. Von den 1126 Kontrollpersonen erlitten 78 Variola vera mit 12 Todesfällen. Ein Zusammenhang mit vorherigen Impfungen oder Inkubationsimpfungen war nicht gegeben. Die Wirkung scheint auch im bisher einer Impfprophylaxe unzugänglichen letzten Drittel der Inkubationszeit zu bestehen. Belastende Nebenwirkungen sind Übelkeit und Erbrechen [2].

Diese chemische Prophylaxe wirkt anscheinend sicherer als die bisher geprüfte mit spezifischem Gammaglobulin von frisch mit Vakzinia Immunisierten. Es bestehen zwar keine Zweifel, daß für ein sorgfältig gewonnenes Gammaglobulin nicht nur im Laboratorium eindeutige Wirkungen nachweisbar sind [34, 38], gleichwohl sind bisher allgemein anwendbare praktische Folgerungen immer ausgeblieben. Ein solches Gammaglobulin müßte in genügender Menge verfügbar sein. Das gilt in gleicher Weise für die Rückdrängung der Impfkomplikation Encephalitis p. vac., die NANNING [45] in der holländischen Armee in großem Maße gelungen ist.

Gleichzeitig mit der Impfung wurden 2 ml 16%iges spezifisches Gammaglobulin gegeben: 3 Enc. p. vacc. auf 53 630 Rekruten. Die Kontrollgruppe hatte 13 Enc. p. vacc. auf 53 044 Soldaten.

Die großen Erfolge der Pockeneindämmung, ihre regionale Ausrottung sind der spezifischen Prophylaxe mittels Schutzimpfung — der Vakzination — zu danken. Die Grundlage der Pockenschutzimpfung wurde die Beobachtung JENNERS und sein Experiment, die Pockenpusteln einer Magd, die sich anscheinend am Euter einer Kuh infizierte, zu verimpfen, mit dem Erfolg, daß beim Impfling ebensowenig eine Generalisierung auftrat, wie beim Vakzinespender. Gleichwohl war bei Infektionsprüfung mit Variolavirus der Erfolg einer völligen Immunität nachweisbar. Diese sogenannte humanisierte Vakzine führte sich innerhalb weniger Jahre in aller Welt ein.

Wegen der Schwierigkeiten der Impfärzte, stets frische Impflinge zum Abimpfen zu haben, sah man sich gezwungen, hierfür durch staatliche Impfanstalten besorgt zu sein. Von 1802 bis 1865 waren Lymphspender in den Impfanstalten ausschließlich Kinder. Erst ab 1899 wurde die animale Vakzine vom Rind eingeführt [18].

Bereits wenige Jahre nach JENNERS Entdeckung hatten sich Degenerationserscheinungen der Lymphe bezüglich der Reaktion und der erzeugten Immunität gezeigt. Durch Rückimpfung auf Rinder gelang aber eine Regeneration, d. h. die Vakzine ergab wieder kräftigere Reaktionen.

Mit Hilfe wiederholter Überimpfungen auf verschiedene Wirte hat man seitdem Vakzinen mit abgeänderten Eigenschaften erzeugt (Lapine, Neurovakzine, die z. B. zum Impfen nicht mehr genommen werden sollen, WHO). Gleichwohl ist die Herkunft und Stellung des Jennerschen Vakziniavirus, ob nun ein Variolavera-Stamm oder die Kuhpocken Ausgangspunkt sind, noch dunkel.

Die Impfung von Poxvirus variolae auf das Rind hatte sehr unterschiedliche und daher unsichere Ergebnisse; einmal ging diese Infektion beim Rind nur gelegentlich an und brachte dann doch noch Generalisationen beim Menschen zustande. Nach den allgemein anerkannten Erfahrungen der letzten Jahre ist das Rind für Poxvirus variolae nicht empfänglich.

Kontrollen der Wirksamkeit des Impfstoffes ebenso wie die der Verträglichkeit erfolgen auch heute letzten Endes am menschlichen Impfling. Es ist also immer noch zur Hauptsache der Status der Empirie von 1796 das alleinige Fundament, auf dem der Impfstoff steht: Erst in allerletzten Arbeiten scheinen sich Labormethoden zu ergeben, die ähnlich wie die Bestimmung genetischer Marker bei Poliovirusstämmen wenigstens Anhalt für die Differenzierung zwischen Variola- und verschiedenen Vakzinia- und Kuhpockenstämmen ergeben. Damit wird dann auch der Zeitpunkt kommen, den Streit über die Herkunft des oder besser der Vakziniaviren zu entscheiden.

Die letzten deutschen Vorschriften für die Herstellung der Pocken-Vakzine fußen auf dem Bericht der Pockenkommission von 1959 [21]. Sie sind ebenso wie die 1959 von der WHO [67] herausgegebenen Empfehlungen, die im Anschluß an die immunologischen und biometrischen Arbeiten bei lebenden Polioimpfstoffen von einer Expertenkommission aufgestellt wurden, noch sehr konservativ und ihre wissenschaftliche Präzision in keiner Hinsicht mit den Regulationen für Polioimpfstoffe vergleichbar. Der Vakziniaimpfstoff hat bisher von den modernen Fortschritten der Virologie leider noch nichts Wesentliches profitiert.

Die Vakzine wird aus den Hauteffloreszenzen lebender Tiere (Kälber, Rinder bei uns, sonst auch Esel und Schafe) als sogenannte Dermovakzine gewonnen. Abgesehen von der über 100jährigen Erfahrung, die die Wirksamkeit und Gleichmäßigkeit dieses Impfstoffes betreffen, ist vor allem noch die bessere Haltbarkeit bei gewöhnlichen Temperaturen, d. h. langsamere Absterbezeit des Virus, der große Vorteil der Dermovakzinen gegenüber den zwar reineren, dafür aber auch temperatur- und lagerungsempfindlicheren Eihaut- oder neueren Gewebekulturvakzinen. Deren Eignung ist seit langem in großen Reihenimpfungen geprüft. Die Gefriertrocknung, die vor allem zur Haltbarmachung des Impfstoffes für die tropischen Pockenherde wichtig ist, wird in einzelnen Ländern eingeführt. Dem steht nur im Wege, daß der konventionelle Impfstoff billiger zu produzieren und bequemer anzuwenden ist. Auswahl, Untersuchung und Haltung der Impftiere, Beimpfung, Ernte der Hauteffloreszenzen mittels scharfen Löffels, Sammlung des Rohstoffs, Herstellung der Stammlymphe mit Glyzerin und Zermahlen, Lagerung 6—8 Monate bei 4° bis zur Herstellung der Gebrauchslymphe sind vorgeschrieben. Zusatz von Antibiotika ist freigestellt (Penicillin und Streptomycin). Die WHO verwirft Antibiotika und führt dafür Phenol an (weniger als 0,5%). Schließlich sind Prüfungen auf Bakteriengehalt, auf Freisein von Streptokokken, Koli-, Gasbrand- und Tetanusbakterien während der Herstellung auszuführen. Zu einer Prüfung auf Abwesenheit von Fremdviren ist bisher niemand verpflichtet. Kälber und Rinder sind bis zu 20% Ecbovirusträger [35]. Allerdings ist uns und anderen noch nie der Nachweis von Virus aus Vakzine gelungen. Einmal war in einem Kälberrohstoff Adenovirus nachzuweisen.

Impfstoffe aus inaktiviertem Vakziniavirus sind schon seit 30 Jahren untersucht worden und neuerdings in Holland und von HERRLICH im großen erprobt. Die Ergebnisse waren nicht sehr ermutigend und sind auch heute nicht befriedigend. Serologische Immunitätsreaktionen waren wohl von einiger Dauer, aber die zelluläre Immunität war für kurze Zeit nur sehr schwer zu erlangen. Bisher ist mit inaktivierter Vakzine (als „Vakzineantigen" im Handel), auch bei mehrfacher Gabe, die Immunität einer Jennerschen Impfung nicht erreichbar. Immerhin waren die Bemühungen erfolgreich, die Reaktionslage so zu verändern, daß eine Folgeimpfung mit Jenner-Vakzine keine unveränderte Erstimpflingsreaktion mehr zeigte (s. Zit. bei DOSTAL [12]).

Geimpft wird in die nicht verletzte Haut, bei uns mittels zweier kommaförmiger Einritzungen, in England und anderenorts mittels Multipressure method, wobei ein Tropfen Vakzine auf die Haut gesetzt wird und mittels Impflanzette, deren Kante im Tropfen tangential zur Haut angesetzt und 10- bis 20mal eingepreßt wird. Die unsichtbaren Einrisse genügen. Man kann auch mittels einer Nadel, die durch den Tropfen eingestochen wird, eine dosierte Menge Vakzine in die Kutis bringen. Wesentlich für den Impferfolg ist, daß der Reinigungsalkohol völlig abgetrocknet ist und daß bei Wiederholungsimpfung der Impfstoff mit der Lanzette einmassiert wird. Reine Subkutanimpfung führt nicht zu Hautreaktionen und darum auch nicht zu Narben.

Die Impfreaktionen der normalen, bei uns für öffentliche Impfungen vorge-schriebenen Skarifikationsimpfung zeigen drei verschiedene typische Formen:

1. Die Erstimpflingsreaktion (Primary reaction) tritt bei solchen Personen ein, die sich noch nie, oder vor mehr als (10—) 30 Jahren mit Variola-, Vakzinia- oder Kuhpockenvirus auseinandergesetzt haben. Die Lokalreaktion beginnt am 3. d. p. v. mit einer Rötung (Makula), die sich bald verdickt (Papel) und bis zum 5. d. p. v. zum Knötchen, von der dunkel-roten saumähnlichen Aula umgeben, wird. Zum 6. d. p. v. entsteht das JENNER-sche Bläschen (Vesikula), das zum 7. d. p. v. eine pralle, perlmuttergraue Blase mit wallartig erhobenem Rand, zentraler Eindellung und kleiner brauner Borke geworden ist. Die Aula geht am 8. d. p. v. in die Area, eine erysipelartige Rötung und Schwellung der Haut, über. Damit ist am 10.—11.—12.—13. Tag der Höhepunkt der klinischen Reaktion erreicht. Die Area kann in manchen Fällen recht groß werden (bis Ellenbeuge, Schlüsselbein), nach vorausgegangener Eintrübung beginnt die Eintrocknung der Blase mit dem Abblassen der Area. Die Krusten stoßen sich nach 22 (19—24) Tagen ab. Schwellung regionärer Lymphdrüsen und mäßige Lymphangitis gehören zur Norm. Die Schwere der Allgemeinreaktion ist nicht gut zu objektivieren. Gewichtsstillstand oder -abnahme beim Säugling und das Vakzinationsfieber zeigen am ehesten die Schwere der iatrogenen Infektionskrankheit an. Die Temperaturkurve zeigt bereits am 2. d. p. v. das Prodromal- oder Inokulationsfieber. Am 5. d. p. v. ist häufig der höchste Anstieg erreicht, 4.—6. d. p. v. sind die fieberärmsten Tage, denen mit dem 6.—7. d. p. v. das sehr unregelmäßige Initialfieber und vom 8.—12. d. p. v. das deutliche Floritionsfieber folgt. Fieberabfall erfolgt dann plötzlich. Dem entspricht das klinische Bild mit Appetitlosigkeit, Übelkeit und Erbrechen, auch Kopfweh, Durst und ausnahmsweise Konvulsionen. Vakziniavirus ist vom 3.—10. d. p. v. regelmäßig im Blute (HERZBERG *[30]*). Neuere, empfindliche Methoden scheinen Unterschiede in der Dauer oder dem Zeitpunkt der Virämie bei verschiedenen Vakziniastämmen anzuzeigen. Milz und Knochenmark sind an der Impfkrankheit immer beteiligt. Die gewöhnliche („normale") Erstimpflingsreaktion ist der Ausdruck einer nicht harmlosen, allgemeinen Vakzineinfektion. Ihr Immunitätsschutz beginnt am 7. d. p. v. sich zu entwickeln, ist am 10.—11. d. p. v. voll erreicht und bleibt Jahre erhalten.

2. Die beschleunigte Reaktion (Vakzinoid, accelerated reaction) wird bei Per-sonen mit Immunitätsresten beobachtet (Wiederimpflinge). Die Hautreaktion läuft ebenfalls mit Bläschen, dann Pustel und Area ab, nur beginnt sie bereits am 2.—3. d. p. v., hat am 4.—7. d. p. v. ihren Höhepunkt, hinterläßt keine Narben und bringt eine volle Wiedererweckung der Immunität. Die Allge-meinreaktion ist gering, desgleichen besteht kaum Gefahr der Komplikationen

3. Die Sofortreaktion (reaction of immunity) tritt am 2.—3. d. p. v. auf in Form von kleinen geröteten Knötchen im Impfschnitt mit starkem Juckreiz. Sie ist häufig nur eine allergische Reaktion, die keine ausreichende immunisierende Wirkung nach sich ziehen muß (vgl. Tuberkulinreaktion). Ein sicherer Nachweis

der erfolgreichen Pockenimpfung ist allein die vorgenannte Bläschenreaktion. Sie kann durch höhere Impfdosen, also energischere Impfung, erzielt werden. Abgesehen von diesen normalen Reaktionen, die nur im Hinblick auf die furchtbare Krankheit allgemein als „harmlos" relativiert werden können, ist der Segen der Vakzination leider noch mit Komplikationen belastet. Bei intakter Haut kann die durch Nebenpocken verstärkte Reaktion bis zur Vacc. serpiginosa (ohne Narbenfolge) und zur Impfnekrose führen. Area bullosa, flüchtige Eidotheme und Keloide sind harmlos. Bei der heute seltenen Generalisation kommt es auf den Zeitpunkt der Aussaat an, je später desto harmloser. Auf der pathologisch veränderten Haut wird das Ekzema vaccinatum des Impflings oder häufiger der Impflingsumgebung gefürchtet. Man kann die Aussaat des Vakziniavirus in das Ekzem nicht durch s.c. oder i.c. Impfung verhindern, auch nach einer passiven oder aktiven Vorimpfung nicht.

Als die am meisten gefürchtete Komplikation der Pockenerstimpfung gilt aber die Encephalomyelitis postvacc. Sie ist unvorhersehbar und läßt sich nicht vermeiden. Ihre Pathogenese ist noch unklar. Ihre Pathologie ist nicht spezifisch, ja mehr noch, ist nur im kleineren Teil der Fälle eindeutig ausgeprägt. Von 60 Todesfällen aus Österreich 1958—1963 nach Vakzination *[58]* zeigten nur 3 das klassische Bild der perivenösen Herdenzephalitis. 10 weitere als postvakzinale Enzephalopathie eingeteilte Fälle paßten sich, freilich ohne entzündliche Erscheinungen, dem an. Der Großteil, 31 Fälle, aber wurde als kongestiv-ödematöse Enzephalopathien angesprochen. Dieses Sektionsbild findet sich häufig im Gefolge verschiedenster Erkrankungen des Kindesalters, insbesondere von Magen- und Darmkrankheiten. 5mal wurde eine diffuse lymphozytäre Meningitis bzw. Enzephalitis ähnlich der lymphozytären Begleitenzephalitis, also auch ohne spezifische Beziehungen zum Vakzinevirus, und schließlich 11mal wesensverschiedene neuropathologische Prozesse, also Koinzidenzen, gezählt.

Diese pathologisch-anatomische Varianz scheint für die Problematik typisch zu sein. Dabei ist das klinische Bild der Enzephalitis, mit oder ohne normierte Inkubationszeit von 3—17 Tagen, in den 30 (—70)⁰/⁰ tödlicher Fälle meist ohne Zweifel. Schwierig ist die klinische Einordnung sogenannter Fieberkrämpfe, die häufig ohne Folgen bleiben, aber auch oft als einziger Anhalt einer frühkindlichen Hirnschädigung in Fällen eines beginnenden Anfallsleidens ermittelt werden. Das wiederholte EEG darf bei dieser Komplikation nicht versäumt werden, da Spätschäden den Genesenen bedrohen.

Die Statistik der Enc. p.v. muß notgedrungen unsicher sein. In Mitteleuropa 1 Fall auf 4000—10 000 Erstimpflinge, bei überalterten Erstimpflingen (über 4 Jahre) bis zu 1 : 1000 und mehr, in der angelsächsischen Literatur nur 1 : 70 000 und weniger. Wenn die pathologische Anatomie in vielen Fällen keine einheitlichen Hinweise gibt, so doch häufig den, daß die iatrogene Infektion zusätzlich zu sonstigen Infektionsbelastungen der Infektionsabwehr des Impflings zu viel wurde. In diese Richtung weisen die plötzlichen Todesfälle nach Impfung bei Kindern mit lymphatischen Reaktionen, die mehrere Infektionsherde (Otitis, Pharyngitis, Bronchitis und im Magen/Darm) zeigen.

Stress-Situationen lassen sich häufig an den Veränderungen der Nebennieren bis zu deren Apoplexie ablesen.

Da nur Einzelfälle von Enzephalitis bei Wiederimpflingen berichtet wurden, war es naheliegend, die Immunitätsreste der Vorimpfung für den Schutz verantwortlich zu machen. Das hatte Bemühungen zur Folge, diesen Schutz der Erstimpfung vorzulegen. Das gelang nicht völlig, aber doch nachweisbar gesichert, sowohl passiv mit Gammaglobulin *[45]* wie aktiv durch Vorimpfung mit Vakzineantigen (s. dort und HERRLICH *[26]*). Die eine Methode leidet am Fehlen des geprüften spezifischen Gammaglobulins, die andere ist vorläufig noch mit verstärkten Lokalreaktionen der anschließenden Erfolgsimpfung belastet (Hügelreaktion), so daß eine Verbesserung der Qualität des Impfstoffes erwünscht erscheint.

Es bleibt nur eines: Es dürfen nur Gesunde geimpft werden. Die Voruntersuchung und damit die Impfung ist in unserem Zivilisationsbereich dem Arzt vorbehalten und damit ist sie der ärztlichen Indikation, d. h. dem Abwägen des Risikos unterworfen.

Die Gefahr, an Pocken zu erkranken, ist um so geringer, je frischer die Impfung ist. Bis zum 3. Tage nach der Variolainfektion schützt die Vakzination im allgemeinen voll. Hat die Impfung zu keiner Reaktion geführt, dann kann auch nicht mit einem Impfschutz gerechnet werden. Energische Wiederholung muß eine Impfreaktion erzwingen, soll ein Impfschutz als gesichert angesehen werden. Natürliche Resistenz gegen Variola ist unbekannt.

Die Wirksamkeit des Impfschutzes hängt nicht nur von der persönlichen Immunität, sondern ebensosehr von der Infektionsstärke der Exposition ab. In normalen Infektionslagen ist er ausreichend für 3 Jahre. Er hält auch noch länger an, ohne dann aber noch das Angehen der Variola verhüten zu können; also unzureichende Infektionsimmunität bei noch genügendem Schutz vor üblen Folgen der Infektion. Stark Exponierte sollten nach Erfahrungen aus Pockengebieten jedes Jahr den Impfschutz auffrischen (mit Bläschen-Pustel-Reaktion). Eine spezifische Therapie der Variola ist bisher nicht gegeben, weder mit Antibiotika noch mit Chemotherapeutika läßt sich die Virusinfektion beeinflussen. Auch die Wirkung von therapeutisch gegebenen spezifischen Immunsera war nicht überzeugend. So beschränkt sich die Therapie auf symptomatische Behandlung.

## 11. Immunität

Das Überstehen der Variola hinterläßt eine langdauernde Immunität. Kreuzimmunität besteht zwischen Variola, Alastrim, Vakzinia, Kuhpocken und Ektromelie. Die humorale Immunität dauert nicht solange wie die praktisch bedeutungsvollere „zelluläre" Immunität. Der Mechanismus der sogenannten „zellulären" Immunität ist in seinen Einzelheiten noch weitgehend unklar. Die Entwicklung der spezifischen Abwehr verhindert das Haften erneuter Infektionen oder verändert zumindest ihren normalen Ablauf.

Die Feiung ist von quantitativen Verhältnissen abhängig: Viel Antigen, wie es meist bei klinisch schweren Infekten entsteht, bedingt stärkere Reaktionen und tiefergreifende Veränderungen als wenig Antigen. Allerdings ist das ziemlich spekulativ, weil sich die während der Variolainfektion gebildete Antigenmenge der Bestimmung entzieht. Ein protrahiertes Angebot verstärkt zudem die Wirkung des Antigens.

Bei den Untersuchungen der Pockenimmunität wurden die Ergebnisse im wesentlichen durch Infektionen mit vermehrungsfähigen Erregern gewonnen. Qualitative Unterschiede zwischen den antigenen Eigenschaften von Vakziniastämmen konnten bisher kaum beobachtet werden. Die Kreuzimmunität ist so ausgeprägt, daß Differenzierungen bisher nicht möglich waren. Das dürfte sich ändern, wenn die Bearbeitung der Immunität mittels nicht vermehrungsfähiger und damit quantitativ bestimmter Antigene oder Antigenfraktionen fortschreitet.

Die Immunität nach Pocken hält gewöhnlich das ganze Leben lang an. Allerdings können alte Menschen, deren Erkrankung in frühester Jugend lag, doch ein zweites Mal erkranken. Im allgemeinen schützt eine schwere Erkrankung länger als eine leichte, das virulente Virus besser als das weniger virulente (Alastrim, Vakzine). Diese Feststellungen gaben die Begründung für die Wiederholung der Impfung, die Revakzination.
Wie weit auch bei Pocken nach einer Erstinfektion die Dauer der Immunität von weiteren mehr oder weniger stummen Infektionen abhängt, ist noch ungewisser als bei anderen aerogenen Virusinfektionen, wie Influenza oder Polio. Es ist ebenso noch hypothetisch, daß die langdauernde Gewebeimmunität von der Anwesenheit potentiell vermehrungsfähiger, wenn auch latenter Erreger der ersten Erkrankung abhängt, wie es für Flecktyphus und Brillsche Krankheit begründet angenommen wird. Manche seltenen Befunde der Reaktion an Impfnarben durch Vakzinevirus lassen sich in diesem Sinne deuten.
Die Kenntnis der Immunität bei Variola gründet sich auf meist ältere epidemiologische Beobachtungen und Erfahrungen und auf serologische Untersuchungen der neutralisierenden, hämagglutinierenden, präzipitierenden und komplementbindenden Antikörper. Für die Beobachtungen der gewebsgebundenen Immunität wurden uns vor allem durch die Vakzination umfassende Erkenntnisse gegeben.
Die am Vakzinevirus gewonnenen immunologischen Kenntnisse lassen sich offenbar auf das Variolavirus übertragen.
Die Immunität nach intrakutaner Vakzination beginnt sich am 6. Tag zu entwickeln und ist am 10. Tag vollständig. Während ihrer Ausbildung kreist wie beim Variolakranken Virus im Blut [18, 30]. Es kann deshalb an geschädigten Hautstellen sekundäre Effloreszenzen erzeugen. Die Immunität ist dabei nicht abhängig von der Lokalreaktion. Man kann die Impfstelle vor der Entwicklung der Reaktion exzidieren, ohne die Immunogenese zu stören. Eine gleich belastbare Immunität ohne Lokalreaktion ist nach s.c. oder i.v. Einverleibung des Erregers zu erreichen. Den Verlauf der Immunitätsentwicklung hat v. PIRQUET [53] an sogenannten Sukzessivimpfungen gezeigt. Er beobachtete, daß sich die

Lokalreaktionen von Nachimpfungen gegenüber denen der Erstimpfung beschleunigt entwickeln.

Die sogenannte Infektionsimmunität bleibt als Grundimmunität länger in den Zellen verankert als sie im Blut nachweisbar ist. Humorale Antikörper — die neutralisierenden ausgenommen — und gewebliche Sensibilisierungen lassen sich auch durch Antigenfraktionen, also nicht vermehrungsfähige Impfstoffe, erzeugen, die Zellimmunität bisher dagegen nicht. Eine Vakzination kann trotz serologisch nachweisbarer Antikörper noch angehen. Es ist also ein Unterschied zwischen antigenen und immunogenen Fähigkeiten des Virus zu machen, wobei man bis heute die letzteren dem biologisch aktiven Virus zuschreiben muß. Anscheinend ist auch seine Generalisierung eine Voraussetzung.

JENNER stellte die Verwandtschaft zwischen Kuhpocken und Variola fest und ihre Kreuzimmunität in beiden Richtungen. Im Serum frisch Geimpfter wurden neutralisierende Antikörper gegen Variola ebenso gefunden wie in dem von Alastrimkranken (McCARTHY und DOWNIE [40]). Die Antigene der Kuhpocken, Vakzinia, Variola und Ektromelie lassen sich weder in der Komplementbindung noch im Neutralisationstest unterscheiden.

## 12. Epidemiologie

Viele Dinge müssen bei der Verbreitung einer Infektionskrankheit zusammenwirken: die Empfänglichkeit des Befallenen, die Infektionsquellen, der Infektionsweg und die Eintrittspforte, die Infektiosität und Virulenz des Erregers und schließlich wieder seine Ausscheidung.

Die Infektiosität des Variola-vera-Virus ist für den Menschen vollständig. Eine natürliche Resistenz ist nicht beobachtet worden. Der Kontagionsindex ist gleich 100, wie die Erfahrungen aus Einschleppungen in für die Seuche neue Gebiete beweisen. Andersartige Beobachtungen aus Endemie- und Epidemiegebieten oder durchgeimpften Gebieten sind nicht verwertbar, da die Rolle der Variola discreta oder jener sine exanthemate nicht beurteilt werden kann. Sicherlich ist das Haften der Infektion von der Menge des infizierenden Virus abhängig. Das Virus wird — wie wir gesehen haben — in Massen ausgeschieden und, da es im Staub trocken lange haltbar ist, auch sicher leicht verstreut. Und doch spielt diese indirekte Übertragung und Verbreitung über die Inhalation bei uns nur eine sehr untergeordnete Rolle gegenüber der direkten aerogenen Tröpfchenaussaat.

Die einzige Infektionsquelle ist der pockenkranke Mensch. Aus der Inkubationszeit sind keine Übertragungen bekannt. Infizierte Kontaktpersonen brauchen daher während der Inkubation nicht isoliert zu werden. Das Initialstadium ist für die Verbreitung auch ohne ersichtliche Bedeutung. Daran schließt sich die hochinfektiöse Phase des Exanthemausbruchs. Nach seiner Massenvermehrung gelangt das Virus zuerst und hauptsächlich aus den Schleimhautläsionen in die Umwelt — da mag der Bronchitishusten eine besondere Rolle spielen.

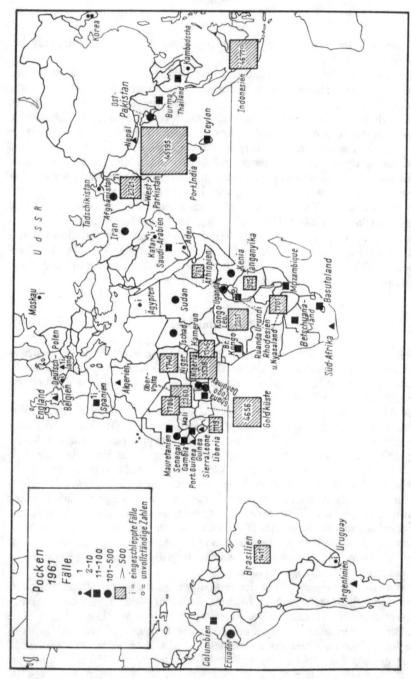

Abb. 7: Gemeldete Pockenfälle für 1961 nach Bull. World Health Org. 1962.

Von der Kutis her wird infektionstüchtiges Virus nach der Zerstörung der Bläschendecken im Suppurationsstadium verstreut. Die Erfahrungen der letzten Jahre haben gezeigt, daß die Streuung von Variola- und Varioloispatienten durch die Schleimhaut so bedeutend ist, daß die alte chinesische Weisheit verständlich wird: In dem Bett eines Leprakanken kannst Du schlafen, an dem Haus eines Pockenkranken darfst Du aber nicht einmal vorbeigehen (zit. nach ROSE). Die Möglichkeiten aerogener Übertragung — über 40 m und 2 Stockwerke — und massive Streuung nur für wenige Stunden sind zu beachten. Die Variolois des Geimpften wird durch Variola-vera-Virus hervorgerufen und verbreitet ihrerseits wieder voll virulentes Variola-vera-Virus, denn die Veränderungsfähigkeit (Adaptation) des Variola-vera-Virus ist nach den bisherigen Kenntnissen gering. Gegenüber der Streuung von der Schleimhaut tritt die von den Bläschen und Krusten der Haut zurück. Aber auch die Übertragung durch Pustel- und Krustenmaterial wird durch englische Epidemien und die von Vannes 1954 belegt. Es mag sein, daß der zweite Übertragungsmodus bei uns nicht vorkommt, weil die Gelegenheiten seltener sind und der allgemeine Impfschutz größer.

Die Verbreitung der Pocken in der Welt sei einer Karte entnommen:
Die Meldungen der Weltgesundheitsorganisation (WHO), Größenordnung 250 000 im Jahr, zeigen als Pockenherde Indien, Pakistan, Indonesien und die benachbarten Gebiete in *Asien* und nahezu alle Staaten *Afrikas* zwischen dem nördlichen und südlichen Wendekreis. In den letzten Jahren ist die Durchseuchung mit Pocken in Afrika immer stärker geworden, und in Beziehung zur Gesamtbevölkerung sind sie dort häufiger als in Indien. Diese Gebiete liegen in engerem Kontakt zum Weltverkehr als die Restherde in Südamerika, wo — wie auch in China — die Eindämmung der Pocken in den letzten Jahren die größten Fortschritte gemacht hat.

Die Tabelle der Pockeneinschleppungen nach Europa zeigt einen steigenden Trend entsprechend dem zunehmenden Reiseverkehr in die Pockengebiete. Dabei ist in den letzten Jahren auch Deutschland erheblich betroffen worden. Das Auftreten von Epidemien mit nur zweistelligen Erkrankungszahlen ist ein guter Maßstab für die Wirksamkeit der Schutzimpfung. Länder mit geringerer Immunoprophylaxe haben wegen der häufigeren Pockenzwischenfälle den besser eingespielten Gesundheitsdienst; in den besser durchgeimpften Ländern mit einem in Pockenfragen weniger erfahrenen Gesundheitsdienst wird andererseits — glücklicherweise — nicht jeder Funkenflug zum Waldbrand.

Außer der geographischen Verteilung muß man zur Epidemiologie der Einschleppung noch wissen, wie die jahreszeitliche Verteilung der Pockenerkrankungen in den endemischen Gebieten ist. In Indien sind alle Küstenländer und das Gangesdelta bis zum Gebirge hin — also die dichtestbesiedelten Landstriche — Zonen jährlich wiederkehrender Epidemien. In den einzelnen Jahren zeichnet sich ein Schwanken der Morbidität zwischen 40 000 und 250 000 gemeldeten Fällen (Hospitalisierte, die wirklichen Zahlen dürften erheblich größer sein) und ein deutlicher jahreszeitlicher Turnus ab, der nicht durch Eigentüm

*Pockeneinschleppung nach Europa*

| Jahr | Land | Wohin (Woher) | Erkr. |
|------|------|---------------|-------|
| 1958 | Deutschland | Heidelberg (Indien) | 18 |
| 1959 | Deutschland | Berlin (Indien) | 1 |
| 1959 | England | | 1 |
| 1959 | UdSSR | | 1 |
| 1960 | UdSSR | Moskau (Indien) | 46 |
| 1960 | England | | 1 |
| 1961 | Deutschland West | Ansbach (Indien) | 5 |
| 1961 | Spanien | | 17 |
| 1961 | England | | 3 |
| 1961 | UdSSR | | 2 |
| 1961 | Belgien | | 1 |
| 1962 | Deutschland West | Düsseldorf (Liberia) | 4 |
| 1962 | Deutschland West | Lammersd. + Simmersbach (Indien) | 34 |
| 1962 | Polen | | 32 |
| 1962 | England | | 66 |
| 1963 | Deutschland Ost | | 1 |
| 1963 | Ungarn | | 1 |
| 1963 | Polen | Breslau (Indien) | 96 |
| 1963 | Schweden | Stockholm (Indonesien) | 25 |
| 1963 | Schweiz | | 1 |

Tab. 2: Pockeneinschleppung nach Europa (WHO-Meldungen)
(im Berichtszeitraum nur durch Flugzeugpassagiere).

lichkeiten des Erregers, sondern durch die von Regen- und Trockenzeit abhängige Fluktuation der Bevölkerung bedingt ist. — Der Tourismus ist den gleichen Bedingungen unterworfen.
Afrika hat keinen ausgeprägten jahreszeitlichen Trend der Pocken. Die Haupt-

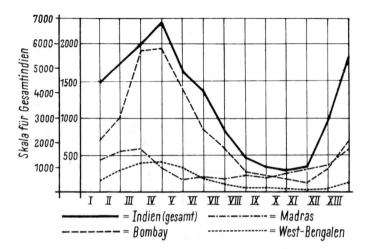

Abb. 8: Die offiziellen Pockenzahlen des Jahres 1954 für Gesamt-Indien, Bombay, Madras und West-Bengalen (nach HERRLICH *[26]*).

reisezeit der Entwicklungshelfer in Afrika — der Weihnachtsurlaub in Europa — bringt für uns die Gefahr der Einschleppung. Für Südamerika und Afrika ist es wichtig, auf die gemeldeten Todeszahlen zu achten. Diese geben den einzigen Hinweis, ob es sich um Variola vera mit bis 30% oder um Alastrim mit unter 2% Letalität handelt.

*Schrifttum*

1 BAUER, D. J., K. R. DUMBELL, P. FOX-HUHNE a. P. W. SANDER: The chemotherapy of variola major infection. Bull. Wld. Hlth. Org. *26*, 727 (1962)

2 BAUER, D. J., L. St. VINCENT, C. H. KEMPE a. A. W. DOWNIE: Prophylactic treatment of smallpox contacts with N-Methylisation β-Fluosemicarbazone (compound 33 T 57, Marboran). Lancet *II*, 494 (1963)

3 BENDA, C.: Pathologische Anatomie der Variola. In: Handbuch der Pockenbekämpfung. Herausgeber: O. LENTZ und H. A. GINS. Verlag R. Schoetz, Berlin 1927

4 BINGEL, K. F. u. Fr. KRUSE: Methoden und Ergebnisse der virologischen und serologischen Untersuchungen bei den Pockenerkrankungen in Heidelberg (Dez. 1958/Jan. 1959)

5 BRAS, G.: The morbid anatomy of smallpox. Docum. med. geogr. et trop. *4*, 1 (1952)

6 BRENNER, S. a. R. W. HORNE: A negative staining method for high resolution electron microscopy of viruses. Biochim. a. Biophys. Acta *34*, 103 (1959)

7 CALMETTE, A. et C. GUÉRIN: Recherches sur le vaccin expérimental. Ann. Pasteur *15*, 161 (1901)

8 CARREL, A. et T. RIVERS: La fabrication du vaccin in vitro. Compt. rend. Soc. biol. *96*, 848 (1927)

9 COUNCILMAN, W. T., G. B. MAGROTH a. W. R. BRINCKERHOFF: The pathological anatomy and histology of variola. J. Med. Res. *11*, 12 (1904)

10 DINGER, J. E.: Difference in persistence of smallpox and alastrim virus on the chorioallantois. Docum. med. geogr. et trop. *8*, 202 (1956)

11 DOSTAL, V.: Advances in the production of smallpox vaccine. Progr. med. Virol. *4*, 259 (1962)

12 DOWNIE, A. W. a. K. R. DUMBELL: The isolation and cultivation of variola virus on the chorioallantoic of the chick embryos. J. Path. a. Bact. *59*, 189 (1947)

13 DOWNIE, A. W., A. MAC DONALD, F. O. MAC CALLUM a. A. D. MACRAE: Virus and virusantigen in the blood of smallpox patients. Lancet *II*, 164 (1953)

14 DULBECCO, R. a. M. VOGT: Plaque formation and isolation of pure lines of poliomyelitis virus. J. Exper. Med. *99*, 167 (1954)

15 EAGLES, G. H. a. J. C. G. LEDINGHAM: Vaccinia and the Paschen body infection experiments with centrifugalized virus filtrates. Lancet *I*, 823 (1932)

16 ELFORD, W. J. a. C. H. ANDREWES: Filtration of vacciniavirus through gradocol membrans. Brit. J. Exper. Path. *13*, 36 (1932)

17 FENNER, F.: Lancet *II*, 915 (1948); J. of Immun. *63*, 341 (1949); J. of Pathol. a. Bacteriol. *60*, 529 (1948)

18 GINS, H. A.: Immunität bei Variola und Vakzine. In: KOLLE, W., R. KRAUS u. O. UHLENHUTH: Handbuch der pathogenen Mikroorgansimen. Band VIII, 2, Kap. XV. Gustav Fischer Verlag, Jena 1930

19 GOODPASTURE, E. E., A. M. WOODRUFF a. G. J. BUDDINGH: Vaccinia infection of the chorioallantois membrane of the chick embryo. Amer. J. Pathol. *8*, 27 (1932)

20 GREEN, R. H., ANDERSON, T. F. a. J. E. SMADEL: Morphological structure of the virus of vaccinia. J. Exper. Med. *75*, 651 (1942)

21 Gutachten des Bundesgesundheitsamtes über die Durchführung des Impfgesetzes. Abhandlungen des Bundesgesundheitsamtes, Heft 2. Springer-Verlag, Berlin—Göttingen—Heidelberg 1959

22 GUTSTEIN, M.: New direct staining methods for elementary bodies. J. Pathol. Bacteriol. *45*, 313 (1937)

23 HANSEN, F. u. W. MÜLLER-RENTSCH: Untersuchungen über die örtliche und allgemeine Reaktion nach Pockenschutz-Erstimpfung, besonders im Hinblick auf die Veränderungen im Blut und Knochenmark. Z. Kinderheilk. *80*, 190 (1957)

24 HEIKEN, K.: Desinfektion bei Pocken. In: ANDERS, W. u. P. K. LUNDT: Praxis der Pockenbekämpfung. Springer-Verlag, Berlin—Göttingen—Heidelberg 1963

25 HELBERT, D.: Smallpox and alastrim. Use of the chick embryos to distinguish between the viruses of variola major and variola minor. Lancet *I*, 1012 (1957)

26 HERRLICH, A. u. A. MAYR: Die Pocken. Verlag Georg Thieme, Stuttgart 1960

27 HERZBERG, K.: Eine Methode zur Zählung von Herpes- und Vakzinekeimen. Zbl. Bakteriol., I. Orig. *105*, 57 (1928)

28 HERZBERG, K.: Eine Ergänzung der Viktoriablaufärbung. Zbl. Bakteriol., I. Orig. *160*, 481 (1953)

29 HERZBERG, K., A. KLEINSCHMITT, D. LANGE u. K. REUSS: Vakzinevirus und Kanarienpockenvirus elektronenmikroskopisch bei Negativkontrastierung. Naturwiss. *48*, 725 (1961)

30 HERZBERG-KREMMER, H. u. K. HERZBERG: Untersuchungen über postvakzinale Enzephalitis. Zbl. Bakteriol., I. Orig. *119*, 175 (1930)

31 Höring, F. O.: Pocken. In: Handbuch der Inneren Medizin, Band IV. Springer-Verlag, Berlin—Göttingen—Heidelberg 1952

32 Jochmann, G. u. C. Hegler: Lehrbuch der Infektionskrankheiten. Springer-Verlag, Berlin 1924

33 Kempe, C. H.: Variola and vaccinia in diagnostic procedures for virus and rickettsial diseases. Amer. Publ. Health Ass. 2, 341 (1956)

34 Kempe, C. H., C. Barles, G. Meikle, T. O. Berge, L. St. Vincent, B. V. Sundarabura, S. Goonidarajan, N. R. Ratuakamman, A. W. Downie a. V. R. Murthy: The use of vaccinia hyperimmune gammaglobulin in the prophylaxis of smallpox. Bull. Wld. Hlth. Org. 25, 11 (1961)

35 Lies, B. u. W. Höpken: Versuche zur Differenzierung von Enterovirusstämmen des Rindes. Zbl. Bakteriol., I. Orig. 186, 437 (1962)

36 Mahnel, H. u. E. Munz: Differenzierung von Variola- und Vakzinevirus in HeLa- und Fl-Zellkulturen. Zbl. Bakteriol., I. Orig. 178, 149 (1960)

37 Maitland, W. B. a. M. C. Maitland: Cultivation of vaccine virus without tissue culture. Lancet II, 596 (1928)

38 Marennikowa, S. S.: The use of hyperimmun gamma globulin for the prevention and treatment of smallpox. Bull. Wld. Hlth. Org. 26, 325 (1962)

39 Mayr, A.: Verhalten von Hühner-, Tauben- und Kanarienpockenviren in Küken nach i.v. Impfung. Zbl. Bakteriol., I. Orig. 179, 149 (1960)

40 McCarthy, K. a. A. W. Downie: The serum antibody response in alastrim. Lancet I, 257 (1953)

41 Müller, E.: Die Vermischung der Schutzblatternlymphe mit Glyzerin. Berl. klin. Wschr. 3, 135 (1866)

42 Müller, G. u. D. Peters: Substrukturen des Vakzinevirus, dargestellt durch Negativkontrastierung. Arch. Virusforsch. 13, 435 (1963)

43 Nagler, F. P. O.: Application of Hirst's phenomenon to the titration of vaccinia virus and vaccinia immune serum. Med. J. Australia 1, 281 (1942)

44 Nagler, F. P. O. a. G. Rake: The use of electron microscop in diagnosis of variola, vaccinia and varicella. J. Bacteriol. 55, 45 (1948)

45 Nanning, W.: Prophylactic effect of antivaccinia gammaglobulin against postvaccinal encephalitis. Bull. Wld. Hlth. Org. 26, 317 (1962)

46 Nelson, J. B.: Behaviour of pox viruses in respiratory tract: Response of mice to nasal instillation of variola virus. J. Exper. Med. 70, 107 (1939)

47 Ohtawara, T.: Experimental studies on the process of formation of vaccinal immunity. I. Scientific Reports Governm. Inst. inf. dis. Tokyo 1, 203 (1922)

48 Paul, G.: Eine neue Untersuchungsmethode der variolierten Hornhaut des Kaninchenauges zur objektiven Sicherung der Varioladiagnose. Berl. klin. Wschr. 53, 874 (1916)

49 Paschen, E.: Pocken. In: Kolle, W., R. Kraus u. P. Uhlenhuth: Handbuch der pathogenen Mikroorganismen. Band VIII, Kap. XIV. Gustav Fischer Verlag, Jena 1930.

50 Peters, D.: Morphologie menschen- und tierpathogener Viren. Zbl. Bakteriol. I. Orig. 176, 259 (1959)

51 Peters, D. u. Th. Nasemann: Untersuchungen am Virus der Variola-Vakzine Z. Tropenmed. Parasit. 4, 11 (1952)

52 Peters, D., G. Nielsen u. M. E. Bayer: Variola. Die Zuverlässigkeit der elektromikroskopischen Schnelldiagnostik. Dtsch. med. Wschr. 87, 2240 (1960)

53 PIRQUET, C. VON: Klinische Studien über Vakzination und vakzinale Allergie. Verlag Deuticke, Leipzig—Wien 1907

54 REED, L. J. a. H. MUENCH: A simple method of estimating fifty per cent endpoints. Amer. J. Hyg. *27*, 493 (1938)

55 ROOYEN, C. E. VAN a. A. J. RHODES: Virus diseases of man. Nelson & Co., New York 1949

56 RUSKA, H., B. V. BORRIES u. E. RUSKA: Die Bedeutung der Übermikroskopie für die Virusforschung. Arch. ges. Virusforsch. *1*, 155 (1939)

57 SOBERNHEIM, G.: Immunitätsverhältnisse bei Menschen- und Tierpocken. In: Handbuch der Pockenbekämpfung. Herausgeber: O. LENTZ und H. A. GINS. Verlag R. Schoetz, Berlin 1927

58 SEITELBERGER, F.: Veränderungen des Zentralnervensystems durch Impfkomplikationen. Wien. klin. Wschr. *114*, 279 (1964)

59 SMADEL, J. E.: Smallpox and vaccinia. In: RIVERS, Th. M.: Viral and Rickettsial Infections of Man. Lippincott Co., Philadelphia—London—Montreal 1948

60 SMADEL, J. E., T. M. RIVERS a. E. G. PICKELS: Estimation of the purity of the preparations of elementary bodies of vaccinia. J. Exper. Med. *70*, 379 (1939)

61 SMADEL, J. W. a. I. SHEDLOWSKY: Antigens of vaccinia. Ann. New York Acad. Sc. *43*, 35 (1942)

62 TORRES, C. M. et J. DE C. TEIXEIRA: Culture de virus de l'Alastrim sur les membranes de l'embryon de poulet. Compt. Rend. Soc. Biol. *118*, 1023 (1935)

63 UNNA, P. G.: Arch. path. Anat. *70*, 69 (1877)

64 VIEUCHANGE, J., G. DE BRION et J. GRUEST: Ann. Inst. Pasteur Paris *95*, 681 (1958)

65 WEIGERT, C.: Anatomische Beiträge zur Lehre von den Pocken. Verlag M. Cohn und Weigert, Breslau 1874

66 WITTMANN, G. u. A. MAYR: Experimentelle Untersuchungen über die Immunität bei Hühnerpocken unter bes. Berücksichtigung der Schutzimpfung. Zbl. Bakt., I. Orig. *177*, 518 (1960)

67 Requirement for Biological Substances. 5. Requirements for Smallpox Vaccine. Report of a study group. Wld. Hlth. Org. Techn. Rep. Series No. 180 (1959)

# Virushepatitis

Von E. SIGNER

Die Virushepatitis tritt in zwei Formen auf: als *infektiöse Hepatitis* und als *Serumhepatitis*. Die beiden Krankheiten unterscheiden sich weniger klinisch oder histopathologisch, als durch die Art der Übertragung, die Inkubationszeit und durch gewisse immunologische Kriterien. Man ist heute allgemein der Überzeugung, daß beide Krankheiten durch verschiedene, wenn auch nahe miteinander verwandte Viren verursacht werden. Das ätiologische Agens der infektiösen Hepatitis wird als Hepatitisvirus A oder IH-Virus bezeichnet, jenes der Serumhepatitis als Hepatitisvirus B oder SH-Virus. Die infektiöse Hepatitis und die Serumhepatitis gehören zu den wenigen Infektionskrankheiten, deren Erreger noch nicht zuverlässig im Laboratorium propagiert werden können. Es versteht sich deshalb von selbst, daß zahlreiche wichtige Probleme, die diese Krankheiten aufwerfen, noch ungelöst sind und daß der folgenden Darstellung etwas Provisorisches anhaftet.

## A. Infektiöse Hepatitis

*Synonyma:* Katarrhalische Gelbsucht, epidemische Gelbsucht, I. H.,
Virushepatitis A

Die infektiöse Hepatitis kommt sporadisch und in Epidemien vor. Sie wird durch das Hepatitisvirus A oder IH-Virus verursacht und natürlicherweise auf fäkal-oralem Weg übertragen. Nach einer Inkubationszeit von 10—45 Tagen treten uncharakteristische Prodromi auf (Fieber, Anorexie, Nausea, Abdominalbeschwerden), die im typischen Fall von einem Ikterus gefolgt sind. Ein Großteil der Hepatitiden verläuft, vor allem bei Kindern, anikterisch.

### 1. Geschichte

Daß es sich bei der in Epidemien auftretenden Gelbsucht um eine ansteckende Krankheit handelt, war schon in früheren Jahrhunderten bekannt. Vor 1880

wurde die Hepatitis infectiosa allerdings oft mit dem durch Leptospiren verursachten Icterus infectiosus Weil verwechselt. Milde Formen der Krankheit
bezeichnete man lange Zeit als „akute katarrhalische Gelbsucht". Man ging
dabei von der Vorstellung aus, daß es infolge einer Entzündung der Gallenwege und des Duodenums zu einer Verstopfung des Choledochus durch Schleim
und entzündliche Sekrete komme. Als sich während des ersten Weltkrieges die
Gelegenheit bot, diese Hypothese autoptisch zu überprüfen, stellte man fest,
daß der „katarrhalischen Gelbsucht" eine Entzündung der Leber und eine diffuse Schädigung des Leberparenchyms zugrunde lag *[17]*. Gleichzeitig wurde
erkannt, daß das seltene Krankheitsbild der „akuten gelben Leberatrophie",
die schwere Verlaufsform der epidemischen Gelbsucht darstellte. Die Ätiologie
blieb weiterhin unklar, bis FINDLAY et al. *[21]* die Krankheit als virusbedingt
konzipierten. Die großen Epidemien des zweiten Weltkrieges führten zu einer
intensiveren Beschäftigung mit den Problemen der Virushepatitis. 1942 gelang
VOEGT *[98]* durch Verfütterung von Duodenalsaft Hepatitiskranker die Übertragung der Hepatitis infectiosa auf freiwillige Versuchspersonen. In der Folge
waren es vor allem angelsächsische Autoren, die an Hand von Freiwilligenversuchen die Virusätiologie der infektiösen Hepatitis bestätigten und das
Virus auch im Blut und in den Fäzes nachwiesen *[9, 63, 41, 77]*. Epidemiologische Studien während des zweiten Weltkrieges und kurz nachher ließen
erkennen, daß es eine anikterische Form der Virushepatitis gibt und daß diese
ebenso häufig ist wie die Hepatitis mit Gelbsucht *[5]*. In neuerer Zeit wird
man sich immer mehr der großen Bedeutung der Folgezustände der Virushepatitis bewußt, von denen die wichtigsten die chronische Hepatitis und die
Leberzirrhose sind.

## 2. Klinik

Im typischen Falle durchläuft die akute Virushepatitis ein präikterisches Prodromalstadium, ein ikterisches Stadium und ein postikterisches Stadium der
Rekonvaleszenz. Außer dieser klassischen Verlaufsform, die zunächst dargestellt werden soll, gibt es eine Reihe von Varianten, die je nach Epidemie
verschieden häufig beobachtet werden.

### a) Akute ikterische Hepatitis

*Prodromalstadium:* Nach einer Inkubationszeit von 10—45 Tagen, im Durchschnitt von 25 Tagen, beginnt die Krankheit abrupt oder allmählich. Neben
allgemeinem Krankheitsgefühl stehen Symptome von seiten des Magen-Darm-
Traktes im Vordergrund. Man findet: Appetitlosigkeit, Übelkeit, Erbrechen
vage Oberbauchbeschwerden, Diarrhoe oder Obstipation. Das konstanteste
Symptom ist die Anorexie, welche in 60—95% aller Fälle vorhanden ist

Brechreiz und Erbrechen kommen besonders bei Kindern häufig vor. Die Schmerzen im Oberbauch sind mitunter von solcher Heftigkeit, daß eine Appendizitis oder eine Erkrankung der Gallenblase vorgetäuscht wird. Die Leber kann bereits im Prodromalstadium druckschmerzhaft sein. Die Erscheinungen von seiten des Magen-Darm-Traktes sind häufig kombiniert mit katarrhalischen, grippeartigen Symptomen der oberen Luftwege. Außer Pharyngitis, Tracheitis, Bronchitis werden auch Konjunktivitis, Photophobie und Kopfweh beobachtet. Bei einem Teil der Patienten wurden vergrößerte periphere Lymphknoten, besonders im posterioren Zervikalbereich, beschrieben. Die Milz kann bereits tastbar sein [5]. Eine Temperaturerhöhung auf 38—39° C ist während weniger Tage im Prodromalstadium fast immer vorhanden, entgeht jedoch bei sporadisch auftretenden Fällen meist der Beobachtung. Bei Freiwilligen, die mit A-Virus experimentell infiziert wurden, stellte sich regelmäßig Fieber ein, entweder 1—2 Tage vor dem Ikterus oder als kurze Fieberzacke schon 10 Tage vor dem Ikterus. Rheumatoide Glieder- und Gelenkschmerzen sind bei etwa 10% der Erwachsenen ein auffallendes Symptom. Pruritus, flüchtige Hautexantheme (urtikariell oder makulopapulös) kommen ab und zu vor.

Die Dauer des Prodromalstadiums variiert zwischen 4 und 11 Tagen und beträgt im Durchschnitt 5 Tage.

*Ikterisches Stadium:* Der Übergang in die ikterische Phase erfolgt gewöhnlich schlagartig. Gleichzeitig mit dem Auftreten des Ikterus — oder 1—2 Tage vorher — kommt es bei vielen Patienten zu einer auffallenden subjektiven Besserung und zum Fieberabfall. Das ikterische Stadium verläuft fast immer fieberfrei. Schleimhäute, Skleren und Haut färben sich zunehmend gelb. Der Urin wird dunkel, bierbraun, der Stuhl heller, lehmfarben und manchmal völlig acholisch. Die gastrointestinalen Symptome, die schon das Prodromalstadium beherrschten, können erneut auftreten. Anorexie, Abdominalbeschwerden (besonders im rechten Epigastrium), Nausea, Erbrechen sind oft auch während der frühen ikterischen Phase vorhanden. Während Pruritus bei Kindern nur selten beobachtet wird, leiden 10—25% der Erwachsenen unter Hautjucken [86]. Die Ursache des Pruritus ist bis heute ungeklärt. Die Leber ist meist deutlich vergrößert und druckschmerzhaft (86% aller Patienten [88]). Die Milz ist häufig geschwollen und palpabel. (Bei Kindern fast regelmäßig in etwa 90% der Fälle [86], bei Erwachsenen in zwei Drittel der Fälle [88]). Bei manchen Patienten können zervikale, axilläre, kubitale und andere periphere Lymphknoten vergrößert sein. In einer Reihe von Fällen besteht während des Ikterus eine Bradykardie. Selten kann als Ausdruck einer schweren Leberschädigung eine Purpura der Haut auftreten. Das ikterische Stadium dauert im allgemeinen 2—6 Wochen.

*Postikterisches Stadium:* Nach dem Verschwinden des Ikterus können Mattigkeit, rasche Ermüdbarkeit und dyspeptische Beschwerden noch tage- bis wochenlang weiterbestehen. Leber und Milz bleiben auch nach Abklingen der Gelbsucht für einige Zeit vergrößert. In diesem Krankheitsstadium treten nicht selten wieder leichte Temperaturerhöhungen auf [88].

## b) Laborbefunde

*Urin:* Im Urin werden Bilirubin und Urobilinogen schon gegen Ende der präikterischen Phase nachweisbar (1—3 Tage vor dem Erscheinen der Gelbsucht). Die Bilirubinausscheidung sistiert, bevor der Ikterus völlig abgeblaßt ist. Die Urobilinogenausscheidung läßt mit zunehmendem Ikterus nach und kann auf seiner Höhe ganz aufhören, setzt nach Tagen oder Wochen wieder ein und dauert oft bis weit ins postikterische Stadium hinein an. In manchen Fällen wird eine Zylindrurie, seltener eine Albuminurie beobachtet. Im akuten Stadium der Krankheit besteht eine ausgesprochene Oligurie. Sie wird von einer Polyurie abgelöst, die als zuverlässiges Zeichen der beginnenden Heilung betrachtet wird.

*Blutbild:* Im präikterischen Stadium soll eine Leukopenie (Lymphopenie und Neutropenie) charakteristisch sein [39]. Normale und mäßig erhöhte Leukozytenzahlen kommen ebenfalls vor. Die eosinophilen Leukozyten und die Monozyten sind nicht selten vermehrt. Im ikterischen Stadium entwickelt sich eine relative Lymphozytose. Typisch ist in ca. 20% der Fälle das Auftreten von großen atypischen (monozytoiden) Lymphozyten und von Plasmazellen, ähnlich wie das auch bei der Mononucleosis infectiosa der Fall ist.

*Blutkörperchensenkung:* Sie ist meistens mäßig beschleunigt, in einer Reihe von Fällen normal oder verlangsamt.

Die sogenannten *Eiweißlabilitätstests,* wie Takata-Reaktion, Thymoltrübungstest, Kephalin-Cholesterin-Flockungstest und Weltmannsches Koagulationsband, erreichen in den meisten Fällen pathologische Werte. Der Kephalinflockungstest und der Thymoltrübungstest sind häufig schon im präikterischen Stadium positiv und können es auch in der postikterischen Phase noch eine Zeitlang bleiben. Normale Werte schließen eine Virushepatitis nicht aus.

Die *Elektrophorese* ergibt als charakteristischen Befund: Verminderung der Albumine, geringgradige Vermehrung der $\beta$-Globuline und eine stärkere Vermehrung der $\gamma$-Globuline.

Das *Serumbilirubin* steigt kurz vor Beginn des Ikterus an und bleibt während des Ikterus erhöht. Am häufigsten findet man Werte zwischen 2—8 mg%.

Der Spiegel des *Serumeisens* ist erhöht. (In der Regel über 150—200 $\gamma$%.)

Die *Gerinnungsfaktoren:* Prothrombin, Faktor VII und Faktor V können in schweren Fällen deutlich vermindert sein.

Die Bestimmung der *alkalischen Serumphosphatase* ist von differentialdiagnostischem Wert. Im Gegensatz zum Okklusionsikterus werden bei der Virushepatitis gewöhnlich normale oder geringgradig erhöhte Werte beobachtet.

Der *Bromsulfaleinretentionstest* zeigt schon in der präikterischen Phase erhöhte Werte.

Als wertvollstes diagnostisches Hilfsmittel bei der Virushepatitis gilt heute die Bestimmung der *Serumtransaminasen [104].* Man beobachtet regelmäßig eine deutliche Aktivitätssteigerung sowohl der SGPT (Serum-Glutamat-Pyruvat-Transaminase) als auch der SGOT (Serum-Glutamat-Oxalazetat-Trans-

aminase). Die Transaminaseaktivitäten steigen mit Einsetzen der Prodromi steil an und sind meist schon früh im präikterischen Stadium erhöht. Die Bestimmung der Serumfermente ist für die Verlaufsbeurteilung der Hepatitis von großem Nutzen. Erneutes Ansteigen nach vorübergehendem Abfall oder längere Zeit erhöhte Werte (über 9 Wochen) sprechen für Rezidiv oder Übergang in eine chronische Hepatitis *[58]*.
*Laparoskopie und Leberbiopsie* erlauben eine makroskopische bzw. mikroskopische Beurteilung der erkrankten Leber (siehe Pathologie, S. 771).

## c) Besondere Verlaufsformen

*Anikterische Hepatitis:* Bei zahlreichen Patienten verläuft das Prodromalstadium in typischer Weise, ist aber nicht von einem Ikterus gefolgt. Der Serumbilirubinspiegel bleibt normal oder steigt nur geringgradig bis etwa 2 mg⁰/o an. Die anikterische Hepatitis ist besonders bei Epidemien im Kindesalter häufig. Hier verlaufen 50—70⁰/o der Fälle ohne Gelbsucht, bei Erwachsenen 20—30⁰/o *[5]*. Die Diagnose ist schwierig. Mit Hilfe der Bestimmung der Serumtransaminasen (SGPT oder SGOT) können anikterische Verlaufsformen am ehesten erfaßt werden.
*Cholostatische Hepatitis:* Bei einem kleinen Prozentsatz der Virushepatitiden steht morphologisch eine intrahepatische Cholostase im Vordergrund. Blutchemisch liegt außer den Befunden, die für eine Hepatitis sprechen, ein Verschlußsyndrom vor. Die alkalische Phosphatase und das Serumcholesterin sind stark erhöht. Pruritus ist in diesen Fällen besonders häufig. Solche Hepatitiden verlaufen oft schwer und können in eine cholangiolitische (sogenannte primäre biliäre Zirrhose) übergehen *[14]*.
*Maligne oder fulminante Virushepatitis* (früher akute und subakute Leberdystrophie): Bei vereinzelten Patienten nimmt die Krankheit einen außerordentlich schweren Verlauf. Infolge ausgedehnter Nekrose des Leberparenchyms kommt es zum Versagen der Leberfunktion und zum — häufig tödlich verlaufenden — Leberkoma. Wenn der Patient überlebt, entwickelt sich gewöhnlich eine postnekrotische Leberzirrhose *[51]*. Das Coma hepaticum wird oft durch folgende, prognostisch ungünstige Zeichen der Leberinsuffizienz eingeleitet: Quälende Übelkeit, Apathie, motorische Unruhe, Schlaflosigkeit, Foetor hepaticus und hämorrhagische Diathesen.
*Rezidivierende Hepatitis:* Frührezidive sollen meist dann auftreten, wenn die Patienten während der Rekonvaleszenz zu früh das Bett verlassen oder wenn die Kortikoidtherapie zu rasch abgesetzt wird. Spätrezidive sind selten (ca. 2⁰/o) und Ausdruck einer persistierenden Hepatitis *[51]*. Ein Teil der Rezidive zeigt klinische Symptome, wie sie in der ikterischen Phase der Krankheit beobachtet wurden: Ikterus, Leberschwellung, leichte Temperaturerhöhung. Ein anderer Teil der Rückfälle verläuft klinisch stumm und läßt sich nur durch Laboratoriumstests erfassen (erneuter Anstieg der Serumtransaminasen).

### d) Komplikationen

Echte Komplikationen sind bei der Virushepatitis selten. Neben Myokarditis, Bronchopneumonie und nephritischem Syndrom werden ab und zu Komplikationen von seiten des ZNS beobachtet, wie lymphozytäre Meningitis, Polyradikulitis, Polyneuritis und Meningoenzephalitis. Bis heute fehlt der schlüssige Beweis dafür, daß solche Komplikationen durch die Hepatitisviren selbst hervorgerufen werden.

### e) Prognose und Folgezustände

Die Prognose der akuten Virushepatitis ist im allgemeinen gut. Die *Letalität* liegt zwischen 0,2—0,4% (ohne Berücksichtigung der Spätfolgen der Hepatitis). Es sind allerdings auch Epidemien mit sehr hoher Letalität bekannt geworden *[70]*. Zu einem schweren Krankheitsverlauf neigen Säuglinge, Erwachsene über 50 Jahren, Personen in stark reduziertem Allgemeinzustand, Frauen in der Schwangerschaft und im Klimakterium. In den meisten Fällen heilt die akute Virushepatitis rasch und vollständig ab. Eine Reihe von Patienten entwickelt mehr oder weniger schwere *Folgezustände:*
Relativ häufig (in ca. 10% *[64]*) geht die akute Virushepatitis in eine *chronische Hepatitis* über *[54]*. Die Beschwerden treten teils in unmittelbarem Anschluß an die akute Krankheit, teils nach einem freien Intervall von mehreren Monaten bis Jahren auf. Die vieldeutigen subjektiven Symptome stehen im Vordergrund. Die Patienten klagen über Müdigkeit, Appetitlosigkeit, Übelkeit, Alkohol- und Fettintoleranz und über Abdominalbeschwerden aller Art (Druck- und Völlegefühl, kolikartige Schmerzen, Meteorismus und Stuhlunregelmäßigkeiten). Oft beherrschen psychoneurotische und neurasthenische Symptome, wie Kreislaufstörungen, Konzentrationsschwäche, depressive Stimmungslagen das Bild. Das wichtigste objektive Symptom ist der Nachweis der vergrößerten, derben Leber. Eine palpable Milz, ikterische Skleren, unregelmäßige Temperaturerhöhungen sind fakultative Symptome *[29]*. Leberfunktionsproben und Serumfermenttests ergeben häufig pathologische Werte, können aber auch völlig normal ausfallen. Die Diagnose einer chronischen Hepatitis läßt sich oft nur auf Grund einer Leberbiopsie stellen. Die Mehrzahl der chronischen Hepatitiden heilt unter einer adäquaten Therapie aus, etwa 30% gehen in eine *Leberzirrhose* über.
Im Anschluß an eine akute Hepatitis kann sich bei einem Teil der Patienten (ca. 5%) ein sogenanntes *posthepatitisches Syndrom* entwickeln. Allgemeine Müdigkeit, Anorexie, diverse Abdominalbeschwerden und Zeichen der vegetativen Labilität können oft länger als 1 Jahr bestehen bleiben, obwohl Leberfunktionsproben und Biopsie völlig normale Befunde ergeben.
Einige Patienten leiden nach durchgemachter Virushepatitis jahrelang an einer *posthepatitischen Hyperbilirubinämie* (3—5% *[52]*. Charakteristisch ist der

schubweise Verlauf. Während eines Schubes ist das Serumbilirubin deutlich erhöht (1,5—4 mg⁰/o). Die Skleren, seltener die Haut, sind ikterisch verfärbt. Gleichzeitig treten ähnliche subjektive Symptome auf, wie bei dem posthepatitischen Syndrom (Übelkeit, Appetitlosigkeit, Müdigkeit, Magen-Darm-Störungen). Leberfunktionsproben und Biopsie ergeben normale Befunde. Als weitere Folgeerscheinungen nach einer Virushepatitis sind Gastritis, Cholezystitis, Cholelithiasis, Dyskinesie der ableitenden Gallenwege sowie Pankreasfermentschwäche bekannt geworden. Die Faktoren, die zu den verschiedenen Folgezuständen disponieren, sind nur ungenügend bekannt. Zu frühe körperliche Belastung, Mangelernährung, Alkohol und lebertoxische Medikamente, interkurrente Infekte, Gravidität und vorbestehende Leberschäden scheinen besonders beim Übergang in eine chronische Hepatitis eine Rolle zu spielen.

### f) Differentialdiagnose

Im präikterischen Stadium und bei anikterischen Verlaufsformen muß die Virushepatitis gegen Grippe, Gastroenteritis (bakteriell oder virusbedingt), Gelenkrheumatismus, Meningitis, Poliomyelitis, akute Appendizitis und Mononucleosis infectiosa abgegrenzt werden. Im ikterischen Stadium müssen vor allem ein mechanischer Ikterus, Drogenikterus, hämolytischer Ikterus und eine akute Exazerbation chronischer Leberkrankheiten ausgeschlossen werden. Die cholostatische Form der Virushepatitis kann sehr schwer von einem Drogenikterus durch Arsenpräparate, Sulfonamide, Chlorpromazin usw. unterschieden werden. Ein Icterus infectiosus Weil oder eine ikterisch verlaufende Mononucleosis infectiosa sind klinisch oft kaum von einer Virushepatitis abzugrenzen. Leider können zur Zeit für die Diagnostik der Virushepatitis keine virologischen und serologischen Methoden eingesetzt werden. Die chronische Hepatitis muß in erster Linie von einer subakuten Hepatitis und von einer Leberzirrhose unterschieden werden. Die Methode der Wahl ist die Leberbiopsie. Wichtig ist außerdem die Abgrenzung der chronischen Hepatitis von anderen posthepatitischen Restzuständen, die teilweise mit der gleichen subjektiven Symptomatologie einhergehen, wie funktionelle posthepatitische Hyperbilirubinämie und posthepatitisches Syndrom.

### 3. Pathologie

#### a) Akute Virushepatitis

Das typische morphologische Bild der akuten Virushepatitis wurde größtenteils an Hand von Leberbiopsien erarbeitet [82]. Während der ikterischen Phase treten im Leberparenchym — vor allem in den zentrolobulären Ab-

schnitten — disseminierte Zellnekrosen auf. Charakteristisch sind die sogenannten „Councilman bodies", bei denen es sich um stark eosinophile
Endstadien nekrotischer Leberzellen handelt (Abb. 1). Einzelne Leberzellen
schwellen unter Aufhellung des Zytoplasmas mächtig an (ballonierte Zellformen). Die intakten Parenchymzellen entfalten etwas später eine kräftige
regeneratorische Tätigkeit, erkennbar an zahlreichen Mitosefiguren, zweikerni-
gen Zellen und an einer ausgesprochenen Zell- und Kernvariabilität. Vor
allem in den Läppchenzentren treten Zeichen der Gallestauung auf: Anhäufung
von Gallepigment in Parenchymzellen und in den Kupfferschen Sternzellen,
vereinzelte Gallethromben in den intralobulären Canaliculi. Relativ frühzeitig kommt es in den periportalen Feldern zu einer zellulären Infiltration,
an der sich vor allem Histiozyten und Lymphozyten beteiligen (Abb. 2).
Spärliche entzündliche Infiltrate werden auch intralobulär — besonders in
der Umgebung nekrotischer Zellen — getroffen. Die Kupfferschen Sternzellen
schwellen an, zeigen eine ausgesprochene Proliferationstendenz und können

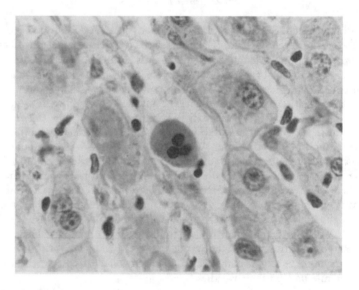

Abb. 1: Akute Virushepatitis: Intensiv azidophile nekrotische Leberepithelzelle
(Councilman body) mit 3 pyknotischen Kernen*.

strang- und knötchenförmige Wucherungen bilden. Bei der anikterischen
Hepatitis liegen die gleichen Leberveränderungen ohne Zeichen der Gallestauung vor, wenn auch im allgemeinen weniger ausgesprochen [79].

* Die Abbildungen 1—4 wurden mir in dankenswerter Weise von Prof. Dr. F. Büchner,
Freiburg i. Br., zur Verfügung gestellt.

Bei der sogenannten *cholostatischen Hepatitis* enthalten die erweiterten Galle-kapillaren reichlich Gallethromben und Tropfen, während die Lebernekrosen und die degenerativen Veränderungen stark in den Hintergrund treten und zum Teil vollständig fehlen. In selteneren Fällen ist die Cholostase mit einer Pericholangitis kombiniert, was zur Abgrenzung einer *cholangiolitischen* Ver-laufsform der Hepatitis geführt hat *[100]*.

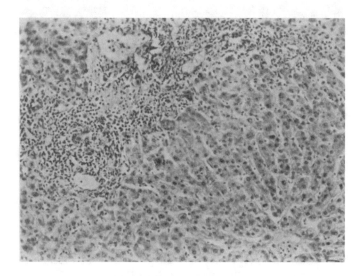

Abb. 2: Akute Virushepatitis: Lebhafte Infiltration des periportalen Feldes durch gewucherte Bindegewebszellen, Lymphozyten und Plasmazellen.

Die Laparoskopie erlaubt eine makroskopische Beurteilung der erkrankten Leber *[53]*. Diese ist während des ikterischen Stadiums vergrößert, glatt und von roter Farbe. Gelegentlich ist nur ein Leberlappen am Krankheitsprozeß beteiligt.

Die *maligne*, häufig tödlich verlaufende Virushepatitis zeigt das Bild der akuten oder subakuten Leberdystrophie. Die *akute Leberdystrophie* führt meist in den ersten 10 Tagen der Krankheit über das Leberkoma zum Tode. Die Leber ist verkleinert, schlaff und brüchig. Mikroskopisch liegt eine aus-gedehnte Nekrose des Leberparenchyms vor. Alle oder fast alle Parenchym-zellen in einem Läppchen gehen zugrunde und werden ersetzt durch Histio-zyten, Lymphozyten, proliferierende Kupffersche Sternzellen und vereinzelte polynukleäre Leukozyten. Regenerative Vorgänge fehlen (Abb. 3). Die *sub-akute Leberdystrophie* verläuft etwas langsamer, der Tod erfolgt in einem Zeitraum von 2—6 Wochen nach Krankheitsbeginn. Die Leber ist verkleinert, zum Teil knotig, auf Schnitt granuliert. Feingeweblich sieht man außer nekro-tischen Arealen Bezirke mit kräftiger Regeneration des Leberparenchyms *[60]*.

Wenn der Patient überlebt, entwickeln sich je nach Art und Größe des
Parenchymunterganges verschiedenartige posthepatitische Narbenprozesse der
Leber [7].

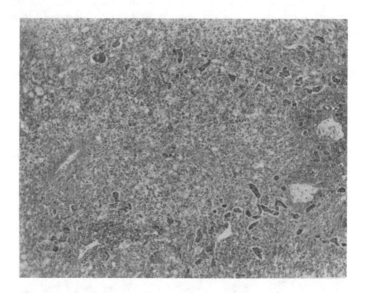

Abb. 3: Akute Leberdystrophie: Ausgedehnte Nekrose des Leberparenchyms
(sog. fulminante Hepatitis).

An *extrahepatischen Veränderungen* wurden bei der akuten Virushepatitis
beobachtet: Phlegmonöse und hämorrhagische Entzündungen des Intestinums
mit Bevorzugung des Duodenums und der Ileozökalgegend, Splenomegalie
mit akuter oder subakuter Splenitis und Hyperplasie des Retikuloendothels,
Vergrößerung der periportalen und mesenchymalen Lymphknoten mit Re-
tikulumzellhyperplasie, Hämorrhagien in verschiedenen Organen. In späteren
Stadien können eine cholämische Nephrose und Gehirnödem vorhanden sein.
In einigen wenigen Fällen wurde eine Meningoenzephalitis beschrieben [60].
Die anatomische Abheilung der Virushepatitis ist in den meisten Fällen 8 bis
12 Wochen nach Krankheitsbeginn komplett.

### b) Chronische Hepatitis

Die chronische Hepatitis ist gekennzeichnet durch verbreiterte, bindegewebig
verstärkte und lymphozytär infiltrierte periportale Felder und durch eine
teils diffuse, teils herdförmige Schwellung und Wucherung der Kupfferschen
Sternzellen [101].

Die unbehandelte chronische Hepatitis geht häufig in eine Leberzirrhose über [50] (Abb. 4).

## 4. Ätiologie

Die infektiöse Hepatitis wird durch ein Virus verursacht, das bakteriendichte Filter passiert und serienmäßig auf freiwillige Versuchspersonen übertragen werden kann. Trotz größter Anstrengungen ist es bis heute nicht mit Sicherheit gelungen, das Agens außerhalb des Menschen zu vermehren.

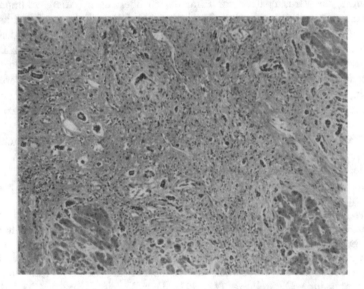

Abb. 4: Posthepatitische Leberzirrhose mit großen Narbenfeldern.

### a) Experimentelle Infektion

*Laboratoriumstiere:* Zahlreiche Autoren haben sich bemüht, das menschliche Hepatitisvirus (IH und SH) an *Mäuse* zu adaptieren [11]. Dabei zeigte sich eine Schwierigkeit, die bei allen derartigen Übertragungsversuchen im Auge behalten werden muß. Nach Inokulation von infektiösem Material Hepatitiskranker traten bei Mäusen wiederholt hepatitisähnliche — tödlich verlaufende — Krankheitsbilder auf, die serienmäßig passiert werden konnten [69]. Es sind bei Mäusen (und bei anderen Laboratoriumstieren) verschiedene latent vorhandene infektiöse Agentien bekannt, die bei diesen Tieren Hepatitis verursachen können. Man muß annehmen, daß durch die Passagen lediglich latente Infekte aktiviert und mäuseeigene Viren übertragen werden. Es ist nie gelungen, mit derartigem Material beim Menschen eine Hepatitis zu erzeugen. Von besonderem Interesse sind in diesem Zusammenhang Untersuchungen über das MHV-Agens (mouse hepatitis virus) *[27]*. MHV kommt bei vielen Mäusen des VSBS-Stammes in latenter Form vor und verursacht natürlicherweise keine Krankheit. Durch parenterale Übertragung von latent infiziertem Material kommt es bei den inokulierten Tieren zu einer milden Hepatitis. Werden die Mäuse gleichzeitig mit einem anderen Parasiten — Eperythrozoon coccoides — infiziert, resultiert daraus eine schwere letale Hepatitis.

Versuche, die Virushepatitis auf Primaten zu übertragen (Affen, Schimpansen, Paviane) ergaben entmutigende Resultate *[19]*. Die inokulierten Tiere zeigten weder klinisch, noch blutchemisch, noch histopathologisch die eindeutigen Zeichen einer Hepatitis. Einzig FINDLAY et al. *[23]* berichteten über Lebernekrosen bei zwei Affen, die sie mit SH-Virus inokuliert und mit Neoarsphenamin vorbehandelt hatten. HILLIS *[44]* beobachtete bei Personen, die in engem Kontakt mit Schimpansen waren, eine auffallende Häufung der Hepatitis infectiosa. Er nimmt an, daß Schimpansen Träger von Hepatitisviren sein können.

Auch alle Versuche, die infektiöse Hepatitis auf andere Laboratoriumstiere zu übertragen, müssen als gescheitert betrachtet werden. Bei folgenden Tieren wurde über negative Resultate berichtet: Kanarienvögel, Hausgeflügel, Enten, Tauben, Ratten, Meerschweinchen, Kaninchen, Frettchen, Hunde, Katzen, Schweine, Schafe und Pferde (zusammenfassende Darstellung *[61]*).

*Brutei:* SIEDE und MEDING *[90]* teilten 1941 mit, daß es ihnen gelungen sei, das menschliche Hepatitisvirus auf das Brutei zu übertragen. Seither hat sich eine große Anzahl Forscher mit diesem Problem beschäftigt. Während die einen Autoren nach Inokulation von virushaltigem Material ins Brutei letale Folgen beobachteten, berichteten andere über völlig negative Resultate (zusammenfassende Darstellung *[42, 80]*). Der Beweis dafür, daß es sich bei den auf Hühnereiern passierbaren Agentien tatsächlich um das menschliche Hepatitisvirus handelt, ist bis heute noch nicht erbracht. HENLE u. Mitarb. *[43]* verfütterten infektiöses Material nach mehr als 15 Eipassagen an menschliche Freiwillige. Bei diesen trat nach einer Inkubationszeit von etwa 24 Tagen eine milde Krankheit, ähnlich einer anikterischen Hepatitis, auf. Es ist jedoch schwer vorstellbar, daß es sich tatsächlich um eine infektiöse Hepatitis handelte, da solche Patienten keine Immunität gegen das IH-Virus entwickelten und nachträglich ohne weiteres mit IH-virushaltigem Material infiziert werden konnten *[57]*.

*Gewebekultur:* Hepatitisvirushaltiges Material wurde auf eine Vielzahl von Gewebekulturen gebracht. Auf Explantaten menschlicher Embryonen, auf Hühnerembryokulturen und auf HeLa-Zellen wurden keine eindeutigen zytopathischen Effekte beobachtet *[3]*.

Das schließt eine Vermehrung der Hepatitisviren auf solchen Gewebekulturen allerdings nicht aus. In neuester Zeit scheint einer amerikanischen Forschergruppe die Vermehrung der Hepatitisviren auf Detroit-6-Zellen geglückt zu sein [97]. Bei den Detroit-6-Zellen handelt es sich um einen permanenten Zellstamm, der ursprünglich aus menschlichem Knochenmark gewonnen wurde. Ausgehend von virushaltigem Blut Hepatitiskranker isolierten die Autoren drei antigenetisch verschiedene Virustypen. Zwei dieser Virusstämme führten bei menschlichen Freiwilligen zu einer eindeutigen Hepatitis, z. T. mit Ikterus. Spezifische Antiseren von Fällen mit infektiöser Hepatitis vermochten die isolierten Agentien zu neutralisieren. Die Viren wurden elektronenmikroskopisch in infizierten D-6-Kulturen wie auch in der Leber Hepatitiskranker dargestellt. Ihre Größe bewegt sich zwischen 12 und 18 m$\mu$. Die übrigen, bis jetzt bekannten, physikalischen und chemischen Eigenschaften dieser Viren stimmen gut mit den Tatsachen überein, die von den Hepatitisviren bekannt sind.

Kürzlich isolierten LIEBHABER u. Mitarb. [106] aus dem Serum und aus dem Urin von Kindern in der Inkubationsperiode einer infektiösen Hepatitis drei antigenetisch eng miteinander verwandte Agentien, die auf einem diploiden Zellstamm embryonaler menschlicher Lungenfibroblasten (WI-38) einen deutlichen zytopathogenen Effekt verursachten.

## b) Eigenschaften des IH-Virus

Was uns bis jetzt über die Eigenschaften des IH-Virus bekannt ist, mußte mühevoll durch Versuche an menschlichen Freiwilligen erarbeitet werden [34].

Das IH-Virus passiert Filter, die Bakterien zurückhalten. Seine Größe ist nicht bekannt. Das Virus übersteht eine Temperatur von 56° C während 30 Minuten und kann jahrelang ohne Verlust der Infektiosität in gefrorenem Zustand aufbewahrt werden. Temperaturen von —15° bis —20° C werden während mindestens 2 Jahren ohne Aktivitätsverlust ertragen [99].

Das Virus ist ätherresistent und wird durch Chlor (1 : 10$^6$ während 30 Minuten) nicht inaktiviert. Die übliche Trinkwasserchlorierung genügt also nicht, um kontaminiertes Wasser unschädlich zu machen.

## c) Eintrittspforte

Epidemiologische Beobachtungen haben gezeigt, daß die natürliche Infektion durch Aufnahme des IH-Virus in den Mund erfolgt. Durch Verfütterung von IH-virushaltigem Material ließ sich die Hepatitis infectiosa auf zahlreiche Freiwillige übertragen [98, 41, 77]. Der parenterale Infektionsmodus durch i.m., s.c. und i.v. Injektion von IH-Viren ist ebenfalls möglich. Über Ort und Art der Virusvermehrung ist so gut wie nichts bekannt. Es wird angenommen, daß bei natürlicher Infektion die primäre Vermehrung im Intestinum erfolgt, ähnlich wie das auch bei den Enteroviren der Fall ist.

### d) Vorkommen des Virus

Das IH-Virus wurde bis heute im Blut, in den Fäzes und im Duodenalsaft nachgewiesen. Im Urin und in den Sekreten des Nasopharynx scheint es nicht vorzukommen [35, 75]*.

*Virus im Blut:* Während der akuten Phase der Hepatitis infectiosa besteht eine Virämie. Mit Seren von Patienten in der präikterischen und frühen ikterischen Phase der Hepatitis ließ sich die Krankheit auf Freiwillige übertragen [41, 63, 78]. Das IH-Virus kann schon während der Inkubationszeit, wenn noch alle Symptome fehlen, im Blut nachgewiesen werden (3 Tage vor Einsetzen des Prodromalstadiums [24], 2—3 Wochen vor Beginn des Ikterus bzw. 25 Tage nach der experimentellen Infektion [99]). Die Dauer der Virämie ist unbekannt, ebenso der Zeitpunkt der höchsten Viruskonzentration im Blut. Man nimmt an, daß die Viren noch lange nach der klinischen Abheilung im Blut persistieren können. MURRAY [72] bewies das Vorkommen des IH-Virus im Blut eines Patienten 8 Monate nach der Genesung. Die Virämie ließ sich auch bei der inapparenten Hepatitis nachweisen [55].

CREUTZFELDT et al. [12] berichteten über einen Blutspender, der an einer posthepatitischen Leberzirrhose litt und mindestens während 10 Jahren eine dauernde oder rezidivierende Virämie aufwies (wahrscheinlich IH-Virus). Die Ansteckung von Versuchspersonen mit IH-virushaltigem Serum gelingt sowohl auf dem oralen Weg durch Verfütterung als auch parenteral durch i.v., s.c. und i.m. Injektion. Es genügen dazu sehr kleine Blutmengen. Oral: 0,002 ml [28], parenteral: 0,01 ml [35], 0,025 ml [99]. Die Inkubationszeit ist in beiden Fällen dieselbe, nämlich 2—6 Wochen.

*Virus im Stuhl:* Während der präikterischen und frühen ikterischen Phase der Hepatitis infectiosa wird das Virus massenhaft im Stuhl ausgeschieden. Mit filtrierten Stuhlaufschwemmungen wurde die Krankheit peroral und parenteral auf zahlreiche Freiwillige übertragen [63, 41]. WARD und KRUGMAN [99] machten die wichtige Feststellung, daß das IH-Virus schon im symptomenfreien Inkubationsstadium in den Fäzes erscheinen kann (2—3 Wochen vor Ikterusbeginn). Über die Dauer der Virusausscheidung im Stuhl wissen wir nichts Genaues. Verschiedene Autoren konnten 4—5 Wochen nach Ikterusbeginn keine Viren mehr im Stuhl nachweisen [41, 99]. Andererseits beobachteten CAPPS et al. [10] bei zwei Kindern eine Virusausscheidung im Stuhl über 5 resp. 15 Monate. Parenteral mit IH-Virus infizierte Personen scheiden das Virus im Stuhl aus, im Gegensatz zur Serumhepatitis, wo das Virus bisher niemals in den Fäzes nachgewiesen wurde.

---

* In einer erst kürzlich erschienenen Arbeit berichteten GILES u. Mitarb. [105] über eine erfolgreiche experimentelle Übertragung der infektiösen Hepatitis durch Verfütterung von Urin eines 6jährigen Knaben (entnommen am 1. Tag des Ikterus) an weitere Versuchspersonen.

## 5. Immunität

Unsere Kenntnisse der Immunität bei infektiöser Hepatitis sind fragmentarisch. Sie müssen es solange bleiben, als es nicht gelingt, das Virus (oder die Viren) zu isolieren und mit dem so gewonnenen Antigen spezifische serologische Tests aufzubauen.

Nach einer durchgemachten Hepatitis infectiosa besteht im allgemeinen eine Immunität, die eine Zweitinfektion verhindert [75]. Dafür sprechen folgende Tatsachen:

Die Krankheit befällt in der Hauptsache Kinder und Jugendliche. Daraus resultiert offenbar eine weitverbreitete Immunität. Die geringe Morbidität der Erwachsenen ist teils darauf zurückzuführen, teils wahrscheinlich auf die mit dem Alter zunehmende natürliche Resistenz des Organismus [88].

In Gebieten, wo die Hepatitis infectiosa endemisch vorkommt, ist die Krankheit unter den Erwachsenen sehr selten. Man muß annehmen, daß fast alle Einheimischen im frühen Kindesalter eine inapparente Hepatitis infectiosa durchmachen und damit eine dauernde Immunität erwerben. Empfängliche Individuen, die in endemisch verseuchte Gegenden gelangen, erkranken häufig an Hepatitis (Epidemien im zweiten Weltkrieg unter den alliierten Truppen in Nordafrika und in Italien, unter den deutschen Truppen in Griechenland).

Mit Gammaglobulin — gewonnen aus dem Plasma gesunder Blutspender — läßt sich eine partielle, passive Immunität gegen die Hepatitis infectiosa aufrichten [94]. Die Schutzwirkung des Gammaglobulins beruht wahrscheinlich auf Antikörpern gegen das IH-Virus, die durch eine subklinische oder klinische Infektion erworben wurden.

Freiwillige, erwachsene Versuchspersonen entwickelten nach einer experimentellen Infektion mit IH-Viren eine solide Immunität. Eine zweite Gabe desselben Virus, 6—9 Monate nach überstandener Krankheit, führte zu keiner Hepatitis mehr [36].

Die Tatsache, daß in etwa 2—5% aller Fälle *Zweiterkrankungen* an Hepatitis vorkommen, bildet einen gewissen Widerspruch zur Annahme einer dauernden Immunität. In vielen Fällen, bei denen nach einem mehr oder weniger großen Intervall, wiederum die für eine Hepatitis typischen Symptome auftreten, handelt es sich nicht um eine Neuinfektion, sondern um ein Rezidiv einer persistierenden Hepatitis. Zweitinfektionen kommen jedoch mit Sicherheit vor und können wie folgt erklärt werden [99]: 1. Zwischen SH-Virus und IH-Virus besteht keine gekreuzte Immunität [34, 75]. Es ist möglich, daß sich ein Individuum mit beiden Viren infiziert. Bei gleichzeitiger Infektion mit IH- und SH-Virus muß es infolge der längeren Inkubationszeit der Serumhepatitis zu zwei zeitlich getrennten Hepatitisschüben kommen. 2. Es ist wahrscheinlich, daß mehrere, antigenetisch voneinander verschiedene Typen des IH-Virus existieren, ähnlich wie bei Poliomyelitis, Grippe usw. Es würde dann eine Zweitinfektion durch einen Virustyp verursacht, der sich antigenetisch von dem Erreger der Erstinfektion unterscheidet. 3. Eine Zweit-

infektion kann trotz vorhandener Immunität statthaben, wenn die Infektionsdosis sehr massiv ist.

### 6. Epidemiologie

*a) Geographische Verbreitung*

Die Hepatitis infectiosa ist über die ganze bewohnte Erde verbreitet. In
Europa und in den USA läuft die Krankheit in großen säkularen Wellen ab.
In unregelmäßigen Intervallen von 5—10 und mehr Jahren steigt die Morbidität deutlich an und fällt nach Erreichen eines Gipfels wieder allmählich ab. So nahm einige Jahre nach dem zweiten Weltkrieg die Zahl der
Hepatitiskranken in den USA, in den Niederlanden, in der Schweiz und in
der Tschechoslowakei außerordentlich zu. Der Höhepunkt wurde 1954 erreicht,
wo in den USA 49 739 Erkrankungen gemeldet wurden. In den nachfolgenden
Jahren verminderte sich die Erkrankungshäufigkeit zusehends, ein Trend, der
vorläufig anzuhalten scheint. Die Verhältnisse in der Bundesrepublik Deutschland sind nur schwer zu übersehen, da die Hepatitis epidemica hier erst seit 1962
in allen Ländern der Meldepflicht unterworfen ist. ANDERS *[1]* schätzte die Zahl
der Hepatitiskranken im Jahre 1956 auf annähernd 95 000.
In Kriegszeiten war die Hepatitis seit jeher von großer Bedeutung. Im zweiten
Weltkrieg traten auf beinahe allen Kriegsschauplätzen ausgedehnte Epidemien
auf. In den ersten drei Kriegsjahren erkrankten rund 5—6 Millionen deutsche
Soldaten an Hepatitis infectiosa *[31]*. Im Mittelmeerraum und im mittleren
Osten herrschten unter den alliierten Streitkräften massive Epidemien, die
teilweise 9—14% der Mannschaften außer Gefecht setzten *[13]*. In Süd- und
Zentralamerika, an der Mittelmeerküste, im mittleren Osten, im Orient, in
tropischen und subtropischen Gegenden ist die Hepatitis infectiosa endemisch.
Die Krankheit scheint hier bei der einheimischen Bevölkerung oft überhaupt
nicht vorzukommen und zeigt sich erst, wenn empfängliche Individuen zu-
reisen. Bei britischen und amerikanischen Truppen, die während des zweiten
Weltkrieges in solchen Gegenden operierten, kam es fast regelmäßig zu größeren
Epidemien, während die ansässige Zivilbevölkerung gesund blieb. Truppen,
die ihrerseits aus Gebieten stammten, wo die Hepatitis infectiosa endemisch
ist (Britisch-Indien, Südafrikanische Union) wurden weitgehend verschont.

*b) Saisonverteilung*

Die Hepatitis infectiosa kommt während des ganzen Jahres vor. Die Häufigkeit unterliegt jedoch jahreszeitlichen Schwankungen. In gemäßigten Zonen
häufen sich die Erkrankungen im Herbst und Winter, werden im Frühling
seltener und erreichen gewöhnlich im Sommer ein Minimum. Die meisten Epi-

demien — auch in Kriegszeiten — hatten ihr Maximum im Herbst und im Winter.

### c) Altersverteilung

Am häufigsten werden Kinder unter 15 Jahren im Spiel- und Schulalter befallen. Säuglinge erkranken außerordentlich selten. 50—70% der Hepatitiden verlaufen bei Kindern anikterisch und dabei oft so mild, daß sie als solche nicht erkannt werden [99]. Kinder mit einer inapparenten Hepatitis scheiden ebenso Viren mit den Fäzes aus, wie klinisch Erkrankte und tragen als unerkannte Virusträger viel zur Verbreitung der Krankheit bei. Die Erwachsenenbevölkerung ist relativ immun, am ehesten erkranken noch die jüngeren Jahrgänge.

### d) Geschlechtsverteilung

Beide Geschlechter gelten im Kindesalter als gleich empfänglich. Mädchen in der Pubertät und Mütter von Kleinkindern sollen häufiger erkranken als männliche Personen desselben Alters, wahrscheinlich infolge des intimeren Kontaktes mit Kindern. In Dänemark und in den USA wurde bei Frauen nach der Menopause eine höhere Morbidität und Letalität an chronischer Hepatitis festgestellt [49, 87].

### e) Übertragung

Die einzige bis heute bekannte Infektionsquelle ist der Mensch. Inapparent erkrankte Individuen kommen als Infektionsquelle ebenso in Betracht wie Patienten mit klinischer Hepatitis. In beiden Fällen wird das Virus in der Inkubationszeit und während der akuten Phase der Krankheit massenhaft im Stuhl ausgeschieden.

Zahlreiche epidemiologische Beobachtungen lassen es als gesichert erscheinen, daß die infektiöse Hepatitis in erster Linie auf *ano-oralem Weg* von Mensch zu Mensch übertragen wird (Schmierinfektion). Durch Verfütterung von virushaltigen Stuhlaufschwemmungen und Duodenalsaft ließ sich die Krankheit auf Freiwillige übertragen [41, 98]. Das Virus verbreitet sich um so leichter, je enger in einer Gemeinschaft der Kontakt und je schlechter die persönliche und allgemeine Hygiene ist. Enger persönlicher Kontakt ist gewährleistet in Familien, Kinderheimen, Schulen, Internaten, Kasernen, Flüchtlingslagern, Anstalten und Gefängnissen. Kleinere *Kontaktepidemien* kommen in solchen Wohngemeinschaften immer wieder vor, besonders dann, wenn gleichzeitig die sanitären Verhältnisse und die persönliche Hygiene mangelhaft sind. So war zum Beispiel in einer Anstalt für geistesschwache Kinder die Hepatitishäufigkeit direkt proportional zum geistigen Defekt, im engeren Sinne zur Fähigkeit, die einfachsten hygienischen Regeln zu befolgen [99]. Mangelhafte

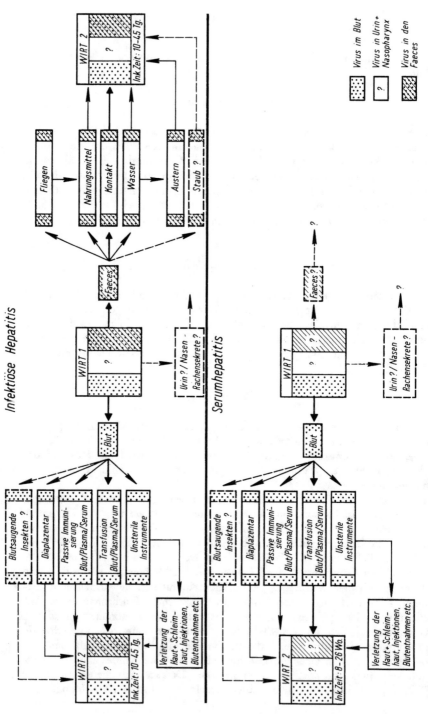

Abb. 5: Übertragungsmöglichkeiten der infektiösen Hepatitis und der Serumhepatitis. Rechte Hälfte der Abbildung: Übertragung durch Fäzes nur bei der infektiösen Hepatitis möglich. Linke Hälfte: Übertragungsmöglichkeiten durch Blut für infektiöse Hepatitis und Serumhepatitis dieselben. Der Unterschied besteht in der Inkubationszeit und in der Viruszeit.

Hygiene bei gleichzeitigem intensiven Kontakt führte in fast allen Feldzügen zu ausgedehnten Epidemien unter der kämpfenden Truppe. Die Hepatitis infectiosa kommt allerdings auch in Gemeinschaften vor, wo die persönliche Hygiene einwandfrei ist. Infektionsquelle ist hier nicht selten ein inapparent erkranktes Kind. Es ist recht charakteristisch, daß es bei kinderreichen Familien kaum bei der Erkrankung eines einzelnen Kindes bleibt. Nach einem Intervall von etwa einem Monat erkranken gewöhnlich auch die Geschwister, manchmal sogar die Eltern.

Da die Hepatitis infectiosa im präikterischen Stadium mit katarrhalischen Symptomen, ähnlich wie eine Grippe, verlaufen kann, hat man an die Möglichkeit einer Übertragung durch *Tröpfcheninfektion* (Mund-zu-Mund-Infektion) gedacht. Es ist bis heute jedoch nicht gelungen, das Virus in Sekreten aus dem Nasopharynx nachzuweisen *[36, 75]*.

Die Übertragung durch *Wasser, Milch* und andere *Nahrungsmittel* ist möglich, wenn diese sekundär mit virushaltigen Fäzes verunreinigt wurden. Wasserepidemien sind *Explosivepidemien* und werden meist dadurch verursacht, daß Abwässer ins Trinkwassersystem gelangen. Das wohl instruktivste Beispiel ist eine Epidemie, die 1955/56 in Delhi (Indien) ausbrach. Innerhalb weniger Wochen erkrankten 29 000 Personen an ikterischer Hepatitis *[68]*. Kleinere Wasserepidemien traten vorzugsweise in Sommerlagern auf. Epidemien durch Milch und Nahrungsmittel sind ebenfalls möglich. Die Kontamination der Nahrungsmittel erfolgt gewöhnlich durch klinisch oder inapparent erkrankte Personen, die beruflich mit Nahrungsmitteln zu tun haben (Bäcker, Köche, Küchenpersonal, Verkäufer).

Während der Virämie kann das IH-Virus — ähnlich wie das SH-Virus — *parenteral* durch Bluttransfusionen und durch kontaminierte Injektionskanülen, Spritzen, Schnepper usw. übertragen werden. Dies ist wahrscheinlich häufiger der Fall, als man gemeinhin annimmt. Die Inkubationszeit ist wesentlich kürzer als bei der Serumhepatitis und beträgt etwa 2—8 Wochen. Parenteral mit IH-Virus infizierte Personen scheiden das Virus im Stuhl aus, im Gegensatz zur Serumhepatitis, wo das Virus bisher niemals in den Fäzes nachgewiesen wurde *[35]*. Der Stuhl eines solchen Kranken ist als infektiös zu betrachten.

Während der Schwangerschaft kann die infektiöse Hepatitis *diaplazentar* von der Mutter auf das Kind übertragen werden *[45]*.

Insekten können zur Verbreitung der Krankheit beitragen, indem sie infektiöse Fäzespartikel verschleppen. Ob beißende Insekten durch Biß die Krankheit übertragen können, ist nicht bewiesen, wird aber als wahrscheinlich erachtet.

In neuerer Zeit sind größere Ausbrüche von Hepatitis infectiosa nach Genuß von rohen *Austern* bekannt geworden. Die eine Epidemie wurde dadurch verursacht, daß infektiöse Fäzes in das Wasser gelangten, in dem die Austern gehalten wurden *[25]*. Die andere Epidemie ging auf Austern zurück, die im Mündungsgebiet eines mit Abwässern stark verunreinigten Flusses gesammelt wurden *[65]*. Es bleibt weiteren Untersuchungen vorbehalten festzustellen, ob das IH-Virus in

Austern vermehrungsfähig ist. Die Beobachtung, daß Personen, die mit Schimpansen zu tun haben, häufig an einer Hepatitis infectiosa erkranken, legt die Vermutung nahe, daß diese Tiere als Virusreservoire in Frage kommen [44].

## 7. Therapie

### a) Akute Virushepatitis

Eine kausale Therapie, die direkt am Hepatitisvirus eingreift, existiert bis heute nicht. Im Durchschnittsfall, vor allem bei Kindern und jugendlichen Erwachsenen, kommt man mit der sogenannten Basistherapie aus. Diese besteht in Bettruhe, in einer kalorienreichen Diät und in feuchtwarmen Leberwickeln. Als Ergänzung der Basistherapie werden Fruktose, Vitamin-B-Komplex und Gemische essentieller Aminosäuren empfohlen [89]. Die einzigen Medikamente, die bei der Virushepatitis eine überzeugende Wirkung entfalten, sind die Glukokortikoide (Prednison und Prednisolon). Ihre Anwendung soll aber auf schwere Verlaufsformen beschränkt bleiben [20].

### b) Chronische Hepatitis

Die Basistherapie der chronischen Hepatitis besteht — wie bei der akuten Hepatitis — in langfristiger Bettruhe und in einer kalorienreichen Diät. Dazu kommen Injektionen von Leberhydrolysaten. Heute werden überdies von den meisten Klinikern Glukokortikoide verabreicht mit dem Ziel, die proliferierenden Mesenchymprozesse in der Leber zu bremsen.

## 8. Prophylaxe

### a) Maßnahmen zur Unterbrechung des Infektionszyklus

Erkrankte Personen müssen isoliert werden. Wenn zu Hause eine sachgemäße Pflege und Isolierung nicht gewährleistet ist, wird man den Patienten hospitalisieren. In erster Linie müssen Vorkehrungen getroffen werden, die den ano-oralen Infektionsweg unterbinden. Die wichtigste und einfachste Maßnahme ist die sorgfältige Reinigung der Hände mit Seife nach jeder Defäkation und vor jeder Nahrungsaufnahme. Die Dauer der Virusausscheidung im Stuhl ist nicht genau bekannt. Die Fäzes gelten bis mindestens drei Wochen nach Beginn des Ikterus als infektiös und sind sofort zu desinfizieren. Eßgeräte, Bettwäsche und Kleider des Kranken sind zu sterilisieren, am besten im Autoklaven. Allenfalls genügt zur Sterilisation auch 30 Minuten langes Kochen in Wasser. Jede Kontamination von Trinkwasser, Milch und Nahrungsmitteln mit infek-

tiösem Material muß sorgfältig vermieden werden. Fliegen können Fäzes-spuren übertragen und müssen bekämpft werden.
Während der Virämie, deren Dauer unbekannt ist, besteht die Gefahr der parenteralen Übertragung auch bei der infektiösen Hepatitis. Aus diesem Grunde sind sämtliche Instrumente, die mit dem Blut des Patienten in Berührung kommen, wie Injektionskanülen, Spritzen, Schnepper usw., gründlich zu reinigen und anschließend mit Hitze zu sterilisieren (siehe Prophylaxe der Serumhepatitis, S. 792). Personen, die eine infektiöse Hepatitis durchgemacht haben, kommen als Blutspender nicht mehr in Frage.
Das gehäufte Auftreten der infektiösen Hepatitis in größeren Gemeinschaften (Kasernen, Schulen, Anstalten) ist immer verdächtig auf schlechte hygienische Verhältnisse. Küchen, Trinkwasserversorgung und sanitäre Anlagen müssen sorgfältig überwacht werden. Der Sauberkeit der Toiletten ist größte Aufmerksamkeit zu schenken. Die übliche Chlorierung des Trinkwassers genügt nicht, um das IH-Virus zu inaktivieren. Durch Verwendung abgekochten Wassers sind Hepatitisepidemien in militärischen Einheiten schlagartig zum Erlöschen gebracht worden. Bei Milchepidemien soll nur abgekochte Milch verwendet werden.
Die Gegenwart des Virus im Stuhl und im Blut während der Inkubationszeit der infektiösen Hepatitis und die große Zahl der anikterisch verlaufenden Fälle machen es unter Umständen außerordentlich schwierig, eine Epidemie unter Kontrolle zu bringen. Die Erfassung der anikterischen Hepatitiden ist von großer Bedeutung, nicht nur, um sie als Infektionsquelle auszuschließen, sondern auch, um durch eine entsprechende Therapie einer chronischen Hepatitis und einem späteren Übergang in eine Leberzirrhose vorzubeugen. Die Bestimmung der Serumtransaminasen (SGPT und SGOT) erlaubt es, frische Erkrankungen schon früh in der präikterischen Phase zu entdecken und auch einen Teil der anikterisch verlaufenden Fälle ausfindig zu machen *[102]*. Der Test sollte bei allen Kontaktpersonen ausgeführt werden. Leider steht bis heute noch keine Methode zur Verfügung, um alle anikterisch und inapparent Erkrankten zu ermitteln.

## b) Gammaglobulinprophylaxe

Durch Verabreichung von Gammaglobulin ist es möglich, passiv gegen Hepatitis infectiosa zu immunisieren. Die Wirkung von Gammaglobulin wurde während des zweiten Weltkrieges und kurz nachher von STOKES und NEEFE *[93]*, HAVENS und PAUL *[40]* sowie GELLIS und anderen *[26]* überzeugend bewiesen und später vor allem durch KRUGMAN und seine Mitarbeiter *[56]* in umfangreichen Untersuchungen bestätigt.
Über die zu verabreichende *Dosis* herrscht noch keine völlige Klarheit. Eine einmalige Injektion von 0,12 ml Gammaglobulin pro kg Körpergewicht reduzierte die Zahl der ikterischen Verlaufsformen auf den 10. bis 30. Teil. Kleinere Dosen (0,02 ml/kg), wie sie früher verwendet wurden, haben einen

geringeren Effekt und vermögen Erwachsene nicht zu schützen. Gammaglobulin verhindert die Infektion durch das IH-Virus nicht, sondern modifiziert lediglich den Krankheitsverlauf. Nach einer verlängerten Inkubationszeit (35—50 Tage) durchlaufen derart immunisierte Personen meist eine inapparente oder eine milde anikterische Hepatitis. Die Frage, ob solche milderen
Verlaufsformen eine bessere Prognose in bezug auf den Übergang in eine chronische Hepatitis und eine Leberzirrhose haben als die voll ausgeprägten
Hepatitisfälle, steht noch offen.
Gammaglobulin muß möglichst früh in der Inkubationszeit verabreicht werden.
Eine deutliche Wirkung ist nur zu erwarten, wenn es mindestens 6 Tage
vor Beginn der Krankheit gespritzt wird. Die Dauer der passiven Immunität
wird auf 6—8 Wochen geschätzt. STOKES u. Mitarb. [94] haben beobachtet,
daß immunisierte Personen, die dauernd der Infektion durch IH-Viren ausgesetzt waren, wesentlich länger, d. h. 5—9 Monate vor einer Infektion
geschützt blieben. Die prolongierte Schutzwirkung von Gammaglobulin wird
dadurch erklärt, daß während der Dauer der passiven Immunität eine Infektion
erfolgte, die zu einer inapparenten Erkrankung und zu einer aktiven Immunität gegen das betreffende Virus führte (passive-aktive Immunisierung).
Die Verwendung von Gammaglobulin ist in folgenden Fällen indiziert:
    Unterbrechung von Epidemien in Anstalten, Lagern usw.;
    Schutz gefährdeter Kontaktpersonen vor schwerer Hepatitis, z. B. Per-
        sonen in schlechtem Allgemeinzustand, Frauen während der Schwanger-
        schaft und nach der Menopause;
    Passive Immunisierung von Personen, die in Gegenden mit endemischem
        Vorkommen der Hepatitis infectiosa oder in Epidemiegebieten ein-
        gesetzt werden.

## B. Serumhepatitis

*Synonyma:* Homologer Serumikterus, S. H., Virushepatitis B,
            Inokulationshepatitis

Die Serumhepatitis wird durch das SH- oder Hepatitis-B-Virus verursacht.
Die Übertragung geschieht parenteral durch Inokulation von infektiösem Blut,
Serum, Plasma und anderen Blutkomponenten. Nach einer Inkubationszeit
von 8—26 Wochen entsteht ein Krankheitsbild, das dem einer infektiösen
Hepatitis weitgehend ähnlich ist.

### 1. Geschichte

Obwohl schon früher nach Vakzinationen, Injektionsbehandlungen (Diabetes-,
Lues-Therapie) und prophylaktischen Serumgaben auffallende Häufungen an

Gelbsuchtsfällen beobachtet wurden, hat man doch erst zu Beginn des zweiten Weltkrieges die Serumhepatitis als iatrogen verursachte Infektionskrankheit konzipiert. Anlaß dazu boten Gelbfiebervakzinationen in den Jahren 1937 und vor allem 1942, in deren Anschluß Tausende von Hepatitiserkrankungen auftraten. Da das Gelbfiebervirus als ätiologisches Moment ausgeschlossen werden konnte und nur bestimmte Impfstoffchargen, die menschliches Serum als Stabilisator enthielten, zu einer Hepatitis führten, erkannte man, daß das infektiöse Agens im menschlichen Blut enthalten sein mußte [22, 84]. In der Folge wurde die Virusätiologie der Serumhepatitis parallel mit der Virusgenese der infektiösen Hepatitis an zahlreichen Freiwilligenversuchen überprüft und bestätigt [62, 75]. Die zentrale Rolle der Bluttransfusion als Übertragungsmodus der Serumhepatitis wurde vor allem während des zweiten Weltkrieges deutlich.

## 2. Klinik und Pathologie

Die Inkubationszeit der Serumhepatitis ist mit 8—26 Wochen im allgemeinen deutlich länger als jene der infektiösen Hepatitis (15—45 Tage). Nachdem WARD und KRUGMAN [99] bei der infektiösen Hepatitis Inkubationszeiten bis zu 50 Tagen beobachtet haben, ist es wahrscheinlich, daß sich die Inkubationszeiten der beiden Krankheiten mehr oder weniger überschneiden. Die Inkubationszeit ist somit kein zuverlässiges Kriterium, eine Serumhepatitis von einer infektiösen Hepatitis zu unterscheiden. Die Serumhepatitis beginnt meist schleichend und ohne Fieber. Der klinische Verlauf der Serumhepatitis ist häufig schwerer und die Mortalität höher als bei der infektiösen Hepatitis, was zum Teil mit dem Umstand zusammenhängt, daß es vor allem Kranke oder Personen in der Rekonvaleszenz sind, die an Serumhepatitis erkranken. Histopathologisch lassen sich die Läsionen bei der infektiösen Hepatitis nicht von denen der Serumhepatitis unterscheiden. Die Therapie ist bei beiden Krankheiten dieselbe.

## 3. Ätiologie

### a) Eigenschaften des SH-Virus

Der einzige empfängliche Wirt für das SH-Virus, den wir kennen, ist der Mensch. Alles, was wir über die Eigenschaften dieses Virus wissen, beruht letztlich auf Freiwilligenversuchen.
*Größe:* Das SH-Virus passiert Kollodiummembranen, die einen mittleren Porendurchmesser von 52 m$\mu$ aufweisen. Der Durchmesser des Virus beträgt demnach schätzungsweise 26 m$\mu$ oder weniger, bewegt sich also in der Größenordnung der Poliomyelitisviren [66].

*Physikalische und chemische Eigenschaften:* SH-Viren haben gegen chemische und physikalische Einflüsse eine noch größere Resistenz als die IH-Viren. Im übrigen sind sich jedoch die Eigenschaften der beiden Viren bemerkenswert ähnlich (Tabelle 2). In Serumalbumin widersteht das SH-Virus einer 4stündigen Erhitzung auf 60° C. Eine 10stündige Einwirkung von 60° C zerstört die Infektiosität. Das SH-Virus kann in gefrorenem Zustand jahrelang ohne Aktivitätsverlust gelagert werden. Das lyophilisierte Virus bleibt selbst bei Zimmertemperatur mindestens 1 Jahr lang infektiös. Äther, 0,25%iges Phenol oder 0,2%iges Trikresol vermögen das Virus nicht zu inaktivieren. UV-Bestrahlung führt nur unter so rigorosen Bedingungen zu einem Verlust der Infektiosität, daß diese Methode für die Sterilisation von Blut und Blutprodukten nicht in Frage kommt.

### b) Vorkommen des Virus

Das SH-Virus wurde bis heute nur im Blut nachgewiesen. Nach allen bisherigen Erfahrungen wird es nicht wie das IH-Virus mit den Fäzes ausgeschieden und tritt anscheinend auch nicht im Urin oder in Sekreten des Nasopharynx auf. Während der präikterischen und frühen ikterischen Phase der Serumhepatitis besteht eine Virämie. Überträgt man virushaltiges Blut, Serum oder Plasma parenteral auf freiwillige Versuchspersonen, so erkranken diese nach einer Inkubationszeit von 8—26 Wochen an Serumhepatitis *[41, 62, 76]*.
Von größter Bedeutung ist die Tatsache, daß klinisch vollkommen gesunde Personen das Virus im Blut beherbergen können. Während der langen, symptomfreien Inkubationszeit wurde das SH-Virus verschiedentlich im Blut festgestellt (87 Tage vor Krankheitsbeginn *[76]*, 60 Tage vor dem Auftreten des Ikterus *[78]*). Nach Abheilung der Serumhepatitis kann die Virämie monate- bis jahrelang persistieren . MURRAY u. Mitarb. *[73]* bewiesen das Vorhandensein von SH-Viren im Blut 4 Monate nach klinischer Abheilung einer Serumhepatitis, zu einem Zeitpunkt, in dem alle Leberfunktionsproben normal waren. Ein Patient mit einer Leberzirrhose war nachgewiesenermaßen über 5 Jahre lang SH-Virus-Träger *[95]*. Die Virämie kann auch bei Personen vorhanden sein, deren Anamnese keine Anhaltspunkte für eine durchgemachte Hepatitis bietet. STOKES *[92]* schätzt die Zahl der gesunden Virusträger in der amerikanischen Bevölkerung auf 2—3%.

### c) Übertragung

Die Serumhepatitis läßt sich nur parenteral durch Inokulation von Blut und Blutbestandteilen übertragen. Perorale Gaben von ikterogenem, d. h. SH-Virushaltigem Material führten bei Freiwilligen nie zu einer Hepatitis. Da das SH-Virus außerdem nicht in den Fäzes auftritt, kommt der ano-orale Ausbreitungsweg für diese Form der Virushepatitis überhaupt nicht in Betracht.

Die Serumhepatitis scheint zu ihrer Verbreitung auf den Arzt und das ärztliche Hilfspersonal angewiesen zu sein, und es bleibt vorerst ein Rätsel, wie das Virus auf natürliche Weise von einem Menschen zum andern weitergereicht wird. BURNET [8] hat die interessante Hypothese aufgestellt, daß das SH-Virus diaplazentar von der Mutter auf das Kind übertragen werde. Ähnlich wie bei der lymphozytären Choriomeningitis würden die in utero infizierten Embryonen eine immunologische Toleranz gegenüber SH-Viren entwickeln. Eine Virämie wäre dann nicht von einer Antikörperbildung gefolgt und könnte monate- bis jahrelang bestehen. Verschiedene Einzelbeobachtungen sprechen dafür, daß die Serumhepatitis tatsächlich diaplazentar übertragen werden kann [95]. Da minimale Serummengen genügen, um die Krankheit zu übertragen, hat man auch stechende Insekten als mögliche, natürliche Krankheitsüberträger in Betracht gezogen.

## 4. Epidemiologie

Die geographische Verbreitung der Serumhepatitis entspricht der Verbreitung der Schulmedizin. Sie kommt überall dort vor, wo Bluttransfusionen und Injektionen aller Art an der Tagesordnung sind.

Im Gegensatz zur infektiösen Hepatitis, die bevorzugt Kinder und Jugendliche befällt, sind alle Altersgruppen für die Serumhepatitis gleich anfällig. Wenn Erwachsene häufiger als Kinder erkranken, so deshalb, weil sie öfter Bluttransfusionen und Injektionen erhalten. Das männliche und weibliche Geschlecht werden gleich häufig von der Krankheit betroffen.

Eine jahreszeitliche Häufung — wie bei der infektiösen Hepatitis — ist nicht bekannt.

Bei den meisten Erkrankungen an Serumhepatitis handelt es sich um sporadisch auftretende *Einzelfälle*. Als man die Gefahr, die dem menschlichen Blut und seinen Komponenten innewohnt, noch nicht so genau kannte, trat die Serumhepatitis wiederholt auch in Form von *Epidemien* auf. So erkrankten zu Beginn des zweiten Weltkrieges Tausende amerikanischer Soldaten im Anschluß an eine Gelbfiebervakzination an Hepatitis, weil gewisse Impfstoffchargen vom Aufbereitungsprozeß her menschliches Serum enthielten, das mit SH-Viren kontaminiert war [22]. Zahlreiche Hepatitiden wurden durch die einst verbreitete Anwendung von Rekonvaleszentenserum zur Prophylaxe von Masern, Parotitis epidemica usw. hervorgerufen [67]. Als Folge einer inadäquaten Sterilisation von Spritzen und Injektionskanülen kam es in einzelnen Kliniken zu größeren Ausbrüchen an Serumhepatitis. Das war besonders in Zentren der Diabetes- und Lues-Therapie der Fall, wo langfristige Injektionsbehandlungen üblich waren (Insulin- bzw. Arsen- oder Salvarsan-Therapie). WEWALKA [103] beschrieb eine kleinere Hepatitisepidemie, bei der man annehmen muß, daß SH- und IH-Viren gleichzeitig übertragen wurden. Es traten dabei zwei Häufigkeitsmaxima auf: das erste 4—8 Wochen nach

Beginn der Injektionsbehandlung, was ungefähr der Inkubationszeit der infektiösen Hepatitis entspricht, das zweite nach 16—20 Wochen, d. h. nach einer Inkubationszeit, wie sie für die Serumhepatitis typisch ist. Die sporadisch auftretenden Einzelfälle an Serumhepatitis, mit denen der Kliniker es heute meistens zu tun hat, lassen sich in zwei große Gruppen einteilen:

1. Serumhepatitis durch Bluttransfusionen, Plasma und verschiedene andere Blutprodukte;
2. Serumhepatitis als Folge einer inadäquaten Sterilisation des ärztlichen Instrumentariums.

Ad 1: Die wichtigste Übertragungsform der Serumhepatitis ist heute die *Bluttransfusion*. Über die Häufigkeit der Transfusionshepatitis lassen sich keine allgemein gültigen Angaben machen. Die Werte, die von den einzelnen Autoren mitgeteilt wurden, weichen beträchtlich voneinander ab. HAVENS u. Mitarb. *[40]* schätzen, daß 0,2—1⁰/o der Blutempfänger an einer Hepatitis erkranken. Die Angaben der übrigen Autoren schwanken zwischen 0,1 und 4,5⁰/o *[6]*. Wahrscheinlich ist der Prozentsatz gesunder Virusträger von Bevölkerungsgruppe zu Bevölkerungsgruppe und damit von Spenderstamm zu Spenderstamm verschieden. Das Risiko, an einer Hepatitis zu erkranken, ist für einen Patienten um so größer, je mehr Bluttransfusionen er erhält.

Bei der Verwendung von *Mischplasma,* zu dessen Gewinnung das Blut verschiedener Spender gepoolt wird, ist das Erkrankungsrisiko naturgemäß höher als bei Vollbluttransfusionen. Während des Koreakrieges erkrankten von den Soldaten, die nur Bluttransfusionen erhalten hatten, 3,6⁰/o an einer Serumhepatitis, von denen, die sowohl mit Bluttransfusionen als auch mit Mischplasma behandelt worden waren, dagegen 21,9⁰/o *[85]*.

Die artifizielle Erzeugung von Malaria durch Blutübertragung, wie sie zur Behandlung der progressiven Paralyse üblich war, führte in einigen Fällen auch zur Serumhepatitis.

Außer durch Blut und Plasma kann die Serumhepatitis durch folgende Blutkomponenten übertragen werden: Trockenserum, Fibrinogen, Thrombin und Erythrozytenkonzentrate. Das heute im Handel erhältliche äthanolfraktionierte Gammaglobulin ist virusfrei im Gegensatz zu Gammaglobulin, das durch Zinkpräzipitation gewonnen wurde. Albumin kann ohne Verlust der Proteineigenschaften während 10 Stunden bei 60° C erhitzt werden. Bedingungen, die ausreichen, um das SH-Virus in den üblicherweise vorliegenden Konzentrationen zu inaktivieren.

Ad 2: Ein kleinerer Teil der Serumhepatitiden wird durch Instrumente übertragen, die mit SH-Virus-haltigem Blut kontaminiert sind. In erster Linie führen Injektionen mit mangelhaft sterilisierten Injektionskanülen und Spritzen zu dieser Form der Hepatitis. Aber auch Blutentnahmen aus einer Vene oder mittels eines Schneppers können, wenn sie mit kontaminierten Instrumenten erfolgen, die Krankheit verursachen. SIEDE *[88]* beobachtete Serumhepatitiden im Anschluß an Pneumothoraxfüllungen. Inwieweit die Serumhepatitis durch zahnärztliche Eingriffe übertragen werden kann, ist noch nicht bekannt, immerhin muß diese Möglichkeit im Auge behalten werden. Als Überträger der Serumhepatitis kommen nicht nur Ärzte und ärztliches Hilfspersonal in Frage. Die Krankheit wurde von HAVENS *[37]* auch bei Morphiumsüchtigen beobachtet, die sich die Injektionen häufig mit nicht sterilisierten Spritzen verabreichen. Bei Seeleuten mußten vereinzelte Hepatitiden auf die Tätowierung zurückgeführt werden. Es ist nicht ausgeschlossen, daß auch Barbiere und Friseure zur Verbreitung der Hepatitis beitragen.

Im Einzelfall ist oft nicht zu entscheiden, ob eine Serumhepatitis, die während oder nach einer Spitalbehandlung auftritt, auf Bluttransfusionen zurückzuführen ist oder auf Spritzen, Blutentnahmen usw. Die größere Wahrscheinlichkeit liegt bei der Bluttransfusion, erhält doch damit ein Patient eine ca. $10^4$mal größere Infektionsdosis als durch verunreinigte Spritzen. Da auch bei der infektiösen Hepatitis die parenterale Übertragung möglich ist, muß man die Frage, ob es sich bei einer Transfusions- oder Spritzenhepatitis um eine Serumhepatitis oder um eine infektiöse Hepatitis handelt, häufig offen lassen.

## 5. Immunologie

Wir verfügen bis heute noch über keine Laboratoriumsmethode, die es gestattet, Antikörper gegen das SH-Virus festzustellen. Aus Freiwilligenversuchen ist nur sehr wenig über die Immunitätsverhältnisse bei der Serumhepatitis bekannt.

Eine gewisse Immunität scheint sich auch nach der Serumhepatitis zu entwickeln. Freiwillige, die eine artifizielle Serumhepatitis durchgemacht hatten, erwiesen sich 3 bis 12 Monate nach überstandener Krankheit als teilweise immun gegen eine neuerliche Inokulation desselben SH-Virusstammes *[75]*. Bei Freiwilligenversuchen wurde immer wieder die Erfahrung gemacht, daß ein Teil der inokulierten Personen gesund blieb. Diese Beobachtung spricht für eine gewisse Immunität unter der Erwachsenenbevölkerung.

Die Erfahrungen mit Gammaglobulin zeitigten widersprechende Ergebnisse. DRAKE u. Mitarb. *[15]* verabreichten freiwilligen Versuchspersonen kleine Mengen SH-virushaltiges Plasma gleichzeitig mit einer hohen Dosis Gammaglobulin, das von Personen gewonnen war, die 3 Monate bis 3 Jahre zuvor eine Serumhepatitis durchgemacht hatten. Eine solche einmalige Gammaglobulindosis hatte keine protektive Wirkung, die Versuchspersonen erkrankten trotzdem an einer Serumhepatitis. Paradoxerweise kann zinkpräzipitiertes Gammaglobulin über die Eigenschaft verfügen, einerseits gegen eine infektiöse Hepatitis abzuschirmen und andererseits eine Serumhepatitis zu verursachen *[92]*. GROSSMAN u. Mitarb. *[30]* dagegen nehmen an, daß Gammaglobulin auch Antikörper gegen SH-Virus enthält, konnten sie doch im zweiten Weltkrieg durch Gammaglobulinprophylaxe die Häufigkeit der Transfusionshepatitis auf den 7. Teil reduzieren.

Ein und derselbe Patient kann mehrere Attacken einer Serumhepatitis durchmachen *[37]*. Diese Beobachtung spricht entweder für eine mangelhafte Immunität oder für das Vorliegen mehrerer antigenetisch voneinander verschiedener
Virustypen. Zwischen der infektiösen Hepatitis und der Serumhepatitis besteht
keine Kreuzimmunität. Personen, die an einer Serumhepatitis erkrankten,
können noch eine infektiöse Hepatitis durchmachen und umgekehrt *[34, 75]*.
Eine vorausgegangene Serumhepatitis scheint sogar die Suszeptibilität für eine
infektiöse Hepatitis zu erhöhen.

## 6. Prophylaxe

Zur Bekämpfung der Serumhepatitis sind die prophylaktischen Maßnahmen
von größter Bedeutung. Die Inokulationshepatitis durch Spritzen und Blutentnahmen läßt sich vollständig vermeiden, die Häufigkeit der Hepatitis nach
Bluttransfusionen, Plasma und anderen Blutprodukten durch geeignete Maßnahmen wenigstens einschränken.
Injektionsnadeln, Spritzen, Pipetten zur Blutentnahme, Lanzetten, überhaupt
alle Instrumente, die mit Blut und seinen Bestandteilen in Berührung kommen
und geeignet sind, das Integument zu verletzen, müssen sorgfältig gereinigt
und in der Hitze sterilisiert werden. Die gründliche mechanische Reinigung
ist von besonderer Wichtigkeit; sie soll sofort nach Gebrauch der Instrumente
erfolgen. Die Sterilisation geschieht am zweckmäßigsten im Autoklaven bei
120° C (1,0 atü) während 20 Minuten oder durch Trockenhitze 1 Stunde bei
180° C (ruhende Heißluft) bzw. 30 Minuten bei 170° C (bewegte Heißluft). Im
Notfall genügt 30 Minuten langes Kochen im Wasser. Gegen diese Methode
haben verschiedene Autoren Bedenken geäußert. Sie halten es für möglich,
daß in Blutresten eingepackte SH-Viren eine Erhitzung auf 100° C überstehen *[81, 88]*. Die sterilisierten Instrumente dürfen nur trocken, also nicht
in Alkohol, Desogenlösung oder anderen Flüssigkeiten aufbewahrt werden.
Eine chemische Desinfektion der Instrumente ist unzulässig. Die üblichen Des-
infizientien vermögen das SH-Virus nicht mit Sicherheit zu inaktivieren.
Schnepper sollten allmählich ausgemerzt und durch Lanzetten ersetzt werden.
Besondere Probleme bietet die Sterilisation von großen Apparaturen, die
dauernd mit Blut in Berührung kommen, wie künstliche Nieren- und Herz-
Lungenmaschinen. Hier ist eine Sterilisation durch gasförmiges Äthylenoxyd
angebracht *[48]*.
Da es bis heute keine Methode gibt, die es gestattet, alle gesunden Virusträger
zu ermitteln, bleibt jede Übertragung von Blut, Plasma und anderen Blutkomponenten mit einem gewissen Hepatitisrisiko behaftet. In den USA
schätzt man bei jährlich 5 Millionen Bluttransfusionen 15 000—20 000 Serumhepatitiden.
Durch eine sorgfältige *Auswahl der Blutspender* kann wenigstens ein Teil
der gesunden Virusträger eliminiert werden. Personen mit Gelbsucht oder Hepatitis in der Anamnese müssen als Blutspender ausgeschlossen werden, des-

gleichen solche, die eine Lebervergrößerung oder anormale Leberfunktionsprüfungen zeigen. Wird der Blutspender für sein Blut bezahlt, müssen die anamnestischen Angaben vorsichtig bewertet werden. Ein Spender, der auf das Geld angewiesen ist, wird leicht in Versuchung fallen, eine durchgemachte Gelbsucht zu verschweigen. Von großer Bedeutung ist die Bestimmung der Serumtransaminasen (SGPT oder SGOT) bei allen Blutspendern. Damit lassen sich eine Anzahl gesunder Virusträger entdecken, die mit keiner anderen Methode erfaßt werden. Bei Verwendung von Spendern mit SGOT-Aktivitäten unter 40 E betrug das Hepatitisrisiko 1 : 173 Einzeltransfusionen. Wenn man Blut mit SGOT-Aktivitäten über 100 E transfundierte, stieg das Risiko auf 1 : 47 [4]. Leider bedingt eine derart rigorose Auswahl der Spender einen beträchtlichen Verlust an Blut. Die Blutspendezentren sollten ihre Hepatitisfrequenz genau kennen. Das ist nur möglich durch sorgfältige katamnestische Erhebungen bei allen Patienten, die Bluttransfusionen erhalten.

*Mischplasma* ist mit einem größeren Hepatitisrisiko belastet als die Vollbluttransfusionen. Die Gefahr der Hepatitisübertragung ist um so größer, je mehr Blutspender zu einem Plasmapool beigetragen haben. Ein Plasmapool sollte deshalb von nicht mehr als 2—5 Blutspendern gewonnen werden.

Die *Sterilisation* von Blut, Plasma und anderen Blutkomponenten gestaltet sich wegen der hohen Widerstandskraft der SH-Viren gegen chemische und physikalische Einflüsse äußerst schwierig.

1. *UV-Bestrahlung.* Durch UV-Bestrahlung ist es ohne Veränderung der Proteine nicht möglich, das Plasma keimfrei zu machen. 11,9% der Empfänger eines UV-bestrahlten ikterogenen Plasmapools erkrankten an Hepatitis [71].

2. *Betapropiolakton (BPL):* Von den zahlreichen chemischen Verbindungen, die auf ihre virusinaktivierenden Eigenschaften geprüft wurden, versprach das Betapropiolakton am ehesten einen Erfolg. Durch Zusatz von 4000 mg/l gelang es, kleine Plasmamengen praktisch keimfrei zu machen [59]. Injektionen von 1 ml ikterogenem Plasma, das mit BPL versetzt wurde, führten bei Freiwilligen nicht mehr zu einer ikterischen Hepatitis. Nach intravenöser Infusion von 600 ml Plasma, das 3000 mg/l BPL enthielt, erkrankten überraschenderweise 4 von 5 Freiwilligen. Offenbar bleiben nach der BPL-Behandlung noch Spurenquantitäten an SH-Viren zurück, die sich bei Verabreichung größerer Plasmamengen zu einer Dosis summieren, die für eine Infektion genügt.

3. *Kombinierte BPL und UV-Behandlung:* Sie soll nach Lo Grippo [59] eine weitgehende Sicherheit gewährleisten. 489 Liter Plasma, die derart vorbehandelt und in 2063 Transfusionen verabreicht wurden, verursachten in keinem Fall eine Hepatitis.

4. *Langzeitlagerung des Plasmas bei Zimmertemperatur:* Die üblichen Methoden, Plasma in der Kälte aufzubewahren (— 60° C, — 20° C, — 4° bis + 4° C) sind geradezu ideal für die Lagerung der SH-Viren. Die Aktivität der SH-Viren nimmt jedoch bei Zimmertemperatur allmählich ab. Während ein ikterogenes Plasma nach dreimonatelanger Lagerung bei 27°—29° C noch bei 3 von 5 Freiwilligen zu einer Hepatitis führte, erkrankte nur noch einer

von 19, wenn das Plasma 6 Monate lang bei Zimmertemperatur gehalten wurde *[72]*. Diese Methode ist erfolgversprechend, wird aber bis jetzt kaum in großem Maßstab angewendet. Abgesehen von der Schwierigkeit, das Plasma frei von Bakterien zu halten, ist die lange Lagerungszeit ein kommerzielles Handicap.

Zusammenfassend muß festgestellt werden, daß es bis heute keine absolut zuverlässige Methode gibt, Plasma, Blut und verschiedene Blutprodukte frei von SH-Virus zu machen. Nur einige wenige Blutkomponenten sind mit Sicherheit virusfrei. Albumin läßt sich 10 Stunden lang bei 60° C erhitzen, ohne daß die Proteineigenschaften wesentlich verändert werden. Diese Bedingungen genügen, um das SH-Virus zu inaktivieren. Gammaglobulin, das in der Kälte durch Äthanol fraktioniert wurde, ist nicht infektiös. Es stehen heute pasteurisierbare Plasmafraktionen zur Verfügung, z. B. die sogenannte PPL-Lösung (Plasma-Proteinlösung) des Zentrallaboratoriums des schweizerischen Roten Kreuzes (Blutspendedienst) *[32]*, die 68% Albumine und 32% Globulin enthält.

Der Gebrauch von Blut und Blutbestandteilen, die nicht sterilisiert werden können, muß sorgfältig abgewogen und indiziert werden. Eine einzelne Bluttransfusion stellt wohl in den seltensten Fällen eine lebensrettende oder therapeutisch unabdingbare Maßnahme dar. In den USA werden über 30% des Gesamtvolumens an Blut, das jährlich transfundiert wird, in Einzeltransfusionen verabreicht *[46]*. Die Serumhepatitiden, die daraus resultieren, dürften in den meisten Fällen vermeidbar sein. Die Anwendung von *Gammaglobulin* (10 ml zum Zeitpunkt der Transfusion und weitere 10 ml einen Monat später) kann die Häufigkeit der ikterischen Transfusionshepatitis signifikant senken *[30]*. Die prophylaktische Wirkung von Gammaglobulin ist bei parenteral übertragenen IH-Virus-Infektionen gesichert, bei SH-Virus-Infektionen dagegen zweifelhaft.

## C. Gegenüberstellung von Serumhepatitis und infektiöser Hepatitis

Die wichtigsten Charakteristika der beiden Krankheiten und ihrer Erreger gehen aus den Tabellen 1 und 2 hervor. Zusammenfassend basiert die Unterscheidung von infektiöser Hepatitis und Serumhepatitis auf folgenden Merkmalen:

### 1. Inkubationszeit

Sie beträgt bei der infektiösen Hepatitis 10—45 Tage. Dies gilt vor allem für die natürlicherweise vorkommende Krankheit. Bei der experimentell erzeugten infektiösen Hepatitis sind auch längere Inkubationszeiten bekannt geworden. Die Inkubationszeit der Serumhepatitis ist mit 8—26 Wochen im allgemeinen wesentlich länger als die der infektiösen Hepatitis.

## 2. Virusausscheidung

Das IH-Virus wird im Stuhl ausgeschieden. Das SH-Virus dagegen konnte bis jetzt anhand von Freiwilligenversuchen nie in den Fäzes nachgewiesen werden.

## 3. Experimenteller Infektionsweg

Experimentell läßt sich die infektiöse Hepatitis sowohl parenteral als auch oral auf den Menschen übertragen. Für die Serumhepatitis ist nur der parenterale Weg möglich.

## 4. Immunität

Zwischen beiden Krankheiten besteht keine Kreuzimmunität. Personen, die eine infektiöse Hepatitis durchgemacht haben, können später auch noch an einer Serumhepatitis erkranken und umgekehrt.

## 5. Hämagglutinine bei der Virushepatitis

In den Seren von Patienten mit Virushepatitis (SH und IH) kommen Agglutinine für die Erythrozyten verschiedener Tierspezies vor. Bis jetzt wurden Agglutinine nachgewiesen für Schaferythrozyten [16], Hühnererythrozyten [2, 38], menschliche Erythrozyten der Blutgruppe 0, die mit Newcastle-

| Charakteristika | infektiöse Hepatitis | Serumhepatitis |
|---|---|---|
| Inkubationszeit | 10—45 Tage | 8—26 Wochen |
| Erkrankungsbeginn | akut | schleichend |
| Fieber über 38° C | meistens | selten |
| Bevorzugtes Alter | Kinder und Erwachsene unter 35 Jahren | alle Altersgruppen |
| Jahreszeitliches Auftreten | Herbst — Winter | gleichmäßig während des ganzen Jahres |
| Immunität | | |
| homologe | vorhanden | fraglich |
| heterologe | nicht vorhanden | nicht vorhanden |
| Prophylaktischer Wert von Gammaglobulin | erwiesen | fraglich |

Tab. 1: Gegenüberstellung von infektiöser Hepatitis und Serumhepatitis.

| Eigenschaft | IH-Virus | SH-Virus |
|---|---|---|
| Größe | unbekannt, passiert Seitz-EK-Filter | etwa 26 m$\mu$ |
| Temperaturresistenz — 10° bis — 20° C | überlebt 1—1½ Jahre lang | überlebt 4½ —5 Jahre lang |
| Zimmertemperatur | nicht geprüft | überlebt 1 Jahr in ausgetrocknetem Serum |
| 56° C, 30 Minuten | überlebt | überlebt |
| 60° C, 4 Stunden | nicht geprüft | überlebt |
| 60° C, 10 Stunden (in Albumin) | nicht geprüft | wird inaktiviert |
| Ätherresistenz (10%, 24 Stunden bei 4° C) | überlebt | überlebt |
| Phenolresistenz (0,25%) | nicht geprüft | überlebt |
| Chlorresistenz (1 mg/l Restchlor) | überlebt oder wird inaktiviert* | nicht geprüft |
| Trikresol 0,2% | nicht geprüft | überlebt |
| Betapropiolakton (0,4%) | nicht geprüft | fraglich resistent |
| UV-Bestrahlung | nicht geprüft | fraglich resistent |
| Virus im Stuhl | | |
| Inkubationszeit | + | — |
| Akute Phase | + | — |
| Virus im Blut | | |
| Inkubationszeit | + | + |
| Akute Phase | + | + |
| Virus im Duodenalsaft | | |
| Akute Phase | + | nicht geprüft |
| Experimenteller Infektionsweg | oral und parenteral | parenteral |
| Dauer der Virämie | unbekannt | bis 5 Jahre nach der Erkrankung |
| Dauer der Virusausscheidung im Stuhl | bis 16 Monate nach der Erkrankung | — |

* Die Inaktivierung soll möglich sein, wenn das Wasser vor der Chlorung von organischen Substanzen gereinigt wird.

Tab. 2: Vergleich der Eigenschaften von IH-Virus und SH-Virus.

disease-Virus sensibilisiert worden waren *[18]* und Kaninchenerythrozyten *[83]*. Besonderes Interesse beanspruchten die Befunde von Hoyt und Morrison *[47]*, die bei 74% der Patienten mit Virushepatitis Agglutinine für Rhesusaffenerythrozyten fanden. Der praktische Wert dieser Hämagglutinationstests wird dadurch eingeschränkt, daß die bis jetzt gefundenen Hämagglutinine nicht für die Virushepatitis spezifisch sind, sondern auch bei anderen Krankheiten und bei gesunden Blutspendern vorkommen *[91]*.

*Schrifttum*

1 Anders, W. u. Th. Kima: Zur Epidemiologie der Hepatitis epidemica in Deutschland. Zbl. Bakt. I. Orig. *176*, 1—34 (1959)

2 Bang, F. B.: Factor in old hepatitis serums capable of agglutinating chicken red cells. Bull. John Hopkins Hosp. *84*, 497—506 (1949)

3 Bang, F. B. a. A. Warick: Attempts to produce destruction of cells by hepatitis virus in tissue culture. Symposium on the laboratory propagation and detection of the agent of hepatitis. National Academy of Sciences — National Research Council Washington, Publ. *322*, pp. 10—16 (1954)

4 Bang, N. U., P. Ruegsegger, A. B. Ley a. J. S. LaDue: Detection of hepatitis carriers by serum glutamic oxalacetic transaminase activity. J. Amer. Med. Ass. *171*, 2303—2309 (1959)

5 Barker, M. H., R. B. Capps a. F. W. Allen: Acute infectious hepatitis in the Mediterranean Theatre. J. Amer. Med. Ass. *128*, 997—1003 (1945)

6 Behrends, W. u. N. Steinhardt: Virushepatitis nach Bluttransfusionen. Dtsch. med. Wschr. *86*, 207—209 (1961)

7 Büchner, F.: Die Morphologie der Virushepatitis, insbesondere der posthepatitischen Narbenprozesse der Leber. Verhandlungen der Deutschen Gesellschaft für innere Medizin. 63. Kongreß (1957)

8 Burnet, F. M.: Principles of animal virology, pp. 254—255, Academic Press Inc., New York 1960

9 Cameron, J. D. S.: Infective hepatitis. Quart. J. Med. *12*, 139—155 (1943)

10 Capps, R. B., A. M. Bennett a. J. Stokes Jr.: A prolonged outbreak of infectious hepatitis in nurses due to a group of small children serving as a reservoir of the virus. J. Clin. Invest. *29*, 802—803 (1950)

11 Colbert, J. W. Jr.: Review of animal experimentation in infectious hepatitis and serum hepatitis. Yale J. Biol. and Med. *21*, 335—343 (1949)

12 Creutzfeldt, W., H. Schmitt, J. Richert, K. Kaiser u. M. Matthes: Hepatitisübertragungen über eine Zeitspanne von zehn Jahren durch einen Blutspender mit posthepatitischer Leberzirrhose. Dtsch. med. Wschr. *87*, 1801—1804 (1962)

13 Cullinan, E. R.: Infectious hepatitis. In: Medical History of the Second World War. Medicine and Pathology. Edited by Z. Cope, pp. 230—249. H. M. Stationary Office, London 1952.

14 Dölle, W. u. G. A. Martini: Gelbsucht mit Verschlußsyndrom als Leitsymptom bei Virushepatitis, Arzneimittelschäden, in der Schwangerschaft und bei Neugeborenen. Acta hepatosplenol. *6*, 138 (1959)

15 Drake, M. E., J. A. Barondess, W. J. Bashe Jr., G. Henle, W. Henle a. J. Stokes Jr.: Failure of convalescent gammaglobulin to protect against homologous serum hepatitis. J. Amer. Med. Ass. *152*, 690—693 (1953)
16 Eaton, M. D., W. D. Murphy a. V. L. Hanford: Heterogenic antibodies in acute hepatitis. J. Exper. Med. *79*, 539—557 (1944)
17 Eppinger, H.: Die Leberkrankheiten. Springer Verlag, Wien 1937
18 Evans, A. S.: Serological studies on the infectious mononucleosis and viral hepatitis with human erythrocytes modified by different strains of Newcastle Disease virus. J. Immunol. *64*, 411—420 (1950)
19 Evans, A. S.: Attempts to transmit the virus of human hepatitis to primates other than man. Symposium on the laboratory propagation and detection of the agent of hepatitis. Publ. 322, pp. 58—66, National Academy of Sciences — National Research Council, Washington 1954
20 Evans, A. S., H. Sprinz a. R. S. Nelson: Adrenal hormone therapy in viral hepatitis. II. The effect of cortisone in the acute disease. Ann. internat. Med. *38*, 1134—1147 (1953)
21 Findlay, G. M., F. O. MacCallum a. F. Murgatroyd: Observations bearing on the aetiology of infective hepatitis (so-called epidemic catarrhal jaundice). Tr. Roy. Soc. Trop. Med. & Hyg. *32*, 575—586 (1939)
22 Findlay, G. M. a. N. H. Martin: Jaundice following yellow fever immunization. Lancet *1*, 678—680 (1943)
23 Findlay, G. M., N. H. Martin a. J. B. Mitchel: Hepatitis after yellow fever inoculation. Relation to infective hepatitis. Lancet *2*, 365—370 (1944)
24 Francis, T. Jr., A. W. Frisch a. J. J. Quilligan, Jr.: Demonstration of infectious hepatitis virus in presymptomatic period after transfer by transfusion. Proc. Soc. Exper. Biol. Med. *61*, 276—280 (1946)
25 Gard, S.: Remarks in general discussion of epidemiology of hepatitis. In: Hepatitis Frontiers, Henry Ford Hospital International Symposium, Nr. 6, ed. by F. W. Hartman, G. A. LoGrippo, J. G. Mateer a. J. Barron, p. 241, Little, Brown & Co., Boston 1957
26 Gellis, S. S., J. Stokes Jr., G. M. Brother, W. M. Hall, H. R. Gilmore, E. Beyer a. R. A. Morissey: The use of human immune serum globulin (gamma globulin) in infectious (epidemic) hepatitis in the Mediterranean Theatre of operations. I. Studies on prophylaxis in two epidemics of infectious hepatitis. J. Amer. Med. Ass. *128*, 1062—1063 (1945)
27 Gledhill, A. W. a. C. H. Andrewes: A hepatitis virus of mice. Brit. J. Exper. Path. *32*, 559—568 (1951)
28 Gordon, I., R. P. Patterson, W. R. Dorrance, E. Whiney a. A. C. Gauvreau: Evaluation of the embryonated hen's egg as a host for the agent of infectious hepatitis. J. Lab. Clin. Med. *49*, 597 (1957)
29 Gros, H. u. W. Herzog: Die chronische Hepatitis. Münch. med. Wschr. *105*, 20—26 (1963)
30 Grossmann, E. B., S. G. Stewart a. J. Stokes, Jr.: Post-transfusion hepatitis in battle casualities and a study of its prophylaxis by means of human immun serum globulin. J. Amer. Med. Ass. *129*, 991—994 (1945)
31 Gutzeit, K.: Icterus infectiosus. Münch. med. Wschr. *89*, 161—164 und 185—190 (1942)

32 Hässig, A.: Zur Verhütung von Krankheitsübertragungen durch die Transfusion von Blut, Plasma und Plasmafraktionen. Bibl. haemat. *16*, pp. 270—296. S. Karger AG., Basel—New York 1963

33 Havens, W. P., Jr.: Properties of the etiologic agent of infectious hepatitis. Proc. Soc. Exper. Biol. Med. *58*, 203—204 (1945)

34 Havens, W. P., Jr.: Experiment in cross immunity between infectious hepatitis and homologous serum jaundice. Proc. Soc. Exper. Biol. Med. *59*, 148—150 (1945)

35 Havens, W. P., Jr.: Period of infectivity of patients with experimentally induced infectious hepatitis. J. Exper. Med. *83*, 251—258 (1946)

36 Havens, W. P., Jr.: Immunity in experimentally induced infectious hepatitis. J. Exper. Med. *84*, 403—406 (1946)

37 Havens, W. P., Jr.: Viral hepatitis: multiple attacks in a narcotic addict. Ann. Internat. Med. *44*, 199—203 (1956)

38 Havens, W. P., Jr.: Haemagglutination in viral hepatitis. New Engl. J. Med. *259*, 1202—1206 (1958)

39 Havens, W. P., Jr. a. R. E. Marck: The leukocyte response of patients with experimentally induced infectious hepatitis. Amer. J. Med. Sc. *212*, 129—138 (1946)

40 Havens, W. P., Jr. a. J. R. Paul: Prevention of infectious hepatitis with gamma-globulin. J. Amer. Med. Ass. *129*, 270—272 (1945)

41 Havens, W. P., Jr., R. Ward, V. A. Orill a. J. R. Paul: Experimental production of hepatitis by feeding icterogenic materials. Proc. Soc. Exper. Biol. Med. *57*, 206—208 (1944)

42 Henle, W.: Review of attempts at adaptation of hepatitis virus to the chick embryo. Symposium on the laboratory propagation and detection of the agent of hepatitis. National Academy of Sciences—National Research Council, Publ. 322, pp. 29—34 (1954)

43 Henle, W., S. Harris, G. Henle, T. N. Harris, M. E. Drake, F. Mangold a. J. Stokes, Jr.: Studies on the agent of infectious hepatitis. I. Propagation of the agent in tissue culture and in the embryonated hen's egg. J. Exper. Med. *92*, 271—281 (1950)

44 Hillis, W. D.: An outbreak of infectious hepatitis among chimpanzee handlers at a United States Air Force Base. Amer. J. Hyg. *73*, 316—328 (1961)

45 Hottinger, A.: Viruserkrankungen im Kindesalter. Dtsch. med. Wschr. *87*, 2401—2408 (1962)

46 Hoxworth, P. I. a. W. E. Haesler: Serum hepatitis in transfusion. Proc. 8th Congr. Int. Soc. Blood Transf., Tokyo 1960, pp. 496—499 (1962)

47 Hoyt, R. E. a. L. M. Morrison: Reaction of viral hepatitis sera with M. rhesus erythrocytes. Proc. Soc. Exper. Biol. Med. *93*, 547—549 (1956)

48 Iber, F. L. a. A. I. Mendeloff: Prevention and treatment of viral hepatitis. Arch. Int. Med. *109*, 310 (1962)

49 Ipsen, J., Jr.: An epidemic of infectious hepatitis, predominantly of adults and highly fatal for elderly women. Amer. J. Hyg. *51*, 255—263 (1950)

50 Kalk, H.: Zirrhose und Narbenleber. Beiträge zur praktischen Medizin, 33. Heft, Ferdinand Enke Verlag, Stuttgart 1957

51 Kalk, H.: Die Virushepatitis und ihre Folgezustände. Epidemiologie und Klinik. Helvet. med. acta *28*, 382—428 (1961)

52 Kalk, H. u. E. Wildhirt: Die posthepatitische Hyperbilirubinämie, eine häufige Folgekrankheit der Hepatitis. Z. klin. Med. *153*, 354—387 (1955)

53 KALK, H. u. E. WILDHIRT: Lehrbuch und Atlas der Laparoskopie und Leber-
   punktion, Georg Thieme Verlag, Stuttgart 1961
54 KALK, H. u. E. WILDHIRT: Probleme der chronischen Hepatitis. Internist *1*,
   141 (1960)
55 KRUGMAN, S., R. WARD, J. P. GILES, O. BODANSKY a. A. M. JACOBS: Infectious
   hepatitis: Detection of virus during the incubation period and in clinically inapparent infection. New Engl. J. Med. *261*, 729 (1959)
56 KRUGMAN, S., R. WARD, J. P. GILES a. A. M. JACOBS: Infectious hepatitis. Studies
   on the effect of gammaglobulin and on the incidence of inapparent infection.
   J. Amer. Med. Ass. *174*, 823—830 (1960)
57 LEFTWICH, C. I., G. S. MIRICK a. G. HENLE: Apparent failure of chick-embryo-
   adapted hepatitis virus to immunize against natural virus. Arch. intern. Med.
   *94*, 559—570 (1954)
58 LEIPOLD, H., H. WÜST u. H. SCHÖN: Bedeutung und Grenzen der quantitativen
   Fermentdiagnostik im Serum. Dtsch. med. Wschr. *86*, 1341—1349 (1961)
59 LoGRIPPO, G. A.: Serum hepatitis and the clinical evaluation of blood components sterilized with betapropiolacton. Proc. 8th Congr. int. Soc. Blood Transf.,
   Tokyo 1960, pp. 504—509 (1962)
60 LUCKÉ, B. a. T. MALLORY: The fulminant form of epidemic hepatitis. Amer.
   J. Path. *22*, 867—945 (1946)
61 MACCALLUM, F. O.: Review of attempts to transmit hepatitis to other animal
   hosts and review of recent European efforts at propagation of the virus. Symposium on the laboratory propagation and detection of the agent of hepatitis.
   Publ. 322, pp. 68—75. National Academy of Sciences — National Research Council, Washington 1954
62 MACCALLUM, F. O. a. D. J. BAUER: Homologous serum jaundice transmission
   experiments with human volunteers. Lancet *1*, 622—627 (1944)
63 MACCALLUM, F. O. a. W. H. BRADLEY: Transmission of infective hepatitis to
   human volunteers. Lancet 2, 228 (1944)
64 MARKOFF, N. u. E. KAISER: Krankheiten der Leber und der Gallenwege in der
   Praxis. Georg Thieme Verlag, Stuttgart 1962
65 MASON, J. O. a. W. R. MCLEAN: Infectious hepatitis traced to the consumption
   of raw oysters. An epidemiologic study. Amer. J. Hyg. *75*, 90 (1962)
66 McCOLLUM, R. W.: Size of serum hepatitis virus. Proc. Soc. Exper. Biol. Med.
   *81*, 157—160 (1952)
67 McNALTHY, A. S.: Acute infectious jaundice and administration of measles
   serum. Annual report of the chief medical officer of the Ministry of Health for
   the year 1937. Her Majesty's Stat. Off., London
68 MELNICK, J. L.: A water-borne urban epidemic of hepatitis. In: Hepatitis Frontiers, Henry Ford Hospital International Symposium, Nr. 6, ed. by HARTMAN,
   F. W., G. A. LoGRIPPO, J. G. MATEER a. J. BARRON, p. 211, Little, Brown & Co.,
   Boston 1957
69 MIRICK, G. S.: Review of attempts to propagate the virus of human hepatitis
   in rodents. Symposium on the laboratory propagation and detection of the
   agent of hepatitis. Publ. 322, pp. 37—41. National Academy of Sciences — National Research Council, Washington 1954
70 MÜLLER, T.: Hepatitis epidemica mit hoher Letalität im Kanton Basel-Stadt im
   Jahre 1946. Schweiz. med. Wschr. *77*, 796—802 (1947)

71 Murphy, W. P., Jr., a. W. G. Workman: Serum hepatitis from pooled irradiated dried plasma. J. Amer. Med. Ass. *152*, 1421—1423 (1953)

72 Murray, R., W. C. L. Diefenbach, F. Ratner, N. C. Leone a. J. W. Oliphant: Carriers of hepatitis virus in the blood and viral hepatitis in whole blood recipients. II. Confirmation of carrier state by transmission experiments in volunteers. J. Amer. Med. Ass. *154*, 1072—1074 (1954)

73 Murray, R., W. C. L. Diefenbach, H. Geller, N. C. Leone a. F. Ratner: The problem of reducing the danger of serum hepatitis from blood and blood products. N. Y. med. J. *55*, 1145—1150 (1955)

74 Murray, R., F. Ratner, W. C. L. Diefenbach a. H. Geller: Effect of storage at room temperatur on infectivity of icterogenic plasma. J. Amer. Med. Ass. *155*, 13—15 (1954)

75 Neefe, J. R., S. S. Gellis a. J. Stokes, Jr.: Homologous serum hepatitis and infectious (epidemic) hepatitis. Studies in volunteers bearing on immunological and other characteristics of aetiologic agents. Amer. J. Med. *1*, 3—22 (1946)

76 Neefe, J. R., J. Stokes Jr., J. G. Reinhold a. F. D. W. Lukens: Hepatitis due to the injection of homologous blood products in human volunteers. J. Clin. Invest. *23*, 836—855 (1944)

77 Neefe, J. R., J. Stokes Jr. a. J. G. Reinhold: Oral administration to volunteers of feces from patients with homologous serum hepatitis and infectious (epidemic) hepatitis. Amer. J. Med. Sc. *210*, 29—32 (1945)

78 Paul, J. R., W. P. Havens, Jr., A. B. Sabin a. C. B. Philip: Transmission experiments in serum jaundice and infectious hepatitis. J. Amer. Med. Ass. *128*, 911—915 (1945)

79 Popper, H. a. F. Schaffner: Liver: Structure and function. McGraw-Hill Book Company, Inc., New York—Toronto—London 1957

80 Primavesi, K. A.: Der Virusnachweis bei der Hepatitis epidemica. Beiträge zur Hygiene und Epidemiologie, Heft 14. Johann Ambrosius Barth, Leipzig 1961

81 Roemer, G. B.: Ursachen und Verhütung der Virushepatitis. Münch. med. Wschr. *97*, 561—564 und 588—591 (1955)

82 Roholm, K. u. P. Iversen: Leberveränderungen bei akuter epidemischer Hepatitis. Verhandl. Dtsch. Ges. inn. Med. *51*, 359—361 (1939)

83 Sardjito a. Sapardi: New agglutination test on infectious hepatitis with rabbit erythrocytes and occurrence of normal agglutinin in human serum against rabbit erythrocytes. Gadjah Mada State University Jogjaharta (Indonesia), number 1, January 1955; zit. von Havens (1958)

84 Sawyer, W. A., K. F. Meyer, M. D. Eaton, H. J. Bauer, P. Putnam a. F. F. Schwentker: Jaundice in Army personnel in the western region of the United States and its relation to vaccination against yellow fever. Teil 1: Amer. J. Hyg. *39*, 337—430, Teile 2, 3 und 4: Amer. J. Hyg. *40*, 35—107 (1944)

85 Sborov, V. M., B. Giges a. I. D. Mann: Incidence of hepatitis following use of pooled plasma. A follow-up study in five hundred eigthy-seven Korean casualities. Amer. Med. Ass. Arch. Intern. Med. *92*, 678—683 (1953)

86 Selander, P.: Epidemischer und sporadischer Ikterus. Acta paediatr. *23*, Suppl. 4 (1939)

87 Sherman, I. L. a. H. F. Eichenwald: Viral hepatitis: Descriptive epidemiology based on morbidity and mortality statistics. Ann. Intern. Med. *44*, 1049—1069 (1956)

88 Siede, W.: Virushepatitis und Folgezustände. Johann Ambrosius Barth, Leipzig 1958

89 Siede, W. u. A. Klamp: Die derzeitige Behandlung der akuten Virushepatitis. Münch. med. Wschr. *105*, 13—20 (1963)

90 Siede, W. u. G. Meding: Zur Ätiologie der Hepatitis epidemica. Klin. Wschr. *20*, 1065—1067 (1941)

91 Signer, E.: Hämagglutination von Macacus-rhesus-Erythrozyten durch Seren von Patienten mit Virushepatitis und Mononucleosis infectiosa. Z. Hyg. Infekt.-Kr. *149*, 152—160 (1963)

92 Stokes, J., Jr.: Immunization in viral hepatitis. J. Amer. Med. Ass. *172*, 652—655 (1960)

93 Stokes, J. Jr. a. J. R. Neefe: The prevention and attenuation of infectious hepatitis by gamma globulin. J. Amer. Med. Ass. *127*, 144—145 (1945)

94 Stokes, J., Jr., J. A. Farquar, M. E. Drake, R. B. Capps, C. S. Ward Jr. a. A. W. Kitts: Infectious hepatitis: Length of protection by immune serum globulin (gamma globulin) during epidemics. J. Amer. Med. Ass. *147*, 714—719 (1951)

95 Stokes, J., Jr.: et al.: Carrier state in viral hepatitis. J. Amer. Med. Ass. *154*, 1059—1065 (1954)

96 Syverton, J. T.: Serum hepatitis and infectious hepatitis: The use of human cell cultures, HeLa strain. Symposium on the laboratory propagation and detection of the agent of hepatitis. Publ. 322, pp. 17—21. National Academy of Sciences — National Research Council, Washington 1954

97 Taylor, A. R., W. A. Rightsel, J. D. Boggs a. I. W. McLean Jr.: Tissue culture of hepatitis virus. Amer. J. Med. *32*, 679—703 (1962)

98 Voegt, H.: Zur Ätiologie der Hepatitis epidemica. Münch. med. Wschr. *89*, 76—79 (1942)

99 Ward, R. a. S. Krugman: Etiology, epidemiology and prevention of viral hepatitis. Progr. Med. Virol., vol. 4, pp. 87—118. S. Karger AG., Basel—New York 1962.

100 Watson, C. J. a. F. W. Hoffbauer: The problem of prolonged hepatitis with particular reference to the cholangiolitic type and to the development of cholangiolitic cirrhosis of the liver. Ann. Intern. Med. *25*, 195—227 (1946)

101 Wepler, W.: Die pathologische Anatomie der chronischen Hepatitis. In: Fortschritte der Gastroenterologie. Urban & Schwarzenberg Verlag, München—Berlin 1960

102 Werner, E. und F. Straehler: Die Bedeutung der Serum-Transaminasen für die Frühdiagnose und Verlaufsbeurteilung der Hepatitis epidemica. Arch. Kinderhk. *167*, 247—253 (1962)

103 Wewalka, F.: Zur Epidemiologie des Ikterus bei der antisyphilitischen Behandlung. Schweiz. Z. allg. Path. *16*, 307—312 (1953)

104 Wroblewski, F. u. J. S. LaDue: Serum glutamic oxalacetic aminopherase (transaminase) in hepatitis. J. Amer. Med. Ass. *160*, 1130—1134 (1956)

105 Giles, J. P., H. Liebhaber, S. Krugman a. C. Lattimer: Early viremia and viruria in infectious hepatitis. Virology *24*, 107—108 (1964)

106 Liebhaber, H., S. Krugman, J. C. Giles a. D. McGregor: Recovery of cytopathic agents from patients with infectious hepatitis: Isolation and propagation in cultures of human diploid lung fibroblasts (WI-38). Virology *24*, 108—113 (1964)

# PLT-Gruppe (Allgemeiner Teil)

Von H. Lippelt

Zur PLT-Gruppe gehören eine große Anzahl von Erregern, die in der Natur weit verbreitet sind. Sie führen außer beim Menschen vorwiegend bei Tieren zu außerordentlich unterschiedlich verlaufenden Infektionskrankheiten. Außer dem Erreger der Ornithose (Psittakose), des Lymphogranuloma venereum, des Trachoms und der Einschlußkonjunktivitis gehört zu ihnen der Erreger der Kälberenteritis, des Schafabortes, der Rinderenzephalomyelitis, der Mäuse- und Katzenpneumonie. Hiermit sind nur die wichtigsten Vertreter der Gruppe erwähnt. Nur die für den Menschen pathogenen Erreger sollen abgehandelt werden.

Es ist die Meinung vertretbar, daß alle Vertreter der PLT-Gruppe ursprünglich nur für Infektionen im Tierreich verantwortlich waren. Die vielen Gemeinsamkeiten weisen auf die gemeinsame Abstammung hin, wobei die Unterschiede durch die Adaptation an verschiedene Wirte erklärt werden könnten. Die Pathogenität für den Menschen ist nur auf wenige Vertreter der PLT-Gruppe beschränkt.

Die Gemeinsamkeiten der PLT-Gruppe sind durch folgende Tatsachen gegeben: Sie benötigen für ihren Lebenszyklus die lebende Zelle, bei der Färbung reagieren die Einschlußkörperchen basophil, in der Komplementbindung zeigen sich gleiche antigenetische Strukturen, es zeigen sich deutliche Überlappungen in der Immunität und in den Neutralisationstesten, sie sind im Dottersack des bebrüteten Hühnereies züchtbar (neuerdings auch z. T. in Gewebekulturen), und die gesamte Gruppe ist empfindlich gegenüber verschiedenen Sulfonamiden und insbesondere Antibiotika.

Aufgrund dieser Feststellungen muß die Frage der Einordnung der PLT-Gruppe aufgeworfen werden. Der nicht einwandfrei geklärte Vermehrungszyklus (Zweiteilung?) und die kompromißlose Bindung an die lebende Zelle sind bisher Veranlassung, die PLT-Gruppe zu den Viren zu rechnen. Die Einordnung in die Gruppe der Rickettsien und der Prägung des neuen Begriffes Neorickettsien scheint nicht gerechtfertigt zu sein. Die Färbbarkeit wie auch die Empfindlichkeit gegenüber Sulfonamiden und Antibiotika scheint für diese Klassifizierung nicht ausreichend. Die PLT-Viren brauchen für ihre Übertragung keine Arthropoden. Aber auch die Einordnung in die Virus-

gruppe muß weiter diskutiert werden. Die Unterschiede dieser „großen Viren"
gegenüber den anderen Viren sind auffällig. Nicht nur die basophile Reaktion
der zytoplasmatischen Einschlüsse bei der Färbung, sondern auch der zytochemische Nachweis sowohl von Desoxyribonukleinsäure wie auch von Ribonukleinsäure in den Viruspartikeln weisen auf den Gegensatz zu den typischen
Viren hin. Die Möglichkeiten der Klassifizierung der PLT-Gruppe werden
durch elektronenoptische Feststellungen verbessert werden können. Dabei
wird die Abklärung des Vermehrungszyklus bedeutsam sein, um endgültig zu
der Frage der Zweiteilung Stellung nehmen zu können (ARMSTRONG und
Mitarb. 1964).

Literatur S. 820.

# Ornithose (Psittakose)

Von H. Lippelt

## 1. Einleitung

Die Ornithose (Psittakose) ist eine bei Vögeln auftretende Infektionskrankheit und unter natürlichen Verhältnissen eine Endozootie. Trotz der weltweiten Verbreitung des Erregers bei den verschiedensten Vogelarten sind menschliche Erkrankungen relativ selten. Die Übertragung auf den Menschen erfolgt durch Staub-, Tröpfchen- und Schmierinfektion. Unter besonderen Bedingungen können auch Bißverletzungen bei der Übertragung eine Rolle spielen. Der aerogene Infektionsweg ist als der häufigste anzusehen, da die mit den Ex- und Sekreten ausgeschiedenen Viruspartikelchen, die im Käfig bzw. Vogelschlag und am Gefieder angetrocknet sind, sich beim Flügelschlagen ablösen und mit dem aufgewirbelten Staub weiterverbreitet werden. Hieraus ergibt sich, daß die Personen besonders gefährdet sind, die aus Liebhaberei oder beruflich mit Vögeln zu tun haben. Die weite Verbreitung des Erregers bei ganz verschiedenen Vogelarten, insbesondere auch sein Vorkommen bei Hausgeflügel waren Veranlassung, den früher gebräuchlichen Begriff der Psittakose durch Ornithose zu ersetzen. Ornithosis ist der übergeordnete Begriff und als Psittakose werden heute nur noch diejenigen Krankheitsformen bezeichnet, die mit Sicherheit durch verseuchte Papageien oder Sittiche verursacht worden sind. Die Ornithosis des Menschen läuft klinisch vorwiegend als Pneumonie ab. Die früher bei den menschlichen Erkrankungen gefürchtete hohe Letalität ist heute durch die therapeutische Anwendung der Breitbandantibiotika entscheidend vermindert worden. Wie bei den Vögeln kann es beim Menschen zu milde verlaufenden oder sogar inapparenten Erkrankungen kommen. Auch nach menschlichen Infektionen können Virusträger verbleiben. Es scheint eine wenn auch zeitlich begrenzte Immunität nach der Erkrankung zu bestehen.

## 2. Geschichte

In der Schweiz wurde 1879 zum ersten Male eine Psittakose-Epidemie beschrieben. Es handelte sich dabei um eine Gruppenerkrankung in der Familie eines Vogelliebhabers. Die ursächlichen Zusammenhänge zwischen erkrankten Vögeln (Papageien) und menschlichen Erkrankungen wurden 1892 erstmalig festgestellt. Hier war es in Paris unter 49 Erkrankten zu 16 Todesfällen gekommen. Den Namen Psittakose prägte MORANGE 1895. In den dann folgenden Jahrzehnten traten kleinere und größere Epidemien in Deutschland, Frankreich, Italien und der Schweiz auf. Aber auch vom amerikanischen Kontinent wurde von Erkrankungen berichtet, die als Ornithose angesprochen werden müssen. 1929 kam es, von Argentinien ausgehend, zu einer weltweiten Verschleppung des Erregers. Die Letalität lag um diese Zeit bei 21%. Die nunmehr intensiv einsetzende Erforschung der Krankheit brachte folgende historische Daten: 1930 stellten BEDSON und PESCH die Filtrierbarkeit des Erregers fest, 1930 entdeckten LEWINTHAL (Deutschland), LILLIE (USA) und COLES (England) nahezu gleichzeitig färberisch das Ornithosevirus. 1935 wurde das Virus auf Hühnerembryonen gezüchtet. YANAMURA und MEYER beschrieben 1941 ein Gewebekulturverfahren. Die 1945 von HILLEMAN beschriebenen Neutralisationstests ermöglichten einen Einblick in die Antigenstruktur.

Bei der Klärung epidemiologischer Zusammenhänge trat schon bald der Verdacht auf, daß das Virus nicht nur bei den Papageienvögeln vorhanden sein könnte. Die in Nordeuropa auf den Faröern alljährlich auftretenden Pneumonien wurden 1930 mit der Ornithose in Zusammenhang gebracht. Der befallene Personenkreis beschäftigte sich vorwiegend mit dem Fangen junger Sturmvögel, die anschließend gerupft und eingesalzen wurden. Bereits 1938 war das Virus in mehr als 60 verschiedenen Vogelarten nachgewiesen worden. In den letzten beiden Jahrzehnten wurde gesichert, daß es sich bei dem geglückten Virusnachweis in den vielen Vogelarten nicht um zufällige Einzelbefunde gehandelt hat, sondern daß es sich bei der Ornithose um eine unter den Vögeln weitverbreitete Seuche handelt. Dabei war die Erkenntnis wichtig, daß nicht nur die wild lebenden Vögel befallen waren, sondern auch das Hausgeflügel (Puten, Enten, Hühner, Tauben usw.).

1934 wurden in Deutschland durch gesetzliche Bestimmungen und Verfügungen Abwehrmaßnahmen getroffen. Diese bezogen sich auf Einfuhrverbote von exotischen Vögeln, auf Quarantänemaßnahmen, auf die Genehmigungspflicht der Papageienzucht und auf die Beringung der Wellensittiche. Die noch heute bestehenden gesetzlichen Bestimmungen sind auf Grund der inzwischen erworbenen Erkenntnisse in der Epidemiologie und auch der Therapie revisionsbedürftig.

### 3. Klinisches Bild

Der am häufigsten vorkommende aerogene Infektionsweg führt bei der menschlichen Ornithose zu uncharakteristischen Anfangserscheinungen. Nach einer Inkubationszeit von 5 Tagen bis 2 Wochen kommt es unter Temperaturanstieg zu Kopf- und Gliederschmerzen. Auffallende Abgeschlagenheit und Mattigkeit geben keinen diagnostischen Hinweis. Erst der quälende Hustenreiz, der aber meistens nicht zum Auswurf führt, weist auf die Beteiligung der Lunge hin. Es entwickeln sich bald nach Krankheitsbeginn bronchopneumonische Herde, die anfangs aber sehr häufig der Auskultation und Perkussion entgehen. Die Temperatur setzt sich in einer Kontinua um ca. 40° C fort. Die subjektiven Erscheinungen der Lungenaffektion werden deutlicher, das Sputum, das am Anfang fehlte, wird reichlicher und hat einen schleimig-eitrigen Charakter. Blutbeimengungen sind nicht ungewöhnlich. Die einzelnen bronchopneumoni-

| Jahr | Er-krankungs-fälle | Todes-fälle | Letalität | Jahr | Er-krankungs-fälle |
|------|------|------|------|------|------|
| 1929 }<br>1930 } | 218 | 46 | 21% | 1947<br>1948 | 3<br>0 |
| 1931 | 17 | 3 | 18% | 1949 | 1 |
| 1932 | 23 | 5 | 22% | 1950 | 17 |
| 1933 | 22 | 6 | 27% | 1951 | 2 |
| 1934 | 167 | 32 | 19% | 1952 | 14 |
| 1935 | 56 | 8 | 14% | 1953 | 68 |
| 1936 | 51 | 11 | 22% | 1954 | 94 |
| 1937 | 22 | 6 | 27% | 1955 | 135 |
| 1938 | 33 | 8 | 24% | 1956 | 141 |
| 1939 | 18 | 1 | 6% | 1957 | 272 |
| 1940 | 24 | 6 | 20% | 1958 | 164 |
| 1941 | 15 | 4 | 23% | 1959 | 284 |
| 1942 | 6 | 2 | 33% | 1960 | 199 |
| 1943 | 16 | 1 | 6% | 1961 | 210 |
| 1944 | 18 | 1 | 6% | 1962 | 217 |
|  |  |  |  | 1963 | 322 |

Tab. 1: Gesamtübersicht der gemeldeten Ornithose-Erkrankungen im Reichs- bzw. Bundesgebiet.

schen Herde sind zusammengeflossen und zeigen jetzt deutlich das klinische Bild einer Bronchopneumonie. Zerebrale Symptome, wie Schlaflosigkeit, Angst-zustände, selbst Delirien weisen auf die Beteiligung der Toxine hin. Es besteht eine Leukopenie, eine Erhöhung der Blutsenkung wie auch eine Bradykardie. Im Gegensatz zu den Erkrankungen der Vögel gehören Durchfallserscheinungen nicht zu dem charakteristischen Krankheitsbild. Die im Krankheitsbeginn er-scheinenden bronchopneumonischen Infiltrate sind röntgenologisch zu sichern. Es gibt aber kein für die Ornithose typisches Röntgenbild. Die Lungeninfiltra-tionen können einseitig wie doppelseitig, in der Spitze wie an der Basis der Lungen sein. Auch die Intensität und Dichte des Schleiers im Röntgenbild lassen keinen differentialdiagnostischen Hinweis zu. Viruspneumonien anderer Ätiologie können gleichartig sein. Gefahrvoll für den Patienten sind bakterielle Superinfektionen der Lungenaffektion. Ein eitriges Sputum, eine Leukozytose wie eine Erhöhung der Blutsenkung weisen auf diese Komplikation hin. Die Letalität, die früher bis zu 30% betrug, ist nach Einführung der Antibiotikabehandlung heute wesentlich geringer. Nach ausreichender Therapie kommt es zu einer schnellen Entfieberung, während die Ausheilung der entzündlichen Veränderungen in der Lunge nachhinkt. Neben der hier beschriebenen klinischen Verlaufsform gibt es bei der Ornithose aber auch sehr leichte und uncharakteristische Erkrankungen, die sich von Bagatellerkältungen nicht unterscheiden. Wenn auch vorwiegend Erwachsene an der Ornithose erkranken, so können aber auch Kinder befallen werden. Bei diesen ist der Verlauf der Erkrankung in der Regel leichter. So hängt die Prognose vom Alter des Patienten (Kreislauf) und von evtl. Komplikationen ab. An Komplikationen wird die bakterielle Superinfektion mit therapieresistenten Keimen gefürchtet, weiter Empyeme, Lungeninfarkte und Thrombosen. Frühzeitige und ausreichende Antibiotikatherapie wird das Schicksal des Patienten entscheidend bestimmen. Die Differentialdiagnose ist klinisch schwierig. Sie wird ohne Laboratoriumshilfe kaum möglich sein. Die Anamnese mit dem Hinweis auf Umgang mit Vögeln ist diagnostisch von besonderem Wert.

## 4. Pathologie

Die pathologisch-anatomischen Veränderungen bei der menschlichen Ornithose beziehen sich nicht nur auf die Lunge. Sehr bald nach der im allgemeinen aerogenen Infektion kommt es zu einer Virämie und damit zum Befall der Derivate aller drei Keimblätter. Hieraus resultieren Veränderungen in verschiedenen Organen (Lunge, Milz, Leber, Herz, Niere, Nebenniere, Gehirn).
Ein anfangs unspezifischer Reizzustand der Alveolen geht bei der Ornithosepneumonie in einen proliferativen und exsudativen Prozeß über. Es kommt zu einer interstitiellen Fibrose, deren Folge eine schwere alveolarzellige Pneumonie mit interstitiellen Entzündungsreaktionen ist. Im weiteren Verlauf sieht man Lobulärpneumonien mit hämorrhagischen Prozessen, eine Desquamation des Bronchialepithels und nicht selten eine hyaline Kapillarthrombose. Polymorphkernige Leukozyten und die Veränderungen in den großen Bronchiolen und Bronchien geben der Ornithosepneumonie ein charakteristisches Aussehen. Die befallenen Bezirke sind scharf gegen das normale Lungengewebe abgegrenzt. Elementarkörperchen können im Alveolar- wie auch im Bronchialepithel reichlich nachgewiesen werden. Trachea und Bronchien sind meistens nur bei einer Komplikation infolge bakterieller Superinfektionen geschwollen. Diese füllen auch die Bronchien mit einem eitrigen Exsudat an.
Die Milz ist gewöhnlich vergrößert, weich und hyperämisch. Herz und Leber zeigen trübe Schwellungen. Der Herzmuskel ist vielfach hypertrophiert und

dilatiert. In der Leber sind Herdnekrosen nachzuweisen und die Kupfferschen Sternzellen enthalten Elementarkörperchen. Das Nierenparenchym weist unterschiedliche Degenerationsgrade auf. Bei schweren Verlaufsformen werden in den Nebennieren auf Grund toxischer Einwirkungen Blutungen und Kapillarthrombosen gefunden. Ebenfalls durch toxisch bedingte Veränderungen am Kapillarepithel sind Blutungen und Ödeme im Zentralnervensystem nicht selten. Thrombosen treten ebenfalls in den großen Venen, besonders der unteren Extremitäten auf. Lungeninfarkte können die akute Todesursache sein.

## 5. Ätiologie

Die vor der Jahrhundertwende aufgestellte Behauptung, daß der Erreger der Ornithose zur Gruppe der Bakterien gehört, konnte nicht aufrechterhalten werden. Die Filtrationsversuche von BEDSON wiesen auf den Viruscharakter des Ornithoseerregers hin. Diese Auffassung wurde durch das Fehlschlagen aller Züchtungsversuche auf künstlichen Nährböden gestützt. Der Erreger der Ornithose vermehrt sich nur in Gegenwart lebender Zellen. Die Kultivierungsversuche zeigten, daß das bebrütete Hühnerei ein besonders günstiges Nährmedium für den Ornithoseerreger darstellt. Besonders die Inokulation in den Dottersack ist bis heute die beste Methodik zur Anzüchtung des Virus. Für spätere Passagen eignet sich auch die Chorioallantoishöhle. Die Vermehrungsrate wie auch die letale Wirkung auf den Embryo wird durch das Alter der bebrüteten Hühnereier wie auch durch das Impfverfahren beeinflußt. Mit zunehmendem Alter der bebrüteten Hühnereier kommt es zu einem progressiven Abfall der $LD_{50}$ und des Vermehrungstiters des Virus. Es hat nicht an Versuchen gefehlt, das Ornithosevirus wie auch die anderen Vertreter der PLT-Gruppe in Gewebekulturen zur Vermehrung zu bringen. Die Ergebnisse sind bis heute nicht zufriedenstellend. Wohl wachsen die Vertreter dieser Gruppe auf den verschiedensten Gewebearten, auch HeLa-Zellen und Affennierenzellen ermöglichen ein frühzeitiges Anwachsen. Die Ausbeute ist aber zu gering und kann mit dem Vermehrungszyklus auf dem bebrüteten Hühnerei nicht verglichen werden. Es besteht aber zwischen der Viruskonzentration und der Anzahl der in der Gewebekultur infizierten Zellen eine lineare Beziehung, nach der ein einziges Viruspartikel zur Auslösung einer Infektion ausreicht.

Die Technik der Beimpfung des Hühnereies entspricht der üblichen Methodik. Bei 5 Tage vorbebrüteten Hühnereiern eröffnet man die Eischale mechanisch, so daß eine genaue Injektion des Materials, dem bei der Erstisolierung Streptomycin (kein Penicillin) gegen bakterielle Sekundärinfektionen hinzugegeben wird, mit Hilfe einer Tuberkulinspritze in das beabsichtigte Keimblatt erfolgen kann. Nach 5tägiger Nachbebrütung bei 37° C werden die infizierten Eier für einen Tag auf 4° C gebracht um den Embryo schnell abzutöten und um die Ernte zu erleichtern. Je nach der angewandten Beimpfungsart kann man das Virus (Elementarkörperchen) in der Läsionen der Dottersackmembran nach der Beimpfung des Eigelbs oder in der Chorio allantois nach Beimpfung dieser Membran reichlich nachweisen. Beim Wachstum auf der Chorioallantoismembran setzt rasch eine Proliferation der ektodermalen Zellen ein. Ohne Änderung der biologischen und pathogenen Eigenschaften kann man das Virus auf der Eihaut in Passagen fortführen. Die Elementarkörperchen können von den anhaftenden Gewebeteilen durch verschiedene Verfahren getrennt werden. Nach wiederholtem Auftauen und Gefrieren eignen sich hierfür die Anwendung proteolytischer Enzyme oder oberflächenaktiver Stoffe genauso wie unterschiedliche Zentrifugationsgeschwindigkeiten. Auch die verschiedenen Dialyseverfahren sind nützlich. Eine gute Reinigung der gewonnenen Virusaufbereitung bringt aber immer eine beträchtliche Virusinaktivierung mit sich.

Bei Filtrationsversuchen mit dem Ornithosevirus muß man Kollodiummembranen mit einer Porengröße von mindestens 0,4 $\mu$ verwenden. Dabei erleidet das Virus kaum Verluste. Die Größe der intrazellulär gelegenen Elementarkörperchen wird lichtoptisch mit 280—380 m$\mu$ und elektronenoptisch mit 350—500 m$\mu$ angegeben. Bei seiner Größe ist es nach Färbung mit Giemsa-Lösung oder nach Castaneda lichtoptisch noch gut sichtbar. Im Zytoplasma liegend erkennt man einzeln, paarweise, in kurzen Ketten oder in Haufenform runde, ovoide Gebilde. Der Erreger besitzt einen erheblichen Pleomorphismus, der als Ausdruck eines komplizierten Entwicklungszyklus gedeutet wird, an dessen Ende die Elementarkörperchen stehen. Diese stellen das infektiöse Agens dar. Nach Eindringen in die Wirtszelle bleibt das Virus eine Zeitlang unsichtbar. Die Veränderungen, die im Virus und in der Wirtszelle während der Zeit zwischen dem Verschwinden des Viruskörperchens und dem Auftreten des Initialkörperchens ablaufen, sind nicht einwandfrei geklärt. Nach 4 Stunden beginnt die Vermehrung mit dem Auftreten der Virus-DNS im Zytoplasma. Das Initialkörperchen nimmt an Größe zu und ist in eine Ribonukleinsäure enthaltende Matrix eingebettet. Bei gleichzeitigem Zerfall der Grundsubstanz in Brocken und Schollen erreichen die Initialkörperchen eine Größe bis zu 800 m$\mu$. Sie liegen immer in einer Vakuole oder in einem Bläschen. Ca. 15 Std. nach der Infektion sind die Partikelgrößen für quantitative Untersuchungen ausreichend. Sie vermögen sich aktiv zu vermehren, besitzen aber eine geringe Infektiosität. Im weiteren Verlauf werden die Initialkörperchen in kleinere Gebilde mit einem sich verdichtenden Zentrum umgebildet. Während die Vermehrung jetzt zum Stillstand kommt, treten die Initialkörperchen in neue Zellen ein und infizieren sie. Als Endphase dieses Vermehrungszyklus bilden sich aus den kleinen Verdichtungen intensiv dunkelviolett färbbare Elementarkörperchen. Durch die zunehmende Bildung von Elementarkörperchen mit dem verdichteten Zentrum kommt es zwischen der 15. und 30. Stunde zu einem steilen Anstieg der Infektiosität. Partikelzahl und Infektiositätstiter erreichen um diese Zeit ihre Höhepunkte. Der Virustiter steigt parallel mit der Anzahl der Elementarkörperchen. 30 bis 54 Stunden nach Zyklusbeginn führt der Vorgang zur Bildung der Bläschen und schließlich zur Zerstörung der stark hypertrophierten Zelle. Dadurch werden Elementarkörperchen in Freiheit gesetzt, die nun in empfindlichen Zellen einen neuen Zyklus auslösen können. Der

Entwicklungsgang des Ornithosevirus über die Bildung von Untereinheiten stellt das Kriterium für ein echtes Virus dar. Die gegensätzliche Auffassung über die Vermehrung des Virus durch einfache Zweiteilung ist bis heute nicht einwandfrei bewiesen.

Neben der Desoxyribonukleinsäure und der Ribonukleinsäure wurden bei den Elementarkörperchen auch Lipoid- und Protein-Phosphorverbindungen gefunden. Diese Ergebnisse sprechen für einen eigenen Stoffwechsel des Ornithosevirus.

Gegenüber chemischen und physikalischen Einflüssen ist das Virus nur wenig resistent. 0,1%iges Formalin tötet das Virus in 24 Stunden ab; ebenfalls 0,5%iges Phenol. Die Resistenz gegenüber Äther beträgt nur 30 Minuten. Durch Lyophilisieren und durch Einfrieren auf $-70°$ C kann man das Virus über lange Zeit am Leben erhalten. Eine Einwirkung von $+60°$ C zerstört das Virus in 10 Minuten.

Wie alle Vertreter der PLT-Gruppe ist auch das Ornithosevirus empfindlich gegenüber Antibiotika. Der Einfluß des Streptomycins ist allerdings gering. Penicillin und Tetrazykline verhindern den normalen Vermehrungszyklus des Virus. Sie sind daher die wichtigsten Therapeutika bei menschlichen Infektionen wie auch bei Tierinfektionen.

Das Ornithosevirus besitzt ein wärmeempfindliches und ein wärmeresistentes Antigen. Das hitzelabile Antigen, das bei Temperaturen über 60° C inaktiviert wird, wird auch durch proteolytische Fermente abgebaut. Es kann durch Behandlung des Rohantigens mit dem das Gruppenantigen zerstörenden Kaliumperjodat gewonnen werden. Die hitzelabile Komponente enthält ein stammspezifisches Antigen. Die serologische Aktivität dieses Antigens ist aber schwächer als die des Gruppenantigens. Das gruppenspezifische Antigen, das allen Erregern der PLT-Gruppe gemeinsam ist, ist dagegen hitzestabil. Weder Kochen noch Autoklavieren bei 135° C kann es zerstören. Die hitzestabile Komponente wird zur Durchführung der Komplementbindungsreaktion und des wenig gebräuchlichen Hämagglutinationstestes benutzt.

Ornithoseviren bilden ein Antigen, das die Fähigkeit zur Agglutination von roten Blutkörperchen besitzt. Dieses Hämagglutinin besteht aus zwei verschiedenen chemischen Fraktionen, nämlich einem Nukleoprotein und einem Phosphorlipoid.

Die Kenntnisse über die Toxinbildung der Ornithoseviren sind noch nicht vollständig. Das Endotoxin scheint an die Elementarkörperchen gebunden zu sein und ist weder durch Filtration noch durch Sedimentation von diesen zu trennen. In Tierversuchen haben sich aber zeitlich voneinander abweichende Letalitätskurven aufstellen lassen. Nach intravenöser Injektion tötet das Toxin 50% der Mäuse innerhalb von 16 Stunden. Die Virusinfektion bedingt aber erst nach 24 Stunden einen Anstieg der Letalität. Ein durch Hyperimmunisation von Hühnern und Kaninchen gewonnenes hochtitriges Antiserum neutralisiert sowohl Virus als auch Toxin. Welche Rolle die Toxine bei menschlichen Erkrankungen spielen, ist noch nicht sicher abgeklärt.

## 6. Pathogenese

Unter natürlichen Verhältnissen ist die Ornithose eine Endozootie. Durch engen Kontakt mit erkrankten Vögeln oder Virusausscheidern unter den Vögeln kommt es zu menschlichen Infektionen vorwiegend auf dem aerogenen Wege. Durch tiefes Einatmen virushaltiger Ausscheidungen entstehen kleinste bronchopneumonische Prozesse. Es können aber auch menschliche Erkrankungen durch Bißverletzungen und allzu engen „familiären" Umgang mit Vögeln zustande kommen. In den ersten Krankheitstagen kommt es fast immer durch Einbruch in Lymph- oder Blutgefäße zu virämischen Schüben. Daher ist ein Virusnachweis im Blut in der ersten Krankheitswoche aussichtsreich. Das Virus kehrt in der Regel wieder zur Lunge zurück und befällt nicht die anderen menschlichen Organe.

## 7. Laboratoriumsdiagnose

Die Laboratoriumsdiagnose einer menschlichen Ornithose-Infektion wird durch den Erreger- oder durch den Antikörpernachweis gestellt. Der Isolierungsversuch erfolgt im allgemeinen in dem Sputum. Es können aber auch Isolierungen aus Blut, Erbrochenem oder Lungengewebe bei tödlich verlaufenden Erkrankungen angesetzt werden. Das Untersuchungsmaterial wird intranasal, intraperitoneal oder intrazerebral auf Mäuse gebracht. Die Aussichten auf einen positiven Erregernachweis sind nur in den ersten Krankheitstagen günstig. Sie verringern sich bereits wesentlich mit Ablauf der ersten Krankheitswoche. Mäuse sind für den Ornithose-Erreger sehr empfänglich, erkranken nach 1 Woche und sterben 1—3 Tage später an einer virämischen Sepsis. Bei der Sektion findet man eine geschwollene Leber und Milz, die beide einen charakteristischen weißen Belag aufweisen. Auch die Bauchhöhle ist mit einem fibrinösen Exsudat angefüllt. Bei der mikroskopischen Untersuchung findet man im typisch fadenziehenden Peritonealexsudat das Ornithosevirus.

Für die Isolierung des Ornithose-Virus wird auch der Dottersack des bebrüteten Hühnereies und die Gewebekultur empfohlen. Das Untersuchungsmaterial muß dann nach einem Streptomycinzusatz von der bakteriellen Begleitflora befreit werden. Trotzdem vereiteln aber oft bakterielle Verunreinigungen, die gegenüber der üblichen antibiotischen Vorbehandlung resistent sind, den Virusnachweis. Vorhandenes Virus kann auch infolge ungeeigneter Transportbedingungen (Verzögerungen, unzureichende Kühlung) abgestorben sein oder, wenn auch selten, die Fähigkeit zur Adaptation an das Versuchstier eingebüßt haben.

Die Virusisolierung erfordert größeren technischen und Zeitaufwand. Für die Kliniker ist dieser Zeitverlust noch so groß, daß therapeutische Maßnahmen nicht auf den Erregernachweis warten können. Außerdem spricht ein negatives Ergebnis des Isolierungsversuches nicht gegen das Vorliegen einer Ornithose. Die Diagnose ist nur bei positivem Befund gesichert.

Der serologische Nachweis von Antikörpern durch die Komplementbindungsreaktion spielt praktisch eine besondere Rolle, da die Durchführung der Reaktion in den meisten Laboratorien mit käuflichen Antigenen möglich ist. Wie
bei allen serologischen Reaktionen ist die Qualität des Antigens auch bei der
Ornithosediagnose von besonderer Bedeutung. Das Antigen kann aus dem
Dottersack oder der Allantoisflüssigkeit wie auch aus der Gewebekultur gewonnen werden. Die antigene Wirkung kann durch Kochen und durch Behandlung mit Phenol, Äther oder Harnstoff gesteigert werden.

Für die im Hamburger Tropeninstitut übliche Antigenpräparation wird der auf die
Allantois adaptierte Ornithosestamm 0 10 10 benutzt, und die virushaltige Allantoisflüssigkeit (deren Virusreichtum mikroskopisch kontrolliert wird) bei 1500 UpM, d. h.
Umdrehungen pro Minute, 3 Minuten lang zentrifugiert, um die gröberen Gewebsteile
zu entfernen. Anschließend erfolgt eine Dialyse über 20 Stunden gegen eine 20fache
Menge $^1/_{100}$ m Phosphatpufferlösung. Die so dialysierte Allantoisflüssigkeit wird
scharf für 2 Stunden bei 20 000 UpM zentrifugiert. Der Überstand wird verworfen
und das Sediment mit $^1/_{10}$ Vol. der ursprünglichen Allantoisflüssigkeit in 0,425%igem
NaCl-Phosphat-Puffer aufgeschwemmt. Dem Phosphatpuffer setzt man 0,5% Phenol
hinzu. Das so gewonnene Antigen wird mit Hilfe von Glasperlen homogenisiert und
für 8 Tage bei + 4° C zur Reifung aufbewahrt.

Das Ornithosevirus hat mit den anderen Mitgliedern der PLT-Gruppe gemeinsame Antigene. Die Komplementbindungsreaktion ist nur gruppenspezifisch
und nicht typenspezifisch. Sie eignet sich aber hervorragend zur Aufklärung
epidemiologischer Zusammenhänge, zur Diagnostik menschlicher Infektionen
und zum Nachweis von Infektionsquellen bei den Tieren. Zur serologischen
Sicherung der Diagnose ist aber die Untersuchung von Doppelseren aus verschiedenen Krankheitsstadien (möglichst im gleichen Ansatz untersucht) erforderlich. Wenn auch erfahrungsgemäß positive Serumtiter erst in der 2. Krankheitswoche zu erheben sind, so soll die erste Blutentnahme gleich mit Beginn
der Erkrankung erfolgen, also selbst zu einer Zeit, wo man noch keine positiven Titer erwarten kann. Die zweite Blutentnahme erfolgt 8 Tage später.
Eine 4fache Titersteigerung gegenüber dem ersten Serum sichert die serologische
Diagnose. Der Höchsttiter, der je nach individueller Antikörperbildungsbereit-
schaft zwischen 1 : 100 bis 1 : 1000 schwankt, wird gewöhnlich zwischen dem
20. und 30. Krankheitstag erreicht. Auch antibiotisch frühzeitig behandelte
Ornithose-Erkrankungen zeigen Antikörpertiter, deren Höhe allerdings geringer ist als bei unbehandelten Fällen. Nach 2—3 Monaten pflegen die Titer
abzufallen und sich auf Resthöhen zu bewegen, in der Größenordnung von
1 : 64 bis 1 : 200. Diese Resttiter sind über viele Monate nachzuweisen. Wenn
der Ersttiter in niedrigen Grenzbereichen liegt und bei der Zweituntersuchung
kein Anstieg erfolgte, so ist an das Vorliegen eines anamnestischen Titers zu
denken. Der anamnestische Titer kann auf eine latent oder unerkannt
durchgemachte Ornithose-Infektion hinweisen. Er ist besonders bei dem Personenkreis anzutreffen, der beruflich mit dem Ornithosevirus Kontakt haben

kann (Vogelhandlungen, Züchtereien, Geflügelfarmen). Das weist besonders
darauf hin, daß sich aus einem Einzeltiter der Beweis für das Vorliegen
einer akuten Ornithose wegen unspezifischer oder anamnestischer Antikörpertiter nicht herleiten läßt. Unspezifische Titer werden in einer Größenordnung
bis 1 : 32 festgestellt. Im Durchschnitt werden aber diese Seren bei der Kontrolluntersuchung negativ befunden werden.

| Zeitraum | Zahl der Untersuchungen | davon positiv (%) |
|----------|------------------------|-------------------|
| 1954 | 769* | 160 (20,8) |
| 1955 | 978* | 133 (13,6) |
| 1956 | 1109 | 256 (23,1) |
| 1957 | 1448 | 369 (25,5) |
| 1958 | 856 | 105 (12,3) |
| 1959 | 1408 | 265 (18,8) |
| 1960 | 1681 | 205 (12,2) |
| 1961 | 1182 | 106 ( 8,96) |
| 1962 | 1027 | 137 (13,2) |
| 1963 | 984 | 152 (15,4) |

\* ohne Wiederholungsuntersuchungen

Tab 2: Im Hamburger Tropeninstitut durchgeführte Komplementbindungsreaktionen mit menschlichen Seren bei Ornithoseverdacht.

Da die Komplementbindungsreaktion nur gruppenspezifisch ist, muß bei der
endgültigen Diagnose berücksichtigt werden, daß bei positivem Ergebnis Erkrankungen wie Lymphogranuloma venereum, Trachom, Katzenkratzkrankheit
ausgeschlossen sind. Unspezifische positive Reaktionen sind bei Q-Fieber und
Brucellosen beschrieben.
Durch Absorption kann man die Typspezifität der serodiagnostischen Untersuchungen erreichen. Ebenso sind Agglutinationsreaktionen mit gereinigten
Elementarkörperchensuspensionen beschrieben worden. Für die Routinediagnostik dürften jedoch diese Methoden kaum in Frage kommen.
Bei der Ornithose-Serologie werden immer wieder positive Wassermann-Re-
aktionen beobachtet. Auch die Nebenreaktionen bei der Lues-Serologie, wie
Kahn-Reaktion oder Citochol-Reaktion können positiv sein. Die Meinicke-
Klärungs-Reaktion II bleibt bei diesen Fällen meist negativ. Diese positiven
Wassermannschen Reaktionsergebnisse schränken aber die Spezifität der ge-
fundenen Ornithose-Ergebnisse nicht ein. Es wird angenommen, daß durch
die Einwirkung des Virus auf die Körperzellen Stoffe entstehen, die zur
Bildung von Autoantikörpern führen. Das sog. WaR-positive pseudoluische
Lungeninfiltrat ist ätiologisch nichts anderes als Ornithose.
Für serologische Untersuchungen von Ornithose-Infektionen unter Vogelpopu-
lationen (mit Ausnahme bei Papageien) wird die indirekte Komplementbin-

dungsreaktion angewendet. Mit Hilfe dieser Reaktion können brauchbare Ergebnisse über die Ausdehnung der Ornithose besonders bei Hausgeflügel gewonnen werden. Unklarheiten über die Antigenstrukturen machen die Schwierigkeiten bei der Differenzierung der verschiedenen Stämme verständlich. Bei diesen Untersuchungen handelt es sich in erster Linie noch um Forschungsprobleme.

Aus epidemiologischen Gründen steht man immer wieder vor der Aufgabe, ansteckungs- oder krankheitsverdächtige Vögel zu untersuchen. Diese Untersuchungen müssen bei größeren Vogelbeständen auf einzelne Stichproben beschränkt bleiben, da es bisher keine zuverlässige Methode gibt, das Ornithosevirus vom lebenden Vogel zu isolieren. Man muß daher das verdächtige Tier töten und Organteile auf Versuchstiere oder Gewebekulturen überimpfen. Können die zu untersuchenden Vögel aus äußeren Gründen nicht getötet werden, so kann man sich einen epidemiologischen Einblick verschaffen durch den Versuch einer Virusisolierung aus dem Kot der Vögel (der Kot von 3 Tagen ist zu sammeln) und durch die gleichzeitige Durchführung der Komplementbindungsreaktion. Bei der Sektion der verdächtigen Vögel, die klinisch völlig gesund erscheinen können, weist sehr häufig nur eine geschwollene Milz auf das Vorliegen einer latenten Infektion hin. Klinisch erkrankte Tiere sind freßunlustig, haben ein struppiges Gefieder, zeigen Schleimabsonderungen aus der Nase und haben als auffallendes Symptom hartnäckige Durchfälle. Die Vermutungsdiagnose wird durch den Nachweis des Ornithosevirus bestätigt.

## 8. Prophylaxe und Therapie

Die beträchtliche Zunahme menschlicher Psittakose-Erkrankungen führte zu gesetzlichen Maßnahmen in Deutschland. Sie wurden 1934 erlassen und bezogen sich lediglich auf die Psittakose und nicht auf die Ornithose. Gerade aber die durch das Gesetz nicht erfaßte Ornithose hat sowohl auf dem humanmedizinischen als auch auf dem veterinärmedizinischen Sektor in den letzten Jahren besondere Bedeutung erlangt. Durch die Zunahme und Konzentration der Geflügelproduktion und den Ausbau von speziellen Geflügelschlachtstellen ist ein bedeutsames ökologisches Problem aufgetreten. Das Bundesseuchengesetz von 1961 versucht, dieser Situation gerecht zu werden und macht den Verdacht-, Erkrankungs- und Todesfall bei allen Ornithoseformen einschließlich der Psittakose meldepflichtig. In der Statistik werden Ornithose und Psittakose jedoch getrennt aufgeführt. Wenn auch die Vorbeugungs- und Verhütungsmaßnahmen auf dem menschlichen Sektor von großer Wichtigkeit sind, so fordern die gesetzlichen Maßnahmen auf dem veterinärmedizinischen Sektor erneute Überlegungen. Diese haben sich nicht nur auf die Einführungsbestimmungen und Quarantänemaßnahmen bei Vögeln zu beschränken, sondern sich bei dem zunehmenden Geflügelverzehr und den immer mehr erkannten

menschenpathogenen Erregern unter dem Hausgeflügel auf eine regelmäßige
tierärztliche Untersuchung dieser Tiere vor oder nach der Schlachtung zu
erstrecken. Es muß mit einem weiteren Anstieg des Geflügelverbrauchs gerechnet werden. Er liegt z. Zt. in den USA als pro-Kopf-Verbrauch im Jahr
bei 15 kg, in der Bundesrepublik bei ca. 6 kg.

In den USA sind in der letzten Zeit therapeutische und prophylaktische Behandlungen
von Vögeln durchgeführt worden, indem Antibiotika in das Trinkwasser eingebracht
wurden. Der Erfolg scheint nicht immer sicher zu sein. In der Bundesrepublik verbietet
das Lebensmittelgesetz eine Verabreichung von Hormonen und Antibiotika an Schlacht-
tiere. Eine Behandlung von Papageien und Sittichen wäre gesetzlich also möglich.

Prophylaktische Maßnahmen zur Verhinderung menschlicher Infektionen liegen
fast ausschließlich auf dem Sektor der Veterinärmedizin. Eine aktive Schutzimpfung wäre theoretisch möglich. Sie begegnet aber wegen der therapeutischen
Zugänglichkeit der Ornithose keinem Interesse. Die durch den Umgang mit
Vögeln besonders gefährdeten Personen (Vogelzüchter, Vogelhändler, Brief-
taubenhalter, Geflügelfarmen, Geflügelschlachthöfe), sollten über die Gefahren-
momente aufgeklärt werden. In Anbetracht der hohen Infektiosität bei Labo-
ratoriumsarbeiten wurden in der Bundesrepublik nur wenigen Laboratorien die
diagnostischen Untersuchungen erlaubt.
Durch die Einführung der Sulfonamide und Antibiotika in die Therapie der
Ornithose ist dieser Erkrankung die früher hohe Letalität genommen worden.
In der Zwischenzeit sind die Sulfonamide wie auch das Penicillin durch die
Tetrazykline abgelöst worden. Sie stellen das Mittel der Wahl dar, wobei eine
Gesamtdosis von 4 g auf 2 Tage verteilt auch schwere Infektionen kupiert.
Gegenüber Streptomycin sind die Erreger der PLT-Gruppe nicht empfindlich.
Neben der wirksamen antibiotischen Behandlung ist eine therapeutische Unter-
stützung des Kreislaufs besonders zu beachten. — Die gesetzlichen Bestim-
mungen fordern keine Isolierung des Ornithosepatienten.

## 9. Epidemiologie und Immunität

Beim Auftreten ungewöhnlicher pneumonischer Krankheitsbilder sollte man
besonders an das Vorliegen einer Ornithose bei den Personen denken, die
beruflich mit der Züchtung, Pflege oder dem Schlachten von Vögeln und Hausgeflügel zu tun haben. Sehr häufig ist das alleinige Betreten von Vogelhandlungen Ausgang für menschliche Einzel- oder Gruppenerkrankungen. Die
in den letzten Jahren entstandenen großen Geflügelfarmen und Geflügelschlacht-
stätten sind epidemiologisch bedeutsam. Dabei sind die Erkrankungen unter
den Vögeln weniger wichtig als das Vorhandensein latenter Infektionen. Es
kann auch auf indirektem Wege zu menschlichen Erkrankungen kommen (Umgang mit Federn, Einatmen von Federfüll). Kinder, Jugendliche und Erwachsene
sind der Infektion gegenüber anfällig. Die höheren Erkrankungszahlen unter

Frauen sind nur milieubedingt. Ornithose-Erkrankungen des Menschen sind nicht an Klima und Feuchtigkeit gebunden. Trotzdem kommt es in den Wintermonaten in Deutschland zu Saisongipfeln. Diese Schwankungen können einmal durch die in den Wintermonaten häufigeren Infektionen der Respirationsorgane erklärt werden; darüber hinaus ist aber epidemiologisch das Verschenken von Wellensittichen um die Weihnachtszeit nicht ohne Einfluß. So wurden allein z. B. in Hamburg um Weihnachten 1963 12000 Wellensittiche verkauft. Nach Einführung der Antibiotikatherapie sind Infektionen von Mensch zu Mensch ungewöhnlich. Sie kamen früher immer wieder vor und gefährdeten Familienangehörige, Ärzte und Pflegepersonal. Diese Infektketten reißen aber nach der 2. menschlichen Passage ab. Zahlreiche Erkrankungen weisen auf die großen Infektionsmöglichkeiten bei Laboratoriumsarbeiten hin. Intranasale Infektionsversuche von Laboratoriumstieren wie Zentrifugationsvorgänge erfordern besondere Vorsichtsmaßnahmen.

Die Öffentlichkeit ist durch die ornithoseverseuchten Tauben auf den öffentlichen Plätzen der Großstädte gefährdet. Die Tauben geben ihre Infektion auf ihre Nachkommenschaft durch direkten Kontakt weiter. Es sind aber auch Übertragungen durch das Ei nachgewiesen. Ebenso konnte aus verschiedenen Ektoparasiten von Vögeln das Ornithosevirus isoliert werden.

Trotz der heute bekannten weltweiten Verbreitung des Ornithosevirus unter den verschiedensten Vogelarten sind menschliche Erkrankungen relativ selten. Wenn auch die verschiedenen Ornithosestämme sich biologisch einheitlich verhalten, so scheint für den Menschen durch die Passage auf bestimmte Vogelarten eine unterschiedliche Pathogenität eingetreten zu sein.

Menschliche Zweiterkrankungen sind selten beobachtet worden. Wahrscheinlich sind die meisten Patienten, die eine Ornithose-Infektion überstanden haben, gegen eine Reinfektion immun. Hierfür sprechen auch die Immunisierungsversuche an Tieren mit abgetöteten und lebenden Viren. Mäuse, die intraperitoneal mit abgetöteter Vakzine hyperimmunisiert wurden, überstanden eine 10fache höhere $LD_{50}$. Eine noch bedeutend bessere Immunität wird mit lebenden Virusimpfstoffen geschaffen. Trotzdem konnten aber auch nach menschlichen Infektionen Virusausscheider festgestellt werden. Nach mehreren Jahren gelang es, das Virus im Sputum dieser Träger nachzuweisen.

## 10. Experimentelle Forschung, Wirtsspektrum

Das Ornithosevirus ist in der Tierwelt, besonders unter den Vögeln weit verbreitet. Es scheint die Behauptung gerechtfertigt, daß keine Vogelart gegen das Ornithosevirus resistent ist.

Bei experimentellen Untersuchungen ist die weiße Maus das Versuchstier der Wahl. Bei Meerschweinchen und Kaninchen kommt es nur zu einer vorübergehenden Temperatursteigerung und meistens nicht zu einer typischen Erkrankung.

| Zeitraum | Zahl der Tierversuche (Zahl der untersuchten Vögel) | davon positiv (%) |
|---|---|---|
| | a) Isolierungen aus Papageienvögeln | |
| 1950 | 25 (41) | 2 (8,0) |
| 1951 | 13 (15) | 0 |
| 1952 | 20 (38) | 2 (10,0) |
| 1953 | 146 (372) | 31 (21,2) |
| 1954 | 136 (200) | 19 (14,0) |
| 1955 | 245 (414) | 53 (21,6) |
| 1956 | 195 (352) | 40 (20,5) |
| 1957 | 574 (1236) | 123 (21,4) |
| 1958 | 403 (939) | 98 (24,3) |
| 1959 | 649 (1529) | 145 (22,3) |
| 1960 | 517 (1166) | 77 (14,9) |
| 1961 | 280 (649) | 42 (15,0) |
| 1962 | 429 (1183) | 83 (19,3) |
| 1963 | 474 (1153) | 79 (16,8) |
| | b) Isolierungen aus Tauben | |
| 1950—1963 | 530 (859) | 112 |
| | c) Isolierungen aus Singvögeln | |
| 1950—1963 | 139 | 13 |
| | d) Isolierungen aus Sputum | |
| 1950—1963 | 456 | 50 (11,4) |

Tab 3: Im Hamburger Tropeninstitut durchgeführte Tierversuche bei Ornithose-Verdacht.

Die Kenntnisse über die Kinetik der Vermehrung des Ornithosevirus in Gewebekulturen sind bisher nicht ausreichend. Die Arbeiten auf diesem Sektor sind besonders wichtig, weil sie mit großer Wahrscheinlichkeit einen besseren Einblick in die Antigenstruktur der einzelnen Typen in der Gruppe der Ornithoseviren ermöglichen werden. Besonders erwünscht scheint auch eine Verbesserung unserer epidemiologischen Kenntnisse. Schließlich ist die Behandlung erkrankter Vögel von epidemiologischer und heutzutage besonders wirtschaftlicher Bedeutung. Wenn auf diesem Gebiete Fortschritte erzielt werden könnten, würden diese sicher auch neue Gedanken für gesetzliche Bestimmungen bringen.

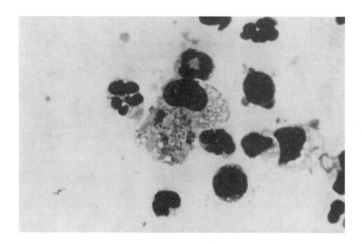

Abb. 1: Ornithosevirus vom Luftsackbelag (Giemsafärbung) beim Papageien.
(Tropeninstitut Hamburg.)

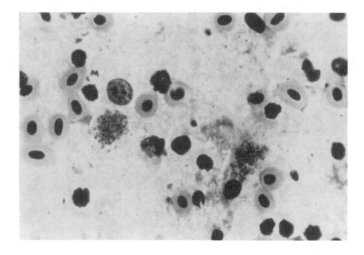

Abb: 2: Ornithosevirus im Peritoneal-Exsudat der Maus. (Tropeninstitut Hamburg.)

52*

*Schrifttum*

1 ARMSTRONG, J. A. a. S. REED: Nature and origin of initial bodies in lymphogranuloma venereum. Nature *201*, 371 (1964)

2 BEAUDETTE, F. R.: Progress in psittacosis research and control. Rutgers University Press, New Brunswick 1958

3 BRAND, G. u. H. LIPPELT: Zur Herstellung von Antigen für die Ornithose(Psittakose)-Komplementbindungsreaktion. Z. Hyg. *140*, 173 (1954)

4 BRAND, G. u. H. LIPPELT: Untersuchungen über den unspezifischen Wassermann-Antikörper bei Ornithose. Arch. Virusforsch. *6*, 65 (1955)

5 DEDIE, K.: Tierärztliche Gedanken zum Bundes-Seuchengesetz. Bundesgesundheitsblatt *6*, 298 (1963)

6 GÖNNERT, R.: Die Bronchopneumonie, eine neue Viruskrankheit der Maus. Zbl. Bakt. I. Orig. *147*, 162 (1941)

7 GRUMBACH, A. u. W. KIKUTH: Die Infektionskrankheiten des Menschen und ihre Erreger. Georg Thieme Verlag, Stuttgart 1958

7a HAAGEN, E.: Viruskrankheiten des Menschen Bd. *1*, 8 (1963)

8 ILLNER, F.: Zur Frage der Übertragung des Ornithosevirus durch das Ei. Mh. Vet.-Med. *17*, 116 (1962, 1)

9 JAWETZ, E., J. MELNICK u. E. ADELBERG: Medizinische Mikrobiologie. Springer-Verlag, Berlin—Göttingen—Heidelberg 1963

10 LIPPELT, H. u. G. BRAND: Die Komplementbindungsreaktion in der Diagnostik der Ornithose (Psittakose). Dtsch. med. Wschr. *80*, 110 (1955)

11 MEYER, K. F.: Some general remarks and new observations on psittacosis and ornithosis. Bull. World Health Org. *20*, 101 (1959)

12 ORTEL, G.: Zur Epidemiologie der Ornithose. Münch. med. Wschr. *105*, 1105 (1963)

13 POLLARD, M.: Recent developments in the epidemiology of psittacosis. Texas Rep. Biol. Med. *17*, 186 (1959)

14 RIVERS, Th. a. F. HORSFALL: Viral and rickettsial infections of man. J. B. Lippincott Company, Philadelphia 1959

15 WEYER, F. u. H. LIPPELT: Ein Beitrag zur Frage der Tauben-Ornithose in Deutschland. Z. Hyg. *143*, 223 (1956)

16 WEYER, F.: Weitere Beobachtungen im Rahmen von diagnostischen Tierversuchen bei Ornithose-Psittakose mit Bemerkungen über die Entwicklung der Ornithose-Situation in Deutschland während der letzten Jahre. Zbl. Bakt. I. Orig. *193*, 147 (1964)

17 WALZ, A.: Morphologische Studien an einem Psittakose-Stamm und seine Veränderungen unter dem Einfluß von Penicillin. Zbl. Bakt. I. Orig. *188*, 174 (1963)

# Lymphogranuloma venereum

Von H. Lippelt

*Synonyma:* Lymphogranuloma inguinale, 4. Geschlechtskrankheit,
maladie de Nicolas et Favre.

## 1. Einleitung

Das Lymphogranuloma venereum (L.v.) ist eine Geschlechtskrankheit. Nach
einem kurzfristigen Primäraffekt kommt es zu Schwellungen der Inguinaldrüsen. Im weiteren Verlauf folgen tiefgreifende zerstörende und narbige Veränderungen in der Inguinal- und Rektalgegend. Diese Infektionskrankheit
ist auf der ganzen Welt verbreitet, kommt aber vorwiegend in tropischen und
subtropischen Gebieten vor. Der Erreger gehört zur Gruppe der „großen Viren",
die antigenetisch dem Ornithosevirus sehr verwandt sind.

## 2. Geschichte

Bereits aus den Jahren 1786 und 1833 liegen Beschreibungen über Inguinaldrüsenschwellungen bei weiblichen Patienten vor. Man gab eine bis ins einzelne
gehende Beschreibung des klinischen Verlaufes. Schon frühzeitig machte man
sich Gedanken über die Ähnlichkeiten aber auch Unterschiede dieser Inguinaldrüsenschwellungen gegenüber tuberkulösen Drüsenschwellungen. Auf Grund
der geographischen Verbreitung dieser Krankheit sprach man vom klimatischen
Bubo und betonte die Ähnlichkeiten im Krankheitsablauf mit der Pest. Der
zuerst von Klotz beschriebene Primäraffekt ließ 1912 Rost an das Vorliegen
einer Geschlechtskrankheit denken. Durand, Nicolas und Favre bezeichneten
1913 die unterschiedlichen klinischen Erscheinungen als eine Krankheitseinheit.
Sie betonten ebenfalls die Übertragung durch den Geschlechtsverkehr und
grenzten die Erkrankung von der Syphilis und der Tuberkulose ab. Wegen auffallender Ähnlichkeiten mit der Hodgkinschen Erkrankung wurde die Bezeichnung „Lymphogranuloma inguinale" eingeführt. Einen besseren Einblick in
die klinische Mannigfaltigkeit wie auch in die Diagnostik erhielt man aber
erst nach Anwendung des Freischen Hauttestes. Gamma, der als erster im

Zytoplasma Elementarkörperchen sah, erkannte deren ätiologische Bedeutung nicht. Sie wurden 1927 von PRIETO zur Diskussion gestellt, und durch die 1935 von MIYAGAWA beschriebenen Einschlußkörperchen ergänzt. In der Zwischenzeit war es aber HELLERSTRÖM und WASSÉN gelungen, bei Affen eine abakterielle Meningitis durch intrazerebrale Verimpfung von Drüsenmaterial zu erzeugen. Damit wurde die wiederholt vermutete Virusätiologie dieser Erkrankung unter Beweis gestellt. FINDLAY und später RACE beschrieben 1938 bzw. 1942 den Zusammenhang zwischen Elementar- und Einschlußkörperchen. RACE u. Mitarb. gelang es dann schließlich, das Virus im Dottersack bebrüteter Hühnereier zur Vermehrung zu bringen.

### 3. Klinisches Bild

Die Angaben über die Inkubationszeit des L.v. schwanken zwischen 3 Tagen bis zu 3 Wochen. Exakte Angaben werden dadurch erschwert, daß der als erstes Krankheitszeichen auftretende Primäraffekt klein und flüchtig ist. Von vielen Patienten wird er überhaupt nicht bemerkt. Er tritt beim Mann an der Glans oder am Präputium auf; bei der Frau ist der Sitz vorwiegend an den Innenfalten der Labien, der Vagina und der Zervix. Der Primäraffekt kann aber auch an der Urethra und in der Analgegend sitzen. Der Primäraffekt äußert sich in einem Bläschen, das herpetiform aussieht. Wegen der Kleinheit und der Schmerzlosigkeit wird es oft übersehen. Nach dem Platzen des Bläschens kommt es zu einem flachen Schanker. Nur selten ist der Sitz des Primäraffektes extragenital. Zunge, Konjunktiven und Tonsillen wurden als Sitz eines extragenitalen Primäraffektes beschrieben. Nur selten kommt es zu Temperatursteigerungen, fast immer fehlen subjektive Begleitsymptome. Auch gelegentlich beobachtete Laboratoriumsinfektionen wiesen auf den uncharakteristischen und milden Verlauf des Krankheitsanfanges hin. Manchmal kommt es in dieser Phase zur Ausheilung. Der Primäraffekt hinterläßt keine Narbe.
In der weitaus größten Zahl der Erkrankungen führt der Primäraffekt nach 2 Wochen zu einer häufig einseitigen Schwellung der regionären Inguinaldrüsen. Im weiteren Verlauf kommt es zur Beteiligung beider Inguinalgegenden. Gelegentlich wird eine allgemeine Drüsenschwellung beobachtet. Je nach dem Sitz des Primäraffektes kann es aber auch eine okuloglanduläre Form sein oder zu Drüsenschwellungen im Nacken oder in der Achselgegend kommen. Bei den anfangs schmerzlosen Drüsenschwellungen sind vorwiegend die oberflächlichen beteiligt, und erst im weiteren Verlauf kommt es zum Übertritt auch auf andere tieferliegende Drüsen, so daß große geschwollene Drüsenpakete entstehen. Sie verbacken miteinander und sind nicht mehr verschieblich. Die Haut über diesen bis zu Faustgröße anwachsenden Drüsenpaketen ist gespannt und livide verfärbt. Auch in dieser Phase der Erkrankung kann es zu einer spontanen Rückbildung kommen. Bei den meisten Erkrankungsfällen tritt aber eine Fluktuation in den Lymphdrüsen ein, die auf eine Ein-

schmelzung hinweist. Im Verlauf der Abheilung kommt es zur Spontanentleerung, an der sich schließlich viele Einzeldrüsen beteiligen. Die Aussichten auf eine Ausheilung sind nicht günstig. Sehr häufig verbleiben eine Vielzahl Fisteln, die weiter einen schleimigen grünlichen Eiter entleeren. Die gesamte Abheilungsphase kann durch plötzliche Fieberschübe unterbrochen werden. Dabei kann es auf virämischem Wege zu Generalisationen kommen.

Das 3. Stadium des L.v. ist das der chronisch entzündlichen Veränderungen. Es kann sich über Jahre hinziehen und führt zu erheblichen Gewebsveränderungen. Diese beschränken sich nicht nur auf den Bereich des Genitale, sondern gehen über den Weg der Venen tief ins Becken hinein. Die entzündlichen Veränderungen und Wucherungen des endothelialen Gewebes führen zu elephantiastischen Verdickungen am Genitale, Anus und Rektum. Es kommt zu immer erneuten Fistelbildungen und zu Strikturen am Mastdarm. Bakterielle Superinfektionen können diesen chronisch entzündlichen Verlauf durch septikämische Schübe dramatisch und lebensgefährlich machen. Dann kommt es zu Milz- und Leberschwellungen, die man auch während der virämischen Einbrüche feststellen kann. Gelegentliche meningitische Symptome weisen auf den Allgemeininfekt hin. Klinische Nebenerscheinungen sind vor allem rheumatische Beschwerden und Gelenkerkrankungen.

Im Blut findet man neben einer meist nur leicht erhöhten Senkung fast immer eine Leukopenie. Erst mit den bakteriellen Sekundärinfektionen tritt eine Leukozytose ein.

Es kann bei dem L.v. in allen Phasen auch ohne Behandlung zu Spontanheilungen kommen. Selbst die sich über mehrere Monate hinziehenden chronischen Verlaufsformen haben eine gute Prognose. Die Strukturen und Narben hinterlassen aber schmerzhafte Veränderungen. Sie nehmen auf Grund der Lymphstauungen z. T. die Form einer Elephantiasis an. Bakterielle Sekundärinfektionen verschlechtern die Prognose, sie verlängern das Siechtum und können durch Sepsis zum Tode führen. Die erfolgreiche Anwendung der Sulfonamid- und insbesondere der Antibiotika-Therapie verbesserte die Prognose und verringerte die Letalität des L.v. bedeutsam.

## 4. Pathologie

Der Primäraffekt zeigt keine charakteristischen histologischen Veränderungen. Die Umgebung des Ulkus ist voll Plasmazellen und Histiozyten. Diese sind mit Einschlußkörperchen vollgepfropft. Die im Verlauf der Erkrankung auftretenden Drüsenschwellungen zeigen chronische Veränderungen. Nekrosen und Einschmelzungen werden gefunden. Das mikroskopische Bild zeigt Plasmazellen, neutrophile und eosinophile Leukozyten und proliferative Veränderungen. Die Riesenzellen haben gewisse Ähnlichkeiten mit denen, die man bei Tuberkulose oder Lues findet. In der Umgebung der Abszesse wie auch im Zentrum findet man ebenfalls Plasmazellen, Lymphozyten neben deutlichen

Nekrosen. Die Narben und Strikturen enthalten Zeichen der Entzündung und erhebliche Verdickungen des Bindegewebes.

## 5. Ätiologie

Der Erreger der L.v. ist ein Virus. Er gehört auf Grund der Größe, des Entwicklungszyklus und der Empfindlichkeit gegenüber Antibiotika in die Gruppe der „großen Viren". In der Tat bestehen viele Gemeinsamkeiten mit den anderen menschenpathogenen Vertretern dieser Gruppe (Ornithose, Trachom und Einschluß-Konjunktivitis). Nachdem PRIETO als Erster die Elementarkörperchen beschrieben hatte, gab MIYAGAWA die Größe der Einschlüsse mit 0,3 $\mu$ an. Filtrationsversuche mit Gradokolmembranen ergaben eine Größe, die um 150 m$\mu$ liegt. Elektronenoptische Messungen brachten dagegen Werte von 450 m$\mu$. Damit steht fest, daß das L.v.-Virus wesentlich kleiner als das Ornithosevirus ist. Es ist lichtoptisch gut sichtbar, wobei sich die Färbungsmethoden nach Giemsa und Castaneda besonders bewährt haben. Gegenüber äußeren Einflüssen ist das Virus sehr empfindlich. Bei Zimmertemperatur bleibt es nur 2—4 Tage infektiös und verliert bei 56° C bereits in wenigen Minuten seine Aktivität. Formalin (0,1%) oder Phenol (0,5%) tötet das Virus in 24 Stunden ab. Es ist ebenfalls ätherempfindlich. Ultraviolettes Licht hebt die Infektiosität in einer halben Stunde auf. Von Bedeutung ist die mangelnde Resistenz des L.v.-Virus gegenüber Sulfonamiden und Antibiotika. Eine Resistenz besteht nur gegenüber dem Streptomycin. Die beste Wirkung in vitro erhält man durch Verwendung von Tetrazyklinen.

Das Verhalten des L.v.-Virus gegenüber physikalischen oder chemischen Einflüssen ist dem der anderen Vertreter der PLT-Gruppe fast gleich. Dieselben Parallelen finden sich im Entwicklungszyklus, den FINDLAY, MACKENZIE und MACCALLUM erstmalig beschrieben haben. Auch hier entwickeln sich die intrazellulären Einschlüsse aus zahlreichen Elementarkörperchen. Die Einzelheiten werden in den Kapiteln über Ornihose und Trachom genauer beschrieben. Das L.v.-Virus läßt sich im Dottersack wie auch in der Gewebekultur passieren. Die Vermehrung im Dottersack ist aber wesentlich günstiger. Bei den Eipassagen kommt es nicht zur Abschwächung der Infektiosität oder der Pathogenität. Die Kinetik des Virus in der Gewebekultur ist bisher nicht ausreichend untersucht. Die Multiplikationsneigung ist gering und Schwankungen in den Infektionstitern müssen in Kauf genommen werden.

Für diagnostische und experimentelle Untersuchungen eignen sich für das L.v.-Virus insbesondere Affen und Mäuse. Über die Empfänglichkeit anderer Versuchstiere ist nur wenig bekannt. Gesichert ist, daß Vögel gegenüber dem L.v.-Virus unempfindlich sind. Das Versuchstier der Wahl ist die Maus, die nach intraperitonealer wie auch intrazerebraler Impfung schnell erkrankt. Je nach der Virulenz des Stammes werden die Mäuse in der Regel in 4—5 Tagen nach der Infektion sterben. So eignet sich die Maus auch besonders für diagnostische Untersuchungen, wobei das Untersuchungsmaterial nach Vorbehandlung mit Streptomycin intrazerebral verimpft wird. Durch intranasale Applikation verursacht das Virus bei Mäusen eine Pneumonie. Die Elementarkörperchen sind in dem Lungengewebe reichlich nachzuweisen. Affen beantworten eine Infektion mit einem klinischen Bild, das der menschlichen Erkrankung fast gleicht.

RAKE und JONES wiesen bereits 1944 ein Toxin nach. Sie gewannen es aus infizierten Dottersäcken. Die weiteren experimentellen Arbeiten mit dieser toxischen Substanz zeigten, daß sie stark wirksam ist und eine hohe Aktivität hat. Selbst geringe Dosen töten nach intravenöser Verabfolgung Mäuse sehr schnell. Die hohe Empfindlichkeit des Toxins erschwert die experimentellen Arbeiten. Es wird bereits bei Zimmertemperatur inaktiviert und ist gegenüber chemischen Substanzen sehr empfindlich. So ist bis heute noch nicht die Bedeutung des Toxins für den Ablauf menschlicher Erkrankungen geklärt. Ähnlich wie das Ornithosevirus besitzt das L.v.-Virus eine hitzelabile und hitzestabile Antigenkomponente. Auch hier bildet das hitzelabile Antigen die Typenspezifität, während das hitzestabile die Gruppenspezifität anzeigt. So ist es möglich, mit einem L.v.-Antigen eine Komplementbindungsreaktion durchzuführen. Sowohl durch Kochen wie auch durch Phenolzusatz wird das Antigen verbessert. Stark virushaltige Antigenchargen können auch für Agglutinationsproben benutzt werden. Die praktische Anwendung ist aber durch mehrere Unsicherheitsfaktoren belastet.

## 6. Pathogenese

Abgesehen von gelegentlichen Laboratoriumsinfektionen oder Berufsinfektionen bei Ärzten wird das Virus des L.v. durch den Geschlechtsverkehr übertragen. Nach dem Primäraffekt kommt es zu einer örtlichen Ausbreitung des Virus. So erklärt es sich, daß fast immer nur die Drüsen der Inguinalgegend und des Beckenraumes befallen sind. Im weiteren Verlauf der Erkrankung kann es allerdings durch virämische Schübe zu einer Generalisation des Virus kommen. Dann treten auf Grund der allgemeinen Verbreitung des Virus Drüsenschwellungen auch an anderen Stellen auf. Das L.v. ist eine Erkrankung des lymphatischen Systems. Da eine Gefährdung durch virustragende Tiere nicht besteht, erfolgen die Infektionen nur von Mensch zu Mensch.

## 7. Diagnostische Methoden

Die klinische Diagnose des L.v. kann Schwierigkeiten bereiten. Einmal sind die anamnestischen Angaben mit erheblichen Unsicherheiten belastet und zweitens wird der fast schmerzlose Primäraffekt vom Patienten nicht bemerkt. So sieht der Arzt den Patienten häufig zum erstenmal während der zweiten

Krankheitsphase. Differentialdiagnostisch muß vorwiegend gedacht werden an: Staphylokokken-Streptokokken-Infektion, Gonorrhoe, Syphilis, Balanitis, Pest, Tularämie, Tuberkulose, Karzinom, Pfeiffersches Drüsenfieber, infektiöse Lymphadenitis (Katzenkratzkrankheit), Hodgkin. Auch Pilzerkrankungen müssen in die Überlegungen einbezogen werden.

Zur Sicherung der Diagnose kann das Laboratorium gute Dienste leisten. Der direkte mikroskopische Nachweis von Elementarkörperchen ist aussichtsreich. Hierfür eignet sich der Bläscheninhalt des Primäraffektes, das eitrige Sekret der Bubonen, Drüsengewebe wie auch Sektionsmaterial (Leber, Milz, Knochenmark). Die Färbung nach Giemsa hat sich dabei besonders bewährt. Auch die Virusisolierung bereitet heute keine besonderen technischen Schwierigkeiten mehr. Die Zellen des Untersuchungsmaterials werden durch wiederholtes Gefrieren und Auftauen aufgebrochen und das Material mit Streptomycin vorbehandelt. Der sicherste Weg zum Virusnachweis ist die intrazerebrale Verimpfung des Untersuchungsmaterials auf Mäuse. Diese erkranken nach 2 bis 3 Tagen tödlich, und man kann in der Hirnemulsion die Elementarkörperchen mikroskopisch sehen. Auch die Verimpfung des Untersuchungsmaterials in den Dottersack des bebrüteten Hühnereies erlaubt den Virusnachweis. Das Material wird mit Streptomycin vorbehandelt und in der üblichen Weise in den Dottersack gebracht. Es scheint wichtig, daß die Vorbrütung der Hühnereier nicht über den 7. Tag ausgedehnt wird. Die Benutzung von Gewebekulturen für Erstisolierungen ist nicht empfehlenswert; obwohl sich verschiedene Zellstämme hierfür eignen, ist die Multiplikation des Virus aber nicht ausreichend.

Die Möglichkeit der Laboratoriumsdiagnose wird durch die Anwendung der Komplementbindungsreaktion beherrscht. Je besser das Antigen aufbereitet ist, um so geringer sind unspezifische Reaktionen. Mit komplementbindenden Antikörpern ist 8 Tage nach Beginn der Drüsenschwellungen zu rechnen. Die serologische Untersuchung des Serums ist möglichst frühzeitig zu betreiben, damit durch die Steigerung des Titers bei der Untersuchung des Zweitserums die Diagnose serologisch gesichert werden kann. Eine Titerhöhe von 1 : 32 ist bereits verdächtig. Aber erst eine 4fache Titersteigerung liefert den serologischen Beweis. Im weiteren Verlauf der Erkrankung werden Titerhöhen von 1 : 250 oder 1 : 500 in der Regel erreicht. Die Titer der Komplementbindungsreaktion sind also nicht so hoch wie bei der Ornithose beschrieben. Auch bei dem L.v. kommt es zu einem Verweilen des Titers über Monate. Da bei dem chronischen Verlauf der Erkrankung das in den Drüsen vorhandene Virus immer wieder als Antigen wirkt, beginnt der Abfall des Titers erst nach Inaktivierung des Virus. Der verbleibende Resttiter in einer Höhe von 1 : 50 ist sehr häufig über Jahre noch nachweisbar. Es muß aber betont werden, daß die Komplementbindungsreaktion nicht den Anspruch auf Spezifität erheben kann. Mit ihr werden Antikörper der gesamten PLT-Gruppe nachgewiesen. Es muß daher das Vorliegen einer Ornithose oder eines Trachoms sowohl in der akuten Phase wie in der Anamnese ausgeschlossen werden.

Die Komplementbindungsreaktion hat den bis vor wenigen Jahren für die Diagnose bedeutsamen Freischen Hauttest verdrängt. Dieser Test, der 1925 von FREI eingeführt wurde, erlaubte damals die Koordinierung der verschiedenen klinischen Verlaufsformen. Er blieb bis vor wenigen Jahren das wichtigste diagnostische Hilfsmittel. Das Antigen für den Hauttest wurde aus Buboneneiter hergestellt. Dieses Antigen war ebenso wie das aus Mäusehirn hergestellte Injektionsmaterial mit unspezifischen Nebenerscheinungen belastet und wurde später aus Dottersackmaterial oder infizierter Gewebekultur bereitet. Man injizierte 0,1 ml dieser inaktivierten Viruskultur intradermal. Die Inaktivierung erfolgt durch Hitzeeinwirkung. Die gleiche Menge eines Kontrollantigens wird injiziert, das aus Dottersack oder Gewebekultur ohne Virus hergestellt wird. Die Ablesung des Hauttestes erfolgt erstmalig nach 48 Stunden und wird nach 96 Stunden kontrolliert. Im positiven Falle zeigt die Injektionsstelle mit dem Virusantigen eine entzündliche Schwellung, die einen Durchmesser zwischen 6 und 10 mm aufzeigen muß. 4 Tage nach der intradermalen Injektion erreicht diese Entzündung ihren Höhepunkt. Die Kontrolle bringt meistens nur eine Rötung, die aber deutlich von einer positiven Reaktion unterschieden werden kann. Mit einem positiven Frei-Test kann erst eine Woche nach Drüsenschwellung gerechnet werden. Er bleibt viele Jahre positiv, z. T. sogar lebenslänglich. Die Stärke der Hautreaktion wird nicht nur von dem Antikörpergehalt, sondern auch von der Viruskonzentration und von der Reinheit des Antigens abhängig sein. Da die Inaktivierung des Antigens durch Hitze erfolgt, wird man die typspezifische hitzelabile Komponente neutralisieren. Nur die hitzestabile gruppenspezifische Komponente bedingt die Reaktion. Daher kann auch der Frei-Test keinen Anspruch auf eine Diagnose erheben. Es sind also dieselben diagnostischen Einschränkungen zu machen wie bei der Komplementbindungsreaktion. Das Frei-Antigen, das früher im Handel erhältlich war, wird jetzt nicht mehr angeboten. Es ist anzuraten, heute auf den Freischen Hauttest ganz zu verzichten und neben dem direkten Virusnachweis die Komplementbindungsreaktion zur Diagnostik zu benutzen. Es sei darauf hingewiesen, daß ein vorher durchgeführter Frei-Test auf Grund des Virusgehaltes zu einer positiven Komplementbindungsreaktion führen kann.

Der Neutralisationstest hat für die Routineuntersuchungen bisher keine Bedeutung gewonnen. Sein Wert liegt in der Typbestimmung isolierter Stämme, in antigenetischen Untersuchungen wie auch in der Klärung von Immunitätsfragen.

## 8. Prophylaxe und Therapie

Bei der Prophylaxe sind ähnliche Überlegungen anzustellen wie bei der Bekämpfung der Gonorrhoe und der Syphilis. Die Ausschaltung von Infektionsquellen ist aber unsicher, da der Krankheitsbeginn von den Patienten häufig nicht bemerkt wird. Trotzdem ist aber die Erfassung und Behandlung infizierter Personen wichtig. Eine frühzeitige Diagnostik und Behandlung erkrankter Personen wird ebenfalls die Ausbreitung der Krankheit verringern. Die Anwendung der Komplementbindungsreaktion ist bei der Durchführung behördlicher Kontrollen sehr nützlich.
Die Empfindlichkeit des L.v.-Virus gegen Sulfonamide und Antibiotika haben die Behandlung der Erkrankung wesentlich erleichtert. Das Mittel der Wahl

sind die Tetrazykline. Ihre Wirkung ist bedeutend besser als die der Sulfonamide und des Penicillins. Streptomycin ist nicht wirksam. Je frühzeitiger die Behandlung beginnt, um so aussichtsreicher ist der therapeutische Erfolg. Die Dosierung beträgt 4mal $^{1}/_{2}$ g pro Tag und ist über längere Zeit fortzusetzen. Besonders die chronischen Spätfälle erfordern eine langfristige Therapie. Wenn auch über Resistenzentwicklungen gegenüber Antibiotika bisher nichts Sicheres bekannt ist, so empfiehlt es sich doch, bei einem Versagen eines Antibiotikums auf ein anderes Tetrazyklin überzugehen. Fistelbildungen, Narben und Strikturen erfordern zusätzliche chirurgische Maßnahmen, die häufig auch zur Beseitigung der Lymphstauungen notwendig werden.

## 9. Epidemiologie und Immunologie

Die Verbreitung des L.v. ist nicht an klimatische Faktoren gebunden. Trotzdem ist aber sicher, daß es in subtropischen und tropischen Ländern häufiger anzutreffen ist. In Europa findet man die Erkrankung vorwiegend in Hafenstädten, wobei die Erkrankungszahlen in Südeuropa höher sind als in Nordeuropa. Prostituierte und Menschen mit wechselndem Geschlechtsverkehr sorgen hauptsächlich für die Verbreitung der Erkrankung. Sozial niedrigstehende und in unzureichenden hygienischen Verhältnissen lebende Menschen sind gefährdet. Diese Konstellationen sind wahrscheinlich auch verantwortlich für das gehäufte Vorkommen des L.v. unter Negern. Für eine Rassenempfindlichkeit bestehen keine Unterlagen. Besonders hohe Befallszahlen werden unter der Negerbevölkerung in den Vereinigten Staaten gemeldet. Bei Reihenuntersuchungen zeigten die Personen dieser Distrikte bis zu 40% eine positive Komplementbindungsreaktion. In bezug auf Alter und Geschlecht sind keine Unterschiede aufgefallen.
Bei experimentellen Untersuchungen über Immunitätsfragen erwiesen sich Tiere gegenüber intranasalen oder intrazerebralen Reinfektionen als immun. Auch erkrankte Personen können nicht superinfiziert werden. Es kommt nur zu örtlichen entzündlichen Veränderungen, aber nicht zur Beteiligung der regionalen Lymphdrüsen und nicht zu Generalisierungen. Der Abfall komplementbindender und neutralisierender Antikörper nach der menschlichen Erkrankung weist schon darauf hin, daß die Immunität zeitlich begrenzt sein wird. So ist es nicht verwunderlich, daß Zweiterkrankungen wiederholt beobachtet wurden.

## 10. Experimentelle Forschung, Wirtsspektrum

Die Problematik des L.v. ist ähnlich wie bei Ornithose und Trachom. Der Einblick in die antigenetische Struktur des Virus, sein Vermehrungszyklus wie auch weitere Arbeiten auf dem Gebiete der Therapie haben uns zu beschäftigen.

Wie weit das Wirtsspektrum reicht, ist nicht abgeklärt. Spontane Infektionen im Tierreich sind bisher unbekannt. Besonders ist das Virus unter Vogelpopulationen nicht nachgewiesen. Für experimentelle Untersuchungen ist die weiße Maus das wichtigste Versuchstier.

### Schrifttum

1 ARMSTRONG, J. A. a. S. REED: Nature and origin of initial bodies in lymphogranuloma venereum. Nature 201, 371 (1964)

2 COUTTS, W. E.: Lymphogranuloma venereum, a general review. Bull. World Health Org. 2, 545 (1950)

3 FREI, W.: Eine neue Hautreaktion bei „Lymphogranuloma inguinale". Klin. Wschr. 4, 2148 (1925)

4 GOLDBERG, J. a. L. BANOV: Complementfixation titres in tertiary lymphogranuloma. Brit. J. Ven. Dis. 32, 37 (1956)

5 GRUMBACH, A. u. W. KIKUTH: Die Infektionskrankheiten des Menschen und ihre Erreger. Georg Thieme Verlag, Stuttgart 1958

6 HELLERSTRÖM, S. u. E. WASSÉN: Meningo-enzephalitische Veränderungen bei Affen nach intrazerebraler Impfung mit Lymphogranuloma inguinale. Compt. rend. internat. dermat. 6, 1147 (1930)

7 JAWETZ, E., J. MELNICK u. E. ADELBERG: Medizinische Mikrobiologie. Springer-Verlag, Berlin—Göttingen—Heidelberg 1963

8 NASEMANN, Th.: In: Handbuch der Haut- und Geschlechtskrankheiten, Band: Viruskrankheiten der Haut. Springer-Verlag, Berlin—Göttingen—Heidelberg 1961

9 RAKE, G. a. H. P. JONES: Studies on lymphogranuloma venereum. J. Exper. Med. 75, 323 (1942); 79, 463 (1944)

10 RIVERS, Th. a. F. HORSFALL: Viral and rickettsial infections of man. J. B. Lippincott Company, Philadelphia 1959

# Trachom

Von H. LIPPELT

*Synonyma:* Ägyptische Augenkrankheit, Conjunctivitis granulosa.

## 1. Einleitung

Das Trachom ist eine Viruserkrankung des Auges. Der Verlauf ist chronisch und erstreckt sich über viele Jahre und Jahrzehnte. Die Follikelbildung in der entzündlichen Konjunktiva und der Befall der Kornea sind das tragende klinische Symptom. Das nur einige Wochen dauernde akute Stadium geht in ein chronisches Stadium über. Dieses ist schließlich durch Narbenbildung der Konjunktiva wie auch der Kornea gekennzeichnet. Die schweren Zerstörungen und die begleitenden bakteriellen Sekundärinfektionen führen zu einer weitgehenden Beeinträchtigung der Sehkraft und häufig zur Erblindung. Spontanheilungen scheinen nicht gegeben zu sein.

## 2. Geschichte

Die klinische Symptomatik des Trachoms wie auch dessen Ausbreitung war bereits dem Altertum bekannt. Schon vor Jahrtausenden wurde berichtet, daß das Trachom besonders in Ägypten vorkam. Genau wie heute war das Trachom im Altertum vorwiegend in tropischen und subtropischen Ländern anzutreffen. Eine starke Verbreitung des Trachoms erfolgte während der großen Bevölkerungsbewegungen im Mittelalter. Es scheint ausreichend belegt zu sein, daß die spanischen Soldaten das Trachom zum amerikanischen Kontinent trugen. Für die europäische Geschichte des Trachoms sind die zahlreichen Erkrankungen der Soldaten während des Napoleonischen Feldzuges in Ägypten auffallend. In dieser Zeit wurde der Begriff „Ägyptische Augenkrankheit" geprägt. Das Jahr 1907 brachte die ersten fundierten Kenntnisse über die Ätiologie des Trachoms. HALBERSTÄDTER und VON PROWAZEK sahen lichtoptisch in Augenabstrichen von Trachomkranken Einschlußkörperchen, die sie als Erreger des Trachoms ansprachen. Damit wurde die Auffassung von NICOLLE bestätigt, der auf Grund von Filtrationsversuchen als erster behauptete, daß der Erreger des Trachoms ein Virus sei. Aber erst in jüngster Zeit wurde durch die Untersuchungen von MACCHIAVELLO (1948) und T'ANG (1957) die Virusgenese des Trachoms endgültig dadurch bestätigt, daß der Erreger im Dottersack des Hühnerembryo gezüchtet wurde.

Bei der Schilderung des klinischen Bildes unterschied bereits GALEN vier Verlaufsformen. Cicero, Horaz und Plinius der Jüngere waren an Trachom erkrankt. Zur Erforschung und Bekämpfung dieser Virusinfektion wurden in der Neuzeit Spezialkrankenhäuser und -forschungsinstitute in den verschiedensten Teilen der Welt errichtet. Die Weltgesundheitsorganisation beschäftigte sich durch Schaffung von Expertenkomitees und durch große Bekämpfungsfeldzüge in besonderer Weise mit dem Trachom. Auch heute ist die Zahl der Trachomkranken noch so groß, daß ungewöhnliche soziale Probleme entstehen. Die hierdurch gegebenen ökonomischen und sozialen Folgen können nur geschätzt werden. Dadurch wirft die Bekämpfung des Trachoms in der Jetztzeit andere Probleme auf als sonstige Infektionskrankheiten.

### 3. Klinisches Bild

Da die subjektiven Zeichen im Beginn der Erkrankung gering sind, ist die Inkubationszeit des Trachoms nicht genau fixiert. Bei Laboratoriumsversuchen an freiwilligen Personen konnte durch Einbringung von infektiösem Material in den Bindehautsack des Auges eine Inkubationszeit von 5 bis 7 Tagen ermittelt werden. Es ist jedoch mit Sicherheit anzunehmen, daß unter natürlichen Verhältnissen die Inkubationszeit bedeutend länger sein wird.

Die am Anfang der Erkrankung stehende Konjunktivitis ist uncharakteristisch und läßt sich von andersartigen unspezifischen Konjunktividen kaum unterscheiden. Besonders die im Kindesalter erworbenen Infektionen beginnen schleichend und zeichnen sich in den Anfangsstadien durch einen milden Verlauf aus. Die bei den freiwilligen Versuchen beobachtete Dramatik im Krankheitsbeginn weist darauf hin, daß die inokulierte Virusmenge für den Ablauf der Krankheit bedeutungsvoll ist. Eine frühzeitig einsetzende Ptosis ist charakteristisch. Bei einer ophthalmologischen Untersuchung findet man auch in den Frühstadien bereits spezifische Veränderungen. Besonders am oberen tarsalen Rand kommt es zu hypertrophischen Veränderungen der Lymphfollikel, die Veranlassung für die Bezeichnung der Erkrankung als „Körnerkrankheit" (Conjunctiva granulosa) waren. Der Verdacht auf das Vorliegen einer Trachominfektion wird erhärtet durch die Feststellung einer epithelialen Keratitis, einer subepithelialen Infiltration und einer Gefäßinjektion. Die immer zahlreicher werdenden entzündlichen Follikel stehen in dieser akuten Phase der Erkrankung im Vordergrund des Krankheitsbildes. Sie können miteinander verschmelzen und entleeren auf Druck ihren Inhalt in den Bindehautsack. Die Absonderung eines eitrigen Sekretes läßt die ödematös geschwollenen Lider verkleben. Die schweren entzündlichen Veränderungen werden durch auffallende Gefäßerweiterungen unterstrichen, die wie ein Vorhang die Kornea überziehen (Pannus trachomatosus). Bakterielle Sekundärinfektionen können das klinische Bild verschlimmern. Fast immer sind die präaurikulären Lymphdrüsen geschwollen und schmerzhaft. Die akute Phase der Erkrankung erstreckt sich über mehrere Wochen. Langsam kommt es zur Beruhigung der klinischen Symptomatik, und der gesamte Krankheitsprozeß geht in eine subakute bzw. chronische Phase über. Für den Ablauf dieser chronischen Phase ist ein dramatischer oder schleichender Krankheitsbeginn ohne Einfluß. Die neugebildeten entzündlich veränderten Follikel werden durch Bindegewebe ersetzt, so daß die Konjunktiven ein milchartiges Aussehen erhalten. Im Verlauf von Monaten oder Jahren kommt es zu den charakteristischen Endstadien des Trachoms. Diese sind vorwiegend durch die narbigen Veränderungen charakterisiert. Die Xerophthalmie, verursacht durch das Versiegen der Tränensekretion, bedingt einen konstanten Reizzustand des Auges, der für weitere Geschwürsbildungen der Kornea verantwortlich ist. Narbige Veränderungen am äußeren Auge wie auch der Hornhaut lassen die Sehkraft immer mehr bis zur Erblindung schwinden. Bakterielle Superinfektionen verschlimmern die zerstörenden Folgen durch das Trachomvirus. Sie drängen sich klinisch in den Vordergrund. Folgenschwer ist der beschleunigte Verlust der Sehkraft durch bakterielle Ulzerationen auf der Kornea. Trotzdem sind aber die Zerstörungen durch das Trachomvirus für das Schicksal des Auges dominant.

Im Krankheitsbeginn ist die klinische Diagnose des Trachoms nicht leicht zu stellen. Schwierigkeiten treten besonders durch Erkrankungen des Auges anderer Ätiologie auf. Entzündungen durch das Virus der Einschlußkonjunktivitis, das Adenovirus, die Onchokerkose können dem Beginn der Trachominfektion stark gleichen. Erst im weiteren Verlauf der Erkrankung kommt es zu den bereits geschilderten spezifischen Veränderungen. Das Expertenkomitee der Weltgesundheitsorganisation hat 1963 vier Krankheitsformen des Trachoms in allen klinischen Einzelheiten festgelegt, um eine klinische Definition zu ermöglichen. Chemotherapeutische Behandlungen erlauben die Heilung menschlicher Trachomerkrankungen. Krankheitsphase, Dosierung und Behandlungsdauer bestimmen den Erfolg. Damit können auch die schweren zerstörenden Folgen verhindert werden. Die unzureichende Immunität nach einer Trachominfektion wird durch wiederholt beobachtete Reinfektionen bewiesen. Die früher durchgeführten Therapieversuche mit Rekonvaleszentenserum blieben erfolglos. Spontanheilungen treten sehr selten ein. Man muß daher die ohne Therapie eingetretenen Remissionen prognostisch sehr vorsichtig beurteilen.

## 4. Pathologie

Pathologisch-anatomisch sind am frühesten die charakteristischen Einschlußkörperchen nachzuweisen. Man findet sie in den Epithelzellen der Konjunktiven und der Kornea. Diese Einschlußkörperchen sind in den oberflächlichen Schichten des Epithels reichlich vorhanden, während sie in den Basalschichten seltener sind. Ihre Zahl ist von der Schwere des Krankheitsbildes abhängig. In den Follikelzellen, wie auch in den subepithelialen Schichten, sind die Einschlußkörperchen nicht vorhanden. Bei den subepithelialen Veränderungen sind kleine Rundzellen und vorwiegend Plasmazellen nachzuweisen. Die entzündlichen Veränderungen der Kornea sind besonders durch die Gefäß-injektionen in Form der Pannusbildung gekennzeichnet. Fortgeschrittene Trachomfälle zeigen Ulzerationen und nekrotische Elemente. Alle patho-logisch-anatomischen Veränderungen durch das Trachom sind in der obe-ren Hälfte des Konjunktivalsackes und der Kornea weit häufiger als in der unteren.

Während im Exsudat polymorphe Zellen vorherrschen, werden in den sub-epithelialen Entzündungen fast ausschließlich mononukleare Zellen gesehen. Dieser Befund ist besonders in der akuten Phase der Erkrankung zu erheben und hängt nicht von einer bakteriellen Sekundärinfektion ab. Das Vorhanden-sein von polymorphen Zellen im Exsudat bei der Trachominfektion steht im Gegensatz zu den Exsudatbefunden, die bei Konjunktivitiden durch Adeno-virus oder Herpes-simplex-Virus erhoben werden. Bei diesen ist das Exsudat fast immer durch mononukleare Zellen charakterisiert.

### 5. Ätiologie

Die Klärung der Ätiologie des Trachoms wurde erst 1957 durch die Unter-suchungen von T'ANG u. Mitarb. in gesicherte Bahnen gelenkt. Ihnen gelang es, im Dottersack des bebrüteten Hühnereies das Trachomvirus zur Vermehrung zu bringen. Entscheidend für den Erfolg dieser Züchtungsversuche waren neue Erkenntnisse über die Resistenz des Trachomvirus gegenüber Chemotherapeu-tika. T'ANG hatte bei seinen Isolierungsversuchen in dem Augenblick Erfolg, als er bei der Vorbehandlung des Materials nur Streptomycin zur Abtötung der bakteriellen Begleitflora benutzte. Mit der Kultivierung des Trachomvirus im Dottersack konnten in den letzten 5 Jahren entscheidende Kenntnisse über den Erreger des Trachoms erarbeitet werden. Die jüngsten Ergebnisse erlauben eine weitgehende Koordinierung mit den Befunden früherer Zeiten. Die 1907 von HALBERSTÄDTER und von VON PROWAZEK in Augenabstrichen von Trachom-kranken gefundenen Einschlußkörperchen waren anfangs als Ätiologie der Trachomerkrankung umstritten. Einmal wurden Einschlußkörperchen auch bei anderen entzündlichen Augenkrankheiten nachgewiesen und zum anderen konnte 1927 NOGUCHI bei Trachomkranken ein gramnegatives Bakterium nach-weisen, das er als Erreger des Trachoms ansprach. Dieser Befund wie auch die Rickettsientheorie von NICOLLE konnten durch Nachuntersuchungen nicht bestätigt werden. Damit war der Weg wieder frei für die ätiologische Be-deutung der von HALBERSTÄDTER und von VON PROWAZEK gesehenen Einschlußkörperchen. Auch die in den letzten Jahren gewonnenen Kenntnisse stützen diese Auffassung.

Der Erreger des Trachoms gehört zu den großen Virusarten. Er wird einbezogen in die Psittakose/Lymphogranuloma-venereum/Trachom-Gruppe (PLT). Zu dieser Gruppe gehören eine Reihe von Viren, die zu Erkrankungen des Menschen, der Säugetiere und Vögel führen. Sie sind in der Natur weit verbreitet. Ihnen gemeinsam ist das färberische Verhalten, die Größenordnung und die Empfindlichkeit gegenüber Sulfonamiden und Antibiotika. COLLIER wies 1960 darauf hin, daß das Trachomvirus sich von dieser Gruppe durch den ausgesprochenen Epithelparasitismus unterscheidet. Ebenfalls zum Unterschied von den anderen Viren der PLT-Gruppe sind die Einschlüsse des Trachoms wie auch des Einschlußkonjunktivitis-Virus in einer glykogenen Matrix eingebettet, die sich durch Jod leicht nachweisen läßt (RICE 1936). Mit dieser Methode ist bereits im Abstrich eine Virusdifferenzierung möglich.

Die reifen Viruspartikel, sog. Elementarkörper, haben eine Größe von 0,25 $\mu$ und sind lichtoptisch sichtbar. Am Ende ihres Reifungsprozesses zerstören die Elementarkörperchen (EK) die befallene Zelle, werden frei und können neue Infektionen an anderer Stelle setzen. In der neubefallenen Zelle verbleiben die EK für eine gewisse Zeit lang in einem nichtinfektiösen Zustand. Der intrazelluläre Vermehrungszyklus beginnt dann mit dem Auftreten basophiler Initialkörper. Hierbei handelt es sich um runde oder ovale Gebilde von wechselnder Größe, die vom Protoplasma gut abzugrenzen sind. Mit Hilfe der Giemsa-Färbung ist diese Abgrenzung sichtbar zu machen. Die Größe dieser Initialkörper liegt zwischen 0,3 und 0,8 $\mu$. Sie liegen in Form von Kolonien und werden im Laufe der Vermehrung deutlich kleiner (Zweiteilung?). Im Laufe der Weiterentwicklung nehmen diese Initialkörperchen an Zahl zu und erscheinen dabei mehr und mehr azidophil, d. h. mit der Giemsa-Färbung nehmen sie eine rötliche Tingierung an. Diese azidophile Entwicklung endet schließlich bei den reifen Viruspartikeln.

Neue Detailkenntnisse über das Trachomvirus brachten die elektronenoptischen Ergebnisse der letzten Jahre. Im wesentlichen wurden durch diese Befunde die alten Vorstellungen bestätigt. Die bisherige Annahme einer Zweiteilung kann allerdings heute nicht mehr aufrechterhalten werden. Unter Zugrundelegung vieler elektronenoptischer Einzelbefunde ergibt sich folgende Übersicht: Die Initialeinschlüsse lassen sich im Zytoplasma scharf abgrenzen. In ihnen haben die Initialkörper eine dichte oder weniger klare Begrenzung. Daneben gibt es Elementarkörper mit dichtem Kern und meist doppelt konturierter oder auch fehlender Membran. Es sind Polygone beschrieben worden, die wie geschwollene Initialkörper aussehen. Auf der anderen Seite wurden aber auch intermediäre Formen gesehen, die als Übergang zwischen den Polygonen und den Initialkörpern bezeichnet werden können. Die Elementarkörpereinschlüsse sind im Zytoplasma der Zelle unscharf abgegrenzt und zeichnen sich ebenfalls durch die Gegenwart verschiedenster Formen aus, wenn auch die Elementarkörper selbst weitaus überwiegen. Deutlicher und klarer scheinen diese Einschlüsse erst kurz vor der Zellzerstörung zu sein. Eine Deutung aller Formen ist z. Zt. nicht möglich. Es kann sein, daß Polygone die Glykogenmatrix darstellen. Auf der anderen Seite können die beschriebenen intermediären Formen wie auch die Initialkörper als Virusvorstufe aufgefaßt werden, obwohl bisher noch keine Beweise für diesen Entwicklungszyklus vorliegen. Es kann den bisher vorliegenden Bildern lediglich entnommen werden, daß Initialkörper und Polygone zu Beginn der Infektion vorherrschen, während Elementarkörper kurz vor Zelluntergang in der Mehrzahl sind. Die Autoren sind aber allgemein der Ansicht, daß bisher kein einziger Befund herangezogen werden kann, der die Annahme einer Zweiteilung beweist.

Die Resistenz des Trachomvirus gegenüber äußeren Faktoren oder chemischen Substanzen ist gering. Bereits bei einer Temperatur von 37° C wie auch durch Eintrocknung verliert das Virus schnell seine Aktivität. Eine Konservierung des Virus durch Glyzerin ist nur von kurzer Dauer. Bei + 4° C hält sich das Virus in einer 50%igen Glyzerinlösung nur für 1 Woche aktiv. Temperaturen von − 70° C werden gut vertragen. Bemerkenswert ist aber die Empfindsamkeit des Trachomvirus gegenüber Sulfonamiden und Antibiotika. Auszunehmen ist hierbei das Streptomycin. Gegenüber Streptomycin wie Polymyxin B, Neomycin und Resistomycin ist das Trachomvirus deutlich resistent. Obwohl die therapeutische Wirkung der Sulfonamide allgemein anerkannt wird, sind in in-vitro-Versuchen gegenüber den Sulfonamiden gewisse Resistenzen immer wieder beobachtet worden.

Bei Filtrationen müssen Filter benutzt werden, die eine Porengröße von mindestens 0,6 $\mu$ haben. Bei Gebrauch von Berkefeld-V-Kerzen oder Gradokolmembranen nach ELFORD sind die Ergebnisse dann immer wieder enttäuschend gewesen, wenn die Virussuspension nicht konzentriert genug war. Sehr häufig wird das Virus mit den Ballaststoffen zusammen durch den Filter festgehalten.

In Analogie zu den anderen Vertretern der PLT-Gruppe hat man auch für das Trachomvirus ein Toxin angenommen. Diese Annahme wurde noch dadurch gestützt, daß pathologisch-anatomische Veränderungen in den subepithelialen Schichten der Bindehaut zu finden sind. Da das Virus selbst aber nur im Epithel nachgewiesen werden kann, wird für diese Veränderungen ein Toxin verantwortlich gemacht. Neuere Ergebnisse bringen über diese Probleme noch keine Klarheit.

Die wissenschaftliche Ausbeute bei Benutzung von Laboratoriumstieren ist unbefriedigend geblieben. Für diese experimentellen Forschungen sind die üblichen Laboratoriumstiere nicht geeignet. Selbst bei der Benutzung von Pavianen und Schimpansen reagiert nur ein gewisser Prozentsatz nach Einbringung hochinfektiösen Materials in den Konjunktivalsack mit einer follikulären Konjunktivitis. Da es aber bei Affen spontan zu Konjunktivitiden anderer Ätiologie kommen kann, die gleiche klinische Bilder bieten, ist die Spezifität der experimentellen Trachomkonjunktivitis unsicher. Diese differentialdiagnostische Schwierigkeit bleibt auch im Verlauf der Krankheit erhalten, weil es bei Affen nicht zu Augenveränderungen kommt, die für das menschliche Trachom spezifisch sind. Insbesondere fehlt die Pannus- und die Narbenbildung beim Versuchstier. Das Trachomvirus scheint auf dem Affen keine Virulenzabschwächung zu erfahren. Bereits 1912 gelang NICOLLE die Rückübertragung vom Affen auf menschliche Versuchspersonen. Das Virus ließ sich in Affenpassagen weiterführen, wobei auch bei den Affen keine Immunität eintrat, denn klinisch gesund gewordene Tiere können ohne Schwierigkeiten reinfiziert werden. Der daraus resultierende Krankheitsverlauf weicht von der Originalerkrankung nicht ab.

1951 gelang ARAKAWA und KITAMURA die Übertragung des Trachomvirus in das Gehirn junger Mäuse. Die Aufrechterhaltung der Passagen ist aber bis heute noch nicht einwandfrei gesichert.

Trotz der frühen Deutung der Einschlußkörperchen durch HALBERSTÄDTER und VON PROWAZEK und trotz der aufwendigen und zahlreichen Bemühungen gelang es erst 1957 T'ANG u. Mitarb., das Trachomvirus im Dottersack in Kultur zu bringen. COLLIER u. a. haben die Befunde von T'ANG in kurzer Zeit bestätigt. Verantwortlich für die verhältnismäßig späte Kultivierung des Trachomvirus scheint die Penicillinempfindlichkeit zu sein. Alle Isolierungsversuche mußten vor dieser Erkenntnis scheitern, da das im allgemeinen mischinfizierte Ausgangsmaterial üblicherweise zur Beseitigung der bakteriellen Begleitflora mit einem Antibiotikagemisch vorbehandelt wurde, das Penicillin enthielt (technische Einzelheiten siehe Diagnostik).

FURNESS u. Mitarb. berichteten 1960 und ergänzend 1962 über die Adaptierung des Trachomvirus an einige permanente Zellstämme (FL und HeLa). Bisher blieben aber die Versuche erfolglos, eine brauchbare Gewebekultur zu finden, in der das Trachomvirus in ausreichendem Maße zur Vermehrung gebracht werden kann. Unter den bisherigen Bedingungen ist das Wachstum in Zellkulturen spärlich und mit dem im Dottersack nicht zu vergleichen. Aber auch hier sind bessere Ergebnisse zu erwarten, da die Versuche, die Gewebekultur für die Passage des Trachomvirus auszunutzen, intensiv fortgesetzt werden.

## 6. Pathogenese

Da Virusträger in der Tierwelt für das Trachomvirus bisher nicht bekannt sind, muß daran festgehalten werden, daß die Infektion von Mensch zu Mensch geht. Die Infektion kommt durch das Einbringen virushaltigen Sekretes in das gesunde Auge zustande. Individuelle Dispositionen scheinen bei der Infektion eine Rolle zu spielen. Sicher begünstigen bereits vorhandene Schädigungen am Auge das Haften der Infektion. Es kommt im Verlauf der Erkrankung einzig und allein zu einer Infektion des Auges. Andere Organe werden von dem Trachomvirus nicht befallen. Generelle Einbrüche in das Lymph- oder Blutgefäßsystem sind beim Trachom unbekannt. Das Trachom gehört nicht zu den zyklischen Infektionskrankheiten.

## 7. Diagnostische Methoden

In endemischen Gebieten ist die klinische Diagnose des Trachoms nicht schwierig. Die klassische Symptomatik ist gegeben, wenn im oberen Tarsus multiple Follikel vorhanden sind und eine epitheliale Keratitis besteht. Auch diese findet man im oberen Drittel der Kornea. Von besonderer diagnostischer Bedeutung sind aber der trachomatöse Pannus und die für das Trachom charakteristischen Narbenbildungen. Schwierig dagegen ist die Diagnose beim kindlichen Trachom, das schleichend beginnt. Auch hier hat man auf die Follikelbildung, die beginnende Hornhauttrübung wie die Gefäßeinwanderung in die oberflächliche Kornea zu achten. Bei einem akuten Beginn der follikulären Konjunktivitis wie auch bei den sehr häufig vorhandenen bakteriellen Superinfektionen kommt es zu einer Schwellung der präaurikulären Lymphdrüsen.

Die klinische Diagnose, die bei dem Fehlen klassischer Symptome schwierig ist, kann durch diagnostische Laboratoriumsuntersuchungen gestützt werden. Schon sehr bald im Beginn der Erkrankung lassen sich mikroskopisch die Einschlußkörperchen nachweisen. Man gewinnt das Untersuchungsmaterial durch Umdrehen des Oberlides, von dem man durch schabende Bewegungen mit einem Platinspatel Follikelmaterial gewinnt. Das Material wird auf einem Objektträger fixiert und mit verdünnter Giemsa-Lösung gefärbt. Die mikroskopischen Bilder werden um so besser, je geringer man die Farblösung konzentriert und dafür die Einwirkungszeit verlängert. Mit den lichtoptisch gut erkennbaren Einschlußkörperchen kann man aber das Trachom differentialdiagnostisch nicht gegen die ebenfalls mit einer Konjunktivitis einhergehende Blenorrhoe der Neugeborenen wie auch der Schwimmbadkonjunktivitis abgrenzen. Die Diagnose Trachom kann durch die Hinzuziehung der typischen klinischen Symptomatik erhärtet werden. Da das Trachom bei Neugeborenen und in den ersten beiden Lebenswochen nicht vorkommt, weisen Einschlußkörperchen in diesem Lebensabschnitt auf das Vorliegen einer Säuglingsblennorrhoe hin. Diese läßt sich auch durch das Fehlen der Keratitis, der Narbenbildungen und der Schrumpfungsprozesse gegen das Trachom abgrenzen. Der Nachweis nekrotischen Zellmaterials ist ein weiterer differentialdiagnostischer Hinweis auf das Trachom.

Der kulturelle Nachweis des Trachomvirus ist mit Hilfe des Dottersacks und der Gewebekultur möglich. Das Ausgangsmaterial gewinnt man durch kräftiges Abstreichen der Follikel des umgeklappten Oberlides mit einem kleinen Wattebausch. Unter Wahrung strengster Sterilität wird dieser Wattebausch in 2,5 ml einer Mediumlösung eingebracht und in Trockeneis gefroren. In diesem Zustand läßt sich das Untersuchungsmaterial auch transportieren. Zur Weiterverarbeitung wird das Ausgangsmaterial 2mal aufgetaut und gefroren und anschließend mit 10 mg Streptomycin und 0,02 mg Polymyxin B pro Ei versetzt. Das Antibiotikagemisch läßt man 4 Stunden bei 4° C einwirken. Es ist zweckmäßig für die erste Passage, möglichst viele Eier zu beimpfen, da auch bei positivem mikroskopischem Befund nicht alle Eier Elementarkörperchen zeigen und zusätzlich bakterielle Verunreinigungen das Ergebnis schmälern können.

5—6 Tage vorbebrütete Eier werden mit je 0,4 ml in den Dottersack beimpft. Lange Bebrütungszeiten von 13—14 Tagen bringen bei Erstisolierungen bessere Ergebnisse als kurze Inkubationszeiten. Blindpassagen sind der Erstisolierung anzuschließen. Durch 2 Passagen werden die besten Ergebnisse erzielt. Weitere Überimpfungen bringen keine zusätzlichen Informationen. Unter Zugrundelegung dieser Technik konnten mit Hilfe der Eikultur wesentlich bessere Ergebnisse erzielt werden als mit dem lichtoptischen Nachweis.

Ähnlich wie bei Inokulationen bebrüteter Hühnereier mit Rickettsien oder dem Ornithosevirus hat man auch bei Isolierungen des Trachomvirus auf intermittierende Unempfindlichkeiten der bebrüteten Eier hingewiesen. Diese treten besonders im frühen Herbst auf. Die Wirkung eines Inhibitors ist wahrscheinlich.

Für die Beimpfung von Gewebekulturen wird das Ausgangsmaterial in gleicher Weise behandelt wie bei Benutzung der Eikultur. Vorwiegend werden HeLa- und FL-Zellen als Kulturmedium benutzt, aber auch andere Zellen ergaben positive Vermehrungen. Die Erfolge scheinen bei einer Bebrütungstemperatur von 32° C oder 35° C besser zu sein als bei 37° C. Die Virusvermehrung in der Gewebekultur ist aber deutlich geringer als im Dottersack des bebrüteten Hühnereis. Der zytopathogene Effekt wie auch die lichtoptischen Kontrollen beweisen die Multiplikation des Virus im Gewebe.

Die für den mikroskopischen Nachweis von Einschlußkörperchen in der Regel benutzte Giemsa-Färbung hat den Nachteil einer langen Färbezeit. Darüber hinaus ist es nicht immer einfach, die Einschlußkörperchen von anderen intrazellulären Partikeln zu unterscheiden. Liegen die Einschlußkörperchen in dichteren Geweben, so sind sie mit Hilfe der Giemsa-Färbung schwierig zu finden. Die Jod-Jodfärbung gibt bessere Ergebnisse (GILKES u. Mitarb.). Hierbei werden die luftgetrockneten Ausstriche in eine mit 5%igem Jod versehene wäßrige Lugollösung (10%) einige Minuten eingetaucht. Bei frischen Präparaten genügen 2 Minuten, ältere Ausstriche müssen etwas länger gefärbt werden. Nach Abgießen der Farblösung wird der Objektträger zwischen Filterpapier getrocknet. Die Betrachtung erfolgt mit Ölimmersion. Die Einschlußkörperchen erscheinen tiefbraun und sind klar abgehoben. Die Präparate sind Monate haltbar. Sollte der Wunsch bestehen, das Präparat anschließend noch nach Giemsa zu färben, so kann man die Jodfarbe durch die Einwirkung von 95%igem Methylalkohol entfernen. Je länger der Objektträger mit Jod angefärbt war, um so länger muß mit Alkohol gewaschen werden. Durch diese Alkoholbehandlung erfolgt gleichzeitig die Fixierung des Präparats, die vor der Giemsa-Färbung notwendig ist. Auch die Fluoreszenzmikroskopie kann zum Nachweis der Einschlußkörperchen benutzt werden. Bei Ausnutzung aller technischen Möglichkeiten ist sie der normalen Lichtoptik überlegen.

Der Antikörpernachweis zur Sicherung der Trachomdiagnose hat erst in den letzten Jahren an Bedeutung gewonnen. Grundsätzlich kommt es nur zu einer schwachen Antikörperbildung, da es sich bei der Trachominfektion um eine lokale Erkrankung des Auges handelt und die Infektion nur im Epithel abläuft. Für eine generelle Antikörperbildung fehlt die Stimulation. Der Antikörpernachweis kann mit Hilfe der Objektträgeragglutination, der Komplementbindungsreaktion und des Neutralisationstestes erfolgen. Frühere serologische Untersuchungen waren durch die mangelnde Spezifität des Antigens belastet. Das aus dem Dottersack gewonnene ätherlösliche und hitzestabile Antigen ist gruppenspezifisch. Sowohl mit der Agglutinationsreaktion wie auch mit der Komplementbindung erfaßt man die Antikörper der gesamten PLT-Gruppe. Die Empfindlichkeit des Antigens entspricht der üblichen Erfahrung mit phenolbehandelten oder gekochten Antigenen der PLT-Viren. Erst die jüngsten Versuche, mit Hilfe von Fluorkarbon Dottersacksuspensionen zu reinigen, brachten eine ausreichende Empfindlichkeit. Das Fluorkarbon beseitigte die Antikomplementfaktoren und unspezifische Substanzen. Dieses Antigen ist wesentlich empfindlicher als die bisherigen und erfaßt nur die Trachomantikörper. So kann man jetzt die Komplementbindungsreaktion mit diesem Antigen auch zu epidemiologischen Studien verwenden. Die Titerhöhen bewegen sich bei den Serumverdünnungen bis 1 : 256. Bei erfolgreich behandelten Trachomerkrankungen fallen diese Titer in kurzer Zeit ab, so daß 6 Monate nach der Heilung auch Resttiter selten nachweisbar sind.

Der Neutralisationstest hat für die Bestätigung der klinischen Diagnose bisher noch keine besondere Bedeutung gewonnen. Er ist wichtig für immunologische Untersuchungen, bei Stammbestimmungen und antigenetischen Analysen.

## 8. Prophylaxe und Therapie

Da das Trachom als Schmutz- und Schmierinfektion übertragen wird, ist bei der Bekämpfung Sauberkeit und Verbesserung der hygienischen Lebensbedingungen von entscheidender Bedeutung. Aufklärung der Bevölkerung über das Wesen der Krankheit, die Übertragung und Verbreitung können andere prophylaktische Maßnahmen unterstützen. Die allgemeinen Hinweise werden aber nicht ausreichend sein, um das Trachomproblem erfolgreich anzugreifen. Wichtiger ist die Erfassung und Behandlung der erkrankten Personen. Hier sind in den letzten Jahren neue Möglichkeiten gegeben durch die Anwendung von Sulfonamiden und Antibiotika. Die Weltgesundheitsorganisation hat in den letzten Jahren große Bekämpfungsmaßnahmen durchgeführt. Neben den Sulfonamiden erwiesen sich besonders die Tetrazykline als wirksam. Eine ganze Reihe der Breitbandantibiotika können erfolgreich bei der Therapie des Trachoms angewandt werden. In der praktischen Anwendung zeigten sich die Antibiotika meistens günstiger als die Vitroversuche erwarten ließen. Die Therapie muß aber über längere Zeit durchgeführt werden. Zwei Schemata haben sich als günstig erwiesen, entweder 2mal täglich 3 Monate lang die Antibiotika als Salbe zu geben oder in jedem Monat 6 Tage lang 2mal täglich diese Therapie vorzunehmen über 6 Monate lang. Bei refraktären Fällen bringt eine zweite oder sogar dritte Wiederholung der Therapiefolge noch Heilungen. Bei der Auswertung eines großen Zahlenkollektivs ergab sich, daß bei der ersten Behandlungsfolge 75% der Patienten und bei einer Wiederholung bis zu 90% der Patienten geheilt werden konnten. Eine frühzeitige Behandlung bringt wesentlich bessere Erfolge als die Therapie der Spätfälle.

In absehbarer Zeit scheinen die prophylaktischen Maßnahmen gegen das Trachom durch Schutzimpfungen ergänzt werden zu können. Immunisierungsversuche bei Versuchstieren brachten gute Ergebnisse. Reinfektionen konnten unterdrückt werden oder der klinische Verlauf war deutlich gemildert.

Das Trachom gehört in der Bundesrepublik zu den meldepflichtigen Erkrankungen.

### 9. Epidemiologie und Immunologie

Die Epidemiologie des Trachoms ist einfach: Es handelt sich um eine Schmierinfektion, die in hyperendemischen Gebieten bereits in den ersten Lebensjahren von der Mutter auf das Kind, in endemischen Gebieten unter konstanter Exposition bei unhygienischen Verhältnissen übertragen wird. Das an Elementarkörperchen reiche Exsudat des akuten Stadiums wird als hochinfektiös angesehen, was von dem des chronischen Stadiums nicht angenommen wird. Im ersten Falle ist nicht nur eine Übertragung von Auge zu Auge durch Finger, Handtücher, sondern auch durch Fliegen möglich. Nordafrika, der Vordere und Mittlere Orient und die mediterranen Länder sind die Hauptverbreitungsgebiete, obwohl die Erkrankung in allen tropischen und subtropischen Ländern und in großen Gebieten der gemäßigten Zone anzutreffen ist. Schätzungsweise leiden z. Zt. unter dem Trachom etwa 300 Mill. Menschen. Daß das Trachom von allen Augenkrankheiten die größten sozialen Probleme aufwirft, sei an einem Beispiel zahlenmäßig demonstriert. Repräsentative Stichproben aus allen Teilen Pakistans zeigen, daß im Mittel 53% der gesamten Bevölkerung an Trachom oder dessen Folgezuständen leiden. Die Ersterkrankungen fallen meist ins 5. bis 10. Lebensjahr, Männer und Frauen werden im Verhältnis 1 : 2 befallen. Ferner wurde aus den Ergebnissen geschlossen, daß 0,13% der Gesamtbevölkerung Pakistans blind sind, das sind ca. 100 000 Menschen. Bei 60 000 Menschen wird die Erblindung auf das Trachom zurückgeführt. Dieses eine Beispiel, das durch Zahlen aus Nordafrika oder Westafrika ergänzt werden kann, soll darauf hinweisen, daß es sich bei dem Trachom um ein Massenproblem handelt. Die Bekämpfung des Trachoms überschreitet die nationalen Möglichkeiten und ist ein typisches Beispiel für internationale Hilfsmaßnahmen. Epidemiologisch bedeutsam ist, daß neben bakteriellen Superinfektionen auch andere Virusbeteiligungen das Gesamtbild verschleiern können. In Arabien wurden bei 948 klinisch diagnostizierten Trachompatienten 65 Adeno-, 2 Coxsackie- und nur 14 Trachomstämme isoliert. Daraus kann geschlossen werden, daß bestimmte follikuläre Konjunktivitiden klinisch wie Trachom aussehen können. Auch die Rolle der Bakterien, die bei Trachomerkrankungen isoliert werden konnten, müssen in ihrer Auswirkung auf deformierende Augenerkrankungen noch genauer untersucht werden.

Den bisherigen epidemiologischen Kenntnissen ist unschwer zu entnehmen, daß die klinische Diagnose „Trachom" nicht einfach virologisch verifiziert werden kann. Die technischen Schwierigkeiten der Virusisolierung, die von allen Autoren betont werden, spielen eine große Rolle. In Zukunft müssen auch andere, klinisch dem Trachom verwandte Erkrankungen virologisch genauer untersucht werden. Die WHO weist auf den fördernden Einfluß saisonaler Adenoinfekte des Auges auf die Trachomausbreitung hin; zumindest scheint diese Virusinfektion als förderndes Moment für die Trachomausbreitung im Bereich des Möglichen zu liegen.

Einige Viruskrankheiten hinterlassen keine Immunität. Zu ihnen scheint das Trachom zu gehören. Die Tatsache, daß Menschen mehrere Trachominfektionen durchmachen und Affen nach Überstehen einer Infektion experimentell jederzeit neu infiziert werden können, weisen darauf hin, daß die Erkrankung keine oder nur eine geringe Immunität hinterläßt. Dabei scheinen Stammdifferenzen des Trachomvirus noch eine ungeklärte Rolle zu spielen. Genauere Studien über die immunisierende Kraft verschiedener Stämme werden noch angestellt werden müssen, um die Frage nach der Brauchbarkeit einer Vakzine entscheiden zu können.

## 10. Experimentelle Forschung, Wirtsspektrum

Die antigenetischen Unterschiede, die bisher durch serologische Untersuchungen mit dem Trachomvirus erarbeitet werden konnten, waren auf dem internationalen mikrobiologischen Kongreß 1962 Veranlassung, alle neuisolierten Trachomstämme einheitlich zur bezeichnen. Elemente dieser neuen Nomenklatur waren: 1. Die Abkürzung TRIC = Trachom Inclusion Conjunktivitis Virusgruppe. Als 2. Punkt ist die antigenetische Struktur aufzunehmen, die durch weitere Analysen erst festgestellt werden muß. Schließlich sollte das Land oder der Staat, in dem die Isolierung erfolgte, in der Nomenklatur erscheinen und die Reihenfolge, die Zahl der bisher in diesem Land isolierten Stämme. Als letzter Punkt sollte die Herkunft angegeben werden, ob der Stamm aus dem Auge isoliert wurde, aus dem Genitale, und ob die Diagnose Trachom oder nur Konjunktivitis gestellt werden konnte. Unter Berücksichtigung dieser Forderungen würde der Colliersche Stamm wie folgt benannt werden müssen: TRIC/?/WAG/ MRC/1/OT = Trachom Inclusion Conjunctivitis Virusgruppe) / ? (Antigengruppe) / WAG (Westafrika, Gambia) / MRC (Medical Research Council) / 1 / OT (vom Auge, Diagnose Trachom). Von den wissenschaftlichen Trachomlaboratorien scheint diese neue Nomenklatur aufgenommen worden zu sein denn die letzten Stammisolierungen werden nach dieser Methode bezeichnet. Als Virusreservoir kommt einzig und allein der Mensch in Frage. Bei Tieren kommt das Trachom nicht vor. Infektionen im jugendlichen Alter sind besonders häufig. Die experimentelle Infektion von Menschenaffen, von Pavianen und Schimpansen, ist der experimentellen Trachomforschung sehr nützlich gewesen, obwohl hier bei den Versuchstieren die Krankheitsverläufe sich wesentlich von denen beim Menschen unterscheiden. Auch bei den Affen entsteht keine Immunität, denn geheilte Tiere können jederzeit reinfiziert werden.

In den letzten Jahren sind bei dem Trachom eine große Zahl von Problemen aufgeworfen worden. Die experimentelle Forschung hat sich um die Virusisolierung zu kümmern, Stammdifferenzen der einzelnen Trachomviren zu erforschen, die Multiplikation in der Gewebekultur zu verbessern, die Herstellung gereinigter Antigene zu fördern und z. B. die Immunfluoreszenz in die experimentellen Untersuchungen einzubauen. Die gesamte Trachomforschung ist in den letzten fünf Jahren durch die Isolierung des Virus im Dottersack so in Fluß gekommen, daß in absehbarer Zeit neue Erkenntnisse zu erwarten sind.

*Schrifttum*

1 Trachoma: World Health Org. Chronicle *16*, 364 (1962)

2 Expert Committee on Trachoma: World Health Org. Rep. Ser. *234* (1962)

3 Expert Committee on Trachoma: World Health Org. Rep. Ser. *106* (1956)

4 BERNKOPF, H.: Trachoma virus — Recent developments. Progr. med. Virol. *4*, 119 (1962)

5 BIETTI, G. B.: Progrès de la chimiothérapie et de l'antibiothérapie du trachome. Epreuves d'afficacité, nouveaux produits, traitement intermittent. Bull. World Health Org. *28*, 395 (1963)

6 COLLIER, L. H. a. J. SOWA: Isolation of trachoma virus in embryonate eggs. Lancet *1*, 993 (1958)

7 DEB, W. C.: Immunological investigations pertaining to laboratory diagnosis of trachoma. Ind. J. Med. Res. *50*, 679 (1962)

8 GEAR, J. H. S., F. B. GORDON, B. R. JONES a. S. D. BELL jun.: Nomenclature of isolates of virus from trachoma and inclusion blennorrhea. Nature *197*, 26 (1963)

9 GILKES, M. J., C. H. SMITH a. J. SOWA: Staining of the inclusion bodies of trachoma and inclusion-conjunctivitis. Brit. J. Ophthal. *42*, 473 (1958)

10 GRUMBACH, A. a. W. KIKUTH: Die Infektionskrankheiten des Menschen und ihre Erreger. Georg Thieme Verlag, Stuttgart 1958

11 LINDNER, K.: Ein halbes Jahrhundert Trachomforschung. v. Graefes Arch. Ophthalm. *160*, 321 (1958)

12 MACCHIAVELLO, A.: The virus of trachoma and its cultivation in the yolk sac of the hen's egg. Trop. Dis. Bull. *45*, 1112 (1948)

13 REIMOLD, GERTRUD: Trachom - Virus und Trachom - Schutzimpfung. Dtsch. med. Wschr. *85*, 2077 (1960)

14 RICE, C. E.: The carbohydrate matrix of the epithelial cell inclusion in trachoma. Amer. J. Ophthal. *19*, 1 (1936)

15 T'ANG, F. F., H. L. CHANG, Y. T. HUANG a. K. C. WANG: Studies of the etiology
   of trachoma with special reference to isolation of the virus in chick embryo. Chinese
   Med. J. 75, 429 (1957)
16 TARIZZO, M. L. et B. NABLI: Etudes sur le trachome. Bull. World Health Org. 29,
   289—298 (1963)
17 WOOLRIDGE, R. L., S. P. WANG a. J. T. GRAYSTONE: Trachoma virus isolation studies
   on Taiwan. Bull. World Health Org. 26, 783 (1962)

# Einschluß-Konjunktivitis

Von H. Lippelt

*Synonyma:* Schwimmbad-Konjunktivitis, Einschluß-Blennorrhoe.

## 1. Einleitung

Epidemiologisch gesehen handelt es sich bei der Einschluß-Konjunktivitis um eine Geschlechtskrankheit, denn der Erreger verursacht beim Mann eine Urethritis und bei der Frau eine Entzündung der Zervix und Urethraschleimhaut. Beim weiblichen Geschlecht verläuft die Infektion oft symptomlos und es kommt zur Infektion der Bindehaut des Neugeborenen beim Geburtsakt. Im Augenabstrich lassen sich Einschlußkörperchen nachweisen, die in ihrer Größenordnung und in ihrem färberischen Verhalten den anderen Vertretern der PLT-Gruppe entsprechen. Der Krankheitsverlauf ist in der Regel milde ohne Hinterlassung von Narben. Die Schwimmbadkonjunktivitis ist eine Augeninfektion, die durch infiziertes Badewasser zustande kommt, das durch die Genitalausscheidungen infizierter Frauen verschmutzt worden ist. Berufe, die mit der Geburt oder der Versorgung von Neugeborenen zu tun haben, sind gefährdet.

## 2. Geschichte

Morax beschrieb als erster 1903 eine gutartige Konjunktivitis bei Neugeborenen. Seine Versuche, die Ätiologie zu klären, schlugen fehl. Halberstaedter und von Prowazek, die 1907 die Einschlußkörperchen beim Trachom beschrieben hatten, waren richtungweisend für die Untersuchungen, die 1909 Stargardt und Schmeichler durchführten. Unabhängig voneinander berichteten beide über Einschlußkörperchen bei der Konjunktivitis von Neugeborenen, die den Trachombefunden ähnelten. Die Bezeichnung „Einschluß-Blennorrhoe" prägte 1911 Lindner, dem es gelungen war, die Einschlußkörperchen auf Paviane zu übertragen und eine der menschlichen Entzündung ähnliche Erkrankung zu erzeugen. Bei den Bemühungen, die ätiologischen Zusammenhänge abzuklären, fanden Halberstaedter und von Prowazek typische Einschlußkörperchen im

Genitaltrakt der Mütter infizierter Neugeborener. Durch weitere Untersuchungen von FRITSCH gelang es, mit dem abakteriellen Exsudat einer männlichen Urethritis bei Pavianen eine Einschluß-Blennorrhoe zu erzeugen. Die Bemühungen, Einzelheiten über das infektiöse Agens der Einschlußkonjunktivitis zu erarbeiten, zeigen zeitlich und technisch viele Parallelen zur Trachomforschung. Filtrations- und Übertragungsversuche auf Affen erbrachten den Beweis, daß es sich um eine Virusinfektion handelt. Als Ausgangsmaterial für diese Untersuchungen dienten immer Konjunktivalabstriche von infizierten Neugeborenen. Eine Verwirrung in der Deutung der Befunde trat ein, als man auch Einschlußkörperchen bei einer Konjunktivitis von Erwachsenen (Schwimmbad-Konjunktivitis) feststellte. Es war verständlich, daß man in dieser Phase die Befunde bei Trachomkranken in die Diskussion einbezog. Die experimentellen Befunde von MORAX (1933) und THYGESON (1934) brachten dann die endgültige Klärung, daß Einschluß-Blennorrhoe und Schwimmbad-Konjunktivitis vom Trachom abzugrenzen sind. THYGESON war es, der zusammen mit STONE die Empfindlichkeit des Virus der Einschluß-Konjunktivitis gegen Sulfonamide feststellte. Die Geschichte dieser Erkrankung zeigt dann weitere Parallelen, wie sie beim Trachom oder der Ornithose beschrieben wurden. Man konnte das Virus im Dottersack von bebrüteten Hühnereiern zur Vermehrung bringen und wies komplementbindende Antikörper nach.

## 3. Klinisches Bild

Die Inkubationszeit bei der Neugeborenen-Infektion beträgt 7 Tage. Es kommt vorwiegend zu einem Befall des unteren Augenabschnittes, wobei meistens beide Augen befallen sind. Über der entzündlich veränderten Bindehaut liegen ödematös geschwollene Lider. Durch eine Absonderung von schleimigem, manchmal auch eitrigem Sekret sind die Augen verklebt. Der Prozeß beschränkt sich aber auf die Konjunktiven und dringt nicht in die Kornea ein. Man sieht bei der Einschluß-Konjunktivitis, im Gegensatz zum Trachom, keinen Pannus und keine narbigen Kontrakturen. Der Verlauf ist nicht durch dramatische Nebenerscheinungen gekennzeichnet. Er kann als milde bezeichnet werden und überschreitet seinen Höhepunkt meistens nach der 2. Woche. Wenn es auch fast immer zu einer Spontanheilung kommt, so beansprucht dieser Heilungsprozeß doch erhebliche Zeit. Selbst nach 3 Monaten sind die entzündlichen Veränderungen auf den Konjunktiven nicht restlos abgeheilt und man kann Veränderungen bis zu einem Jahr feststellen.

Beim Erwachsenen hat die Konjunktivitis mehr einen follikulären Charakter, so daß hier gewisse differentialdiagnostische Schwierigkeiten in der Abgrenzung gegenüber Trachom bestehen. Es kommt aber nicht zum Zusammenfließen der entzündeten Follikel und nicht zum Pannus oder Narbenbildung. Die Einschlußkonjunktivitis beim Erwachsenen beginnt meist einseitig. Im Verlauf der Erkrankung wird dann auch das andere Auge befallen. Der Verlauf ist gegenüber der Säuglingskonjunktivitis protrahiert und ist ebenfalls gutartig. Narbenbildungen bleiben aus.

## 4. Pathologie

Bereits in der Inkubationszeit findet man Einschlußkörperchen. Im Experiment konnten sie erfolgreich auf Affen übertragen werden. Die Konjunktiven sind bei Krankheitsbeginn reich an Plasmazellen. Eine hochgradige Gefäßinfiltration ist nachzuweisen. Gewisse Ähnlichkeiten mit den beim Trachom beschriebenen Befunden liegen vor. Bei der Einschlußkonjunktivitis kommt es aber nicht zu subepithelialen Veränderungen und zu nekrotischen Herden. Bei Erwachsenen findet man die bei Säuglingen fehlende Follikelneubildung. Polynukleare Zellen beherrschen das histologische Bild. Da nekrotische Veränderungen fehlen, ist die Abgrenzung gegenüber Trachom auch histologisch möglich.

## 5. Ätiologie

Morphologisch sind die Einschlußkörperchen der Einschluß-Konjunktivitis dem Trachom-Virus gleich. Es zeigt sich auch der gleiche intrazelluläre Entwicklungszyklus. Filtrationsergebnisse wie elektronenoptische Untersuchungen ergaben eine Größe, die um 0,3 $\mu$ liegt. Das gleiche färberische Verhalten wie auch die offensichtlichen Parallelen in dem Vermehrungszyklus sind immer wieder Veranlassung gewesen, den Erreger der Einschluß-Konjunktivitis mit dem des Trachoms gleichzusetzen. Es wurde der Begriff „Paratrachom" geprägt. Neuere Ergebnisse sprechen aber wieder mehr für die Trennung der beiden Erreger. Das Virus der Einschluß-Konjunktivitis ist deutlich empfindlicher gegenüber äußeren Einflüssen als das Trachom-Virus. Es wird durch Eintrocknung in auffallend kurzer Zeit inaktiviert. 56° C töten das Virus in 10 Minuten ab. Im Gegensatz zu den anderen „großen Viren", die durch Glyzerinzusatz über längere Zeit aktiv gehalten werden können, gelingt dieses bei dem Virus der Einschluß-Konjunktivitis nur für 3—4 Tage. Bei — 70° C dagegen ist auch dieses Virus über lange Zeit zu konservieren. Die Empfindlichkeit des Virus gegenüber Sulfonamiden ist durch erfolgreiche Therapie unter Beweis gestellt. In in-vitro-Versuchen allerdings zeigt sich, daß es gegenüber Sulfonamiden eine erhebliche Resistenz besitzt. Sowohl in vivo wie in vitro ist es gegenüber Antibiotika, insbesondere Tetrazyklinen empfindlich. Die erfolgreiche Kultivierung des Virus im Dottersack bebrüteter Hühnereier hat die Kenntnisse in den letzten Jahren wesentlich erweitert. Im bebrüteten Hühnerei kommt es zu einer guten Vermehrung des Virus. Die Versuche, es in Gewebekulturen zur Vermehrung zu bringen, sind vor kurzem erfolgreich gewesen. Dadurch werden sicher weitere Einblicke ermöglicht. Komplementbindende Antikörper sind im Serum erkrankter Menschen nachgewiesen worden. Da es sich bei der Einschluß-Konjunktivitis um eine lokale Erkrankung handelt und es nicht zu Generalisierungen kommt, ist es verständlich, daß die Titerhöhen gering bleiben werden. So erscheint es fraglich, ob die Komplementbindungsreaktion sich für die diagnostische Routineuntersuchung bei der Einschlußkonjunktivitis eignen wird. Zu einer endgültigen Stellungnahme reichen die bisherigen Erfahrungen nicht aus. Auch über die Toxinbildung liegen nur unvollkommene Publikationen vor.

## 6. Pathogenese

Die Neugeborenen-Konjunktivitis kommt bei der Geburt zustande. Die Infektion wird von der meist symptomlos erkrankten Mutter übertragen. Unter besonderen Umständen kann es auch zu Schmutz- und Schmierinfektionen kommen. Parallelen zur Übertragung der Gonokokken-Blennorrhoe sind gegeben. Immer wieder ereignen sich berufliche Infektionen bei Geburtshelfern oder beim Pflegepersonal der Neugeborenen. Nachdem viele Länder beim Neugeborenen die Anwendung desinfizierender Mittel als Vorbeugung der Konjunktivitis eingeführt haben (es werden Silbernitratlösungen benutzt, Sulfonamidlösungen, aber auch Präparate mit Breitbandantibiotika), ist die Zahl der Erkrankungen an Einschlußkörperchen-Konjunktivitis stark zurückgegangen. Auch die Chlorierung des Wassers in Badeanstalten hat die Erkrankung Erwachsener an der Schwimmbad-Konjunktivitis weitgehend verhindert. In Ländern, in denen diese Desinfektionsmaßnahmen fehlen, spielt aber auch heute noch die Konjunktivitis sowohl bei Neugeborenen als auch bei Erwachsenen eine Rolle.

## 7. Diagnostische Methoden

Bei der Konjunktivitis der Neugeborenen gibt es keine diagnostischen Schwierigkeiten gegenüber dem Trachom, denn das Trachom kommt in den ersten Wochen nach der Geburt nicht vor. Differentialdiagnostisch kommen aber noch Gonokokken als Ursache für eine Neugeborenen-Konjunktivitis in Frage. Sie läßt sich durch den Nachweis der semmelförmigen Diplokokken bestätigen und durch die Unterschiede im klinischen Ablauf gegenüber der Einschluß-Konjunktivitis. Die Diagnose der Einschluß-Konjunktivitis wird durch den Nachweis der zytoplasmatischen Einschlußkörperchen gesichert. Man findet sie in epithelialen Abstrichen, die nach Giemsa gefärbt werden. Das Exsudat ist für den mikroskopischen Nachweis der Einschlußkörperchen nicht geeignet. Es eignet sich auch nicht zum direkten Virusnachweis in der Dottersackkultur des bebrüteten Hühnereies. Das Epithel der Bindehaut enthält wesentlich viel mehr Virus.

Die Ätiologie einer Konjunktivitis kann auch durch andere Viren bedingt sein. Insbesondere können Adeno-Infektionen klinisch der Schwimmbad-Konjunktivitis gleichen. Sie sind aber nicht lichtoptisch zu erfassen. Kulturverfahren und serologische Untersuchungen ermöglichen die Abgrenzung.

Für die Sicherung der Diagnose sind bisher weder Züchtung des Virus noch serologische Methoden für die Routineuntersuchung bekannt. Für epidemiologische Untersuchungen ist aber die Kultur im Dottersack und in der HeLa-Zelle für den Einzelfall möglich. Neutralisationsteste erlauben den Einblick in die Antigenstruktur.

## 8. Epidemiologie und Therapie

Durch den Geschlechtsverkehr wird das Virusreservoir im Genitaltrakt der Erwachsenen aufrechterhalten. Von dort aus kommt es zur Infektion des Auges beim Neugeborenen wie auch zur Schwimmbadkonjunktivitis. Die Infektion bei der Frau ist ohne subjektive Erscheinungen. Man konnte bei ihr im Genitalsekret reichlich Elementarkörperchen nachweisen.

Früher wurde die Behandlung der Neugeborenen-Konjunktivitis mit desinfizierenden Lösungen, insbesondere mit Silbernitrat (1%) durchgeführt. Die Abheilung der Entzündung wurde beschleunigt, denn man wußte, daß es auch ohne Behandlung zu einer Spontanheilung kommt.

Die Einführung der Sulfonamide in die Therapie brachte wesentliche Verbesserungen. Die Tetrazykline scheinen heute die Therapie der Wahl darzustellen. Das befallene Auge wird dreimal täglich mit einer Lösung von Tetrazyklinen betropft. Innerhalb weniger Tage kommt es dann zur Abheilung. Vor der Anwendung von Cortisonpräparaten wird gewarnt. Die Anfälligkeit der Zellen scheint erhöht zu sein.

## 9. Vorbeugung

Die Einführung der Sulfonamide und der Tetrazykline zur Prophylaxe nach der Geburt hat für einen entscheidenden Rückgang der Einschlußkörperchen-Konjunktivitis gesorgt. In mehreren europäischen Ländern ist diese Methode zur Vorschrift erhoben. In Deutschland ist durch ein Gesetz von 1892 die Einträufelung von Silbernitratlösung in die Augen Neugeborener angeordnet, die CREDÉ bereits 1884 als Vorbeugung empfohlen hatte.

Die Ausbreitung der Schwimmbad-Konjunktivitis ist durch das Chlorieren des Wassers in Badeanstalten weitgehend verhindert. Trotzdem ist die Erfassung erkrankter erwachsener Personen anzustreben und ihre Behandlung durchzuführen.

*Schrifttum*

1 Furness, G. a. E. F. Fraser: One-step growth curves for inclusion blennorhoea. Virus in HeLa-cell monolayers. J. Gen. Microbiol. 27, 229 (1962)
2 Gear, J. H. S., F. B. Gordon, B. R. Jones a. S. D. Bell jun.: Nomenclature of isolates of virus from trachoma and inclusion blennorrhea. Nature 26, 197 (1963)
3 Gilkes, M. J., C. H. Smith a. J. Sowa: Staining of the inclusion bodies of trachoma and inclusion-conjunctivitis. Brit. J. Ophthal. 42, 473 (1958)
4 Grumbach, A. u. W. Kikuth: Die Infektionskrankheiten des Menschen und ihre Erreger. Georg Thieme Verlag, Stuttgart 1958
5 Jawetz, E., J. Melnick u. E. Adelberg: Medizinische Mikrobiologie. Springer-Verlag, Berlin—Göttingen—Heidelberg 1963
6 Jones, B. R., L. H. Collier a. H. C. Smith: Isolation of virus from inclusion blennorrhoea. Lancet *I*, 902 (1959)
7 Reeve, P. a. D. M. Graham: A neutralization test for trachoma and inclusion blennorrhoea viruses grown in HeLa cell cultures. J. Gen. Microbiol. 27, 177 (1962)
8 Reeve, P. a. Janice Taverne: Some properties of the complement-fixing antigens of the agents of trachoma and inclusion blennorrhoea to the developmental cycle. J. Gen. Microbiol. 27, 501 (1962)

# Die Rickettsiosen (Allgemeiner Teil)

Von H. Mooser

Die Rickettsiosen sind akute fieberhafte Infektionskrankheiten. Allen gemein ist ein kontinuierliches, ca. 2 Wochen dauerndes Fieber und ein Exanthem. Mit Ausnahme des klassischen Fleckfiebers und des Q-Fiebers handelt es sich um natürliche Infektionen wildlebender Nagetiere, von welchen die Infektion durch Ektoparasiten derselben sporadisch auf den Menschen übertragen werden, durch Flöhe, Zecken oder Milben, je nach der Art der Rickettsiose. Beim klassischen Fleckfieber sind der Mensch und seine Läuse die natürlichen Wirte des Erregers. Es ist, wenn man vom Wolhynischen Fieber absieht, die einzige Rickettsiose, die von Mensch zu Mensch übertragen wird. Das Q-Fieber ist die einzige Rickettsiose, bei welcher die Übertragung auch ohne direkte oder indirekte Vermittlung eines Ektoparasiten zustande kommen kann. Das Wolhynische Fieber (Fünftagefieber) wird in diesem Buche nicht behandelt, weil sein Erreger, Rickettsia quintana, extrazellulär lebt und auf künstlichen Nährböden züchtbar ist*. Alle andern pathogenen Rickettsien sind obligat intrazellulär lebende Parasiten.

---

* Winson, J. W. a. H. S. Fuller: Studies on trench fever. I. Propagation of rickettsia-like microorganisms from patients blood. Path. Microbiol. *24*, Suppl. 152—166 (1961)

# Das Epidemische Fleckfieber

Von H. Mooser

*Synonyma:* Flecktyphus, Typhus exanthematicus, Klassisches Fleckfieber

## 1. Definition

Das epidemische Fleckfieber ist eine akute, nicht ansteckende Infektionskrankheit, gekennzeichnet durch hohes, kontinuierliches Fieber von ca. 2 Wochen Dauer, heftige Kopfschmerzen, Benommenheit und ein makulöses Exanthem. Die Krankheit wird durch die Kleiderlaus übertragen. Der Erreger ist Rickettsia prowazekii (Rocha Lima 1916).

## 2. Historisches

„Auf den dunklen Blättern der Weltgeschichte, welche von den schweren Heimsuchungen der Menschheit durch Krieg, Hungersnot und allgemeines Elend Kunde geben, ist auch die Geschichte des Typhus verzeichnet" (Hirsch). Wie dies in allen abendländischen Sprachen mit Ausnahme der deutschen der Fall ist, verwendet Hirsch die Bezeichnung Typhus für das Fleckfieber. Dieser Terminus wurde 1760 von Boissier de Sauvage vorgeschlagen, der damit in Anlehnung an Hippokrates das griechische Wort typhos für den Zustand von Benommenheit und Verwirrtheit verwendete, welcher charakteristisch für das Fleckfieber ist. Fièvre typhoide = typhusähnliches Fieber nannte Louis 1829 die Krankheit, die Petit und Seres 1814 als fièvre entéro-mésentérique vom Fleckfieber abgesondert hatten. Dies ist der Typhus der deutschen Literatur. Zweifellos hat unter den großen Seuchen des Altertums und des Mittelalters das Fleckfieber eine bedeutende Rolle gespielt, doch genügen die Beschreibungen der damaligen Autoren nicht für eine Diagnose. Dies ist erst seit Girolamo Fracastoro (1478—1553) und anderen italienischen Autoren der Fall, welche im 16. Jahrhundert Schilderungen des Verlaufes der Krankheit und des Exanthems gaben, die charakteristisch für das Fleckfieber sind. Da die mexikanischen Ärzte noch in den zwanziger Jahren dieses Jahrhunderts das Fleckfieber Tabardillo nannten, besteht kein Zweifel darüber, daß die schweren

Seuchen, die Spanien im 15.—17. Jahrhundert heimgesucht hatten, und welche
die spanischen Ärzte Tabardillo nannten, Fleckfieber gewesen ist.

Mit Ausnahme des deutsch-französischen Krieges 1870/71 war auch in neuer
Zeit in Europa jeder Krieg von einer Epidemie von Fleckfieber begleitet oder
gefolgt: Napoleonische Kriege, Krim-Krieg, russisch-türkischer Krieg, die
Balkankriege, die beiden Weltkriege, der Koreanische Krieg. Aber auch in
Friedenszeiten traten früher schwere Fleckfieberepidemien auf. Nach MUR-
CHISON sind in den Jahren 1846—1848 in Irland über eine Million daran
erkrankt, in England 300 000. Alles frühere und spätere übertraf die Epi-
demie, die Rußland in den Jahren 1919—1922 heimgesucht hat. 8 Millionen
Fälle wurden offiziell registriert. TARASSEWITSCH schätzt die Zahl bedeutend
höher ein.

### 3. Klinisches Bild

Die Inkubationszeit wird von den meisten Autoren mit 10—14 Tagen angegeben. Prodromata, wenn vorhanden, bestehen in Kopfschmerzen, Abgeschlagenheit, Appetitlosigkeit, kurz dem Gefühl, daß etwas Ernstes im Anzug
ist. Meist setzt die Krankheit abrupt ein mit Fieber, selten mit Schüttelfrost,
meist mit starkem Krankheitsgefühl. Das Fieber steigt unter morgendlichen
Remissionen innerhalb von 2—3 Tagen auf 40° C und darüber und hält sich

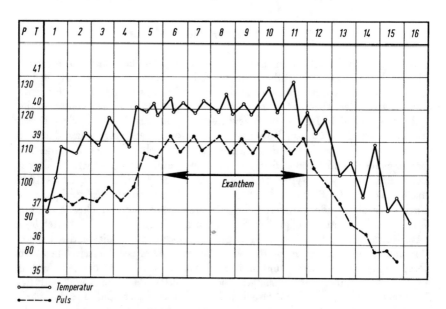

Abb. 1: Verlauf von Temperatur und Puls bei unkompliziertem Fall von Fleckfieber.

gewöhnlich auf dieser Höhe mit nur geringen Schwankungen während ca. 10 Tagen. In unkomplizierten Fällen fällt das Fieber vom 12.—14. Tag an innerhalb von 2—3 Tagen lytisch zur Norm ab. Die Dauer des Fiebers ist durchschnittlich 15 Tage. Schwere, wenig beeinfluß- bare Kopfschmerzen und ein meist trockener Husten beherrschen am Anfang neben dem hohen Fieber das Krankheitsbild. Das Gesicht ist gerötet, etwas zyanotisch und die Konjunktiven sind injiziert. Schmerzen im Rücken und der Muskulatur der Beine sind häufig. Am 4.—7. Tag des Fiebers schießt das charakteristische Exanthem auf. Es beginnt am Stamm und breitet sich im Verlauf von 1—2 Tagen auf die Extremitäten aus, Gesicht und Kopfhaut freilassend, in der Regel auch die Handteller und Fußsohlen. Die zu Beginn blaßroten bis leuchtend rot gefärbten Flecken sind nicht erhaben und ver- schwinden auf Druck. Die einzelnen Effloreszenzen sind ungleich groß, 2—4 mm, und sind unscharf begrenzt. In der Folge können alle oder einzelne Flecken eine dunkelrote bis blaurote Färbung annehmen. Sie sind nicht mehr ganz unterdrückbar. Inmitten des kleinfleckigen Ausschlages stechen nun grö- ßere, klecksige, besonders dunkle Flecken hervor. Diese Polymorphie ist cha- rakteristisch für das Fleckfieberexanthem. In schweren Fällen kommt es oft zu einer petechialen oder ausgesprochen hämorrhagischen Umwandlung des Exanthems. Wenn auf dem Stadium der Roseola stehen geblieben, ist das Exanthem flüchtig und verschwindet vor Ende des Fiebers.

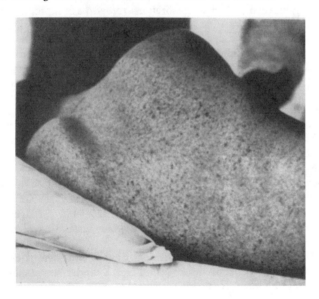

Abb. 2: Makulöses und petechiales Exanthem. 2. Woche der Krankheit.
(Aus: Wolbach, Todd and Palfrey.)

Bei dunkelhäutigen Personen kann es übersehen werden. Ganz soll es bei ca. 10⁰/₀ der Fälle ausbleiben, besonders bei Kindern und Erwachsenen, die immunisiert worden sind.

Mit Auftreten des Exanthems erscheint ein drittes Symptom, welches das klinische Bild des epidemischen Fleckfiebers kennzeichnet, nämlich die zerebralen Manifestationen. Die seit Krankheitsbeginn bestehende Apathie und Somnolenz nimmt zu und geht in einen mehr oder weniger stuporösen Zustand über, der von Delirien belebt wird. Selbst ein Stupor kann besonders nachts von mehr oder weniger heftigem Delirium unterbrochen werden. JEANERET-MINKINE beschreibt die nächtlichen Szenen folgendermaßen: „Ein Phänomen, das allen aufgefallen ist, die Fleckfieberkranke gepflegt haben, ist die Konstanz der vollständigen Schlaflosigkeit. Wenn man nachts einen Saal betritt, der mit solchen Kranken belegt ist, stellt man fest, daß niemand wirklich schläft: die Komatösen delirieren leise vor sich hin, die Unruhigen (agités) sprechen laut und schimpfen gegen die Wände, diejenigen, die von ihrem Sensorium noch etwas bewahrt haben, drehen sich (nach dem Eintretenden) um und folgen ihm mit den Augen und stupidem Gesichtsausdruck. Auf jeden, der dies zum ersten Male erlebt, macht es einen peinlichen Eindruck." Mit dem Abfall des Fiebers klärt sich in günstigen Fällen das Sensorium meist auffallend rasch. Wenn Koma noch nach der Entfieberung weiterbesteht, ist die Prognose schlecht.

Neben den psychischen Störungen gehören *neurologische* Symptome zum Krankheitsbild des Fleckfiebers. Die schwierige Ansprechbarkeit der Kranken ist mindestens teilweise bedingt durch Schwerhörigkeit. Dieselbe kann noch einige Zeit nach überstandener Krankheit bestehen. Dauernde Schädigung des N. acusticus bis zur vollständigen einseitigen Ertaubung sind beobachtet worden, sowie Schädigung des N. opticus bis zur einseitigen Erblindung. Lähmungen wurden selten beobachtet, hingegen stellt sich Tremor an Händen und Füßen schon Ende der ersten Wochen ein. Bei Schwerkranken kommen athetotische Bewegungen vor oder ein kataleptischer Zustand der Muskeln (Flexibilitas cerea) und Trismus. Charakteristisch ist das Zungenphänomen: Bei Aufforderung, die Zunge zu zeigen, wird dieselbe nur mühsam, ruckweise in zittriger Unruhe sich befindend, kaum über den Lippenrand hervorgebracht. Beim Koma besteht oft Inkontinenz von Stuhl und Urin. Während in der ersten Woche der *Puls* im Verhältnis zum Fieber relativ erhöht ist, herrscht von der zweiten Woche an Tachykardie von 120—140 Schlägen, Galopprhythmus kann vorkommen. Der Blutdruck kann stark sinken, in schweren Fällen besteht Neigung zu Kollaps.

*Nieren:* Praktisch alle Patienten scheiden Eiweiß mit dem Urin aus. In schweren Fällen finden sich reichlich granulierte Zylinder sowie erhöhte Ureawerte als Symptom einer Nephritis.

*Liquor:* Der Druck kann leicht erhöht sein, in anderer Beziehung ist er meist normal, oder es besteht leichte Vermehrung der Zellen. Gelegentlich wurde Xanthochromie beobachtet.

*Blutbild:* Die Zahl der Leukozyten bleibt anfangs innerhalb normaler Grenzen, oder es kann leichte Leukopenie bestehen. In der zweiten und dritten Woche kann die Zahl mäßig erhöht sein. Eine ausgesprochene Leukozytose spricht für eine bakterielle Komplikation. Die Differentialauszählung ergibt ein sog. buntes Blutbild unter Fehlen der Eosinophilen. Von der zweiten Woche an besteht sekundäre Anämie.

*Die Milz* ist etwa in der Hälfte der Fälle vergrößert.

*Komplikationen* treten meist erst Ende der zweiten oder der dritten Woche auf. Bei Komatösen kann sich trotz guter Pflege Dekubitus einstellen. Bakteriell bedingt sind Parotitis, Otitis media sowie die besonders gefürchtete Bronchopneumonie. In der Literatur sind Gangrän der Zehen, der Fingerspitzen, der Ohrläppchen, der Nasenspitze, des Penis und der Vulva verzeichnet. Es handelt sich dabei wohl um das Resultat von spezifischen, das heißt durch den Erreger des Fleckfiebers bedingte obliterierende Läsionen der Gefäße.

Es ist erstaunlich, daß eine Krankheit, die mit schweren Veränderungen nicht nur des Gehirns, sondern der Nieren und oft des Herzens einhergeht, nur ganz selten einen dauernden Schaden hinterläßt. Bis zur vollständigen körperlichen und geistigen Wiederherstellung können allerdings viele Monate vergehen. Der während der Krankheit eingetretene Gewichtsverlust, der besonders auch die Muskeln betrifft, kann bis zu 20 Kilo betragen.

*Letalität:* Die durchschnittliche Sterbequote schwankt in den in der Literatur beschriebenen Epidemien zwischen 10 und über 20%. Charakteristisch ist die Zunahme der Letalität mit dem Alter.

*Todesursache:* Der Tod an Fleckfieber auch ohne Mithilfe bakterieller Komplikationen tritt meist in der dritten Woche im Koma ein unter Versagen des Kreislaufes. Nach ASCHENBRENNER handelt es sich um einen zerebral bedingten Kreislauftod infolge der Enzephalitis. Nach WOODWARD und BLAND ist der Kollaps hauptsächlich peripher bedingt. Nach anderen Autoren ist Urämie eine wichtige Todesursache.

## 4. Pathologie

*Makroskopische* Veränderungen, die als spezifisch für Fleckfieber gelten können, finden sich bei der Autopsie eigentlich nur in der Haut und auch dort nur, wenn das Exanthem petechial oder hämorrhagisch war. Die spezifischen Läsionen sind *mikroskopischer* Natur. Sie finden sich in allen Organen, besonders zahlreich aber in der Haut und im Gehirn. Diese von FRÄNKEL 1914 beschriebenen entzündlichen Gefäßveränderungen im Bereich von Hautläsionen wurden seither von allen Pathologen bestätigt. Als charakteristisch gelten an kleine Gefäße gebundene knötchenförmige Zellanhäufungen. Das Primäre ist stets eine Läsion des Gefäßendotheliums, begleitet von Thrombosierung des befallenen Gefäßabschnittes. Die perivaskulären Knötchen sind immer eine Folgeerscheinung einer endovaskulären Läsion. Wie besonders im Gehirn leicht

nachgewiesen werden kann, sitzen die Knötchen keineswegs immer einem Gefäß auf. Wenn eine Endothelzelle einer Kapillare vom Erreger des Fleckfiebers befallen wird, geht der Vorgang der Bildung des Knötchens rings um
diese Zelle vor sich. Innerhalb des vollausgebildeten Knötchens ist die Kapillar-
wand nicht mehr sichtbar, weil zerstört. Diese sogenannten Knötchen werden
zumeist aus mononuklearen Zellen gebildet. Polynukleäre Leukozyten können
fehlen oder in wechselnder Zahl angetroffen werden. „In manchen Fällen
können sie ganz fehlen, in anderen können sie massenhaft vorkommen, ohne
daß ihr Auftreten etwa durch Mischinfektionen mit pyogenen Bakterien veranlaßt worden wäre" (CEELEN). Ähnlich drücken sich WOLBACH u. Mitarb.
aus. Neben den Knötchen finden sich perivaskuläre Muffen von großen Monozyten, Lymphozyten und Plasmazellen. Kleine Blutungen finden sich um Kapillaren im Korium vom 8. Tag an. Während deutsche Untersucher die Knötchen im Gehirn zum größten Teil aus Gliazellen gebildet ansprachen, sind
WOLBACH u. Mitarb. der Ansicht, daß endotheliale Leukozyten (Monozyten)
einen bedeutenden Anteil haben. Die Knötchen des Gehirns messen nach SPIEL-
MEYER 0,1—0,12 mm. Sie finden sich hauptsächlich in der grauen Substanz
vor allem oft in der Medulla, in der Brücke und in den zentralen grauen
Kernen. Nach CEELEN wie nach WOLBACH u. Mitarb. geht die Häufigkeit der

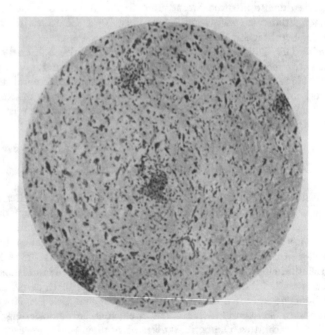

Abb. 3: Knötchen im Gehirn. (Aus: WOLBACH, TODD and PALFREY.)

Hirnläsionen parallel mit der Mächtigkeit des Exanthems. Im *Myokard* fanden die meisten Autoren weniger typische Gefäßknötchen als vielmehr diffuse interstitielle Infiltrate. In den *Nieren* fanden sich ziemlich oft neben typischen Gefäßläsionen interstitielle Nephritis oder Glomerulonephritis. Alle Autoren fanden als auffälligsten Befund in der *Leber* eine diffuse Reaktion der Kupfferschen Zellen in Form von Quellung, Zellteilung und Erythrophagie.

## 5. Ätiologie

Der Erreger des epidemischen Fleckfiebers wurde 1916 von ROCHA LIMA als intrazellulärer Parasit im Darmepithel von Läusen nachgewiesen, die an Fleckfieberkranken gefüttert worden waren. Er nannte ihn Rickettsia prowazekii zu Ehren von zwei Forschern, welche der Krankheit erlegen waren: H. T. RICKETTS und S. VON PROWAZEK. WOLBACH et al. wiesen den Erreger histologisch in den Kapillarendothelien der Haut von Fleckfieberkranken nach. Die Grundform der R. prowazekii ist ein ovales kokkoides Gebilde. Meist sind zwei in der Längsachse zu einem Paar vereinigt. Dringen diese kleinsten, etwa 0,3/0,6 $\mu$ messenden Gebilde in eine empfängliche Zelle ein, so wachsen

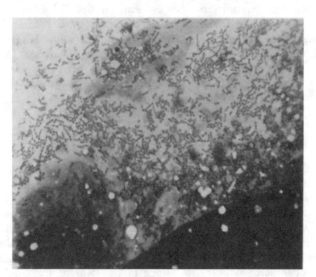

Abb. 4: R. prowazekii, Ausstrich aus dem Darm der Laus. Giemsafärbung. Kettenbildung und Polfärbung (Photo: F. Weyer).

sie zu feinen Stäbchen von 0,7—2 $\mu$ aus, die nach Giemsa gefärbt oft Polfärbung zeigen. R. prowazekii kann zu langen Fäden von 20 $\mu$ und mehr auswachsen, bevor sie in eine Kette von Diploformen zerfällt.

Die kokkoiden Formen färben sich nach Giemsa rosarot, die Stäbchen blaßblau. Nach der Methode von Macchiavello färben sich alle Formen rot. Sowohl in den Darmzellen der Laus, als in den empfänglichen Säugetierzellen vermehrt sich R. prowazekii dermaßen, daß sie schließlich das Plasma der Zelle unter Schonung des Kernes prall ausfüllt. Schließlich platzt die Zelle und gibt die Rickettsien frei. Es ist bemerkenswert, daß sich dieser Erreger im Arthropodenwirt und im Säugerwirt identisch verhält. In einer Aufschwemmung infektiösen tierischen Gewebes in physiologischer Kochsalzlösung geht R. prowazekii bei Zimmertemperatur in wenigen Stunden zugrunde. In Läusefäzes, niedrige Feuchtigkeit und niedrige Temperatur vorausgesetzt, kann R. prowazekii bis zu 6 Monaten am Leben bleiben. Zwei Methoden eignen sich zur Gewinnung großer Mengen von Rickettsien für die Bereitung von Antigenen zur Immunisierung und zur serologischen Diagnose:
1. die Inokulation infektiösen Materials in den Dottersack des 6—7 Tage alten Hühnerembryos nach Cox und
2. die nasale Inokulation von mit Aether leicht narkotisierten Mäusen nach CASTANEDA [2], resp. DURAND und SPARROW.

Das erste Rickettsientoxin wurde von GILDEMEISTER und HAAGEN in Dottersackkulturen von R. mooseri nachgewiesen. In der Folge wurde von verschiedenen Autoren die Toxizität von R. prowazekii und anderen Rickettsienarten festgestellt. Zum Nachweis des Toxins dienen weiße Mäuse, die intravenös mit reichlich Rickettsien enthaltendem Material (Dottersack, Mäuselunge) inokuliert werden. Die Symptome der Vergiftung bei der weißen Maus bestehen in Dyspnoe, Apathie, Konvulsionen sowie gelegentlichen spastischen Lähmungen, der Tod tritt nach wenigen Stunden ein.

## 6. Pathogenese

Die Annahme durch CEELEN und andere, daß „das auslösende Moment für den histologischen Prozeß die Ablagerung des Fleckfiebergiftes an der Intima" der Blutgefäße sei, wurde durch WOLBACH u. Mitarb. bewiesen, die R. prowazekii in den Endothelzellen der Kapillaren exzidierter Roseolen nachwiesen. Das auslösende Moment der entzündlichen Reaktion ist stets eine einzelne Endothelzelle oder eine isolierte Gruppe von wenigen Endothelzellen, die mit R. prowazekii infiziert sind. Die Erreger gelangen mit Fäzes der Laus perkutan oder aerogen über die Lunge in den Körper und siedeln sich in Endothelzellen kleiner Blutgefäße an. Nach der Zerstörung der besiedelten Zellen gelangen die Rickettsien in die Blutbahn, um wieder andere Endothelzellen zu besiedeln. So kommt es schon während der Inkubationszeit zu einer langsam zunehmenden Rickettsiämie und dementsprechend zunehmender Anzahl infizierter Endothelzellen. Den Ausbruch der Krankheit scheint eine explosionsartige Entladung von Rickettsien einzuleiten. Solange sich die Rickettsien in einer Endothelzelle vermehren, herrscht völlige Ruhe in ihrer Nachbarschaft. Sobald hingegen die mit Rickettsien vollgepfropfte Zelle desintegriert und die Erreger freigibt, flammt eine akute Entzündung rings um sie auf. Polynukleäre Leukozyten umringen die geborstene Zelle, dringen selbst in sie ein und phagozytieren die Rickettsien, denen ein Entkommen in die Blutbahn nicht gelang. Schon in diesem Stadium, das wie ein miliarer Abszeß aussieht, wird der Leukozytenherd, in dessen Mitte sich die Reste der Endothelzelle befinden, von Makrophagen dicht umringt. Den Leukozyten bekommt das Rickettsienmahl schlecht. Sie sterben ab und werden von den Makrophagen aufgenommen. Das Endresultat ist das Fleckfieberknötchen, in welchem keine Rickettsien mehr nachweisbar sind. Wie im Tierversuch festgestellt werden konnte, ist die primäre leukozytäre Abwehrreaktion, welche die Knötchenbildung einleitet, zu Beginn der Infektion die Regel. Im weiteren Verlauf treten die polynukleären Leukozyten immer mehr zurück, die monozytäre Knötchenbildung kommt nun ohne wesentliche polynukleäre Phase zustande. Dies ist wohl eine Erklärung dafür, daß man dieselbe in Fleckfieberleichen nur ausnahmsweise beobachtet hat. Selbst eine Exzision einer Hautläsion am Kranken erfolgt ja erst 4—7 Tage nach der Erkrankung, also 14—21 Tage nach stattgehabter Infektion.

Neurologische Symptome beim Fleckfieber können durch die herdförmige Enzephalitis bedingt sein. „Im Bereich der Knötchen findet eine schwere bis zum völligen Zerfall führende Schädigung der Ganglienzellen und Nervenfasern statt" (CEELEN). So erklären sich Dauerschäden am N. opticus, N. acusticus sowie periphere Lähmungen. Zweifellos kann die Rickettsien-Enzephalitis per se die Todesursache sein. SIEGERT wies nach, daß das Rickettsientoxin für gewisse histo-pathologische Veränderungen verantwortlich ist. Das toxische Krankheitsbild inklusive der zerebralen Manifestationen werden zweifellos durch das Rickettsientoxin verursacht.

Im Verlaufe der Krankheit treten Antikörper im Blute auf gegen das spezifische Antigen, das an den Rickettsienleib gebunden ist, gegen das gemeinsame (lösliche) Antigen und gegen das Toxin. Diese Antikörper sind verantwortlich für das vollständige Verschwinden der Rickettsien mit dem Abfall des Fiebers oder unmittelbar darauf. Ihre Titer erreichen früh in der Rekonvaleszenz oft sehr hohe Werte. Es ist kein Zweifel, daß diese Antikörper die Ursache der soliden, langedauernden Immunität sind, welche die Krankheit hinterläßt, denn Rekonvaleszentenserum schützt Versuchstiere nicht nur gegen die Infektion, sondern auch gegen das Toxin. Diese Antikörper können noch nach 30 und mehr Jahren nachgewiesen werden.

## 7. Diagnose

Vor Erscheinen des Exanthems ist es nicht möglich, die Diagnose mit einiger Sicherheit zu stellen, besonders außerhalb einer Epidemie.

Von Bedeutung ist immer noch die Agglutinationsprobe mit Proteus OX 19 nach Weil und Felix. Sie kann in jedem medizinisch-bakteriologischen Laboratorium ausgeführt werden. Entscheidend ist, daß eine reine O-Variante verwendet wird. Der Stamm muß von Zeit zu Zeit darauf geprüft werden. Die Weil-Felixsche Probe kann mit einer Aufschwemmung lebender Bakterien ausgeführt werden, oder mit einer mit Phenol oder Formalin konservierten Aufschwemmung durch Hitze abgetöteter Bakterien. Kühl aufbewahrt behält sie ihre Brauchbarkeit viele Monate. Wenn zur Kontrolle der Agglutinabilität kein hochwertiges Fleckfieberserum zur Verfügung steht, kann ein Anti-OX 19-Serum verwendet werden. Das Anti-OX 19-Agglutinin tritt in der zweiten Krankheitswoche im Blute auf und steigt oft auf sehr hohe Werte. Ein Titer unter 1 : 160 wird als nicht verwertbar bezeichnet. Entscheidend für die Beurteilung der Weil-Felixschen Reaktion ist allerdings ein Ansteigen des Titers im Verlaufe der Krankheit, nicht eine einzige Titerbestimmung. Während Epidemien geben über 90% der Fälle eine positive Reaktion. Bei Brill-Zinsserscher Krankheit fehlt die Agglutination von Proteus OX 19 in einem hohen Prozentsatz der Fälle (MURRAY et al [20. 23]). Dies ist besonders der Fall bei Rückfällen nach 6—8 Jahren, während bei Rückfällen nach 20 und mehr Jahren positive Reaktionen häufiger sind. Eine positive Weil-Felixsche Reaktion findet man neben dem klassischen Fleckfieber beim murinen Fleckfieber und beim amerikanischen Zeckenbißfieber. Die Weil-Felixsche Reaktion ist heterogenetischer Natur. CASTANEDA [3] zeigte, daß dieselbe auf einer serologischen Verwandtschaft der Kohlenhydrate des OX 19 und der R. mooseri beruht. R. prowazekii hat zwei Antigene, mit welchen serologisch 1. das epidemische und murine Fleckfieber als Gruppe von den durch Zecken und Milben übertragenen Rickettsiosen unterschieden werden kann, 2. das epidemische und das murine Fleckfieber voneinander unterschieden werden können. Das eine der Antigene, das gemeinsame Antigen ist wasserlöslich. Es reagiert im Komplementbindungsversuch sowohl mit einem epidemischen Serum, als mit einem murinen Serum, aber nicht mit anderen Rickettsiosen. Dieses gemeinsame Antigen wird von den Rickettsienleibern durch Behandlung mit Äthyläther abgelöst (TOPPING und SHEAR). Die so behandelten Rickettsien vom löslichen Antigen befreit sind typenspezifisch, d. h. für R. prowazekii spezifisch. Analog liefert R. mooseri, der Erreger des murinen Fleckfiebers, ein gemeinsames und ein typenspezifisches Antigen für R. mooseri (PLOTZ). In Ländern, wo nur epidemisches Fleckfieber vorkommt, genügt zur Diagnose die Komplementbindungsprobe mit einem aus R. prowazekii oder R. mooseri bereiteten gemeinsamen Antigen. Zur Unterscheidung zwischen epidemischem und murinem Fleckfieber verwendet man im Komplementbindungsversuch jeweils die beiden spezifischen Antigene. Während Sera von Meerschweinchen, die eine Infektion mit R. prowazekii oder R. mooseri durchgemacht haben, in der Regel nur mit dem homologen spezifischen Antigen reagieren, manifestiert sich beim Fleckfieber der Menschen die Spezifität sehr oft nur in einem höheren Titer mit einem der beiden Antigene. Mindestens ein 4mal höherer Titer mit einem der beiden Antigene entscheidet darüber, ob es sich um epidemisches oder murines Fleckfieber handelt. Die spezifischen Antigene können auch zur Agglutinationsprobe verwendet werden. Leider sind seit einigen Jahren keine Rickettsienantigene mehr auf dem Markte, mit Ausnahme des Q-Fieberantigens. Da seit dem letzten Weltkriege auch in sonst fleckfieberfreien Ländern Europas Fälle von späten Rückfällen (Brill-Zinssersche Krankheit) auftraten, wäre es wünschenswert, wenn wenigstens das gemeinsame Fleckfieberantigen für die diagnostischen Viruslaboratorien erhältlich wäre. In der Tiefkühltruhe bei — 20° C aufbewahrt, behält es seine Wirksamkeit ohne Titerverlust viele Jahre. Gegenwärtig muß in Europa die Diagnose des Fleckfiebers mit aus Rickettsien bereiteten Antigenen Speziallaboratorien überlassen werden, z. B. dem Laboratorium von PAUL GIROUD im Pasteur-Institut in Paris, in Deutschland dem Laboratorium von F. WEYER am Tropeninstitut in Hamburg. Auch die Diagnose durch den Tierversuch muß speziell dafür eingerichteten Laboratorien vorbehalten werden.

## 8. Prophylaxe

Das epidemische Fleckfieber gehört zu den anzeigepflichtigen Krankheiten. Mit Cholera, Pest, Gelbfieber und Pocken gehört es zu den quarantänepflichtigen Seuchen. Der Kranke ist zu isolieren und zu entlausen. Kontaktpersonen werden überwacht und wenn nötig entlaust. Dazu eignet sich DDT immer noch am besten.
Prophylaxe durch aktive Immunisierung wurde während des letzten Weltkrieges bei den alliierten Heeren mit dem nach der Methode von Cox aus Dottersackkulturen hergestellten Impfstoff praktiziert. In der deutschen Armee wurde das Sanitätspersonal z. T. mit der aus Läusedärmen nach WEIGL hergestellten Vakzine immunisiert z. T. mit einem nach Cox bereiteten Impfstoff. In Frankreich bereiteten GIROUD und PANTHIER einen Impfstoff aus den pneumonischen Lungen nasal inokulierter Kaninchen. Bei gleichem Antigengehalt sind wohl alle diese Impfstoffe gleichwertig. Die Erfahrungen, die gemacht wurden, besonders auch beim Personal von Fleckfieberlaboratorien, waren ermutigend. Erkrankungen bei Geimpften kamen vor, verliefen aber alle günstig, z. T. abortiv. An solchen Fällen infizierten sich keine Läuse. Nach Fox et al. verleiht ein Impfstoff, der aus lebenden Rickettsien des apathogenen spanischen Stammes von R. prowazekii bereitet wird, einen soliden, mehrere Jahre dauernden Schutz gegen eine Reinokulation mit einem virulenten Stamm von R. prowazekii. Um diesen Impfstoff haltbar zu machen, muß er lyophilisiert werden.

## 9. Therapie

Nicht nur die Therapie des epidemischen und murinen Fleckfiebers, sondern auch der durch Zecken und Milben auf den Menschen übertragenen

exanthematischen Fieber haben durch die Antibiotika Chloromycetin, Aureomycin und Terramycin eine an das Wunderbare grenzende Lösung gefunden.
Ihre hohe Spezifität manifestiert sich auch darin, daß die prompte Wirkung
unabhängig ist vom Tag der Erkrankung, an welchem die Therapie einsetzt.
WOODWARD und PARKER empfehlen für die Behandlung mit Chloromycetin
eine orale Initialdosis von 50 mg pro Kilogramm Körpergewicht, für Aureomycin und Terramycin eine solche von 25 mg pro Kilo Körpergewicht, eine
Erhaltungsdosis für Chloromycetin von 50 mg pro Kilo Körpergewicht und
Tag, für Aureomycin und Terramycin von 25 mg pro Kilo und Tag, die
Tagesdosis gleichmäßig verteilt und verabreicht in 6—8stündigen Intervallen.
Wenn wegen des Zustandes des Kranken die orale Verabreichung nicht möglich
ist, wird das Antibiotikum intravenös in entsprechend geringeren Dosen ver-
abreicht. Die Therapie wird fortgesetzt bis 24 Stunden nach Besserung des
Patienten und Abfall des Fiebers. In allen Fällen, in welchen die antibiotische
Therapie angewandt wurde, setzte prompte Besserung ein und die Temperatur
sank nach 2—3 Tagen zur Norm ab. Zur Ausbildung einer soliden Immunität
muß sich im Verlauf der Krankheit vor Einsetzen der Therapie genügend
Antigen gebildet haben. Deswegen werden laut WOODWARD und PARKER Rückfälle am sichersten verhütet, wenn die Behandlung erst am 6. bis 7. Tag der
Krankheit einsetzt.

## 10. Epidemiologie

Seit dem Zweiten Weltkrieg ereigneten sich noch zwei Epidemien von Fleckfieber, eine 1946 in Japan und eine 1951 in Korea. Endemisch herrscht die
Krankheit noch in Äthiopien, wo laut Rapport épidémiologique der WGO
im ersten Halbjahr 1962 1629 Fälle gemeldet wurden, während in Ägypten
im gleichen Zeitraum 315 Fälle zur Meldung kamen. Endemische Herde
gibt es noch in Magreb, in Südafrika, im Mittleren Osten, sowie in den
Hochländern Mexikos und Südamerikas. Es ist anzunehmen, daß der Balkan,
die Türkei, Polen, Rußland, Zentralasien und gewisse Länder des fernen
Ostens noch nicht völlig frei von Fleckfieber sind.
Das epidemische Fleckfieber galt vor der Entdeckung der Kleiderlaus als
Überträger (NICOLLE, COMTE und CONSEIL 1909) als eine sehr ansteckende
Krankheit. Diese Ansicht beruhte auf dem häufigen familiären Auftreten. Die
Entdeckung der Kleiderlaus als Überträger erklärte das epidemische Auftreten
der Krankheit in der kalten Jahreszeit, während welcher die Verlausung am
stärksten ist, sowie das endemische Vorkommen derselben in hygienisch rück-
ständigen Ländern. NICOLLE nahm an, daß die Laus den Erreger durch Stich
übertrage, wie Anopheles die Malaria. Es steht aber fest, daß R. prowazekii
nur mit den Fäzes der Laus ausgeschieden wird. Die Übertragung durch den
Stich der Laus könnte deswegen nur erfolgen, wenn das Stechorgan mit Fäzes
verunreinigt wäre. In der Regel wird wohl dem Erreger der Eintritt durch

Kratzen ermöglicht. Dabei werden die auf die Haut oder die Unterwäsche abgelegten Läusefäzes in die Kratzeffekte eingerieben, oder Darm zerdrückter Läuse, der auf der Höhe der Infektion des Insektes gewaltige Mengen von Rickettsien beherbergt. Die Erfahrungen, welche in Fleckfieberlaboratorien gemacht wurden, ergaben, daß die Übertragung auch aerogen durch zerstäubten Läusekot zustande kommt.

Ein epidemiologisches Problem blieb lange Zeit ungelöst: Wo bleibt der Erreger während interepidemischen Perioden? Chronische Erkrankungen, an denen sich Läuse infizieren könnten, gibt es beim Fleckfieber nicht. Die infizierten Läuse gehen in 2—3 Wochen ein. R. prowazekii wird von der infizierten weiblichen Laus nicht auf die Nachkommenschaft übertragen*. Der Läusekot verliert unter natürlichen Bedingungen in wenigen Tagen bis Wochen seine Infektiosität. Die Lösung des Problems brachte die Bestätigung der Hypothese ZINSSERS, daß die Fälle der sogenannten Brillschen Krankheit New Yorks — einer Fleckfieberart, die rein sporadisch in läusefreiem Medium auftrat — nichts anderes seien als späte Rückfälle bei Personen, die 1—30 Jahre vor der Erkrankung aus Fleckfiebergegenden Osteuropas nach den USA eingewandert waren. Nach dem letzten Weltkriege wurden auch in Europa Fälle von Fleckfieber bei Personen festgestellt, die früher an Fleckfieber gelitten oder in Fleckfiebergegenden gelebt hatten (MOOSER und LÖFFLER, HAWKSLY und STOKES, GIROUD et al., WORMS, WEYER und HORNBOSTEL). MURRAY et al. [20] wiesen nach, daß sich Kleiderläuse auf Fällen Brillscher Krankheit mit R. prowazekii infizierten. Am Vorkommen später Rückfälle kann nicht mehr gezweifelt werden, noch an deren epidemiologischen Bedeutung als Virusreservoir des epidemischen Fleckfiebers. Deswegen schlugen LÖFFLER und MOOSER die Bezeichnung Brill-Zinssersche Krankheit vor. Die serologischen Untersuchungen an Personen, die Jahrzehnte früher aus Fleckfieberländern nach den USA eingewandert waren, ergab ein überraschendes Resultat: die Komplementbindungsreaktion mit aus R. prowazekii bereiteten Antigenen ergab einen hohen Prozentsatz positiver Resultate (SIGEL et al., MURRAY, PRICE et al.). Daß es unter diesen Reaktoren völlig gesunde Rickettsienträger gibt, zeigte PRICE, der bei zwei von 31 solchen Personen, die mehr als 20 Jahre früher aus Rußland nach den USA eingewandert waren, R. prowazekii aus Lymphdrüsen isolierte.

TAYLOR et al. machten in Ägypten eine serologische Erhebung an 1300 Personen. 18% der Untersuchten gaben eine positive Reaktion mit aus Rickettsia prowazekii bereitetem Antigen. Der Prozentsatz der Reaktoren nahm zu mit dem Alter. Bei 0—4jährigen waren 3% positiv, bei den 30jährigen und dar-

---

* Das epidemische Fleckfieber ist, abgesehen vom Wolhynischen Fieber, die einzige Rickettsiose, bei welcher der Mensch und seine Läuse natürliche Wirte des Erregers sind. Neue Beobachtungen in Afrika weisen darauf hin, daß dort R. prowazekii ein Parasit von Tieren und deren Zecken ist, so daß der Zyklus Mensch—Laus—Mensch sekundärer Natur sein könnte (GIROUD et al., REISS-GUTFREUND, IMAM et al.).

über 31⁰/o. Der Nachweis, daß die Brill-Zinssersche Krankheit das Resultat eines späten Rückfalles ist, entkräftet die Erfahrung, daß das Fleckfieber in der Regel eine sehr lange dauernde und solide Immunität gegen eine exogene Reinfektion hinterläßt, nicht. Personen, die, sei es auch vor 20 und mehr Jahren, Fleckfieber durchgemacht haben, können ungestraft in einem Fleckfieberlaboratorium arbeiten, ja sogar nasale Inokulation bei Mäusen mit R. prowazekii ausführen. Mooser nahm schon 1929 an, daß die Immunität beim Fleckfieber von einer latenten Infektion unterhalten werde. Die Fälle von Brill-Zinsserscher Krankheit zeigen, daß die durch latente Infektion unterhaltene Immunität zusammenbrechen kann, ohne daß dies z. B. durch eine schwächende Krankheit anderer Art ausgelöst würde. Die Fälle treten wie bei exogener Infektion aus voller Gesundheit auf. Wie Murray und Snyder [22] zeigten, verhält sich die Brill-Zinssersche Krankheit serologisch verschieden von der Erstinfektion. Dies ermöglicht die Erkennung später Rückfälle selbst im endemischen Gebiet. Bei diesen bleibt der Titer gegen Proteus OX 19 sehr niedrig oder es treten überhaupt keine Agglutinine auf, besonders bei relativ frühen Rückfällen. Der komplementbindende Antikörper gegen R. prowazekii tritt bei Fällen der Brill-Zinsserschen Krankheit früh auf. Der Titer erreicht am 8. Tag der Krankheit über 1000 und zeigt das Maximum zwischen dem 8. und 12. Tag. Bei der Erstinfektion ist der Titer am 8. Tag unter 100 und erreicht das Maximum am 12. bis 18. Tag. Ein ähnliches Verhalten wie bei späten Rückfällen wurde von amerikanischen Autoren bei Fällen von Fleckfieber beobachtet, die mit Coxscher Vakzine immunisiert worden waren. Die Dauer des Fiebers bei späten Rückfällen war nach Murray und Snyder [22] 7 bis 11 Tage. Ein makulöses Exanthem war stets vorhanden, die Letalität betrug 3,3⁰/o (8 : 243 Fälle).

## 11. Wirtsspektrum und experimentelle Infektion

Mehrere Arten von Tieren sind empfänglich für die experimentelle Infektion. Macaccus rhesus und andere Affenarten reagieren mit mehrtägigem Fieber und Zeichen des Unwohlseins. Das klassische Versuchstier ist seit Nicolle, Conseil und Conor das Meerschweinchen. Nach intraperitonealer Inokulation tritt nach 6—10 Tagen Fieber von 40—41° C auf, das 3—8 Tage anhält, und endet meistens abrupt. Gelegentlich tritt eine flüchtige Schwellung des Skrotums auf. Das Tier bleibt munter. Als Zeichen der spezifischen Infektion finden sich im Gehirn die charakteristischen Knötchen. In Kaninchen, Ratten und Mäusen verläuft die Infektion inapparent. Zur Isolierung des Erregers eignet sich die Inokulation von Krankenblut in den Dottersack des 6—7 Tage alten Hühnerembryos.

*Literatur*

1 ASCHENBRENNER, R.: Klinik der Rickettsiosen. In: Handb. Inn. Med. 4. Aufl.,
  Band 1, S. 682—751. Springer-Verlag, Berlin—Göttingen—Heidelberg 1952
2 CASTANEDA, M. R.: Amer. J. Path. *15*, 467—475 (1939)
3 CASTANEDA, M. R.: J. Exper. Med. *60*, 119—125 (1934)
4 CEELEN, W.: Erg. allg. Path. path. Anat. *19*, 312—347 (1919)
5 COX, H. R.: Publ. Health Rep. *53*, 2241—2247 (1938)
6 DURAND, R. et H. SPARROW: C. R. Acad. Sci. (Paris) *210*, 420—424 (1940)
7 FOX, J. P. et al.: J. Imm. *79*, 348—541 (1957)
8 FRACASTORO, G.: Zitiert nach HIRSCH, S. 386.
9 FRÄNKEL, E.: Münch. med. Wschr. *61*, 57 (1914); *62*, 805 (1915)
10 GILDEMEISTER, E. u. E. HAAGEN: Dtsch. med. Wschr. *66*, 778—880 (1944)
11 GIROUD, P., J. BOYER et R. VARGUES: Presse Méd. *58*, 334—336 (1950)
12 GIROUD, P. et R. PANTHIER: Ann. Inst. Pasteur (Paris) *68*, 381—386 (1942)
13 HAWKSLY, J. C. a. E. J. STOKES: Lancet *2*, 97—99 (1950)
14 HIRSCH, A.: Die allgemeinen acuten Infektionskrankheiten, Vol. 1, S. 385. F. Enke
  Verlag, Stuttgart 1881
15 JANNERET-MINKINE, M.: Le typhus exanthématic, Payot et Cie., Paris 1915
16 LÖFFLER, W. u. H. MOOSER: Schweiz. med. Wschr. *82*, 493—495 (1952)
17 LOUIS: Zitiert nach HIRSCH, S. 435
18 MOOSER, H.: Schweiz. med. Wschr. *59*, 599—603 (1929)
19 MOOSER, H. u. W. LÖFFLER: Schweiz. med. Wschr. *76*, 150—158 (1946)
20 MURRAY, E. S. et al.: J. Amer. Med. Assoc. *142*, 1059—1066 (1950)
21 MURRAY, E. S. a. J. C. SNYDER: Amer. J. Hyg. *53*, 22—32 (1951)
22 MURRAY, E. S. a. J. C. SNYDER: Atti VI. Congr. Internat. Microb. (Roma) *4*,
  31—44 (1953)
23 MURRAY, E. S. et al.: Amer. J. Publ. Health *41*, 1359—1369 (1951)
24 NICOLLE, Ch., C. COMTE et E. CONSEIL: C. R. Acad. Sci. (Paris) *149*, 486—489
  (1909)
25 NICOLLE, Ch., E. CONSEIL et A. CONOR: C. R. Acad. Sci. *151*, 1632—1634 (1911)
26 PRICE, W. H.: J. Bact. *69*, 106—107 (1955)
27 KLOTZ, H.: Science *97*, 20—24 (1943)
28 ROCHA LIMA, H. DA: Arch. Schiffs- u. Tropenhyg. *20*, 17—31 (1916)
29 SIEGERT, R.: Z. Hyg. Infekt.Kr. 477—485 (1948)
30 TAYLOR, R. M., J. R. KINGSTON a. F. RIZK: Amer. J. Trop. Med. *6*, 863—870
  (1957)
31 TOPPING, N. H. a. M. J. SHEAR: Publ. Health Rep. *59*, 1671—1678 (1944)
32 WEYER, F. u. H. HORNBOSTEL: Schweiz. med. Wschr. *87*, 692—695 (1957)
33 WOLBACH, S. B., J. L. TODD a. F. W. PALFREY: The Etiology and Pathology of
  Typhus. Harvard University Press, Boston 1922
34 WOODWARD, T. E. a. E. F. BLAND: J. Amer. Med. Ass. *126*, 287—290 (1944)
35 WOODWARD, T. E. a. R. T. PARKER: In: The Dynamics of Virus and Rickettsial
  Infections. The Blakiston Company, New York 1954, p. 437
36 WORMS, R. et al.: Bull. et Mém. Soc. méd. Hôp. de Paris *66*, 54—62 (1950)
37 ZINSSER, H.: Amer. J. Hyg. *20*, 513—532 (1934)
38 GIROUD, P., P. LE GAC, H. BRIZARD et C. LAURENT: Comportement des serums
  des divers animaux domestiques, de l'Oubangui-Chari, vis-à-vis de l'antigene epi-
  demique. Bull. Soc., Path., exot. *45*, 313 (1952)

39 REISS-GUTFREUND, R. J.: Nouveaux isolments de R. prowazeki a partir d'animaux domestiques et de tiques. Bull. Soc. Path. exot. 284—291 (1961)

40 IMAM, Z. E.: Complement fixing antibodies against epidemic and murine typhus in domestic animals in U.A.R.: The Journal Egyptian Publ. Health Assoc. 103—108 (1963)

# Das murine Fleckfieber

Von H. Mooser

*Synonyma:* Endemisches Fleckfieber, Rattenfleckfieber

## 1. Definition

Das murine Fleckfieber ist eine in südlichen Gegenden sporadisch vorkommende Krankheit. Es ist gekennzeichnet durch kontinuierliches Fieber von ca. zwei Wochen, Kopfschmerzen und ein papulo-makulöses Exanthem. Wegen geringer Letalität wird es in der französischen Literatur zu den rickettsioses mineures gezählt. Die natürlichen Wirte des Erregers R. mooseri (Monteiro 1931) sind Ratten, von welchen die Infektion durch den Rattenfloh Xenopsylla cheopis auf den Menschen übertragen wird. Das murine Fleckfieber wird mit dem klassischen Fleckfieber in Zusammenhang gebracht, weil zwischen den beiden gegenseitige postinfektiöse Immunität besteht.

## 2. Geschichte

Die *Geschichte* des murinen Fleckfiebers beginnt mit der von Brill beschriebenen rein sporadischen, in läusefreiem Medium in New York beobachteten Krankheit, von welcher dann Anderson und Goldberger sowie Anderson nachwiesen, daß sie immunologisch und experimentell dem klassischen epidemischen Fleckfieber entsprach. In der Folge wurden auch im Süden der USA Fälle von sporadischem Fleckfieber in läusefreiem Medium beobachtet. Auch die gründlichen epidemiologischen Studien Maxcys [5] über das sporadische Fleckfieber im Südosten der USA brachten die Gewißheit, daß Pediculus nicht als Überträger in Frage kam. Maxcy erkannte eine auffällige epidemiologische Ähnlichkeit seiner Fälle mit der Bubonenpest. Er dachte deswegen an die Möglichkeit der Existenz eines Virusreservoirs in Ratten oder Mäusen. Als Überträger auf den Menschen kamen Ektoparasiten dieser Nagetiere in Frage. Trotzdem identifizierte er seine Fälle mit der von Brill beschriebenen Krankheit. Fast zehn Jahre früher hatte nämlich Neill in Texas aus Fällen sporadischen Fleckfiebers Stämme isoliert, die beim männlichen Meerschweinchen, neben Fieber, regelmäßig eine ausgesprochene entzündliche Schwellung des Skrotum verursachten. NEILL erwähnte ausdrücklich, daß er diese Skrotalläsion bei einem Laboratoriumsstamm von Brillscher Krankheit nie beobachtet habe. Er hielt es für ein spezifisches Symptom des mexikanischen Fleckfiebers, weil er seine Stämme aus Mexikanern isoliert hatte. NEILLs grundlegender Feststellung wurde keine Beachtung geschenkt bis nach den Veröffentlichungen MOOSERs [9, 10] im Jahre 1928 und 1929. An Stämmen des endemischen Fleckfiebers in Mexiko beobachtete er das regelmäßige Auftreten des von NEILL beschriebenen Skrotalphänomens des Meerschweinchens. In Ausstrichen der fibrinös entzündlichen Tunica vaginalis fanden sich nach Giemsafärbung Endothelzellen, deren Plasma mit einem winzigen Stäbchen prall ausgefüllt waren und eine auffallende Ähnlichkeit boten mit den von ROCHA LIMA und WOLBACH, TODD und PALFREY beschriebenen Darmzellen, der mit R. prowazekii infizierten Läuse. Weiße Ratten reagierten mit Fieber und einer zuweilen tödlichen Erkrankung. Es konnte also kein Zweifel darüber bestehen, daß das endemische Fleckfieber Mexikos nicht identisch war mit der Brillschen Krankheit New Yorks.

MAXCY [6, 7] hat dann als erster die Beobachtungen MOOSERs beim endemischen Fleckfieber der amerikanischen Südoststaaten bestätigt. Das epidemiologische Problem dieser Fleckfieber-Varietät wurde durch DYER, RUMREICH und BADGER gelöst. Sie isolierten im endemischen Gebiet aus Rattenflöhen (Xenopsylla cheopis) Stämme, die identisch waren mit den von MOOSER und von MAXCY aus Kranken isolierten Stämmen. MOOSER, CASTANEDA und ZINSSER isolierten darauf identische Stämme aus Ratten in Mexiko. So entstand der Terminus murines Fleckfieber, was die Bezeichnungen mexikanisches Fleckfieber und Tabardillo obsolet machte, da es sich erwies, daß in Mexiko auch das klassische, durch Läuse übertragene Fleckfieber vorkommt. Das experimentelle Studium des murinen Fleckfiebers zeitigte eine Methode des leichten Nachweises auch bei anderen fleckfieberartigen Krankheiten, der damals als Krankheitserreger noch umstrittenen Rickettsien.

## 3. Klinisches Bild

Das murine Fleckfieber hat klinisch große Ähnlichkeit mit leichten und mittelschweren Fällen des epidemischen Fleckfiebers. Die Inkubationszeit wird mit 6—14 Tagen angegeben. Bei Laboratoriumsinfektionen betrug sie 6—9 Tage. Das Fieber kann brüsk mit Schüttelfrost und Nausea aus voller Gesundheit heraus auftreten. In solchen Fällen folgt nicht selten am 2. Tag ein Abfall der Temperatur bis fast zur Norm. Das Fieber setzt nach 6 bis 8 Stunden wieder ein und hält sich während ca. 12 weiteren Tagen auf einer oft stark oszillierenden Kontinua und endet in rascher Lyse. In anderen Fällen steigt das Fieber treppenförmig und erreicht die Höhe gegen das Ende der ersten Woche. Temperaturen von 40° C und darüber treten gewöhnlich nur an wenigen Tagen auf, meist schwanken sie zwischen ca. 38,5 und 39,5°. Starke Kopfschmerzen und Muskelschmerzen besonders der Waden, leichte Konjunktivitis und ein trockener Husten sind vor allem während der ersten Woche die Regel. Am 5.—7. Tag erscheint ein makulo-papulöses Exanthem, das in seiner Lokalisation, Färbung und Polymorphie dem Exanthem des klassischen Fleckfiebers gleicht, doch ist es selten so ausgedehnt und wird meist nicht petechial, nie hämorrhagisch. Es kann in wenigen Tagen abblassen. Zerebrale Manifestationen sind selten so ausgesprochen wie beim klassischen Fleckfieber. In vielen Fällen bleibt das Sensorium völlig frei. In unkomplizierten Fällen herrscht meist leichte Leukopenie. Die Letalität wird mit ca. 2% angegeben. Von MAXCYS *[8]* 114 Fällen starb einer. Unter den 180 Fällen von STRART und PULLEN trat kein Todesfall auf. Nach Abfall des Fiebers ist der Kranke weniger mitgenommen als nach dem epidemischen Fleckfieber, doch kann es 3—4 Wochen dauern, bis er sich ganz erholt hat.

## 4. Pathologie

Bei der Sektion eines 80jährigen Mannes, der in voller Rekonvaleszenz plötzlich starb, fanden sich im Gehirn sehr spärliche typische Knötchen (unveröffentlichter Fall).

## 5. Ätiologie

R. mooseri unterscheidet sich von R. prowazekii morphologisch nur dadurch, daß sie nicht zu Fäden resp. Stäbchenketten auswächst. Chemischen und physikalischen Einwirkungen gegenüber verhalten sich beide Arten gleich.

## 6. Pathogenese

R. mooseri, die wie R. prowazekii ein Toxin besitzt, verhält sich in empfänglichen Zellen ganz wie R. prowazekii, indem sie das Plasma der befallenen Zelle unter Schonung des Kernes prall ausfüllt (Abb. 1).

## 7. Diagnose

Die klinische Unterscheidung zwischen epidemischem und murinem Fleckfieber kann im Einzelfall nicht gemacht werden. Ein deutlich papulöses Exanthem spricht für murines Fleckfieber. Bei beiden fällt die Agglutinationsprobe mit Proteus OX 19 positiv aus. Die spezifische Diagnose mit Rickettsienantigenen ist im entsprechenden Kapitel über das epidemische Fleckfieber erwähnt.

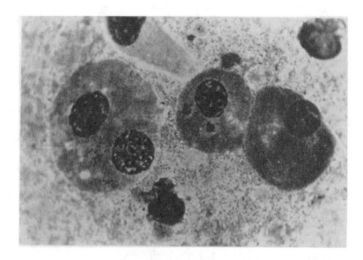

Abb. 1: Drei mit R. mooseri befallene Endothelzellen aus Peritoneum der Maus.
Reichliche extrazellulär liegende Rickettsien. Eine Zelle wurde von der Infektion vor
der Beendigung der Zellteilung überrascht. Abbildung von F. WEYER.

## 8. Prophylaxe und Therapie

Eine aktive Immunisierung kommt nur für Personen in Frage, die sich experimentell mit der Infektion beschäftigen. DDT auf die Wechsel der Ratten
und in die Rattenlöcher gestreut hat sich bei der Verhütung des murinen Fleckfiebers als wirksam erwiesen (BRADLEY und WILEY), da der Rattenfloh-Index
dadurch auf sehr niedrige Werte reduziert wird. Erst einige Zeit danach soll
Rattengift ausgestreut werden. Die Therapie mit Antibiotika ist die gleiche
wie beim epidemischen Fleckfieber.

## 9. Epidemiologie

Das murine Fleckfieber ist in allen subtropischen und tropischen Ländern
heimisch, kommt aber auch in einigen nördlichen Ländern vor, wie z. B. in der
Mandschurei. Außerhalb der Tropen tritt es hauptsächlich in den warmen
Jahreszeiten auf. Es tritt sporadisch auf, nur ausnahmsweise finden sich gleichzeitig oder kurz nacheinander Fälle im gleichen Haushalt. Zum Unterschied
der durch Zecken übertragenen Rickettsiosen wird das murine Fleckfieber
nicht im Freien erworben. Die natürlichen Wirte sind hauptsächlich Ratten,
besonders Rattus rattus und Rattus norvegicus, die sogenannte Wanderratte,
die wohl für die globale Verbreitung der Krankheit verantwortlich ist. Auch

in Hausmäusen wurde die Infektion nachgewiesen. Die Überträger auf den Menschen sind Rattenflöhe, besonders Xenopsylla cheopis. Das natürliche Vorkommen der Infektion in Ratten und deren Flöhen bedingt das Auftreten beim Menschen in Hafenstädten, in von Ratten infestierten Baulichkeiten, wie Lebensmittelgeschäften (Shop typhus) und Lagerhäusern. Die Infektion geschieht nicht durch den Stich der Flöhe, sondern vermittels ihrer Fäzes. Wenn der Floh Blut saugt, spült er vorerst seinen Darm mit frischem Blut durch, wobei aus der dorsal gelegenen Analöffnung ein feiner Strahl hämolysierten Blutes gespritzt wird, das schnell eintrocknet. So entstehen in der Unterwäsche die Flohstippchen. Der auf einer Ratte sich fütternde Floh spritzt die Fäzes bis auf die Haarspitzen des Pelzes. Es kommt dabei zu einer feinen Bepuderung des Haarkleides. Dieser „Puder" wird leicht abgeschüttelt oder durch Kratzen durch die Ratte in die Umgebung gestreut. Die Infektion des Menschen kann durch Einkratzen der ins Hemd deponierten Fäzes in die Haut zustande kommen oder durch Aufnahme des staubförmigen Kotes bei der Atmung. In getrockneten Flohfäzes können die Rickettsien bei günstigen atmosphärischen Bedingungen mehrere Wochen virulent bleiben.

Das murine Fleckfieber hinterläßt eine lange dauernde Immunität auch gegen das klassische Fleckfieber. Hingegen besteht zwischen den beiden Infektionen keine reziproke Immunität nach Vakzination mit toten Rickettsien (Mooser und Sparrow). R. mooseri verhält sich Pediculus gegenüber wie R. prowazekii. Sie vermehrt sich ausgiebig in den Darmzellen der Laus und tötet dieselbe. R. prowazekii vermehrt sich wie R. mooseri in allen bis jetzt darauf experimentell geprüften Floharten inklusive Pulex irritans. Es ist deswegen ein Rätsel, warum Flöhe als Überträger des klassischen Fleckfiebers keine Rolle spielen und Pediculus das murine Fleckfieber nicht von Mensch zu Mensch in epidemischer Form überträgt.

### 10. Experimentelle Infektion und Wirtsspektrum

Sämtliche Nagetiere, die geprüft wurden, erwiesen sich als empfänglich für die Infektion mit R. mooseri. Das männliche Meerschweinchen reagiert mit Fieber und einer entzündlichen Schwellung des Skrotums. In Ausstrichen des fibrinösen Exsudates des Processus vaginalis lassen sich zu Beginn des Skrotalphänomens mit Leichtigkeit die Rickettsien in Peritonealzellen nachweisen. Bei der Ratte und besonders bei der Maus kommt es zu einer diffusen Rickettsienperitonitis (Wolrab).

*Schrifttum*

1 Anderson, J. a. J. Goldberger: The relation of so-called Brill's disease in the United States to typhus fever. Experimental demonstration of their identity Hyg. Lab. Bull. No. 86, pag. 25—35, Publ. Health service (1912)

2 BRADLEY, G. a. J. S. WILEY: The control of murine typhus in the United States. In: The Rickettsial Disease of Man. Amer. Ass. Advancement of Sci., p. 229—240, Washington 1958

3 BRILL, N. E.: An acute infectious disease of unknown origin. A clinical study based on 221 cases. Amer. J. Med. Sc. *139*, 484—502 (1910)

4 DYER, R. E., A. RUMREICH a. L. F. BADGER: Typhus fever. A virus of the typhus type derived from fleas collected from wild rats. Publ. Health Rep. *46*, 334—338 (1931)

5 MAXCY, K. F.: An epidemiological study of endemic typhus (Brill's disease) in the Southeastern United States. Publ. Health Rep. *41*, 2967—2995 (1926)

6 MAXCY, K. F.: Endemic typhus fever of the Southeastern United States. The reaction of the guinea pig. Publ. Health Rep. *44*, 589—600 (1929)

7 MAXCY, K. F.: Endemic typhus of the Southeastern United States. The reaction of the rat. Publ. Health Rep. *44*, 1935—1943 (1929)

8 MAXCY, K. F.: Clinical observations on endemic typhus (Brill's disease) in South-eastern United States. Publ. Health Rep. *41*, 1213—1230 (1926)

9 MOOSER, J.: Experiments relating to the pathology and the etiology of Mexican typhus (Tabardello): 1. Clinical course and pathological anatomy of tabardello in the guinea pig. 2. Diplobacillus from the proliferated tunica vaginalis of guinea pigs reacting to Mexican typhus. J. Inf. Dis. *43*, 241—272 (1928)

10 MOOSER, J.: Tabardillo an American variety of typhus. J. Inf. Dis. *44*, 186—191 (1929)

11 MOOSER, H. et H. SPARROW: Immunisations croisées entre le virus du typhus historique (souche tunisienne) et des virus d'origine mexicaine (souche humaine et souche murine).

12 MOOSER, H., M. R. CASTANEDA a. H. ZINSSER: Rats as carriers of Mexican typhus. J. Amer. Med. Ass. *97*, 231—232 (1931)

13 NEILL, M. H.: Experimental typhus fever in guinea pigs. A description of a scrotal lesion in guinea pigs infected with Mexican typhus. Publ. Health Rep. *32*, 1105—1108 (1917)

14 WOLRAB, R.: Zbl. Bakt. I. Orig. *140*, 193—201 (1937)

# Die Zeckenbißfieber

Von H. Mooser

Es handelt sich um fleckfieberähnliche akute fieberhafte Infektionskrankheiten, die durch Schildzecken sporadisch auf den Menschen übertragen werden. Aber nicht nur in epidemiologischer Hinsicht bilden die Zeckenbißfieber eine gesonderte Gruppe unter den Rickettsiosen. Ihre respektiven Erreger lassen eine nahe biologische Verwandtschaft erkennen. Vertreter dieser Gruppe finden sich in der alten Welt, der neuen Welt und in Australien.

## I. Das Zeckenbißfieber der Neuen Welt

*Synonyma:* Rocky Mountain spotted fever, Typho exanthematico de Sao Paulo, Tobia Fieber. Felsengebirgsfieber

### 1. Definition

Das neuweltliche Zeckenbißfieber, gewöhnlich Rocky Mountain spotted fever genannt, ist eine sporadisch vorkommende, akute Infektionskrankheit, gekennzeichnet durch ein 2—3 Wochen dauerndes Fieber, ein makulo-papulöses, meist ausgesprochen petechial werdendes Exanthem und eine hohe Letalität. Der Erreger ist Dermacentroxenus rickettsi (WOLBACH 1910), Rickettsia rickettsi (BRUMPT 1927), Rickettsia rickettsi (BENGSTON 1948).

### 2. Geschichte

Nach Cox wurde über das Vorkommen dieser Krankheit im Jahre 1873 zum erstenmal aus den Rocky Mountains Montanas berichtet. In den neunziger Jahren wurde sie auch in Idaho nachgewiesen. In den Jahren 1906 und 1907 hat H. T. RICKETTS in Montana durch Inokulation von Krankenblut in Affen und Meerschweinchen die infektiöse Natur des Felsengebirgsfiebers festgestellt sowie dessen experimentelle Übertragung durch Dermacentor andersoni.

RICKETTS wies auch die transovarielle Übertragung des Erregers auf die nächste Zeckengeneration nach. Die definitive Abklärung der Natur des Erregers verdankt man WOLBACH (1919). Im Jahre 1931 wurde das Vorkommen der Krankheit im Osten der USA festgestellt, sowie deren Übertragung durch die dort heimische Hundezecke, Dermacentor variabilis. In den folgenden Jahren erschienen Publikationen über das Vorkommen der Krankheit in Brasilien, Kolumbien, Kanada, Mexiko und Panama. Deswegen schlug man die Bezeichnung „New World spotted fever" vor.

### 3. Klinisches Bild

Das neuweltliche Zeckenbißfieber hat im ganzen große Ähnlichkeit mit dem epidemischen Fleckfieber, doch bestehen charakteristische Unterschiede. Die Inkubationszeit wird von PARKER mit drei Tagen bis zu einer Woche angegeben, selten sei sie länger. Das Fieber dauert zwei, meistens drei Wochen und zeigt in vielen Fällen starke morgendliche Remissionen. Das Exanthem kann schon am 2. Tag auftreten, in der Regel erscheint es vom 3. bis 5. Tag des Fiebers. In den meisten Fällen tritt es zuerst an den Hand- und Fußgelenken auf und breitet sich innerhalb von 2—3 Tagen auf den Rumpf und die Gliedmaßen aus, inklusive Hand- und Fußsohlen, selbst das Gesicht kann befallen werden. Am Anfang papulös und makulo-papulös wird es im Verlauf petechial. Die Petechien können konfluieren und Purpura von großer Ausdehnung bilden. In besonders schweren Fällen entstehen Nekrosen der Haut, besonders an den Zehen, Fingern, Ohrläppchen und Vulva. Zerebrale Symptome wie Stupor und Delirien sind häufig, ihr Grad entspricht der Schwere des Falles. Konvulsionen besonders bei Kindern kommen vor, sowie Hemi- und Paraplegien (PARKER). Wie beim epidemischen Fleckfieber steigt die Letalität mit dem Alter. Nach PARKER war die Letalität im Staate Montana bei den unter 16 Jahre alten Personen 7,5%, bei den über 16jährigen 25%. Im Gebiete des westlichen Montana 32% respektive 77,7% für diese beiden Altersklassen. Wie beim epidemischen Fleckfieber gibt es auch milde und abortive Fälle. Auf der Höhe der Krankheit herrscht meist mäßige Leukozytose.

### 4. Pathologie und Pathogenese

Die histologischen Läsionen entsprechen im Prinzip denjenigen beim epidemischen Fleckfieber, doch sind sie schwerer. R. rickettsii besiedelt auch ausschließlich die Blutgefäße. Sie wuchert nicht nur im Plasma der Gefäßendothelien hauptsächlich der kleinen Gefäße, sondern besiedelt auch den Kern derselben und dringt in die glatten Muskelfasern ein. Es kommt so zur Nekrose der Zellwand, zur Thrombosierung und Blutaustritten und zu Mikroinfarkten, besonders in der Haut, dem Unterhautzellgewebe und im Gehirn (WOLBACH).

Diese Gefäßläsionen sind begleitet von perivaskulären Infiltrationen mit mononukleären Zellen und der Bildung von Knötchen, die zum Unterschied vom
Fleckfieber auch in der weißen Hirnsubstanz häufig sind, wo Herde von
Demyelinisation auftreten können. Die schweren Gefäßläsionen sind die Ursache der Nekrotisierung der Haut und der neurologischen Manifestationen.
R. rickettsii enthält ein Toxin, das wohl eine wichtige Rolle im Krankheitsgeschehen spielt.

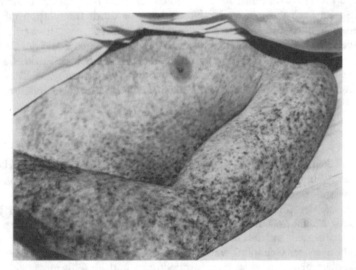

Abb. 2: Tödlicher Fall von Felsengebirgsfieber, Colorado. 12. Tag der Krankheit*.

## 5. Ätiologie

R. rickettsii ist ein winziges Stäbchen, das ca. 0,3 auf 1,5 $\mu$ mißt und oft
paarig ist. Nach Giemsa färbt es sich blaurot, nach Macchiavello rot. Sie
bildet keine Ketten. Eine Eigenschaft kennzeichnet R. rickettsii zusammen
mit allen anderen durch Zecken übertragenen Rickettsien: die Besiedlung
des Zellplasmas ist nie so massiv wie bei R. prowazekii und R. moseri,
hingegen befällt sie massiv den Zellkern, denselben mächtig auftreibend.
Dieses Verhalten kann besonders im Gewebe der Zecken, in Zellkulturen und
in der Chorioallantois des Hühnerembryos beobachtet werden. In der Zecke
werden alle Gewebe befallen, inklusive der Speicheldrüsen und der Ovarien,
wobei die Zecke keinen Schaden leidet. Die in den USA, in Mexiko und

---

* Der Autor verdankt das Bild Dr. C. B. Philip, Direktor des Rocky Mountain Laboratory, Hamilton Montana.

Südamerika isolierten Stämme von R. rickettsii erwiesen sich als identisch. Das Toxin ist wie im Falle von R. prowazekii an den Zelleib der Rickettsien gebunden.

## 6. Diagnose

In den Ländern, in welchen neben dem Felsengebirgsfieber klassisches oder murines Fieber vorkommt, ist die klinische Differentialdiagnose nicht immer möglich. Im Frühstadium der Krankheit kann sie durch Inokulation ins Meerschweinchen oder den Dottersack des Hühnerembryos gestellt werden. Die Weil-Felixsche Probe mit OX 19 und OX 2, die erst gegen Ende der 2. Woche positiv wird, erlaubt keine Abgrenzung gegenüber den beiden Fleckfieberarten. Hingegen gestattet dies der Komplementbindungsversuch mit aus R. rickettsii bereiteten Antigenen, jedoch ist auch damit keine Frühdiagnose möglich.

## 7. Prophylaxe und Therapie

Gegen Zecken kann man sich einigermaßen schützen durch adäquate Bekleidung und den Gebrauch von Repellents. Infestierte Gebiete sollten während der Zeckensaison gemieden werden. Wem dies aus beruflichen Gründen nicht möglich ist, der soll sich jährlich vor der Zeckensaison immunisieren lassen. Im Rocky Mountain Laboratorium in Hamilton, Montana, werden Impfstoffe aus experimentell infizierten Zecken und aus Dottersackkulturen hergestellt. Erkrankungen bei Geimpften verliefen modifiziert, waren milder, ohne Todesfälle. Zudem besitzt man in den Tetrazyklinen und im Chloromycetin schnell und sicher wirkende Therapeutika. In schwersten Fällen gab eine Kombination mit Cortison einen schlagartigen Erfolg (Literatur bei Cox).

## 8. Epidemiologie

Das Virusreservoir sind Schildzecken, welche die Infektion auf die Nachkommen übertragen, wobei alle Stadien zur Übertragung befähigt sind. Im Westen der USA ereignen sich die meisten Fälle vom April bis Anfang Juni, der Hauptsaison des Adultstadiums von Dermacentor andersoni. Die später auftretenden Nymphenstadien gehen gewöhnlich nicht an den Menschen. Im Osten der USA ereignen sich die meisten Fälle im Sommer, der Zeit des Adultstadiums von Dermacentor variabilis. Im Westen erkranken hauptsächlich Erwachsene des männlichen Geschlechtes, die im Freien zu tun haben, im Osten besteht ein hoher Prozentsatz der Erkrankten aus Frauen und Kindern, weil Dermacentor variabilis von Hunden in die Häuser geschleppt wird. Im tropischen Amerika ist die Krankheit nicht saisongebunden, weil der Überträger, Amblyomma cajennense, in allen Entwicklungsstadien Tiere und Menschen befällt. In Mexiko spielt auch Rhipicephalus sanguineus eine wichtige Rolle. Das Felsengebirgsfieber läßt gewöhnlich eine solide lebenslängliche Immunität zurück. PARKER erwähnt Berichte von 26 Fällen einer Zweiterkrankung nach 10—31 Jahren, von denen drei tödlich verlaufen seien.

## 9. Experimentelle Infektion und Wirtsspektrum

Verschiedene Stämme von R. rickettsii zeigen im Meerschweinchen ausgesprochene Unterschiede der Virulenz. Virulente Stämme verursachen eine Infektion, die der menschlichen Krankheit sehr ähnlich ist: hohes Fieber, entzündliche Schwellung und Nekrose des Skrotums, Nekrose der Ohren und Zehen. Viele erliegen der Infektion. Affen sind sehr empfänglich und erkranken schwer mit Exanthem, Kaninchen reagieren mit Fieber und Läsionen der Ohren und des Skrotums, erliegen der Infektion aber selten. Aus ökologischen Erhebungen über die natürlichen Wirte der Zecken inkriminierte man in den USA zahlreiche Arten wildlebender Nagetiere, Kaninchen, Hasen, Erdhörnchen usw. als Virusreservoire. Lange Zeit gelang es nicht, den Erreger in solchen Tieren nachzuweisen. Hingegen wurde indirekt durch Komplementbindungsprobe eine durchgemachte Infektion in Hasenarten nachgewiesen (PARKER et al.). Als Kuriosität wurde es angesehen, als GOULD und MIESSE (1954) einen Stamm von R. rickettsii in Virginia aus Microtus pennsylvanicus isolierten. Jüngstens haben BURGDORFER et al. in Montana R. rickettsii aus Erdhörnchen, Chipmunks und Hasen isoliert. In Brasilien wurde die natürliche Infektion im Opossum nachgewiesen, sowie in Wildkaninchen, im Hund und der dort wildlebenden Cavia-Art (zitiert nach Cox).

*Schrifttum*

1 BURGDORFER, W. et al.: Etiology of Rocky Mountain spotted fever in western Montana. I. Isolation of Rickettsia rickettsii from wild animals. Amer. J. Hyg. 76, 293—301 (1962)
2 Cox, H. R.: Rocky Mountain spotted fever. In: T. M. RIVERS a. F. L. HORSFALL: Viral and Rickettsial Diseases of Man. 3rd Ed., pag. 828—847. J. B. Lippincott Co., Philadelphia 1959
3 GOULD, D. J. a. M. L. MIESSE: Recovery of rickettsia of the spotted fever group from Microtus pennsylvanicus from Virginia. Proc. Soc. Exper. Biol. Med. 85, 558—561 (1954)
4 PARKER, R. R.: Symptomatology and certain other aspects of Rocky Mountain spotted fever. In: The Rickettsial Diseases of Man. Amer. Ass. Adv. Sc., p. 139—146 (1948)
5 PARKER, R. R. et al.: Isolation and characterization of Rocky Mountain spotted fever rickettsiae from the rabbit tick Haemaphysalis loporis-palustris Packard. Publ. Health Rep. 66, 455—463 1951)
6 RICKETTS, T. H.: The study of Rocky Mountain spotted fever (Tick fever?) by means of animal inoculation. J. Amer. Med. Ass. 47, 33 (1906)

7 Ricketts, T. H.: Further experiments with the wood tick in relation to Rocky Mountain spotted fever. J. Amer. Med. Ass. *49*, 1278 (1907)

8 Wolbach, S. B.: Studies on Rocky Mountain fever. J. Med. Res. *41*, 1—18 (1919)

9 Wolbach, S. B.: The pathology of the rickettsial diseases of man. In: The Rickettsial Diseases of Man. Amer. Ass. Adv. Sc., p. 118—125 (1948)

# II. Die Zeckenbißfieber der Alten Welt

## A. Das Boutonneuse-Fieber

*Synonyma:* Kenya typhus, afrikanisches Zeckenbißfieber, indisches Zeckenbißfieber.

### 1. Definition

Sporadisch auftretende fieberhafte, meist gutartige akute Infektionskrankheit, gekennzeichnet durch ein 8—14 Tage dauerndes Fieber und eine Primärläsion, die sogenannte tâche noire, die von regionärer Lymphadenitis begleitet ist.

### 2. Geschichte

Die Krankheit wurde 1910 von Conor und Bruch unter der Bezeichnung „une fièvre eruptive en Tunisie" beschrieben. Conor und Hayat gaben ihr den Namen fièvre boutonneuse. In der Folge wurden Fälle der Krankheit in allen Mittelmeerländern beobachtet. Im Jahre 1930 übertrugen Durand und Conseil die Infektion durch Inokulation einer Zerreibung von Rhipicephalus sanguineus auf zwei Personen. Im Jahre 1932 wies Caminopetros die Empfänglichkeit des Meerschweinchens nach, das mit Fieber und einer entzündlichen Schwellung des Skrotums reagierte. In Ausstrichen des Processus vaginalis fand er mit Rickettsien infizierte Endothelzellen. Damit war der Nachweis erbracht, daß das fièvre boutonneuse eine Rickettsiose ist. Brumpt gab ihr den Namen Rickettsia conorii.

### 3. Klinisches Bild

Die Inkubationszeit beträgt gewöhnlich 5—7 Tage. Die Krankheit beginnt plötzlich mit Schüttelfrost und Fieber bis 40° C und darüber, das 8—14 Tage, selten länger dauert. Es ist von heftigen Kopf- und Gliederschmerzen begleitet und endet durch schnelle Lyse. Am 3.—5. Tag erscheint ein wenig dichtes makulo-papulöses Exanthem. Die Dichte des Exanthems nimmt während der nächsten 2—3 Tage zu. Es erfaßt den Rumpf und die Gliedmaßen in-

klusive der Hand- und Fußsohlen und kann auch im Gesicht erscheinen.
Gelegentlich wird es petechial. Das Exanthem kann auch nach der Entfieberung noch wenige Tage bestehen bleiben. Ausgesprochen zerebrale Symptome sind selten und die Prognose ist fast immer günstig. Charakteristisch ist die sogenannte tâche noire, ein kleines Geschwür mit nekrotischem Zentrum, das zu einer schwarzen Kruste eintrocknet. Es ist dies die durch infektiösen Zeckenbiß verursachte Primärläsion, die stets von einer schmerzhaften Lymphadenitis begleitet ist. Die tâche noire findet sich meist an einer von den Kleidern bedeckten Stelle. Sie wird in etwa der Hälfte der Fälle beobachtet. Ausnahmsweise ist das untere Augenlid der Sitz der Primärläsion. Sie kommt bei Personen vor, die eine Zecke mit dem Finger zerdrückt haben, wobei infektiöses Material ins Auge gebracht wurde. Lépine schätzt die Letalität auf 1%. Sie betreffe nur alte und geschwächte Personen.

## 4. Pathologie und Ätiologie

Von Autopsien ist nichts bekannt. Die histologische Untersuchung der Primärläsion ergab für Fleckfieber charakteristische Läsionen der kleinen Blutgefäße (Cox). R. conorii gleicht R. rickettsii in morphologischer und färberischer Hinsicht. Auch der infizierten Zelle gegenüber verhält sie sich wie letztere, indem sie nicht nur das Zellplasma besiedelt, sondern auch den Zellkern. Im Tierexperiment besteht solide postinfektiöse gekreuzte Immunität zwischen R. conorii und R. rickettsii, hingegen schützen tote Rickettsien dieser beiden Spezies nur homolog (Davis und Parker). R. conorii wächst spärlich im Dottersack der Hühnerembryos. In infizierten Zecken finden sich die Rickettsien in den meisten Geweben, vor allem im Darm, dem Hypoderm und den Ovarien (Hass und Pinkerton). Die im tropischen Afrika und Südafrika mit verschiedenen Namen belegten Zeckenbißfieber sind in ätiologischer Beziehung identisch mit der fièvre boutonneuse der Mittelmeerländer und der Gegend am Schwarzen Meer. Es handelt sich um epidemiologische Varianten von durch R. conorii verursachten Infektionen. Dies ist höchst wahrscheinlich auch der Fall für das in Indien vorkommende Zeckenbißfieber, das solide gekreuzte postinfektiöse Immunität mit Boutonneuse-Fieber und dem Felsengebirgsfieber gibt. Philip hält den Erreger entweder für identisch oder mindestens sehr nahe verwandt mit R. conorii.

## 5. Diagnose

Die tâche noire entscheidet die Diagnose gegenüber den beiden Fleckfieberarten. Wie beim Zeckenbißfieber der Neuwelt treten im Verlaufe der Krankheit Agglutinine gegen Proteus OX 19 und OX 2 auf. Eine Agglutination nur mit OX 2 spricht für fièvre boutonneuse. Häufiger tritt Agglutination mit

OX K auf (Joint OIHP/WHO Studies on African Rickettsioses 1950). Eine sichere Diagnose gestattet die Komplementbindungsprobe mit aus Dottersackkulturen bereitetem Antigen von R. conorii.

## 6. Prophylaxe und Therapie

Einen wirksamen Impfstoff gibt es nicht. Wo Haushunde mit Zecken befallen werden, entferne man sie häufig. Was den Schutz vor Zecken betrifft, gilt das beim Felsengebirgsfieber Gesagte. Chloromycetin und die Tetrazykline sind prompt wirkende Antibiotika.

## 7. Epidemiologie

Bevor man erkannt hatte, daß alle im tropischen Afrika und in Südafrika vorkommenden Zeckenbißfieber durch R. conorii verursacht sind, nannte man nur die epidemiologische Variante, die durch den Biß von Rhipicephalus sanguineus, die Hundezecke, erworben wird, fièvre boutonneuse. Rh. sanguineus ist der Überträger in Portugal und in allen an das Mittelmeer grenzenden Ländern Europas, Afrikas und Asiens. Die Krankheit ist heimisch in Bulgarien, Rumänien und in Südrußland. In Südafrika wurde R. conorii isoliert aus Amblyomma hebraeum, Hyalomma aegyptium, Haemaphysalis leachi und aus zwei Rhipicephalusarten, in Indien aus Rhipicephalus sanguineus und Haemaphysalis leachi. Die Biologie und Ökologie der Zeckenarten bestimmen in den verschiedenen Gegenden den Charakter der Epidemiologie. Wo, wie in den Mittelmeerländern Rh. sanguineus, die Hundezecke, der Überträger ist, hat die Epidemiologie einen dörflichen resp. urbanen Aspekt (Marseilles Fieber). Der Hund wird deswegen als Erregerreservoir angesehen. In Südafrika aber spielt der Hund eine unbedeutende Rolle. Das Zeckenbißfieber wird dort im Freiland von anderen Zeckenarten erworben. Rh. sanguineus und wohl auch die anderen Zeckenarten, die Träger von R. conorii sind, übertragen die Infektion transovariell auf die Nachkommen. Reservoir in Warmblütern ist nach BLANC und CAMINOPETROS deswegen gar nicht nötig. Die transovarielle Übertragung ist für die Erhaltung der Erreger in der Natur zweifellos von Bedeutung, nach PREISS ist es aber im Falle des Felsengebirgsfiebers notwendig, daß zur dauernden Sicherung des Reservoirs in den Zecken, die Rickettsien von infizierten Zecken über einen Warmblüter auf empfängliche Zecken weitergegeben werden. Das gleiche gilt wohl auch für R. conorii. Das Vorkommen der gleichen Rickettsie in Zeckenarten, die in weit voneinanderliegenden Ländern heimisch sind, kann nur erklärt werden durch das Vorhandensein infizierter Warmblüter. Umgekehrt kann Rh. sanguineus in Amerika R. rickettsii nur an einem infizierten Tier erworben haben, denn diese Zecke ist dorthin mit dem Hund aus der Alten Welt eingeschleppt worden.

## 8. Experimentelle Infektion und Wirtsspektrum

Affen reagieren mit einer fieberhaften Erkrankung. Das Versuchstier der Wahl zur Isolierung eines Stammes von R. conorii aus Krankenblut und aus Zecken ist das Meerschweinchen. Es reagiert nach intraperitonealer Inokulation mit Fieber und entzündlicher Schwellung des Skrotums. Auch der Dottersack des Hühnerembryos eignet sich zur Kultivierung von R. conorii. In Ausstrichen aus der Tunica vaginalis läßt sich der Erreger leicht nachweisen. In Ratten und Mäusen verläuft die Infektion inapparent. In Südafrika wurde die natürliche Infektion in einer Ratte, einem Hund und in dortigen Feldmäusen nachgewiesen (zitiert nach Cox).

*Schrifttum*

1 BLANC, G. et J. CAMINOPETROS: Etudes epidemiologiques et expérimentales sur la fièvre boutonneuse, faites à l'Institut Pasteur de Tunis. Arch. Inst. Pasteur, Tunis 20, 343—346 (1932)

2 CAMINOPETROS, J.: La reaction scrotale du cobaye provoquée par inoculation des tickes (Rhipicephalus sanguineus) infectées avec le virus de la fièvre boutonneuse. Compt. Rend. Soc. Biol. 110, 344—348 (1932)

3 CONOR, A. et A. BRUCH: Une fièvre éruptive observée en Tunisie. Bull. Soc. Path. Exot. 3, 492—500 (1910)

4 CONOR, A. et A. HAYAT: Nouveaux faits concernant la fièvre boutonneuse en Tunisie. Bull. Soc. Path. Exot. 3, 759—763 (1910)

5 Cox, H. R.: The spotted fever group. In: RIVERS, T. M. a. F. L. HORSFALL: Viral and Rickettsial Infections of Man, pag. 828—868, Lippincott & Co., Philadelphia 1959

6 DAVIS, G. E. a. R. R. PARKER: Comparative experiments on spotted fever and boutonneuse fever. Publ. Health Rep. 49, 423—428 (1934)

7 DURAND, P. et E. CONSEIL: Transmission expérimentale de la fièvre boutonneuse par Rhipicephalus sanguineus. Compt. Rend. Ac. Sci., 1244—1246 (1930)

8 HASS, G. M. a. H. PINKERTON: Spotted fever. II. An experimental study of fièvre boutonneuse. J. Exper. Med. 64, 601—623 (1936)

9 PHILIP, C. B.: Tick transmission of Indian tick typhus and some related rickettsioses. Exper. Parasitology 1, 129—142 (1952)

10 PLOTZ, H., R. L. REAGAN a. K. WERTMAN: Differentiation between fièvre boutonneuse and Rocky Mountain spotted fever by means of complement fixation. Proc. Soc. Exper. Biol. Med. 55, 173—176 (1944)

11 PRICE, W. H.: The epidemiology of Rocky Mountain spotted fever. II. Studies on the biological survival mechanism of Rickettsia rickettsii. Amer. J. Hyg. 60, 292—319 (1954)

## B. Das Nordasiatische Zeckenbißfieber

In Sibirien und Zentralasien haben russische Autoren ein Zeckenbißfieber nachgewiesen, das klinisch sehr große Ähnlichkeit mit Boutonneuse-Fieber hat, inklusive Primärläsion und Lymphadenitis. Es wird durch verschiedene Arten von Schildzecken (Dermacentor und Haemaphysalis) übertragen. Es herrscht postinfektiöse gekreuzte Immunität gegenüber Boutonneuse-Fieber und Rocky Mountain spotted Fieber. Es kann aber serologisch vom Boutonneuse-Fieber unterschieden werden (ZDRODOWSKII und GOLINEVICH). Überraschenderweise besteht gekreuzte postvakzinale (mit toten Rickettsien) Immunität zwischen der Infektion mit Rickettsia sibirica, dem Erreger des Nordasiatischen Zeckenbißfieber und dem R. M. spotted Fieber.

## C. Das Queensland-Zeckenbißfieber

In Queensland, Australien, kommt eine gutartige Rickettsiose vor, die Ähnlichkeit hat mit dem Boutonneuse-Fieber. Der makulöse und papulöse Ausschlag ergreift auch die Handflächen, sowie das Gesicht, und es besteht eine Primärläsion, begleitet von regionärer Lymphadenitis. Der Erreger ist Rickettsia australis (PHILIP 1950). Das Serum der Patienten agglutiniert Proteus OX 19 und OX 2. R. australis ist serologisch verwandt mit R. rickettsii und R. conorii (LACKMAN und PARKER). Es besteht aber keine gekreuzte Immunität mit diesen beiden. Sie befällt auch den Kern der infizierten Zellen. Wegen der genannten serologischen Verwandtschaft und der Besiedlung des Zellkerns wird die Krankheit von den amerikanischen Autoren zur Spotted-fever-Gruppe gezählt wie die altweltlichen Zeckenbißfieber. Auf Grund der epidemiologischen Eigentümlichkeiten der Krankheit werden Schildzecken als Überträger angenommen. Das Meerschweinchen reagiert mit dem Skrotalphänomen. Empfänglich sind auch weiße Mäuse.

### Schrifltum

North Asian Tick-borne Rickettsioses. In: P. F. ZDRODOVSKII and G. H. GOLINEVICH: The Rickettsial Diseases. Pergamon Press Ltd., Oxford 1960
COX, H. R.: In: T. M. RIVERS a. F. L. HORSFALL: Viral and Rickettsial Infections of Man, pag. 856—858. J. B. Lippincott Co., Philadelphia 1959
LACKMAN, D. H. a. R. R. PARKER: The serological characterization of North QUEENSland tick typhus. Publ. Health Rep. *63*, 1624—1648 (1948)

# Die Rickettsienpocken

Von H. Mooser

Diese gutartige akute fieberhafte Krankheit wird durch den Stich einer laelapiden Milbe, Allodermanyssus sanguineus, erworben. Das etwa eine Woche dauernde Fieber beginnt plötzlich mit Schüttelfrost und endet durch Lyse. Es ist begleitet von heftigen Kopf- und Gliederschmerzen sowie profusen Schweißausbrüchen. Das papulöse Exanthem wird kurz nach dem Aufschießen vesikulär und gleicht dem Ausschlag bei Windpocken. Etwa eine Woche vor Beginn des Fiebers erscheint an einer meistens bedeckten Hautstelle die Primärläsion, begleitet von einer druckempfindlichen regionären Lymphadenitis. Die Läsion beginnt als indolente rote Papel, die sich in ein Bläschen verwandelt und einer Schutzpockenläsion gleicht. Sie entspricht der Stelle, an welcher sich die Milbe festgesetzt hatte. Der Erreger, eine typische Rickettsie, wurde von seinen Entdeckern (HUEBNER et al.) Rickettsia akari genannt. Sie ist serologisch nahe verwandt mit R. rickettsii und R. conorii und befällt wie diese den Zellkern. Die Rickettsienpocken werden deswegen auch zur Spotted-fever-Gruppe gezählt. Die Krankheit trat zum erstenmal 1946 in Häusern eines Bezirkes New Yorks auf. Seither wurde sie auch in anderen Städten der USA festgestellt, sowie in der Sowjetunion (ZDRODOWSKII und GOLINEVITSCH). Der Erreger wurde aus Mäusen (Mus musculus) isoliert, die in Häusern der Kranken gefangen wurden, sowie aus Milben. Mäuse und Meerschweinchen sind empfänglich für eine Infektion mit R. akari. Affen sind resistent. Zur Züchtung eignet sich der Dottersack des Hühnerembryos. Chloromycetin, Aureomycin und Terramycin sind prompt wirkende Mittel.

### Schrifttum

1 Cox, H. R.: Rickettsial Pox. In: RIVERS, T. M. a. F. L. HORSFALL: Viral and Rickettsial Infections of Man, 3rd Ed., pag. 825—856, Lippincott & Co., Philadelphia 1959
2 HUEBNER, R. J., W. L. JELLISON a. C. POMERANTZ: Rickettsial pox — a newly recognized rickettsial disease. IV. Isolation of a rickettsia apparently identical with the causative agent of rickettsial pox from Allodermanyssus Sanguineus a rodent mite. Publ. Health Rep. 61, 1677—1682 (1946)

3 HUEBNER, R. J.: Rickettsial pox — general considerations of a newly recognized rickettsial disease. In: Rickettsial Disease of Man, pag. 113—117. Amer. Ass. Adv. Sc., Washington 1946
4 ZDRODOVSKII, P. a. F. GOLINEVICH: Rickettsial pox. In: Rickettsial Diseases, Pergamon Press, Oxford 1960

# Das Tsutsugamushifieber

Von H. Mooser

*Synonyma:* Scrub typhus, Milbenfleckfieber

## 1. Definition

Das Tsutsugamushifieber ist eine in weiten Gebieten Ostasiens vorkommende akute, oft schwere Infektionskrankheit, gekennzeichnet durch ein 2—3 Wochen dauerndes Fieber, ein makulo-papulöses Exanthem, generalisierte Lymphdrüsenschwellung und eine vesikuläre Primärläsion. Der Erreger ist Rickettsia tsutsugamushi (HAYASHI 1920) oder Rickettsia orientalis (NAGAYO et al. 1930).

## 2. Geschichte

In gewissen umschriebenen Gegenden Japans war die Krankheit schon lange bekannt. Später wurde sie in Sumatra, Japan und Malaya nachgewiesen. In ihren Grundzügen wurde die Epidemiologie von japanischen Autoren abgeklärt, sowie der Erreger entdeckt und der Überträger festgestellt (BLAKE et al.). Erst im zweiten Weltkriege erkannte man die große Verbreitung des Tsutsugamushifiebers auf dem Festlande und den Inseln Südostasiens, wo es unter den Truppen große Opfer forderte.

## 3. Klinisches Bild

Die Inkubationszeit dauert meist 10—12 Tage. Die Krankheit beginnt plötzlich mit Fieber, Frostgefühl, schweren Kopfschmerzen, Rötung der Konjunktiven und einer generalisierten leichten Schwellung der Lymphdrüsen. Die Primärläsion findet sich an Umschlagstellen der Haut oder an Stellen, wo die Kleider fest anliegen. Auf der Höhe des harten entzündlichen Knötchens bildet sich ein multilokuläres Bläschen, das nach Zerfall eine schwarze Kruste bekommt. Die regionären Lymphdrüsen sind stark vergrößert. Das stark schwankende Fieber nimmt während der ersten Woche stetig zu und erreicht eine Höhe von 40° C und darüber und endet nach 2 Wochen lytisch. Bronchitis ist häufig. Zwischen dem 5. und 8. Tag erscheint am Rumpf ein ziemlich großfleckiges makulös beginnendes Exanthem, das sich auf die Extremitäten ausbreitet und nachher papulös werden kann. In schweren Fällen bestehen Delirien, Stupor und Muskelzuckungen. Todesursachen sind Myokarditis, Pneumonie und spezifische Enzephalitis. Die Letalität ist je nach dem Vorkommen der Krankheit verschieden. Sie kann in einer Gegend 1% betragen, in einer anderen 60% (SMADEL).

### 4. Pathologie und Pathogenese

Die histologische Untersuchung ergab mono-lympho- und plasmazytäre disseminiert herdförmige Läsionen der kleinen Gefäße und der perivaskulären Spalten („Vaskulitis und Perivaskulitis", CLARKE et al.) besonders der Haut, des Gehirns, der Lungen und des Herzens, die in letzteren beiden Organen sich zur interstitiellen Pneumonie resp. Perikarditis ausdehnten. Nach ALLEN und SPITZ (zitiert nach BLAKE et al.) waren die Arteriolen weniger häufig ergriffen als beim epidemischen Fleckfieber und beim Felsengebirgsfieber, die hauptsächlichste Schädigung sei am Parenchym der lebenswichtigen Organe festgestellt worden, in der Lunge, dem Herzen, den Nieren, den Nebennieren und dem Gehirn. Wahrscheinlich ist dies die Folge der Einwirkung des Rickettsientoxins.

### 5. Ätiologie

R. tsutsugamushi ist ein kurzovales, oft in Diploform auftretendes Gebilde von 0,2—0,4 $\mu$ auf 0,3—0,5 $\mu$ oder ein ausgesprochen plumpes, polgefärbtes Stäbchen. Mit Giemsalösung nimmt die Rickettsie eine starke ins Blau stechende Purpurfärbung an. In der Endothelzelle bildet sie kleine, wenig kompakte Kolonien. Zur Züchtung eignet sich der Dottersack des Hühnerembryos. Zum Unterschied der anderen Rickettsienarten präsentiert sich R. tsutsugamushi in zahlreichen serologischen und immunologischen Varianten. In R. tsutsugamushi wurde ebenfalls ein Toxin nachgewiesen.

### 6. Diagnose

Im endemischen Gebiet entscheidet das Vorhandensein einer Primärläsion über die Diagnose. Im Frühstadium der Krankheit gelingt zum Nachweis des Erregers die intraperitoneale Inokulation von Krankenblut in die weiße Maus. Im Peritonealexsudat der Maus lassen sich die Rickettsien leicht nachweisen. Bei fortgeschrittener Krankheit kann die Weil-Felixsche Reaktion mit Proteus OX K die Diagnose sichern, sie ist aber nur in etwa 70% der Fälle positiv. Wegen der Mannigfaltigkeit der serologischen Varianten der R. tsutsugamushi hat sich die Komplementbindungsreaktion mit aus infizierten Geweben bereiteten Antigenen wenig bewährt.

## 7. Prophylaxe und Therapie

Wie bei den anderen Rickettsiosen haben sich Chloromycetin und die Tetrazykline als prompt wirkende Mittel erwiesen. Einen wirksamen Impfstoff gibt es nicht. Die Milben können durch Imprägnation der Kleider mit einem Repellent ferngehalten werden.

## 8. Epidemiologie

Wie oben erwähnt, kommt Tsutsugamushi in weiten Gebieten Südostasiens vor, inklusive Indien, Ceylon und Nordaustralien. Die Krankheit wird nur im Freien erworben, deswegen wurde sie von FLETCHER und LESSLAR rural typhus genannt. Die Übertragung geschieht durch die sechsbeinige Larve der Trombicula-Arten. Eine transovarielle Übertragung ist obligat, da die Nymphen und die Imagines nicht parasitisch leben. Das Virusreservoir sind kleine Nagetiere. Die Übertragung auf den Menschen ist an bestimmte, oft scharf begrenzte Bezirke gebunden, die AUDY und HARRISON „typhus islands" nannten. Es sind Bezirke, die besonders günstige klimatische Bedingungen für das Fortkommen der Milben bieten. Diese Bedingungen können im Dschungel, in Gestrüpp oder auch in mit hohem Gras bewachsenem Boden gegeben sein.

### Schrifttum

1 BLAKE, F. G. et al.: Studies on Tsutsugamushi disease (Scrub Typhus, Mite-borne Typhus) in New Guinea and adjacents islands: Epidemiology, clinical observation and etiology in the Dobadura area. Amer. J. Hyg. *41*, 243—373 (1945)
2 MAXCY, K. F.: Scrub typhus (Tsutsugamushi disease) in the US Army during World War II. In: Rickettsial Disease of Man, pag. 36—46. Amer. Ass. Adv. Sc., Washington 1948
3 SMADEL, J. E.: Scrub typhus. In RIVERS, T. M. a. F. L. HORSFALL: Viral and Rickettsial Infections of Man, 3rd Ed., pag. 869—879, Lippincott & Co., Philadelphia 1959

# Q-Fieber

Von W. MOHR

## 1. Definition

Das Q-Fieber, eine zyklische Infektionskrankheit, ist primär eine Zoonose, die aber auch auf den Menschen übertragen werden kann. Diese Rickettsiose verläuft beim Menschen meist unter dem Bild einer pneumotropen Infektion. Die Erscheinungen sind zunächst grippe-, dann pneumonieähnlich mit einem über 4—15 Tage gehenden, meist kontinuierlich hohen Fieber. Im Gegensatz zu anderen Rickettsiosen erfolgt die Übertragung meist nicht durch den nahen Kontakt mit blutsaugenden Arthropoden, wie Läusen, Zecken und ähnlichen Gliederfüßlern, sondern durch die Inhalation von Staub, der mit getrocknetem, erregerhaltigem Kot dieser Arthropoden vermengt ist.

## 2. Historie

Die ersten Krankheitsfälle wurden 1935 in Australien in der Hauptstadt von Queensland, Brisbane, bei Schlachthausarbeitern und Arbeitern in Fleischfabriken beobachtet. 1937 konnten dann BURNET und FREEMAN [16] bei Übertragungsversuchen von Blut der Erkrankten auf Meerschweinchen und Läuse die Rickettsien-Ätiologie dieser Krankheit nachweisen. 1938 isolierten DAVIS und COX [22] aus Dermazentor andersoni, einer amerikanischen Holzzecke, im Westen Nordamerikas eine Rickettsie, die sich ebenfalls als menschenpathogen erwies. 1939 wurde dann die Identität der beiden Erreger festgestellt. 1940 beobachtete man auch in den USA menschliche Infektionen. 1941 im Frühjahr wurden die ersten kleineren und größeren Gruppenerkrankungen, meist ortsgebunden, unter dem Bild einer Bronchopneumonie bei deutschen Truppen im Balkangebiet (Serbien, Bulgarien, Rumänien und vor allem Griechenland) beobachtet. Das Krankheitsbild erhielt den Namen „Balkangrippe", „Südostpneumonie", „Olympkrankheit", „Kretapneumonie" und „Euböafieber". Kurze Zeit später kamen auch Berichte über ähnliche Krankheitsfälle aus Italien. 1943 trat bei deutschen Kriegsgefangenen in Ägypten ein als „7-Tage-Fieber" oder „Wüstenfieber" [68] bezeichneter Krankheitszustand auf. 1944 gelang es dann

IMHÄUSER und CAMINOPETROS [51, 52] im Institut Pasteur in Athen, in sorgfältigen Tierversuchen die Infektion auf Meerschweinchen zu übertragen. Passagen gelangen, der Erreger erwies sich als filtrierbar. HERZBERG [45], der dann die Weiterbearbeitung übernahm, konnte den Erreger auf das bebrütete Hühnerei und die Maus übertragen, schließlich gelang es ihm, im Lungentupfpräparat infizierter Mäuse mittels Giemsa-Färbung den Erreger zur Darstellung zu bringen. Er reihte ihn als zwischen Virus und Rickettsien stehend ein. Später wurden diese Befunde durch Arbeiten von NAUCK und WEYER [75] bestätigt und erweitert.

1945 stellten sich auch bei englischen und amerikanischen Truppen in Italien, Griechenland und Korsika epidemische Erkrankungen ein, die als Virus-Pneumonie oder Pneumonitis bezeichnet wurden. ROBBINS u. Mitarb. [80] gelang es dann, aus dem Blut von Kranken über Meerschweinchen-Passagen den Erreger zu züchten und schließlich als Rickettsia burneti zu identifizieren. Die Stämme, die in Italien und Griechenland isoliert wurden, zeigten serologisch gute Übereinstimmung und erwiesen sich auch identisch mit dem australischen Stamm. Der nordamerikanische Stamm allerdings verhielt sich in manchen Punkten abweichend. Deshalb muß man bei diagnostischen Untersuchungen mit der Komplementbindungsreaktion mit der Möglichkeit von Unterschieden und Schwankungen in der Empfindlichkeit der verschiedenen Antigene rechnen. In den Jahren bis 1947 kam es dann zu gehäuften Gruppenerkrankungen in Mitteleuropa, aber auch in USA (Chicago, Kalifornien). Seit dieser Zeit liegen Mitteilungen über dieses Krankheitsbild aus den verschiedensten Ländern der Welt vor und sind Studien allenthalben durchgeführt worden.

### 3. Klinik

Die *Inkubationszeit* schwankt etwas und wird durchschnittlich mit 19 Tagen angegeben. Auch kürzere Zeiten — 10 bis 11 Tage — wurden von IMHÄUSER [52] ebenso beobachtet wie längere. So liegt die Zeit nach der Auffassung von SMADEL [91] zwischen 14 und 26 Tagen. GSELL [8] gibt sogar in einzelnen Fällen 13 bis 32 Tage als kürzeste und längste Inkubationszeit an. Im Mittel fand er 19 bis 21 Tage.

Ein *Vorstadium* mit allgemeiner Abgeschlagenheit, Unbehagen und Kopfschmerzen kann der eigentlichen Erkrankung vorausgehen. Dieses Vorstadium ist aber nach Auffassung von HORSTER [47], VEIEL [95] und GSELL [41] selten.

Meist ist der *Beginn* sehr plötzlich mit einem hohen Fieberanstieg, gleichzeitig starken Kopfschmerzen, die vor allem hinter den Augen angegeben werden. Das Fieber steigt innerhalb von 1—2 Tagen auf eine Höhe von 39 bis 40 Grad. Auf dieser Höhe bleibt es dann für etwa 4—7 Tage. In manchen Fällen kommt es auch zu intermittierenden Fieberverläufen. Leichte Infektionen können schon am 2. oder 3. Krankheitstag entfiebern, in anderen Fällen zieht sich das Fieber auch über 10 bis 12 Tage hin. Ein Schüttelfrost zu Beginn des Fieberanfalles ist selten, meist überfällt den Kranken nur ein leichtes Frösteln; aber von Anfang an besteht ein außerordentlich schweres Krankheitsgefühl mit diffusen Kopf-, Rücken- und Gliederschmerzen.

In schweren Fällen kann auch ein Status typhosus mit Stupor und Delirium auftreten, doch sind solche Fälle im allgemeinen selten. Unter unserem eigenen, etwa 80 Erkrankungen umfassenden Beobachtungsgut haben wir niemals solche schweren Verläufe gesehen.

Im Anfangsstadium ist oft eine gewisse Gedunsenheit und Rötung des Gesichts mit konjunktivaler Reizung zu beobachten, ähnlich wie beim Fleckfieber. Die Lippen können manchmal zyanotisch sein. Der Appetit ist schlecht. Übelkeit und Erbrechen sowie Durchfälle begleiten das Fieber. Manche Kranke klagen über Schlaflosigkeit, lästige Schweißausbrüche und Nasenbluten.

Zentral-nervöse Erscheinungen sind im Beginn meist noch nicht sehr ausgeprägt, können sich aber im weiteren Verlauf sehr rasch einstellen. Auf diese Komplikationen wird noch später einzugehen sein.

Wenngleich die katarrhalischen Erscheinungen zunächst noch spärlich sind, so geben die Kranken doch relativ frühzeitig schon einen stechenden Schmerz in der Brust an, der oft als ein Gürtelgefühl geschildert wird. Zwischen dem 3. und 5. Tag stellt sich ein trockener Reizhusten ein, der sehr quälend ist, zumal die Erschütterung des Körpers durch die Hustenstöße den Kopfschmerz ins Unerträgliche steigern kann. Der von den Kranken produzierte Auswurf ist gering. Er hat ein glasig-schleimiges Aussehen und ist nur selten etwas blutig tingiert. Nie ist er rostbraun oder massiv blutig wie bei Pneumonien oder Lungeninfarkten.

Der physikalische Befund über der Lunge ist oft sehr gering und in vielen Fällen nur über ganz engen Bezirken wahrzunehmen, so daß er durchaus überhört werden kann und oft nur an Hand des Röntgenbildes sich herausarbeiten läßt. Verschärftes Exspirium mit geringer Abschwächung des Klopfschalles, feines Knisterrasseln bzw. feinblasige RG's über oft nur fünfmarkstückgroßen Bezirken, manchmal ein umschriebenes pleuritisches Reiben über kleinsten Bereichen, seltener ein massiver Dämpfungsbezirk oder ein ausgedehnterer Auskultationsbefund sind bei dieser Erkrankung festzustellen.

Das Röntgenbild zeigt demgegenüber schon verhältnismäßig frühzeitig zwischen dem 2. und 4. Krankheitstag deutliche Veränderungen. Wenn es auch kein nur für das Q-Fieber charakteristisches Röntgenbild gibt, so sind doch die unscharf begrenzten, nicht sehr dichten, an den Randpartien zerfließenden Herde, in einer Größe zwischen markstück- bis handtellergroß, verhältnismäßig häufig zu finden und in etwa charakteristisch. „Mattglasartig" haben die Amerikaner die Verschattungen wegen ihrer geringen Dichte genannt. Trübungen ganzer Lungenlappen wurden gelegentlich beobachtet [47 u. 91]. Sie dürften aber im ganzen zu den Seltenheiten gehören. Die Lungeninfiltrate fehlen wohl kaum bei einem Fall dieser Rickettsieninfektion, wenngleich auch ihre Aufdeckung oft Schwierigkeiten machen kann, weil die Infiltrate oft relativ klein und gelegent-

lich auch verhältnismäßig flüchtig sind. Einzelne Autoren sprechen von Lungeninfiltraten bei 90%/o der Fälle, andere wieder fanden sie nur in 55—60%/o. Bei
sehr systematischen und häufigen Kontrollen haben wir kleine Herde bei allen
unseren Fällen nachweisen können, manche allerdings nur sehr flüchtig, so daß
sie bei nur einmaliger Röntgenuntersuchung dem Beobachter sicher entgangen
wären. Die Anzahl der beim Q-Fieber gefundenen Lungenherde wechselt.
Vielfach ist es nur ein einziger Herd, in anderen, vor allem in schwereren
Fällen findet man zwei, drei und mehr Herde. GSELL *[8]* u. a. unterscheiden
zwischen pseudo-tuberkulösen, pseudo-lobären und miliaren Infiltraten.

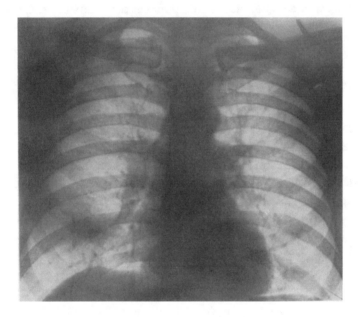

Abb. 1: Infiltrat im rechten Unterfeld, zentral dicht, unscharf begrenzt, zerfließend.
Aufnahme vom 3. Krankheitstag (siehe auch dazu die Fieberkurve Abb. 2).

Im Gegensatz zu anderen Mitteilungen stehen die Angaben von LAUR und
RABENSCHLAG *[61]*, die nur in 20%/o der von ihnen beobachteten Fälle Lungeninfiltrate gefunden haben. Auch diese Autoren betonen, daß eine Differentialdiagnose aus dem Röntgenbild allein nicht möglich sei, da die sogenannte „atypische" Pneumonie aus anderer Ursache die gleichen Veränderungen im Röntgenbild hervorruft. Die Rückbildung der Infiltrate kann sehr verzögert sein.
Fieber und sonstige klinische Erscheinungen sind oft schon abgeklungen, ehe
die röntgenologischen Veränderungen sich restlos zurückgebildet haben. Dieses
„klinisch stumme" Fortbestehen kann sich über mehrere Wochen erstrecken und

bereitet damit oft Schwierigkeiten in der Abgrenzung zum tuberkulösen Infiltrat. Entsprechend dieser langsamen Rückbildung der Lungenprozesse benötigt auch das Q-Fieber häufig eine längere Zeit der Rekonvaleszenz.

Interlobäre Prozesse werden häufiger beobachtet. Ausgesprochene pleuritische Erscheinungen treten nur in einer begrenzten Anzahl von Fällen auf, doch haben wir einige Male bei unserem Beobachtungsgut basal-pleuritische Prozesse und auch geringe Begleitergüsse nachweisen können, niemals aber einen massiven Pleuraerguß, wie etwa bei einer tuberkulösen Pleuritis. Andere Autoren allerdings weisen daraufhin, daß die Pleuritis eine der schwerwiegendsten Komplikationen des Q-Fiebers sei und sich nicht selten entwickele. Gelegentlich beobachtete man auch das Auftreten einer Polyserositis. Zur Entwicklung eines Empyems kommt es nur bei Misch- und Superinfektionen.

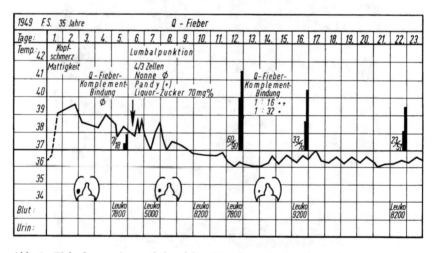

Abb. 2: Fieberkurve eines unbehandelten Kranken mit Q-Fieber. Klinikaufnahme am 5. Tag. Lumbalpunktion am 6. Tag wegen sehr heftiger Kopfschmerzen und eines angedeuteten Meningismus. Auffallender Anstieg der Blutsenkung auch nach Abklingen der akuten Krankheitserscheinungen. Persistieren des Lungeninfiltrates noch über die Entfieberung hinaus. KBR erst am 14. Krankheitstag positiv.

Das *Blutbild* zeigt keine besonders charakteristischen Veränderungen und verhält sich ähnlich wie bei anderen Viruspneumonien. Die Leukozytenzahl ist niedrig. Ihr Anstieg im Verlauf der Erkrankung zeigt fast stets eine Komplikation an, meist eine bakterielle Superinfektion. Einer anfangs leichten Lymphozytose folgt später eine Monozytose. Die relative Zahl der Lymphozyten kann auf 50 bis 80% ansteigen. In den allerersten Tagen ist eine ausgesprochene Linksverschiebung zu beobachten. Die Eosinophilen sind in der ersten Krankheitswoche vermindert. Vereinzelt wurde auch eine Aneosinophilie in der ersten Krankheitswoche gefunden. Zur Entwicklung einer Anämie kommt es praktisch sein. Auch stärkere Knochenmarksreizungen werden nicht beobachtet. Die Blutsenkung ist anfangs niedrig, kann aber dann sehr bald hoch ansteigen und kehrt verhältnismäßig rasch wieder zu normalen Werten zurück. In den leichteren Krankheitsfällen ist sie oft nur ganz geringgradig über kurze Zeit erhöht. Entsprechend diesem Verhalten der Blutsenkung findet sich auch meist nur eine geringe Verschiebung in der Elektrophorese mit Vermehrung der Beta-Globuline, später der Gamma-Globuline. In leichten Fällen kann diese auch fehlen. — Die Serumlabilitätsproben zeigen häufig keine wesentlichen Veränderungen. Dem positiven Ausfall der Kadmiumsulfatprobe und gelegentlich einem positiven Thymoltest steht ein sonst normales Verhalten der übrigen Proben gegenüber. Der Bromthaleintest und andere Leberfunktionsprüfungen sind meist normal.

Die Leber ist palpatorisch, perkutorisch und röntgenologisch meist nicht wesentlich vergrößert. Auch zeigt sie keine ausgesprochene Druck- oder Klopfschmerzhaftigkeit. Ein Ikterus gehört nicht zum Bild des unkomplizierten Q-Fiebers. Allerdings hat GALLAHER [31] einen Fall beschrieben, der zunächst vom klinischen Bild her für eine Hepatitis epidemica gehalten wurde, ehe er durch die serologische Untersuchung als Q-Fieber geklärt werden konnte. Auch LUDWIG *[siehe 8]* beschrieb einen Fall von Hepatitis mit Gelbsucht bei Q-Fieber. Insgesamt wurde bis 1957 über 18 Fälle dieser Art berichtet.

Die aus diesen Beobachtungen abzuleitende Leberschädigung fand in den Untersuchungsbefunden von PICCHI u. Mitarb. *[78]* eine Bestätigung. Diese Autoren führten in 3 Fällen am 20., 22. und 35. Krankheitstag Leberbiopsien durch. Dabei stellten sie diffus über die Leber verteilte Granulome mit vielkernigen Riesenzellen, Epitheloidzellen, polymorphkernigen und eosinophilen Leukozyten, sowie mononukleären Phagozyten fest. In einem Fall fanden sie zusätzlich diffuse, kleinste Abszeßherde in der Leber. Unter Chloromycetin klangen die Erscheinungen alle gut ab. —

Die Angaben über Milzschwellungen schwanken bei den verschiedenen Epidemien und Untersuchungen. Einzelne Autoren geben nur in 4% *[58]*, andere aber in 30% *[68]* Milzschwellungen an. Druckschmerzhaftigkeit der Milz ist vereinzelt festzustellen, jedoch kann eine solche auch bei zwerchfellnahem Sitz des Herdes im linken Unterfeldbereich vorgetäuscht werden. In letzter Zeit haben allerdings RUKAVINA und CEZNER *[83]* darauf hingewiesen, daß sie unter 39 Q-Fieber-Fällen zwanzigmal einen Milztumor haben feststellen können.

Auch zu einer Beteiligung der Lymphdrüsen kommt es bei diesem Krankheitsbild selten. Die endokrinen Drüsen werden von dieser Infektion wenig in Mitleidenschaft gezogen. — Das Auftreten von Orchitiden oder Epididymitiden wird vereinzelt im Schrifttum erwähnt. Ob es zu Fehlgeburten kommen kann, wenn die Infektion im Laufe einer Schwangerschaft auftritt, ist nicht berichtet. Nach dem Vorkommen von gehäuften Aborten bei trächtigen Tieren, die infiziert wurden, ist diese Möglichkeit aber immerhin auch für den Menschen — besonders im 1. Trimenon — in Betracht zu ziehen.

Gelenkbeteiligungen sind beim Q-Fieber selten, wenn auch Mitteilungen über rheumatoide Beschwerden sich häufiger finden [2].
An der Haut sind nur selten Veränderungen zu beobachten. In einzelnen Fällen sieht man zu Beginn der Erkrankung einen ganz geringen Rash, der sich nach Stunden schon wieder völlig zurückgebildet hat. Hauterscheinungen, wie sie beim Fleckfieber oder seinen verwandten Krankheiten zu beobachten sind, werden beim Q-Fieber nicht gesehen [3, 8, 41]. Gelegentlich tritt nur ein Herpes labialis auf.

Im Gegensatz zu diesen früher mitgeteilten Beobachtungen sahen RUKAVINA und CEZNER [83] bei 8 von 140 Q-Fieberfällen einen roseolenartigen Ausschlag. Die Hauterscheinungen waren 2—3 bzw. 4—5 mm groß, rötlich, leicht erhaben; gehäuft fanden sie sich am Bauch und Rücken. Sie verschwinden aber nach 4—6 Tagen. Bei einer anderen Gruppe von 39 Fällen beobachteten die gleichen Autoren diese Erscheinung 16mal.

Kreislaufalterationen treten beim Q-Fieber schon frühzeitig auf. Als wichtigstes ist die Neigung zur Bradykardie trotz des hohen Fiebers zu nennen, sowie die hypotonen Blutdruckwerte und damit in engem Zusammenhang stehend die gar nicht so selten auftretenden Kollapssituationen [29]. Während sich diese Störungen stets völlig zurückbilden, wenn auch in einzelnen Fällen relativ langsam und eine verlängerte Rekonvaleszenz mitbedingend, wird im Schrifttum auch von schwereren Komplikationen — wie Endokarditiden und Myokarditiden — berichtet. Zwar sind diese Komplikationen nicht sehr häufig, immerhin aber sind im Laufe der letzten Jahre doch eine ganze Anzahl von Beobachtungen zusammengetragen worden, die zeigen, daß man bei jeder Q-Fieber-Erkrankung doch auch an solche Komplikationen denken muß [36, 71].

Eine erste Übersicht über diese Komplikation gab 1953 WENDT [96] im deutschen Schrifttum, angeregt durch die Beobachtung von Myokardschäden bei 3 von 8 Q-Fieber-Patienten. 2 von diesen behielten Dauerschäden zurück, während die akute Myokarditis bei einem 61jährigen völlig folgenlos ausheilte. —
Auch von den 77 Erkrankten der Stuttgarter Schlachthaus-Epidemie behielten 4 Kranke als Folge des Q-Fiebers eine chronische Myokarditis zurück. Besonders wird man auch dann diese Möglichkeit solcher Prozesse in Betracht ziehen müssen, wenn die Q-Fieber-Erkrankung auf ein schon vorgeschädigtes Herz trifft. So weisen SMITH und EVANS [92] darauf hin, daß sich in einem von ihnen beobachteten Fall auf der Basis einer Mitralstenose eine Q-Fieber-Endokarditis entwickelt habe. Sie konnten bei dem Patienten 2 Jahre nach Überstehen des Q-Fiebers — er starb bei einer Valvotomie — nicht nur serologisch, sondern auch bei der Sektion aus den Klappenauflagerungen direkt und im Tierversuch die Rickettsien nachweisen. McIVER [72] sowie GSELL [41] teilten Beobachtungen mit, die auch in dieser Richtung sprechen.

Über eine verhältnismäßig große Anzahl von subakuten Endokarditiden durch Rickettsia burneti berichtet auch MARMION [69]. Siebenmal konnte er die Diagnose autoptisch sichern und Rickettsien in den Endothelien der Klappen nachweisen. Fünfmal waren die Aortenklappen, dreimal nur die Mitralklappen und in einem Fall beide Klappen ergriffen bei den insgesamt 9 Fällen. Vier dieser Fälle wiesen allerdings in der Vorgeschichte ein sicheres rheumatisches Fieber auf. In 3 Fällen bestand der Verdacht auf ein vorausgegangenes derartiges Krankheitsbild. Die Latenzperiode vom akuten Q-Fieber bis zur subakuten bakteriellen Endokarditis betrug 0—15 Monate. Der klinische Ablauf erstreckte sich über 5 Monate bis zu 5 Jahren. Zur Diagnose intra vitam erwies sich der Komplementbindungstest gegen Phase II Antikörper am zuverlässigsten.

GADRAT u. Mitarb. [30] gaben 1962 einen Überblick über Herz-Kreislaufmanifestationen bei Q-Fieber. Sie fanden myokarditische Prozesse mit Herzvergrößerung und Bradykardie, Zyanose und EKG-Veränderungen. In einigen Fällen wurden auch Perikarditiden mit typischem Retrosternalschmerz, Vergrößerung des Herzschattens im Röntgenbild und typischen Geräuschen beobachtet. Auch sie fanden Endokardbeteiligung mit Entwicklung von Mitralstenose und Aortenklappeninsuffizienz.

Die Frage der Gefäßprozesse beim Q-Fieber wird von verschiedenen Autoren [7, 14, 21, 24, 25, 26, 88] eingehend behandelt.

Von Interesse sind auch die Mitteilungen von FLACHSMANN und FLACHSMANN [28], die 29 Q-Fiebererkrankungen nachuntersuchten. Drei dieser Fälle wiesen periphere Durchblutungsstörungen auf; für die hierfür verantwortliche Arteriitis war kein anderer Grund als das Q-Fieber nachzuweisen. Während der akuten Krankheitsphase hatte etwa ein Viertel dieser Patienten leichte EKG-Veränderungen und eine Häufung von Extrasystolen gezeigt.

Ähnlich den anderen Rickettsiosen kommt es auch beim Q-Fieber öfter zu Thrombophlebitiden, die unter Umständen Lungeninfarkte und anschließende Gangrän, sowie Embolien und Extremitätengangrän nach sich ziehen können. Diese Spätkomplikationen entwickeln sich häufig erst in der Rekonvaleszenz. Über Vaskulitiden bei und nach Rickettsiosen, darunter auch bei Q-Fieber, haben in den letzten Jahren auch GIROUD und PFISTER [36], NICOLAU u. Mitarb. [76] sowie MASBERNARD [71] u. a. berichtet.

So wurde eine Thrombophlebitis mit Lungeninfarkt am 43. Tag nach Krankheitsbeginn beobachtet. Gelegentlich kann es auch zu einer Thrombophlebitis der Vena centralis retinae kommen, wie wir in einem relativ leicht verlaufenen Fall eines in Griechenland auf einer Gesellschaftsreise erworbenen Q-Fiebers beobachteten. Schädigungen der Retinagefäße wurden auch von anderen Rickettsiosen berichtet, aber auch andere Störungen am Auge sind bei Q-Fieber beobachtet worden, so Chorioretinitiden und Uveitiden [35]. Man wird also auch bei Augenstörungen dieser Art, die ätiologisch sonst nicht zu klären sind, an diese Ursache denken und im Zuge einer Q-Fieber-Epidemie oder -Gruppenerkrankung auch diese Komplikation beachten müssen.

Schwere zentral-nervöse Störungen sind beim Q-Fieber nicht häufig. Immerhin werden in einigen Fällen neben den sehr heftigen Kopfschmerzen motorische Unruhe, Verwirrtheit, Schwerbesinnlichkeit, Halluzinationen und parkinsonartige Erscheinungen [31] beschrieben. Eine Zusammenstellung der nervösen Komplikationen beim Q-Fieber gab DARYN [20]. Etwas später beschrieben GERMER und SCHAUBER [34] das Bild einer chronisch-aseptischen, lymphozytären Meningitis im Verlauf einer Q-Fiebererkrankung. Kontakt mit Schafen, die als infiziert nachgewiesen werden konnten, war die Ursache der Infektion.

Bei einer von Ilyina u. Mitarb. *[50]* beobachteten Q-Fieber-Epidemie standen neuro-psychische Störungen im Vordergrund. Nach einer kurzen Euphorie im Beginn folgten starke Kopfschmerzen, Apathie, Hyperalgesie, Schwindelgefühl, Schlafstörung, Alpträume, Halluzinationen und einmal eine ängstlich-delirante psychotische Episode. Neurologisch wurden Hirnnervenstörungen, gesteigerte Reflexe, Tremor, Dermographismus und Hyperhidrose gefunden, die im lytischen Abklingen der Erkrankung durch ein asthenisch-adynamisches Syndrom abgelöst wurden.

Im Zusammenhang mit der Erörterung neurologischer Komplikationen bei Rickettsiosen ganz allgemein wurde vor einiger Zeit die Frage der ätiologischen Bedeutung einer Rickettsiose für die Entstehung der multiplen Sklerose erneut zur Diskussion gestellt, ohne daß allerdings wesentlich neue Gesichtspunkte gebracht werden konnten *[54]*. Schließlich weisen Loo und Menier *[65]* auf die Möglichkeit der Entstehung intermittierender Psychosen bei Rickettsienerkrankungen hin.

Lumbalpunktionen bei Fällen mit Meningismus und sehr starken Kopfschmerzen zeigten nur ganz geringe Zellerhöhungen bzw. normale Zellwerte. Auch der Liquorzucker ist normal. Der Liquoreiweißspiegel und auch die Salzsäure-Collargolprobe sowie die Normomastix- und Goldsol-Kurven weisen keine oder nur sehr geringe Abweichungen von der Norm auf. Die Angaben über das Bild der seriösen, lymphozytären Meningitis sind im ganzen aber nur vereinzelt und diese Erscheinungen bilden sich alle relativ gut und rasch wieder zurück, fast stets ohne Hinterlassung irgendwelcher bleibender Veränderungen. Auch Gsell *[8]* und Horster *[47]* haben bei systematischen Untersuchungen außer einer mäßigen Druckerhöhung keine gröberen pathologischen Liquorbefunde erheben können.

Am Verdauungstrakt sind außer den initial zu beobachtenden gastritischen Reizerscheinungen und gelegentlichen Durchfällen sowie der während der ganzen Krankheit bestehenden Appetitlosigkeit keine schweren Störungen zu beobachten. In vereinzelten Fällen tritt eine sehr hartnäckige Obstipation auf. — Vereinzelt wird über das Auftreten von Parotitiden und auch von Pankreatitiden berichtet *[8]*.

Zur Beteiligung der Nieren am Krankheitsprozeß kommt es im allgemeinen nicht. Zwar findet sich häufiger eine leichte febrile Albuminurie, doch fast nie ein massiver Befund im Sinne einer Nephritis oder Nephrose. Im akuten Stadium sind einige Erythrozyten und Zylinder gelegentlich im Sediment zu finden. Die Diazo-Reaktion ist nur ausnahmsweise positiv. Rest-N-Erhöhungen oder sonstige Zeichen eines renalen Syndroms finden sich nicht.

Bonard u. Mitarb. *[13]* beschrieben 2 Q-Fieber-Erkrankungen bei einem Ehepaar, die bei dem Ehemann zum klassischen Bild einer Nephritis führte und bei der Ehefrau neben dem pneumonischen Infiltrat ebenfalls ein nephritisches Bild mit massiver Hämaturie über 2—4 Tage und länger dauernder Albuminurie zeigte. Zur Entwicklung eines Hochdrucks, zu Ödemen oder einer Azotämie kam es nicht. Mit Abklingen der akuten Erkrankung heilte auch die Nephritis völlig aus.

Verschiedene Autoren haben unterschiedliche Verlaufsformen der Erkrankung herausgestellt. So unterscheidet Gsell *[8]* 1. die Pneumonieform und 2. die Grippeform

ohne ausgeprägten Lungenbefund, aber doch mit röntgenologisch zu fassenden Lungen-
herden, und 3. die meningo-enzephalitische Form. Auf Grund einer Statistik bei
der Epidemie am Niederrhein gruppierten Trüb u. Mitarb. *[94]* von den 331 Fällen
46,8% in die febril-grippale Gruppe, 40,7% der pulmonalen Form zugehörig, 5,7%
bezeichneten sie als typhoide Form, 2,4% als zentral-neurotropes Syndrom, 2,2% als
kardio-vaskuläres Syndrom und 1,8% als renales Syndrom. — Auch Giunchi *[37]*,
der 170 Fälle in Rom und ländlicher Umgebung bei Rom beobachtete, teilt in eine
erste Gruppe mit rein pulmonaler Lokalisation ein und in eine zweite Gruppe als
rein febrile Form, sowie eine dritte mit extrapulmonaler Manifestation am Nervensystem in Form von Enzephalitis, Myelitis, Neuritis, Amentia postinfectiosa, an den
Nieren mit Albuminurie, am Genitale in Form von Orchitis und Epididymitis oder am
Gefäßsystem als Myokarditis oder Phlebitis. Manifestationen am Verdauungskanal
sind seiner Ansicht nach kaum zu beobachten.

## 4. Verlauf und Prognose

Der Verlauf des Q-Fiebers ist im allgemeinen gutartig. Protrahierte, chronische Verläufe sind die Ausnahme. Chronische Verlaufsformen des Q-Fiebers
treten nach allem, was wir bisher wissen, besonders dann auf, wenn eine Vor-
krankheit abgelaufen ist, die die Ansiedlung der Erreger in einem Organ oder
Organsystem in irgendeiner Weise begünstigt hat, wie das z. B. bei der Veränderung der Herzklappen durch vorausgegangene rheumatische Erkrankungen
der Fall ist. Neben den oben geschilderten endokarditischen und myokarditi-
schen Bildern sind vereinzelt auch hepatitisartige Krankheitszustände beschrieben worden, die sich ebenfalls über längere Zeit hinziehen können. Doch
erhebt sich bei diesen Komplikationen von seiten der Leber die Frage, ob
nicht eine Doppelinfektion „Q-Fieber—Virushepatitis" vorliegt. Als sehr seltene Spätkomplikation bei schweren Erkrankungen fanden Flachsmann und
Flachsmann *[28]* Q-Fieber-Nephritiden.
Todesfälle sind verschiedentlich beschrieben worden, doch ist die Gesamtzahl
sehr gering. Bis 1958 waren es im ganzen nur 5 Fälle *[1, 3, 8, 59, 69, 81]*. Diese
Kranken starben durch Lungenembolien oder enzephalitische Prozesse. Unter
unserem eigenen Beobachtungsgut von über 80 Fällen, bei denen sich zwei ausgesprochen kreislaufgefährdete, ältere Personen befanden, beobachteten wir
keinen Todesfall. Die Rekonvaleszenz kann allerdings oft verlängert sein; darauf wies auch Freygang *[29]* hin, der diese Beobachtung bei einer in Nord-
Württemberg beobachteten Gruppenerkrankung machen konnte. Die Gesamt-
prognose allerdings war auch bei seinen Kranken gut.

## 5. Pathologie

Der relativ gutartige Charakter der Erkrankung bringt es mit sich, daß die
pathologisch-anatomischen Befunde, die im Schrifttum mitgeteilt wurden,

relativ spärlich sind *[3, 8, 42, 69]*. Die bei Q-Fieber zu findende Pneumonie läuft primär in Form peribronchitischer, interstitieller Infiltrate ab. Es kommt zur Verdickung des interlobären Bindegewebes mit Ödemen und Infiltration dieser Gebiete mit vorwiegend monozytären oder lymphozytären Zellen. Ein fast ausschließlich monozytäres Zellexsudat findet sich auch in den Alveolen und Bronchiolen. Im weiteren Verlauf kommt es dann zu einer Proliferation der Fibroblasten und es entstehen auch Nekrosen. GSELL *[8]* wies auf Grund seiner Beobachtungen besonders darauf hin, daß auch eine Hepatisation eintreten könne. An anderen Organen wurden seltener Veränderungen festgestellt. Immerhin liegen einzelne Berichte über Myokardveränderungen vor, die in Form von Myokarditiden abliefen. Daneben fand man bei chronischen Formen endokarditische und vereinzelt auch perikarditische Prozesse. Bei Endokarditiden hatten sich Herde auf den Herzklappen entwickelt, sowohl auf der Mitralis wie auf den Aortenklappen. Vorausgegangene rheumatische Erkrankungen scheinen derartige Abläufe zu begünstigen.

Der von ANDREWS und MARMION *[1]* sezierte Fall zeigte eine Reihe von weiteren Veränderungen, die allerdings nur mit einem gewissen Vorbehalt dem Q-Fieber zuzuordnen sind, da hier ein rheumatisches Krankheitsbild vorausgegangen war und die Basis für das Angehen und diese spezielle Form des Q-Fieberverlaufs mitbedingt hatte. Die Lungen wiesen reichlich Herzfehlerzellen in den Alveolen auf und Hämorrhagien, aber keine Zeichen einer chronischen Pneumonitis. In einigen Bezirken nur fanden sich polynukleäre Leukozyten und ein akutes, bronchopneumonisches Infiltrat. Die Leber zeigte chronische venöse Stauung. Die Milz war ebenfalls gestaut und zeigte eine Hyperplasie der retikulo-endothelialen Zellen in der Pulpa, sowie eine Atrophie der Lymphfollikel. Am Gehirn fanden sich Veränderungen durch eine frischere und eine ältere zerebrale Blutung. Die kleinen Hirngefäße in diesem Gebiet enthielten fibrinöses Material, aber ohne nachweisbare Erreger; insbesondere fanden sich keine Zeichen einer Enzephalitis oder eines Verschlusses zerebraler Arteriolen. Die Nieren waren ebenfalls akut gestaut und zeigten einige wenige petechiale Blutungen unter der Kapsel. Glomeruli und Tubuli waren nicht sicher verändert. Das Knochenmark war ebenfalls nicht verändert, Hals- und Hiluslymphknoten boten normale Befunde, Erreger waren hier nicht nachweisbar. Die wichtigsten Befunde in diesem Falle waren sicher die zerebrale Blutung und die Veränderung an der Aortenklappe mit entzündlichen Granulationen, aus denen sich Rickettsien nachweisen ließen. Der Rickettsiennachweis konnte außerdem aus der Lunge und Milz geführt werden.
Sicher sehr selten sind die enzephalitischen Prozesse, die aber — wie 2 Sektionsfälle zeigen — mit eliminierten Herden zum Tode führen können.

## 6. Ätiologie

Der Erreger ist die Rickettsia oder Coxiella burneti. Sie ist 0,3 bis 0,7 $\mu$ lang und diplokokkenähnlich mit den morphologischen und kulturellen Eigenschaften der Rickettsien. Abweichend von den übrigen Rickettsien ist die Coxiella burneti filtrierbar. Sie bildet Formen, die durch die Poren von Gradokollmembranen hindurchgehen, die für Virusarten auch mit erheblich kleinerem Durchmesser nicht passierbar sind. Das so gewonnene Filtrat ist auch noch infektiös. Die erst ultramikroskopisch entdeckte Tatsache, daß die Coxiella burneti einen intrazellulären Vermehrungsprozeß durchmacht, der demjenigen bei gewissen großen Virusarten — z. B. Psittakose-Ornithose-Virus — ähnelt, hat dazu geführt, die Coxiella von den Rickettsien zu trennen, da solche Vorgänge bei den Rickettsien bisher nicht bekannt sind.

Auf die üblichen Laboratoriumstiere ist der Erreger leicht übertragbar, insbesondere auf Meerschweinchen und Mäuse, aber auch auf Hühnerembryonen. Bei den Meerschweinchen kommt es nach einigen Tagen zu Fieber, es tritt aber keine Skrotalreaktion auf. Bei den infizierten Mäusen lassen sich in Leber- und Milzausstrichen reichlich Rickettsien nachweisen. Auch die Komplementbindungsreaktion mit dem Serum dieser infizierten Tiere wird positiv.

Der Erreger wurde 1939 von DERRICK [27] erstmalig gefunden, nachdem schon vorher BURNET und FREEMAN [16] sowie DAVIS und COX [22] die Rickettsien-Ätiologie dieser Erkrankung bei Übertragungsversuchen auf Meerschweinchen und Mäuse hatten nachweisen können. Von DERRICK wurde der Name „Q-Fieber" gewählt (= Query-Fieber, *nicht* Qeensland-Fieber). Er wollte damit ausdrücken, daß die Ätiologie der Erkrankung zunächst noch unklar war und hatte diese Bezeichnung nur als eine vorläufige zum damaligen Zeitpunkt der Forschung gedacht.

## 7. Verbreitung und Übertragung

In der Natur hat die Rickettsia burneti eine sehr große Vorkommensbreite. Sie ist nicht streng auf wenige Vektorarten begrenzt. Man findet sie bei Warmblütern, aber auch beim Bandikut in Australien und beim Gerbill in Marokko, bei Wildvögeln, wie Tauben und Wanderschwalben. Vielleicht spielen diese letzteren auch für die Verbreitung von Land zu Land eine gewisse Rolle. DERRICK [27] fand die Infektion bei den verschiedensten wild lebenden Tieren, so auch den Beuteldachsen. Er glaubt, daß durch bestimmte Zeckenarten die Übertragung erfolgt. Von diesen Zecken kann dann die Infektion auch auf die Warmblüter, wie Schafe, Ziegen und Großvieh, übertragen werden. Bei diesen Warmblütern sind die Milchdrüsen, die Nieren und die Plazenta bevorzugte Ansiedlungsstellen. Diese Lokalisation spielt sicher für die Weiterübertragung unter dem Vieh eine recht bedeutsame Rolle. Es sind die Ausscheidungen der infizierten Tiere — wie Urin, Lochialsekret, Plazenta, aber auch die Milch und der Stuhl — infektiös.

Die Zecken sind also keine obligaten Vektoren für die Coxiella burneti, immerhin hat man sie bei 22 Zeckenarten gefunden. In der Zecke befällt die Rickettsie nicht alle Organe, sondern wird vor allem in den Epithelzellen des Magens angetroffen. Hier liegt sie intrazellulär, dringt aber nicht in den Kern der Zelle ein. Mit dem Kot scheidet die Zecke die Rickettsien aus. So enthält der Kot infizierter Zecken stets sehr reichliche Erregermengen. Da der Erreger gegen Austrocknung sehr resistent ist, kann der getrocknete Zeckenkot noch nach 586 Tagen infektiös sein *[3]*. Diese Beobachtung ist sehr bedeutungsvoll. Sicher spielt für die Übertragung von Tier zu Tier die Zecke die Hauptrolle. Ob aber nicht auch hierbei der aerogene Weg besonders wichtig ist, konnte noch nicht sicher geklärt werden.

Andere Insekten, wie Hausfliegen (PHILLIP zitiert nach *[3]*), Kleiderläuse, Flöhe und Mehlkäferlarven [75] lassen sich künstlich infizieren. Ob und in welchem Umfang diese Insekten im natürlichen Milieu als Überträger eine Rolle spielen, ist nicht bekannt.
Für den Menschen dürfte der Hauptinfektionsweg wohl der aerogene sein. Das Einatmen von Staub, der mit rickettsienhaltigem Zeckenkot vermengt ist, in Stallungen oder Viehunterkünften, Schlachthaushallen oder in Verarbeitungsstellen von tierischen Häuten und Haaren, an denen solcher Staub haftet, ist wohl in den meisten Q-Fieberfällen der Hauptinfektionsweg.

So war die Quelle für eine Gruppenerkrankung von 22 Fällen bei der englischen Luftwaffe der Aufenthalt in einem Schafstall während einer Felddienstübung *[45]*. Diese Epidemie verlief in drei Wellen. Die erste, explosionsartig beginnend, wurde wahrscheinlich durch Inhalation von erregerhaltigem Torfmullstreustaub ausgelöst, die zweite Infektionswelle kam durch Erkrankte der ersten Gruppe zustande und ebenso die einige Zeit später auftretende dritte Welle.

War es hier der Torfmullstreustaub eines Schafstalles, so fanden BINGEL u. Mitarb. *[9]* Maisstaub mit Rickettsien infiziert. Oft wird es allerdings schwierig sein, den Weg der Rickettsien in den Heu- oder Strohstaub, den Maisstaub oder was sonst hier eine Rolle spielen kann, zu klären. Der Biß der Zecke spielt als Infektionsweg für den Menschen sicher keine Rolle, es sei denn, daß — ähnlich wie beim Fleckfieber — rickettsienhaltiger Zeckenkot in die Stichstelle beim Jucken eingerieben wird. Dieser Weg dürfte aber doch relativ selten sein.

Erregerhaltige Milch kann bei der Übertragung auf den Menschen gelegentlich eine Rolle spielen. Über eine solche von einer rickettsienhaltigen Milch ausgehende Epidemie berichten KULAGIN und Mitarb. [zitiert nach *8]*. — Über eine Gruppenerkrankung bei Kleinstkindern, durch Milch erworben, schreibt KEREJEW [zitiert nach *8]*. — Die Infektion über den Weg des Trinkens von infizierter Milch kann sicher gelegentlich auch zu so leichten Erkrankungen führen, daß sie klinisch abortiv oder inapparent verlaufen.

Eine Übertragung von Mensch zu Mensch ist seltener beobachtet worden. Erstmalig bei der Q-Fieber-Epidemie 1958 am Niederrhein wurden längere Infektionsketten von Mensch zu Mensch beschrieben. Die zweite Welle dieser Gruppenerkrankung hat sich vermutlich so ausgebreitet *[94]*. Man konnte eine fünfgliedrige Infektionskette von Mensch zu Mensch beobachten, wobei die serologischen Titer von Infektion zu Infektion an Höhe abnahmen. — Wohl hat man auch Laboratoriumsinfektionen in größerer Zahl gesehen. Der Ablauf der Laboratoriumsinfektionen aber ist wechselnd. CLAVERO u. Mitarb.

*[19]* beschreiben 4 sehr leicht verlaufene Fälle. Auch wir haben eine Hausepidemie in 2 Wellen beobachten können, deren erste ausführlich von NAUCK, WEYER und CASELITZ *[75, 64]* beschrieben wurde, während über die zweite MOHR *[74]* 1951 kurz berichtete. Sicher spielt die Verbreitung rickettsienhaltigen Staubes — auch z. B. mit verschmutzter Laborwäsche — eine bedeutungsvolle Rolle. — Schließlich können auch andere Gegenstände, an denen rickettsienhaltiger Staub haftet, zur Infektionsquelle werden. Von SIEGERT *[89]* ist eine Klinikepidemie beschrieben worden, bei der von einem Patienten, der noch nach 81 bis 151 Tagen Rickettsien im Sputum ausschied, die Infektion ausging, an der 38 Personen erkrankten. Auch aus England wird über eine Infektion berichtet, die von einem an Q-Fieber verstorbenen Menschen ausging und 4 weitere Personen befiel. Ein ähnlicher Fall ereignete sich in Italien. Im allgemeinen aber dürfte dieser Infektionsweg von Mensch zu Mensch selten sein, denn das Sputum des Q-Fieberkranken ist meist sehr zähflüssig und nicht, wie bei anderen Lungeninfektionen, so leicht in feinen Tröpfchen versprühbar *[15, 34]*. Im ganzen gesehen spielen daher die Ansteckungen von Mensch zu Mensch sicher eine untergeordnete Rolle und kommen nur im Einzelfall in Betracht. DERRICK *[27]* bewertet die Möglichkeit eines anderen Infektionsweges als der Inhalation nur mit 5—10%. In der Reihenfolge ihrer Bedeutung nennt er:

a) Trinken von Milch infizierter Tiere,
b) perkutan durch Kontakt mit infizierten tierischen Organen im Schlachthaus,
c) durch Kontakt mit Zecken und
d) durch Kontakt mit infizierter Wäsche oder Kleidern.

In dieser Richtung sprechen auch die Untersuchungen von BLANC *[10]* an freiwillig mit Q-Fieber Infizierten.

## 8. Diagnose und Differentialdiagnose

Der relativ uncharakteristische Beginn kann differentialdiagnostisch Schwierigkeiten bereiten, doch ist vielfach schon frühzeitig ein Hinweis auf die Lungenbeteiligung durch den sehr markanten Brustschmerz und das Gürtelgefühl am Rippenrand bei der Atmung gegeben. So lange diese auf die Lunge hinweisenden Symptome aber fehlen, stehen Typhus, Paratyphus, Fleckfieber, Leptospirose, grippaler Infekt, gegebenenfalls je nach Gebiet auch Malaria, Tularämie, Papatacifieber, Dengue-Fieber, Sinusitis und Meningitis in der differentialdiagnostischen Erwägung nebeneinander.

Besondere Schwierigkeiten kann die Abgrenzung gegenüber der echten Grippe oder dem Typhus machen, da die Kontinua, die Leukopenie und gelegentlich Bradykardie beim Q-Fieber ähnlich wie bei den beiden genannten Erkrankungen zu finden sind.

Die serologischen Proben sind leider zu Beginn nicht zur differentialdiagnostischen Abgrenzung heranzuziehen. Die Diagnose des Q-Fiebers muß also klinisch gestellt werden. Hier sind folgende Gesichtspunkte von besonderer Bedeutung:

    a) die epidemiologische Situation
        (berufliche Exposition, Reisen, sonstige besondere Umstände),
    b) die Fieberkontinua,
    c) die Leukopenie und das Differentialblutbild,
    d) die relative Bradykardie,
    e) der pulmonale Auskultations- und Perkussionsbefund und
    f) der Röntgenbefund.

Aus der Zusammensicht der Befunde läßt sich dann doch mit einiger Sicherheit die Diagnose stellen.

Zur Sicherung der klinischen Verdachtsdiagnose stehen verschiedene Methoden zur Verfügung:

a) Die Erregerisolierung aus dem Blut, Urin oder Sputum. Sie ist jedoch nur unter besonderen Bedingungen praktisch durchführbar. Für die klinische Routinediagnostik kommt ihr — so interessant sie wissenschaftlich sein mag — nur geringe Bedeutung zu. Man impft mit Blut oder anderem Material des Kranken Mäuse, Goldhamster oder das bebrütete Hühnerei. Bei den so infizierten Tieren kontrolliert man die Komplementbindungsreaktion oder man untersucht bei den eingegangenen Tieren die Milz zum färberischen Rickettsiennachweis.

b) Die Xenodiagnose oder der Zeckenfütterungsversuch [33, 75] läßt sich auch nur unter besonderen Bedingungen durchführen. Es müssen nämlich sicher rickettsienfreie Zecken der Art Ornithodorus moubata vorhanden sein, die dann während der Fieberphase bei dem zu Untersuchenden angesetzt werden. Im Zeckenmagen kommt es dann zu einer Anreicherung der Rickettsien in den Epithelien, die sich dort bei der Sektion der Zecke oder auch im Zeckenkot nachweisen lassen.

c) Die Komplementbindungsreaktion ist die zuverlässigste Methode, die uns zur Verfügung steht. Frühestens am 7. Krankheitstag, meist aber erst in der Mitte der 2. Woche, d. h. also zwischen dem 12. und 15. Tag wird sie positiv, in einigen Fällen noch später. Eine frühzeitig einsetzende Antibiotika-Therapie kann die Entwicklung komplementbindender Antikörper, vor allem wenn sie schon in den ersten 4 Tagen erfolgt, hemmen [89]. Nach einem Monat ist die Komplementbindungsreaktion in 90% der Fälle positiv mit einem Minimum-Titer von 1 : 40. Es empfiehlt sich, in jedem Fall zu Beginn der Erkrankung schon bei dem Verdacht eine serologische Untersuchung anzustellen, da bei negativem Ausgangstiter schon der Anstieg bei der Kontrolluntersuchung auf 1 : 10 als positiver Hinweis zu werten ist. Bei einmaliger Untersuchung wird man allerdings erst einen Titer von 1 : 40 als beweisend ansehen. — Das Maximum des Titers liegt in der 3.—4. Krankheitswoche, doch bleibt die Komplementbindungsreaktion im allgemeinen mit niedrigen Titern noch für Monate, u. U. für Jahre, positiv. SMADEL und HÜBNER [91, 48] haben in Einzelfällen auch noch nach Jahren niedrige positive Titer nachweisen können. SIEGERT u. Mitarb. [89]

fanden das Maximum der Titer zwischen der 5. und 10. Krankheitswoche.
Ihrer Auffassung nach stehen Titerhöhe und Verweildauer in statistisch ge-
sichertem Zusammenhang mit dem Schweregrad der Erkrankung. Die Komplementbindungsreaktion ist streng spezifisch, Kreuzreaktionen mit anderen
Viruskrankheiten oder Rickettsiosen gibt es nicht.

Bei der Antigenherstellung hat sich als Ausgangsmaterial die Dottersackkultur von
erprobten Stämmen am besten bewährt. Solche Stämme mit reichem spezifischem
Antigenanteil, wie der Nine-mile-Stamm oder der Dye-Stamm aus den USA und
der Henzerling-Stamm aus Italien, sind besonders geeignet.
Lackman u. Mitarb. [60] stellten das Vorkommen von 3 Antikörpern gegen 2 Antigenkomponenten von Coxiella burneti fest. Sie kommen zu dem Schluß, daß bei frischen
menschlichen Infektionen der komplementbindende Antikörper gegen das Phase-II-
Antigen der verläßlichste Indikator ist. Den Agglutinationstest halten sie nur unter
bestimmten Bedingungen für besonders geeignet.
Die Titer der Komplementbindungsreaktion bei der in Nordrhein-Westfalen untersuchten Epidemie 1958 lagen zwischen 1 : 160 und 1 : 640 [12]. Bei den sekundär Infizierten der sog. zweiten Welle der Epidemie waren Titerrückgänge zu beobachten.

d) Der Agglutinationstest wird vor der Komplementbindungsreaktion positiv
und fällt in der 2. Krankheitswoche schon in 92% der Fälle positiv aus, in der
4. Krankheitswoche ist er zu 100% positiv. Der Titerabfall ist dann aber verhältnismäßig rasch [89]. Um bei diesem Test verwertbare Ergebnisse zu erhalten, ist eine besondere Sorgfalt bei der Herstellung des Antigens notwendig
[89]. — Die Weil-Felixsche Agglutinationsreaktion mit OX 19 ist stets negativ.
e) Die Mikroagglutination wurde erstmalig von Haas [42] in die Diagnostik
eingeführt. Er konnte mit ihr zu sehr guten und mit der Komplementbindungsreaktion voll übereinstimmenden Resultaten kommen, weist allerdings darauf
hin, daß die richtige Antigenherstellung von besonderer Wichtigkeit sei. Spätere Untersucher [12] nahmen allerdings eine ablehnende Haltung gegenüber
dieser Methode ein. Neuerlich aber ist diese Mikroagglutination mit einem sehr
sorgfältig präparierten Antigen von Giroud u. Mitarb. [36] sowie von Nicolau [76] als eine sehr gute diagnostische Methode erneut herausgestellt worden.
f) Im Einzelfall wird auch empfohlen, den Intradermaltest zur Diagnostik mit
heranzuziehen [63]. Jedoch ist dieser Test nicht so zuverlässig wie die Komplementbindungsreaktion.
g) Die Röntgenologie ist nur bedingt zur differentialdiagnostischen Abgrenzung
mit heranzuziehen. Vor allem Viruspneumonien, wie Psittakose bzw. Ornithose, können oft in der Abgrenzung Schwierigkeiten bereiten, ebenso wie die
selteneren Viruspneumonien. Jedoch ist eine Abgrenzung von bakteriellen
Lungeninfiltraten durch die Röntgenuntersuchung in etwa möglich, da der
Charakter der Veränderungen durch den interstitiellen Sitz der Infiltration
ein anderer ist. — Auch die Abgrenzung gegenüber der Tuberkulose kann
immer wieder Schwierigkeiten bereiten, erst die Verlaufskontrolle des Röntgen-
befundes und das Heranziehen der serologischen Proben erlaubt eine endgül-

tige Einstufung. Verdächtig sind bohnen- bis handtellergroße, mattglasartige
Verschattungen mit unscharfen, fransigen Rändern in der Einzahl oder multiple, mit streifiger Zeichnung büschelförmig vom Hilus ausgehende mit bevor-
zugtem Sitz im Unter- und Mittelfeld *[39, 43, 44, 74]*.

## 9. Prophylaxe

Da der Erreger mit Sputum und Urin ausgeschieden wird, und die Möglichkeit
einer von solchen Ausscheidungen ausgehenden Infektion gegeben ist, wird
eine laufende Desinfektion am Krankenbett notwendig sein, um eine Ausbreitung der Infektion auf die weitere Umgebung des Kranken zu verhindern.
Zur Vorbeugung menschlicher Erkrankungen, sowie auch einer Ausbreitung
der Infektion unter den Haustieren, ist es empfehlenswert, die Einfuhr infizierter Tiere als auch von Tierprodukten erkrankter Tiere zu verhindern. So
haben wir z. B. 2 Fälle von Q-Fieber-Erkrankungen bei Arbeitern der Häute
und tierische Haare verarbeitenden Industrie beobachtet, die vorwiegend aus-
ländische Tierfelle zu verarbeiten hatten. Ein Übergreifen der Infektion auf
Wildtiere sollte, wenn irgend möglich, verhindert werden *[79]*. Es ist deshalb
bei Tierimporten besonders auf eine Zeckenbekämpfung zu achten. Manchmal
werden durchgreifendere, veterinär-polizeiliche Maßnahmen notwendig sein,
um ein Umsichgreifen der Erkrankung unter den Tierbeständen einzuschränken.
Maßnahmen, ähnlich wie bei Maul- und Klauenseuche, wie Verbot von Vieh-
transporten, Isolierung erkrankter Tiere, Impfung und vor allem auch Aufklärung der Bevölkerung über den Krankheitsablauf sind wichtige Faktoren in
der Bekämpfung. Da die Tiere im allgemeinen selber wenig von der Infektion
gestört werden [8, 79], ist eine Impf-Großaktion bei den Tieren nicht erforderlich. Es empfiehlt sich aber, die aus verseuchten Tierbeständen kommende
Milch zu pasteurisieren.
Die Tatsache, daß bestimmte Berufsgruppen gefährdet sind, hat dazu geführt,
der Frage der Schutzimpfungsmöglichkeit nachzugehen. Entsprechende Impfstoffe wurden im Laufe der letzten Jahre entwickelt, so daß Arbeiter in
Schlachthäusern, Fleischfabriken, Tierärzte und andere gefährdete Personen
sich einer solchen Schutzimpfung unterziehen können. Allerdings vermittelt
die Schutzimpfung keinen Dauerschutz, sondern muß in bestimmten Zeitabständen wiederholt werden. Die Reaktion auf den Impfstoff ist teilweise
sehr stark *[40]*, so daß man an einer Verbesserung des Impfstoffes arbeitet.
Luoto u. Mitarb. *[66 a]* untersuchten bei Freiwilligen die Wirkung einer sub-
kutanen Q-Fieber-Vakzination und beobachteten dabei teils über 9 Tage
gehende Gewebsreaktionen. Der nach 9 bzw. 40 Wochen nach der Vakzination
vorgenommene Hauttest mit einem Coxiella-burneti-Antigen fiel positiv aus,
komplementbindende Antikörper fanden sich nur selten. Wohl aber konnte
man eine Übereinstimmung zwischen Hauttest und einem Kapillaragglutina-
tionstest sowie einem Präzipitationstest mit Radioisotopen erzielen.

Schließlich haben in letzter Zeit Silvich und Shevtsova 1962 *[90]* Versuche mit einer kombinierten Vakzination gegen Q-Fieber und Brucellose gemacht.

## 10. Therapie

Bei dem meist gutartigen Charakter der Erkrankung erhebt sich die Frage, wie weit eine Therapie überhaupt notwendig ist. Die schweren, subjektiven Krankheitserscheinungen aber machen es in vielen Fällen unbedingt wünschenswert, ja direkt notwendig, durch entsprechende therapeutische Maßnahmen das Krankheitsbild zu beherrschen und die erheblichen subjektiven Beschwerden zu bannen.

Sulfonamide und Penicillin sind unwirksam, auch das Streptomycin zeigt im allgemeinen nur eine geringe Wirkung im Tierversuch, nicht aber bei der menschlichen Erkrankung. Allgemein anerkannt ist die gute Wirkung der Breitband-Antibiotika wie Chloromycetin, Terramycin, Aureomycin, Achromycin. Es empfiehlt sich, bei der Dosierung der Tetrazykline die Gesamtdosis nicht zu niedrig zu wählen, da sonst Rückfälle zu beobachten sind. Im allgemeinen hat sich eine Tagesdosis von 1,5 bis 2 g bewährt und eine Gesamtdosis von 10 bis 15 g. Gsell *[8]* empfiehlt am 1. Tag 3 g, für die folgenden Tage je 2 g bis einen Tag nach der Entfieberung. — Giunchi *[37]* fand Aureomycin, Chloromycetin und Terramycin fast gleich gut. Er empfiehlt eine Dosierung von 2 g täglich. Auch Clavero u. Mitarb. *[19]* empfehlen die Chloromycetin-Behandlung wie viele andere Autoren, weisen aber darauf hin, daß der Röntgenbefund trotz der Therapie noch lange Zeit „stumm" bestehen bleiben kann. Diese letztere Beobachtung findet sich vielfach im Schrifttum mitgeteilt und kann auch aus unserer Erfahrung bestätigt werden.

Neben dieser ätiologischen Therapie müssen natürlich auch je nach Lage des Falles Kreislauftherapie oder sonstige Maßnahmen zur Linderung der subjektiven Beschwerden eingesetzt werden.

## 11. Epidemiologie

Nach den ersten Berichten aus Australien kamen die Mitteilungen aus dem Balkangebiet (siehe oben!) und Italien (Cionini und Masserano *[17]*). Frühzeitig hatte man auch schon unter den Viehherden in den USA Q-Fieber-Infektionen als sehr verbreitet feststellen können *[66]*. In den letzten Jahren hat man die Erkrankung auch in der Türkei, Spanien, England, Frankreich, der Schweiz, Jugoslawien, Südwestdeutschland, insbesondere Hessen und Württemberg, aber auch im Rheinland und vereinzelt im norddeutschen Raum feststellen können.

Nachdem man bei den Viehherden in den USA und auch unter wildlebenden Wirbeltieren in Utah Q-Fieber festgestellt hatte, folgten auch bald Berichte über menschliche Infektionen aus den verschiedensten Gegenden der USA, so aus Montana, den Südstaaten und Ontario. — In Rußland ist das Q-Fieber sowohl im europäischen wie im asiatischen Rußland verbreitet, wie Berichte aus der Ukraine [50], der Kirgisen-Provinz [51] und dem asiatischen Rußland [53] zeigen. Auch über das Vorkommen dieser Krankheit in Südafrika liegen Mitteilungen vor [84]. Ebenso wurden in Indien Q-Fieber festgestellt (eigene Beobachtung) sowie schließlich in Südamerika, z. B. Argentinien.

In erster Linie zeigt sich das Q-Fieber als eine berufsgebundene Erkrankung: Schlachthausarbeiter, Arbeiter und Personal in Fleischfabriken, Laboratoriums-personal und Tierärzte sind in erster Linie betroffen. Daneben aber haben wir auch 1960 eine Gruppenerkrankung bei einer Reisegesellschaft, die Griechenland bereiste, beobachtet, sowie verschiedene Einzelerkrankungen bei Personen, die aus Indien oder dem mittleren Orient kamen. Schließlich sei noch auf die Gruppenerkrankungen bei Dorfgemeinschaften und Militärlagern hingewiesen (Berichte aus der Schweiz und aus England).

In Australien, besonders in Queensland, hat man in letzter Zeit weniger bei den in fleisch- und milchverarbeitenden Erwerbszweigen Tätigen die Infektion gefunden, sondern seit 1958 in zunehmendem Maße bei Scherern und Fell-händlern, die mit Schafen zu tun hatten. Wahrscheinlich kommen dort neben den Beuteldachsen auch Känguruhs als natürliche Infektionsquelle in Betracht. Die Durchseuchung der Länder, wie Italien, Griechenland, ist sicher wesentlich größer als bisher bekannt wurde. Die Erkrankungen sind wahrscheinlich als Grippe oder Lungenentzündung diagnostiziert worden, und erst die systema-tischen serologischen Durchuntersuchungen der Bevölkerung würden aufdecken, in welch starkem Maße in diesen Gebieten eine Durchseuchung stattgefunden hat. Für Südeuropa ist jedenfalls eine relativ starke Durchseuchung auf Grund der Erfahrungen des 2. Weltkrieges und der Folgezeit anzunehmen. Wahr-scheinlich spielt der nahe Kontakt zwischen Mensch und infizierten Tieren, insbesondere Schafen, hier eine wichtige Rolle [6]. Systematische Unter-suchungen liegen aber noch nicht vor, wenn auch Babudieri [5] auf Grund seiner serologischen Untersuchungen zu der Auffassung gekommen ist, daß das Q-Fieber in Mittel- und West-Italien bis nach Sizilien hinunter seit langer Zeit endemisch verbreitet war und nicht erst durch die alliierten Truppen eingeschleppt wurde. Als tierische Wirte kommen seiner Auffassung nach be-sonders Schaf, Ziege, Rind und Pferd in Betracht, aber auch der Hund, sowie Taube, Ente und Gans. Beispielhaft für die systematische Durchuntersuchung einer Bevölkerung ist das Vorgehen von Robbins, Gauld und Warner [80], die über die außerordentlich starke Durchseuchung der Bevölkerung in Süd-kalifornien mit dieser Infektion berichten. Anläßlich einiger Stichproben-Untersuchungen bei Tierärzten konnten wir übrigens auch vereinzelt niedrige KBR-Titer feststellen, die als Ausdruck einer überstandenen Infektion zu deu-ten sein dürften. Systematische Untersuchungen würden hier sicher noch manche wertvollen Erkenntnisse über die Verbreitung der Infektion auch im mitteleuropäischen Raum bringen.

Nach einer Zusammenstellung aus dem Jahre 1955 der WHO wurde bis dahin die Erkrankung in 51 Ländern beobachtet, und zwar in allen 5 Erdteilen. Bis zum damaligen Zeitpunkt lagen nur aus Skandinavien, Holland und Irland keine Mitteilungen vor. Das Q-Fieber trat meist endemisch auf, seltener als Epidemie.

ROSSIER [81 a] untersuchte eine ländliche Bevölkerungsgruppe auf Q-Fieber, Ornithose-Psittakose und Adeno-Virusinfektion. 40% der Untersuchten hatten in den vorausgegangenen Monaten grippale Infekte durchgemacht. Gegen Q-Fieber-Antigen reagierten 5,4% positiv, gegen Ornithose-Psittakose 5,6%. Diese Zahlen zeigen, daß doch gerade bei ländlichen Bevölkerungsgruppen mit dieser Zoonose zu rechnen ist. Dafür spricht auch das Ergebnis von Reihenuntersuchungen bei einer Bevölkerungsgruppe eines anderen Berufskreises. Innerhalb der britischen Luftwaffe fanden HOLLAND u. Mitarb. [46] unter 154 Erkrankten mit Krankheiten des Respirationstraktes einen echten Q-Fieberfall und einen Patienten mit einem Titer von 1:16.

Über eine Anstaltsepidemie mit 320 Fällen, von denen 220 typische Krankheitserscheinungen aufwiesen, während 100 nur latent infiziert waren, berichten KAUFMANN u. Mitarb. [55]. Die Infektionsquelle waren die Anstaltskühe. Die Hauptepidemie lief über 5 Monate und nach abermals 5 Monaten Intervall folgte eine Nachepidemie. Letztere war wahrscheinlich durch den Genuß infizierter Milch ausgelöst worden.

Wie schließlich der Befund von ILYINA u. Mitarb. [50] zu erklären ist, bedarf noch weiterer Erhebungen. Sie fanden bei einer Q-Fieber-Epidemie im Gebiet von Jaroslav 1957 zu 90% nur Männer befallen. Bei unserer Hausepidemie sahen wir, ebenso wie andere Autoren, keinen bevorzugten Befall von Männern. Solche geschlechtsgebundenen Verschiebungen sind wohl nur mehr durch den Charakter der Arbeit und der damit verbundenen Exposition der Männer zu erklären. Allerdings fand auch NOLDEN [77] bei einer Epidemie in der West-Eifel mehr Erkrankungen bei Männern als bei Frauen, wobei auch hier offen bleibt, ob nicht die Männer unter einer erhöhten Infektionsexposition standen.

## 12. Immunität

Das Überstehen der Erkrankung führt zu einer Immunität. Über die Dauer und Stärke dieser Immunität ist allerdings noch nichts Endgültiges bekannt, sie bleibt nicht in allen Fällen lebenslang bestehen. GSELL [41] hat 1962 darauf hingewiesen, daß Zweiterkrankungen vorkommen können. Die Entscheidung allerdings, ob Rückfall — evtl. auch Spätrückfall — oder Zweiterkrankung, ist sicher nicht ganz einfach. Für eine Zweiterkrankung sind nach GSELL beweisend, der neuerliche Beginn der Krankheit mit Pneumonie, ein hoher Anstieg der Komplementbindungsreaktion und vor allem die epidemiologische Situation mit Exposition. Die Zweiterkrankung läßt sich therapeutisch wie die Ersterkrankung mit Breitband-Antibiotika rasch und gut beeinflussen.

Auf die Möglichkeit vereinzelt auftretender Rückfälle wies auch HUEBNER *[48]*
hin. Solche Früh- oder Spätrückfälle erscheinen auch bei dieser Rickettsiose,
nach dem, was über solche Ereignisse bei anderen Rickettsiosen, wie dem Wolhynischen Fieber (MOHR und WEYER *[74a]*) und dem klassischen Fleckfieber,
bekannt geworden ist, durchaus möglich.

## Schrifttum

1 ANDREWS, P. S. a. B. P. MARMION: Chronic Q-fever. II. Morbid anatomical and
bacteriological findings in a patient with endocarditis. Brit. Med. J. 983 (1959)

2 ANGELA, G. C., G. POLISTINA e E. F. DI NOLA: Un caso di febbre Q con localizza-
zione articolare. Reumatismo *5*, 256 (1953)

3 ASCHENBRENNER, R.: Das Q-Fieber. In: Handb. inn. Med., 4. Aufl. Bd. I 1, S. 740.
Springer Verlag, Berlin—Göttingen—Heidelberg 1952. (Siehe dort auch weiteres
Schrifttum)

4 BABUDIERI, B.: Problemi epidemiologici della febbre Q. Recenti Prog. Med. *9*,
244 (1950)

5 BABUDIERI, B.: Epidemiology, diagnosis, and prophylaxis of Q fever. Wld Hlth Org.
Monogr. Ser. *19*, 157 (1953) — Laboratory techniques for diagnosis of Q fever.
Wld Hlth Org. Monogr. *19*, 193 (1953)

6 BADIALI, C. e V. NEVOLA: Ricerche sulla febbre «Q» in Emilia-Romagna. Minerva
med. *II*, 89 (1953)

2 BESSIERE, E., G. PELEGRIS a. P. VERIN: Retinal vascularitis of probable rickettsial
origin. Bull. Soc. Ophthal. Paris *62*, 589 (1962)

8 BIELING, R. u. O. GSELL: Die Viruskrankheiten des Menschen. 5. Aufl., S. 299.
Joh. Ambr. Barth Verlag, Leipzig 1962

9 BINGEL, K. F., R. LAIER u. S. MANNHARDT: Epidemiologische Studien zu drei
Q-Fieber-Ausbrüchen. Z. Hyg. Infekt.kr. *134*, 635—650 (1952)

10 BLANC, G., J. BRUNEAU, R. POITRET et B. DELAGE: Quelques données sur la Q fever
(maladie de Derrick-Burnet) expérimentale. Bull. Acad. Méd. (Paris) *132*, 243 (1948)

11 BLANC, G., L. A. MARTIN et J. BRUNEAU: Q fever expérimentale de quelques
animaux domestiques. Ann. Inst. Pasteur *77*, 99 (1949)

12 BOESE, W., C. L. P. TRÜB u. J. POSCH: Ergebnisse der serologischen Untersuchungen
bei der Q-Fieber-Epidemie 1958 am linken Niederrhein, Land Nordrhein-Westfalen.
Zbl. Bakt. I. Abt. Orig. *179*, 325 (1960)

13 BONARD, E. D., A. DAULTE et M. F. PACCAUD: Néphrite à Rickettsies (fièvre Q).
Schweiz. med. Wschr. *92*, 425 (1962)

14 BROUET, G., J. CHRETIEN a. P. CONSTANS: Cardiovascular complications of rickettsiosis. France méd. *25*, 317 (1962)

15 BURGDORFER, W., R. GEIGY, O. GSELL u. E. WIESMANN: Parasitologische und klinische Beobachtungen an Q-Fieber-Fällen in der Schweiz. Schweiz. med. Wschr. *81*,
162 (1951)

16 BURNET, F. M. a. M. FREEMANN: Experimental studies on the virus of "Q"-fever.
Med. J. Aust. 2, 299 (1937). — The rickettsia of "Q"-fever: further experimental
studies. Med. J. Aust. *1*, 296 (1938)

17 CIONINI, A. e P. MASSERANO: Epidemia di febbre Q in una pettinatura di lana del
biellese. Minerva med. *42*, 75 (1951)

18 Clark, W. H., E. H. Lennette a. M. S. Romer: Q fever in California. Amer. J. Hyg. *54*, 319 (1951)

19 Clavero, G., F. P. Gallardo y E. Valle: Cuatro casos de fiebre «Q» contraidos en un laboratorio. Rev. sanid. hig. públ. (Madr.) *26*, 199 (1952)

20 Daryn, E.: Le système nerveux dans la fièvre «Q». Diss. Genève 1952.

21 Dauphin, G.: 2 cases of recurrence of rickettsial disease with vascular localization. Arch. Mal. Cœur *56*, 102 (1963). — Cardiovascular manifestations of rickettsial diseases. Actual. Cardiol. Angeiol. Int. *11*, 325 (1962)

22 Davis, G. E., a. H. R. Cox: Publ. Hlth (Wash.) *53*, 2259 (1938)

23 Degos, R., R. Touraine a. J. Arouete: Chronic erythema migrans (Discussion of a rickettsial origin). Add. Derm. Syph. (Paris) *89*, 247 (1962)

24 Delanoe, G.: On the role of atypical or unrecognized rickettsioses in vascular pathology. Apropos of observations made in 11 cases at Royat. Arch. Mal. Cœur *56*, 205 (1963)

25 Delanoe, G.: Note on 2 cases of cardiovascular rickettsial infections observed at Clermont-Ferrand. Arch. Mal. Cœur *55*, 629 (1962)

26 Delanoe, G., L. A. Martin a. C. Chiaverini: On the role of atypical or unrecognized rickettsiosis in cardiac pathology. Apropos of 54 cases. Sem. Hôp. Paris *38, 2311 (1962)*

27 Derrick, E. H.: The changing pattern of Q fever in Queensland. Path. et Microbiol. (Basel) *24*, 73 (1961)

28 Flachsmann, H. u. K. Flachsmann: Herz und Gefäße bei Q-Fieber. Schweiz. med. Wschr. *93*, 1842 (1963)

29 Freygang, F.: Klinische, epidemiologische und serologische Beobachtungen bei Q-Fieber 1948/49 in Nord-Württemberg. Dtsch. med. Wschr. *44*, 1457 (1949)

30 Gadrat, J., A. Delaude et J. Cassagneau: Les atteintes cardiaques au cours de la maladie de Derrick et Burnet of fièvre Q. Poumon *18*, 147 (1962)

31 Gallaher, W. H.: Q-fever. J. Amer. Med. Ass. *177*, 187 (1961)

32 Gear, J. H. S., B. Wolstenholme a. A. Cort: Q-fever. Serological evidence of the occurrence of a case in South Africa. S. Afr. med. J. *24*, 409 (1950)

33 Geigy, R.: Ein Zeckentest zum Diagnostizieren des Q-Fiebers. Bull. schweiz. Akad. med. Wiss. *7*, 5/6 (1951)

34 Germer, W. D. u. W. Schauber: Q-Fieber-Meningitis in einem endemisch verseuchten Gebiet. Dtsch. med. Wschr. *78*, 1209 (1953)

35 Giroud, P., M. Capponi et N. Dumas: Au sujet des lésions oculaires au cours des rickettsioses et des néo-rickettsioses. Bull. Soc. Path. exot. *55/1*, 60—63 (1962)

36 Giroud, P. et R. Pfister: Réactions biologiques, tests spécifiques permettant le diagnostic des atteintes vasculaires dues à des richettsies ou à des éléments à leur limite (néorickettsies). Presse méd. *43*, 1019—1020 (1957)

37 Giunchi, G.: Brevi note cliniche batteriologiche ed epidemiologiche desunte dallo studio di 170 casi di febbre Q. Minerva med. *II*, 956 (1950)

38 Glauner, R.: Über Lungenverschattungen bei Q-Fieber. Fortschr. Röntgenstr. *74*, 411 (1951)

39 Glücker, L. G. a. J. Munk: Roentgenologic pulmonary manifestations of Queensland fever. J. Fac. Radiol. (Lond.) *3*, 186 (1952)

40 Golinevich, Y. M. a. V. A. Genig: Combined vaccine against typhus and Q fever, and the possibility of reducing the reactions produced by Q fever vaccine. Vop. Virus *6*, 792 (1961)

41 GSELL, O.: Zweimaliges Q-Fieber, chronisches Q-Fieber, Q-Fieber-Myokarditis und -Endokarditis. Schweiz. med. Wschr. *92*, 1219 (1962)

42 HAAS, R. Über eine Mikro-Agglutinationsreaktion für die Serodiagnose des Q-Fiebers. Klin. Wschr. *30*, 80 (1952)

43 HARTWEG, H.: Neuere Forschungsergebnisse bei Viruspneumonien und ihre Auswirkung auf die Deutung des Röntgenbildes bei diesen Krankheiten. Fortschr. Röntgenstr. vereinigt mit Röntgenpraxis *76*, 70 (1952)

44 HENGEL, R., G. A. KAUSCHE, A. LAUR u. K. RABENSCHLAG: Das Q-Fieber. Ergebn. inn. Med. Kinderheilk. *5*, 219—305 (1954)

45 HERZBERG, K. u. H. URBACH: Untersuchungen mit europäischen Q-Fieber-Antigenen. Z. Immun.Forsch. *108*, 376 (1951); *109*, 159 (1952)

46 HOLLAND, W. W., K. E. K. ROWSON, C. E. D. TAYLOR, A. B. ALLEN, M. FRENCH-CONSTANT a. C. M. C. SMELT: Q fever in the R.A.F. in Great Britain in 1958. Brit. Med. J. *1*, 387 (1960)

47 HORSTER, H.: Klinische, epidemiologische und ätiologische Beobachtungen bei der sogenannten Viruspneumonie. Med. Z. 164 (1945)

48 HUEBNER, R. J., W. L. JELLISON a. M. D. BECK: Q-Fever — A review of current knowledge. Ann. Intern. Med. *30*, 495 (1949)

49 ILIESCU, C. C. a. R. RADESCU: Some data on the role of germs belonging to the rickettsia and pararickettsia groups in the aetiology of certain cardiovascular affections. Rum. med. Rev. *3*, 35 (1962)

50 ILYINA, V. N., A. S. POLETAEV, G. K. OUCHAKOV, L. K. KHOHKHLOV, Z. I. GALKINA, V. N. SALYAEV et A. A. STOLARTCHOUK: La clinique et physiopathologie de la fièvre Q. Z. Nevropat. Psichiat. *59*, 295 (1959)

51 IMHÄUSER, K.: Über das Auftreten von Bronchopneumonien im Südostraum. Z. klin. Med. *142*, 486 (1943)

52 IMHÄUSER, K.: Untersuchungen über den Erreger der Viruspneumonie. Klin. Wschr. *26*, 337 (1948). — Viruspneumonien, Q-Fieber und Virusgrippe. Klin. Wschr. *27*, 353 (1949)

53 JABLONSKAIA, Z. I. a. N. J. FEDOROVA: Q fever as an occupational disease of workers in meat packing industries (Russisch). Gig. Tr. prof. Zabol. *6*, 12 (1962)

54 JADIN, J.: Rickettsial diseases and multiple sclerosis. Ann. Soc. belge Méd. trop. *42*, 321 (1962)

55 KAUFMANN, L., H. LÖFFLER u. G. SCHMID: Beitrag zur Epidemiologie des Q-Fiebers. Helv. med. Acta. *24*, 416 (1957)

56 KIKUTH, W. u. M. BOCK: 23 Fälle von Laborinfektionen mit Q-Fieber. Med. Klin. *33*, 1056—1060 (1949)

57 KIRCHMAIR, H. u. W. PLENERT: Die Rickettsiosen und das Q-Fieber. In: OPITZ und SCHMID, Handbuch der Kinderheilkunde, 5. Bd., Infektionskrankheiten, S. 315. Springer-Verlag, Berlin—Göttingen—Heidelberg 1963

58 KOLLMEIER, K.: Über Viruspneumonien. Ärztl. Wschr. *1*, 334 (1946)

59 KÜHN, R. u. A. WAAG: Tödlicher Ausgang einer Q-Fieber-Erkrankung. (Queensland-Fever). Medizinische, 191 (1954)

60 LACKMAN, D. B., L. H. FROMMHAGEN, F. W. JENSEN a. E. H. LENNETTE: Q fever studies. XXIII. Antibody patterns against Coxiella burneti. Amer. J. Hyg. *75*, 158 (1962)

61 LAUR, A. u. K. RABENSCHLAG: Über Pneumonien bei Q-Fieber (ein Röntgenbeitrag). Dtsch. med. Wschr. *76*, 443 (1951)

62 LeGac, P.: Importance of the early diagnosis of multiple sclerosis of rickettsial origin. C. R. Acad. Sci. (Paris) *254*, 1699 (1962)

63 Lennette, E. H., W. H. Clark, F. W. Jensen a. C. J. Toomb: J. Immunol. *68*, 591 (1952)

64 Lippelt, H. u. F. H. Caselitz: Zur Komplement-Bindung des Q-Fiebers. Dtsch. med. Wschr. *29/30*, 918—919 (1949)

65 Loo, P. a. J. Menier: Intermittent psychosis and rickettsiosis. Ann. méd.-psychol. *120/1*, 820 (1962)

66 Luoto, L. a. E. G. Pickens: A résumé of recent resarch seeking to define the Q fever problem. Amer. J. Hyg. *74*, 43 (1961)

66a Luoto, J., B. Bell, M. Casey a. D. B. Lackmann: Q fever vaccination of human volunteers. I. The serologic and skin-test response following subcutaneous injections. Amer. J. Hyg. *78*, 1 (1963)

67 Ludwig, H.: Schweiz. med. Wschr. *86*, 1053 (1956)

68 Maret, F.: Über die Viruspneumonie des Menschen. Ärztl. Wschr. *2*, 777 (1947)

69 Marmion, B. P., M. G. P. Stocker, J. M. McGoy, R. A. Malloch a. B. Moore: Q-fever in Great Britain. Lancet 503 (1953)

70 Marmion, B. P.: Subacute rickettsial endocarditis; an unusual complication of Q-fever. J. Hyg. Epidem. (Praha) *6*, 79 (1962)

71 Masbernard, A.: Les localisations neurologiques des rickettsioses. Bull. Soc. Path. exot. *56/4*, 714—749 (1963)

72 McIver, M.: A case of Q-fever endocarditis. Med. J. Aust. *49/2*, 379 (1962)

73 Michon, P., L. Mathieu, R. Hugonot, A. Larcan, F. Streiff et C. Huriet: Rickettsioses et affectiones vasculaires. Presse méd. *60* (1958)

74 Mohr, W.: Beobachtungen bei Q-Fieberepidemie. Kongr.Ber. 37. Tagung Nordwestdt. Ges. f. inn. Med. S. 41 (1951)

74a Mohr, W. u. F. Weyer: Spätrückfälle bei Wolhynischem Fieber. Dtsch. med. Wschr. *89*, 244 (1964)

75 Nauck, E. G. u. F. Weyer: Laboratoriumsinfektionen bei Q-Fieber. Dtsch. med. Wschr. *74*, 198 (1949)

76 Nicolau, S. S. a. al.: Isolation of viruses from the blood of same patients with cardio-vascular diseases. Rev. Sci. méd. (Buc.) *6*, 181 (1961)

77 Nolden, J.: Eine Q-Fieber-Epidemie in der Nordwesteifel. Dtsch. med. Wschr. *79*, 1743 (1954)

78 Picchi, J., A. R. Nelson, E. E. Waller, M. Razavi a. E. E. Clizer: Q-fever associated with granulomatous hepatitis. Ann. intern. Med. *53*, 1065 (1960)

79 Reusse, U.: Die Bedeutung des Q-Fiebers als Zoonose. Z. Tropenmed. Parasit. *11*, 223 (1960)

80 Robbins, F. C., R. L. Gauld a. F. B. Warner: A fever in the mediterranean area: Report of its occurrence in allied troops. II. Epidemiology. Amer. J. Hyg. *44*, 23 (1946)

81 Robson, A. O. a. C. D. G. Shimmin: Chronic Q-fever. Brit. med. J. 980 (1959)

81a Rossier, E.: Epidémiologie de la fièvre Q, de l'ornithose-psittacose et des adenovirus dans le Canton de Vaud. Schweiz. med. Wschr. *92*, 135 (1962)

82 Rugiero, H. R., C. Romana, O. A. Martino a. O. Carena: First case of Q fever in the City of Buenos Aires. Rev. Asoc. méd. argent. *77*, 1 (1963)

83 Rukavina, W. u. M. Cezner: Ein Beitrag zur Symptomatologie des Q-Fiebers. Med. Klin. *40*, 1635 (1963)

84 Saner, R. G. a. B. M. Fehler: A case of Q fever contracted on the Witwatersrand. S. Afr. med. J. *24*, 1000 (1950)

85 Sante, L. R. a. J. P. Wyatt: Roentgenological and pathological observations in antigenic pneumonitis. Amer. J. Roentgenol. *LXVI*, 4 (1951)

86 Schellner, H.: Q-Fieber-Erkrankung des Menschen im Anschluß an Geburtshilfe bei einer Kuh. XV. Intern. Tierärztl. Kongreß, Stockholm 1953

87 Schmid, W.: Über eine Q-Fieberepidemie im Landkreis Aschaffenburg. Med. Mschr. *4*, 225—228 (1955)

88 Sebbag, V.: Cardiovascular manifestations of Q fever. Maroc. méd. *42*, 139 (1963)

89 Siegert, R., W. Simrock u. H. Schweinsberg: Q-Fieber-Studien. II. Mittl.: Zeitliche Entwicklung und Verweildauer komplementbindender und agglutinierender Antikörper bei unbehandelten und behandelten Q-Fieber-Patienten. Zbl. Bakt. I. Abt. Orig. *159*, 159 (1953)

90 Silvich, V. A. a. Z. V. Shevtsova: Experience with combined vaccination against brucellosis and Q-fever. Zh. Mikrobiol. (Mosk.) *33*, 66 (1962)

91 Smadel, J. E., T. E. Woodward, H. L. Ley jr., C. B. Philip, R. Traub, R. Lewthwaite a. S. R. Saoor: Chloromycetin in the treatment of scrub typhus. Proc. 4. Intern. Congr. Trop. Med. Mal., Washington 1948

92 Smith, W. G. a. A. D. Evans: Chronic Q fever with mitral-valve endocarditis. Lancet *II*, 846 (1960)

93 Terhaag, L.: Zur Epidemiologie des Q-Fiebers. Q-Fieber in der Eifel. Arch. Hyg. (Berl.) *137*, 247—269 (1953)

94 Trüb, C. L. P., W. Boese u. J. Posch: Die Q-Fieber-Epidemie am Niederrhein 1958, Land Nordrhein-Westfalen. Arch. Hyg. (Berl.) *144*, 48 (1960)

95 Veiel, K.: Klin. Wschr. *27*, 188 (1949)

96 Wendt, M.-L.: Myokarditis bei Q-Fieber = Schriftenreihe d. Zt. f. d. ges. inn. Med., H. 1, „Infektionskrankheiten", herausg. von Th. Brugsch. VEB Georg Thieme Verlag, Leipzig 1953.

97 Wiesmann, E., R. Schweizer u. H. Tobler: Q-Fieber in der Nordostschweiz. Schweiz. med. Wschr. *86*, 60 (1956)

# Infektiöse Mononukleose

Von F. Meythaler

*Synonyma:* Im Laufe der Jahre wurden für die infektiöse Mononukleose z. T. verwirrende Synonyma geprägt: Idiopathische Entzündung der Halsdrüsen (Filatow, 1885); Drüsenfieber (Pfeiffer, 1889); Idiopathische Halsdrüsenentzündung (Neumann, 1891); Akute sublymphämische Lymphomatose (Türk, 1907); Angina mit lymphatischer Reaktion (Deussing, 1918); Mononucleosis febrilis (Sprunt und Evans, 1920); Akute benigne Lymphoblastose (Bloedorn und Houghton, 1921); Monozytenangina (Schultz und Baader, 1922); Akute benigne Leukämie (Cross, 1922); Akute Lymphadenose (Downey und McKinley, 1923); Angina mit infektiöser Stammzellenvermehrung (Hopmann, 1923); Angina mit akuter Lymphoblastose (Preuss, 1926); Plasmazelluläre lymphoidzellige Angina (Schultz und Mirisch, 1927); Lymphatische Angina (Königsberger, 1927); Adénolymphoidite aigue benigne avec hyperleucocytose moderée et forte mononucleose, maladie de Pfeiffer et Türk (Chevallier, 1928); Lymphämoides Drüsenfieber (Glanzmann, 1930); Angina mit atypischer Lymphozytämie im Kindesalter (Sievers, 1930); Lymphatisches Drüsenfieber (Jakobsohn, 1931); Angina mit Lymphoidzellreaktion (Nebe, 1932); Angina mit lymphomononukleärer Reaktion (Höring, 1933); Akute benigne Lymphadenose (Gingold, 1936).

Die infektiöse Mononukleose stellt eine weit verbreitete infektiöse Krankheit dar, die mit dem Schwinden der Diphtherie im letzten Dezennium in Form einer epidemischen Welle um sich gegriffen hat. Die infektiöse Mononukleose demonstriert als reversible, reaktiv entzündliche, hyperplastisch-retikulohistiozytäre Reaktion mehr als jede andere Erkrankung die Omnipotenz und die Funktionsweise des retikuloendothelialen bzw. retikulohistiozytären Systems und fördert damit das Verständnis für dieses noch undurchforschte weitverzweigte Organsystem.

## 1. Geschichte

1885 teilte Filatow erstmalig Beobachtungen über zervikale Lymphdrüsenschwellung mit Fieber, aber ohne Erkrankung der afferenten Wege, mit. 1888 machte Korsakoff ähnliche Erfahrungen. 1889 stellte Emil Pfeiffer — ein praktischer Arzt aus Wiesbaden — die Selbständigkeit des Krankheitsbilde heraus und gebrauchte dafür erstmalig den Namen „Drüsenfieber". *Nach ihn wurde die infektiöse Mononukleose als „Pfeiffersches Drüsenfieber" benannt* 1900 setzte die hämatologische Epoche der infektiösen Mononukleose ein 1907 sah TÜRK wohl als erster Blutbildveränderungen beim Drüsenfieber. Ir den Dreißigerjahren herrschte noch allgemeine Unklarheit in Deutschland übe das Krankheitsbild, bis 1921 TIDY aus England und SPRUNT und EVANS bahn- brechend durch ihre Beschreibung der „infectious Mononucleosis" die vor PFEIFFER beschriebene Erkrankung erkannten. So bürgerte sich dann über die anglo-amerikanische Literatur international dieser Name für das „Drüsen- fieber" ein.

Erst ab 1930 setzte sich die Einheitsauffassung des Krankheitsbildes der infek- tiösen Mononukleose in Europa durch (GLANZMANN, SCHWARZ und LEHNDORFF VOGEL und CHEVALLIER). 1932 erkannten PAUL und BUNNEL die Bedeutung der von HANGANUTZIU (1924) und DEICHER (1926) beschriebenen Reaktion für die infektiöse Mononukleose. Durch Adsorptionsanalysen wurde diese Reaktion zu einer treffsicheren Untersuchungsmethode erweitert. Eine letzte Epoche stellte die pathologisch-anatomische Aera dar. Durch histologische Unter- suchungen des Lymphknotens konnte die morphologische Einheit der infek- tiösen Mononukleose weiterhin durch Milzpunktionen, Leberbiopsien, Ton- sillenpunktionen und Knochenuntersuchungen gesichert werden (DOWNEY und STASNEY). Die wenigen Obduktionsbefunde lassen die infektiöse Mononukleose als infektiös bedingte, reaktive, hyperplastische Retikulose erkennen.

## 2. Klinik

*Inkubation:* Die Angaben über die Inkubationszeiten sind wechselhaft. Sie variieren zwischen 4 Tagen und einigen Wochen, jedoch findet sich meist die Angabe von *7—8 Tagen*. Inkubationszeit von 10—14 Tagen ist ebenfalls nicht selten. GLANZMANN glaubt, daß die Ansteckung nicht immer gleich beim ersten Zusammentreffen erfolgt, sondern erst nach längerer Zeit wiederholten Kontaktes, woraus er die erheblichen Schwankungen der Inkubationszeiten zwischen 4 und 40 Tagen erklärt. Diese große Spanne kann vielleicht darauf zurückzuführen sein, daß sowohl eine Schmutzinfektion, als auch eine Tröpfchen- infektion vorliegen kann und gesunde Virusausscheider als Zwischenträger dienen. *Prodromalstadium:* Uncharakteristisch, kann einige Tage, aber auch 1—3 Wo- chen anhalten, Durchschnittsdauer 10 Tage. Prodrome sind Unwohlsein, Müdig- keit, Appetitlosigkeit, Mißstimmung, Schwitzen. Bei einem Drittel der Pa- tienten kann das Prodromalstadium vermißt werden. *Febriles Stadium:* Völlig gesetzloses Fieber. Als Charakteristikum erscheinen uns die starken intermittierenden Verläufe zwischen 37° C morgens und abends. Relative Bradykardie. Die durchschnittliche Fieberdauer währt zwischen 7 und 12 Tagen, manchmal bis zu 3 Wochen (Abb. 1 und 2).

*Stadium der Drüsenschwellung:* Wird in der zweiten Woche erreicht. Die Anschwellung erfolgt meist in Schüben mit Fieberanstieg und kann sich so schnell vollziehen, daß man sie förmlich wachsen sieht.

*Wiederherstellungsphase:* Sie dauert bis zur vollen Arbeitsfähigkeit auffallend lange, etwa 2—4 Wochen, und es bestehen lange Zeit schnelle Ermüdbarkeit, Konzentrationsschwäche, großes Schlafbedürfnis, während eine ausgeprägte Kreislauflabilität kaum beobachtet wird. Die durchschnittliche Krankheitsdauer beträgt nach unserem durchschnittlichen Krankengut etwa 4—6 Wochen.

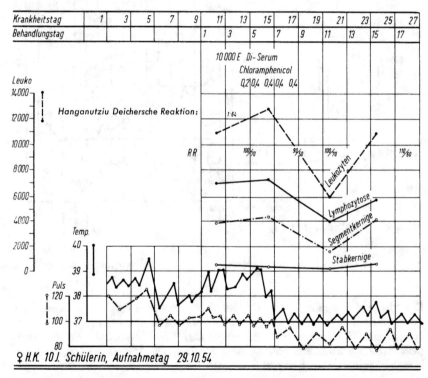

Abb. 1: Krankheitsverlauf und Laboratoriumsbefunde bei infektiöser Mononukleose.

*So kann man klinisch drei Haupttypen unterscheiden:* 1. Eine lymphoglanduläre Verlaufsform mit akutem Beginn, frühzeitigem Auftreten der Lymphdrüsenschwellung, besonders am Hals, als die klassische Form oder auch Typ PFEIFFER. Sie kommt vorwiegend bei Kindern und bei Epidemien vor.
2. Eine anginöse Verlaufsform mit einem imponierenden Rachenbefund.
3. Eine seltene typhöse oder leukämische Verlaufsform, bei der Fieber und Blutbildveränderungen zunächst im Vordergrund stehen.

58*

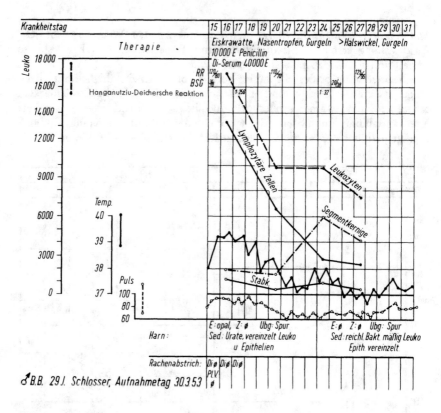

Abb. 2: Krankheitsverlauf und Laboratoriumsbefunde bei infektiöser Mononukleose.

Die klinische Diagnose ergibt sich somit aus Fieber, Lymphknotenschwellung von mehr als regionalem Charakter mit und ohne Milztumor und Veränderungen im Waldeyerschen Rachenring. *Das Charakteristische ist die akute fieberhafte Affektion des lympatischen Systems.* Die Diagnose wird durch das lymphomononukleäre Blutbild von mehr als 50% gesichert.

#### a) Lymphadenitis

Die Lymphknotenschwellungen sind das dominierende Symptom. Grundsätzlich können alle Lymphknoten befallen sein. Im gewöhnlichen Verlauf schwellen zuerst die Halslymphknoten an, auf die dann weitere Drüsenschwellungen folgen. Die Größe der Lymphknotenschwellung schwankt beträchtlich und reicht bis zur Pflaumengröße. Sie sind im allgemeinen nur gering schmerzhaft und verursachen mehr ein Spannungsgefühl. Die Generalisation der Drüsenschwellungen entwickelt sich allmählich meist in Schüben mit Temperaturanstieg. Die Rückbildung der Lymphknotenschwellungen dauert oft lange, selbst über Monate und mehrere Jahre, wobei sich die Patienten subjektiv vollkommen gesund fühlen können. Immer parallel damit geht eine Lymphozytose im Blutbild. Die *zervikale* Form der Lymphadenopathie ist am weitesten verbreitet. Die *axilläre* Form der Lymphadenopathie trifft man nur in Ausnahmefällen und ebenso selten ist die isoliert inguinale Form. Die *thorakale* Form der Lymphknotenschwellung entgeht ohne Röntgenuntersuchung meist der klinischen Feststellung. Die *abdominelle* Form ist jene Verlaufsform, bei der infolge primären Ergriffenseins der mesenterialen Lymphdrüsen Zeichen einer akuten Bauchaffektion mit besonders intensiven Erscheinungen auftreten. Von nicht unbedeutender Wichtigkeit dürfte aber auch das ausgebreitete lymphatische System des Darmes sein, so daß es nicht verwunderlich ist, daß abdominelle Erscheinungen bei der inf. M. nicht allzu selten sind. Die *gastrointestinale* Form kann mit schweren dysenterischen Diarrhöen einhergehen infolge parenteraler oder enteraler Infektionen.

### b) Konjunktivitis, Lidödem

Zu den Initialzeichen gehört die Konjunktivitis und ferner das Auftreten von Lidödemen, bedingt durch den Stauungsdruck der vergrößerten Lymphdrüse.

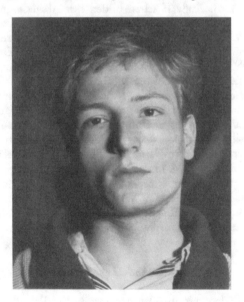

Abb. 3: Facies mononucleosa.

## c) Stomatitis

Enanthem der Gaumenschleimhaut, diffuse fleckige Rötung von hell- bis düster-rot wie bei Scharlach, granuliertes Aussehen durch papillöse Effloreszenzen, schmerzhafte Erosionen und Geschwüre und Gingivitiden sind in allen Graden festzustellen.

## d) Tonsillitis, Pharyngitis

Während in der Darstellung von PFEIFFER die tonsillären Veränderungen fast noch völlig im Hintergrund standen, werden sie heute selten vermißt. Dieser Wandel beruht wohl kaum auf einem epidemiologischen Vorgang, sondern die Fälle ohne Angina kommen weit weniger in die Klinik und laufen meist unter dem Sammelbegriff eines sog. grippalen Infektes. Meist führt erst die Therapieresistenz der Angina zu einer Klinikeinweisung.

Die Erscheinungsform der Angina wechselt von der einfachen Angina catarrhalis bis zur schwersten Angina pseudomembranacea. Bei der Inspektion des Rachens lassen sich einfache Rötung, Schwellung der Tonsillen und der Seiten-stränge, pflasterartige Auflockerung der Rachenhinterwand, Stippchen, Beläge, Ulzerationen, Uvulaödem, Hervortreten von einseitigen tonsillären Prozessen erkennen. Gelegentlich greifen die Beläge auf die Gaumenbögen, die Uvula und die Rachenwand über. Hie und da beteiligen sich die Zungentonsillen am Krankheitsprozeß. Äußerst selten bilden sich Abszesse. Auch bei Tonsill-ektomierten können entzündliche Veränderungen an dem restlichen lympha-tischen Gewebe, z. B. an den Seitensträngen oder der vorderen Zungengrund-tonsille auftreten. Schwere membranöse und ödematöse Entzündungen des Larynx mit hochgradiger Atembehinderung gehören zu großen Seltenheiten, jedoch können die pseudomembranösen Entzündungen so stark werden, daß Tracheotomie erforderlich ist. So bietet die inf. M. im Rachenraum eine Bunt-heit anginöser Veränderungen, bei der man zwischen der einfachen Hyperplasie im lymphatischen Rachenring mit minimalen entzündlichen Zeichen und der sekundären Tonsillitis unterscheiden muß. Auf die lymphatische Hyperplasie weisen Halsschmerzen mit dem Gefühl der Enge auch ohne Beläge hin. Wenn es überhaupt einen auf die inf. M. hinweisenden Rachenbefund gibt, dann ist es die meist mächtige Schwellung der Tonsillen, die sich dann, auch noch beim Erwach-senen, in der Mitte berühren. Allein schon diese Hyperplasie gehört zu der inf. M. Auch im Tonsillenpunktat nach May-Grünwald-Giemsa gefärbt, sieht man für die inf. M. charakteristische morphologisch veränderte Zellen.

## e) Splenitis und Hypersplenismus

Bei der inf. M. finden wir in 30% bis fast 90% aller Fälle einen deutlich tastbaren Milztumor. Die Milzschwellung besteht gewöhnlich schon am

3.—4. Krankheitstag meist gleichzeitig mit der Drüsenschwellung und wächst unter den Augen des Arztes in den nächsten Tagen, wobei sie aber in keinem Verhältnis zur Schwere des Krankheitsbildes stehen muß. Der Milztumor selbst ist glatt mit plumpen, abgerundeten Rändern und mehr oder weniger derb, von halbweicher bis prall elastischer Konsistenz. Auf jeden Fall fühlt er sich härter an als der spodogene Milztumor bei akuten Infektionen und weit derber als die Typhusmilz. Oft ist die mäßige Milzschwellung schwierig festzustellen. In ca. 2—3 Wochen nach dem Fieberstadium bildet sie sich im allgemeinen wieder zurück, kann aber auch monatelang, ja sogar jahrelang vergrößert bestehen. Von den Gefahren, die durch den Milztumor drohen, ist die Milzruptur weitaus die gefährlichste, wobei das Ereignis der Milzruptur sehr dramatisch verläuft und sich mit einem plötzlich starken akuten Schmerz unter dem linken Rippenbogen, Übelkeit und Husten anmeldet. Entscheidend quoad vitam ist die rechtzeitige schnelle Diagnose und sofortige Milzexstirpation. Der Riß liegt meist auf der konkaven Seite; die Milzruptur ist nicht nur bei einer großen Milz zu befürchten, sondern auch beim Fehlen einer palpablen Milz, wenn sich mononukleäre Infiltrationen in die Kapsel ausdehnen. Anstrengende Arbeit wirkt ebenso auslösend wie eine allzu brüske Untersuchung. Wenn auch die spontane Milzruptur wohl am häufigsten bei der Malaria vorkommt, so dürfte doch wohl als zweitwichtigste Ursache einer Milzruptur die inf. M. anzusprechen sein. Durch den Milztumor bzw. durch die Veränderungen in der Milz wird noch eine Reihe interessanter Erscheinungen bei inf. M. ausgelöst, die sich am ehesten unter dem Begriff des Hypersplenismus (DAMESHEK) einordnen lassen. Darunter versteht man eine vervielfachte normale Milzfunktion (HITTMAIR).
1. Hämolytische Anämien,
2. Anämie, Granulozytopenie, Thrombozytopenie bei normalem oder hyperaktivem Knochenmark,
3. Hyperplasie der Lymphopoese bis zur lienalen Lymphadenose.
Alle diese Veränderungen sind auch im Verlauf der inf. M. zu erwarten. Damit treten Symptome wie Purpura oder Anämie auf, die man allgemein bei der inf. M. nicht erwartet, und so die Differentialdiagnose zur Leukämie erschweren. Andererseits sind die Zeichen des Hypersplenismus im Verlaufe der inf. M. trotz bedrohlicher Gefahren nur vorübergehend, treten meist erst in der zweiten Krankheitsphase, etwa am Ende der zweiten Krankheitswoche auf und heilen meist folgenlos ab. Mit symptomatischer Therapie, vor allem mit Prednisongaben unter Antibiotikaschutz und Bluttransfusionen, läßt sich die Phase des Hypersplenismus überwinden. Im einzelnen kommt es zu folgenden Erscheinungen:
Akute hämolytische Anämien sind gekennzeichnet durch starkes Absinken des Hämoglobins und der Erythrozyten, durch einen Ikterus, der wegen der meist gleichzeitigen Hepatitis mononucleosa stärker ist, als es der Hämolyse entspricht, durch Vermehrung der Retikulozyten sowie durch normale oder gesteigerte Erythropoese im Knochenmark. Zuweilen finden sich Mikrosphärozytose, ver-

minderte osmotische Resistenz der Erythrozyten und Hämoglobinurie. Mehrfach sind die Anämien mit thrombopenischer Purpura und Agranulozytose kombiniert.

Auch die Zeichen einer splenogenen Anämie, der Thrombozytopenie und Granulozytopenie sind bei der inf. M. bekannt geworden. Da sie vielfach sehr flüchtig sind, können sie nur durch laufende Blutbildkontrollen erfaßt werden. Die Differentialdiagnose zu toxiko-immunologischen Agranulozytosen ist zuweilen recht schwer. Thrombopenie mäßigen Grades wird bei der inf. M. fast nie vermißt. Als weitere thrombopenische Hämorrhagien werden Zahnfleischblutungen, Blutungen aus den Tonsillen, flächenhafte Hautblutungen, Schleimhautblutungen, besonders im Bereich der Mundhöhle, Bluterbrechen, Hämaturie und Teerstühle beschrieben.

Ein weiteres Hauptzeichen des Hypersplenismus ist die Hyperplasie der Lymphopoese, die zunächst als charakteristisches Merkmal der inf. M. ausgelöst wird durch das infektiöse Agens. In den Fällen aber, in denen Lymphozytose, Milz- und Drüsenschwellungen über Monate, ja Jahre andauern, handelt es sich wohl weniger um eine virogene Wirkung, sondern um eine anhaltende, gesteigerte Funktion des gesamten lymphatischen Systems, in dem die Milz eine bedeutsame Rolle einnimmt. Eine solche Überfunktion und lymphatische Hyper- und Metaplasie muß auch für diese Zustandsbilder angenommen werden, die als chronisch-infektiöse Mononukleose beschrieben werden. Diese chronisch-infektiöse Mononukleose zeigt dabei symptomatologisch ein sehr gut abgrenzbares Bild mit Milztumor und ähnlichem aber weniger ausgeprägtem Blutbild und geringen Lymphknotenschwellungen. Daneben finden sich mehr Komplikationen, wie Herzbeteiligung, Leberparenchymstörungen bis zur Leberzirrhose. Diese Kranken klagen neben allgemeinen Symptomen, wie Ermüdbarkeit, Abgeschlagenheit und Reizbarkeit, meist über Oberbauchbeschwerden. Dabei treten wellenförmige Fieberschübe auf.

### f) Hepatitis

Eine Leberbeteiligung ist bei der inf. M. in ihrer Eigenschaft als Retikulose immer ein integrierender Bestandteil und wurde schon im Jahre 1889 von Pfeiffer selbst beschrieben. Wir fanden bei unseren Kranken in über 20% eine Vergrößerung der Leber, die durchschnittlich den Rippenbogen um 1—2 Querfinger, ja sogar in Einzelfällen um Handbreite überragte.

Die „Hepatitis mononucleosa" ist ein geradezu von der Natur gelieferter Modellversuch für Erkrankungen des Retikuloendothels der Leber. Interessant sind die Resultate der Leberpunktate und Kalk beschreibt sie folgendermaßen: „Das Punktat zeigt eine besondere Art der Hepatitis, nämlich eine Reaktion am retikuloendothelialen System in einer Stärke, wie wir sie kaum bei einer anderen Krankheit erleben, mit Rundzelleninfiltraten im periportalen Raum, zum Teil auch in Knötchenform im Bereich des Läppchens, starker Reaktion an den Kapillarwandzellen mit Schwellung, Rundung und Ablösung dieser Zellen, die geradezu die Leberkapillaren verstopfen. Diese abgelösten Zellen treten auf diese Weise ins Blut; das Besondere dieser Hepatitis mononucleosa besteht darin, daß sie nur die mesenchymalen Bestandteile der Leber befällt, während das Leberparenchym selbst, die Leberzelle gar nicht oder nur in geringem Maße und dann meist in Form der Einzelkernnekrosen befallen wird. Seltener sind Gruppennekrosen." Ausgesprochene zentrale Trümmerzonen hat KALK bei der inf. M. bis auf einen besonderen Fall nie gesehen. Für die Entstehung des Ikterus bei der inf. M. werden folgende Möglichkeiten erörtert:

a) Ikterus durch Kompression oder Irritation der Gallenwege bei Lymphknotenschwellung im Bereich der Leberpforte.

b) Ikterus auf Grund parenchymatöser Veränderungen in der Leber.

c) Ikterus bei hämolytischer Anämie.

In verschiedenen Krankheitsphasen der inf. M. kann der Ikterus unter verschiedenen Begleitsymptomen auftreten:

a) noch vor der Entwicklung tastbarer Lymphdrüsenschwellungen, also initial.

b) gleichzeitig mit Fieber und Drüsenschwellungen,

c) ohne höheres Fieber bei geringer und fehlender Drüsenschwellung als monosymptomatische hepatitische Form der inf. M.

Man hat die *Aktivitäten zahlreicher Enzyme* sowohl in Leberpunktaten als auch im Serum von inf.-M.-Kranken gemessen und man kommt mit KALK zu folgenden Resultaten: In der Leber sind die Veränderungen des Enzymmusters im Verhältnis zu den Änderungen des Lebermusters bei der Hepatitis epidemica quantitativ geringer. Auch qualitativ finden sich markante Unterschiede: So ist die Aktivität der Glutamat-Dehydrogenase (SGDH), deren Verminderung ein charakteristisches Zeichen der Hepatitis ist, bei der inf. M. deutlich gesteigert. Da gleichzeitig auch die Verminderung der Glutamat-Pyruvat-Transaminase (GPT) fehlt und die Aktivität der Glutamat-Oxalazetat-Transaminase an der oberen Grenze der Norm liegt, ist bei der inf. M. eher eine Betonung als eine Einschränkung transaminierender Reaktionen wahrscheinlich. Gemeinsam ist beiden Hepatitisformen die ausgesprochene Verminderung der Enzyme, die als weitgehend spezifisch für die Leberzellen gelten können. Am stärksten nehmen die Aktivitäten bei Sorbit-Dehydrogenase (SODH), 1-Phospho-Fruktaldolase (PFA), Alkohol-Dehydrogenase (ADH) und a-Glycerophosphat-Dehydrogenase (GDH) ab. Auf Grund dieser Messungen ist ein Leberparenchymschaden zu erwarten, der erheblicher ist, als es der histologische Befund vermuten läßt.

Im Serum ist der Anstieg der Enzymaktivitäten bei der inf. M. deutlich höher als bei banalen fieberhaften Infekten, aber wesentlich geringer als bei der akuten Hepatitis. Die Transaminasen überschreiten selten das 5fache, praktisch nie das 10fache der Norm, wobei der Quotient Glutamat-Oxalazetat-Transaminase (GOT) / Glutamat-Pyruvat-Transaminase (GPT) gewöhnlich unter 1 liegt, wie es dem akuten Krankheitsbild der Leber entspricht. Dagegen sind die Laktat-Dehydrogenase (LDH) und die Glyzerinaldehydphosphat-Dehydrogenase (GAPDH) meist stärker erhöht. So tritt mit der Bestimmung dieser vier Enzyme ein charakteristisches Muster hervor, das sich deutlich von dem der akuten Hepatitis unterscheiden läßt. An Hand der Relation GAPDH/Transaminasen läßt sich die Beteiligung der Leber am Gesamt-Krankheitsgeschehen abschätzen und an der Höhe des Anstiegs der beiden Transaminasen die Ausprägung des Leberzellschadens ermessen.

### g) Exanthem

Man erlebt alle Arten und Formen von Exanthemen, besonders aber rubeolenähnliche, skarlatiniforme und roseolenartige Exantheme. Erinnern schon generalisierte Drüsenschwellung und plasmazelluläres Blutbild sehr an Röteln, so bestärkt ein rubeoliformes Exanthem die Ähnlichkeit. Andererseits weckt Angina und skarlatiniformes Exanthem die Assoziation zu Scharlach oder Kontinua, Bradykardie und Roseolen zu Typhus. Aber ebenso sieht man auch morbiliforme, lichenoide, papulo-makulöse und urtikarielle Hautveränderungen.

Neben der Polymorphie ist die Flüchtigkeit der Hauteffloreszenzen charakteristisch. Man kann das Exanthem selten länger als drei Tage beobachten. Es ist meist am Stamm, weniger an den Extremitäten oder gar im Gesicht lokalisiert. Über Juckreiz wird dabei nicht geklagt. Dieser spricht mehr für Arzneimittelexantheme, die durchwegs nicht immer mit Sicherheit auszuschließen sind. Ebenso fehlt Schuppung; selten ist die Entwicklung sekundärer Hauteffloreszenzen.

Die Exantheme erscheinen in der initialen Phase der inf. M. oder um den 14. Krankheitstag, dann zuweilen auch gleichzeitig mit anderen Komplikationen. Diese letztere Beobachtung und das Auftreten eines symptomatischen Erythema exsudativum multiforme weisen auf allergische Abläufe bei der inf. M. hin. Eine allergische Genese ist ebenso für das Guillan-Barréesche Syndrom bei der inf. M. anzunehmen, aber auch für andere Komplikationen denkbar. Betrachtet man die inf. M. als akute infektiöse Schädigung des lympho-retikulären Systems, so wird das Auftreten allergischer Reaktionen verständlich.

### h) Intrathorakale Affektionen

Durch zahlreiche klinische Beobachtungen, röntgenologische und pathologisch-anatomische Untersuchungen konnte eine mononukleäre Affektion intrathorakaler Lymphdrüsen, der Bronchien und der Lunge nachgewiesen werden. So wurden trockener, pertussisähnlicher Reizhusten, paratracheale und peribronchiale und mediastinale Drüsenschwellungen beschrieben. Ferner wurden in Einzeldarstellungen Lungenveränderungen gefunden wie bei der atypischen Pneumonie, bei Viruspneumonien, bei Pneumonitiden, pneumonische Infiltrate, Atelektasen und Bronchopneumonien. Relativ häufig findet man bei schweren inf. M. beidseitige Hilusschwellungen. Die Art der pulmonalen Veränderungen ist ebenso bunt wie das Bild der inf. M.

## i) Nephritis mononucleosa

Bis zu 6% beobachtet man eine Nierenbeteiligung. Im Gegensatz zur Scharlachnephritis setzt die Drüsenfiebernephritis — wenn überhaupt — schon frühzeitig im Verlauf der ersten, seltener in der zweiten Woche ein, wobei im Vordergrund die gelegentliche sehr massive Hämaturie steht. Im Sediment findet man dann häufig massenhaft Erythrozyten, Leukozyten, hyaline und granulierte Zylinder. Diese monosymptomatische, intrainfektiöse herdförmige Nephritis entspricht wohl dem Befallensein einzelner Glomeruli, deren Kapillaren für Blut durchgängig geworden sind. Es handelt sich um eine gutartige Nephritis, die subjektiv symptomlos bleibt und kaum zu Nierenfunktionsstörungen und Blutdrucksteigerungen, geschweige denn zu Herzdilatationen und urämischen Erscheinungen führt. Sie heilt restlos ohne Therapie aus. Die vereinzelt beschriebenen schweren Formen stellen eine Seltenheit dar.

## k) Myocarditis mononucleosa

Erst seit dem Jahre 1945 werden spezifische Herzveränderungen bei dem Pfeifferschen Drüsenfieber in zunehmendem Maße beschrieben, so daß an der klinischen Bedeutung der Myokarditis bei der inf. M. nicht mehr gezweifelt werden kann. Wie bei jeder Infektionskrankheit sind bei der inf. M. infektiöstoxische Myokardschäden mit leichten, oft nicht sicher beurteilbaren EKG-Veränderungen der Kammerendteile bis zur klinisch ausgeprägten Myokarditis zu erwarten. Darüber hinaus gibt es aber bei der inf. M. sicherlich spezifische lympho-mononukleäre Infiltrate im Herzmuskel, so daß man heute von einer Myocarditis mononucleosa sprechen kann. In den von WERNER zusammengestellten Obduktionsbefunden finden sich 3mal deutliche, 10mal geringe und 3mal keine spezifischen Zellinfiltrate im Myokard. Bei Übersicht der Literatur kommt man zu der Feststellung, daß neben wenigen klinisch manifesten, selbst tödlichen Myokarditiden und Perikarditiden eine nachweisbare elektrokardiographische Herzbeteiligung in ca. 1—5% aller Fälle vorliegt, die sich in folgenden elektrokardiographisch nachweisbaren Störungen äußern können: Abflachung oder Negativierung der T-Zacke; Verlagerung der ST-Strecken; Verlängerung der PQ- (bzw. PR-)Dauer; Extrasystolen; Verlängerung der QT-Dauer; Niederspannung; QRS-Verbreiterung mit Schenkelblockbildung; AV-Knotenrhythmus; Interferenzdissoziation; totaler AV-Block.

## *l) Erscheinungen am Zentralnervensystem*

Die Angaben über eine Häufung der neurologischen Affektionen schwanken sehr und liegen zwischen 1 und 2,5%. Würde man bei Symptomen wie Kopfschmerzen, Schläfrigkeit und Meningismus jedesmal lumbal punktieren und routinemäßig eine Liquoruntersuchung vornehmen, so ließe sich die Zahl einer neurologischen Beteiligung erhöhen. Andererseits haben serienmäßig durchgeführte EEG-Ableitungen gezeigt, daß das Nervensystem doch häufiger in Mitleidenschaft gezogen ist, als es die klinische Untersuchung vermuten läßt. Die Erscheinungsbilder der neurologischen Komplikationen sind sehr vielgestaltig, so daß eine Gruppierung schwerfällt. Von den nervösen Erscheinungen treffen ca. 48% auf Bewußtseinsstörungen, ca. 34% auf Polyneuritiden, ca 23% auf Seh- und Pupillenstörungen, ca. 18% auf Atemlähmungen bei Guillain-Barrée-Syndrom und ca. 7% auf Sprachstörungen. Am häufigsten findet sich die meningitische Form mit mehr oder weniger tiefen Bewußtseinsstörungen, Krampfanfällen, tonisch-klonischen Zuckungen, Status epilepticus, Sprachstörungen, Bewußtseinstrübungen, Aphasien. Die polyneuritischen Formen können wiederum mit enzephalitischen Veränderungen kombiniert sein, finden sich aber auch in ziemlich reiner Form mit diffusen, schlaffen Paresen der Extremitäten und des Rumpfes bis zur aufsteigenden Landryschen Paralyse mit Atemmuskellähmungen. Meistens bestehen auch gleichzeitig Sensibilitätsstörungen. Dabei scheint — wie bei der Poliomyelitis — eine proximale Betonung zu überwiegen. Als Sonderform wurde eine unter heftigen Schmerzen in der 3. Woche einhergehende Lähmung im Schultergürtel, vor allen Dingen im Bereich des Musculus deltoides und serratus beschrieben (WOLF), ein Syndrom, das auffällig an die sog. „serogenetische Polyneuritis" nach Diphtherieserum erinnert. Elektroenzephalographische Veränderungen werden z. T. dahingehend mitgeteilt, daß diese pathologischen EEG-Veränderungen oft viel länger anhalten als die klinischen Erscheinungen. Auf Grund unserer Erfahrungen glauben wir sagen zu können, daß man meningitische und meningoenzephalitische Symptome fast immer in der 1.—2. Krankheitswoche feststellt, während das Landry-Guillain-Barrée-Syndrom aber meist erst nach 2 Wochen und später in Erscheinung zu treten pflegt.

## *m) Hämatologie*

Ihren international eingebürgerten Namen hat die „inf. M." von den typischen Blutbildveränderungen. Der Ausdruck „Mononukleose" oder „Lymphomonozytose" wurde deshalb geprägt, weil die Entscheidung über die Natur der vermehrt vorliegenden Zellen auch für den Geübten sehr schwer ist, ja z. T. unmöglich sein kann. Man kann 3 Typen unterscheiden:
1.  Der gewöhnliche Typus: nicht sehr große Zellen, aber doch atypisch pathologische Formen im Vergleich zu der normalen Lymphozytenform.

2. Es treten neue atypische Zellen hinzu: große Zellen, deren Kern denen der Plasmazellen gleicht. Das Protoplasma ist wenig vakuolisiert.

3. Der Typus gehört früheren Entwicklungsstufen an. Ungefähr 1% der Zellen besitzt eine größere Vakuole in der Kernbucht, mit einem azurgefärbten Stäbchen.

Im allgemeinen zeigen alle Fälle die Vorherrschaft der atypischen Lymphozyten, welche am ehesten als abortive Plasmazellen bezeichnet werden können. Die Klassifikation der mononukleären Elemente selbst ist äußerst schwierig. Von den normalen Lymphozyten bestehen alle erdenklichen Übergänge zu den abnormen lymphoiden Zellen, die in einzelnen Fällen auch am gleichen epidemischen Herde in wechselnder Mischung auftreten.
Durch die inf. M. wurde die Frage der Monozytenherkunft entscheidend beeinflußt. Es werden heute dementsprechend drei verschiedene Monozyten nach TISCHENDORF unterschieden.

1. Der myeloische Monozyt ist Produkt der myeloischen Granulopoese und entspricht dem eigentlichen Blutmonozyten.

2. Eine weitere Monozytenform stellen diejenigen Zellbildungen dar, die unter den Erscheinungen der retikulären und endothelialen Reaktion und bei Wucherungen des retikuloendothelialen Gewebes eine Ausschwemmung ins Blut erfahren. Es handelt sich um retikuläre Monozyten, die durch lebhafte Speicher- und Phagozytosefähigkeit gekennzeichnet sind.

3. Schließlich müssen als 3. Gruppe die lymphatischen Monozyten abgegrenzt werden, bei denen es sich ausschließlich um Zellen des blutbildungsfähigen Retikulums im lymphatischen Parenchym handelt.

Zu diesen lymphatischen Monozyten stehen die Plasmazellen, die ja auch gleichzeitig bei der inf. M. eine Vermehrung finden, in Beziehung. Auch für diese Zellen hat MOESCHLIN auf Grund vergleichender Beobachtungen den Namen „lymphatische Plasmazelle" bzw. „lymphatischer Plasmoblast" eingeführt. Diese lymphatischen Monozyten und Plasmazellen sind morphologisch unterschiedliche, aber verwandte Zellformen. Auch im Punktat normaler Lymphknoten lassen sich immer einige dieser lymphatischen Monoblasten feststellen, so daß es sich bei der inf. M. nicht um das Auftreten pathologischer Zellen, sondern lediglich um eine krankhafte Vermehrung dieser Zellen zu handeln scheint. Man muß sich folgerichtig auch eine physiologische Ausschwemmung dieser Zellen in das strömende Blut vorstellen können, wobei auf Grund gewisser morphologischer Übereinstimmung die großen Lymphozyten des Blutes, die ja auch gelegentlich die plumpe Azurgranulation aufweisen, und die lymphatischen Monozyten identisch sein können.
Festgehalten werden muß, daß es trotz aller Bemühungen und mancherlei behaupteten spezifischen morphologischen Veränderungen im Blutbild ein spezifisches Blutbild für die inf. M. nicht gibt und auch nicht zu erwarten ist. Schließlich ist das Blutbild bei der inf. M. mit seiner lymphoidzellig-plasmazellulären Reaktion nur Ausdruck eines Reizzustandes des retikulären Grund-

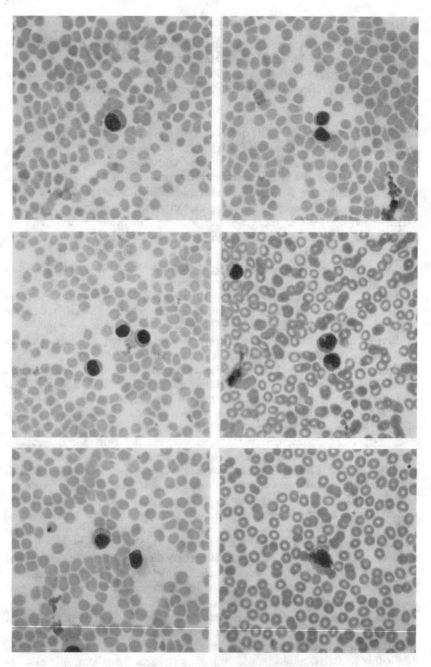

Abb. 4: Typische Blutzellen bei infektiöser Mononukleose.

gewebes lymphatischer Organe. Ein Organsystem antwortet aber auch auf verschiedene Reize mit der gleichen Reaktion. Dementsprechend finden wir bei anderen Erkrankungen, besonders bei Virusinfektionen mit Lymphotropismus, ähnliche Blutbildveränderungen. Auffallend und charakteristisch für inf. M. ist das starke Schwanken der Leukozytenwerte vom einen zum anderen Tag, das besonders nach dem Fieberstadium auffällig ist. Die Leukozytenzahlen bewegen sich meist zwischen 10 000 und 15 000, aber auch normale Leukozytenwerte können innerhalb der ganzen Krankheitsdauer vorliegen. Dabei sind Leukozytenzahlen bis 40 000 keine Seltenheit. Die Höhe der Leukozyten hängt weniger von der Schwere der Erkrankung als von der Intensität der Drüsenschwellung ab. Eine leukopenische Phase um 2000 bis 4000 findet sich in wenigen Fällen initial. Sie darf als unspezifische Infektwirkung gewertet werden und dürfte nur selten erfaßt werden. Eine zweite leukopenische Phase findet sich oft auf dem Höhepunkt der Erkrankung und ist als splenogen anzusehen. Die Mononukleose entwickelt sich allmählich und erreicht zwischen dem 9. und 13. Krankheitstag ihr Maximum, das mit dem Höhepunkt der Drüsenschwellung bzw. der lymphatischen Hyperplasie zusammenfällt. Die lymphomononukleären Zellen machen dabei durchschnittlich 70 bis 85% aus, erreichen aber auch Werte bis 99%. Bei leichteren Krankheitsverläufen, besonders während Epidemien, findet sich auch eine geringere Anzahl lymphoider Zellen, die dann aber meist noch mehr als die Hälfte der Leukozyten ausmachen. Doch für die Diagnose der inf. M. kann keineswegs ein bestimmter Prozentsatz atypischer Zellen gefordert werden. Schließlich findet sich auch einmal bei einem anderen lymphotropen Virusinfekt ein Prozentsatz von mehr als 80% mononukleärer Zellen. Umgekehrt kann auch einmal bei knapp 50% mononukleärer Zellen eine inf. M. vorliegen, so daß das Blutbild erst zusammen mit epidemiologischen Angaben, klinischem Untersuchungsbefund, Krankheitsverlauf und serologischem Ergebnis seine rechte Beurteilung erfährt. Bedenkt man noch die schwierige Erkennung der einzelnen Monozyten, die unterschiedliche Beurteilung zwischen reifen und unreifen Lymphozyten, so wird erkenntlich, daß die prozentualen Angaben über die einzelnen lymphozytären Zellen recht unterschiedlich ausfallen müssen. Nach Überschreiten des Gipfels im Krankheitsverlauf nehmen die kleinen Lymphozyten immer mehr zu, so daß eine gewisse Gegenbewegung in der Zahl großer und kleiner Lymphozyten stattfindet. Diese Lymphozytose hält in Parallele zu Drüsen- und Milzschwellungen oft noch über Monate an und übersteigt die übliche Lymphozytose der Heilphase.

Die *myeloischen Monozyten* zeigen niedrige Zahlen zu Beginn, hohe Zahlen gegen Schluß der Erkrankung, wo Werte über 10% nicht selten sind. Damit zeigen die Monozyten dasselbe Verhalten wie bei anderen Infektionskrankheiten.

Die Angaben über die Eosinophilen sind unterschiedlich. In der Rekonvaleszenz findet man oft eine steigende Eosinophilie. Zusammenfassend zeigt sich bei der inf. M. folgendes Verhalten: Über eine selten faßbare, infektbedingte leuko-

penische Phase entwickelt sich initial ein Reizzustand des myeloischen Appa-
rates mit Polynukleose, wobei sich allerdings meist schon einige lymphomononukleäre Zellen auffinden lassen. Mit Abklingen der myeloischen Reaktion
entwickelt sich eine Steigerung der „Mononukleose", die in der zweiten Krankheitswoche gewöhnlich ihren Höhepunkt erreicht und dann langsam in eine
kleinzellige, langanhaltende Lymphozytose übergeht. Durch die in der Milz ablaufenden morphologischen Veränderungen kommt es zu passageren, funktionellen Einwirkungen auf die Hämopoese im Sinne des Hypersplenismus.
*Veränderungen im Knochenmark:* Leichte myeloische Hyperplasie und Unreife.
Toxische Veränderungen der granulopoetischen Elemente. Lymphoide Reaktion.
Eine Beteiligung des Knochenmarkretikulums im Krankheitsgeschehen ist nicht
in jedem Falle zu erwarten. Die Knochenmarksveränderungen lassen sich nur
kurzfristig nachweisen und bilden sich innerhalb von 2—3 Wochen zurück.
Da das Blutbild in der Diagnose der inf. M. eine bedeutende Rolle einnimmt,
seien noch einige differentialdiagnostische Erwägungen angeschlossen: Bei vielen
Virusinfektionen finden wir eine Rechtsverschiebung des Blutbildes und gelegentlich ein ebenso starkes Auftreten mononukleärer Zellelemente wie bei der
inf. M. Allerdings ist der Reiz hierzu selten so intensiv und so lange anhaltend
wie bei der inf. M. Hier ist die Hepatitis contagiosa zu erwähnen, der Herpes
zoster, der Herpes simplex, die Roseola infantum, die Influenza, die Viruspneumonie, das Papataci-Dengue-Fieber, aber auch der Keuchhusten. Nicht zuletzt
wird bei der inf. M. immer wieder auf Grund des Blutbildes leicht die fatale
Diagnose einer Leukose ausgesprochen.

### 3. Pathologie

Die in der Literatur allgemein mit 1 Promille angegebene Letalität ist m. E.
wesentlich zu hoch. Als bekannt gewordene Todesursachen kommen in Frage
Milzruptur, aufsteigende Lähmung bei Meningo-Enzephalomyelitis, Pneumonie,
Sepsis und Entwicklung örtlicher Eiterungen, ferner in Einzelfällen Glottisödem,
massive Nasopharyngealblutungen, Myokarditis, Nieren- und Leberinsuffizienz,
Spontanpneumothorax und Verblutung bei hämorrhagischer Diathese.
Der makroskopisch-anatomische Befund entspricht den klinischen Feststellungen
mit mehr oder weniger generalisierter Lymphknotenschwellung, Schwellung
und Ödem des lymphatischen Rachenrings, Milz- und Lebervergrößerung. Das
Ausmaß der Milzvergrößerung und der Leberschwellung gleicht dem von Leukämien. Die Milz hat bei der Sektion eine mehr weiche, manchmal ausgesprochen
zerfließende Beschaffenheit und eine dunkelbraun-rote Schnittfläche.
Der mikroskopisch-histologische Befund zeigt hauptsächlich eine Hyperplasie
des lymphoretikulären Gewebes, dessen Charakter am besten im Lymphknoten,
in der Milz und im Rachenring in Erscheinung tritt, aber auch eine disseminierte
retikulohistiozytäre Reaktion in fast allen Organen. Die mononukleären Zellanhäufungen in den einzelnen Organen stellen keine echten Infiltrate dar,

sondern kommen ausschließlich durch Proliferation des ortsständigen Retikulums zustande. Das Agens der inf. M. reagiert anscheinend auf das gesamte lympho-retikuläre Gewebe im Organismus so stark, wie wir es in diesem Maße sonst bei keiner Krankheit kennen. Diese Reaktionsform läßt die genetische Einheit des lymphatischen, histiozytären und retikulären Systems mit gemeinsamer physiko-chemischer Struktur und Funktion vermuten.

### Organveränderungen

*Lymphdrüsen:* Die histologischen Befunde exstirpierter Lymphdrüsen können je nach dem Zeitpunkt der Untersuchung widersprechend lauten. So finden sich allgemein divergierende Befunde. Einmal ist die Struktur erhalten, dann verwaschen, einmal einfache Hyperplasie, manchmal das Bild einer akuten Lymphadenitis, einmal Proliferation auf die lymphoiden Elemente beschränkt, zum anderen Beteiligung endothelialer Elemente, meist von beiden. Infolgedessen hat sich die Drüsenexstirpation im Gegensatz zur Lymphdrüsenpunktion in der Diagnostik nicht durchgesetzt. Man wird jedoch lediglich zur Abgrenzung der inf. M. gegenüber der Lymphogranulomatose und der Leukämie nicht auf eine Drüsenexstirpation verzichten können.

*Milz:* Follikelhyperplasie, oft unter Ausbildung klassischer sog. Reaktionszentren, die einzelne Lymphoidzellen, Retikulumzellmitosen und Kerntrümmer in Retikulumzellen enthalten. Zellige Infiltrate breiten sich in Kapsel und Trabekel aus, möglicherweise bis zu deren völligen Auflösung, und schaffen, verbunden mit einem Ödem, die Voraussetzung für folgenschwere Kapselrisse.

*Tonsillen:* Hier sind die gleichen Befunde wie im Lymphknoten und in der Milz zu erheben, teilweise begleitet von einer mehr oder weniger tiefgreifenden nekrotisierenden Entzündung. Peritonsilläres Gewebe, Rachenring, Zunge und Rachenhinterwand enthalten in Speichel-, Schleimdrüsen- und Muskelinterstitium rundzellige und mononukleäre Infiltrate.

*Knochenmark:* Hier liegen charakteristische Veränderungen besonders in den histologischen Schnittpräparaten vor. Neben einer kleinfleckigen Retikulumhyperplasie werden verschieden dichte, oft nur vereinzelt in Zell- und Fettmark gelegene, unscharf begrenzte granulomartige Knötchen aus proliferierten, retikulären lymphoiden Zellen sichtbar, von wechselnd breiten Säumen verschieden reifer Lymphozyten und Plasmazellen umgeben.

*Leber:* Hier sind die Befunde besonders eindrucksvoll. Kapsel und periportales Bindegewebe enthalten große, oft auf das angrenzende Parenchym übergreifende mononukleäre Zellinfiltrate. Einschlüsse von Parenchymanteilen in die Infiltrate führen zur Leberzellzerstörung. An anderen Stellen dagegen treten Leberzellnekrosen nicht in Erscheinung. Lediglich degenerative Veränderungen leichteren Grades wurden beobachtet. Die Läppchenkapillaren sind teilweise mit Zellen vollgestopft; dabei handelt es sich um die mononukleären Zellen des Blutes und um hyperplastische und abgelöste Sternzellen. Selten ist die Verdickung einzelner

Gitterfasern. Im Gegensatz zur Hepatitis epidemica als Hepatitis parenchymatosa handelt es sich bei der inf. M. im wesentlichen um eine Hepatitis mesenchymatosa. In der *Lunge* hyperplasieren Lymphknoten und Lymphgewebe im peribronchialen Raum und Interstitium. Außerdem können diffuse mononukleäre Zellinfiltrate in den Alveolarsepten und im subpleuralen Bindegewebe, ähnlich wie bei interstitieller Pneumonie auftreten. Am *Herzmuskel* liegen meist nur geringe und spärlich verstreute perivaskuläre Lymphozytenansammlungen um kleine Gefäße, vereinzelt auch subendokardial, vor.

In der *Aorta* sind sie um die Vasa vasorum anzutreffen, in den peripheren Blutgefäßen unabhängig von Organ und Gewebe bei den Arterien in der Adventitia, bei den Venen subendothelial.

Herdförmige Rundzelleninfiltrate sind im *Magen* in Schleimhaut und Submukosa aufzufinden, während in *Dünn-* und *Dickdarm*, einschließlich der Appendix, die hyperplastischen Vorgänge selten sicher von physiologischen Schwankungen abzugrenzen sind, wie sie im jugendlichen Alter vorkommen. STRAUSS dagegen glaubte in Appendixschnitten typische mononukleäre Infiltrate gesehen zu haben, entsprechend einer hervorstechenden Symptomatik, die bei inf. M. zur Appendektomie führen kann.

Das *Pankreas* zeigt gelegentlich lymphozytäre Infiltrate im Interstitium.

Im Bereich des *Urogenital-Traktus* werden intertubuläre und perivaskuläre mononukleäre Zellinfiltrate in Rinde und Mark der Nieren, perivaskuläre interstitielle Infiltrate in Harnblase, Prostata und Hoden gefunden.

Unter den *endokrinen* Organen konnte die Beteiligung der Nebennieren in Mark und Kapsel, der Thymusdrüse und Hypophyse nachgewiesen werden.

In der äußeren *Haut* werden Papillarkörper und Korium, in der *Skelettmuskulatur* die Interstitien und die kleinen Gefäße betroffen.

Das *ZNS* weist eingreifende Läsionen bei den unter neurologischen Erscheinungen tödlich verlaufenden Fällen auf. Petechiale vaskuläre Blutungen und Ganglienzelldegenerationen in allen Abschnitten des Gehirns und Rückenmarks, lockere mononukleäre Infiltrationen der Leptomeninx und vorderen Spinalwurzeln beherrschen das Bild. Allerdings existiert auch der Nachweis kleiner vaskulärer Infiltrate im Gehirn bei klinischer Symptomlosigkeit.

*Die einheitlichen histologischen Veränderungen unterstreichen die These, daß die infektiöse Mononukleose eine Krankheit sui generis ist, für die das Auftreten abnormer Lymphoidzellen charakteristisch ist.* Wenn heute die gleichen Elemente auch bei anderen Viruskrankheiten gefunden und deswegen als „Virozyten" (LITWINS und LEIBOWITZ, SIEDE) bezeichnet werden, so wird doch allgemein anerkannt, daß diese dann nie in einer so großen Zahl und besonders nie über so lange Dauer, wie bei der inf. M., zu beobachten sind.

Eine weitere differentialdiagnostische Erwägung, die sich am Sektionstisch unter dem Eindruck des anatomischen Befundes ohne weitere Kenntnisse klinischer und hämatologischer Daten anbietet, ist die Sepsis (WERNER). Unter dem Eindruck des makroskopischen Aspektes sind vielleicht bei Fehlen eingehender Untersuchungen manche Todesfälle von inf. M. verborgen geblieben.

## 4. Ätiologie

Als Erreger für die inf. M. wird zwar meist ein Virus angenommen, jedoch kann das noch keineswegs als gesicherte Tatsache angesprochen werden. Wir besitzen heute weder ein zuverlässiges Züchtungsverfahren für den Erreger der inf. M., noch wissen wir etwas über seine Eigenschaften. Infolgedessen fehlt es auch an einer auf den Erreger, seinen serologischen und sonstigen Eigenschaften basierenden Laboratoriumsdiagnose. Von klinischer Seite gesehen spricht alles für eine Viruserkrankung. Es liegen Übertragungsversuche von Mensch zu Mensch vor mit positiver Erzeugung einer typischen inf. M. Auch durch Injektionen von Drüsenmaterial konnten beim Affen Lymphdrüsenschwellungen und Mononukleose erwirkt werden (WISING). Interessant ist die Mitteilung einer Laboratoriumsinfektion von WISING, nach der sich ein Assistent beim Aufschneiden einer infizierten Affenlymphdrüse verletzte und nach einer Inkubation von 7 Tagen unter Fieberanstieg eine Schwellung der regionalen und der übrigen Lymphdrüsen eintrat. Gleichzeitig zeigten sich typisches Blutbild, positive Hämheteroagglutination, und ein aus dem Lymphdrüsenmaterial hergestelltes Antigen rief eine starke Hautreaktion hervor. Eine große Zahl weiterer erfolgreicher Affenversuche liegen vor, während weitere Tierübertragungsversuche auf Kaninchen und Hühner erfolglos waren. Somit scheint der Affe das einzig geeignete Versuchstier zu sein, mit der Einschränkung, daß bei ihm die klinischen Erscheinungen nur wenig ausgeprägt sind und die serologischen Veränderungen nicht eindeutig sind, da ja schon artfremdes Eiweiß allein eine positive Hanganutziu-Deicher-Reaktion verursachen kann. Übertragungsversuche von Mensch zu Mensch — sei es durch Blutübertragungen oder durch Spray von Gurgelwasser oder durch intra- und subkutane Seruminjektionen, durch Gaben von Stuhlsuspensionen mittels Magenschlauch — waren erfolgreich. Den Japanern gelang es durch Übertragung von menschlichem Blut, Knochenmark und Lymphknoten Mononukleosekranker erfolgreich Mäuse zu infizieren. Lange Jahre bestand eine lebhafte Diskussion um die Frage, ob die inf. M. eine Listeriose ist, aber auf Grund zahlreicher experimenteller Untersuchungen muß ein Zusammenhang der inf. M. mit der Listeriose abgelehnt werden, was besonders auch von Kennern der Listeriose geschieht (GIRARD und MURRAY, JULIANELLE, SEELIGER und LINZENMEIER). Neben diesen mannigfachen rein exogenen Erregertheorien, von denen heute die Virustheorie wohl allein die meiste Berechtigung haben dürfte, existiert noch die allergische Theorie (HUNT).

## 5. Serologie

Die serologische Epoche der inf. M. beginnt im Jahre 1932 als PAUL und BUNNELL bei einigen Fällen die Beobachtung machten, daß Serum von Mononukleosekranken Hammelerythrozyten in erhöhtem Maße agglutiniert. Schon im Jahre 1924 hat HANGANUTZIU und 1926 DEICHER dieselbe Agglutination beschrieben.

Beide Autoren fanden sie zunächst als Störung der Wassermannschen Reaktion und konnten sie bei Nachprüfungen auf vorausgegangene Seruminjektionen zurückführen. So wird die Hammelblutkörperchenagglutination teils als Hanganutziu-Deichersche, teils als Paul-Bunnell-Reaktion bezeichnet. Eine abschließende Beurteilung des serologischen Befundes ist wohl erst nach Isolierung des Erregers restlos möglich. Die Hetero-Agglutination kann nur als paraspezifische Reaktion bewertet werden. Das Bemühen der Serologen, die Hetero-Agglutination zu einer möglichst krankheitsspezifischen Reaktion auszubauen, ist dankenswert, werden doch dadurch mononukleoseähnliche Krankheitsbilder weitgehendst ausgeschlossen, sowie zweifelhafte inf.-M.-Fälle bestätigt. Die Serologen wollen keineswegs behaupten, daß der Nachweis der sog. M.-Antikörper allein die Diagnose der inf. M. entscheidet. Als nosologische Einteilungsprinzipien für die inf. M. verbleiben Klinik und Blutbild an erster Stelle, da die Seroreaktion fehlen kann. Diese Feststellung GANZMANNS ist die allgemeine und berechtigte Meinung. Eine negative serologische Reaktion kann eine fundierte klinische Diagnose nicht entkräften, wie eine positive Reaktion noch keine inf. M. ausmacht. Aber andererseits, was steht uns heute zur serologischen Bestätigung zur Verfügung. So ist neben der typischen Blutbildveränderung eine serologische Bestätigung wünschenswert, sei es durch den Nachweis der gegen Hammelblutkörperchen vermehrt auftretenden Agglutinine in Serum und Liquor (PAUL-BUNNELL-Test), den Nachweis von im Serum vermehrt auftretenden Rinderbluthämolysinen (BALLEY und RAFFEL) oder die verhältnismäßig sichere Absorptionsmethode von DAVIDSOHN, wodurch unspezifische Reaktionen und sog. FORSSMANN-Antikörper (nach Seruminjektion) weitgehend ausgeschlossen werden können. Im allgemeinen sind die Seroreaktionen ab 7. Krankheitstag positiv, d. h. bei der PAUL-BUNNELL-Reaktion wenigstens ein Titerwert von 1 : 64 bzw. 1 : 128 oder höher und beim Absorptionsversuch ein Titer von 1 : 32; ausschlaggebend sind natürlich die Titeranstiege. Bei negativem Ergebnis müssen die Untersuchungen wiederholt werden, auch dann, wenn die Krankheitserscheinungen bereits wieder abklingen sollten. Als wertvolle Vorprobe bzw. als „Such- und Siebtest" empfehlen PALME und TRAUTMANN einen Objektträgerschnelltest zum Nachweis einer gesteigerten Heterohämagglutination: „1 Tropfen Hammelblutkörperchensuspension in der Verdünnung 1 : 10 in physiologischer Kochsalzlösung wird mit 1 Tropfen nativem Patientenserum bei Zimmertemperatur auf einem Objektträger gemischt; jede binnen einer Minute sichtbar werdende deutliche Agglutination wird als positiv angegeben." Das Verfahren wird zur serologischen Verlaufskontrolle empfohlen. Zwar nicht spezifisch, jedoch charakteristisch ist auch der Differentialtest mit papainisierten Schaferythrozyten (WÖLLNER, DAVIDSOHN und BUFFA). Da diese Methoden im Kindesalter häufig versagen, soll hier besonders der Nachweis komplementbindender Lipoidantikörper serodiagnostisch weiterhelfen (MÜLLER). Das auffallend seltene Vorkommen positiver PAUL-BUNNELL-Reaktionen vor allem bei Kindern unter 5 Jahren erklären VAHLQUIST, EKELUND und IVETERAS mit der Unfähigkeit des Organismus, in diesem Lebensalter sog. M-Antikörper zu bilden. Erkrankungen mit ähnlichen klinischen Erscheinungen, jedoch negativen Seroreaktionen, werden zur infektiösen Pseudomononukleose gerechnet oder als epidemische febrile Adenopathie bezeichnet. Gelegentlich positive Seroreaktionen, wie die Wassermannsche Reaktion, die Kälteagglutination und Agglutination auf Salmonellen und Brucellen, sind unspezifische, rasch wieder abklingende Mitagglutinationen (nach H. W. KOEPPE).

## 6. Therapie

Wie bei den meisten Viruskrankheiten gibt es auch bei der inf. M. keine spezifischen therapeutischen Maßnahmen. Die Therapie der inf. M. ist in erster Linie eine symptomatische und soll folgende Punkte besonders beachten: strenge Bettruhe, mindestens 1—2 Wochen über das Fieberstadium hinaus, Analgetika und Antipyretika, Kreislaufunterstützung. An lokalen Maßnahmen werden Halswickel und nach jedem Essen Gurgeln durchgeführt, bei schmerzhaften Lymphdrüsenschwellungen Auflagen mit antiphlogistischen Salben oder Alkoholumschläge. Bei Stomatitiden Spülungen mit Salbeitee, Boraxlösungen. Die Anwendung von Sulfonamiden wird fast allgemein als nutzlos abgelehnt. Etwas günstiger wird Penicillin beurteilt. Eine positivere Beurteilung erfährt das Aureomycin und Terramycin. Als Fazit all dieser Behandlungsversuche hat zu gelten, daß eine generelle Behandlung mit Antibiotika bei inf. M. nicht zweckmäßig und erforderlich ist, Antibiotika nur unterstützend bei schweren Sekundärinfektionen anzuwenden sind und dann als sog. Breitbandantibiotika. Einheitlich wird die Anwendung von kortikotropen Hormonen wie Cortison, Hydrocortison, Prednison und seinen weiteren Derivaten beurteilt. Wie bei allen Infektionskrankheiten ist dieses Vorgehen nur in wirklich bedrohlichen Fällen bei inf. M. indiziert, wie z. B. bei schweren toxischen Bildern, bei ausgedehnten Ödemen im Rachenbereich mit Stridor bei neurologischen Erscheinungen, bei komatösen Zuständen und drohender Atemlähmung, bei massiven pulmonalen Veränderungen oder starken splenogenen Wirkungen wie Agranulozytose und hämorrhagische Diathese. Dabei ist der rechtzeitige Einsatz von Cortison notwendig. Zusammen mit Prednison ist ein Breitbandantibiotikum in ausreichender Dasierung zu injizieren. Die Therapie der Komplikationen der inf. M. ist ebenfalls eine symptomatische und bedarf somit keiner besonderen Beschreibung. Eine Tonsillektomie bei einer inf. M. muß dann evtl. erwogen werden, wenn die Schwellung im Rachenring schwerste Atem- und Schluckbeschwerden verursacht, wenn nekrotische Ulzerationen der Tonsillen vorhanden sind und evtl. zu gefährlichen Blutungen führen, wenn tiefe, langsam heilende Ulzera in den Tonsillen vorhanden sind. Jedoch wird man bei der inf. M. mit ihrem meist günstigen Verlauf jede stärker eingreifende Behandlung vermeiden. Eine sich beschränkende Therapie verlangt mehr Verständnis und eine höhere ärztliche Kunst als eine polypragmatische Behandlungsweise.

## 7. Epidemiologie

Über die ganze Erde breitet sich die inf. M. aus. So liegen Erkrankungsberichte vor aus Japan, Südafrika, von den Falklandinseln, aus Brasilien, aus Venezuela, aus Argentinien, aus China und sogar aus einem amerikanischen Camp in der Arktis, sowie aus Europa und Nordamerika. Die größten Erkrankungszahlen meldet Nordamerika. Unter den europäischen Ländern sind England und die skandinavischen Länder am meisten von der inf. M. betroffen, dann folgen Schweiz, Frankreich und die übrigen mitteleuropäischen Länder, während die Verbreitung in den südeuropäischen Staaten geringer ist. Ende des vorigen Jahrhunderts scheint das Drüsenfieber in Rußland besonders häufig gewesen zu sein. In Deutschland selbst ergibt sich nach geschichtlicher Rückbetrachtung, daß die inf. M. zwischen 1895 und 1900 häufiger beobachtet wurde als am Anfang des Jahrhunderts, dann erst wieder vermehrt nach dem ersten Weltkrieg bis 1930 und nun seit 1948 wiederum in stärkerem Maße. Somit scheint ein wellenförmiger Verlauf vorzuliegen, mit einem Gipfel alle 20 Jahre, also einem Generationsalter. Sichere Mitteilungen darüber, ob die inf. M. auch in tropischen Ländern und Gegenden, in denen die Menschen offenbar schlechteren hygienischen Umständen unterworfen sind, häufiger vorkommt, ist unklar. Anscheinend liegt eine Zivilisationsseuche vor, denn die soziale Stellung und der Einfluß des Milieus sind nicht bedeutungslos. Somit ist die inf. M. nicht eine Krankheit des Proletariats, sondern eine Krankheit der Zivilisation. Man hat sie auch „Studentenkrankheit" oder „Studentenfieber" genannt und Arbeit im Spital und ärztliche Tätigkeit sind für die Ansteckung besonders disponierend. Medizinstudenten, Ärzte, Arztkinder und Schwestern werden in einer so auffallend großen Zahl betroffen, daß man nicht von einem bloßen Zufall sprechen kann. Ein sicherer Saisongipfel konnte bisher nicht festgestellt werden. Die Alterskurve der inf. M. zeigt ein charakteristisches Verhalten, und zwar einmal einen Gipfel zwischen dem 5. und 9. Lebensjahr und einem zweiten Gipfel zwischen dem 16. und 20. Lebensjahr. Erkrankungen jenseits des 30. Lebensjahres sind selten. Diese Tatsache entspricht einer allgemeinen Immunisierung im Kindes- und Jugendalter, wohl größtenteils über den Weg der stillen Feiung. Das männliche Geschlecht soll stärker von der inf. M. befallen werden als das weibliche.

*Schrifttum*

Zusammenfassende Literatur über das ganze Gebiet der inf. M. zu finden bei:
1 MEYTHALER, F. u. W. HÄUPLER: Die infektiöse Mononukleose. Beiträge zur praktischen Medizin. Ferdinand Enke Verlag, Stuttgart 1962
2 HEILMEYER, L. u. H. BEGEMANN: Die infektiöse Mononukleose. In: Hb. inn. Med., 4. Aufl., Bd. 2. Springer-Verlag, Berlin—Göttingen—Heidelberg
3 KOEPPE, H. W.: Mononucleosis infectiosa. Med. Klin. 55, 32 (1960)
4 TRAUTMANN, Fr.: Altes und Neues von der Serologie der infektiösen Mononukleose. Med. Klin. 58, 10 (1963)

# Exanthema subitum oder Roseola infantum

Von O. Vivell

*Synonyma:* Exanthema criticum, Pseudorubella, Dreitagefieberexanthem.

Diese exanthematische Infektionskrankheit des Säuglings und Kleinkinde beginnt plötzlich mit hohem Fieberanstieg, dauert 3—5 Tage und endet mi einem bei kritischer Entfieberung auftretenden generalisierten, hellroten Ex anthem. Die Erkrankung imponiert zunächst als schwere Infektion, bis mit den Exanthem die entscheidende Wende zum Guten eintritt. Die Symptomentria: kritische Entfieberung, blasses, generalisiertes Exanthem und relative Lympho monozytose bei Leukopenie begründet klinisch die Krankheitseinheit.

Die Erkrankung wurde 1910 von Zahorsky als Roseola infantilis beschrieber *[12, 13]*. Veeder und Hempelmann *[8]* erkannten 1921 die diagnostisch bedeutungsvollen Blutbildveränderungen. Erfolgreiche Übertragungsversuche auf Affen und einen gesunden Säugling führten 1950/51 amerikanische unc schwedische Autoren durch *[3, 5]*. Neuerdings wird auffallend häufig übei die Isolierung von Adenovirus Typ 3 bei solchen Erkrankungen berichtet *[2, 6, 7]*.

Initialsymptome beim Exanthema subitum sind ein plötzlicher, besorgnis erregender Fieberanstieg, wobei Erbrechen und Krämpfe auftreten können. Fast immer sind die Kinder aber krampfbereit, berührungsüberempfindlich und werfen sich unruhig hin und her. Bei Säuglingen können die Hirndruck symptome oft an der Fontanellenspannung abgelesen werden. Andere Infekt zeichen sind wenig ausgeprägt, doch kommen eine Pharyngitis, Otitis catar rhalis, Konjunktivitis, periorbitales Ödem und eine Dyspepsie vor. Die klinische Situation bleibt 3—4 Tage völlig ungeklärt, bis mit kritischer Entfieberung das „erlösende" hellrosa, makulöse Exanthem auftritt. Man spricht oft von einem „Dreitagefieberexanthem", obwohl die Temperaturdauer nicht streng normiert ist. Der Rash gleicht dem bei Röteln, findet sich vor wiegend im Nacken, am Rumpf, sowie den Oberarmen und Oberschenkeln. Er ist unterschiedlich dicht, gelegentlich zu hellroten Erythemflächen konfluie rend, manchmal aber nur spärlich vorhanden. So schnell, wie er im Fieber abfall auftritt, kann er auch wieder nach Stunden oder 1—2 Tagen ver schwinden. Im Blutbild schlägt eine zunächst vorhandene Granulozytose mit

| Virustyp | Art des Exanthems | Häufige Begleiterkrankungen epidemiologisches Verhalten |
|---|---|---|
| ECHO 4 | feinfleckig, rötelnartig, während des Fiebers | aseptische Meningitis |
| ECHO 9 | 1—2 Tage nach Fieberbeginn, makulo-papulös, Gesicht, Rumpf, Streckseiten der Extremitäten | aseptische Meningitis, ausgedehnte Epidemien 1955—1956 in Europa und Kanada, 1957 in USA |
| ECHO 16 | „Boston Exanthem", meist erst nach Entfieberung | umfangreiche Epidemien in USA 1951 und 1954 |
| ECHO 18 | Rash während des Fiebers | Pharyngitis |
| ECHO 2, 6, 13, 14 | rötelnartig | nur Einzelfälle bekannt |
| Coxsackie A 9 | rötelnartig, gelegentlich vesikulär oder petechial | Fieber mit meningitischen oder enzephalitischen Zeichen |
| A 16 | Exanthem an Händen und Füßen, Enanthem vesikulo-ulzerativ an Oropharynx, Zunge und Zahnfleisch | Husten, Kopfweh, Diarrhoe. Ausgedehnte Epidemien in Toronto 1957 |
| B 1 | rötelnartig an Rumpf und Beinen | |
| B 3 | vesikulär auf makulopapulösen Herden an Händen, Fingern, Stamm, Abdomen, Bein und Kopfhaut | |
| Adenovirus 3 (selten 1 u. 2) | klinisch wie Exanthema subitum | mehrere Berichte aus USA und Japan |
| 7 | mehr wie Scharlach oder Masern | mehrere Beobachtungen |

Sehr ausgedehnte, nicht selten hämorrhagische oder petechiale Exantheme finden sich im Zusammenhang mit einem oft schweren, hochfieberhaften Krankheitsbild bei Infektionen mit Arboviren, wie Dengue, hämorrhagisches Fieber, West Nile, Chikungunya, O'Nyong-Nyong-Fieber u. a.

Tab. 1: Viren, die bei rötelnartigen Exanthemen gefunden wurden.
(Nach WENNER und TE YONG LOU.)

Linksverschiebung plötzlich mit Exanthemausbruch in eine Leukopenie mit relativer Lymphomonozytose um. Die Zahl der Leukozyten sinkt oft auf sehr tiefe Werte (2000—3000) ab. Im Knochenmarkspunktat kann man im Fieberstadium ein- bis mehrkernige Riesenzellen finden [9].

Die Prognose ist meist gut, doch kommen auch Defektheilungen mit residualen Hirnschäden vor [1, 11].

Die Erkrankung tritt fast nur bei unter zwei Jahre alten Kindern mit einem Gipfel im späten Säuglingsalter auf. Sie ist weder geschlechts- noch jahreszeitlich gebunden. Der Manifestationsindex ist sehr gering. Man muß annehmen, daß viele Infektionen inapparent, abortiv oder atypisch verlaufen. Auf Grund von Infektketten lassen sich Inkubationszeiten zwischen 3 und 9 Tagen, gelegentlich auch darüber, angeben. Wie die Ansteckung erfolgt, ist unbekannt. Meist wird man eine Kontaktinfektion annehmen dürfen, doch sind auch Übertragungen durch gesunde Pflegepersonen beobachtet worden [11].

Man hat das Exanthema subitum mehrfach experimentell auf andere Kinder mit Vollblut und Serum übertragen können [3, 5]. Auch auf Affen wurde eine febrile, übertragbare, leukopenische Krankheit erzeugt [5]. 1954 isolierten NEVA und Mitarb. [7] aus Stuhlproben eines zwei Jahre alten, typisch erkrankten Kindes einen zytopathogenen Erreger, der sich später als Adenovirus Typ 3 identifizieren ließ. Dieser Befund wurde z. T. von anderen Autoren bestätigt, wobei sich gelegentlich auch andere Adenovirustypen fanden, so daß ein Zusammenhang zwischen diesem klinischen Syndrom und Adenovirus-Infektionen möglich erscheint [2, 6, 7]. Man muß aber annehmen, daß noch andere Viren ätiologisch beteiligt sind, so daß das Exanthema subitum wahrscheinlich nur klinisch einheitlich erscheint (Tab. 1). Von Interesse ist die Beobachtung, daß bei den Impfmasern das diskrete Exanthem ebenfalls mit der Entfieberung oder kurz danach auftritt, so daß ein Exanthema subitum vorgetäuscht werden kann [10].

*Schrifttum*

1 BURNSTINE, R. C. a. R. S. PAINE: Residual encephalopathy following roseola infantum. J. Dis. Children 98, 144 (1959)
2 FUKUMI, H., F. NISHIKAWA, Y. KOKUBU a. T. NAKAYAMA: Isolation of adenovirus from an exanthematous infection resembling roseola infantum. Jap. J. Med. Sc. Biol. 10, 87 (1957)
3 HELLSTRÖM, B. a. B. VAHLQUIST: Experimental inoculation of roseola infantum (exanthema subitum). Acta Paediatr. 40, 189 (1951)
4 JANSSON, E., O. WAGER, O. FORSSELL a. H. HALONEN: An exanthema subitum-like rash in patients with adenovirus infection. Ann. Paed. Fenn. 7, 3 (1961)
5 KEMPE, C. H., E. B. SHAW, I. R. JACKSON a. H. K. SILVER: Studies on etiology of exanthema subitum (roseola infantum). J. Paediatr. 37, 561 (1950)

6 NAYAGAMA, T., K. HAYAKAWA, M. OSHIGE a. H. OKI: Studies on the relations between exanthema subitum and adenovirus. Acta Med. Univ., Kagoshima *13*, 44 (1960)

7 NEVA, F. A. a. J. F. ENDERS: Isolation of a cytopathogenic agent from an infant with a disease in certain respects resembling roseola infantum. J. Immunol. *72*, 315 (1954)

8 VEEDER, B. S. a. T. C. HEMPELMANN: A febrile exanthem occuring in childhood (exanthema subitum). J. Amer. Med. Ass. *77*, 1787 (1921)

9 WEICKER, H.: Eine monozytäre Riesenzelle im Knochenmark im Prodromalstadium des Exanthema subitum. Ärztl. Wschr. *8*, 481 (1953)

10 WENNER, A. a. TE YONG LOU: Virus diseases associated with cutaneous eruptions. Progr. Med. Virology *5*, 219 (1963)

11 WINDORFER, A. u. B. KORNHUBER: Zur Klinik und Epidemiologie des Exanthema subitum. Dtsch. med. Wschr. *89*, 105 (1964)

12 ZAHORSKY, J.: Roseola infantilis. Pediatrics *22*, 60 (1910)

13 ZAHORSKY, J.: Roseola infantum. J. Amer. Med. Ass. *61*, 1466 (1913)

# Erythema infectiosum

Von O. Vivell

*Synonyma:* Ringelröteln, Megalerythema epidemicum, infectious blushing, 5. Krankheit

Diese relativ seltene Erkrankung, die in größeren Zeitabständen in lokal begrenzten Epidemien auftritt, wird durch ein makulo-papulöses, stark zur Konfluenz neigendes, in seiner Morphe als pathognomonisch angesehenes Exanthem charakterisiert. Virologisch ist diese Infektion noch ungenügend erforscht, so daß ihre Abgrenzung gegenüber anderen exanthematischen Erkrankungen auf rein klinischen Kriterien beruht.

## 1. Geschichte

Als eine Variante der Röteln beschrieb Tschamer [6] 1889 in Graz 30 solcher Fälle. Sticker [4] wies auf die fehlende Kreuzimmunität gegenüber Masern und Röteln hin und nannte die Krankheit Erythema infectiosum. Seither wurden zahlreiche Epidemien zunächst aus Österreich und Deutschland, später auch aus den USA, Frankreich, der Schweiz, Polen, Ungarn, Rumänien, der Türkei sowie aus Mittel- und Südamerika beschrieben [2, 4, 5, 7, 8].

## 2. Klinik

Schon die ersten Beobachtungen ließen eine Inkubationszeit von 6—14 Tagen erkennen. Fast pathognomonisch ist die Exanthemmorphe im Gesicht, wo sie sich schmetterlingsförmig von beiden Seiten der Nase über die Wangen bis vor die Ohren ausbreitet. Die Mundpartie bleibt ausgespart. Die flächenhafte, ins Livide spielende, etwas erhabene Rötung ist nach oben und unten scharf demarkiert und ähnelt oft einer Schamröte (infectious blushing) oder einem Erysipel. An der Stirn sowie dem Kinn kann es fleckig sein. Auffallend ist der flackernde Charakter des Erythems, das manchmal für Stunden oder Tage verschwinden kann und dann wieder aufblüht. An den Streckseiten der Extremitäten kommt der polyzyklische, girlandenförmige Charakter des Exanthems deutlich zur Ausprägung, der der Krankheit auch den Namen „Ringelröteln" eingetragen hat. Die vielfachen zirzinären oder landkarten-artigen Zeichnungen können auch einen mehr netzartigen Charakter annehmen wie bei einer Cutis marmorata. Der Stamm bleibt meist ausgespart oder beteiligt sich relativ spät mit einem mehr makulo-papulösen Rash. Frischere Herde sind mehr rosarot, ältere werden livid-zyanotisch. Das Exanthem dauert meist 6—10 Tage und kann auch danach noch bei Erregung oder Erwärmung und Sonnenbestrahlung aufflackern, wobei es in Farbe und Zeichnung einem starken Wechsel unterliegt.

Auffallend gering, wenn überhaupt vorhanden, sind allgemeine Infektzeichen. Fieber wird nur selten beobachtet, die Schleimhäute sind kaum beteiligt und auch eine Lymphadenopathie wird in der Regel vermißt. Charakte-ristische Blutbildbefunde fehlen. Differentialdiagnostisch kommen eher toxisch-allergische Exantheme sowie das Erythema exsudativum multiforme in Frage als Röteln und Masern. Die Prognose ist immer günstig.

### 3. Pathologie

Bei vereinzelt durchgeführten Hautbiopsien hat man ein Ödem epidermaler Zellen mit Vakuolisation und Kernpyknosen sowie eine Infiltration mit Histio-zyten beobachtet. Daneben findet man um Arteriolen, Kapillaren und Venen Infiltrate mit mononukleären Zellen [1, 3].

### 4. Ätiologie

In den letzten Jahren wurde mehrfach mit modernen Gewebekulturverfahren versucht, ein Virus bei typischen Fällen zu isolieren. WERNER u. Mitarb. [9] fanden nach Blindpassagen in Affennierenzellen aber auch in primären mensch-lichen Amnionzellkulturen zytopathogene Veränderungen mit Riesenzell-bildung, wie sie für Masernvirus typisch sind. Isoliert wurden diese Viren aus Blut, Rachenspülwasser und Stuhlproben akut erkrankter Personen. Mit Gewebekulturüberständen infizierter Zellen als komplementbindende Anti-gene konnten Antikörperanstiege bei diesen Patienten nachgewiesen werden. Serologische Beziehungen zu den Masern wurden festgestellt. Ein sicherer Be-weis, daß es sich nicht um Masernviren, sondern um eigenständige Erreger handelt, steht aus.

WILCOX und EVANS [10] infizierten primäre Kulturen von menschlicher Vor-haut und Uterusgewebe mit Stuhl und Rachenspülflüssigkeit von Patienten zwischen dem ersten und vierten Exanthemtag. In der ersten Passage fanden sich zytopathogene Effekte mit Abrundung der Zellen und Riesenzellbildung, die aber nach weiteren Passagen verschwanden. WENNER [7] konnte weder auf menschlichen Amnionzellen, Rhesusaffennierenzellen, Kaninchennierenzellen, noch KB- und HeLa-Zellen konstant einen Virusbefund erheben, wenn er Blut, Stuhl und Rachensekret vom 1. und 2. Exanthemtag untersuchte.

Zusammenfassend muß man feststellen, daß die bisherigen Bemühungen um die Aufklärung der Ursache dieser offensichtlich infektiösen Erkrankung noch keine eindeutigen Ergebnisse erbracht haben.

## 5. Epidemiologie

Die Annahme, daß es sich um eine kontagiöse Erkrankung, wahrscheinlich eine Virusinfektion handeln muß, gründet sich auf die Beobachtung kleiner Epidemien in Kindergärten, Heimen oder Schulen. Viele Ärzte haben die Erkrankung nie gesehen, weil solche lokal begrenzt bleibenden Ausbrüche selten sind. Die Kontagiosität scheint nicht sehr hoch zu sein. Es wurden Manifestationsraten zwischen 1% und 20%, gelegentlich auch höher, angegeben, wobei anzunehmen ist, daß viele Infektionen inapparent bleiben [2].

*Schrifttum*

1 HOFFMANN, E.: Erythema infectiosum (Großflecken oder Ringelröteln). Dtsch. med. Wschr. *42*, 777 (1916)
2 PLÜCKTHUN, H.: Erythema infectiosum. In: Handbuch der Kinderheilkunde, Band V, S. 203. Springer-Verlag, Berlin—Göttingen—Heidelberg 1963
3 RUBERTI, A.: Aspetti isto-patologici dei frequenti prototipi di esantemo osservati in una epidemia di quinta malattia. Athena (Roma) *23*, 131 (1957)
4 STICKER, G.: Die neue Kinderseuche in der Umgebung von Gießen (Erythema infectiosum). Z. Prakt. Ärzte *8*, 353 (1899)
5 TOBLER, L.: Erythema infectiosum. Erg. inn. Med. *14*, 70 (1915)
6 TSCHAMER, A.: Über örtliche Röteln. Jb. Kinderhk. *29*, 372 (1889)
7 WENNER, H. A. a. TE YONG LOU: Virus diseases associated with cutaneous eruptions. Progr. Med. Virol. *5*, 219 (1963)
8 WERNER, C. H.: Erythema infectiosum. Klin. Wschr. *36*, 49 (1958)
9 WERNER, C. H., P. S. BRACHMAN, A. KELLER, J. SCULLY a. G. RAKE: A new viral agent associated with erythema infectiosum. Ann. N. Y. Acad. Sc. *67*, 338 (1957)
10 WILCOX, K. R. a. A. S. EVANS: Erythema infectiosum. Report of an outbreak in Marshfield, Wisconsin. Wisc. Med. J. *57*, 107 (1958)

# Lymphozytäre Choriomeningitis

Von W. Scheid

*Vorbemerkungen:* Das Virus der Lymphozytären Choriomeningitis (LCM) wird nahezu ausschließlich von der Hausmaus, Mus musculus, auf den Menschen übertragen. Andere Infektionswege spielen nur eine untergeordnete Rolle. Das breite klinische Spektrum der Viruserkrankung reicht von den Symptomen eines flüchtigen fieberhaften Infekts bis zu den Erscheinungen einer lebensbedrohlichen Enzephalitis. Die Diagnose läßt sich nur mit der Hilfe des Viruslaboratoriums stellen. Daher ist es auch unzulässig, abakterielle lymphozytäre Meningitiden allein auf Grund von klinischen und humoralen Befunden der Lymphozytären Choriomeningitis zuzuordnen.

## 1. Geschichte

Das LCM-Virus wurde von C. Armstrong und R. D. Lillie (1934) zufällig isoliert, als die Forscher sich bemühten, den Erreger der St.-Louis-Enzephalitis in Affenpassagen fortzuführen. Das bis dahin nicht bekannte Virus verursachte bei weißen Mäusen nach intrazerebraler Injektion eindrucksvolle Krankheitserscheinungen und eine vorwiegend lymphozytäre Infiltration der Meningen und auch der Plexus chorioidei. Diese morphologischen Veränderungen waren für die Bezeichnung des Virus maßgeblich, das alsbald bei weiteren Versuchstieren, so in Kolonien weißer Mäuse in Princeton (USA) und in Paris, an getroffen wurde [17, 26].

Erstmals gelang es T. M. Rivers und T. F. Mc Nair Scott (1935), das LCM-Virus bei zwei Kranken mit den Erscheinungen einer abakteriellen Meningitis aus dem zellreichen Liquor zu isolieren. Hiermit war erwiesen, daß das LCM-Virus auch Erkrankungen des Menschen hervorrufen kann. In der Folgezeit wurden die „proteusartigen" klinischen Erscheinungen [24] bekannt, die dem Erreger zuzuschreiben sind. Hierzu tragen die nicht seltenen Laboratoriumsinfektionen bei [20] und auch gezielte Übertragungen des Virus auf den Menschen, von denen — wie von der Impfmalaria — eine Heilwirkung erhofft wurde [15]. Die experimentelle Forschung hat sich ausgiebig mit der LCM-Infektion der weißen Maus beschäftigt. Die hierbei gewonnenen Ergebnisse

vermitteln grundsätzlich wichtige Einblicke in die verschiedenartigen immun-
biologischen Beziehungen zwischen dem Erreger und dem befallenen Organismus [11, 19, 12, 27].

## 2. Klinisches Bild

Unter natürlichen Bedingungen liegt die Inkubationszeit der LCM-Infektion
des Menschen meistens zwischen 6 und 13 Tagen. Nach experimenteller Infektion können bereits 36 Stunden später die ersten Symptome auftreten [15].
Auf Grund des klinischen Bildes [20] lassen sich drei Erkrankungsformen
unterscheiden: 1. die „grippeähnliche" Form, 2. die meningitische Form,
3. die meningoenzephalitische und enzephalomyelitische Form.

### a) „Grippeähnliche" Form

Die „grippeähnliche" Form ist vor allem von Laboratoriumsinfektionen und
von gezielten Virusübertragungen bekannt. Gleichartige Spontanerkrankungen
werden nur selten erfaßt, so etwa wenn zugleich ausgeprägtere Krankheitsbilder in der Umgebung auftreten und zu sorgfältigen virologischen Untersuchungen anregen. Die klinischen Symptome leichter Infektionen entsprechen
denen eines banalen Infektes. Unter allgemeinem Krankheitsgefühl mit Abgeschlagenheit, Kopfschmerzen, ziehenden und reißenden Mißempfindungen
im Rücken, in den Schultern und in den Extremitäten stellt sich Fieber ein.
Gelegentlich tritt eine Rhinitis, Pharyngitis oder Bronchitis auf. Schon nach
wenigen Tagen können diese Symptome geschwunden sein. Manchmal schließt
sich allerdings eine auffallend protrahierte Rekonvaleszenz mit erheblichen
vegetativen Beschwerden an. Nicht selten folgt dem ersten Krankheitsschub
nach einem mehrtägigen Intervall ein weiterer, meist nur leichter und flüchtiger
Temperaturanstieg. Gelegentlich kommt es sogar zu einer dritten febrilen oder
subfebrilen Phase von kurzer Dauer.
Schwerere Erkrankungen ohne Beteiligung des Nervensystems gehören zu
den Ausnahmen. In solchen Fällen kann die Temperaturkurve mit
einer lang anhaltenden hohen Kontinua und nachfolgender lytischer Entfieberung an einen Typhus abdominalis erinnern. Einige unter dem Bild
einer schweren Allgemeininfektion verlaufende Erkrankungen endeten tödlich [25].

### b) Meningitische Form

Der meningitischen Form entsprechen die meisten bisher einwandfrei gesicherten
Infektionen mit dem LCM-Virus. Mitunter wird ein typischer zweigipfeliger

Verlauf beobachtet. Das meningeale Syndrom tritt dann erst mit dem erneuten Temperaturanstieg auf, der einem mehrtägigen, weitgehend beschwerdefreien Intervall folgt. Manchmal fehlt die Remission. Dann stellen sich die Zeichen der Meningitis nach einem einige Tage anhaltenden febrilen Vorstadium unvermittelt ein. Die Temperatur kann zugleich stärker ansteigen. Nicht selten beginnt aber auch die Infektionskrankheit mit den Erscheinungen einer Meningitis. — Das meningeale Syndrom ist mehr oder weniger deutlich ausgeprägt. Kopfschmerzen, Erbrechen, eine Nackensteifigkeit und eine Schonhaltung des Körpers entsprechend dem „chien de fusil" sowie die Zeichen nach KERNIG und BRUDZINSKI gehören zu den häufigeren, auch von andersartigen Hirnhautentzündungen bekannten Symptomen. Meistens klingen selbst schwerere Meningitiden, die anfangs an eine Meningokokken- oder Pneumokokken-Infektion denken lassen, bereits nach wenigen Tagen wieder ab. Allerdings ist auch hier mit einer schleppenden Rekonvaleszenz und lange anhaltenden vegetativen Dysregulationen zu rechnen.

### c) Meningoenzephalitische und enzephalomyelitische Form

Die *meningoenzephalitische Form* läßt sich nur unscharf vom meningitischen Typus der Erkrankung abgrenzen. Fälle mit einer stärkeren Bewußtseinstrübung dürfen als Meningoenzephalitiden angesprochen werden. Mitunter treten außerdem Reiz- und Ausfallserscheinungen auf, so etwa Myoklonien und andere Hyperkinesen, zerebrale Anfälle, Hirnnervenlähmungen, Mono- und Hemiparesen. Solche meist hochfieberhaften Erkrankungen können sich über mehrere Wochen erstrecken und ohne Residualerscheinungen abklingen. Nicht selten führt aber die Enzephalitis zum Tode *[23]*.
*Enzephalomyelitische* und *myelitische Syndrome* prägen nur selten das klinische Bild. In derartigen Fällen kommt es zu den Zeichen einer Rückenmarksschädigung mit Paresen vornehmlich der unteren Extremitäten, mit Parästhesien und Sensibilitätsstörungen sowie mit Anomalien der Blasen- und Mastdarmfunktionen. Wie dies auch bei anderen Myelitiden gesehen wird, können sich selbst gewichtige Ausfälle allmählich weitgehend oder sogar völlig zurückbilden.

Zu den Symptomen, die bei allen Erkrankungsformen mehr oder weniger häufig auftreten, gehören außer den Glieder- und Rückenschmerzen sowie den katarrhalischen Erscheinungen auch noch Schmerzen beim Bewegen der Bulbi, ein Druckgefühl und ein Brennen hinter dem Brustbein, ferner Atembeschwerden, wie sie von der „Pleurodynie" bekannt sind, Schwellungen der Lymphknoten, eine Leber- und Milzvergrößerung sowie eine Albuminurie. Vereinzelt wurden auch eine Myokarditis mit lange anhaltender Bradykardie, eine Parotitis, Orchitis sowie Haut- und Schleimhautblutungen, ferner makulopapulöse und andersartige Exantheme beobachtet.

## d) Blut- und Liquorbefunde

Die *Blutsenkungsgeschwindigkeit* bleibt im allgemeinen normal. Nur bei schweren Erkrankungen mit lang anhaltendem Fieber steigen die Werte allmählich an. — Das *Blutbild* ist häufig unauffällig. Manchmal besteht aber anfangs eine Leukopenie mit einer relativen Lymphozytose, später eine leichte, selten eine erhebliche Leukozytose. Bei einzelnen lebensbedrohlichen Infektionen wurden nur noch 2000 bis 3000 weiße Blutzellen angetroffen. Gelegentlich kam es dann zu ausgedehnteren Schleimhautulzerationen zumal im Bereich des Pharynx. Solche Nekrosen werden auch bei leichteren Erkrankungen beobachtet.

Wenn klinische Zeichen von seiten des Nervensystems fehlen, bleibt der *Liquor* nicht selten normal. Wie bei anderen Virusinfektionen werden allerdings recht häufig humorale Veränderungen angetroffen, die auf eine Beteiligung der Meningen hindeuten, ohne daß entsprechende neurologische Symptome festzustellen wären. Sobald sich meningitische, enzephalitische oder enzephalomyelitische Symptome einstellen, ist mit pathologischen Liquorbefunden zu rechnen, deren Ausmaß aber nicht der Schwere des klinischen Bildes entspricht. Die Pleozytose erreicht auch bei leichteren Meningitiden ausnahmsweise Werte von 2000 Zellen. Dann ist der Liquor sogar deutlich getrübt. Meistens werden aber ebenfalls 500—1000 Liquorzellen gezählt.

Anfangs können die segmentkernigen Elemente überwiegen. Ihr Anteil nimmt im allgemeinen schnell ab. Eine leichte, rein lymphozytäre Pleozytose kann einige Wochen anhalten. Der Eiweißgehalt des Liquors ist leicht oder mäßig erhöht. Werte von 250 mg% und darüber gehören zu den Ausnahmen. Nicht selten bildet sich im Liquor ein Spinngewebsgerinnsel. Da auch der Zuckergehalt des Liquors anfangs erheblich, nämlich auf Werte von 20 mg%, absinken kann, liegt mitunter zunächst die Diagnose einer Meningitis tuberculosa nahe.

## e) Morphologische Befunde

Aus den wenigen bisher vorliegenden Berichten über eindeutig gesicherte tödlich verlaufende Infektionen mit dem LCM-Virus geht hervor, daß den schweren zerebralen Erscheinungen eine ausgedehnte hämorrhagisch-nekrotisierende Enzephalitis zugrunde liegt (Abb. 1), von der einzelne Rindengebiete bevorzugt betroffen werden [13, 23]. Die Meningen zeigen fleck- bis streifenförmige Infiltrationen mit Lymphozyten, Plasmazellen, Makrophagen und vereinzelten Leukozyten. Außer kapillaren Blutungen und perivaskulären Rundzellinfiltraten finden sich auch kleinere Entmarkungen und gefäßabhängige Gliaherde im Markweiß der Hemisphäre. Ähnliche Veränderungen wurden im Hirnstamm und im Kleinhirn angetroffen.

## 3. Diagnostische Methoden

Der Erreger läßt sich während der fieberhaften Erkrankung mit einiger Sicherheit aus dem Blut, bei Fällen mit den Zeichen der Meningitis, der Meningoenzephalitis oder Enzephalomyelitis auch aus dem Liquor und — bei ungünstigem Verlauf — aus dem Gehirn isolieren. Zuverlässige Ergebnisse sind zu erwarten, wenn das Untersuchungsmaterial weißen Mäusen unverzüglich intrazerebral inokuliert wird. Der Neutralisationsversuch mit Hilfe eines hochwertigen Immunserums, das von einem Rekonvaleszenten oder von einem geeigneten Laboratoriumstier gewonnen wurde, gestattet die Identifizierung des Erregers. Allerdings können sich Fehlschlüsse ergeben, wenn die Mäusezucht mit dem LCM-Virus verseucht ist. Diese Möglichkeit muß immer berücksichtigt und durch intrazerebrale Übertragung von Organmaterial scheinbar gesunder Mäuse auf Versuchstiere einwandfreier Herkunft tunlichst ausgeschlossen werden. Trotzdem reicht die Erregerisolierung im allgemeinen nicht aus, um die Diagnose der Infektion mit dem LCM-Virus zu begründen. Abgesehen von den tödlichen Verläufen muß der virologische Befund stets durch serologische Untersuchungen bestätigt werden. Auch ohne Nachweis des LCM-Virus liefert das Auftreten komplementbindender und neutralisierender Antikörper im Rekonvaleszentenserum hinreichende Grundlagen für die Diagnose der Virusinfektion. Allerdings ist es geboten, die Befunde mit zuverlässigen Methoden zu gewinnen und kritisch zu bewerten.

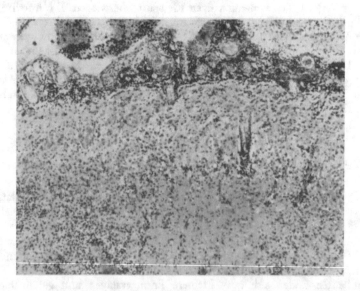

Abb. 1: Meningoenzephalitis bei Infektion mit dem LCM-Virus. Entzündliche Rindennekrose. (50 J. alter Mann, Universitäts-Nervenklinik Köln, Kr.-Bl. Nr. 120/53.)

Die *komplementbindenden Antikörper* erscheinen manchmal bereits während der akuten Erkrankung, gelegentlich sogar schon in der ersten Krankheitswoche *[21]*. Nahezu immer werden in der 3.—4. Woche nach Einsetzen der klinischen Erscheinungen hohe, zwischen der 5. und 8. Woche maximale Titerwerte erreicht. Nach Ablauf eines halben Jahres kann die KBR wieder negativ ausfallen. Häufig sind aber noch im 3. und 4. Jahr nach der Infektion komplementbindende Antikörper — allerdings mit geringeren Titern — zu erfassen. Beziehungen zur Schwere des klinischen Bildes lassen sich nicht erkennen. Nur äußerst selten bleibt die Bildung komplementbindender Antikörper in dem für die praktische Diagnostik erforderlichen Umfang aus. — Die Komplementbindungsreaktion wird mit einem aus der Lunge des infizierten Meerschweinchens hergestellten S-Antigen angesetzt. Wir bevorzugen die Komplementverstärkungsmethode nach Kaup in der Modifikation von L. Hallmann.

*Neutralisierende Serumantikörper* zeigen sich manchmal schon in der 2. und 3. Woche nach Krankheitsbeginn. Eindeutige und beweisende Befunde sind allerdings frühestens in der 5. und 6. Woche zu erwarten. Der Neutralisationsindex erreicht manchmal erst nach einigen Monaten maximale Werte. Die neutralisierenden Antikörper bleiben auch noch während der nachfolgenden Jahre ohne sicheren Titerverlust nachweisbar. — Wenn die Untersuchung des Serums erst längere Zeit nach der Blutentnahme erfolgt, muß das Serum angemessen gelagert werden. Um Titerverluste zu vermeiden, ist eine Aufbewahrung bei — 20° C geboten. Größere Stabilität zeigen lyophilisierte Seren.

Zur Bestimmung der neutralisierenden Antikörper *[16]* wird das unverdünnte Serum mit gleichen Teilen der Virussuspension gemischt, die aus einer geometrischen, mit dem Faktor 10 angesetzten Verdünnungsreihe stammt. Anschließend ist 2 Stunden bei 37° C zu inkubieren. Die für die Virustitration erforderliche, in entsprechenden Stufen ausverdünnte Mäusehirnsuspension, der an Stelle des zu prüfenden Serums Phosphatpuffer mit 10% inaktiviertem Kaninchenserum zugefügt wurde, ist den gleichen Temperaturbedingungen auszusetzen. Von den einzelnen Verdünnungsstufen beider Reihen wird alsdann ein Volumen von 0,03 ml jeweils 6 Mäusen intrazerebral injiziert. Nach Ablauf der Beobachtungszeit von 21 Tagen ist die LD 50 für die Virustitration und für das Virusserumgemisch zu errechnen. Sie wird im logarythmischen System ausgedrückt. Die Differenz der Exponenten kennzeichnet den Neutralisationsindex.

Bei der Beurteilung der Ergebnisse muß beachtet werden, daß auch Normalseren die Aktivität des LCM-Virus in recht genau bekannten Grenzen hemmen können *[22]*. So weist erst ein Neutralisationsindex von über 2,0 auf eine vorausgegangene LCM-Infektion hin. Durch Inaktivieren bei 56° C während 30 Minuten gehen die unspezifischen Fähigkeiten der Normalseren mehr oder weniger weitgehend verloren. Da aber auch die spezifischen neutralisierenden Antikörper durch die Zerstörung eines hitzelabilen akzidentellen Faktors oft erheblich beeinträchtigt werden, empfiehlt es sich, auf ein Inaktivieren der Seren zu verzichten.

Der Neutralisationsindex fällt mit dem Ausverdünnen der Immunseren steil ab. Daher sind Neutralisationsverfahren, bei denen mit einer konstanten Virusmenge und fallenden Serumkonzentrationen gearbeitet wird, für den Nachweis der gegen das LCM-Virus gerichteten neutralisierenden Antikörper ungeeignet.

Die allgemeinen Forderungen an das Viruslaboratorium gelten auch für die Diagnostik der LCM-Virusinfektionen. Insbesondere müssen die Seren aus der akuten Krankheitsphase sowie die während der Rekonvaleszenz und noch später gewonnenen Proben gemeinsam auf ihre komplementbindenden oder neutralisierenden Fähigkeiten untersucht werden. Die Bewertung der Befunde bereitet im allgemeinen keine Schwierigkeiten, sofern beachtet wird, wann die Antikörper zu erscheinen pflegen. Entscheidend ist der Nachweis des Titeranstiegs. Ein hoher Naturalisationsindex in einem Serum mit stark positiver Komplementbindungsreaktion schließt eine unmittelbar überstandene Infektion mit dem LCM-Virus aus, spricht aber auch gegen einen Abstand von vielen Jahren. Eine lange zurückliegende Erkrankung ist zu unterstellen, wenn komplementbindende Antikörper fehlen und die zu verschiedenen Zeiten gewonnenen Seren einen gleichbleibend hohen Neutralisationsindex erkennen lassen, wie er von Normalseren nicht erreicht wird. — Mit unterschiedlichen Antigenstrukturen der einzelnen LCM-Stämme ist nicht zu rechnen.

### 4. Epidemiologie und Immunologie; Häufigkeit der Infektionen mit LCM-Virus

Das LCM-Virus ist nahezu auf der ganzen bewohnten Erde beheimatet. Über Erkrankungen des Menschen wurde vornehmlich aus den USA und aus Europa berichtet. In den skandinavischen Ländern ist aber der Erreger offenbar noch nicht nachgewiesen worden [1]. Hausmäuse in der westdeutschen Bundesrepublik sind — wie eigene systematische Untersuchungen lehren — zu etwa 4% Träger des LCM-Virus. Ähnliche Ergebnisse wurden in der Stadt New York und in Boston gewonnen [9]; in Washington, DC, beherbergten über 20% der Tiere das Virus [3].

Die Erkrankung des Menschen ist meistens auf einen *Kontakt mit infizierten Hausmäusen* zurückzuführen, die das Virus zeitlebens im Speichel, im Kot und im Urin ausscheiden. Da der Erreger imstande ist, über die gesunde Schleimhaut, vielleicht sogar die unverletzte Haut einzudringen, kann wahrscheinlich schon die unmittelbare Berührung mit den Verunreinigungen der Tiere ebenso wie der Genuß kontaminierter Speisen und das Einatmen von Staubpartikeln eine Infektion hervorrufen. Mitunter weist die Anamnese Erkrankter auf einen vorausgegangenen Mäusebiß hin. Auch der Hund soll zu den natürlichen Wirten des LCM-Virus gehören. Allerdings konnte dieser Begleiter des Menschen offenbar noch nicht für einen Krankheitsfall angeschuldigt werden. Bei den nächsten Verwandten der Hausmäuse, etwa bei der Waldmaus — Apodemus silvaticus — und der Brandmaus — Apodemus agrarius —, ist das LCM-Virus so gut wie niemals anzutreffen. Beachtung verdienen die nicht ganz seltenen *Laboratoriumsinfektionen*, die sich beim Arbeiten mit dem Erreger selbst, gelegentlich aber auch beim Umgang mit latent infizierten Versuchstieren — zumal weißen Mäusen oder Meerschweinchen — ereignen können. Nach unseren Erfahrungen ist das vorzeitige Öffnen der Zerkleinerungsgeräte, in denen virushaltige Organe verarbeitet wurden — so etwa bei der Antigenpräparation —, besonders gefährlich.

Abgesehen von einer Infektion, die sich bei der Obduktion eines an der LCM Verstorbenen ereignete *[25]*, sind Übertragungen des Erregers *von Mensch zu Mensch* bisher noch nicht beobachtet worden. Auch *Zwischenträger* wie Arthropoden spielen unter natürlichen Bedingungen keine Rolle.

Da die Infektion des Menschen nahezu immer auf einem unmittelbaren Kontakt mit latent infizierten Mäusen beruht, kann es allenfalls zu einer Häufung von Erkrankungen innerhalb umgrenzter Wohngemeinschaften kommen, niemals aber zu ausgedehnteren Epidemien. Die Hausmäuse zeichnen sich durch eine besondere Seßhaftigkeit aus, die sie verhindert, den Erreger auf benachbarte Artgenossen zu übertragen. Daher bleibt die Infektionsgefahr oft sogar auf einzelne Gehöfte oder auf wenige Häuser beschränkt. Dort können allerdings immer wieder in kürzeren oder längeren Zeitabständen Erkrankungen auftreten. Dies geschieht vornehmlich im Spätherbst und Winter, weil sich die Hausmäuse in der kälteren Jahreszeit in die Wohnungen zurückziehen und dadurch engere Berührung mit dem Menschen finden. Aus den Ergebnissen serologischer Untersuchungen, die in der Umgebung Erkrankter angestellt wurden, ist zu schließen, daß die Auseinandersetzung mit dem Virus nicht selten symptomlos abläuft. Auch in solchen Fällen kommt es aber zu einer wahrscheinlich unbegrenzten Immunität.

Der Nachweis neutralisierender Antikörper bei Familienmitgliedern von Erkrankten läßt vermuten, daß Infektionen mit dem LCM-Virus häufiger auftreten, als auf Grund der gesicherten Krankheitsfälle zu schließen ist. Da leider auch heute noch virologisch-serologische Untersuchungen zu selten veranlaßt werden, dürften selbst erscheinungsreiche Infektionen mit dem LCM-Virus meistens unerkannt bleiben. Allerdings ist den älteren Angaben nordamerikanischer Autoren, nach denen bei 11% [4], in manchen Gegenden der USA sogar bei über 18% der Durchschnittsbevölkerung [28] und bei 32% der Kranken mit einer abakteriellen Meningitis [4] neutralisierende Antikörper gegen das LCM-Virus nachzuweisen seien, mit Kritik zu begegnen. Offenbar wurde nämlich die Bedeutung der unspezifischen, die Viruswirkung im Neutralisationsversuch hemmenden Fähigkeiten mancher Normalseren bei den umfangreichen serologischen Untersuchungen übersehen. Neuere, mit einwandfreier Neutralisationstechnik gewonnene Angaben über die Durchseuchung der Durchschnittsbevölkerung liegen noch nicht vor.

## 5. Therapie und Prophylaxe

Die Behandlung der Infektionskrankheit beschränkt sich heute noch auf symptomatische Maßnahmen. Auf eine Bekämpfung der Hausmäuse muß abgezielt werden, um die wichtigste Gefahrenquelle auszuschalten. Bei Arbeiten mit dem LCM-Virus, aber auch beim Umgang mit scheinbar gesunden Versuchstieren und deren Organen ist größte Vorsicht geboten.

## 6. Experimentelle Forschung

Das LCM-Virus, dessen Partikelgröße zwischen 33 und 60 m$\mu$ liegt, ist bei Temperaturen von — 80° C unter optimalen pH-Bedingungen von etwa 7,5 nahezu unbeschränkt haltbar. Die Lagerung bei — 20° C führt schon innerhalb weniger Monate zu einem deutlichen Titerabfall. Für 37° C beträgt die Halbwertzeit nur etwa 3 Stunden. Unter üblichen Temperaturbedingungen bleibt virushaltiges Material wenigstens während einiger Tage infektiös.

Zu den für das LCM-Virus *empfänglichen Laboratoriumstieren* gehören die weiße Maus, das Meerschweinchen, der Goldhamster und der Affe, nicht aber das Kaninchen. — Die klinischen Folgen der Infektion hängen in gewissem Umfang vom Inokulationsweg und von den besonderen Eigenschaften des jeweiligen Virusstammes ab. Eindrucksvolle Erscheinungen stellen sich bei der Maus ein, sofern der Erreger intrazerebral injiziert wurde und noch nicht ein Kontakt mit dem LCM-Virus vorausgegangen war. Die Tiere verlieren ihre Regsamkeit und Freßlust, das Fell wird struppig; ferner tritt eine Konjunktivitis auf. Gegen Ende der ersten Woche können Streckkrämpfe einsetzen, die sich durch Anheben der Maus am Schwanz und durch nachfolgende Drehbewegungen provozieren lassen. Solche Anfälle enden nicht selten mit dem Tod des Tieres. Auch Mäuse, die nicht gekrampft haben, erliegen nahezu regelmäßig der LCM-Infektion zwischen dem 8. und 12. Tag. Intranasale und subkutane Inokulationen werden mitunter überlebt. Manche Stämme erzeugen nach intraperitonealer Injektion einen erheblichen Aszites und ein Pleuraexsudat. Wenn die Viruserkrankung überstanden wird, sind im Blut der Maus komplementbindende Antikörper nachweisbar. Obwohl das Virus über kurz oder lang aus dem Organismus verschwindet und jedenfalls eine vorübergehende Immunität gegen die erneute Infektion hinterläßt, sind nur mit besonders empfindlichen Untersuchungsmethoden neutralisierende Antikörper nachzuweisen [19]. Pränatal und unmittelbar nach der Geburt infizierte Mäuse bleiben während ihres ganzen Lebens Virusträger und Virusausscheider. Antikörper werden von diesen Tieren nicht gebildet. Es besteht eine immunologische Toleranz [27], so daß auch eine zusätzliche intrazerebrale Virusgabe keinerlei klinische Symptome hervorruft. Die grundsätzlich andersartige Reaktion der erst jenseits der ersten Lebenstage infizierten Mäuse und das Auftreten von Krankheitserscheinungen wird auf die Bildung von Immunkörpern zurückgeführt, unter deren Einfluß die Gewebsschäden — vielleicht infolge einer Antigen-Antikörperreaktion — entstehen sollen *[12]*. Manche Stämme des LCM-Virus sind für das Meerschweinchen hoch pathogen. Zerebrale Erscheinungen werden aber niemals beobachtet. Bei den Tieren stellen sich Fieber und ein beträchtlicher Gewichtsverlust ein. Schwerere Erkrankungen enden im allgemeinen zwischen dem 8. und 14. Tag mit dem Tod. Wenn die Infektion überstanden wird, sind neutralisierende, nicht immer auch komplementbindende Antikörper nachzuweisen.

Eine nur beschränkte Virusvermehrung ist im bebrüteten Hühnerei zu erzielen [6], eine viel stärkere in manchen Gewebekulturen *[5]*, so etwa in Mäuseembryozellen. Mit Hilfe der Plaque-Methode lassen sich Virussuspensionen und Seren titrieren. Nur wenige Autoren konnten aber in den Gewebekulturröhrchen zytopathologische Veränderungen — dann auch nur geringeren Ausmaßes — beobachten.

## Schrifttum

1 AFZELIUS-ALM, L.: Aseptic (nonbacterial) encephalomeningitides in Gothenburg 1932—1950. Acta med. scand. Suppl. *263* (1951)
2 ARMSTRONG, C. a. R. D. LILLIE: Experimental lymphocytic choriomeningitis of monkeys and mice produced by a virus encountered in studies of the 1933 St. Louis encephalitis epidemic. Publ. Health Rep. (Wash.) *49*, 1019 (1934)
3 ARMSTRONG, C., J. J. WALLACE a. L. Ross: Lymphocytic choriomeningitis. Gray mice, mus musculus, a reservoir for the infection. Publ. Health Rep. (Wash.) *55*, 1222 (1940)
4 ARMSTRONG, C. a. J. G. WOOLEY: Benign lymphocytic choriomeningitis. Laboratory studies with the virus and their possible bearing on the infection in man. J. Amer. med. Ass. *109*, 410 (1937)
5 BENDA, R. a. J. ČINÁTL: Multiplication of lymphocytic choriomeningitis virus in bottle cell cultures. Acta virol. (Engl. ed.) *5*, 159 (1962)
6 BENGTSON, I. A. a. J. G. WOOLEY: Cultivation of the virus of lymphocytic choriomeningitis in the developing chick embryo. Publ. Health Rep. (Wash.) *51*, 29 (1936)
7 BLATTNER, R. J.: Parotitis, orchitis, and meningoencephalitis due to lymphocytic choriomeningitis virus. J. Pediat. *60*, 633 (1962)
8 DALLDORF, G.: The simultaneous occurrence of the viruses of canine distemper and lymphocytic choriomeningitis. J. exp. Med. *70*, 19 (1939)
9 DALLDORF, G., C. W. JUNGEBLUT a. M. D. UMPHLET: Multiple cases of choriomeningitis in an apartment harboring infected mice. J. Amer. Med. Ass. *131*, 25 (1946)
10 FINDLAY, G. M., N. S. ALCOCK a. R. O. STERN: The virus aetiology of one form of lymphocytic meningitis. Lancet *I*, 650 (1936)
11 HAAS, V. H.: Some relationships between lymphocytic choriomeningitis (LCM) virus and mice. J. infect. Dis. *94*, 187 (1954)
12 HOTCHIN, J. E. a. M. CINITS: Lymphocytic choriomeningitis infection of mice as a model for the study of latent virus infection. Canad. J. Microbiol. *4*, 149 (1958)

13 Howard, M. E.: Infection with the virus of choriomeningitis in man. Yale J. Biol. Med. *13*, 161 (1940)

14 Jochheim, K.-A., W. Scheid, G. Liedtke, I. Hansen u. G. Stausberg: Komplementbindende Antikörper gegen das Virus der lymphozytären Choriomeningitis im Serum von Versuchstieren und Beobachtungen zur Immunität. Arch. ges. Virusforsch. *7*, 143 (1957)

15 Kreis, B.: La maladie d'Armstrong (Chorio-Méningite lymphocytaire). Sem. Hôp., Paris *24*, 1018 (1948)

16 Lehmann-Grube, F., R. Ackermann, K.-A. Jochheim, G. Liedtke u. W. Scheid: Über die Technik der Neutralisation des Virus der lymphozytären Choriomeningitis in der Maus. Arch. ges. Virusforsch. *9*, 64 (1959)

17 Lépine, P. et V. Sautter: Existence en France du virus murine de la chorioméningite lymphocytaire. C. R. Acad. Sci. (Paris) *202*, 1624 (1936)

18 Rivers, T. M. a. T. F. Mc N. Scott: Meningitis in man caused by a filterable virus. Science *81*, 439 (1935)

19 Rowe, W. P.: Studies on the pathogenesis and immunity in lymphocytic choriomeningitis infection of the mouse. Naval Med. Research Inst. *12*, 167 (1954)

20 Scheid, W.: Das Virus der lymphozytären Choriomeningitis und seine Bedeutung für die Neurologie. Fortschr. Neurol. *25*, 73 (1957)

21 Scheid, W., R. Ackermann u. K.-A. Jochheim: Die Bedeutung der komplementbindenden und der neutralisierenden Antikörper für die Diagnose der Infektionen mit dem Virus der lymphozytären Choriomeningitis. Dtsch. med. Wschr. *84*, 1293 (1959)

22 Scheid, W., R. Ackermann, K.-A. Jochheim u. F. Lehmann-Grube: Die neutralisierenden Serumantikörper des Menschen nach Infektionen mit dem Virus der lymphozytären Choriomeningitis und das Verhalten von Normalseren im Neutralisationsversuch. Arch. ges. Virusforsch. *9*, 295 (1959)

23 Scheid, W., K.-A. Jochheim u. A. Stammler: Tödlicher Verlauf einer Infektion mit dem Virus der lymphocytären Choriomeningitis. Dtsch. Z. Nervenheilk. *174*, 123 (1956)

24 Smadel, J. E.: Common neurotropic virus diseases of man. U.S. Nav. Med. Bull. *40*, 1020 (1942)

25 Smadel, J. E., R. H. Green, R. M. Paltauf a. T. A. Gonzales: Lymphocytic choriomeningitis; two human fatalities following an unusual febrile illness. Proc. Soc. exper. Biol. (N. Y) *49*, 683 (1942)

26 Traub, E.: Epidemiology of lymphocytic choriomeningitis in a mouse stock observed for four years. J. exp. Med. *69*, 801 (1939)

27 Traub, E.: Demonstration, properties and significance of neutralizing antibodies in mature mice immune to lymphocytic choriomeningitis (LCM). Arch. ges. Virusforsch. *10*, 289 (1961)

28 Wooley, J. G., F. D. Stimpert, J. F. Kessel a. C. Armstrong: A study of human sera antibodies capable of neutralizing the virus of lymphocytic choriomeningitis. Publ. Health Rep. (Wash.) *54*, 938 (1939)

# Columbia-SK-Virusgruppe

Von O. Vivell

*Synonyma:* Enzephalomyokarditis, Parapoliomyelitis

Die humanpathogene Bedeutung dieser serologisch einheitlichen Virusgruppe ist noch nicht eindeutig gesichert, obwohl die Stämme von Zeit zu Zeit in verschiedenen Teilen der Welt nicht nur von Affen und Nagern, sondern auch aus menschlichem Untersuchungsmaterial isoliert wurden. Sie gehören entsprechend ihren morphologischen Charakteristika zu den Enteroviren [10]. Ihr Studium hat die Poliomyelitisforschung wesentlich befruchtet.

## 1. Geschichte

Das Col.-SK-Virus wurde 1940 von Jungeblut und Sanders bei Adaptationsversuchen des Poliomyelitisvirus SK-New Haven (Typ II) auf Baumwollratten isoliert. Das Virus verlor dabei seine Affenpathogenität und wurde hochvirulent für Mäuse. Versuche, aus dem gleichen Ausgangsmaterial das Virus zu reisolieren, führten nur zu einem für Mäuse niedervirulenten, als Poliovirus Yale-SK bezeichneten Virusstamm [10]. Col.-SK und Yale-SK waren serologisch zu unterscheiden. Bald darauf wurde der MM-Stamm in New York aus Hamstergehirn isoliert. Das Tier war mit Rückenmarkssuspension eines Rhesusaffen infiziert worden, der selbst an Lähmungen erkrankt war, nachdem man ihn intrazerebral mit Rückenmarkssuspension eines verstorbenen Poliomyelitispatienten (M. M.) infiziert hatte [11]. 1945 wurde der EMC-Stamm in Florida während eines epidemischen Ausbruchs einer Myokarditis in einem Affenreservat mit Schimpansen und Gibbons auf Mäusen isoliert [8] und 1948 fand man ein gleiches Virus (Mengo-Virus) in Uganda bei Affen, in Moskitos, bei einem Mungo und beobachtete eine Laboratoriumsinfektion [5, 6]. Es folgten weitere Isolierungen in Deutschland (Ortlieb und F-Virus) [11, 3], Holland (AK-, S- und W-Stamm) [17, 18], Südamerika [1, 2] und Australien [15]. Da die Isolierungen stets über Nagerpassagen erfolgten, war nie eindeutig zu klären, ob es sich nicht um die Aktivierung von latenten Nagerviren gehandelt hat.

## 2. Klinik

Die Beschreibung der Klinik dieser Erkrankung hat von den virologisch-serologisch geklärten Fällen auszugehen, von denen am gesichertsten die von DICK *[6]* selbst durchgemachte und beschriebene Laboratoriumsinfektion mit dem Mengo-Stamm ist. Nach einer wahrscheinlichen Inkubationszeit von 5—8 Tagen erkrankte er mit Schüttelfrost und Unwohlsein. Am folgenden Tag traten Kopfschmerzen auf, das Fieber sank ab und stieg 24 Stunden später erneut auf 38,7° C an. Es stellte sich jetzt eine Hyperästhesie ein und gegen Abend ein deliranter Zustand mit Übererregbarkeit, Photophobie, Nackensteife, Unruhe, Erbrechen und Halluzinationen. Die Sehnenreflexe waren abgeschwächt. In der Rekonvaleszenz wurde eine Schwäche des rechten Trapeziusmuskels und eine Schwerhörigkeit festgestellt. Aus einer Blutprobe des ersten Krankheitstages konnte das Virus sowohl auf Mäusen wie Affen isoliert werden. Im Serum traten neutralisierende Antikörper auf, die auch noch ein Jahr später nachweisbar waren. Fünf Fälle von BIELING und KOCH *[3]* verliefen wie eine abakterielle Meningitis mit 2—4 Tagen Fieber, vorwiegend lymphozytärer geringer Pleozytose des Liquors bei normalen Eiweiß- und Zuckerwerten. Der Beginn war meist akut mit Kopfschmerzen, schwerem Krankheitsgefühl, Erbrechen und meningitischen Zeichen. Dabei bestand häufig eine Pharyngitis oder Bronchitis. Zwei von VERLINDE *[17]* in Holland beschriebene Erkrankungen zeigten einmal das Bild einer paralytischen Poliomyelitis, das andere Mal einer Enzephalomyelitis. Das Virus war aus Stuhl bzw. Rachenspülflüssigkeit isoliert worden. Bei den Patienten stiegen die neutralisierenden Antikörper im Serum an. Auf Grund rein serologischer Erfahrungen beschrieben SMADEL und WARREN *[16]* 1946 eine Epidemie abakterieller Meningitiden mit Dreitagefieber, Schüttelfrost, Kopfschmerzen, Nackensteifigkeit und Liquorpleozytose (50—500 Zellen). Bei 17 von 44 Patienten ließen sich ansteigende Antikörper gegen den EMC-Stamm nachweisen. Gleiche Erfahrungen machte VIVELL bei serologischen Untersuchungen an abakteriellen Meningitiden im Raum Bremen *[12]*.

## 3. Pathologie

Abgesehen von einem aus Holland *[18]* beschriebenen Erkrankungsfall mit ausgedehnter Myokarditis bei Autopsie, liegen keine anatomisch-pathologischen Befunde von menschlichen Erkrankungen vor. Sehr eingehend wurde dagegen die experimentelle Infektion bei verschiedensten Tieren untersucht. Im Vordergrund stehen hier Rückenmarksläsionen, wie man sie von der Poliomyelitis kennt mit perivaskulären Infiltrationen, Ödemen, Hämorrhagien, Ganglienzelluntergängen und Neuronophagien. Daneben findet man allerdings einen stärker als bei der Poliomyelitis ausgeprägten Befall des Gehirns, vor allem des Stammhirn, Zerebellums und Rhinenzephalons sowie nekrobiotische Veränderungen in der quergestreiften Muskulatur, die an die Fasernekrosen bei Coxsackie-A-Infektionen erinnern, sowie interstitielle infiltrative Prozesse im Myokard mit teilweise schalligem Zerfall der Muskelfasern. Die lymphatischen Strukturen reagieren auf die Infektion mit Schwellung und Ödem, gefolgt von Lymphoklasie, Phagozytose der Kerntrümmer, Proliferation des Retikulums. Parallel geht eine Lipoidentspeicherung der Nebennierenrinde [7. 10, 12].

## 4. Ätiologie

Die Col.-SK-Viren sind wie die Poliomyelitisviren im Elektronenmikroskop etwa 20 m$\mu$ große, homogene, sphärische Partikel, die aus einem infektiösen Ribonukleinsäurekern und einer die serologische Spezifität bestimmenden Proteinhülle bestehen [9, 10, 14]. Nach Filtrationsexperimenten ist eine Virusgröße von nur 10—15 m$\mu$ anzunehmen. Die Sedimentationskonstante in der Ultrazentrifuge schwankt zwischen 120 bis 150 S. Auch hinsichtlich ihrer Ätherresistenz und der geringen Empfindlichkeit gegenüber pH-Änderungen, vor allem im alkalischen Bereich, stehen sie den Polioviren am nächsten. Sie sind bei —70° C stabil und lassen sich in 50% Glyzerin konservieren. Die Infektiosität wird durch Lyophilisierung abgeschwächt und geht bei 60° C nach 30 Minuten verloren. Eine besonders sorgfältig untersuchte Eigenschaft ist das Hämagglutinationsvermögen vor allem gegenüber Schafserythrozyten und menschlichen 0-Blutkörperchen. Es handelt sich um eine reversible Agglutination bei 4° C, die bei Erwärmung auf über 20° C wieder verschwindet. Sie wird entscheidend durch das Elektrolytmilieu des Mediums beeinflußt. Bei optimalen Bedingungen gelingt es, einen für serologische Studien brauchbaren Hämagglutinationshemmungstest durchzuführen [10, 12].

## 5. Pathogenese

Nach Inokulation des Virus kommt es zu einer raschen lokalen Virusvermehrung, gefolgt von einer Virämie und einer Organmanifestation. Der Einbruch ins ZNS erfolgt durch Erreichen einer kritischen Viruskonzentration im extraneuralen Gewebe. Das Studium der Pathogenese der Col.-SK-Viren mit dem Nachweis einer Virämie und Viszerotropie hat die moderne Poliomyelitisforschung wesentlich befruchtet.

## 6. Diagnostik

Entscheidend ist der Virusnachweis, der aus Blut, Stuhl und Organmateria versucht werden sollte. Wegen der besonders hohen Nagerpathogenität diesei Viren eignen sich Mäuse und Hamster zum Tierversuch. Die Verimpfung kanr intrazerebral wie intraperitoneal erfolgen. An serologischen Methoden steht der Neutralisationstest und die Komplementbindungsreaktion mit Mäusegehirn- antigen sowie der Hämagglutinationstest zur Verfügung. Die Bewertung der serologischen Reaktionen sollte mit Vorsicht erfolgen, da nach zahlreichen Untersuchungen bei entzündlichen Erkrankungen des ZNS 10—15% positive Ergebnisse gefunden werden, ohne daß eine Isolierung gelingt. Da die Reaktion auch bei der Lähmungspoliomyelitis häufig positiv ausfällt, ist an serologische Kreuzreaktionen mit den klassischen Poliomyelitisviren bzw. anderen Entero- viren zu denken, die allerdings bei tierischen Immunseren nicht nachweisbar sind [9, 11].

## 7. Epidemiologie

Die Epidemiologie der Col.-SK-Viren ist nahezu unbekannt. In einem sehr hohen Prozentsatz findet man Antikörper bei wilden Ratten (rattus nor- vegicus, rattus alexandrinus) [12]. Ob letztere als Virusreservoire dienen oder sich nur in virusverseuchten Abwässern infizieren, ist ungeklärt. Neuerdings hat man solche Viren bei einer Wasserratte in Australien [15] und einer Ratte in Ekuador [2] gefunden.

## 8. Experimentelle Forschung

Eine besonders hohe Pathogenität dieser Viren besteht für Mäuse, Hamster, Baumwollratten und selbst für Meerschweinchen. Bei Rhesusaffen kommt es nach intrazerebraler Infektion gelegentlich zu einer ausgedehnten paralytischen Erkrankung. Cynomolgen sind noch empfindlicher und lassen sich auch intra- peritoneal und intramuskulär infizieren [12]. Bei Mäusen kann die Infektion intrazerebral, intraperitoneal, intravenös, subkutan, intranasal, rektal und selbst durch Einreiben des Virus in Haut oder Kornea sowie durch Fütterung übertragen werden. Nach massiven Infektionen gehen die Tiere schon nach 48 Stunden zugrunde, nach kleineren Dosen dauert es bis zu 10 Tage [10]. Die Viren lassen sich auch in verschiedensten Gewebekulturen züchten und auf Eikulturen adaptieren. Die Erkrankung ist wegen der hohen Nagerpatho- genität immer wieder als Modell der Poliomyelitisinfektion untersucht worden, wobei auch Chemotherapeutika ausgetestet wurden. Ferner hat man sie zum Studium des Interferenzphänomens [10] sowie der Virusonkolyse [13] heran- gezogen. Das Mengo-Virus war eines der ersten Viren, bei dem die ausschließ- liche Infektiosität des Nukleinsäurekerns nachgewiesen wurde [4].
Die taxonomische Einordnung dieser serologisch recht einheitlichen Virusgruppe bereitet einige Schwierigkeiten. Wegen ihres nur sporadischen Nachweises bei Mensch und Tier könnte es sich vielleicht um Varianten oder Mutanten in einer phylogenetischen Entwicklungsreihe der Poliomyelitisviren vom Nager zum Menschen handeln [10].

*Schrifttum*

1 BAQUERIZO, A. L. a. C. F. MARMOL: Demonstration of the existence of enzephalomyocarditis virus in the city of Guayaquil. II. Isolation of encephalomyocarditis virus from a fatal human case. Rev. ecuat. Hig. *16*, 99 (1959)

2 BAQUERIZO, A. L. a. C. F. MARMOL: III. Isolation of encephalomyocarditis virus from rattus norvegicus caught in the city of Guayaquil. Rev. ecuat. hig. *16*, 118 (1959)

3 BIELING, R. u. F. KOCH: Versuch einer Differentialdiagnose der abakteriellen Meningitis. Z. Kinderhk. *72*, 85 (1952)

4 COLTER, J. S., H. H. BIRD a. R. A. BROWN: Infectivity of ribonucleic acid from Ehrlich ascites tumor cells infected with Mengo encephalitis. Nature *179*, 859 (1957)

5 DICK, G. W. A.: Mengo-encephalomyelitis virus. Pathogenicity for animals and physical properties. Brit. J. Exper. Pathol. *29*, 559 (1948)

6 DICK, G. W. A., A. M. BEST, A. J. HADDOW a. K. C. SMITHBURN: Mengoencephalitis, a hitherto unknown virus affecting man. Lancet *255*, 286 (1948)

7 GÄDEKE, R. u. K. BETKE: Die Wirkung von Viren der Parapoliomyelitisgruppe auf die lymphatischen Organe der Maus. Z. Naturforsch. *7b*, 401 (1952)

8 HELWIG, F. C. a. E. C. SCHMIDT: A filter passing agent producing interstitial myocarditis in anthropoid apes and small animals. Science *102*, 31 (1945)

9 HINZ, R., G. BARSKI a. W. BERNHARD: An electron microscopic study of the development of the encephalomyocarditis (EMC) virus propagated in vitro. Exper. Cell Res. *26*, 571 (1962)

10 JUNGEBLUT, C. W.: Columbia SK group of viruses. In: Handbuch der Virusforschung, IV. Band, S. 459. Springer Verlag, Wien 1957

11 JUNGEBLUT, C. W. a. G. DALLDORF: Epidemiological and experimental observations of the possible significance of rodents in a suburban epidemic of poliomyelits. Amer. J. Publ. Health *33*, 169 (1943)

12 KELLER, W. u. O. VIVELL: Poliomyelitisähnliche Krankheitsbilder und ihre Erreger beim Menschen. Erg. inn. Med. Kinderhk. N. F. *V*, 1 (1954)

13 MARTIN, E. M., J. MAELC, S. SVED, T. S. WORK, P. FAULKNER, R. C. VALENTINE a. J. L. COOTE: Studies on protein and nucleic acid metabolism in virus infected mammalian cells. 1. Encephalomyocarditis virus in Krebs II mouse ascites tumor cells. Biochem. J. *80*, 585 (1961)

14 FAULKNER, P., E. MARTIN, S. SVED, R. VALENTINE a. T. WORK: The isolation, crystallization and chemical characterization of mouse encephalomyocarditis virus. Biochem. J. *80*, 597 (1961)

15 POPE, J. H.: Virus of the encephalomyocarditis group from a water rat Hydromys chrysogaster in North Queensland. Austral. J. Exper. Biol. Med. Sci. *37*, 117 (1959)

16 SMADEL, J. a. J. WARREN: The virus of encephalomyocarditis and its apparent causation of disease in man. J. Clin. Invest. *26*, 1197 (1947)

17 VERLINDE, J. D. a. B. HOFMAN: Pathogenic and immunologic properties of two new members of the Col. SK group of viruses. Arch. ges. Virusforsch. *5*, 14 (1952)

18 VERLINDE, J. D. a. H. E. VAN TONGEREN: Human infections with viruses of the Columbia SK group. Arch. ges. Virusforsch. *5*, 217 (1953)

# Katzenkratzkrankheit

Von O. Vivell

*Synonyma:* Gutartige infektiöse Lymphoretikulose, Viruskratzlymphadenitis, benigne Inokulationslymphoretikulose, abakterielle regicnale Lymphadenitis, Felinose.

Es handelt sich um eine gutartige, subakut verlaufende, meist suppurative, abakterielle, regionale Lymphadenitis, die sich nach Inokulation des Erregers in die Haut mit Entwicklung eines Primärherdes lymphogen entwickelt. Als Krankheitseinheit wurde sie durch eine spezifische Hautreaktion mit Antigen aus Lymphknoteneiter nach Art des Freitestes bei Lymphogranuloma inguinale abgegrenzt [4, 12, 21, 22, 23]. In der Folgezeit hat man kutane, glanduläre, okuläre, pseudovenerische, tonsilläre, mesenteriale, pulmonale und meningoenzephalitische Formen der Katzenkratzkrankheit beschrieben.

## 1. Geschichte

Bei Studien über Tularämie hat Foshay in Cincinnatti 1932 diese Krankheitseinheit durch einen Intrakutantest mit Antigen aus Lymphknoteneiter abgegrenzt aber nicht darüber publiziert [12]. Ein gleiches Antigen war von Hanger und Rose in New York 1945 aus Eiter eines Patienten mit Paronychie und anschließender suppurativer Lymphadenitis hergestellt worden, wobei sich ein positiver Hauttest beim Patienten ergab [12]. 1950 haben dann Debré und Mollaret die Erkrankung unter den Bezeichnungen „maladie des griffes du chat" und „lymphoréticulose benigne d'inoculation" eingehend beschrieben und zahlreiche Versuche zur ätiologischen Klärung unternommen [4, 21, 22, 23]. Seither ist ein umfangreiches Schrifttum entstanden, das kasuistische Beiträge aus allen Kontinenten der Erde enthält.

## 2. Klinik

Die Inokulation des Erregers erfolgt in der überwiegenden Mehrzahl der Fälle durch Katzenkratzer oder Katzenbiß, was zunächst zur Vermutung führte, es handele sich um eine Anthropozoonose, die von Katzen auf den Menschen übertragen wird. Am Ort des Erregereintritts findet sich nicht selten nach einer Inkubationszeit von 3—20 Tagen ein Primäraffekt in Form einer geröteten Kratzstelle, wenig schmerzhaften Papel, einer Blase oder Pustel oder eines kleinen Ulkus wie man es etwa von der BCG-Impfung kennt (Abb. 1). Oft wird dieser primäre

Abb. 1—3: Katzenkratzkrankheit bei 7jährigem tuberkulinnegativem Jungen. (Beobachtung: Univ.-Kinderklinik Freiburg.)

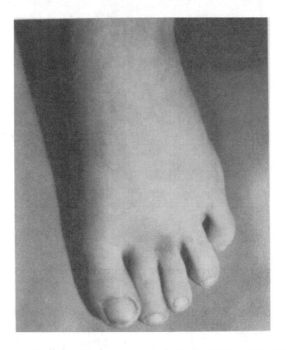

Abb. 1: Entzündliche Papel am Grundgelenk der 3. Zehe (Primärherd).

Krankheitsherd wegen seiner Geringfügigkeit übersehen und heilt in 1—3 Wochen mit vorübergehender Pigmentierung ab, bevor die charakteristische subchronische regionäre Lymphknotenschwellung sich einstellt. Diese folgt meist 1—3 Wochen dem Primäraffekt ohne daß eine Lymphangitis erkennbar wird. Die Lymphknotenschwellung im Abflußgebiet des Primäraffekts bleibt meist unilateral, kann aber mehrere proximale Lymphknotengruppen, meist der Achseln oder Leisten erfassen. Nur bei multiplen Erregerinokulationen kann es einmal zur Entwicklung zahlreicher Lymphknotenschwellungen kommen, die eine Systemerkrankung vortäuschen können. Die affizierten Lymphknoten lassen sich zunächst derb induriert ohne wesentliche Entzündungsreaktion der Umgebung tasten und sind nur wenig schmerzhaft. Sie erreichen bis Pflaumengröße und suppurieren häufig, wobei Spontandurchbrüche der Abszesse bei entzündlicher Beteiligung der bedeckenden Hautpartien nicht selten sind (Abb. 2). Im Punktions-

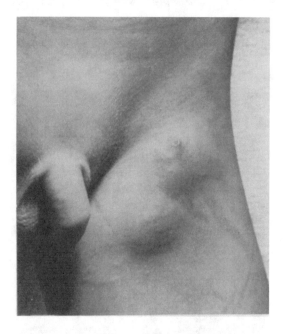

Abb. 2: Entzündliche Lymphknotenschwellungen im Bereich der linken Leiste.

eiter lassen sich keine Bakterien, auch keine atypischen Mykobakterien züchten. Die fistelnden Lymphome heilen verhältnismäßig rasch und komplikationslos ab. Insgesamt dauert die subakut verlaufende Lymphadenitis etwa 2—4 Monate. Oft wird die Entwicklung und der Ablauf dieser Lymphknotenerkrankung von leichten Zeichen einer Allgemeinerkrankung wie Unwohlsein, Kopfschmerzen, geringem Fieber, Gliederschmerzen begleitet. Relativ häufig (in ca. 5%) wurden flüchtige Erytheme, morbilli- oder skarlatiniformen Charakters beschrieben [24]. Seltener sind Hauterscheinungen in Form des Erythema exsudativum multiforme oder Erythema nodosum [8, 27]. Gelegentlich kann die Milz tastbar werden. Nicht so sicher als Folgen der Katzenkratzkrankheit belegt sind zentralnervöse Komplikationen wie Meningoenzephalitiden und Polyneuritiden im Verlauf der Adenopathie [6, 26]. Eine thrombozytopenische Purpura wurde auch als Folgeerkrankung beschrieben [2, 13]. Je nach Inokulationsort kennt man als klinische Sonderformen eine pseudovenerische mit Schwellung der Leistenlymphknoten wie bei der Lymphogranulomatosis inguinalis Nicolas-Favre, eine okulo-glanduläre Form mit der Symptomatik des Parinaudsyndroms [19] sowie bei Inokulation des Erregers im Bereich der Tonsillen, der Bronchien oder des Darms eine Beteiligung der Hals-, Hilus- oder mesenterialen Lymphknoten [27]. Gelegentlich wurden auch Rezidive, z. T. nach positiv verlaufendem Hauttest beobachtet [15].Von den meisten Laboratoriumsuntersuchungen sind keine wesentlichen diagnostischen Hilfen zu erwarten. Die Blutsenkungsgeschwindigkeit ist zunächst leicht beschleunigt und steigt im Stadium der Suppuration auf höhere Werte an. Im Blutbild findet sich eine initiale Leukopenie, später eine mäßige Leukozytose mit Vermehrung der lymphatischen Zellen und Eosinophilie meist über 5%, vor allem im Stadium der Abszeßbildung [10]. Differentialdiagnostisch müssen eitrige Lymphknotenerkrankungen, Tularämie, Sodoku, Lymphogranuloma inguinale, Tuberkulose, Morbus Boeck, Toxoplasmose, Pasteurellose, Lymphosarkom, Lymphogranulomatose, sowie reaktive regionale Lymphknotenschwellungen abgegrenzt werden. Für die Diagnose Katzenkratzkrankheit sprechen: 1. eine regionale Lymphadenopathie, 2. Katzenkontakt, 3. eine indurierte verkrustete Papel im Lymphzuflußgebiet des erkrankten Lymphknotens, 4. Ausschluß anderer Lymphknotenerkrankungen, 5. Leukopenie (im Beginn), 6. Eosinophilie über 5%, 7. positiver Hauttest mit Katzenkratzantigen [8].

### 3. Pathologie

Der Primäraffekt entspricht einer ulzerierenden Dermatitis mit perivenösen plasma-lymphozytären sowie eosinophil-leukozytären Infiltraten. Später bilden sich tuberkuloide Granulome mit Fremdkörperriesenzellen, die dem Langhans-Typ entsprechen können. Im Lymphknoten kommt es zuerst zu einer beträchtlichen Wucherung des Retikulums mit Gefäßsprossungen und plasmozytären Infiltraten. Dann treten aus Epitheloidzellen und Langhansschen Riesenzellen aufgebaute Granulome auf mit monozytären Zellsäumen und zentraler Nekrose. Es wandern anschließend Leukozyten ein, wobei sich durch Bindegewebsbrücken getrennte Abszesse bilden, die über eine Periadenitis nach außen durchbrechen können [11, 29]. Das zytologische Bild des punktierten Lymphknotens entspricht einem großzelligen bunten Lymphogramm mit großen lymphatischen Retikulumzellen, Plasmazellen, Endothelien und Makrophagen, seltener epitheloidartigen Zellen und noch seltener Riesenzellen. Das histologische und zytologische Bild ähnelt sehr dem der Frühstadien der Tuberkulose, des Hodgkin, der Tularämie oder der des Lymphogranuloma inguinale und erlaubt keine eindeutige Aussage [1, 20].

## 4. Ätiologie

Ob es sich bei der Katzenkratzkrankheit um eine Virusinfektion handelt, ist noch nicht geklärt. Trotz zahlreicher Verimpfungs- und Züchtungsversuche auf verschiedensten Nagern sowie Katzen, Hunden, Vögeln und Affen gelang zunächst nur eine Übertragung auf freiwillige Versuchspersonen und schließlich auch teilweise auf Zerkopitheken der Gattung Aethiops sabaeus *[24]*. Von 22 mit Lymphknotenmaterial typischer Erkrankungsfälle inokulierten Zerkopitheken erkrankten 7 nach Inkubationszeiten zwischen 10—54 Tagen mit Primäraffekt, wobei sich fünfmal eine Lymphadenopathie anschloß. Viermal wurden Sekundärpassagen auf diesen Affen versucht, von denen aber nur 2 zur Entwicklung einer Primärläsion ohne Lymphknotenerkrankung führten *[25]*. Die Histologie der Tiererkrankungen entsprach weitgehend den Veränderungen, die beim Menschen beschrieben wurden. Makroskopisch ließen sich beim Affen, seltener auch bei menschlichen Erkrankungsfällen, eosinophile Granulokorpuskeln nachweisen, die sowohl intra- wie extrazellulär anzutreffen sind. Man findet sie vor allem in großen Retikulumzellen sowie Lymphozyten und Plasmazellen.

MOLLARET sieht darin den Erreger der Katzenkratzkrankheit, eine Auffassung, die nicht ohne begründeten Widerspruch blieb *[25]*. Die Intradermalreaktion und offensichtliche serologische Verwandtschaften zu Viren der Lymphogranulomagruppe veranlaßten ihn, den Erreger der Katzenkratzkrankheit zu den Miyagawellosen zu rechnen, bei denen er drei Gruppen unterscheidet:
I. Miyagawellosen mit vorwiegender Lokalisation im Lymphknoten: 1. Lymphogranuloma venereum, 2. Katzenkratzkrankheit.
II. Miyagawellosen mit vorwiegender Lokalisation in den Respirationstraktorganen: 1. Psittakose - Ornithose, 2. bestimmte atypische Pneumonien des Menschen, 3. Katzenpneumonie, Mäusepneumonie, Meningopneumonitis.
III. Miyagawellosen mit genito-konjuktivo-artikulärer Lokalisation: 1. Trachom, 2. okulo-genitale Chlamydozoose, 3. Reitersche Krankheit, 4. andere tierische Erkrankungen wie Kälberenteritis u. a. *[24]*.
An der ätiologischen Einheitlichkeit des Syndroms „Katzenkratzkrankheit" werden neuerdings von KALTER *[14]* auf Grund von Hauttest- und KBR-Ergebnissen bei 170 entsprechenden Fällen Zweifel geäußert. Säurefeste, atypische, photochromogene Bazillen wurden von BOYD u. Mitarb. *[3]* in 7 von 8 als Katzenkratzkrankheit diagnostizierten Fällen isoliert, die aber alle Tuberkulin-positiv reagierten. Die Erreger ließen sich auf Meerschweinchen und Mäusen züchten. Aus mesenterialen Lymphknoten mit dem charakteristischen histologischen Bild wurde von KNAPP u. Mitarb. *[16]* pasteurella pseudotuberculosis isoliert und KUNERT *[17]* weist auf die oft schwierige Differentialdiagnose zur Lymphknotentoxoplasmose des Erwachsenen hin. Man wird alle diese ätiologischen Möglichkeiten vorher abzuklären haben, bevor man die Diagnose Katzenkratzkrankheit stellt.

## 5. Pathogenese

Fast übereinstimmend stellen die meisten Untersucher fest, daß die Erkrankung häufig nach Kontakt mit Katzen auftritt. DEBRÉ hat daher den Namen „maladie des griffes du chat" geprägt, da sich sehr häufig Kratzwunden an der Stelle des Primäraffekts nachweisen ließen [5]. Später fand man, daß auch andere Hautverletzungen zur Inokulation des mutmaßlichen Virus führen können. Es sind dabei Risse durch Dornen, Knochensplitter, Holzsplitter, Messer sowie durch Kratzer anderer Tiere wie Hunde, Kaninchen usw., aber auch Bißverletzungen beschrieben worden. Ob die Katzen ein an ihren Krallen haftendes oder ein auf der Haut des Menschen befindliches Virus inokulieren, ist noch unbekannt. Bei Katzen hat man weder serologisch noch klinisch eine entsprechende Erkrankung nachweisen können. Vom Inokulationsort, an dem der Primäraffekt entsteht, breitet sich die Infektion lymphogen aus und führt so zu den beschriebenen klinischen Befunden, die einen subakuten Verlauf nehmen.

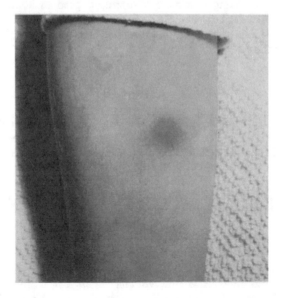

Abb. 3: Positive Hautreaktion mit Antigen aus Lymphknoteneiter am rechten Unterarm.

## 6. Diagnostische Methoden

Die wesentlichste diagnostische Bedeutung kommt dem Intrakutantest zu, dessen Antigen aus Lymphknoteneiter hergestellt wird. Hierzu verdünnt man den Eiter unter sterilen Bedingungen mit physiologischer Kochsalzlösung 1:5, mischt durch kräftiges Schütteln und erhitzt dreimal in Abständen von je 24 Stunden eine Stunde lang auf 60° C im Wasserbad. Sterilitätskontrollen sind auf den üblichen Nährböden durchzuführen, wobei auch nach atypischen Mykobakterien gesucht werden sollte. Nach Zentrifugation bei 5000 UPM für 20 Minuten wird der sterile Überstand als Antigen verwandt.

Der Hauttest sollte positiv ausfallen, wenn die Diagnose Katzenkratzkrankheit gestellt wird. In der Allgemeinbevölkerung beträgt die Zahl positiver Reagenten etwa 5% [28]. Sie liegt höher bei Tierärzten und Schlachthauspersonal [9]. Die Reaktion entspricht etwa der Tuberkulinreaktion, bleibt aber oft länger positiv, wobei auch Aufflammreaktionen am Lymphknoten oder Primärherd vorkommen (Abb. 3).

Die Komplementbindungsreaktion bedient sich meist eines Lymphogranulomainguinale- oder Psittakoseantigens, seltener wurden Antigene aus Lymphknotenmaterial versucht. Titer über 1:10 gelten als positiv. Die KBR wird nur bei einem kleinen Teil der Patienten, vor allem älteren positiv, gibt aber einen Hinweis, daß der Erreger in diese Virusgruppe gehören könnte. Ihr diagnostischer Wert ist sehr begrenzt [18]. KALTER fand z. B. in 200 Kontrollseren 3% positive Resultate, aber bei 40 Patienten mit Katzenkratzkrankheit 25% positive Ausfälle [14].

## 7. Therapie

Entsprechend den befriedigenden Ergebnissen der Therapie mit Breitbandantibiotika bei den Viren der Psittakose-Lymphogranulomagruppe hat man auch bei der Katzenkratzkrankheit Aureomycin und Terramycin versucht ohne wesentliche Erfolge zu sehen. Neuerdings wurde die Anwendung von Glukokortikoiden empfohlen [7], sonst bleibt eine Unterstützung der vorhandenen Einschmelzungstendenz durch Wärmekataplasmen. Suppurierte Lymphome heilen nach Eröffnung und Entleerung rasch aus.

## 8. Epidemiologie

Die Katzenkratzkrankheit kommt vorwiegend in den Wintermonaten sporadisch vor, was durch das engere Zusammenleben mit Katzen in der kalten Jahreszeit verursacht sein dürfte. Die Mehrzahl der Erkrankungsfälle betrifft Kinder und Jugendliche, Säuglingserkrankungen sind selten. Familiäre Häufungen wurden beschrieben, wobei die Hauskatze als gemeinsame Infektionsquelle anzunehmen ist. Obwohl die Krankheit in allen Erdteilen unter verschiedensten klimatischen Bedingungen vorkommt, dürfte sie insgesamt doch selten sein. Bisher erreicht die Zahl der publizierten Fälle kaum 600.

*Schrifttum*

1 BETKE, K.: Zur Klinik und Zytodiagnostik chronischer Lymphknotenerkrankungen: Die Viruskratzlymphadenitis (benigne Inokulationslymphoretikulose). Klin. Wschr. 30, 583 (1952)

2 BILLO, O. a. J. A. WOLFF: Thrombocytopenic purpura due to cat scratch disease. Case report of three brothers who were continuously exposed to ill farm cats. J. Amer. Med. Ass. 174, 1824 (1960)

3 BOYD, G. a. G. CRAIG: Etiology of cat scratch fever. J. Pediatr. 59, 313 (1961)

4 DEBRÉ, R., M. LAMY, M. L. JAMMET, L. COSTIL et P. MOZZICONACCI: Maladie des griffes du chat. Bull. Soc. med. Hôp. Paris 66, 76 (1950)

5 DEBRÉ, R., M. LAMY, M. L. JAMMET, L. COSTIL et P. MOZZICONACCI: Maladie des griffes du chat. Sem. Hôp. (Paris) 26, 1895 (1950)

6 DEBRÉ, R., L. VAN BOGAERT, S. THIEFFRY et M. ARTHMIS: Accidents nerveux de la maladie des griffes du chat. Presse méd. 60, 1116 (1958)

7 ECKHARDT, W. a. A. I. LEVINE: Corticosteroid therapy of cat scratch disease. Arch. Int. Med. 109, 463 (1962)

8 FOWLER, R. S. a. J. D. BAILEY: Cat scratch disease in childhood. Canad. Med. Ass. J. 84, 1365 (1961)

9 GIFFORD, H.: Skin test reactions to cat scratch disease among veterinarians. Arch. Int. Med. 95, 828 (1955)

10 GSELL, O., R. FORSTER u. E. KLAUS: Viruskratzlymphadenitis. Schweiz. med. Wschr. 81, 699 (1951)

11 HEDINGER, Chr.: Die histologischen Veränderungen bei der sogenannten Katzenkratzkrankheit, einer benignen Viruslymphadenitis. Virch. Arch. 322, 159 (1952)

12 J. Amer. Med. Assoc. Editorial 148, 746 (1952): Cat scratch disease.

13 JIM, R. T.: Thrombocytopenic purpura in cat scratch disease. J. Amer. Med. Ass. 176, 1036 (1961)

14 KALTER, S. S.: Cat scratch disease: Complement fixation and skin test results. Ann. Int. Med. 55, 903 (1961)

15 KLEINHANS, K. u. H. STICKL: Über eine rezidivierende exanthematische Form der Katzenkratzkrankheit bei einem Kinde. Kinderärztl. Prax. 29, 427 (1961)

16 KNAPP, W. u. W. MASSHOFF: Zur Ätiologie der abszedierenden retikulären Lymphadenitis. Dtsch. med. Wschr. 79, 1266 (1954)

17 KUNERT, H. u. H. WERNER: Ein experimenteller Beitrag zur Differentialdiagnose zwischen Katzenkratzkrankheit und Lymphadenitis toxoplasmotica. Z. Tropenmed. Parasit. 12, 422 (1961)

18 MANNING, J. D. a. J. D. REID: The significance of positive complement fixation tests against psittacosis antigen in cat scratch disease. Amer. J. Clin. Pathol. 29, 430 (1958)

19 MARGILETH, A. M.: Cat scratch disease as a cause of the oculoglandular syndrome of Parinaud. Pediat. 20, 1000 (1957)

20 MEYER, P. u. S. MOESCHLIN: Das Lymphdrüsenpunktat der Katzenkratzkrankheit. Schweiz. med. Wschr. 88, 1070 (1958)

21 MOLLARET, P., J. REILLY, R. BASTIN et P. TOURNIER: Une maladie ganglionaire nouvelle. Adénopathie régionale subaigue spontanément curable avec intradermoréaction et lésions histologiques particulières. Presse méd. 58, 282 u. 1353 (1950)

22 MOLLARET, P., J. REILLY, R. BASTIN et P. TOURNIER: La découverte du virus de la lymphoréticulose bénigne d'inoculation. I. Caractérisation sérologique et immunologique. Presse méd. *59*, 681 (1951)

23 MOLLARET, P., J. REILLY, R. BASTIN et P. TOURNIER: II. Inoculation expérimentale au singe et collorations. Presse méd. *59*, 701 (1951)

24 MOLLARET, P.: La lymphoréticulose bénigne d'inoculation. Helv. med. acta *19*, 316 (1952)

25 MOLLARET, P., J. REILLY, R. BASTIN et P. TOURNIER: Le virus de la lymphoréticulose bénigne d'inoculation. Presse méd. *64*, 1177 (1956)

26 SMITH, R. E. a. R. M. DARLING: Encephalopathy of cat scratch disease. J. Dis. Child. *99*, 107 (1960)

27 USTERI, C., T. WEGMANN u. Ch. HEDINGER: Über atypische Formen der sogenannten Katzenkratzkrankheit, einer benignen Viruslymphadenitis. Schweiz. med. Wschr. *82*, 1287 (1952)

28 WARWICK, W. J. a. R. A. GOOD: Cat scratch disease in Minnesota. III. Evaluation of the intradermal skin test to cat scratch disease antigen. Amer. J. Dis. Child. *100*, 241 (1960)

29 WINSHIP, T.: Pathologic changes in so called cat scratch fever. Amer. J. Clin. Pathol. *23*, 1012 (1953)

# Speicheldrüsenviruskrankheit (Zytomegalie)

Von J. Oehme

Die Speicheldrüsenviruskrankheit (Salivary-gland-virus disease) kommt in der ganzen Welt vor; sie kann lokalisiert oder generalisiert auftreten. Die generalisierte Form zeigt sich bei Neugeborenen unter dem Erythroblastose-Komplex, bei jungen Säuglingen als organgebundene Erkrankung [19, 23, 25]. Meist aber verläuft die Infektion inapparent. Die lokalisierte Form findet sich beim Säugling häufig in der Parotis, bei älteren Kindern und Erwachsenen in der Lunge und im Magen-Darm-Kanal [vgl. 35]. Zytologisch ist die Speicheldrüsenviruskrankheit durch Zellvergrößerung (Zytomegalie) bei erhaltener Kern-Plasma-Relation sowie durch typische Kern- und Plasma-Einschlüsse gekennzeichnet. Daher stammt auch die Bezeichnung Einschlußkörperchen-Krankheit (Inclusion body disease).

## 1. Geschichte

H. Ribbert beschrieb 1881 zuerst die „Krankheit mit protozoenartigen Zellen", 1904 berichteten Jesionek und Kiolemenoglou „Über einen Befund von protozoenartigen Gebilden in den Organen eines hereditär luetischen Foetus". Eine erfolgreiche Übertragung des Virus auf Meerschweinchen gelang 1926 Cole und Kuttner, auf andere Nagetiere 1932 Thompson und auf Affen 1935 Cowdry and Scott. Die Virusgenese beim Menschen wurde durch die Forschungen von Smith [28], Rowe und Weller [33, 34] gesichert.

## 2. Klinisches Bild

Die Inkubationszeit ist nicht zuletzt auch wegen der meist inapparenten Infektion nicht bekannt.

Die *generalisierte* Form betrifft meist Neugeborene, besonders Frühgeborene [2, 15, 18, 27]. Sie läuft unter Symptomen, die am ehesten an einen Morbus haemolyticus neonatorum (M. h. n.) erinnern. Übereinstimmend damit treten bald nach der Geburt ein verstärkter Ikterus und oft eine Anämie mit Erythro-

blastämie auf. Häufiger als beim M. h. n. findet man bei der Zytomegalie Hautblutungen, meist petechial. In etwa der Hälfte der Fälle sind die Thrombozyten
vermindert. Eine Hepatosplenomegalie kommt in 85⁰/o vor. Eine Mitbeteiligung des Gehirns ist häufig (s. u.).

### Organgebundene Formen

*1. Zerebrale Form.* Die Mitbeteiligung des Zentralnervensystems ist von größter
Bedeutung für die Entwicklung des Kindes [5, 22]. Sie wird in zwei Drittel
der in der Neugeborenenzeit manifesten Fälle beobachtet und oft als ge-
burtstraumatischer Hirnschaden fehlgedeutet. Klinisch werden diese Kinder
wegen Krämpfen, Mikrozephalie oder postenzephalitischer Störungen auffällig. Häufig ist gleichzeitig ein Hydrocephalus internus nachweisbar, ferner
kommen Fehlbildungen des Hirns in Form von Mikrogyrien sowie Hirn-
nekrosen vor. Bei Geburt kann die intrauterin erworbene Infektion schon aus-
geheilt sein. Dann wird das Kind im Stadium des angeborenen Schadens geboren [31] und zeigt im Röntgenbild intrazerebrale Verkalkungen [vgl. 31],
vorwiegend periventrikulär. In anderen Fällen ist der Liquor xanthochrom
und enthält reichlich Eiweiß. Am Augenhintergrund findet man eine Chorio-

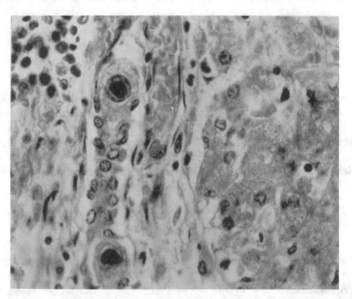

Abb. 1: Zytomegale Hepatitis mit zwei Riesenzellen in einem kleinen Gallengang
(Bildmitte), Leberzellnekrosen (rechte Bildhälfte), zelliger Infiltration und Blutbildungsherden (linker oberer Bildteil). H.-E. Vergr. 640fach.

retinitis. Die geistige und statische Entwicklung ist retardiert. Der bevorzugte Befall extrapyramidaler Zentren durch zerebrale Infektionen oder Intoxikationen von Feten und Neugeborenen äußert sich auch hier in Form des „Little-Syndroms" mit Oligophrenie. Häufiger als metabolisch-genetische Ursachen sind bei Oligophrenie intrauterin abgelaufene infektionsbedingte Enzephalopathien zu finden. Außer dieser zerebralen Form müssen noch 4 andere Verläufe unterschieden werden:

2. *Hepatosplenomegale Form.* Die Hepatosplenomegalie ist ein häufiges Symptom. In der Leber kommt es zur Hepatitis mit zelliger Infiltration und Blutbildungsherden (vgl. Abb. 1). In schweren Fällen können sich Fibrosen und Zellnekrosen entwickeln. Der Ikterus gravis bei Zytomegalie wird dadurch verständlich. Da meist Frühgeborene von der Erkrankung befallen werden, kommt die Hyperbilirubinämie infolge Unreife des Glukuronyltransferase-Systems noch hinzu. Bei älteren Kindern kann die Zytomegalie zur chronischen Hepatitis und zur Leberzirrhose führen.

3. *Renale Form.* Obwohl die Niere häufig befallen ist (vgl. Abb. 2), ist der Urinbefund meist nur geringfügig. Die in Tubulusrichtung ausgestoßenen Riesenzellen können im Urinsediment nachgewiesen werden. Ihr Nachweis sichert die Diagnose Zytomegalie (vgl. Nachweis-Methoden).

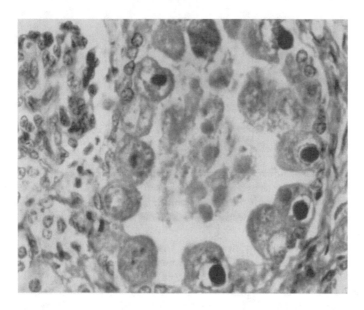

Abb. 2: Ausschnitt aus der Nierenrinde bei generalisierter Zytomegalie: Tubulus mit zahlreichen typischen Riesenzellen am Rande und aufgelösten Zelltrümmern in der Lichtung, links Anschnitt eines Glomerulums. H.-E. Vergr. 640fach.

*4. Pulmonale Form.* Auch in den Lungen kommen Riesenzellen vor (vgl. Abb. 3). Diese Verlaufsform kann bei Frühgeborenen und Erwachsenen *[9]* in Verbindung mit einer interstitiellen Pneumonie auftreten. Diese positive Syntropie zur plasmazellulären Pneumonie kann vorerst nicht erklärt werden. Eine hohe Syntropie besteht ferner zwischen Keuchhusten und Zytomegalie. Dagegen hat sich keine Beziehung zwischen Hechtscher Riesenzellpneumonie und den Lungenveränderungen bei Zytomegalie ergeben.

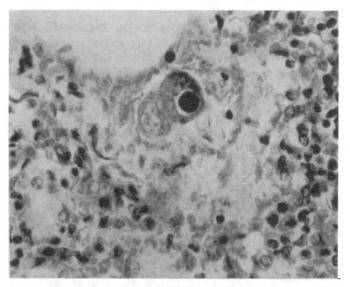

Abb. 3: Lunge bei generalisierter Zytomegalie; typische Riesenzelle in einer Alveole, Zellmobilisation im Interstitium. H.-E. Vergr. 576fach.

*5. Gastrointestinale Form.* Diese kommt schon bei Neugeborenen *[24]* vor; bei Säuglingen äußert sie sich in Form einer chronischen zur Dystrophie führenden Ernährungsstörung. Auch eine Kombination mit zystischer Pankreasfibrose wurde beobachtet. Bei Erwachsenen kann die einzige Krankheitslokalisation im Magen-Darm-Kanal sein *[4, 6]*.

Außer diesen 5 Verlaufsformen kommen noch plasmazellige Infiltrationen der Plazenta vor. Ferner wurden unspezifische Knochenveränderungen wie bei anderen intrauterinen Fruchtschäden (OEHME) in Form von Doppelkonturierung des Kalkaneus oder metaphysäre Linien verminderter Dichte beobachtet. Oft stellt die Zytomegalie bei der Sektion nur einen Nebenbefund dar, über dessen Bedeutung vorerst noch keine sicheren Angaben gemacht werden können. Vielleicht besteht auch eine Beziehung zwischen dem plötzlichen Tod junger Kinder und der Zytomegalie *[vgl. 20]*. Bei älteren Kindern *[10]* und Erwachsenen wird die Speicheldrüsenviruskrankheit in Verbindung mit schweren Allgemeinerkrankungen wie Hämoblastosen und malignen Tumoren beobachtet *[29]*.

### 3. Pathologie

Die Riesenzellen besitzen einen mittleren Durchmesser von 30 $\mu$ und erreichen damit die vierfache Größe benachbarter Epithelzellen. Der unregelmäßige etwa 15 $\mu$ große Zellkern ist nach der Zellbasis verschoben und enthält einen etwa 10 $\mu$ großen azidophilen Kerneinschlußkörper, der von einem optisch hellen Hof umgeben wird („Eulenauge"). Auch im Zytoplasma finden sich am lumenwärtigen Zellpol fein granulierte, kleine basophile Einschlüsse (0,5—3,0 $\mu$). Die Riesenzellen gehen nach SEIFERT *[27]* beim Kind vorwiegend aus Epithelien drüsiger Gewebe hervor, beim Erwachsenen mehr aus Mesenchymzellen. Nach der Häufigkeit des Vorkommens geordnet finden sich „Zytomegalien" in Mundspeicheldrüsen, Niere, Lunge und Leber, seltener in Pankreas, Schilddrüse,

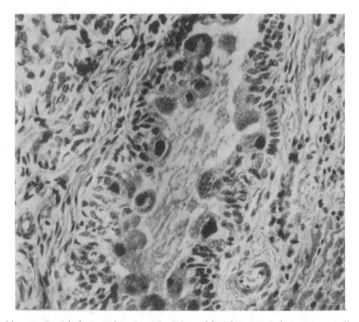

Abb. 4: Speichelgang der Parotis mit zahlreichen typischen Riesenzellen. H.-E. Vergr. 384fach.*

* Alle Abbildungen entstammen der Arbeit von G. SEIFERT „Die morphologische Diagnose der Zytomegalie", erschienen in Münch. med. Wschr. *103,* 139—143 (1961).

Nebenniere, Darm und Gehirn. Vereinzelt werden Riesenzellen auch in anderen Organen beobachtet. In den großen Kopfspeicheldrüsen finden sich die Riesenzellen vor allem im Gangsystem der Parotis (vgl. Abb. 4), häufig auch in der Submandibularis, seltener in der Sublingualis.

## 4. Ätiologie

Die Erkrankung wird durch ein Virus hervorgerufen, von dem es nach WELLER u. Mitarb. *[34]* verschiedene Subtypen gibt. Das Virus ist bei Säugetieren und Menschen weit verbreitet, besitzt aber eine hohe Artspezifität. Daher muß die frühere Annahme, daß es sich um eine Anthropozoonose handele, d. h. daß der Mensch durch Kontakt mit Tieren infiziert werde, aufgegeben werden.

## 5. Pathogenese

Die Zytomegalie ist eine Viruskrankheit mit fakultativer Pathogenität. Die intrauterine Infektion des Kindes erfolgt in den meisten Fällen während der Fetalperiode nach einer Virämie der Mutter. Wahrscheinlich kommt eine Virämie nur nach frischer Infektion zustande. Übereinstimmend damit sind Geschwistererkrankungen an Zytomegalie mit Ausnahme von Zwillingen *[vgl. 14]*, die gehäuft erkranken, nicht bekannt. Postnatal erfolgt die Infektion möglicherweise durch Schmier- und Tröpfcheninfektion, da von Virusträgern das Virus lange Zeit in Speichel und Urin ausgeschieden wird. Ob eine Reaktivierung latenter, im Gewebe liegengebliebener Viren durch Änderung der Virus-Wirtsbeziehung eine Erkrankung hervorrufen kann, ist noch ungeklärt.

## 6. Diagnostische Methoden

Für die Diagnose sprechen klinische Verdachtszeichen, insbesondere wenn bei einem Frühgeborenen Symptome des Erythroblastose-Komplexes ohne Blutfaktoreninkompatibilität, besonders in Verbindung mit Hautblutungen und zerebralen Symptomen auftreten.
Intra vitam kann die Diagnose durch den zytologischen Nachweis der Riesenzellen gesichert werden. Erstmalig gelang dies FETTERMAN im Urin; außerdem wurden die zytomegalen Zellen im Liquor *[18]*, Magenspülwasser *[3]* und Mundspeichel *[13]* nachgewiesen, ferner aus bioptischem Material von Leber und Parotis *[19]*.
Beweisend ist die patho-histologische Diagnose, die auf dem Vorkommen typischer Riesenzellen, auf der Ausbildung interstitieller zelliger Reaktionen und spezieller Veränderungen, besonders des Leber- und Hirngewebes beruht. Über die Bewertung der Virurie und der Antikörper im Serum siehe S. 973.

## Nachweis-Methoden

*1. Riesenzellen im Urin.* Bei Ausscheidung zahlreicher Riesenzellen, die von Makrophagen und degenerierten Nierenzellen abgetrennt werden müssen *[21]*, gelingt es, diese auch im ungefärbten Sediment nachzuweisen. DE GROODT *[8]* empfiehlt folgendes Vorgehen:

Frischer Urin wird mit 3000 Umdrehungen/Min. zentrifugiert; der Überstand wird vom Sediment abgegossen und durch ein 96%iges Alkohol-Äther-Gemisch $\overline{aa}$ ersetzt. Nach erneutem Zentrifugieren von etwa 10 Min. wird das Sediment auf einen vorher mit Eiweißglyzerin bedeckten Objektträger ausgestrichen und nach Verdampfung der Fixierflüssigkeit mit Eisenhämatoxylin gefärbt.

Empfohlen wird auch die mit einer Eosinfärbung kombinierte Methode nach HEIDEN-HAIN. Danach wird das Präparat etwa 10 Stunden lang in eine 3%ige wäßrige Eisen-alaunlösung gelegt. Nach Abwaschen mit destilliertem Wasser kommt das Präparat 4—5 Stunden lang in eine 1%ige Hämatoxylinlösung. Danach erneutes Abwaschen mit destilliertem Wasser und Differenzierung in 5%iger Eisenalaunlösung. Nach dem Abwaschen unter fließendem Wasser wird der Ausstrich mit Eosin nachgefärbt und in Kanadabalsam eingeschlossen.

*2. Riesenzellen im Speichel.* Die Speichelsekretion des Kindes wird dadurch angeregt, daß es an einem mit sterilem Fingerling geschützten Finger saugt; dann wird der Speichel aus der Umgebung des Parotisganges aufgefangen. Nach der Übertragung des Speichels in 80%igen Alkohol wird dieses Speichel-Alkohol-Gemisch in der gleichen Weise wie oben für den Urin beschrieben weiter behandelt.

*3. Viren in der Gewebekultur.* Die Züchtung des Virus aus Urin oder Speichel erfolgt auf Kulturen aus menschlichen Fibroblasten (Haut und Muskel). Dabei kommt es innerhalb eines Zeitraumes von 5—24 Tagen nach der Infektion der Kultur zu zytopathologischen Effekten. Diese sind wie die histopathologischen Präparate durch große basophile bis amphophile intranukleäre und kleine zytoplasmatische Einschlüsse charakterisiert.

*4. Antikörper im Serum.* Dem Nachweis spezifischer Antikörper im Serum kommt eine geringe Bedeutung zu, da diese weit verbreitet sind (Personen über 35 Jahre haben in 80% Antikörper *[vgl. 30]*) und leicht diaplazentar übertreten. Nur ein Titeranstieg, der nach einer Infektion allerdings sehr spät erfolgt — etwa im 5. Lebensmonat — ist im Zusammenhang mit einer Isolierung des Virus für eine frische Infektion beweisend. Erneuter Titeranstieg und Virusisolierung sprechen für eine Re-Infektion.

## 7. Prophylaxe und Therapie

Eine Prophylaxe ist nicht bekannt. Wegen der subklinischen Erkrankung der Mutter ist eine Infektion des Neugeborenen pränatal nicht zu erfassen. Das ist wegen der damit verbundenen Gefahren (Aborte, Frühgeburten, Frucht-schäden) sehr bedauerlich. Die Therapie ist noch im Stadium der Erprobung. Ein Versuch mit Kortikoiden unter Antibiotikaschutz sowie mit Gammaglobu-lin erscheint nach den Angaben der Literatur [2, 7, 12, 16] gerechtfertigt. Bei Hyperbilirubinämie Neugeborener über 20 mg% ist eine Austauschtransfusion zur Vermeidung der Folgen einer Bilirubin-Enzephalopathie durchzuführen.

### 8. Epidemiologie und Immunologie

Das Virus ist weit verbreitet und führt zu einer chronischen Infektion. Auch bei Gesunden wurde es aus Tonsillargewebe und Urin isoliert. Immunologisch lassen sich 3 verschiedene antigenverwandte, aber nicht identische Subtypen unterscheiden [34]. Die Durchseuchung mit dem Zytomegalie-Virus ist sehr groß. Sie entspricht etwa der bei Toxoplasmose, nur mit dem Unterschied, daß letztere etwas später erfolgt. Um das 14. Lebensjahr besitzen etwa 40% aller untersuchten Patienten serologisch nachweisbare Antikörper sowohl gegen Toxo-plasmose wie auch gegen Zytomegalie. Etwa 70% aller Neugeborenen haben nach Rowe passiv diaplazentar übertragene Antikörper. Es können sowohl komplementbindende wie auch neutralisierende Immunkörper nachgewiesen werden. Dabei haben Kinder und Jugendliche meist komplementbindende und neutralisierende Antikörper, während bei Erwachsenen häufig nur die letzteren vorkommen. Diese serologischen Untersuchungen waren erst möglich geworden, als Weller und Rowe das Virus in Zellkulturen züchten konnten.

### 9. Experimentelle Forschung, Wirtsspektrum

Das Zytomegalie-Virus kann wie andere DNS-Viren, z. B. das Varizellen- bzw. das Herpes-simplex-Virus, lange Zeit intrazellulär liegen bleiben. Rowe u. Mitarb. konnten das Zytomegalie-Virus jahrelang im ausgepflanzten mensch-lichen lymphatischen Gewebe nachweisen. Trotz Gegenwart neutralisierender Antikörper können erkrankte Patienten das Virus über Monate ausscheiden, vielleicht, weil das Zytomegalie-Virus sich im Harntrakt vermehrt und nicht nur passiv vom Blut über den Harn ausgeschieden wird. Rowe u. Mitarb. konnten das Virus im Urin auch bei Gesunden im Alter von 8 Monaten bis zu 4 Jahren nachweisen. Eine experimentelle Übertragung des menschlichen Spei-cheldrüsenvirus auf Versuchstiere ist bisher nicht gelungen. Eine Reihe von Tieren wie Meerschweinchen, Mäuse, Ratten, Hamster, Kaninchen und Affen weisen eine Infektion mit artspezifischem Speicheldrüsenvirus auf, das aber für die jeweilige Tierart nicht pathogen zu sein scheint. Bis jetzt konnten experi-mentelle Infektionen mit Mäuse- und Meerschweinchen-Speicheldrüsenvirus allerdings nur bei Tieren und Gewebekultursystemen der homologen Spezies durchgeführt werden. Auch bei Nagern und Affen gelang die Züchtung des

Virus auf homologem Gewebe. Die höchste Virulenz zeigt das Speicheldrüsen-virus bei Mäusen, da zytopathologische Effekte in der Gewebekultur früher als beim Menschen, nämlich schon nach 1—2 Tagen auftreten. Elektronenmikro-skopisch *[17]* konnten bei Mäusen gleiche Viruspartikel wie beim Menschen in den retikulo-endothelialen Zellen der Milz und in den Speicheldrüsen nach intraperitonealer Inokulation von murinem Speicheldrüsenvirus nachgewiesen werden.

Das Virus wird durch Erhitzen auf 56° C für 10—20 Minuten zerstört; alle Stämme werden bei einem pH unter 5,0 inaktiv *[11]*. Bei Temperaturen von —70° C verliert das Virus allmählich seine Infektiosität. Eine Konservierung in 50%iger Glyzerin-Salzlösung gelang beim Mäusestamm des Speicheldrüsen-virus über Jahre.

*Schrifttum*

Zusammenfassende Literatur bis 1956: SEIFERT, G. u. J. OEHME: Pathologie und Klinik der Zytomegalie. Georg Thieme Verlag, Leipzig 1957.

1 BANCROFT, J., J. SEYBOLT a. H. WINDHAGER: Cytologic diagnosis of cytomegalic inclusion disease. Acta Cytol. *5*, 182 (1961)

2 BIRDSONG, MC. L., D. E. SMITH, F. N. MITCHELL a. J. HICKS COREY: Generalized cytomegalic inclusion disease in newborn infants. J. Amer. Med. Ass. *162*, 1305—1308 (1956)

3 BLANC, W. A.: Cytologic diagnosis of cytomegalic inclusion disease in gastric washings. Amer. J. Clin. Path. *28*, 46—49 (1957)

4 CHIARI, H.: Zur Kenntnis der Zytomegalie beim Erwachsenen. Wien. klin. Wschr. *72*, 382—386 (1960)

5 ELLIOTT, G. B. a. K. A. ELLIOT: Observations on cerebral cytomegalic inclusion disease of the foetus and the newborn. Arch. Dis. Child. *37*, 34—39 (1962)

6 GEILER, G.: Über die Erwachsenenform der Zytomegalie. Frankfurt. Z. Path. *68*, 507—518 (1957)

7 GELDEREN, H. H. VAN: Successfully treated case of cytomegalic disease in a new-born infant. Acta paediatr. (Stockh.) *48*, 169—174 (1959)

8 GROODT, M. DE: Zytodiagnostik der Zytomegalie. Beitr. path. Anat. *125*, 77—95 (1961)

9 HAMPERL, H.: Pneumocystis infection and cytomegaly of the lungs in the newborn and adult. Amer. J. Path. *32*, 1—13 (1956)

10 HANSHAW, J. B. a. T. H. WELLER: Urinary excretion of cytomegaloviruses by children with generalized neoplastic disease. J. Pediat. *58*, 305—311 (1961)

11 HARTLEY, J. W., W. P. ROWE a. R. J. HUEBNER: Serial propagation of the guinea pig salivary gland virus in tissue culture. Proc. Soc. Exper. Biol. Med. *96*, 281—285 (1957)

12 HUREZ, A., M. LANVIN, H. DEBRAY, C. DAVID, A. LE BRAZ et B. HALLÉ: Forme néo-natale de la maladie des inclusions cytomégaliques. Guérison avec un minimum de sequelles après un an. Arch. franç. pédiatr. *18*, 501 (1961)

13 KEUTH, U.: Zur intra-vitam-Diagnose der generalisierten Zytomegalie. Mschr. Kinderhk. *106*, 272—274 (1958)

14 KIND, C.: Generalisierte Zytomegalie bei eineiigen Zwillingen. Schweiz. med. Wschr. *91*, 15—20 (1961)

15 KLUGE, R., R. WICKSMAN a. T. WELLER: Cytomegalic inclusion disease of the newborn. Pediatrics *25*, 35—39 (1960)

16 LELONG, M., Fr. LEPAGE, LE TAN VINH, P. TOURNIER et Ch. CHANY: Le virus de la maladie des inclusions cytomégaliques. Arch. franç. pédiatr. *17*, 437—450 (1960)

17 LUSE, S. A. a. M. G. SMITH: Electron microscopy of salivary gland virus. J. Exper. Med. *107*, 623—641 (1958)

18 MCELFRESH, A. E. a. B. J. AREY: Generalized cytomegalic inclusion disease. J. Pediat. *51*, 146—156 (1957)

19 MEDEARIS, D. N.: Cytomegalic inclusion disease. Pediatrics *19*, 467—480 (1957)

20 MÜLLER, G. u. R. HESSE: Zytomegalie und plötzlicher Kindstod. Frankfurt. Z. Path. *70*, 409—416 (1960)

21 NAIB, Z. M.: Cytologic diagnosis of cytomegalic-inclusion-body disease. Amer. J. Dis. Child. *105*, 153—159 (1963)

22 OEHME, J.: Zerebrale Verlaufsform der Zytomegalie. Mschr. Kinderhk. *105*, 366—367 (1957)

23 OEHME, J.: Klinik und Bedeutung der Zytomegalie. Münch. med. Wschr. *103*, 143—147 (1961)

24 ROBERTSON, B. a. P. SUNDELIN: Cytomegalic inclusion disease. Acta paediatr. Supp. *135*, 178—184 (1962)

25 SEIFERT, G.: Die Speicheldrüsenviruskrankheit Zytomegalie. Med. Klin. *54*, 1734—1741 (1959)

26 SEIFERT, G.: Die morphologische Diagnose der Zytomegalie. Münch. med. Wschr. *103*, 139—143 (1961)

27 SEIFERT, G. u. J. OEHME: Cytomegalic inclusion disease. Germ. Med. Monthly *3*, 25—27 (1958)

28 SMITH, M. G.: Salivary gland viruses of man and animals. Progr. med. Virol. *2*, 171—202 (1959)

29 SYMMERS, W. St. C.: Generalized cytomegalic inclusion-body disease associated with pneumocystis pneumonia in adults. J. Clin. Path. *13*, 1—21 (1960)

30 THALHAMMER, O. u. W. P. ROWE: Gibt es im Raum von Wien Zytomegalie? Wien. klin. Wschr. *72*, 621—624 (1960)

31 THALHAMMER, O. u. E. ZWEYMÜLLER: Angeborene Zytomegalie; nach embryonaler Infektion im Stadium des inaktiven Schadens geboren. Wien. klin. Wschr. *73*, 762—764 (1961)

32 TUCKER, A. S.: Intracranial calcification in infants. Is it possible roentgenographically to distinguish between toxoplasmosis and cytomegalic inclusion disease? Amer. J. Roentgenol. *86*, 458 (1961)

33 WELLER, T. H., J. C. MACAULEY, J. M. CRAIG a. P. WIRTH: Isolation of intranuclear inclusion producing agents from infants with illnesses resembling cytomegalic inclusion disease. Proc. Soc. Exper. Biol. (N. Y.) *94*, 4—12 (1957)

34 WELLER, T. H., J. B. HANSHAW a. E. SCOTT D'MARIS: Serologic differentiation of viruses responsible for cytomegalic inclusion disease. Virology *12*, 130—132 (1960); Virologic and clinical observations on cytomegalic inclusion disease. New Engl. J. Med. *266*, 1233—1244 (1962)

35 WONG, T. a. N. E. WARNER: Cytomegalic inclusion disease in adults. Report of 14 cases with review of literature. Arch. Path. *74*, 403—422 (1962)

# Menschliche Infektionen
# durch tierpathogene Viren

Von M. Mussgay

## 1. Einleitung

Menschen- und tierpathogene Virusarten (animale Virusarten) können auf Grund von strukturellen Merkmalen in verschiedene Gruppen eingeteilt werden. Wie aus den vorhergehenden Kapiteln zu entnehmen ist, spiegelt sich eine auf einer solchen Basis vollzogene Virusklassifizierung nicht unbedingt in den Krankheitsbildern wider, die nach einer Infektion mit verschiedenen Vertretern einer Virusgruppe zu beobachten sind. So führt z. B. eine Infektion mit dem Sendai-Virus zu einem Krankheitsbild, das gänzlich von dem einer Masern-Infektion verschieden ist; strukturell bestehen aber enge Beziehungen zwischen dem Sendai- und Masern-Virus. Weiterhin drückt sich eine strukturelle Verwandtschaft zwischen einzelnen Virusarten nicht in einem bestimmten Wirtsspektrum aus. Es besteht in dieser Hinsicht eine breite Skala von Möglichkeiten.

Das Masern-Virus ist z. B. für den Menschen, nicht aber für Haustiere pathogen, während das strukturell mit ihm verwandte Rinderpest-Virus keine Pathogenität für den Menschen besitzt, jedoch bei Rindern und gelegentlich auch bei Schafen und Ziegen als Ursache einer gefürchteten Tierseuche gilt. Auf der anderen Seite kennen wir auch Virusarten, die sowohl für den Menschen als auch für Tiere pathogen sind. Es sei in diesem Zusammenhang an die Erreger der Pferde-Enzephalomyelitiden (Typ Ost, West und Venezuela) und an das Virus der Japanischen Enzephalitis, die zur Arbo-Virusgruppe gehören, erinnert; ferner ist an das Tollwut-Virus, das Herpes-B-Virus und das Parainfluenza-3-Virus zu denken. Diese sowohl für den Menschen als auch für das Tier pathogenen Virusarten wurden wegen ihrer Bedeutung als Erreger menschlicher Infektionen in vorangegangenen Kapiteln abgehandelt.

Es existieren aber auch Virusarten, die als Erreger von Krankheiten der Tiere gelten, und die nur gelegentlich beim Menschen eine Erkrankung hervorrufen. Im folgenden werden derartige Virusinfektionen besprochen.

## 2. Maul- und Klauenseuche

*Synonyma:* Foot and mouth disease, fièvre aphtheuse, aphthous fever, epizootic aphthae, epizootic stomatitis.

Die Maul- und Klauenseuche ist eine weitverbreitete, hochkontagiöse, fieberhafte Infektionskrankheit der Klauentiere. Spontan empfänglich für das Virus der Maul- und Klauenseuche (MKS-Virus) sind Rinder, Schweine, Schafe, Ziegen sowie Rentiere und andere halbwild- oder wildlebende Klauentiere. Das Rind gilt als die für das MKS-Virus empfänglichste Tierart mit einer Morbidität von nahezu 100%. Die MKS-Infektion verläuft zyklisch. Bei der Infektion siedelt sich das MKS-Virus zunächst meist in den mittleren Schichten des Epithels kutaner Schleimhäute bzw. unbehaarter Abschnitte der Epidermis an *[8]*. Dort vermehrt sich das Virus sehr rasch, und es kommt zur Ausbildung von Primäraphthen, in denen bereits 18—24 Stunden nach der Infektion relativ große Virusmengen nachgewiesen werden können. Schon während der Ausbildung der Primäraphthen gelangt das Virus in das Blut. In diesem Stadium der Generalisierung, das zwei bis vier Tage andauert, wandert das MKS-Virus zu den Prädilektionsstellen, wo es sich unter Aphthenbildung (Sekundäraphthen) vermehrt. Als Prädilektionsstellen gelten die Schleimhäute der Mundhöhle, des Ösophagus, der Pansenpfeiler, die unbehaarte Haut in der Umgebung der Nasenlöcher, des Flotzmauls, des Euters und der Klauen. Daneben vermag sich das MKS-Virus auch in der Herz- und Skelettmuskulatur zu vermehren. Histologisch bestehen keine Unterschiede zwischen Primär- und Sekundäraphthen.

Klinisch ist die MKS bei Tieren durch Fieber, Speichelfluß und die Ausbildung der erwähnten Primär- und Sekundäraphthen charakterisiert. Prognostisch wird die MKS als günstig angesehen. In der Regel kommt es zur restitutio ad integrum. Die Mortalität wird mit 2—3% angegeben, wobei sich Todesfälle meist auf Kälber und Ferkel beschränken. Aus wirtschaftlichen Gründen gilt die MKS als gefährliche Tierseuche: Die Verluste, die durch Nachkrankheiten, Abnahme des Körpergewichts, Verminderung des Milchertrags und durch Sperrmaßnahmen entstehen, können erheblich sein. Bei manchen Seuchenzügen wurden diese Verluste durch das Auftreten von MKS-Virusvarianten, die zu einer 50 bis 60%igen Mortalitätsrate führten, in großem Ausmaße erhöht; bei dieser „bösartigen MKS" standen Herz- und Skelettmuskelveränderungen im Vordergrund des pathogenetischen Geschehens (Tigerherz).

Die Übertragung des MKS-Virus kann durch direkten Kontakt von Tier zu Tier erfolgen. Von Bedeutung für die Ausbreitung der MKS ist aber hauptsächlich die mittelbare Ansteckung: Durch Sekretionen und Exkretionen kranker Tiere werden Spreu, Futter, Trinkwasser, Weideplätze, Triebwege usw. verunreinigt, die dann eine Ansteckungsquelle für gesunde Tiere sind; eine Verschleppung des MKS-Virus ist ferner durch das Fleisch von geschlachteten MKS-virusinfizierten Tieren möglich.

Die Empfänglichkeit des Menschen für das MKS-Virus ist gering. Es sind nur wenige Fälle bekannt, in denen sich Stallpersonal, das MKS-kranke Tiere pflegte, mit dem Virus infizierte; auch der enge Kontakt mit dem Virus im Laboratorium führt nur ganz selten zu menschlichen Infektionen. Der Möglichkeit einer Ansteckung des Menschen durch rohe Milch von kranken Kühen ist einige Beachtung zu schenken.

Klinisch äußert sich eine MKS-Virusinfektion beim Menschen nach einer Inkubationszeit von 2—6 Tagen durch Fieber, Rötung der Mundschleimhaut und durch das Auftreten erbsengroßer Bläschen in der Mund- und Rachenhöhle. Ein Hautexanthem kann an den Händen, an den Fingerspitzen, an der Basis der Nägel und auf der volaren Fläche der Fingerspitzen und selten an den Zehen auftreten. Außer diesen Erscheinungen können Kopf- und Gliederschmerzen, Mattigkeit, Erbrechen und Diarrhoe Folge einer MKS-Virusinfektion sein [13]. Inapparente Infektionen sollen nach einem Bericht von VETTERLEIN [14] vorkommen.

Nach elektronenoptischen Untersuchungen ist das MKS-Viruspartikel ein sphärisches Nukleocapsid mit einem Durchmesser von etwa 23 m$\mu$; das Capsid soll nach den Angaben von BREESE und TRAUTMANN [1] aus 42 Capsomeren bestehen. Die Nukleinsäure des MKS-Virus ist vom Ribosetyp [7]. In saurem Milieu zerfällt das Virus in serologisch nachweisbare Untereinheiten, und die Virusnukleinsäure wird dabei freigesetzt [6]; die Untereinheiten scheinen identisch zu sein mit virusspezifischen, nichtinfektiösen, komplementbindenden Einheiten (S-Antigen), die in MKS-virusinfizierten Zellen gefunden werden. Die MKS-Viruspartikel sind resistent gegen Chloroform, Azeton und Äther [3]; sie werden durch Formalin, Natronlauge, Beta-Propiolacton und Äthylenoxyd inaktiviert [11].

Das MKS-Virus tritt in verschiedenen Typen auf, die immunologisch unterschieden werden können. Bis jetzt sind die Typen 0, A und C bekannt; ferner existieren die Typen SAT 1, SAT 2 und SAT 3, die in Afrika und im Nahen Osten vorkommen, und der Typ Asia I, der im Mittleren und Fernen Osten auftritt. Von den 0-, A- und C-Typen wurden mehrere Subtypen, sog. Varianten, isoliert.

Meerschweinchen, weiße Mäuse (insbesondere saugende Mäuse) [10] und mehrere Geflügelarten sind für das MKS-Virus nach künstlicher Ansteckung empfänglich. Das Virus kann auch im embryonierten Hühnerei zur Vermehrung gebracht werden. Das MKS-Virus vermehrt sich u. a. in Gewebekulturen von Kälber-, Schweine- und Lämmer-Nieren. Mit fluoreszierenden Antikörpern war in infizierten Gewebekultur-Zellen virusspezifisches Antigen nur im Zytoplasma nachzuweisen.

Die Diagnose der MKS basiert auf der Isolierung des Virus in saugenden Mäusen oder Gewebekulturen, oder auf dem Virusnachweis mittels der Komplement-Bindungsreaktion (KBR). Letzterer kommt große Bedeutung zu, da von eingesandtem Aphthenmaterial mit Hilfe von Standard-Immunseren in sehr kurzer Zeit eine Typen-Diagnose gestellt werden kann [12]. Für die Identifizierung von isoliertem MKS-Virus können die KBR und der Neutralisationstest in Gewebekulturen oder saugenden Mäusen verwendet werden. Beim Menschen ist die Diagnose „MKS" nur dann sicher zu stellen, wenn es gelingt, das MKS-Virus aus Bläschenmaterial zu isolieren.

Eine spezifische Therapie der MKS gibt es nicht. Bei Mensch und Tier hat sich eine Behandlung lediglich auf die Linderung der örtlichen Affektionen und die Verhütung von Sekundärinfektionen zu beschränken.

In der Veterinärmedizin erfolgt die Bekämpfung der MKS entweder durch Keulung oder durch den Einsatz von Impfstoffen. Es stehen Impfstoffe aus inaktivierten Viren zur Verfügung. Die Inaktivierung wird meist mit Formalin ausgeführt. Als antigenes Ausgangsmaterial wird bei der Vakzineproduktion Virus von Zungenaphthen künstlich infizierter Rinder (Waldmann-Köbe-Vakzine), oder Virus, das in überlebendem Zungengewebe gezüchtet wurde [4], oder Virus aus Gewebekulturen verwendet. Die beste immunisierende Wirkung besitzt das Naturvirus (WALDMANN-KÖBE). Um die immunisierende Wirksamkeit des inaktivierten Virus zu steigern, wird das Virus an Aluminiumhydroxyd absorbiert. Neben den Tot-Impfstoffen, deren Anwendung im besten Falle zu einer 4—6 Monate andauernden Immunität führt, wird in neuerer Zeit der Einsatz von MKS-Lebendimpfstoffen diskutiert. Die für diese Vakzinen geeigneten avirulenten oder schwach virulenten Virusstämme kann man durch Passagen in Mäusen [10], Kaninchen [2], embryonierten Hühnereiern und Gewebekulturen [5] erhalten.

### 3. Vesikuläre Stomatitis

*Synonyma:* Bläschen-Stomatitis, equine vesicular stomatitis, sore mouth of cattle, pseudo-foot and mouth disease, mouth-thrush, mycotic stomatitis, stomatite vésiculeuse, Mal de Yerba.

Die vesikuläre Stomatitis (VS) ist eine äußerst ansteckende, fieberhafte Infektionskrankheit, die hauptsächlich durch das Auftreten von Blasen auf der Mundschleimhaut gekennzeichnet ist. Die Krankheit ist in Nordamerika, Mittelamerika und den nördlichen Teilen Südamerikas heimisch. Als natürliche Wirte gelten in erster Linie Pferde, Maultiere, Rinder und Schweine.

Nach einer Inkubationszeit von 2—5 Tagen beginnt die Krankheit mit einer Temperaturerhöhung und Abgeschlagenheit. Es kommt zum Speichelfluß und zur Ausbildung erbsengroßer Blasen auf der Zunge und auf der Schleimhaut der Backen, der Lippen und des harten Gaumens. Die Blasen platzen auf, und die wunden Stellen bedecken sich mit frischem Epithel. Etwa 1—2 Wochen nach Beginn der Krankheit sind die Tiere wieder gesund.

Klinisch ähnelt also die VS der MKS, sie ist jedoch in ihrem Verlauf gutartiger als diese. Ausbrüche von VS bei Tieren, die auf hohe Milchleistung gezüchtet sind, können aber in Mittelamerika zu wirtschaftlich spürbaren Verlusten

führen. Wegen ihrer Ähnlichkeit mit der gefürchteten MKS kommt der VS differentialdiagnostisch eine große Bedeutung zu, wenn sie in Rindern oder Schweinen auftritt. Die natürliche Ansteckung der Tiere erfolgt wie bei der MKS. Die Vermutung, daß auch Insekten als Virus-Vektoren bei der Übertragung des VS-Virus eine Rolle spielen, konnte experimentell untermauert werden; es gelang der Nachweis, daß sich das VS-Virus in *Aedes aegypti* (L.) Moskitos vermehrt und durch diese Insekten übertragen werden kann *[5]*. Demnach hat das VS-Virus als Arbo-Virus zu gelten. Menschliche VS-Infektionen sind selten. Es wurden lediglich einige Fälle von Laboratoriums-Infektionen beschrieben. Die Infektion äußert sich beim Menschen durch Schüttelfrost, mehrtägiges Fieber, leichte Stomatitis, Tonsillitis und Schwellung der zervikalen Lymphknoten *[3]*.
Das VS-Virus nimmt hinsichtlich seiner Struktur eine Sonderstellung unter den animalen Virusarten ein, da es stäbchenförmig ist. Die Virusstäbchen sind etwa 180 m$\mu$ lang und besitzen einen Durchmesser von 50—60 m$\mu$ *[2]*. Neben Virusstäbchen treten in virusinfizierten Geweben noch virusspezifische, nicht-infektiöse, komplementbindende Einheiten auf, die wahrscheinlich mit sphärischen 65-m$\mu$-Partikeln identisch sind *[1]*. Vom VS-Virus sind zwei serologisch unterscheidbare Typen bekannt, nämlich der Indiana- und der New Jersey-Typ. Für Versuche mit dem VS-Virus eignen sich weiße Mäuse, Meerschweinchen und embryonierte Hühnereier. Das VS-Virus besitzt ein breites Wirtsspektrum und vermehrt sich in Gewebekulturen verschiedenster Herkunft; erwähnt seien HeLa-, KB-, Hühnerembryo-, Kalbsnieren- und Meerschweinchenherz-Zellkulturen. Es ist eigentlich keine Zellart bekannt, in der sich das Virus nicht vermehrt. Über den Ort der VS-Virusreifung in der infizierten Zelle bestehen einige Meinungsverschiedenheiten. Nach elektronenoptischen Befunden vertreten RECZKO *[7]*, sowie HOWATSON und WHITMORE *[4]* die Ansicht, daß das VS-Virus an der Zellperipherie reift; hingegen sind MUSSGAY und WEIBEL *[6]* der Meinung, daß das VS-Virus an zytoplasmatischen Vakuolenmembranen gebildet wird.
Die Diagnose der VS wird bei Tieren mit Hilfe der KBR (Aphthenmaterial als Antigen) und der Isolierung des Virus (Mäuse, embryonierte Hühnereier, Gewebekulturen) gestellt. Für eine eindeutige Diagnose bei menschlichen Infektionen ist die Virusisolierung zu fordern.
Eine spezifische Therapie und eine Prophylaxe durch Vakzinierung ist bei der VS nicht bekannt.

## 4. Rifttalfieber

*Synonyma:* Enzootische Leberentzündung, Rift Valley fever, enzootic hepatitis.

Das Rifttalfieber ist eine akute, fieberhafte Viruskrankheit, die bei neugeborenen Lämmern und Kälbern eine hohe Mortalität besitzt und bei Schafen und Rindern Ursache von Aborten ist. Beim Menschen führt eine Infektion mit dem

Rifttalfieber-Virus zu einem Influenza-ähnlichen Krankheitsbild. Der Erreger des Rifttalfiebers wird durch Moskitos übertragen und kommt in Afrika vor. In Schafen und Rindern ist die Krankheit durch eine sehr kurze Inkubationszeit, eine kurze Fieberperiode und Leberveränderungen charakterisiert. Sie verläuft bei Lämmern in 50—95% der Fälle tödlich, wobei der Tod schon 24 Stunden nach dem Einsetzen des Fiebers eintreten kann. Bei älteren Schafen beträgt die Mortalitätsrate etwa 20%. Trächtige Schafe und Rinder abortieren meist nach einer Infektion mit dem Rifttalfieber-Virus. Die Veränderungen in der Leber können von kleinen nekrotischen Herden bis zu einer vollkommenen Zerstörung nahezu aller parenchymatösen Zellen reichen. In den nekrotischen Bezirken sind Anhäufungen von Phagozyten und in den degenerierenden Zellen azidophile, intranukleäre Einschlüsse zu erkennen. Neben den Leberveränderungen sind in manchen Fällen tubuläre Nephrosen, eine toxische Degeneration in der Milz und den Lymphknoten und petechiale Hämorrhagien in den Eingeweiden zu beobachten.

Wie schwerwiegend die wirtschaftlichen Verluste sein können, die durch Rifttalfieber entstehen, zeigt die große Epizootie im Jahr 1951 in Südafrika. Dieser erlagen etwa 100 000 Schafe und Rinder.

Das Rifttalfieber-Virus wird nicht durch Kontakt übertragen. Seine Verbreitung erfolgt nur durch Moskitos (*Eretmapodites*- und *Aedes*-Arten) [6]. Über epidemiologisch wichtige Reservoire des Rifttalfieber-Virus ist noch wenig bekannt. Möglicherweise spielt eine Feldratten-Art eine Rolle [8].

Der Mensch wird ebenfalls durch blutsaugende Insekten infiziert. Menschliche Infektionen sind hauptsächlich dann zu beobachten, wenn das Rifttalfieber-Virus bei Schafen und Rindern epizootisch auftritt. Für die Art, wie menschliche Laboratoriumsinfektionen mit dem Rifttalfieber-Virus zustande kommen, gibt es noch keine Erklärung.

Beim Menschen äußert sich eine Infektion mit dem Rifttalfieber-Virus nach einer Inkubationszeit von 5 bis 6 Tagen durch Schüttelfrost, hohes Fieber und Kopfschmerzen. Dazu treten Schmerzen in den Extremitäten, Gelenken und im Abdomen auf. Photophobie ist meist vorhanden. Charakteristisch ist eine Leukopenie, die auf einer Verminderung der polymorphkernigen Leukozyten beruht. Nach SCHRIRE [5] kann eine zentralseröse Retinopathie auftreten, die gelegentlich durch eine makuläre Schwellung charakterisiert ist und zu einer Sehbehinderung führt. Mit dem Rückgang des Ödems kehrt in der Regel die normale Sehkraft zurück. Im allgemeinen dauert die Rifttalfieber-Krankheit beim Menschen nur wenige Tage und die Genesung ist vollständig.

In Ultrazentrifugierungsversuchen wurde der Durchmesser des Rifttalfieber-Virus mit 50 m$\mu$ bestimmt [3]. Serologisch konnte das Virus in keine der bekannten Arbo-Virusgruppen eingeordnet werden.

Das Rifttalfieber-Virus ist letal für Hamster und Mäuse; es vermehrt sich in einer Reihe von Nagetier-Arten. In infizierten Mäusen ist das Virus in hohen Titern im Blut nachzuweisen. Im Blut der erkrankten Tiere ist das Virus an Erythrozyten gebunden [2]. In den empfänglichen Tieren führt die Infektion

mit dem Rifttalfieber-Virus zu einer akuten Leberzerstörung. In Gewebekulturen von Ratten- und Mäuse-Sarkom-Zellen und in Fibroblasten von menschlichen Embryonal-, Ratten-, Mäuse- und Schweinegeweben verursacht das Virus einen zytopathischen Effekt *[7]*, ebenso in Rhesus-Affennieren-Zellen *[4]*.
Die Diagnose des Rifttalfiebers kann mit einer oder einer Kombination der folgenden Methoden gestellt werden: Isolierung des Virus, Neutralisationstest, KBR, Hämagglutinationshemmungs-Test und Präzipitation im Agar. Bei menschlichen Infektionen ist das Virus während der ersten drei Krankheitstage im Blut nachzuweisen, aus dem es durch Inokulation in Mäusen isoliert werden kann. Die Identität des isolierten Virus mit dem Rifttalfieber-Virus wird durch die in der infizierten Maus induzierten typischen Lebernekrosen und mit Hilfe des Serum-Neutralisationstestes bewiesen. Im Rekonvaleszenten-Stadium wird die Diagnose durch Nachweis eines Anstiegs von virusneutralisierenden und hämagglutinationshemmenden Antikörpern gestellt.
Zur Bekämpfung des Rifttalfiebers stehen der Veterinärmedizin eine Reihe von Impfstoffen zur Verfügung *[1]*; außerdem spielt die Kontrolle der virusübertragenden Moskitos durch Insektizide als Präventivmaßnahme eine große Rolle. Über die Herstellung einer für Menschen geeigneten Formalin-Vakzine des Rifttalfieber-Virus berichteten RANDALL et al. *[4]*.
Die Behandlung des Rifttalfiebers kann nur symptomatisch, jedoch nicht spezifisch erfolgen.

## 5. Louping ill

*Synonyma:* Spring- oder Drehkrankheit.

Louping ill ist eine enzootische Enzephalomyelitis der Schafe und Rinder, die in Schottland, England und Irland vorkommt, und deren Erreger durch *Ixodes ricinus* übertragen wird. Das Virus der Louping ill gehört zum sog. Zecken-Enzephalitis-Komplex, den MORITSCH auf Seite 412 ff. ausführlich abgehandelt hat.
Die Louping ill tritt im Frühjahr und zu Beginn des Sommers auf. Nach einer Inkubationszeit von 6—18 Tagen sind bei infizierten Tieren als erste Krankheitssymptome Mattigkeit und Fieber zu konstatieren. Das weitere klinische Krankheitsbild läßt einen zweiphasigen Fieberverlauf erkennen. Bereits während des ersten Fieberanstiegs ist eine Virämie nachweisbar. Aus den Lymphknoten und der Milz kann Virus isoliert werden *[3]*. Beim zweiten Fieberanstieg siedelt sich das Virus im Zentralnervensystem an. Es kommt dann zu zentralnervösen Störungen, wie Ataxie, Schlafsucht, klonischen Spasmen und Paresen. In solchen Fällen dauert die Krankheit 2—3 Wochen und die Mortalität beträgt etwa 50%. Bei Tieren, die keine nervöse Erscheinungen zeigen, was häufig der Fall ist, tritt die Genesung rasch ein. Ein Überstehen der Krankheit hinterläßt eine Immunität. Histologisch findet man im Zentralnervensystem peri-

vaskuläre Infiltrationsherde in den Hirnhäuten, der Markmasse und im Rückenmark. Im Kleinhirn fällt die Nekrose der *Purkinje*schen Zellen auf *[1]*.
Das Virus wird durch die Zecke *I. ricinus* übertragen. Außerdem besteht die Möglichkeit einer Tröpfchen-Infektion.
Fälle von menschlichen Louping ill-Infektionen ereigneten sich bei Personen, die mit Schafen und Schafwolle umgingen, oder die im Schlachthaus arbeiteten. Außerdem konnte auch der Nachweis menschlicher Infektionen durch Zeckenbisse erbracht werden. Die am ausführlichsten beschriebenen Louping ill-Formen beim Menschen gehen aber auf Laborinfektionen zurück. Eine Infektion des Menschen durch den Genuß roher Milch von Louping ill-kranken Tieren konnte bis jetzt nicht nachgewiesen werden.
Beim Menschen kann die Infektion einen abortiven Verlauf nehmen, wobei es nur zu der Influenza-ähnlichen ersten Krankheitsphase kommt. Es wurden aber auch Erkrankungen beschrieben, die durch einen zweiphasigen Fieberverlauf gekennzeichnet waren, wobei Erscheinungen einer mehr oder minder schweren Meningo-Enzephalitis auftraten. Aber selbst in solchen Fällen ist eine vollständige Genesung die Regel *[2, 4]*.
Hinsichtlich chemisch-physikalischer Eigenschaften der Viren des Zecken-Enzephalitis-Komplexes sei auf den Abschnitt von MORITSCH in diesem Buch verwiesen. Experimentell kann das Louping ill-Virus auf Pferde, Schweine, Rinder, Affen, Ratten und Mäuse übertragen werden. In Gewebekulturen der Zelltypen Detroit-6 *[8]*, HeLa *[6]*, Affenherz und menschliches Angiosarkom *[5]* verursacht das Virus einen zytopathischen Effekt. Das Louping ill-Virus vermehrt sich auch in Hühnerembryo-Gewebekulturen, dabei kommt es nicht zu einer Zellzerstörung; das Virus produziert aber unter Agar in diesen Kulturen Plaques *[7]*.
Die Diagnose wird bei Mensch und Tier entweder durch Isolierung des Virus (intrazerebrale Infektion von weißen Mäusen, Gewebekulturen) im akuten Krankheitsstadium oder serologisch durch Vergleich von Seren aus der akuten Krankheitsphase und dem Rekonvaleszentenstadium hinsichtlich des Anstiegs neutralisierender, hämagglutinationshemmender und komplementbindender Antikörper gestellt. Da das Louping ill-Virus bisher nur auf den britischen Inseln nachgewiesen werden konnte, und dort keine anderen Vertreter des Zecken-Enzephalitis-Komplexes und der Arbo-B-Gruppe überhaupt, auftreten, ist die Interpretation des serologischen Tests in Bezug auf ihre Spezifität erleichtert.
Die Louping ill wird in der Veterinärmedizin durch Zeckentilgung und mit Hilfe von Tot-Impfstoffen bekämpft. Die Verwendung einer Lebend-Vakzine wird in neuerer Zeit diskutiert.

## 6. Newcastle-Krankheit

*Synonyma:* Atypische Geflügelpest, Hühnerpest, pestis avium, pestis gallinarum, Newcastle disease, avian pseudoplague, avian pseudoencephalitis, peste aviaire.

Die Newcastle-Krankheit (ND) ist eine weitverbreitete virale Infektionskrankheit des Geflügels, die durch eine Virämie, Affektionen des Respirations- und Gastro-Intestinal-Traktes sowie des Zentralnervensystems gekennzeichnet ist. Die Krankheit tritt hauptsächlich bei Hühnern, Truthühnern, Perlhühnern und Pfauen auf; sie kommt gelegentlich auch bei Gänsen, Enten, Fasanen und wildlebenden Vögeln vor.

Die Inkubationszeit beträgt 2—8 Tage, und die Krankheit beginnt bei Hühnern mit Fieber, Abstumpfung, Schleimausfluß aus den Nasenöffnungen und Atembeschwerden. Im weiteren Verlauf der Erkrankung kann es zu einem Durchfall kommen, und es stellen sich Anschwellungen am Kopf, dem Kehllappen und dem Hals ein. Mit der Zunahme der Atembeschwerden färben sich der Kamm und die Kehllappen dunkelrot. Schließlich treten Lähmungen ein, und die erkrankten Tiere verenden. Zu den genannten Symptomen können noch nervöse Erscheinungen treten, die sich in Krämpfen einzelner Muskelgruppen und Zwangsbewegungen äußern. Bei manchen Erkrankungen kommt es nur zu nervösen Störungen. Die Krankheit dauert in der Regel 2—8 Tage. Bei schweren Seuchenausbrüchen beträgt die Mortalität 90—100%. Es gab aber auch Seuchenzüge, in denen die Zahl der tödlichen Fälle gering war. Als pathologisch-anatomische Veränderungen imponieren meist punktförmige Blutungen, besonders am Epikard und im Drüsenmagen, eine Entzündung des Darmkanals und ein dünnschleimiger Belag der Mund-, Rachen-, Kehlkopf- und Luftröhrenschleimhaut. Bei Infektionen mit schwach virulenten Erregern sind derartige Veränderungen oft nicht wahrnehmbar. Im Zentralnervensystem ist histologisch bei Erkrankungen mit nervösem Charakter das Bild einer nicht-eitrigen Meningo-Enzephalitis mit einer Chromatolyse der Nervenzellen und vaskulären und perivaskulären Infiltrationen mit Lymphozyten zu sehen.

Das Überstehen der Krankheit führt zu einer Immunität. Die Ansteckung des Geflügels erfolgt durch Aufnahme von Sekreten und Exkreten kranker Tiere. Die Ansteckung des Menschen beruht auf einer Kontaktinfektion; besonders gefährdet sind daher Personen, die mit ND-kranken Tieren umgehen oder im Laboratorium mit dem ND-Virus arbeiten. Infektionen mit den in Lebendimpfstoffen verwendeten ND-Virusstämmen können beim Menschen zu Erkrankungen führen [2].

Typisch für eine ND-Erkrankung des Menschen ist eine akute Konjunktivitis mit follikulärem Charakter, die nach einer Inkubationszeit von 1—2 Tagen auftritt [1]. Die Konjunktivitis ist meistens unilateral und verläuft ohne Beteiligung der Kornea. Nach Angaben von NASEMANN [5] kann es zu einem Lidödem und Tränenfluß kommen, außerdem stellt sich in manchen Fällen eine präaurikuläre Lymphadenitis ein. Als weitere Symptome sind Abgeschlagenheit, Pharyngitis, Kopfschmerzen und ulzeröse Mundschleimhautveränderungen zu nennen. Reinfektionen beim Menschen wurden von DINTER und BAKOS [3] beobachtet.

Das Virus der ND gehört zur Gruppe der Myxoviren und ist strukturell mit dem Masern-, Mumps-, Rinderpest-, Staupe-Virus und den Parainfluenza-Viren verwandt. Die ND-Viruspartikel sind pleomorphe Gebilde mit Durchmessern von 120—500 m$\mu$, die einen helixähnlichen Innenkörper besitzen, der von einer Hülle umschlossen wird [4]. Durch Ätherbehandlung wird der Innenkörper, ein Ribonukleoproteid, freigelegt [8] und aus der Hülle werden Strukturen herausgelöst, die eine hämagglutinierende Aktivität besitzen [6]. In infizierten Zellen treten neben den Viruspartikeln noch zwei nichtinfektiöse, hämagglutinierende Strukturen auf, die als „inkomplette Formen" bzw. als „Viromikrosomen" bezeichnet werden [7].

Das ND-Virus vermehrt sich in embryonierten Hühnereiern und Gewebekulturen von Hühnerembryonen und HeLa-Zellen [9]; in den genannten Gewebekultur-Systemen verursacht das Virus einen zytopathischen Effekt. Durch intrazerebrale Passagen kann das Virus an Mäuse, Hamster, Ratten und Rhesusaffen adaptiert werden [10]. Frettchen zeigen nach einer ND-Virusinfektion keine Anzeichen einer Erkrankung, jedoch eignen sich diese Tiere zur Gewinnung von virusspezifischen Immunseren.

Beim Geflügel wird die Diagnose auf Grund des klinischen Symptomenbildes und durch die Isolierung des ND-Virus aus dem Blut und aus Organen (Gehirn) gestellt; außerdem weist der Anstieg von hämagglutinationshemmenden und neutralisierenden Antikörpern im Serum auf eine stattgehabte Infektion hin. Bei menschlichen Infektionen beruht die Diagnose auf der Vorgeschichte (Umgang mit ND-Virus oder mit ND-kranken Tieren), und der Isolierung des ND-Virus aus konjunktivalem Exsudat. Zusätzlich kann noch Serum aus dem akuten Krankheits- und dem Rekonvaleszenten-Stadium im Hämagglutinationshemmungs- oder im Neutralisations-Test geprüft werden; dabei ist ein vierfacher Anstieg von hämagglutinationshemmenden bzw. neutralisierenden Antikörpern als signifikant zu betrachten.

Als Präventivmaßnahme zur Bekämpfung der ND steht der Veterinärmedizin ein Formalin-Adsorbat-Impfstoff zur Verfügung. Diese Vakzine wird in jüngster Zeit immer mehr von Lebendimpfstoffen, die für das Geflügel schwach pathogene ND-Virusstämme enthalten, abgelöst, bzw. es erfolgt eine Impfung der Tiere mit einer Kombination von beiden Impfstoffen.

Die Behandlung von menschlichen Infektionen hat sich auf eine Linderung der Konjunktivitis zu beschränken.


### 7. Kontagiöse pustulöse Dermatitis der Schafe und Ziegen

*Synonyma:* Ansteckender Lippen- oder Maul- und Fußgrind der Schafe und Ziegen, contagious pustular dermatitis, contagious ecthyma, Orf, sore mouth, malignant aphthae, scabby mouth.

Die kontagiöse pustulöse Dermatitis der Schafe und Ziegen ist eine Viruskrankheit, die primär mit Affektionen an den Lippen junger Tiere abläuft, und die durch die Bildung von Papeln und Pusteln und der Anhäufung von Krusten und Schorf gekennzeichnet ist [5]. Kontagiöse pustulöse Dermatitis tritt überall dort auf, wo Schafe gezüchtet werden, und sie wird hauptsächlich bei Lämmern bis zu einem Alter von vier bis fünf Monaten beobachtet. Bei älteren Schafen ist die Krankheit seltener zu sehen. Ein Virämie-Stadium konnte bei der kontagiösen pustulösen Dermatitis nicht nachgewiesen werden. Der häufigste Sitz einer Primärläsion ist die Kommissur der Lippen, wo zunächst eine rote erhabene Stelle erscheint, die nach wenigen Tagen mit Schorf bedeckt ist. Oft dehnt sich der Prozeß entlang der Lippen aus, wobei es zur Proliferation von epidermalem Gewebe kommt. Gelegentlich treten Hautveränderungen auch am Euter und distal an den Extremitäten auf. Die Krankheit hat eine Inkubationszeit von 8—10 Tagen und dauert in der Regel 1—4 Wochen. Im Endstadium der Krankheit fallen die borkigen Beläge ab. In Fällen, in denen auch die bukkale Oberfläche der Lippen in Mitleidenschaft gezogen ist, kann es gelegentlich zu einer Infektion mit Fusobact. necrophorum kommen; diese Sekundärinfektion breitet sich rasch aus, und man findet dann Nekroseherde im Larynx, in der Lunge und im Magen [15]. Nur in solchen Fällen ist das Allgemeinbefinden der infizierten Tiere gestört. Die mit dem Virus der kontagiösen pustulösen Dermatitis infizierten Tiere erwerben eine Immunität.

Als Infektionsquellen kommen die hochinfektiösen, abgefallenen Hautborken, der Kontakt von Tier zu Tier und Tränkstellen in Betracht. Die Infektion des Menschen erfolgt durch Kontakt mit kranken Tieren oder Fleisch von infizierten Tieren [12], wobei Hautverletzungen möglicherweise Voraussetzung für eine Infektion sind. Übertragungen von Mensch zu Mensch sind nicht sicher nachgewiesen worden [10].

Infektionen des Menschen mit dem Virus der kontagiösen pustulösen Dermatitis ähneln klinisch den beim Schaf beschriebenen [19]. Nach einer Inkubationszeit von 3—6 Tagen treten Bläschen, Papeln, Pusteln oder Geschwüre an den Fingern, Händen, Armen, im Gesicht, am Hals oder Nacken auf. Gelegentlich kommt es zu Fieber und Lymphknotenschwellungen [3]. Die Hautaffektionen heilen nach 4—8 Wochen ab.

Das Virus der kontagiösen pustulösen Dermatitis wird der Pockengruppe zugeordnet [7], in die es als selbständige Virusform eingruppiert ist [8]. Über mögliche Beziehungen zu anderen Pocken-Viren, insbesondere zum Paravakzine-Virus, unterrichtet der Abschnitt „Pocken-Viren" (s. S. 721). Nach ABDUSSALAM und COSSLETT [1] ist das Virus der kontagiösen pustulösen Dermatitis etwa 250 m$\mu$ lang und 158 m$\mu$ breit.

Experimentell konnte das Virus auf Rinder und Kaninchen übertragen werden. Es vermehrt sich und verursacht einen zytopathischen Effekt in Gewebekulturen von embryonaler Schafhaut [6], von Lämmer- und Kälberhoden [17, 9, 18], sowie von menschlichem Amnion und menschlichen embryonalen Nieren und Lebern [14]. Versuche, das Virus in Pferden, Hunden, Schweinen, Meerschweinchen, Mäusen und embryonierten Hühnereiern zur Vermehrung zu bringen, schlugen bislang fehl. Die Diagnose wird bei Schafen und Ziegen auf Grund der typischen Läsionen gestellt, wobei differentialdiagnostisch die sog. „Lippen-

und Bein-Ulzeration" auszuschließen ist. Als diagnostische Laboratoriumsuntersuchungen sind der färberische Nachweis der Viruspartikel *[11]*, die Agglutination gewaschener Viruspartikel durch Patientenserum *[3]*, die KBR *[13]*
und der Virus-Neutralisations-Test in Gewebekulturen zu nennen. Da aber
eine Infektion mit dem Virus der kontagiösen pustulösen Dermatitis nicht
zur deutlichen Zunahme von komplementbindenden und neutralisierenden
Antikörpern führt, sind die serologischen Methoden unzureichend. Die zuverlässigsten Verfahren sind bei tierischen und menschlichen Infektionen die
Übertragung des Virus auf empfängliche Lämmer (als Kontrolle: immune Tiere)
oder die Isolierung oder die Identifizierung des Virus mit Hilfe von Gewebekulturen *[16, 10]*.

Die Beobachtung, daß durch künstliche Übertragung des Virus der kontagiösen
pustulösen Dermatitis auf Lämmer eine solide Immunität erreicht werden kann,
führte zur Entwicklung einer Vakzine *[2, 4]*. Die Vakzine besteht aus gepul-
vertem, infektiösem Schorfmaterial und 50⁰/o Glyzerin; sie wird bei Lämmern
an einer skarifizierten Stelle des Oberschenkels appliziert.

Die Therapie der kontagiösen pustulösen Dermatitis ist symptomatisch und
besteht in der Behandlung der Hautaffektionen.

## 8. Ansteckende Blutarmut der Pferde

*Synonyma:* Anaemia infectiosa equorum, infectious anaemia of horse, swamp
fever, river-bottom disease, pernicious anemia of horses, equine „malaria",
anémie infectieuse du cheval.

Die ansteckende Blutarmut ist eine virale Infektionskrankheit der Einhufer, die
in allen Teilen der Welt auftritt. Die Dauer der Inkubationszeit schwankt zwischen 5 und 90 Tagen und kann vielleicht noch länger sein. Die akute Form ist
durch einen mehrere Tage andauernden Fieberanfall, Milzschwellung und rasche
Abmagerung gekennzeichnet, und die Krankheit kann innerhalb weniger Tage
zum Tode führen. In subakuten und chronischen Fällen beginnt die Krankheit
mit weniger heftigen Symptomen oder sie entwickelt sich aus der akuten Form.
Die chronische Form kann sich über Jahre hinziehen; sie äußert sich in immer
wiederkehrenden Fieberanfällen und einer verminderten Bildung von Erythrozyten. Dabei soll nach OBARA und NAKAJIMA *[3]* eine Korrelation zwischen gestörter Erythrozytenproduktion und Fieberperioden bestehen. Mit fortschreitender Blutarmut magern die Tiere ab. Der Tod tritt entweder durch einen Rückfall in die akute Form oder durch völlige Erschöpfung ein. Während der chronischen Form kann das Virus über Jahre hinweg im Blut erkrankter Tiere nachgewiesen werden. Histologisch nachweisbare Veränderungen deuten auf eine
Reizung des retikuloendothelialen Systems hin; außerdem findet man eine
Hämosiderose der Kupfferschen Sternzellen und eine Wucherung der Endothelzellen der Leber.

Die Krankheit wird von kranken oder latent infizierten Tieren auf gesunde übertragen. Über den Übertragungsmodus besteht noch keine einheitliche Auffassung. Am häufigsten scheint die Ansteckung durch Übertragung des Virus beim Stich blutsaugender Insekten zu erfolgen (Bremsen, Stechfliegen und Mükkenarten). Daneben scheint auch eine Infektion über verletzte Hautstellen, die mit infektiöser Spreu und dgl. in Berührung kommen, möglich zu sein. Eine intrauterine Übertragung des Virus wurde nachgewiesen.

PETERS [4] und KRAL [2] sind der Meinung, daß das Virus der infektiösen Anämie auch zu menschlichen Infektionen führen kann, die durch das Auftreten von Fieber, Anämie, Diarrhoe und Nierenschmerzen gekennzeichnet sein sollen. Außerdem soll es zu einer Persistenz des Virus im Blut kommen. STEIN et al. [7], DREGUSS und LOMBARD [1] vertreten dagegen die Ansicht, daß eine Übertragung auf den Menschen nicht möglich sei.

Nach Ultrafiltrationsversuchen besitzt das Virus der infektiösen Anämie einen Durchmesser von 18—50 m$\mu$. Berichten von REAGAN et al. [5] und YAOI et al. [9] zufolge, vermehrt sich das Virus in Kaninchen, wobei es zu Fieber, Anämie, Leukozytose und Gewichtsverlust kommt. Die Befunde von WATANABE [8], wonach sich das Virus in Gewebekulturen von Pferdeembryogeweben ohne zytopathischen Effekt vermehrt, harren noch einer Bestätigung. Dasselbe gilt für die Berichte von KOBAYASHI, der in Gewebekulturen vom Knochenmark und von Leukozyten des Pferdes einen durch das Virus der infektiösen Anämie verursachten zytopathischen Effekt beobachtete.

Die Schwierigkeit, das Virus der infektiösen Anämie der Pferde in Laboratoriumstieren und Gewebekulturen zu züchten, erschweren eine eindeutige Diagnosestellung. Ob die von SAXER und FUENTES [6] ausgearbeiteten Konglutinations- und Agar-Gel-Präzipitations-Teste für die Routinediagnostik verwertbar sind, müssen noch weitere Untersuchungen zeigen. Hinsichtlich der Diagnosestellung auf Grund von klinischen Untersuchungen und pathologisch-anatomischen Veränderungen wird auf entsprechende Lehrbücher der Veterinärmedizin verwiesen. Dasselbe gilt für die veterinärpolizeilichen Maßnahmen zur Bekämpfung der Seuche.

*Schrifttum*

Maul- und Klauenseuche

1 BREESE, S. S., Jr., a. R. TRAUTMANN: Studies of fine structure of foot and mouth disease virus. J. Appl. Phys. *32*, 1639 (1961)
2 CUNHA, R. G. a. E. EICHHORN: Studies on rabbit-adapted foot and mouth disease virus. I. Propagation and pathogenicity. Amer. J. Vet. Res. *20*, 133—137 (1959)
3 FELLOWES, O. N.: Chemical inactivation of foot and mouth disease virus. Ann. N. Y. Acad. Sc. *83*, 595—608 (1960)

4 Frenkel, H. S.: Research on foot and mouth disease. III. The cultivation of the virus on a practical scale in explantations of bovine tongue epithelium. Amer. J. Vet. Res. *12*, 187—190 (1951)

5 Mayr, A. u. G. Wittmann: Virusdauerpassagen in Zellkulturen als modifizierender Faktor für die Entwicklung einer Lebendvakzine gegen die Maul- und Klauenseuche. Zbl. Vet. Med. *7*, 829—840 (1960)

6 Mussgay, M.: Über den Mechanismus der pH-Inaktivierung des Virus der Maul- und Klauenseuche. Mh. Tierheilk. *11*, 185—190 (1959)

7 Mussgay, M. u. K. Strohmaier: Gewinnung eines infektiösen Prinzips von Ribonukleinsäure-Charakter aus Homogenaten mit dem Maul- und Klauenseuche-Virus infizierter Jungmäuse. Zbl. Bakt., Abt. I. Orig. *173*, 163—174 (1958)

8 Röhrer, H. u. G. Pyl: Das Maul- und Klauenseuche-Virus. In: „Handbuch der Virusforschung", 4. Band, S. 379—458. Springer-Verlag, Wien 1958

9 Skinner, H. H.: Propagation of strains of foot and mouth disease virus in unweaned white mice. Proc. Roy. Soc. Med. *44*, 1041—1044 (1951)

10 Skinner, H. H.: Some techniques for producing and studying attenuated strains of the virus of foot and mouth disease. Bull. Int. Epizoot. *53*, 634—650 (1960)

11 Tessler, J. a. O. N. Fellowes: The effect of gaseous ethylene oxide on dried foot and mouth disease virus. Amer. J. Vet. Res. *22*, 779—782 (1961)

12 Traub, E. u. H. Möhlmann: Typenbestimmung bei Maul- und Klauenseuche mit Hilfe der Komplementbindungsprobe. I. Mitt.: Versuche mit Seren und Antigenen von Meerschweinchen. Zbl. Bakt., Abt. I Orig. 283—298 (1943)

13 Vetterlein, W.: Das klinische Bild der Maul- und Klauenseuche beim Menschen, aufgestellt aus den bisher experimentell gesicherten Erkrankungen. Arch. exper. Vet. Med. *8*, 541—564 (1954)

14 Vetterlein, W.: Der Nachweis von Antikörpern gegen Maul- und Klauenseuche im Serum gesunder, besonders infektionsexponierter Menschen. Zbl. Bakt. Abt. I Orig. *162*, 4—12 (1955)

## Vesikuläre Stomatitis

1 Bradish, C. J., J. B. Brooksby a. J. E. Dillon, Jr.: Biophysical studies of the virus system of vesicular stomatitis. J. Gen. Microbiol. *14*, 290—314 (1956)

2 Chow, T. L., F. H. Chow a. R. P. Hanson: Morphology of vesicular stomatitis virus. J. Bact. *68*, 724—726 (1954)

3 Fellowes, O. N., G. T. Dimopoullos a. J. J. Collis: Isolation of vesicular stomatitis virus of an infected laborer. Amer. J. Vet. Res. *16*, 623 (1955)

4 Howatson, A. F. a. G. F. Whitmore: The development and structure of vesicular stomatitis virus. Virology *16*, 466—478 (1962)

5 Mussgay, M. a. O. Suarez: Multiplication of vesicular stomatitis virus in Aedes aegypti (L.) mosquitoes. Virology *17*, 202—203 (1962)

6 Mussgay, M. a. J. Weibel: Electron microscopic studies on the development of vesicular stomatitis virus in KB-cells. J. Cell Biol. *16*, 119—129 (1963)

7 Reczko, E.: Elektronenmikroskopische Untersuchungen am Virus der Stomatitis vesicularis. Arch. ges. Virusforsch. *10*, 588—605 (1960)

## Rifttalfieber

1 HENNING, M. W.: Animal diseases in South Africa. 3. Auflage, South Africa Central News Agency, 1956
2 MIMS, C. A. a. P. J. MASON: Rift Valley fever virus in mice. V. The properties of a hämagglutinin present in infective serum. Brit. J. Exper. Path. 37, 423—433 (1956)
3 NAUDÉ, N. DU T., T. MASON a. A. POLSON: Different sized infective particles of Rift valley fever virus. Nature 173, 1051—1052 (1954)
4 RANDALL, R., C. J. GIBBS, Jr., C. G. AULISIO, L. N. BINN a. V. R. HARRISON: The development of a formalin killed Rift Valley fever virus vaccine for use in man. J. Immunol. 89, 660—671 (1962)
5 SCHRIRE, L.: Macular changes in Rift Valley fever. South African M. J. 25, 926—930 (1951)
6 SMITHBURN, K. C., A. J. HADDOW a. J. D. GILLET: Rift Valley fever. Isolation of the virus from wild mosquitoes. Brit. J. Exper. Path. 29, 107—121 (1948)
7 TAKEMORI, N., M. NAKANO, M. HEMMI, M. IKEDA, S. YANAGIDA a. M. KITAOKA: Destruction of tumour cells by Rift Valley fever virus. Nature 174, 698—700 (1954)
8 WEINBREN, M. P. a. P. MASON: Rift Valley fever in a wild field rat (Arvicanthis abyssinicus): a possible natural host. South African M. J. 31, 427—430 (1957)

## Louping ill

1 BROWNLEE, A. a. D. R. WILSON: Studies in the histopathology of louping ill. J. Comp. Path. Therap. 45, 67—92 (1932)
2 EDWARD, D. G.: Immunization against louping ill. Immunization of man. Brit. J. Exper. Path. 29, 372—378 (1948)
3 GRESIKOVÁ, M., P. ALBRECHT a. E. ERNEK: Studies of attenuated and virulent louping ill virus. In: Biology of viruses of the tick-borne encephalitis complex. Academic Press, New York and London 1960
4 LAWSON, J. H., W. G. MANDERSON a. E. W. HURST: Louping ill meningoencephalitis. A further case and a serological survey. Lancet 257, 696—699 (1949)
5 LEVKOVICH, E. N. a. L. G. KARPOVICH: Study on biological properties of the tick-borne encephalitis complex in tissue culture. In: Biology of viruses of the tick-borne encephalitis complex. Academic Press, New York and London 1960
6 OKER-BLOM, N.: Propagation of louping ill virus in malignant human epithelial cells, strain HeLa. Ann. med. exper. et biol. Fenniae 34, 199—205 (1956)
7 PORTERFIELD, J. S.: A simple plaque inhibition test for the study of arthropod-borne viruses. Bull. World Health. Org. 22, 373—380 (1960)
8 ZEIPEL, G. VON u. A. SVEDMYR: Growth of viruses of Russian spring-summer-Louping ill group in tissue culture. Arch. ges. Virusforsch. 8, 370—384 (1958)

## Newcastle-Krankheit

1 BIELING, R. u. H. SIEGMANN: Pseudogeflügelpest als Ursache menschlicher Konjunktivitis. Dtsch. med. Wschr. 78, 1037—1038 (1953)

2 DARDIRI, A. H., V. J. YATES a. T. D. FLANAGAN: The reaction to infection with the B₁ strain of Newcastle disease virus in man. Amer. J. Vet. Res. *23*, 918—921 (1962)

3 DINTER, Z. u. K. BAKOS: Reinfektion mit Newcastle Virus beim Menschen. Nord. Med. *51*, 853 (1954)

4 HORNE, R. W., A. P. WATERSON, P. WILDY a. A. E. FARNHAM: The structure and composition of the myxoviruses. I. Electron microscope studies of the structure of myxovirus particles by negative staining techniques. Virology *11*, 79—98 (1960)

5 NASEMANN, Th.: Die Viruskrankheiten der Haut. Springer-Verlag, Berlin—Göttingen—Heidelberg 1961

6 ROTT, R., H. FRANK u. W. SCHÄFER: Isolierung und Eigenschaften der hämagglutinierenden Komponente des Virus der Newcastle Disease. Z. Naturforsch. *16b*, 625—626 (1961)

7 ROTT, R., I. M. REDA u. W. SCHÄFER: Charakterisierung der verschiedenen, nach Infektion mit Newcastle Disease Virus auftretenden, nichtinfektiösen, hämagglutinierenden Teilchen. Z. Naturforsch. *18b*, 188—194 (1963)

8 ROTT, R. a. W. SCHÄFER: Fine structure of subunits isolated from Newcastle disease virus (NDV). Virology *11*, 298—299 (1961)

9 TYRRELL, D. A.: New tissue culture systems for influenza, Newcastle disease and vaccinia viruses. J. Immunol. *74*, 293—305 (1955)

10 WENNER, H. A., A. MONLEY a. R. N. TODD: Studies on Newcastle disease virus encephalitis in rhesus monkeys. J. Immunol. *64*, 305—321 (1950)

## Kontagiöse pustulöse Dermatitis der Schafe und Ziegen

1 ABDUSSALAM, M. a. V. E. COSSLETT: Contagious pustular dermatitis virus. I. Studies on morphology. J. Comp. Path. Therap. *67*, 145—156 (1957)

2 AYNAUD, M.: La stomatite pustuleuse contagieuse des ovines. Ann. Inst. Pasteur *37*, 498—527 (1923)

3 BLAKEMORE, F., M. ABDUSSALAM a. W. N. GOLDSMITH: A case of orf (contagious pustular dermatitis). Identification of the virus. Brit. J. Derm. *60*, 404—409 (1948)

4 BOUGHTON, I. B. a. W. T. HARDY: Contagious ecthyma (sore mouth) of sheep and goats. J. Amer. Vet. Med. Ass. *85*, 150—178 (1934)

5 GLOVER, R. E.: Contagious pustular dermatitis of the sheep. J. Comp. Path. Therap. *41*, 318—340 (1928)

6 GREIG, A. S.: Contagious ecthyma of sheep. II. In vitro cultivation of the virus. Canad. J. Comp. Med. *21*, 304—308 (1957)

7 FENNER, F. a. F. M. BURNET: A short description of the poxvirus group (vaccinia and related viruses). Virology *4*, 305—314 (1958)

8 HERRLICH, A. u. A. MAYR: Die Pocken. Erreger, Epidemiologie und klinisches Bild. I. Auflage. Georg Thieme Verlag, Stuttgart 1960

9 LIESS, B.: Lippengrind (Ecthyma contagiosum) der Schafe als Zooanthroponose. Zbl. Bakt., Abt. I Referate *183*, 287—301 (1962)

10 LIESS, B.: Beobachtungen und Untersuchungen über den Lippengrind (Ecthyma contagiosum) der Schafe als Zooanthroponose. Zbl. Bakt., Abt. I Orig. *185*, 289—304 (1962)

11 LLOYD, G. M., A. MACDONALD a. R. E. GLOVER: Human infection with the virus of contagious pustular dermatitis. Lancet *260*, 720—721 (1951)

12 LYELL, A. a. J. A. R. MILES: Orf in man. Brit. Med J. *II*, 1119 (1950)

13 MacDonald, A.: Complement fixation tests in the diagnosis of contagious pustular dermatitis infection in man. J. Path. Bact. *63*, 758—761 (1951)
14 MacDonald, A. a. T. M. Bell: Growth of contagious pustular dermatitis virus in human tissue cultures. Nature *192*, 91—92 (1961)
15 Marsh, H.: Newsom's sheep diseases. 2nd Edition, S. 108—114. The Williams and Wilkins Company, Baltimore 1958
16 Nagington, J. a. C. H. Whittle: Human orf. Isolation of the virus by tissue culture. Brit. Med. J. *II*, 1324—1327 (1961)
17 Plowright, W., M. A. Whitcomb a. R. D. Ferris: Studies with a strain of contagious pustular dermatitis virus in tissue culture. Arch. ges. Virusforsch. 9, 214—231 (1959)
18 Schimmelpfennig, H. u. B. Liess: Histologische Untersuchungen an Schafen und an Kälberhodenzellkulturen nach Infektion mit dem Virus des Lippengrindes (Ecthyma contagiosum) oviner und humaner Herkunft. Zbl. Bakt., Abt. I Orig. *187*, 421—435 (1962)
19 Wheeler, C. E. a. E. P. Cawley: The microscopic appearance of ecthyma contagiosum (orf) in sheep, rabbits and man. Amer. J. Path. *32*, 535 (1956)

## Ansteckende Blutarmut der Pferde

1 Dreguss, M. a. L. S. Lombard: Experimental studies in equine infectious anemia. University of Pennsylvania Press, Philadelphia 1954
2 Kral, F.: Equine infectious anemia. Vet. Ext. Quart. Univ. of Pennsylvania *116*, 14—55 (1949)
3 Obara, J. a. H. Nakajima: Kinetics of iron metabolism in equine infectious anemia. Jap. J. Vet. Sci. *23*, 247—253 (1961)
4 Peters, J. T.: Equine infectious anemia transmitted to man. Ann. Int. Med. *23*, 271—274 (1945)
5 Reagan, R. L., M. G. Lillie, J. E. Hauser, L. J. Poelma a. A. L. Brueckner: Preliminary report on the propagation of the virus of equine infectious anemia in rabbits. Proc. U.S. Livestock Sanitary Ass. 52ed Meeting, 37 (1948)
6 Saxer, E. u. M. R. Fuentes: Neuere Aspekte der Serologie bei der infektiösen Anämie der Einhufer. Schweiz. Arch. Tierheilk. *102*, 232—254 (1960)
7 Stein, C. F., O. L. Osteen, L. O. Mott a. M. S. Shahan: Experimental transmission of equine infectious anemia by contact and body secretions and excretions. Vet. Med. *39*, 46—52 (1944)
8 Watanabe, S.: Studies on equine infectious anemia virus in tissue culture. Jap. J. Vet. Sci. *22*, 55—66 und 79—88 (1960).
9 Yaoi, H., A. Nagata a. K. Saito: Studies on the virus of equine infectious anemia. Report 6. Isolation of the virus by serial transmission in rabbits. Yokohama med. Bull. *11*, 1—20 (1960)

# Molluscum contagiosum, Warzen

Von Th. Nasemann

## A. Molluscum contagiosum

*Synonyma:* Epithelioma molluscum (Virchow 1865) und Epithelioma contagiosum (Neisser 1888).

*Definition:* Das Molluscum contagiosum stellt eine warzenförmige Epitheliose dar, die auf einer spezifischen Virusinfektion des Menschen beruht. Es ist ein infektiöses Akanthom. Die Bezeichnung „Molluscum contagiosum" wurde 1817 von Bateman geprägt.

### 1. Geschichte

Bereits 1841 beschrieben Henderson und Paterson die nach ihnen benannten, lichtoptisch auf Grund ihrer Größe gut nachweisbaren Molluscumkörper (globular cells, peculiar globes, Corps ronds, paradoxale Zellen) und Paterson konnte auch die Übertragbarkeit von Mensch zu Mensch feststellen. 1905 gelang es Juliusberg mit bakterienfreien Ultrafiltraten bei Versuchspersonen Mollusca contagiosa zu erzeugen. Dieses Resultat wurde durch die Entdeckung des Wiener Dermatologen Lipschütz (1906/07) ergänzt, der mit Hilfe der Löfflerschen Geißelbeize in Ausstrichpräparaten von Molluscum-contagiosum-Preßbrei die Elementarkörper des Virus mikroskopisch beobachten konnte. Er nannte sie „Strongyloplasma hominis". Die von Juliusberg und Lipschütz postulierte Virusätiologie wurde bald von namhaften Autoren wie von Prowazek und da Rocha-Lima, von Kreibich, von Wile und Kingery und von Goodpasture bestätigt.

In den letzten Jahren ist erneut ein starkes Anwachsen der Molluscum-Literatur bemerkbar, da das Molluscum-Virus ein sehr günstiges Objekt für elektronenoptische Untersuchungen darstellt. Das liegt nicht zuletzt daran, daß selbst kleine Läsionen dieser Epitheliose enorme Mengen von Elementarkörpern enthalten (daher: einfache Präparation; Abb. 1 e und f).

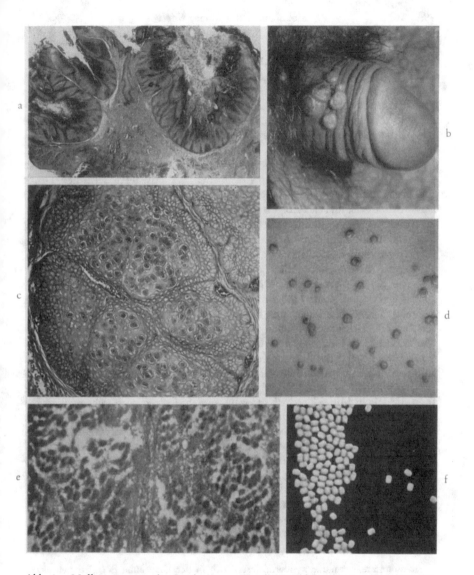

Abb. 1a: Molluscum contagiosum giganteum von der Penishaut (Patient von Abb. 1b). Histologisches Präparat: Lupenvergrößerung, H. E.

Abb. 1b: Mollusca contagiosa gigantea am Penis.

Abb. 1c: Molluscum-Schnittpräparat, größtes Trockensystem, H. E., granulierte, eosinophile Einschlußkörper im Cytoplasma der Retezellen.

Abb. 1d: Disseminierte kleinere Molluscum-contagiosum-Effloreszenzen.

Abb. 1e: Molluscum-Ultraschnitt, elektronenopt. Vergrößerung 14 400×, OsO₄-fixiert. Teil eines zytoplasmatischen Einschlusses. Elementarkörper liegen in den Fächern zwischen den Trabekeln.

Abb. 1f: Elementarkörper des Molluscumvirus, direkte Tupfpräparation mit Preßbrei. Elektronenopt. Vergrößerung: 10 000×, mit Pd schräg bedampft, umkopiert.

## 2. Das klinische Bild

Mollusca contagiosa sind stecknadelkopf- bis erbsengroße, entweder hautfarbene, etwas transparente, weißlich schimmernde oder rötliche bis gelb-weißliche, wachsartig glänzende, relativ harte, rundliche, halbkugelig vorgewölbte oder anfangs noch platte, später zentral leicht eingedellte (Dellwarzen!), oft mit deutlichem Porus versehene, kleine Geschwülste, die isoliert vorkommen, meist aber zu mehreren oder vielen, mitunter auch außerordentlich zahlreich auftreten können. Aus dem zentralen Porus läßt sich durch seitlichen Druck eine breiartige, zuweilen krümelige, auch dickflüssig-zähe, grau-weißliche Masse herausdrücken (s. hierzu Abb. 1 b und d). Bei Kindern können über den Körper disseminiert mehrere hundert Effloreszenzen vorhanden sein. Besonders häufig finden sich die Läsionen im Bereich zarter Hautpartien wie Gesicht, Hals, Augenlider — hier besonders nasale Hälfte der Lidkante bevorzugt — Genitale, Skrotum, Achsel. Grundsätzlich aber können alle Areale der Haut, auch der behaarte Kopf sowie Palmae und Plantae — hier besonders differentialdiagnostische Schwierigkeiten möglich — Sitz der Knötchen sein. Durch Konfluenz mehrerer Läsionen können sich bis daumenendgliedgroße Riesenformen entwickeln, die gelegentlich mit malignen Epitheliomen verwechselt werden. Selten sind Mollusca auf den Lippen, der Mundschleimhaut, der Konjunktiva und Kornea lokalisiert. Bei Sitz an den Lidrändern können sie hartnäckige, meist unilaterale Konjunktividen, auch Keratokonjunktividen verursachen, die erst nach Beseitigung der Knötchen abheilen. Bei besonders schweren Fällen kann die Iris in Mitleidenschaft gezogen werden. Gelegentlich sieht man strichförmige Anordnung der Knötchen — wahrscheinlich infolge Autoinokulation des Virus im Verlauf eines Kratzeffektes. Pruritus entsteht vor allem bei bakterieller Sekundärinfektion, die nicht selten durch Kratzen verursacht wird. Durch Herauseitern des Inhaltes kann es dann zur Spontanheilung kommen. Meist erfolgt die Abheilung ohne Pigmentierung, nur mitunter bleiben für einige Zeit bräunlich pigmentierte Flecken zurück.

Im großen und ganzen ist das Molluscum eine Erkrankung des Kindes- und Jugendalters. Der Erwachsene wird viel seltener und das weibliche Geschlecht etwas häufiger als das männliche befallen. Unter den klinischen Sonderformen kann man eine Einteilung in 4 Kategorien treffen:

1. Inflammierte, sekundär pyodermisierte, auch in der Umgebung der Läsionen ekzematisierte Mollusca.
2. Knötchen mit sehr starker Hyperkeratose (Molluscum contagiosum cornoides CASAZZA).
3. Disseminierte miliare und mehr plan beschaffene Mollusca.
4. Solitäre zirkumskripte, große Knoten (Riesenformen: Molluscum contagiosum giganteum).

In Deutschland sind etwa 1 Promille aller Hautkrankheiten Mollusca contagiosa. Über die Häufigkeit des Vorkommens in anderen Ländern und weitere klinische Details s. bei NASEMANN [25]. Sitzen die Knötchen am Genitale, so können sie durch Geschlechtsverkehr übertragen werden (Abb. 1b), ohne im engeren Sinne eine „venerische Krankheit" zu sein *[34]*. Einen Mitbefall innerer Organe gibt es beim Molluscum nicht, auch nennenswerte Veränderungen des Blutbildes kommen nicht vor. Die Prognose ist immer absolut günstig. *Differentialdiagnostisch* können vor allem die inflammierten Knötchen evtl. schwierig abzugrenzen sein von einem Lichen ruber, einem Morbus Darier oder Basaliomen *[28, 18, 21, 25]*. Meist aber ist die Diagnose der Mollusca leicht. Bei Vereisung mit Chloräthyl erscheint um die Knötchen ein schimmernder Ring. Mit malignen Tumoren (Sarkomen, amelanotischen Melanomalignomen) und zystischen Basaliomen werden am häufigsten die großen, isolierten Mollusca contagiosa gigantea verwechselt, besonders bei Sitz in der Areola mammae, im Bereich der Füße, an den Augenlidern und Lippen. Bei starker Hyperkeratose ist Abgrenzung von Warzen, vom Cornu cutaneum, evtl. auch vom Granuloma pyogenicum notwendig, bei Sitz der Läsionen an den Lidern von Talgzysten, Milien, von einem Chalazion, einem Trachom, einer Conjunctivitis follicularis oder von einer Conjunctivitis tuberculosa. Bei genitaler Lokalisation muß an kleinere syphilitische Papeln und an follikuläre Ulcera mollia gedacht werden. Seltener kommt eine Abtrennung von Histiozytomen, Keratoakanthomen, Nävuszellnävi, Syringomen, vom Adenoma sebaceum Pringle oder von Nävoxanthoendotheliomen in Betracht.

### 3. Pathologie, pathologische Histologie

Das pathologisch-anatomische Substrat des Molluscum ist sehr charakteristisch. Die Knötchen besitzen einen mehrlappigen Aufbau (s. Abbildung 1 a), d. h. sie werden von radiär angeordneten bindegewebigen Septen in kleine Läppchen aufgeteilt. Eine lockere Bindegewebshülle grenzt die Läsionen von der Kutis ab, in der nur bei Irritation oder bakterieller Sekundärinfektion ein entzündliches Zellinfiltrat auftritt. Das Stratum cylindricum basale ist unverändert. Hier finden sich nur vermehrt Kernteilungsfiguren. Die Retezellen sind vergrößert, ihre Kerne werden allmählich aus der Zellmitte randwärts verdrängt. In den oberen Schichten des Stratum spinosum erscheinen die Nuclei nur noch als sichelförmige Gebilde, die sich an die Zellmembran schmiegen. Im Zytoplasma der geblähten Stachelzellen treten eosinophile ovale oder mehr rundliche *Einschlußkörper* auf, die eine feine Granulation erkennen lassen (s. die Abbildung 1 c). Sie enthalten massenhaft Viruselementarkörper. Die Retezellen der oberen Schichten werden fast völlig von den Einschlüssen ausgefüllt und verhornen dann im Sinne der keratoiden Degeneration. So entstehen die großen ovalen Horngebilde, die *Corps ronds* von HENDERSON und PATERSON. Diese nehmen im Stratum corneum die Mitte der Läppchen ein und liegen sehr zahlreich zwischen Hornlamellen und Debris.

### 4. Ätiologie

Mikromorphologisch ist das Molluscumvirus ein Quadervirus und steht den Viren der Pockengruppe nahe (s. die Abbildung 1 f). Es ist licht- und elektronenoptisch stets in sehr großer Zahl im Preßbrei der Läsionen einfach (direkte Tupfpräparation) nachzuweisen. Elektronenmikroskopisch besitzen die Elementarkörper einen Längendurchmesser von 319 m$\mu$ (Mittelwert) und eine Breite von 239 m$\mu$ [27]. Der Brechungsindex (phasenoptisch bestimmt) der Viruselemente beträgt n = $\sim$ 1,56. Der Erreger ist streng epidermotrop.

Bei der enzymatisch-elektronenoptischen Analyse zeigt die Elementarkörperstruktur des Molluscumvirus einen ähnlichen Innenaufbau wie die anderen Pockenviren. Die Elementarkörper haben einen desoxyribonukleinsäurehaltigen Zentralkörper und darum herum eine mit Pepsin abbaubare Eiweißschicht.

## 5. Pathogenese

Das Molluscumvirus dringt vermutlich durch kleine Abschürfungen der oberen Lagen des Deckepithels in die Epidermis ein. UNNA (1894) definierte das mechanische Wachstumsprinzip der Knötchen als „Wucherung und gleichzeitige Anschwellung zerstreuter Epithelbezirke unter äußerer Raumbeschränkung".

Die Inkubationszeit des Molluscum scheint nicht streng normiert zu sein (ähnlich wie beim Trachom). Die Angaben in der Literatur schwanken zwischen 17 Tagen und 20 Monaten. Im Verlauf von Selbstversuchen (Überimpfungen von Mensch zu Mensch) wird meist eine Inkubationsdauer von etwa 6 Wochen beobachtet. Bis zur Ausbildung größerer Einschlußkörper im Rete Malpighii und bis zum Auftreten der dyskeratotisch verhornten Corps ronds wird allgemein eine Frist von mindestens 8 Wochen für notwendig gehalten. GANS (1928) vermutete, daß die proliferierenden Epithelien einen Schutzwall gegen das Vordringen des Erregers in die weitere Umgebung bilden. Bemerkenswert ist das Fehlen einer ausgesprochenen Abwehrreaktion des Organismus. Es kommt zu keiner Virämie, zu keiner Generalisation. Die Moluskumläsionen können sehr lange (Jahre hindurch) bestehen bleiben. Über Selbstheilung der Effloreszenzen siehe im Abschnitt 3 (Klinik).

HYDÉN (1947) wies nach, daß das Molluscumvirus in die Bildung des Zytoplasmaproteins, und zwar in der Nähe der Zellkernmembran, eingreift. Statt normaler Ribonukleoproteide sollen Desoxyribonukleinsäure-(DNS-)haltige Virusproteine entstehen. RAKE und BLANK (1950) machten an Hand von Feulgenreaktionen und Methylgrün-Pyronin-Färbungen folgende Beobachtungen: Die Zelleinschlüsse färben sich um so stärker an, je reifer sie werden. Am intensivsten reagieren bei der Feulgenreaktion die Corps ronds. Zunächst bilden sich im Zytoplasma der Retezellen Inseln von Desoxyribonukleoproteiden, die immer voluminöser werden und dabei die Ribonukleoproteide zu fadenförmigen Strängen und Trabekeln komprimieren. Die DNS-haltigen Inseln enthalten große Massen von Elementarkörpern. Über die *Histochemie* des Molluscum contagiosum findet sich eine Gesamtübersicht bei MESCON u. Mitarb. (1954). Die in der Epidermis enthaltene DNS spielt eine große Rolle für die Virusvermehrung.

## 6. Diagnostische Methoden

Gewöhnlich ist die Diagnose des Molluscum contagiosum rein klinisch-morphologisch unschwer zu stellen. Bei differentialdiagnostischen Schwierigkeiten empfiehlt sich die Vornahme einer Probeexzision. Die Histologie ist äußerst charakteristisch (vergl. den Abschnitt 4: pathologische Histologie). Die Hämatoxylin-Eosin-Färbung reicht aus. Über Spezialfärbungen siehe bei MESCON u. Mitarb. (1954). — Der mikroskopischen Diagnostik an Hand des aus den Knötchen gewonnenen Preßbreies stehen folgende Methoden zur Verfügung:

1. Lichtoptischer Nachweis der Elementarkörper mittels Ölimmersion: Färbung nach PASCHEN mit Karbolfuchsin-Geißelbeize, nach HERZBERG mit Viktoriablau, nach GIEMSA oder mit der Versilberungsmethode von FONTANA-TRIBONDEAU-MOROSOW, auch Darstellung mittels Phasenkontrastoptik oder im Dunkelfeld (HOFFMANNsches Leuchtbildverfahren).
2. Nachweis der Corps ronds im Ausstrich mittels des großen Trockensystems oder der Ölimmersion: Färbung nach GRAM oder GIEMSA — und
3. elektronenmikroskopische Darstellung der Elementarkörper und der Corps ronds in direkten Tupfpräparaten: Beobachtung der typischen Quaderform des Molluscumvirus (s. die Abbildung 1 f: Schrägbedampfung mit Pd).

## 7. Therapie

Die Knötchen entfernt man am einfachsten und besten, indem man nach Desinfektion der Haut im Bereich der Läsionen die Epidermis über letzteren mit einem Starmesser leicht anritzt, dann deren Basis mit einer gebogenen anatomischen Pinzette umfaßt und den breiigen Inhalt durch Zusammendrücken der beiden Pinzettenarme auspreßt. Anschließend wird das leere Bindegewebsbett, in das oft eine leichte Sickerblutung erfolgt, mit Sepso- oder Jodtinktur ausgetupft. Danach wird für 1 bis 2 Tage ein Aureomycinsalbenverband angelegt. Bei Mollusca am Auge nicht nachätzen, hier nur Aureomycin-Augensalbenverband! Antibiotika können bakterielle Sekundärinfektionen beseitigen, beeinflussen das Virus selbst jedoch nicht.

## 8. Epidemiologie und Immunologie

Das Molluscum contagiosum kommt überall in der Welt vor. Ob es inapparente Infektionsverläufe gibt, ist nicht sicher. BLANK und RAKE (1955) halten dies immerhin für möglich. Echte Epidemien sollen gelegentlich auftreten, z. B. bei Farbigen an der Elfenbeinküste und im Sudan. Über das Virusreservoir existieren bis heute nur Vermutungen (Beziehungen zu den Vogelpockenarten sind noch unbewiesen, s. bei [25]).

Gruppenerkrankungen werden häufiger beobachtet, z. B. in Kinderheimen, Waisenhäusern und Schulen. Direkte Kontaktinfektionen kommen vor, aber auch Übertragung durch gemeinsamen Gebrauch von Handtüchern, Waschlappen und Schwämmen. Über venerische Übertragungsweise s. Seite 996. Eine wirkliche allgemeine Immunität scheint bei der Molluscum-Infektion nicht zu entstehen (strenger Epidermotropismus des Virus). Frühere Versuche, im Blutserum der Kranken spezifische Antikörper aufzufinden, schlugen durchweg fehl. Erst kürzlich gelang es Epstein (1962) mit der sehr empfindlichen Agardiffusionstechnik und bei Verwendung konzentrierter Antigene bei etwa 40% der an Molluscum erkrankten Personen Antikörper im Serum nachzuweisen (und bei 10% der nichtinfizierten Kontrollpersonen). Noch genauer ist die Antikörperbestimmung mit der Technik von Coons (Nachweis fluoreszierender Antikörper im Doppelschichtverfahren; Details s. bei Epstein 1962).

### 9. Experimentelle Forschung (Wirtsspektrum, Mikromorphologie)

Das Molluscumvirus kann nicht auf Laboratoriumstiere übertragen und nicht im Hühnerbrutei gezüchtet werden. Das Ergebnis von Dourmashkin und Febvre (1958), denen es angeblich gelang, das Molluscumvirus in HeLa-Zellkulturen zu züchten, ist nicht ohne Widerspruch geblieben. Überzeugender sind die Resultate von Te-Wen Chang und Weinstein (1961), die 5 Molluscum-Stämme in Kulturen aus menschlichem Amnionepithel isolierten. Zwei dieser Stämme riefen im Zytoplasma der Kulturzellen die Bildung rundlicher, eosinophiler Einschlußkörper hervor. Das isolierte Virus blieb apathogen für Versuchstiere. Fujinami u. Mitarb. (1962) war es möglich, das Molluscumvirus in Gewebekulturen aus menschlicher Epidermis zur Vermehrung zu bringen. Banfield u. Mitarb. (1952) konnten in ultradünnen Schnitten elektronenoptisch innerhalb der zytoplasmatischen Einschlüsse die auch lichtoptisch zum Teil erkennbaren Trabekel und Septen beobachten, hingegen keine ausgeprägte umhüllende Grenzmembran. Zwischen den Septen liegen in den Fächern des Einschlusses große Mengen von Elementarkörpern (s. die Abbildung 1 e). Die Einschlüsse speichern reife Viruselemente, die infektionstüchtig sind. Mikromorphologische Details über die Phasen der Virusentwicklung können u. a. elektronenoptischen Dünnschnittanalysen entnommen werden [2, 9, 10, 25, 37, 39].

### B. Warzen

### 1. Einleitung, Definitionen, Synonyma

Warzen und spitze Kondylome sind Viruskrankheiten, die pathologisch-anatomisch der Gruppe benigner infektiöser Epitheliome bzw. Akanthome angehören. Von Sonderformen abgesehen, kann man 4 Warzentypen generell unterscheiden: 1. die gewöhnliche Warze (Verruca vulgaris), 2. die juvenile, flache Warze (Verruca plana), 3. die Sohlen- oder Dornwarze (Verruca plantaris) und 4. die Feigwarze (Condyloma acuminatum). Sie alle stellen erregerbedingte reaktive geschwulstähnliche Neubildungen dar, die gutartig und überimpfbar sind, auf einer Hyperplasie der Papillen und der Epidermis beruhen, häufig vorkommen und besonders bei Kindern, Jugendlichen und Handarbeitern anzutreffen sind.

Heute steht noch nicht fest, ob die 4 infektiösen Warzentypen sämtlich nur durch eine Virusart hervorgerufen werden, oder ob jede Form durch einen besonderen Erreger, evtl. auch durch einander verwandte Varianten ein- und desselben Warzenvirus verursacht wird. Vieles spricht dafür, daß das Terrain die morphologischen Differenzen bestimmt, z. B. die Ansiedlung einer Läsion auf der Haut eines Kleinkindes oder auf der eines Erwachsenen, der Sitz auf der Planta oder auf der Zunge, auf dem Handrücken oder im Bereich der Genitalschleimhäute. Eine Stütze für diese Ansicht stellen jene Filtrationsversuche dar, bei denen die Inokulation ultrafiltrierter Extrakte aus spitzen Kondylomen z. B. im Bereich der Oberkörperhaut zur Ausbildung vulgärer Warzen führte. Viele Autoren sind daher der Meinung, daß die Unterschiede der Warzenmorphologie nicht ätiologischer, sondern lokalisatorischer Natur sind.

Maligne Entartungen von Warzen zählen zu den größten Seltenheiten. Es müssen schon sekundäre Faktoren hinzutreten, wie chronische Reizzustände bei sehr langem Bestand, um eine karzinomatöse Umwandlung herbeiführen zu können.

Erfahrungsgemäß werden bei Landwirten und Tierärzten vulgäre Warzen an den Händen besonders häufig beobachtet. Dies scheint ebenso für andere Berufe mit vorwiegend manueller Tätigkeit zuzutreffen (BOSSE 1964). Bis heute steht allerdings der überzeugende experimentelle Nachweis noch aus, daß Tierwarzen auf den Menschen übertragen werden können. Umgekehrt aber ist es möglich, Warzen vom Menschen auf einige Versuchstiere zu überimpfen, etwa vulgäre Warzen auf das Präputium von Affen oder Material von menschlichen Larynxpapillomen auf die Scheidenschleimhaut von Hündinnen. Regional begrenztes Auftreten von Tierwarzen kommt vor allem an den Zitzen und an der Zunge von Rindern (s. die Abbildung 2 b) zur Beobachtung. Solange Übertragungen vom Rind auf den Menschen und vice versa im Experiment nicht regelmäßig gelingen, ist nichts bewiesen. Generalisierte und übertragbare Papillomatosen kommen bei Rind, Hund und Kaninchen, seltener bei Pferden vor; Details s. bei [25]. Wegen des relativ häufigen Vorkommens von Rinderwarzen — (BOSSE ermittelte bei erwachsenen weiblichen Rindern 3,2% Träger von Euterwarzen) — könnte gerade diese Tierart als Reservoir für menschliche Infektionen in Betracht kommen.

UNNA hat die *Verruca vulgaris* (Synonyma: Verruca dura, Common wart, gewöhnliche Warze) als ein „herdweise auftretendes, akquiriertes Akanthom infektiöser Natur mit sofort hinzutretender Hyperkeratose" definiert. Bei den papillomatösen Prozessen im Schleimhautbereich handelt es sich in erster Linie um vulgäre Warzen mit atypischem Sitz — beispielsweise an den Lippen (Abb. 2c) oder auf der Zunge — sowie um das eine Sonderstellung einnehmende *Kehlkopfpapillom.* Die *Plantarwarzen* (Synonyma: Verrucae plantares, Dornwarzen, Sohlenwarzen, papilloma of the sole) stellen in die Hornschicht eingelassene, abgeschliffene Erhebungen dar *[17]* und finden sich besonders an den Fußdruckpunkten auf der Planta und der plantaren Seite der Zehen. Die flachen Warzen der Jugendlichen *(Verrucae planae juveniles)* sind kleine, kaum über die Oberfläche der Haut erhabene, meist weniger als 1 mm vorspringende, mäßig

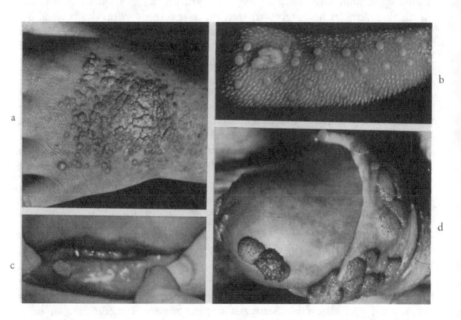

Abb. 2a: Beetförmig konfluierte Verrucae vulgares am Handrücken.

Abb. 2b: Warzen auf der Zungenschleimhaut eines Rindes (Schleimhautpapillome).

Abb. 2c: Verruca vulgaris auf der Unterlippe.

Abb. 2d: Condylomata acuminata am Penis, maulbeerartige Läsionen (23jähr. Patient).

derbe, rundlich oder polygonal begrenzte, hautfarbene, mitunter leicht rötliche, auch gelbstichige Papeln, die stets multipel auftreten und sicher infektiös sind. Auf Grund der vielfach gemachten Beobachtung, daß plane in vulgäre Warzen übergehen können, zumindest aber gleichzeitig bei ein und demselben Patienten vorkommen, wird von den meisten Autoren angenommen, daß beide Neubildungen durch identische oder doch sehr eng verwandte Erreger hervorgerufen werden (Varianten einer Virusart?). Die *Condylomata acuminata* (Synonyma: Spitze Feigwarzen, venerische Warzen, moist warts, fig warts, Framboises) sind durch Viren verursachte Fibroepitheliome und stellen möglicherweise nur eine terrainbedingte Abart der Verrucae vulgares dar.

Es handelt sich um zugespitzte oder abgerundete, gezähnelte, hahnenkammförmige, papillomatöse Wucherungen, die vor allem dort auftreten, wo durch günstige Faktoren wie Mazeration, Durchfeuchtung — z. B. in den Intertrigines — ihre Haftung und Entwicklung gefördert wird. Sie sitzen bevorzugt in der Anogenitalregion und können durch den Geschlechtsverkehr übertragen werden.

Besonders erwähnt werden muß, daß die meisten mikromorphologischen Untersuchungen der Elementarkörper des Warzenvirus mit Material von den sog. *Einschlußwarzen* durchgeführt worden sind. LYELL und MILES (1951) trennten diese „inclusion warts" oder „*Myrmecia*" von den banalen Warzen auf Grund ihres Reichtums an lichtoptisch nachweisbaren Einschlußkörpern und wegen ihrer besonderen klinischen Merkmale ab. Die Kennzeichen der Myrmecia sind u. a.: Sitz an den Palmae oder Plantae sowie an den volaren Finger- und plantaren Zehenseiten, tiefes Eindringen in die Haut, geringe Zahl (meist solitär), Schmerzhaftigkeit, Rötung — auch ödematöse Schwellung der Umgebung, starke Verhornung mit kallusähnlichen Rändern, distinkte Begrenzung, der Eindruck bei der Kurettage, daß man „in ein Loch einbrechen würde, das plötzlich die Warze freigibt" *[23]*, kurze Bestandsdauer (weniger als ein Jahr), keine Neigung zu Rezidiven, oft bekannte Infektionsquellen und gute elektronenoptische Nachweisbarkeit der Elementarkörper (weitere Details bei PULLAR und COCHRANE 1957).

## 2. Geschichte

Die Warzen sind schon seit dem Altertum (Beschreibung u. a. durch CELSUS) bekannt. Die Übertragbarkeit der Warzen von Mensch zu Mensch wurde 1896 von JADASSOHN festgestellt und die Filtrierbarkeit ihres Erregers 1907 von CIUFFO erkannt. — Auch die Feigwarzen kennt man schon sehr lange. Hinweise auf sie finden sich bereits bei MARTIALIS (40 bis 102 n. Chr.). Zwei Arten von Kondylomen unterschied man schon im 16. Jahrhundert, z. B. Trennung in „gallica" und „non gallica" durch FALLOPPIA. Der etwa 100 Jahre später lebende Iatrochemiker FRANZ DE LA BOË-SYLVIUS (1614—1672) erwähnte ausdrücklich Kondylome, „die mit der Natur und dem Wesen der Lues venera nicht übereinstimmen"; Details s. bei *[32]*. — Übertragungsversuche mit Material von spitzen Kondylomen, um deren Infektiosität zu beweisen, führte 1917 WAELSCH durch. Ihm gelangen einwandfreie Passagen von Mensch zu Mensch.

## 3. Klinik

### a) Verrucae vulgares

Die vulgären Warzen sind runde, ovale, auch unregelmäßig begrenzte, über das Hautniveau erhabene, derbe, stecknadelkopf- bis erbsgroße (auch noch größere) Neubildungen von graugelblicher, z. T. mehr rötlicher Farbe, die bei

stärkerer Verhornung eine mehr schwärzlich-schmutzige Färbung annehmen können. Sie besitzen eine hornige, höckerige, evtl. stark zerklüftete Oberfläche, die mitunter einreißen kann. Dann können die Warzen auch bluten und sich bakteriell infizieren (pyodermisierte Verrucae: auf Druck hin Eiterentleerung, Schmerzen). Junge Warzen haben meist eine kugelige, glatte Oberfläche (Abb. 2 a).
Hauptsächlich sitzen die gewöhnlichen Warzen auf Hand- und Fußrücken, an Handgelenken, im Gesicht, am Nagelwall oder auch unter der Nagelplatte (*peri- und subunguale Warzen*: Abb. 3 c) sowie an den Knien. Seltener findet man sie am Rumpf und auf der Kopfhaut. Die Verrucae können breitbasig aufsitzen, aber auch schmal, evtl. sogar gestielt. Meist sind sie multipel, seltener solitär, zuweilen konfluiert oder korymbiform gruppiert, z. B. um eine Mutterwarze herum in Beetform (s. Abb. 2 a). Warzen am Lidrand können bei längerem Bestand eine Konjunktivitis, evtl. eine Keratokonjunktivitis hervorrufen. Spontanheilung kommt bei Warzen häufig vor.

An klinischen Sonderformen sind zu nennen: die *filiformen,* auf schmaler Basis aufsitzenden Warzen, vor allem im Bereich der Augenlider, des Halses und der Nasenlöcher, und die *Verruca digitata,* die meist an den äußeren Enden stark verhornt und bevorzugt am Kopf sowie an den seitlichen Nackenpartien lokalisiert ist. — *Differentialdiagnostisch* ist mitunter eine Abgrenzung von seborrhoischen Warzen, dem Morbus Darier, dem Molluscum contagiosum, den senilen Hyperkeratosen und der Tuberculosis cutis verrucosa notwendig.

### b) Schleimhautwarzen, Larynxpapillom

Die Schleimhautwarzen finden sich nicht nur an den Lippen (Abb. 2 c), z. B. als Folge der Unsitte des Abbeißens von Hautwarzen [17], sondern auch auf der Wangenschleimhaut, an der Uvula, den Gaumenbögen, auf Zunge, Tonsillen und im Pharynx [33]. Meist haben die Schleimhautwarzen eine weißliche Färbung und sitzen schmal auf, seltener breit oder gestielt. *Differentialdiagnostisch* müssen sie — evtl. unter Zuhilfenahme histologischer Untersuchung — vom Morbus Bowen, von papillären Karzinomen, von der Acanthosis nigricans, vom Pemphigus vegetans und von einer Lues II (Serologie!) abgegrenzt werden.

Das Larynxpapillom (Acanthoma laryngis infectiosum), das bei sehr langem Bestande evtl. karzinomatös entarten kann, wird durch eine Virusart hervorgerufen. Schon 1921—1923 erbrachte ULLMANN den Beweis hierfür (Übertragung auf sich selbst mit Ultrafiltraten sowie auf Versuchspersonen und auf die Vaginalschleimhaut von Hündinnen). Impfmetastasen von Kehlkopfpapillomen kommen häufiger vor. Histologisch lassen sich beim Larynxpapillom Kerneinschlüsse nachweisen. Über die Immunitätsverhältnisse ist noch nichts bekannt. Der endgültige Beweis, daß die von MEESSEN und SCHULZ (1957) elektronenoptisch nachgewiesenen Partikel die Elementarkörper des Papillomvirus darstellen, muß noch durch ergänzende mikrobiologische Untersuchungen erbracht werden.

## c) Verrucae plantares

Die Plantarwarzen haben eine kaum vorgewölbte Oberfläche, wachsen wie ein Dorn beträchtlich in die Tiefe und werden meist von einem dicken „Kallus" bedeckt. Erst nach Entfernung dieser oberflächlichen Hornplatte werden ihre papilläre Struktur und das eigentliche weiche, weiße oder leicht bräunliche Warzengewebe sichtbar. Durch austretende Blutpünktchen kann eine ockerfarbene „hämorrhagische Tüpfelung" entstehen. Die Dornwarzen sind zuweilen schmerzhaft, vor allem wird auf Druck mit einem stumpfen Instrument ein streng auf die Warze lokalisierter Schmerz angegeben. Eine Sonderform stellt die aus polygonalen Einzelgebilden zusammengesetzte „Mosaikwarze" (MONTGOMERY) dar, die mehrere Zentimeter groß werden kann. *Differentialdiagnostisch* muß bei Plantarwarzen am ehesten an einen Clavus, aber auch an eine Tuberculosis cutis verrucosa oder an ein amelanotisches Melanomalignom gedacht werden.

## d) Verrucae planae juveniles

Die meist nicht über reiskorngroßen, glatten, nur wenig prominenten, rundlichovalen, planen Warzen befallen vorwiegend Kinder und Jugendliche, Mädchen etwas häufiger als Knaben, seltener auch Erwachsene. Bevorzugt sind sie im Gesicht, etwas weniger häufig an Händen und Armen, so gut wie nie an den Schleimhäuten lokalisiert (Abb. 3 e). Bei manchen Patienten findet man gleichzeitig plane und vulgäre Verrucae sowie *Mosaikwarzen* der Fußsohlen. Plane Warzen sind nicht schmerzhaft und jucken gewöhnlich nicht. Ihre Zahl kann stark variieren von wenigen bis zu mehreren hundert Exemplaren. Sie können gruppiert sein, konfluieren oder sich linienförmig entlang einer Kratzspur ansiedeln. Gern erfolgt ihre Aussaat durch die Rasur. Häufig kommen Spontanheilungen vor. *Differentialdiagnostisch* ist gelegentlich Abtrennung vom Lichen ruber, Lichen nitidus, von Milien, Syringomen oder vom Adenoma sebaceum Pringle notwendig.

## e) Verrucosis generalisata

Oft beginnt die generalisierte Verrucosis schon vor dem 7. Lebensjahr. Sie ist zunächst an Hand- und Fußrücken sowie im Gesicht lokalisiert und kann nach und nach große Teile der Körperhaut befallen, evtl. fast die gesamte Hautoberfläche (symmetrische Ausbreitung). Die Läsionen gleichen überwiegend den planen, z. T. auch den vulgären Warzen (mitunter gleichzeitig am Genitale spitze Kondylome). Die Haut um die Effloreszenzen herum ist nicht verändert. Bisher sind weder das Verschwinden einzelner Läsionen noch spontane Rückbildung des gesamten Krankheitsbildes beobachtet worden. Die Aussichten für eine erfolgreiche Therapie sind schlecht. Maligne Entartung ist selten und kommt fast nur bei Kranken aus konsanguinen Ehen vor. Hinsichtlich der Ätiologie

des Leidens entwickelte sich ein Streit, ob es sich um eine echte *Genodermatose*
*(Epidermodysplasia verruciformis)* oder um eine *generalisierte Warzenform* bei
Vorliegen einer *besonderen Disposition* handelt. Heute spricht insgesamt mehr

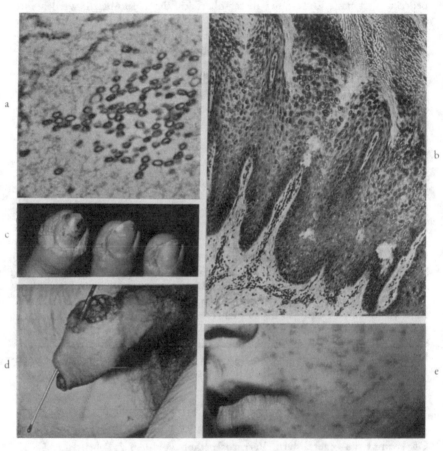

Abb. 3a: Ultraschnitt aus Stratum spinosum eines Condyloma acuminatum des Menschen. Elektronenopt. Vergrößerung: 28 800×. Viruselemente im Zellkern, OsO₄-fixiert.

Abb. 3 b:  Verruca - vulgaris - Histologie.  Fixierung im Bouinschen Gemisch, H. E.,
Trockensystem. Papillomatose, Hyperkeratose, verbreitertes Stratum granulosum und
Parakeratose-Kegel sowie geringes entzündliches Zellinfiltrat im oberen Korium.

Abb. 3c: Periunguale vulgäre Warzen.

Abb. 3d: Condylomata acuminata vom destruierenden Typ (s. Text). Perforation der
Penishaut durch die Tumormassen (durch Sonde markiert).

Abb. 3e: Plane juvenile Warzen im Gesicht eines Mädchens.

für die letztgenannte Ansicht (Einzelheiten zu dieser Frage s. *[25]*). Auto- und Heteroinokulationen mit dem Gewebsbrei der Läsionen sind gelungen *[16]*.

### f) Condylomata acuminata

Die spitzen Kondylome treten zunächst in Form kleiner, stecknadelkopfgroßer, gezähnelter Papeln auf, die bald zu größeren Beeten konfluieren, die erst maulbeer- oder himbeerartig aussehen (Abb. 2 d) und später immense Wucherungen bilden können. Ihre Färbung ist rötlich, zuweilen leicht livide oder gelblich-grau-weißlich, ihre Konsistenz meist weich. Sie sind sehr gefäßreich, daher kann es nach mechanischen Insulten leicht zu Blutungen kommen. Ältere Läsionen werden durch Entwicklung stärkerer Hyperkeratosen gern hart und trocken. Bevorzugt entwickeln sich die Kondylome auf feuchtem Untergrund, z. B. in der Vagina und an der Vulva bei Graviden, bei Vorliegen einer Phimose im Sulcus coronarius, am Präputium und auf der Glans penis, bei einer Gonorrhoe oder einem Fluor albus und überhaupt unter den besonderen physiologischen Verhältnissen des Genitalbereiches, des Anus und der Dammgegend (Smegma, Schweißbildung, mechanische Reibung). Bei Kindern kommen Feigwarzen sehr selten vor. Selten sind die Effloreszenzen am Nabel, in den Axillen, am Mund, an den Konjunktiven und zwischen den Zehen lokalisiert (besondere Disposition). Nicht so selten kommen Kondylome auf der Rektalschleimhaut, in den Genitokruralwinkeln, auf der Zunge, im Pharynx, an der Uvula und in der Urethra vor (Identität mit Larynxpapillom?). *Differentialdiagnostische* Abgrenzung der spitzen von den breiten, luischen Kondylomen (Serologie, Spirochätennachweis), vom Lymphogranuloma inguinale und von Plattenepithelkarzinomen ist wichtig.

*Fälle maligner Entartung* spitzer Kondylome werden heute noch seltener als früher beobachtet (bessere Hygiene, erfolgreichere Behandlung). Nur bei sehr langem Bestand der Läsionen, vor allem bei Vorhandensein einer Phimose und fortwährenden entzündlichen Reizen (Mazeration, jauchiger Zerfall, bakterielle Sekundärinfektion) kann eine maligne Umwandlung der sonst benignen Tumoren allmählich erfolgen. Noch vor einer solchen können stark proliferierende Kondylome bei Vorliegen einer Phimose die Vorhaut nach außen durchbrechen (Abb. 3d), evtl. an mehreren Stellen und zum Teil so, daß in der Perforationsstelle die Glans sichtbar wird (destruierender Typus der Condylomata acuminata von Buschke und Löwenstein).

### 4. Pathologie, pathologische Histologie

Befall innerer Organe gibt es bei Warzen nicht, ebenfalls keine nennenswerten Veränderungen des Blutbildes, der Blutsenkung und der Eiweißlabilitätsproben. Die Prognose ist insgesamt gut. Über seltene maligne Entartung siehe Seite 1001.

*Histologisch* erweist sich die vulgäre Warze als meist scharf umschriebene Hautläsion, die das Niveau der Umgebung überragt und durch Gewebsvermehrung gekennzeichnet ist. Im Stratum corneum sieht man eine kompakte Hyperkeratose mit parakeratotischen Bezirken (Abb. 3b). Weiter finden sich Akanthose und Papillomatose (Abb. 3b); infolge der Papillarhypertrophie und der Ausbildung meist plumper Reteleisten entsteht ein papillärer Aufbau. Die Reteleisten sind oft am Rande der Warze nach innen eingebogen, so daß sie radiär nach dem Zentrum zu zeigen scheinen. Über den Gipfeln der papillomatösen Erhebungen finden sich oft mächtige Schichten parakeratotischer Zellen. Gerade in diesen Parakeratose-Kegeln und im oberen Rete Malpighii sind die von LIPSCHÜTZ beschriebenen basophilen Kerneinschlüsse vorhanden. Sowohl im Stratum spinosum als auch im Stratum granulosum und corneum liegen große vakuolisierte Zellen mit pyknotischen Kernen. Das Stratum granulosum ist erheblich verbreitert. Im oberen Korium bildet sich neben einer mäßig starken Erweiterung der Gefäße eine nicht sehr beträchtliche perivaskuläre Rundzelleninfiltration aus (Abb. 3b). Vor allem in noch jungen *vulgären Warzen* und in denen vom *„Myrmecia-Typ"* enthalten die Zellkerne des oberen Rete basophile, z. T. auch eosinophile *Einschluß-körper*. BLOCH und GODMAN (1957) konnten die eosinophilen und Feulgen-negativen Kerninklusionen nur in den frühen Phasen der Warzenentwicklung beobachten. Erst in einer späteren Phase, wenn die Kernstruktur verfällt, sahen die Autoren die Einschlüsse basophil und Feulgen-positiv werden. Im Endstadium verschwindet der Nukleus ganz und hinterläßt den stark vergrößerten Einschlußkörper im Zellrest.

Bei den *Schleimhautwarzen* unterscheidet man zwischen den mehr fibrösen und den mehr angiomatösen („teleangiektatischen") Formen. Histologisch können neben wechselnd starker Hyperkeratose mit stellenweiser Parakeratose regelmäßig beträchtliche Akanthose und evtl. Papillomatose gefunden werden. Unter dem Stratum corneum bilden sich regressive Veränderungen, wie Kernpyknose und Karyolyse, aus. Reichlich Mitosen sind im Stratum spinosum vorhanden. Im Korium entwickelt sich ein meist nur mäßig starkes entzündliches Zellinfiltrat. Von karzinomatösen Prozessen werden Schleimhautwarzen leicht durch den geordneten Epithelaufbau unterschieden *[33]*.

Die *Plantarwarze* ähnelt histologisch der Verruca vulgaris. Sie liegt nur mehr im Niveau der Haut und besitzt ein viel dickeres Stratum corneum. Außer der noch stärker ausgebildeten, kompakten Hornschicht sind eine ausgedehnte Parakeratose und deutliche Papillomatose vorhanden. Insgesamt sind die proliferativen und degenerativen Veränderungen noch mehr ausgeprägt als bei der Verruca vulgaris.

Histologisch zeigt die *plane juvenile Warze* eine an den Seiten unscharf begrenzte akanthotische Verdickung der Epidermis, die von einer unterschiedlich dicken, wabigen, korbgeflechtähnlich beschaffenen Hornschicht bedeckt ist. Es findet sich keine Papillomatose. Die Reteleisten sind nur wenig verlängert, plump und stellenweise verbreitert. Im Bereich der verschmälerten Papillen ist das Korium ödematös aufgelockert. Entzündliche Infiltrate im oberen Korium fehlen meist. Das Stratum granulosum ist häufig verbreitert. Hier und im oberen Stratum spinosum sind viele Zellen vakuolisiert und beträchtlich vergrößert. Die Zellkerne befinden sich oft in der Mitte der vakuolisierten Zellen und werden pyknotisch. Die Vakuolisierung ist durchweg stärker als bei der vulgären Warze ausgeprägt.

Das histologische Bild der *Verrucosis generalisata* (Epidermodysplasia verruciformis Lewandowsky-Lutz) gleicht sehr weitgehend der planen Warze. Bei der Verrucosis generalisata ist jedoch die Zahl der großen vakuolisierten Zellen besonders groß und die Zellkerne zeigen eine ausgesprochene Pyknose und Fragmentierung.

Beim *Condyloma acuminatum* erkennt man histologisch eine mächtige Akanthose und Hyperpapillomatose. Der Papillarkörper läßt eine weit verzweigte Sprossung sichtbar werden, die als Stütze für die beträchtliche Hyperakanthose dient. Im Bereich der verzweigten Papillen findet sich ein entzündliches Zellinfiltrat, das zum Teil perivaskulär angeordnet ist. Mitunter erfolgt eine Einwanderung von Leukozyten in die Epidermis. Im Bezirk der Papillen und des oberen Koriums sieht man zahlreiche neugebildete Gefäße mit breiten Lumina und dünnen Wänden. Das verbreiterte Stratum spinosum weist häufig eine größere Zahl Mitosen auf, stets aber einen regelmäßigen Aufbau und eine scharfe Grenze zum Korium. Das obere Rete zeigt vakuolisierte Zellen mit hyperchromatischen Kernen. Das Stratum granulosum ist nur strichweise verbreitert, die Hyperkeratose unterschiedlich stark ausgebildet; überwiegend finden sich parakeratotische Zellen. Kerneinschlüsse im oberen Rete werden nicht regelmäßig gefunden.

## 5. Ätiologie

Das Warzenvirus ist durch Berkefeld-V-Filter filtrierbar und widersteht einer Erhitzung auf 50° C für 30 Min. Es ist bei Aufbewahrung in Glyzerin und bei tiefen Temperaturen gut haltbar. Der Erreger der vulgären Warzen ist von Mensch zu Mensch übertragbar, wie zahlreiche Versuche mit Ultrafiltraten ergaben (Details bei *[13]*). Dispositionelle Momente spielen für das Angeben der Infektion eine Rolle. Durch klinische Beobachtungen ist nicht nur die Heteroinokulation der Warzen lange bekannt, sondern auch die Autoinokulation. Schon 1924 konnte SERRA Chamberlandfiltrate von Kondylomsuspensionen mit Erfolg auf freiwillige Versuchspersonen übertragen.

## 6. Pathogenese

Die *Inkubationsdauer* der Warzen und spitzen Kondylome ist nicht streng normiert. Ausgenommen von einigen sehr langen Inkubationszeiten (12 bis 20 Monate) variiert die Inkubationsphase, wie die Mehrzahl der Warzenübertragungen erkennen läßt, zwischen 4 Wochen und 8 Monaten *[31]*. Die *Eintrittspforte* für das Warzenvirus bilden vor allem die Hautareale der unbedeckten Körperpartien, die mit der Umgebung in Kontakt geraten, so die Hände, das Gesicht, bei Kindern die Knie und im Sommer, wenn barfuß gegangen wird, die Fußsohlen. Der Erreger der Warzen scheint direkt in die Haut einzudringen. Über das Virusreservoir ist fast nichts bekannt.
Auch das Virus der spitzen Kondylome scheint direkt in die Epidermis einzudringen. Die Eintrittspforte bilden wahrscheinlich Mikroläsionen der Haut bzw. der Schleimhäute. Zu Beginn stellen die Kondylome kleine warzenförmige Papeln dar, zunächst vereinzelt, die dann sehr schnell zu größeren Beeten heranwachsen und wuchern. Sie entwickeln sich gern in feuchtem Milieu (Fluor, Gonorrhoe, Phimose) und bleiben gewöhnlich solange bestehen, wie der sie begünstigende Reiz anhält. Bei der Therapie müssen daher prädisponierende Grund-

leiden mit beseitigt werden, da sonst Rezidivgefahr besteht. — Unter den Haustieren scheint es nur bei Hunden und Pferden Condylomata acuminata zu geben.

## 7. Diagnostische Methoden

Die klinische Diagnose ist bei den Warzen und spitzen Kondylomen im allgemeinen problemlos. Bei gelegentlich schwieriger Differentialdiagnose (s. S. 1004 bis 1007) empfiehlt sich die Vornahme einer Probeexzision. Die Histologie gibt dann Aufklärung (s. S. 1008). In der Regel reicht die Hämatoxylin-Eosin-Färbung aus.

Virologische Routinemethoden, die im Laboratorium einer größeren Klinik durchführbar sind, gibt es noch nicht, insbesondere keinen serologischen Test. Züchtungen des Warzenvirus in Gewebekulturen und Darstellung der sehr kleinen Elementarkörper des Virus in Ultraschnitten mit Hilfe des Elektronenmikroskopes müssen Speziallaboratorien vorbehalten bleiben. Lichtoptisch sind das Warzen- und Kondylomvirus nicht mehr zu erkennen, wohl aber deren Einschlußkörper in den Zellen des oberen Rete Malpighii.

## 8. Prophylaxe und Therapie

*Prophylaktische Maßnahmen* auf dem Gebiet der Warzen und spitzen Kondylome sind schwierig durchzuführen. Prädisponierende Momente wie ein Fluor albus, eine Gonorrhoe oder eine Phimose können ausgeschaltet und so Rezidive der Condylomata acuminata verhindert werden. Das Kauen und Beißen an Fingerwarzen sollte unterbunden werden, da diese Unsitte die Gefahr der Entstehung von Schleimhautwarzen etwa im Lippenbereich erhöht. Rasmussen (1958) wies darauf hin, daß von vielen Personen benutzte Dusch- und Umkleideräume sowie Schwimmbäder (Schulbaden) Ansteckungsquellen für Plantarwarzen sind. Als Prophylaxe wäre der Ausschluß von Plantarwarzenträgern bei der Benutzung öffentlicher Bäder empfehlenswert.

Viele Warzen heilen spontan ab. Chemische Ätzmethoden etwa mit Phenol, Trichloressigsäure oder Podophyllin können bei isolierten oder kleinen Warzen mit Erfolg angewandt werden — aber nie in Augennähe. Sehr Gutes leistet die *Kryotherapie* (z. B. Betupfen der Warzen mit flüssigem Stickstoff). Am besten eignen sich zur Entfernung der Warzen einfache chirurgische Maßnahmen wie etwa die *Elektrodesikkation*. Multiple filiforme Warzen können mit der Schere „abgeknipst" und an der Basis leicht mit der Epilationsnadel verkocht werden. Vorzügliches wird auch von der Kurettage mit anschließender Elektrokoagulation gesehen.

*Schleimhautwarzen* werden am besten exzidiert oder durch Elektrokoagulation beseitigt. *Plantarwarzen* werden nach Vorbehandlung mit 60%igem Salicylguttaplast zur Abweichung der hyperkeratotischen Schicht ebenfalls mit einem einfachen chirurgischen Verfahren entfernt. Nachbehandlung mit Sepso- oder Jodtinktur und 5%iger

Salicylvaseline sowie regelmäßiger Entfernung der sich vom Rande der Wunde nachschiebenden hyperkeratotischen Massen mittels Schere und Pinzette. Bei *planen juvenilen Warzen* kann interne Zufuhr von Vitamin A in manchen Fällen gute Erfolge erzielen. Partielle Besserung (und nur passager) läßt sich damit auch bei der *Verrucosis generalisata* erreichen, die sonst äußerst therapierefraktär ist. Vorsichtige Ätzung der planen Warzen mit Trichloressigsäure oder gründliche Schälbehandlung mit einer 5—10%igen Resorcinzinkpaste hat sich vielfach bewährt. Auch die Kryotherapie (Kohlensäureschnee, flüssiger Stickstoff) ist geeignet. Zuverlässiger wirkt die ganz oberflächliche Elektrokoagulation mit der Desikkationsnadel.

Zur Behandlung der *spitzen Kondylome* können vor allem zwei Verfahren empfohlen werden: Die chirurgische Methode, die in Abtragen der Tumoren mit der Kurette und Elektrokoagulation des Wundbettes besteht, dann austrocknende Nachbehandlung mit Tyrozid-X-, Aureomycin- oder Dermatolpuder — und zweitens die *Ätzbehandlung mit Podophyllinlösung* (15—25%ig), wobei gute Abdeckung der gesunden Umgebung mit Zinkpaste erfolgen muß.

Die Behandlung der wenig strahlensensiblen spitzen Kondylome mit Röntgenstrahlen hat sich nicht bewährt und ist deshalb heute obsolet. Das gilt auch für die *Röntgentherapie* der anderen Warzenformen cum grano salis (Gefahr von Nebenwirkungen oder Spätschäden).

## 9. Epidemiologie und Immunologie

Warzen werden durch direkten, möglicherweise auch durch indirekten Kontakt übertragen, z. B. in Schulen, Badeanstalten, durch Waschutensilien, durch Friseure, Masseure oder Kindermädchen, auch durch Autoinokulationen. Bei Personen, die im Kollektiv leben (Soldaten in Kasernen, Schülern in Internaten, Kindern in Waisenhäusern) ist die Gefahr einer Ansteckung — vor allem an Plantarwarzen — besonders groß [31, 26]. Bei Landarbeitern und Personen in Berufen, die vorwiegend Handarbeit erfordern, finden sich sehr häufig vulgäre Warzen an den Fingern, an Handtellern und Handrücken. BOSSE (1964) ermittelte eine auffallende Häufigkeit von vulgären Warzen bei Metzgern und Tierärzten (19—20% der Untersuchten). Bei einigen Tierärzten, die auf Schlachthöfen beschäftigt waren, sah NASEMANN (1961) das gleichzeitige Vorhandensein von planen, vulgären und plantaren Warzen. Am häufigsten werden Warzen bei Kindern und Jugendlichen beobachtet. Mädchen erkranken etwas häufiger als Jungen.

Bei Befall mit spitzen Kondylomen kommen natürliche Übertragungen von Mensch zu Mensch durch direkten Kontakt, vor allem durch den Geschlechtsverkehr, vor. Die Inkubationszeit scheint dabei im allgemeinen 4 bis 6 Wochen zu betragen (keine strenge Normierung, Variationsbreite: 1 bis 11 Monate).

Über die *Immunitätsverhältnisse* bei Warzen wissen wir noch sehr wenig. Die Mitteilungen in der Literatur über den Nachweis spezifischer Antikörper im Blutserum von Warzenträgern sind nicht überzeugend und hielten Überprüfungen durch andere

Autoren nicht stand. Routinemäßig durchführbare Komplementbindungsreaktionen gibt es bis jetzt nicht. Auch der Ausfall von Intrakutantests ist unsicher. Spontane Rückbildungen auf der einen, Rezidive auf der anderen Seite können häufig beobachtet werden. Natürliche Resistenz gegen Warzeninfektionen scheint vorzukommen. Bemerkenswert ist die Beobachtung von WEST und PERRY (1961), daß bei zwei Patientinnen mit multiplen Plantarwarzen, die kurz nach der Pubertät auftraten, Spontanheilung im zweiten Schwangerschaftsdrittel (jeweils erste Gravidität) erfolgte.

## 10. Experimentelle Forschung (Wirtsspektrum, Mikromorphologie)

Menschliche Warzen können nicht auf die üblichen Laboratoriumtiere übertragen werden; (über Tierversuche mit Larynxpapillomen siehe Seite 1004). Übertragungen menschlicher Papillome auf die Augen und vulgärer Warzen auf die Präputialhaut von Affen gelangen, sollten aber an einem größeren Material nachgeprüft werden. Das Warzenvirus läßt sich nicht in Hühnerbruteiern züchten, ebenfalls nicht in HeLa-Zellkulturen. MENDELSON und KLIGMAN (1961) gelang die Züchtung des Warzenvirus aus Material von Warzen des Einschlußtyps in Gewebekulturen aus Affennierenepithel (Serienübertragungen). Nach drei Blindpassagen zeigten die beimpften Kulturen einen zytopathischen Effekt. Mit Ultrafiltraten der infizierten Zellkulturen war es möglich, bei 20 Versuchspersonen in der Hälfte der Fälle banale Warzen hervorzurufen.

STRAUSS u. Mitarb. (1949/1950) konnten elektronenoptisch in gereinigten Suspensionen von Einschlußwarzen (Myrmecia) Elementarkörper mit einem mittleren Durchmesser von 52 m$\mu$ darstellen. Diese Viruselemente besitzen sphärische Form und aggregieren zum Teil kristallähnlich [22]. BUNTING (1953) führte elektronenoptische Dünnschnittanalysen bei Einschlußwarzen aus und fand hierbei dieselben sphärischen Partikel von 52 m$\mu$ Durchmesser. CHARLES (1960) erhielt etwas geringere Durchmesser von 33 m$\mu$ (Unterschied möglicherweise durch andere Arbeitsmethode bedingt) und beobachtete die Partikel in der frühen Phase der Infektion in den Kernen regelmäßig, kristallin angeordnet, später mehr disseminiert.

WILLIAMS (1961) färbte Schnittpräparate vulgärer Warzen mit dem fluoreszierenden Farbstoff Acridinorange. Die Kerneinschlüsse im oberen Stratum spinosum und in der Hornschicht fluoreszierten gelb und zeigten damit ihren DNS-Gehalt an. Mit Desoxyribonuklease ließen sich nur die Kerne nicht-infizierter Epidermiszellen abbauen. Virushaltige Nuklei behielten ihre positive DNS-Kernfärbung bei. HOWATSON (1962) fand in Ultraschnitten von Warzen die Basalzellschicht unverändert — bis auf reichlich vorhandene Mitosen. Die Virusvermehrung setzte in den Zellkernen des Stratum spinosum ein und war besonders intensiv im Stratum granulosum. Bei der Virusmultiplikation scheint der Nukleolus eine besondere Rolle zu spielen. In seiner Nähe liegen die Elementarkörper sehr dicht; Details s. bei [1 u. 42]. Im Stratum granulosum sind die Viruselemente im ganzen Zellkern verstreut, im Stratum corneum gehen die Zellstrukturen verloren und die Partikel (Durchmesser im Mittel 46 m$\mu$) persistieren in Form kristalliner, dicht-bei-dicht gepackter Aggregate, umgeben von Keratinmaterial. Dieser Befund korrespondiert mit dem der lichtoptisch darstellbaren basophilen Kerneinschlüsse. Außerdem fanden sich elektronen-optisch intranukleäre Inklusionen, die sich osmiophil verhielten und keine direk-ten Beziehungen zur Virusvermehrung aufwiesen. Sie dürften den lichtmikro-skopisch zu beobachtenden eosinophilen Kerneinschlüssen entsprechen, die im Gegensatz zu den basophilen „Feulgen-negativ" reagieren. Die basophilen Ein-schlußkörper treten später als die eosinophilen auf. Warum sich nicht in allen Warzen Einschlüsse finden, kann noch nicht befriedigend erklärt werden.

WILLIAMS u. Mitarb. (1961/62) gelang der Nachweis der Elementarkörper des Warzen-virus bei verschiedenen Warzentypen (vulgäre, plane und plantare Warzen), und zwar nicht nur in Ultraschnitten (Abb. 3a), sondern auch in Warzensuspensionen. Mittels der negativen Färbemethode (Negative staining technique) konnte eine äußere schalen-artige Schicht und Zusammensetzung der Elementarkörper aus symmetrisch ange-ordneten, insgesamt 42 Capsomeren nachgewiesen werden. Bei Anwendung dieser Technik hatten die Elementarkörper einen Durchmesser von 55 m$\mu$ (Achsensymmetrie von 5 : 3 : 2). Mikromorphologisch besteht eine enge Verwandtschaft zwischen dem Warzenvirus des Menschen und dem Kaninchenpapillomvirus von SHOPE.

### Schrifttum

1 ALMEIDA, J. D., A. F. HOWATSON a. M. G. WILLIAMS: Electron microscope study of human warts; sites of virus production and nature of the inclusion bodies. J. Invest. Dermatol. *38*, 337—345 (1962)

2 BANFIELD, W. G.: Dense granules in the elementary body of molluscum contagiosum. J. Biophys. Biochem. Cytol. *5*, 513 (1959)

3 BANFIELD, W. G., H. BUNTING, M. J. STRAUSS a. J. L. MELNICK: The morphology and development of molluscum contagiosum from electron micrographs of thin sections. Exper. Cell Res. *3*, 373 (1952)

4 BLANK, H. a. G. RAKE: Viral and rickettsial diseases of the skin, eye and mucous membranes of man. Little, Brown and Comp., Boston and Toronto 1955

5 BLOCH, D. P. a. G. C. GODMAN: A cytological and cytochemical investigation of the development of the viral papilloma of human skin. J. Exper. Med. *105*, 161 (1957)

6 BOSSE, K. u. E. CHRISTOPHERS: Zur Epidemiologie der Warzen. Hautarzt *15*, 80 (1964)

7 BUNTING, H.: Close-packed array of virus-like particles within cells of human skin papilloma. Proc. Soc. Exper. Biol. (N. Y.) *84*, 327 (1953)

8 CHANG, TE-WEN a. L. WEINSTEIN: Cytopathic agents isolated from lesions of molluscum contagiosum. J. Invest. Dermatol. *37*, 433 (1961)

9 CHARLES, A.: An electron microscope study of molluscum contagiosum. J. Hyg. (Lond.) *58*, 45—56 (1960); Electron microscope observations of the human wart. Dermatologica (Basel) *121*, 193—203 (1960)

10 DOURMASHKIN, R. a. W. BERNHARD: A study with the electron microscope of the skin tumour of molluscum contagiosum. J. Ultrastruct. Res. *3*, 11 (1959)

11 Dourmashkin, R. et H. L. Febvre: Culture in vitro sur des cellules de la souche HeLa et identification au microscope électronique du virus du molluscum contagiosum. C. R. Acad. Sci. (Paris) *246*, 2308 (1958)

12 Gans, O.: Histologie der Hautkrankheiten, Band 2. Springer-Verlag, Berlin 1928.

13 Goldschmidt, H. a. A. M. Kligman: Experimental inoculation of humans with ectodermotropic viruses. J. Invest. Dermatol. *31*, 185 (1958)

14 Howatson, A. F.: Viruses connected with tumours and warts. Brit. Med. Bull. *18*, 193—198 (1962)

15 Hydén, H.: The nucleoproteins in virus reproduction. Cold Spr. Harb. Symp. quant. Biol. *12*, 104—114 (1947)

16 Jablonska, S. u. B. Milewski: Zur Kenntnis der Epidermodysplasia verruciformis Lewandowsky-Lutz (positive Ergebnisse der Auto- und Heteroinokulation). Dermatologica (Basel) *115*, 1 (1957); Verrucosis generalisata, I. u. II. Mitt. Polska Derm. Wschr. *5*, 159 u. 172 (1958)

17 Jordan, P.: In: Kurzes Lehrbuch der Kinderheilkunde, Augenheilkunde, Hals-, Nasen-, Ohrenheilkunde und Dermatologie, 2. Aufl. J. F. Lehmanns Verlag, München 1962

18 Kuta, A.: Molluscum (epithelioma) contagiosum inflammatum. Čs. dermatologie *35*, 405—410 (1960)

19 Lyell, A. a. J. A. R. Miles: Myrmecia: A study of inclusion bodies in warts. Brit. med. J. *1951*, 912—915.

20 Meessen, H. u. H. Schulz: Elektronenmikroskopischer Nachweis des Virus im Kehlkopfpapillom des Menschen. Klin. Wschr. *1957*, 771.

21 Mehregan, A. H.: Molluscum contagiosum. A. M. A. Arch. Dermatol. (Chicago) *84*, 123—127 (1961)

22 Melnick, J. L., H. Bunsting, W. G. Banfield, M. J. Strauss a. W. H. Gaylord jr.: Electron microscopy of viruses of human papilloma, molluscum contagiosum, and vaccinia, including observations on the formation of virus within the cell. Ann. N. Y. Acad. Sci. *54*, 1214 (1952)

23 Mendelson, C. G. a. A. M. Kligman: Isolation of wart virus in tissue culture. Successful reinoculation into humans. A. M. A. Arch. Dermatol. (Chicago) *83*, 559—562 (1961)

24 Mescon, H., M. Gray a. G. Moretti: Molluscum contagiosum: A histochemical study. J. Invest. Dermatol. *23*, 293 (1954)

25 Nasemann, Th.: Licht- und elektronenoptische Untersuchungen zur Morphologie des Molluscum-contagiosum-Virus und dessen Einschlußbildungen sowie Beiträge zur Klinik, Serologie, Histopathologie und Pathogenese des Molluscum contagiosum. I.—VI. Mittg: Hautarzt *8*, 301—309, 352—359, 397—405, 443—450 (1957), *9*, 29—35, 113—120 (1958); Die Viruskrankheiten der Haut und die Hautsymptome bei Rickettsiosen und Bartonellosen. Handb. d. Haut- u. Geschl.-Krh. von J. Jadassohn, Ergänzungswerk von A. Marchionini, Band IV, Teil 2. Springer-Verlag, Berlin—Göttingen—Heidelberg 1961; Virus-induced tumors of the skin with special emphasis on molluscum and milker's nodules. Excerpta Med., Internat. Congr. Series Nr. 52, XII. Int. Congr. of Dermatol. Washington 9.—15. Sept. 1962, p. 57—58

26 Pastinszky, St.: Beiträge zur Epidemiologie der Sohlenwarzen. Derm. Wschr. *138*, 1014—1019 (1958)

27 Peters, D. u. W. Stoeckenius: Elektronenoptische Untersuchungen über die Elementarkörperstruktur des Molluscum-contagiosum-Virus. Z. Tropenmed. Parasit. *5*, 329 (1954)

28 PINKUS, H. a. D. FRISCH: Inflammatory reactions to molluscum contagiosum, possibly of immunologic nature. J. Invest. Dermatol. *13*, 289—294 (1949)
29 PULLAR, P. a. Th. COCHRANE: The viral aetiology of verruca vulgaris. Scot. med. J. *1957*, 189
30 RAKE, G. a. H. BLANK: The relationship of host and virus in molluscum contagiosum. J. Invest. Dermatol. *15*, 81 (1950)
31 RASMUSSEN, K. A.: Verrucae plantares. Symptomatology and epidemiology. Acta derm.-venereol. (Stockh.) *38*, Suppl. *39*, 1—146 (1958)
32 SCHÖNFELD, W.: Kurze Geschichte der Dermatologie und ihre kulturgeschichtliche Spiegelung. Th. Oppermann, Hannover-Kirchenrode 1954.
33 SCHUERMANN, H.: Krankheiten der Mundschleimhaut und der Lippen. 2. Aufl. Urban & Schwarzenberg, München—Berlin 1958
34 SNELL, E. a. J. G. FOX: Molluscum contagiosum venereum. Canad. Med. Ass. J. *85*, 1152—1154 (1961)
35 STRAUSS, M. J., E. W. SHAW, H. BUNTING a. J. L. MELNICK: „Crystalline" virus-like particles from skin papillomas characterized by intranuclear inclusion bodies. Proc. Soc. Exper. Biol. (N. Y.) *72*, 46 (1949)
36 STRAUSS, M. J., H. BUNTING a. J. L. MELNICK: Virus-like particles and inclusion bodies in skin papillomas. J. Invest. Dermatol. *15*, 433 (1950)
37 TAKAKI, F., T. SUZUKI, H. YASUDA, S. TAGUCHI, J. DOHI a. M. SASAO: An electron microscopic study on molluscum contagiosum. Jikeikai med. J. *4*, 40 (1957)
38 UNNA, P. G.: Kapitel „Epithelioma contagiosum", in: „Die Histopathologie der Hautkrankheiten". H. ORTH, Lehrbuch der speziellen pathologischen Anatomie. Verlag Hirschwald, Berlin 1894
39 WADA, S.: Electron microscopic studies on the molluscum contagiosum virus. J. Virol. (Kyoto) *7*, 169—178 (1957)
40 WEST, J. R. a. H. O. PERRY: Pregnancy: another treatment for warts? A. M. A. Arch. Dermatol. (Chicago) *84*, 671—672 (1961)
41 WILLIAMS, M. G.: Histochemical observations of verruca vulgaris. J. Invest. Dermatol. *37*, 279—282 (1961)
42 WILLIAMS, M. G., A. F. HOWATSON a. J. D. ALMEIDA: Morphological characterization of the virus of the human common wart (verruca vulgaris). Nature *189*, 895—897 (1961)

# Sachverzeichnis

(Die in Kursiv [Schrägschrift] gesetzten Ziffern verweisen auf Hauptkapitel)

Printed in the United States
By Bookmasters